バーン／レヴィ

カラー
基本生理学

監訳　板東武彦　小山省三

訳　有田　順　　栗原　敏
　　有田　秀穂　佐久間康夫
　　追手　巍　　芝本　利重
　　片山　芳文　樋口　隆
　　刈間　理介　宮崎　俊一

西村書店

Mosby
Dedicated to Publishing Excellence

Principles of Physiology
Third edition

Edited by

ROBERT M. BERNE, MD, DSc (HON)
Professor Emeritus
Department of Molecular Physiology and Biological Physics
University of Virginia Health Sciences Center
Charlottesville, Virginia

MATTHEW N. LEVY, MD
Senior Scientist, Rammelkamp Center;
Professor Emeritus of Physiology and Biomedical Engineering
Case Western Reserve University
Cleveland, Ohio

Copyright © 2000 by Mosby, Inc., a division of Elsevier Science.
Japanese edition copyright © Nishimura Co., Ltd. 2003
All rights reserved.
Printed and bound in Japan.

序 文

　本書の第3版では，哺乳動物における生理学の重要な事項を簡潔明瞭に記載している。一般的な原則やそれぞれの作用機構を強調するとともに，さほど重要と思われない細かな点に関しては最小限に抑えた。PartⅠは，身体全体の機能に関わる基本的な細胞生理学に当てた。最近の細胞生理学的な事項については，それぞれ適切と思われる章で説明した。特に各種の器官や異なった細胞群においては，一般的に作動している基本事項についても説明するようにした。

　本書で第一に強調したことは，生体調節についてである。個々の器官などを調節している機構については，全章にわたって解説した。これらの機構は器官の複雑な相互作用を理解することに役立つ。相互作用とはすなわち，最適な機能が発揮されるために内部環境を一定に維持することである。

　各章では最初に，その章で説明する項目のリストと簡単な説明を付けた。その章と前後の章との関連を明確にするためである。またカラーの図によって，できるだけ簡単に概観を把握できるようにした。連続的に起こる作用機構については，わかりやすくするために各段階ごとに順次分割して示した。特殊な機能に影響を与えると考えられる多くの因子が関係する場合は，それらの関係がわかるようブロック図で説明した。重要な数値データに関しては表で示し，多くの略語や記号が出てくる場合は，注釈を付記した。

　数式はできるだけ少なくして，重要かつ一般的と考えられる生理学的機構の説明を基本として，確立されていない事項については記述していない。本書では原則として重要でない事項は極力少なくして，基本的な原理や概念の根幹を引用することに意を注いだ。新たな用語や定義については太字で示し，臨床的なコラムは本文の間に適宜，挿入した。このコラムは，臨床的に大切な状態を説明することによって，多くの重要な生理学的概念を強調するものである。

　各章の終わりには「まとめ」を示し，その章のキーポイントに焦点を当てた。さらに，より詳細な情報を求める学生のために，巻末に簡単な文献一覧を示した。文献は主に総説であり，最近の優れた学術論文である。また，模式的な臨床症例の検討に基づいた選択形式のケーススタディおよび解答・解説を巻末に載せた。このケーススタディは，読者が本書に記載された事項の理解度を自己評価するのに有用で，生理学的概念や生理学的機構を臨床現場に関連させることに役立つことになろう。

ROBERT M. BERNE
MATTHEW N. LEVY

執筆者一覧

ROBERT M. BERNE, MD, DSc (HON)
Professor Emeritus
Department of Molecular Physiology and Biological
 Physics
University of Virginia Health Sciences Center
Charlottesville, Virginia
Part IV 心血管系

MARIO CASTRO, MD, MPH
Assistant Professor of Medicine
Pulmonary and Critical Care Medicine
Washington University School of Medicine;
Director, Pulmonary Function Lab
St. Louis, Missouri
Part V 呼吸器系

SAUL M. GENUTH, MD
Professor of Medicine
Division of Clinical and Molecular Endocrinology
Case Western Reserve University
Cleveland, Ohio
Part VIII 内分泌系

BRUCE M. KOEPPEN, MD, PhD
Professor of Medicine and Physiology
Dean, Academic Affairs and Education
University of Connecticut Health Center
Farmington, Connecticut
Part VII 腎

HOWARD C. KUTCHAI, PhD
Professor
Department of Molecular Physiology and Biological
 Physics
University of Virginia School of Medicine
Charlottesville, Virginia
Part I 細胞生理学
Part VI 消化器系

MATTHEW N. LEVY, MD
Senior Scientist, Rammelkamp Center;
Professor Emeritus of Physiology and Biomedical
 Engineering
Case Western Reserve University
Cleveland, Ohio
Part IV 心血管系

RICHARD A. MURPHY, PhD
Professor
Department of Molecular Physiology and Biological
Physics
University of Virginia Health Sciences Center
Charlottesville, Virginia
Part III 筋

BRUCE A. STANTON, PhD
Professor
Department of Physiology
Dartmouth Medical School
Hanover, New Hampshire
Part VII 腎

WILLIAM D. WILLIS, JR., MD, PhD
Professor and Chairman
Department of Anatomy and Neurosciences
Cecil H. and Ida M. Green Chair and Director
Marine Biomedical Institute
University of Texas Medical Branch
Galveston, Texas
Part II 神経系

訳者序文

　このほどBerneとLevyの『Principles of Physiology』第3版を翻訳し，『カラー 基本生理学』を刊行した。翻訳は私どもの他，各々の分野で優れた専門家9人にお願いし，できるだけわかりやすい文章とした。医学生のみならず，歯学生，薬学生，看護学生，検査技師生や人体生理を学ぼうとする非医歯薬系の学生諸君にも役に立つものと思っている。

　本書はアメリカで版を重ねた同じ著者による生理学教科書『Physiology』をコンパクトにまとめ，オールカラー版にしたものである。臨床的応用を十分に考慮して，重要な部分を残し，瑣末な部分を削った使いやすい教科書である。日本の教科書も昔と比べれば随分と読みやすくなっているが，アメリカの教科書は今でも一日の長がある。教科書の中に用いられている図もよく考えられたものが多い。

　以前の版と比べると多少あった間違いも訂正され（以前の訳書では訂正ずみ），図も一部，書き換えられ，かなり使いやすくなっている。カラー版ながら，学生諸君が手元に置ける教科書として，抑えた価格に設定されている。ケーススタディがつけられているので，理解度を整理するのにも便利であろう。また，自己学習の自己評価をするにも役立つものと思われる。

　学生諸君が将来臨床の現場での実践をする中で，この教科書を理解しまた苦労した事を思い出して，日々の患者さんに諸君等の最善の技術を提供してくれることがあるとすれば，監訳者また訳者一同の望外の幸せである。

板東武彦
小山省三

訳者一覧

監 訳

板東武彦（ばんどう　たけひこ）
新潟大学大学院医歯学総合研究科統合生理学
分野　教授・副学長

小山省三（こやま　しょうぞう）
信州大学医学部統合生理学　教授

翻 訳（五十音順）

有田　順（ありた　じゅん）
山梨大学大学院医学工学総合研究部　教授

有田秀穂（ありた　ひでほ）
東邦大学医学部第1生理　教授

追手　巍（おいて　たかし）
新潟大学大学院医歯学総合研究科機能制御学分野
教授

片山芳文（かたやま　よしふみ）
東京医科歯科大学難治疾患研究所 自律生理　教授

刈間理介（かりま　りすけ）
信州大学医学部統合生理学　助手

栗原　敏（くりはら　さとし）
東京慈恵会医科大学第2生理学　教授・学長

小山省三（こやま　しょうぞう）
信州大学医学部統合生理学　教授

佐久間康夫（さくま　やすお）
日本医科大学第1生理学　教授

芝本利重（しばもと　とししげ）
金沢医科大学第2生理学　教授

板東武彦（ばんどう　たけひこ）
新潟大学大学院医歯学総合研究科統合生理学分野
教授・副学長

樋口　隆（ひぐち　たかし）
福井医科大学医学部生理学第2　教授

宮崎俊一（みやざき　しゅんいち）
東京女子医科大学医学部第2生理学　教授

目次

序文 iii
執筆者一覧 iv
訳者序文 v
訳者一覧 vi
目次 vii

Part I　細胞生理学

第1章　細胞膜と溶質・水の膜輸送　3
　　細胞膜　3
　　膜の構成成分　5
　　透過性のある障壁としての膜　6
　　膜を介する分子の輸送は拡散，浸透，蛋白質介在性輸送による　7
　　膜を隔てて溶質に濃度差がある場合，水は浸透によって移動する　9
　　輸送蛋白質は重要な物質が膜を移動するのを担う　11

第2章　イオン平衡と静止膜電位　15
　　イオン平衡　15
　　静止膜電位　18

第3章　活動電位の発生と伝導　22
　　活動電位は細胞によって形が異なる　22
　　膜電位　22
　　活動電位のイオンメカニズム　23
　　活動電位の特性　26
　　活動電位の伝導　27

第4章　シナプス伝達　30
　　電気的シナプスでは，ギャップ結合が細胞間のイオン流を可能にする　30
　　化学的シナプスでは，シナプス前細胞から放出される神経伝達物質がシナプス後細胞に電気的応答を誘起する　31
　　神経筋接合部は化学的シナプスの1つである　32
　　ニューロン間の化学的シナプスは，神経筋接合部の特性と多くの共通点をもつ　34
　　神経伝達物質受容体はリガンド依存性イオンチャネルまたは信号伝達蛋白である　40

第5章　膜受容体，セカンドメッセンジャー，信号伝達経路　42
　　信号伝達系が，膜受容体への調節物質結合から細胞内効果出現までの過程を結ぶ　42
　　2種類のG蛋白質：ヘテロ3量体G蛋白質と単量体G蛋白質　45
　　セカンドメッセンジャー依存性プロテインキナーゼは，
　　　　細胞内セカンドメッセンジャーレベルによって制御される　47
　　チロシンキナーゼは細胞増殖の調節に重要な役割を果たす　49
　　プロテインホスファターゼは，プロテインキナーゼの作用をもとに戻す　50
　　心房性ナトリウム利尿ペプチド受容体は，グアニル酸シクラーゼ活性をもつ　51
　　一酸化窒素は短命の傍分泌物質である　51

Part II　神経系

第6章　細胞構成　55
　　細胞要素　55
　　神経系の構成　56
　　ニューロンを取り巻く環境　57
　　ニューロンの微小形態　58
　　神経系の一般的な機能　59
　　情報の伝達　60
　　損傷に対する反応　61

第7章　感覚系総論　64
　　感覚生理学の原理　64
　　体性感覚・内臓感覚系　68

第8章　特殊感覚　78
　　視覚　78
　　聴覚系　84
　　前庭系　88
　　化学感覚系　90

第9章　運動系　93
　　脊髄の運動機構　93
　　下行性運動路の構成　103
　　姿勢と運動についての脳幹制御　105
　　随意運動の大脳性制御　108
　　姿勢と運動の小脳性制御　110
　　大脳基底核による姿勢と運動の調節　111

第10章　自律神経系とその制御　113
　　自律神経系の構成　113
　　自律機能　116
　　視床下部の機能　117
　　辺縁系　118

第11章　高次機能　120
　　脳波　120
　　誘発電位　121
　　意識状態　121
　　学習と記憶　122
　　優位半球　123

Part III　筋

第12章　収縮の分子機構　127
　　収縮単位　127
　　クロスブリッジの回転により筋が収縮する　128
　　収縮がもたらす種々の変化　129

第13章　骨格筋　132
　　骨格筋は骨格に対して働く　132
　　Ca^{2+}動員は骨格筋の収縮を調節している　134
　　骨格筋の機能的多様性　135
　　筋線維は成長して運動に適応する　138

第14章　中腔器官（管腔臓器）の内壁を形成する筋　**140**
　　　　平滑筋は中腔器官の容積を調節している　140
　　　　収縮装置に筋原線維状の構造はみられない　142
　　　　細胞外からの信号はCa^{2+}動員に影響する　143
　　　　Ca^{2+}は平滑筋のクロスブリッジ回転を調節している　146
　　　　心筋は特有な性質をもっている　148

Part IV　心血管系

第15章　循環の概観　**151**

第16章　血液と止血　**154**
　　　　血液はガス，電解質，蛋白質，脂質を含む複雑な溶液（血漿）に
　　　　　赤血球と白血球と血小板が浮遊したものである　154
　　　　血液型は輸血の血液適合性において重要である　155
　　　　止血は血管収縮，血小板凝集，そして血液凝固によって起こる　155
　　　　血液凝固塊は溶解し血液凝固は阻止される　157

第17章　心臓の電気現象　**158**
　　　　心臓の活動電位は長い　158
　　　　心筋の細胞膜電位は主としてNa^+，K^+，Ca^{2+}に依存している　159
　　　　心筋線維の興奮伝導は局所イオン電流を介している　162
　　　　心筋の興奮性は活動電位の時相により異なる　162
　　　　心臓の自発興奮　164
　　　　リエントリーは多くの心臓リズム異常の機序である　168
　　　　心電図は重要な臨床的検査である　170

第18章　心臓ポンプ　**172**
　　　　心臓はその機能に適した，肉眼的ならびに顕微鏡的に独特な構造をしている　172
　　　　心房と心室の連続的な弛緩と収縮が心臓周期を構成する　179

第19章　心拍動の調節　**182**
　　　　心拍数は神経性に調節されている　182
　　　　心筋機能の制御　187

第20章　循環力学　**193**
　　　　さまざまな物理的因子が血流を制御する　193
　　　　血流速度　193
　　　　血流と血圧の関係は血液と導管の特性に依存している　194
　　　　血流に対する流体抵抗は血流と圧差に依存している　195
　　　　血流は層流のことも乱流のこともある　197
　　　　血液は非ニュートン流体である　198

第21章　動脈系　**201**
　　　　動脈は水力学的フィルターとして働く　201
　　　　動脈は伸展性のある管である　202
　　　　動脈圧の決定因子　202
　　　　ヒトにおける動脈圧の測定　207

第22章　微小循環とリンパ系　**209**
　　　　機能的解剖　209
　　　　毛細血管を介する物質交換　212
　　　　リンパ系は毛細血管から漏れ出た液体や溶質を循環血液に戻す　216

第23章　末梢循環とその調節　217
- 細動脈平滑筋の収縮と弛緩が末梢血流量を調節している　217
- 末梢血流の内因性または局所的な調節　217
- 末梢血流の外因的調節は主として交感神経系によってなされる　219
- 末梢血流調節における外因性因子と内因性因子のバランス　222

第24章　心拍出量の調節：心臓と血管のカップリング　224
- 重要な心臓因子と血管因子が心拍出量を調節している　224
- 心拍出量は中心静脈圧に影響を与える　225
- 心臓と血管は相互に作用する　228
- 心拍数の変化は心拍出量にさまざまな効果を与える　230
- 補助因子も心拍出量を調節する　231

第25章　特殊臓器の循環　234
- 皮膚循環　234
- 骨格筋の循環　236
- 冠循環　237
- 脳循環　239
- 腹部内臓器の循環　240
- 胎児循環　241

第26章　循環制御における中枢性因子と末梢性因子の相互作用　244
- 運動　244
- 出血　248

Part V　呼吸器系

第27章　呼吸器系の概観　255
- 呼吸はなぜ必要か　255
- 血液によるガスの運搬と組織でのガス交換　256
- 換気調節　257
- 構造と機能の連関　257
- 肺循環　260
- 生理学的な構造としての肺ユニット　261

第28章　換気運動の機械的特性　262
- 換気の諸要素　262
- 換気運動　264
- 換気運動サイクル　265

第29章　肺循環，気管支循環と換気/血流分布　272
- 肺循環　272
- 気管支循環　276

第30章　O_2とCO_2の運搬　281
- O_2運搬　281
- ガス拡散　284
- CO_2運搬　285

第31章　呼吸調節　288
- 呼吸の中枢機構　288
- 呼吸の化学受容器による制御　290
- 呼吸の機械的な制御　292
- 呼吸不全　292

睡眠　293
高所順化　294

Part VI　消化器系

第32章　消化管運動　299
- 消化管壁は層構造である　299
- ホルモン，傍分泌物質，そして神経系が消化管機能を調節する　300
- 消化管平滑筋細胞の機械的・電気生理学的特性はユニークである　302
- 腸神経系は半ば自律的な"腸脳"として機能している　303
- 咀嚼は多くの場合は反射的に起こる　304
- 嚥下は複雑な反射によって達成される　304
- 食物は咽頭から食道を通って胃に送られる　305
- 胃では収縮によって内容を混和して移送する　306
- 嘔吐は胃（ときには十二指腸）の内容を消化管から口を通して出すことである　309
- 小腸の運動は腸内容を混和・移送する　309
- 結腸の運動によって塩類や水の吸収が促進されて正常な排便が可能になる　311

第33章　消化管における分泌　314
- 唾液は食餌を滑らかにし，デンプンを消化する　314
- 胃液は蛋白質の消化を開始すると同時に他にも重要な機能をもつ　316
- 膵臓の分泌物には主要栄養素すべてを消化する酵素が含まれる　321
- 肝臓と胆嚢の機能　323
- 電解質，水および粘液が腸管粘膜から分泌される　327

第34章　消化と吸収　329
- 炭水化物の消化と吸収　329
- 蛋白質の消化と吸収　331
- 消化管での水と電解質の吸収　332
- Ca^{2+}は消化管全体で能動的に吸収される　335
- 食餌で摂取された鉄は吸収される　336
- 他のイオンの吸収　337
- 輸送体蛋白質が水溶性ビタミンの吸収を仲介する　337
- 脂質の消化と吸収　338

Part VII　腎

第35章　腎機能　345
- 腎臓のもつ主要な機能　345
- 腎において，構造と機能は密接に連結している　345
- 尿は腎円錐を流出し，尿管を流れ，膀胱に入り，そこで貯留される　349
- 糸球体濾過率は，機能している全ネフロンの透過率の総計に等しい　350
- 腎血流は，いくつかの重要な機能に貢献している　353
- ホルモンと交感神経は腎糸球体濾過率と腎血流量を調節している　354

第36章　ネフロンにおける溶質と水分の輸送機構：尿細管機能　358
- NaClと水の再吸収は，量的な面で主要なネフロン機能を代表している　358
- いくつかのホルモンや因子がNaClの再吸収を調節している　364

第37章　体液量と膠質浸透圧の調節　367
- 体液区分　367
- 体液浸透圧の調節：尿の濃縮と希釈　368

　　　　　細胞外液量の調節と腎からのNaCl排泄制御　376

第38章　K^+，Ca^{2+}，リン酸の恒常性維持　386
　　　　　K^+は体内で最も多量な陽イオンの1つであり，多くの細胞機能に必須である　386
　　　　　血漿中のK^+濃度増加後に，いくつかのホルモンが細胞へのK^+摂取を亢進させる　387
　　　　　いくつかのホルモンや因子が細胞による正常なK^+取り込みを妨げる　388
　　　　　K^+平衡の維持に腎は重要な役割を果たしている　388
　　　　　Ca^{2+}と無機リン酸は多くの複雑で重要な機能をもつ多価イオンである　392

第39章　酸塩基平衡における腎の役割　398
　　　　　酸塩基平衡の概説　398
　　　　　腎からの酸排泄　399
　　　　　酸塩基障害　403
　　　　　酸塩基障害の解析　406

Part VIII　内分泌系

第40章　内分泌生理学における一般的原則　411
　　　　　内分泌系は環境に適応するための鍵となる要素である　411
　　　　　ホルモンは，さまざまな方法で生成され，貯えられ，分泌される　413
　　　　　ホルモン分泌を調節している主な機構はネガティブフィードバックである　414
　　　　　ホルモンのターンオーバー　415
　　　　　ホルモンの反応には，標的細胞による認識，セカンドメッセンジャーの生成，
　　　　　　種々の細胞内エフェクター機構が必要である　416

第41章　体全体の代謝　420
　　　　　エネルギー代謝　420
　　　　　エネルギー産生　421
　　　　　エネルギーの貯蔵と輸送　423
　　　　　炭水化物の代謝　425
　　　　　蛋白質の代謝　425
　　　　　脂質の代謝　426
　　　　　代謝の適応　428
　　　　　エネルギー貯蔵の調節　430

第42章　膵島のホルモン　433
　　　　　機能的解剖学　433
　　　　　グルカゴン　440
　　　　　インスリンとグルカゴンの比　442

第43章　カルシウムとリン酸の代謝に関する内分泌による調節機構　443
　　　　　カルシウムとリン酸のターンオーバー　443
　　　　　骨のターンオーバー　445
　　　　　ビタミンD　447
　　　　　副甲状腺の機能　449
　　　　　カルシトニン　453
　　　　　カルシウムとリン酸の統合された調節　454

第44章　視床下部と下垂体　456
　　　　　視床下部と下垂体の緊密な機能的関係は，両者の解剖および胎児期発生に基づいている　456
　　　　　視床下部は下垂体の分泌を調節し，生体の重要な要求に応える　458
　　　　　下垂体後葉は，水代謝および乳汁射出を調節する　460
　　　　　下垂体前葉はいろいろな機能をもつ多くのホルモンを分泌している　463

第45章　甲状腺　**469**
　　機能的解剖学　469
　　甲状腺の活性は，視床下部と下垂体前葉によって調整されている　472
　　甲状腺ホルモンの代謝はホルモン作用に貢献する　474
　　甲状腺ホルモンの細胞内作用は核の受容体と遺伝子発現の変化が仲介する　475

第46章　副腎皮質　**479**
　　異なる部位から分泌される副腎ホルモンは，多くの必須な生理的過程を調節する　479
　　副腎皮質のコルチゾル分泌は，
　　　　基本的には視床下部および下垂体へのフィードバックを介して調節される　482
　　コルチゾル(糖質コルチコイド)は，多くの生理的過程を正常レベルに維持する許容作用をもつ　484
　　アルドステロン分泌は主にナトリウムと細胞外液量の変化によって調節される　488

第47章　副腎髄質　**491**
　　副腎髄質は交感神経系の神経節として，また内分泌腺としても機能する　491
　　カテコールアミンホルモンは，
　　　　副腎髄質細胞の細胞質と分泌顆粒の間を往復しながら産生される　491
　　カテコールアミンホルモンは，
　　　　複数の細胞膜受容体およびセカンドメッセンジャーを介して働く　493
　　視床下部-下垂体-副腎皮質系と副腎髄質と交感神経系はともに統合的に働き，
　　　　ストレスに対して反応する　496

第48章　生殖内分泌概論　**497**
　　生殖線は機能の異なるさまざまな種類の細胞を含んでいる　497
　　性ステロイドホルモンの合成経路　497
　　性ステロイドホルモン放出の制御機構　498
　　生涯の異なるステージにおける性ステロイドホルモン分泌パターン　500
　　男女は通常，遺伝子，性腺そして外部生殖器によって区別される　502

第49章　男性生殖機能　**506**
　　内分泌，傍分泌，自己分泌調節下での生殖細胞成熟可能な状態を作出する精巣の解剖学　506
　　精子形成の生物学　507
　　精子の運搬　508
　　男性のアンドロゲン分泌と生殖能力は思春期に完成する　508
　　精子形成の内分泌調節　509
　　男性ホルモン(アンドロゲン)　511

第50章　女性生殖機能　**513**
　　卵子形成の生物学　513
　　ホルモンによる卵子形成の調節　516
　　卵巣ホルモン放出の周期的な変化は，受精に関わるすべての生殖組織に影響する　519
　　エストロゲンとプロゲステロンは遺伝子の発現を調節する　521
　　エストラジオールとプロゲステロンは蛋白質と結合して代謝される　521
　　女性の思春期　521
　　エストロゲンの減少が閉経の特徴である　522
　　妊娠の内分泌的側面　522
　　母胎-胎児ユニット　526
　　分娩　526
　　授乳　528

　ケーススタディ　529
　解　答　554
　文　献　581
　索　引　593

Part I
細胞生理学
Cell Physiology

第1章　細胞膜と溶質・水の膜輸送
第2章　イオン平衡と静止膜電位
第3章　活動電位の発生と伝導
第4章　シナプス伝達
第5章　膜受容体，セカンドメッセンジャー，
　　　　信号伝達経路

Part 1

第1章
細胞膜と溶質・水の膜輸送

到達目標
- 生体膜の「流動モザイクモデル」について説明できる。
- 膜を介する拡散係数をフィックの第1法則を用いて算定できる。
- ファント・ホッフの法則について述べ，電解質の浸透圧に対して適用できる。
- 浸透圧によって膜を通過する水の移動が起こり，それは溶質に対する膜の透過性によって変わることを説明できる。
- 促進輸送と能動輸送の特性をあげることができる。
- 上皮細胞を横断する輸送と細胞間を通る輸送を定義できる。

細胞生理学の項（第1～5章）では，あとの章で各種器官系に適用できる個々の細胞機能の様相について述べる。各細胞は，外液から隔てる細胞膜で囲まれている。核やミトコンドリアやゴルジGolgi装置や小胞体のような細胞内小器官は膜で覆われており，いろいろなタイプの膜を含んでいる。この章では，生体膜の基本的な構造と特性，膜を介する分子の代表的な輸送過程について考える。第2章と第3章では，神経細胞や筋細胞のような電気的な興奮性細胞の基礎的な特性について述べ，第4章では電気信号の細胞間伝達機構について，また，第5章ではホルモンのような細胞外の制御因子から細胞内過程への信号伝達機構について述べる。

細胞膜

細胞膜は細胞を特別な生化学的機能をもつ分画に区分している

細胞膜は透過性のある障壁（バリア）として機能し，細胞内が細胞外液と著しく異なる構成成分を有することを可能にしている。細胞膜には酵素や受容体や抗原などが存在し，細胞間の相互作用や，ホルモンなど細胞を外から調節している物質との相互作用において中心的な役割を担っている。

さまざまな細胞内小器官は膜で包まれており，それによって小器官は細胞の中ではっきりと区分され，それぞれの小器官で特有な生化学的反応が別々に局所的に行われることを可能にしている。細胞が示す多くの生命現象は，細胞内小器官の膜の上または膜の中で行われている。典型的な例をあげれば，ミトコンドリア内膜の膜上，膜内そして膜を通して行われている電子伝達や酸化的リン酸化の過程がある。

ほとんどの生体膜は共通した特徴をもっている。しかし膜機能の多様性を保つために，膜の構成や構造は細胞種で異なっており，また同じ細胞の中でも部位によって違っている。

膜の脂質二重層基質は多くの物質の透過性に対して障壁となる

細胞膜の構成成分のうち最も多いものは，蛋白質とリン脂質である。**リン脂質** phospholipid分子は，極性のある頭部と，非極性で疎水性が強い炭化水素鎖を2個もっている（図1-1 A▼）。水が取り巻いている環境では，リン脂質はそれ自身がエネルギー的に最も安定な構造になるように，炭化水素鎖が水と接触しないような構造をとっている。そのような構造の1つが**脂質二重層** lipid bilayerである（図1-1 B▼）。リン脂質の多くのものは，水中に拡散させると自発的に脂質二重層の構造をとる。

> リン脂質二重層は生体膜の受動輸送の特性を決める。水溶性の高い物質は非常に緩徐に膜を透過するが，非極性の有機溶媒に溶けやすい物質はより迅速に膜を透過する。消化管のX線写真のコントラストを良くするために，バリウム塩を経口あるいは注腸によって消化管内に導入することはよく知られている。この濃度のバリウムイオンは非常に有毒であるかもしれないが，バリウムは水溶性が高く膜の内部の疎水性の層に不溶性であるために消化管から吸収されず，したがってバリウムの血中濃度は上がらない。

ほとんどの生体膜はリン脂質と蛋白質の流動モザイクである

図1-2▼に膜の**流動モザイクモデル** fluid mosaic modelを示す。このモデルは細胞膜が示している多くの性質をよく表現している。まず，リン脂質が二重層

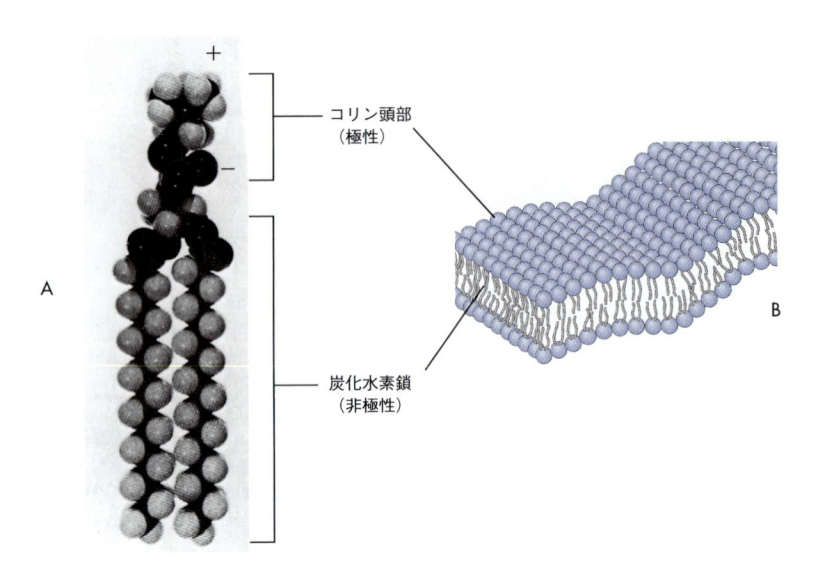

図1-1　A：膜のリン脂質の構造（ホスファチジルコリンの場合）。B：リン脂質二重層の構造。青い球は極性をもつ頭部を示し，波状の曲線はリン脂質の炭化水素鎖を示す。

構造をとっていることである。次に，膜の蛋白質は次の2つに大別される。①リン脂質二重層の内部に埋もれている**構築性**integralまたは**内在性**intrinsicの**膜蛋白質**membrane protein，②リン脂質二重層の表面に存在している**末梢性**peripheralまたは**外在性**extrinsicの膜蛋白質である。末梢性の膜蛋白質は，構築性の膜蛋白質と静電的相互作用を介して膜脂質と相互作用をしている。そのため，末梢性の膜蛋白質は溶媒のイオン組成を変えることによって膜から遊離させることができる。一方，構築性の膜蛋白質は疎水性相互作用によって膜の内部と相互作用をしている。このような疎水性相互作用は界面活性剤によって断ち切ることができる。したがって界面活性剤を用いると，膜蛋白質の疎水性のアミノ酸残基と疎水性相互作用をすることによって構築性蛋白質を可溶化することができる。

細胞膜は流動的な構造であるので，多くの分子は膜内を自由に拡散することができる。脂質や蛋白質のほとんどは，二重層面中を自由に移動できる。リン脂質二重層の一方から他方へ非常にゆっくりした速さで行ったり戻ったりする。親水性が非常に大きな部分から脂質二重層の内部のような非極性が大きい部分に変わるときには，flip-flopはほとんど起らない。

ある場合には，膜の構成成分が膜内を自由に拡散できないこともある。動きが制約されている例としては，骨格筋の神経筋接合部終板でのアセチルコリン受容体（構築性膜蛋白質）は局所的な部位にのみ存在すること，上皮細胞の管腔側の細胞膜と基底側面の細胞膜とでは異なった蛋白質が存在していることなどがあげられる。細胞骨格蛋白質はある種の膜蛋白質をつなぎ止めている。**陰イオン交換輸送体**anion exchanger（ヒト赤血球細胞膜の主要な蛋白質）は**アンキリン**ankyrinとよばれる蛋白質を介して細胞膜直下の**スペクトリン**spectrinとよばれる蛋白質のネットワークと結合している。

> 骨格筋を支配する運動神経が外傷を受けると，アセチルコリン受容体は終板に限局しなくなり，細胞膜全域に分布するようになる。したがって筋細胞膜全体がアセチルコリンに感受性をもつようになる。この現象は**除神経過敏**denervation supersensitivityとして知られる。

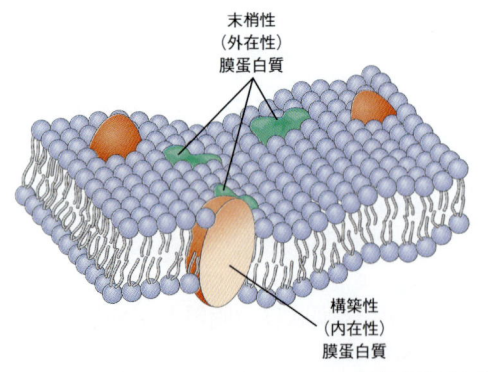

図1-2　膜構造の流動モザイクモデル。構築性膜蛋白質（ピンク色）は，膜の脂質二重層の中に埋まり込んでいる。末梢性膜蛋白質（緑色）は，構築性膜蛋白質の細胞外側面に付随している。

膜の構成成分

リン脂質とコレステロールが膜の主要脂質である

コリン含有性リン脂質とアミノリン脂質が最も一般的なリン脂質である

　動物の細胞膜の中で最も多く存在するリン脂質は，コリンを含むリン脂質であるレシチン（ホスファチジルコリン）とスフィンゴミエリンである。次に多く存在するリン脂質は，アミノリン脂質であるホスファチジルセリンとホスファチジルエタノールアミンである。リン脂質二重層は膜の受動輸送の特性を決める。存在量は少ないが，ほかに重要なリン脂質としてホスファチジルグリセロール，ホスファチジルイノシトール，カルジオリピンなどがある。

　細胞膜に少量存在するリン脂質は，信号伝達において重要な役割を果たすものがある。**ホスファチジルイノシトール–二リン酸** phosphatidyl-inositol bisphosphateは，受容体によって活性化されるホスホリパーゼCによって分解されて，**イノシトール1,4,5–三リン酸(IP_3)** inositol 1,4,5-triphosphateと**ジアシルグリセロール** diacylglycerolになる。IP_3は細胞質に遊離され，小胞体の受容体に結合してCa^{2+}を遊離させ，種々の細胞機能を制御する（第5章参照）。ジアシルグリセロールは細胞膜に残り，Ca^{2+}と共同して，重要な信号伝達蛋白質である**プロテインキナーゼC** protein kinase Cを活性化する。

コレステロールは膜の"流動性緩衝"として機能する

　コレステロールcholesterolは動物の細胞膜の主要な構成成分であり，そのステロイド核は膜のリン脂質の炭化水素鎖と平行に並んでいる。コレステロールは膜の流動性の緩衝材として機能している。コレステロールが存在すると，アルコールや全身麻酔薬のように生体膜の流動性を増強させる因子が加わっても，リン脂質二重層の炭化水素鎖の流動性を適当な範囲に保つことができる。

糖脂質や糖蛋白質の細胞外に面した炭化水素は受容体や抗原として機能する

　糖脂質 glicolipidの量はわずかであるが，重要な働きをしている。糖脂質は主に細胞膜で見出されるが，その糖鎖の部分は細胞の外側の表面に突き出ている。血液型を決める抗原や他の抗原は，糖脂質あるいは糖蛋白質の糖鎖である。

> コレラ毒素の受容体（第34章参照）は特別な糖脂質，ガングリオシド（GM_1）の糖鎖である。A型，B型の抗原（第16章参照）は，ヒト赤血球細胞膜の別のガングリオシドの糖鎖である。

リン脂質は膜の内側・外側の層で非対称に分布している

　多くの膜では，脂質の構成成分は二重層の中で一様には分布していない。細胞膜の糖脂質は二重層のうちの外側の層に偏って存在しているので，明らかに非対称である。リン脂質も二重層の内側・外側の層で非対称に存在する。たとえば，赤血球の細胞膜の内側の層にはアミノリン脂質が多く存在しているのに対し，膜の外側の層にはコリンを含むリン脂質が多く存在している。

膜蛋白質は酵素や輸送体，受容体として機能する

　膜における蛋白質の構成は単純な場合も複雑な場合もある。骨格筋の筋小胞体でみられるような高度に特殊化された膜や網膜の杆体の外節円板などは，わずかに異なる蛋白質のみで構成されている。細胞膜は多くの機能を営んでいるが，おそらく100以上の異なった蛋白質成分で成り立っていると考えられる。膜蛋白質には，酵素，輸送体，ホルモンや神経伝達物質に対する受容体などとして機能するものが含まれる。

糖蛋白質は細胞外基質と相互作用する

　膜蛋白質のあるものは，共有結合によって糖鎖を結合している糖蛋白質である。糖蛋白質の糖鎖は，糖脂質の場合と同じようにほとんど例外なく細胞膜の外側の表面に位置している。このような細胞表面の糖鎖は重要な働きをしている。細胞表面のマイナスの電荷は，ほとんどすべてが糖脂質や糖蛋白質に含まれているシアル酸のマイナスの荷電によるものである。

　フィブロネクチン fibronectinは，細胞が**インテグリン** integrinとよばれる細胞表面蛋白質を介して細胞外基質の蛋白質に付着するのを助ける大きな線維状の蛋白質である。この結合は細胞外基質と細胞骨格との間の相互作用を橋渡しする。

> 封入ウイルスの主要な膜蛋白質は糖蛋白質である。その炭化水素分子は，ウイルスが宿主細胞に結合するのに必要な"棘"として外側面に存在する。

膜蛋白質は膜内で特殊な方向性を有している

　細胞膜に存在しているNa^+,K^+–ATPアーゼや筋小胞体の膜に存在しているCa^{2+}ポンプ蛋白質（Ca^{2+}–ATPアーゼ）などは，膜蛋白質が示す機能の面での非対称性の例である。いずれの場合もATPは細胞膜の細胞質側にあり，ATPから放出されたエネルギーの一部が使われて，種々のイオンが細胞膜の特定の方

向に向けて運ばれる。Ca^{2+}-ATPアーゼが筋小胞体の中にCa^{2+}を能動的に取り込んでいるのに対して，Na^+，K^+-ATPアーゼはK^+を細胞の中に取り込み，Na^+を細胞の外に汲み出している。これらのイオン輸送性ATPアーゼはともに脂質二重層の中に組み込まれており，ATPを結合する部位は細胞質側にある。

透過性のある障壁としての膜

膜は水溶性の物質に対して非透過性である

細胞膜は**透過性のある障壁**（バリア）permeability barrierとして機能している。生体内に存在している多くの分子は水に対して非常に溶けやすいが，非極性の溶媒に対しては逆に非常に溶けにくい。このような分子は細胞膜の脂質二重層の内部のような非極性の環境に対して溶けにくい。したがってほとんどの水溶性の分子の拡散に対して，細胞膜は強力なバリアとなる。細胞膜は細胞質と細胞外液との間にあって透過性のあるバリアとして存在している。この透過性のあるバリアによって，多くの物質の細胞内濃度は細胞外液での濃度とは大きく異なったものとなっている。

ある細胞内小器官においていろいろな細胞過程が局在化されているのは，膜がもっているバリアとしての性質に依存している。たとえばミトコンドリアの内膜はトリカルボン酸回路に関係している酵素や基質をまったく透過させないので，トリカルボン酸回路はミトコンドリア内の基質（マトリックス）のみに局在して行われている。細胞内での化学的・物理的過程の空間的な設定は，膜のもつこのようなバリアとしての機能に依存している。

重要な分子の膜透過速度が制御されているということは，細胞の生命維持にとって重要なことである。たとえば栄養素の細胞内への取り込み，老廃物の細胞外への廃棄，分泌される分子の細胞外への放出などの速度が制御されていることである。次の項に述べるように，分子が細胞膜の一方から他方へと移動するのに，実際には細胞膜を透過しない場合もある。このような場合以外は，分子は細胞膜の特定の部分あるいは細胞膜の構成成分の間を実際に透過することによって移動している。

物質が膜を構成する分子間を透過せずに細胞内外へ移動する場合がある

細胞はエンドサイトーシスによって細胞外液の少量を取り込む

エンドサイトーシスendocytosisは物質が膜を透過しないで細胞内に入り込む過程の1つであり（図1-3▼），**食作用**phagocytosisと**飲作用**pinocytosisがある。エンドサイトーシスのうち粒子状の物質を取り込むことを食作用といい（図1-3 A▼），水溶性の分子を取り込むことを飲作用という（図1-3 B▼）。場合によっては細胞膜の特別の部位がエンドサイトーシスを起こす。これらの部位では，**クラスリン**clathrinとよばれる剛毛状の構造が細胞膜の内側の特定の部分を覆って，エンドサイトーシスに関与している。クラスリンに覆われているこのような部分を**被覆ピット**coated pitとよび，このようなエンドサイトーシスによって被覆小胞 coated vesicleが生じる（図1-3 C▼）。被覆ピットは基本的に受容体を介在するエンドサイトーシスに関与している（受容体介在性エンドサイトーシス；図1-3 C▼）。すなわち，細胞の中に取り込もうとする蛋白質が認識され，被覆ピットに存在する特異的な膜受容体蛋白質に結合される。この結合はしばしば受容体と配位子（リガンド）との複合体の凝集を引き起こす。この凝集がエンドサイトーシスを起こす引き金となる。エンドサイトーシスは代謝によるエネルギーを必要とする能動的な輸送過程である。なおエンドサイトーシスは，細胞膜の被覆ピットがない部分でも起こりうる。

多くの細胞では，新しい膜をつくるコレステロールを合成できない（第41章参照）。コレステロールは低密度のリポプ

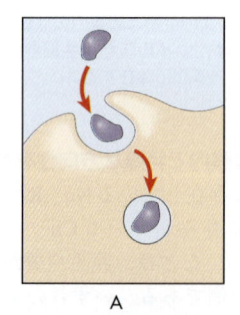

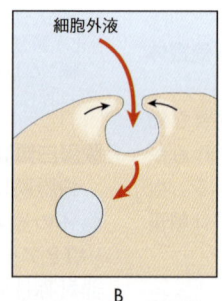

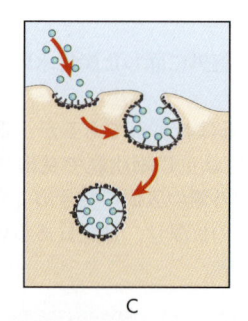

図1-3 エンドサイトーシス過程。A：固形粒子の食作用。B：細胞外液の飲作用。C：被覆ピットによる受容体介在性エンドサイトーシス。

ロテイン low-density lipoprotein(LDL)として血中を運搬される。多くの細胞は細胞膜にLDL受容体をもち，LDLが受容体に結合すると，受容体-LDL複合体が被覆ピットに移動し，凝集し，受容体介在性エンドサイトーシスによって細胞内に取り込まれる。LDL受容体を欠損するヒトは血中LDLが高く，若年で動脈疾患(**動脈硬化** atherosclerosis)を示し，心臓発作を起こしやすい。

物質がエキソサイトーシスによって細胞外に排出される場合がある

　分子は，エンドサイトーシスとはちょうど逆の過程に似た**エキソサイトーシス** exocytosisによって細胞から放出される。第4章で詳述するが，神経伝達物質の放出はこのエキソサイトーシスによって起こる。多くの細胞で蛋白質が細胞外へ分泌されるときは，このエキソサイトーシスによっている。膵臓の腺房細胞から膵酵素が分泌されるが，これは，よく知られているエキソサイトーシスの例である。この場合，分泌蛋白質は細胞質の分泌顆粒内に貯えられている。分泌刺激物質の作用によってこの分泌顆粒は細胞膜に融合し，さらにエキソサイトーシスによって顆粒内の内容物が細胞外に放出される。

小胞融合は小胞内容物を混合させる

　細胞内小器官の膜どうしが融合することによって，ある細胞内小器官の内容物を他の小器官の中へと移動させることができる。ある種の細胞では，小胞体とゴルジ装置の嚢胞の膜が融合することによって，細胞外へ分泌される生成物が小胞体からゴルジ装置へと移動する。また貪食空胞とリソソームの融合によって，貪食された物質の細胞内での消化が引き起こされる。生体の正常な構成物がリソソームで破壊され，その後，再合成される。

　インフルエンザウイルスは，宿主細胞に融合ペプチドを挿入して著明な構造変化を起こす膜蛋白質を有している。融合ペプチドはウイルスの膜と宿主細胞膜の融合を促進し，ウイルス遺伝子を宿主細胞に導入するのを助ける。

膜を介する分子の輸送は拡散，浸透，蛋白質介在性輸送による

　分子が細胞膜を透過することは，細胞にとって生命を維持するための非常に重要な過程である。ある物質は，膜を構成する分子間を拡散によって単純に透過する。他の分子は，細胞膜にある特別な輸送蛋白質を介して透過する。

　酸素は非極性の溶媒にもよく溶ける小分子である。したがって酸素は，細胞膜の脂質分子間を拡散によって透過する。これに対し，酸素より大きな分子であるグルコースは，膜脂質に対して非常に溶けにくく，膜を透過することができない。そのためにグルコースは，細胞膜に存在するグルコース輸送体蛋白質によって輸送される。

物質は高濃度から低濃度環境へ拡散する

　拡散は，原子または分子がランダムで熱的な運動(**ブラウン運動** brownian motion)によって混ざり合うときに起こる過程である。いま，取り外しの可能な仕切りによって2つに区切られている容器があるとする。B側よりもかなり多くの数の分子がA側に存在している状態で，その仕切りを取り払ったとする。すべての分子はランダムな熱運動をするため，A側の分子はB側へ，B側の分子はA側に移動し，十分に長い時間が経つと両側で同数になるであろう。多くの分子はA側にあるので，AからBへ移る全分子数はBからAへ移る全分子数よりも多い。その結果B側の分子数が増加しA側の分子数は減少する。この過程はAとBの分子数が等しくなるまで続く。その後はAからBへの拡散速度とBからAへの拡散速度が等しくなり，見かけ上の移動はこれ以上は行われなくなる。すなわち動的平衡に達する。

拡散はミクロの距離では迅速であり，マクロの距離では緩徐である

　拡散は距離が小さい範囲では非常に速い。通常1 μmを拡散するのに1 msecくらいである。しかし，拡散に必要な時間は拡散する距離の2乗で大きくなる。拡散する距離が10倍大きくなると，その拡散過程が完了するのに100倍長い時間がかかる。

　表1-1▼に，典型的な水溶性小分子の場合の計算結果を示す。距離がミクロなスケールでは，拡散は非常に速いことがわかる。マクロなスケールの距離では拡散はかなり遅い。これに関連して考えてみると，最も近い毛細血管から100 μm離れている細胞は，拡散によって5 sec程度の遅延時間で栄養素を血管から受け取ることができる。この速さは多くの細胞の代謝的要求を満たすのに十分である。しかし長さ1 cmの骨格筋では，生命維持に必要な代謝物の細胞内輸送を拡散

表1-1　いろいろな距離を拡散するのに要する時間*

拡散距離（μm）	拡散に要する時間
1	0.5 msec
10	50 msec
100	5 sec
1000（1 mm）	8.3 min
10,000（1 cm）	14 hr

＊平均的な分子が必要な距離を拡散するのに要する時間を計算した（拡散係数を1×10^{-5} cm/secとして）。

によってのみ行うことはできない。1 cmの距離を拡散するのに14 hrも要するからである。さらに，ある神経線維は1 mもある。そのように長い神経軸索内の輸送系には，輸送を担う重要な分子が神経線維に沿って存在している。このように，マクロなスケールの距離では拡散はあまりにも遅いので，かなり小さな多細胞生物でさえも，拡散によって個々の細胞に栄養素をもたらすことができる範囲内まで循環系を進化させている。

拡散係数は，拡散する分子と拡散の場になる溶液とに依存する

拡散係数 diffusion coefficient（D）は，拡散分子が周囲の溶液中を移動する速度に比例する。分子が大きいほど，また溶液の粘性が高いほど，Dの値は小さくなる。小分子についてはDはMW$^{1/2}$に反比例する（MWは分子量）。大きな分子についてはDはMW$^{1/3}$に反比例する。大きさが8倍の蛋白質のDは1/2になる。

膜を通る物質の拡散はフィックの第1法則によって示される

拡散は，拡散する分子種の濃度が時間的にも空間的にも一定になるような状態をもたらす。細胞の場合，細胞膜を透過する物質の拡散によって細胞膜の両側での濃度が等しくなろうとする。ある特定の断面を横切って行われる拡散の速度は，その断面の面積と断面の両側に存在する拡散物質の濃度差に比例する。フィックFickの拡散の第1法則は，次のように表される。

$$J = -DA\frac{\Delta c}{\Delta x} \qquad 1-1$$

ここで，J＝モルあるいはグラム数で表した単位時間あたりの正味の拡散速度，D＝拡散係数 diffusion coefficient とよばれる比例定数，A＝断面の面積，Δc＝膜を境にした濃度勾配，Δx＝膜の厚さ。

膜は水溶性物質よりも脂溶性物質に対して透過性がより高い

脂溶性物質に対する膜の透過性は物質の脂質二重層内溶解度に比例する

前述したように細胞膜は，拡散に対するバリアとなることによって，多くの物質の細胞内濃度と細胞外での濃度とを非常に異なった状態に保つのに役立っている。すでに1世紀も前に，ほとんどの水溶性の物質に対して細胞膜が相対的に透過しないということは細胞の"脂質のような性質"によるものであると考えられていた。

細胞膜が脂質の性質をもっているという仮説は，非極性の溶媒（エーテルやオリーブ油など）によく溶ける物質は，その物質と同じ分子量をもった水溶性の分子よりもはるかに容易に細胞内に入ることができるという実験事実によって支持された。非極性溶媒中で同様の溶解度をもつ物質群では，分子量が大きいほど透過性は減少する。実験データは，「脂質二重層は単純拡散によって膜を透過する物質に対して基本的なバリアである」という考えを支持している。

> 脂溶性ビタミンは小腸上皮細胞の管腔側細胞膜を単純拡散によって吸収される。これに対し水溶性ビタミンは生体膜を容易に拡散しない。そこで特殊な膜輸送体が必要となる（第34章参照）。

水溶性分子は小さい分子のみが膜を迅速に拡散する

非常に小さくて荷電をもたない水溶性分子は，その分子の脂質への溶解度から推定される速度よりもかなり速く細胞膜を通過する。たとえば水の場合，分子半径やオリーブ油/水の分配係数から推定される値より100倍も速く透過する。これには2つの理由が考えられる。水や非常に小さな水溶性分子は，炭化水素鎖によって占められている部分に溶け込むことなく，リン脂質間を透過することができる。さらに，多くの細胞の細胞膜には速い水移動を可能にする**アクアポリン** aquaporin という膜蛋白質があることである（図1-4▼）。腎臓には少なくとも4つのアクアポリンのアイソフォームが存在する。この水輸送体の変異があると，腎臓は体液よりも濃縮された尿を産生することができなくなる（第36，37章）。

荷電のない水溶性分子の膜透過は，分子が大きくなると減少する。大部分の膜は，分子量が200以下の水

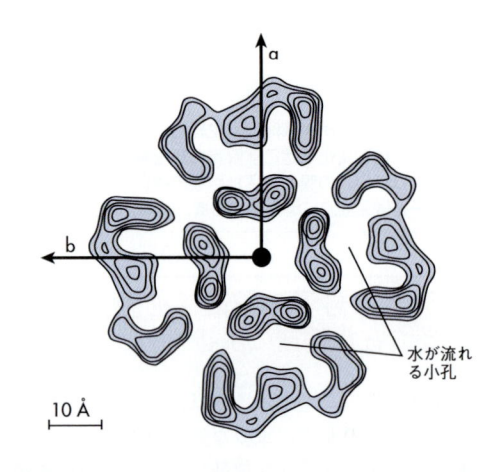

図1-4 水チャネル蛋白質の構造。赤血球膜や腎近位尿細管細胞の水チャネルであるアクアポリン-1の構造を電子結晶像で示している。アクアポリン-1の3次元電子密度図を膜面に対し垂直方向から眺めた図。アクアポリン-1は膜に4量体として存在し，各単量体（モノマー）は水の通過を可能にしている。(Chang, A. et al：*Nature*, 387：627, 1997から改変)

溶性分子にしか有意の透過を示さない。イオンは電荷をもつために，膜脂質には相対的に不溶性であるので，膜のイオン透過性は低い。膜内でのイオンの拡散は，膜貫通蛋白質からなる**イオンチャネル**ion channel を介して起こる。あるイオンチャネルはイオンの通過に対して非常に特異的であるが，ある大きさ以下のイオンをすべて透過させるチャネルもある。ある種のイオンチャネルは膜を隔てた電位差によって制御されており，また他のチャネルは神経伝達物質などの制御分子によって調節されている(第3, 4章を参照)。

　細胞の生命維持に必要な糖やアミノ酸のような水溶性分子は，単純拡散による速度では細胞膜を透過できない。細胞膜は生命維持に必要な代謝物を細胞内外に輸送するための特別な蛋白質をもっている。この**膜蛋白質介在性輸送**membrane protein-mediated transportの特性については後述する。

膜を隔てて溶質に濃度差がある場合，水は浸透によって移動する

　浸透osmosisは，半透性膜に隔てられている区分がある場合，その半透性膜を溶質の濃度が低いほうから高いほうへと通過する水の流れであると定義される。半透性膜は，水は透過させるが溶質は透過させない膜と定義される。浸透は，溶質がそこに存在することによって，水の化学ポテンシャルが減少するために生じる。水は水の化学ポテンシャルが高いところから低いところに流れる。したがって，水は溶質濃度が低い区画から高い区画に流れる。なお，溶質によって水の化学ポテンシャルが減少したために起こる効果としては，これ以外に，純水に比較して溶液の蒸気圧が減少すること，氷点が降下すること，沸点が上昇することなどが知られている。浸透を含めこのような特性は，溶質の化学的性質よりもむしろ濃度に依存し，**束一性**colligative propertyとよばれている。

溶液の浸透圧は，半透性膜を介して水が移動することを妨げるのに必要な圧力である

　図1-5▼で，半透性膜が溶液と水のみとを区分けしているとする。A側には溶質が存在しており，水の化学ポテンシャルは減少している。このため浸透によって水がBからAへと移動する。ピストンを押すとA側の溶液中の水の化学ポテンシャルが増加し，浸透の正味の速度は減少する。ピストンを押す力を徐々に上げていくと，水の正味の移動を停止させる圧力に達する。さらに圧力をかけると水はAからBへと反対に移動する。水のA側への流入が停止した状態でのA側の圧力を，A側の溶液の**浸透圧**osmotic pressureという。

　溶液の浸透圧は，溶液中に存在する溶質粒子の数に

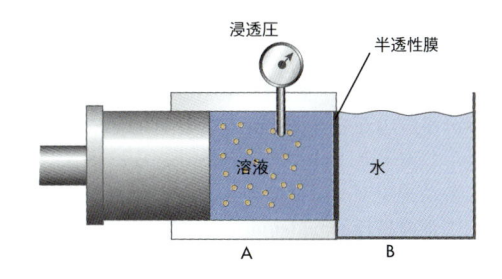

図1-5　浸透圧。チャンバーAの溶液に与えた静水圧がその溶液の浸透圧に等しいとき，膜を通過する水の流れは全体としてゼロになる。

依存する。したがって，溶質が電解質の場合は，溶質の電離の程度を考慮しなければならない。1 Mのグルコース溶液，0.5 MのNaCl溶液（Na^+とCl^-が共存），0.333Mの$CaCl_2$溶液（Ca^{2+}と$2Cl^-$が共存）は，理論的には同じ浸透圧を有する(実際にはそれらの浸透圧は理想溶液とのズレによって多少異なる)。**ファントホッフの法則**van't Hoff's lawを表す式あるいは浸透圧を計算する式は，

$$\pi = RT(\Phi ic) \qquad 1-2$$

である。ここでπ＝浸透圧，R＝理想気体定数，T＝絶対温度，Φ＝浸透圧係数，i＝溶質分子の解離によってできたイオンの数，c＝溶液のモル濃度(溶液1*l*あたりの溶質のモル数)。

　浸透圧係数(Φ)は理想溶液とのズレを補正する。Φはその物質の化学的性質，濃度，温度に依存する。Φの値は，生理的に重要な電解質では1より小さい。すべての溶質に対して，溶液を希釈すればするほどその値は1に近づく。Φicの項は浸透圧的に有効な濃度を示すが，しばしば**浸透モル濃度**osmotically effective concentrationとして表され，その単位はOsm/*l*である。浸透圧を概算するときには，Φを1として計算する。

　種々の物質のΦ値は，ハンドブックの中に濃度の関数としてリストされている表から得ることができる。蛋白質溶液は理想溶液から大きくずれており，そのずれは蛋白質の種類によっても異なっている。

溶液の浸透圧は氷点降下から推定できる

　溶液の浸透圧は，半透性膜を隔てた溶液から水が入り込まないように阻止する力を求めることによって得られる(図1-5▼)。実際には，氷点降下などのような他の束一性からしばしば推定されている。溶質による水の氷点降下は次のように表される。

$$\Phi ic = \Delta T_f / 1.86 \qquad 1-3$$

ここでΔT_fは℃で表した氷点降下温度である。多分子系の溶液の氷点降下度を決めることにより，溶液全体の有効浸透モル濃度(Osm/*l*)が得られる。

2つの溶液の全浸透圧(氷点降下または真の半透性膜を透過する浸透圧によって求めたとして)が等しい場合，その溶液は**等浸透圧** isosmotic であるという。A 溶液の浸透圧が B 溶液よりも大きい場合には，A は B に対して**高浸透圧** hyperosmotic であるといい，逆に A 溶液の浸透圧が B 溶液よりも小さい場合は，A は B に対して**低浸透圧** hypoosmotic という。

細胞は外液の溶質濃度によって膨化したり縮小したりする

細胞膜は間質液中の多くの溶質に対して相対的に非透過性であるが，水に対しては高い透過性をもっている。したがって，間質液の浸透圧が上昇すると水が細胞から浸透して出ていくので細胞は縮小し，細胞質内の有効浸透圧が再び間質液のそれと等しくなるまで細胞質内の溶質はさらに濃縮される。逆に細胞外液の浸透圧が減少すると水は細胞内に入り込み，細胞は細胞内外の浸透圧が等しくなるまで膨化する。

赤血球は簡単に得られかつ研究しやすいので，細胞の浸透圧を説明するのにしばしば用いられる。細胞外の溶質の濃度がある範囲内では，赤血球の容積は外液の溶質の濃度に反比例するので，赤血球は浸透圧計として振る舞う。図 1-6▼に血漿中での赤血球の容積と，NaCl 溶液の濃度変化に対応した赤血球の容積変化との比率を示す。NaCl の濃度が 154 mM(308 mM の浸透圧的に活性をもった粒子)のとき，赤血球の容積は血漿中での容積に等しい。この NaCl の濃度を赤血球に対して**等張** isotonic であるという。

> 等張 NaCl 溶液(**生理食塩水** isotonic saline として知られる)は点滴に用いられる。外科手術のほとんどの場合に等張 NaCl 溶液の点滴が施される

NaCl の濃度が 154 mM 以上では**高張** hypertonic (赤血球は縮小)であるといい，154 mM 以下では**低張** hypotonic (赤血球は膨化)であるという。赤血球が 1.4 倍に膨化したときに赤血球は溶血する。この容積になると赤血球の膜の性質は突然変化してヘモグロビンが細胞外へ漏出する。同時に赤血球膜はヘモグロビンよりも大きな分子に対しても一過性に透過させるようになる。

細胞外液の浸透圧とバランスを保つような浸透圧を形成している赤血球内の物質は，ヘモグロビン，K$^+$，リン酸化合物(ATP や 2,3-ジホスホグリセレート)，解糖系の中間代謝産物などである。それらの物質の化学的性質を無視すれば，赤血球は 286 mOsm (154 mM NaCl = 286 mOsm)の浸透圧的に有効な濃度をもった透過できない分子の溶液に満たされているといえる。

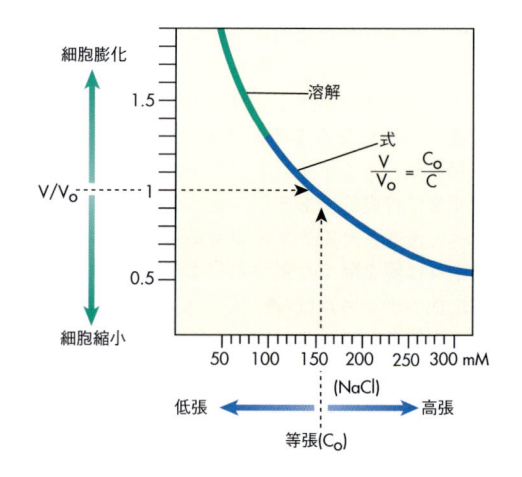

図 1-6 NaCl 溶液中のヒト赤血球の浸透圧容積変化。154 mM NaCl(等張液)中では赤血球は正常容積である。より濃縮された溶液(高張液)中では縮小し，より希釈された溶液(低張液)中では膨化する。V_o と C_o は血中あるいは等張液中での細胞容積と細胞内溶質の濃度。V と C は等張でない溶液中の細胞容積と細胞内溶質の濃度。

$$\Phi_{NaCl} i_{NaCl} C_{NaCl} = 0.93 \times 2 \times 0.154 \text{ M}$$
$$= 0.286 \text{ Osm} = 286 \text{ mOsm} \quad 1\text{-}4$$

透過性の溶質は細胞容積に一過性の影響しか与えない

透過できる溶質は終局的に細胞膜の内外で平衡になるので，細胞の容積に対しては一過性の効果しか及ぼさない。いま，0.050 M のグリセロールを含む 0.154 M の NaCl 溶液の中に赤血球を入れたとする。NaCl やグリセロールのために細胞外液の浸透圧ははじめは細胞内より高くなり，その結果，赤血球は縮小する。しかし時間が経つにつれてグリセロールは赤血球の膜の内外で平衡状態になるように移動するので，赤血球は元の容積に向かって膨化していく。定常状態での赤血球の容積は，外液中に存在する非透過物質によってのみ決定される。この場合，非透過物質(NaCl)の濃度は等張な濃度であり，赤血球の最終的な容積は普通の赤血球の容積になる。赤血球は，結局，元の正常容積に戻るので，その溶液(0.050 M のグリセロールを含む 0.154 M NaCl 溶液)は等張であるといえる。しかしはじめにこの溶液に赤血球を入れた直後は縮小するので，この溶液は正常の赤血球に対しては高張であった。赤血球の容積のこのような一過性の変化は，細胞内外のグリセロールの平衡に依存している。尿素(グリセロールより速く透過する物質)を用いると，赤血球はグリセロールを使ったときよりもより速く元の状態へ戻る。透過物質と非透過物質の混合溶液に細胞を入れたときの容積変化を推定する場合に，次の事項が参考となる。

1. 定常状態での細胞の容積は，外液中の非透過

2. 細胞容積の変化に対して，透過物質は一過性の変化にのみ影響を与える．
3. この一過性の容積変化は透過物質のもつ透過性の大きさによって決まり，透過性が大きいほど時間的な変化は短く，回復は速い．

膜が特定の溶質に透過性が高いほど水の浸透は小さい

先に示した例で，グリセロールのような膜を透過できる物質は浸透圧効果に対して一過性の効果しかないことを説明した．ある特定の透過物質による浸透圧効果の大きさを決定することが重要になる．
一般に静水圧の差（ΔP）が膜を通過する水の移動の原因となるとき，水の移動速度（$\dot{V}_w$）は以下のように表される．

$$\dot{V}_w = L\Delta P \qquad 1\text{-}5$$

ここで L は **静水圧的な伝導率** hydraulic conductivity とよばれる比例定数である．水が膜を通過するときの浸透圧による移動は膜の両側での溶液の浸透圧差（$\Delta \pi$）に直接比例する．したがって，

$$\dot{V}_w = L\Delta \pi \qquad 1\text{-}6$$

となる．式 1-6 は非透過物質による水の浸透についてのみ成り立つ．透過物質は浸透圧による水の移動を引き起こさない．溶質の透過性が大きいほど浸透圧による水の移動は小さい．表 1-2 ▼はいろいろな分子サイズの溶質によって有孔膜を通って引き起こされる浸透圧的な水の移動を示す．溶液はそれぞれ同一の氷点をもっているので，全体として，浸透圧は同じである．溶質分子が大きければ大きいほど，そしてその分子が膜を通過しにくいほど，その分子による浸透圧的な水の移動は大きい．

溶質の σ は，水の浸透がどれくらい起こるかを推測するのに役立つ

式 1-6 は溶質の透過性を考慮して，**反射係数** reflection coefficient（σ）を入れて次のように書き替えることができる．

$$\dot{V}_w = \sigma L\Delta \pi \qquad 1\text{-}7$$

σ は 0 から 1 までの値をとる次元なしの数で，完全な非透過物質では 1，非常によく透過する物質では 0 に近い．σ は溶質と膜に特有な性質を表し，理論的には，最大の浸透圧的な水の流れに対してその溶質によって引き起こされる浸透圧的な水の流れの比率として表される（表 1-2 ▼）．より透過性の物質は σ が小さく，水の浸透が小さい．

腎臓が間質液より濃縮した尿を生成するメカニズム（第 36 章）は，ネフロンのいくつかの部位が NaCl や尿素などの重

表 1-2 種々の溶質による有孔透析膜における浸透圧水流

水流をつくる勾配	正味の水流（$\mu l/min$）*	溶質の半径（Å）	反射係数（σ）
重水	0.06	1.9	0.0024
尿素	0.6	2.7	0.024
グルコース	5.1	4.4	0.205
スクロース	9.2	5.3	0.368
ラフィノース	11	6.1	0.440
インスリン	19	12	0.760
ウシ血清アルブミン	25.5	37	1.02
静水圧	25		

（Durbin, R.P.：*J Gen Physiol*, **44**：315, 1960 からのデータ）
＊ 溶質の 1 mol の濃度勾配で引き起こされる水流を，$\mu l/min$ で表している．理論的に計算される静水圧によって起こる水流と比較している．

要な物質に対して種々の σ をもっていることに関係する．NaCl や尿素によってネフロンのいろいろな部位で起こる水の浸透は，上皮細胞でのそれらの物質の σ に依存する．

輸送蛋白質は重要な物質が膜を移動するのを担う

物質は細胞膜に存在する蛋白質である特別なキャリアまたはチャネルによって細胞を出入する．この輸送を **蛋白質介在性輸送** protein-mediated transport，あるいは単に **介在輸送** mediated transport という．介在蛋白質を輸送体 transporter という．特別なイオンまたは分子は，ミトコンドリア，小胞体，その他の小器官の膜を介在輸送によって通過する．介在輸送系には，**能動輸送** active transport や **促進輸送** facilitated transport 過程がある．両者は多くの共通の特性をもつ．この 2 つの過程の基本的な相違は，促進輸送では膜の両側で物質の濃度が平衡に達しようとするのに対して，能動輸送では物質の濃度勾配（または電気化学ポテンシャル electrochemical potential）に逆らって物質を汲み出すことが可能であるということである．

蛋白質介在性輸送は酵素による触媒のような特性をもつ

介在輸送の基本的な特性は次のとおりである．
1. 純拡散によって膜を通過する分子と同じ分子量や同じ脂溶性をもつ他の分子の輸送に比べ，はるかに速く輸送される．
2. 輸送速度は **飽和動態** saturation kinetic を示す．すなわち，輸送される物質の濃度を高くしていくと，輸送速度ははじめは速いが，ある濃度に達するともはや一定以上には増加しない（図 1-7 ▼）．この時点で輸送系は輸送されている物質によって飽和されたといえる．

3. 輸送体は化学的特異性をもち，分子認識に必要な化学構造をもつ分子だけが輸送される。すなわち，基質-酵素間の鍵と鍵穴の関係が輸送体にもあてはまる。
4. 構造的に似ている分子は輸送に対して競合的である。典型的には，1つの輸送物質が存在すると別の輸送物質の輸送速度は競合によって遅くなる。この競合は酵素にみられる競合的な阻害に類似している。
5. 輸送は構造的に類似していない化合物によっても阻害されることがある。阻害する物質は，輸送体に結合して輸送系に対する輸送物質の親和性を低下させる。たとえば**フロレチン** phloretin は糖とは類似しない分子構造をもつが，赤血球の糖輸送を強く阻害する。代謝を必要とする能動輸送系は，代謝阻害薬によって阻害される。Na^+, K^+-ATPアーゼによる細胞外へのNa^+の輸送速度は，ATPの生成を阻害する物質によって減少する。

促進輸送は濃度勾配に従う物質の輸送を促進する

促進輸送は**促進拡散** facilitated diffusion ともよばれ，代謝エネルギーとは結びついていない輸送体によって物質を輸送する。促進輸送は，代謝阻害薬による直接的な抑制がないという点を除いて，上述の性質をもつ。エネルギー代謝と結びついてはいないので，濃度勾配に逆らって物質を輸送することはできないし，電気化学ポテンシャル勾配に逆らってイオンを移動させることもできない。促進輸送系は輸送物質の細胞内外の濃度（またはイオンの電気化学ポテンシャル）を等しくしようと働く。

単糖類は促進輸送によって筋細胞内に輸送される。グルコース，ガラクトース，アラビノース，3-O-メチルグルコースは同じ輸送体を競合する。輸送速度は飽和動態を示す。非生理的な立体異性体であるL-グルコースは細胞内にゆっくりと入るが，マンニトールやソルボースなど輸送されない糖は筋細胞にはほとんど入らない。フロレチンは糖の取り込みを阻害する。筋細胞の糖輸送系はインスリンによって促進される。

> **インスリン** insulin の主要な作用は，筋細胞や脂肪細胞の細胞膜のグルコース輸送を促進することである。1型の糖尿病 type 1 diabetes 患者ではインスリンの分泌速度が異常に低い（第42章）。この場合，筋細胞や脂肪細胞のグルコース取り込みが非常に遅いので，代謝への利用が障害される。1型の糖尿病の病態は，グルコースを正常な速度で代謝できないことに起因する。

能動輸送体は低濃度から高濃度へと物質を輸送しエネルギーを必要とする

能動輸送 active transport は促進輸送の性質をもっているが，さらに，輸送される物質の電気化学ポテンシャル勾配に逆らってその物質の濃度を高めることができる。これにはエネルギーが必要である。したがって能動輸送はエネルギー代謝に結びついており，ATPを直接使うか，または間接的にその代謝に依存している。このため，能動輸送はエネルギー代謝を阻害するいかなる物質によっても抑制される。

1次性能動輸送は代謝エネルギーと直接リンクしている

代謝と直接リンクしている（すなわち輸送力を得るためにATPを使用する）能動輸送は**1次性能動輸送** primary active transport とよばれる。多くの動物細胞の細胞質のNa^+濃度は細胞外液に比べて非常に低く，K^+の濃度は非常に高い。この濃度勾配は構築性の膜蛋白質の1つであるNa^+, K^+-ATPアーゼによってもたらされる。Na^+, K^+-ATPアーゼはATPのエネルギーを利用してNa^+を細胞外へ汲み出し，K^+を細胞内へ取り込む（1個のATPの加水分解について3個のNa^+を汲み出し，2個のK^+を取り込む）。そのメカニズムについては，Na^+, K^+-ATPアーゼのリン酸化と脱リン酸化のサイクルによって，この蛋白質がE1とE2の2つの構造をとると考えられている。E1構造では，蛋白質のイオン結合部位はNa^+に対して高い親和性，K^+に対して低い親和性をもち，結合部位は細胞質に面している。E2の構造では，イオン結合部位は細胞外液に面し，K^+を結合しNa^+を解離する。Na^+, K^+-ATPアーゼはE1とE2の構造間を変化し，分子ぜん（蠕）動 molecular peristalsis に類似した過程でNa^+を細胞外へ，K^+を細胞内へ輸送すると考えられている。

Na^+, K^+-ATPアーゼはこのような輸送サイクルの

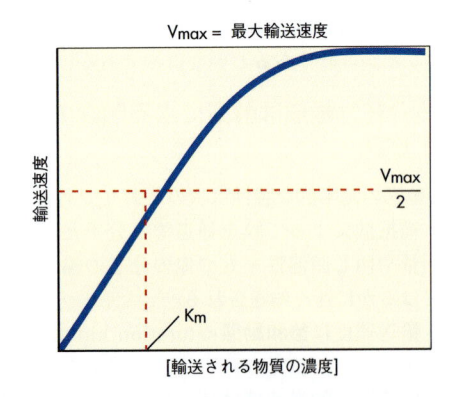

図1-7 輸送体を介する輸送の飽和動態を示す。輸送される物質の濃度増加とともに，輸送速度はその輸送体による最大速度V_{max}に近づく。最大値の半分の速度をもたらす輸送物質の濃度がその輸送体のK_mとされる。

駆動力としてATPのリン酸基のエネルギーを使っているので，これは1次性能動輸送系とよばれる。他の高エネルギー代謝産物または1次代謝反応に直接結びついている輸送系もまた，1次性能動輸送の中に入る。

2次性能動輸送は，能動輸送された物質の濃度勾配に由来するエネルギーを使って他の物質を輸送する

前項で強調したとおり，エネルギーは輸送される物質の濃度勾配をつくり出すのに必要とされる。いったん濃度勾配が形成されると，これは仕事の遂行に利用できる化学的エネルギーの蓄積となる（第2章参照）。多くの細胞では，Na^+，K^+-ATPアーゼによってつくられたNa^+の電気化学ポテンシャル勾配が，Na^+以外の溶質を細胞内に能動的に取り入れるのに使われる。また細胞は，電気化学ポテンシャル勾配に沿ったNa^+の内向き輸送と，電気化学ポテンシャル勾配に逆らったアミノ酸の内向き輸送とが共役して働く輸送体によって，中性で親水性のアミノ酸を細胞内に取り入れている（図1-8▼）。このアミノ酸を輸送するためのエネルギーは，ATPまたは他の高エネルギー代謝物によって直接的に供給されてはいないが，能動的に輸送されているNa^+の濃度勾配によって間接的にもたらされている。このようなアミノ酸輸送は，**2次性能動輸送** secondary active transportといわれる。アミノ酸の2次性能動輸送において，アミノ酸輸送の速度とアミノ酸の蓄積の程度は，Na^+の電気化学ポテンシャル勾配に依存している。小腸からの小ペプチドの吸収（第34章）のような他の2次性能動輸送は，H^+の電気化学ポテンシャル勾配によって与えられる。

細胞は多くの膜輸送系に依存している

Ca^{2+}はCa^{2+}-ATPアーゼとNa^+/Ca^{2+}交換輸送体によって，膜を介して輸送される

ほとんどの環境下で細胞外液のCa^{2+}の濃度は数mMのオーダーであるのに対して，細胞内Ca^{2+}濃度は10^{-7}M以下と非常に低い濃度に保たれている。細胞膜は細胞内外で大きなCa^{2+}濃度勾配を形成するためのCa^{2+}-ATPアーゼを有している。このCa^{2+}-ATPアーゼは筋小胞体膜のCa^{2+}-ATPアーゼと近縁である。細胞膜のCa^{2+}-ATPアーゼは筋小胞体のCa^{2+}-ATPアーゼや細胞膜のNa^+,K^+-ATPアーゼと共通の重要な特性をもつ。これらの輸送体は，イオンの1次性能動輸送を行い，仕事をするためにATPの末端のリン酸結合のエネルギーを利用する。

多くの細胞は小胞体や他の細胞内貯蔵小胞にCa^{2+}を貯蔵している。Ca^{2+}は筋小胞体のCa^{2+}-ATPアーゼに類似したCa^{2+}-ATPアーゼによって取り込まれる。Ca^{2+}は重要な2次メッセンジャーであるので（第5章参照），ホルモンや生理活性物質は，細胞膜のCa^{2+}チ

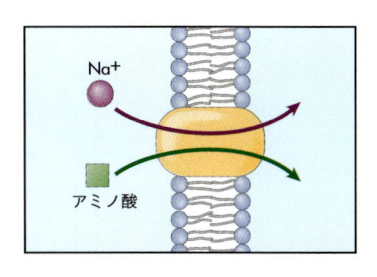

図1-8 多くの細胞は2次性能動輸送によって中性アミノ酸を取り込む。この輸送体は，Na^+とアミノ酸の両者を結合する。Na^+は電気化学ポテンシャル勾配に従って輸送され，輸送体はアミノ酸を濃度勾配に逆らって輸送するのに，このNa^+の流入によって遊離されるエネルギーを利用する。

ャネルあるいは小胞体膜のCa^{2+}チャネルを開いて細胞質のCa^{2+}濃度を上昇させる。

心筋細胞のような興奮性の細胞の多くは，細胞内のCa^{2+}レベルを調節するためにさらに他のメカニズムを使っている。細胞膜のNa^+/Ca^{2+}交換輸送体は，細胞からCa^{2+}を排除するためにNa^+の濃度勾配によるエネルギーを使っている。心筋細胞では，迅速な一過性の汲み出しはNa^+/Ca^{2+}交換輸送体によって行われ，静止時のCa^{2+}濃度は細胞膜および小胞体膜のCa^{2+}-ATPアーゼによって維持されているようである（第14，18章参照）。

グルコースは促進輸送によって筋細胞や脂肪細胞へ取り込まれる

グルコースは生体の細胞の第1の燃料である。しかしグルコースは非常に緩徐にしか細胞膜を拡散しない。多くの細胞は，グルコースや関連した単糖類に対する輸送体を有している。赤血球，肝細胞，脂肪細胞，筋細胞（骨格筋，心筋，平滑筋）はすべてグルコース輸送体を有している。グルコースの取り込みはNa^+の電気化学ポテンシャル勾配に依存せず，直接的には代謝にも依存しない。脂肪細胞や筋細胞でのグルコース輸送は，インスリンがグルコース輸送体を細胞膜に挿入させることによって増強される（第42章）。新しく細胞膜に挿入される輸送体の起源は，小胞体膜に前駆的に合成された輸送体プールからである。

アミノ酸はいくつかの異なるアミノ酸輸送体によって細胞に取り込まれる

体中の細胞で蛋白質が合成されているので，アミノ酸の取り込みが必要である。蛋白質の合成は細胞や組織の再生，傷の回復などに必須である。細胞膜にはいくつかの異なったアミノ酸の輸送系が存在している。アミノ酸輸送系には3つのクラス，すなわち中性アミ

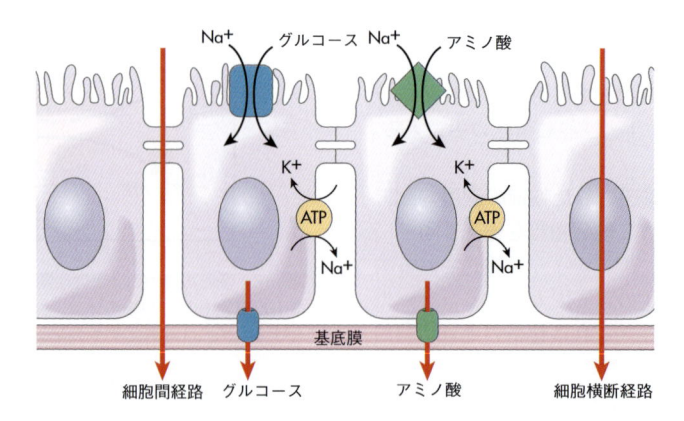

図1-9 小腸や尿細管で起こる上皮細胞の輸送過程。上皮細胞は，管腔側の膜に存在する輸送体が他の側にある輸送体とは異なるというように極性をもつ。グルコースや中性アミノ酸は，Na^+ の濃度勾配による2次性能動輸送系によって刷子縁の細胞膜から細胞内に入り，促進輸送によって基底側面の細胞膜から細胞外へ出る。

ノ酸の輸送系，塩基性アミノ酸の輸送系，酸性アミノ酸の輸送系がある（第34章）。それらのアミノ酸輸送系の特異性にはある程度の重なりがあり，それぞれの系の分布は細胞によって異なっている。それらのあるものは Na^+ の濃度勾配に依存する2次性能動輸送であり，その他は促進輸送である。

上皮細胞には極性があり，管腔側と基底側面の細胞膜は異なる輸送体をもつ

上皮細胞は輸送特性の点で極性を有している。すなわち一方の側の細胞膜と他方の側の細胞膜の輸送特性は異なっている。

小腸の上皮細胞（第34章）や腎の近位尿細管（第36章）に存在する上皮細胞がその良い例である。小腸または腎尿細管の管腔側に面している刷子縁に存在する膜輸送蛋白質は，同じ細胞の基底側面の細胞膜の膜蛋白質の構成とは異なっている。上皮細胞の横と横とを連結しているタイト結合 tight junction が，管腔側の細胞膜と基底側面の細胞膜に存在する輸送蛋白質をお互いに混ざり合わないようにしている。これらの上皮細胞の刷子縁の細胞膜には，基底側面の細胞膜に存在する Na^+, K^+-ATPアーゼ分子が存在しない。グルコース（およびガラクトース）や中性アミノ酸は，Na^+ の濃度勾配による2次性能動輸送系によって刷子縁の細胞膜から細胞内に入り，促進輸送系によって基底側面の細胞膜から細胞外へ出る（図1-9▼）。

他方，タイト結合は水や水溶性分子やイオンを通しやすい。タイト結合の強さは上皮細胞群によって異なる。このように，上皮細胞を通過する輸送には①**細胞横断経路** transcellular pathway と②**細胞間経路** paracellular pathway の2つの経路がある（図1-9▼）。

まとめ

- 生体膜はリン脂質の二重層と，二重層に埋まり込んでいる構築性膜蛋白質と，膜の表面に付着している末梢性膜蛋白質からなる。
- 細胞膜は細胞質と細胞外液とを分け，細胞を生化学的に特殊な分画に分ける透過性障壁としての役割を果たす。
- エンドサイトーシスとエクソサイトーシスは，物質を膜を通過しないで細胞内へ取り込み，あるいは細胞外へ放出させる。
- 拡散はミクロのスケールの距離では有効な生物学的輸送過程である。
- 脂溶性分子と非常に小さい水溶性分子のみが，十分速い速度で膜を拡散できる。
- 膜を隔てた溶質の濃度勾配は，浸透による水の移動を駆動する。非透過性溶質が定常状態の細胞容積を決める。透過性溶質は細胞容積変化に対して一過性の影響しか及ぼさない。
- ある溶質によって起こされる浸透性の水移動は，その物質に対する膜の透過性に依存する。透過性が大きいほど水の浸透は小さい。
- 生体膜はいろいろな物質を透過させる輸送蛋白質（輸送体）を有している。促進輸送体は，輸送する物質が細胞内外で平衡に達するように輸送する。能動輸送体は，濃度勾配あるいはエネルギー勾配に逆らって物質を汲み上げることができる。能動輸送は代謝と連結している。
- 1次性能動輸送体は代謝と直接リンクしており，ATPを消費する。
- 2次性能動輸送体は別の物質（しばしば Na^+ ）の濃度勾配を利用して，糖やアミノ酸などの物質を駆動する。

第2章
イオン平衡と静止膜電位

到達目標

- イオンの電気化学ポテンシャルを定義し，膜で隔てられた両側のイオンについての電気化学ポテンシャル差を表す式を書くことができる．
- ネルンストの式を書き，この式を用いて，1種類のイオンが膜を境にして平衡に達しているかどうかを判定することができる．もしそのイオンが平衡状態にない場合，イオンはどちら向きに移動するかを判定できる．
- ギブス–ドナンの式を書き，その式が適用できる条件を説明できる．
- 1種類のイオンだけに透過性がある膜を境とした平衡電位を計算できる．
- コードコンダクタンスの式を用いて細胞の静止膜電位を表すことができる．

細胞は電気ポテンシャル差(電位差)をもっており，この電位は細胞膜を介する**静止膜電位** resting membrane potentialとよばれる．細胞質は通常，細胞外液に対して電気的に負である．静止膜電位は神経細胞(第2〜4, 6〜11章)，骨格筋(第13章)，平滑筋(第14章)，心筋(第17章)の電気的な興奮に必須である．この章では，イオン平衡の物理化学的な基本原理と，生体のどの細胞においても静止膜電位を発生させるメカニズムについて解説する．

イオン平衡

膜を境にしたイオンのポテンシャルエネルギー差は，両側の濃度差と電位差によって決まる

いま，膜が水溶液を2つの区画(チャンバーAとB)に隔てており，イオンX^+の濃度がBよりもAで高いとする(図2–1▼)．もしAとBの間に電気ポテンシャル差がなければ，X^+は電荷をもたない物質のように，AからBへ拡散するであろう．しかしもしAがBに対して電気的に負であると，状況はより複雑である．X^+は濃度勾配に従ってAからBへ拡散しようとするが，電気ポテンシャル差に従って反対方向(BからAへ)に移動しようとする．全体としてのX^+の動きは，濃度差の効果が強いか，電位差の効果が強いかによって決まる．したがって2つ(濃度と電位)の勾配を比較することによって，X^+の移動の方向を予測することができる．

イオン濃度と電気ポテンシャルとの相対的な強さの比較を可能にする量は，**電気化学ポテンシャル** electrochemical potential (μ)とよばれる．X^+の電気化学ポテンシャル差は次のように定義される．

$$\Delta\mu(X) = \mu_A(X) - \mu_B(X) = RT\ln\frac{[X]_A}{[X]_B} + zF(E_A - E_B) \quad 2\text{–}1$$

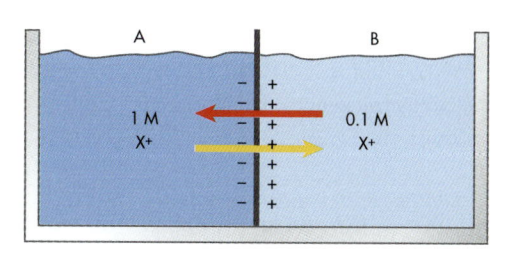

ここで$\Delta\mu$ = イオンXのA, B間の電気化学ポテンシャル差，R = 気体定数，T = 絶対温度，$\ln\frac{[X]_A}{[X]_B}$ = 濃度比の自然対数，Z = イオン価(Ca^{2+}であれば+2, Cl^-であれば–1など)，F = ファラデー Faraday定数，$E_A - E_B$ = 電気ポテンシャル差．

式2–1の第1項($RT\ln\frac{[X]_A}{[X]_B}$)は，X^+がAからBへ濃度差に従って移動しようとするポテンシャルであり，第2項[$zF(E_A-E_B)$]は電位差に従ってAからBへ移動しようとするポテンシャルである．第1項は，AとBとの間の濃度差に基づく1 molあたりのポテンシャルエネルギー差を表す．第2項は，電位差に基づくポテンシャルエネルギー差を表す．このように，$\Delta\mu$は濃度差および電位差の両者に由来する1 molのX^+のAB間のポテンシャルエネルギー差を表しており，**電気化学**

図2–1 イオンX^+がチャンバーAに1 M, Bに0.1 Mある．濃度の因子はX^+をAからBへ流れさせようとする．しかしチャンバーAは電気に対して負であるので，電気的な駆動力は，X^+をBからAへ流れさせようとする．赤矢印は電位勾配，黄色矢印は濃度勾配を示す．

ポテンシャル差electrochemical potential differenceといわれる。電気化学ポテンシャルおよび式2-1の右側の両項の単位は，1 molあたりのエネルギーである。

イオンX^+は受動的に，電気化学ポテンシャルの高いほうから低いほうへ移動する。$\Delta\mu$はAの電気化学ポテンシャルからBの電気化学ポテンシャルを引いたものである。$\Delta\mu$が正であれば，X^+はAからBへ移動する。$\Delta\mu$がゼロであれば，正味のX^+の移動はまったく起こらない。$\Delta\mu$が負であれば，X^+はBからAへ移動する。

μ_Aがμ_Bより大であれば，イオンは受動的にAからBへ移動する。逆にBからAへ移動するためには，仕事が必要である。$\mu_A - \mu_B$は1 molのイオンをBからAへ移動するために必要な最小限の仕事を表す。一方，イオンがAからBへ移動する場合はエネルギーを放出する。実際にこのエネルギーは仕事を遂行することに利用される。1 molのイオンがAからBへ移動することによってなされる最大仕事量が$\mu_A - \mu_B$である。このように電気化学ポテンシャル差は，仕事を遂行することができるポテンシャルエネルギーを表している。

イオン勾配によって貯えられている電気化学ポテンシャルエネルギーによって，どのような仕事がなされるのだろうか？　第1章で，Na^+の電気化学ポテンシャルが糖やアミノ酸の2次性能動輸送に使われることを述べた。ミトコンドリアでは，電子輸送酵素の作用が内膜を境としたH^+の電気化学ポテンシャルを形成させる。H^+は内膜のATP合成酵素複合体を介して基質に戻る。ATP合成酵素はH^+が遊離したエネルギーを利用してATPを合成する。ジニトロフェノールのような内膜のH^+透過性を阻害する薬物は，H^+勾配を消失させ，ATP合成を阻害する。

膜を隔てたイオン平衡にはネルンストの式があてはまる

式2-1で$\Delta\mu$は，イオンにかかる正味の力と考えられよう。$RT \ln \frac{[X]_A}{[X]_B}$は濃度差によって生じ，$zF(E_A - E_B)$は電位差によって生ずる。2つの力が等しく反対方向に働くと$\Delta\mu$は0であり，イオンに力が加わらない。力がかからないとイオンの移動が起こらず，これを**電気化学平衡**electrochemical equilibriumという。平衡状態では$\Delta\mu = 0$である。したがって平衡状態で式2-1は，

$$\mu_A(X) - \mu_B(X) = RT \ln \frac{[X]_A}{[X]_B} + zF(E_A - E_B) = 0 \quad 2\text{-}2$$

$E_A - E_B$について解くと，次の式が得られる。

$$E_A - E_B = -\frac{RT}{zF} \ln \frac{[X]_A}{[X]_B} = \frac{RT}{zF} \ln \frac{[X]_B}{[X]_A} \quad 2\text{-}3$$

式2-3を**ネルンストの式**Nernst exuationという。ネルンストの式は，平衡状態にあるイオンについてのみ成り立つ。電位差$E_A - E_B$は，反対方向に働く濃度差による力，

$$-\frac{RT}{zF} \ln \frac{[X]_A}{[X]_B}$$

に等しい。

ネルンストの式は，膜を隔ててイオンが平衡に達しているかを知るのに用いられる

ネルンストの式を自然対数から常用対数に変換しておくと便利である。変換式は$\ln(x) = 2.303 \log_{10}(x)$である。生物学的な電位はミリボルト(mV)で表されるので，RT/FがミリボルトになるようにRの単位を選ぶ。29.2℃において2.303 RT/Fは60 mVである。この量は絶対温度に比例するので，1℃上がるごとに約1/300しか変化しない。したがって，2.303 RT/Fを60 mVとする近似はほとんどの実験条件であてはまる。そこでネルンストの式は次のような形で使用できる。

$$E_A - E_B = \frac{-60\,\text{mV}}{z} \log \frac{[X]_A}{[X]_B} = \frac{60\,\text{mV}}{z} \log \frac{[X]_B}{[X]_A} \quad 2\text{-}4$$

ネルンストの式の使用例

例1. 図2-2でK^+がAはBの10倍濃度であるとする。K^+が平衡に達しているときの電位差は次のようになる。

$$E_A - E_B = \frac{-60\,\text{mV}}{1} \log \frac{[K^+]_A}{[K^+]_B} = -(60\,\text{mV}) \log \frac{1}{0.1}$$

$$= -60\,\text{mV} \log(10) = -60\,\text{mV} \quad 2\text{-}5$$

このネルンストの式によれば，AはBに対して60 mVの負になる。K^+が濃度差によってAからBへ移動するのに逆らって，電位差によってBからAへ移動しようとすることを考えると，この符号が負であるのはよくわかる。

この例では，1価のイオンが10倍の濃度勾配をもって平衡に達するには，60 mVの電位差を必要とすることを示している。これは有用な法則である。

例2. 図2-3において，重炭酸イオン(HCO_3^-)が平衡に達しているかどうかをネルンストの式で確かめる

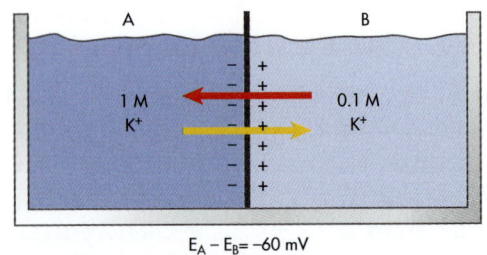

図2-2　異なる濃度のK^+を含んだ溶液が，膜によって隔てられている。電位差$E_A - E_B$が-60 mVであるとき，K^+は電気化学的平衡にある。赤矢印は電位勾配，黄色矢印は濃度勾配を示す。

ことができる。もしHCO$_3^-$が平衡に達していなければ、ネルンストの式はHCO$_3^-$の正味の移動の方向を示すことになる。

ネルンストの式によってHCO$_3^-$の濃度差とちょうど平衡する電位差E_A-E_Bは次のように与えられる。

$$E_A-E_B=\frac{-60\text{ mV}}{-1}\log\frac{[\text{HCO}_3^-]_A}{[\text{HCO}_3^-]_B}=+(60\text{ mV})\log\frac{1}{0.1}$$
$$=+60\text{ mV}\log(10)=+60\text{ mV} \qquad 2\text{-}6$$

このように、AとBの電位差が60 mVであるときはバランスがとれている。実際にはE_A-E_Bが+100 mVであるから、ちょうど釣り合う電位差よりも40 mV大きい。HCO$_3^-$にかかる電気ポテンシャルの力は濃度差による力よりも大であるから、この電位差がHCO$_3^-$の移動する方向を決定する。すなわち正味のHCO$_3^-$はBからAへ移動するであろう。

要約すると、ネルンストの式はイオンが移動する方向を以下のように予測するのに利用することができる。

1. もし膜を隔てて測定された電位差がネルンスト式から計算されたものと等しければ、そのイオンは膜を隔てて平衡に達しており、イオンの移動は全体としてないことになる。
2. 測定された電位差がネルンストの式で計算されたものと同じ符号であってより大であれば、電気的駆動力は濃度差による駆動力より大であって、そのイオンは電気的駆動力によって決定される方向へ移動するであろう。
3. 測定された電位差がネルンストの式で計算されたものと同じ符号であってより小さければ、そのイオンの濃度勾配による力のほうが電気的駆動力より大であるから、正味のイオンの移動は濃度差に従った方向に起こるであろう。
4. もし測定された電位がネルンストの式の計算値と反対の符号であれば、電気的駆動力と濃度差による駆動力は同方向に働き、イオンは両方の力に従った方向へ移動するであろう。

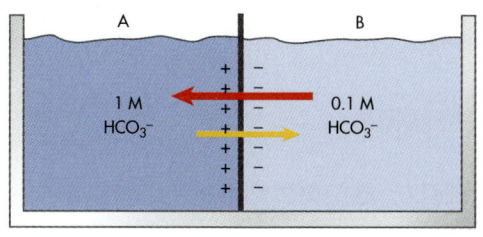

図2-3 異なる濃度のHCO$_3^-$を含む溶液が膜によって隔てられている。E_A-E_Bは100 mVで、HCO$_3^-$は電気化学的平衡状態にない。もしE_A-E_Bが-60 mVであれば、HCO$_3^-$は平衡状態にあるであろう。電位差100 mVは、HCO$_3^-$が濃度差に従ってAからBへ移動しようとする力と均衡する電位差より大きい。したがって、正味のHCO$_3^-$はBからAへ移動する。赤矢印は電位勾配、黄色矢印は濃度勾配を示す。

ギブス-ドナン平衡：細胞での特性は、細胞質に非透過性の陰イオンが存在することによる

細胞質は蛋白質、有機ポリリン酸、核酸その他のイオン化した物質など、細胞膜を透過しない物質を含んでいる。これらの非透過性のイオンの大部分は生理的なpHの条件下で負の電荷をもっている。透過性、非透過性のイオンが共存する定常状態の特性は、**ギブス-ドナン平衡** Gibbs-Donnan equilibrium によって説明される。

いま、KCl溶液とKY溶液を膜を隔てていると考える。膜は水とK$^+$とCl$^-$に対して透過性があるが、Y$^-$は細胞膜をまったく透過できない陰イオンであるとする(図2-4上▼)。はじめにA側に0.1 MのKY溶液があり、B側に同量の0.1 MのKClがあるとする。$[\text{Cl}^-]_B$は$[\text{Cl}^-]_A$より高いので、Cl$^-$はB側からA側に移動するであろう。負に帯電したCl$^-$がBからAに移動すると、電位差(A側が負)を生じ、これはK$^+$をもBからAへ移動させるように働くであろう。十分な時間が経つと、K$^+$とCl$^-$はともに平衡に達するであろう。平衡時には$\Delta\mu(\text{K}^+)$と$\Delta\mu(\text{Cl}^-)$はともにゼロであるはずである。K$^+$とCl$^-$がともに平衡状態にあるとき、E_A-E_Bは共通であるので、

$$\ln\frac{[\text{K}^+]_A}{[\text{K}^+]_B}=-\ln\frac{[\text{Cl}^-]_A}{[\text{Cl}^-]_B}$$

となる。従って、

$$\frac{[\text{K}^+]_A}{[\text{K}^+]_B}=\frac{[\text{Cl}^-]_B}{[\text{Cl}^-]_A}$$

となり、積の形で表せば、

$$[\text{K}^+]_A[\text{Cl}^-]_A=[\text{K}^+]_B[\text{Cl}^-]_B \qquad 2\text{-}7$$

式2-7を**ドナン関係式** Donnan relation あるいは**ギブス-ドナンの式** Gibbs-Donnan equation という。この式は、2つの区画間の平衡におけるどのような1価陽イオン、陰イオンのペアにもあてはまる。もし平衡に達することのできる他のイオンが存在しても、同じ理由で式2-7のような式が適用される。上記の例にギブス-ドナンの式をあてはめると、最終的な濃度は図2-4▼の下図のようになる。ギブス-ドナンの式では、Y$^-$は平衡でないが、K$^+$とCl$^-$は電気化学ポテンシャルの上で平衡状態にある。つまりK$^+$とCl$^-$のネルンストの式があてはまり、平衡電位が求められる。

$$E_A-E_B=-60\text{ mV}\log(2)=-18\text{ mV}$$

非透過性のY$^-$が存在すると、そちら側の電気ポテンシャルが負になる。それゆえ細胞質内の非透過陰イオンは、静止膜電位に-10 mVくらいの寄与をする。

透過できるイオン(この場合K$^+$とCl$^-$)のみが平衡に達する。非透過性のY$^-$は平衡に分布しない。また、

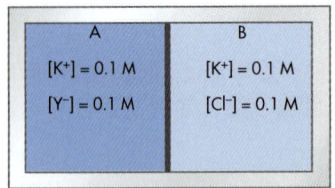

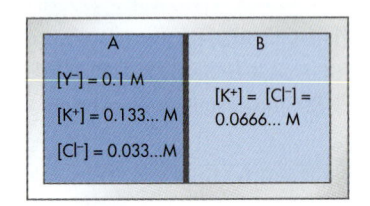

図2-4 上図は初期濃度。ギブス-ドナン平衡に達する前に，膜が2つの区画を隔てている。膜は水，K^+，Cl^-に対して透過性があるが，Y^-に対しては透過性がない。下図は平衡に達したときの濃度。ギブス-ドナン平衡で予測される濃度に達している。

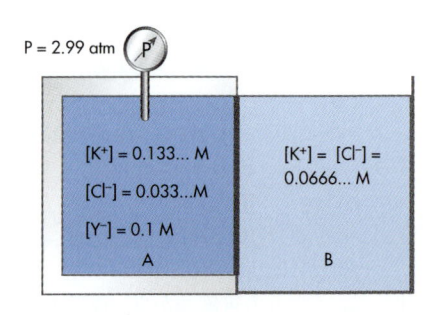

図2-5 図2-4に示される平衡時に，水がBからAへ流れるのを妨げるのに2.99 atmの静水圧（P）が必要であることを示す図。2.99 atmはA－Bの浸透圧に等しい。

一定の条件をつけないと水も平衡に達しない。図2-4▼の下図でA側のK^+とCl^-の合計はB側より大となっており，これはギブス-ドナン平衡の一般的な特性である。浸透圧についてみてみると，非透過性のY^-も含めて，浸透圧を生ずるイオンの全濃度はB側に比べてA側がかなり高くなる。水は浸透圧によって，両液の総浸透圧が等しくなるまでBからAへ移動しようとするであろう。しかしそうなるとイオンは新しいギブス-ドナン平衡をつくるように移動し，それはY^-が存在する側でさらに浸透圧をつくるイオンを増加させるであろう。もし水が移動しないように強制されていなければ，Bからの水はすべてAへ移動するであろう。

現実的には，Aの溶液を固い容器で包むことによって水の体積は制限できる（図2-5▼）。容器によって，溶液がBからAへ流れるに従ってAで圧力が生じ，水の流入に抗する。区画Aでの圧力はAとBの総浸透圧の差に等しくなって平衡に達する。植物細胞では固い細胞壁が細胞内圧の上昇を可能にし，ギブス-ドナン平衡によって発生する浸透圧に抗する。動物の細胞は固い細胞壁をもたないので，ギブス-ドナン平衡に従って細胞質に浸透圧が発生すると，正常な細胞容積を維持できなくなることが予想される。実際には下記のように，細胞には発生する浸透圧を処理するイオン輸送が備わっている。

細胞容積の調節にイオン輸送が必要である

K^+とCl^-は多くの場合，細胞膜を隔ててほぼ平衡に達している。K^+とCl^-の分布は，細胞質の蛋白質やヌクレオチドなどの負に帯電した非透過性イオンによって影響される。それでは，先に述べた浸透圧の不均衡が細胞を膨張させ，ついには破裂させるということはなぜ起こらないのだろうか？　1つの理由は，細胞は能動的にNa^+を細胞質から細胞外へ汲み出しており，これによって細胞内の浸透圧を減少させ，細胞外の浸透圧を増加させるためである。

Na^+の汲み出しは細胞膜のNa^+ポンプ（すなわちNa^+, K^+-ATPアーゼ）によってなされる。Na^+, K^+-ATPアーゼはATPを分解させるときに発生するエネルギーを利用して，3個のNa^+を細胞質から排出させ，2個のK^+を細胞内へ輸送する。K^+がわずかしか平衡分布からずれないのに対して，Na^+は大きな電気化学ポテンシャル差に逆らって汲み出される。ATPの産生が障害されたり（代謝抑制薬の存在あるいは低酸素レベルによって起こる），Na^+, K^+-ATPアーゼが特異的に阻害されると，Na^+が流入し細胞は膨張する。

> **遺伝性の球状赤血球症** hereditary spherocytosisの患者では，赤血球細胞膜のNa^+透過性が正常の3倍以上も高い。Na^+, K^+-ATPアーゼ活性も有意に高いので，十分にグルコースの供給があってATPレベルが正常に保たれている場合は，Na^+の流入に見合うだけのNa^+の汲み出しがあり，赤血球の容積は正常に維持される。しかし赤血球が脾臓の静脈洞に停滞すると，そこではグルコースとATPが低いので細胞内ATPが低下する。Na^+の流入がNa^+, K^+-ATPアーゼによる汲み出しを上回るので，赤血球は膨張する。膨張した赤血球は脾臓によって破壊されやすく，その結果，貧血になる。

静止膜電位

静止時に，細胞質は細胞外液に対して電気的にマイナスである

神経細胞間の信号の伝達は，**活動電位** action potentialとよばれる，細胞膜を伝播する電気的興奮性によって行われる。横紋筋では活動電位は全表面を迅速に伝播して，筋を同期して収縮させる（第13章参照）。活動電位とそのイオン機構については第3章で述べる。活動電位を発生することができるすべての細胞はかな

り大きい静止膜電位（細胞質がマイナス）をもっている。非興奮性の細胞も静止膜電位をもっている。

骨格筋の静止膜電位は約 $-90\ \mathrm{mV}$ である。便宜上，膜電位差は，[細胞内電位]−[細胞外電位]で表す。符号がマイナスであるということは，細胞質の電位が細胞外液に比べてマイナスであることを意味する。静止膜電位は活動電位の発生に必須である。能動的に輸送されたイオンは電気化学的に平衡に達していない。後述するように，電気化学ポテンシャル勾配に従って起こるイオンの膜透過性が直接静止膜電位の形成に寄与する。これは，まず**濃淡電池** concentration cell として知られるモデル系を考えると理解しやすい。

濃淡電池：膜を隔てたイオンの濃度勾配は，電気ポテンシャル差を生じさせる

図2-6▼で，区画AとBを隔てる膜は陽イオンに対して透過性があり，陰イオンに対して透過性をもたないとする。はじめに電気ポテンシャル差はないとする。K^+ は濃度勾配に従ってAからBへ移動する。Cl^- にも同様の力が働くが，Cl^- は非透過とする。AからBへの K^+ の移動は，全体としてBへ正の電荷をもち込み，Aでは負イオンがわずかに過剰となるので，AはBに対して電気的に負となる（図2-6▼）。この電気的な力は濃度差による力と反対に働く。K^+ が移動すればするほど，それに逆らう電気的な力は大きくなる。電気的な力がちょうど濃度による力と均等したとき，すなわち電気ポテンシャルが K^+ についてのネルンストの平衡電位に等しいとき，全体の K^+ の移動は停止する。

$$E_A - E_B = \frac{-60\ \mathrm{mV}}{+1} \log \frac{[K^+]_A}{[K^+]_B} = -(60\ \mathrm{mV}) \log \frac{0.1}{0.01} = -60\ \mathrm{mV}$$

この場合，平衡に達する前にごく少量の K^+ しかAからBへ移動しない。これは正と負の電荷の分離には大きな仕事が必要だからである。K^+ がさらに移動しようとすることを妨げる電位差が，この仕事を表している。

この例での K^+ の濃度は電池のように働く。どのようなイオンも自然の理で平衡に達しようとする。K^+ は平衡電位が形成されるまで移動しようとする。あとで説明するように，細胞膜と複数の透過性イオンが関与する系では，それぞれのイオンが細胞膜電位を自分の平衡電位に等しくするように移動しようとする。より透過性のあるイオンほど，細胞膜電位をそのイオン平衡電位に近づける力が強い。

細胞膜を隔てたイオン濃度勾配は静止膜電位を生じさせる

ほとんどの組織で，多くのイオンは細胞外液と細胞

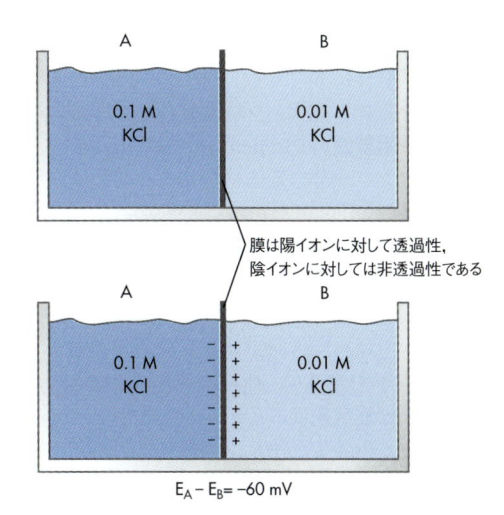

図2-6 上図：初期のイオン濃度。陽イオンに対して透過性があるが陰イオンに対して透過性のない膜が，異なる濃度のKCl溶液を隔てている。下図：電気化学平衡に達したときのイオン濃度。微量の K^+ の移動が，膜を介して電気差を生じさせており，それは K^+ の平衡電位に等しい。

質間の平衡に達していない。図2-7▼は細胞外液とヒト骨格筋細胞質の Na^+，K^+，Cl^- の濃度を示している。骨格筋の静止膜電位は，約 $-90\ \mathrm{mV}$ である。Cl^- は骨格筋で平衡状態に近い。これはネルンストの式で計算される Cl^- の平衡電位（E_{Cl}）が記録される細胞膜電位とだいたい等しいことからわかる（図2-7▼）。K^+ は細胞内から細胞外へ移動させるような濃度差をもっている。K^+ に対する電気的な力は，この濃度による力と反対方向に作用する。$E_{in} - E_{out}$ が $-100\ \mathrm{mV}$ であると，K^+ に対する電気的な力と濃度差による力は完全に平衡するが，実際には $E_{in} - E_{out}$ が $-90\ \mathrm{mV}$ であるから，濃度による力は電気的な力より大きく，したがって K^+ は全体として細胞外へ向かって移動する傾向をもつ。Na^+ については，濃度による力も電気的な力もともに Na^+ が細胞内へ移動させるように働く。Na^+ はその平衡分布から最も離れているイオンである。あるイオンについて，測定される細胞膜電位とそのイオンの平衡電位との差が大であるほど，そのイオンを移動させようとする力は大きい。

Na^+, K^+-ATPアーゼは K^+ の取り込みよりも Na^+ の汲み出しを多く行うので，静止膜電位の形成に直接関与している

Na^+, K^+-ATPアーゼは細胞膜に存在し，ATPの末端リン酸エステル結合のエネルギーを利用して，能動的に Na^+ を細胞外へ，K^+ を細胞内へ輸送する。Na^+-K^+ ポンプは細胞内の高 K^+ 濃度と低 Na^+ 濃度を形成する役割を果たしている。このポンプは Na^+ を

より多く輸送するので（Na$^+$ 3個に対しK$^+$ 2個），正の電荷を細胞外にもたらし，静止膜電位の形成に一部関与している。このポンプは膜を介して電荷を移動させるので，**起電性** electrogenic といわれる。

このポンプが静止電位に寄与する度合は，ポンプを**ウアバイン** ouabain などの阻害薬で完全に抑制することによって推測される。そのような実験によれば，ある種の細胞ではNa$^+$-K$^+$ポンプが静止電位のかなりの部分に寄与する。しかしほとんどの脊椎動物の神経や筋細胞では，Na$^+$-K$^+$ポンプの直接の寄与は小さい（5 mV以下である）。神経や筋細胞の静止膜電位は，基本的には膜透過性のイオンの電気化学ポテンシャル差によって生じる。イオンの勾配は能動イオン輸送によって維持される。他の種類の細胞ではポンプの寄与はもう少し大きい場合もある。たとえばある種の平滑筋細胞では，Na$^+$-K$^+$ポンプの起電性の効果は少なくとも20 mVはあるとされている。

> ジギタリス digitalis やその誘導体などの強心配糖体 cardiac glycoside は心筋の収縮力を増強する（第18章参照）。これらの薬剤はNa$^+$-K$^+$ポンプを阻害する作用がある。その結果，心筋細胞内Na$^+$レベルが上昇する。心筋の1回1回の収縮は細胞質のCa^{2+}濃度の上昇によって誘発され（第17章参照），弛緩は細胞質のCa^{2+}を除去することによって起こる。Ca^{2+}除去は，筋小胞体膜のCa^{2+}-ATPアーゼによってCa^{2+}が小胞体に取り込まれることと，細胞膜のCa^{2+}-ATPアーゼおよびNa$^+$/Ca^{2+}交換輸送体によって細胞外に排出されることによる（第1章）。強心配糖体を投与した場合は細胞内Na$^+$レベルが上昇するのでNa$^+$/Ca^{2+}交換輸送が効率的に働かず，Ca^{2+}がCa^{2+}-ATPアーゼによって小胞体に取り込まれて蓄積される。その結果，次の収縮に際してより多くのCa^{2+}が小胞体から遊離され，細胞質Ca^{2+}濃度がより上昇して収縮力を増強する。

電気化学ポテンシャル勾配に従うイオンの拡散は静止膜電位の形成に寄与する

前項の濃淡電池で，イオン勾配が1つの電池として働くことを示した。いくつかのイオンが存在する場合は，平衡から離れているすべてのイオンそれぞれが，ネルンストの式で計算されるそれぞれのイオンの平衡電位に膜電位を近づけさせようとする。特定のイオンにより膜の透過性が高ければ高いほど，そのイオンの平衡電位に膜電位を近づけさせようとする力が強い。骨格筋（図2-7▼）においては，Na$^+$の濃度差はE$_{in}$－E$_{out}$を＋65 mVにするような電池と考えることができる。K$^+$濃度差はE$_{in}$－E$_{out}$を－105 mVにするような電池，Cl$^-$濃度差はE$_{in}$－E$_{out}$を－90 mVにするような電池と考えることができる。

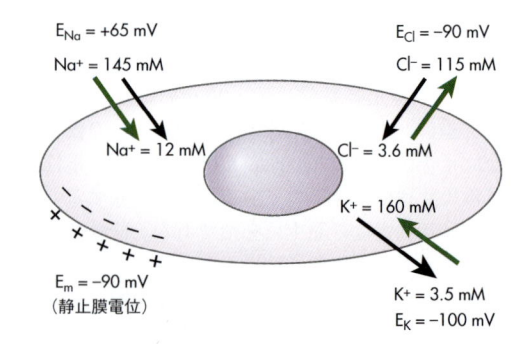

図2-7 ヒト骨格筋細胞質および細胞外のNa$^+$，K$^+$，Cl$^-$の濃度。各イオンの平衡電位も示してある。濃度駆動力を黒矢印で，電位駆動力を緑色矢印で示している。

$E_{Na} = +65$ mV
Na$^+$ = 145 mM
Na$^+$ = 12 mM
$E_{Cl} = -90$ mV
Cl$^-$ = 115 mM
Cl$^-$ = 3.6 mM
K$^+$ = 160 mM
K$^+$ = 3.5 mM
$E_K = -100$ mV
$E_m = -90$ mV（静止膜電位）

コードコンダクタンスによって，透過性イオンの静止膜電位に対する関与度を表すことができる

イオン濃度勾配が静止膜電位（E$_m$）を発生させる様子は，下記のような単純な数式で表すことができる。

$$E_m = \frac{g_K}{\Sigma_g} E_K + \frac{g_{Na}}{\Sigma_g} E_{Na} + \frac{g_{Cl}}{\Sigma_g} E_{Cl} \qquad 2\text{-}8$$

ここで，g＝下つきに示されているイオンについての膜のコンダクタンス，$\Sigma_g = g_K + g_{Na} + g_{Cl}$，E＝下つきに示されているイオンについての平衡電位。

コンダクタンスは電気抵抗の逆数である（g＝1/R）。あるイオンの膜透過性が大であるほどコンダクタンスは大である。

式2-8を**コードコンダクタンスの式** chord conductance equation という。式ではすべての透過性イオンの平衡電位に，コンダクタンスの重みをつけたものになっている。重み係数は，各イオンのコンダクタンスを全イオンのコンダクタンスの総和で割ったものである。総和は一定であるので，あるイオンの重みが大きいと他のイオンの重みは小さくなる。コードコンダクタンスが大きいイオンほど他のイオンに比べて膜透過性が高く，膜電位をその平衡電位に近づけようとする力が強いことを意味する。

骨格筋においては前述したようにE$_{in}$－E$_{out}$が－90 mVである。静止時にはg$_K$はg$_{Na}$より大であるので，膜電位はE$_{Na}$（＋65 mV）よりもずっとE$_K$（－100 mV）に近い。コードコンダクタンスの式では，g$_K$はg$_{Na}$の約10倍であると予測される。これはラジオアイソトープを用いてイオン流量を測定して確認されている。他の興奮性細胞では，g$_K$とg$_{Na}$の比は多少異なる。また他のイオンが静止膜電位により大きく寄与する細胞もある。静止電位はヒト赤血球では約－10 mV，ある種の平滑筋では－40 mVくらい，脊椎動物の骨格筋や心室筋では－90 mVあるいはそれ以上と，さまざまである。

K⁺は静止時に最も大きいコンダクタンスをもち，静止膜電位に最も大きく影響する。そのため患者の細胞外液中のK⁺濃度の変化は，すべての細胞の静止膜電位に影響する。細胞外K⁺濃度が上昇すると細胞に脱分極（静止電位の大きさの減少）が起こり，低下すると過分極（静止電位の大きさの増加）が起こる。脱分極にせよ過分極にせよ，心筋では不整脈を引き起こしうる。**低カリウム血症** hypokalemia は利尿薬の長期投与によって起こりうる。**高カリウム血** hyperkalemia は急性腎不全で起こる。また**原発性高カリウム性周期性麻痺** primary hyperkalemic periodic paralysis では，筋力低下，麻痺・弛緩が急に起こる。

Na⁺, K⁺-ATPアーゼは，直接的および間接的に静止膜電位の成立に関与する

Na⁺-K⁺ポンプは，膜を介するNa⁺，K⁺の勾配をつくりだす。排出されるNa⁺量は取り込まれるK⁺量より大きいため，ポンプは全体として電荷を細胞外へ持ち出し，静止膜電位の一部に直接寄与する。脊椎動物の骨格筋や心筋や神経細胞では，Na⁺-K⁺ポンプの起電性は静止膜電位の一部に直接寄与する。静止膜電位の大部分は電気化学ポテンシャル勾配に従うNa⁺とK⁺の拡散に基づくものであるが，それらの濃度勾配はNa⁺，K⁺-ATPアーゼによって維持されるので，Na⁺, K⁺-ATPアーゼは間接的に静止膜電位の形成に役立っていることになる。Na⁺, K⁺-ATPアーゼの直接的および間接的な関与の割合は，細胞種によって異なる。

まとめ

- イオンが膜を隔てて濃度差あるいは電位差があると膜を透過して流れようとする。
- 電気化学ポテンシャル差（$\Delta\mu$）は濃度差と電位差の両者を含む。
- 電気化学ポテンシャル差は化学ポテンシャルエネルギーを表し，このエネルギーは仕事に利用することができる。
- 膜を隔てて平衡に達しているイオンはネルンストの式にあてはまる。ネルンストの式は，あるイオンが平衡に達しているかどうかを検定するのに用いられる。またどのくらいの電位差があるとイオン平衡が成立するかを計算することにも用いられる。
- 細胞質は細胞膜を透過しない陰イオンを含んでいる。膜透過性の1価のイオンペアX⁺とZ⁻はギブス-ドナン平衡を満たし，$[X^+]_{in}[Z^-]_{in} = [X^+]_{out}[Z^-]_{out}$という関係式で表される（inは細胞内，outは細胞外）。
- すべての細胞はマイナスの静止膜電位をもっている。すなわち細胞質は細胞外液に対して電気的にマイナスである。
- 細胞膜を介する電気化学ポテンシャル勾配に沿うイオンの拡散が，静止膜電位の形成に寄与する。
- それぞれのイオンは静止膜電位を各自の平衡電位に近づけようとする。膜があるイオンに透過性が高いと，膜電位はそのイオンの平衡電位に近づく。このことはコードコンダクタンスの式で示される。
- 3つの過程が静止膜電位の発生に寄与する。前項で記述されたイオン拡散（主要過程），Na⁺, K⁺-ATPアーゼの起電性の作用（重要性は細胞によって多様），ギブス-ドナン平衡（興奮性細胞ではわずか）である。

第3章
活動電位の発生と伝導

到達目標
- Na^+とK^+のコンダクタンスの変化がどのように活動電位の波形を決めるかを，コードコンダクタンスの式を用いて説明できる。
- "絶対不応期"，"相対不応期"，"適応"を定義し，これらの現象をNa^+チャネルとK^+チャネルの膜電位依存特性によって説明できる。
- 電気的伝導を局所電流によって説明できる。
- 局所反応について述べ，長さ定数を定義し，それらを決める要因を説明できる。
- 太い軸索が細い軸索より速い電気的伝導を行うことを説明できる。
- 軸索の髄鞘化が伝導速度を大きく増加させることを説明できる。

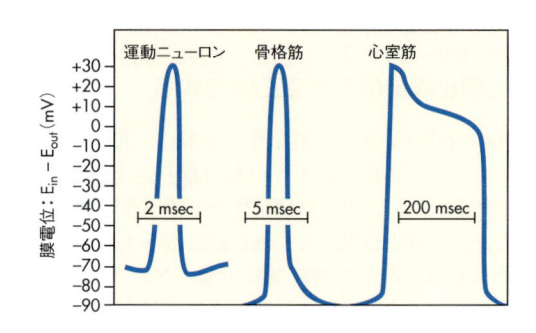

図3-1 脊椎動物の3つの細胞種における活動電位。時間スケールの違いに注意。(Flickinger, C.J.et al：*Medical cell biology*, Philadelphia,WB Saunders,1979 より改変)

活動電位は速い膜電位変化で，細胞に沿って伝導する。活動電位はニューロン間の主要な信号伝達の基本である(第4,6,11章参照)。活動電位は骨格筋の収縮を誘発し，全長にわたりほとんど同時に収縮することを可能にする(第4,13章参照)。心筋の活動電位はギャップ結合 gap junctionを介して隣の細胞に広がり，有効な血液ポンプとして働くように心室筋を収縮させる(第17,18章参照)。

活動電位は細胞によって形が異なる

活動電位 action potentialは速い膜電位変化と静止電位への回復を伴う(図3-1)。その大きさと形は，個々の興奮性細胞によりかなり異なる。活動電位は神経線維や筋細胞の全長にわたって，その大きさや形が変化することなく伝播される。細胞膜の膜電位依存性イオンチャネル蛋白質が活動電位を担っている。図3-1に示すような細胞種で異なる活動電位が起こるのは，膜電位依存性イオンチャネルの密度が異なるからである。

膜電位

細胞の膜電位は，細胞膜を介して微小電極を刺入して記録できる

活動電位のイオン機序に関する最初の知見は，イカの巨大神経軸索を用いての実験的研究により得られた。巨大軸索の直径は大きく(約0.5 mm)，細胞内電極を用いた電気生理学的な実験に便利である。巨大神経線維で得られた知見の多くは，哺乳類ニューロンに適用できる。またカエルの縫工筋も便利な標本である。
カエル単一筋細胞に微小電極(先端直径0.5 μm以下)を刺入すると，細胞内の電極の先端と細胞外の電極との間に電位差が観察される。細胞内電極は約-90 mVであり，これが筋細胞の静止電位である。特に刺激がなければ，静止電位は約-90 mVのまま変わらない。

閾値下の膜電位変化は減衰して広がる

細胞膜を横切って電流パルスが流れると膜電位変化が起こる。電流パルスはその方向により，**脱分極** depolarizationパルスと**過分極** hyperpolarizationパルスがある。脱分極，過分極という用語はまぎらわしいが，膜電位が-90 mVから-70 mVへ変化した場合は脱分極とよぶ。膜の分極の程度，すなわち電位の差が減少するからである。いっぽう膜電位が-90 mVから

−100 mVへ変化した場合は，膜の分極が過度に増加した状態なので，過分極と称する。大きな電流を流すほど膜電位変化は大きい。

閾値threshold value以下の電流パルスを加えたとき，膜電位変化の大きさは刺激電流パルスを与えた電極と電位変化を記録した電極間の距離に依存して変化する（図3-2 A▼）。記録電極と通電（刺激）電極が近接していればいるほど膜電位変動は大となるが，逆に通電点からの距離が遠いほど指数関数的に減衰する（図3-2 B▼）。この現象は"減衰を伴う電位変化の広がり"である。電位変化の最大値（通電点で最大）の1/e（37％）に減衰する点の距離を**長さ定数**length constantあるいは空間定数space constantとよぶ（eは自然対数の底であり，2.7182である）。通常，哺乳動物の神経や筋細胞の電位変化の長さ定数は1～2 mmである。このように広がる電位を電気緊張電位electrotonic potentialという。この電位変化は通電点の近傍で観察されるだけで，活動電位のように細胞に沿って伝播されるものではないので，**局所応答**local responseという。

活動電位は大きさや形を変えずに伝播する

脱分極電流パルスをしだいに大きくしていくと，ある点で局所応答とはまったく異なるタイプの膜電位応答，すなわち活動電位が発生する（図3-3▼）。活動電位は脱分極が閾値以上大きいときに誘発される。活動電位は局所応答と次の点で異なる。①活動電位は局所応答に比べて大きな反応で，膜電位の極性が逆転する（細胞内が細胞外に対してプラスになる）。②活動電位は減衰することなく神経線維あるいは筋線維の全長にわたって伝播する。活動電位の大きさと形はまったく変化することなしに伝播する。閾値以上の強い刺激を与えても，発生する活動電位の大きさと形は変わらない。刺激は活動電位を誘発できないか（閾値下刺激），フルサイズの活動電位を誘発するかのどちらかである。このように活動電位は**全か無かの反応**all-or-none responseに従っている。

活動電位のイオンメカニズム

ニューロンの活動電位は特徴的な形をしている

イカの巨大神経軸索の活動電位の形を図3-3▼に示す。多くの哺乳類ニューロンの活動電位も類似した形をしている。膜が刺激により閾値にまで脱分極すると，爆発的な脱分極が発生し，膜の分極をなくし（0電位レベル；細胞内外の電位が等しい），さらにオーバー

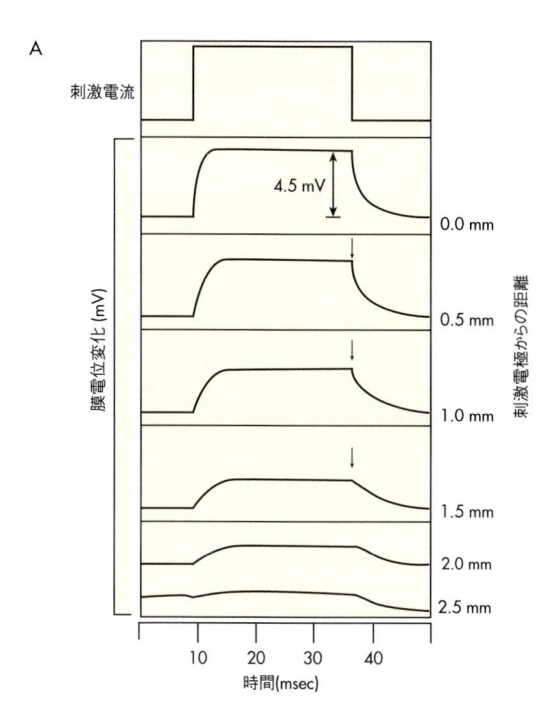

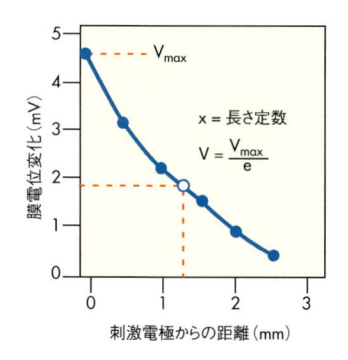

図3-2 A：カニの神経軸索における閾値下矩形電流パルスに対する応答。刺激電極からいろいろな距離に細胞外電極をおいて記録。記録電極が刺激点から遠ざかるにつれて膜電位応答はより緩徐に，より小さくなる。B：Aの膜電位応答の最大値を距離に対してプロットしたもの。最大応答（V_{max}）が1/e（37％）に減少した距離が，長さ定数である。
（Hodgkin, A.L., Rushton, W.A.H. : *Proc R Soc* B, **113** : 97, 1946より改変）

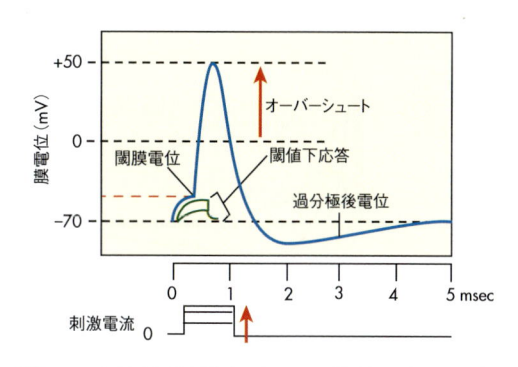

図3-3 イカ巨大神経軸索において，脱分極電流パルスを増加していったときの膜電位応答。閾膜電位まで脱分極したときに活動電位が発生する。

シュートが起こり，膜が逆方向に分極されて正（プラス）になる．活動電位のピークは+50 mVに達する．その後，膜電位は脱分極したときとほぼ同じような速度で静止電位のほうに向かう（再分極）．静止電位に達したあとに，さらに膜は一過性の過分極を示す．これは**過分極後電位** hyperpolarizing afterpotentialとして知られ，持続は約4 msecである．

ニューロンの活動電位はNa$^+$とK$^+$のコンダクタンスの変化によって起こる

第2章で述べたように，静止膜電位はNa$^+$，K$^+$，Cl$^-$の各イオンの重みをつけた平衡電位の総和である．重みは膜の全イオンコンダクタンスに対するそのイオンのコンダクタンスの割合である（コードコンダクタンス；式2-8）．イカの巨大神経軸索の静止膜電位（E_m）はおよそ-70 mVで，K$^+$の平衡電位（E_K）は約-100 mVであるから，K$^+$のコンダクタンス（g_K）が増加すれば膜は過分極し，減少すれば脱分極するであろう．E_{Cl}はおよそ-70 mVであるから，Cl$^-$のコンダクタンス（g_{Cl}）が増加すれば，膜電位は-70 mVに安定化されるであろう．Na$^+$コンダクタンス（g_{Na}）が十分増大すると，E_{Na}は+65 mVであるので，膜は著明に脱分極し，膜電位の逆転（オーバーシュート）が形成されるであろう．

1950年代にHodgkinとHuxleyは，イカの巨大神経軸索を用いて，活動電位は膜のg_{Na}の増加とそれに引き続いて起こるg_Kの増加により生じることを示した．g_{Na}は活動電位の初期相において急速に増大する．活動電位の頂点の時期とほぼ同じ時点でピークに達し，その後はやや急速に減少して静止時のレベルへ戻る（図3-4▼）．g_Kはより緩徐に増加し，活動電位再分極相のほぼ中央の時期でそのピークに達し，その後はさらに緩徐に静止レベルに戻る．

第2章に記述したように，膜電位E_mは，E_Kの方向（過分極方向）に偏位させようとするg_Kの増加と，E_{Na}の方向（脱分極方向）へ向かわせようとするg_{Na}の増加とで決まる．すなわち，あるイオンに対する膜のコンダクタンスが大となれば，E_mはそのイオンの平衡電位のほうへ引き寄せられる．活動電位の初期相における急速なg_{Na}の増加により，E_mはE_{Na}(+65 mV)の方向へ変化する．実際には活動電位のピークの値は+50 mVくらいである．これは，g_{Na}がただちに減少し始め，g_Kが増加し始めるからである．活動電位の急速な下降は，迅速なg_{Na}の減少とg_Kの持続的な増加による．これらの変化は，コードコンダクタンスの式でのNa$^+$の項の減少とK$^+$の項の増加に対応する．再分極が進行し，静止電位レベルを過ぎてもさらに過分極して生じる過分極後電位は，この時点ですでに静止状態に戻ったg_{Na}に対し，g_Kは依然として静止時より高いレベルを維持しているため，短時間ではあるがE_mがE_K(-100 mV)の方向へ引き寄せられることに由来する．

Na$^+$チャネルとK$^+$チャネルは膜電位変化に反応して開閉する

HodgkinとHuxleyは，イオンが特性の異なるNa$^+$チャネルとK$^+$チャネルを流れることを提唱した．その後の研究でこの仮説を支持する結果が得られ，チャネルを構成する蛋白質が同定された．いくつかのK$^+$チャネルおよびNa$^+$チャネルのアミノ酸配列が決定され，イオンチャネルの構造に関する知見は急速に拡大されつつある（図3-5▼）．Na$^+$チャネルの3次元構造はいまだ決定されていないが，細胞膜内ドメインが多数のαヘリックスからなり，チャネルを取り囲んでいることが知られている．Na$^+$チャネルは活性化ゲートと不活性化ゲートを有し，活動電位におけるg_{Na}の変化（図3-4▼）をうまく説明することができる．これらのゲートを構成する荷電したアミノ酸残基のグループがいちおう決定されている．チャネルの最も狭い部分が選択フィルターとなると考えられるが，K$^+$やNa$^+$がそこに入るためには水和した水を解離することが必要である．K$^+$やNa$^+$が水分子を解離するためには，チャネルの小孔に並んだ負に帯電したアミノ酸残基が特別な幾何学的な構造（K$^+$とNa$^+$の違いを識別できるような構造）を形成していなければならない．これがイオンチャネルの選択性を決めていると考えられている．

非常に強力な毒素である**テトロドトキシン** tetrodotoxin（TTX）は，Na$^+$チャネルの選択的遮断である．TTXはチャネルの細胞外部分に結合する．**テトラエチルアンモニウム** tetraethylammonium（TEA）は細胞内からK$^+$チャネルをブロックする．

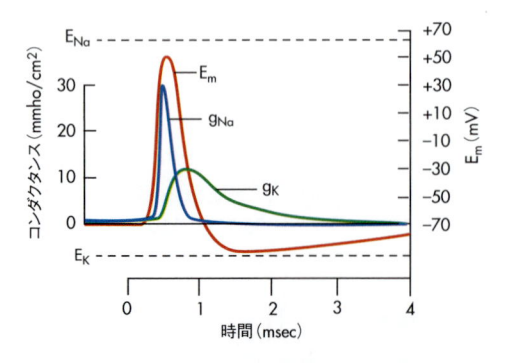

図3-4 イカ巨大神経軸索の活動電位（E_m）を，g_{Na}，g_Kの変化と同じ時間軸で示している．(Hodgkin, A.K., Huxley, A.F.：*J Physiol*, 117：500, 1952より改変)

ある種のフグの卵巣はTTXを含んでいる．フグの刺身は日本では高価な料理で，通はごく少量のTTXによって起こる唇

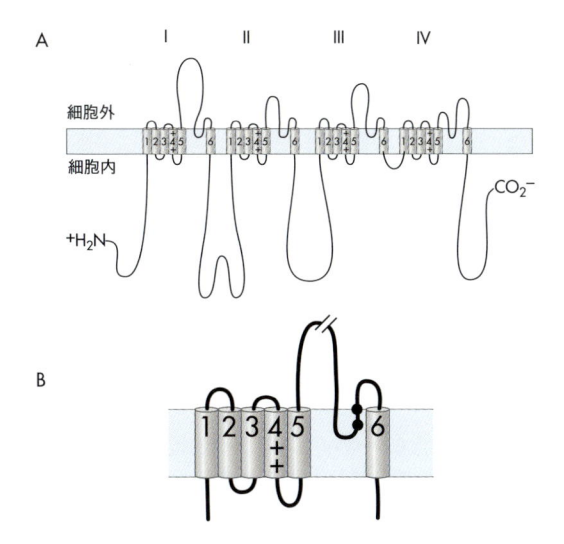

図3-5 膜電位依存性Na^+チャネル蛋白のモデル。A：2次元モデル。円筒は膜貫通αヘリックスを示す。相同のαヘリックスの6個の円筒ドメインが4回繰り返されている。+印のあるS4ヘリックスは膜電位センサーとして機能し、その動きがチャネルの活性化（開口）につながる。ドメインIIIとIVをつなぐ細胞内ループは、不活性化ゲートの機能を果たす。脱分極後、少し遅れてこのループはチャネルの細胞内開口部を塞いでイオンの透過を阻止する。B：ドメインIV。ヘリックス5と6をつなぐ細胞外のこの部分は、膜の中に入り込み、チャネルの選択フィルターを形成する。黒丸で示した残基は、チャネルのイオン選択性の鍵になる決定因子である。（BはCatterall, W.：*J Bioenergetics Biomemb*, **28**：219, 1996より改変）

> のひりひりした痺れを楽しむ。卵巣を取り除く訓練を受けた料理人が政府の免許をもっている。それでも毎年数人は、きちんと調理されなかったフグのために死亡している。

サキシトキシンsaxitoxinもNa^+チャネルの遮断薬である。サキシトキシンは赤潮の原因になる赤味がかった渦鞭毛藻によって産生される。これを甲殻動物（エビなど）が食べ、サキシトキシンが組織に濃縮される。この甲殻動物を食べたヒトは食後30分くらいで重篤な麻痺に陥ることがある。

1個のチャネルは開状態と閉状態をとる

個々のイオンチャネル動態の研究が可能である。1つの方法は、精製したイオンチャネル蛋白または膜の小部分を平面脂質二重膜に組み込み、膜に再構成する方法である。実験槽に入れた電解液を膜で2つに分離し、加電圧電極と電流モニター電極を入れる。ある条件下では、その平面膜に1～数個の特定の型のイオンチャネルのみがある状態になるので、その動態を知ることができる。通常、イオンチャネルは、開状態と閉状態という2つのコンダクタンス状態の間を自動的に行き来し、振動している。

個々のイオンチャネルを研究するもう1つの方法は、

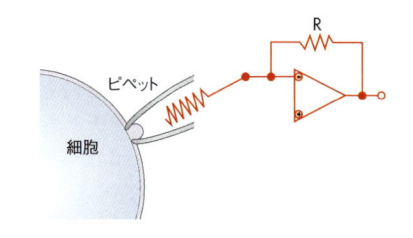

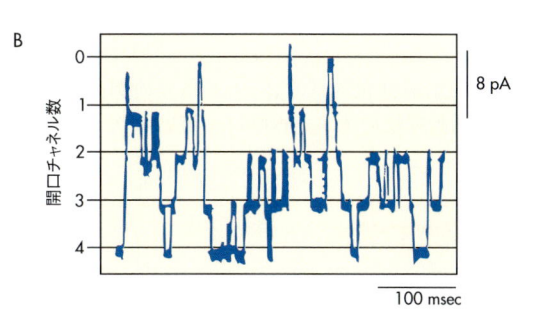

図3-6 A：パッチ電極と、パッチ中に分離された少数のイオンチャネルを流れるイオン電流を測定するための電気回路。B：骨格筋細胞膜上のパッチ電極から記録されたイオン電流。5つの電流レベルは、このパッチに4つのチャネルが含まれていることを示す。各チャネルはそれぞれ独立に開口・閉口している。（AはSigwourth, F.J., Neher, E.：*Nature*, **287**：447, 1980, BはHammill, O.P.ら：*Pflügers Arch*, **391**：85, 1981より改変）

いわゆるパッチ電極を用いる方法である（パッチクランプ法）。先端を加熱して平滑にした**ガラス微小電極（パッチ電極**patch electrode）を細胞の表面に押しあて、吸引を加えると細胞表面と電極先端に高抵抗が形成される（図3-6 A▼）。この状態で電極先端に囲まれた膜の微小部分（パッチ膜）にある個々のイオンチャネルの活動を観察することが可能となる。ときにはパッチ膜の中に、1個以上の機能をもつチャネルを含む（図3-6 B▼）。

活動電位の際に急速なNa^+流入が起こる。このNa^+内向き電流の時間経過は、図3-4▼に示すNa^+コンダクタンスに類似している。一方、個々のNa^+チャネルの動態は、図3-6 B▼に示すようにランダムである。個々のチャネルの開状態にある確率は膜の脱分極に従って増加し、次いで不活性化により減少する。Na^+内向き電流は何千ものチャネルの平均の電流である。平均化されたチャネルは脱分極に反応して迅速に開状態になり（活性化）、脱分極が持続していても短い遅れののち、チャネルは閉状態になる（不活性化）。

心筋の活動電位は、神経や骨格筋とイオンチャネルが異なるので形が異なる

心筋の活動電位は図3-1▼に示してある。最初の急速な脱分極とオーバーシュートは、神経や骨格筋のNa^+チャネルにきわめて類似したチャネルを介する

Na^+流入による。このあと平坦なプラトー相に入る。プラトーはNa^+チャネルとは異なり，緩徐に開閉するチャネル（**スローチャネル** slow channelとよばれることがある）によって起こる。スローチャネルはCa^{2+}チャネルの1種である**L型**（long lastingの意味）Ca^{2+}**チャネル**に属する。プラトー相の間にL型Ca^{2+}チャネルを介して流入するCa^{2+}は，心室筋の筋小胞体からのCa^{2+}遊離を刺激して収縮を開始させる。心室筋の活動電位の再分極は，L型Ca^{2+}チャネルが閉じることと遅れて活性化されるK^+チャネルの開口による。心筋の活動電位のイオン機序は，第17章でより詳細に論ずる。

活動電位の特性

膜電位によるNa^+チャネルの不活性化は不応期と適応の原因である

神経や骨格筋細胞が少し脱分極していると（たとえば細胞外K^+濃度を増加させた場合），活動電位の立ち上がり速度は緩やかとなり，またオーバーシュートは減少する。その要因は，膜の脱分極に伴うNa^+流入に対する電気的駆動力の減少と，Na^+チャネルの不活性化である。脱分極によるg_{Na}の増大は，それ自体がNa^+チャネルの不活性化をもたらす。すなわち，Na^+チャネルの活性化ゲートが開いたすぐあとに不活性化ゲートが閉じる。いったんNa^+チャネルが不活性化すると，膜電位が静止電位方向に再分極しない限り，再び開口できない。膜電位が正常の静止膜電位レベルに戻るにつれてNa^+チャネル活性は徐々に回復し，再び開口（活性化）できるようになる。

活動電位の爆発的な脱分極は，化学的爆発と比べることができる。化学的爆発は物質の臨界量が必要である。活動電位はある数のNa^+チャネルが開くことによって引き起こされると考えられる。細胞が少し脱分極しているときは，活性化しうるNa^+チャネルの数が減少しており，刺激は活動電位を発生させるのに十分なNa^+チャネルを活性化できないので活動電位は発生しない。このように膜電位によるNa^+チャネルの不活性化は，興奮性細胞の重要な特性である不応期や適応の原因である。

活動電位の発生中は別の活動電位を誘発できない

活動電位の大部分の時間において，細胞膜は刺激に対してまったく応答しない。つまり，どんなに刺激を強くしても第2の活動電位は発生させることができない。これを**絶対不応期** absolute refractory periodという（図3-7▼）。多数のNa^+チャネルが不活性化されて

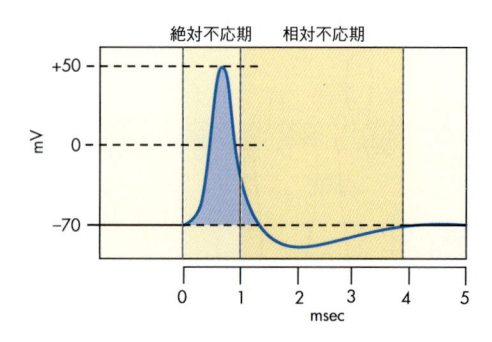

図3-7 神経の活動電位。絶対不応期，相対不応期を示す。

おり，反応できないからである。活動電位の後期になると，2発目の活動電位を誘発できるが，より強い刺激が必要である。これを**相対不応期** relative refractory periodという。相対不応期の初期，すなわち活動電位が再分極し静止膜電位レベルに復帰する前には，いまだいくつかのNa^+チャネルは不活性化状態にあるので，活動電位発生の引き金として必要な数のNa^+チャネルを開口するためにはより強い刺激が必要とされる。また相対不応期の時期にはK^+コンダクタンスが増加しており，脱分極を抑制する方向に作用している。これも不応期に関与している。

緩やかに脱分極した細胞は活動電位を発生しないことがある

神経や筋細胞を徐々に脱分極させると，閾膜電位（閾値）に達しても活動電位が発火しない。これを**適応** accommodationという。Na^+チャネルとK^+チャネルがともに適応に関与している。緩やかに脱分極すると閾値に達する前に多くのNa^+チャネルは不活性化され，電位が閾値に達しても活動電位発生に最低限必要な数のNa^+チャネルの開口が起こらず，その結果，活動電位は発生しない。加えて，脱分極に反応して同時にK^+チャネルも開口するため，膜電位を再分極方向へ引き下ろす作用をして，脱分極に対して反応しなくなる。

> **原発性高カリウム性周期性麻痺** primary hyperkalemic periodic paralysisの患者では，疼痛を伴う筋肉の自発性拘縮とそれに次ぐ麻痺が起こる。これらの症状は血漿および細胞外液中のK^+濃度の上昇に伴って起こる。細胞外K^+濃度の上昇は骨格筋に脱分極を起こす。はじめに脱分極は閾値に達して自発性活動電位が起こるが，脱分極がさらに著しくなると，膜電位依存性のNa^+チャネルの不活性化により細胞は適応に陥る。したがって筋は活動電位を発生しなくなり，収縮ができなくなる。

活動電位の伝導

局所電流が活動電位の伝導と閾値下応答を起こす役割を果たす

活動電位と閾値下応答は，局所電流によって神経や骨格筋に沿って広がる。局所応答の広がりを決めている要因と同じ要因が，活動電位の伝播の速度を決めている。図3-8 A▼は神経軸索あるいは筋線維の小さな領域で脱分極を起こしたときの様子を示している。この領域では，膜の外側の面は近隣の領域に対して相対的にマイナスであり，細胞内の面は近隣の領域に対して相対的にプラスに荷電している。この電位差が**局所電流** local circuit current を発生させ（図3-8 B▼），近隣の領域を脱分極させる。こうして新たに脱分極した領域はさらに近隣の領域を脱分極させる。これが**電気的伝導** electronic conduction のメカニズムである。

長さ定数は細胞の電気抵抗によって決まる

閾値以下の脱分極は電気緊張的に広がり，細胞の長さに沿って減衰する。図3-2 B▼に示すように，電気緊張電位は長さ定数（約1〜2 mm）の距離で最大値の37％に減少し，5 mmを超えるとほとんどなくなる。神経線維や筋線維は電気ケーブルのような性質をもつ。完全なケーブルであれば，芯の伝導体を包む絶縁帯がケーブルのまわりの溶液への電流の喪失を防ぐので，信号は減衰せずにケーブルに沿って伝わるはずである（図3-9▼）。髄鞘のない神経や筋では，芯の伝導体である細胞質に対して，細胞膜が絶縁帯の役割を果たす。細胞膜の電気抵抗（r_m）は細胞質の抵抗（r_{in}）に比べて非常に高いが，厚さが薄いために完全な絶縁帯ではない。r_{in}に対するr_mの比が大きいほど細胞膜を介する電流の喪失は少なく，ケーブルとしてよりよく機能し，電気緊張電位の減衰も小さい。**長さ定数**はr_m/r_{in}によって決まり，$(r_m/r_{in})^{1/2}$に等しい。

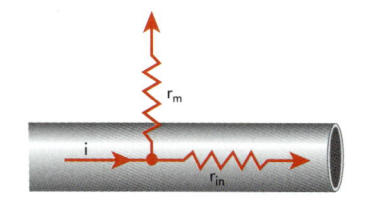

図3-9 神経線維あるいは筋線維は電気ケーブルに類似している。iは電流。膜抵抗（r_m）を介して流れる電流は，ケーブルから失われる。長軸の抵抗（r_{in}）を介する電流はケーブルに沿って電気信号を運ぶ。r_m/r_{in}の比が大きいほど，線維に沿った信号伝導は効果的である。

活動電位は自己再生的特性により減衰しない

多くの神経線維や筋線維は長さ定数（約1〜2 mm）より長い。骨格筋は10〜30 cmあり，神経線維は1 mにも及ぶが，活動電位は電気インパルスがその全長にわたって減衰することなく伝播される。活動電位は，線維に沿って伝播する際に自己再生的に発生する。すなわち活動電位は広がるとともに伝導もする。活動電位の伝導は図3-8▼に示した局所電流によって起こる。中央の脱分極（興奮）した領域の両側の隣接部分が脱分極して閾値（閾膜電位）に達すると，それらの領域にも活動電位が発生し，局所的に膜電位の極性が逆転する。その結果それらの新たな領域に隣接した部分へ局所電流が流れ，その部分の膜電位が閾値に達すると，その領域にも活動電位が発生する。すなわち，局所電流が流れることによりある限られた領域で活動電位が生じ，それが隣接部に局所電流を流すことによりさらに新しい活動電位を発生するという図式で活動電位が線維の長軸に沿って伝導する。このようにして，同形同大の活動電位が長い距離の線維に沿って伝導するのである。線維に沿って伝導しても活動電位の形や大きさは変化しないので，情報伝達のための信号形態としては，通常インパルスの頻度の変化を利用することになる。活動電位の絶対応期はおよそ1 msecであるから，伝達可能な興奮頻度には限界があり，哺乳動物の神経線維でも約1000インパルス/secが最大である。

伝導速度は抵抗と電気容量によって決まる

神経線維や筋線維の活動電位あるいは局所電流の伝導速度は，細胞膜と細胞質の電気的特性によって決ま

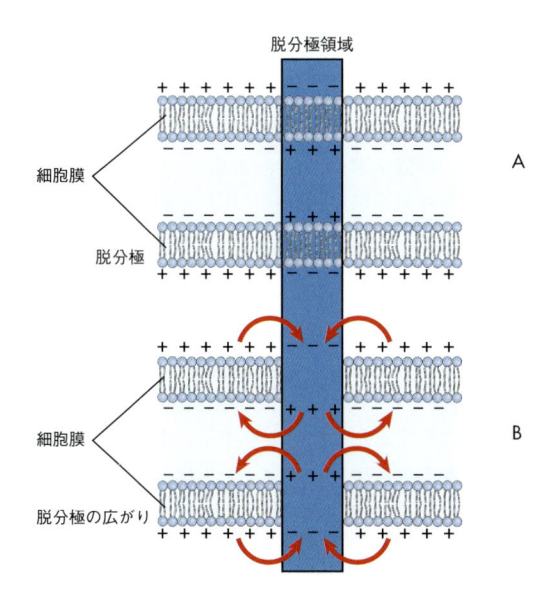

図3-8 電気緊張性の脱分極の広がりの機序。A：局所的な脱分極に伴う膜の極性の逆転。B：隣接した膜領域を流れて脱分極の広がりを起こさせる局所電流。

る。以下に電気緊張電位に関して記述するが，それは活動電位の伝導についてもあてはまる。径が大きい線維ほど伝導速度は大きい。基本的には，半径が大きいほど（断面積が大きいほど）抵抗が小さくなることによる。

髄鞘は伝導速度を著明に増大させる

脊椎動物の神経線維は**髄鞘（ミエリン鞘）**myelinで包まれているものがある。これを**髄鞘化**myelinationという。ミエリンは**シュワン**Schwann**細胞**の細胞膜が神経線維の周囲を幾重にも巻きつくことによって形成される（数層〜100層以上）（図3-10▼）。1〜2 mmごとに髄鞘がないところがあって，**ランビエ絞輪** node of Ranvierとよばれる。絞輪の幅は約1 μmで，隣接するシュワン細胞間のすき間である。髄鞘は神経線維の電気的特性を変え，興奮伝導速度を著しく増大させる。

直径が500 μmもあるイカの巨大神経線維の伝導速度は25 m/secであるが，この線維には髄鞘がない。もし伝導速度が線維の半径に正比例するとすれば，直径10 μmのヒトの神経線維の伝導速度は0.5 m/secとなろう。この値であると，熱い火から足を引っ込める反射の時間を計算すると約4 secとなる。ヒトの神経線維の直径はイカの巨大神経に比べれば非常に小さいが，ヒトの反射速度は非常に速い。有髄神経線維の伝導速度は，同じ径の無髄神経線維に比して著しく速い。直径10 μmの有髄神経は50 m/secの伝導速度をもち，この速さは直径500 μmのイカ巨大神経のそれの2倍に相当する。この非常に速い神経伝導速度のおかげで，われわれは危険な刺激からすばやく反射的に逃避できるのである。このように神経線維は髄鞘化によりその伝導速度が著明に加速され（図3-11▼），この増加は無髄神経線維の直径が100倍以上に増大したことに匹敵する。

神経線維の髄鞘化に伴う伝導速度増加の要因として，長さ定数の増大，神経線維の膜容量の減少，活動電位

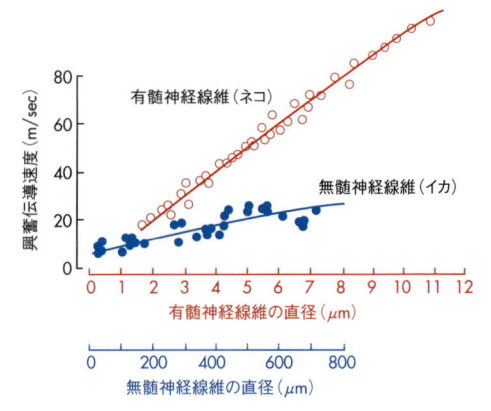

図3-11 有髄神経線維と無髄神経線維の興奮伝導速度を軸索の直径に対してプロットしたもの。有髄線維はネコの伏在神経から38℃で記録。無髄線維はイカの神経で20〜22℃で記録。有髄線維は，100倍も太い無髄線維より大きい伝導速度を示していることに注目。（有髄神経線維のデータはGasser, H. S., Grundfest, H. : *Am J Physiol*, **127** : 393, 1939より，無髄神経線維のデータはPumphrey, R.J., Young, J.Z. : *Exp Biol*, **15** : 453, 1938より）

発生がランビエ絞輪に限定されたことがあげられる。

神経軸索の周囲の多層の髄鞘により膜の実効抵抗が増加し，その結果r_m/r_{in}が大となり，したがって長さ定数が著明に長くなる。伝達シグナルの漏洩が減少し，電気緊張電位の振幅はあまり減少することなく神経線維の遠方にまで到達する。活動電位も減衰することなく，ランビエ絞輪から絞輪へとより速く伝導される。髄鞘による膜抵抗増大により，イオン電流の流れは軸索の裸の部位，つまりランビエ絞輪に限局される。また，活動電位を担うイオンチャネルはランビエ絞輪に高密度に分布している。したがって活動電位は1〜2 mm離れたランビエ絞輪の部位だけで発生する。活動電位は絞輪から絞輪へとジャンプするように伝導するので，**跳躍伝導** saltatory conductionといわれる。

有髄神経線維は無髄神経に比して効率のよい代謝を行っている。Na^+-K^+ポンプは活動電位発生により細胞内へ流入したNa^+を排出し，再分極時に流出したK^+の細胞内への再取り込みをもたらす。有髄線維ではイオン電流はランビエ絞輪部膜表面に限られた小部分でのみ流れるので，単位膜あたりに移動するNa^+，K^+の数が少ない。このため細胞内外のNa^+，K^+の濃度差を維持するために必要なイオンポンプの作動に消費されるエネルギーは少なくてすむ。

> **脱髄疾患** demyelinating disorderとして知られるいくつかの疾患では，髄鞘が変性する。**多発性硬化症** multiple sclerosisでは，中枢神経系の神経の脱髄が広範囲に進行性に起こり，運動機能が障害される。重度の糖尿病でよくみられる神経障害は，末梢神経線維の脱髄に起因する。脱髄すると長さ定数が減少し，活動電位の振幅が減衰する。脱髄が重

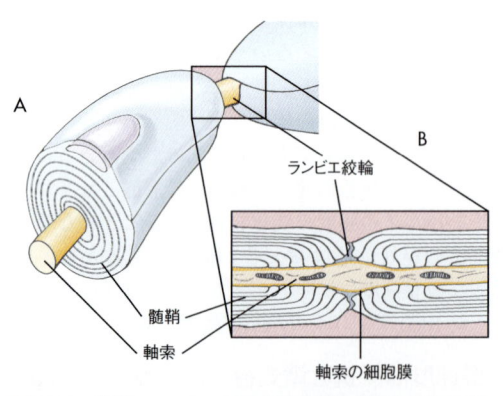

図3-10 髄鞘。A：シュワン細胞が神経軸索を包んで髄鞘を形成する模式図。B：有髄神経のランビエ絞輪の部位での断面図。

度になると，活動電位の脱分極が次のランビエ絞輪に広がっても活動電位の閾値に達しないことがありうる．結果として活動電位の伝導が中断されてしまう．

まとめ

- いろいろな細胞種でいろいろな形の活動電位が起こる．これは膜電位依存性イオンチャネルの分布が異なるためである．
- イカ巨大神経軸索における活動電位は，膜電位依存性Na^+チャネルの急速な活性化とそれに続く不活性化，ならびに膜電位依存性K^+チャネルの遅延性の開口・閉口によって起こる．
- イオンチャネルはイオン選択性の小孔を有する膜蛋白質である．荷電をもつポリペプチド領域が，チャネルの活性化・不活性化を制御するゲートとして働く．
- イオンチャネルは2つの状態，低コンダクタンス状態と高コンダクタンス状態をとる．チャネルは開状態・閉状態の間を不規則に振動している．電位依存性イオンチャネルでは，高コンダクタンス状態にある確率が脱分極によって増加する．
- 心筋は緩徐に開口・閉口するL型Ca^{2+}チャネルを有し，持続の長い活動電位を発生させる．
- Na^+チャネルの膜電位依存性不活性化が，絶対不応期，相対不応期，および緩徐な刺激に対する適応という現象の重要な因子である．
- 局所電流が神経線維における電気緊張性の広がりを形成する．閾値下応答も活動電位も細胞の長さに沿って広がる．
- 閾値下の信号は減衰して広がる．長さ定数の距離で最大値の37％に減少する．長さ定数は$(r_m/r_{in})^{1/2}$に等しく，通常1〜2 mmである．
- 活動電位は広がるだけでなく自己再生的に伝導する．伝導に際して大きさや形は変わらない．
- 伝導速度は細胞の電気的特性で決まる．径の大きい神経線維ほど伝導速度が大きい．
- 髄鞘化は神経軸索の興奮伝導速度を著しく増大させる．髄鞘によって，活動電位はランビエ絞輪から絞輪へと非常に速く減衰せずに伝導する．
- 活動電位はランビエ絞輪でしか起こらない．絞輪間では活動電位が起こらない．活動電位は絞輪から絞輪へとジャンプするようにみえる．これが跳躍伝導である．

第4章
シナプス伝達

到達目標
- ギャップ結合が細胞間の電気的伝導をどのように仲介するかを説明できる。
- 一般的な化学的シナプス伝達における一連の現象を述べることができる。
- 小分子神経伝達物質の合成，放出，回収について，神経ペプチドと対比して述べることができる。
- 神経筋接合部における信号伝達の一連の現象を述べることができる。
- 微小終板電位が神経伝達物質の量子的放出をどのように表出しているかを説明できる。
- 促通，高頻度刺激後増強，シナプス疲労，長期増強について，それぞれを対比して述べることができる。
- あるシナプスにおける神経伝達物質が同定されるために必要な条件をあげることができる。

この章と次章とは，細胞間の信号伝達を対象とする。この章では興奮性細胞間の信号伝達について論ずる。次章ではより一般的な観点から，ある細胞から放出された制御物質が標的細胞の活動に影響を与えるメカニズムを示す。

シナプス synapse は，電気信号が1つの細胞から他の細胞に伝達される場である。**電気的シナプス** electrical synapse では，2つの興奮性細胞に**ギャップ結合** gap junction を介して電流が流れることによって，直接信号伝達が行われる。**化学的シナプス** chemical synapse では，シナプス前細胞において活動電位が**神経伝達物質** neurotransmitter を放出させ，その物質によってシナプス後細胞に電気的応答を起こさせる。

電気的シナプスでは，ギャップ結合が細胞間のイオン流を可能にする

電気的シナプスでは，1つの細胞における膜電位変化が，別の細胞に直接電流が流れることによって伝達される。電気的シナプスを形成している2つの細胞間に直接電流が流れるので，シナプス遅延はほとんどない。通常，電気的シナプスでは両方向伝導が可能である。この点において，一方向しか伝達できない化学的シナプスとは異なる。ある種の電気的シナプスでは，一方向への伝達が他方向への伝達より有効に行われる。このような性質は**整流** rectification といわれる。

電気的シナプスをつくっている細胞はギャップ結合によって相接している。ギャップ結合は小板様の構造をしており，その部位では接合した細胞の細胞膜が非常に近接している（3 nm以下）。電子顕微鏡によるギャップ結合の凍結割面像には，規則的に並んだ膜内蛋白質粒子が観察される。膜内粒子は，水，イオン，分子量1500くらいまでの分子を通す中心小孔を囲む6つのサブユニットからなる（図4-1A▼）。この六角整列構造は**コネクソン** connexon とよばれる。6つの各サブユニットは，**コネキシン** connexin という分子量約25,000の単一の蛋白質（1つのポリペプチド鎖）である。

ギャップ結合では，相接する細胞のコネクソンは**コネクソンチャネル** connexon channel を形成するように配列しており，イオンや水溶性分子を通過させることができる。コネクソンチャネルは持続的に開いているものではなく，第3章に記した膜電位依存性チャネルのように確率的に開閉している（図4-1B▼）。コネクソンチャネルが開いている確率は，一方の細胞の細胞内Ca^{2+}あるいはH^+が増加することによって，あるいは片方もしくは両方の細胞が脱分極することにより変化するらしい。

電気的シナプスは無脊椎動物や脊椎動物の末梢およ

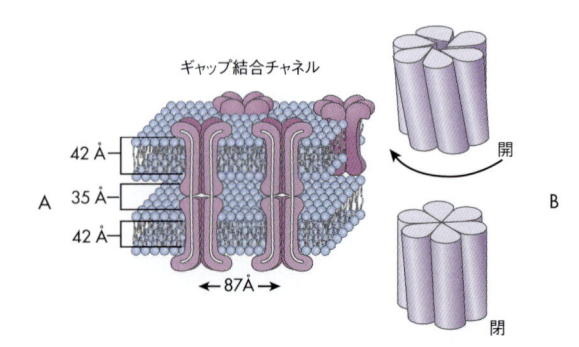

図4-1 A：ギャップ結合チャネルの構造。B：ギャップ結合チャネルの開閉。（A は Makouski. L. et al.：*J Cell Biol*, **74**：629, 1977から改変。B は Unwin, P.N.T., Zampighi, G.：*Nature*, **283**：45, 1980より改変）

び中枢神経系に広く分布している。あるニューロンは電気的シナプスと化学的シナプスの両方を受けている。電気的シナプスは，細胞間の急速な（シナプス遅延の少ない）伝達を必要とする反射経路において，あるいは多くのニューロンの同期した反応を必要とするときに，特に有用である。非神経細胞の中でギャップ結合によって連結されているものとしては，肝細胞，心筋細胞，腸管平滑筋細胞，硝子体上皮細胞などがある。

化学的シナプスでは，シナプス前細胞から放出される神経伝達物質がシナプス後細胞に電気的応答を誘起する

化学的シナプスにはいくつかの種類があるが，多くは以下の共通点をもつ。

1. シナプス前細胞の神経終末は，神経伝達物質あるいは神経修飾物質を含んだ小胞を有している（図4-2▼）。アセチルコリンやノルアドレナリンなどの古典的な小分子神経伝達物質を含む小胞は小さく（直径約50 nm），多くはシナプス前膜の**活性帯**active zoneとよばれる特定の放出部位近くに分布している。**神経ペプチド** neuropeptideを含む小胞はより大きく，神経終末に一様に分布している。多くの神経終末は小分子神経伝達物質を含む小型の小胞と，より大きい神経ペプチドを含む大型の小胞の両者を含んでいる。

2. シナプス前細胞で活動電位が起こると，活性帯の近くに密に存在する膜電位依存性Ca^{2+}チャネルが開口する。Ca^{2+}チャネルを介するCa^{2+}流入によって神経終末の細胞内Ca^{2+}濃度の上昇が起こる。Ca^{2+}濃度の上昇はシナプス小胞の開口分泌を誘発して，シナプス前細胞-シナプス後細胞間の狭いすき間，**シナプス間隙** synaptic cleftに神経伝達物質を放出させる。

3. 放出された神経伝達物質はシナプス間隙を拡散し，シナプス後膜にある**神経伝達物質受容体** neurotransmitter receptorに結合する。この結合の結果，シナプス後膜で1つあるいは複数のイオンに対するコンダクタンスが一過性に変化し，それによってシナプス後細胞の膜電位が一過性に変化する。一過性の脱分極応答は**興奮性シナプス後電位** excitatory postsynaptic potential（EPSP）であり，一過性の過分極応答は**抑制性シナプス後電位** inhibitory postsynaptic potential（IPSP）である。

4. 多くの神経伝達物質受容体蛋白はリガンド依存性イオンチャネルである。神経伝達物質がその受容体に結合すると，イオンチャネルの開口確率を変える。別のタイプでは，神経伝達物質受容体は，チャネル開口につながる信号伝達カスケードの最初の蛋白質として機能する。

5. ある場合には，非ペプチド物質も神経ペプチドも，神経伝達物質としてではなく**神経修飾物質** neuromodulatorとして機能する。神経修飾物質はシナプス後細胞やシナプス前神経終末の膜上の受容体に結合して，シナプス後細胞の神経伝達物質に対する感受性を変えたり，シナプス前細胞からの神経伝達物質の放出量を変えたりする信号伝達を誘起する。

6. 多くの非ペプチド神経伝達物質の作用は，Na^+駆動性2次性能動輸送によってシナプス前神経終末に取り込まれることによって終わる。一方，

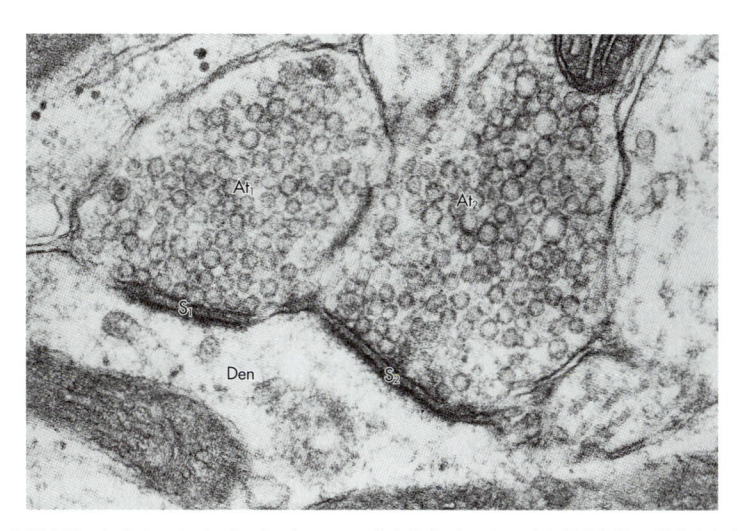

図4-2　大脳皮質におけるシナプス（S_1とS_2）。2つの軸索終末（At_1とAt_2）が星状細胞の樹状突起（Den）とシナプスを形成している。軸索終末にはシナプス小胞が詰まっている。（Peters, A., Palay, S.L., Webster, H. deF. : *The fine structure of the nervous system.* Philadelphia, WB Saunders 1976より）

神経ペプチドの作用は分解によって，あるいはシナプス後膜から分散して終わる。

7. 化学的シナプスでの信号伝達は一方向性である。すなわち，シナプス後細胞の活動電位はシナプス前細胞に電気的応答を起こさない。シナプス前神経終末の活動電位からシナプス後電位の発生までにかかる時間は通常 0.5 msec くらいであり，**シナプス遅延** synaptic delay という。

8. シナプス前神経終末は，前駆体から小分子神経伝達物質を合成する酵素を含んでいる。すなわち，神経終末は非ペプチド神経伝達物質の合成の場である。これに対し，神経ペプチドはシナプス前細胞の細胞体(**soma**)の粗面小胞体で合成され，ペプチドを含有する小胞が軸索輸送によって終末まで運ばれる。

9. 非ペプチド神経伝達物質含有小胞が細胞膜と融合したあとは，**被覆小胞** coated vesicle としてエンドサイトーシスによって細胞内に取り込まれる。被覆小胞は初期エンドソームと融合し，そこからシナプス小胞が分離してできる。初期の小胞体膜は ATP アーゼを有して H^+ を小胞内に汲み上げている。神経伝達物質輸送体は H^+ の小胞からの流出と共役して，神経伝達物質を小胞体内に輸送し蓄積する。これに対し，神経ペプチド含有小胞は再利用されず，小胞の膜は処理される。

神経筋接合部は化学的シナプスの1つである

運動ニューロンの軸索と骨格筋線維とのシナプスは**神経筋接合部** neuromuscular junction あるいは**運動終板** motor endplate とよばれる。神経筋接合部は脊椎動物のシナプスのうちで最もよく調べられている。神経筋接合部は，中枢神経系におけるニューロン間のより複雑なシナプスの相互作用を理解する基礎を提供する典型的な化学的シナプスである。

神経筋接合部の近くで運動神経は髄鞘を失い，細い終末枝に分かれる。軸索の終末枝は筋細胞表面の**シナプス陥凹** synaptic trough の中に位置する(図4-3▼)。この陥凹を縁どりしている筋細胞膜は，多数の**接合部ひだ** junctional fold の中に折れ込んでいる。軸索終末は**アセチルコリン** acetylcholine を含んだ直径 40 nm の**シナプス小胞** synaptic vesicle を内側に多数もっている。シナプス小胞の多くは活性帯の周辺に密集している。活性帯は接合部ひだの入口の部分に相対している。接合部ひだの頂の部分には**アセチルコリン受容体蛋白質** acetylcholine receptor protein が密集している。軸索終末と筋細胞は，炭水化物に富んだ無定形な物質を含むシナプス間隙によって分離されている。アセチルコ

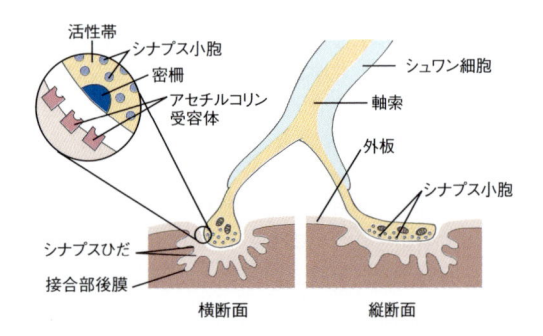

図4-3 骨格筋の神経筋接合部の構造。小胞が活性帯に密集している。

リンが放出されると，シナプス間隙を拡散してアセチルコリン受容体に結合する。

運動神経終末にある**コリン-O-アセチルトランスフェラーゼ** choline–O–acetyltransferase という酵素は，アセチル補酵素 A (アセチル CoA) とコリンの縮合を触媒する。アセチル CoA は，他の多くの細胞の場合と同様に，神経細胞によって生産される。コリンは運動ニューロンによっては十分な量はつくられず，細胞外液からの能動的取り込みによって集められる。運動神経終末の細胞膜には Na^+ 駆動性 2 次能動輸送系があり，この系は大きな電気化学的勾配に逆らってコリンを集めることができる。

アセチルコリン受容体はリガンド依存性イオンチャネルを構成し，Na^+ と K^+ を透過させる

アセチルコリンとアセチルコリン受容体との結合は，接合部後膜の Na^+ と K^+ のコンダクタンスを増加させるイオンチャネルを一過性に開口させる。Na^+ に対する駆動力は K^+ のそれより大きいので(第 2, 3 章参照)，Na^+ の内向き電流が優勢となり，終板部位で一過性の脱分極が起こる。この脱分極を，**終板電位** endplate potential(EPP)という(図4-4▼)。

放出されたアセチルコリンはただちにコリンと酢酸に加水分解されてアセチルコリンの作用が終止するため，EPP は一過性である。この加水分解は，接合部後膜上に高濃度に存在する酵素，**アセチルコリンエステラーゼ** acetylcholinesterase によって触媒される。シナプス間隙に遊離したコリンは，接合部前膜の Na^+ 駆動性 2 次能動輸送によって神経終末に取り込まれる。

アセチルコリンエステラーゼを阻害する薬物は**抗コリンエステラーゼ** anti-cholinesterase とよばれる。抗コリンエステラーゼ存在下では，EPP の振幅が大きくなり，持続時間が延長する。抗コリンエステラーゼは，**重症筋無力症** myasthenia gravis のように神経筋接合部の機能がおかされる疾患の治療に有用である(ケーススタディ 4-2 参照)。**ヘミコリニウム** hemicholinium はコリンの輸送系を遮断し，運動神経終末へのコリンの取り込みを抑制する。したが

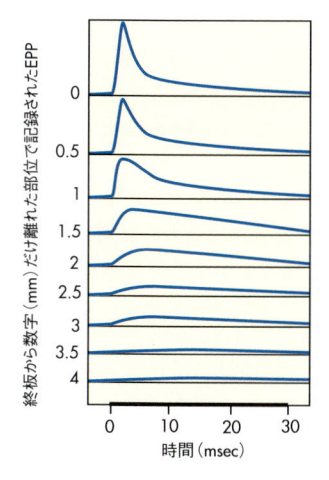

図4-4 カエル縫工筋の終板電位（EPP）。標本は活動電位を起こす閾値レベル以下にEPPをクラーレによって抑制してある。神経筋接合部から距離を離して記録したEPPは振幅と立ち上がり速度の減少を示している。(Fatt, P., Katz, B. : *J Physiol*, 115 : 320, 1951 より改変)

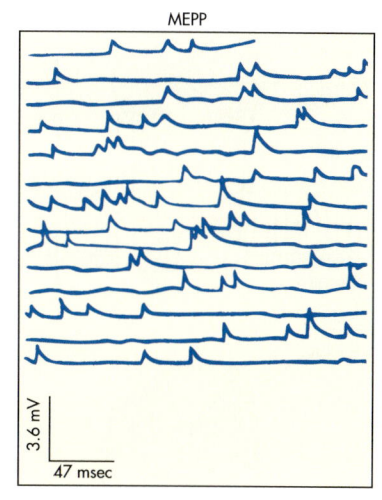

図4-5 カエル長趾伸筋の神経筋接合部から記録した自発性微小終板電位（MEPP）。(Fatt, P., Katz, B.: *Nature*, 166 : 597, 1950 より改変)

> ってヘミコリニウムで長期間処理すると神経終末の伝達物質の貯えが枯渇し、終局的にシナプス小胞のアセチルコリン含有量の減少をきたす。

終板電位は筋細胞膜の活動電位を誘発する

終板電位は接合部後膜を15〜20 mV脱分極させる。接合部後膜には膜電位依存性Na^+チャネルやK^+チャネルがないので、活動電位を起こさない。アセチルコリンの作用による接合部後膜での局所電流（第3章）が終板部の両側の細胞膜を脱分極させ、閾値に達すると活動電位が発生する。そして活動電位は筋線維に沿って両方向に末端まで伝導して筋を収縮させる（第13章参照）。正常な環境では、運動神経の1つの活動電位は、その神経が支配するそれぞれの筋に1回の活動電位と1回の単収縮を引き起こす（第13章参照）。

アセチルコリンは量子的に放出される

接合部前神経終末から放出されるアセチルコリンの量は連続的な変化ではなく、段階的に変化し、各段階は1つのシナプス小胞からの放出に相当する。1つのシナプス小胞に含まれるアセチルコリン量はアセチルコリンの1量子に相当する。

運動ニューロンが刺激されていないときでも、接合部後筋細胞には小さな脱分極が自発的に起こる。これらの小さな自発性脱分極は**微小終板電位 miniature endplate potential（MEPP）**として知られている（図4-5▼）。この電位はランダムな時間に生じ、平均すると頻度はおよそ1 secに1回くらいである。それぞれのMEPPは接合部後膜を平均約0.4 mV脱分極させる。これは活動電位を誘発するEPPよりはるかに小さい。MEPPは神経終末の活動電位によって誘発されたEPPと同じ時間経過を示す。薬物に対する反応性もMEPPはEPPと同様である。EPPとMEPPはアセチルコリンエステラーゼを抑制する薬物によって延長し、またアセチルコリンと受容体蛋白質との結合に競合する薬物によって同じように抑制される。

MEPPの頻度は経時的に変化するが、その振幅の変動は比較的狭い範囲に保たれている（図4-5▼）。要約すると、1つのMEPPはシナプス間隙の中に1小胞分の伝達物質が自発的に放出されることによって生じる。

アセチルコリン受容体は筋の接合部ひだの頂上に密集している

1つの運動終板には、10^7〜10^8個のニコチン性アセチルコリン受容体蛋白質が存在している。アセチルコリン受容体蛋白質は膜内在性蛋白質の1つで、接合部後膜の疎水性脂質基質の中に深く埋め込まれている。アセチルコリン受容体蛋白質は5つのサブユニットからできているが（図4-6▼）、そのうちの2つ（αサブユニット）は同じものであるから、4つの異なるポリペプチド鎖（$\alpha, \beta, \gamma, \delta$）からつくられていることになる。それぞれの$\alpha$サブユニットがアセチルコリンの結合部位であり、2つのサブユニットともアセチルコリンが結合しないとチャネルは開かない。

> コブラ毒の**α-トキシン** α-toxinは、ヘビが獲物を麻痺させる物質である。α-トキシンはアセチルコリン受容体のαサブユニットに結合してアセチルコリンの結合を阻止する。**クラーレ** curareはある植物から抽出されたα-トキシンで、南米原住民は獲物を捕るときにそれを先端に塗った毒矢を用いた。**サクシニルコリン** succinylcholineはαサブユニットに結合するがイオンチャネルを開けない薬物であり、外科あるいは内科の処置で筋弛緩薬として用いられる（訳者注：

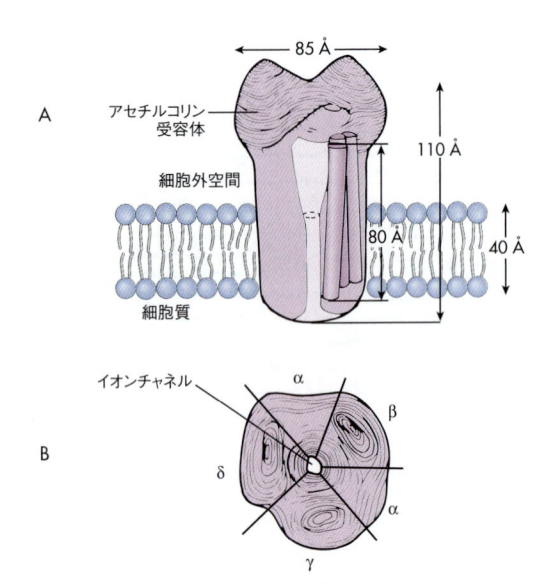

図4-6 電気魚 *Torpedo* から得られたニコチン性アセチルコリン受容体の構造。A：側面図。B：細胞外から見下ろした図。(Kistler, J. et al.: *Biophys J*, **37**: 371, 1982から改変)

> サクシニルコリンは脱分極性神経筋接合部遮断薬に属し、チャネルは開けると考えられる。その持続的抑制作用の機序は正確にはわかっていない)。

アセチルコリン受容体は接合部ひだの頂上部の細胞膜に高度に密集しており、筋の他の部位にはきわめて少ない。アセチルコリン受容体が接合部後膜に集合するメカニズムはよくわかっていないが、運動ニューロンの支配が関与していることは確かである。

ニューロン間の化学的シナプスは、神経筋接合部の特性と多くの共通点をもつ

シナプス前ニューロンはシナプス後ニューロンの樹状突起、細胞体、軸索とシナプスを形成する。中枢神経系では、シナプス前ニューロンの軸索とシナプス後ニューロンの樹状突起とのシナプス、**軸索樹状突起シナプス** axodendritic synapse が最も多い。特に樹状突起上の**棘** dendritic spine（高度に特殊化した構造をもつ小突起）でシナプスを形成することが多い。しかしながら、**軸索-細胞体シナプス** axosomatic synapse や**軸索-軸索シナプス** axoaxonal synapse もある。

シナプス後ニューロンは1つ、あるいは多数のシナプス前入力を受ける

1つの骨格筋細胞は1個の神経筋接合部しかもたない。運動ニューロンの1回の活動電位は、骨格筋で1回の活動電位を起こす。神経筋接合部は**1対1シナプス** one-to-one synapse である。

特定のニューロンは1個の入力しか受けないものがある。ある場合には、シナプス前ニューロンの1回の活動電位がシナプス後ニューロンに群発性の活動電位を誘発する。これは**1対多シナプス** one-to-many synapse である。

最も多いのは1つのシナプス後ニューロンが多数の入力を受ける場合、すなわち**多対1シナプス** many-to-one synapse 機構である。この場合、シナプス前ニューロンの1回の活動電位ではシナプス後ニューロンに活動電位を誘発できず、いくつかの入力ニューロンの活動電位がほぼ同期してシナプスに到達したときにシナプス後ニューロンを閾値まで脱分極させ、活動電位を誘発できる。

多入力を受けるシナプス後ニューロンで信号の統合が起こる

脊髄運動ニューロンは多対1シナプス機構をもっている。約10,000個の入力が1つの運動ニューロンにシナプスを形成している（図4-7▼）。そのうち約8000は樹状突起に、約2000が細胞体にシナプスをつくっている。これらの一部は興奮性の入力で、シナプス後ニューロンに一過性の脱分極、EPSPを起こす。他の入力は抑制性で、運動ニューロンに一過性の過分極、IPSPを起こす。EPSPは膜電位を活動電位の閾値に近づけ、IPSPは閾値から遠ざける。1つのEPSPは1～2 mVであり、IPSPもだいたいそのくらいである。シナプス後ニューロンは多くの入力を**統合** integrate する。瞬時的な入力の総和がシナプス後ニューロンを閾値まで脱分極させると活動電位が発生する。これが単一シナプス後ニューロンのレベルにおける信号の統合

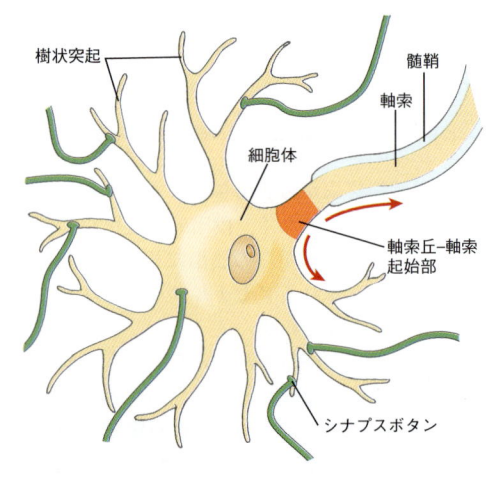

図4-7 細胞体と樹状突起に多くのシナプス入力（緑色）を受けている脊髄運動ニューロン。1つのニューロンに約10,000個のシナプスがある。細胞体に約2000、樹状突起に約8000。軸索丘-軸索起始部は最も閾値が低く、ここから活動電位が起こる。

である。

脊髄運動ニューロンのシナプス後電位は，神経伝達物質依存性のイオンチャネルの開口によって起こる

脊髄運動ニューロンの興奮性シナプス後電位EPSP（図4-8▼）は，Na^+とK^+の両イオンに対するシナプス後膜のコンダクタンスの一過性増大によって生じる。静止時Na^+に対する駆動力はK^+に対する駆動力よりはるかに大きいので，全体としてNa^+の流入が優勢となり，脱分極が起こる。抑制性シナプス後電位IPSP（図4-8▼）はCl^-のコンダクタンスの増大によって起こる。抑制性神経伝達物質が作用したときにCl^-の細胞内流入が起こり，過分極が起こる。

シナプス後ニューロンの細胞膜の一部，すなわちシナプス部位は，膜電位でなく化学物質に対して感受性がある。シナプス部位では活動電位は起こらない。シナプス部位で起こった膜電位変化は，脱分極であれ過分極であれ，電気緊張的にシナプス後ニューロンに広がる。細胞体から軸索が始まる部位を**軸索丘** axon hillockといい，細胞体に最も近い軸索の部位を**軸索起始部** initial segmentというが，多くのニューロンで軸索丘-軸索起始部が他の部位に比べ閾値が低い（図4-7▼）。入力の総和が閾値を超えたとき，ここから活動電位が始まる。活動電位は細胞体や樹状突起に伝導するとともに，軸索に沿って伝導する。

空間的・時間的加重によって入力が加算される

空間的加重 spatial summationは，2つの異なる入力が同時にシナプスに到着したときに生じる（図4-9 A, B▼）。2つのシナプス後電位が加算されるので，2つの同時的な興奮性入力はそれぞれ単独で生じた場合のおよそ2倍の脱分極をシナプス後ニューロンに生じる。1つのEPSPと1つのIPSPが同時に生じた場合には，

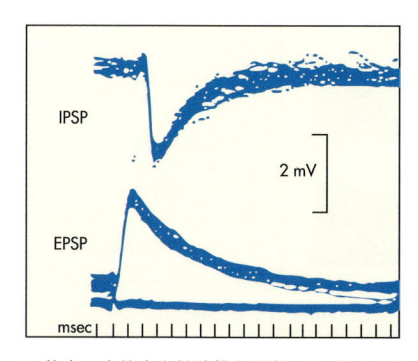

図4-8 特定の末梢求心性線維を刺激して，微小電極によって記録したネコ脊髄運動ニューロンの抑制性シナプス後電位（IPSP）と興奮性シナプス後電位（EPSP）。40回の記録を重ね合わせている。(Curtis, D.R., Eccles, J.C. : *J Physiol*, **145** : 529, 1959 より)

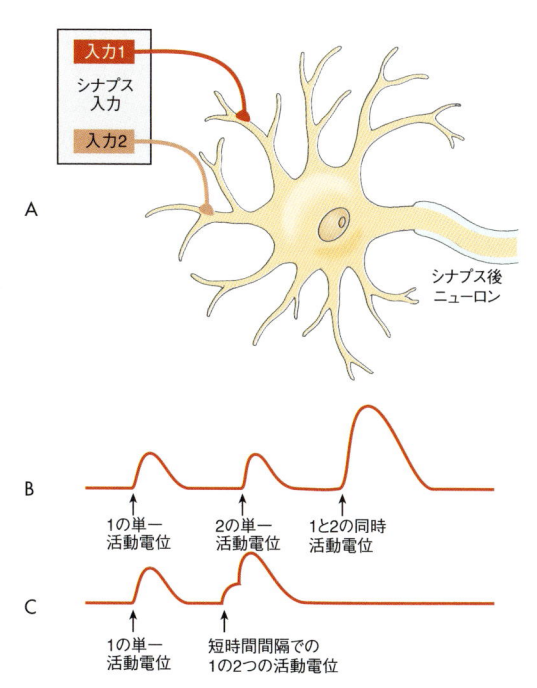

図4-9 A：2つのシナプス入力（1と2）をもつシナプス後ニューロンにおける空間的および時間的加重。B：空間的加重。入力1と入力2で単発活動電位が別々に起こった場合と2つ同時に起こった場合のシナプス後電位。C：時間的加重。同一の入力において2つの活動電位が短時間間隔で起こった場合のシナプス後電位。

互いに打ち消し合うことになる。細胞体の反対側にシナプスをつくる2つの入力でも同様に作用し合う。シナプス後電位（EPSPとIPSP）はほとんど減衰することなく，シナプス後細胞体の膜全体にくまなくかつ急速に波及する。これは細胞の大きさ（100 μm以下）が電気緊張電位の長さ定数（約1〜2 mm）に比べて非常に小さいためである。細い樹状突起に発生したシナプス電位は，細胞体へ広がる際に振幅が減衰する。樹状突起が細いほど，また細胞体からの距離が大きいほど減衰は著しい。

時間的加重 temporal summationは1つのシナプス前ニューロンに2つあるいはそれ以上の活動電位が急速に逐次発生すると起こり，引き起こされたシナプス後電位は時間的に重なり合う（図4-9 A, C▼）。シナプス前ニューロンにおける一連のインパルスは段階状の電位変化をシナプス後ニューロンに引き起こし，1つ1つの段階は個々のシナプス前インパルスによって誘起されたものである。

シナプス前軸索へのシナプス入力は伝達物質の放出量を変えることができる

特殊なシナプス後ニューロンに対するシナプス前入力の強度は，シナプス前軸索への作用により神経伝達物質の放出量を変えることによって修飾される。シナ

プス前抑制 presynaptic inhibition と**シナプス前促通** presynaptic facilitation がこれにあたり，修飾ニューロンとシナプス前ニューロンの軸索-軸索シナプスによって修飾される。シナプス前抑制は，修飾ニューロンの神経伝達物質によってシナプス前神経終末のCl^-コンダクタンスが増強したとき起こる。Cl^-コンダクタンスの上昇は活動電位を短く小さくし，それによってCa^{2+}の流入が減少し，神経伝達物質の放出が減少する。シナプス前促通は，修飾ニューロンの神経伝達物質によってシナプス前神経終末の膜電位依存性K^+コンダクタンスが減少したとき起こる。これにより活動電位が延長し，Ca^{2+}の流入が増加し，より多くの神経伝達物質が放出されることになる。

反復刺激はシナプス前ニューロンからの伝達物質の放出量を変えることができる

シナプス前軸索が繰り返し刺激された場合，シナプス後電位は刺激ごとに大きくなる。この現象は**促通** facilitation とよばれる（図4-10 A▼）。図4-10 B▼に示すように，促通の程度はシナプス前インパルスの頻度に依存する。低頻度繰り返し刺激をやめると，促通は10〜100 msec 以内に急速に消褪する。

シナプス前ニューロンが数秒間，高頻度の多数刺激によって刺激されると，より長続きするシナプス後電位の増大，**反復刺激後増強** posttetanic potentiation が起こる（図4-10 C▼）。反復刺激後増強は促通よりもより長く持続し，この現象は頻回刺激 tetanic stimulation の停止後，数十秒から5, 6分にわたって観察される。

促通と反復刺激後増強は，シナプス前ニューロンの繰り返し刺激の効果によるものである。これらの現象は，伝達物質に対するシナプス後細胞の感受性の変化によるものではない。繰り返し刺激に伴ってより多くの伝達物質量子が放出されるのであるが，頻回刺激によってシナプス前神経終末の細胞内Ca^{2+}レベルの上昇が起こることが一因である。

シナプス前ニューロンが長時間頻回刺激されると，個々のシナプス前刺激によって引き起こされるシナプス後電位が小さくなり始める。この現象は**シナプス疲労** synaptic fatigue（神経筋接合部では神経筋抑圧）とよばれる。疲労したシナプスのシナプス後ニューロンは微小ピペットによって与えた伝達物質には正常に反応するので，減衰はシナプス前性のものであると考えられる。ある場合はシナプス疲労は量子量（シナプス小胞1つあたりの伝達物質の量）の減少によって説明される。疲労したシナプスは通常，数秒で回復する。

長期増強と長期抑圧はシナプス後ニューロンの変化を含む

中枢神経系におけるある種のシナプスでは，シナプス前入力の強い頻回刺激ののち，そのシナプスの伝達効率が増し，数時間あるいは数日間継続する。この現象は**長期増強** long-term potentiation とよばれ，おそらく学習・記憶に関わる基本的現象と考えられている。同じシナプスにおいて，低頻度反復刺激がシナプス伝達効率の持続性低下，すなわち**長期抑圧** long-term depression を起こしうる。前記のシナプス前神経終末の変化に由来する修飾機構と対照的に，長期増強・長期抑圧はシナプス後ニューロンで起こる現象である。

長期増強のメカニズムに関しては，シナプス後膜を介するCa^{2+}の流入が，神経伝達物質に対する長期持続性の応答性増強の開始に必要な第1のステップであ

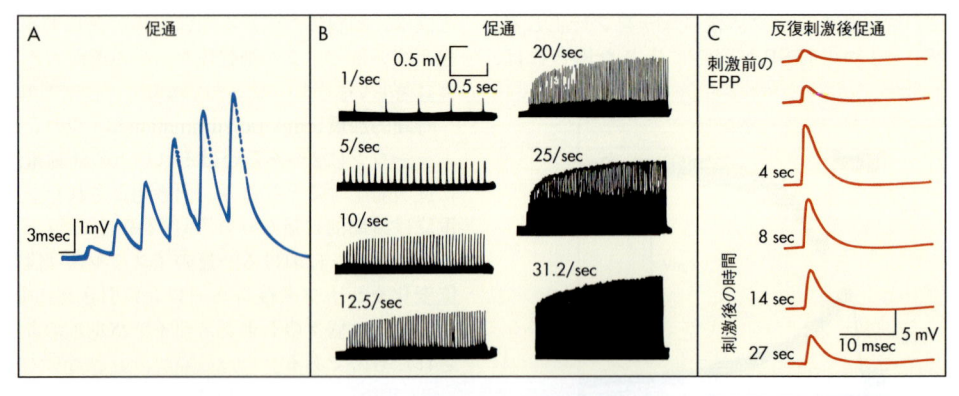

図4-10 A：神経筋接合部における促通。ガマ縫工筋の神経筋接合部のEPPが運動神経軸索の連続した活動電位によって誘起された場合。B：運動神経軸索を異なる頻度で頻回刺激して誘起したカエル神経筋接合部のEPP。促通の程度は刺激頻度が増えるに従って増大することに注意。C：カエル神経筋接合部における反復刺激後増強。上の2つのトレースは運動神経の単一活動電位によって誘起されたコントロールのEPP。その下のトレースは運動神経の頻回刺激のあと，単一活動電位によって誘起された応答。頻回刺激と単一活動電位の間の時間間隔はそれぞれのトレースの上に示してある。（AはBelnave, R.J., Gage, P.W.：*J Physiol*, 266：435, 1977, BはMagleby, K.L.：*J Physiol*, 234：327, 1973, CはWeinrich, D.：*J Physiol*, 212：431, 1971 より改変）

る。Ca^{2+}流入は，グルタミン酸受容体の1つのタイプ（後述）であるN-メチル-D-アスパラギン酸（NMDA）受容体を介して起こる。Ca^{2+}の流入は，シナプス後ニューロンの樹状突起に非常に高濃度に存在する多機能性プロテインキナーゼの1つであるCa^{2+}-カルモジュリンキナーゼⅡ（第5章参照）を活性化すると考えられている。高Ca^{2+}存在下でこのキナーゼは自分自身をリン酸化し，それによってCa^{2+}存在下でも非存在下でも活性をもつ。Ca^{2+}-カルモジュリンキナーゼⅡは長期増強の誘導に重要な蛋白質をリン酸化すると考えられている。

長期増強は形態学的な変化も要因でありうる。シナプス前経路に適当な刺激を与えると，シナプス後ニューロンの樹状突起棘の数と樹状突起のシナプスの数が急速に増加することが知られている。シナプス前神経終末が長期増強に関与するかどうかは不明であるが，シナプス後ニューロンが伝達物質放出を増強する因子を遊離する可能性がある（酸化窒素[NO]が示唆されている）。

いろいろな物質が神経伝達物質あるいは神経修飾物質として働く

表4-1▼に，神経伝達物質あるいは神経修飾物質として働く物質をあげてある。あるシナプスでこれが神経伝達物質であると同定することは困難なことが多い。伝達物質候補（Xとする）が確かにそのシナプスでの神経伝達物質であると受け入れられるためには，以下のような基準を満たさなければならない。

1. シナプス前ニューロンがXを含有し，合成することができる。
2. 適当な刺激によりシナプス前ニューロンからXが放出されなければならない。
3. Xのシナプス後ニューロンへの微量投与によって，シナプス前ニューロンの刺激によるものと同じ効果を示さなければならない。
4. シナプス前ニューロンの刺激効果とXの微量投与効果とは，薬物によって同じように影響されなければならない。

いくつかの神経伝達物質や神経修飾物質は，シナプス後ニューロンに速い一過性の作用を発現する。他の物質は作用がかなり遅く始まり，何分あるいは何時間のオーダーで持続する。いままで発見された伝達物質候補は，アミン，アミノ酸，小ペプチドのいずれかに属する。

アセチルコリンは運動ニューロン-骨格筋，自律神経系，中枢神経系でシナプス伝達を行う

前に述べたように，アセチルコリンは脊髄から発するすべての運動ニューロン軸索終末から放出される伝

表4-1 代表的な神経伝達物質・神経修飾物質

物質	神経系における作用部位
アセチルコリン	神経筋接合部，自律神経終末，自律神経節，汗腺，脳，網膜，消化管
生物活性アミン	
アドレナリン	脳，脊髄
ノルアドレナリン	交感神経終末，脳，脊髄，消化管
ドーパミン	脳，交感神経節，網膜
セロトニン	脳，脊髄，消化管
ヒスタミン	脳，消化管
アミノ酸	
GABA	脳，網膜
グルタミン酸	脳
アスパラギン酸	脊髄，脳？
グリシン	脊髄，脳，網膜
プリン/プリンヌクレオチド	
アデノシン	脳
ATP	自律神経節，脳
気体	
一酸化窒素	脳，脊髄，消化管
ペプチド	
アクチビン	脳
アンギオテンシンⅡ	脳，脊髄
心房性ナトリウム利尿ペプチド	脳
カルシニン遺伝子由来ペプチド	脊髄，脳
コレシストキニン	脳，網膜
コルチコトロピン放出ホルモン	脳下垂体，脳
β-エンドルフィン	脳，網膜，消化管
エンケファリン	脳，網膜，消化管
エンドセリン	脳，脳下垂体
FMRFアミド	脳
ガラニン	脳，脊髄
ガストリン	脳
ガストリン放出ペプチド	脳
ゴナドトロピン放出ホルモン	脳，自律神経節，網膜
インヒビン	脳
モチリン	脳，脳下垂体
神経ペプチドY	脳，自律神経系
ニューロテンシン	脳，網膜
オキシトシン	脳下垂体，脳，脊髄
セクレチン	脳
ソマトスタチン	脳，網膜，消化管
血管作用性小腸ポリペプチド	自律神経系，脊髄，脳，網膜，消化管

達物質である。またアセチルコリンは，すべての自律神経節前ニューロンおよび副交感神経節後線維の伝達物質として，自律神経系において中心的役割を果たしている。大脳皮質運動野のベッツBetz細胞はアセチルコリンを伝達物質としている。運動を調節する大脳基底核においても，アセチルコリンは重要な伝達物質であり，他の多くの中枢神経経路の伝達物質でもある。

> アセチルコリンを含む脳の経路（コリン作動性経路 cholinergic pathway）の欠陥が，Alzheimerのような若年性痴呆 senile dementia に意味があるとされている。血液脳関門を通過する長期作用性の抗コリンエステラーゼ薬の投与が若年性痴呆の認識機能を改善することがある。

いくつかのアミンは神経伝達物質として働く

ドーパミン dopamine，**ノルアドレナリン** noradrenalin と**アドレナリン** adrenalin は**カテコールアミン** catecholamine で，アミノ酸の1つであるチロシンで始まる共通の生合成経路を含む。チロシンはチロシンヒドロキシラーゼによってL-ドーパに転換される。L-ドーパは特殊な脱炭酸酵素によってドーパミンに変換される。ドーパミン作動性ニューロンでは，合成過程はここで停止する。ノルアドレナリン作動性ニューロンはもう1つの酵素，ドーパミンをノルアドレナリンに変換するドーパミン-β-ヒドロキシラーゼを含有している。ノルアドレナリンは交感神経節後ニューロンの主な伝達物質である。副腎髄質のクロム親和性細胞では，ノルアドレナリンにメチルグループを添加して，副腎髄質ホルモンであるアドレナリンを合成する。

> 高濃度のドーパミンを含有するニューロンは，中脳にある**黒質** substantia nigra と**腹側被蓋** ventral tegmentum に顕著にみられる。これらの部位のあるニューロンは，複雑な運動を制御する**線条体** corpus striatum に終止している。**パーキンソン** Parkinson 病では，線条体でシナプスをつくるドーパミン作動性シナプスが変性しており，この変性が疾病を特徴づけている筋肉の固縮と振戦の原因と目されている。ドーパミンの前駆物質であるL-ドーパの投与は運動機能を改善するが，一時的である。
>
> これに対しドーパミン作動性シナプスの過活性は，ある種の精神病 psychosis に関わる。**クロルプロマジン** chlorpromazine やそれに類する抗精神病薬は，シナプス後膜のドーパミン受容体拮抗薬であり，神経終末から放出されるドーパミンの効果を減弱させる。

セロトニン serotonin（5-ヒドロキシトリプタミン）を含有するニューロンは，脳幹の多くの神経核に高濃度に存在する。セロトニン作動性ニューロンは，体温調節，感覚認知，睡眠の開始，情緒の調節などに関わっている。セロトニン作動性ニューロンは，ある種の動物では攻撃的な行動に関わるといわれている。13種類のセロトニン受容体サブタイプがみつかっており，多くの機能がセロトニンによって制御されていることが示唆される。そのうち12種のサブタイプはG蛋白質に連結する受容体（第5章参照）であり，あと1つのサブタイプはリガンド依存性イオンチャネルである。

アミノ酸伝達物質は，中枢神経系で最も多い抑制性・興奮性神経伝達物質である

最も単純なアミノ酸である**グリシン** glycine は脊髄および脳幹の介在ニューロンの一部から放出される抑制性神経伝達物質である。**γ-アミノ酪酸** γ-amino butyric acid（GABA）は蛋白質の中に組み込まれることがなく，他の自然にあるアミノ酸のように細胞すべてに含まれるものでもない。GABAは中枢神経系のみがもっている特殊な脱炭酸酵素によってグルタミン酸から生成される。GABAを含有するニューロンとしては，大脳基底核，小脳プルキンエ Purkinje 細胞，脊髄介在ニューロンなどがある。どの場合もGABAは抑制性伝達物質として機能する。GABAは脳の中の1/4のシナプスの伝達物質であるといわれる。

ジカルボキシルアミノ酸である**グルタミン酸** glutamate と**アスパラギン酸** aspartate は，脳の多くのニューロンに強い興奮作用を有している。グルタミン酸は脳の中でも普遍的な興奮性伝達物質である。5種類の**興奮性アミノ酸受容体** excitatory amino acid（EAA）receptor がある（後述）。

一酸化窒素（NO）は重要な伝達物質，修飾物質である

NOは腸壁神経系の抑制性運動ニューロンと消化管平滑筋の間の信号伝達を仲介する（第32章）。NOはまた中枢神経系で神経伝達物質，神経修飾物質として機能する。NOは他の神経活性化物質とは異なり，気体であって，小胞に含まれて放出されるのではない。透過性が高く，産生された細胞から容易に周辺の細胞に拡散する。**NO合成酵素** NO synthase は細胞質内 Ca^{2+} 上昇によって活性化される。

NOを受容する蛋白質は標的細胞の可溶性グアニル酸シクラーゼである（第5章）。NOはこの受容体を強く刺激して，標的細胞のサイクリックGMPレベルを上昇させる。サイクリックGMPの上昇は，イオンチャネルその他いろいろな細胞過程に影響を与える。

プリンヌクレオチドとヌクレオシドは神経伝達物質，神経修飾物質である

ATPとアデノシンは中枢神経系，自律神経系，末梢神経系で神経伝達物質，神経修飾物質として機能する。

多くの神経ペプチドは神経伝達物質，神経修飾物質である

特定のニューロンは非常に低い濃度で，ニューロンを興奮あるいは抑制するペプチドを放出する。2～40個のアミノ酸からなる多くの**神経活性ペプチド** neuroactive peptide，あるいは**神経ペプチド** neuropeptide が同定されている（表4-1▼）。

例外はあるが，神経ペプチドはいままで述べた従来の神経伝達物質よりも低い濃度で標的ニューロンに作用し，その作用は通常より長く持続する。神経ペプチドの多くのものはホルモン（血液中に分泌され，循環系を通じて標的細胞に到達する物質で）としてのほうがよく知られている。神経ペプチドの多くは特定のシナプスで神経伝達物質として働き，他のシナプスでは神経修飾物質として働く。表4-2▼に神経伝達物質と神

表4-2 非ペプチド神経伝達物質とペプチド神経伝達物質の相違点

非ペプチド神経伝達物質	ペプチド神経伝達物質
神経終末で合成・パックされる	シナプス前ニューロン細胞体で合成，パックされる。軸索輸送によって神経終末に運ばれる
活性型として合成される	複数の神経ペプチドあるいはホルモンを含む大きなペプチドから分離して活性型ペプチドができる
活性帯付近に密集する小シナプス小胞に存在	神経終末に一様に分布する大型のシナプス小胞に存在
シナプス前神経終末への能動的再取り込みによって作用が終結	ペプチドの分解，拡散によって作用が終結
神経伝達物質と小胞構成物は再利用される	神経ペプチドと小胞構成物は処分される
シナプス間隔に放出される	標的ニューロンから少し離れて放出されることがある
通常作用は短潜時・短持続時間（msec）	作用は長潜時で秒単位の長い持続を示すことがある

経修飾物質の違いを示してある。

多くの場合，神経ペプチドは非ペプチド伝達物質とともに同一の神経終末に共存する。非ペプチド神経伝達物質は小型のシナプス小胞に含まれ，活性帯の近傍に分布する。神経ペプチドはより大型の小胞に含まれ，神経終末に一様に分布する。シナプス前ニューロンを低頻度で刺激した場合は非ペプチド伝達物質が放出されるのに対し，神経ペプチドは高頻度刺激に対して放出されるようである。

神経ペプチドはニューロンの細胞体で合成される。神経ペプチドを含む小胞はゴルジ複合体の成熟面から遊離し，それから**速い軸索輸送**fast axonal transportによって軸索終末に移動する。

神経ペプチドのあるものもプレプロホルモンpreprohormoneとして合成される（第40章参照）。シグナル配列の切断によりプレプロホルモンはプロホルモンに転換される。プロホルモンの蛋白質分解酵素による切断の結果，1つあるいは複数の活性型ペプチドができる。いくつかの例では1つのプロホルモンは数種の活性型ペプチド配列を含んでいる。

オピオイドペプチドは痛覚経路を修飾し，中枢神経系や消化管壁で重要な神経修飾物質である

オピエートopiateはケシから抽出された薬物である。ケシ由来ではないがオピエート受容体に結合して直接作用を示す物質を**オピオイド**opioidという。作用のうえでは，オピオイドは直接作用を示し，モルフィン誘導体である**ナロキソン**naloxoneによって立体特異的に抑制される物質と定義される。オピエートは強力な**鎮痛薬**analgesicとして治療上有用なものである。オピエートは特殊なオピエート受容体に結合することによって鎮痛効果を現す。

哺乳動物における内在性のオピオイドペプチドの3つの主な種類は，**エンケファリン**enkephalin，**エンドルフィン**endorphinと**ダイノルフィン**dynorphinである。エンケファリンは最も単純なオピオイドで，5つのアミノ酸よりなるペンタペプチドである（メチオニン-エンケファリンはTyr-Gly-Gly-Phe-Met，ロイシン-エンケファリンはTyr-Gly-Gly-Phe-Leu）。ダイノルフィンとエンドルフィンは少し長いペプチドで，それらのN末端は，メチオニン-エンケファリンあるいはロイシン-エンケファリンと同じ配列をもつ。

オピオイドペプチドは，中枢神経系と消化管の内在神経細胞に広く分布している。エンドルフィンは中枢神経系の特定の部位に限局して存在するが，エンケファリンとダイノルフィンはより広い範囲に分布している。オピオイドは痛覚の認知に関わる大脳のニューロンを抑制する。

サブスタンスPは，痛覚経路や消化管壁で神経伝達物質である

神経ペプチドの多くはオピオイドではない。**サブスタンスP**（P物質）substance Pは11のアミノ酸からなるペプチドで，脳内の特殊なニューロン，1次感覚ニューロンや消化管壁神経叢のニューロン中に含まれる。サブスタンスPは腸脳ペプチドとよばれるもののうち，最初に発見されたものである。腸管壁ニューロンは，サブスタンスPを含め，脳や脊髄にみられる多くの神経ペプチドを含有している。

サブスタンスPは，1次感覚神経（細胞体はシナプス後根神経節にある）と脊髄後角介在ニューロンとの間のシナプスでの神経伝達物質である。エンケファリンはこのシナプスでサブスタンスPの放出を減少させ，それによって痛覚神経経路の最初のシナプスで抑制をかける。

血管作用性小腸ペプチド，セクレチン，グルカゴン，胃抑制ペプチドは神経ペプチドの1ファミリーのメンバーである

血管作用性小腸ペプチドvasoactive intestinal peptide（VIP）は消化管ホルモンとして最初にみつけられ，現在は神経ペプチドとしても知られる。VIPは中枢神経系や消化管の内在神経細胞などに広く分布している。脳のニューロンにおいてはシナプス小胞の中に認められる。VIPは血管平滑筋や非血管平滑筋への抑制性伝達物質として，また腺上皮細胞へは興奮性伝達

物質として機能している。

セクレチンsecretin，グルカゴンglucagon，胃抑制ポリペプチドgastric inhibitory polypeptide（GIP）は消化管ホルモンとしてよく知られている。これらは中枢神経系にも認められるが，それらの機能はいまだ明らかでない。

コレシストキニンはガストリン，セルレインを含む神経ペプチドグループに入る

ガストリンgastrinやセルレインceruleinを含む神経ペプチドのグループは，類似したN末端配列をもつ。コレシストキニンcholecystokinin（CCK）は，胆嚢の収縮の誘発やその他の役割を果たすことでよく知られた消化管ホルモンである（第33，34章）。そのN末端オクタペプチドCCKは中枢神経系の特殊なニューロン中に存在する。

神経伝達物質受容体はリガンド依存性イオンチャネルまたは信号伝達蛋白である

前述したように，ある種の神経伝達物質受容体は，神経筋接合部のアセチルコリン受容体のように，リガンド依存性イオンチャネルを構成している。他の神経伝達物質は間接的にイオンチャネルに影響を及ぼす。

アセチルコリン受容体の2つのメジャークラスはニコチン性アセチルコリン受容体とムスカリン性アセチルコリン受容体である

神経筋接合部でのアセチルコリン受容体（図4-6▼）はニコチン性アセチルコリン受容体nicotinic acetylcholine receptorであり，ニコチンnicotineによって刺激される。もう1つは，心筋，平滑筋，脳のニューロンなどに存在するムスカリン性アセチルコリン受容体muscarinic acetylcholine receptorで，ムスカリンmuscarineによって刺激される。両受容体とも，アゴニスト，アンタゴニストに対する感受性によってサブタイプに分けられている。

ムスカリン性アセチルコリン受容体はイオンチャネルではない。ムスカリン性アセチルコリン受容体は7回膜貫通ヘリックスを有し，ヘテロ3量体G蛋白質と連結している。アセチルコリンが心臓の洞房結節のM_2受容体に結合するとG_i蛋白質を活性化し，K^+チャネルの開口確率を増大させる（第5章参照）。これにより，洞房結節のペースメーカー細胞を過分極させ，心拍数を減少させる（第19章参照）。ムスカリン性アセチルコリン受容体には5つのサブタイプが知られている。

GABA受容体とグリシン受容体は中枢神経系の抑制性シナプス伝達を仲介する

グリシンが仲介するシナプスは主に脊髄にあり，GABA作動性シナプスは脳に無数にある。GABAおよびグリシン受容体の多くは，他の伝達物質受容体の多くと同様に，リガンド依存性イオンチャネルのスーパーファミリーに属する。それらはニコチン性アセチルコリン受容体と同様にヘテロ5量体で，それらのサブユニットは類似のホモロジーをもち，ニコチン性アセチルコリン受容体のサブユニットと類似の構造をもっている。5つの異なるサブユニットがあるが，機能的なイオンチャネルの構成には，1つあるいは2つのサブユニットだけが必要である。脳内のタイプの異なるニューロンは，しばしば異なるサブユニット異性体の組み合わせによってつくられた異なる受容体サブタイプをもっている。

GABAおよびグリシン受容体はリガンド依存性Cl^-チャネルであり，Cl^-の流入をもたらす。Cl^-の内向き流はニューロンを過分極し，抑制を引き起こす。GABA受容体には2つのタイプ（$GABA_A$と$GABA_B$）がある。$GABA_A$受容体はCl^-チャネルである。$GABA_B$受容体はイオンチャネルではないが，プロテインキナーゼCを介してK^+コンダクタンスを増加させ，Ca^{2+}コンダクタンスを減少させる。

> 全身麻酔薬は$GABA_A$受容体Cl^-チャネルの開口時間を延長させ，シナプス後ニューロンの抑制を延長させる。$GABA_A$受容体は全身麻酔薬の第1の標的分子であるかもしれない。$GABA_A$受容体は2つのクラスの薬物（ジアゼパムdiazepamのような）ベンゾジアゼピン類benzodiazepineとバルビツレート類barbiturateの標的でもある。ベンゾジアゼピンは抗不安薬や精神安定薬として広く使用されている。バルビツレートは精神安定薬や抗痙攣薬として用いられる。両者は$GABA_A$受容体の異なる部位に結合し，GABAに反応するイオンチャネルの開口を促進する。

興奮性アミノ酸受容体の最も重要なリガンドはグルタミン酸である

グルタミン酸は，中枢神経系の興奮性シナプスの主要な伝達物質である。グルタミン酸受容体は，**興奮性アミノ酸受容体**excitatory amino acid（EAA）receptorとして知られている。現在5種類のサブタイプが認められている（表4-3▼）。サブタイプは，特定の受容体と強く結合する合成アミノ酸類似物質によって分類されている。そのうち4つはリガンド依存性イオンチャネルであり，1つが間接的にチャネルに影響する**代謝型EAA受容体**metabotropic EAA receptorである。

AMPA受容体と**NMDA受容体**は中枢神経系に広く分布している。グルタミン酸あるいはそのアゴニストでAMPA受容体を刺激すると，Na^+流入とK^+の流出

表4-3 興奮性アミノ酸受容体の種類の差異

種類	特性
AMPA受容体	中枢神経系に広く分布 Na^+, K^+を透過させるチャネルを構成 キスカル酸受容体として知られた
NMDA受容体	中枢神経系に広く分布 Na^+, K^+, Ca^{2+}を透過させるチャネルを構成 Mg^{2+}によって抑制(脱分極で抑制解除)
カイニン酸受容体	中枢神経系の特殊な部位に分布
L-AP4*受容体	広範囲には分布しない グルタミン酸の放出を抑制するシナプス前終末の受容体として機能する可能性
代謝型受容体	イオンチャネルを構成しない イノシトール1,4,5-三リン酸を動員する 細胞内Ca^{2+}レベルを上昇させる

*L-2amino-4-phsphonobutyrate

によるEPSPが起こる。NMDA受容体ではNa^+, K^+のほかにCa^{2+}流入が起こる。NMDA受容体は生理的レベルのMg^{2+}によってブロックされている。この抑制は、ニューロンが脱分極したときに解除される。したがってグルタミン酸に対するシナプス後ニューロンの反応は、まずAMPA受容体を介して脱分極を起こし、次いで脱分極がMg^{2+}抑制を解除してCa^{2+}流入を許し、さらに脱分極が起こることになる。NMDA受容体はグリシンによっても制御されており、グリシンがこの受容体に結合するとグルタミン酸に対する電流応答が増強する。NMDA受容体が長期増強の形成に重要な役割を果たしていることは前述のとおりである。

まとめ

- 隣接した細胞間の直接的な電気的伝達は、ギャップ結合によって仲介される。
- 化学シナプスではシナプス前神経終末での活動電位がCa^{2+}流入を起こし、細胞内Ca^{2+}濃度上昇が神経伝達物質放出に関わる一連の現象を誘導する。
- 神経伝達物質はシナプス間隙を拡散してシナプス後膜の伝達物質受容体に結合し、シナプス後膜で1つあるいは複数のイオンのコンダクタンスの一過性の変化を起こす。
- 神経筋接合部では、運動神経終末から放出されたアセチルコリンは接合部後膜のニコチン性アセチルコリン受容体蛋白質に結合し、Na^+, K^+を透過させるイオンチャネルを開口させる。シナプス後膜のイオン流は、終板電位(EPP)という脱分極を引き起こす。
- 終板電位は酵素アセチルコリンエステラーゼによって、アセチルコリンを加水分解することによって終結する。接合部間隙に遊離したコリンは、能動的に神経終末に取り込まれる。
- 運動神経終末からのアセチルコリンの放出は量子的である。1量子は単一小胞の中に含まれたアセチルコリンの量に相当する。
- 脊髄運動ニューロンへの興奮性入力の活動電位は、運動ニューロンにEPSPという脱分極を起こし、活動電位の閾値に近づける。
- 抑制性入力の活動電位は、運動ニューロンにIPSPという過分極を起こす。
- シナプス伝達の効率は、シナプス前ニューロンの活動電位のタイミングと頻度に依存する。
- 促通、反復刺激後増強と長期増強はシナプス前ニューロンのさまざまな刺激によるシナプス伝達の効率増大の例である。
- 長期増強は、神経伝達物質に対するシナプス後ニューロンの反応性を増強する生化学的な変化を伴う。
- アセチルコリン、活性アミン、グルタミン酸、グリシン、GABAは、中枢神経系における重要な神経伝達物質である。
- グリシンとGABAは、中枢神経系の抑制性シナプスにおける主要な神経伝達物質である。
- グルタミン酸は、中枢神経系の興奮性シナプスにおける主要な興奮性神経伝達物質である。5種類の興奮性アミノ酸受容体が知られている。
- 多くの神経活性ペプチドは、中枢神経系で神経伝達物質あるいは神経修飾物質として機能する。

第5章
膜受容体, セカンドメッセンジャー, 信号伝達経路

到達目標
- 一般的なG蛋白質を介する信号伝達経路の構成因子をあげることができる。
- 信号伝達におけるプロテインキナーゼとプロテインホスファターゼの役割を説明できる。
- セカンドメッセンジャーで活性化されるプロテインキナーゼの主な種類をあげることができる。
- 受容体チロシンキナーゼの一般的な機能を説明できる。
- プロテインホスファターゼの主な種類をあげることができる。

本章では, 細胞外からの刺激物質が細胞機能を誘発するまでに介在する細胞内信号伝達経路について解説する。基本的な細胞機能は多種の物質に制御されている。ステロイドホルモンなど（第40, 46章参照）いくつかの制御物質は細胞内に入り, 遺伝子の転写に関与するが, 他の多くの制御物質は細胞外から作用する。

信号伝達系が, 膜受容体への調節物質結合から細胞内効果出現までの過程を結ぶ

細胞外刺激物質の最初の作用は, 標的細胞の細胞膜上の**受容体** receptor との特異的な結合である。第4章に記述した神経伝達物質とその受容体が良い例である。既述した神経伝達物質については, 受容体が伝達物質（リガンド）によって開口するイオンチャネルそのものであり, 細胞の反応はイオン電流である。すなわち, リガンドによって開口するイオンチャネルは受容体でもあり, **効果器**（エフェクター effector）でもある。

しかし刺激物質あるいはアゴニストの多くについては, 受容体への結合を介して細胞機能に作用を及ぼすにあたって, さらに複雑な事象が介在している。細胞外アゴニストは信号伝達経路を駆動し, 刺激物質-受容体結合は特定の蛋白質の活性を変化させて細胞反応を誘起する。本書ではすべてを論じ切ることはできないので, 特定の**信号伝達経路** signal-transduction pathway, 特にあとの章に関連するものだけを記述することにする。

細胞外アゴニストの由来は, **内分泌**（エンドクリン）endocrine, **神経分泌**（ニューロクリン）neurocrine, **傍分泌**（パラクリン）paracrine に分類できる。内分泌刺激物質（**ホルモン** hormone）は内分泌細胞から分泌され, 遠隔標的細胞に血流を介して到達する。神経分泌制御物質は, 標的細胞にごく近接した神経終末から分泌される。第4章で述べられた神経伝達物質は神経分泌物質に属する。傍分泌物質は標的細胞のごく近傍ではないが, 分泌物質が拡散して到達できる範囲にある細胞から分泌される。

傍分泌物質は1つの細胞から分泌され, 別のタイプの細胞群に作用する。しかしある種の細胞ではその細胞自身あるいは近傍の同種の細胞群に作用するものがある。これを**自己分泌**（オートクリン）**制御** autocrine regulation という。

蛋白質リン酸化酵素と脱リン酸化酵素：リン酸化は信号伝達経路における情報伝達の共通の方式である

多くの信号伝達の段階で, 生物学的に中心的な役割を果たす特定の蛋白質のリン酸化が含まれている。これらの蛋白質がリン酸化されると, その活性は増強あるいは抑制される。細胞の**蛋白質リン酸化酵素** protein kinase（以下, プロテインキナーゼまたは単にキナーゼとする）は特定の蛋白質のリン酸化を行い, **脱リン酸化酵素** protein phosphatase（以下, プロテインホスファターゼまたは単にホスファターゼとする）は蛋白質からリン酸を解離させる働きをする。効果器蛋白質のリン酸化の状態は, キナーゼとホスファターゼの活性のバランスによって決まる。

信号伝達経路は, アゴニストが細胞膜上の受容体の細胞外部位に結合することに反応して, プロテインキナーゼの活性を変える。主要なキナーゼの種類を図5-1▼に示す。

アゴニストと受容体の結合は細胞内**セカンドメッセンジャー** second messenger の濃度を変化させ, それによってキナーゼの活性が修飾される。セカンドメッセンジャーには**サイクリックAMP**（cAMP）, **サイクリックGMP**（cGMP）, Ca^{2+}, **イノシトール1,4,5-三リン酸**（IP_3）, **ジアシルグリセロール**（DAG）などがある。

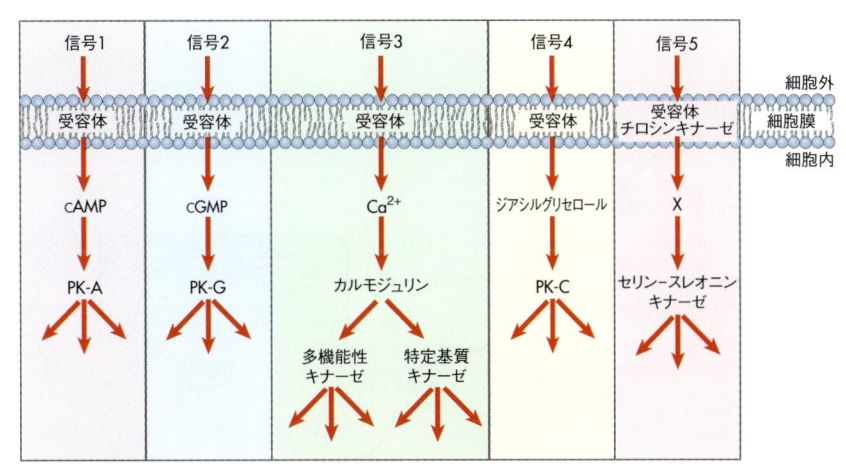

図5-1 哺乳類細胞におけるプロテインキナーゼを含む信号伝達経路。PK-A：cAMP依存性プロテインキナーゼ，PK-C：プロテインキナーゼC，PK-G：cGMP依存性プロテインキナーゼ，X：後述する信号伝達経路。（Cohen, P.: *Trends Biochem Sci*, **17**：408, 1992より改変）

cAMPあるいはcGMPによって活性化されるキナーゼは，それぞれ**cAMP依存性プロテインキナーゼ**cAMP-dependent protein kinase（Aキナーゼ；PK-A），**cGMP依存性プロテインキナーゼ**cGMP-dependent protein kinase（Gキナーゼ；PK-G）とよばれる。

また**カルモジュリン依存性プロテインキナーゼ**calmodulin-dependent protein kinaseは，Ca^{2+}と**カルモジュリン**calmodulinという蛋白質（分子量16,700）との複合体によって増強される。カルモジュリンはすべての細胞に存在し，4個のCa^{2+}を結合する。Ca^{2+}とカルモジュリンの複合体はプロテインキナーゼ以外の種々の蛋白質を制御している。

プロテインキナーゼC（PK-C）群に属するキナーゼは，Ca^{2+}，ジアシルグリセロール，膜のリン脂質あるいはその分解産物によって活性化される。一方，**インスリン**insulinやある種の**成長因子**growth factorは，チロシン残基で基質をリン酸化するキナーゼ活性を有する受容体に結合する（他のキナーゼはセリンあるいはスレオニン残基で基質をリン酸化する）。これらのキナーゼは**プロテイン-チロシンキナーゼ**protein-tyrosine kinaseとよばれる。

G蛋白質は信号伝達経路の分子スイッチである

多くのホルモンや神経修飾物質，その他の制御物質の作用は，**ヘテロ3量体GTP結合蛋白質**hetero trimeric GTP-binding protein（略して**G蛋白質**）を介する経路によって発現される（他のGTP結合蛋白質である単量体G蛋白質については後述する）。G蛋白質はスイッチであり，2つの状態をとる。活性化された"オン"状態ではGTPと高親和性を有し，一方，不活性化された"オフ"状態ではGTPよりGDPに結合しやすい。受容体に刺激物質が結合すると，受容体はG蛋白質に作用して活性化状態への変換とGTPの結合を促進する。活性化されたG蛋白質は，酵素やイオンチャネルといった効果器蛋白質effector proteinに作用してその活性を変える。また活性化されたG蛋白質はGTP分解酵素活性をもち，最終的にGTPがGDPに加水分解されて，G蛋白質は不活性状態に変換される（図5-2▼）。

G蛋白質の重要な標的は，セカンドメッセンジャーであるcAMP，cGMP，Ca^{2+}，IP_3，DAGの細胞内濃度を変化させる分子である（図5-3▼）。**アデニル酸シクラーゼ**adenylyl cyclaseと**cGMPホスホジエステラーゼ**cGMP phoshodiesteraseは，それぞれcAMPの合成，cGMPの分解をもたらす酵素であるが，これらの酵素はG蛋白質を介して強力に修飾される。Ca^{2+}チ

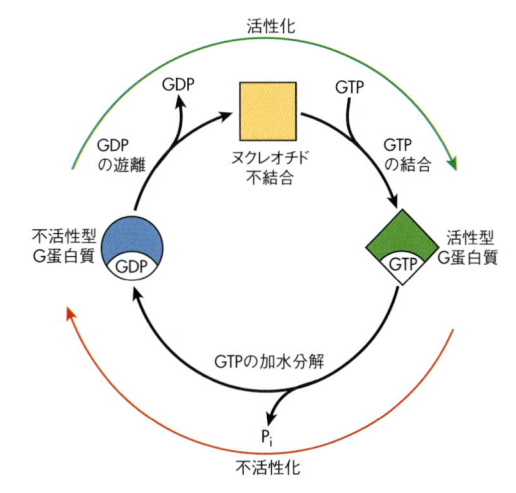

図5-2 GTP結合蛋白質（G蛋白質）の活性サイクル。不活性型のG蛋白質（青円）はGDPと結合している。GDPの解離とGTPの結合がG蛋白質を活性型にする（緑菱形）。GTPの分解は，G蛋白質を再び不活性型に戻す。Piは無機リン。

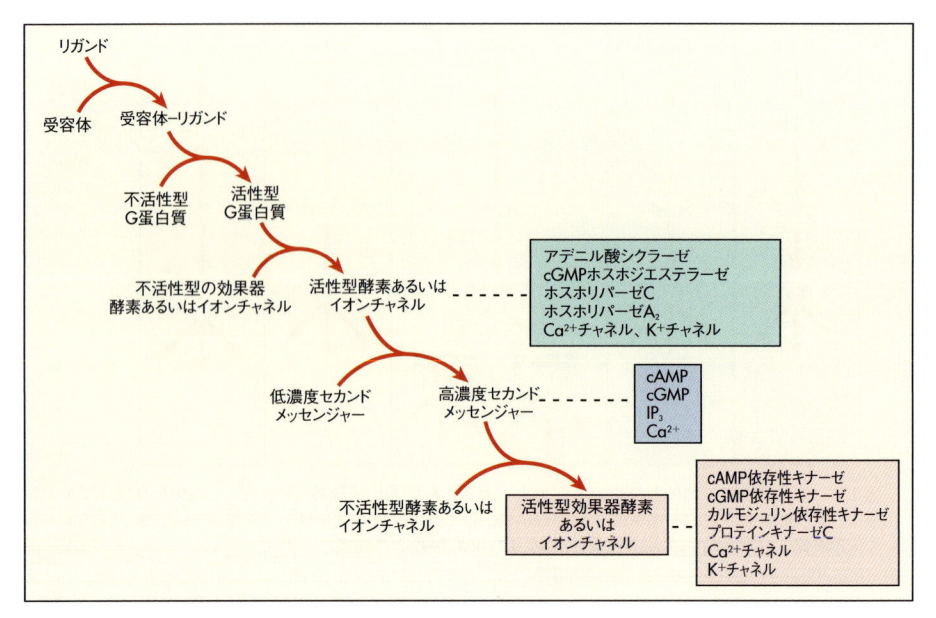

図5-3 信号伝達カスケード。ペプチドホルモンのような細胞外リガンドが受容体に結合し，G蛋白質の活性化とそれに続くカスケードを介して，イオンチャネル，プロテインキナーゼ，あるいはホスホリパーゼを活性化あるいは不活性化する経路を示す。

ャネルはG蛋白質によって直接あるいは間接的にセカンドメッセンジャー依存性のプロテインキナーゼによって修飾される。他の効果器としては，ある種のK^+チャネル，ホスホリパーゼC，ホスホリパーゼA_2，ホスホリパーゼDなどがある。

一般にG蛋白質/プロテインキナーゼを介する信号伝達系は，次のような現象を含んでいる(図5-3▼)。

1. ホルモンその他の刺激物質は，細胞膜受容体に結合する。
2. リガンドと結合した受容体は，G蛋白質を活性化する。活性化されたG蛋白質はGTPと結合する。
3. 活性化されたG蛋白質は，アデニル酸シクラーゼ，cGMPホスホジエステラーゼ，Ca^{2+}またはK^+チャネル，ホスホリパーゼC，A_2，Dのうちの1つ(または複数)に作用し，活性化または抑制を行う。
4. セカンドメッセンジャーであるcAMP，cGMP，Ca^{2+}，IP_3，DAGのうちの1つ(または複数)の細胞内濃度の増加または減少が起こる。
5. セカンドメッセンジャーの増加は，それらに依存するプロテインキナーゼ(cAMP依存性キナーゼ，cGMP依存性キナーゼ，カルモジュリン依存性キナーゼ，プロテインキナーゼC)の1つ(または複数)の活性を変える。
6. 酵素あるいはイオンチャネルのリン酸化の程度が変化する。あるいはイオンチャネル活性が変化し，最終的な細胞反応をもたらす。

それぞれの信号伝達経路は増幅され，1つのアゴニストが何百という効果器を活性化するに至る。

膜のイノシトールリン脂質は信号を伝達する

ある種の細胞外アゴニストは受容体と結合することによって，GqとよばれるG蛋白質を介してβ型**ホスホリパーゼC** phospholipase Cを活性化し，ホスファチジルイノシトール二リン酸(細胞膜には微量のリン脂質が存在する)をIP_3と**ジアシルグリセロール**diacylglycerolに分解する(図5-4▼)。IP_3もジアシルグリ

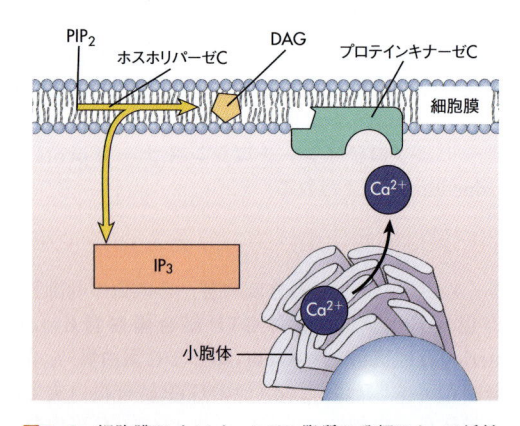

図5-4 細胞膜のイノシトールリン脂質の分解によって活性化される信号伝達経路。アゴニストによるG_qの活性化は，ホスファチジルイノシトール4,5-二リン酸(PIP_2)をイノシトール1,4,5-三リン酸(IP_3)とジアシルグリセロール(DAG)に分解する。ジアシルグリセロールはCa^{2+}とともにプロテインキナーゼCを活性化する。

セロールもともにセカンドメッセンジャーの機能を果たす。IP_3は小胞体のリガンド開口性Ca^{2+}チャネルに結合し，Ca^{2+}を遊離させて細胞質のCa^{2+}濃度を増加させる。ジアシルグリセロールはCa^{2+}とともにプロテインキナーゼCを活性化する。プロテインキナーゼCの基質として，細胞増殖を制御する蛋白質が含まれる。

ホスホリパーゼA_2（PLC-A_2）とホスホリパーゼD（PLC-D）も，ある種のアゴニストによってG蛋白質を介して活性化される。PLC-A_2は膜のリン脂質の2番目の脂肪酸を解離させる。リン脂質，特にイノシトールリン脂質はグリセロール2位炭素にエステル結合した**アラキドン酸**arachidonic acidを含んでいるので，PLC-A_2は有意量のアラキドン酸を遊離させる。アラキドン酸は，**プロスタグランジン**prostaglandin，**プロスタサイクリン**prostacyclin，**トロンボキサン**thromboxan，**ロイコトリエン**leukotrieneの合成の前駆体である。これらの物質は強力な制御因子に属する。

> ステロイド（第46章参照）の抗炎症作用の1つは，リン脂質からアラキドン酸を遊離させるPLC-A_2の抑制作用による。アスピリンその他の非ステロイド抗炎症薬はアラキドン酸の，炎症誘発性のプロスタグランジン，プロスタサイクリン，トロンボキサンへの転換を抑制する。

信号伝達カスケードは，チロシンキナーゼを含む成長因子によって開始される

G蛋白質に連結しない細胞膜受容体は内在性のチロシンキナーゼ活性をもつ蛋白質からなっている。これらの受容体がアゴニストと結合するとチロシンキナーゼ活性が高まり，特定の効果器蛋白質をチロシン残基においてリン酸化する。インスリン受容体やいくつかの成長因子の受容体は，チロシンキナーゼ活性をもつ。

G蛋白質結合型膜受容体は大きなファミリーを構成している

アゴニスト依存性にG蛋白質を活性化する細胞膜受容体は500以上のファミリーを構成している。これにはα-アドレナリン受容体，β-アドレナリン受容体，ムスカリン性アセチルコリン受容体，セロトニン受容体，アデノシン受容体，臭物質に対する受容体，ロドプシン，多くのペプチドホルモン受容体などが含まれる。G蛋白質共役型の受容体は7回膜貫通αヘリックスを有する。おのおのの貫通部位は22〜28個の疎水性が強いアミノ酸からなる。受容体にアゴニストが結合すると構造変化を起こし，特定のG蛋白質と相互作用して活性化できるようになる。

2種類のG蛋白質：ヘテロ3量体G蛋白質と単量体G蛋白質

ヘテロ3量体G蛋白質は3つのサブユニットからなる

ヘテロ3量体G蛋白質は3つのサブユニット，すなわちα（40,000〜45,000ダルトン），β（約37,000ダルトン），γ（8000〜10,000ダルトン）を有している。現在のところ，αサブユニットをコードしている少なくとも20種類の遺伝子，βサブユットをコードしている4種類の遺伝子，7個のγサブユニット遺伝子が知られている。βとγサブユニットは強く結合している。ヘテロ3量体G蛋白質のいくつかを表5-1▼に示す。

αサブユニットは，G蛋白質の機能と特異性を決定している。不活性型G蛋白質は$\alpha\beta\gamma$の3量体として存在し，GDPが結合している。G蛋白質と受容体の

表5-1 αサブユニットで分類された哺乳類ヘテロ3量体G蛋白質の代表例*

G蛋白質	アゴニスト	効果器	信号伝達経路
G_s	アドレナリン，ノルアドレナリン，ヒスタミン，グルカゴン，ACTH，黄体形成ホルモン，卵胞刺激ホルモン，甲状腺刺激ホルモン，その他	アデニル酸シクラーゼ Ca^{2+}チャネル	↑cAMP ↑Ca^{2+}流入
G_{olf}	臭物質	アデニル酸シクラーゼ	↑cAMP（嗅覚）
G_{t1}（杆体）	光子	cGMPホスホジエステラーゼ	↓cGMP（視覚）
G_{t2}（錐体）	光子	cGMPホスホジエステラーゼ	↓cGMP（色覚）
G_{i1}, G_{i2}, G_{i3}	ノルアドレナリン，プロスタグランジン，オピエート，アンギオテンシン，多くのペプチド	アデニル酸シクラーゼ ホスホリパーゼC ホスホリパーゼA_2 K^+チャネル	↓cAMP ↑IP_3，ジアシルグリセロール，Ca^{2+} 過分極
G_q	アセチルコリン，アドレナリン	ホスホリパーゼCβ	↑IP_3，ジアシルグリセロール，Ca^{2+}

（Bowrne, H.R., Sanders, D.A., McCormick, F.: Nature (London), 348: 125, 1990より改変）
ACTH：副腎皮質刺激ホルモン。
* αサブユニットの各クラスには1つ以上の同型がある。20種以上のαサブユニットが同定されている。

相互作用によってαサブユニットの構造変化が起こり、活性型になる。そしてGTPに対する親和性が高まり、βγサブユニットに対する親和性が低下する。したがって活性化されたαサブユニットはGDPを解離し、GTPと結合し、βγサブユニットと解離する。解離したαサブユニットは信号伝達経路の次の蛋白質と相互作用する。場合によってはβγサブユニットが次の蛋白質と相互作用する。

アデニル酸シクラーゼは，最初に発見されたG蛋白質系信号伝達経路である

cAMPは最初に発見されたセカンドメッセンジャーである。cAMPを産生させるアデニル酸シクラーゼの制御は，G蛋白質を介する信号伝達の基本形である。アデニル酸シクラーゼは，G蛋白質を介して促進/抑制のコントロールを受ける（図5-5▼）。たとえばアドレナリンがβ-アドレナリン受容体と結合すると，$α_s$（sは促進性の意味）というタイプのαサブユニットをもつヘテロ3量体G蛋白質を活性化する。G_sタイプのG蛋白質の$α_s$はGTPと結合し，βγと解離する。そして$α_s$はアデニル酸シクラーゼに作用して活性化する。

> コレラcholera患者は重症の下痢になる。排便によって1日20ℓもの水分を失うので，迅速かつ適切な水分摂取がないと死に至る。コレラは Vibrio cholerae という細菌が産生するコレラ毒素 cholera toxin によって起こる。コレラ毒素は$α_s$へのADPリボースの転化を触媒し，それによって$α_s$は活性化状態に固定される。その結果アデニル酸シクラーゼは持続的に刺激され，小腸上皮の細胞内cAMPレベルを高める。上昇したcAMPはリーベルキューン Lieberkühn 陰窩の細胞から小腸腔へCl^-，Na^+，水の排出を促進し，また細胞の微絨毛の先端付近での塩分と水の吸収を減少させる。これらの変化により重症の下痢が起こる。

$α_2$受容体に結合するアドレナリンやA_1受容体に結合するアデノシンなどは，$α_i$（iは抑制の意味）というαサブタイプをもつG_iタイプのG蛋白質の活性化を介して，アデニル酸シクラーゼを抑制する。このような抑制物質が受容体に結合すると，G_iタイプのG蛋白質を活性化し，$α_i$とβγに解離させる。$α_i$がアデニル酸シクラーゼに結合して抑制する。あるいはβγが$α_s$に結合して，促進性アゴニストによって刺激されたアデニル酸シクラーゼの活性化を抑制するのかもしれない。

特定のイオンチャネルは，直接G蛋白質によって修飾される

第4章に，細胞外アゴニスト（アセチルコリンやγ-アミノ酪酸）によって直接修飾されるリガンド開口型イオンチャネルを記述した。他のイオンチャネルは，G蛋白質の活性化を介するセカンドメッセンジャーによって修飾される。またいくつかのイオンチャネルはセカンドメッセンジャーを介さずに，直接，G蛋白質によって修飾される。アセチルコリンが心筋やある種のニューロンに存在するムスカリン性M_2受容体と結合すると，特定のK^+チャネルが活性化される。これはG_iサブクラスがβγと解離し，βγが特定のK^+チャネルに直接作用して開口確率を増加させることによる。副交感神経が心拍数を減少させる（第19章参照）メカニズムの主な理由は，副交感神経終末から分泌されたアセチルコリンが洞房結節のペースメーカー細胞のムスカリン性受容体に結合して，K^+透過性を増強するためである。

特定のイオンチャネルはセカンドメッセンジャーによって直接修飾される

セカンドメッセンジャーが直接イオンチャネルに作用する場合がある。その1つにCa^{2+}によって活性化されるK^+チャネル Ca^{2+}-activated K^+ channel がある。細胞内濃度が上昇すると，Ca^{2+}によって活性化されるK^+チャネルが刺激され，再分極あるいは過分極が起こる。

視覚（第8章参照）は，cGMPによって活性化されるイオンチャネルに依存している。暗いところでは杆体の細胞内cGMP濃度は高い。したがって杆体の細胞膜において，**cGMPによって活性化されるNa$^+$チャネル** cGMP-activated Na$^+$ channel が開口し，Na$^+$の流入が杆体を脱分極状態にしている。**ロドプシン rhodopsin** はG蛋白質と共役する受容体である。ロドプシンが光によって活性化されると，ロドプシンはトランスデューシン transducin（G_t）というヘテロ3量体G蛋白質を活性化する。活性化されたG_tはcGMPホスホジエステラーゼと相互作用してその活性を高め，細胞内cGMP濃度を減少させる。それによりcGMPによって活性化されるNa$^+$チャネルは閉じ，杆体の過分

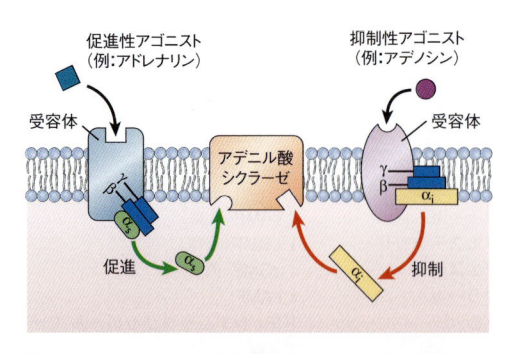

図5-5 アゴニストがG_sを活性化し，さらにアデニル酸シクラーゼを活性化する様式。G_sの$α_s$サブユニット（緑色）はβγと解離し，アデニル酸シクラーゼと相互作用して活性化する。アゴニストがG_iを活性化し，アデニル酸シクラーゼを抑制する様式。G_iの$α_i$サブユニット（黄色）はアデニル酸シクラーゼを抑制する。

極を起こす。

嗅覚（第8章参照）はcAMPによって活性化されるイオンチャネルを含む。ヒトはさまざまな匂いを識別できる。多くの臭物質は，嗅細胞膜のG蛋白質と共役する受容体と結合し，G$_{olf}$というG蛋白質を活性化する。活性化されたG$_{olf}$はアデニル酸シクラーゼを活性化し，cAMPの産生を促進する。cAMP濃度の上昇はcAMPによって活性化されるNa$^+$チャネルcAMP-activated Na$^+$ channelを活性化する。チャネルを介するNa$^+$流入は嗅細胞に脱分極を起こし，この脱分極によって軸索の活動電位を誘発する。

単量体G蛋白質もいろいろな細胞過程を制御する

別のタイプのG蛋白質として，**単量体G蛋白質** monomeric GTP-binding proteinあるいは**低分子量G蛋白質** low-molecular-weight G proteinあるいは**小G蛋白質** small G proteinとよばれるものがある（分子量20,000～35,000ダルトン）。表5-2▼に，主な単量体G蛋白質とその特性が示されている。Ras様単量体G蛋白質とRho様単量体G蛋白質は成長因子のチロシンキナーゼと細胞内過程をつなぐ。単量体G蛋白質を含む信号伝達経路によって誘発される細胞機能には，蛋白質合成におけるポリペプチド鎖の延長，細胞増殖，細胞分化，腫瘍への形質転換，細胞骨格と細胞外基質との連結，いろいろな細胞内小器官間の顆粒の輸送，開口分泌などがある。図5-6▼に示すように，単量体G蛋白質も3単量体G蛋白質と同様に活性化/不活性化のサイクルをとる。しかし3単量体G蛋白質の場合と異なり，付加的制御蛋白質が関与する（図5-6▼）。単量体G蛋白質の活性化は**グアニンヌクレオチド放出蛋白質** guanine nucleotide-releasing protein（GNRP）で促進され，不活性化は**GTPアーゼ活性化蛋白質** GTPase-activating protein（GAP）によって促進される。活性化/不活性化は，単量体G蛋白質に直接ではなく，GNRPあるいはGAPの活性に影響する上流の信号を介して起こる。

セカンドメッセンジャー依存性プロテインキナーゼは，細胞内セカンドメッセンジャーレベルによって制御される

cAMP依存性プロテインキナーゼは，重要な代謝経路の制御に関与する

cAMPはグリコーゲンの合成・分解のホルモンによる調節機序に関する研究において，はじめて同定されたセカンドメッセンジャーである。ホルモンによるグルコース代謝は，律速酵素がcAMP依存性プロテインキナーゼによってリン酸化されることで調節されている。

cAMP非存在下では，cAMP依存性キナーゼは4つのサブユニット（2つの調節サブユニットと2つの触媒サブユニット）からなっている。調節サブユニットは，この複合体酵素の活性を著しく抑制している。マイクロモル（μM）レベルのcAMPの存在下では，調節サブユニットのそれぞれが2分子のcAMPと結合し，構造変化を起こして触媒サブユニットに対する親和性が減少する。したがって調節サブユニットは触媒サブユニットと解離し，これによって触媒サブユニットは活性型になる。活性型触媒サブユニットは，標的蛋白質の特定のセリンとスレオニン残基をリン酸化する。

cAMP依存性キナーゼのアミノ酸配列を他のプロテインキナーゼと比較すると，調節機構は著しく異なるにもかかわらず，種々のプロテインキナーゼが高い相同性をもつ共通のコアcore（訳者注：基盤構造）をもっている（図5-7▼）。コアの構造は，ATP結合領域と酵素の活性中心をもち，そこでATPのリン酸を標的蛋白質へ転移させる。触媒コアの外の部分は，キナーゼ活性の調節作用をもっている。

カルモジュリン依存性プロテインキナーゼは，Ca^{2+}/カルモジュリン複合体によって活性化される

神経伝達物質の放出やホルモンの分泌，筋収縮など

サブファミリー	作用
Ras様蛋白質	成長と分化の調節
Rho様蛋白質（Rasを含む）	アクチンフィラメントの重合と特別な構造（局所的接着など）への集合の調節
Rab様蛋白質	特定の膜への顆粒の細胞内輸送の調節
ARH様蛋白質	顆粒の輸送を制御する顆粒表面の蛋白質の集合・解離の調節

表5-2 単量体G蛋白質のサブファミリーと，それらによって制御される細胞内過程

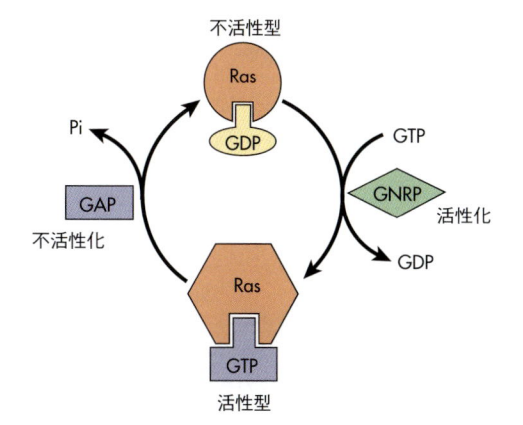

図5-6 単量体G蛋白質の1つであるRasの活性サイクル。Rasの活性化はグアニンヌクレオチド放出蛋白質（GNPR）で促進され，不活性化はGTPアーゼ活性化蛋白質（GAP）によって促進される。Piは無機リン。

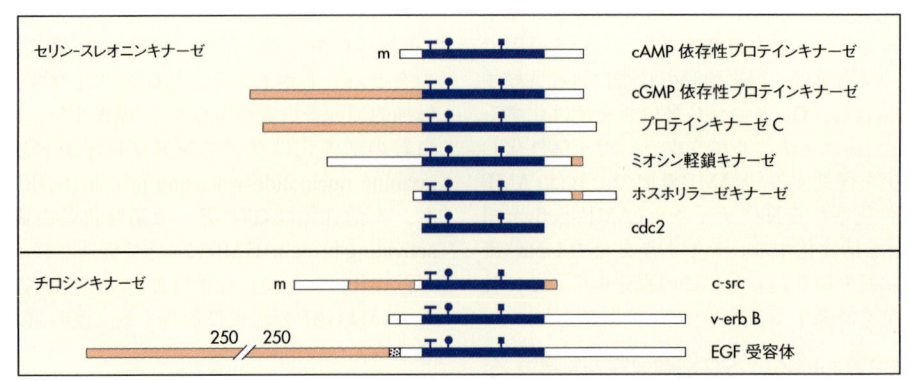

図5-7 プロテインキナーゼファミリー。すべての既知のプロテインキナーゼは共通の触媒コア（青色）をもち，そこにATP結合部位，ペプチド結合部位，リン酸転移が起こる活性部位を含む。保存されているアミノ酸残基は，cAMP依存性プロテインキナーゼの触媒サブユニットのリジン72（青丸），アスパラギン酸184（青四角），グリシンに富むループ（青T形）である。調節のために重要な部位はオレンジ色で示してある。上皮細胞成長因子（EGF）受容体の細胞膜貫通ドメインは省いてある。ミリスチンが共有結合する部位がmで示してある。ミリスチン酸残基はプロテインキナーゼを細胞膜につなぎ止めるのに役立つ。(Taylor, S. et al. : *Annu Rev Cell Biol*, **8** : 429, 1992より改変)

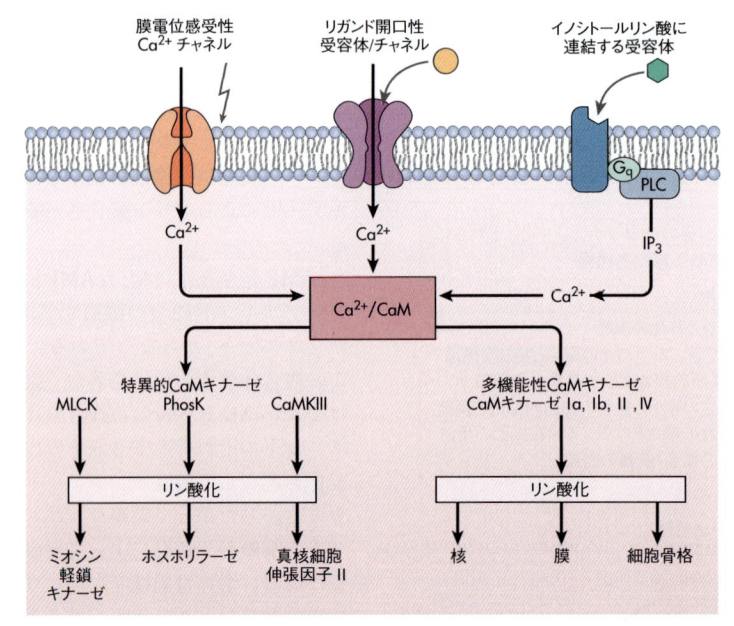

図5-8 カルモジュリン依存性プロテインキナーゼによる効果器蛋白質のリン酸化。多機能性カルモジュリン依存性プロテインキナーゼは，核蛋白質，細胞骨格蛋白質，細胞膜蛋白質などをリン酸化する。CaM：カルモジュリン，CaMKIII，カルモジュリン依存性プロテインキナーゼIII，IP_3：イノシトール1,4,5-三リン酸，MLCK：ミオシン軽鎖キナーゼ，PhosK：ホスホリラーゼキナーゼ，PLC：ホスホリパーゼC。
(Schukman, H.: *Curr Opin Cell Biol*, **5** : 247, 1993より改変)

の多くの非常に重要な細胞過程は，細胞質のCa^{2+}レベルによって制御されている。そのうちの1つは，Ca^{2+}がカルモジュリンに結合することによってなされる。Ca^{2+}とカルモジュリンの複合体が種々の蛋白質の活性に影響を与えるが，その中にカルモジュリン依存性プロテインキナーゼがある（図5-8▼）。ミオシン軽鎖キナーゼやホスホリラーゼキナーゼのようなカルモジュリン依存性プロテインキナーゼは，1つの基質だけに作用するが，多機能性カルモジュリン依存性プロテインキナーゼは，複数の蛋白質をリン酸化する。

ミオシン軽鎖キナーゼは，平滑筋の収縮の制御に中心的な役割を果たしている（第14章参照）。平滑筋のCa^{2+}濃度の上昇はミオシン軽鎖キナーゼの活性を促進し，ミオシン軽鎖のリン酸化が平滑筋の収縮を促

する．神経系では，カルモジュリン依存性キナーゼⅡが最も多く含まれる．このキナーゼは神経終末において，Ca^{2+}の上昇が神経伝達物質の放出を誘発する機構に関与する（第4章参照）．

プロテインキナーゼCは，Ca^{2+}と膜脂質によって活性化される

特定の脂溶性腫瘍促進物質（ホルボールエステルが代表的）の本質的な作用は，プロテインキナーゼCの直接的な活性化である．この因子は多くの細胞種で強力に細胞分裂を刺激し，調節された増殖能をもつ正常細胞を異常に増殖する細胞（腫瘍細胞）へと変換させる．

刺激されていない細胞では細胞質のCa^{2+}レベルが上昇すると，Ca^{2+}はプロテインキナーゼCに結合する．これによりプロテインキナーゼCは細胞膜の内表面に結合し，膜のホスファチジルイノシトール二リン酸の分解によって生ずるジアシルグリセロールによって活性化される．約10種類のプロテインキナーゼCの同型種がみつかっている（表5-3▼）．

チロシンキナーゼは細胞増殖の調節に重要な役割を果たす

成長因子の受容体はチロシンキナーゼである

ある種のペプチドホルモンや成長因子の受容体は，糖鎖形成された細胞外ドメインと，1個の膜貫通部位と，チロシンキナーゼ活性をもつ細胞内ドメインとを有している蛋白質である．このスーパーファミリーに属するメンバーには，インスリンおよびインスリン様成長因子，上皮成長因子（EGF），血小板由来成長因子（PDGF），コロニー刺激因子（CSF），線維芽細胞成長因子（FGF），肝細胞成長因子（HSF）に対する受容体がある．ホルモンや成長因子が受容体に結合すると，Ca^{2+}の流入，Na^+/H^+交換輸送の増強，糖とアミノ酸の取り込みの促進，ホスホリパーゼC βの活性化を介するホスファチジルイノシトール二リン酸の分解などを含む多様な細胞反応を誘発する．

チロシンキナーゼ活性をもつ既知の受容体は，構造に基づいて8つのサブクラスに分類される．アゴニストの結合により，受容体-リガンド複合体が2量体化すると，リガンドに対する親和性の増強とチロシンキナーゼの活性化が起こる．2量体のそれぞれの単量体は，相手の単量体をチロシンキナーゼ残基でリン酸化する．サブクラスⅡであるインスリン受容体ファミリーでは，リガンドと結合していない受容体がすでにジスルフィド結合で連結された2量体として存在し，インスリンが結合すると双方の単量体の構造変化を起こして，インスリン結合性とチロシンキナーゼ活性を増強し，受容体の自己リン酸化が起こる．

> 調節からはずれたプロテイン-チロシンキナーゼは，細胞の形質転換や癌化をもたらす．ある場合は成長因子受容体の変異によって，調節因子の有無にかかわらず，受容体が活性化されたままになる．また，腫瘍細胞が成長因子を分泌したり，受容体を過剰に発現している場合もある．このような状態ではプロテイン-チロシンキナーゼ活性が異常に亢進し，調節不能な細胞増殖に至る．

Rasファミリーに属する単量体G蛋白質（表5-2▼）は，細胞分裂促進性リガンドとチロシンキナーゼ受容体との結合を誘導し，細胞増殖に際する細胞内過程を促進する．Rasが不活性化されると，細胞は成長因子に反応しなくなる．

> Rasは正常では成長因子の存在下でのみ活性があるが，Rasの変異で過剰に活性のあるRasが発現する場合があり，成長因子がなくても細胞増殖は亢進する．ヒトの癌の約30％は，Ras蛋白質の変異を含んでいる．

表5-3 哺乳類プロテインキナーゼCの同型類の特性

グループ	サブタイプ	分子量(d)	活性化因子	発現されている組織
cPKC	α	76,799	Ca^{2+},DAG,PS,FFA,LysoPC	普遍的
	βⅠ	76,790	Ca^{2+},DAG,PS,FFA,LysoPC	ある種の組織
	βⅡ	76,933	Ca^{2+},DAG,PS,FFA,LysoPC	多くの組織
	γ	78,366	Ca^{2+},DAG,PS,FFA,LysoPC	脳のみ
nPKC	δ	77,517	DAG,PS	普遍的
	ε	83,474	DAG,PS,FFA	脳，その他
	η(L)	77,972	?	肺，皮膚，心臓
	θ	81,571	?	主に骨格筋
aPKC	ζ	67,740	PS,FFA	普遍的
	λ	67,200	?	卵巣，精巣，その他

（Asaoka, Y et al.: *Trends Biochem Sci,* **17** : 414, 1992 より改変）
PKC：プロテインキナーゼC，DAG：ジアシルグリセロール，PS：ホスファチジルセリン，FAA：*cis*型不飽和脂肪酸，LysoPC：リゾホスファチジルコリン．

チロシンキナーゼ受容体によって活性化されたRasは，最終的に細胞増殖を促進する信号伝達経路を活性化する．Rasに対する反応として，**細胞分裂促進物質によって活性化されるキナーゼ**mitogen-activated protein（MAP）kinaseのカスケードがある（図5-9▼）．プロテインキナーゼCもまたMAPキナーゼのカスケードを活性化する．MAPキナーゼのカスケードは，細胞増殖を刺激する因子の信号が集まる重要なポイントの位置を占めている．

他の成長因子受容体は，細胞内チロシンキナーゼと複合体を形成する

成長ホルモンgrowth hormone，**プロラクチン**prolactin，**エリスロポエチン**erythropoietinの受容体は，インターフェロンやサイトカインの受容体も含めて，それ自身はチロシンキナーゼではないが，活性化されると細胞内チロシンキナーゼと複合体を形成する（図5-10▼）．ホルモンが結合すると，受容体の2量体化を起こす．この2量体は，1個あるいは複数の**Janusファミリーチロシンキナーゼ**（JAK）と結合する．JAKは互いにリン酸化し，また受容体もリン酸化する．そして**転写への信号伝達・転写の活性化因子**signal transducer and activator of transcription（STAT）ファミリーが，受容体/JAK複合体のリン酸チロシンと結合する．STAT蛋白質はJAK複合体によってリン酸化されて，JAK複合体から解離する．リン酸化されたSTATは2量体を形成して核に移行し，特定の遺伝子の転写を活性化する．

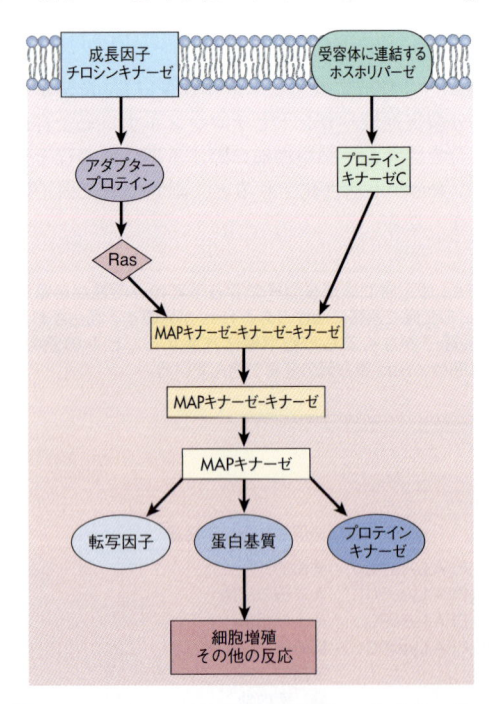

図5-9 MAPキナーゼカスケードは，プロテインキナーゼCを刺激するアゴニストや，細胞膜チロシンキナーゼ/受容体に結合する成長因子によって誘導される細胞増殖反応に含まれている．MAPキナーゼ-キナーゼ-キナーゼは，活性型Rasあるいはプロテインキナーゼによって活性化される．カスケードはMAPキナーゼのリン酸化・活性化を引き起こし，それが細胞増殖や他の反応に関わる転写因子，蛋白質基質，他の重要なキナーゼをリン酸化する．

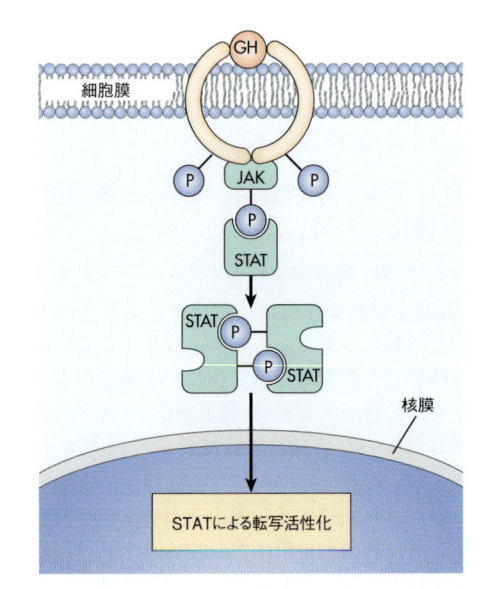

図5-10 成長ホルモン（GH）受容体は，内在性のチロシンキナーゼをもたない．ホルモンが結合すると，受容体の2量体化を起こす．この2量体は1個あるいは複数のJAKチロシンキナーゼに結合する．JAKは互いにリン酸化し，また受容体もリン酸化する．STAT蛋白質が受容体/JAK複合体に結合し，リン酸化される．リン酸化されたSTATは2量体を形成して核に移行し，特定の遺伝子の転写を活性化する．

プロテインホスファターゼは，プロテインキナーゼの作用をもとに戻す

制御を受ける蛋白質のリン酸化の程度は，その蛋白質をリン酸化するキナーゼと脱リン酸化するホスファターゼの拮抗で規定される．これまで述べてきたプロテインキナーゼのいろいろなタイプに加えて，すべての細胞はプロテインホスファターゼを有し，リン酸化と逆の効果を与える．プロテインホスファターゼは，**セリン-スレオニン プロテインホスファターゼ**serine-threonine protein phosphataseと**プロテイン-チロシン-ホスファターゼ**protein-tyrosine-phosphataseに分類される．

セリン-スレオニン プロテインホスファターゼは複雑な調節を受ける

セリン-スレオニン プロテインホスファターゼは，構造的に似た分子群からなる大きなファミリーである．脱リン酸化する相手の1つであるホスホリラーゼキナ

表5-4 セリン-スレオニン プロテインホスファターゼの同型類の特性

サブタイプ	PP-1	PP-2A	PP-2B	PP-2C
ホスホリラーゼキナーゼのα, βサブユニット選択肢	β	α	α	α
インターロイキン1, インターロイキン2による抑制	+	−	−	−
2価陽イオンの絶対的必要性	−	−	+(Ca^{2+})	+(Mg^{2+})
カルモジュリンによる刺激	−	−	+	−
オカダ酸による抑制	+(20nM)	+(20nM)	+(5μM)	−
ホスホリラーゼホスファターゼ活性	高い	高い	非常に低い	非常に低い

(Cohen, P. : *Annu Rev Biochem.*, **58**:453, 1989 より改変)

ーゼのサブユニットに基づいて，タイプ1(**PP-1**)とタイプ2(**PP-2**)に分類される(表5-4▼)。PP-2は，Ca^{2+}，Mg^{2+}による調節の違い，オカダ酸(海産黒色海綿によって産生される複合脂肪酸)による抑制の違いに基づいて，PP-2A，PP-2B，PP-2Cに分けられる。PP-2Bは**カルシニューリン** calcineurin ともよばれ，脳の一定部位に豊富に存在する。

多種のプロテイン-チロシン-ホスファターゼがある

プロテイン-チロシン-ホスファターゼ(PTPアーゼ)は，セリン-スレオニン プロテインホスファターゼと構造が異なる。図5-11▼に，65以上の既知のPTPアーゼのうちの4つを示す。2つのPTPアーゼは小さな細胞質蛋白質であり，他の2つはより大きな膜貫通蛋白質である。膜貫通型PTPアーゼは，細胞外リガンドに対する受容体であろう。

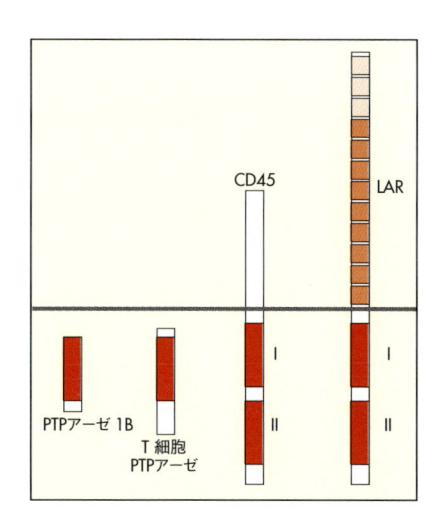

図5-11 65種以上知られているプロテイン-チロシン-ホスファターゼ(PTPアーゼ)のうちの4個。ヒト胎盤からのPTPアーゼ 1Bや，ヒトTリンパ球からのPTPアーゼは，小さい細胞質PTPアーゼである。CD45(白血球共通抗原)やLAR(白血球共通抗原関連蛋白質)は，膜貫通性PTPアーゼである。オレンジ色の細胞質ドメインが触媒ドメインである。(Tonko, N.K., Charbonneau, H.:*Trends in Biochem Sci*, **14** : 497, 1989より改変)

心房性ナトリウム利尿ペプチド受容体は，グアニル酸シクラーゼ活性をもつ

心房性ナトリウム利尿ペプチド atrial natriuretic peptide(ANP)は，心房圧の上昇に反応して心房の細胞から放出される。このホルモンは腎でNaClと水の排泄を増加させ(第37, 38章参照)，また血管を弛緩させる。

ANPの細胞膜受容体は，セカンドメッセンジャーを必要とせずにそれ自身がグアニル酸シクラーゼ活性をもつ。ANP受容体は，細胞外のANP結合部位，1回膜貫通部位，細胞内グアニル酸シクラーゼドメインをもつ。ANP受容体結合はグアニル酸シクラーゼ活性を刺激し，セカンドメッセンジャーであるcGMPの濃度を上昇させる。

一酸化窒素は短命の傍分泌物質である

一酸化窒素 nitric oxide(NO)は，上皮細胞やある種のニューロンから放出される傍分泌(パラクリン)物質の1つである。NOは迅速に酸化されるので，生物学的寿命はほんの数秒である。そのためNOは，NOを産生する細胞の近傍の細胞にだけ作用する。NOは標的細胞の可溶性グアニル酸シクラーゼを刺激し，cGMPの濃度を上昇させて，cGMP依存性プロテインキナーゼを活性化する。

NOの産生は，**NO合成酵素** NO synthaseによって触媒される。この酵素はCa^{2+}/カルモジュリン依存性の酵素であり，アルギニンをシトルリンとNOにする。しばしば細胞内Ca^{2+}濃度の上昇が，NOの産生と放出を誘発する。NOは中枢神経系(第4章参照)あるいは腸壁神経系(第32章参照)のある種のニューロンから放出される神経伝達物質の1つである。上皮細胞では，アセチルコリンなどのアゴニストの刺激で放出され，近傍の血管平滑筋に作用して血管拡張を起こす(第23章参照)。

まとめ

■ ヘテロ3量体G蛋白質は，アゴニストの結合によって活性化された受容体と，アゴニストの結合によって活

- 性化される酵素やイオンチャネルとの間の信号伝達を仲介する役割を果たす。
- G蛋白質はアゴニストと結合した受容体との相互作用によって活性化され，酵素やイオンチャネルの活性を変えることによって，cAMP, cGMP, Ca^{2+}, IP_3, ジアシルグリセロールなどのセカンドメッセンジャーの細胞内濃度を変える。
- セカンドメッセンジャーの濃度の上昇は，セカンドメッセンジャー依存性のプロテインキナーゼ，すなわちcAMP依存性キナーゼ，cGMP依存性キナーゼ，カルモジュリン依存性キナーゼ，プロテインキナーゼCなどの活性を増強する。
- 非常に多くの細胞内過程が，酵素やイオンチャネルのリン酸化によって調節されている。
- ホルモンや成長因子に対する細胞膜受容体の多くはプロテイン-チロシンキナーゼであり，あるいはアゴニストの結合によって活性化されるチロシンキナーゼと複合体を形成する。
- 単量体G蛋白質は，成長因子のプロテイン-チロシンキナーゼ受容体への結合と，細胞増殖に関わる下流の信号伝達系をつなぐ。
- 小G蛋白質はまた，アクチン細胞骨格の機能や顆粒の細胞内輸送を制御する。
- プロテインホスファターゼは，アゴニストや2次メッセンジャーによって複雑な制御を受け，蛋白質のリン酸化と逆の作用を及ぼす。

Part II
神経系

Nervous System

第6章　細胞構成
第7章　感覚系総論
第8章　特殊感覚
第9章　運動系
第10章　自律神経系とその制御
第11章　高次機能

第6章
細胞構成

到達目標
- 神経系の細胞要素を紹介することができる。
- 末梢および中枢神経系の構成，ニューロン周辺の環境，ニューロン構造を説明できる。
- ニューロンの機能的性質と，神経系の中を情報が伝達されたり化学物質が搬送される仕組みを説明できる。
- 神経組織の病的応答，神経機能を損なう代表的疾患について説明できる。

　神経系は高等生物を特徴づける機能の大部分を担う。ヒトでは，神経系は意識，知覚，随意運動，思考，記憶，学習，予測，情動や種々の認知的行動の源である。もっと単純な生物では，神経系は反射活動を司り，自律機能や内分泌機能を制御する。神経要素は体中に広がり，神経系以外の体の組織に影響を与える。

　神経系という通信網があるために，動物は環境に対して適切に対応することができる。神経系は環境の変化を検出する**感覚要素** sensory componentと，感覚情報を処理し，記憶に貯える**統合要素** integrative component，そして運動やその他の活動をつくり出す**運動要素** motor componentをもつ。神経系は末梢神経系と中枢神経系に大別されるが，おのおのはさらに細分される。

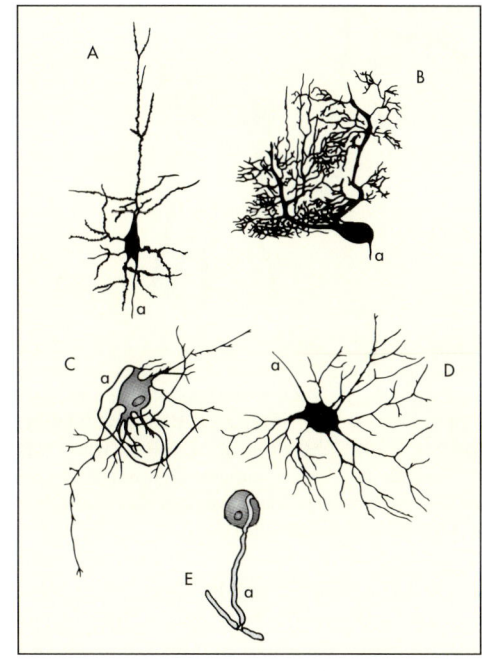

図6-1　ニューロンの形。A：大脳皮質の錐体細胞。B：小脳プルキンエPurkinje細胞。C：交感神経節後ニューロン。D：脊髄運動ニューロン。E：脊髄神経節細胞。a：軸索。
(Willis, W.D. Jr., Grossman, R.G.：*Medical neurobiology: neuroanatomical and neurophysiological principles basic to clinical neuroscience*, ed. 3, Mosby, St Louis, 1981 より)

細胞要素

　神経系はきわめて複雑な細胞集団からなり，神経通信網とそれを支える支持基質が重要な部分をなす。**ニューロン** neuronが神経系の機能細胞単位であり，神経通信網を形成する。ヒトの脳は 10^{12}（100兆）個ほどのニューロンを含む。ニューロンは情報を受け，決定を行い，他のニューロンや筋・腺細胞などの効果器細胞へ神経信号を伝えるように分化しており，またニューロンの**細胞体** somaの突起ごとに異なる役割をもつ。ほとんどのニューロンはいくつかの樹状突起をもち，軸索突起を1本備える。異なる型のニューロンは，その役割に関係した形をもつ（図6-1▼参照）。**樹状突起** dendriteは他の細胞からの接合部（**シナプス** synapseとよばれる）を受け，**軸索突起** axonは他のニューロンや効果器細胞にシナプスをつくる。情報はニューロンの中を，樹状突起や細胞体から軸索突起を通りシナプス終末へ向けて神経インパルス（**活動電位** action potential）とよばれる電気的な信号として伝わる。シナプス終末では化学的な**神経伝達物質** neurotransmitterが放出され，情報は次の細胞に伝えられる。**シナプス伝達** synaptic transmissionは興奮性の効果をもつこともあるし，抑制性の効果をもつこともある。

　神経系の支持細胞は**グリア細胞**（神経膠細胞）neurogliaを含む。ヒトの脳にはニューロンの10倍のグリア細胞がある。異なる型のグリア細胞を図6-2▼に示す。**アストロサイト**（星状細胞）astrocyteとよばれるグリア細胞は，組織染色すると星型の形をしており，

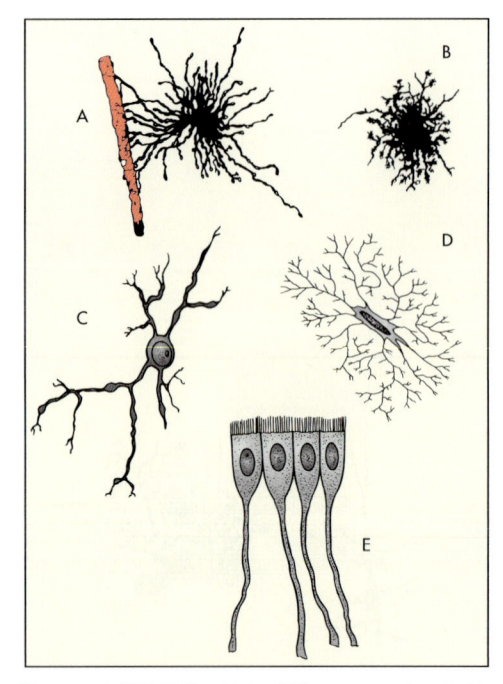

図6-2 中枢神経系のグリア細胞。A：アストロサイト（fibrous astrocyte）。グリアの突起が毛細血管にからんでいるところに注意。B：アストロサイト（protoplasmic astrocyte）。C：オリゴデンドログリア。突起はそれぞれ，軸索のまわりに髄鞘をつくる。D：ミクログリア。E：上衣細胞。(Willis, W.D. Jr., Grossman, R.G.: *Medical neurobiology: neuroanatomical and neurophysiological principles basic to clinical neuroscience*, ed. 3, Mosby, St Louis, 1981 より)

ニューロンの局所的な周囲環境を適切に保つことに役立つ。**オリゴデンドログリア** oligodendroglia は少数の (oligo–) 樹状突起 (dendrite) をもち，軸索を取り巻いて鞘をつくり軸索突起を通る活動電位の伝播速度を上げる（第3章参照）。ミクログリア microglia は細胞の破壊産物を中枢神経系から取り除く食細胞である。ミクログリアはおそらく，循環血中からもたらされたのであろう。**上衣細胞** ependymal cell は中枢神経系を脳室から隔離する脳室上衣をつくる。脳室はいくつかの部分からなり，その中には**髄液** cerebrospinal fluid (CSF) が含まれる。

神経系はまた，血管にも富んでいる。

神経系の構成

神経系は**末梢神経系** peripheral nervous system (PNS) と**中枢神経系** central nervous system (CNS) に分けられる。

末梢神経系は中枢神経系と環境との間のインターフェースである

末梢神経系 (PNS) は中枢神経系と環境との間のインターフェースである。ここでいう環境には外界も含まれるし，神経系以外の体の部分も含まれる。末梢神経系には感覚要素と運動要素が含まれる。感覚要素は環境の信号変化を検知し，**感覚受容器** sensory receptor organ と**1次求心性ニューロン** primary afferent neuron からなる。運動要素は効果器に筋活動や腺活動を行うように指令するが，**体性運動ニューロン** somatic motor neuron，自律神経系の**節前ニューロン** preganglionic neuron，**節後ニューロン** postganglionic neuron，およびその軸索突起を含む。自律神経ニューロンはさらに，**交感神経ニューロン** sympathetic neuron，**副交感神経ニューロン** parasympathetic neuron，**内臓神経ニューロン** enteric neuron に分けられる。体性運動ニューロンの軸索は骨格筋収縮を引き起こす。自律神経系の運動軸索は心筋，平滑筋や腺を，場合により興奮させたり抑制したりする。交感神経系は緊急時の活動を準備し，一方，副交感神経系は消化機能のような日常活動を促進する。通常，交感神経系と副交感神経系は内臓機能の調節のために協調して働く。

中枢神経系は脊髄と脳を含む

中枢神経系 (CNS) は**脊髄** spinal cord と**脳** brain を含む（図6-3▼）。脳は発生学的な根拠から，さらに次の領域に分けることができる。**髄脳** myelencephalon，**菱形脳** metencephalon，**中脳** mesencephalon，**間脳**

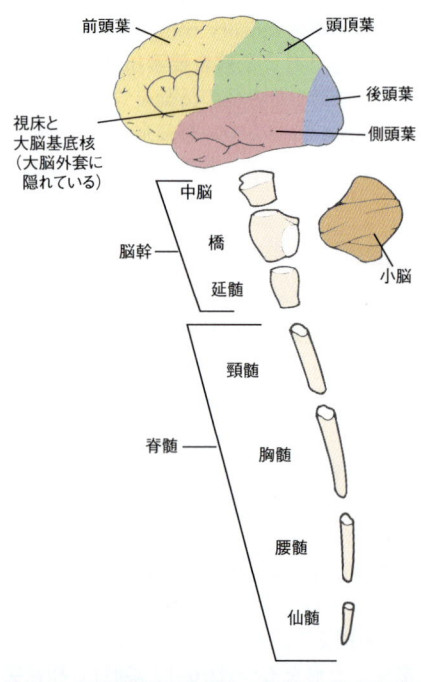

図6-3 中枢神経系の諸要素の展開図。大脳皮質の4つの主な区分，前頭葉 frontal lobe，頭頂葉 parietal lobe，後頭葉 occipital lobe，側頭葉 temporal lobe を示す。

diencephalon, **終脳**telencephalonである。成人の脳では, 髄脳は**延髄**medullaに, 菱形脳は**橋**ponsと**小脳**cerebellumに, 中脳は**中脳**midbrainに, 間脳は**視床**thalamusと**視床下部**hypothalamusに, 終脳は**大脳基底核**basal gangliaと**大脳皮質**cerebral cortexの各葉になる。視床と大脳基底核は図6-3▼では隠れていてみえない。

ニューロンを取り巻く環境

ほとんどのニューロンを取り巻く環境は, そのニューロンが浸っている細胞外液の組成が極端に変化しないように調節され, それによってニューロンが保護されている。このような制御は中枢神経系の循環調節（第25章参照）, 血液脳関門の存在, アストロサイトによる緩衝作用, および脳脊髄液（CSF）との物質交換によってなされている。物質は中枢神経系の細胞外液と脳脊髄液の間で自由に交換される。しかし, 物質が血液から中枢神経系に入る際は, 脳脊髄液が**脈絡叢**choroid plexusから分泌される部位と血液脳関門の部位とで制御される（図6-4▼）。

頭蓋の液性コンパートメントは脳, 血液および脳脊髄液からなる

頭蓋腔は脳, 血液, および脳脊髄液を含む。ヒト脳の重量は約1350 gであり, そのほぼ15%（200 ml）は細胞外液である。頭蓋内の血液量は大雑把にいって100 ml, つまり細胞外液量の半分程度に相当し, 脳脊髄液がさらに100 ml程度ある。結局, 頭蓋内での細胞外の液状の部分は合計すると約350 mlとなる。

血液脳関門は脳への物質移動を制限する

高分子の物質, および強い電荷をもった物質の脳内や脊髄内への移動は**血液脳関門**blood-brain barrierによって厳しく制限される（図6-4▼）。この制限は大部分は中枢神経系の毛細血管の内皮細胞間にタイト結合があることによる。物質によってはアストロサイトがさらに役割を果たすであろう。たとえば, アストロサイトは細胞外液のK^+を取り込むことができるので, 細胞外液空間のK^+濃度を調節できる。物質によっては中枢神経系から**輸送機構**transport mechanismによって取り除かれる。たとえば, ペニシリンは脈絡膜の上皮を介して脳脊髄液から血液中に輸送される。

脳脊髄液は中枢神経系のニューロンを取り巻く環境に影響を与える

中枢神経系内の細胞外液は脳脊髄液と直接に交流する。だから, 脳脊髄液の組成は脳や脊髄のニューロンを取り巻く細胞外環境の組成を示すことになる。腰椎穿刺によって容易に**腰椎槽**lumbar cisternから脳脊髄液を採取することができるが, ここからとった脳脊髄液の主な組成を表6-1▼に示す。比較のために, 血液の同様な組成も示してある。脳脊髄液は血液と比べると, K^+, グルコースや蛋白質の濃度が低いが, Na^+やCl^-の濃度は高い。そのうえに脳脊髄液は血球をまったく含んでいない。脳脊髄液中には蛋白質は少ないが, Na^+やCl^-の濃度が高いので, 脳脊髄液と血液は浸透圧が等しい。

脳脊髄液は主として脈絡叢でつくられる。脈絡膜は特殊化した上衣細胞に覆われた毛細血管のループであり, 脳室にある。脳室は終脳にある**側脳室**lateral ventricle, 間脳にある**第3脳室**third ventricle, 延髄にある**第4脳室**fourth ventricleを含む。左右の側脳室は第3脳室と**脳室間孔**interventricular antrumを通じてつながっている。第3脳室は**中脳水道**cerebral aqueductを介して第4脳室とつながっている。脈絡叢は側脳室, 第3

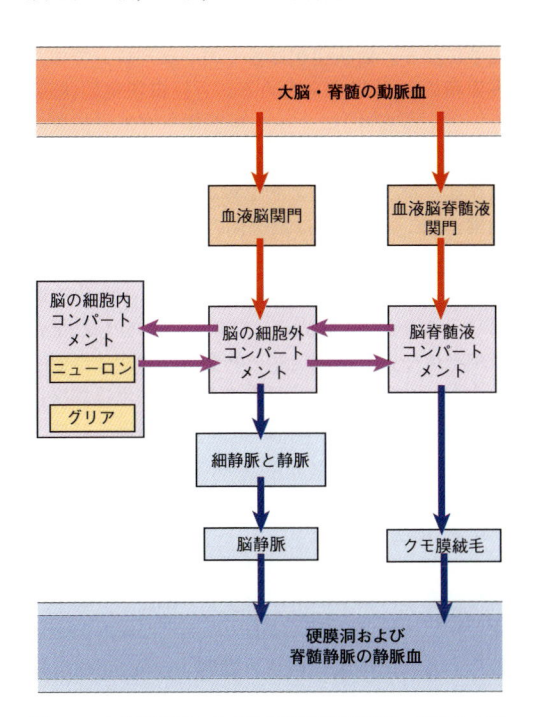

図6-4 血液脳関門および血液脳脊髄液関門の構造および機能。物質がニューロンやグリアの内部（脳の細胞内コンパートメント）に入るには細胞膜を通らなければならない。矢印は正常の場合の液の流れる方向を示す。

表6-1	脳脊髄液と血液の組成	
成分	腰椎の脳脊髄液	血液
Na^+（mEq/l）	148	136〜145
K^+（mEq/l）	2〜9	3.5〜5
Cl^-（m/Eq/l）	120〜130	100〜106
グルコース（mg/dl）	50〜75	70〜100
蛋白質（mg/dl）	15〜45	6〜8×10^3
pH	7.3	7.4

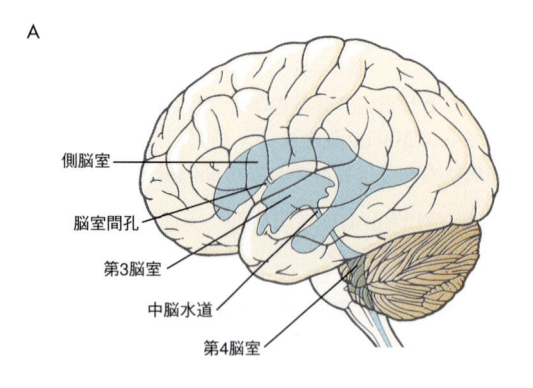

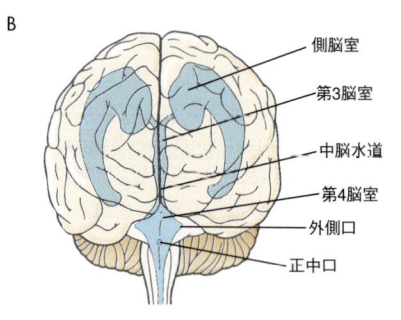

図6-5 脳室系。側面図(A)と立面図(前からみたところ)(B)。

脳室，第4脳室にある(図6-5)。

脳脊髄液は第4脳室の結合組織でできた天井にある開口部から排出される(図6-5)。これらの開口部には**第4脳室正中口** median aperture と左右対になった**第4脳室外側口** lateral aperture とがある。脳室から排出された脳脊髄液は脳と脊髄のまわりを囲むクモ膜下腔を通って循環する。脳脊髄液の大部分は**クモ膜絨毛** arachnoid villi という弁を通って髄膜の静脈槽(小脳延髄槽)へ排出される。

脳脊髄液の容量は脳室内で約35 ml，脳と脊髄のクモ膜下腔で約100 mlである。脳脊髄液は1 min あたり0.35 mlの割合で生産され，脳脊髄液は1日にほぼ4回入れ替わる計算になる。

成人の脳脊髄液の休息時の圧は，ほぼ12.0〜18.0 cm H_2O である。脳脊髄液の生産速度は脳室，クモ膜下腔の圧や全身血圧にはあまり依存しない。しかし，脳脊髄液の吸収速度は脳脊髄液圧で直接に決まる。

> 脳脊髄液の循環が閉塞すると，脳脊髄液圧が上昇して水頭症になる。**水頭症** hydrocephalus では脳室が拡大する。幼い子供では頭蓋骨の縫合が閉じていないので，頭蓋内容量が増加し，頭が大きくなることがある。しかし，頭蓋内圧の増加が続くと脳実質が失われる。成人では脳室拡大は脳血流の減少を招き，脳組織が失われる。閉塞が脳室内か，あるいは第4脳室の天井に限られるときは，この状態を**非交通性水頭症** noncommunicating hydrocephalus とよぶ。閉塞がクモ膜下腔やクモ膜絨毛にあるときは，**交通性水頭症** communicating hydrocephalus とよばれる。

ニューロンの微小形態

大部分のニューロンは次のような部分をもっている。**細胞体** cell body (soma ともよばれる)，何本かの樹状突起，および1本の軸索突起である。細胞体(図6-6)はニューロンの核と核小体が含まれる。細胞体には膜構成物質，合成酵素，および神経細胞機能に必要な化学物質などを生合成するためのよく発達した細胞内器官がある。ニューロンの生合成器官には**ニッスル小体** Nissl body が含まれる。ニッスル小体は蛋白質合成を行う細胞内小器官である**粗面小胞体** rough endoplasmic reticulum の塊である。細胞体はまた，顕著な**ゴルジ装置** Golgi apparatus を含む。ゴルジ装置は細胞の他の部分に運ぶために物質を小胞に詰める役割を果たす。細胞体はこのほか，多くのミトコンドリアやニューロフィラメントや**微小管** microtubule のような細胞骨格要素を含む。**ニューロフィラメント** neurofilament は細い，棍棒状の構造であるのに対して，微小管はこれより大きな円盤状の構造である。**リポフスチン** lipofuscin は膜構成成分の不完全な分解産物からできた色素であり，ニューロンによってはこれが集積している。脳幹のニューロンの一部にはメラニン色素が含まれる。

樹状突起 dendrite (図6-6)は細胞体から出る突起である。ニューロンによっては，樹状突起は1 mm もの長さになる。樹状突起は多くのニューロンでは，その表面積の90％以上を占める。近位樹状突起(細胞体に近いという意味)はニッスル小体やゴルジ装置の一部を含む。しかし，樹状突起の主な細胞内器官は微小管とニューロフィラメントである。

軸索 axon (図6-6)は細胞体の特殊な領域，**軸索小丘** axon hillock から出る(ときには樹状突起から出ることもあるが)。軸索と軸索小丘は粗面小胞体や**遊離リボソーム** free ribosome，ゴルジ小体をもたない点で，細胞体や近位樹状突起と異なる。軸索は滑面小胞体を含み，細胞内骨格が顕著である。軸索は細胞によっては樹状突起のように短く，細胞体の近くに終末をもつ(**ゴルジ1型** Golgi type 1 ニューロン)が，1 m 以上にも及ぶ長い軸索をもつ(**ゴルジ2型** Golgi type 2 ニューロン)細胞もある。

軸索は神経鞘をもつこともあり，裸のこともある。末梢神経系では軸索は常に**シュワン細胞** Schwann cell に囲まれている。多くの軸索はシュワン細胞の膜からなるらせん状の多層の被覆，**髄鞘** myelin sheath をもつ。軸索は複数のシュワン細胞によって包まれ，シュワン細胞間にはすき間がある。このすき間は**ランビエ絞輪** node of Ranvier とよばれ，ここが活動電位生成の場である。中枢神経系では有髄線維はオリゴデンドロ

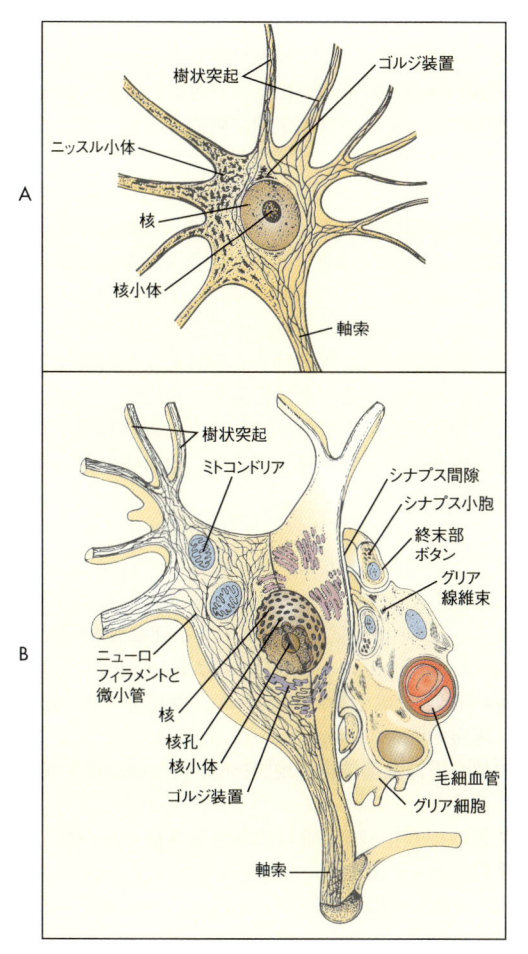

図6-6 ニューロンの細胞内器官。A：光学顕微鏡でみた細胞内器官。ニューロンの左側にはニッスル染色でみえる構造，右側には重金属染色でみえる構造を示す。B：電子顕微鏡でみた構造。(Willis, W.D. Jr., Grossman, R.G.: *Medical neurobiology: neuroanatomical and neurophysiological principles basic to clinical neuroscience*, ed. 3, Mosby, St Louis, 1981 より)

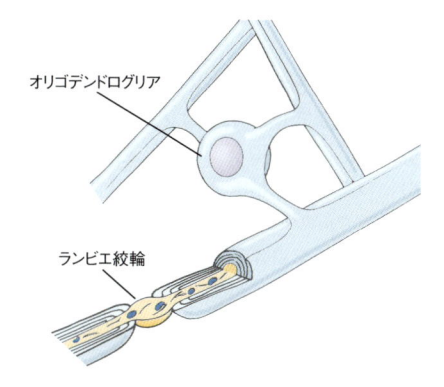

図6-7 中枢神経系の髄鞘。オリゴデンドログリアの突起が1つの軸索に1区画ずつ（境目がランビエ絞輪になる）髄鞘をつくる。

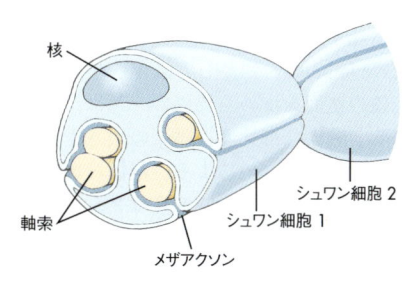

図6-8 レマーク帯の3次元図。束の断面を左に示す。3本の無髄線維が帯から突き出ている。メザアクソンはシュワン細胞膜の陥凹である。右に隣のシュワン細胞との境界を示す。

グリアによって被覆される（図6-7▼）。中枢神経系では多くの軸索が1つのオリゴデンドログリアにより囲まれる。髄鞘があることで神経インパルスの伝導が速くなる。有髄線維のほかに無髄線維もある。末梢神経系では無髄線維はシュワン細胞の中に埋め込まれているが，髄鞘という形で巻かれてはいない（図6-8▼）。1群の軸索とそれを囲むシュワン細胞を**レマーク帯** bundle of Remak とよぶ。中枢神経系では無髄線維は裸である。無髄線維では活動電位の伝導速度は遅い。

神経疾患の一部では，軸索が遮断されるのではなく髄鞘が多くの軸索で失われる。そういう症例では，神経インパルスの伝導が遅くなったり，伝導が遮断されたりして，罹患した軸索の果たすべき機能が異常となる。そういう脱髄は末梢神経系で起こり，**ギラン-バレー症候群** Guillain-Barré syndrome やジフテリア diphtheria を起こす。中枢神経系の重要な脱髄疾患は**多発性硬化症** multiple sclerosis である。

神経系の一般的な機能

神経系の機能には感覚，情報処理，学習や記憶，および行動が含まれる。学習や記憶によって過去の経験を生かして，環境変化に適切に対応できるように行動を変化させることができる。内分泌系や免疫系など体の他のシステムもこの役割を分担するが，神経系は特にこの役割について特殊化している。

ニューロンがその機能を果たすには，**興奮性** excitability という膜の性質が必須である。膜の興奮性は**神経インパルス** nerve impulse（**活動電位** action potential ともよばれる），**受容器電位** receptor potential，そして**シナプス電位** synaptic potential（第3，4章を参照）のような電気現象としてみられる。これらの電気現象には，時として化学的過程が伴う。

感覚は**感覚受容器** sensory receptor とよばれる特殊な神経細胞によって感知される。体壁に加わる機械的圧迫，化学物質，温度勾配，光，音，そして動物によっては電場など多くの型のエネルギーが感知される。

神経回路の情報処理は細胞間通信により起こる。細胞間通信は神経細胞が化学的信号に応答したり，化学的信号をつくり出したりすることにより起こる。その機構には電気的な変化と化学的な変化の双方が含まれる。学習と記憶には特殊な型の情報処理と情報の蓄積と読み出しのための機構を必要とする。

行動は認知や記憶のように外からみえないものもあるが，普通は運動や自律神経応答のように容易に観察できる。ヒトでは，言語に含まれる一連の行動が特に重要である。

情報の伝達

軸索の重要な役割は，1つのニューロンの細胞体や樹状突起から他のニューロンや効果器の上のシナプスに情報を伝達することである。情報は通常は**神経インパルス** nerve impulse の列として伝えられる。

情報伝達の速度を決める要因の一部は，軸索の伝導速度である。軸索伝導速度は軸索の太さや髄鞘の有無（有髄線維か無髄線維か）による。無髄線維は一般に直径が1μm以下であり，伝導速度は2.5 m/secである。感覚受容器を支配する無髄線維を伝わる信号が脊髄に到達するには，もし軸索伝導速度が1 m/secだったとして，約1secかかるだろう。有髄線維は直径が1〜20μmで伝導速度が3〜120 m/secである。脊髄運動ニューロンの軸索伝導速度が100 m/secだったとして，10 msecほどで足の親指の筋を収縮させる信号を伝えることができる。

中枢神経系ではニューロンによっては軸索がない（たとえば，網膜の**アマクリン細胞** amacrine cell）が，情報は活動電位を生成することによってではなく，電流を流すことによって伝えられる。このような電流は**局所電位** local potential を発生するが，短い距離で減衰してしまう（ニューロンの長さ定数によって数mmから数百μm）。局所電位と活動電位との違いは，局所電位は伝導できず，長い距離を伝わることができないところにある。一方，活動電位は軸索に沿って長い距離を伝わることができる（第3章参照）。

局所電位による信号伝達はまた，**感覚受容器** receptor potential や**シナプス電位** synaptic potential（第4章参照）による神経細胞間の通信の特徴でもある。感覚受容器は受容器電位（第7章参照）をつくり出す。

ニューロンは情報を信号化する

軸索により運ばれる情報の符号化にはいくつかの方法が可能である。1群のニューロンに特定の感覚モダリティなどの機能を担当させることができる。たとえば，視覚経路は網膜や視神経，視索，視床の外側膝状体，大脳の視覚領域（第8章参照）を含む。通常，視覚系を活性化する手段は網膜に光をあてることで，その結果，視覚情報が軸索伝導とシナプス伝達を介して視覚経路の中で上位構造へ伝えられる。しかし，視覚系を機械的に，あるいは電気的に刺激しても，意味のある形ではないが，視覚応答を起こすことができる。だから，視覚系のニューロンは刺激の種類を問わず活性化されれば視覚を引き起こすようにラベルづけされた信号線とみなすことができる。このような信号線は特定の感覚刺激による信号化に関わる1群のニューロンからなり，感覚受容器と中枢情報処理回路を含む。このラベル化信号線は普通は感覚刺激により活性化される。しかし，人工的にも活性化できる。たとえば，眼球の上を押さえたり，電気ショックで大脳を刺激したりしてもフラッシュ状の光がみえる。他の感覚系でも同様な例がある。

神経系による情報の符号化は**空間的マップ** spatial map によっても行われる。体の表面は平面状に並べた1群の感覚ニューロンや運動ニューロンで表すことができる。このような空間的マップを**体部位再現地図** somatotopic map（ヒトの場合には**ホムンクルス** homunculus［第7，9章を参照］）とよぶ。視覚系では，**網膜部位再現地図** retinotopic map がある。聴覚系では音の周波数が**周波数部位再現地図** tonotopic map（第8章）で表される。

情報の符号化の第3番目の方法は**神経インパルスの時系列** pattern of nerve impulse を用いる方法である。軸索は1連の神経インパルスを伝え，その結果，次のニューロンに対するシナプス伝達が起こる。伝えられる情報は神経インパルスの時系列の構造という形で埋め込まれる。神経インパルスの符号化についてはいくつかの考え方が提案されている。1つの代表的な符号化は平均発火頻度であろう。他の符号化法としては，インパルスの発射のタイミング，時間的なパターン（パルス密度の変化），高頻度発火の持続時間なども考えられる。

シナプス伝達によりニューロン間の通信が起こる

ニューロンは**シナプス** synapse（第4章参照）とよばれる特殊な接合部を介して互いに交信する。典型的なシナプスは1つのニューロンの軸索終末部と他のニューロンの樹状突起との間でつくられる。この型のシナプスは**軸索–樹状突起間シナプス** axo–dendritic synapse とよばれる。しかし，他の型のシナプスもいくつかある。**軸索–細胞体間** axo–somatic，**軸索–軸索間** axo–axonal，**樹状突起・樹状突起間** dendro–dendritic（図6-9▼）などである。運動ニューロンと骨格筋線維の間のシナプスは特に，**終板** end plate あるいは**神経筋接合部** neuromuscular junction とよばれる。

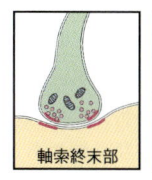

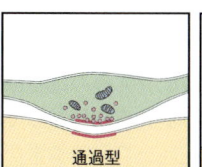

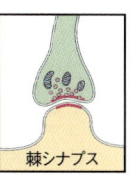

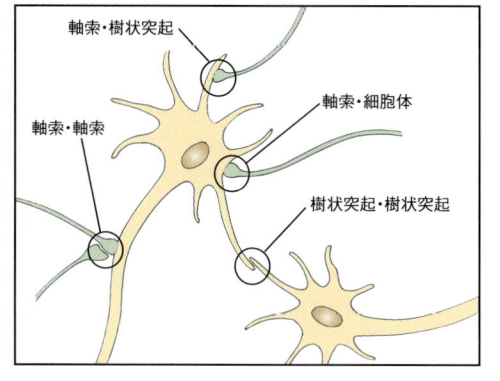

図6-9 上の3つの絵はシナプスボタンの電子顕微鏡写真からのスケッチ。左から軸索終末部，通過型シナプス，樹状突起棘上のシナプス。下の図は軸索・樹状突起型，軸索・細胞体型，軸索・軸索型，樹状突起・樹状突起型のシナプスを示す。

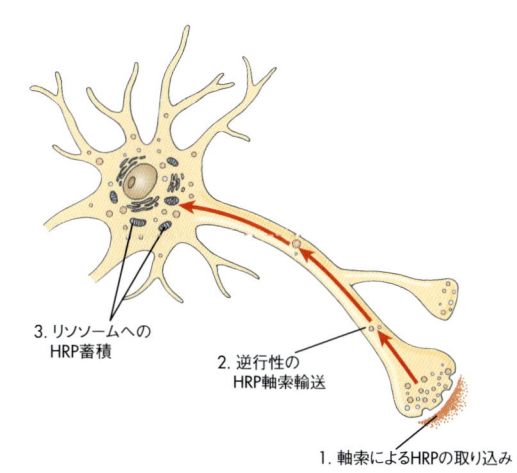

図6-10 西洋ワサビのペルオキシダーゼ(HRP)のニューロンへの取り込み(1)，逆行性軸索輸送(2)，リソソームへの蓄積(3)。

軸索輸送はニューロン内で物質を動かすために使われる

　軸索の多くは長いので，細胞体からシナプスのある軸索終末部まで拡散のみで物質を運ぶことができない。膜や細胞質の要素は細胞体や近位樹状突起にある細胞内器官で生合成されるが，これらを軸索に沿ってシナプスのシナプス前終末まで配給し，細胞外へ分泌してしまった物質や失活してしまった物質を補給しなければならない。**軸索輸送** axonal transport とよばれる特殊な輸送機構がこのような配給を担う。

　軸索輸送にはいくつかの型がある。膜結合性の細胞内器官やミトコンドリアは**速い軸索輸送** fast axonal transport で比較的急速に輸送される。細胞質に溶け込んだ物質（たとえば蛋白質など）は**遅い軸索輸送** slow axonal transport で移動する。速い軸索輸送は1日あたり400mmにも達するが，遅い軸索輸送はおおよそ1mm/dayの速度で起こる。これはシナプス小胞は脊髄の運動ニューロンから足の筋の神経筋接合部まで2日半で輸送されるが，一方，溶解性の蛋白質は同じ距離をほとんど3年かかって輸送されることを意味する。

　軸索輸送は代謝で獲得したエネルギーを消費し，Ca^{2+}を必要とする。細胞骨格の微小管は速い軸索輸送で，膜結合性細胞内小器官が動くための導線系として働く。これらの細胞内小器官は輸送線維に付着するが，輸送線維は微小管との間に骨格筋の太い線維（ミオシン）と細い線維（アクチン）との間の相互結合と同様の結合をもち，これを介して微小管に沿って動く。Ca^{2+}濃度の変化が微小管に沿った小器官の動きの契機となる。

　軸索輸送は双方向性に起こる。細胞から軸索終末へ向かっての輸送は**順向性軸索輸送** anterograde axonal transport とよばれる。この過程はシナプス小胞とシナプス終末でのシナプス伝達についての生合成酵素の補給をする。逆方向の輸送は**逆行性軸索輸送** retrograde axonal transport である（図6-10▼）。逆行性軸索輸送は速いが，その速度は速い順向性軸索輸送の半分程度である。この過程はシナプス小胞膜を細胞体に送り返し，分解させるために使われる。西洋ワサビのペルオキシダーゼ(HRP)のような標識物質は順向性にも逆行性にも輸送されるので，神経経路を調べる実験に使うことができる。

> 軸索輸送は病理的過程で重要である。1次求心性ニューロンと運動ニューロンは中枢神経系と末梢とを結び，したがって血液脳関門を越えた**原形質橋** protoplasmic bridge を形成する。狂犬病ウイルスやポリオウイルスのようなウイルスあるいは破傷風毒素のような毒素は，もし末梢で取り込まれて軸索中を輸送されると中枢神経系内に入ることができる。

損傷に対する反応

　神経組織に対する傷害はニューロンとグリアに反応性の変化を起こす。強い傷害は神経細胞の死をきたす。ニューロンは**終末分化細胞** postmitotic cell であるため，完全に分化してしまい，もはや細胞分裂能力がなくなり，いったん失われると，新しい細胞に置き換えられることはない。大部分のニューロンは誕生前に分化を完成させている。ただし，グリアは成人になっても分

裂する能力をもち続ける。だから、中枢神経系の腫瘍の大部分はニューロンというよりはグリアの前駆細胞から派生する。

軸索反応は軸索傷害に対する細胞体の病的反応である

軸索が切断されると、ニューロンの細胞体は**軸索反応**axonal reactionを示す。普通、ニッスル小体はリボソームのリボ核酸と結合する塩基性アニリン色素でよく染色される（図6-11 A▼）。軸索反応の間、粗面小胞体の貯蔵槽は蛋白質合成産物とともに膨大する。リボソームは壊れ、そのためニッスル小体は塩基性アニリン色素で弱くしか染まらなくなる。この染色性の変化を**染色質溶融**chromatolysisという（図6-11 C, D▼）。細胞体もまた膨大して丸くなり、核は細胞質の中心からずれて偏位する。これらの形態的変化は蛋白質合成に伴う細胞学的過程を反映しており、損傷を受けたニューロンが自ら回復しつつあることを示す。

ワーラー変性は軸索切断に対する軸索の応答である

もし神経線維が切断されると、切断部よりも遠位の軸索が死ぬ（図6-11 B, C▼）。そして2, 3日以内に軸索とその軸索のシナプス終末は分解される。もし軸索が有髄線維だったら、髄鞘は断片的になり、ついには食細胞に食われて取り除かれる。しかし髄鞘をつくったシュワン細胞は生き残る。この一連の過程は元来、Wallerによって記述されたので、**ワーラー変性**wallerian degenerationとよばれる。

もし変性した軸索がニューロンや効果器に対する唯一の、あるいは大部分のシナプス入力を与えるものだったとしたら、シナプス後の細胞は変性したり、死んだりすることがある。この例として一番よく知られているのは、運動ニューロンの軸索が切断されたあとに起こる骨格筋線維の変性である。

神経解剖学的研究では、この病的変化は神経経路を調べるときに有益である。たとえば、慎重に選んで軸索を切断し、逆行性変性を起こすことによって1群のニューロンの関係を調べることができる。ワーラー変性を起こしている軸索の走行を追うことによって軸索の投射先を調べることができる。もし軸索切断によってシナプス後のニューロンがシナプスを超えて変性を起こしているならば、軸索がどのニューロンとシナプスをつくるかを調べることもできる。

再生は末梢神経系で起こるが、中枢神経系では十分には起こらない

ニューロンの大部分は軸索が損傷により失われた場合、新しい軸索を再生できる。損傷を受けた軸索の近位の部分（細胞体に近い部分）は伸びて枝分かれをする（図6-11 C▼）。末梢神経系では、これらの分芽は伸びて、もし物理的に可能であれば、もともとの神経の走行に沿って成長する。切れた軸索の遠位部分のシュワン細胞は生き残るだけでなく、増殖し、軸先が前に通っていた経路に沿って並んで列をつくる。分芽した軸索の成長円錐はシュワン細胞の列を通って、最終的にはもともと支配していた末梢の標的構造を再支配する（図6-11 D, E▼）。それからシュワン細胞は軸索を巻

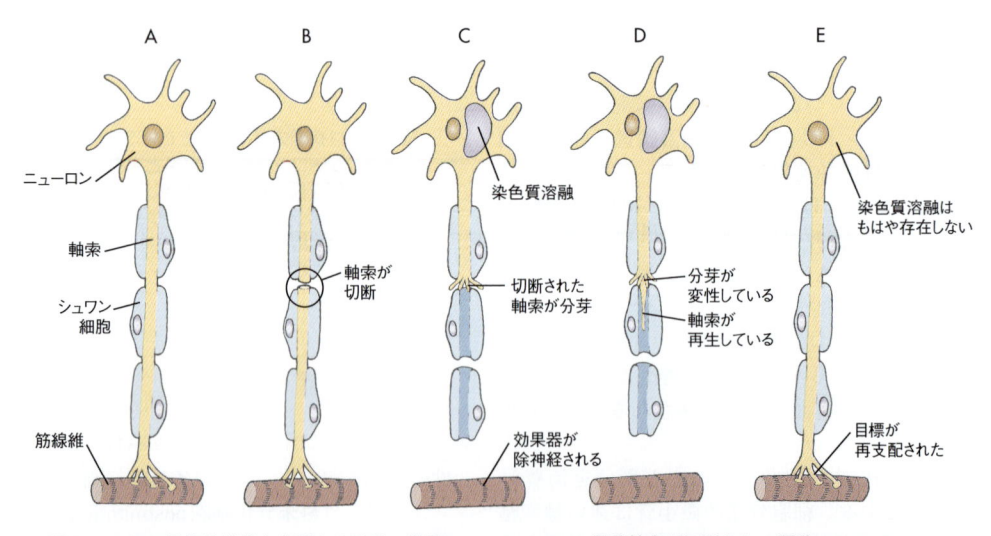

図6-11 A：骨格筋線維を支配する正常の運動ニューロン。B：運動軸索が切断され、運動ニューロンは染色質溶融（クロマトリシス）を起こし始めている。C：染色質溶融は往々にして軸索分芽sproutingを伴う。D：軸索分芽から軸索の再生が起こる。余分な分芽は退縮する。E：目標の細胞が支配されると、染色質溶融はみられなくなる。（Willis, W. D. Jr., Grossman, R. G.: *Medical neurobiology:neuroanatomical and neurophysiological principles basic to clinical neuroscience*, ed. 3, Mosby, St Louis,1981 より改変）

き，再有髄化する。再生速度は遅い軸索輸送の速度に依存して，1日ほぼ1 mm程度である。

　神経成長因子やその他の成長因子は発生段階，その後の構造維持，損傷後の再生のいずれでも，末梢神経中の知覚線維や自律神経軸索の成長に重要な役割を果たす。

　中枢神経系で軸索を切断してもやはり，ワーラー変性とそれに続く軸索の分芽が起こる。しかし，再生線維に対する適切な誘導は一般的には欠けている。なぜなら，オリゴデンドログリアは再生線維が通るための経路をつくらないからである。1つのオリゴデンドログリアが複数の中枢神経線維を囲んでいる。これに対してシュワン細胞は末梢神経で1つの軸索に対して髄鞘をつくる。また，成長因子や成長阻害因子のような化学的信号が異なることも，末梢と中枢での神経再生に差が生ずる原因であろう。中枢神経系での再生の障害物としては，さらにアストロサイトがつくる瘢痕の存在がある。

まとめ

- 神経系の一般的な機能として知覚，情報処理，行動が含まれる。
- 神経系の機能的細胞単位はニューロンである。
- 神経組織はニューロンのみでなく，グリアという支持細胞と血管を含む。グリアは末梢ではシュワン細胞，中枢ではアストロサイト，オリゴデンドログリア，マイクログリア，上衣細胞である。
- 神経系は末梢神経系(PNS)と中枢神経系(CNS)に分けられる。PNSは感覚ニューロン，体性運動ニューロン，自律神経ニューロンの軸索を含む。CNSは脊髄と脳を含む。
- 中枢神経系ニューロンの細胞外環境は高度に調節されている。脳脊髄液は脈絡叢から分泌される。血液脳関門は脳へ物質が入ることを制限する。
- ニューロンは細胞体，樹状突起と軸索突起をもつ。軸索は有髄のこともあり，無髄のこともある。
- 神経インパルスによって軸索に沿って神経情報が伝えられる。神経インパルスの伝導速度はその軸索の太さと，有髄か無髄かによって決まる。最も太い有髄線維が最も速い伝導速度をもつ。
- 神経回路網の中で情報を伝えるための符号化機構はいくつかある。特定の信号を特定の神経経路によって伝えるやり方，空間的マップを脳内につくるやり方，神経インパルスの時糸列のパターンなどである。
- 神経情報はニューロンからニューロンへ，あるいはニューロンから効果器へシナプス伝達により伝えられる。
- 軸索に沿った物質移動は軸索輸送で行われる。移動速度が速いものと遅いものがあり，また上行性のものと下行性のものがある。
- ニューロンは損傷すると死ぬこともあるが，生き延びると軸索反応（染色質溶融）やワーラー変性を起こす。軸索が損傷から生き延びると，やがて再生することができる。

第7章
感覚系総論

到達目標
- 感覚生理学の基本原理について説明できる。
- 体性・内臓感覚系の構成について説明できる。
- 脳からの下降経路が感覚伝達をいかに修飾できるかについて説明できる。

　神経系は異なる機能的役割をもついくつかのサブシステムの複合体であると考えられる。しかしこれらのサブシステムは相互に関係し合い，1つに統合された行動がなされる。いくつかのサブシステムが感覚に関係する。この章では顔面と体に加わった機械的刺激，温度刺激，そして化学刺激に関係する感覚を分析する一般知覚システム，すなわち**体性感覚・内臓感覚系** somatovisceral sensory system について扱う。第8章で視覚や聴覚などの特殊知覚系について述べる。

　体性感覚・内臓感覚系は，いろいろな刺激に感覚変換の過程を経て応答する**感覚受容器** sensory receptor を基本とする。感覚受容器はこれらの刺激に関する感覚情報を中枢神経系(CNS)に与える。感覚情報はいろいろな方法で符号化される。そして，この符号化された情報は脊髄白質中の上行性感覚伝導路を通って脳に伝達され，そこで処理されて知覚される。上行性感覚伝導路の1つは**後柱・内側毛帯路** dorsal column–medial lemniscus pathway として知られる。この経路はおおむね，振動感覚，触圧覚，および自己受容性感覚を担う。他の上行性伝導路は**脊髄視床路** spinothalamic tract であり，ほぼ痛覚と温度感覚を担う。**三叉神経視床路** trigeminothalamic tract は顔や口腔，鼻，頭から起こる同様の感覚を伝える。脳から下行する神経経路もあり，上行性の体性感覚伝導路の情報伝達を制御する。**内在性鎮痛系** endogenous analgesia system はこの型の経路の例である。

感覚生理学の原理

感覚受容器は感覚変換を通じて刺激に応答する

　環境で起こる出来事のうちで，役に立ちそうなものを**感覚受容器**が検出し，中枢神経系にその情報を伝える。環境で起こる出来事が感覚受容器に与える作用を**刺激** stimulus とよぶ。感覚受容器に与える刺激効果が神経活動，すなわち**応答(反応)** response を引き起こす。感覚受容器が刺激に対して有効に応答する過程を**感覚変換** sensory transduction とよぶ。

　感覚変換を導くような環境変化は，感覚受容器の種類によって異なり，機械的，温度的，化学的，あるいは他の型のエネルギー変化を含む。ヒトは電場や磁場を感じることができないが，魚など他の動物はそういう刺激にも応答することができる。

　感覚変換の仕組みは感覚受容器の型により異なる。たとえば，**化学受容器** chemoreceptor はその表面膜にある受容器分子に化学刺激物質1分子が働いただけで応答が起こる。つまり化学反応によりイオンチャネルが1つ開き，イオン電流の流入が起こる。一方，**機械受容器** mechanoreceptor の表面膜の機械感受性イオンチャネルは機械的な力を膜に加えることにより開く。網膜の**光受容器** photoreceptor の外節にあるイオンチャネルは暗闇で開き，外節のディスク膜の色素に**光子** photon が吸着されると閉じる。光受容器のイオンチャネルを閉じる信号はセカンドメッセンジャー分子により伝達される。このように感覚変換のくわしい仕組みは受容器の型ごとに異なるが，受容器分子の活性化に応じて開閉するイオンチャネルを通って流れるイオン電流変化に依存した感覚変換が多い。受容器分子とイオンチャネルはときに，直接に組み合わさっていることもあるが，そのほかは間接的に一連のセカンドメッセンジャーを介して組み合わされる。

　感覚変換では，普通は1次求心性感覚ニューロンの末梢終末に**受容器電位** receptor potential が生ずる。受容器電位は，終末に内向き電流が流れることにより生じた脱分極電位である。受容器電位が十分に大きければ，感覚受容器の膜電位が神経インパルスを起こす閾値に達する。たとえば図7-1 A▼に示すように機械的刺激が機械受容器の終末を変形させると，終末を通る内向き電流を起こす。その結果，軸索に沿って軸方向に電流が流れ，第1番目のランビエ絞輪を外向きに電流が流れる。この外向き電流が脱分極すなわち受容器電位を起こし，その結果，膜電位が閾値を超えれば，

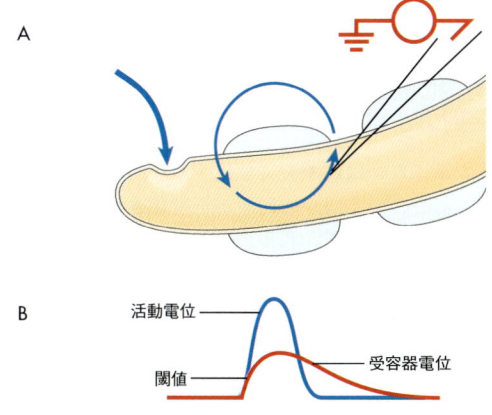

図7-1 A：有髄の機械受容器求心性線維の終末部の縦断面。表面膜を薄い黄色い二重線で，軸索原形質をオレンジ色の面で，髄鞘を薄い青で示す。太い矢印で示した部分で機械受容器に刺激が加わり，細い矢印で示すような電流が流れる。右側に細胞内電極の先が軸索内に刺入されたことが示されている（黒い細い線）。赤い太い線は記録装置。
B：Aに示した電流で生じた受容器電位（赤線）と受容器電位が閾値を超えた場合に生ずる活動電位（青線）。

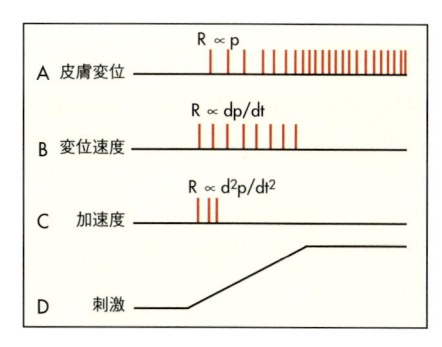

図7-2 皮膚変位に対する順応の遅い機械受容器と順応の速い機械受容器の応答。受容器を支配する1次求心性線維の放電がランプ状刺激（一定の速さで一様の変化を与える刺激：一番下の"刺激"の直線上昇に相当する）(D)に対する応答（図中のR）として起こる。A：Rは皮膚の位置（p）と比例する。この受容器は遅い順応を示し，皮膚の変位を信号として伝える。B：Rは変位速度（dp/dt）に比例。C：Rは加速度（d^2p/dt^2）に比例。BとCは順応の速い受容器であるが，それぞれ伝える刺激の動的性質が異なる。

活動電位が発生する。この場合，活動電位は求心線維の第1番目のランビエ絞輪トリガー領域から発生する。ただし，光受容器では光変換の間，内向き電流が止まり受容器は過分極される。

感覚受容器によっては，1次求心性線維終末は末梢の別の感覚細胞に接触する。たとえば，蝸牛では1次求心性線維は有毛細胞に接触する。そういう感覚器での感覚変換は，細胞が2種類ある分だけ複雑になる。蝸牛では音がすると，受容器電位は有毛細胞に生ずる。受容器電位は有毛細胞膜の脱分極であり，この脱分極により1次求心性線維終末に向けて興奮性のシナプス伝達物質が放出される。シナプス伝達物質は1次求心性線維終末のシナプス後膜に働いて内向き電流が流れ，その結果，1次求心性線維終末が脱分極され，**起動電位** generator potential が発生する。この脱分極が1次求心性線維の膜電位を変化させ，閾値を超えれば活動電位が生ずる。

刺激が持続すると感覚受容器は**順応** adaptation する。順応の程度は感覚受容器により異なる。感覚受容器の順応が遅いか速いかによって，持続の長い刺激は活動電位の反復発射を起こしたり，ごく短い発射（1回か数回）を起こしたりする。順応の程度は持続的刺激が感覚受容器に長い受容器電位を起こすか，短い受容器電位しか起こさないかによって異なる。順応の機能的意義は，いろいろの受容器が異なる順応を示すことによって，刺激の時間的様相を分析し，分別できる点にある。たとえば，順応の遅い受容器は，皮膚が押される程度に比例して，押されている間，反復発射する（活動電位が反復して発生する。図7-2 A▼）。そういう応答により皮膚のへこみ具合を知ることができる。一方，順応の速い皮膚の受容器は過渡的な機械的刺激に最もよく応答する。だから，この受容器は皮膚が押される程度よりはむしろ，皮膚が押される速度（図7-2 B▼）や加速度（図7-2 C▼）の情報を伝える。

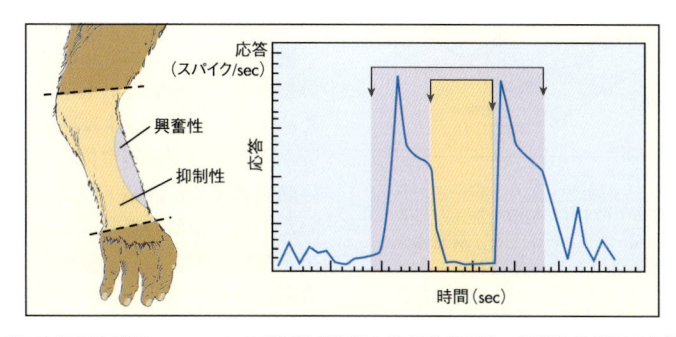

図7-3 大脳1次体性感覚野ニューロンの興奮性受容野と抑制性受容野。興奮性受容野は前腕にあり，抑制性受容野に囲まれている。グラフは興奮性刺激（紫色）に対する応答と，その応答が抑制性受容野の刺激（黄色）により抑制されることを示す。

受容野が刺激されると感覚細胞の発射が変わる

　刺激部位と特定の感覚細胞活動との間の関係は，感覚生理学の主たるテーマの1つである．感覚細胞の受容野というのは，刺激が加わった場合に感覚細胞発射が変わるような刺激領域のことである．たとえば，ある感覚受容器は皮膚のほんの小さな領域が刺激された場合にのみ活動するとしよう．そうすると，この領域はその感覚受容器の興奮性受容野である．中枢神経系（CNS）の感覚細胞は，1次求心性ニューロンの数倍もの大きさの受容野をもつことがある．一般に，中枢神経系の感覚細胞の受容野は末梢ニューロンのものよりも大きい．なぜならば，中枢ニューロンは多くの感覚受容器からの情報を受け取るが，これらの感覚受容器は少しずつ異なった受容野をもつからである．ある感覚ニューロンの受容野の位置は，そのニューロンが扱う刺激に関係する感覚受容器の位置により決まる．

　一般に，感覚受容器の受容野は興奮性である．しかし，中枢神経系の感覚細胞の受容野は興奮性のことも抑制性（図7-3▼）のこともある．抑制は感覚ニューロン回路でのデータ処理の結果生じ，抑制性介在ニューロンによって仲介される．

感覚情報の符号化は，感覚ニューロンの活動電位発射によって行われる

　感覚ニューロンは刺激を符号化する．感覚変換の過程では，刺激のいくつかの側面が符号化されるが，これは中枢神経で読み解かれるような形でなければならない．**符号化された情報** encoded informationは抽象的であるが，感覚受容器の刺激に対する応答と，感覚伝導路で起こる情報処理に基づいている．符号化される刺激の性質としては，刺激の質modality，空間的配置，閾値，強度，頻度，持続などがあげられる．その他の性質については，特殊感覚系の項（第8章）に述べる．

　感覚の質（**感覚モダリティ** sensory modality）は感覚を経験的に分類したものである．たとえば，皮膚に加えられた持続的な機械的刺激は**触圧覚** touch–pressureを，一過性の機械的刺激は**振動覚** flutter–vibrationを引き起こす．その他の皮膚刺激のモダリティとしては**冷覚** cold，**温覚** warm，**痛覚** painがある．**視覚** vision，**聴覚** audition，**身体位置感覚** position sense（体の部分部分の位置についての感覚．たとえば，膝がどの程度曲がっているかというような感覚），**味覚** taste，**嗅覚** smellは皮膚刺激以外のモダリティの例である．ほとんどの感覚系では感覚モダリティの符号化は，ラベルづけされた信号線としての**感覚チャネル** labeled–line sensory channelによって行われる（第6章参照）．感覚チャネルは特定の感覚モダリティについて働く1群の感覚ニューロンからなる．

　刺激の部位 stimulus locationはその刺激の加わった部位に受容野をもつ1群の感覚細胞が活動することにより知覚される（図7-4 A▼）．場合によっては，抑制性受容野の存在，つまり興奮性の受容野と抑制性受容野との間の境界線が強調されることによって刺激の場所がはっきりと区別される（側抑制）．2つの隣接した場所に加えられた刺激の弁別（空間分解能）は2つのニューロン群が別々に興奮することだけでなく，抑制性の相互作用にもよる（図7-4 B▼）．

　閾値刺激 threshold stimulusとは検出可能な最も弱い刺激のことをいう．刺激が加わったことを検出するためには，1次求心性線維から活動電位が出るのに十分な大きさの受容器電位が生じなければならない．弱い刺激強度では閾値下の受容器電位しか出ず伝導しないために，中枢の感覚ニューロンを活動させることができない．中枢での知覚のためには，さらに，感覚伝導路の中で起こる空間的・時間的な加重（第4章参照）に必要なだけの数の1次求心性線維が活動する必要がある．だから感覚刺激が加わったことを検知するために必要な最低限度の刺激（閾値）は，並の1次求心性線

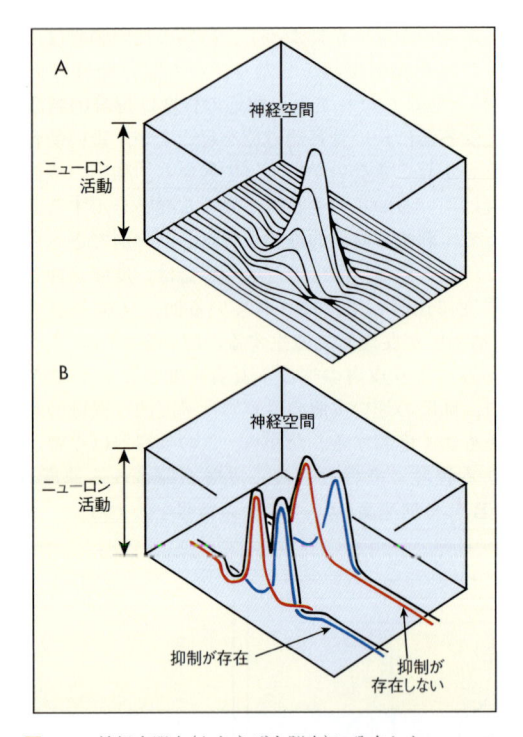

図7-4　神経空間内（たとえば大脳内）に分布したニューロンの大集団の活動．A：皮膚上の1点に刺激を加えたときのニューロン応答を縦軸（z軸）にプロットした．興奮性のピークは抑制性の溝に囲まれることに注意（x軸とy軸は皮膚の表面に対応する）．中枢感覚ニューロンの興奮性受容野と抑制性受容野に相当する．B：皮膚の隣り合った2点を刺激したときのニューロン応答（赤線と青線）．2つの応答の和（黒い線）は抑制があるとき（手前）のほうがきれいに2つに分かれることに注意．

維を活性化するための閾値よりもずっと大きいであろう．逆にいえば，1次求心性線維が何本か興奮したにしても，刺激として知覚されるとは限らない．

刺激強度 stimulus intensity は感覚ニューロンの平均発射頻度によって符号化することができる．刺激強度と応答との関係は刺激反応関数（曲線）としてプロットすることができる．多くの感覚ニューロンでは刺激反応関数は近似的に指数関数である（図7-5▼）．この関数の一般式は次のとおりである．

$$反応＝（刺激）^n×定数$$

指数 n は1に等しいことも，1以上のことも，1以下のこともある．多くの機械受容器では刺激応答関数が小数点以下の指数（図7-5▼）をもつ．温度受容器は線形（指数が1）の刺激応答関数をもつ．侵害受容器は指数が1，あるいは1以上（刺激が強くなると加速度的に応答が強くなる）の刺激応答関数をもつ．

刺激強度を符号化する別の方法は，活性化された感覚受容器の数によることである．知覚の閾値刺激は1次求心性線維を1本または少数だけ活動させ，強い刺激は多くの感覚受容器（したがって1次求心性線維）を興奮させる．中枢ニューロンは1群の特定の感覚受容器からの入力を受けるが，活性化された1次求心性線維が多いほど強く興奮するであろう．中枢感覚ニューロンの活動が強いほど，強い刺激として知覚される．

刺激の強さが変わると異なった受容器群が活性化される場合がある．たとえば，皮膚に加えられた弱い機械的刺激は機械受容器のみを活性化する．一方，強い機械的刺激は機械受容器と侵害受容器の両方を活性化するであろう．この場合，強い刺激によって起こる感覚は強いだけでなく，異なった質をもつ．

刺激頻度 stimulus frequency は感覚ニューロンの発射間隔で符号化できる．スパイク電位の発射間隔が刺激間隔と等しい場合（図7-6▼）もあるが，刺激間隔の倍数の間隔でニューロンが発射することもある．

刺激持続時間 stimulus duration は，順応の遅い感覚ニューロンでは，"発射頻度が増加している期間"として符号化することができよう．順応の速いニューロンでは，刺激開始と終了は一過性の発射があることでわかる．

感覚伝導路は感覚情報を脳の感覚処理領域へ伝える

感覚伝導路 sensory pathway は直列に並んだ1群の

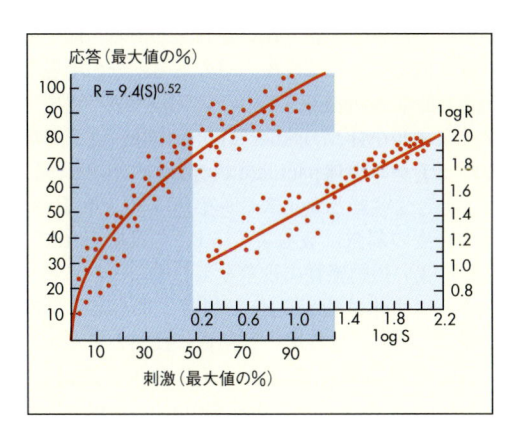

図7-5 適応の遅い機械受容器の刺激応答関数．放電頻度を刺激強度（最大値を100として正規化）に対してプロット．右側のプロットは両対数グラフに変換．刺激応答関数は，応答（R）＝9.4×(S)$^{0.52}$．

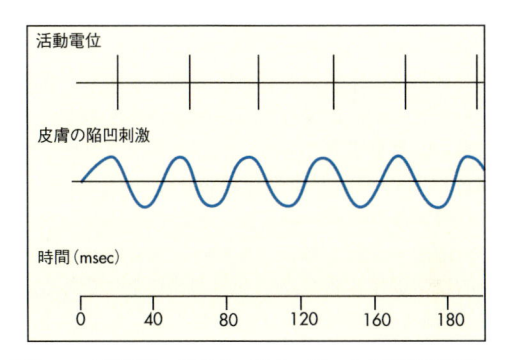

図7-6 刺激頻度の符号化．適応の速い皮膚機械受容器の正弦波刺激と同期した放電．上：活動電位，中：刺激，下：時間(msec)．

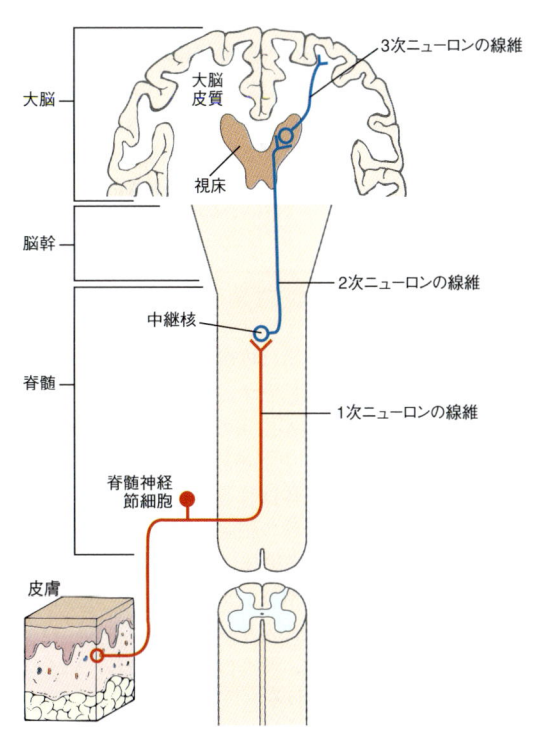

図7-7 1次ニューロン，2次ニューロン，3次ニューロンを示した感覚伝導路の一般的配置図．2次ニューロンの軸索が止中で交差し，一側の体の感覚情報が脳の反対側に伝わることに注意．

ニューロンとみることができる（図7-7▼）。1次，2次，3次および高次ニューロンが特定の感覚伝導路の順次的な要素である。しかし，同様の感覚情報が時として，いくつかの並列的な感覚伝導路により伝えられることもある。

感覚伝導路の**1次ニューロン** first-order neuron は1次求心性ニューロンである。これらのニューロンの末梢終末は感覚受容器との間で形成される。神経終末が有毛細胞のような副次的感覚細胞から入力を受ける場合もある。これらのニューロンは刺激に対して応答し，中枢神経系へ符号化された感覚情報を伝える。1次求心性ニューロンの細胞体は普通，脊髄神経節や脳神経の神経節にある。

2次ニューロン second-order neuron は脊髄や脳幹にある。2次ニューロンは1次ニューロンから入力を受け，視床に情報を送る。感覚情報は2次ニューロンレベルの局所神経回路で処理され，変換を受けることもある。2次ニューロンの上行性軸索は交差するのが普通である。だから，体の片側から出た感覚情報は反対側（対側）の視床に到達する。

3次ニューロン third-order neuron は視床の感覚中継核にあるのが普通である。ここでも局所神経回路により2次ニューロンからの情報が変換され，大脳へ送られる。

大脳感覚野の**4次ニューロン** fouth-order neuron，さらに大脳感覚野や他の大脳皮質領域の**高次ニューロン** higher-order neurons は，さらに情報処理を行う。さらに大脳基底核や小脳などの皮質下構造と大脳との間の相互作用もある。高次領域での感覚情報処理で知覚が生じ，刺激があったことやその種類を意識的に知ることができる。

体性感覚・内臓感覚系

体性感覚・内臓感覚系は皮膚，筋，関節および内臓にある感覚受容器官を形成する求心性ニューロンを含む。これらの感覚受容器由来の情報は1次感覚ニューロンの軸索を経由して中枢神経系に到達する。1次求心性ニューロンの細胞体は普通，脊髄神経節や脳神経の神経節にある。神経節の細胞の突起は中枢枝と末梢枝の2つに分岐する。末梢枝は軸索の構造をもち，感覚受容器に終わる。中枢枝もまた軸索で，脊髄神経の場合は後根を経て脊髄に入り，脳神経の場合には脳幹に入る。中枢枝は普通，多くの分枝を出し，いくつかの2次ニューロンに終わる。

体性感覚・内臓感覚の情報処理は，脊髄，脳幹，視床，大脳皮質など多くの中枢神経系の構造でなされる。2次感覚ニューロンから起こる上行性伝導路は脊髄，脳幹にあり，普通は対側の視床に投射する。最も重要な感覚伝導路は**後柱・内側毛帯路** dorsal column-medial lemniscus pathway と**脊髄視床路** spinothalamic tract である。顔についての主たる体性感覚・内臓感覚系投射は三叉神経視床路である。これら3つの経路の構成については次の項で述べる。副次的な体性感覚・内臓感覚経路としては，脊髄頸核視床路，シナプス後・後柱路，背側脊髄小脳路，脊髄網様体路，脊髄中脳路がある。

体性感覚・内臓感覚系は一般感覚系とみなすことができる。この系が伝える感覚モダリティとしては，触圧覚，振動覚，身体位置感覚，関節運動，温度感覚，痛覚，内臓膨満感などがある。

感覚受容器が刺激を検知する

体性感覚・内臓感覚系は皮膚，筋，関節，内臓の多くの型の感覚受容器を含む。皮膚の感覚受容器は受容する刺激の型によって，いくつかに分類される。**皮膚受容器** cutaneous receptor の主な型には，機械受容器，温度受容器，侵害受容器がある。**機械受容器** mechanoreceptor は皮膚に打撃や押しが加わったときに応答し，順応の速い受容器と遅い受容器がある。順応の速い皮膚機械受容器には皮膚の毛のある部分の**毛包受容器** hair follicle receptor，毛のない（滑らかな）皮膚にある**マイスネル小体** Meissner's corpuscle，皮下組織にある**パッチーニ小体** pacinian corpuscle がある（図7-8 A▼）。毛包受容器とマイスネル小体は30～40 Hzの繰り返し頻度の刺激に最もよく応じ，"粗動 flutter" とよばれる遅い振動感覚に役割を果たす。それに対してパッチーニ小体は約250 Hzの刺激によく応じ，"振動 vibration" とよばれる速い振動覚に役割を果たす。順応の遅い皮膚機械受容器には**メルケル小体** Merkel cell endings や**ルフィーニ小体** Ruffini's corpuscle が含まれる（図7-8 B▼）。メルケル小体は点状の受容野をもちルフィーニ小体は大きな受容野をもつが，ともに皮膚の伸展や圧迫によって活性化される。メルケル小体は触圧覚に役割を果たし，ルフィーニ小体は触圧覚と身体位置感覚（少なくとも指などの遠位関節の位置＝姿勢）の両方に役割を果たす。これらすべての受容器の軸索は有髄線維なので伝導速度が速く，刺激が加わってからすぐに受容器からの信号が伝わる。

皮膚の**温度受容器** thermoreceptor は2つの型，**冷受容器** cold receptor と**温受容器** warm receptor がある。ともに順応は遅いが，皮膚温が急激に変化したときには，一過性に応答する。これらの受容器は通常の環境，自発的に活動する数少ない受容器型の1つである。冷受容器は細い有髄線維に支配されるが，温受容器は無髄線維によって支配される。

侵害受容器は体に傷害を与えるような刺激に対して応答する。侵害受容に関わる主な皮膚受容器は2種あ

る。1つは**A−δ機械侵害受容器** A−δ mechanical nociceptro，もう1つは**Cポリモーダル侵害受容器** C polymodal nociceptor である。A−δ機械侵害受容器は細い有髄線維（A−δ線維）によって支配され，一方，Cポリモーダル侵害受容器は無髄線維（つまりC線維）によって支配される。A−δ機械侵害受容器は針で皮膚を刺したり，ピンセットで強くはさむような強い機械的刺激に応ずる。この型は普通，温度や化学物質による侵害刺激には応じない。一方，Cポリモーダル侵害受容器は機械的刺激，温度刺激，化学物質などいくつかの型の侵害刺激に応ずる。

骨格筋もいくつかの感覚受容器を含んでいる。主なものは機械受容器と侵害受容器であるが，筋受容器のうちには温度感受性をもつものや，化学物質に感受性をもつものもある。最もよく研究された筋受容器は伸張受容器である。これには**筋紡錘** muscle spindle や**ゴルジ腱器官** Golgi tendon organ がある。これらの受容器は自己受容性感覚（固有感覚ともいう）に重要な役割を果たすとともに，運動制御にも重要である。したがって，これらの構造と機能は第9章で扱うことにする。

その他の筋受容器は侵害受容器であり，これは筋に圧力が加えられたり，特に**虚血** ischemia（適切な血流が得られない状態）に際して代謝産物が放出されたりしたときに応答する。筋の侵害受容器は中程度と細い有髄線維（Ⅱ群とⅢ群），あるいは無髄線維（Ⅳ群）により支配される。

関節は順応の速い機械受容器，順応の遅い機械受容器と侵害受容器を含むいくつかの感覚受容器をもつ。順応の速い機械受容器はパッチーニ小体であり，振動を含む過渡的な機械的刺激に応ずる。順応の遅い受容器はルフィーニ小体であり，関節が伸展あるいは屈曲方向に大きく運動した場合に最もよく応答する。つまりこの受容器は関節に加わった圧力やトルクを伝える。関節の機械受容器は中程度の太さ（Ⅱ群）の求心性線維により支配される。関節の侵害受容器は関節嚢にプローブ針を入れた場合や，過伸展・過屈曲によって活性化される。普通の状態では関節の侵害受容器の多くは関節運動に際しては活動しない。しかし，炎症が起こって感作されると，普通の無理のない関節運動や弱い圧力が加わっただけで応答するようになる。関節侵害受容器は細い有髄（Ⅲ群）あるいは無髄（Ⅳ群）の求心性線維により支配される。

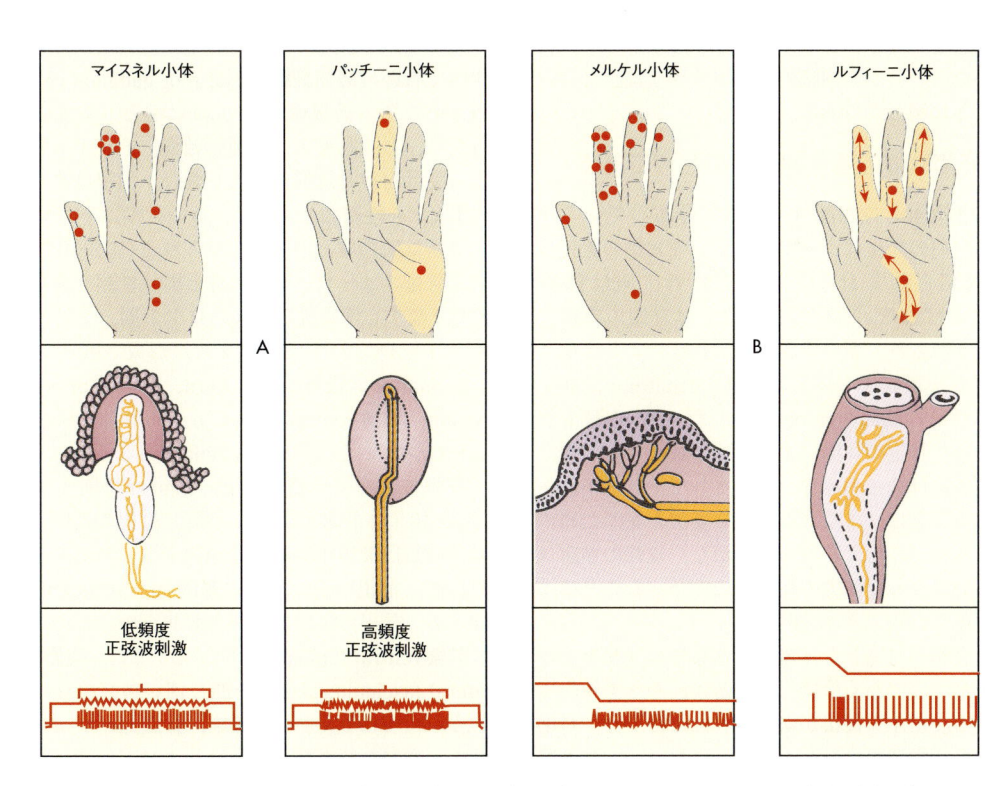

図7-8　上段：皮膚機械受容器の受容野。受容器の種類は多いので，一部のみを示す。受容器密度は指の遠位部で高い。赤点は受容野中心を示す。淡橙色は受容野の広がりを示す。A：順応の速い機械受容器。マイスネル小体とパッチーニ小体。B：順応の遅い機械受容器。メルケル小体とルフィーニ小体。ルフィーニ小体の受容野では赤い矢印で，受容器刺激に有効な皮膚伸展の方向を示す。中段：受容器の組織学的構造。下段：皮膚の正弦波刺激（A）（上の線の途中のぎざぎざ）あるいはステップ刺激（B）（上の線）に対する応答（下の線）。

関節炎 arthritis は関節の炎症により引き起こされる頻度の高い疾患であり，痛みを伴う．侵害受容器は神経終末や肥満細胞 mast cell から放出された化学物質，あるいは血管から浸潤した血液成分などにより感作される．これらの化学物質には神経ペプチド neuropeptide（サブスタンス P，カルシトニン遺伝子関連ペプチドなど），ヒスタミン，ブラジキニン，セロトニン，プロスタグランジンなどが含まれる．神経終末が感作されることにより，関節に**痛覚過敏** hyperalgesia が起こる．痛覚過敏は痛みについての閾値が低くなったり，一定の刺激により引き起こされた痛みの程度が強くなったりすることをいう．この状態は関節の侵害受容器から神経ペプチドが放出された結果，毛細血管の透過性が増加し，浮腫液がたまる**神経原性浮腫** neurogenic edema により起こる．これらのペプチドはまた，**血管拡張** vasodilation を起こし，関節の温度を上げる．関節痛は普通，アセチルサリチル酸 acetylsalicylic acid（アスピリン）のようなプロスタグランジンの合成阻害薬により治療される．

内臓にも感覚受容器がある．これらの感覚受容器のほとんどは反射に関係し，感覚として意識に上ることはきわめて少ない．しかし，内臓の機械受容器のうちには，膨満感に関係するものもあり，内臓の侵害受容器は内臓痛を起こす．パッチーニ小体は腸間膜や膵臓などの臓器の外膜にあり，おそらく瞬間的に加わる機械的刺激を検知するのであろう．内臓痛の一部が機械受容器の過度の働きによるかどうかは論争があり，決まっていない．しかし内臓の一部が特殊な侵害受容器をもつことは明らかである．

皮節や筋節は体の胎生期体節の名残である

成人の1次求心性線維は系統的に分布しているが，これは胎生期の発生によって決まる．哺乳類の胎児は節状に区切られており，それぞれの区画は**体節** somite とよばれる．体節は体の場合は脊髄の隣接する節から支配され，頭の場合には脳神経により支配される．皮膚を形成する体節は**皮節** dermatome，筋を形成する体節は**筋節** myotome とよばれる．内臓も脊髄や脳神経の特定の体節により支配される．

多くの皮節は発生の過程で，主として上肢と下肢が形成されるときに，またヒトが直立姿勢を保つための都合により歪んだ配置をとる．しかし，皮節の順序は四つんばいになった状態の体の絵に書き込むことにより理解することができる（図7-9▼）．

皮節は脊髄の対応した体節から密な神経支配を受けるが，それだけでなく隣接した脊髄体節からも神経支配を受ける．だから後根が切断されただけでは，対応する皮節で感覚消失はほとんど起こらない．どれか特定の皮節を麻酔するためには何本かの連続する後根を麻酔することが必要である．

脊髄根と脊髄は感覚伝導路の一部である

末梢神経系の軸索は脊髄神経根（または脳神経）を経由して中枢神経系に入る（感覚系）か，あるいは神経系から出る（運動系）．一側の特定の脊髄節からの後根はすべて**脊髄神経節細胞** dorsal root ganglion cell の中枢枝からなる．**前根** ventral root は主として運動軸索からなり，α運動軸索，γ運動軸索，それから脊髄節によっては自律神経節前軸索を含む．前根はまた，多くの1次求心性線維を含むが，その役割は不明である．

脊髄は灰白質と白質に分けられる（図7-10▼）．灰白質は脊髄ニューロンの細胞体と樹状突起を含む．そこでは1次求心性線維とニューロンの間，下行性伝導路とニューロンの間でシナプスが形成される．**灰白質** gray matter は**後角** dorsal horn，**中間質** intermediate region，**前角** ventral horn に分けられる．灰白質のニューロンはいくつかの層 lamina からなる．

脊髄の灰白質は**白質** white matter に囲まれている（図7-10▼）．脊髄背側の正中線と後根の入り口部との間の白質は**後索** dorsal funiculus とよばれる．後根の入り口部と前根の間の白質は**側索** lateral funiculus とよばれる．前根の出口部と脊髄腹側正中部との間の白質は**前索** ventral funiculus とよばれる．また，**後側索** dorsolateral fasciculus は後角を囲む細い神経線維の領域をいう．白質は1次求心性線維，脊髄介在ニューロンの軸索，脊髄と脳を結ぶ上行性および下行性経路を含む．

三叉神経は顔や頭からの感覚情報を伝える

顔を支配する1次求心性線維の配置は，体を支配する1次求心性線維の配置と同様である．**三叉神経の神経節** trigeminal ganglion にあるニューロンの末梢枝は

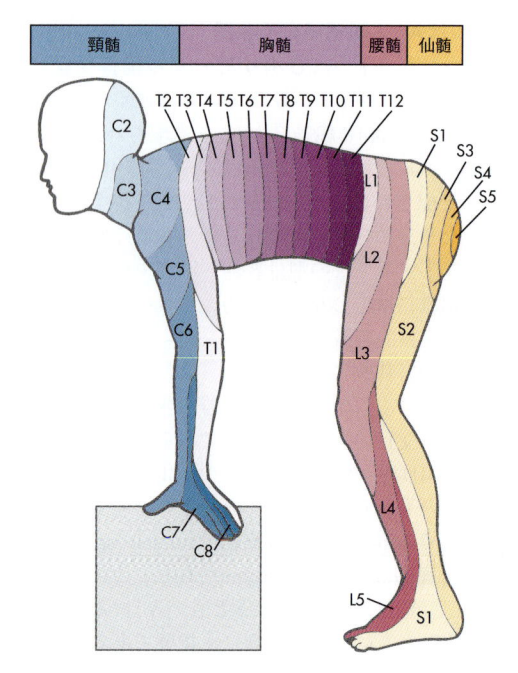

図7-9 四つんばい姿勢をとったときの皮節

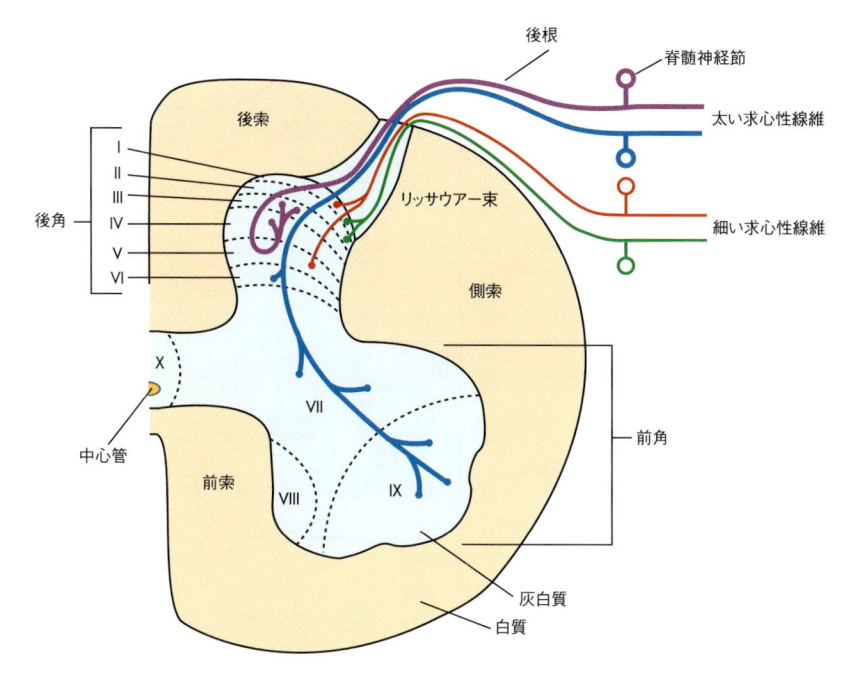

図7-10 脊髄の太い1次求心性線維と細い1次求心性線維。一側脊髄の灰白質の境目(実線)と層の境目(点線)を示す。Ⅰ層からⅥ層までが後角，Ⅵ層とⅦ層が中間質，Ⅷ層の一部とⅨ層が前角である。Ⅹ層は中心管の周囲の灰白質である。2種類の太い求心性線維の終末が示してある。1つは毛包受容器(紫色)からの線維で，Ⅲ層からⅤ層にシナプスがある。もう1つは筋紡錘(青色)からの線維で，Ⅵ，Ⅶ，Ⅸ層にシナプスがある。2本の細い線維を同様に示す。細い皮膚侵害受容器からの有髄線維($A-\delta$)(赤)はⅠ層からⅤ層に終わり，一方無髄線維(C)(緑色)はⅠ層とⅡ層にシナプスをつくる。

三叉神経の主な枝である眼神経，上顎神経，下顎神経を通って顔の体節に対応した部分を支配する(図7-11 A▼)。三叉神経は口腔，鼻腔，硬膜も支配する。

皮膚や口腔・鼻腔にある機械受容器を支配する太い有髄神経は**三叉神経の主知覚核** principal sensory nucleusのニューロンとシナプスをつくる。三叉神経の細い有髄線維と無髄線維は**三叉神経脊髄路核** spinal nucleusに終わる(図7-11 C▼)。伸張受容器からの1次求心性線維の細胞体は**三叉神経中脳路核** mesencephalic nucleusにある(図7-11 D▼)が，この配置は例外的である。なぜなら体性感覚・内臓感覚系ではすべての1次求心性線維の細胞体は末梢神経節にあるからである。中枢枝は**三叉神経運動核** motor nucleusとシナプスをつくる。

後柱・内側毛帯路は薄束と楔状束を含む

太い有髄線維の上行枝の多くは脊髄後索を吻側に上行し，延髄に至る(神経解剖の教科書参照)。後索核は**薄束** fasciculus gracilisと**楔状束** fasciculus cuneatusの2つに分けられる。下肢と躯幹下部(T7かそれよりも尾側)の感覚受容器からの線維は薄束を上行し，上肢と躯幹上部(T6かそれよりも吻側)の受容器からの線維は楔状束を上行する。これらの線維は後柱・内側毛帯路の1次ニューロンの軸索である。2次ニューロンは延髄尾側の薄核と楔状核にある。これらの核はしばしば，まとめて**後索核** dorsal column nucleiとよばれる。薄束の軸索は薄核ニューロンとシナプスをつくり，楔状束の軸索は楔状核ニューロンとシナプスをつくる。

後索核のニューロンの多くはその入力の1次求心性線維とよく似た応答を示す。ニューロンの一部は毛の運動や，毛のない滑らかな皮膚に加わった一過性の機械的刺激に対して，順応の速い機械受容器のような応答を示す。他のニューロンは受容野に振動刺激が加わったときに高周波発射を示し，パッチーニ小体の応答に似る。さらに他の後索核ニューロンは皮膚刺激に対して順応の遅い受容器のように振る舞う。楔状核には筋の伸張に応答するニューロンも多い。後索核ニューロンと1次求心性線維の応答の差は次のとおりである。

①後索核ニューロンの受容野は，そのニューロンにシナプスをつくる1次求心性線維の受容野よりも大きい。
②後索核ニューロンの中にはいくつかの異なった型の1次求心性線維が収束しているために，後索核ニューロンはいくつかの型の受容器刺激に応ずるものがある。
③後索核ニューロンは後索核の中にある抑制性介在ニューロン回路の働きにより抑制性受容野をもつことが多い。

後索核は対側の視床へ**内側毛帯** medial leminiscusを経由して投射する。内側毛帯は視床の**後外側腹側核**

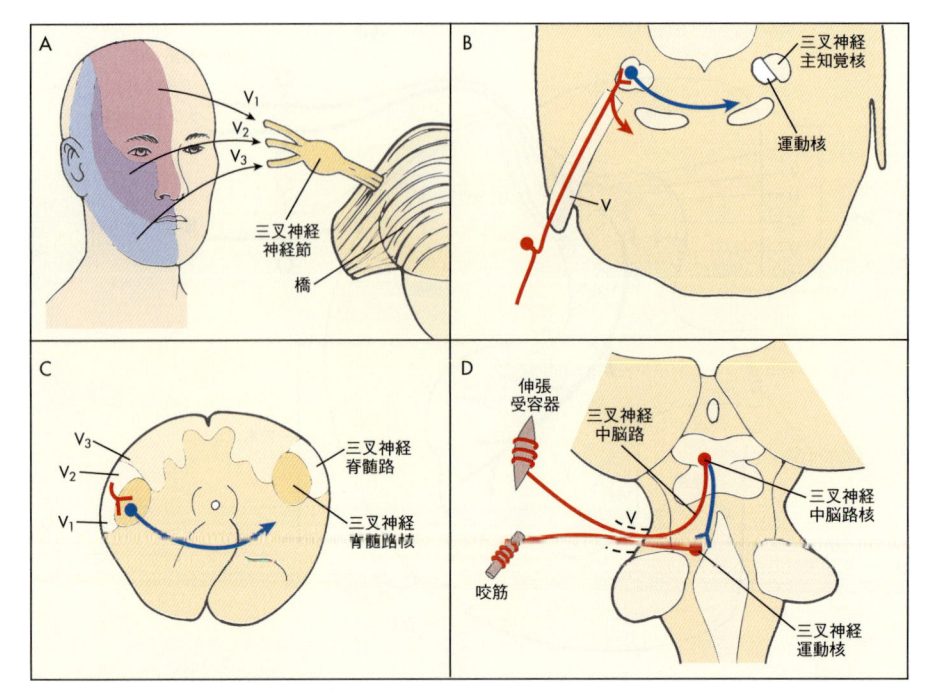

図7-11　A：三叉神経の眼神経(V₁)，上顎神経(V₂)，下顎神経(V₃)の分布域の皮節。B：三叉神経の太い有髄求心性線維が三叉神経核につくるシナプス終末と，三叉神経視床路の交差。C：三叉神経の細い有髄求心性神経と無髄求心性神経の下行枝が脊髄神経脊髄路核にシナプスをつくるところと，この経路が三叉神経視床路の中で交差するところ。D：三叉神経の自己受容性，1次求心性ニューロンの細胞体の位置。これらのニューロンの側枝は三叉神経運動核の運動ニューロンにシナプスをつくる。

ventral posterolateral(VPL)nucleusに終わる。VPL核ニューロンは次に**大脳1次体性感覚野** primary somatosensory cortex(SI)へ投射する。

三叉神経核の投射

すでに述べたように，顔の皮膚の機械受容器を支配する有髄の太い1次求心性線維は三叉神経主知覚核のニューロンとシナプスをつくる。主知覚核にある2次ニューロンは**三叉神経視床路** trigeminothalamic tractを経由して対側視床へ投射する(図7-11 B▼)。なおニューロンの一部は同側視床に投射する。投射を受ける視床の部分は**後内側腹側核** ventral posteromedial(VPM)nucleusである。視床VPM核にある3次ニューロンは大脳1次感覚野に投射する。顔を支配する三叉神経系のこの経路は体を支配する後柱・内側毛帯路と等価である。

脊髄背側にある体性感覚・内臓感覚系に属する他の経路

体性感覚・内臓感覚情報は上記以外にも3つの経路で脊髄背側を通って上行するが，これは求心性刺激が加わったと同じ側の脊髄を通る。この3経路は，脊髄頸核路，シナプス後・後柱路，背側脊髄小脳路である。

脊髄頸核路 spinocervical tractの細胞体は主として皮膚の機械受容器から入力を受けるが，皮膚の侵害受容器からの入力もある。**シナプス後・後柱路** postsynaptic dorsal column pathwayの細胞体は脊髄頸核路と同様の入力を受けるが，それに加えて一部のニューロンは内臓の侵害受容器から入力を受ける。これらのニューロンが伝える情報は，最終的には視床のVPL核へ運ばれる。

背側脊髄小脳路 dorsal spinocerebellar tractは下肢の筋や関節からの入力を受ける。この経路は主として小脳に終わるが，そのほかにも下肢の自己受容性情報を延髄で1回中継されたのち，対側視床のVPL核へ伝える。腕からの自己受容性情報は後柱・内側毛帯路により伝えられる。

背側脊髄経路の感覚機能

脊髄背側の上行路が伝える感覚の種類は振動覚，触圧覚，関節運動感覚，身体位置感覚，内臓膨満感などである。これらの感覚の種類は感覚チャネルを構成する感覚ニューロン活動に依存する。1つの感覚チャネルはいくつかの並行する上行路を含み，脊髄，脳幹，視床，大脳の各レベルで感覚情報処理を受ける。

振動覚 flutter-vibrationは複雑な感覚である。"粗動 flutter"は，振動のうち，低い周波数成分に対応する感覚をいう。"flutter"を検知する感覚受容器には毛包とマイスナー小体が含まれる。"flutter"の情報を

運ぶ上行性の伝導路には後柱・内側毛帯路，脊髄頸核路，シナプス後・後柱路が含まれる。高周波振動 vibration は主としてパッチーニ小体で検知される。パッチーニ小体の求心性線維の枝は後柱・内側毛帯路を上行するが，シナプス後・後柱路ニューロンの一部もパッチーニ小体からの入力を受ける。

触圧覚 touch-pressure sensation はメルケル小体やルフィーニ小体が皮膚の陥凹を検知することによって生ずる。これらの受容器からの情報を伝える上行路には後柱・内側毛帯路やシナプス後・後柱路が含まれる。

自己受容性感覚（固有感覚）proprioception は関節運動や関節位置の感覚であるが，複雑であり，筋，関節，皮膚の受容器からの感覚入力に依存する。膝のような近位の関節の一部では，最も重要な情報はその関節を動かす筋の伸張受容器からくる。しかし，指のような遠位の関節では皮膚や爪床のルフィーニ小体と関節受容器も関与する。

内臓痛 visceral pain は内臓の侵害受容器の活動による。最近わかったことであるが，内臓痛の信号の大きな部分はシナプス後・後柱路によって運ばれる。

触圧覚や自己受容性感覚の高次処理は視床と大脳皮質で行われる

前述したように，内側毛帯は視床VPL核と結合する。VPL核のニューロンの多くは後柱・内側毛帯路の1次ニューロンや2次ニューロンと似た応答を示す。ニューロン応答には特定の型の受容器応答が中心となって現れる傾向があり，受容野も1次ニューロンよりは大きいが，それでも比較的小さい。視床ニューロンの多くは抑制性受容野をもつ。VPL核ニューロンと後柱・内側毛帯路ニューロンとの主な相違は，視床ニューロンの興奮性が睡眠覚醒サイクルに依存して変化することと，麻酔の影響を強く受けることである。

大脳1次体性感覚野（SI）は頭頂葉の中心後回（中心溝のすぐ後ろ）にある。SI皮質のうち，それぞれの領域の中で表面に垂直に線を引くと，その線に沿って並んでいるニューロン群は似たような性質をもち，受容野も体表面の似たところにある。SI皮質はこのために**円柱状構造** columnar organization をもつということができる。同様の円柱状構造は，1次視覚野や1次聴覚野など他の感覚野皮質でも証明されている。

SI皮質内での円柱状構造の部位は体表面の受容野分布と一定の法則で（1対1に）対応している。この関係を**体部位再現地図** somatotopic map とよぶ。なぜならば，SI皮質の上に体表面の地図ができているからである。下肢は中心後回の内側面に表現され，一方，上肢は中心後回の背外側面に，顔はシルビウス裂の背側部に表現されている（図7-12▼）。ヒトの体部位再現地図は**ホムンクルス** homunculus とよばれるが，その意味は"小さい人"である。SI皮質の体部位再現構造は，刺激の加わった部位を神経情報として符号化する1つの手段である。大脳レベルでの体部位再現構造

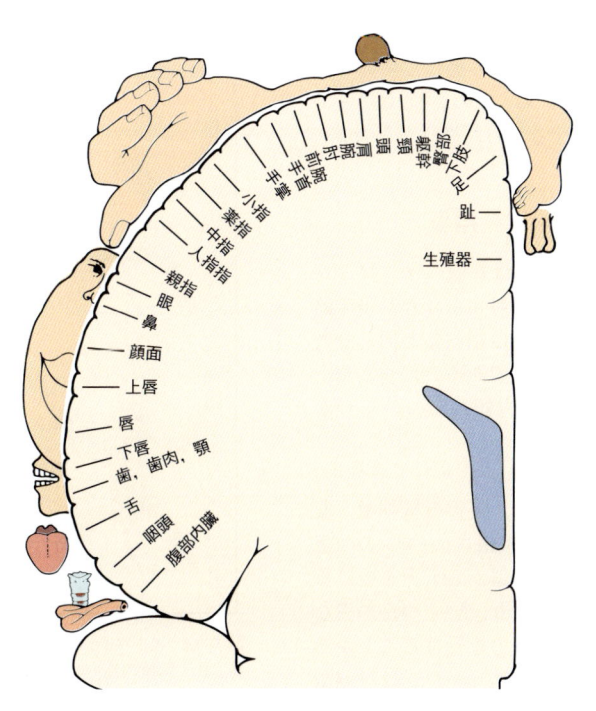

図7-12　1次体性感覚野の感覚ホムンクルス。片側の大脳半球を冠状面で切断した状態で示されている。小ムンクルスの異なる部分の大きさは体や頭のそれぞれの部分を支配する大脳領域の広さに比例している。

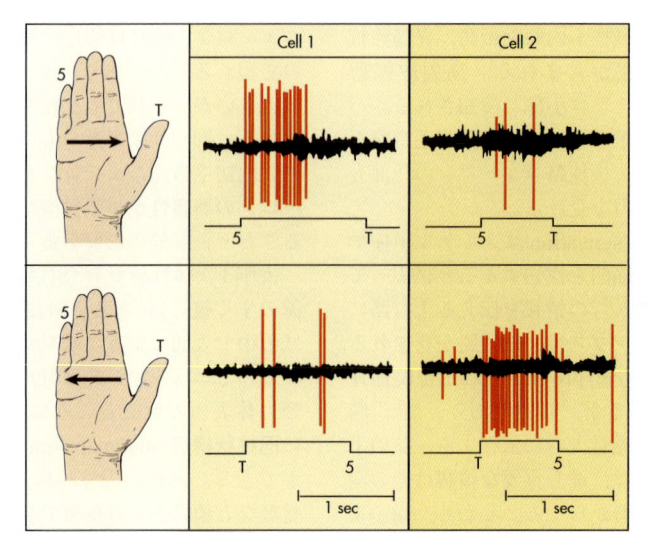

図7-13 大脳ニューロンによる特徴抽出。手掌を横切って動く刺激に対する2つの大脳ニューロンの応答を示す。Cell 1は親指（T）に向かって刺激が動くときに強く興奮するが，反対方向に向かって動くときには応答が弱い。Cell 2は逆の応答を示す。

は体性感覚・内臓感覚系のもっと下のレベル，すなわち後索核や視床のVPL核，VPM核がもつ体部位再現構造を反映したものである。

SI皮質は体性感覚・内臓感覚系の初期情報処理を受け持っているが，それだけではなく，特徴抽出のような高次処理も始まっている。特徴抽出というのは，刺激のもつ特定の性質を識別することをいう。たとえば，1野のある種のニューロンは受容野を横切って一定の方向に動く刺激に選択的に応答するが，反対向きに動く刺激には応答しない（図7-13▼）。この応答型は皮質の中にある抑制性神経回路の働きによる。このようなニューロンは，刺激の方向性を認識するために役立つと考えられる。

脊髄視床路は痛みと温度感覚を担う

脊髄視床路 spinothalamic tractは脊髄ニューロンから始まり，主として対側視床に投射する。脊髄視床路ニューロンの軸索が交差する部位は細胞体と同じ脊髄節の中にあり，軸索は交差後，側索あるいは前索を上行する。脊髄視床路はVPL核や内側視床のいくつかの核に終わる。

脊髄視床路の起源となる細胞は，主として脊髄のI層とV層にある。効果的な刺激は，侵害機械刺激，温度刺激，化学刺激である。脊髄視床路ニューロンの一部は冷受容器，温受容器，機械受容器から入力を受ける。

脊髄視床路ニューロンは時により，いくつかの異なる種類の感覚受容器から興奮性入力を受けることがある。たとえば，特定の脊髄視床路ニューロンは触刺激により弱い活性を示すが，侵害刺激によってもっと強い活性を示す（図7-14▼）。このようなニューロンは，**広**

いダイナミックレンジをもった細胞 wide-dynamic-range cellとよばれる。なぜならば，応答は広い範囲の刺激強度で起こるからである。広いダイナミックレンジをもった細胞は主として侵害刺激を担い，触刺激に対しても弱く応答する。後者は高次中枢では普通は無視されるようである。しかし，病的な状態では，これらのニューロンは非侵害刺激によっても強い活性を示し，痛みの感覚を起こす。このことは機械受容器の活動が引き起こす痛みの一部を説明することになるだ

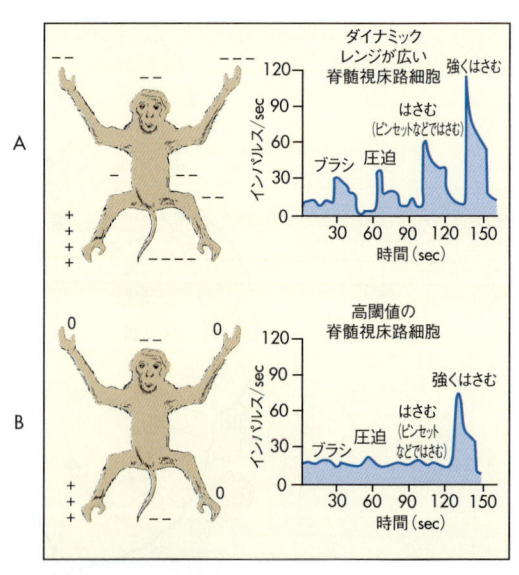

図7-14 A：ダイナミックレンジが広い脊髄視床路細胞の応答。B：閾値の高い脊髄視床路細胞の応答。左の絵は興奮性（＋記号）および抑制性（−記号）の受容野を示す。右のグラフは受容野内での機械刺激強度を段階的に変えた場合の応答変化。

ろう。侵害受容器でない普通の機械受容器が起こす痛みの状態は**機械的異痛症** mechanical allodyniaとよばれる。脊髄視床路の他の細胞は侵害刺激によってのみ活動する。このようなニューロンを**侵害受容特異性細胞** nociceptive-specific cellあるいは高閾値細胞とよぶ（図7-14▼）。

> 異痛症 allodyniaの顕著な病的状態の例としては，中枢神経系の傷害で起こる**中枢痛** central painがある。たとえば，VPL核を含んだ傷害が起こると視床痛 thalamic painとよばれる中枢痛症候群が起こりうる。痛みの性質は典型例では灼熱痛 burning painであるが，鋭い痛みのこともある。痛みは衣類に皮膚が触れた程度の非常に弱い刺激で起こることもある。視床痛の患者は乾いた衣類よりは濡れた衣類を好むことが多い。そしてときには侵された側に湿った綿の手袋を着けている（**マイケル・ジャクソン徴候** Michael Jackson sign）。

脊髄視床路ニューロンは抑制性受容野をもつことが多い。抑制は弱い機械的刺激で起こることもあるが，普通は最も効果的に抑制を起こす刺激は侵害刺激である。抑制性の侵害受容野は非常に大きく，体や顔面の大部分を含むこともある（図7-14▼）。

痛みの**ゲートコントロール仮説** gate control theoryは非侵害性の刺激がいかに後角ニューロンを抑制し，痛みの情報が脳に伝えられることを防ぐかを説明する。この理論では，痛みの伝達は太い有髄神経によって伝播される非侵害性の入力によって抑えられるが，一方，細い求心性線維からの入力により増強される。脊髄II層の抑制性介在ニューロンがゲート機構として働く。もともと提案された回路構成は批判され，認められていないが，そのもとになるゲートの考え方は生き残っている（実はこの考え方はゲートコントロール仮説が提案される前から知られていたものである）。

内側視床に投射する脊髄視床路細胞の多くは非常に大きな受容野をもち，ときには体表面や顔の大部分を含む。これらの脊髄視床路細胞の大きな受容野は，これらの細胞が**感覚の弁別** sensory discriminationに役割を果たすというよりは，むしろ痛み刺激に対して**情動的応答** motivational-affective responseを引き起こすことを示唆する。

> 多くの治療技術が痛みの治療のために開発されてきた。これらのうちには，脊髄視床路などの侵害受容伝導路の外科的な遮断も含まれている。たとえば，**脊髄前側索切断術** anterolateral cordotomyは痛み刺激が入ってくる脊髄レベルよりも吻側で，脊髄前側索の白質とその対側の白質（なぜならば脊髄視床路は脊髄の中で交差するから）の一部を外科的に破壊する。このような破壊ののち，破壊部よりも下のレベルで，破壊と対側の痛覚と温度感覚が失われる。切断術は少なくとも2，3カ月は有効である。しかし，痛みは再発するので，生存期間が長い場合にはその効果には限度がある。慢性痛の場合には他の治療法，たとえば**経皮的通電神経刺激法** transcutaneous electrical nerve stimulation(TENS)や埋め込み電極による後索刺激などが試みられることが多い。これらの治療法はゲートコントロール仮説の考え方に基づいて考案され，中枢神経系での侵害受容信号の抑制過程に依存している。

三叉神経核の投射

顔の侵害受容器と温度受容器からの入力は三叉神経を経て脳幹に入り，三叉神経脊髄路核でシナプスをつくる（図7-11 C▼）。脊髄路核の2次ニューロンは対側の視床VPM核および内側視床へ三叉神経視床路を経由して投射する。3次ニューロンは次に，大脳体性感覚野の顔領域へ投射する。顔の侵害受容，温度感覚についての経路は，体についての脊髄視床路の経路と等価である。三叉神経の支配領域での痛みは，歯痛と頭痛を含んでいるので特に重要である。

腹側脊髄のその他の体性感覚・内臓感覚経路

以上述べた以外に脊髄網様体路と脊髄中脳路の2つの経路が体性感覚・内臓感覚情報を担い，脊髄の腹側を通って上行する。**脊髄網様体路** spinoreticular tractの起始細胞はなかなか活動しない。活動すると，受容野は一般的に広く，ときには両側性である。有効な刺激には侵害刺激が含まれる。脳幹網様体は脳幹の中心部にある構造で，注意機構や覚醒に関与する。網様体からの上行性線維は内側視床に至り，ここから大脳の広い領域に投射する。

脊髄中脳路 spinomesencephalic tractの細胞の多くは，侵害刺激に応答し，受容野は一般に小さい。この経路はいくつかの中脳の核に終わる。これらには内在性鎮痛系（本章のあとのほうで触れる）の重要な要素である**中脳水道周囲灰白質** periaqueductal gray（中脳水道を囲む領域）が含まれる。中脳からの情報は**大脳辺縁系** limbic systemへも伝えられる。これらの経路は侵害受容刺激が情動応答を引き起こす経路の1つであろう。情動的な応答は中脳水道周囲灰白質や中脳網様体の活動によっても起こされよう。中脳網様体は覚醒系の重要な部分であり，中脳水道周囲灰白質の刺激は発声や忌避行動を引き起こす。

腹側脊髄経路の感覚機能

腹側脊髄経路が担う最も重要な感覚モダリティ（感覚の質，あるいは種類）は痛みと温度感覚である。温度感覚は冷受容器と温受容器から伝えられる脊髄視床路ニューロンへの入力に依存する。痛覚は侵害受容器に加えられた刺激が一部は脊髄視床路，一部は脊髄網様体路や脊髄中脳路によって伝えられて生ずる。

痛み刺激によって起こされる情動応答には注意と覚醒，体性および自律神経性の反射，内分泌応答，情動

の変化などがある。これらの応答は全体として，痛み刺激の不快な性質を説明する。これらの情動応答はいくつかの上行性伝導路，脊髄視床路のうちの内側視床に投射する部分，脊髄網様体路，脊髄中脳路に関係する。すでに述べたように，これらの経路は注意機構，定位機構，覚醒系や大脳辺縁系と結合している。

皮膚から起こる痛覚は一般に，痛みが加わった体の部位がよくわかる。これはおそらく，脊髄視床路の細胞が比較的にはっきりした受容野をもつからであろう。この系の上行性伝導路も，比較的，体部位再現が保たれている。しかし，筋や内臓などの深部臓器からの痛みは生じている部位がはっきりしないうえに，しばしば痛みの部位がもっと表層の場所と間違って知覚される（**関連痛** referred pain）。

> **狭心症** angina pectoris は内臓痛の1つの型であり，心臓の虚血（血流が不十分な状態）から起こる。痛みは時により左腕の内側面に投射して感じられるが，このほかにも顎，腹，背中などに関連痛が感じられることもまれではない。虚血は動脈硬化によって冠動脈の枝が細くなることによって起こり，痛覚物質が放出されて心臓を支配する内臓侵害受容器が活性化される。この侵害受容器が左側の上部胸髄の脊髄視床路ニューロンを活動させる。これらのニューロンは，普段，左側の上部躯幹とT1皮節（腕の内側面に沿っている。図7-9▼を参照）を支配する感覚受容器からも入力を受ける。このため，おそらく，心臓の内臓侵害受容器の活動によって，普段は体表面の痛みを伝える脊髄視床路ニューロンが興奮するのであろう。このために，痛みの部位についての間違いが生ずると考えられる。このような考え方を，関連痛についての**収束投射説** convergence-projection theory という。

体性感覚・内臓感覚の遠心性制御によって，脳は自分が受け取る感覚情報をあらかじめ制御できる

感覚は環境で起こることを受身で検出しているのではない。環境を探索することによって積極的に感覚を得ている。触覚的な手がかりは，手を物体の上で動かすことにより探すことができる。視覚的な手がかりは眼で視覚対象物を眺めまわして得る。このように感覚情報は運動系の働きによって得ることが多い。そのうえに，脳の感覚中枢への感覚情報伝導路は脳からの下行性経路によって制御される。こういうことから，脳は感覚情報を分別して，入ってくる入力を制御することができる。重要な情報は拾い上げて処理し，重要でない情報は無視する。

触覚や自己受容性の体性感覚伝導路も下行性経路によって調節される。しかし，特に重要な下行性制御系は侵害受容情報の伝導を調節するものである。この系はおそらく，環境にもよるが，過剰な痛みを減らすように働くのであろう。

> 戦場の兵士や競技中の運動選手，事故の犠牲者，その他ストレスの大きな環境におかれたヒトでは，傷を受けたときや骨が折れたときにほとんど痛みを感じないことがしばしばある。しかしその後，安全な環境に移ると，強い痛みを感じる。痛みを調節する疼痛制御系の下行路は，一般的に感覚を下行性に制御する遠心性経路の一部であるが，その中でも特に臨床的に重要であるため，**内在性鎮痛系** endogenous analgesia system として特別に扱われている。

いくつかの下行性経路が内在性鎮痛系に寄与している。これらの下行性経路の活動は脊髄視床路ニューロンを抑制する。中脳の正中部にある**縫線核** raphe nuclei，中脳の正中部近傍にある**中脳水道周囲灰白質** periaqueductal gray は延髄や脊髄後角に直接，間接に投射し，この経路が三叉神経視床路や脊髄視床路ニューロンを含む侵害受容ニューロンを抑制する（図7-15 A▼）。

内在性鎮痛系は**内在性オピオイド** endogenous opioid を放出する系と，これを放出しない系の2つに分けることができる。内在性オピオイドはいくつかの型のオピオイド受容体を活性化する神経ペプチドである。内在性オピオイドには**エンケファリン** enkephalin，**ダイノル**

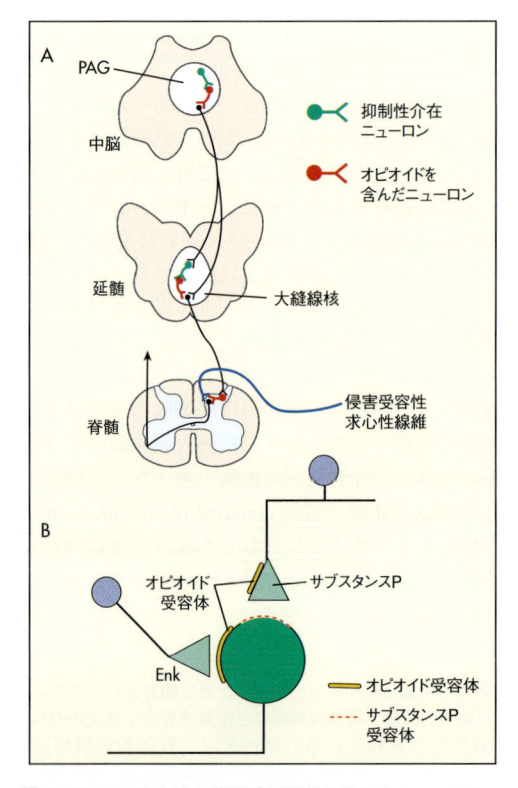

図7-15 A：内在性の鎮痛系に役割を果たすニューロン。中脳水道周囲灰白質（PAG）は縫線核脊髄路を活性化し，その結果，脊髄視床路細胞が抑制される。オピオイド神経伝達物質を含んだ介在ニューロンが各段階に存在する。B：エンケファリン（Enk）のシナプス前，シナプス後の仮説的な作用部位。シナプス前活動は受容器からのサブスタンスP放出を止める。シナプス後活動は侵害受容細胞を抑制する。

フィン dynorphin と β－エンドルフィン β–endorphin が含まれる。オピオイドによる鎮痛は普通，麻薬の拮抗薬である**ナロキソン** naloxone により拮抗される。したがって，オピオイド機構により鎮痛が起こったかどうかをテストするためには，ナロキソンが使われる。

麻薬（アヘン）は侵害受容伝導路の神経活動を抑制する。麻薬による抑制の作用部位としてはシナプス前とシナプス後の2つが提案されている（図7-15 B▼）。侵害受容求心性終末に対する麻薬のシナプス前作用は，**サブスタンス P**（substance P，P物質，神経ペプチド）のような興奮性シナプス伝達物質の放出を阻止することによると考えられている。シナプス後作用は抑制性シナプス後電位を生ずることによる。抑制性の神経伝達物質がどのように下行路を活動させることができるのだろうか。仮説の1つは，下行性の鎮痛系は中脳でも延髄でも抑制性の介在ニューロンによって持続的に抑制されているとするものである。麻薬の作用によりこの介在性ニューロンが抑制され，したがって下行鎮痛経路の活動が抑制から解き放たれる。しかし最近の研究では，オピオイドの作用にはシナプス後興奮が関与しうることも示されている。

> 麻薬（アヘン）に対する受容体，**オピエート（オピアト）受容体** opiate receptor は脳や脊髄でみつかっている。脊髄レベルでは，オピエート受容体は後角ニューロンだけでなく後角の侵害受容求心性線維終末にもみつかっている。これらのオピエート受容体が存在するので，モルヒネを脊髄に投与することによって痛みを抑えることができる。これは，硬膜上腔にカテーテルを挿入し，**モルヒネポンプ** morphine pump を結合することにより行われる。モルヒネは髄膜を通って拡散し，脊髄後角に入る。このようなモルヒネの導入は，血液中にモルヒネを投与した場合に起こるひどい意識障害を起こすことなしに，モルヒネを痛み処理神経回路に直接作用させることができる点にある。しかし，もしモルヒネが脳脊髄液の中を吻側に拡散してしまうと呼吸抑制を起こしてしまうような危険がある。
>
> **患者自主管理鎮痛** patient-controlled analgesia（PCA）は，ポンプによって送り込むモルヒネの量を患者自身がコントロールする方法である。痛みを最小限にするために必要なモルヒネ量は，患者がコントロールしたほうが，医療チームがコントロールするよりも少なくなる。

内在性鎮痛経路の一部はオピオイド以外の神経伝達物質によって作動するため，ナロキソンの投与によって影響を受けない。このような非麻薬性鎮痛経路はいくつかの型のストレスにより働く。そのような鎮痛を**ストレス誘導の鎮痛** stress-induced analgesia とよぶ。

縫線核のニューロンの多くは，**セロトニン** serotonin を神経伝達物質として放出する。セロトニンは侵害受容性ニューロンを抑制することができるので，おそらく内在性鎮痛系に重要な役割を果たすと考えられる。脳幹ニューロンにはノルアドレナリンのようなカテコールアミンを放出するものもある。カテコールアミンも侵害受容性ニューロンを抑制するので，カテコールアミン作動性ニューロンは内在性鎮痛系に貢献すると考えられる。疑いなく，他の多くの物質が鎮痛系に働くと考えられる。そのうえ，麻薬性鎮痛を阻害することができる内在性のオピエート拮抗物質が存在する証拠もある。

まとめ

■ 感覚受容器は種々の変換機構によって刺激に応答する。受容体の型によって，その機構は異なる。

■ 変換によって受容体電位が生ずる。受容体電位は普通，脱分極性であり，十分な大きさに達すると，その受容体を支配する1次求心性線維に活動電位が生ずる。

■ 感覚受容器細胞が1次求心性線維とは別にあるときには，感覚受容器細胞からシナプス伝達物質が放出され，1次求心性線維に起動電位が生ずる。

■ 感覚受容器は応答の順応が速い型もあり，遅い型もある。

■ 感覚受容器は受容野をもつ。受容野というのは，刺激が加わったときにニューロン活動が変化するような刺激領域のことである。中枢の感覚ニューロンには興奮性受容野のみでなく，抑制性受容野もある。

■ 感覚情報には刺激のモダリティ，空間的位置，閾値，刺激強度，刺激頻度，持続などが中枢で読み解けるような形で符号化されている。

■ 体性感覚・内臓感覚系の感覚受容器には機械受容器，温度受容器，侵害受容器がある。

■ 皮膚の感覚受容器には多くの型の機械受容器が含まれる。毛包受容器，マイスネル小体，パッチーニ小体，メルケル小体，ルフィーニ小体などである。皮膚には温受容器，冷受容器や数種類の侵害受容器がある。

■ 骨格筋には伸張受容器と侵害受容器がある。関節や内臓にも機械受容器と侵害受容器がある。

■ 後柱・内側毛帯系の伝導路は振動覚，触圧覚，自己受容性感覚を担う。この経路は体部位再現性をもち，大脳ではホムンクルスによって体部位再現が表される。

■ 脊髄視床路は痛覚と温度感覚を担う。痛覚による情動面の応答には，内側視床との非体部位再現的な結合が関与する。内臓痛は表層の体性構造と関係した関連痛として現れることがよくある。

■ 脊髄視床路を含む体性感覚・内臓感覚系は，脳から下行性制御を受ける。内在性鎮痛系は内在性のオピオイドやモノアミン（セロトニンやノルアドレナリン）を脊髄後角での神経伝達物質として放出することにより痛覚を調節する。

第8章
特殊感覚

到達目標
- 眼球と視覚中枢を含み，視覚系について説明できる。
- 蝸牛と聴覚中枢を含み，聴覚系について説明できる。
- 迷路と前庭感覚中枢を含み，前庭系について説明できる。
- 味覚と嗅覚を含み，化学感覚について説明できる。

　神経系の進化の中で，重要な傾向は**大脳化** encephalization である。大脳化で特殊感覚器官が動物の頭部に発達し，それに対する神経機構が脳の中で発達した。これらの特殊感覚系としては**視覚系** visual system，**聴覚系** anditory system，**味覚系** gustatory system，**嗅覚系** olfactory system があり，動物が周囲の環境の光，音，化学物質を検知し，分析できるようになった。さらに，**前庭系** vestibular system が発達し，頭の位置を脳に伝える。

視覚

　視覚系は光刺激を検知し，それを解釈する。脊椎動物では，有効な光刺激は，波長400〜700 nmの電磁波で，これが**可視光** visible light である。光は目に入り，網膜という特殊化した感覚上皮の中の**視細胞** photoreceptor に集まる。視細胞には**杆体** rod と**錐体** cone がある。杆体は光に対する閾値が低く，強い光があたると**視物質** photopigment は分解する。だから杆体は光が弱いときに働く（**暗所視** scotopic vision）。しかし，杆体では細かい像は得られず，色もわからない。一方，錐体は光に対する感受性は低いが，明るい状態でよく働く（**明所視** photopic vision）。錐体は高度の（精細な）視力と色覚を担う。

眼球の構造は複雑である

　眼球は3層の膜に覆われる（図8-1▼）。最も外側は線維質の外膜であり，透明な上皮をもった**角膜** cornea，そして**結膜** conjunctiva と不透明な**強膜** sclera からなる。中層は血管層で，**虹彩** iris と**脈絡膜** choroid を含む。虹彩は**瞳孔散大筋** pupillary dilator，**瞳孔括約筋** pupillary sphincter という環状および放射状に走る平滑筋を含む。虹彩は**瞳孔** pupil の大きさを制御し，（レンズの）絞りの機能を果たす。瞳孔散大筋は交感神経支配，瞳孔括約筋は副交感神経支配である（第10章参照）。脈絡膜は血管に富み，網膜の他の層を潤す。内網膜層は網膜中心動脈と網膜中心静脈から酸素と栄養物を供給されるが，これらの動静脈は視神経といっしょに後極から眼球に入る。

　眼球の内層は**網膜** retina とよばれる神経要素である。**盲点** blind spot（視神経円盤）を除いて眼球の後内面全体を網膜の機能的な部分が覆っている。視力は網膜の中心部分，**黄斑** macula lutea で最も高い。**中心窩** fovea は黄斑の中心にある凹みであり，視覚対象の像がここに結ばれる。つまり，ここは視覚対象に真っ直ぐに目を向けたとき，光線が焦点を結ぶ固視点である。

　網膜のほかに眼球に含まれる構造は，網膜上に像を結ばせるための**水晶体** lens，光の散乱を防ぐための色素，それから眼球の形を保つために役立つ**眼房水** aqueous humor や**硝子体** vitreous humor とよばれる液体である。眼球の外部には**外眼筋** extraocular muscle が付着し，眼球を動かして視線を適切な方向に向ける。

　水晶体は虹彩の後ろに**チン帯** zonule fiber で吊り下げられて支持されている。チン帯は**毛様体** ciliary body の壁についている（図8-1▼）。毛様体の中の毛様筋（輪状筋）が弛緩すると，チン帯が引かれて張力が強

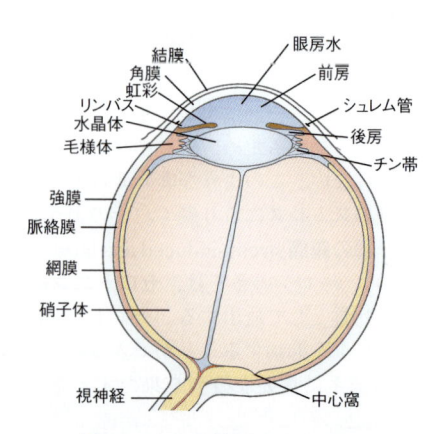

図8-1　上から右眼をみたところ。

くなり，そのために水晶体は引っ張られて扁平になる。毛様筋が収縮するとチン帯の張力が減少し（ゆるみ），水晶体は開放されて，自分自身のカプセルの弾性によって球形に近くなる。毛様筋は動眼神経を介して副交感神経に支配される。

眼球の中で散乱した光は色素により吸収される。脈絡膜には色素が多い。そのうえ，網膜の最も外側の層には色素を含んだ上皮がある。光を吸収することのほかに，**網膜の色素層** retinal pigment layer の網膜色素細胞は視細胞外節の代謝回転に役割を果たし，杆体の視物質である**ロドプシン** rhodopsin を再生する。

虹彩の周囲の空間は眼房水で満たされている。眼房水は脳脊髄液に似た透明な液体であり，**毛様突起** ciliary process から能動的に分泌される。上皮細胞に包まれた毛様突起は虹彩より後ろで，**後房** posterior chamber とよばれる空間に突出する（図8-1▼）。眼房水は後房を循環し，瞳孔から出て，前房へ入る。次に**シュレム管** Schlemm's canal から再吸収され，眼外の静脈循環へと戻る。

> 眼房水の分泌と再吸収のバランスが崩れると眼内圧が上がり，網膜の視覚機能が脅かされる。この疾患を**緑内障** glaucoma とよぶ。再吸収は外科的に増加させることができ，分泌は薬物療法によって減少させることができる。ピロカルピンのようなコリン作動性の薬物療法（瞳孔は縮小する）は眼房水循環に対する抵抗を減少させる点で効果がある。

水晶体より後ろの空間にはゲル状の物質，**硝子体** vitreous humor が含まれる。硝子体の代謝は非常に遅いので，緑内障に直接には関係しない。

外眼筋は骨性眼窩の起始から出て，強膜に終止する。眼球運動の制御系の構成と動作については第9章に記述する。

眼球の物理的な性質は生理光学とよばれる

眼球はカメラにたとえられる。両方ともレンズ系を使ってイメージをとらえ，受光素子に光の焦点を合わせる。映像の質は，絞りを使って球面収差を減らし焦点深度（被写界深度）を深くすることにより高まる。絞りは入射光の量もコントロールする。

カメラのように眼でも，倒立像が得られる（図8-2▼）。

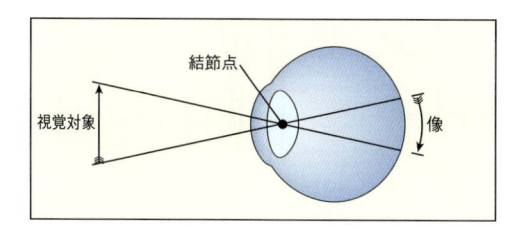

図8-2 眼の結像。水晶体の結節点を通り，像は逆転する。

倒立像になる理由は，物体からの光線がレンズの結節点で交差するからである。像は左右上下ともに逆転している。

レンズが光線を屈曲する能力を**屈折力** refractive power という。屈折力の単位は**ジオプター** diopter である。網膜で焦点が合うためには，物体のどの点から出た光も角膜と水晶体を通って十分に屈折し，網膜の対応する点に焦点を結ばなければならない。角膜は眼球のうちで最も屈折率が大きい。その屈折力は43ジオプターである。しかし，水晶体はその屈折力を13ジオプターから26ジオプターまで変えることができる点で，網膜に鮮明な像を結ぶために不可欠である。水晶体の屈折力は，毛様筋の収縮・弛緩によって水晶体の形を変化させることにより変わる。眼の**焦点調節**（遠近調節）accommodation は毛様筋の収縮により水晶体が球形に近づく過程である。焦点調節の結果，近くにある物体にピントが合い，鮮明な網膜像が得られる。

> 年齢を重ねるとともに，水晶体の弾力がなくなる。弾力が減ると，焦点調節能力が減少する。この視覚異常を**老眼** presbyopia とよぶ。このほか，焦点調節によくみられる異常としては，**近視** myopia, **遠視** hypermetropia, **乱視** astigmatism がある。近視では，眼軸が屈折系に比べて長すぎるため，像が網膜よりも前方に結ばれる。遠視では，眼軸が屈折系に比べて短すぎるために，像が網膜よりも後方に結ばれる。乱視では普通，角膜が放射方向の対称性を失い，焦点調節が非対称性になる。

網膜

網膜の10層構造の最も外側にあるのが**色素上皮** pigment epithelium である。色素細胞は散乱光を吸収し，杆体や錐体の外節から切り離された視細胞膜を貪食する。視細胞と脈絡膜中の血管との間を移動する物質は，色素細胞層を通らなければならない。色素細胞と視細胞の間の相互作用は，視機能ではきわめて重要である。

個々の視細胞は3つの領域に分けることができる。すなわち，**外節** outer segment, **内節** inner segment と**シナプス終末** synaptic terminal である（図8-3▼）。外節は視物質に富む**層板状構造** membranous disc（杆体はディスク，錐体はラメラ）の束を含む。視細胞の内節は核，ミトコンドリアやその他の細胞内器官を含む。シナプス終末では，**双極細胞** bipolar cell や水平細胞 horizontal cell とシナプスをつくる。

杆体は光に対して感受性が高く，フォトン1つに対してさえ応答することができる。錐体よりも杆体のほうがはるかに感受性が高い理由の1つは，杆体が長い外節をもつからである。その結果，杆体は錐体よりも多くの視物質をもつことができる。杆体視物質は外節の層板（ディスク）に単分子層として配列している。この色素は**ロドプシン** rhodopsin とよばれ，発色団であ

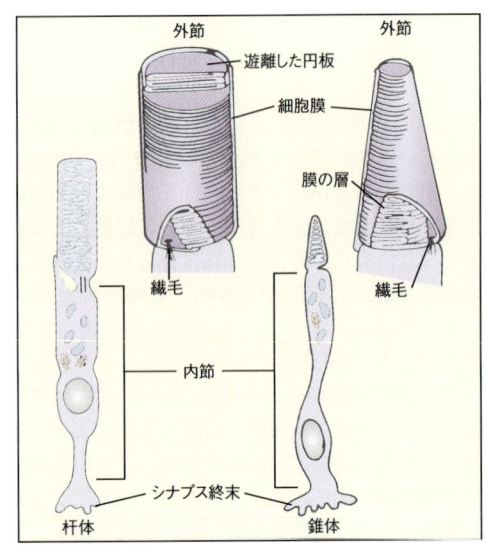

図8-3 杆体と錐体の構造。内節，外節，シナプス終末と外節の膜様ディスクの詳細を示す。

色盲 color blindness では錐体機能の喪失や，視物質の吸収スペクトラムの変化が，遺伝的な欠損に基づいて起こることが多い。ヒトは普通は3種の錐体をもち，3色型色覚者 trichromat である。2色型色覚者(2色型色盲)dichromat は2種類の錐体しかもたず，赤と緑を識別できない。単色型色覚者(全色盲)monochromat は一般に3種すべての錐体が消失しているが，まれには2種の錐体欠失で単色型になる場合もある。第1色盲 protanopia(赤錐体の欠如)は長波長系を，第2色盲 deuteranopia(緑錐体の欠如)は中波長系を，第3色盲 tritanopia(青錐体の欠如)は短波長系を失っている。これらはいずれも2色型色盲である。

色盲の最も普通の型は赤緑型である。これは男性の8％に起こり，X染色体上に遺伝的欠損があるので，伴性劣性遺伝である。赤緑色盲の人が一番困るのは，交通信号のように赤と緑を区別することが絶対に必要な場合である。

錐体はほとんどが中心窩に集中しており，逆に中心窩の視細胞のすべてが錐体である(図8-4▼)。中心窩は網膜のうちで最も視力の高い領域である。杆体は中心窩のすぐ脇の中心傍窩 parafoveal region に最も集中している。

網膜神経節細胞の軸索が集まって視神経 optic nerve として眼球から出るところが視神経乳頭であるが，ここには視細胞はない(図8-4▼)。視神経乳頭はしたがって，盲斑 blind spot(マリオットの盲点ともいう)をなす。視神経乳頭が内側網膜にあるので，視野のうちで盲斑に投影すべき領域は耳側視野にある。両眼視をしているときは盲斑には気がつかない。なぜならば，一方の盲斑でみるべき視野の部分は対側の眼ではみることができるからである(中心窩の部分では両眼の像が重なるが，盲斑のある耳側視野では互いに網膜上の異なる点に投影する)。

るレチナールとオプシンという蛋白質からなる。**レチナール** retinal はビタミンAのアルデヒドである。暗い中では，レチナールはオプシンと11-*cis* レチナールの形で結合している。光を吸収すると，レチナールは all-*trans* レチナール型に変化し，そうするともはやオプシンと結合できない。all-*trans* レチナールは色素細胞層に輸送され，そこで還元，異性体化(11-*cis* に変換)，エステル化を受け，視物質が再合成される。

錐体ではすべて 11-*cis* 型のレチナールがオプシンと結合する。しかし，3つの異なった型の錐体にはそれぞれ異なった**錐体オプシン** cone opsin がある。これらの3型の錐体は，それぞれ，青(420 nm)，緑(531 nm)，赤(558 nm)に最もよく応ずる。3種類の錐体があることにより3原色性 trichromatic color vision の視覚ができる。光があたると錐体の視物質に一連の変化が起こる。その過程は杆体のものと似ているが，錐体のほうがその反応も回復も速い。

色覚は少なくとも2種の視物質を必要とする。個々の視物質はほとんどすべての波長にわたって光を吸収することができるが，特定の波長での吸収が特に良い。吸収される光の量は光の波長と強度によるので，波長が異なると，異なる強度で同じ吸収量が得られることになる。したがって，得られる信号は波長と強度の割合についてはあいまいになる。しかし，少なくとも2種類の異なる視物質をもつ視細胞があれば，両方の視細胞にあたる光の強度が同じであっても，波長の相違を弁別することができる。3種類の異なる視細胞があれば，あいまいさはもっと少なくなる。

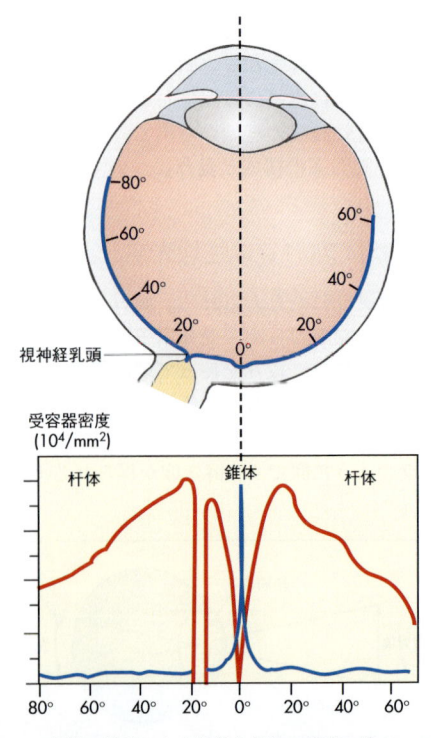

図8-4 網膜の場所による錐体と杆体の密度の違い。

網膜での情報処理

網膜を通る最も短い情報経路は**視細胞**photoreceptorから**双極細胞**bipolar cellを経て**網膜神経節細胞**ganglion cellに至る経路である。神経節細胞は網膜から出力し、**視床**thalamusへ軸索を送る。

網膜内の神経経路は**杆体経路**rod pathwayと**錐体経路**cone pathwayに分けることができる。視細胞から双極細胞への収束は錐体より杆体で大きい。この収束は杆体経路の感受性を高める。錐体経路は杆体系より収束が少ないので、視力が高い（細かいものまでよくみえる）。

視細胞や網膜内の介在ニューロンの多くは突起が短い。狭い網膜内では神経回路内で次のニューロンに情報を伝えるために活動電位は必要ない。局所電位が神経伝達物質の放出の程度を変え、それによって情報伝達が起こる。暗い中では、視細胞はNa$^+$チャネルが開いており、**暗電流**dark currentが流れ、神経伝達物質が持続的に双極細胞と**水平細胞**horizontal cellに向けて放出されている（図8-5▼）。視細胞外節で視物質が光を吸収するとNa$^+$チャネルが閉じて、視細胞は過分極し、神経伝達物質（おそらくグルタミン酸）の放出が減少する。

この情報処理過程には、セカンドメッセンジャー系に依存する増幅過程が含まれる。サイクリックGMP（cGMP）がNa$^+$チャネルが開いた状態を維持する（図8-5▼）。光は視細胞膜にある**トランスジューシン**transducinというG蛋白を活性化する。トランスジューシンは次に、ホスホジエステラーゼphosphodiesteraseを活性化し、この酵素がcGMPを加水分解する。このために、Na$^+$チャネルが閉じて、膜が過分極する。

視細胞の**受容野**receptive fieldは一般に小さい同心円状の領域であり、視細胞の網膜上での位置と対応する。双極細胞には2種類ある。**オン中心型**on-centerと**オフ中心型**off-centerである（図8-6▼）。オン中心型双極細胞は光が受容野の中心にあたったときに脱分極し、光が中心円のすぐ外側の環状の部分にあたったときには過分極る。オフ中心双極細胞は逆の振る舞いをする。2つの型の双極細胞で受容野の中心に光があたったときの応答が異なるのは、視細胞のシナプス終末からのグルタミン酸放出を受け取る双極細胞膜のシナプス受容体が異なるからである。受容野中心を囲む環状領域に光があたったときの応答は水平細胞を含む介在ニューロン回路によって決まる。

神経節細胞ganglion cellは双極細胞のような中心・周辺拮抗型の同心円状受容野（図8-6▼）をもつこともあるし、アマクリン細胞のような大きな受容野をもつこともある。受容野の型はおそらく、何が主たる入力であるかによって決まる。神経節細胞はX型、Y型、

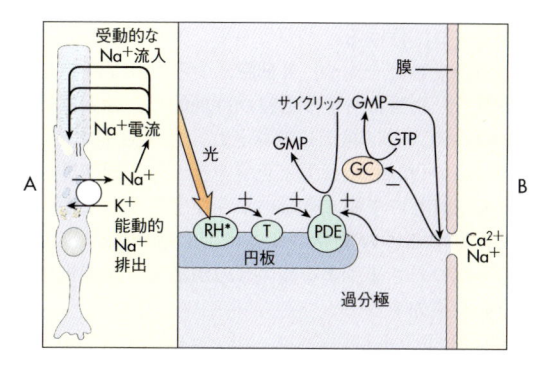

図8-5　A：受動的Na$^+$流入による視細胞の暗電流。流入したNa$^+$イオンはポンプ作用により視細胞外へ戻る。光があたるとNa$^+$チャネルが閉じて、暗電流が減る。B：光感覚変換の基礎となるセカンドメッセンジャー系。光がロドプシン（RH）と反応するとトランスジューシン（T）というG蛋白が活性化される。次にホスホジエステラーゼ（PDE）が活性化され、サイクリックGMP（cGMP）がGMPに分解する。暗電流はcGMPに依存しているので、cGMPの濃度が下がると、暗電流が減り、視細胞の過分極が起こる。GC：グアニル酸シクラーゼ。

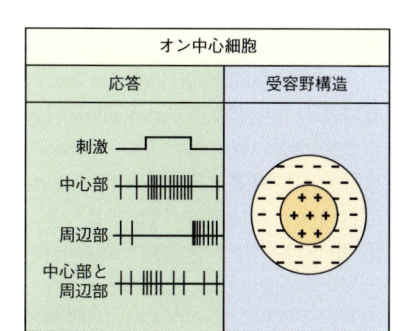

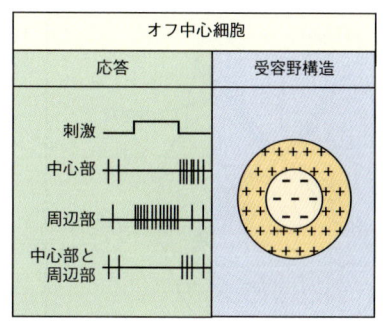

図8-6　網膜神経節細胞の中心・周辺拮抗型の受容野構造。左側の囲み、左の枠は中心部に光があったとき（center）、周辺の環状部に光があったとき（surround）および両方に光があったとき（center and surround）のオン中心細胞の応答。右の枠は受容野。＋は興奮性受容野、－は抑制性受容野を表す。右側の囲みはオフ中心細胞について同様に示す。

W型の3つに分けることができる。X型とY型は中心周辺型の受容野をもつ。**X細胞**は受容野がY細胞よりも小さく、刺激に対する応答が持続的で、軸索は細い。いくつかの入力は線形に加算され、色を識別する。X細胞は高い(精細な)視力と色覚を担う。**Y細胞**は複雑な刺激に対して予測できないような応答を示すが、動きを検知する。**W細胞**の多くは、大きく広がった受容野をもつ。さまざまな型のものがあり、環境光の強さなどを検知する。

網膜の中枢への投射

両眼からの**視神経**は視神経交叉でいっしょになる(図8-7▼)。視神経の一部は視神経交叉で交差し、対側の視索に加わり、他の部分はそのまま交差せずに同じ側の視索に加わる。交叉線維は両眼とも**鼻側半側網膜** nasal hemiretina から出たものである。非交叉線維は**耳側半側網膜** temporal hemiretina から出たものである。この配置のために、視索は交差線維と非交叉線維の両方を含むことになる。視索線維(網膜神経節細胞の軸索)は外側膝状体の細胞とシナプスをつくる(図8-7▼)。

外側膝状体は視覚情報を大脳皮質へ中継する

外側膝状体 lateral geniculate nucleus (LGN) の細胞の大部分は大脳視覚野へ投射する(図8-7▼)。しかし、LGN細胞の一部は介在ニューロンである。LGN細胞は主として網膜神経節細胞から入力を受け、応答も網膜神経節細胞のものに似る。だから、LGNニューロンは神経節細胞と同じように、X細胞、Y細胞に分けることができるし、またオン中心型受容野やオフ中心型受容野をもつ。しかし、外側膝状体は網膜以外からの入力も受ける。すなわち、大脳皮質、脳幹の核のいくつか、および視床網様核が外側膝状体に入力を与える。脳幹や視床網様核からの抑制性活動によって、視覚信号が大脳へ伝わるのを遮断したり、減らしたりすることができる。このようにして、外側膝状体は、視覚情報が大脳へ到達する前に分別する機能をもつ。

視覚伝導路の遮断によって生ずる視野欠損

視覚伝導路の中枢路は脳下垂体のすぐ上の脳底を通り、側頭葉や頭頂葉を経て後頭葉に達するので、脳の広い領域のどこに傷害が加わっても視覚の喪失を招く可能性がある。視覚障害は、もし一側の網膜や視神経が傷害されたときは片眼ですむだろう。しかし、もし視交叉部、視索、外側膝状体、視放線や大脳皮質が傷害を受けると両眼の失明になりうる。視覚障害のパターンは傷害部位とその広がりにより正確に決まる。

> 視野欠損は、患者が外界のどの部分がみえないかによって明らかになる。それぞれの眼の視野は耳側の半視野と鼻側の半視野に分けることができる(視野の検査は片眼ずつ別々に行う)。半視野はさらに、上部視野と下部視野に分けることができる。
> 一眼の視覚喪失は、その眼の失明 blindness か、あるいは暗点 scotoma (視野の一部がみえない状態)である。視交叉の傷害は両眼の耳側視野の欠損を招く。この状態を両側耳側半盲 bitemporal hemianopsia (あるいは異名半盲)とよぶ。これはたとえば脳下垂体腫瘍により起こる。視索の破壊は両眼の対側半視野の欠損を生ずる。この状態を対側同名半盲 contralateral homonymous hemianopsia とよぶ。同様の視野欠損は一側の外側膝状体、視放線全体、1次視覚野の傷害により起こる。大脳障害では黄斑部の視覚は障害から免れることが多い(黄斑回避)。これはおそらく、黄斑部の投射が非常に広い範囲にわたるためか、あるいは血管障害の場合には黄斑の投射部が対側の血流も受けるためであろう。

有線領が第1次視覚野である

視放線の線維は主として第1次視覚野 primary visual cortex の第4層に終わる。高密度の軸索終末は肉眼でもみえる多数の白い線条(**ジェンナリー線条** stripe of Gennari)をつくり、これが**有線領** striate cortex という名前のもとになっている。外側膝状体は動きに感受性の高い大細胞部 magnocellular layer と精細な視覚と色覚に関わる小細胞部 parvocellular layer に分かれ、1次視覚野の別の層に投射する。両眼からの情報を運ぶ線維は大脳に**眼優位円柱** ocular dominance column とよばれる交互の縞模様(図8-8 B▼)をつくる。17野(有線領)からのニューロン活動を記録すると、これらのニューロンは両眼から入力を受けるが、どちらか一方からの入力が優位なことがわかる(眼優位円柱に対応する)。

網膜は外側膝状体を経由して、有線領に1対1対応で投射している(**網膜部位再現地図** retinotopic map)。黄斑部は後頭極(後頭葉の一番後ろ)とそれよりも少し前の部分に対応している。網膜の残りの部分は後頭葉

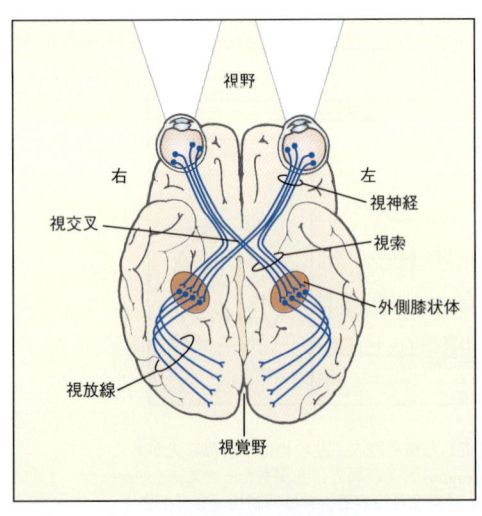

図8-7 脳底からみた視覚経路。

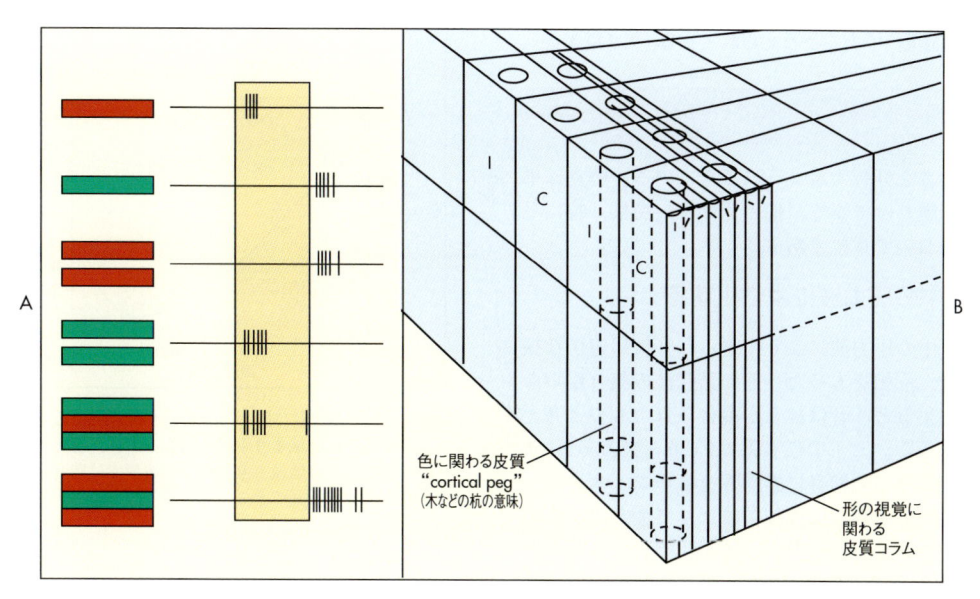

図8-8　A：赤と緑のスリット刺激に対する有線領の単純細胞の応答。この細胞は2つの緑のバーにはさまれた赤いバーに最もよく応答する。B：視覚領のコラムの図。眼優位円柱をI(同側)とC(対側)で表す。方位円柱はいろいろの方向を向いたバーで表す。"cortical peg"は二重色対比細胞からなる。

内側面で，もっと前方に投射されている。黄斑部の皮質局在再現部は黄斑部以外の部分の皮質局在再現部に比べて大きな体積を占めており，これにより高い視力が可能となる。

有線領のニューロンの大部分は矩形状の光刺激に最もよく応じる。長方形の視標や図形の境界部(端)は小さな点状の光よりもはるかに強い応答を起こす。刺激の方向も重要な要素である。皮質表面に垂直に引いた線に沿って並ぶ有線領ニューロンはすべて，同じ方向を向いた(方位orientation)細長い光刺激に最もよく応じる(図8-8 B▼)。これらのニューロンの集まりを**方位円柱** orientation columnとよぶ。

高次の視覚情報処理は多くの皮質領域が関与して行われる

有線領すなわち第1次視覚野は外側膝状体から視覚情報を受け取り，分析する。有線領は**有線外皮質** extrastriate visual cortexとよばれる多くの皮質領域と結合する。有線外皮質は視覚情報の高次処理に関わる。これらの皮質領域は外側膝状体以外の視床核と結合する。

立体視 stereopsisは両眼による奥行きの知覚である。立体視は皮質ニューロンの右眼からみた受容野と左眼からみた受容野が対応点から少しはずれたところにあるために生ずるわずかな両眼像の相違(両眼視差)に立脚する。脳は両眼視差という信号を利用して物体の距離の相違を判断することができる。

色覚 color visionは光の波長の識別により起こる。網膜神経節細胞や外側膝状体細胞は選択的に特定の波長に対して応答し，他の波長の光により抑制される。これらの細胞を**色対比ニューロン** spectral opponent neuronとよぶ。1例をあげれば，受容野の中心にあたる赤色光や受容野の周辺部にあたる緑色光により興奮するニューロンである(図8-8 A▼)。色対比ニューロンはX細胞に属する。大脳ニューロンは波長と明るさをともに識別するので，大脳ニューロンは真に色を知覚するといえる。そのようなニューロンは"cortical peg"に集中している。"cortical peg"というのは，眼優位円柱の中に含まれる一塊のニューロン集団である(図8-8 B▼)。

上丘は定位行動反射を仲介する

上丘 superior colliculusは中脳にあり，層構造をとる。視覚，聴覚，体性感覚刺激に応答して起こる定位反射(定位行動)の視覚中枢，かつ協調中枢である。背側の3層では視覚情報処理が行われ，それよりも深い4つの層ではその他の感覚情報が処理されるとともに運動信号に変換される。

網膜神経節細胞は上丘浅層に投射する。神経節細胞はY細胞とW細胞の両者を含んでいる。上丘はまた，大脳皮質からも投射を受ける。この投射に含まれる大脳皮質ニューロンはY細胞からの入力を受ける。だから上丘への視覚入力は動きの検出と光強度に関わるものである。上丘浅層からの出力は大脳皮質での視覚情報処理に影響を与える。動物実験によると，上丘は視空間における物体の位置を決め，一方，大脳は物体が何であるかを決める。上丘の深層は運動系(たとえば眼球

運度，頭部運動)であると考えられている(第9章参照)。

聴覚系

聴覚系は音を分析するようにできている。聴覚は単に環境の認識だけでなく，他の個体との交信，特にヒトの言語において重要である。

音は空気中の圧力波により生ずる

音は空気中の圧力波により生ずる。音波は適切な振幅，周波数，位相をもった一連の正弦波の集合からなる。言い換えると，音は純音が混合されたものと考えることができる。ヒトの伝音系は約20〜15,000 Hzまでの周波数範囲での純音に感受性をもつフィルターとして働く。聴覚の閾値は周波数によって変わる。音の強度をデシベル decibel (dB)で測る。デシベルは音圧(P_r)の基準値(普通0.0002 dyne/cm^2［聴覚の閾値］である)との比で表される。音の強さを決める式は次のとおりである。

$$音圧(デシベル) = 20 \log(P/P_r)$$

ここで，Pは測ろうとしている音圧である。

耳は1000〜3000 Hzまでの連続音に最も敏感である。これらの周波数帯域では，閾値は定義上ゼロである。閾値は周波数が1000 Hz以下や3000 Hz以上で高くなる(図8-9▼)。たとえば，100 Hzでの閾値はほぼ40 dBである。会話は約65 dBの強さである。耳の伝音系(音響系)に対する傷害は100 dBを超える音で生ずることがあり，120 dBを超える音圧は不快感をもたらす。

外耳，中耳，内耳の構造はすべて聴覚に役立つ

耳は**外耳** external ear，**中耳** middle ear，**内耳** inner earに分けることができる。外耳は**耳介**(耳殻)pinnaと**外耳道** external auditory meatusを含む。音は外耳道を経て鼓膜の外表面に到達する(図8-10 A▼)。外耳道には昆虫が耳へ侵入することを防ぐ油脂である**耳垢** cerumenを分泌する腺を備える。

中耳は鼓膜を底として広がる腔である。中耳には**ツチ骨** maleus，**キヌタ骨** incus，**アブミ骨** stapesからなる耳小骨連鎖があり(図8-10 A▼)，鼓膜を**卵円窓** oval windowを覆う膜に結合する(図8-10 B▼)。卵円窓は中耳から内耳へと続く開口部である。中耳と内耳の間のもう1つの開口部，**正円窓** round windowも薄い膜(**鼓膜** secondary tympanic membrane)で覆われる。中耳は2つの筋，**鼓膜張筋** tensor tympani muscleと**アブミ骨筋** stapedius muscleを含む。前者はツチ骨に，後者はアブミ骨に付着している。中耳筋収縮は耳小骨連鎖の動きを減衰させる。**耳管**(またはユースタヒー管)eustachian tubeは中耳から鼻咽頭への開口部である。外界と中耳の間の気圧を，この管によって等しくする

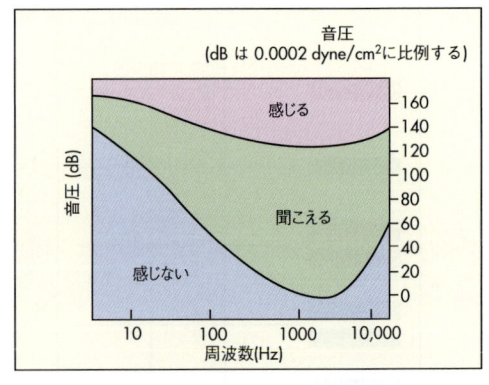

図8-9　ヒトの聴覚に関わる音のレベルは周波数の関数として表せる。可聴域よりも低いところでは，音を感じることはできない。可聴域よりも高い周波数では聴覚系と体性感覚系の両方で検知できる。

ことができる。

内耳は側頭骨の中にある腔であり，**蝸牛** cochlea (図8-10 A▼)と**前庭器** vestibular apparatusを含む。蝸牛は聴器であり，**骨迷路** bony labyrinthと**膜迷路** membranous labyrinthの2つの要素からなる。卵円窓のすぐ内側の骨迷路中の空間が前庭である。

蝸牛は骨迷路が2つの隔室に分けられたコイル状の構造である。隔室の間の仕切りは膜迷路の要素でつくられている。この要素を**蝸牛管** cochlear duct (あるいは**中央階** scala media)とよぶ。前庭とつながっている骨迷路の部分を**前庭階** scala vestibuliという。これはヒトでは蝸牛に沿ってほぼ2回転半し，蝸牛管の終わりまで伸びる。ここで，前庭階は**蝸牛殼孔** helicotremaを介して鼓室階につながる。**鼓室階** scala tympaniは中耳の骨に沿って回転しながら戻り，正円窓を覆う膜に終わる。蝸牛の基底は卵円窓と正円窓に近く(図8-10 B▼)，頂点は蝸牛殼孔である。蝸牛の骨性の芯は**蝸牛軸** modiolusである。

蝸牛管は膜迷路の一部である(図8-11 A▼)。**基底膜** basilar membraneは蝸牛管の基底を形成し，前庭階と鼓室階の間の主たる隔壁とみなすことができる。基底膜は蝸牛の基底部付近で最も狭く，蝸牛殼孔の近くで最も広い。基底膜は内側では蝸牛軸から起こる**らせん板** spiral laminaに付着する。外側では基底膜は**らせん靭帯** spiral ligamentで蝸牛の壁に固定される。らせん靭帯の中に血管構造である**血管条** stria vascularisが含まれる。蝸牛管の天井は**ライスネル膜** Reissner's membraneでつくられる。蝸牛管は**内リンパ液** endolymphを含む。内リンパ液は高濃度のK^+を含んだ液体であり，血管条から分泌される。骨迷路は脳脊髄液に似た外リンパ液 perilymphを含む。

コルチ器官 organ of Cortiは聴覚の感覚受容器であ

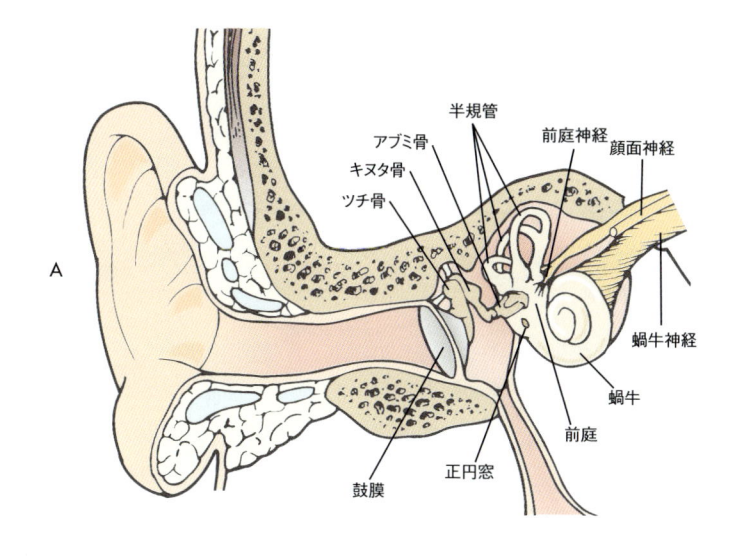

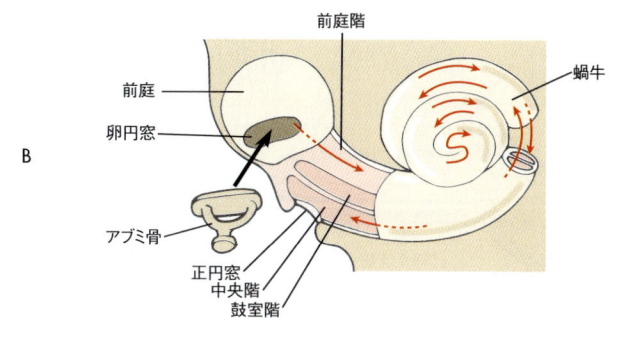

図8-10 蝸牛の構造。A：膜迷路を含んだ耳の要素。B：蝸牛のくわしい構造。矢印は卵円窓に伝わるアブミ骨の動きに基づく液体の連動方向を示す。

る(図8-11 B▼)。これは蝸牛管の中で基底膜に沿っている。コルチ器官は**有毛細胞** hair cell，**蓋膜**(被蓋膜) tectorial membrane，および支持組織からなる。有毛細胞の**不動毛** stereocilia は蓋膜に接触している。有毛細胞は蝸牛神経の1次求心性線維と遠心性線維に支配される。1次求心性線維の細胞体は蝸牛軸中の**らせん神経節** spiral ganglion にある。らせん神経節の細胞は双極ニューロンであり，その末梢枝はらせん板を通って有毛細胞に達する。中枢枝は**蝸牛神経** cochlear nerve に加わり，脳幹へ投射する。

音の変換はコルチ器官による

外耳は800 Hzと6000 Hzの間を通すフィルターとして働く。耳介はヒトではほとんど機能していないが，動物の多くにとっては重要である。鼓膜に達する圧力波は，鼓膜と耳小骨連鎖を音の周波数で振動させる。耳小骨連鎖は次に，卵円窓を振動させ，蝸牛の中の液体を振動させる。正円窓で耳の水力学系が閉じて完成する(正円窓から振動のエネルギーを逃がしてやることにより，はじめて鼓膜の振動が得られる)。

中耳機構は，空気を伝導する音波をできるだけ少ないエネルギー損失で蝸牛液中を伝導する波に変換するための，**インピーダンス整合機構** impedance matching device として働く(図8-12 A▼)。もし音波が空気から卵円窓に直接伝えられたら，音波のエネルギーの大部分は反射され失われてしまうだろう。鼓膜の面積と卵円窓面積との比によって得られる力学的利点と，耳小骨連鎖の"梃子(てこ)"作用を合わせると，耳のインピーダンス整合機構で失われるエネルギーは10〜15 dBにすぎない。

蝸牛管の中で，最大振幅は基底膜に沿って伝わるが，その距離は周波数によって異なる(図8-12 B▼)。基底膜を**進行波** tarveling wave として振動が伝わり，高周波では最大振幅の振動が蝸牛基底部で起こり，低周波では蝸牛の頂上近くで最大振幅となる。

基底膜が振動するにつれて，コルチ器官有毛細胞の不動毛には蓋膜との接合部で剪断応力がかかる(図8-13▼)。不動毛が最長の繊毛の方向に曲がったときに，有毛細胞はその先端膜の陽イオンに対するコンダクタンス(陽イオン透過性)が増加して，脱分極する。

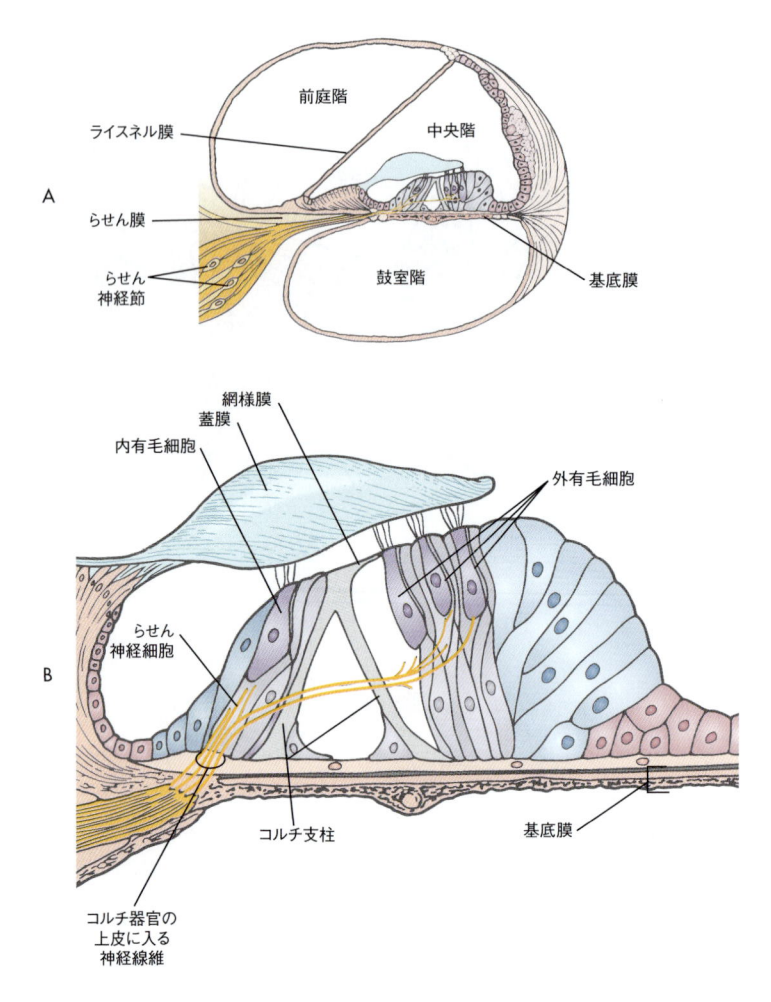

図8-11 A：蝸牛管（中央階）とコルチ器官。B：コルチ器官の拡大図。

この脱分極が**受容器電位** receptor potentialである。受容器電位により興奮性伝達物質が放出され，有毛細胞上にシナプスをつくる1次求心性線維に**起動電位** generator potentialを生ずる。基底膜振動が逆方向へ動くと，有毛細胞膜は過分極され，伝達物質放出が減る。だから，1次求心性線維の起動電位は音の振動につれて振動する。脱分極が十分に大きければ，1次求心性線維に活動電位が生ずる。

外リンパ液を基準にとると，内リンパ液は約85 mVの正の定常電位をもつ。この電位を**蝸牛内電位** endocochlear potential（EP）とよび，血管条の辺縁細胞による起電性のイオンポンプが働いた結果，生ずる。有毛細胞の静止膜電位は−60 mVである。内リンパ液のもつ正電位のために，外リンパ液，内リンパ液，有毛細胞先端膜を横切って漏洩電流が流れることになり，これにより音を感受したときに有毛細胞膜を横切って流れるイオンの駆動力は増加する。

蝸牛マイクロホン電位 cochlear microphonic potential とよぶ振動電位が蝸牛の骨迷路から記録できる。この電位は音に対する有毛細胞活動に伴う電流に起因する。蝸牛マイクロホン電位は音刺激と同じ周波数をもち，その大きさは音の強度によって段階的に変わる。

コルチ器官に沿って並ぶ有毛細胞を支配する蝸牛神経線維は，線維によって異なる音周波数に同調する。1次求心性線維の同調特性は，同調曲線を描くことにより示すことができる。同調曲線は音刺激の周波数に対して，線維が活動するための閾値を関係づける曲線である（図8-14▼）。最も低い刺激強度で，ある線維を興奮させる周波数を，その線維の**特徴周波数** characteristic frequencyとよぶ。蝸牛の基底部でコルチ器官を支配する蝸牛神経線維は高い特徴周波数をもち，一方，蝸牛の頂点でコルチ器官を支配するものは低い特徴の周波数をもつ。このようにコルチ器官は，**振動数部位局在的** tonotopicallyに構成されている。

音刺激の周波数が低い（4000 Hz以下）場合は，蝸牛神経線維の放電は音刺激に対して**位相同期** phase lock-

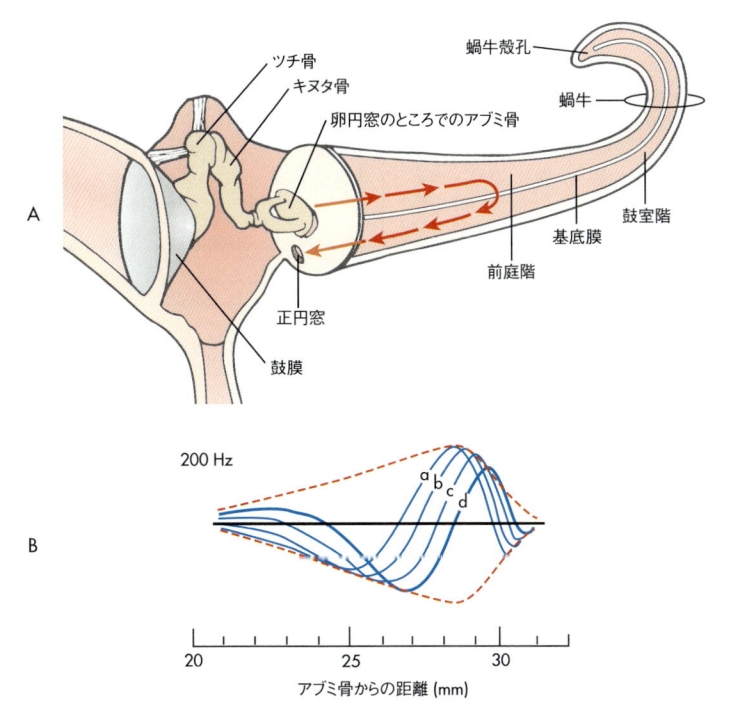

図8-12　A：耳のインピーダンス整合。鼓膜と耳小骨連鎖は空気の振動に応じて振動する。卵円窓の上のアブミ骨の動きは蝸牛にある液体の動きに変換される。基底膜上でどこが最大に振動するかは音の振動数により決まる。高周波では蝸牛の基底部近くの基底膜で最大変位が起こり、低周波では頂上近くで変位が最大になる。B：200 Hzの音による進行波が進んでいく過程を4つの異なった時刻(a〜d)で重ねて描いてある。点線は連続的に波のピークをつないでいった包絡線(envelope)であり、アブミ骨からほぼ29 mmのところに最大の変位があることがわかる。

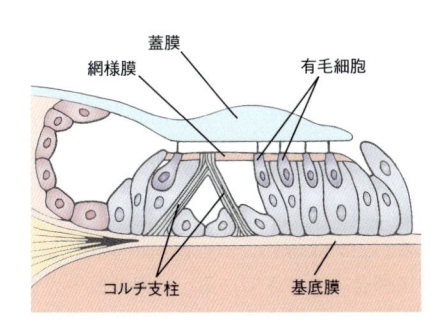

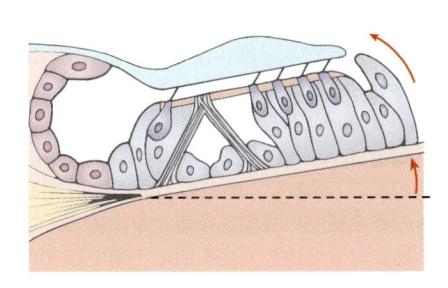

図8-13　コルチ器官の断面図。基底膜の上方への動きが有毛細胞の不動毛と蓋膜との間の剪断力を生じさせ、毛の変位を起こす。

ingを示す。すなわち、音波と特定の位相関係をもって神経線維が活動する。これは1群の求心性線維の発射（放電＝活動電位を出すこと）が刺激周波数を伝えることができることを示す。これを**聴覚信号の"斉射符号づけ"** volley coding of acoustic signal（位相同期放電により周波数についての信号を脳に伝えること）という。しかし、高周波では蝸牛求心性線維は位相同期を示さないので、高周波での周波数信号化は別の方法によらなければならない。たとえば、"place coding"（蝸牛上の位置により周波数信号を脳に伝えること）の考えでは、蝸牛の基底部付近を支配する求心性線維は支配している蝸牛上の位置に応じた周波数信号を担う。音刺激強度の**信号化** intensity codingは異なった強度の音刺激によって放電数が異なり、おそらく興奮するニューロンの数も異なることによると考えられる。

中枢の聴覚伝導路は音源定位と音周波数分析を担う

上オリーブ核群 superior olivary complexは**音源定位** sound localizationに関わる。内側上オリーブ核ニューロンは両側の耳に到達した音の到達時間を比較する。一方、外側上オリーブ核ニューロンは両側の耳に到達

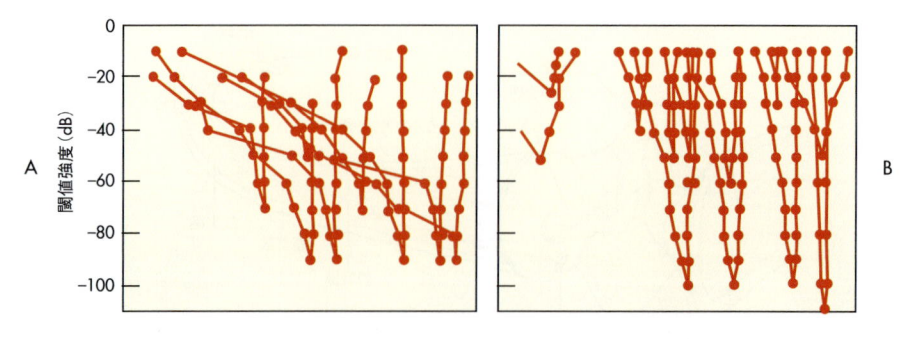

図8-14 聴覚路のニューロンの同調曲線。A：蝸牛神経の7ニューロンの興奮についての同調曲線を重ねたもの。B：下丘の12ニューロンの同調曲線を重ねたもの。

した音の強度の差を比較する。左側に音源がある場合には，音はまず左耳に到達する。頭が遮音壁となるので，右耳に到達する音の強さは低くなる。このような**両耳性手がかり** binaural cue によって，音源を定位する信号がつくられ，上オリーブ核から聴覚中枢に伝えられる。

聴覚領にも加重野や抑圧野があり，両耳からの音入力の処理が行われる。これらの領域のニューロンは，音が左耳，右耳，両耳のいずれに加わったかによって異なる。**加重野** summation column ではニューロンは音が片方の耳ではなく，両耳に加わったときに強く応答する。**抑圧野** suppression column のニューロンは，両耳に同時に音が聞こえた場合よりも片耳に聞こえたときのほうが応答が強い。

中枢神経系での**周波数分析** frequency analysis は，多くの聴覚領域にみられる**周波数再現地図** tonotopic map を反映している。蝸牛の周波数再現は蝸牛核，下丘，内側膝状体やその他の聴覚領の部分に反映されている。

難聴の程度や侵された周波数帯は**聴力測定** audiometry で決めることができる。患者に片耳ずつ別々に種々の周波数，強度の純音を聞かせる。種々の周波数についての聴覚閾値を正常被験者のものと比較することにより，聴覚異常がどの程度であるか，特定の周波数帯で起こっているのか，あるいは全周波数で起こっているのかをデシベル単位で記載する。

中枢聴覚路は両側性であるため，蝸牛核よりも吻側のレベルでの脳幹の神経疾患によって片側性の難聴は起こらない。ただし，一側性の大きな聴覚領傷害は音源の空間定位に影響する。一側性難聴は伝音系（たとえば，鼓膜，耳小骨）の傷害を意味する。あるいは聴覚路の最初の部分（たとえば，コルチ器官，蝸牛神経，蝸牛核）の傷害かもしれない。これらの状態はそれぞれ，**伝音性難聴** conduction deafness，**感音性難聴** sensory-neural deafness とよぶ。

難聴の型は**ウエーバー検査** Weber's test と**リンネ検査** Rinne's test によって調べられる。ウエーバー検査では音叉を前腕におく。正常人では音はどちらの耳にも局在されない。伝音性難聴では音は難聴の耳に局在される。感音性難聴では正常の耳に局在される。リンネ検査では音叉を乳様突起の上に置く。正常被験者では，骨伝導の音が消えたあとに音叉を外耳道の近くまで動かすとまだ音が聞こえる（空気伝導のほうが骨伝導よりも良い）。伝音性難聴では，骨伝導のほうが空気伝導よりも良いので，音叉を耳の近くに動かしても音は聞こえない。

前庭系

前庭器官は内耳の膜迷路の一部である。前庭系の感覚機能は自己受容性感覚に相当する。前庭器官は頭の動き，および空間内の頭の位置を検出する。このため前庭器官には頭の回転角速度を検出する感覚上皮（半規管）と直線加速度を検出する感覚上皮（耳石器）がある。

前庭器官には半規管と耳石器が含まれる

前庭器官 vestibular apparatus は骨迷路に含まれるが，蝸牛とは異なり，その機能は主に膜迷路に依存する。前庭器官は蝸牛管と結合し，内リンパ液を含み，外リンパ液に囲まれている。一側の前庭器官は半規管の3つの部分からなる。前半規管，後半規管，水平半規管である（図8-15▼）。同側の前および後半規管は垂直面内で互いに直交する。2つの半規管は水平半規管とも直交する。このように，3次元空間内の出来事を感知するのに都合よくできている。一側の前半規管は対側の後半規管と平行である。両側の水平半規管はともに，同じ平面にある。

半規管のそれぞれは**膨大部** ampulla（図8-15▼）とよばれる膨らみをもつ。膨大部の中に感覚上皮が**膨大部稜** ampullary crest として存在する。感覚上皮の表面側には**不動毛** stereocilia と1本の**動毛** kinocilium（蝸牛には動毛がない）がある。動毛の不動毛に対する配置が，前庭器の有毛細胞の機能的な極性を決める。繊毛は半規管の軸に対して同じ方向を向く。繊毛はゲル状の塊である**膨大部頂**（クプラ）cupula と接触する。膨大部頂は膨大部に広がり，膨大部を満たす（図8-15 A▼）。頭の加速度により内リンパ液の中の圧力分布が変わると

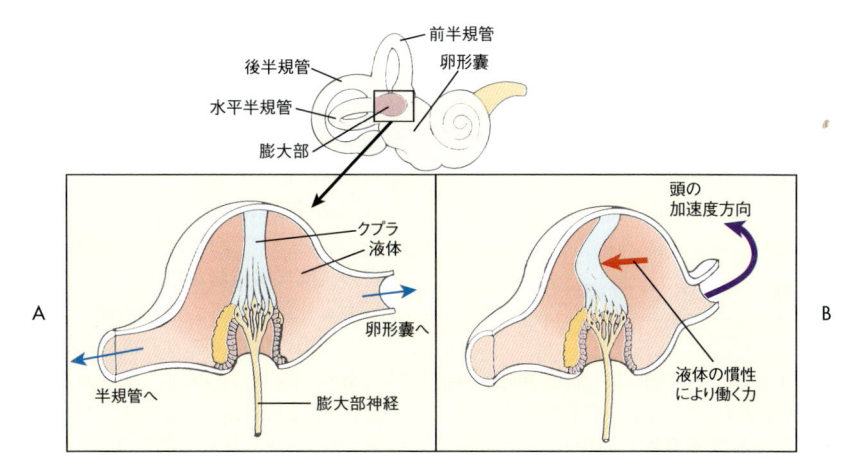

図8-15　A：頭が動かないときのクプラ（膨大部頂）の膨大部に対する関係。B：頭が回転したときのクプラの変位。

膨大部頂が変形し（図8-15 B▼），膨大部稜の繊毛が曲がる。

　半規管は耳石器の1つである**卵形嚢** utricle と結合する。卵形嚢の感覚上皮は**卵形斑**（卵形嚢の平衡斑）utricular macula であり，卵形嚢床に沿って水平方向に向く。**耳石膜** otolithic membrane はゼラチン様の塊であり，炭酸カルシウムの結晶からなるたくさんの**耳石** otolith を含む。平衡斑の有毛細胞は **"striola"** とよばれる溝を境にして反対向きに並ぶ（卵形嚢の有毛細胞では動毛のある側が "striola" に向かうように並び，球形嚢はこの逆である）。**球形嚢** saccule は膜迷路の別の部分であり，球形嚢の**平衡斑** saccular macula は垂直である（卵形嚢の平衡斑は上記のように水平である）。頭の直線加速度により耳石器膜と有毛細胞の相対的な動きを起こし，繊毛が曲がり，感覚変換が起こる。耳石器膜は内リンパ液の中に突出していないので，回転加速度（角速度）は耳石膜には大きな変化を起こさない。

前庭感覚変換は有毛細胞を含み，神経上皮で起こる

　前庭器官の有毛細胞の不動毛が動毛のほうに曲がるときに，有毛細胞は脱分極する。なぜならば，有毛細胞膜の陽イオンに対するコンダクタンスが増加するからである（図8-16▼）。反対方向に不動毛を曲げると有毛細胞は過分極する。前庭系の有毛細胞が脱分極すると，神経伝達物質（おそらく，グルタミン酸のような興奮性アミノ酸）の分泌が増え，過分極すると伝達物質の分泌が減る。伝達物質は有毛細胞上にシナプスをつくる1次求心性線維を興奮させる。明らかな刺激が加わっていないときにも前庭系の1次求心性線維は自発性に活動している（図8-16▼）が，この活動が繊毛の曲がる方向によって増加したり減少したりする。

　水平半規管の膨大部稜では，有毛細胞は動毛が膨大部の卵形嚢側にあるように配置されている（図8-16▼）。もし頭を左へ回したら，慣性力により内リンパ液は水平半規管の中で相対的に右へ動く。左の耳では，これにより左水平半規管の有毛細胞の不動毛が動毛のほう（つまり卵形嚢の方向）へ曲がる。そして，左膨大部稜を支配する1次求心性線維の放電が増える。逆に右水平半規管の稜では不動毛は動毛と逆方向に（つまり卵形嚢と反対側へ）曲がり，1次求心性線維の放電は減少する。卵形嚢平衡斑では有毛細胞の動毛がある側が "striola" のほうを向いている。球形嚢の平衡斑では

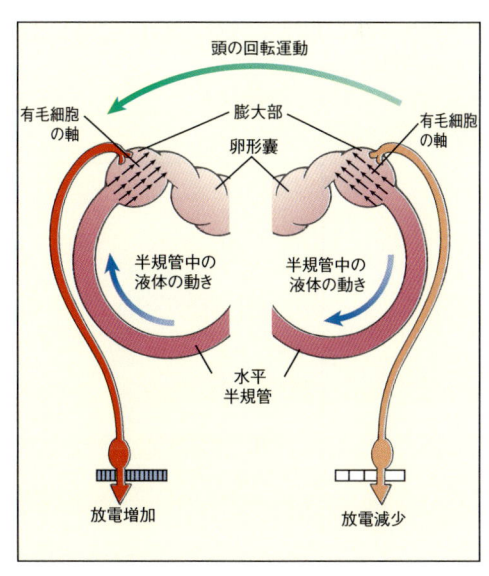

図8-16　水平半規管の膨大部の有毛細胞に対する頭の動きの効果。有毛細胞の機能的な極性（どちらかへ毛が倒れると脱分極するか）は小さい矢印（黒）で示す。

"striola"と逆方向を向いている。いずれにしても，"striola"の両側の有毛細胞は機能的に逆方向の極性をもっている。平衡斑からの前庭求心性線維の放電頻度は，頭の直線加速に対して有毛細胞ごとに異なる変化をすることになる。中枢神経系への入力のパターンは頭の位置に関して中枢前庭神経回路により分析され，解釈される。

前庭系の中枢情報処理や前庭感覚には，上行性伝導路と下行性経路がともに含まれる

前庭器官からの1次求心性線維は，**前庭神経** vestibular nerve（第Ⅷ脳神経）を経由して脳幹に達する。求心性線維の大部分は**前庭神経核** vestibular nucleus に終わる。前庭神経核は小脳，網様体，動眼神経核や脊髄と結合する。これらの結合は，眼と頭の運動および姿勢の前庭信号による制御にきわめて重要である。視床を通る大脳皮質への経路は，前庭感覚にとって重要である。

化学感覚系

化学感覚には**味覚** taste（gustation）と**嗅覚** smell（olfaction）が含まれる。これらの感覚により，食物や水，空気中の化学物質を検出することができる。ヒトは他の動物の多くよりも化学物質の検出が鈍い。しかし，化学感覚は生活の感情的側面にかなり貢献する。病気のときは化学感覚がかなり悪くなることがある。

味覚は味蕾により伝えられる

ヒトは味覚系により，多くの味刺激を識別する。しかし，これらの味は甘味，塩味，酸味，苦味の4つの基本味に分類できる。

味覚の感覚受容器は**味蕾** taste bud である。味蕾の大部分は舌にあるが，口蓋，咽頭，喉頭や上部食道にもある。味蕾は乳頭に集まっている（図8-17▼）。**茸状乳頭** fungiform papillae は茸のような形をし，舌の前2/3に数百とある。茸状乳頭上の味蕾は主として甘味と塩味に応じるが，酸味にも応ずる。茸状乳頭の味蕾は**顔面神経** facial nerve の枝である**鼓索神経** chorda tympani によって支配される。**葉状乳頭** foliate papillae は舌の後部にある層状構造で，その味蕾は酸味に対して最もよく応答する。**有郭乳頭** circumvallate papillae は大きく円い構造であり，溝に囲まれている。舌の後部にあり，苦味に応ずる。葉状および有郭乳頭は**舌咽神経** glossopharyngeal nerve によって支配される。**喉頭蓋** epiglottis と食道上部にある味蕾は**迷走神経** vagus nerve により支配される。

味蕾は50個ほどの味細胞（**受容器細胞** gustatory receptor cell）からなり，支持細胞と基底細胞を伴う。味細胞は絶えず基底細胞から分化する新しい細胞により置き換えられる。味細胞の尖端膜は**舌面開口部** taste pore に突き出した微小絨毛をもち，唾液と接触する。

微絨毛の上の受容体分子が唾液中にある化学物質を識別する。味覚細胞は1次求心性線維とシナプスをつくる。味覚信号は味覚細胞に受容器電位を生じ，神経伝達物質を分泌し，1次求心性線維に起動電位を発生させ，信号化された神経放電パターンをつくる。それぞれの味覚細胞は特定の基本味に対して完全に選択的ではないようである。むしろ，味覚細胞はどれかの1つの型の味刺激に最もよく応答するが，他の刺激に対しても弱い応答を示す。味の質を識別するには1群の味覚細胞の活動パターンによる。

味蕾からの1次求心性線維は脳幹に入り，**孤束** solitary tract を尾側に走行し，**孤束核** nucleus of the solitary tract に終わる。上行性の味覚線維は視床の**後内側腹側核** ventral posteromedial nucleus（VPM）に終わ

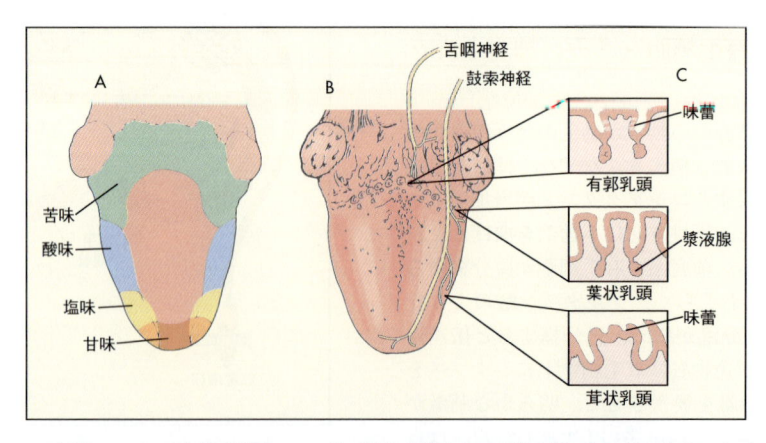

図8-17 味覚についての末梢感覚器。A：舌の異なる部位での味覚の質。B：舌の前半2/3にある味蕾は顔面神経支配，後半1/3にある味蕾は舌咽神経支配である。C：3つの型の乳頭における味蕾の配置。

る。VPM核は中心後回に投射し，舌の領域に隣接した部分に終わる。味覚投射が他の感覚と異なるのは，その投射が交差せずに同側であることである。

嗅覚は嗅粘膜と中枢嗅覚伝導路に依存する

ヒトの嗅覚系は多くの匂いを識別する。匂いは分類することが困難であるが，少なくとも7つの基本臭がある。樟脳臭camphoraceous，じゃこう臭musk，花香floral，はっか臭peppermint，エーテル臭ethereal，刺激臭pungentと腐敗臭putridである。

嗅覚の感覚受容器は，**嗅上皮** olfactory mucosaにある。嗅上皮は左右の鼻粘膜にある2.5 cm²ほどの特殊化した領域（嗅領域）にある。**嗅受容細胞** olfactory receptor cellはそれ自身が1次求心性細胞（1次求心性線維を出す細胞）であり，繊毛をもった尖頭突起をもつ。尖頭突起は嗅反応を起こす化学物質が溶け込んでいる粘液の中に伸びる。嗅受容細胞の基底部から軸索が伸びて嗅神経小束をつくり，篩板を貫いて**嗅球** olfactory bulbに終わる。嗅受容細胞には支持細胞と基底細胞が伴い，基底細胞は代謝回転に伴って嗅受容細胞と置き換わる。

嗅覚の信号変換 olfactory transductionは，匂い物質（粘液に溶けている）が嗅受容細胞の繊毛の上にある受容体分子と結合することによって起こる。受容器電位は1次求心性線維の放電頻度とともに増加する。放電頻度は匂い物質の濃度の関数である。

匂いの信号化機構は味覚と同様に，完全な符号化信号線機構ではなく，その変形である。嗅受容細胞は特定の型の匂いに最もよく応答するが，完全に選択的ではなく，他の匂いに対しても弱いが応答する。嗅受容体は1群の匂い物質に対する感受性の相違に従って集まり，嗅粘膜（嗅上皮）の別々の場所に群として存在する。中枢神経系に伝えられる信号は空間的に符号化されたもので，これは部分的にではあるが，匂いの質を表現している。

中枢の嗅覚伝導路は複雑である。他の感覚系と異なるのは，脳外の求心性線維が直接に間脳ニューロン（梨状皮質など）にシナプスをつくる点である。他の感覚系ではすべて，感覚情報が間脳に入る前に下位のレベルで，何段階かの感覚情報処理を受ける。嗅受容器からの1次求心性軸索は無髄線維であり，集まって**嗅神経小束** filament of olfactory nerveをつくる（図8-18▼）。嗅神経小束は頭蓋底（篩骨の篩板）を通り，嗅球に接合する。嗅球からの主な投射は**嗅索** olfactory tractを形成し，脳底の多くの構造に終わる。新皮質の眼窩前頭orbitofrontal領域は嗅覚情報を視床経由で受け取る。おそらく，大脳辺縁系への嗅覚系の投射は匂いに対する感情的応答に関わり，一方で新皮質は匂いの識別に関与すると考えられる。

> 重要な嗅覚障害には**嗅覚脱失** anosmiaがある。また，側頭葉に起因する発作である**鉤発作** uncinate fitは，**幻嗅** olfactory hallucinationを起こす。頭部外傷も一側あるいは両側の嗅覚脱失を起こす。なぜならば，嗅神経小束が篩骨の篩板を通って頭蓋腔へ入るところで切れたり，あるいは篩板が骨折したりするからである。一側性の嗅覚脱失は，嗅球や嗅索が嗅溝で**髄膜腫** olfactory groove meningiomaなどの腫瘍による圧迫によって起こる。鉤発作は嗅皮質の近く

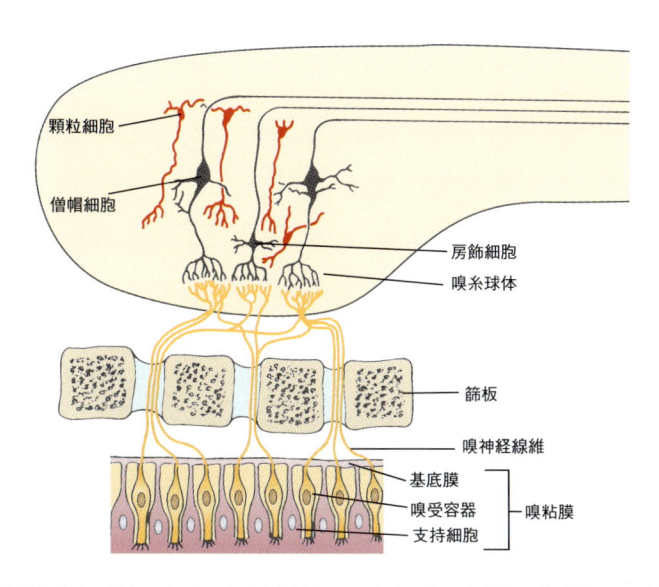

図8-18 嗅覚伝導路の最初の部分。嗅受容細胞とその嗅球へ向かう突起，糸球体での投射細胞（房飾細胞，僧帽細胞）との接合を示す。顆粒細胞は抑制性介在ニューロンである。

の側頭葉から起こるてんかん発作である。この発作は前兆を伴って始まる。**前兆** sensory aura では患者は，たとえばゴムが焼けるような不快な匂いの幻嗅を経験する。この幻覚のあとに唇の動き（口唇自動症）や咀嚼のような自動運動が起こる。

まとめ

- 視覚は可視光を眼の視細胞が検出することから始まる。杆体は光感受性が高いが，空間分解能の高い（精細な）視覚や色覚にはかかわらない。錐体は光に対する感受性は杆体ほど高くないが，空間分解能が高く，色覚が可能である。
- 光は眼球の角膜や水晶体で屈折され，網膜に焦点を結ぶ。
- 水晶体の屈折力を変えることにより，視覚対象の距離に合わせてピントを変えることができる。
- 視細胞は暗闇でNa^+に対する膜コンダクタンスが高く，脱分極しており，興奮性の神経伝達物質を放出する。
- 視細胞と網膜神経節細胞の多くは，同心円状の中心・周辺拮抗型受容野をもつ。神経節細胞のうち，X細胞は精細な視力と色覚に適した応答をする。Y細胞は動きの検出に適し，非線形的な応答をする。W細胞は受容野が広く，光の強さなどに関わる。
- 聴覚系は音を分析する。音の周波数が音の高さ（ピッチ）を決める。
- 音は鼓膜を振動させる。鼓膜の振動は耳小骨連鎖を経て卵円窓に伝えられる。
- 卵円窓の振動は蝸牛内の液体に伝えられ，基底膜の振動に変わる。
- 音の変換は，基底膜の動きによりコルチ器官の有毛細胞の不動毛が曲がることによって起こる。
- 蝸牛神経線維は脳幹の蝸牛神経核に信号を送る。上オリーブ核群，下丘，視床，大脳皮質への上行性伝導路は両側性である。
- 内リンパ液の慣性による動きのために，前庭器官の半規管で有毛細胞の繊毛が曲がり，頭の回転加速度が検出される。
- 耳石器（卵形嚢と球形嚢）は，頭部に加わった直線加速度や重力加速度の変化により耳石器膜が動き，有毛細胞の繊毛が曲がることにより，頭の直線加速度を検出する。
- 前庭器官は眼球・頭部運動や姿勢の制御，前庭感覚に関わる信号を脳幹に送る。
- 味受容器は4つの基本味，甘味，塩味，酸味，苦味のどれかに最も感受性がある。
- 嗅受容器は鼻粘膜にあり，匂いの情報を検知する。

第9章
運動系

到達目標

- 運動単位と運動ニューロンの性質を説明できる。
- 筋紡錘，ゴルジ腱器官など筋の伸張受容器の構造と機能を説明できる。
- 脊髄反射における運動ニューロンと介在ニューロンの役割について説明できる。
- 脊髄あるいは脳幹上部を切断した場合の運動変化について説明できる。
- 前庭系などによる姿勢制御，推進運動（歩行），眼球運動などの制御について説明できる。
- 運動制御における大脳の役割について説明できる。
- 小脳の構成について述べ，小脳疾患による運動失調について示すことができる。
- 大脳基底核および関連する諸核の傷害について説明できる。

　運動系 motor system という用語は，骨格筋収縮の手順とパターンを制御する神経経路を指す。骨格筋収縮により，**姿勢保持** posture，**反射** reflex，**律動運動** rhythmic activity（歩行や呼吸など）と**随意運動** voluntary movement が行われる。何かの行動をするときには，これらのうちのいくつかが含まれる。このような運動は普通にみられる生物行動のかなりの部分を占めるが，ヒトで特に重要な行動には言語，指や眼の運動が含まれる。

　運動制御 motor control は筋の**伸張受容器** stretch receptor からの感覚情報と脊髄の**反射活動** reflex activity に依存する。脳の高次中枢は脊髄反射活動を修飾する。高次中枢には**脳幹** brainstem，**大脳運動野** motor cortex，**小脳** cerebellum，**大脳基底核** basal ganglia が含まれる。随意運動は大脳皮質から発せられた指令によって始まるが，これには多くの皮質運動系の活動を伴う。大脳の運動プログラムに従って，筋が協調しながら収縮する。小脳と大脳基底核は大脳の運動領域の活動を調節する。

脊髄の運動機構

運動単位は運動制御の基本単位である

　運動単位 motor unit は **α運動ニューロン** α-motor neuron とその**運動軸索** motor axon，およびこれに支配されるすべての骨格筋線維からなる（第13章参照）。**筋単位** muscle unit は1つの運動単位に含まれる1群の骨格筋線維である。α運動ニューロンが筋につくるシナプスの**終板電位**（シナプス電位）endplate potential が閾値を超すと（第4，13章を参照），その支配する筋線維が収縮する。無脊椎動物の筋には抑制性シナプスがあるが，哺乳類や他の脊椎動物では骨格筋線維には抑制性のシナプスはついていない。骨格筋線維が収縮するかどうかの決定はα運動ニューロンにまかされている。α運動ニューロンが放電するたびに，筋単位に属するすべての筋線維が収縮する。このため，筋収縮力の最小単位はその筋の中の最も弱い筋単位の収縮力によるといえる。

　1つの骨格筋は多くの運動単位をもつ。1つの筋内での骨格筋線維総数とα運動ニューロン数との比を**支配比** innervation ratio という。これは運動単位中の筋線維数の平均ということになる。支配比はおおまかな運動に用いられる筋では大きく（たとえば腓腹筋 gastrocnemius muscle では2000），細かい運動を行う筋では小さい（眼筋 eye muscle では3〜6）。1つの運動単位内の筋線維は広く分布し，他の運動単位に属す筋と混じり合っている。1つの運動単位中の筋線維はすべて同じ組織化学型に属する。つまり，すべての筋線維はⅠ型か，Ⅱ型AあるいはⅡ型Bのどれか1つである。これらの筋線維型の収縮についての性質は表9-1▼にまとめてある。遅い攣縮をし，疲労しにくい運動単位はS（slowのS）型と分類され，Ⅰ型の筋線維をもつ。S運動単位はエネルギー源としては酸化的代謝に依存

表9-1　筋線維収縮の性質

型	速度	強度	易疲労度	運動単位
Ⅰ	遅い	弱い	疲労抵抗性	S
ⅡB	速い	強い	疲労しやすい	FF
ⅡA	速い	中間	疲労抵抗性	FR

し，収縮力は弱い（図9-1▼）。速い攣縮（単収縮）をする運動単位は**FF型**(fast fatigable)と**FR型**(fast, fatigue resistant)である。FF型運動単位はⅡB型の筋線維をもち，解糖系代謝を使い収縮力は大きいが疲れやすい。FR型運動単位はⅡA型の筋線維をもち，酸化型リン酸化による酸素代謝を行い，その収縮力は中程度で疲れにくい（図9-1▼）。

α運動ニューロンは最終共通路をなす

中枢神経が骨格筋収縮を起こす唯一の方法はα運動ニューロンの放電を起こすことである。したがって，すべての運動行動には最終的にα運動ニューロンに収束する神経回路が必要である。このためにα運動ニューロンは**最終共通路**final common pathwayとよばれる。

脊髄前角にα運動ニューロンがある

α運動ニューロンは脊髄前角のⅨ層にみられる大きなニューロンである。骨格筋を支配する**脳神経核**cranial nerve moror nucleiにも同様のニューロンがある。1つの筋，あるいは1群の共同筋（同様の機能を果たす筋群）は，それぞれの**運動核**motor nucleusをもつ。1つの筋を支配するα運動ニューロンは通常，脊髄の軸方向に縦に柱状に並び，しばしば，2つか3つの脊髄節にわたって延びている。脳幹では数mmにわたって縦走する。1つの筋を支配するα運動ニューロンの集団をその筋の**運動ニューロンプール**motor neuron poolとよぶ。

異なった筋群の運動ニューロンプールは，前角の異なった部分にある。すなわち，運動ニューロンプールは**体部位再現的構造**somatotopic organizationをもつ。頸膨大部と腰仙膨大部の前角内側部，上部頸髄，胸髄，上部腰髄の前角の最も腹側の部分に体軸筋（躯幹筋）を支配する運動ニューロンがある。これらの筋の運動単位では支配比は大きい。なぜならば，躯幹筋の役割は姿勢保持や四肢運動の支持，呼吸などおおまかな活動だからである。

四肢筋を支配する運動核は頸膨大部や腰仙膨大部の

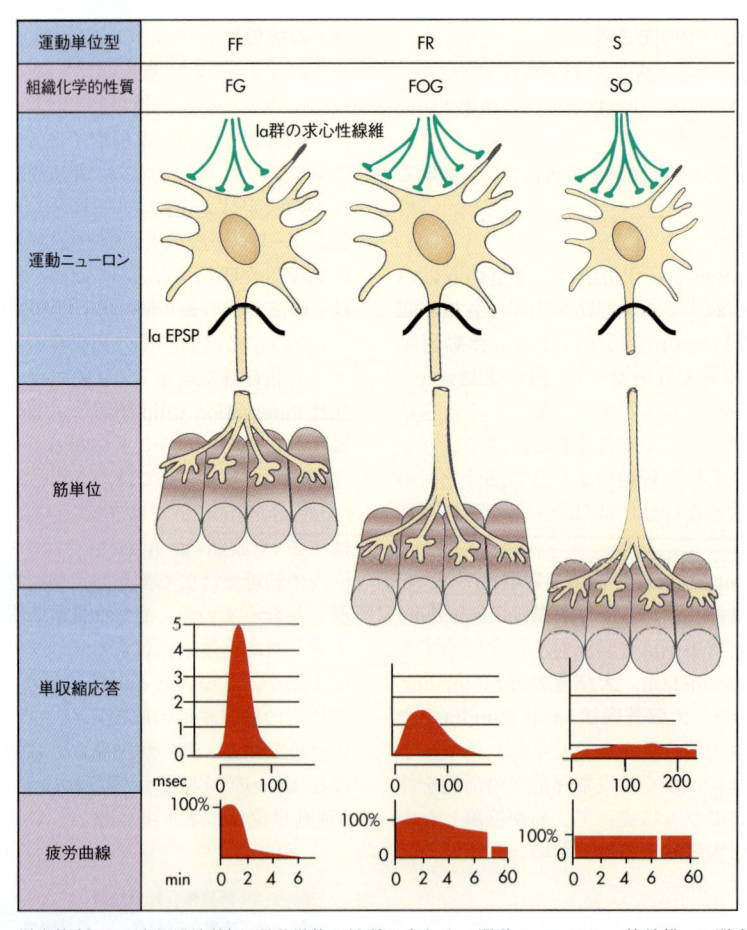

図9-1　混合筋（ネコの内側腓腹筋）の運動単位の性質のまとめ。運動ニューロン，筋線維，Ia群求心性線維放電により生じた単シナプス性興奮性シナプス後電位（EPSP），単収縮を比較して示す。FF：速いが疲れやすい筋線維。FG：速い解糖系利用の筋線維，FOG：速い酸化的・解糖的線維，FR：速い，疲れにくい筋線維，S：遅い線維，SO：遅い酸化的線維。

前角外側部にある。最も遠位の筋は前角の背外側部、最も近位の筋は前角の腹外側部にある運動ニューロン群が支配する。これらの筋の支配比は遠位の筋で小さく、近位の筋で大きい。

運動ニューロンはいくつかの突起をもつ大きな細胞である

α運動ニューロン（図9-2▼）は大きな細胞体（直径70μmか，それ以下）をもつ。5～22本の樹状突起は1mmにもなる長さである。太い有髄軸索は12～20μmの直径をもち，その伝導速度は72～120 m/secである。α運動ニューロンの軸索は**α運動軸索** α–motor axon とよばれることが多い。軸索は細胞体の軸索小丘か，あるいは近位樹状突起から出て，最初は**軸索起始部** initial segment とよばれる短い無髄の部分があり，次いで髄鞘に覆われる。これらの軸索は束になって前角を出て，脊髄の前索を通り前根に入る。前角を離れる直前にα運動ニューロンの一部は**反回性側枝** recurrent collateral を出す。反回性側枝は背側に伸びて，Ⅶ層腹側で**レンショウ細胞** Renshaw's cell とよばれる介在ニューロンにシナプスをつくる（後述）。

シナプスでの統合はシナプス後電位による

α運動ニューロンの樹状突起と細胞体は1次求心性線維，介在ニューロンの軸索，脳からの下行路線維がつくるシナプスで覆われる。シナプスの大部分は介在ニューロンのものである。運動ニューロンの表面のほぼ半分はシナプス下膜である。シナプスは興奮性のものも，抑制性のものもある。

軸索起始部がα運動ニューロン膜で最も閾値が低いと考えられている。したがって，軸索起始部は活動電位生成の**トリガー帯** trigger zone である。興奮性シナプス電流はすべての部分の運動ニューロン膜を脱分極させるが，活動電位を生成するという意味では軸索起始部の脱分極が重要である。いくつかの入力によって生じた**興奮性シナプス後電位** excitatory postsynaptic potential（EPSP）は加算される（図9-3 A▼，**空間的加重** spatial summation）。加算されたEPSPが閾値を超えると活動電位が生ずる。また、興奮性入力経路が反復活動すると，そのたびに生じたEPSPが時間的に重なって加算される（**時間的加重** temporal summation，第4章を参照）。**抑制性シナプス後電位** inhibitory postsynaptic potential（IPSP）はEPSPと干渉して，EPSPによる活動電位の生成を妨げる（図9-3 B▼）。興奮性シナプス電流と抑制性シナプス電流が干渉し合ってニューロンの活動電位が出るか出ないかが決まるが，これを**シナプス統合** synaptic integration とよぶ。

シナプス統合において，それぞれのシナプスが与える効果はニューロン膜上でのシナプスの位置によって決まる。α運動ニューロンの**受動的な電気的特性** passive electrical property を分析すると，α運動ニューロンの最遠位の樹状突起上のシナプスから流れるシナプス電流も軸索起始部に到達することがわかる。しかし，遠位のシナプスで生じたシナプス電位は近位のシナプスのものと比べると減衰して振幅も小さく，立ち上がりも遅い。たとえば，もしシナプスが軸索起始部よりも

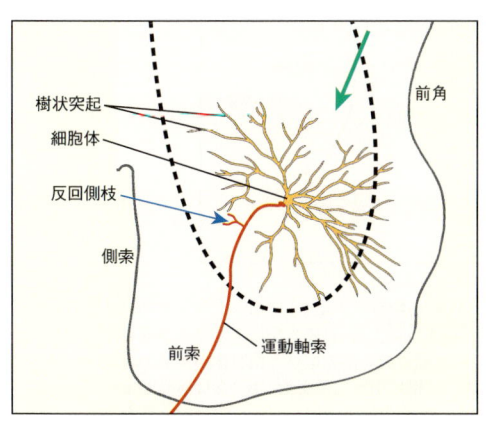

図9-2 西洋ワサビのペルオキシダーゼ horseradish peroxidase（HRP）を細胞内注入したα運動ニューロン。小さな矢印は運動軸索の反回側枝を示す。大きな矢印は微小電極を刺入した方向を示す。

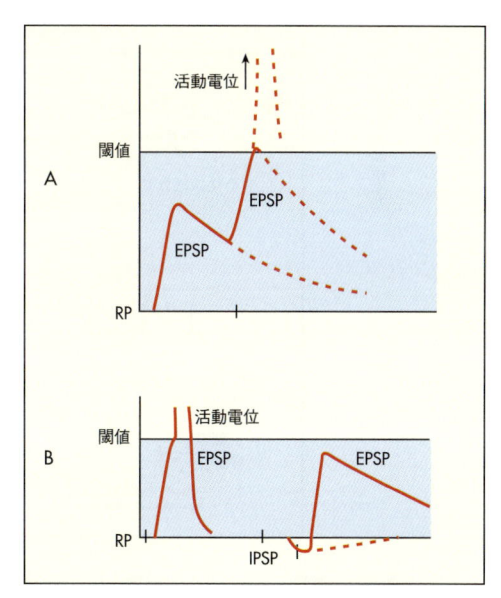

図9-3 シナプス統合。A：α運動ニューロンから記録された2つのEPSPの加重。2番目のEPSPが閾値を超えて活動電位が起きた。2つのEPSPは別々の経路の刺激で生じた（空間加重）場合でも，同じ経路の反復活動で生じた（時間的加重）場合でも同様である。B：左側にEPSPとそれから生じた活動電位を示す。EPSPと抑制性シナプス後抑制電位（IPSP）との干渉を右側に示す。IPSPがあるとEPSPから活動電位が生じないことに注意。

長さ定数 length constant（第3章参照）分だけ離れていたとすると，軸索起始部に届いた膜電位変化は樹状突起上のシナプスで生じていたもともとのシナプス電位の約1/3（正確には1/e）にしかならない。そのうえ，シナプス電位の時間経過が遅くなる。

多くの場合，活動電位の生成を妨げる抑制性シナプスが軸索起始部の近くに存在する。ときには軸索起始部から離れた樹状突起上で，相互に拮抗する機能をもつ神経経路がつくる興奮性シナプスと抑制性シナプスが隣り合って存在したりする。このような配置では，異なった入力経路が独立に運動ニューロン活動に影響を与えることができる。別の配置として，1つの入力経路の興奮性シナプス終末が軸索間のシナプスを介して別の系から入力（シナプス前抑制）を受けることも考えられる。シナプス前抑制によって，運動ニューロンに対する1つの経路からの入力効果を，運動ニューロンの興奮性は変えずに（つまり他の経路を介する機能には影響を与えずに）減少させることができる。

α運動ニューロンから生ずる活動電位は特徴をもつ

シナプス興奮に応じて運動ニューロンが放電するとき，活動電位は特徴的な波形を示す。細胞体から記録をとると，まずEPSPが生ずる（図9–4A▼）。このEPSPから2相の活動電位が生ずる。最初の小さな活動電位と，少し遅れてそれに重なって生ずる大きな活動電位である。最初の小さな活動電位は軸索起始部で生じた活動電位であると考えられている。記録は軸索起始部から離れた細胞体から記録しているため，軸索起始部で生じた活動電位が電気緊張性に減少して小さくなる（**電気緊張性減衰** electrotonic decrement）。大きな活動電位は軸索起始部の活動電位により細胞体が

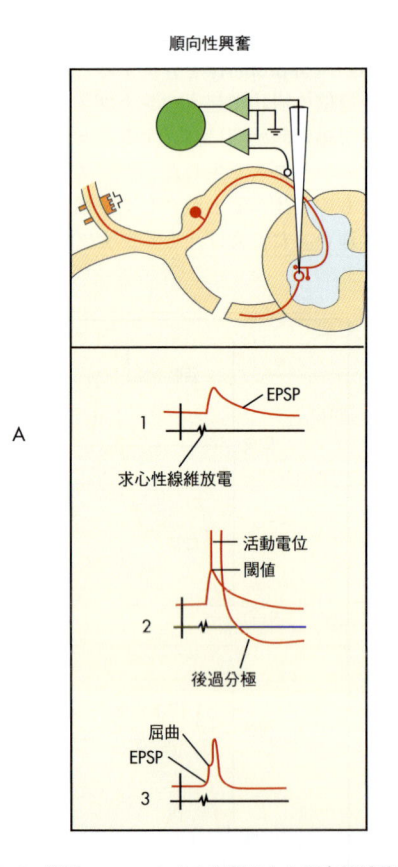

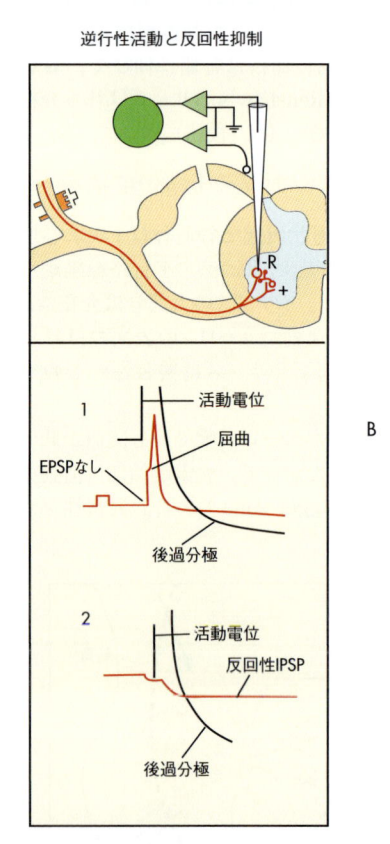

図9–4 運動ニューロンから記録された順向性活動電位と逆行性活動電位。A：1は単シナプス性EPSP，2は何回かに1回は活動電位が出る大きなEPSP，3は順向性活動電位の記録（目盛りを変えて全体がみえるようにしたもの）。3では下側の黒線はEPSPを示し，上の黒線は軸索起始部の電位と細胞体の電位との境界部を示す。上段は記録配置図。逆行性活動電位を防ぐために前根は切断してある。B：1は運動ニューロンの逆行性活動電位の高利得記録（黒線，拡大率が高いため，活動電位の上のほうはみえない）と低利得記録（赤線，全体がみえる）。活動電位の立ち上がりに屈曲点があることに注意。活動電位に続いて大きな後過分極がみえる。2では運動軸索に対して閾値下の刺激による記録を示す。活動電位が出ないので，他の軸索によって活動したレンショウ細胞（R）の活動による反回性IPSPがみえる。上段は実験配置を示す。順向性興奮を防ぐために後根が切ってある。

脱分極されて生じた細胞体の活動電位であると考えられる．このような形での細胞体の活性化は**順向性活動** orthodromic activation といわれる．なぜならば，これ（まず EPSP が起こり，それから軸索起始部で活動電位が生ずること）が正常方向の時間経過だからである．

実験的条件では，軸索に生じた活動電位を逆方向に伝導させて細胞体に活動電位を発生させることができる．これを**逆行性活動** antidromic activation という（図9-4 B▼）．運動ニューロンの細胞体から記録をとると，逆行性活動電位は静止膜電位から直接に起こり，小さな活動電位と大きな活動電位という順向性活動電位と同じ経過はたどるものの，最初の EPSP 部分はみられない．活動電位のあとに後電位がみられる．後電位は順向性活動電位でも生ずるが，EPSP が生じているためにわかりにくい．

後過分極 afterhyperpolarization（後電位の一種）は運動ニューロン活動電位の重要な特徴である．なぜならば，後過分極の長さによりニューロンの特徴発火頻度が決まるからである．つまり，大きなα運動ニューロンは短い後過分極（約 50 msec）を示し，小さなα運動ニューロンは長い（約100 msec）後過分極を示す．だから，大きなα運動ニューロンは約 20 Hz の頻度で放電することができ，一方，小さなα運動ニューロンは約 10 Hz でしか放電できない．

筋線維は運動ニューロンが1回放電すると1回攣縮（単収縮）twitch する．しかし，運動ニューロンが反復放電すると，筋は**強縮** tetanic contraction する（第13章参照）．強縮の収縮力はニューロン放電頻度が増加すると増え，その筋の最大張力に至る．強縮が最大張力に達していなければ，筋力は運動ニューロンの放電増加とともに増加する．この状態を**不完全強縮** unfused tetanus, incomplete tetanus という．強縮が最大張力にまで達していれば，強縮は完全強縮といい，それ以上張力は増えない．運動単位の完全強縮を起こす運動ニューロン放電頻度が，その運動単位の最大張力を引き出すことになる．

α運動ニューロンの特徴放電頻度は支配する骨格筋の機械的性質と整合性をもつ．たとえば，大きな運動ニューロンは高い周波数で放電し，収縮の速い fast-twitch 筋線維と結合する．すなわち，大きい運動ニューロンの筋単位は FF 型か FR 型（表9-1▼）である．小さい運動ニューロンは低い頻度で放電し，収縮の遅い slow-twitch 筋線維を支配する．小さい運動ニューロンの筋単位は S 型である．

筋収縮は2通りの方法で神経系により調節される．1つはα運動ニューロンの**放電頻度** firing rate を変えることによる．しかし，すでに述べたように，運動単位が完全強縮になると放電頻度を変えても収縮は強くならない．そこで，第2の方法は，活動するα運動ニューロンの数を増やすことである．これを**運動ニューロンの動員** recruitment という．

α運動ニューロンの動員には順序がある．普通，小さなα運動ニューロンは大きなものよりも早期に動員される．これは小さな運動ニューロンと大きな運動ニューロンで膜の性質が異なることや，運動ニューロンの放電頻度を制御するシナプス構成が異なることによる．このような動員の仕方を**サイズの法則** size principle という．小さなαニューロンは興奮時に大きいものよりも早く動員されるだけでなく，抑制時にも大きなニューロンよりはあとまで活動している．大きな運動ニューロンの軸索径は小さなニューロンのものよりも太いので，前根に電極をおいて細胞外から記録した活動電位も大きな運動ニューロンのほうが大きい（図9-5▼）．これを手がかりとして運動ニューロンの動員順序を評価することができる．

まず小さな運動ニューロン，次いで大きな運動ニューロンという動員の秩序立った順序があるために，運動ニューロンプールの活動が弱い段階では小さな運動ニューロンのみが放電する．この活動は"slow-

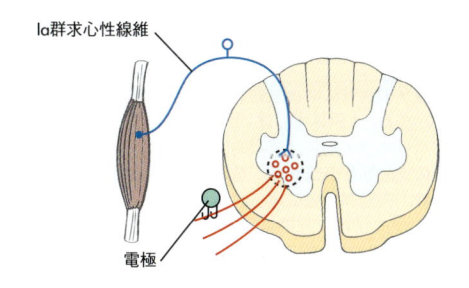

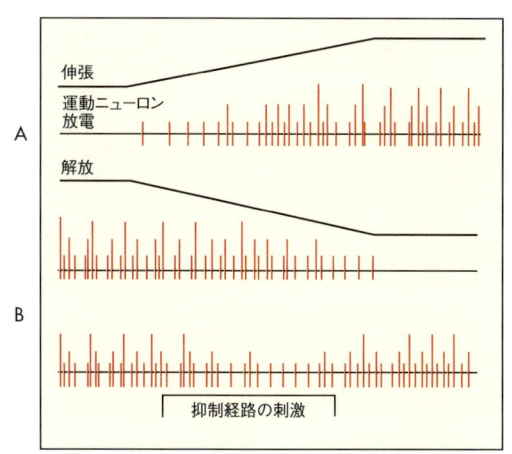

図9-5　サイズの法則と運動ニューロンの動員．上段：実験中の電極配置．A：筋を伸張するといくつかの運動ニューロンが活動する．最も小さい活動電位を出す運動軸索（最も小さい運動ニューロン）が最初に動員される．次いで，だんだんと大きい運動軸索が動員されていく．筋の伸張を止めたあとは逆向きに同じ過程が起こる．すなわち，大きいニューロンがまず活動を止める．B：抑制性の入力は大きい軸索の放電を止めるが，小さい軸索の放電は止めない．

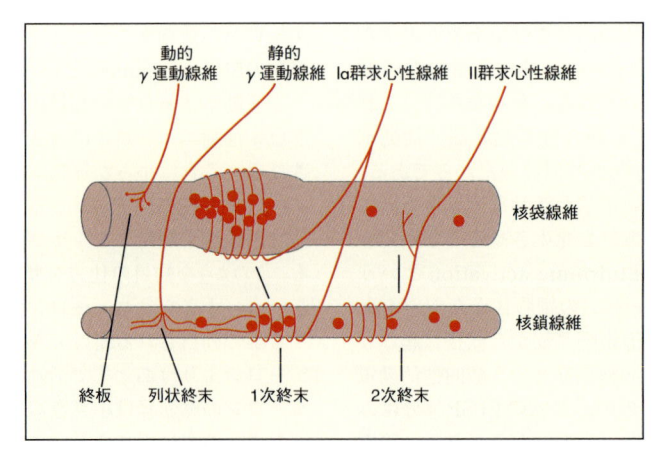

図9-6 筋紡錘の核袋線維と核鎖線維の神経支配。

twitch"型の筋線維の弱くゆっくりした収縮を起こす。この型の筋活動は姿勢維持や，歩行のようなゆっくりした運動に適する。大きなα運動ニューロンの動員は強い"fast-twitch型"の筋線維の活動を起こす。この筋線維収縮が先行する"slow-twitch型"筋線維収縮による初期筋力に加わり，ランニングや跳躍のような激しい運動ができるようになる。

> 中枢神経系の病気にはα運動ニューロンが破壊されるものがいくつかある。1例はポリオ（急性灰白髄炎）poliomyelitisである。ポリオウイルスは選択的にα運動ニューロンを壊すので，その支配筋が麻痺する。普通，侵されるα運動ニューロンは少数の脊髄運動核に限られるが，ときに広範囲にニューロン喪失が広がり，脳神経核までが侵されることもある（球性ポリオ）。除神経を受けた筋は萎縮するが，生き残ったα運動ニューロンの軸索から側枝が生じて筋線維の一部を再支配することもある。
>
> α運動ニューロンを侵す他の疾患としては**筋萎縮性側索硬化症** amyotrophic lateral sclerosis（ALS）がある。あるいは，この病気で死んだニューヨークヤンキースの野球選手にちなんで**ルー・ゲーリック病** Lou Gehrig diseaseとよばれることもある。ALSでは脊髄レベルと脳幹の運動ニューロンが徐々に壊れる。ニューロンが壊れるときに病的な放電をし，運動単位の収縮がみられる（線維束自発収縮 fasciculation）。運動ニューロンが死ぬと，神経支配がなくなった（除神経された）筋線維は萎縮し，**線維自発収縮** fibrillation（個々の筋線維の自発性収縮であり，眼ではみえないが，**筋電図** electromyographyにより線維自発電位として観察できる）が起こる。ALSでは皮質脊髄路の起始細胞である大脳皮質錐体細胞も死に，随意運動がさらに傷害され，病的反射が起こる。

筋の伸張受容器は重要な感覚器官である

骨格筋とその腱は**伸張受容器** stretch receptorとよばれる特殊化した感覚受容器をもつ。この受容器は筋が引き伸ばされたときに放電する。この受容器には**筋紡錘** muscle spindleと**ゴルジ腱器官** Golgi tendon organが含まれ，自己受容性感覚に関わる（第7章参照）。

しかし，これらの受容器は運動制御に重要な役割を果たすので，ここでくわしく述べる。

筋紡錘は筋では最も複雑な受容器である。この受容器は，結合組織のカプセルに囲まれた細い筋線維（**錘内筋** intrafusal muscle fiber）の細長い束からなる。筋紡錘は感覚線維終末と運動線維終末の両方から密に支配されている。ほとんどの筋紡錘は普通の筋線維，すなわち**錘外筋** extrafusal muscle fiberの間のスペースに遊離して存在するが，その遠位端は互いに融合して筋中の結合組織といっしょになる。このように錘内筋と錘外筋が並行に存在する配置は筋紡錘の機能にとって重要な意味をもつ。筋全体が収縮すると筋紡錘はたるんでしまって，自分が収縮しない限り筋紡錘には力がかからなくなる（脱負荷）。

錘内筋には2つの主な型がある。**核袋線維** nuclear bag fiberと**核鎖線維** nuclear chain fiberである。これらの名称は核の配置によっている（図9-6▼）。核袋線維は核鎖線維よりも大きく，オレンジの袋のように中心近くに核が集まっている。核鎖線維は中央付近に核が1列に並んでいる。

筋紡錘の感覚終末は2種類ある。**1次終末** primary endingと**2次終末** secondary endingである（図9-6▼）。1次終末は核袋線維と核鎖線維の両方にらせん状に到達する終末であり，**Ia群線維** group Ia fiberとよばれ

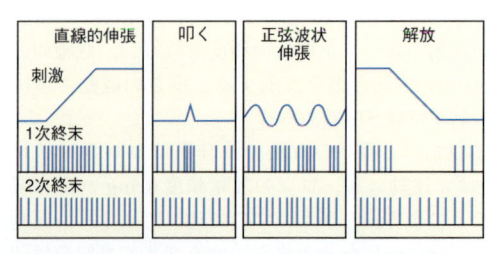

図9-7 筋を直線的に伸張した場合の筋紡錘の1次終末と2次終末の応答。

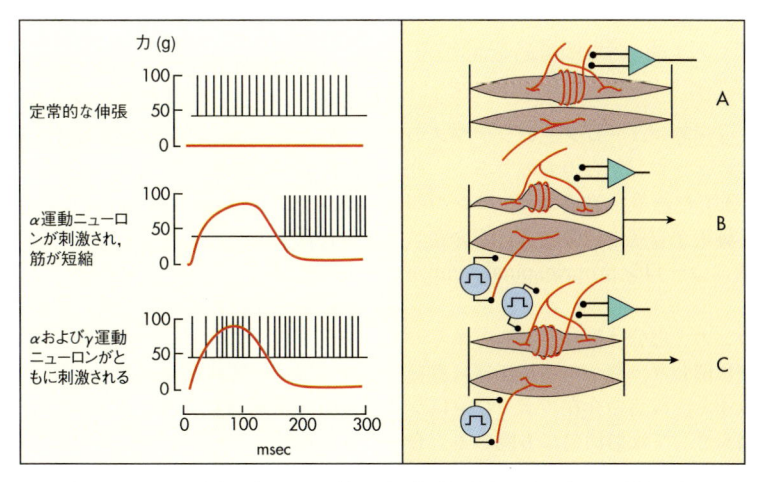

図9-8 γ運動ニューロンの活動の効果。A：筋伸張は筋紡錘を支配する求心性線維を活動させる。B：α運動ニューロンが活動して筋が収縮すると求心性線維放電が止まる（脱負荷）。C：脱負荷の効果はα運動ニューロンとγ運動ニューロンが同時に活動することにより避けられる。

る太い有髄求心性線維により支配される。2次終末は主として核鎖線維に到達し，霧吹き状に散らばった終末をもつ。2次終末は中程度の太さの有髄求心性線維，**Ⅱ群線維** group Ⅱ fiberにより支配される。

γ運動ニューロンは筋紡錘を支配し，錘内筋を収縮させる（図9-6▼）。終末は小さい終板，あるいは細長く伸びた終末である。2種類のγ運動ニューロンがある。**動的γニューロン** dynamic γ–motor neuronは主に核袋線維を支配し，**静的γニューロン** static γ–motor neuronは核鎖線維を支配する。

1次終末は筋の持続的伸張に対して放電するが，順応は遅く，放電に動的要素と静的要素をもつ（図9-7▼）。動的応答は筋の伸張速度に応じ，静的応答は筋の長さに応じる。2次終末は静的応答のみで，したがって筋の長さを示す。動的応答は，おそらく核袋線維が筋の伸張によって急速に引き伸ばされたのち，その弾性によって反発的に縮むことによるのだろう。

γ運動ニューロンは筋伸張に対する筋紡錘の感度を調節する。また，筋収縮により筋紡錘はたるむ（脱負荷 unloading）が，錘外筋の収縮中あるいは収縮直前にγ運動ニューロンの働きにより錘内筋を収縮させることにより脱負荷を避けることができる（図9-8▼）。動的γ運動ニューロンは1次終末の動的応答を促進し，静的γ運動ニューロンは1次終末と2次終末の静的応答を強める。このように中枢神経系はγ運動ニューロンを使うことにより，筋紡錘の動的応答，静的応答を独立に調節することができる。

もう1つの筋の伸張受容器が**ゴルジ腱器官** Golgi tendon organである。この器官は腱，そして骨格筋の中や関節嚢近くの結合組織中にある。ゴルジ腱器官は**Ib群線維** group Ib fiberとよばれる太い有髄の1次求心性線維により支配される。Ib群線維終末はコラーゲン（膠原）線維の束と入れ子になっており，この配置のために筋が収縮しても引き伸ばされても力がかかる（図9-9▼）。ゴルジ腱器官は，したがって筋や腱と直列につながっている（筋紡錘は並列である）。

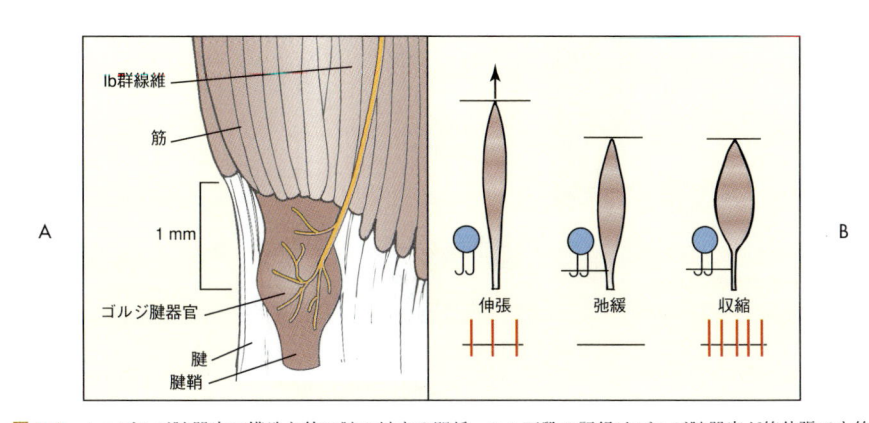

図9-9 A：ゴルジ腱器官の構造と筋の腱に対する関係。B：下段の記録はゴルジ腱器官が筋伸張でも筋収縮でも活動することを示す。ゴルジ腱器官は緊張力を伝える。

脊髄介在ニューロンは運動制御回路を形成する

前述したように，α運動ニューロン上のシナプスの半数以上は脊髄介在ニューロンからのものである。介在ニューロンは1次求心性線維と運動ニューロンの間に挿入されている。軸索が脊髄中に限局される介在ニューロンを**脊髄固有ニューロン** propriospinal neuron とよぶことがある。

脊髄介在ニューロンの大部分は後角にある。多くのものは感覚情報処理に関わり，脳への情報伝達に直接あるいは間接に貢献する。後角の介在ニューロンはシナプス後の神経回路を介して反射活動にも関わる。脊髄中間質と前角にある介在ニューロンは運動ニューロン放電に直接関わる。脳からの下行路線維が直接に運動ニューロンにシナプスをつくることはまれで，普通はまず介在ニューロンにシナプスをつくり，脊髄神経回路の活動レベルを変えることにより，運動出力を変化させる。

運動制御に関わる介在ニューロンには種々の型があるが，よく研究され特徴がわかっている。すでに**レンショウ細胞** Renshaw cell については触れた。レンショウ細胞は脊髄Ⅶ層の一部で，腹側方向へⅨ層とⅧ層の間に突き出した部分に存在する抑制細胞である（図9-4 B▼）。レンショウ細胞にはα運動ニューロンの反回側枝がシナプスをつくる。運動軸索が放電すると，レンショウ細胞との間のシナプスからアセチルコリンが放出され，レンショウ細胞が興奮する。レンショウ細胞はα運動ニューロン上にシナプスをつくり，運動ニューロンを抑制する。このように，α運動ニューロンはレンショウ細胞を介して**反回性抑制** recurrent inhibition を受けることになる（図9-4 B▼）。

Ia群抑制性介在ニューロン group Ia inhibitory interneuron もよく知られた脊髄介在ニューロンである。この介在ニューロンは脊髄Ⅶ層背側にあり，筋紡錘のIa群求心性線維から単シナプス性入力を受け興奮する。**単シナプス性** monosynaptic という用語は，その経路の神経要素間に入っているシナプスが1つだけである（途中に介在ニューロンを介さない）ことを意味する。Ia群抑制性介在ニューロンは，その信号源である筋紡錘が属する筋に対する拮抗筋群を支配するα運動ニューロンにシナプスをつくる。これにより，1つの筋群からのIa群線維，介在ニューロン，拮抗筋群を支配するα運動ニューロンからなる2シナプス経路が形成される（図9-10▼）。

脊髄反射は運動の基礎をなす

反射 reflex というのは感覚刺激に対して起こる比較的単純で定型的な運動である。本項では脊髄神経回路で仲介される反射について述べるが，これ以外にも多くの反射が脊髄レベルでも脳幹でも働いている（後述）。

伸張反射は筋紡錘からの入力により起こる

特に重要な脊髄反射は**伸張反射** stretch reflex である。筋を伸張するとその筋の収縮と拮抗筋の弛緩が反射的に起こる。伸張反射は一過性要素と持続性要素をもつ。**一過性の伸張反射**（相動性伸張反射）phasic stretch reflex は筋をすばやく引っ張ったときに起こる。これはよく臨床的検査でみられるように，ゴムの検査用ハンマーで腱を軽く叩くことにより起こる。たとえば**膝蓋腱反射** knee jerk reflex では膝蓋腱を叩く。**持続性の伸張反射**（緊張性伸張反射）tonic stretch reflex は関

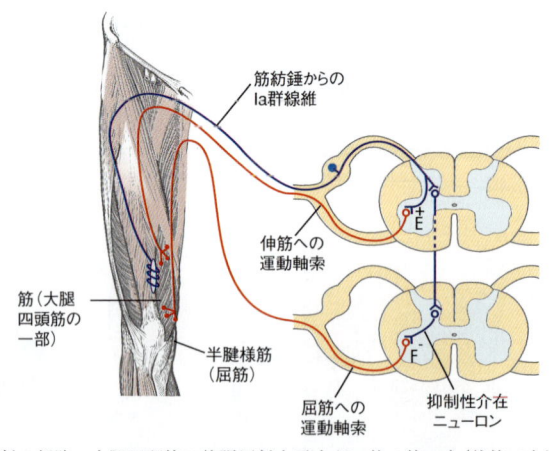

図9-10 伸張反射の経路。大腿四頭筋の伸張反射を示すが，他の筋でも（伸筋でも屈筋でも）ほぼ同様である。筋紡錘はIa群求心性線維に支配され，Ia群求心性線維は後根から脊髄に入り，同じ体節の大腿四頭筋を支配するα運動ニューロンおよび他の体節のIa群抑制性介在ニューロンと単シナプス性の結合をする。抑制性介在ニューロンは拮抗筋である半腱様筋という屈筋を支配するα運動ニューロンとシナプス結合する。E：伸筋運動ニューロン。F：屈筋運動ニューロン。

節をゆっくり受動的に動かすように筋をゆっくり伸張することにより起こる。緊張性伸張反射は姿勢維持に重要である。

肘や膝のような関節は互いに関節を逆方向に動かす伸筋と屈筋によって動く。伸筋を伸張して起こした相動性伸張反射は伸筋収縮と屈筋弛緩を引き起こす。逆に屈筋を伸張して起こした相動性伸張反射は伸筋の弛緩をいっしょに起こす。このような伸張反射の構成を**相反性支配** reciprocal innervation とよぶ。

脊髄反射の基礎となる神経回路は**反射弓** reflex arc であり，1次求心性線維，介在ニューロン，α運動ニューロンを含む。相動性伸張反射の反射弓には，①その筋に含まれる筋紡錘の1次終末からのIa群求心性線維，②その筋を支配するα運動ニューロンに対するIa群線維からの単シナプス性興奮性結合，③拮抗筋を支配するα運動ニューロンに結合するIa抑制性介在ニューロンを含む2シナプス性の抑制回路（図9-10▼）が含まれる。

緊張性伸張反射の反射弓には上述した相動性反射と同じ要素が含まれる。しかし，さらに筋紡錘2次終末からのII群線維も含まれる。この線維は筋紡錘が含まれると同じ筋を支配するα運動ニューロンに単シナプス性興奮性シナプス結合をつくる。

前述したとおり，筋紡錘の1次終末と2次終末の感受性は動的・静的なγ運動ニューロンにより調節される。これらのγ運動ニューロンが活動するとIa群線維放電が強くなり，そのためα運動ニューロン放電も強くなる。しかしヒトのIa群線維は骨格筋が収縮しても（脱負荷にもかかわらず）放電する。このことは随意運動に際して，α運動ニューロン活動と同時にγ運動ニューロンが働き，筋紡錘活動を持続させることを示す。つまり，γ運動ニューロンは筋紡錘の錘内筋を収縮させ伸展受容器の張力を維持し，筋収縮による筋紡錘の脱負荷を防ぐ。このため，運動中も筋紡錘の活動が続き，筋収縮が持続すると考えられる。随意運動にしてもその他の運動にしても，α運動ニューロンとγ運動ニューロンが同時に活動することによって適切に行われる。

> 神経系の臨床検査で，小さなゴムのハンマーを用いて相動性伸張反射を調べる。調べようとする肢は，関節に無理な力がかからないようにくつろいだ配置をとる。目的とする筋の腱をハンマーですばやく，軽く叩くと筋収縮がみられる（あるいは感じられる）。こうして両側の応答を比べる。腱が叩かれることから，伸張反射に"深部腱反射"という用語が用いられ誤解を招くことがあるが，この用語は避けたほうがよい。なぜなら，相動性伸張反射に関わる伸張受容器は筋紡錘であり，腱の受容器ではない。検査の対象には，前腕二頭筋，大腿四頭筋，下腿三頭筋が含まれる。伸張反射が減退しているようにみえたら，**イエンドラシックの手技** Jendrassik's maneuver を試すと，伸張反射が増強されることがある。この手技は，被験者の両手の指を互いに組み合わせて，引っ張る（気を散らせる）。緊張性伸張反射は関節を伸展，屈曲して調べる。
> 病的状態では，伸張反射は増強することもあり，減弱することもある。運動ニューロン疾患（たとえばポリオやALS）で運動ニューロンが死んだとき，あるいは末梢神経や脊髄根が遮断されたとき（たとえば末梢神経炎，脊椎ヘルニア）には反射が減弱する。内包を傷害するような脳血管障害（脳卒中発作）など脳からの下行路を侵す病気では伸張反射は亢進する。

逆転筋張力反射（Ib群線維による反射）はゴルジ腱器官からの入力による

ゴルジ腱器官からのIb群求心性線維を入力経路とする反射はときに**逆転筋張力反射** inverse myotatic reflex とよばれる。伸筋のゴルジ腱器官からのIb群求心性線維は抑制性介在ニューロンに単シナプス性に結合する（図9-11▼）。抑制性介在ニューロンは，次に伸筋のα運動ニューロンと結合する。屈筋ではこの経路は比較的弱い。この系は筋伸張のみで起こるのではなく，筋の伸張でも収縮でも起こり，つまり筋にかかる力が増えると活性化される。このために，"myotatic"（筋の伸張という意味）という用語はおそらく不適切であろう。

反射は負のフィードバック回路を形成する

伸張反射とIb群反射は**負のフィードバックループ** negative feedback loop の例である。負のフィードバックでは系の出力が予定された出力（たとえば脳から与えられる）と比べられる（図9-12▼）。両方の出力の差が誤差であるが，誤差は系の入力に戻されて誤差がなくなる方向の活動が起こる。負のフィードバック系で調節される変数を**制御変数** controlled variable という。伸張反射では制御変数は筋長である。Ib群線維の反

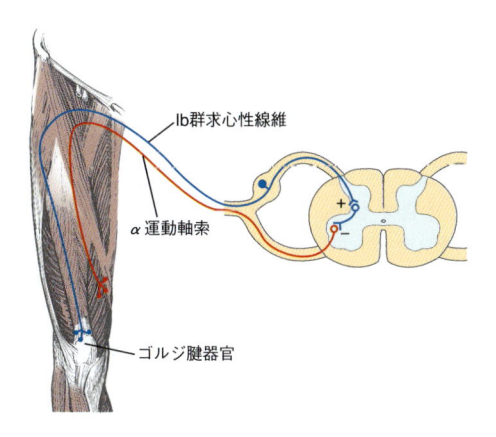

図9-11　ゴルジ腱器官からのIb群求心性線維による反射の経路。ゴルジ腱器官は膝蓋腱の中に示している。Ib求心性線維は後根を経て脊髄に入り，抑制性介在ニューロンに終わるが，この介在ニューロンは大腿四頭筋を支配する運動ニューロンにシナプスをつくる。

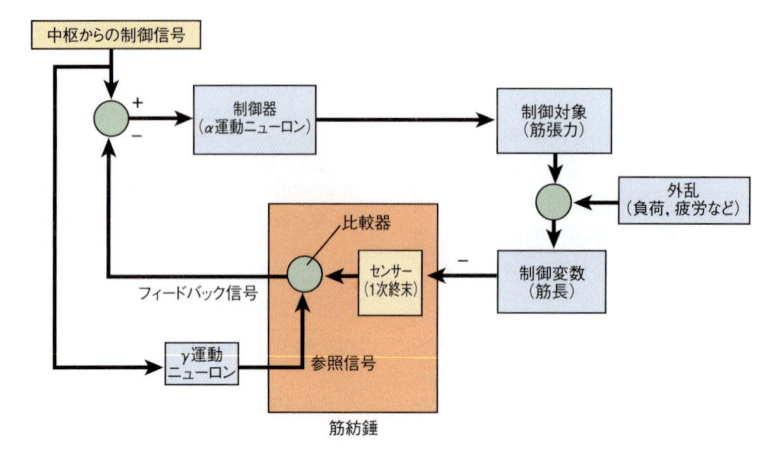

図9-12 筋の長さを制御するネガティブフィードバック（負のフィードバック）系としての伸張反射の働き。長さは筋の張力レベルによって変わり，張力レベルはα運動ニューロンの活動によって変わる。筋長は筋紡錘により検知されるが，筋紡錘の感度はγ運動ニューロンによって決められる。負荷の変化などにより筋長が増加した場合には，1次終末からのフィードバックが働き，α運動ニューロンの放電が増加し，筋が収縮するために筋長が減少する。

射系では制御変数は筋張力である。

兵士が"気をつけ"の姿勢をしているときは，このような負のフィードバックループが動作している例である。たとえば，重力がかかるために膝が曲がろうとする。少し曲がると，膝の伸筋が引っ張られて伸張反射が起こる。その結果，膝が再び伸びる。筋長への効果をみると，重力は結果的に膝の伸筋を伸ばすほうに働き，伸張反射は筋長を一定にする負のフィードバック機構として働く。一方，もし膝の伸筋が疲労すると，伸筋が膝蓋に加えていた張力が減り，膝が曲がろうとする。しかし，膝蓋腱の張力減少はこの腱のゴルジ腱器官の活動を減らす。Ib群線維の活動減少は，膝伸筋を支配するα運動ニューロンにかかる抑制を反射的に減少させ，そのために膝伸筋の収縮が強くなる。つまり，膝蓋腱の張力減少は負のフィードバックを起こし，張力を元に戻すように働く。

反射は筋の硬さを制御する

筋長と筋張力（筋にかかる力）をともに調節することにより，筋の硬さstiffnessを制御できる。筋は"ばね"に似た性質をもつ。"ばね"は緩むと力を出さない。ある閾値（セットポイント）を超えて"ばね"を引き伸ばすと，伸長するに従って張力も増える。理想的な"ばね"の長さと力の関係は直線的（線形）である。長さ-力曲線の勾配が"ばね"の硬さである。

硬さ＝力の変化分/長さの変化分

"ばね"によって硬さが異なる。ある長さ変化に対して出る力が大きければ"ばね"は硬い。

筋もまた特徴的な**長さ-力関係**length-force relationshipを示す（第12章参照）。弛緩した筋や神経刺激により収縮した筋でこの関係が調べられているが，筋の長さ-力曲線は非常に非線形的である。筋が受動的に伸長されたときは，あるセットポイント（静止長）を超せば筋は伸長に応じて張力を出す。筋を支配する神経が刺激されると，長さ-力曲線は移動し，セットポイントが低くなり，勾配も急峻になる。勾配が増えたことは収縮により硬さが増したことを意味する。筋の硬さを調節し，関節の曲がり方を決めるのは筋長と力の間の関係である。

1群の共同筋と拮抗筋によって関節角度が制御される関節では，**平衡点**（ある関節角度）equilibrium pointはいくつかの方法で得られる。屈筋と伸筋は相反的に支配されている。ということは，どちらかの筋を収縮させると，その拮抗筋を弛緩させる神経回路が存在する。この2つを組み合わせることにより，関節の平衡点が得られる。別の方法として，共同筋と拮抗筋の両方を収縮させる（**共収縮**co-contraction）こともできる。このやり方は相反支配よりも多くのエネルギーを必要とするが，関節の硬さが増加するため，負荷が予見できない変化を起こしたときにも安定性が高い。新しい課題を遂行するときは学習が完成するまでは，共同筋と拮抗筋の共収縮が起こるのが普通である。課題の学習が完成すると，"共収縮"から"拮抗筋を弛緩させる戦略"に変換される。

屈曲反射はいくつかの役割をもつ

脊髄レベルでは上記のほかに屈曲反射などの重要な反射が働く。屈曲反射では，肢の関節の**生理的屈筋**physiological flexor muscleが収縮し，**生理的伸筋**physiological extensor muscleが弛緩する。生理的屈筋というのは，侵害刺激に対して肢を引っ込める筋である。屈曲反射にはいくつかの機能がある。**屈曲逃避**

反射 flexor withdrawal reflex は侵害刺激から肢を防御的に引っ込める運動である。たとえば，釘を踏むと足関節，膝関節，股関節の屈曲により足は引っ込められる。この反射には**交叉伸展反射** crossed extensor reflex が伴うことが多い。交叉伸展反射は伸筋収縮と対側肢の屈筋弛緩を起こす。屈曲した肢が果たしていた"重力に対する支え"がなくなったことを補償する姿勢調節として，交叉伸展は役割を果たす。四足動物では，上肢あるいは下肢に屈曲反射が起こると，残りの肢（下肢か上肢）に，逆の反射パターンがみられる。屈曲反射は歩行にも，引っかき反射にも含まれる。

屈曲反射は屈曲反射求心性線維 flexion reflex afferent fiber（FRA）によってトリガーされる。FRAは高閾値の筋・関節受容器，多くの皮膚受容器および侵害受容器を支配する。低閾値の受容器は歩行を修飾し，侵害受容器は屈曲逃避反射を起こす。1次求心性線維からα運動ニューロンへ至る経路は屈曲反射では多シナプス性であり，興奮性介在ニューロンも抑制性介在ニューロンも含まれる（図9-13▼）。この神経路には交叉性のものも非交叉性のものもある。含まれるα運動ニューロンはすでに述べてきた他の反射と同様である。

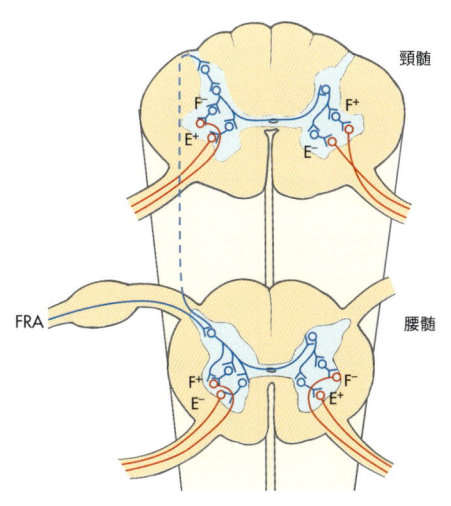

図9-13 屈曲反射の経路。屈曲反射求心性線維（FRA）の受容野は示していないが，ト肢にある。FRAが興奮すると腰膨大の後根を通じて入力が脊髄に入る。多シナプス経路を介して刺激された同側の下肢屈筋運動ニューロン（F）が活動し，伸筋運動ニューロン（E）が抑制される。その結果，下肢の屈曲が起こる。交叉結合は対側下肢の伸筋運動ニューロンを興奮させ，屈筋運動ニューロンを抑制し，交叉伸展反射が起こる。上肢では下肢と反対の活動が起こる。

下行性運動路の構成

古典的に運動下行路は錐体路系と錐体外路系の2つに分けられてきた。**錐体路** pyramidal tract には皮質脊髄路と皮質延髄路が含まれる。錐体路という名称は少なくとも部分的にこの経路が延髄の錐体を通ることを示す。錐体路は四肢の遠位部の随意運動，顔の表情筋の運動，舌の運動を伝える主な経路である。**錐体外路** extrapyramidal tract は，もともとは皮質脊髄路，皮質延髄路以外の運動経路を指す。しかし，錐体外路という用語は，現在では大脳基底核を含む傷害により起こされた運動疾患に使われ，特定の経路が侵されていることを意味しないのが普通である。

運動下行路は，下行路が終わる脊髄の部分に基づいて分類するのが便利である。1群の経路は脊髄IX層外側部の運動ニューロンか，あるいはこれらの運動ニューロンを支配する介在ニューロンに終わる（図9-14▼）。この外側系下行路は四肢遠位部の筋を制御する。この系は，特に物をつかむときの指の細かい運動や他の精細な運動に関わる。同様の下行制御系は脳幹に到達し，顔の下部の筋（表情筋）を支配する顔面神経運動核や，舌の筋を支配する舌下神経を支配する。

下行路の他の集団は，脊髄IX層内側部の運動ニューロンまたはこれを支配する介在ニューロンに到達する（図9-14▼）。これを内側系下行路というが，躯幹筋や肩，骨盤の筋，あるいはほとんどの脳神経運動核を制御する。内側系に支配される躯幹筋は姿勢，平衡，歩行などで働く。頭部の筋は眼瞼を閉じたり，噛んだり，飲み込んだり，発声したりするのに関わる。

外側系は体部位再現構造をもつ

外側系は脳から脊髄へ降りる2つの系を含む（図9-14▼）。すなわち，外側皮質脊髄路と皮質赤核路である。さらに顔の下部と舌を支配する皮質延髄路の一部も外側系とみなすことができる。

大脳運動野は体性感覚野（第7章参照）と同様の体部位再現構造をもつ（図9-15▼）。上肢を支配する**外側皮質脊髄路** lateral corticospinal tract の起始細胞は中心前回の背外側部（腕の領域）にあり，一方，下肢を支配するニューロンは中心前回の一番頂上か内側部（下肢の領域）にある。顔の下部と舌を支配する**皮質延髄路** corticobulbar tract のニューロンは中心前回の外側部，ちょうど外側溝（シルビウス sylvius 裂）のすぐ背側にある。これらのニューロンは対側の脊髄運動ニューロン，舌下神経核，顔面神経運動核に終わる。皮質脊髄路の終末部の多くは介在ニューロンである。しかし一部は運動ニューロンに終わり，大脳皮質の影響が手や指の運動に関わる遠位筋を支配する運動ニューロンに直接達する。

赤核脊髄路 rubrospinal tract は赤核から始まる。この経路はヒトでは動物に比べて重要性が低い。

内側系は両側支配である

腹側皮質脊髄路 ventral corticospinal tract は両側性

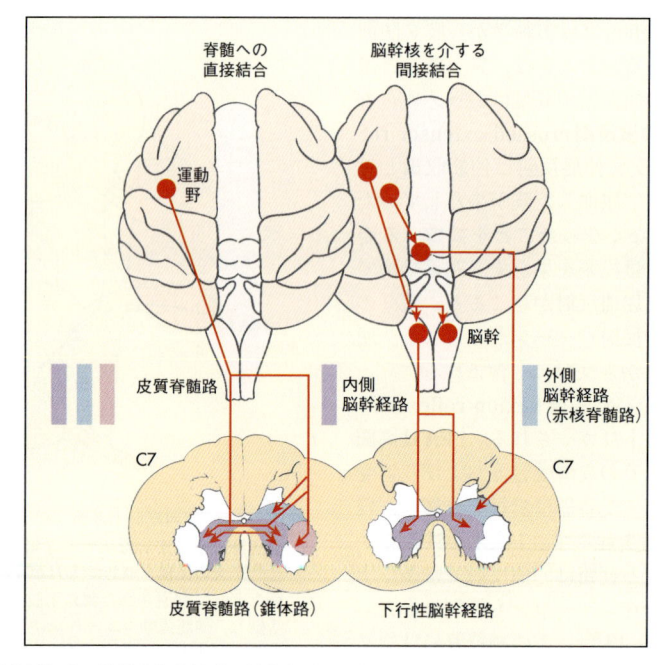

図9-14 運動制御系の外側系と内側系。側索を通る下行性運動路には外側皮質脊髄路(左)と赤核脊髄路(右)が含まれる。外側皮質脊髄路は直接に遠位筋を支配する運動ニューロンに到達するとともに，これらの運動ニューロンに結合する介在ニューロンにも投射する。赤核脊髄路は外側の介在ニューロンに到達する。内側路には腹側皮質脊髄路(左)と内側脳幹からのいくつかの経路が含まれる。これらの経路は前角の内側に到達し，躯幹筋と近位筋の運動ニューロンを支配する。

に投射し，体の両側の運動ニューロンを支配する。両側の躯幹筋はいっしょに機能するのが普通であるから，この両側支配は重要な配置である。皮質延髄路の多くは内側系に属し，多くの脳神経運動核を両側性に支配する。

視蓋脊髄路 tectspinal tract は上丘深層から起こり，頭部運動の制御に関わる。**外側前庭脊髄路** lateral vestibulospinal tract と**内側前庭脊髄路** medial vestibulo-

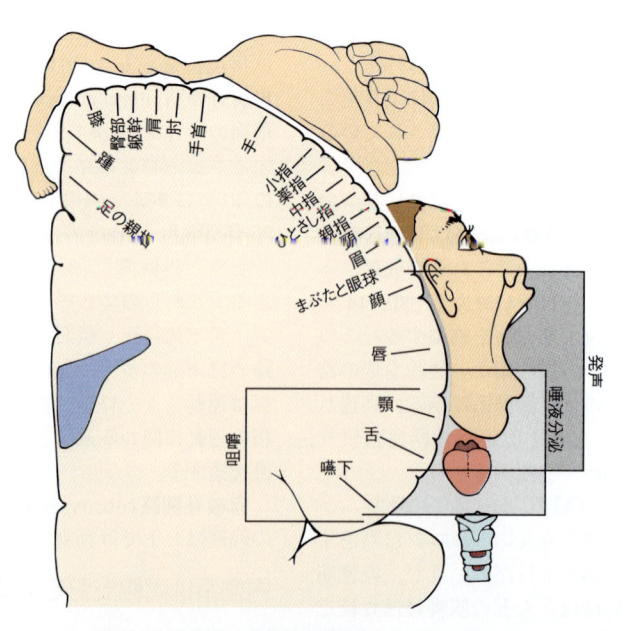

図9-15 運動野の体部位再現地図(ホムンクルス)

spinal tractは前庭神経核から起こり，姿勢と頭部運動の制御に関わる。**橋網様体脊髄路**pontine reticulospinal tractおよび**延髄網様体脊髄路**medullary reticulospinal tractは網様体から起こる。これらの経路は姿勢制御と感覚伝導の制御に関わる。脳幹のモノアミン系神経核からの下行路も下行性に機能を修飾する。

姿勢と運動についての脳幹制御

運動系の階層的構造は神経系の種々のレベルでの傷害の症状により知ることができる。これらの傷害は，①傷害により除かれた神経構造が果たしていた機能が失われたこと，あるいは②傷害により抑制がはずれて，抑えられていた機能が現れたことのいずれかによって特定の症状を表す。後者を**解放現象** release phenomenaとよぶ。脊髄切断や除脳によって現れる傷害は特に示唆に富む。

脊髄切断は特徴的な障害を生む

横隔膜神経より尾側（ということは呼吸は温存される）の頸髄レベルで脊髄が切断されると重篤な運動障害とともに切断部位の皮節より下部の体からの感覚が完全に失われる。最も重要な変化は随意運動が失われることである。切断直後に**脊髄ショック** spinal shockの時期があり，反射は消失する。これはおそらく，脳からの下行路による興奮性活動が失われたためであろう。しばらくすると(1ヵ月程度まで)，**過敏な伸張反射** hyperactive stretchと**屈曲反射** flexion reflexが起こるようになる。過敏な伸張反射は**クローヌス** clonusを起こすことがある。クローヌスとは伸筋の交代性収縮(相動性伸張反射が起こったり止んだりする)である。**集団反射** mass reflexは過敏な屈曲反射を伴い，皮膚の刺激や膀胱の充満などにより，足の屈曲と尿・便の排泄がいっしょに起こるという特徴がある。これらの変化は下行性抑制が失われることや，脊髄中の神経回路の再編が起こることを反映している。脊髄神経回路の再編はおそらく1次求心性線維の分芽と新しいシナプス結合の生成とによるものであろう。解放現象の他の例には**バビンスキー反射** Babinski's sign（図9-16▼）のような病的反射がある。この病的反射は外側皮質脊髄路が遮断されたあとに現れる。脊髄切断後，ヒトでは歩行は回復しないが，実験動物では歩行能力が再び現れる。これは脊髄神経回路中の**歩行パターン発生器** locomotor pattern generatorが活性化されたことによるのだろう。パターン発生器とは，歩行や呼吸のような律動的な運動を制御する神経回路のことである。脊髄切断が慢性的になった動物では，歩行は脳からの下行路によってではなく，求心的信号によって引き起こされる。脊髄障害の患者の脊髄歩行パターン発

生器を活性化させる方法がみつかることが望まれる。

> 残念ながら脊髄障害は比較的よく起こり，しかも若い成人が受傷することが多い。よく起こるのは自動車やオートバイの事故や銃創による場合である。完全切断よりは不完全切断が多いが，不完全切断にしても十分に悲劇的である。脊髄障害が上部頸髄に起こると，脳幹から横隔膜神経核へ下行する呼吸制御経路を遮断するために，しばしば死を招く。横隔膜神経核よりも下の傷害では，**四肢麻痺** quadriplegiaが起こる。一方，胸髄の傷害では，両下肢の麻痺，**対麻痺** paraplegiaが起こる。脊髄の半側切断では，切断部よりも下位で，同側の触圧覚，対側の温度感覚・痛覚の喪失が同側の運動麻痺とともに起こる(ブラウン-セカール症候群 Brown-Sequard's syndrome)。

除脳固縮は脳幹の切断によって起こる

中脳のレベルで脳幹が切断されると**除脳固縮** decerebrate rigidityが起こる。この状態は脳幹の切断後すぐに発生する。過敏な伸張反射のために伸筋(抗重力筋)の強い緊張が起こり，過度の伸展姿勢が出現する。なお，除脳固縮という用語はあまり適切でない。なぜなら，この状態は大脳基底核疾患(後述)によって起こる固縮 rigidityとは異なり，痙縮 spasticityによく似ているからである。γ運動ニューロンの活性化が除脳固縮の機構では重要であると考えられる。なぜならば，実験動物では後根切断により過敏な反射が消失するからである。つまり，除脳固縮の状態では，下部脳幹から下行する興奮性駆動力のために筋紡錘からの入力が増加した状態にある。ここで，後根切断術を行うと筋紡錘からの求心性入力が遮断されるのである。また，伸展姿勢は前庭神経核の破壊によって減少あるいは消失する。

姿勢反射には前庭反射，緊張性頸反射，立ち直り反射が含まれる。

頭が動いたり，首が曲がったりしたときに起こる姿

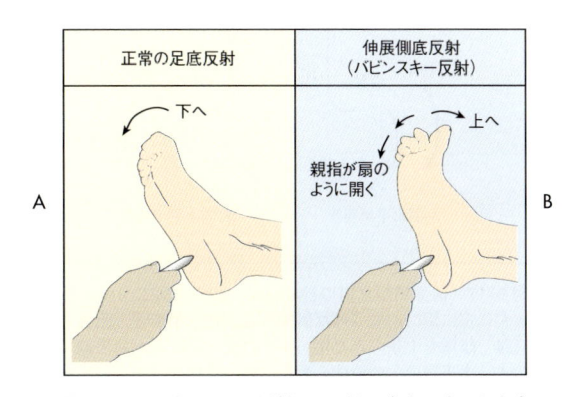

図9-16　バビンスキー反射。A：足の裏をこすったときの正常の反応。B：皮質脊髄路が遮断された患者のバビンスキー反射(伸展足底反射)。

勢の調節には多くの反射が働く。これらの反射を引き起こす受容器には，**前庭器**vestibular apparatusや**頸部伸張受容器** stretch receptor in the neckが含まれる。視覚もまた，姿勢調節に含まれるが，ここで述べる反射は視覚的手がかりなしに起こるものである。

頭の回転加速は半規管の感覚受容器を活性化させ，姿勢変化に逆らうような眼，首，四肢の運動を反射として誘発する。たとえば，頭を左へ回転すると（図9-17▼），眼は反射的に回転角分だけ右へ回転する。この反射は**前庭動眼反射** vestibuloocular reflexとよばれる。両眼は同じ方向へ同じ角度だけ動く。こういう眼球運動を**共役性** conjugateであるという。もし頭の回転が眼球運動の範囲を超えると，眼はすばやく左側へ戻り，それから再びゆっくり右へ動く。もし頭が左へ回転を続けると，ゆっくりした右への眼球運動と左への速い眼球運動が交互性に起こる。緩徐な眼球運動と反対方向への速い眼球運動が交互に起こることを**眼振** nystagmusという。同様の応答パターンは頸筋にも起こり，**前庭頸反射** vestibulocollic reflexとよぶ。すなわち，頭を左へ回転させると，同様に体の左側の伸筋（抗重力筋）の緊張が高まる。この応答は頭の左への回転が続くことにより，左側へ転倒することを防ぐように働く。

これらの反射の基礎にある神経機構は半規管感覚受容器の刺激に基づく。地面と平行な面内での頭の回転の場合は，主として関係する半規管は水平半規管である（図9-17▼）。水平半規管の内リンパ液に働く慣性力のために，内リンパ液は頭の回転に遅れて動く。この内リンパ液の相対的動きが水平半規管膨大部のクプラ（膨大部頂）を動かし，膨大部頂の有毛細胞の不動毛を曲げる（第7章参照）。一側半規管の有毛細胞が脱分極し，これを支配する前庭神経求心性線維が放電すると，対側水平半規管では逆向きの変化が起こる。左側と右側の半規管から脳幹へ至る入力の不整合が反射放電を起こし，頭の回転によって生じた姿勢変化に対抗する。

頭に加えられた直線加速度により，耳石器が活動し，いくつかの反射が起こる。実験動物を落下させると，卵形嚢が刺激され，前肢が伸展する**前庭踏み直り反射** vestibular placing reactionが起こる。この反射は着地への準備である。頭を傾けると，耳石器の応答を介して眼が反対方向へ回転する眼反回転反応 ocular counter-rolling responseが起こり，視軸を水平に保ち続ける。

前庭器に基づく他の姿勢反射は，頭を曲げることなく体を傾けたときに，正常な姿勢を保とうとする動作である。一方，頭が曲がると**緊張性頸反射** tonic neck reflexが起こり，前庭刺激で起こるのとは反対方向の姿勢調節が起こる。**立ち直り反射** righting reflexは頭と体の姿勢を正常に保つが，前庭器，頸部伸張受容器，体壁機械受容器が関わる。

歩行

前に述べたように歩行のパターン発生器は脊髄の神経回路に含まれる。それぞれの肢に対して別々のパターン発生器がある。これらのパターン発生器の活動が組み合わされて歩行中の協調運動ができる。

歩行や呼吸のような律動運動は**生物学的振動子** biological oscillatorであるとみなすことができる。多くの生物学的振動子が互いに拮抗する筋を制御する反回性抑制回路（半センター half center）に基づいて律動運動が起こる。半センターの作用の詳細と2つの半センター間の活動切り替えに働く要因について例をあげて説明する。

歩行のパターン発生器は普通，脳幹から下行する指

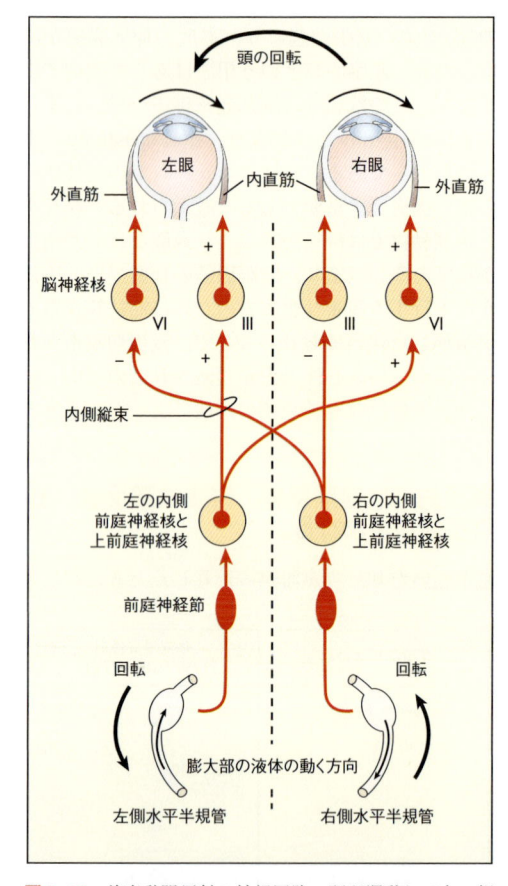

図9-17 前庭動眼反射の神経回路。頭が運動しても，視線を一定に保つ前庭系の反射である。水平半規管，脳幹の経路，眼球を上からみた図。左への頭の回転を太い黒線で示す。半規管の中の液体の動きは細い黒線で示す。前庭系の刺激により運動ニューロンが活動し，両眼が共役的に右へ動く。眼球は眼窩の端にきてこれ以上動けなくなると急速に左へ戻る。

令により作動する．中脳の歩行中枢は橋延髄網様体ニューロンを活性化することにより歩行を開始させる．これらのニューロンから指令が伝えられるが，歩行のパターン発生器は下行路の緊張性(持続性)活動を受けて，これを歩行運動ニューロンの律動的活動に変換する．中脳の歩行中枢は大脳運動野からの随意的指令によって活動を開始するが，また，脊髄の歩行パターン発生器と同様に，求心性信号に応じても働く．これらの求心性信号は進行中の運動プログラムを修飾し，環境の変化に合わせて運動を変化させるように働く．

眼球運動制御は脳幹回路と大脳によって起こる

眼球運動は普通，**共役性** conjugate (両眼が同じ方向に動く) である．しかし読書のように近くをみる場合や，遠くをみる場合には**輻輳** convergent 眼球運動，遠くをみる場合は**開散** divergent 眼球運動などの非共役性運動をする．

眼球の速い共役性運動を**サッカード** saccade **眼球運動**という．普通，サッカードによって視覚対象(視標)を中心窩でみることができる．ただし，サッカードは速いので，運動中のフィードバックが間に合わず，中枢の運動プログラムで動く．したがって，暗闇でも起こる．眼球がいったん，視標のほうを向くと，固視(中心窩で視標を見続けること)は**滑動性眼球運動** smooth pursuit movement によって保たれる．滑動性眼球運動は視標の動きを追うことで起こるため(負のフィードバック制御を受ける)，暗闇では起こらない．固視の間，眼球はドリフト drift やマイクロサッカード microsaccade とよばれる小さい運動をしている．このような微小眼球運動は，網膜の順応を避ける機能を果たすといわれ，微小眼球運動を人工的に止めると，視標を見続けることができない(視標が消えてしまうように感じる)．

> 両眼の視軸が合わないと**複視** diplopia が起こり，像が二重に見える．複視は**斜視** strabismus によって起こり，多くは左右の筋のアンバランスによる．斜視や先天性白内障(水晶体が濁る状態を白内障 cataract という)など，左右眼のみえ方が不均衡な状態を，子供のときに長期間放置すると，一方の眼(劣位眼)の視力が低下し，**弱視** amblyopia になる．なお，**乱視** astigmatism は角膜が歪んだり，凸凹だったりして，どこにも焦点を結べない状態をいう．

水平性と垂直性のサッカード眼球運動の制御信号は別々の神経回路でつくられる．水平眼球運動は**外転神経核** abducens nucleus の近くの**水平注視中枢** horizontal gaze center (傍正中橋網様体) で構成される．**垂直注視中枢** vertical gaze center (中脳網様体吻側部) は垂直性制御信号に関わる．サッカード眼球運動の種々の要素に対応するニューロン群が傍正中橋網様体にみられる(図9-18▼)．**バースト細胞** burst cell はサッカードの前に速い放電をするので，サッカードの開始に関係すると考えられる．**トニック細胞** tonic cell は滑動性眼球運動と固視のときに活動する．**バーストトニック細胞** burst-tonic cell は運動ニューロンにみられる放電パターンでバーストと持続放電の両方の要素をもつ．バースト活動は眼球が眼窩中で抵抗に打ち勝って動くための眼筋収縮に必要と考えられ，眼球速度に関係する．持続的な放電は眼球が回転した状態で止まっているために必要な眼筋収縮を起こすと考えられ，眼球位

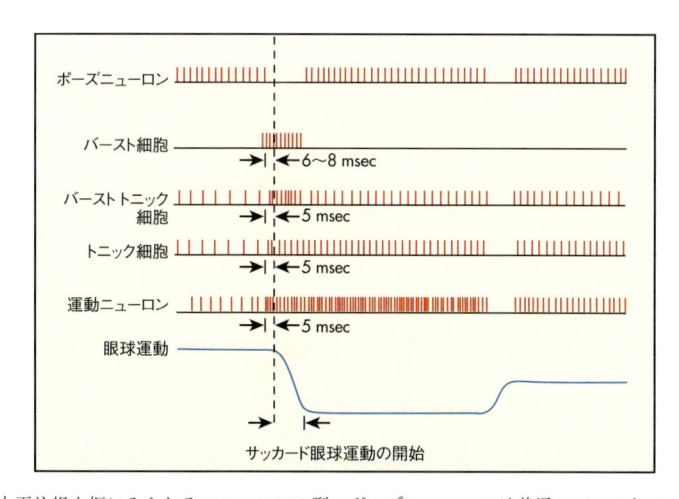

図9-18 水平注視中枢にみられるニューロンの型．ポーズニューロンは普通，バーストニューロンを抑制している．ポーズニューロンの活動が止まると，バーストニューロンが高頻度で活動する．少しあとで，バーストトニック細胞とトニック細胞が放電する．眼筋を支配する運動ニューロンはバーストトニック型の活動をし，まず急速に眼筋を収縮させ，次いでその収縮を維持する．その結果，サッカード眼球運動が起こる．

置に関係する(眼球位置に関わるニューロンは前庭神経核, 舌下神経前位核, カハールcajal間質核などの脳幹核にある)。**ポーズニューロン** pause neuronはバースト細胞を抑制するが, サッカードの直前に活動を止める。ポーズニューロンの放電が止まり, バースト細胞活動が抑制から解放されると, 眼球の運動ニューロンが放電しサッカードが始まる。眼球が十分に動いて視線が視標をとらえると, ポーズ細胞が活動を再開し, バースト細胞が抑制される。

前庭神経核と注視中枢(脳幹網様体)が眼筋を支配する眼球運動核に直接に投射する(図9-17▼)。神経回路は相反性であり, 眼球運動信号は1群の共同筋運動ニューロンを興奮させ, 拮抗筋運動ニューロンを抑制する。たとえば, 外転神経核には介在ニューロン(**核間介在ニューロン** internuclear interneuron)があり運動ニューロンと共通の入力を受ける。この介在ニューロンの軸索は交差して, 内側縦束を介して上行し, 対側の内直筋動眼ニューロンを興奮させる(図9-19▼)。このために, たとえば, 右側のバースト細胞が外転神経運動ニューロンを興奮させる(右眼が右へ動く)と, 同時に核間介在ニューロンを介して左側の内直筋運動ニューロンを興奮させる(左眼が右へ動く)ことになる。また右側のバースト細胞は抑制性のバースト細胞を介して, 左側の外転神経核運動ニューロンを抑制する。このように, 拮抗筋運動ニューロンを抑制し, 両眼を同じ方向に動かすための神経結合が存在する。

上丘深層にあるニューロンは視覚, 聴覚, 体性感覚刺激によって活動し脳幹網様体の水平注視中枢に投射する(第8章)。上丘深層はサッカード眼球運動に関係するが, これは真新しい刺激や脅威的な刺激に対する定位行動の一部でもある。

前頭葉の**前頭眼野** frontal eye fieldは随意的なサッカード眼球運動を対側の上丘, 脳幹網様体の注視中枢を介して起こす。後頭葉の眼球運動関連領域は滑動性眼球運動, 視運動性眼振(視機性眼振), 固視に関わる。さらに, 後頭葉は**近見反応** near responseにも関わる。近見反応は近くをみるときに, 輻輳運動, 瞳孔の縮小(縮瞳), 焦点調節の3つが共同して起こる反射である。後頭葉は上丘や視蓋前野と結合し, 脳幹の眼球運動センターに信号を送る。

随意運動の大脳性制御

皮質脊髄路 corticospinal tractと**皮質延髄路** cortico-bulbar tractは随意運動の開始と遂行のために最も重要な経路である。外側皮質脊髄路および対応する皮質延髄路は対側の指, 顔面下部や舌の筋による精細な運動を制御する。腹側皮質脊髄路および皮質延髄路の一部, さらに間接的な下行路が随意運動のための姿勢維持を行う。

皮質脊髄路と皮質延髄路のニューロンは別々に働くのではない。これらのニューロンの放電は多くの入力を統合した末に起こる。大脳運動野は視床の**腹外側核** ventral lateral nucleus, **中心後回** postcentral gyrus, **後部頭頂野** posterior parietal cortex, **補足運動野** supplementary motor cortex, **運動前野** premotor cor-

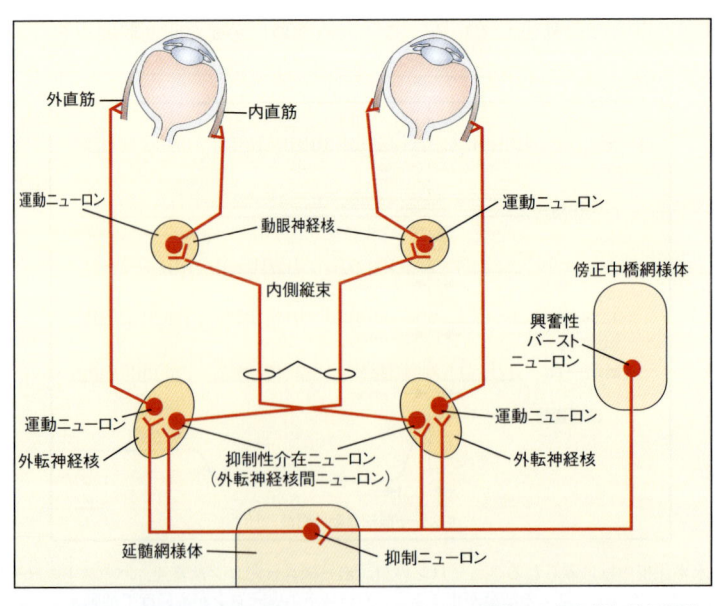

図9-19 水平注視中枢の構成。右注視中枢のバーストニューロン活動により右外転神経運動ニューロンの興奮が直接起こるとともに, 外転神経核間介在ニューロン, 内側縦束を経由して左側で内直筋支配の動眼神経運動ニューロンの興奮が起こる。同時に対側のサッカード機構が網様体を経由して抑制される。

texから入力を受ける。視床の腹外側核は小脳と大脳基底核が運動制御を行う回路の一部である。中心後回は体性感覚情報を処理し，運動野に受け渡す。この体性感覚情報は運動についてのフィードバック，皮膚に触れた物体との接触についての情報を備える。後部頭頂葉，補足運動野，運動前野は運動プログラムをつくることに関与する。

運動プログラムは大脳の体性運動皮質でつくられる

随意運動のためには直接に関与する筋のみでなく，随意運動中に姿勢を維持する筋についても適切な手順で収縮と弛緩が行われなければならない。したがって，これらの複雑な仕事をプログラムしておく必要がある。**後部頭頂葉** posterior parietal lobe，**補足運動野** supplementary motor cortex，**運動前野** premotor cortexを含む大脳皮質がこのようなプログラム生成を行うと考えられている(図9–20▼)。

後部頭頂葉は，体性感覚情報を中心後回から，視覚情報を後頭葉から受ける。後部頭頂葉は補足運動野や運動前野と結合し(図9–20▼)，**目標到達型** goal-directed運動を行うのに重要な感覚情報を処理する。

> 後部頭頂葉の傷害によって視覚誘導型の運動が損なわれる。ヒトでは**対側空間無視症候群** neglect syndrome(特に傷害が劣位半球，普通は右側のとき)が生ずる。この症候群では，患者は(傷害部と)対側の手におかれた物を認識することができないし，立体を正確に描くことができない。患者によっては，自分に左手があることもわからない。

補足運動野は複雑な，多くは両側性の運動に関わる。補足運動野の傷害は運動の方向性の障害を起こし，両側の協調運動を損なう。

運動前野は小脳，後部頭頂葉，補足運動野から入力を受け，運動野へ投射する。特に躯幹筋と近位筋を制御する。ヒトやサルでは運動野の傷害により手掌に触れたり，指を伸ばしたりすると手の把握運動が起こる**把握反応**(強制把握) grasp responseが現れる。
(訳注：最近になって，強制把握は運動前野の傷害ではなく，補足運動野の傷害であることがわかった。なお，補足運動野，運動前野ともに複雑な機能を果たしているために，簡単な破壊実験ではその機能を研究することができず，複雑な課題を訓練してはじめてその機能がわかる。最近の研究では，大脳基底核とともに運動の手順，組み立てなどに機能を果たすことが知られてきた。補足運動野は記憶に基づいて行動するときに，運動前野は感覚刺激に応じて運動するときに主要な役割を果たす傾向が知られている。)

運動野は大脳の主たる運動出力領域である

大脳運動野は顕微鏡的には，**巨大錐体細胞** giant pyramidal(ベッツ Betzの細胞)の存在が特徴である。しかし，この領域からの投射の大部分は，少数のベッツ細胞よりは小錐体細胞と中程度の錐体細胞による。皮質脊髄路，皮質延髄路の起始細胞は運動野5層の錐体細胞から出るが，一部は運動前野，補足運動野，中心後回など他の皮質の錐体細胞からも出る。運動野の体部位再現については前に述べたとおりである(図9–15▼)。

運動野は遠位筋も近位筋も制御する。しかし，皮質脊髄路と皮質延髄路の外側系投射は，ことに対側四肢，顔面下部，舌の遠位筋制御にとって重要である。皮質脊髄路，皮質延髄路を遮断するような傷害では遠位筋運動が消失するが，近位筋と躯幹筋は他の経路を経由して活動させることができる。

外側皮質脊髄路は前角の背外側部にあり，遠位筋を支配するα運動ニューロンと単シナプス性興奮を結合させる。同じ経路はγ運動ニューロンも興奮させる。だから，外側皮質脊髄路が随意運動指令を出したときにはα運動ニューロンとγ運動ニューロンをともに活動させる(co-activation)。そのうえ，皮質脊髄路は反射活動に関わる介在ニューロンも支配する。熟練運動中には，錐体路ニューロンは運動の特定の相(関節の屈曲や伸展)の直前に放電する。なお，これらのニューロン活動は関節の位置というよりは，運動の中で筋が出す力を表している。また，ニューロンによっては力が出される速度を表現しているし，あるいは恒常的な力そのものを体現しているニューロンもある。

> 皮質脊髄路と皮質延髄路が完全に遮断されたときには，対側上下肢の遠位筋，対側の顔下部の筋(表情筋)や舌の筋が麻痺する(**半麻痺** hemiplegia)。傷害がこの経路に限られていない場合には，しばらくすると**痙性麻痺** spastic paralysisが起こる(痙性麻痺は臨床的には錐体路症状とされるが，実際には皮質脊髄路[錐体路]の傷害のみでは痙性麻痺は起こら

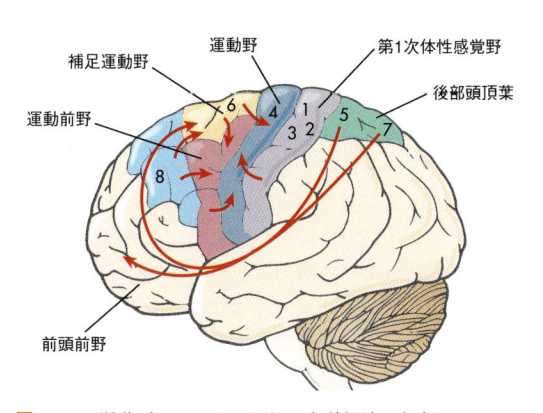

図9–20 運動プログラムに関わる皮質領域。矢印はこれらの領域間の神経結合を表す。数字はブロードマン Broadmannの領野番号。

ない。しかし皮質脊髄路のみに限局した傷害が起こることはきわめてまれであるから，普通は痙性麻痺を伴う）。錐体路と並んで走る皮質網様体脊髄路が遮断されるために，痙性麻痺は通常，内包の傷害，あるいは他のレベルでの錐体路以外の神経系の障害を伴う。痙性麻痺は，上部頸髄レベルで切断が起こり，四肢麻痺になるような脊髄傷害の場合や，頸膨大の下で切断され対麻痺が起こった脊髄傷害の場合などでもみられる。痙性麻痺は筋緊張増加，伸張反射の増加を伴う。伸張反射の増大のために，足首などを受動的に速く動かすと**クローヌス**が起こる。外側皮質脊髄路がどのレベルで遮断されても，重要な解放性の病的反射，すなわちバビンスキー反射が起こる（図9-16▼）。

姿勢と運動の小脳性制御

小脳は運動の状態に関する感覚情報を受け取り，多くの運動性下行路を最適化することによって協調運動をうまく行う。これらの機能は練習によって改善される。だから，小脳は運動学習に関わると考えられる。小脳破壊では感覚喪失は起こらないので，感覚については必須な機能は果たしていないと考えられる。

小脳の構造は全体を通じて均一である

中枢神経系からの求心性線維は小脳白質を通って小脳皮質に達する。求心性線維には2種類ある。**苔状線維** mossy fiber と **登上線維** climbing fiber である（図9-21▼）。苔状線維はいくつかの核からなるが，登上線維は対側**下オリーブ核** inferior olivary nucleus のみからなる。小脳皮質では，苔状線維は顆粒層の中で**顆粒細胞** granule cell の樹状突起にシナプスをつくる。苔状線維は多くの分枝を出し，多くの顆粒細胞の樹状突起に接合するので，この系のシナプス結合の発散は大きい。1本の登上線維は1つか，あるいは数個の**プルキンエ細胞** Purkinje cell の樹状突起と細胞体にシナプスをつくる。したがって登上線維系ではほとんど発散がないといえる。

顆粒細胞の軸索は**平行線維** parallel fiber の束をつくり，プルキンエ細胞や，小脳皮質の介在細胞（ゴルジ細胞，バスケット細胞，星状細胞）の樹状突起に接合する。顆粒細胞は小脳皮質の中では唯一の興奮性細胞である。他の小脳皮質ニューロンはすべて抑制性である。苔状線維・顆粒細胞経路と登上線維経路はプルキンエ細胞を興奮させる興奮性回路である。苔状線維・顆粒細胞系の興奮は1群のプルキンエ細胞に単一の活動電位を起こす（**単純スパイク応答** simple spike response）。一方，登上線維は1つ（あるいは数個）のプルキンエ細胞に活動電位の高周波放電を起こす（**複雑スパイク** complex spike）。小脳皮質の他の経路は抑制性である。ゴルジ細胞は顆粒細胞を抑制し，バスケット細胞はプルキンエ細胞の細胞体（および近位樹状

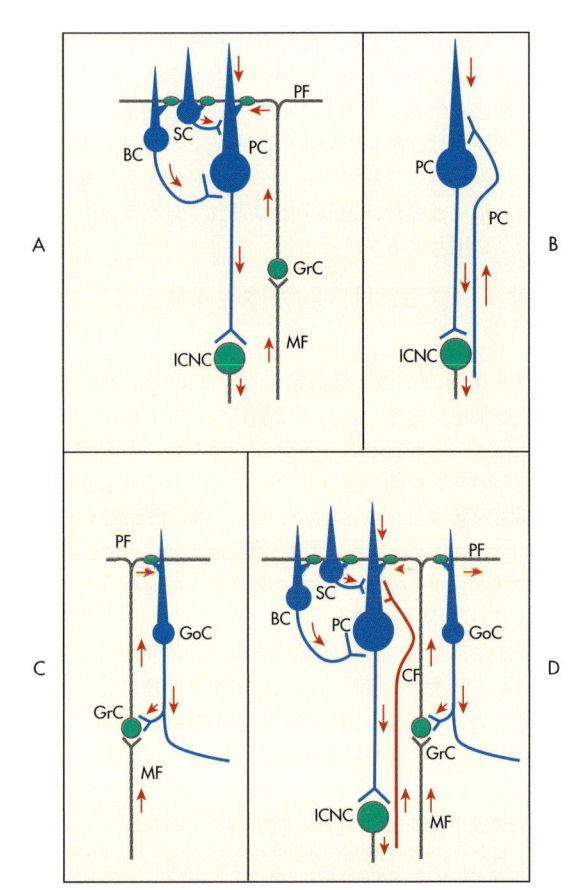

図9-21 小脳皮質の興奮性・抑制性神経回路。興奮性ニューロンは緑，抑制性ニューロンは青で示す。A：苔状線維（MF）から顆粒細胞（GrC）を経由してプルキンエ細胞（PC），星状細胞（SC），バスケット細胞（BC）への結合。プルキンエ細胞は小脳核ニューロン（ICNC）を抑制する。B：登上線維（CF）は細胞に入力する。C：ゴルジ細胞（GoC）は苔状線維（MF）から顆粒細胞（GrC）を介して入力を得る（顆粒細胞の軸索は平行線維[PF]とよばれる）。ゴルジ細胞は顆粒細胞を抑制する。D：これらの回路を結合したまとめの図。ICNC：小脳核ニューロン，PF：平行線維。

突起）に接合し，これを抑制する。星状細胞はプルキンエ細胞の遠位樹状突起を抑制する。これらすべての抑制性介在ニューロンは苔状線維・顆粒細胞系によって活性化させられる。

驚くべきことに，プルキンエ細胞が小脳皮質から出る唯一の出力を担うニューロンであるにもかかわらず，そのシナプス出力は抑制性である。この抑制は小脳核ニューロンおよび外側前庭核ニューロンの活動を修飾する（これらのニューロン活性が高頻度であるため，抑制性出力による修飾が可能である）。

小脳には3つの機能系がある

小脳は，系統発生学的にも機能的にも古小脳，旧小脳，新小脳の3つから成り立っている。**古小脳** archicerebellumは系統発生学的に最も古い部分であり，前庭系との機能的な関係が深い．古小脳はこのため，しばしば**前庭小脳**vestibullocerebellumとよばれる．ヒトでは**片葉小節小葉**flocculonodular lobuleに相当する．**小節**nodulusは，**虫部**vermisの一部であるが，小節以外にも虫部の一部が前庭小脳に含まれる．古小脳は躯幹筋の制御，平衡に関与する．また，頭部運動と眼球運動の協調を行う．古小脳の傷害により，**失調性歩行**ataxic gaitとよばれる"酔っ払ったような歩き方"となり，また**眼振**nystagmusが起こる．

旧小脳paleocerebellumは脊髄から体部位再現的に入力を受ける．そこで，しばしば，**脊髄小脳**spinocerebellumともよばれる．旧小脳は運動と筋緊張の両方を調節する．旧小脳の傷害では新小脳のときと同じように協調運動障害が起こる．

新小脳neocerebellumはヒトでは小脳の主たる部分であり，小脳皮質にある．大脳皮質の広い領域から入力を受ける．新皮質は運動野からの出力を修飾する．右側の新小脳が左の大脳皮質を制御し，左の大脳皮質は右の四肢を制御するので，新小脳は同側の体の運動を支配することになる．新小脳は，運動前野とともに運動プログラムの生成を行う．

> 新小脳の傷害は，主として四肢の遠位部を侵す．神経学的徴候は，運動の開始が遅れること，**四肢の失調症**ataxia of the limb（協調運動障害）と筋緊張低下である．四肢の小脳失調症には**共同運動不能**asynergy（運動の協調性の喪失），**推尺異常**dysmetria（到達点が不正確な運動），**企図振戦**intention tremor（運動の終わりでのふるえ）と**運動変換困難症**dysdiadochokinesia（adiadochokinesisともいう．前腕の回内と回外の交互運動が滑らかにできない）がみられる．筋緊張低下は下肢の**振り子状相動性伸張反射**pendular phasic stretch reflexを招く．新小脳の両側傷害では**構音不全**dysarthria（遅い，不明瞭なしゃべり方で，"scanning speech"と同義語）がみられる．これらの新小脳徴候はしばしば**多発性硬化症**multiple sclerosisにみられる．

大脳基底核による姿勢と運動の調節

新小脳とともに，大脳基底核は運動野の活動を修飾する．古小脳や旧小脳とは異なり，大脳基底核は皮質脊髄路と皮質延髄路以外の運動下行路にはあまり影響を与えない．傷害の効果から判断すると，大脳基底核の役割はしばしば，新小脳の役割に拮抗する．

大脳基底核の構造

大脳基底核は間脳深部にある核で，**尾状核**caudate nucleusと**被殻**putamen，**淡蒼球**globus pallidusからなる．尾状核と被殻はいっしょにして**線条体**striatumとよぶこともある．大脳基底核と密接な関係をもつ脳幹核には**黒質**substantia nigraと**視床下核**subthalamic nucleusがある（訳注：この2つは，普通は大脳基底核に含めて考える）．大脳基底核が運動制御に果たす役割は，実験的証拠からよりは，むしろ大脳基底核疾患の症状を基礎として推論されている．

大脳基底核疾患

大脳基底核疾患では多くの運動障害が起こる．これらの障害は，運動障害と姿勢障害に分類される．運動障害には**静止振戦**tremor（安静時に起こり，薬を丸めるような律動的な動き），**舞踏病運動**chorea（速い羽ばたきをするような運動），**バリスム**ballism（激しい，腕を振り回すような運動），**アテトーゼ**athetosis（ゆっくりした身をよじるような四肢の動き），**ジストニー**dystonia（ゆっくりした胴体をよじるような動き）が含まれる．また，運動開始が遅れ，完了も遅れるような**運動減少**bradykinesiaや**無動症**akinesiaをきたす．大脳基底核疾患での姿勢障害は**固縮**rigidityである．固縮の1つの型は**歯車様固縮**cog-wheel rigidityである．この型の固縮では，関節を動かしていくと運動の全範囲で，運動に対する抵抗が強くなったり，弱くなったりして，繰り返し強さが変わる．この抵抗の交代性変化は関節が受動的に動かされるときに，歯止めがついているような効果を与える．他の型の固縮としては，**鉛管様固縮**lead-pipe rigidityがある．この型では，関節の全運動範囲で一定の抵抗がある．大脳基底核疾患による固縮は除脳固縮とは区別しないといけない．大脳基底核の場合は固縮（緊張性伸張反射の亢進）であり，除脳固縮では痙縮（相動性伸張反射の亢進）に近い．

> **パーキンソン病**Parkinson's diseaseは黒質の傷害で起こり，振戦，固縮，運動減少の特徴をもつ．黒質から線条体へのドーパミン作動性投射の消失が原因と考えられている．**ヘミパーキンソニズム**hemiparkinsonismは一側の黒質が傷害された状態をいう．皮質脊髄路の調節不全によって現れる症状は対側性である．一側の視床下核の一部が破壊されると**ヘミバリスム**hemiballismになり，傷害部と対側でバリスムが起こる．**ハンチントン舞踏病**Huntington's choreaは遺伝疾患であり，GABA（γ-アミノ酪酸 γ aminobutyric acid）を含んだ線条体淡蒼球投射ニューロンと線条体黒質投射ニューロンとが失われるとともに，コリン作動性の線条体介在ニューロンも失われる．淡蒼球への抑制性入力の消失によって，この病気に特徴的な舞踏病様運動が生ずると考えられる．大脳皮質も変性し，ひどい痴呆が起こる．**脳性麻痺**cerebral palsyでは線条体と淡蒼球の傷害のためにアテトーゼがよく起こる．

まとめ

- 運動制御の基本的単位は運動単位である．運動単位はα運動ニューロンとそれが支配するすべての筋線維からなる．

- 運動単位が含む筋線維数は，その運動単位が行う運動の細かさに応じて決まる．

- 運動単位のすべての筋線維は同じ組織化学的な型をもつ。
- α運動ニューロンは運動についての最終共通路をなす。
- α運動ニューロンは脊髄前角の運動核（運動ニューロンプール），脳幹の脳神経運動核にある。脊髄運動核は体部位再現的に配置されている。
- EPSPは空間的にも時間的にも加重する。シナプス電流から活動電位が生ずるときに一番閾値が低いのは軸索起始部である。IPSPが生ずると膜電位が深くなり，膜電位が活動電位の閾値に近づくのが妨げられる。
- α運動ニューロンの後過分極は非常に大きいことが多く，結果的に運動ニューロンの放電頻度を調節する。
- α運動ニューロンの反復放電により，その支配筋に不完全強縮や完全強縮が起こる。α運動ニューロンの放電頻度が高まると収縮力が強まり，完全強縮が起こったところで限界に達する。収縮力はまた，いままで活動していなかったαニューロンを動員することによっても増加する。
- α運動ニューロンの動員は秩序立って行われる。一般的には，小さいα運動ニューロンは大きい運動ニューロンよりも早く動員される。
- 筋と腱には伸張受容器が含まれる。筋紡錘とゴルジ腱器官である。
- 筋紡錘の1次終末は筋長と筋張力の両方の変化速度を伝える。2次終末は筋長のみを伝える。
- ゴルジ腱器官はIb群線維により支配される。腱器官は筋の伸張に対しても，筋収縮に際しても応答し，腱にかかる張力を伝える。
- 脊髄反射は特定の感覚入力に対して比較的単純で定型的な応答をする。
- 伸張反射には筋に含まれる筋紡錘からのIa群線維とその筋（あるいは共同筋）を支配するα運動ニューロンとの間の単シナプス性興奮性シナプスが含まれる。また，拮抗筋に対する2シナプス性抑制も知られる。
- Ib群反射にはゴルジ腱器官から抑制性介在ニューロンを介してα運動ニューロンに至る2シナプス性の抑制経路が含まれる。この反射は筋の張力を制御する。
- 伸張反射もIb群反射も負のフィードバックループをなす。伸張反射の制御変数は筋長であり，Ib群反射の制御変数は筋の張力である。
- 屈曲反射は皮膚，筋，関節を支配する求心性線維を含む。これらの求心性線維は四肢の屈筋を支配するα運動ニューロンを興奮させ，伸筋を支配するα運動ニューロンを抑制する。
- 外側皮質脊髄路は四肢の遠位筋，顔の下部や舌の筋を支配する。
- 腹側皮質脊髄路は四肢の近位筋や躯幹筋を支配し，姿勢を保つ。
- 脊髄切断は切断部より下の感覚喪失と麻痺を招く。伸張反射と屈曲反射は過剰となり，バビンスキー反射のような病的反射が出現する。切断部より下で同側の触圧覚と対側の温度感覚，痛覚が失われる。
- 上部脳幹の切断は除脳固縮を起こし，伸張反射が過剰となる。
- 歩行のパターンは脊髄中のパターン発生器によりつくられる。歩行は中脳歩行中枢の活動により始まり，体節性の求心性入力により修飾される。
- 眼球速度と位置はいくつかの運動系により制御される。眼球運動パターンは脳幹網様体でつくられる。
- 大脳運動野は皮質脊髄路や皮質延髄路によって伝えられる運動指令を出し，随意運動を起こす。
- 外側皮質脊髄路およびこれと等価の皮質延髄路は四肢の遠位筋や，顔面下部や舌の筋などの細かい運動を制御する。
- 一側の外側皮質脊髄路および皮質延髄路が遮断されると，対側の半麻痺となる。抑制性の皮質網様体脊髄路のような他の経路も遮断されると，麻痺は相動性伸張反射の過敏を伴い，痙性となる。
- 小脳は協調運動を助け，運動学習に関わる。
- 小脳の出力は脳幹からの下行運動路，皮質脊髄路，皮質延髄路の活動を修飾する。
- 前庭小脳の傷害は失調性歩行と眼振を起こす。
- 新小脳への傷害は企図振戦，四肢の協調障害，筋緊張低下を起こす。
- 大脳基底核疾患は運動障害と姿勢障害を起こす。静止振戦，舞踏病様運動，バリスム，アテトーゼ，ジストニー，運動減少（無動症），固縮である。

第10章
自律神経系とその制御

到達目標
- 交感神経系，副交感神経系，および腸神経系の構築を述べ，比較することができる．
- 自律神経系の動作と制御，そして使用されている神経伝達物質や受容体について説明できる．
- 視床下部と辺縁系の活動を自律機能やその他の機能と関連づけることができる．

　自律神経系は平滑筋，心筋，分泌腺の制御に関連する運動系であるが，随意的制御に直接的には関係しない．自律神経系は，**自律反射** autonomic reflex および中枢性制御によって自律的に作動している．自律神経系の主な役割は内部環境を最適な状態に保つこと，すなわち**ホメオスタシス**（恒常性）homeostasis を維持することである．たとえば自律神経系は体性神経系と協調して，体温をだいたい一定の値に保っている．もう1つの重要な例は，いろいろと異なった行動局面にあたって，平滑筋の緊張，心筋活動，腺分泌などを適切に調整することである．たとえば，食後の神経活動は短距離競走のときにみられる状態とは大きく違う．

自律神経系の構成

交感神経系は体壁と内臓を支配する

　交感神経系 sympathetic nervous system は体内に広く分布している運動系で，体腔内の臓器だけでなく体壁の皮膚や筋肉にも分布している．**節前ニューロン** preganglionic neuron と**節後ニューロン** postganglionic neuron という2つのタイプの異なった運動ニューロンがつながった経路を構成している．

　交感神経の節前ニューロンの細胞体は，胸髄と上部腰髄（T1からだいたいL2まで）の**中間外側細胞柱** inter-mediolateral cell column および**中間内側細胞柱** inter-mediomedial cell column に存在する（図10-1▼）．交感神経節前ニューロンの軸索はT1からL2までの前根を通って脊髄から出る．この軸索線維は細い有髄の**B線維** B fiber で，また場合によっては無髄の**C線維** C fiber のこともある．これらの線維はいずれも脊髄神経から分かれて**白交通枝** white communicating rami に入る．

　交感神経節前線維は白交通枝を経て同じ分節レベルの**交感神経脊椎傍神経節** sympathetic paravertebral ganglion に達して，①その神経節でシナプスを形成する，②頭側あるいは尾側に向かい異なった分節レベルの脊椎傍神経節でシナプスを形成する，③内臓神経に入ってさらに進んで**脊椎前神経節** prevertebral ganglion でシナプスを形成する（図10-1▼）．脊髄分節のT1からL2にある運動性ニューロンから始まる節前線維は，脊椎傍神経節が鎖状につながって形成する交感神経幹（白交通枝をもたない上・中・下頸神経節やL2以下の神経節も含む）にある節後ニューロンと接合するもの，そして腹腔内にある脊椎前神経節の節後ニューロンと接合するものがある（図10-2▼）．節前線維は**副腎髄質** adrenal medulla のクロマフィン細胞を直接支配している．この副腎髄質のクロマフィン細胞は発生学的には**交感神経節細胞** sympathetic ganglion cell に相当するものである．

　交感神経節後ニューロン sympathetic postganglionic neuron は脊椎傍神経節と脊椎前神経節に存在する．これらのニューロンの軸索である節後線維は無髄の**C線維** C fiber で，体壁や腹腔内臓器を支配している（図10-2▼）．体壁に向かう線維は，脊椎傍神経節から**灰白交通枝** gray communicating rami を経由して脊髄神

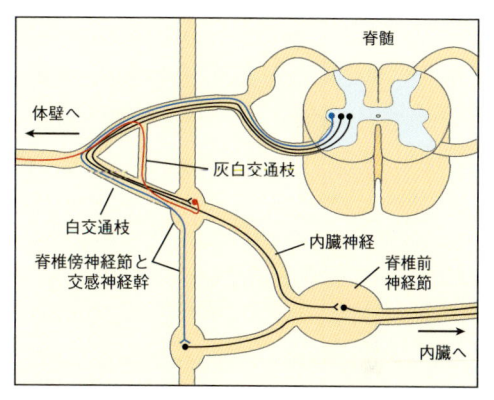

図10-1　交感神経節前線維の経路：脊椎傍神経節と脊椎前神経節に向かう投射経路．

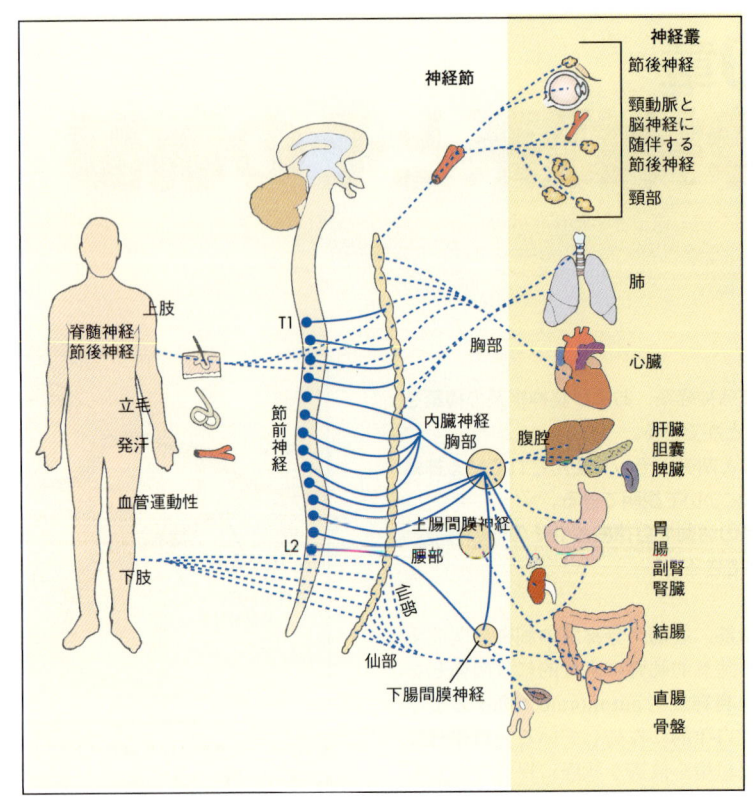

図10-2 交感神経系。

経に入る。灰白交通枝は交感神経幹の神経節をそれぞれに対応する脊髄神経と連絡する。体腔内の臓器に向かう交感神経の節後線維は**内臓神経** splanchnic nerve に入り，それぞれの標的器官に到達する。脊椎前神経節から始まる節後線維は標的器官の近くにある交感神経叢を通って標的器官に分布する。

　頭部を支配している交感神経節前ニューロンは上部胸髄に存在する。これらのニューロンの軸索線維は**T1**と**T2**のレベルで脊髄を出て，白交通枝を通って**交感神経幹** sympathetic chain に入り，その中を上行して上頸節に達し，そこで節後ニューロンに接合する。節後軸索線維は太い血管の周囲にある神経叢を経て頭部に入り込む。そして顔面，眼，その他の頭部器官の平滑筋や分泌腺を支配する。

　頭部への交感神経信号の供給を止める（あるいは交感神経活動をコントロールしている視床下部からの下行路を中断する）とホルネル症候群 Horner's syndrome になる。この症候群では，①部分的な**眼瞼下垂** partial ptosis（上眼瞼軟骨筋の麻痺による眼瞼裂の狭小），②**瞳孔縮小** papillary constriction（虹彩への副交感神経支配が損なわれていないため），③**顔面乾燥** anhydrosis of the face（顔面の汗腺への交感神経支配がなくなるため），④**眼球陥没** enophthalmos（眼窩平滑筋への支配がなくなり眼球が後退する）などが起こる。

副交感神経系は主に体腔内臓を支配する

　副交感神経系 parasympathetic nervous system の分布領域は交感神経系に比べて狭い。副交感神経支配は頭頸部の器官にも及ぶが，分布の大部分は体腔内の内臓である。体壁あるいは四肢の皮膚や筋肉に向かう副交感神経遠心路はない。

　交感神経遠心路と同様，副交感神経遠心路にも**節前および節後の副交感神経ニューロン** preganglionic and postganglionic parasympathetic neuron がある（図10-3▼）。副交感神経の節前ニューロンの細胞体は**脳幹** brainstem または**仙髄** sacral spinal cord（S2からS4）にある。脳神経核のうち副交感神経ニューロンを含むのは**エディンガー-ウエストファール核**（第Ⅲ脳神経）Edinger-Westphal nucleus，**上唾液核**（第Ⅸ脳神経）superior salivatory nucleus，**下唾液核**（第Ⅷ脳神経）inferior salivatory nucleus，**疑核**（第Ⅹ脳神経）nucleus ambiguus および**迷走神経背側運動核**（第Ⅹ脳神経）dorsal motor nucleus of the vagus である。仙髄副交感神経ニューロンは**仙髄副交感神経核** sacral parasympathetic nucleus にある。仙髄には側角はないが，ほぼ側角に相当する部位に副交感神経核がある。

　頭部副交感神経の節前軸索線維はそれぞれの脳神経に入って脳幹を出ていき，対応する**頭部副交感神経節**

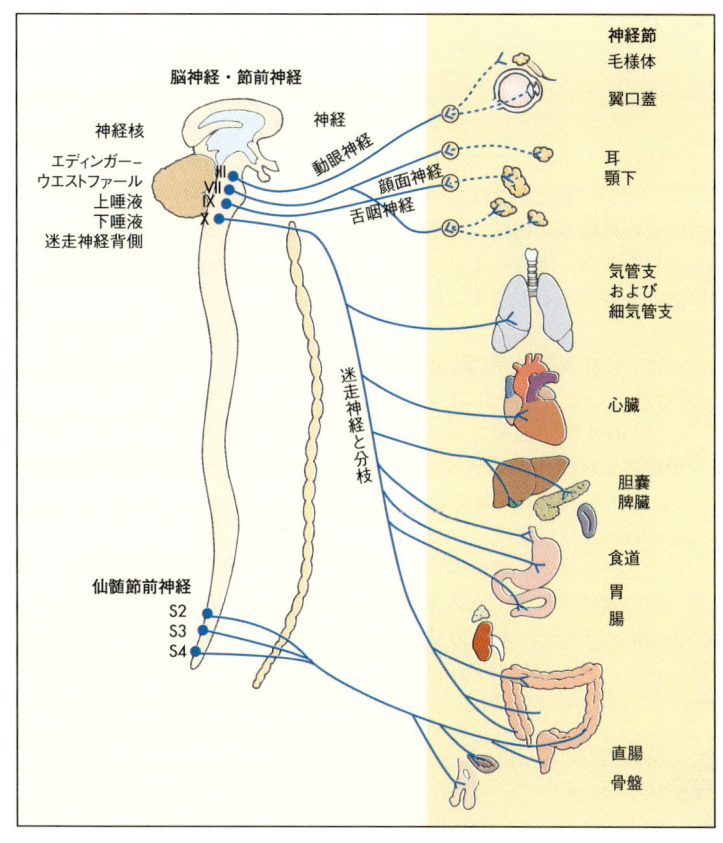

図10-3　副交感神経系。

cranial parasympathetic ganglionに存在する神経節細胞に接合する(図10-3▼)。**毛様体神経節**(第Ⅲ脳神経) ciliary ganglion, **翼口蓋神経節** sphenopalatine ganglionと**顎下神経節**(第Ⅶ脳神経)submaxillary ganglion, **耳神経節**(第Ⅸ脳神経)otic ganglion, 胸腔と腹腔にある標的臓器の**壁内・壁側神経節**(第Ⅹ脳神経) ganglia in or near the wall of target visceraなどである。消化管へ向かう迷走神経節前線維は**腸神経系** enteric nervous systemにあるニューロンに接合する(後述)。仙髄副交感神経の節前線維は腹腔と骨盤腔に分布し,そこの神経節細胞に接合する。結腸の**脾屈曲部** splenic flexureは迷走神経によって支配される消化器領域と仙髄副交感神経支配領域の境界である。副交感神経節後ニューロンはすぐ近くにある標的器官を直接支配する。

瞳孔の大きさを調節する副交感神経節前ニューロンは**エディンガー–ウエストファール核**に存在し,大脳水道の腹側正中部に近接している。節前軸索線維は中脳を出て,**動眼神経** oculomotor nerveに入り,眼球のすぐ後ろで眼窩内の**毛様体神経節** ciliary ganglionでシナプスを形成する。節後ニューロンの軸索は短毛様体神経を通って眼球内に入り,そのうちいくつかは瞳孔括約筋となる虹彩平滑筋に到達する。

> 頭蓋内圧が上昇すると,たとえば,**脳出血** cerebral hemorrhageのときや,**脳腫瘍** brain tumorで脳の位置が変化すると,正中部側頭葉の鉤のヘルニア uncal herniationが硬膜のテント切痕を通して起こる。その結果,動眼神経を圧迫して突発的に片側の瞳孔拡張が起こる。瞳孔拡張が固定している(fixed dilated pupil)ことは,死が差しせまっていることを示しており,ただちに外科的措置によって頭蓋内圧の上昇を除去する必要がある。

腸神経系は腸管壁の機能をコントロールする

腸神経系 enteric nervous systemは腸管の壁に内在している小さな神経系である(第32章参照)。腸を摘出して体外においても腸管運動が起こり,このとき運動を組み立てているのは腸神経叢内の神経反射回路である。求心ニューロン,介在ニューロン,および運動ニューロンがこの系に含まれている。副交感神経と交感神経の双方が腸神経叢と連絡をもち,消化管機能の自律調節に関与している。腸神経系を構成する2大要素のうち,**アウエルバッハ筋層間神経叢** Auerbach's myenteric plexusは筋層の活動を調節し,**マイスネル粘膜下神経叢** Meissner's submucosal plexusは粘膜筋

板と腸腺をコントロールする。

自律機能

　交感神経系は平静時の内臓機能を積極的に調節している。交感・副交感神経系の両方の支配を受けている器官では，副交感神経系は交感神経系に拮抗して働くことがたびたびある。しかしながら，場合によっては，両神経系が共同して内臓活動を調節すると考えたほうが妥当なこともある。

　自律神経系の節前ニューロンは体性運動系のα運動ニューロンと同じく伝達物質として**アセチルコリン**acetylcholineを使っている（図10-4▼）。節後ニューロンにある**アセチルコリン受容体**acetylcholine receptorは骨格筋の受容体と同じくニコチン様受容体である。**ニコチン様受容体**nicotinic receptorは低濃度のニコチンで活性化され，クラーレで遮断される。節後ニューロンにあるアセチルコリン受容体には，他に**ムスカリン様受容体**muscarinic receptorがあり，**ムスカリン**muscarineによって活性化され，**アトロピン**atropineによって遮断される。

自律神経系の神経伝達はアセチルコリン受容体，アドレナリン受容体，およびペプチド受容体に依存している

　副交感神経および一部の交感神経の節後ニューロンはアセチルコリンを伝達物質として使っており，このとき標的器官にある受容体はムスカリン様受容体である。汗腺を支配している**発汗運動性線維**sudomotor fiber，および皮膚や骨格筋への**血管拡張性線維**vasodilator fiberは両方とも交感神経のコリン作動性節後線維である。副交感神経の節後ニューロンは**血管作用性腸管ポリペプチド**vasoactive intestinal polypeptide（VIP）のような神経ペプチドも放出する。

　交感神経の節後ニューロンは伝達物質として一般的には**ノルアドレナリン**noradrenalineを使っている（図10-4▼）。また前述したように，中にはアセチルコリンを使うニューロンもある。ノルアドレナリンに対する受容体には**α−およびβ−アドレナリン受容体**α− and β−adrenergic receptorがある。α−アドレナリン受容体はイソプロテレノールよりもノルアドレナリンによって強く活性化されるが，β−アドレナリン受容体では逆にイソプロテレノールによって強く活性化される。フェノキシベンザミンはα−アドレナリン受容体を，またプロプラノロールはβ−アドレナリン受容体をそれぞれ遮断するために使用される。しかしながら，アドレナリン受容体には多数のサブタイプがあり，多くの場合，それぞれに対する選択的な拮抗薬を利用できる。交感神経の節後線維からも**神経ペプチドY** neuropeptide Y（NPY）のような神経ペプチドやATPが放出される。

　副腎髄質は交感神経節前線維の支配を受けており，この節前線維は伝達物質としてアセチルコリンを放出する。副腎髄質の**クロマフィン細胞**chromaffin cellは発生学的には交感神経の節後ニューロンと同一であり，血中にアドレナリンとノルアドレナリン（ヒトでは4：1の比率）を分泌し，これらはホルモンとして作用する。

　腸神経系のニューロンが神経伝達物質および修飾物質として放出する物質にはアセチルコリンとノルアドレナリン以外にセロトニン，ATP，および多様なペプチドがある。

高次中枢も自律機能をコントロールする

　自律神経系の機能は体性神経系と同様に階層構造的に調整されている。器官への直接的な神経性のコントロールは**自律反射**autonomic reflexによるものである。しかしながら，自律神経ニューロンは脳幹からの下行路による調整を受けている。加えて，**視床下部**hypothalamusや**辺縁系**limbic systemなどの高次自律神経中枢によってもコントロールされる。

　自律反射は脊髄と脳幹にある神経回路で形成される。この反射の求心路には内臓求心性線維および体性求心性線維がともに含まれる。この回路には内臓感覚受容器と体性感覚受容器から集まってくる入力を受け取る介在ニューロンも含まれる。遠心路は交感神経および副交感神経の節前・節後ニューロンで構成される。交感神経および副交感神経の両システムの動作は一般的に相反的である。

　自律神経節前ニューロンの活動をコントロールする脳幹からの下行性経路がある。下行性経路の起始部と

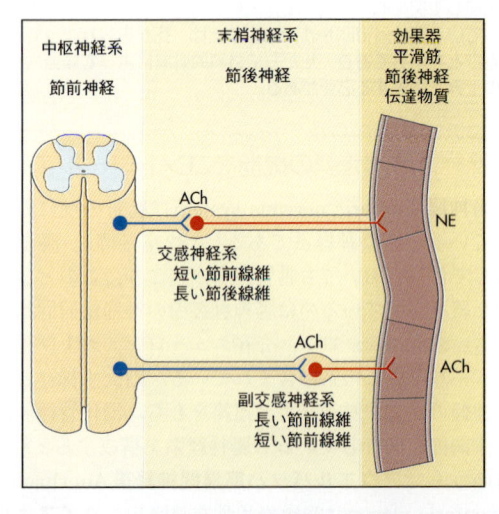

図10-4　自律神経節および節後線維−効果器における伝達物質。ACh：アセチルコリン，NE：ノルアドレナリン。

して，**網様体** reticular formation，**縫線核** raphe nucleus，**青斑核群** locus ceruleus complex などがある。これらの部位は自律神経節前ニューロンを介して内臓機能を支配しており，また，内臓活動に関する情報を受け取っている。脳幹からの下行路に強く依存している自律機能がある。たとえば，**排尿** micturition と**排便** defecation は仙髄と橋を連絡する経路の統合機能に依存する。

排尿反射 micturition reflex によって膀胱からの排出が起こる。この反射には交感・副交感神経系と下行性制御系が関与する（第32章参照）。膀胱内容が容量いっぱいに近づくと，膀胱壁にある受容体が作動し始め，その信号は上行して**橋排尿中枢** micturition center に達し，副交感神経性に膀胱の**排尿筋** detrusor muscle を収縮させ，**内・外括約筋** internal and external sphincter の弛緩を起こす下行路を活動させる。同時に，交感神経は膀胱頸部を弛緩させるので，内括約筋による緊縮は起こらなくなる。こうして尿排出が開始する。膀胱壁にある受容体は膀胱壁筋の収縮に反応し，排出を終える。

> 脊髄損傷が起こると仙髄と橋の排尿中枢を結んでいる長い連絡路が中断されて，排尿反射障害が起こる。すると，膀胱は過剰に充満し（**無緊張性神経因性膀胱** atonic neurogenic bladder），カテーテルによる導尿が必要になる。その後，脊髄反射が働くようになるが，過度な活動状態になる（**緊張性膀胱** spastic bladder）。しかし，膀胱からの排出は十分でないので**感染** infection が起こりやすく，また**尿失禁** incontinence がたびたび起こる。

視床下部以外にも辺縁系の他の部分が自律機能を調節する高次中枢に含まれる。辺縁系は新皮質，小脳，基底核などと連絡している。視床下部からの投射は脳幹（たとえば網様体）や脊髄に到達している。辺縁系は直接的には神経回路を通して，また間接的には内分泌系を介してモチベーションをコントロールする。

視床下部の機能

視床下部（第44章参照）は多くの機能をもっており，その中にはホメオスタシス，モチベーション，および情動行動の制御も含まれている。これらの機能は，視床下部による自律系活動と内分泌活動に対するコントロールを介して発現されるだけでなく，視床下部‐辺縁系の相互作用を介しても発現される。

視床下部を電気的に刺激すると，特定の領域が特定の自律神経反応に関与していることが示される。たとえば，後視床下部外側部の刺激は交感神経系による反応を引き起こす。前視床下部を刺激すると副交感神経性の出力を活動させる。反応例として心拍数や血圧の変化があげられる。視床下部によってコントロールされる全身的機能には，摂食，飲水，情動行動，および免疫などがある。

視床下部の神経分泌細胞は神経回路機能と内分泌機能を調節する

視床下部のいくつかの核には，ホルモンあるいは神経修飾物質としてペプチドを放出するニューロンがある。このようなニューロンは**神経内分泌細胞** neuroendocrine cell に分類される。神経内分泌に関与するのは**室傍核** paraventricular nuclei と**視索上核** supraoptic nuclei で，これらの核は視床下部から**下垂体後葉** posterior pituitary gland に向かって**視床下部‐下垂体路** hypothalamohypophysial tract を出している。この経路は，ペプチドホルモンである**オキシトシン** oxytocin と**バゾプレッシン** vasopressin を血中に放出している（第44章参照）。室傍核は弧束核，迷走神経背側運動核，脊髄の内・外側柱など，中枢神経系内の多くの部位にペプチド含有軸索線維を送っている。オキシトシンとバゾプレッシンはホルモンとしての役割と同時に，自律神経回路における神経修飾物質としての役割も果たしている。

視床下部のいくつかの核に存在する神経内分泌細胞は，**下垂体前葉** anterior pituitary gland に流入する**門脈系** portal system にホルモンを分泌している（第44章参照）。これらのホルモンは下垂体ホルモンの分泌を誘発あるいは抑制しており，内分泌調節にきわめて重要である。オキシトシンやバゾプレッシンの場合と同様に，視床下部から分泌される物質が中枢神経内のシナプスで神経修飾物質としても利用されている。

体温調節は視床下部の重要な機能である

恒温動物 homeothermic animal は自らの体温を調節している。環境の温度が下がったとき，体は熱放散を減少させ，熱産生を増す。逆に，温度が上昇したときは，熱放散を増し，熱産生を抑制する。

外部温度に関する情報は皮膚にある（多分，筋肉などの器官にもある）**温度受容器** thermoreceptor から供給される。体内温度のほうは前視床下部にある**中枢温度受容ニューロン** central thermoreceptive neuron で感受される。中枢内の温度受容器は血液の温度を検知している。このシステムは正常体温をセットポイントとするサーボ機構として作動している。セットポイントからの偏りをエラー信号として諸々の反応が惹起され，体温をセットポイントに戻すようにする。これらの反応は自律神経系，体性神経系および内分泌系によって発現される。

寒くなると**ふるえ** shivering が起こる。ふるえは同期性のない筋収縮で，熱産生を増加させる。同時に甲

状腺と交感神経の機能亢進が起こり，両者ともに代謝の面から熱産生を増加させる。**皮膚血管の収縮** cutaneous vasoconstriction と**立毛** piloerection によって熱放散は抑制される（立毛はヒトでは有効ではないが，体毛をもつ動物では効果的である。ヒトでは鳥肌が立つ）。

体が暖まったときは逆の効果が起こる。甲状腺活動が減弱して代謝活動は減少し，熱産生は減少する。**発汗** sweating と**皮膚血管の拡張** cutaneous vasodilation が起こり，熱放散が増す。

視床下部は体温サーボ機構として役立っている。視索前野–前視床下部のニューロンで構成されている**熱放散中枢** heat loss center が一連の熱放散反応を発現させる。この部分を損傷すると，発汗や皮膚血管の拡張が起こらなくなり，その結果，温環境では**高体温** hyperthermia になる。逆に，同じ領域を電気刺激すると皮膚血管拡張と発汗が起こる。後視床下部にあるニューロンが**熱産生** heat-production および**熱保持中枢** heat-conservation center を構成する。背側後部から乳頭体の領域を損傷すると熱産生と熱保持ができなくなり，冷環境では**低体温** hypothermia になる。この部分を電気刺激するとふるえが起こる。

> **発熱** fever 時に，体温のセットポイントは上昇している。その一例として，ある種の微生物による**発熱物質** pyrogen の放出がある。発熱物質はセットポイントを変えて，ふるえによる熱産生を増やし，皮膚血管の収縮による熱保持も増す。

辺縁系

辺縁系には終脳の**辺縁葉** limbic lobe だけでなく**視床下部** hypothalamus やいくつかの**視床核** thalamic nuclei および**中脳の核** midbrain nuclei も含まれる。終脳の辺縁葉には**帯状回** cingulate，**海馬傍回** parahippocampal，および**脳梁下回** subcallosal gyri，さらに**海馬体** hippocampal formation（海馬，歯状回，海馬支脚）が含まれる。

攻撃行動や性行動の調節は辺縁系の機能である。もっと一般的にいえば，辺縁系はモチベーションに関連し，個体と種族の保存に必須である。

> 側頭葉と扁桃体核をいっしょに両側を切除すると，**クリューヴァー–ビューシー症候群** Klüver-Bucy syndrome とよばれる一連の行動変化が起こる。以前，野性的であった動物はおとなしくなり，何でも口に入れようとする傾向が目立ち，性行動が積極的になる。これらの変化は主として，扁桃体核の損傷に由来するものである。

海馬 hippocampus は新しい記憶の保持に重要と思われる（第11章参照）。記憶は次のような手順で保持される。すなわち，短期記憶，最新記憶，長期記憶である。短期記憶は容易に壊され，そのときに神経系で進行している事象に依存していると考えられる。長期記憶は神経系に生じた永続的な機能的・構造的変化に由来すると思われる。海馬を両側とも損傷しても短期記憶にも長期記憶にも影響しないが，短期記憶を永続的に保持する過程が妨げられるようである。記憶を想起する過程が壊されると**健忘症** amnesia になる。

> 海馬を傷害するような両側側頭葉の損傷の場合や，海馬の神経回路を壊すアルツハイマー病 Alzheimer's disease として知られる変性疾患の場合に，最新記憶の整理が不十分になる。このような障害をもつ患者では短時間の会話も記憶できず，数分後には，何もなかったかのように前と同じ会話を繰り返す。しかしながら，子供のころの記憶はかなり明瞭である。

まとめ

- 交感神経の節前ニューロンは脊髄T1からL2の中間外側（および中間内側）柱にある。その軸索は脊髄前根から白交通枝を経て交感神経幹に達する。

- 交感神経の節前ニューロンは脊椎傍神経節あるいは脊椎前神経節にある節後ニューロンに接合する。節後線維は標的器官に接合する。

- 副交感神経の節前ニューロンは脳神経核と仙髄副交感神経核にあり，節後線維は標的器官に接合する。

- 腸神経系のニューロンは消化管壁内の筋層間神経叢，粘膜下神経叢にあり，腸管運動と腺分泌を調整する。

- 交感神経系と副交感神経は平滑筋，心筋，腺などの活動を調節する。この両者はたびたび相補的に働く。

- 交感・副交感神経の節前ニューロンは，神経伝達物質としてアセチルコリンを放出し，このアセチルコリンは節後ニューロンにあるニコチン様受容体（ムスカリン様受容体もある）に作用する。ニコチン様受容体はクラーレによって遮断される。

- 副交感神経と一部の交感神経の節後ニューロンもアセチルコリンを放出する。交感神経性のものは発汗および血管拡張ニューロンである。標的器官にあるシナプス後受容体はムスカリン様受容体であり，アトロピンで拮抗される。

- 交感神経の節後ニューロンの大部分はノルアドレナリンを放出し，α–およびβ–アドレナリン受容体に作用する。

- 副腎髄質は交感神経節前性の入力を受け，アドレナリンとノルアドレナリンを体循環中に放出する。

- 自律神経系は反射的に働き，同時に高次中枢からの下降性の制御，特に視床下部と辺縁系からの制御にも反応して活動する。

- 視床下部は自律神経系，内分泌系，体性神経系を介してホメオスタシス，モチベーション，情動行動をコントロールする。視床下部で調節される機能には，体温，

- 循環活動，食欲，飲水，免疫応答などが含まれる。
- 視床下部は，下垂体後葉でホルモンを神経分泌によって直接放出し，また下垂体前葉の門脈系に視床下部ホルモンを放出して内分泌系をコントロールする。
- 視床下部以外にも前脳で多くの部分が辺縁系に含まれる。たとえば海馬や中脳のいくつかの核が含まれる。辺縁系の機能には攻撃行動や性行動の調節がある。海馬は新たに得られた記憶の保持と整理に関与する。

第11章
高次機能

到達目標
- 脳波と誘発電位，および脳波と意識やてんかんとの関係について説明できる。
- 学習と記憶について説明できる。
- 大脳の優位性と言語機能について説明できる。

中枢神経系はヒトを特徴づける高次機能を担う。高次機能には，意識，思考，知覚，学習，記憶，言語が含まれる。睡眠覚醒サイクルを含む意識状態は，脳波や誘発電位のような神経生理学的手法を用いて研究される。

学習と記憶には神経機能や構造の変化を伴う。ヒトの脳には半球が2つあり，機能が異なる。ほとんどのヒトでは左半球は利き手と言語に関係し，右半球は空間認知や音楽などに関係する。

脳波

ヒト脳の高次機能は視床と大脳の連続的な相互作用を背景として表現される。視床のほとんどすべての核は大脳皮質へ投射している。また，大脳皮質は視床へ投射している。

大脳皮質の表面(**直接誘導脳波** electrocorticogram [ECoG])あるいは頭皮(**脳波** electroencephalogram [EEG])から記録をとると，多数の皮質ニューロンの膜電位が変動することを反映して，ニューロン集団の細胞外電位が絶え間なく揺れているのがわかる。この振動波は視床皮質回路の活動が律動的に変化することによって生じる。単一ニューロンレベルでは，脳波に対応する活動は**興奮性シナプス後電位** excitatory postsynaptic potential (EPSP)と**抑制性シナプス後電位** inhibitory postsynaptic potential (IPSP)の波が繰り返すことによって起こる。EPSPが大きければ皮質細胞の放電が起こる。

正常の脳波はその周波数成分により記述できる。いくつかの周波数領域が特徴的なものとして認識されている(図11-1▼)。これらはα波(8～13 Hz)，β波(> 13 Hz)，θ波(4～7 Hz)とδ波(< 4 Hz)である。どの周波数が主になるかは，年齢，意識状態，記録部位，薬剤の影響，病気の有無などによって決まる。若い年代には脳は低い周波数が中心となる。安静かつ閉眼時の成人では脳の後部から記録された脳波はαリズムを示し，前部から記録された脳波はβリズムを示す。覚醒状態では低振幅，高周波のβ波が低周波のα波にと

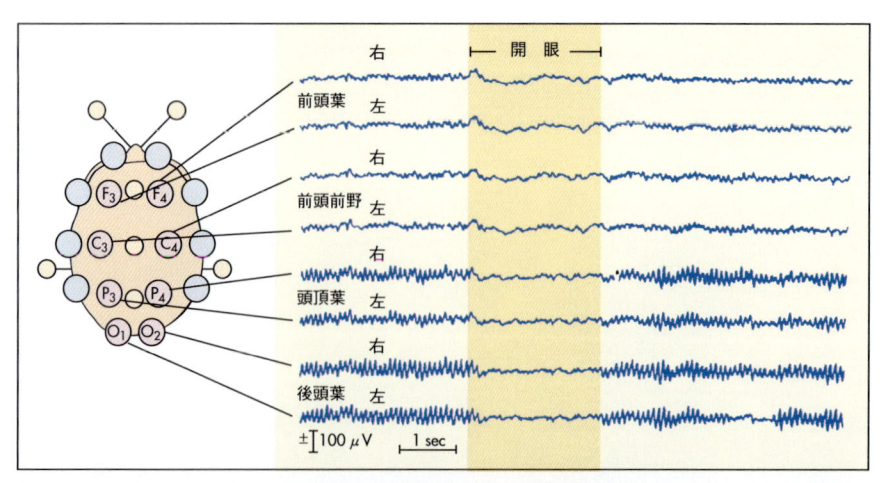

図11-1 正常人のEEG。頭皮上の8カ所から記録している。安静時には頭頂葉と後頭葉の上はα波が優勢である。眼を開けるとα波はなくなり，β波に置き換わる。

って代わる（図11-1▼）。遅い脳波，θ波とδ波は深い睡眠に伴う。脳死のときは神経抑制薬を使っていないのに，持続的に脳波が平坦になる。

誘発電位

脳波は特に特別の感覚事象と連関しない自発活動を表す。特定の刺激と連関した脳波は**誘発電位** evoked potential とよばれる（刺激を繰り返し，刺激開始点に合わせて電位を平均加算するため，刺激と関係する要素が強調され，小さな応答でも検出することができる）。誘発電位は末梢神経の電気刺激，網膜へのフラッシュ光刺激，クリック音刺激のような聴覚刺激などで起こる。記録した脳波は刺激の種類により脳の特定の領域で最大となる。

意識状態

覚醒状態のときには，脳の知的処理過程が常に行われている。意識の機構はまだ理解されていないが，知覚，思考，言語の使用などが必要であると考えられる。意識状態は**脳幹網様体** brainstem reticular formation と**視床・大脳回路** thalamocortical circuit の状態に依存していると考えられている。意識が低下すると，EEGは同期し，波は遅くなる。意識がはっきりしているときには，EEGは低振幅で高周波のパターンをとる（EEG覚醒という）。

睡眠は能動過程であり，脳の活動がなくなった状態ではない

睡眠は意識消失ではなく，意識の変化である。これは睡眠が子供の泣き声のような環境変化で容易に妨げられることでもよくわかる。睡眠は日周リズムをもつが，もっと速い変化もある。サーカディアンリズム（日周リズム circadian rhythm）はだいたい，1日の周期で繰り返す。睡眠リズムは，他の生物リズムと同様に，**明暗サイクル** light–dark cycle に同期している。異なる時間帯の地域の間を急速に移動すると，日周リズムが同期するまでには何日もかかる。こういう状態で起こる睡眠障害やその他の体の異常を，**時差ぼけ** jet lag とよぶ。

睡眠の段階は種々の運動活動，自律神経活動，EEG，心理的活動などにより分けることができる。差異がはっきりしているものは，**レム睡眠** rapid–eye movement (REM) sleep と**ノンレム睡眠** non–REM sleep である。睡眠に落ちると，最初の相はノンレム睡眠である。脳波は同期するようになり，波は遅くなる。ノンレム睡眠には4段階ある。第1段階は，うとうとする時期で，脳波は7〜10 Hzのリズムを示す。時間が経つにつれて，ノンレム睡眠の程度が深くなり，眠りから覚まさせるのが困難になる。第2段階は軽い睡眠の時期で，起こせばすぐ起きる状態である。脳波は3〜7 Hzの波が中心となり，ときに12〜14 Hzの紡錘波とよぶバースト波が混じる。第3段階には筋緊張と反射活動が低下し，血圧下降，心拍数減少，縮瞳が起こる。脳波は1〜2 Hzの高振幅の波を示す。第4段階は睡眠の最も深い段階で，やはり1〜2 Hzの脳波により特徴づけられる。ノンレム睡眠の最も深い段階にいる時間は年齢とともに減少し，60歳以上になるとまったくなくなる。

その後，約90 min程度で睡眠は軽くなり，レム睡眠に移行し，約20 min間レム睡眠が続く。レム睡眠の間，脳波は非同期となり，振幅は小さくなる。このパターンは覚醒時のパターンに似る（図11-2▼）。多くの筋の緊張は低下し，反射は抑制される。この持続的な抑制の間に，急速な眼球運動やその他の筋の短い運動が起こる。呼吸は不規則になり，血圧は降下するが，ときどき一過性に高くなる。男性ではペニスの勃起も起こ

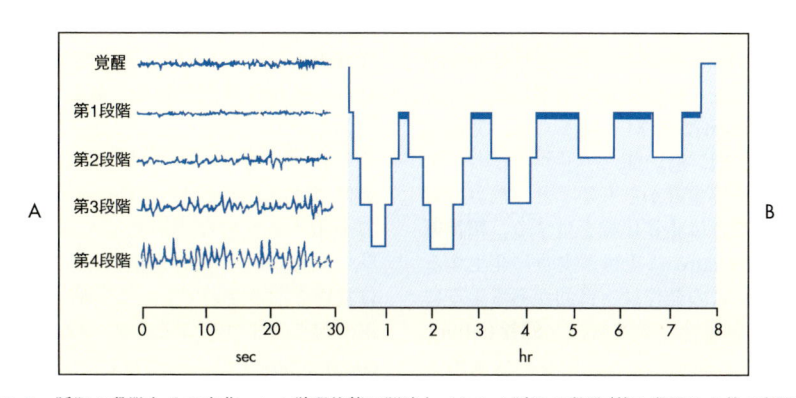

図11-2 睡眠の段階とその変化。A：覚醒状態の脳波とノンレム睡眠の段階（第1段階から第4段階へとだんだんに深くなる）。レム睡眠の脳波は覚醒時のものと似る。B：若い成人の1晩の睡眠段階変化。太い横線はレム睡眠の期間を表す。

る。夢はレム睡眠で起こるといわれている。レム睡眠から揺り起こすのは困難であるが，自発的に覚醒することはよくある。レム睡眠は1晩に6回ほど起こる。レム睡眠が起こる時間の比率は胎児期と新生児期が最大であり，幼児期に急速に減少する。それ以後も年齢とともに減少する。

睡眠は脳幹網様体と脳幹のモノアミン作動性ニューロンが含まれる能動的機構によって開始されると考えられる。睡眠に伴って変化する神経伝達物質にはセロトニン，アドレナリン，アセチルコリンがある。睡眠を誘発するペプチドもいくつかみつかっている。

注意の集中は神経機能により起こる

注意attentionは知覚が何か特別の事象に向けられている状態をいう。注意は，目新しい刺激であるとか，報酬や罰にいきつく可能性がある刺激とか，何か重要性をもった刺激に向けられる。何回も繰り返して注意を向けていると，関心がなくなったり，刺激に対する**慣れ**habituationが起こる。脅威的な刺激に会うと，注意は高められる。これを**感作**sensitizationという。

"てんかん"にはいくつかの型がある

てんかんepilepsyは行動的にも，脳波の面からも発作によって特徴づけられる疾患群である。発作は部分的である場合と，全身的である場合がある。**部分発作** partial seizureでは脳の一部だけが異常な活動を示す。単純部分発作の場合には意識は保たれるが，複雑部分発作の場合には失われる。**全般発作** generalized seizureでは脳の広い部分が含まれ，意識は失われる。

部分発作には運動野の限局した傷害部から始まるものがある。そのような発作の特徴は体部位再現的に傷害部(焦点)に一致して体の対側の部分に筋収縮が起こることと，焦点に一致した脳波の**局所的棘波** focal spikeがみられることである(焦点というのは発作波が発生する部位をいう。脳波の棘波というのは，多くのニューロンの同時的活動を反映する鋭い同期波をいう)。発作はしばしば隣接部に痙攣活動が**行進** marchするように伝わり，焦点と対側で体の痙攣が広がっていく(ジャクソンJackson型発作)。たとえば，発作は指の収縮から始まり，腕，肩，顔，下肢へと伝わっていく。部分発作は体性感覚野からも始まり，焦点に対応した対側の局所的部分に感覚体験を生ずる。**精神運動発作** psychomotor seizureは辺縁系皮質に発生する複雑部分発作である。この発作は，目的があるようにみえてはっきりしない運動，意識減損，**幻覚**hallucination，**錯覚**illusionを特徴とする。幻覚の代表的なものは不快な匂いである(**鉤回発作** uncinate fit)。

全般発作には**大発作** grand mal seizureと**小発作** petit mal seizureがある。大発作には**前兆**auraが先行する。意識はすぐに失われ，強直，間代性の筋収縮が出現する。小発作は短い意識途絶に続いて特徴的な脳波パターンが現れる。

学習と記憶

学習learningは行動が経験によって修飾される過程である。**記憶**memoryは学習した情報が保存されたものである。記憶にはいくつかの段階がある。**短期記憶** short-term memory，**近時記憶** recent memory，**長期記憶** long-term memoryである。短期記憶は現在進行中の神経活動に依存し，麻酔などにより容易になくなる。近時記憶は臨床的な分類であり，短期記憶が長期記憶に変換される過程の，まだ固定されていない状態をいう。この過程は海馬活動に依存すると考えられる。海馬の傷害によって短期記憶から長期記憶への強化が妨げられる。長期記憶は広範囲のニューロン集団に永続的変化がもたらされて起こる。この変化は形態的変化も機能的変化も含む。記憶の保存に加えて，保存された記憶に立ち入り，情報を回収し，それを意識によび戻し，他の情報と比較し，意思決定のための情報として使用する機構が存在しないといけない。

学習と記憶の機構を明らかにしようという実験は現在も行われている。単純な型の学習は無脊髄動物の単純な神経系を使って研究されてきた。**慣れ**habituationと**感作**sensitizationは**非連合学習**nonassociative learningの例である。なぜならば，両方とも2つの事象間の連合を学習する必要がない。"慣れ"では特定の刺激に対する応答が刺激を繰り返すことにより減弱していく。"慣れ"は"刺激が重要でない"ということを学習する過程である。逆に"感作"は"刺激が重要である"ということを学習する過程である。たとえば，痛み刺激を繰り返すと，すぐに学習が起こって，刺激に応じて回避行動をとるようになる。

連合学習 associative learningでは，2つの異なる刺激の間の関係が学習される。**古典的条件づけ** classic conditioningでは条件刺激が無条件刺激と組み合わされる。無条件刺激は最初，無条件応答を示す(何も学習しないで，普通に起こる応答を無条件応答という)。たとえば，空腹のイヌは食物をみて唾液を分泌する。条件づけのあとでは，条件刺激が無条件刺激と同じ応答を示すようになる。たとえば，食物を示すときに"ベルを鳴らす"(条件刺激)ことを繰り返すと，ついには食物を示さないでもベルを鳴らしただけで唾液の分泌が起こるようになる。**オペラント条件づけ** operant conditioningでは，**強化**reinforcementにより応答の生起確率が増加する。オペラント行動は反射ではなく，自発性活動である(自由に活動をしているうちに，特定の行動をとったときに報酬があれば，その行動の頻

度が高まり，罰があれば，その行動の頻度が下がる）。1例をあげると，動物を格子状に床に針金を備えた箱に入れて，電流を流すとする。たまたま動物が針金を踏むと痛いので逃避反射が起こる。これを繰り返すと針金を踏まなくなる。この場合には条件刺激は**負の強化**negative reinforcementを備えることになる。

　"慣れ"，"感作"，古典的条件づけは，すべて無脊髄動物でも証明され，非連合学習，連合学習とともにその機構が研究されてきた。研究の主なテーマは，これらの単純な型の学習でのシナプス伝達の効率変化である。この変化はセカンドメッセンジャー系の活性化による。長期変化は機能的変化とともに構造的変化を伴う。哺乳類での同様の研究によると，海馬や小脳の特定の経路を活性化したのち，何時間とか何日とか，あるいはもっと長い間，シナプス伝達の促進や抑圧が起こる。これらの変化の基礎機構として，**長期増強**long-term potentiationや**長期抑圧**long-term depressionの研究が行われている。

優位半球

　大脳の両半球は等価ではない。ヒトは2つの脳をもち，それぞれが脳梁を経由して相互に通信していると考えることもできる。ほとんどのヒトでは利き手（ほとんど右である）の制御や言語に関して左半球が優位半球である。しかし，他の機能，たとえば音楽や空間認知については右半球が優位である。

　大脳の優位性については脳梁を外科的に切断し，左半球と右半球の連絡が切断された患者でよく研究されてきた。こういう患者の左視野と右視野に別々に視覚刺激を与える。そして，右手あるいは左手に物をおき，それが何であるかを答えてもらう（図11-3▼）。もし，指輪の絵が右半視野に提示されると，これは左眼網膜の耳側と右眼網膜の鼻側に映り，視交叉での半交叉を経て，左半球に入力される。患者は"指輪である"と言語で返事ができる。もし図に示したように，鍵の絵が左半視野に提示されると，情報は右半球に入力される。この場合は，患者は言語的に物を確認することができない。これは右半球に届いた"鍵"という情報を，左半球にある言語野が利用できないからである。しかし，言語表現はできないが，患者は左手でいくつかの物をさわって，その中から鍵を選び出すことはできる。

言語は大脳の特定の領域と関係が深い

　たいていのヒトでは，言語は左半球の活動に依存する。これは，被験者がしゃべっている間に，左内頚動脈から局所麻酔薬を注入することによって示すことができる。麻酔薬によって，話を続けることができなくなる。**失語**（失語症）aphasiaは聴覚の障害や構音障害

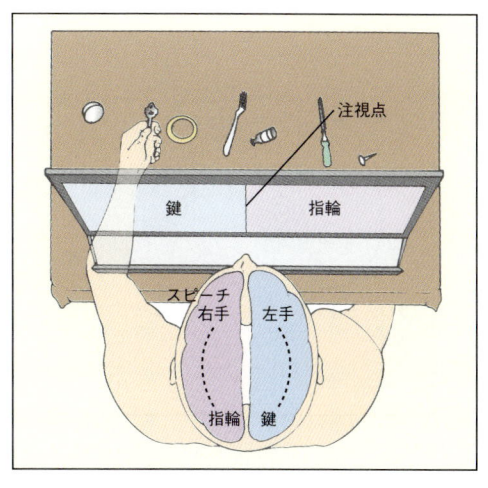

図11-3　脳梁切断により生じた"半球乖離症候"の患者を検査する方法。患者はスクリーンの中央の注視点fixation pointをみるように指示される。スクリーンには種々の簡単な道具類の絵が写されている（左スクリーン[左視野]には鍵，右スクリーン[右視野]には指輪）。左視野に映された絵は右半球で処理される（図では鍵）。患者はスクリーンの下から手を出すことにより，触覚により対象物を探し出すことができる（本文参照）。

がなく，また痴呆などの全体的な障害がないにもかかわらず，言語機能が選択的に失われた状態をいう。

　成人の左半球傷害による失語の研究によって，言語にとって重要な領域が明らかにされた。その1つは**ブローカ野**Broca's areaであり，運動野顔領域のすぐ前の下前頭回（弁蓋部と三角部）にある（図11-4▼）。言語に重要なもう1つの領域は，**ウェルニッケ野**Wernicke's areaであり，上側頭回後部にある。下頭頂小葉（上縁回，角回）も言語に関わる。言語に関して左脳に優位性があることの形態学的対応物として，左側の"planum temporale"（**側頭平面**temporal plane，側頭葉の上面）が右側よりも大きいことが報告されている（図11-4▼）。

> 　ブローカ野が傷害されると，話す能力も書く能力も損なわれる。患者は聞いた言葉や読んだ言葉はわかるが，話がすらすらとできない。傷害により半麻痺をきたすことがあるが，必ずしも構音機能に異常があるわけではない。語彙は減少して，ほとんど"かたこと"程度になる。この型の失語症は**運動性失語症**expressive aphasia(Broca's aphasia)といわれる。ウェルニッケ野が傷害されると，話し言葉や書かれた言葉を理解することが損なわれる。患者はなめらかに話すことができるが，その内容は意味がないものが大部分で，しばしば錯語paraphasia（いいたい言葉と異なる言葉を発音してしまう）をきたす。この型の失語症を**感覚性失語症**receptive aphasia(Wernicke's aphasia)という。

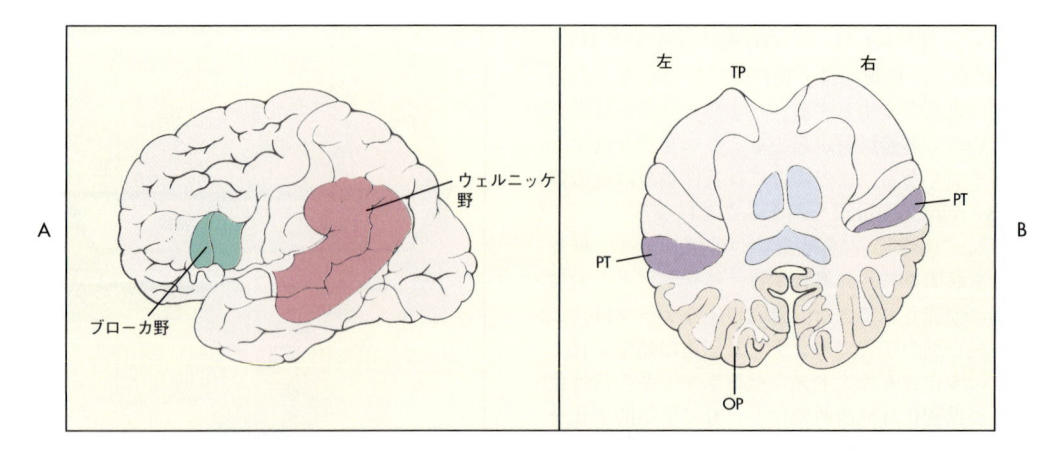

図11-4 言語機能に重要な大脳の領野。A：ブローカ野とウェルニッケ野（訳注：この図のウェルニッケ野は非常に広くとってある）。B：脳の両側での側頭平面（PT）の大きさの比較。脳の水平断面。OP：後頭極（後頭葉の一番後ろ），TP：側頭極（側頭葉の一番前）。

まとめ

■ 脳波は頭皮上においた電極から記録できる。脳波は視床・大脳経路の活動が基本となり生ずる。脳波は多数の大脳皮質ニューロンのシナプス電位の総和を反映する。

■ 脳波には種々の特徴的な周波数成分がある。13 Hz以上の波をβ波，8〜13 Hzをα波，4〜7 Hzをθ波，4 Hz以下をδ波という。β波は覚醒状態とレム睡眠でみられ，α波は安静覚醒時，δ波はノンレム睡眠にみられる。

■ 感覚経路の刺激で大脳細胞の一連の活動（事象）が起こる。脳波と同じような手法で，感覚刺激に同期させて，一連の活動をとった記録は誘発電位（事象関連電位）とよばれる。普通，感覚刺激を何回か繰り返して行い，加算平均を行うので，刺激に関連した要素が強調されてはっきり見出される。

■ 意識は脳の活動によってもたらされる状態である。

■ 睡眠は意識の変化であり，日周リズムに伴って起こる。睡眠はレム睡眠とノンレム睡眠に分かれる。

■ 記憶と学習によって，経験に基づいた行動修飾が可能である。記憶には短期記憶，近時記憶，長期記憶がある。学習には連合学習と非連合学習がある。連合学習では条件刺激と無条件刺激が組み合わされる。

■ 大脳半球は左右2つあるが，左半球と右半球はそれぞれ優位に働く機能が異なる。

■ ブローカ野，ウェルニッケ野の障害により，言語能力が失われる。

Part III
筋

Muscle

第12章　収縮の分子機構
第13章　骨格筋
第14章　中腔器官（管腔臓器）の内壁を形成する筋

第12章
収縮の分子機構

到達目標
- 筋における力の発生と動きに関係している分子とその相互作用について説明できる。
- 分子の立体構造変化と力や動きとの関係について説明できる。
- 収縮を発生筋力および動きの速さから説明できる。
- 滑走説 sliding filament-cross-bridge mechanism に基づいて，収縮を構造および力学データの関係から説明できる。

　動くということは植物と動物の顕著な違いである。この動きは筋により行われる。筋によりヒトの歩行や会話が可能であり，筋は諸器官の機能に必要である。この章では人体で一番大きな組織重量を占めている筋の基本的概念を述べる。第12章は**化学力学エネルギー変換** chemomechanical transduction とよばれる生物学的エネルギー変換について焦点をあてる。すべての筋においてエネルギー変換の分子レベルでの基本的機序は同じである。第13章は随意運動における筋に，また第14章は内臓機能に関係している不随意筋に焦点をあてる。

収縮単位

　収縮に関係している基本的な構造は不溶性蛋白質の規則正しい配列である。一部の蛋白質は支点として働いていて，**筋フィラメント** myofilament 内にある収縮蛋白質の力を伝達する役目を担っている**細胞骨格** cytoskeleton を形成している。**横紋筋** striated muscle の収縮ユニットは**筋節** sarcomere とよばれる（図12-1▼，図13-2▼を参照）。おびただしい数の筋節が細胞骨格により結合している。**Z帯** Z disk は筋節端どうしを機械的に結合している。**中間フィラメント** intermediate filament は近接している**筋原線維** myofibril（図13-2▼参照）をZ帯に結合している。筋節とそれを構成している筋フィラメントが筋細胞の長軸と直角方向に配列していて横紋としてみえる。

細いフィラメントは力を伝える細胞骨格に結合している

　細いフィラメントはいろいろな細胞に普遍的に存在しているフィラメントで，**アクチン** actin と**トロポミオシン** tropomyosin から構成されている（図12-2▼）。脊椎動物横紋筋の細いフィラメントはZ帯につながっており，**トロポニン** troponin 分子が各トロポミオシン分子に結合している。トロポニンは脊椎動物横紋筋の収縮・弛緩を調節しており，Ca^{2+}結合部位を有する収縮調節蛋白質である（13章参照）。

太いフィラメントは力を発生する分子の集合体である

　ミオシン myosin は頭部と尾部をもっている大きな複合分子である（図12-2▼参照）。尾部は集合して太いフィラメントを形成し，頭部は細いフィラメントに向かって突出している。頭部は**クロスブリッジ** cross-bridge とよばれ，2つのアクチン結合部位と，ATPをADPと無機リン酸（Pi）に加水分解する2つの酵素部位をもっている。これらの部位は化学-力学エネルギー変換に関与している。クロスブリッジと細いフィラメ

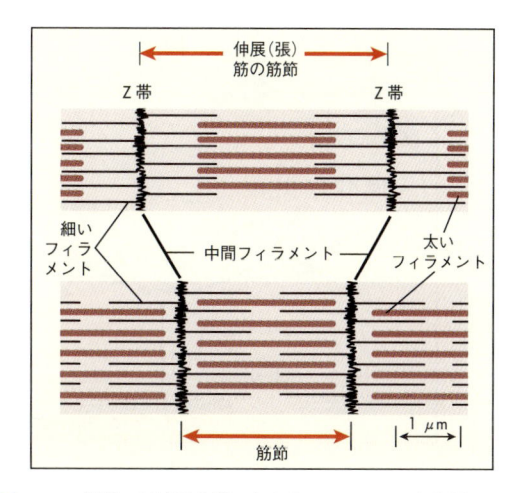

図12-1　筋節。収縮蛋白質である太いフィラメントと細いフィラメントが互いに入り込んでいて，収縮や弛緩時には互いにさらに入り込む。細いフィラメントはZ帯に結合している。他の細胞骨格蛋白質はフィラメントを固定している。

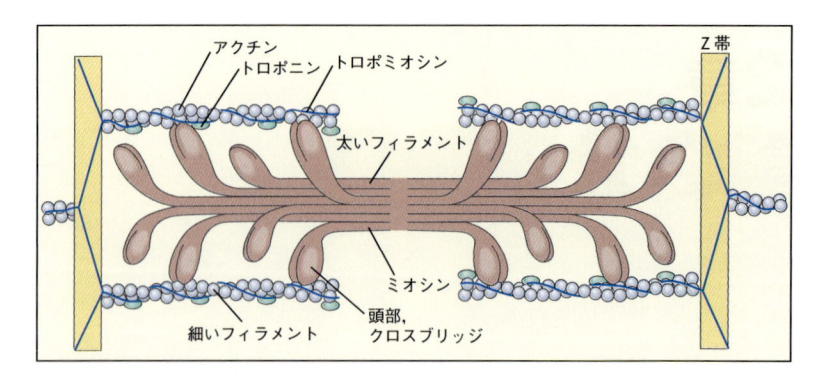

図12-2 細いフィラメントの中心は重合したアクチン分子の2本の鎖がよじれて構成されている。骨格筋では，長く硬いトロポミオシンの分子は，6〜7アクチンモノマーと1トロポニンが結合しているところに結合している。太いフィラメントは300〜400のミオシン分子から構成されている。太いフィラメントを2分している（その左右ではクロスブリッジが逆に向いている）クロスブリッジを欠如している中心部分に注目せよ。

ントの相互作用で，太いフィラメントは細いフィラメントを筋節の中央部へと引っ張り込み，筋節は短くなり，滑走説で知られているようにZ帯どうしが近づく。

クロスブリッジの回転により筋が収縮する

筋細胞では**筋漿**myoplasmとよばれる細胞質とイオン組成がほぼ等しい溶液中で，精製したミオシンと細いフィラメントを混合するとATPの加水分解が起こる（図12-3 A▼）。このサイクルは以下のステップによって表すことができる。

1. ATPはミオシンに結合し，加水分解によりミオシン-ADP-Pi複合体が形成される。この複合体は高い自由エネルギーをもっており，アクチンに対して高い親和性をもち，細いフィラメント

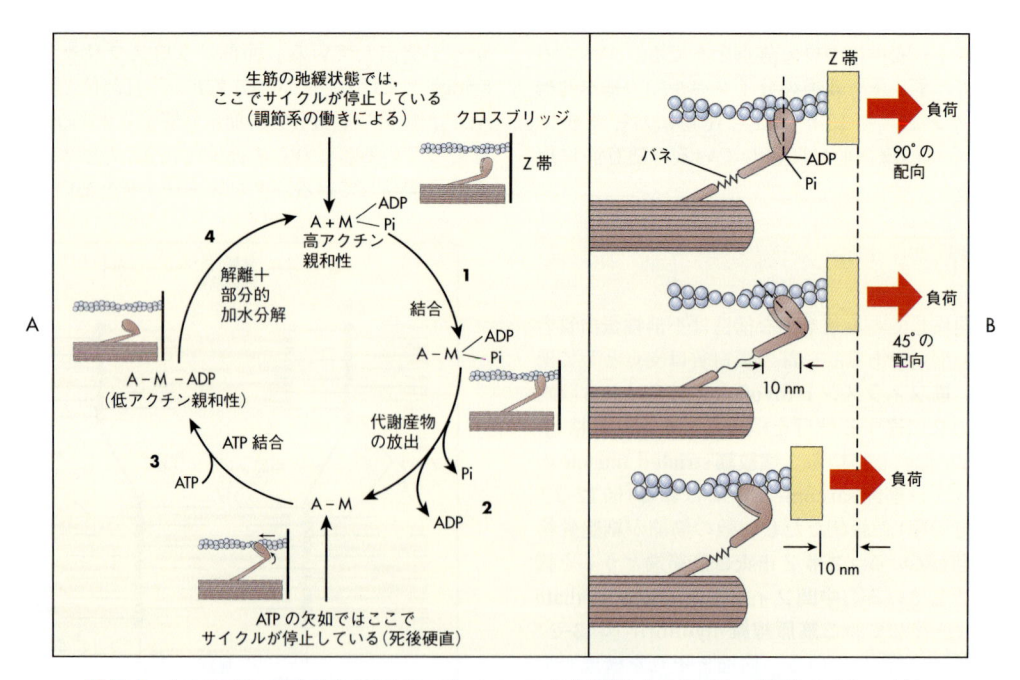

図12-3 クロスブリッジサイクルのステップ。A：ATP加水分解とクロスブリッジ配向のステップ（1〜4）の関係。B：自由エネルギーが最も低いときに結合クロスブリッジがとるべき立体構造。クロスブリッジの力発生に関係しているPiとADP放出時に起こる90°から45°への立体構造の変化で，バネが引っ張られている。負荷があまり大きくないと，この力が細いフィラメントと太いフィラメントが互いに入り込んで，筋は短縮する。

に瞬時に結合する。

2. PiとADPはミオシンが細いフィラメントに結合したあとに放出され，ミオシン頭部は構造変化を起こす。アクチンとミオシンの複合体の自由エネルギーは低くなる。
3. 次いで，アクチン-ミオシン複合体はATPと結合する。アクチン-ミオシン-ATP複合体はアクチンとの親和性が低く，そのためクロスブリッジは細いフィラメントから解離する。
4. 結合したATPが加水分解されることにより高エネルギーミオシン-ADP-Pi複合体をつくり，サイクルが一巡し完了する。

この生化学的サイクルで，ATPがADPとPiになる際の自由エネルギーの一部は熱として失われる。このエネルギーの一部が，力学的仕事へ変換されるには，筋細胞のフィラメントの配列が重要である。太いフィラメントのミオシン頭部の配向は，ある方向に決まっている。高エネルギー複合体(ミオシン-ADP-Piとアクチン-ミオシン-ADP-Pi)は太いフィラメントに対して90°である(図12-3 B▼)。しかし，ADPとPiを放出したあとの，すなわち自由エネルギーの最も低い状態のアクチン-ミオシン複合体が最もとりやすい立体的配置は，クロスブリッジが太いフィラメントに対して45°に向いている。このようにATPから供給されるエネルギーの一部は，クロスブリッジの立体的配置の変化に使われる。このクロスブリッジ頭部の屈曲により力が発生し，細いフィラメントと太いフィラメントが滑走して筋節中央へと引き寄せられる。この力は細胞骨格により細胞端に伝えられ，骨格に力が伝わることになる。1回のクロスブリッジの回転は細いフィラメントをわずか$10 nm(10^{-8} m)$動かし，約$5 \times 10^{-12} N$という力しか発生しない。しかし，何百万ものクロスブリッジが非同期的に回転することによって大きな力を発生し，筋細胞を大きく短縮させることができるのである。

クロスブリッジの回転を決める要因

図12-3▼に図示したクロスブリッジの回転は，すべてのATPが消費され，回転が止まるまで持続する(ステップ2以降)。このようなクロスブリッジの回転の停止はATPの供給が行われない死後に起こり，**死後硬直** rigor mortis あるいは筋硬直といわれ，クロスブリッジが永久的に結合したままの状態となる。

静止および弛緩状態の筋はミオシン-ADP-Piという状態の解離クロスブリッジを有していて，筋は抵抗なく伸張可能である。これらのクロスブリッジはCa^{2+}依存性調節系により細いフィラメントへの結合が妨げられている。この調節系は筋のタイプにより異なる(第13，14章参照)。

筋の短縮速度はクロスブリッジ回転速度により決まる。最大短縮速度は筋フィラメントの滑走に対する負荷がないときに得られる。筋細胞への負荷は細胞骨格を介して筋節に伝えられ，クロスブリッジの首振りに対する抵抗となる(図12-3 B▼)。負荷が増えるとクロスブリッジの回転が遅くなる。負荷が90°から45°への立体配置変化を妨げるようになると，筋の収縮速度はゼロとなる。無負荷状態で得られる最大短縮速度は筋の種類により異なる。このような機能的差異は，それぞれの筋細胞に発現している特異的なミオシンアイソザイムにより決まる。

> 収縮蛋白質のアイソフォームの発現は発育段階で変化する。胎児型，新生児型，成人型のミオシンアイソフォームというように通常は変化する。病的状態ではミオシン遺伝子の発現異常が起こり，それにより筋の特性が変化する。筋の傷害や筋側索硬化症や急性灰白髄炎のような病気では，骨格筋細胞の神経支配が傷害され筋の麻痺が起こる。除神経筋細胞は新生児型と胎児型ミオシンアイソフォームを発現し，その結果，筋萎縮が起こる。

収縮がもたらす種々の変化

収縮筋は短縮を伴わないで力を発生したり，いろいろな速度で短縮したり，あるいは筋の発生張力よりも負荷力が大きくて伸張されたりする。筋の応答は負荷による。収縮の簡単な力学的解析により筋の収縮特性がわかり，筋がどのように機能しているのかを示すのに役立つ。

筋の収縮特性を表すには力，長さ，時間の3つの要素が必要である(表12-1▼)。これらの関係を解析するには，実験的に3つの要素の1つを一定にして，残りの2変数の関係をみればよい。これを実験的に行うには，2つのタイプの収縮が用いられる。**等尺性収縮** isometric (筋長が一定の条件)と**等張性収縮** isotonic (力すなわち負荷が一定の条件)である。

等尺性収縮では発生筋力は筋節長に依存する

筋細胞はある筋長で最大刺激を与えると，その条件での収縮が起こる。長さ-張力関係はこの定常状態における筋の収縮特性を表している(図12-4▼)。骨格筋の筋節長を$3.7 \mu m$よりも長くしておいて刺激しても，

表12-1 筋収縮における基本的力学変数

変数	単位	定義
力(F)	ニュートン(N)	
長さ(L)	メーター(m)	
時間(T)	秒(sec)	
誘導変数(2次)		
速度(v)	m/sec	(長さ変化)÷所要時間
仕事(W)	N×m	力×距離

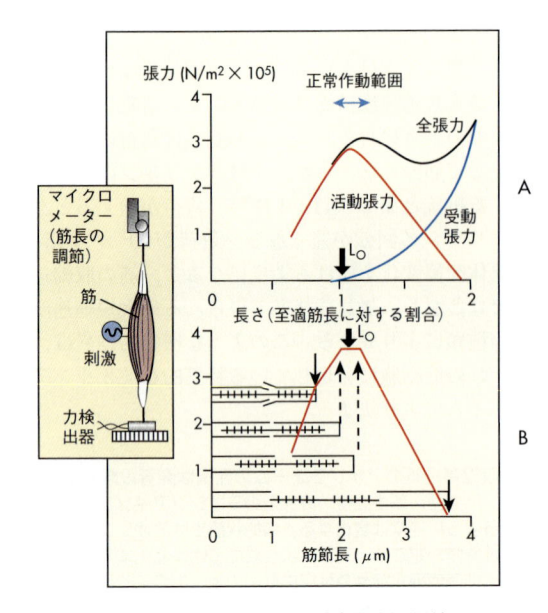

図12-4 A：弛緩筋は伸展すると（受動張力曲線），ゴムバンドのように振る舞う。この弾性は，筋や個々の筋細胞を取り囲んでいるコラーゲン（膠原）線維と弾性線維からなる結合組織によるが，細胞内の細胞骨格もこれに関与している。収縮筋はより大きな力を出す。この関係は，全張力-長さ関係として知られている。全張力-長さ関係と受動張力-長さ関係の差は，活動張力-長さ関係で，クロスブリッジにより発生する力の特性を示している。挿入図は実験装置を示している。B：単一細胞，または筋節の高度な解析により，発生張力が太いフィラメントと細いフィラメントの重なりの度合に依存して変化することがわかる。L_0では，半筋節におけるすべてのクロスブリッジが細いフィラメントと相互作用が可能なので，最も大きな力が発生する。

収縮は起こらない。これよりも短い筋節長では，力は半筋節長における細いフィラメントと相互作用するクロスブリッジの数に比例して生じる。力の発生は，筋長が至適筋長（L_0）より短くても小さい。これには筋節構造の乱れと活性化過程の傷害が関係している。

発生筋力は筋細胞の大きさとフィラメントの数によって決まる。単位断面積あたりの力として正規化して表現すると，脊椎動物の骨格筋では至適筋長のとき，約$3 \times 10^5 \mathrm{N/m^2}$の力を発生する。このように著しい力が発生するのは，個々のクロスブリッジの発生力が小さくても，細胞内に多くのクロスブリッジがあるからである。成長や運動による筋力増加は，太いフィラメントや細いフィラメントがより多くつくられて筋細胞の断面積が増加することによる。

等張性収縮では収縮速度は負荷に依存している

一定負荷における筋の短縮はレバーを使って簡単に測定できる（図12-5 A▼）。静止筋の筋長を力を測定したときのL_0に調節しておき（図12-4▼），筋を刺激する前に種々の負荷をレバーにかけておく。もし，負荷が十分に大きいと，筋は負荷をもち上げることができず最大張力（F_0）が得られる。そしてこのような収縮は前述した等尺性収縮になる。もし負荷がそれよりも小さいと，筋が発生する力と負荷が釣り合うまで短縮が起こらず，力（張力）が発生する。次いで，筋は等張性に収縮する（図12-5 B▼）。筋長と時間の関係を示した記録の傾きは短縮速度を表している。より軽い負荷の収縮ではより速い短縮速度が得られる。いろいろな負荷における短縮速度と負荷の関係を図12-5 C▼に示した。

速度-力関係は全クロスブリッジの力学的性質を表している。短縮速度はクロスブリッジの回転速度に比例する。最大短縮速度（V_0）は負荷がゼロのときに得られる。負荷は，図12-3 A▼の遅いステップ2に示したように，クロスブリッジが90°から45°に変化するのを遅らせるように働き，平均的クロスブリッジの回転速度を遅くする。

負荷抵抗によって収縮中の筋は伸展（張）される

クロスブリッジの回転は力を発生したり筋を短縮させる。しかしながら，重力，拮抗筋の収縮，あるいは大きな外部負荷がかかると，収縮筋の伸展（張）が起こる。収縮筋にその筋が発生できる力の60％以上の負荷がかかっても短時間なら耐えられる（図12-5 B▼）。細いフィラメントに結合しているクロスブリッジを離すには大きな力を必要とする。大きな負荷がかかっている筋はクロスブリッジ頭部が45°に変化することができない。クロスブリッジの結合が解離すると，クロスブリッジは再結合してさらに伸展されないように働く。PiとADPを放出しATPを結合するクロスブリッジの回転は，筋が伸展されたときには完結しない（図12-3▼）。このときには筋による仕事は行われず，筋に仕事が負荷されATPは消費されない。

大きな力が外部から筋・骨格系にかかると骨折，あるいは腱や筋の断裂が起こる。筋・骨格系に正常範囲の運動を超えて大きな力がかかると，静止筋でもこのような傷害が起こる可能性がある。しかしながら，多くの傷害は，たとえば転倒時に地面に着こうとして伸ばした腕に全身の重量がかかるときのように，最大収縮しているときに起こる。筋に発生する最大筋力は，収縮筋を伸展し，腱を介して関節や筋に伝達されるときに，その筋の最大筋力が得られる（図12-5▼）。収縮筋の伸展は普通に起こることで，通常，傷害は発生しない。しかし，時として，このような筋・骨格系の限界を超えて力がかかる場合がある。

脊椎動物の筋は大きく2つに分類することができる。1つのグループの筋は速く収縮する筋で，速い収縮，高いATP消費率とATPのエネルギーを機械的仕事に

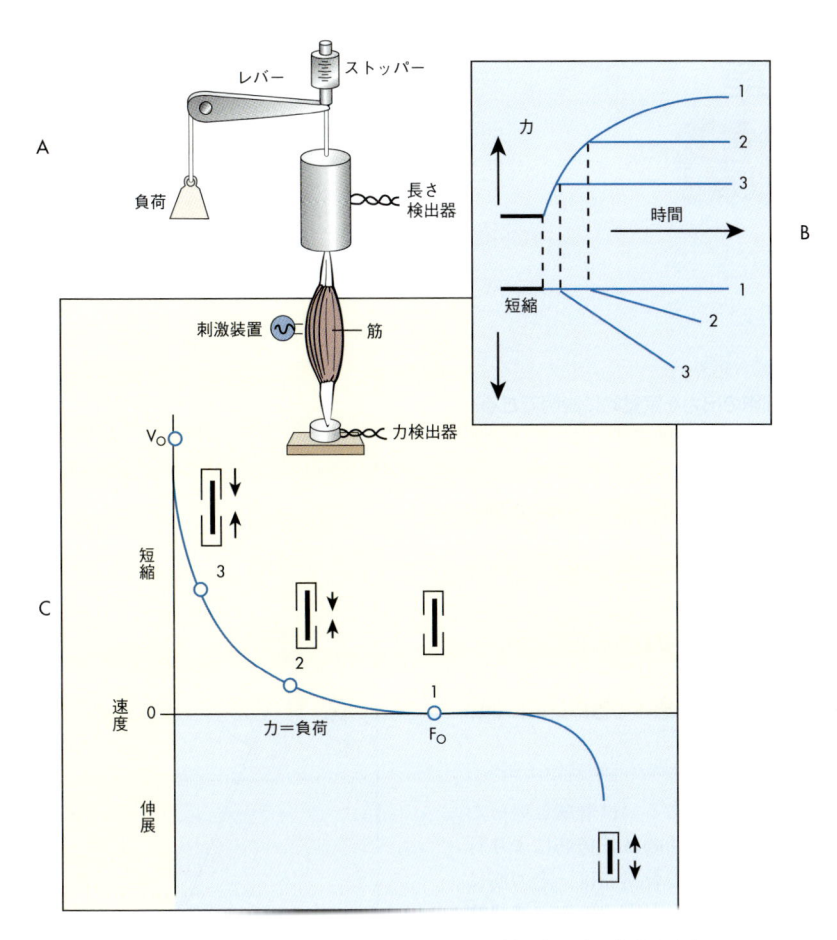

図12-5 A：前負荷をかけて短縮を測定するための装置。筋が収縮まで負荷を支えているストッパーがあることに注目せよ。B：負荷が①非常に大きい，②中程度，そして③軽い場合に，筋が刺激されたときの力と筋長を検出する装置のトランスデューサー（変換器）の反応を示してある。C：筋が短縮したときの速度-力関係は双曲線になる。筋は速く短縮するか強い力を発生する。収縮している筋は，筋が発生するよりもより大きな力に耐えうる（負荷＞最大張力[F_0]）。負荷が大きいと筋はゆっくりと伸展される。約1.6 F_0の負荷がかかると，収縮系は耐えられなくなり速やかな伸展が起こる。種々の負荷における相対的な動きが，4つの模式的に書いた筋節の横に矢印の長さで示してある。最大短縮速度は負荷がゼロのときに得られる。

効率良く変換するという特徴を備えている(13章参照)。このような筋は骨格に付着していて横紋構造を有する。もう1つのグループの筋は収縮が遅い筋で，持続的に収縮してATP消費も少ない(14章参照)。このような平滑筋とよばれる筋は中腔器官(管腔臓器)の壁構造の一部をなしている。

まとめ

- 収縮単位の基本構造はミオシンを有する太いフィラメントの矢じり構造である。太いフィラメントは細いフィラメントと相互に反応する。細いフィラメントはアクチン，トロポミオシン，細胞骨格と連絡している蛋白質から構成されている。
- 収縮は太いフィラメントから突出しているミオシン分子の頭部を構成しているクロスブリッジにより行われる。
- クロスブリッジサイクルでは，ATPの加水分解に伴う自由エネルギーの一部がクロスブリッジの立体的変化に使われる。
- 筋では多くの収縮単位が組織的に結合されていて，各クロスブリッジの総和が大きな力や動きを発生できる。
- 短縮速度はクロスブリッジ回転速度により決まる。この回転速度は，細胞内に発現しているミオシンアイソフォームと負荷により変化する。
- 収縮筋は，時として体の動きを遅くしたり複雑な運動を止めようとするときに伸展(張)されることがある。

第13章
骨格筋

到達目標
- 骨格を介して働く筋細胞の出力を定量的に説明できる。
- 骨格筋細胞の特徴的な構造－機能連関について説明できる。
- 運動神経はどのようにして骨格筋細胞を動員し制御しているのか説明できる。
- 活動電位からクロスブリッジ回転に至る間のステップを示すことができる。
- さまざまな収縮機能に対応する筋細胞の特徴について説明できる。
- 発達による変化と運動および病態への適応反応について説明できる。

ヒトは，会話，歩行，起立，あるいは着席といった意志決定をしている。これらの活動は骨格筋により行われている。動作を起こすための骨格筋は，その筋にある多くの特性を引き出す役割をもっている。骨格筋の構造から始まるこの章では，これらの特徴について述べる。

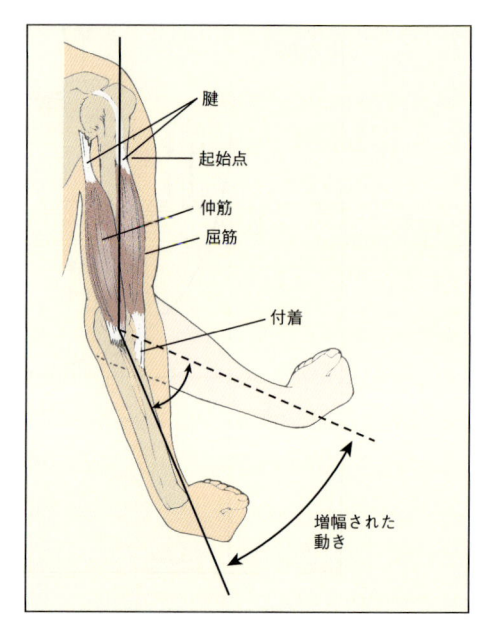

図13-1 骨格筋細胞の集団がいろいろな筋を構成している。筋細胞は骨格のレバー支点に向かって伸びて付着している。

骨格筋は骨格に対して働く

骨格は多くの骨格筋が働きかける支持レバーとしての役割を果たしている（図13-1▼）。発声や嚥下に関係している口唇と食道の骨格筋は例外的である。特徴的なのは，四肢の骨格筋細胞は2関節をつないでいて，伸展（張）不可能なコラーゲン（膠原）線維を含有する腱や他の機械的結合部を介して筋は骨格に付着している。

筋細胞と骨格の関係は以下のように骨格筋の重要な特徴を引き出している。
1. 個々の骨格筋細胞は両端に腱を有し，神経のインパルスに応じてそれぞれの筋細胞が収縮する。
2. 収縮力は動員する筋細胞数を増すことにより増加する。
3. 骨格筋細胞は通常は弛緩していて，骨格は主に重力負荷を支えている。
4. 骨格筋は，普通，骨格レバーシステムの近位端に付着する（図13-1▼）。それにより負荷よりも大きな力を発生する。大きな動きは細胞の短縮によって決まる。
5. 収縮は多くの場合，動きを伴い機械的**仕事** work（仕事＝力×距離）を行う。仕事率すなわち**パワー** power（パワー＝仕事/時間）は大きい。
6. 骨格筋は高い**効率** efficacy（効率＝なされた仕事/ATP消費）が特徴である。

骨格筋は胎児期の細胞が融合してできた多核の大きな細胞である

上腕二頭筋のような筋は筋細胞の束からできていて，結合組織により他の筋から隔てられている。筋の中のすべて，あるいは一部の細胞が収縮することにより複雑な動きが起こる。温血動物は，普通，400以上の筋を有しており，そのいくつかは1つの骨についている（ゾウの体幹は明らかに例外的で，数千の筋はあるが骨はない）。それぞれの動きは多くの筋の協調的な収縮によって行われる。**協力筋** synergistは協調的に働

いて同じ動きをするが，**拮抗筋** antagonist はある筋の動きを抑制するように働く。数種の筋が総合的に働くことにより，関節を安定化させて正確に制御された動きをする。正常では**屈筋** flexor と**伸筋** extensor（四肢の関節に作用する拮抗筋）が動きに関与している。ある動きをするのに使う筋は個人間で異なる。これらのいろいろな動きのパターンは神経筋接合部の学習効果，すなわちトレーニング効果を表していて，協調運動や運動選手の成績の一要素となる。

　胎児の筋芽細胞は融合して巨大な多核細胞を形成し，これが骨格筋に分化する。筋の直径は細い糸くらい（$50～100\mu m$）であるが，融合した多核細胞は数cmの長さになる。骨格筋の収縮単位である筋節（第12章参照）は**筋原線維** myofibril（図13-2▼）に沿って直列に連結している。細胞骨格は筋原線維のZ帯に連絡しており，筋節を配列させている。交互にみられる明帯と暗帯の縞目は，細いフィラメントのみのところと，太いフィラメントもあるところに相当している。このような縞目は光学顕微鏡によりみることができる。おびただしい数の筋節がある。たとえば，長さ10 cmの細胞には45,000以上の筋節がある。

細胞内の4つの構造的および機能的に分離した膜は骨格筋細胞の活性化に関係している

　神経筋接合部 neuromuscular junction, すなわち**運動神経終末** motor endplateは，形質膜が特別に分化したところである（図13-2▼, 13-3▼）。続いて形質膜または**筋形質膜** sarcolemma とよばれる膜を活動電位が伝播する（第3章参照）。筋形質膜の小さい開口部は，温血動物ではZ帯に一致して存在する**横行小管ネットワーク** transverse-tubular (T-tubular) network (T管ネットワーク) へと続いている。このT管ネットワークは細胞内部に入り込んで，細胞外空間を形成している（図13-3▼）。発達しているT管ネットワークは個々の筋原線維を取り囲んでいる。活動電位が筋形質膜に達すると，脱分極はこのシステムを介して細胞内へと広がり，興奮が筋原線維にまで達する。**筋小胞体** sarcoplasmic reticulum はT管と密に隣接している別の膜系である（図13-3▼）。筋小胞体は個々の筋原線維周囲を取り囲んでいる。

個々の運動ニューロンは多くの筋細胞を制御している

　基本的な神経・筋の関係は第9章で述べた。各骨格筋細胞は1つの運動神経分枝の支配を受け，1カ所の**神経筋接合部**がある。したがって，1本の神経とそれにより支配されている筋細胞を機能的なグループとして扱い，**運動単位** motor unit という。運動単位は，数個の筋細胞から数千の筋細胞をもつものまで，いろい

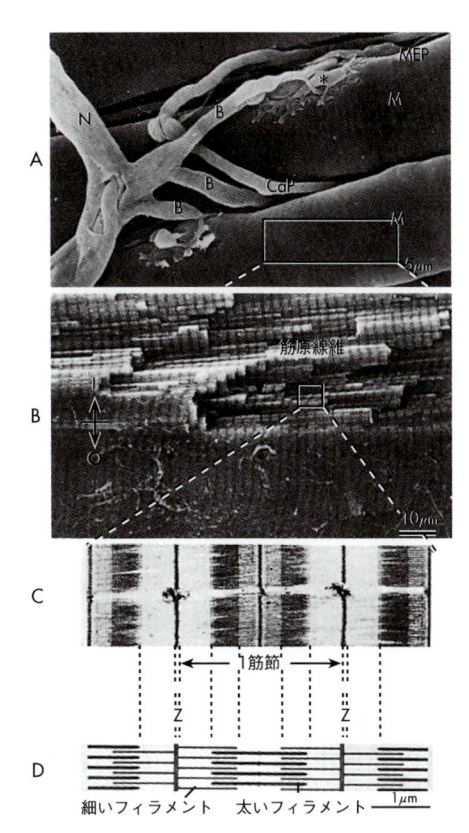

図13-2　A：3本の温血動物骨格筋細胞（M）の一部の走査電子顕微鏡像で，横紋がみえる。各筋細胞は，運動終板（MEP）あるいは神経筋接合部（＊印）とよばれる複雑な構造をしている運動神経（N）の分枝（B）が支配している。大きな細胞のそばに毛細血管（Cap）があるのに注意せよ。B：多くの横紋構造をもつ筋原線維が細胞内部に詰まっている様子を示すための，骨格筋細胞を割った走査電子顕微鏡像。I：内部，O：細胞外空間。C：2つの筋原線維を薄切した透過電子顕微鏡の高倍率像。個々のフィラメントはこの倍率では同定できない。D：Z帯（Z）と連絡がある細いフィラメントが，太いフィラメント間に入り込んでいる筋節の構造。(A: Desaki, J., Uehara, Y.: *J Neurocytol*, **10**: 107, 1981. B: Suwada, H., Ishikawa, H., Yamada, E.: *Tissue Cell*, **10**: 183, 1978. C: Huxley, H.E.: *Sci Am*, **213**: 18, 1965 より)

ろある。

　筋力低下または過剰活動（痙攣 spasm）は，中枢あるいは末梢神経の運動系に異常があり，その症候として現れたものである。シナプスにおける興奮性および抑制性神経伝達物質の放出の遮断あるいは亢進が起こった結果，神経筋接合部でアセチルコリンの放出が起こる。たとえば，ボツリヌス菌 *Clostridium botulinum* の毒素による食中毒は筋力低下と麻痺であり，その一部はアセチルコリンの放出阻害による。その他，破傷風菌 *Clostridium tetani* はテタヌスを起こすが，これは筋の痙攣が特徴としてみられる感染症である。破傷風毒素は実験的には神経筋接合部の情報伝達を抑制するが，主な効果は中枢の運動系の抑制性シナプスにおける伝達物質放出の抑制である。この抑制により頻回に活動電位が運動神経軸索で発生するので，痙攣が起こるのである。

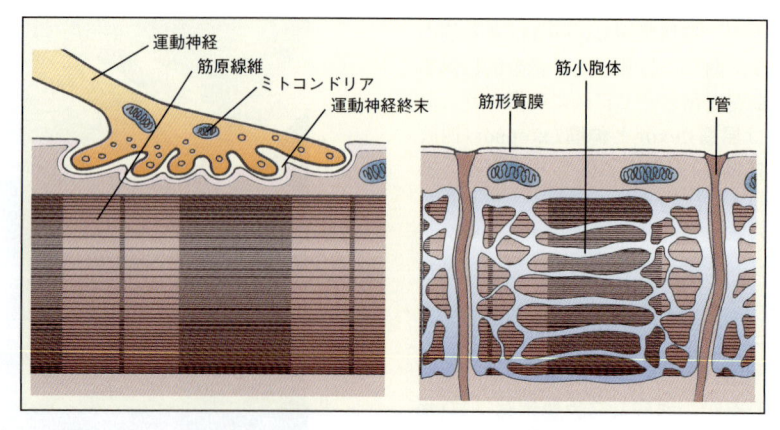

図13-3 骨格筋の膜構造。形質膜は細胞内空間（筋漿，細胞質）と細胞外空間とに分けていて，3つの分化した部分を構成している。それは運動神経終末，筋形質膜，それにT管である。T管は温血動物では各筋節の端でネットワークをつくっていて，細胞外空間と連絡している。筋小胞体は筋原線維を取り囲んでいて細胞内に独立した空間を形成している膜系で，T管と密に接している。

興奮性と抑制性のシナプス電位の総和が細胞体に伝わって，閾膜電位を超える脱分極が起こると運動神経に活動電位が生じる（第3, 9章）。活動電位が神経筋接合部で終板電位を発生させるのに十分なアセチルコリンを放出させると，運動単位中のすべての筋細胞に活動電位が発生する。そして同期した収縮が起こる。筋細胞よりも運動単位のほうが，独立に動員されうる基本的および機能的収縮単位である。

> 重症筋無力症 myasthenia gravis は重篤な進行性の疾患で，四肢の筋の筋力低下を伴う。典型例では自己免疫メカニズムが関係している。終板の膜におけるアセチルコリン受容体に対する血液中の抗体が受容体数を激減させ，それにより神経筋の伝達が障害される。筋力低下はネオスチグミン neostigmine のような抗コリンエステラーゼ薬の投与により軽減される。処置後は終板で放出されたアセチルコリンが分解されずに持続し，神経筋伝達を回復させる濃度まで高くなる。

Ca^{2+}動員は骨格筋の収縮を調節している

活動電位がクロスブリッジ回転と収縮を起こすまでの間の過程を，**興奮収縮連関** excitation-contraction coupling という（図13-4▼）。ここでは次のようなことが起こっている。① 神経筋伝達と終板膜，筋形質膜，T管の脱分極，② Ca^{2+}の動員，そして③ クロスブリッジの回転を制御していて筋原線維に存在している調節メカニズムに対する Ca^{2+} の作用。骨格筋における興奮収縮連関は比較的単純である。それはこの3つのステップそれぞれについて，最も重要な過程が1つに限られているからである。

Ca^{2+}は細胞膜の信号をクロスブリッジの回転に伝達するメッセンジャーである

骨格筋は非常に大きい細胞なので Ca^{2+} が筋形質膜のチャネルを通り，細胞外から筋原線維まで拡散して

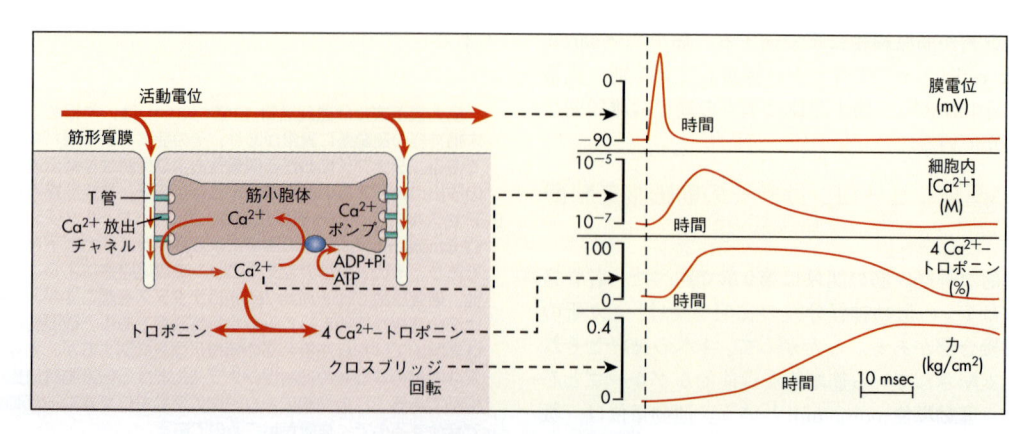

図13-4 骨格筋の興奮収縮連関

速い収縮を起こすことはむずかしい。筋小胞体（図13-3▼）により取り囲まれた細胞内空間には，活性化に関与しているCa^{2+}プールがある。骨格筋細胞の情報伝達は，活動電位が筋小胞体からCa^{2+}を放出する過程である。T管の脱分極は，解剖学的に連携している筋小胞体のチャネルを開口させる。チャネルの開口は，電気化学的勾配に従ってCa^{2+}を筋漿中（細胞内）に拡散させる（図13-4▼）。Ca^{2+}の濃度勾配は大きく（約10^5），距離は短い（＜1 μm）のでこの過程は数msecで終わる。

電位感受性Ca^{2+}チャネルに加えて，筋小胞体膜は筋漿のCa^{2+}を筋小胞体内に取り込む蛋白質複合体を豊富にもっている。この能動輸送はATP加水分解に依存している（図13-4▼）。

体重68 kgの安静中のヒトでは，1日に約40 kgのATPを加水分解してしまうが，これはCa^{2+}輸送とクロスブリッジ回転のために使われる（生体内では，わずかに貯蔵されているATPは継続的にADPから再合成されている）。これは相当量の熱を産生し，この熱は汗や他の機構により放散される。筋は体温調節に重要な働きを担っている。寒冷暴露はふるえを起こし，それにより熱を産生するが，有効な運動は起こらない。

クロスブリッジがアクチンに結合するためにはCa^{2+}が必要である

Ca^{2+}は，弛緩状態でクロスブリッジが結合していない状態のオフ状態から，クロスブリッジが結合して回転するオン状態へと効果的に変化させる（図13-5▼）。細いフィラメントにあるトロポミオシンに結合している調節蛋白質トロポニンtroponinは，Ca^{2+}を結合する4つの高親和性部位をもっている（訳注：2つは高親和性，2つが低親和性である）。これらの部位には，筋小胞体からCa^{2+}が放出されるとすばやくCa^{2+}が結合する（図13-4▼）。その結果，すべての細いフィラメントが瞬時に活性化される（図13-5▼）。Ca^{2+}輸送ポンプがCa^{2+}濃度を低下させてトロポニンからCa^{2+}が解離するまで，クロスブリッジは回転し続ける（図13-4▼）。細いフィラメントはオフ状態に戻り，筋は弛緩する。骨格筋の活性化は"全か無の法則"に従う。活動電位は均一なCa^{2+}トランジェントtransient（一過性細胞内Ca^{2+}濃度変化）を誘発する。このスイッチはごく瞬時にすべての細いフィラメントをオン状態にして，その結果，**単収縮**twitchとよばれる機械的応答を誘起する。

神経系は収縮力の大きさを決める

骨格筋は，時には相当の時間いろいろなレベルの力を発生しなくてはならない。筋により発生する力は2つのメカニズムにより調節されている。第1に筋は多

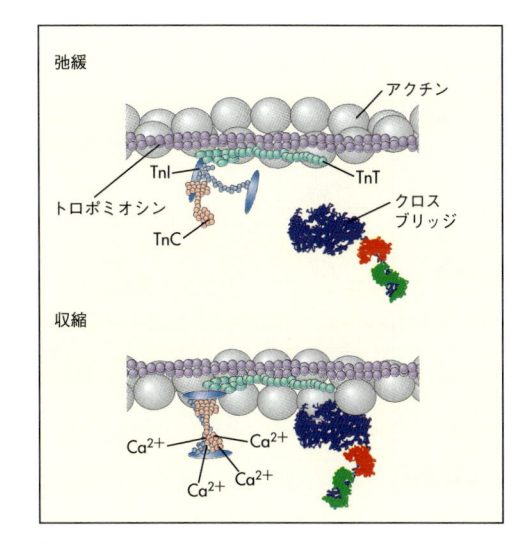

図13-5 Ca^{2+}は調節蛋白に結合してクロスブリッジの回転を誘起している。トロポニンは3つのサブユニット（TnI，TnT，TnC）からなる。TnCに4つのCa^{2+}が結合するとクロスブリッジが結合できるように，細いフィラメントの一部に立体構造変化が起こる（訳注：4つの結合部位のうち，2つの部位は高親和性で，静止時にすでにCa^{2+}が結合している。あとの2つが低親和性部位で，ここにCa^{2+}が結合すると収縮が始まる。本文参照）。太いフィラメントから突出しているクロスブリッジのみを示した。（R. J. Solaroの好意による）

くの運動単位を有しているので，運動単位の動員の程度により力は広範囲にわたり変化する。第2の力を増し収縮時間を延長するメカニズムは，運動神経が発火する頻度を増すことによっている（図13-6▼）。単収縮中にすべてのクロスブリッジが回転しても，Ca^{2+}レベルが低下して収縮系がオフ状態になる前に最大収縮には達しない（図13-4▼）。1つの活動電位により発生するCa^{2+}トランジェントでは，短時間のためにクロスブリッジの回転が最大収縮力を発生するには不十分である。運動神経がより頻回に発火すると，さらにCa^{2+}トランジェントが発生する。それにより機械的応答は加重してより大きな力を発生し，**強縮**tetanusとよばれる持続的収縮を誘起する（破傷風tetanusと同じではないことに注意せよ）。最大強縮張力は単収縮のおよそ8倍にも達する。

いくつか微妙な収縮調節に関与している要因がある。弱い収縮で動員される運動単位は収縮力をわずかに増加する。多くの運動単位があり，かつ，強縮という収縮様式があることによって広範囲にわたり収縮力を変化させることができる。

骨格筋の機能的多様性

骨格筋が静止状態から収縮状態に移行すると，ATP消費が著しく増す。これに呼応して同時にATP合成

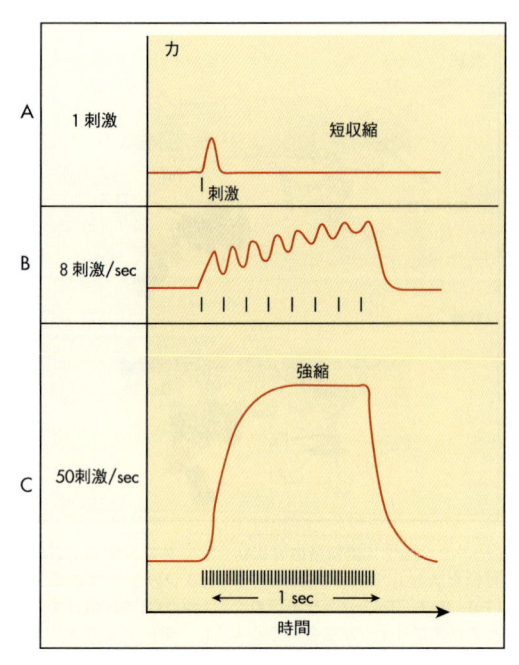

図13-6 高頻度刺激による運動単位の収縮力増加を示している。A：単収縮。B：不完全強縮。C：完全強縮。

も増す。多くの細胞と同様に，筋細胞のATP再生には3つの経路がある（図13-7▼）。

骨格筋細胞は異なる代謝経路を利用するように分化している

クレアチンキナーゼの働きで，クレアチンリン酸によりADPが**直接的リン酸化** direct phosphorylation される経路は，リン酸の移動であって全体的なATP合成ではない。クレアチンリン酸は瞬時に高エネルギーリン酸を供給する大きな貯蔵庫として働いている。直接的リン酸化は，収縮開始時に他の合成経路が活動する間，細胞のATP濃度を一定に維持している。細胞のATP合成には2つの経路しかない（解糖と酸化的リン酸化である）。これらの経路にはそれぞれ特徴がある（図13-7▼）。

解糖 glycolysis はグルコース1 molあたりのATP産生量は低いが，ATP産生速度は速い。しかし，この系はグリコーゲンが枯渇すると停止してしまう（数秒から数分しかもたない）。ミトコンドリアにおける酸化的リン酸化は，ATPを持続的かつ効果的に産生するために，毛細血管から細胞内へと拡散する酸素と基質を利用する。この系の欠点は，解糖よりも遅い点である。酸化的リン酸化は非常に速いクロスブリッジ回

経路	速度	限界	ATP/グルコース
1. 直接的リン酸化	最も早い	厳しい限界	0
2. 解糖	非常に速い	限界	2～3
3. 酸化的リン酸化	遅い	無制限	36

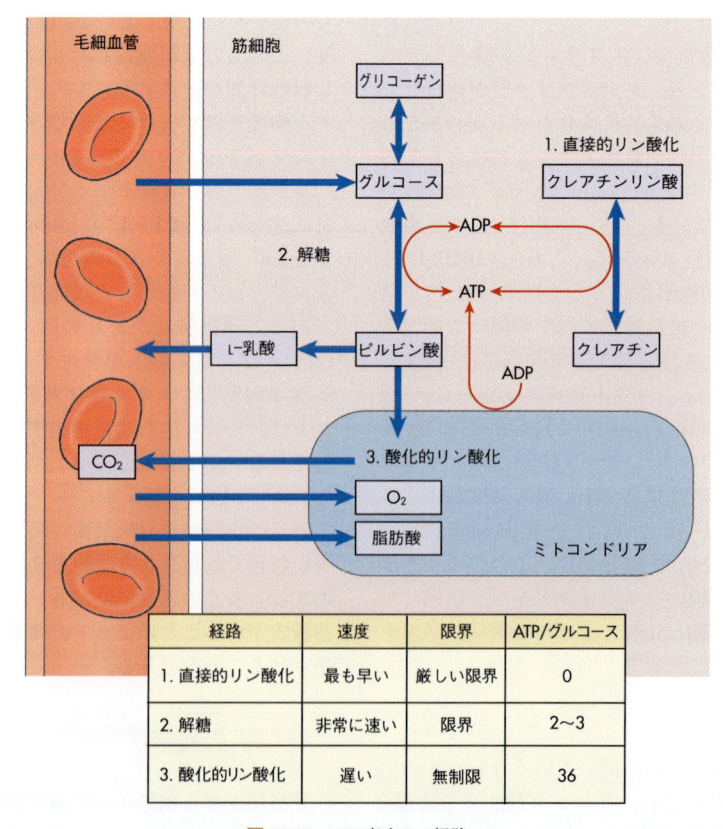

図13-7 ATP産生の3経路

第13章 骨格筋　137

表13-1　霊長類骨格筋の筋線維タイプ

	遅筋, 酸化的(赤色)	速筋, 解糖(白色)
ミオシンアイソザイム(ATPアーゼ速度)	中間	速い
筋小胞体Ca^{2+}ポンプの速度	中間	速い
ATP消費速度	中間	非常に速い
直径(拡散距離)	中間	大きい
酸化的容量：ミトコンドリア含有量，毛細血管密度	高い	低い
解糖	中間	高い

転速度の要求には応えられない。

筋線維のタイプはATP産生と消費速度に一致している

　ヒトや他の霊長類では2種類のタイプの骨格筋がある。このように骨格筋の筋は分化しているので，高いパワーを出す収縮や長時間に及ぶ収縮が可能となる。2種類の細胞は遅いミオシン，あるいは速いミオシンが発現するかどうかで決まる（表13-1▼）。このアイソザイムは，中間的あるいは高いATPアーゼ活性をもっているか，すなわちクロスブリッジ回転速度が速いか，遅いかにより異なる。**遅筋** slow fiberは短縮速度とパワーが中間的なのが特徴で，ATP消費も速くない。遅筋は血液の供給が豊富で（高い毛細血管密度で），ミトコンドリアの含有量が多く，細胞径はあまり大きくない。このような特徴があるので，酸素や代謝基質の拡散距離が短い。遅筋は**赤筋** red fiberとよばれるが，それは血管内の鉄を含むヘモグロビン，筋漿中のミオグロビン，それにミトコンドリア中のチトクロムの色による。もし血液の供給が適切であれば，遅筋は高い持久力を発揮する。

　速筋 fast fiberの最大ATP消費速度は解糖による。これらの大きくて白い色調の細胞では，筋小胞体が発達しており，速い収縮に見合った速い弛緩が可能である。これらの細胞が白くみえるのは，酸素結合蛋白質の含有量が少ないからである。速筋はグリコーゲンの枯渇により速やかに疲労に陥る。

　細胞よりも，運動単位のほうが機能的な単位といえる。速い運動単位と遅い運動単位は，それぞれ遅筋，速筋を有しているという組成だけの違いではない（図13-8▼）。遅い運動単位は通常，小さな力しか発生しない。それは，筋線維の直径が小さく，比較的線維数

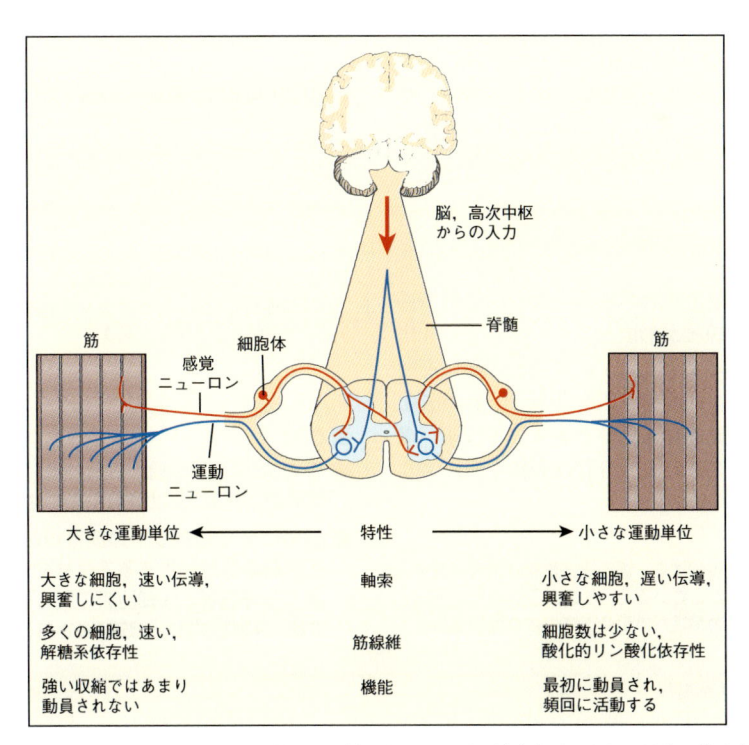

図13-8　速いおよび遅い運動単位の特徴と運動神経とのシナプス結合を示した図。通常，筋は少数の速い(白筋)運動単位と多数の遅い(赤筋)運動単位から構成されている。ある運動単位の筋細胞は，解剖学的に独立したグループとして存在しているのではなく，他の運動単位の筋細胞と混ざり合っている。

が少ないからである。運動神経は運動単位の生理学的性質を決めている（第9章参照）。小さい細胞体と細い軸索をもっている神経は，決まった量のアセチルコリンしか合成せず，小さい運動単位を形成している。小さい運動神経はいつでも興奮できるようになっている。活動電位を発生するための脱分極に，興奮性シナプス後電位をほとんど必要としない。これに対して，速い運動単位の大きな神経はあまり興奮性が高くない。最も大きな運動単位は1000以上の細胞をもっていて，ヒトでは数百gの力を発生する。

疲労はホメオスタシスが乱れた状態である

多くの筋は種々の活動を行うことができる。たとえば，中等度の仕事の負荷はほとんど疲労せずに持続可能である。はじめに動員される運動単位は，興奮しやすい遅い運動単位で，疲労耐性がある。速い運動単位は，速くて大きなパワーとともに大きな力を出す収縮のときに動員される。最大筋力は持続せず，速い運動単位はすぐに疲労に陥る。

驚くことに，誰でもが激しい運動のあとに経験する一般的な身体疲労の原因はほとんどわかっていない。疲労は筋細胞が収縮不能になる前に起こる。遅い運動単位においても，クレアチンリン酸とグリコーゲンの含有量は活動中に低下する。しかし，個体は細胞内ATPが低下する前に運動単位を使わなくなる。血中乳酸やpHの低下といった代謝性の変化が疲労を感受するのに関係しているであろうと考えられているが，現象を十分に説明するには至らない。疲労が持続していても，運動を停止したのち，短時間のうちに酸化的リン酸化の亢進により代謝性物質は再合成される。

筋線維は成長して運動に適応する

筋の成長に際し，筋原線維の両端に新しい筋節が添加され，新たな筋原線維が形成される。骨格筋の分化は収縮活動様式によって異なる。活動頻度が高い運動単位は遅いミオシンアイソザイムを発現し，高い酸化能力が発達する。活動頻度が低い運動単位では速い線維へと分化する。このように，分化は神経支配により変化する。

> 骨格筋は使わないと萎縮する。細胞径と筋原線維数が減少する。ベッド上で安静にしていると，このような変化が2日ほどで起こる。もし運動神経が外傷や疾病により破壊されると，除神経された筋は，最初は萎縮し数カ月以内に変性する。このようなことが起こるのは，重篤な急性灰白髄炎 poliomyelitis で，中枢神経系がウイルスに感染して運動ニューロンが傷害されるためである。このような過程は，再神経支配が起これば可逆的である。速い運動単位で支配されていた細胞は，小さな運動神経により再支配される。逆もまた真である。

身体活動は筋に大きな，種々の影響を与える。これらの変化は活動の様式により異なる（表13-2▼参照）。反応は適応であり，神経筋の学習，持久力の増加，そして力の増強に基づいている。たとえば，自転車乗りのような複雑な運動を行うといった学習能力は，練習をしなくても何年も持続する。しかし，筋細胞における変化を維持するには定期的な練習が必要である。中等度の運動によりもたらされる身体的な利点は，主に骨格筋に対する効果より呼吸・循環系の機能が亢進したことによるものである（第26章参照）。筋力トレーニングは，骨の成長や大きな力を支える骨や腱の成長をはじめとした，いろいろな効果をもっている。

運動は大きな効果を運動単位にもたらすが，重量挙げが遅い運動単位を速い運動単位に変換したり，新しい筋細胞を形成するようなことはない。神経交叉支配実験や傷害後の再神経支配によって示唆されているように，遅筋から速筋へ，あるいはその逆といった変換が起こりうる。しかし，運動によりミオシンアイソフォームの発現様式自体が変化することはない。

> テストステロン testosterone は，筋原線維の形成を促進して骨格筋細胞の肥大を促進する。このホルモンは女性よりも男性のほうが筋肉質で力が強いことに関係している。テストステロンと構造的に類似している同化ステロイドは，筋力を必要とするスポーツで，筋力を増強して成績を上げるために多くの選手により使われている。しかし，これらのホルモンは多様な作用をもっており（第49章参照），筋力トレーニング効果を増すのに必要な用量では，多くの副作用があることが知られている。このような危険は，さまざまな不法な禁止薬物を使うことにより増す。

まとめ

■ 骨格筋（随意筋）細胞は運動神経系により制御されていて骨格に作用し，力を出したり生体を動かしたりする。

■ 特別に分化した以下の膜系が収縮制御を行っている。①活動電位が発生する運動神経終末。②活動電位が伝播する細胞膜。③細胞膜の脱分極を筋小胞体に伝えるT管。④細胞内Ca^{2+}貯蔵庫である筋小胞体。

表13-2 運動の効果

トレーニングのタイプ	例	主な適応反応
学習と協関のトレーニング	タイプ	運動技術のスピードと正確性の向上（中枢神経系）
持久性トレーニング（最大下，継続的，努力）	マラソン	筋肥大は起こらず，酸化的能力の向上
筋力トレーニング（短時間，最大努力）	重量挙げ	筋肥大と解糖系能力の向上

- 興奮収縮連関は以下のプロセスを含む。①アセチルコリンにより誘発される活動電位。②筋小胞体 Ca^{2+} 放出チャネルの電位依存性開口。③Ca^{2+} の拡散とトロポニンへの結合。④クロスブリッジの結合と回転を可能にする細いフィラメントの立体的変化。
- 運動単位では，その神経分枝の支配を受けているすべての筋細胞の単収縮が単一活動電位により起こる。収縮力は動員される運動単位と，神経興奮の頻度により変化する。
- 収縮速度が遅く，酸化的代謝が盛んで，疲労耐性がある運動単位はすべての筋の活動に関与している。収縮が速く，解糖が盛んな運動単位は，筋活動の停止をもたらすような全身的な変化を起こすまで，短時間に力とパワーを発揮する。
- 筋細胞の表現型は筋活動の様式によって決まる。筋力を発揮するような運動は細胞の肥大を起こす。筋が活動しなかったり，除神経されると筋は萎縮する。

第14章
中腔器官（管腔臓器）の内壁を形成する筋

到達目標
- 中腔器官における筋の構造と機能を説明できる。
- 平滑筋の制御系について説明できる。
- クロスブリッジの結合，および回転のキネティクスに関係している調節系について説明できる。

血管系，気道系，胃腸管系，泌尿生殖器系，およびその他の器官系には，骨格筋とは異なる特殊な筋があり重要な働きをしている。この種の筋には横紋がなく，そのため**平滑筋**smooth muscleとよばれている。平滑筋は医学では特に重要である。それは喘息，高血圧症，あるいは動脈硬化など多くの疾病に関係しているからである。平滑筋の収縮は不随意に起こり，平滑筋の機能はいろいろな器官の機能を統合している自律神経系と種々のホルモンにより調節されている。

平滑筋は中腔器官の容積を調節している

中腔器官の細胞にかかる負荷は圧力である。筋が弛緩状態にあるとき，ある器官内の内容物の容積が増すにつれて，その器官の壁の基質である結合組織が最大限に伸展されるまで，その器官の容積は増大する。平滑筋は中腔器官の内容物を排出するために短時間のうちに圧を上げて，**相性収縮**phasic contractionとよばれる収縮により短縮する。しかし，ある器官の形状を一定に保ち，長時間にわたり等尺性に収縮することもある。このような収縮を**持続性（緊張性）収縮**tonic contractionという。このような場合に，筋は"調節可能な骨格"とでもいうべき振る舞いをする。収縮維持のエネルギー効率（力×時間/ATP消費）は，常に収縮しているような筋では重要である。事実，ある種の平滑筋のエネルギー効率は横紋筋の300倍以上にも達する。

中腔器官の細胞は，骨格筋のように2つの骨に結合しているわけではなく，細胞どうし，あるいは細胞外結合組織に結合している。そして収縮するときには，個々の細胞が動員されるのではなく，鎖状に結合している筋は一様に活性化されて，同じ力を出している。すなわち，ある器官のある部分の収縮は，筋細胞が協関して機能することにより，全体の圧を変化させている。

平滑筋をタイプ分けすることは難しいが，相性あるいは持続性筋といった機能的な分類のほうが有用である。胃腸管と泌尿生殖器系の多くの平滑筋は相性収縮し，このような平滑筋は通常，弛緩しているかあるいは律動性に収縮する。血管平滑筋，気管平滑筋，括約筋はこれとは対照的に持続性収縮し，常にある程度収縮状態にある。このような持続的な活動張力は**緊張tone**とよばれる。この章は，これらの背景にある基本的メカニズムについて詳しく述べる。他の章では特定器官の平滑筋機能を扱う。

諸器官の平滑筋の構造は複雑である

最も単純な中腔器官は細動脈である（図14–1▼）。細動脈は次の主要素から構成されている。内皮細胞，内皮細胞を取り巻く1層の平滑筋細胞，それに結合組織である（第22，23章参照）。腸管では粘膜が管腔を取り囲んでいて，栄養素の消化と吸収にあずかる。腸管壁の平滑筋は混在しており，内容物を送り出している（第32章参照）。腸管には，以下の2つの筋層がある。腸管腔周囲を取り囲む内側の輪層筋と腸管の長さを制御する外側の縦走筋である。内容物の混和や下部腸管への移送は，内・外の筋層の間にある神経叢から出ている神経の複雑なネットワークの協調により行われている（第32章参照）。

ある器官では，平滑筋は嚢を形成している。通常，嚢は弛緩しており，その容積が内容物の量により増える。この平滑筋の収縮は，嚢の出口にある**括約筋**sphincterとよばれる平滑筋の弁の弛緩とともに起こり，嚢内を空にする。その例が膀胱，子宮，それに**胆嚢**である。解剖学的に複雑な平滑筋層が収縮することにより，その器官の内容を排出するのである。

このような平滑筋の制御と協調性は，以下の要因により保たれている。それは，①内在性および外来性神経支配，②栄養素やホルモンを運ぶ血液の供給，それに③電気的・化学的そして機械的伝達を可能にしている細胞結合である。これらの要因の性質と重要性の度合は平滑筋の種類により著しく異なる。中腔器官の壁

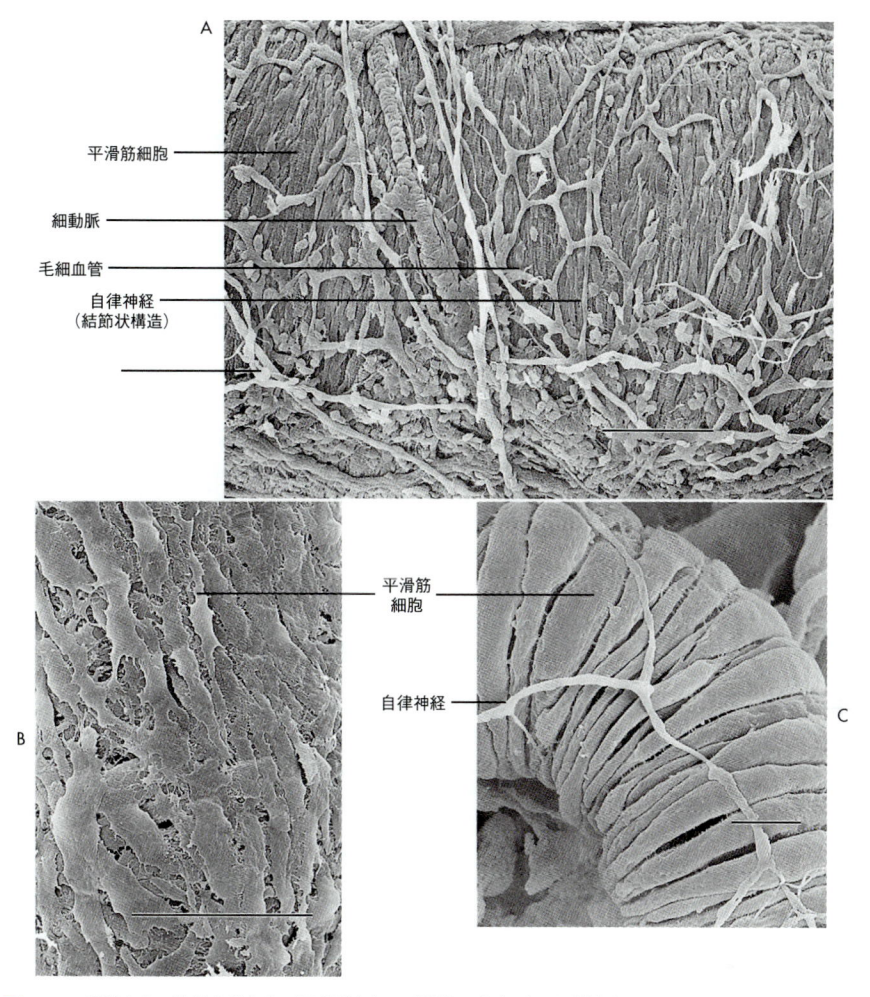

図14-1 卵管(A)，精巣上体(B)，細動脈(C)の平滑筋の走査電子顕微鏡像。不正でいろいろな形状をしている平滑筋細胞，筋層への連結，そして平滑筋細胞間の細胞外空間に注意せよ(バーは5 μmを示している)。(Uehara, Y. et al. : *Ultrastructure of smooth muscle*[Motta, P. M. ed.], Kluwer Academic Norwell, Mass, 1990.)

を構成している筋の機能に必要な要素は，骨格筋と異なり，おのおのの平滑筋の性質の違いと関係している(表14-1▼)。

細胞構造は機能と関係している

多くの平滑筋は直径2〜5 μmで収縮に至適な長さ(L_0)は約400 μmであるが，細胞の形状は多彩である(図14-1▼)。細胞は単一の中心核をもっており，多くの細胞は末端に向かって細くなっている。細胞は光学顕微鏡でみるとあまり特徴がない。細胞膜，収縮装置，細胞骨格は骨格筋とは異なる。

3つの膜系(形質膜，陥凹，筋小胞体)が細胞外の信号を収縮装置に伝えたり，細胞内のCa^{2+}貯蔵部位を形成している(図14-2 A▼)。**陥凹**caveolaeというのは

表14-1 骨格筋と平滑筋の機能比較

特性	骨格筋	平滑筋
役割	動き(仕事)	動きと形状の調節
構造と機能	高い均一性	不均一
収縮力とATP消費	非常に高い	低い
活動パターン	通常は弛緩	通常は収縮
細胞の動員	個々の細胞の収縮(運動単位として)	全体として収縮
クロスブリッジの動員	細いフィラメントによる調節，全か無の法則に従う	ミオシンによる調節，多様なクロスブリッジ結合速度
クロスブリッジキネティクス	ミオシンアイソフォームと負荷によって決まる	クロスブリッジ回転速度により調節

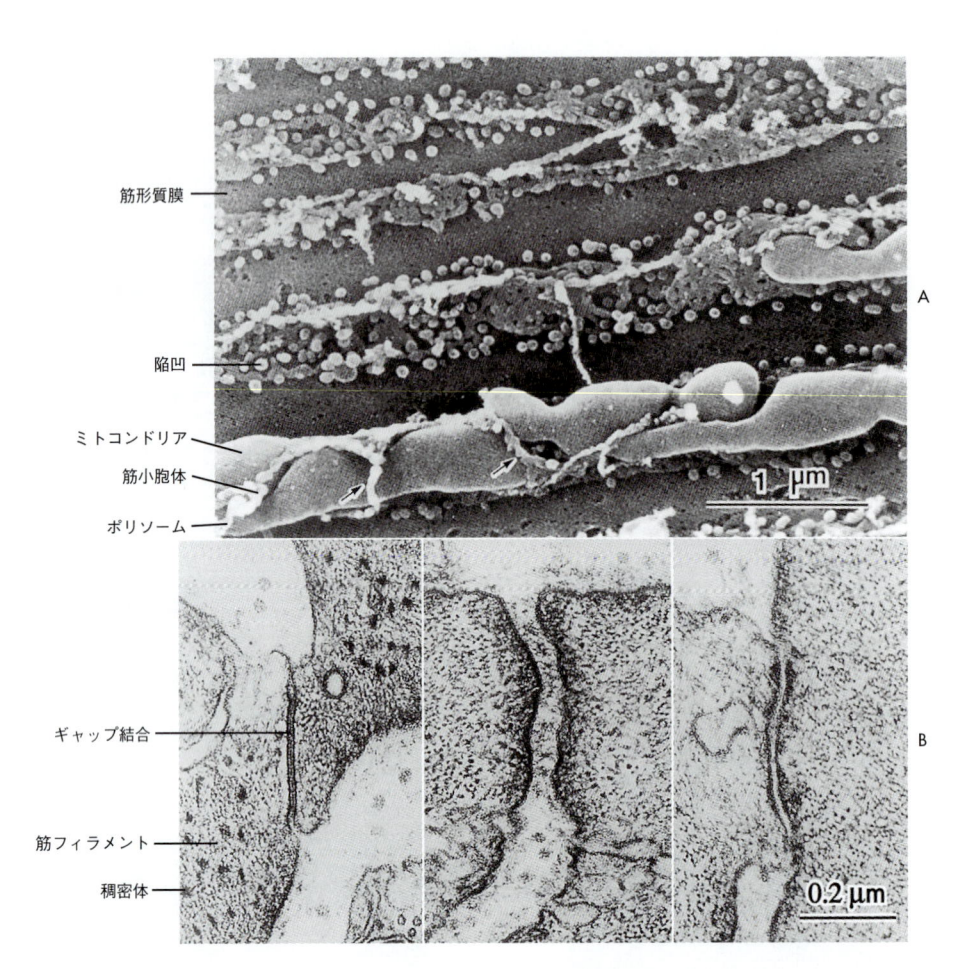

図14-2　平滑筋の膜系と接合部。A：腸管平滑筋細胞形質膜の細胞質側の走査電子顕微鏡像。陥凹の列が細胞質側に突出しているが，細胞外空間とつながっている。外側表面では他の細胞と結合していて，膜の内側では細いフィラメントを結合している細胞骨格膜の電子密度の高いところがある。筋小胞体(矢印)が陥凹とミトコンドリアを蛇行して囲んでいる。蛋白質合成の場であるリボソームの集団から構成されているポリソーム polysome は筋小胞体の近傍にある。B：腸管平滑筋細胞間の種々の結合様式を示している透過型電子顕微鏡像。左図はギャップ結合で，イオンや小分子が細胞間を拡散可能である(図4-1を参照)。機械的に結合している他の結合様式では，細胞間隙の細胞外側は電子密度が高く，細胞どうしの間は広い。
(A：Inoue, T.：*Ultrastructure of smooth muscle*[Motta, P. M. ed.]，Kluwer Academic Norwell, Mass, 1990. B：Gabella, G.：*Ultrastructure of smooth muscle*[Motta, P. M. ed.]，Kluwer Academic Norwell, Mass, 1990.)

筋形質膜(細胞膜)が小さい囊状に陥凹したもので，細胞に沿って1列に並んでいる。平滑筋では，筋小胞体は連続した不規則な管状のネットワークを形成しており，細胞全体に分布している。筋小胞体は筋形質膜や陥凹と密接に連絡している。しかし，骨格筋でみられるようなT管との特別な連絡はない。解剖学的に定義できるような運動神経終末はない。自律神経に沿って存在し膨らみをもった**結節状構造** varicosity とよばれるところから放出された神経伝達物質は(図14-1▼)，形質膜に存在する受容体へと拡散する。

収縮装置に筋原線維状の構造はみられない

収縮単位は細胞骨格に結合している細いフィラメントから成り立っている。細いフィラメントには，骨格筋よりもずっと少ないミオシンを含有する太いフィラメントと重なる部分がある(図14-3▼)。これらのフィラメントは，細胞のほぼ長軸方向に配列していて，力もこの方向に働く。細胞が短縮すると筋原線維は屈曲する。両フィラメントと細胞骨格の3次元的配列はよくわかっていない。

クロスブリッジが細いフィラメントに結合して発生する力は，細胞骨格を介して伝えられる。細いフィラメントが結合している部位は**稠密体** dense body とよ

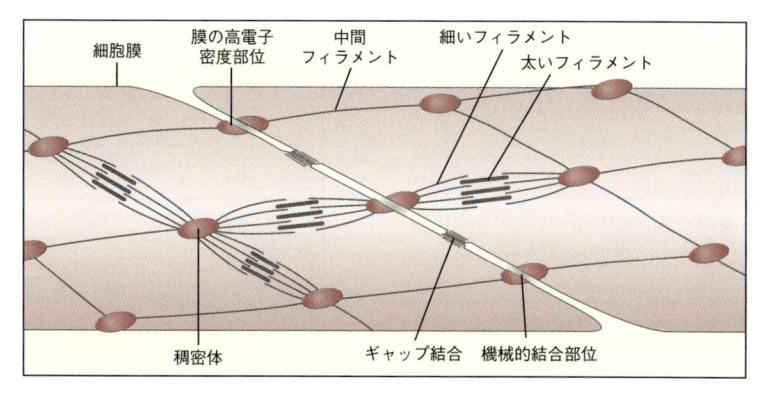

図14-3 平滑筋の細胞骨格と筋フィラメントの予想構成図。筋フィラメントが並行して配列していない細胞の構造を再構成するためには，3次元画像技術が必要とされる。平滑筋は，骨格筋と比較して多くの細いフィラメントと少ない太いフィラメントから構成されている。

ばれ，細胞質全体および筋形質膜に沿ってある間隔で位置している**膜稠密領域** membrane dense area に散在している（図14-3▼）。これらの構造は骨格筋のZ帯に類似している。稠密体と膜稠密領域は，細胞骨格の**中間フィラメント** intermediate filament と結合している。

力を発生するように細胞どうしは結合している。さまざまな結合様式により（図14-2 B），電気的・化学的な連絡や機械的結合が平滑筋細胞どうしで行われている。器官の機能発現に必要な結合は，血管内皮や気道上皮細胞など他の細胞との間にもみられる。結合の密度と様式は組織により異なる。**ギャップ結合** gap junction は相性平滑筋で最も頻繁にみられ，収縮は複数の活動電位により誘起され，細胞間を伝わる。平滑筋において，骨格筋の運動単位に相当する平滑筋の機能的単位は，細胞の束，すなわち細胞層である。解剖学的に，収縮系は平滑筋細胞の形質膜を超えて結合している（図14-3▼）。

平滑筋細胞は，弾力線維やコラーゲン（膠原）線維のもとである原線維を合成し分泌している。細胞間にあり伸展性が大きい弾力線維と，弾力性に乏しいコラーゲン線維は，中腔器官内の容積増加に抗している。このような収縮系と力を伝達する構造により，平滑筋の短縮度は大きくなっている。

> 血管壁が脆弱になると内圧により壁が膨らむ。このように病的に膨らんだ部分を**動脈瘤** aneurysma という。動脈瘤は先天的か，**動脈硬化** atherosclerosis あるいは**梅毒** syphilis のような血管の疾病により発生する。大きな動脈の破裂は突然死につながる。破裂は正常部位よりも膨張部位のほうにより内圧がかかり，そこが伸展されて起こるのである（第22章参照）。

化学力学変換は平滑筋と骨格筋で共通している

平滑筋では筋フィラメントでの収縮蛋白質の配列と，収縮装置での筋フィラメントの配列についてはよくわかっていないが，力学的性質は骨格筋と非常に類似している。最大収縮力はほぼ同じで，収縮力に同様な筋長依存性がみられる（図12-4▼参照）。平滑筋の最大短縮速度は骨格筋よりもずっと遅いが，短縮および伸展（張）速度には同様な負荷依存性がみられる（図12-5▼参照）。

平滑筋の収縮蛋白質は，ミオシンアイソフォームの解離速度が遅い以外は，骨格筋の収縮蛋白質と類似している。このため，クロスブリッジの回転とATP分解の速度は遅い。これは，両タイプの筋のミオシンクロスブリッジは，同じようにATPにより供給されるエネルギーを力や動きに変換していて，滑走説により収縮を説明できることを示唆している。平滑筋の特徴（表14-1▼）は，細胞内Ca^{2+}濃度や，クロスブリッジの結合と回転速度を制御している複雑なメカニズムに関与していることである。

細胞外からの信号はCa^{2+}動員に影響する

平滑筋では細胞内Ca^{2+}濃度（$[Ca^{2+}]$）がクロスブリッジ回転を決めている重要な因子である。しかし，収縮力の増加は，骨格筋のように収縮にあずかる細胞の動員数を増すのではなく，動員するクロスブリッジ数を増すことにより行われている。この種の制御には，正確な筋漿（細胞質中）のCa^{2+}濃度の制御が必要である。筋形質膜とさまざまなCa^{2+}動員機構に対して，種々の興奮性および抑制性の信号が入力していて，平滑筋組織の活性化が制御されている。これらの信号とは，神経，循環しているホルモン，薬剤，局所ホルモン，イオン，それに代謝産物である。さらに，内皮細胞や結合している平滑筋細胞のような他の細胞からも信号を受けている。それぞれに特有で重要なメカニズ

平滑筋の最も重要な制御を行っている神経

いくつかの要因が神経性制御に影響する。多くの平滑筋組織は，通常，副交感神経系と交感神経系の神経支配を受けている。また，種々のペプチドや一酸化窒素（NO）をはじめとした新しい神経伝達物質が発見されている。

神経伝達物質を放出する部位は（結節状構造），ある組織では平滑筋と密接している。しかし，他の組織では，神経と平滑筋の間が離れており，伝達物質の拡散が必要である。神経から放出される神経伝達物質が特定の平滑筋に作用するには，その神経伝達物質を結合する受容体が平滑筋に発現していなくてはならない。ある平滑筋はノルアドレナリンにより収縮するが，他の平滑筋は弛緩する。このような異なる応答は体の協調的な調節を可能にしている。たとえば，ストレス状態ではアドレナリンは副腎から放出される。腸管の血管平滑筋は収縮し，血液は血管床が拡張している心筋や骨格筋へと供給されるのである。

神経支配は重要であるが，現実には，すべての器官の平滑筋は中枢性の自律神経支配（**外来性神経支配 extrinsic innervation**）がなくても，全体として適切に機能する。ある平滑筋には神経支配がない。除神経された平滑筋や心筋が萎縮せずに器官としての機能を維持できるのは，骨格筋との大きな違いである。内因性の神経活動に応答して収縮活動を維持するのに関係している因子は，局所あるいは循環しているホルモンで，これらの信号は平滑筋間を伝播する。

> 平滑筋や心筋は中枢神経系から独立しているので，臓器移植が可能である。その良い例が心臓移植で，冠状血管は神経支配がないが機能的に問題はない（第19章参照）。

筋小胞体と筋形質膜が細胞内 Ca^{2+} 濃度を調節している

相性および持続性収縮における Ca^{2+} 動員が，図14-4▼に示してある。相性収縮は数秒あるいは数分続き，短い活性化により誘起される。それはバースト状の活動電位や，活性化に必要な神経伝達物質やホルモンが受容体に短時間結合することによってもたらされる。その結果，小さな収縮を伴う一過性の細胞内 Ca^{2+} 濃度増加，あるいは骨格筋の強縮のように大きな収縮を伴う頻回の相性の細胞内 Ca^{2+} 濃度変化が起こる（図14-4 A▼）。筋小胞体からの Ca^{2+} 放出と細胞外から筋形質膜を通って流入する Ca^{2+} の両者が，一過性の Ca^{2+} 濃度増加に関係しているらしい。刺激が終わると，細胞内 Ca^{2+} は細胞外に排出されたり，筋小胞体

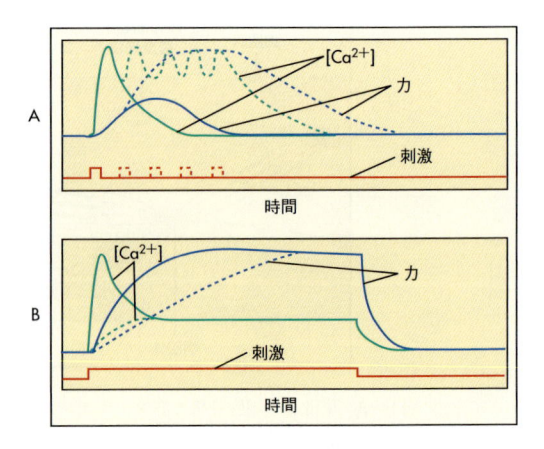

図14-4 平滑筋の相性および持続性収縮における Ca^{2+} 動員のパターン。A：一過性 Ca^{2+} 濃度増加と小さい収縮を誘起する単発刺激による相性収縮（実線）。単発刺激を繰り返すことにより個々の収縮は加重してより大きな収縮を発生する（破線）。B：持続性収縮では，神経伝達物質や他の物質により持続的に受容体が占拠されて，それにより活性化が維持される。筋小胞体からの初期 Ca^{2+} 放出によって速く収縮が誘起される（実線）。しかし，高い細胞内 Ca^{2+} 濃度は維持されない。持続性収縮の張力は，約 1.6 mM の Ca^{2+} 濃度の細胞外から拡散して細胞内に入る Ca^{2+} に依存する。もし，初期の高い Ca^{2+} 濃度変化が生じないと，同じ力を発生しても収縮のスピードがずっと遅い（破線）。このように Ca^{2+} 濃度は収縮力とともにスピードにも影響する。

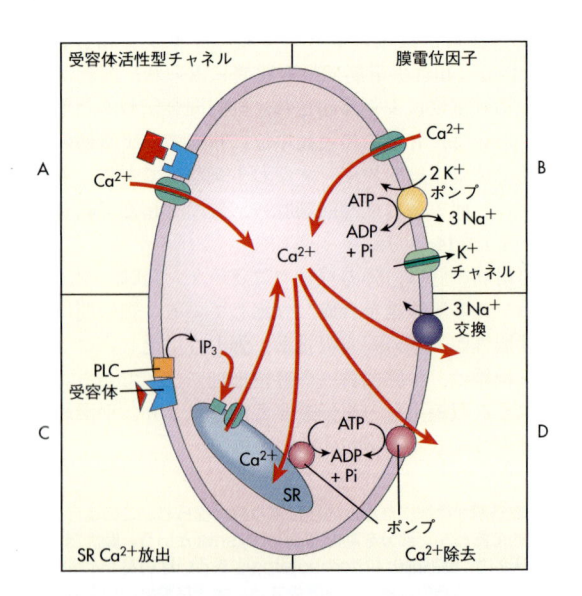

図14-5 平滑筋における細胞内 Ca^{2+} 濃度調節機構。A：受容体活性型 Ca^{2+} チャネル。B：K^+ チャネルと起電性 Na^+-K^+ ポンプが膜電位を調節していて，電位依存性チャネルを介した Ca^{2+} 流入を調節している。C：受容体と結合している膜酵素ホスホリパーゼC（PLC）により産生された第2次情報伝達物質，イノシトール三リン酸（inositol 1, 4, 5-trisphosphate, IP_3）により，筋小胞体（SR）から Ca^{2+} が放出される。D：Ca^{2+} ポンプと受動的な Na^+-Ca^{2+} 交換が細胞質内 Ca^{2+} 濃度を低下させる。Pi：無機リン酸。

刺激が持続すると，筋形質膜のCa^{2+}チャネルの透過性が上昇し続け，細胞内Ca^{2+}濃度は初期の一過性増加ののち，閾値を超えて持続する（図14-4 B▼）。筋は速く収縮し，Ca^{2+}濃度が低下してもなお収縮はほぼピークを維持する。Ca^{2+}レベルの初期の一過性増加は，細胞外Ca^{2+}がなくても生じる。このことは初期一過性増加は筋小胞体からのCa^{2+}放出に依存していることを意味する。他方，持続的なあるレベルのCa^{2+}濃度増加はすべて細胞外Ca^{2+}に依存していて，細胞内Ca^{2+}濃度は筋形質膜により制御されている（図14-4 B▼の破線）。筋小胞体からの初期Ca^{2+}濃度増加がないと，収縮は非常に遅い。力発生の速度が遅いということは，クロスブリッジ回転速度の低下が原因であり，結果的にATP消費速度が遅い。

筋形質膜に働く信号は筋細胞内Ca^{2+}濃度を制御している

以下のメカニズムが細胞内Ca^{2+}濃度を制御している。①Ca^{2+}チャネルを介した膜電位依存性の細胞外からのCa^{2+}流入，②筋形質膜の受容体活性型Ca^{2+}チャネル，③筋小胞体からのCa^{2+}放出の制御，④筋小胞体と筋形質膜のCa^{2+}ポンプによるCa^{2+}取り込みと排出，⑤筋形質膜を介したNa^+-Ca^{2+}交換による細胞内へのNa^+の流入を伴う細胞内Ca^{2+}の排出（図14-5▼）（第18章参照）。

平滑筋の膜電位は第2章で述べた骨格筋や神経と同様なメカニズムで維持されている。しかし，膜電位には起電性のNa^+-K^+ポンプが大きく関与している。刺激していない平滑筋細胞におけるおよそ−60 mVの膜電位のうち，−20 mVはこのポンプに依存している。種々のK^+チャネルの透過性も制御されている。K^+コンダクタンス（g_k）の増加をもたらすような刺激は過分極をひき起こす（図14-5▼）。

Na^+-K^+ポンプ活性やK^+チャネル透過性の変化は，膜電位の緩徐な変動に関係している（図14-6▼）。平滑筋において，脱分極により開く筋形質膜のイオンチャネルは，主にCa^{2+}を透過させる。すなわち，**電位依存性Ca^{2+}チャネル** potential-dependendt Ca^{2+} Channelである。Na^+-K^+ポンプ活性が増すと，細胞内Ca^{2+}濃度が低下する。それは筋形質膜を介したNa^+濃度勾配が増加して，Na^+がCa^{2+}と交換に細胞内に入り，Ca^{2+}が排出されるからである。

主に相性筋の範疇に入るある種の平滑筋は，脱分極がある閾値に達すると活動電位を発生する（図14-6 A▼，B▼）。このような活動電位では，Ca^{2+}が電流輸送イオンである。他の平滑筋（機能的には緊張性筋）は活動電位を発生しない。しかしながら，これらの細胞は，電位依存性Ca^{2+}チャネルをもっている。起電性Na^+-K^+ポンプ活性の低下や，K^+チャネル透過性の低下による脱分極はCa^{2+}流入を増す（図14-6 C▼）。

受容体は2つの経路を介してCa^{2+}を放出させる（図14-5▼）。細胞外情報伝達物質が受容体に結合すると，**受容体活性型（共役型）チャネル** receptor-activated channelを開口して筋形質膜のCa^{2+}透過性が上昇する。それにより細胞外液からCa^{2+}が流入する。細胞外情報伝達物質が受容体に結合すると，筋小胞体からCa^{2+}が放出される。このような受容体を介在する機構は細

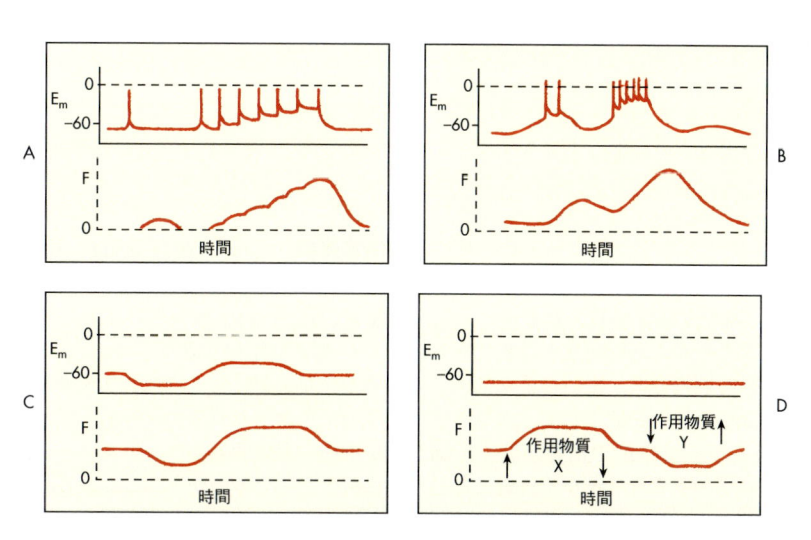

図14-6 いろいろなタイプの平滑筋における膜電位（E_m）と力（F）の関係。A：活動電位は，ペースメーカー細胞で発生すると思われる。それが組織全体に伝播する。B：徐波 slow wave がバースト状活動電位と律動収縮活動を誘起する。C：通常，活動電位を発生しない緊張を維持しているような組織では，持続性収縮（緊張）は膜電位とともに変化する。D：神経伝達物質とホルモンは受容体を介して働き（矢印），膜電位の顕著な変化を伴わずに細胞内Ca^{2+}濃度を変化させる。

胞質のCa^{2+}濃度を増減させ，膜電位の変化を伴うことなく，筋の緊張を調節している（図14-6 D▼）。**興奮収縮連関** excitation-contraction coupling は膜電位変化を伴うが，受容体に情報伝達物質が結合して収縮を直接誘起する**薬物力学連関** pharmacomechanical couplingは，膜電位変化を介さない活性化機構である。

化学伝達物質は平滑筋の筋小胞体からのCa^{2+}放出に関係している。ホスホリパーゼCは特定の受容体に情報伝達物質が結合すると活性化される。ホスホリパーゼCは膜のホスファチジルイノシトールを加水分解して，**イノシトール1,4,5-三リン酸** inositol 1,4,5-trisphosphate（IP$_3$）と**ジアシルグリセロール** diacylglycerolを産生する。IP$_3$は筋小胞体の受容体に作用してCa^{2+}を放出させる。

細胞質Ca^{2+}濃度の減少に関与しているメカニズムには，筋小胞体への能動的なCa^{2+}取り込み，細胞外へCa^{2+}を排出するポンプ，筋形質膜のNa$^+$-Ca^{2+}交換がある（図14-5▼）。平滑筋の収縮を抑制したり，弛緩を起こす薬物，神経伝達物質，ホルモンはいろいろな作用機構を介して作用を発現する。たとえば，細胞外からのCa^{2+}流入の減少，筋小胞体からのCa^{2+}放出の減少，あるいはCa^{2+}ポンプ活性の上昇などによる。

> 細胞内Ca^{2+}濃度を増加させる異常な興奮性シグナルは，生体にさまざまな致命的な状態をひき起こす。たとえば，**喘息** asthmaでは気管に対する刺激物や抗原が気道上皮細胞に作用して，気道平滑筋細胞内Ca^{2+}濃度を増加させる機構が活性化され，気道の狭窄を起こし，呼吸困難となる。**心筋梗塞** myocardial infarction（血流障害による心筋細胞の死）や**卒中発作** strokeのあるものは動脈の痙攣により起こる。

Ca^{2+}は平滑筋のクロスブリッジ回転を調節している。

筋の収縮は細いフィラメントに働くクロスブリッジの数に比例して変化する。また，力の発生速度や短縮速度はクロスブリッジ回転速度により変化する（第12章参照）。平滑筋では力とクロスブリッジ回転速度はともに細胞内Ca^{2+}により生理的に調節されている（図14-4▼）。平滑筋の収縮速度は骨格筋よりもずっと遅いが，相性収縮にはそれなりの回転速度を必要とする。しかし，持続性（緊張性）収縮では，細いフィラメントからのクロスブリッジ解離速度が低下して，クロスブリッジ回転速度が遅くなるためATP消費が低く抑制される。この場合，筋は短縮することなく負荷に対して抵抗するように収縮する。長時間にわたるクロスブリッジと細いフィラメントの相互作用は持続性（緊張性）収縮を維持するのに都合が良い。力を変化させるようにクロスブリッジ結合速度が変化するメカニズムや，クロスブリッジ回転速度を決めるようなクロスブ

リッジ解離速度の調節メカニズムは，現在，問題となっている研究課題である。

Ca^{2+}は筋形質膜の信号とクロスブリッジ回転の間の連結因子ではあるが，細いフィラメント上に調節蛋白質トロポニンがない平滑筋では，Ca^{2+}の働きは間接的である。これまでの知見によると，クロスブリッジ自身で調節が行われている。そのメカニズムはアロステリック（立体構造変化を起こす調節部位への可逆的なCa^{2+}の結合）ではなく，クロスブリッジのセリン残基のリン酸化が関係している（図14-7▼）。この共益型調節メカニズム covalent regulatory mechanism（クロスブリッジが化学的に変化する）はATPをリン酸供与体として用いている（訳注：リン酸化により蛋白質の荷電が変化することによる収縮調節の意味）。

平滑筋から分離されたミオシンは，**ミオシンキナーゼ** myosin kinaseによりリン酸化されて，細いフィラメントのアクチンに結合する。ミオシンキナーゼの活性型は，キナーゼにCa^{2+}とカルモジュリンが結合したものである（図14-7▼）。**カルモジュリン** calmodulinは細胞質にある蛋白質で，4つの高Ca^{2+}親和性部位をもっており，いくつかのCa^{2+}依存性酵素の活性化に関与している。リン酸化されたクロスブリッジは，**ミオシンホスファターゼ** myosin phosphataseにより脱リン酸化されるまで，さらにCa^{2+}が結合しなくても回転可能である。図14-7▼に示した調節模式図はクロスブリッジの結合と回転が，クロスブリッジのリン酸化に依存している生化学的根拠を説明している。しかし，この模式図では細胞内Ca^{2+}濃度の変化に伴う収縮速度の変化は説明できない（図14-4▼）。平滑筋では，クロスブリッジ回転速度は収縮発生速度や短縮速度を決めている。これらの速度はクロスブリッジのリン酸化の程度に依存しており，また，リン酸化の程度はCa^{2+}濃度に依存しているのである。

力の発生（クロスブリッジの結合に依存）と短縮速度（クロスブリッジの解離と回転速度に依存）の2要素は平滑筋に特有である。これらは**共益型クロスブリッジ調節機構** covalent cross-bridge regulationにより行われていて，クロスブリッジのリン酸化と脱リン酸化速度が，化学-力学変換におけるクロスブリッジ回転によるATP加水分解速度と競合している。図14-8▼は，非結合および結合クロスブリッジの両者に作用するミオシンキナーゼとミオシンホスファターゼが，複雑な平滑筋の力学的およびエネルギー論的性質にどのように関係しているのかを示している。ミオシンキナーゼとクロスブリッジリン酸化のCa^{2+}依存性活性化は，クロスブリッジ結合と回転の開始に必須である。しかし，ミオシンホスファターゼは，それに続いて，クロスブリッジサイクルのその他の過程で脱リン酸化を行い，クロスブリッジの解離を遅らせる。いろいろなク

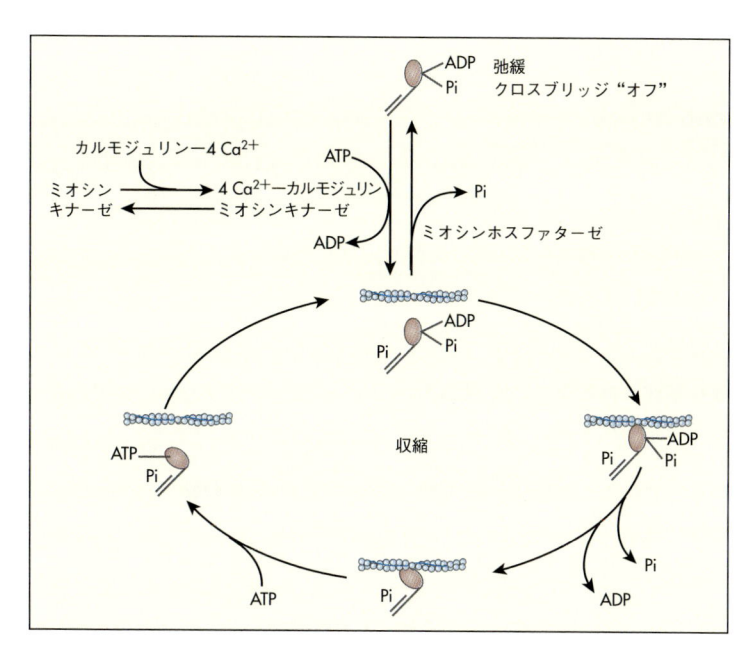

図14-7　ミオシンキナーゼによるクロスブリッジのCa^{2+}依存性リン酸化が，アクチンへのクロスブリッジの結合と平滑筋ミオシンのATPアーゼ活性を調節している。リン酸化されたクロスブリッジは，骨格筋のミオシンと同様にアクチンと相互作用して回転する（図12-3▼参照）。細胞内Ca^{2+}濃度が減少すると，Ca^{2+}とカルモジュリンはミオシンキナーゼから解離して，ミオシンホスファターゼによりクロスブリッジは脱リン酸化される。ミオシンキナーゼによる無機リン酸のクロスブリッジへの結合は，クロスブリッジサイクルで放出される無機リン酸とは異なる部位であることに注意せよ。

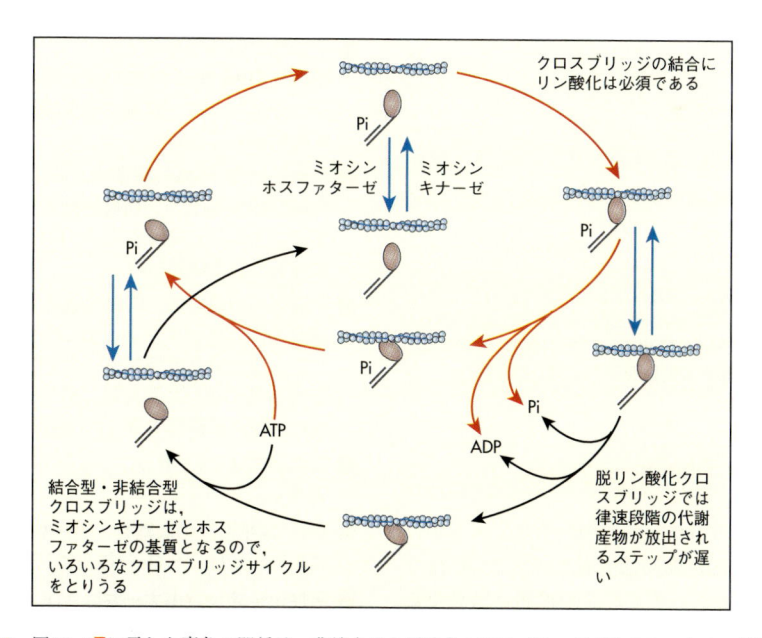

図14-8　図14-4▼に示した事象の関係は，非結合および結合クロスブリッジがミオシンキナーゼとミオシンホスファターゼの基質であることで説明できる。これは収縮の力と速度の調節に関係しているクロスブリッジがいろいろなサイクルをとりうることを示唆している。細胞内Ca^{2+}濃度が高いときには，ミオシンキナーゼ活性がホスファターゼ活性よりも高く，多くのクロスブリッジが速いサイクル（赤線）で回る。もし長時間にわたる持続性収縮の場合のようにCa^{2+}濃度が低下すると，より多くのクロスブリッジは脱リン酸化されて，力は遅い回転速度で維持される（サイクルは黒のクロスブリッジ状態を含む）。クロスブリッジのリン酸化と脱リン酸化に使われるATPは図中に示していない（図14-7▼の青線）。

表14-2 収縮を変化させるメカニズム

メカニズム一般	骨格筋	心筋	平滑筋
細胞の動員(運動単位)	＋	－	(＋)
刺激頻度増加による単収縮の加重(強縮)	＋	－	＋
伸展(張)によるフィラメントの重なりの程度	(＋)	＋	＋
Ca^{2+}トランジェントの変化による単収縮の増減	－	＋	＋
調節系のCa^{2+}感受性変化	－	＋	＋
活動電位を伴わない持続性脱分極と電位依存性Ca^{2+}チャネル	－	－	＋
受容体活性型チャネル(pharmacomechanical coupling)	－	－	＋

ロスブリッジは多くの異なるサイクルで回る。もしクロスブリッジがリン酸化状態にあるなら，図14-8▼に示したようにサイクルは速く回転する。しかし，クロスブリッジは結合後，ミオシンホスファターゼにより脱リン酸化される。脱リン酸化により解離速度は遅くなり，平均的な回転速度が遅くなる。

細胞内Ca^{2+}濃度もクロスブリッジサイクルの決定に関与している。もし細胞内Ca^{2+}濃度が高いと，ミオシンキナーゼ/ホスファターゼ活性比が高く，ほとんどのクロスブリッジはリン酸化されサイクルは速くなる。このように，細胞内での高Ca^{2+}濃度は速い収縮を伴う(図14-4▼)。もし，細胞内Ca^{2+}レベルがあまり高くなかったり，あるいは高いレベルから低下すると，ミオシンキナーゼ/ホスファターゼ活性比は低下してクロスブリッジが脱リン酸化されてサイクルが遅くなる。

この共益型調節メカニズムの生理学的利点は，平滑筋が少ないATP消費で相性収縮力を発生したり，速く短縮したり，あるいは力を持続して発生して負荷に抗して器官の形状を維持することを可能にしていることである。ATPの利用はクロスブリッジのリン酸化と脱リン酸化に関係しているが，速く収縮するタイプの筋では，全体としてのATPの再生は非常に速い。

器官が過伸展されると，平滑筋は十分に収縮できなくなる。これは，良性前立腺肥大症 benign prostatic hypertrophy で，肥大した前立腺が尿道を閉塞したときの男性の膀胱で起こりうる。このような患者は膀胱を完全に空にできない。

心筋は特有な性質をもっている

心筋は横紋構造をもっていて，細いフィラメントはトロポニンを中心とした調節系を有している(第18章を参照)。ミオシンアイソザイムは骨格筋とは異なる。しかし，筋細胞の代謝や収縮特性は骨格筋の遅筋に類似していて，ATP消費は酸化的リン酸化により補充される。平滑筋細胞と同様に，心筋細胞は小さく，中心核を1つもっている。細胞どうしは特殊な結合様式により，電気的および機械的にお互いに結合している。活動電位は細胞間を伝播して，個々の細胞は同期して収縮する(第18章参照)。

心筋は特殊な心臓の機能によく適合している。心臓は速く収縮・弛緩しなくてはならないポンプである。個々の心拍は個々の活動電位により生じており，骨格筋における単収縮に似ている。心臓は血液駆出時，短縮するときに大きなパワーを必要としていて，化学－力学変換の効率が重要である。

表14-2▼は骨格筋，心筋，および平滑筋，それぞれの収縮発生メカニズムを比較したものである。

まとめ

■ 平滑(不随意)筋は主に中腔器官の壁を構成していて，緊張性収縮により器官の形態を安定化させたり，相性収縮により混合，移送，排出などを行っている。

■ 平滑筋細胞は解剖学的に個々に分かれている。いろいろな細胞間結合様式により，協調的な連絡，同期した収縮，それに力の伝達が行われている。

■ 平滑筋の収縮は骨格筋のように滑走説で説明できるが，平滑筋の太い(ミオシン)フィラメントと細い(アクチン)フィラメントは，筋節や筋原線維などのように組織的に配列されていない。

■ 平滑筋は自律神経(興奮性と抑制性の)，血中ホルモン，局所分泌ホルモン，付着細胞からの代謝産物により制御されていて，電気的あるいは化学的信号はギャップ結合を介して伝えられる。

■ 平滑筋の形質膜は，興奮性信号に反応して細胞内Ca^{2+}濃度の調節にあずかる。種々の信号の総合的な結果として，受容体活性型あるいは電位依存性Ca^{2+}チャネルを介してCa^{2+}は流入し，筋形質膜のCa^{2+}ポンプやNa^+–Ca^{2+}交換によりCa^{2+}は細胞外へと排出される。

■ 筋小胞体はCa^{2+}トランジェントを誘起する細胞内空間である。

■ Ca^{2+}は平滑筋の収縮を，活性型のミオシンキナーゼ・カルモジュリン・Ca^{2+}複合体を形成して調節している。

■ 活性化ミオシンキナーゼはATPを使ってクロスブリッジをリン酸化する。それにより，クロスブリッジが細いフィラメントに結合して回転する。

■ ミオシンホスファターゼによる結合クロスブリッジの脱リン酸化は，クロスブリッジの解離を遅延させて，持続性収縮におけるクロスブリッジの回転とATP消費を遅くする。

Part IV
心血管系
Cardiovascular System

第15章　循環の概観
第16章　血液と止血
第17章　心臓の電気現象
第18章　心臓ポンプ
第19章　心拍動の調節
第20章　循環力学
第21章　動脈系
第22章　微小循環とリンパ系
第23章　末梢循環とその調節
第24章　心拍出量の調節：心臓と血管のカップリング
第25章　特殊臓器の循環
第26章　循環制御における中枢性因子と末梢性因子の相互作用

第15章
循環の概観

到達目標
- 血管の構築と機能について説明できる。
- さまざまな血管の分枝における血管断面積と血流速度の関係を説明できる。
- 血管全体における圧の変化と血流の経路について説明できる。

循環系，内分泌系，および神経系は，身体の主要な協調と統合の系である。神経系は主として情報の伝達に関与し，内分泌系は特別な身体機能の調節を行うのに対して，循環系は重要な物質を組織に輸送または分配し，代謝産物を除去する。循環系はまたいろいろ異なった生理的条件下で，体温の調節，液性情報伝達，酸素と栄養物の供給調節といった恒常性の維持機能も果たしている。

心血管系はポンプならびに血液を分配したり集めたりする管，そして壁が薄い血管からなる非常に発達した血管網から構成される

心臓は直列の2つのポンプから構成されている。1つは酸素と二酸化炭素（炭酸ガス）を交換するため，血液を肺に送り込む右心室であり，もう1つは身体のその他のすべての組織に血液を駆出する左心室である。心臓内には効果的な弁が適切に配置されているために，血液は心臓内を一方向に流れる。

心臓からの拍出は間歇的であるが，心室が収縮するときに（**収縮期** systole）大動脈とその分枝が拡張するため，また心室が弛緩するときに（**拡張期** diastole）太い動脈壁の弾性反発力により血液が前方へ押し出されるために，末梢の血流は定常流となる。血液は大動脈とその分枝動脈の中を急速に流れる。この分枝は末梢になるに従ってしだいに細くなり，壁は薄くなって，組織学的にも変化していく。大動脈では弾力線維が主体であるが，末梢動脈では平滑筋の比率が増え，細動脈では平滑筋が主体となる（図15–1▼）。

大動脈や太い動脈では摩擦抵抗が比較的小さいので，大動脈基部から小さな動脈までの圧較差も比較的小さい（図15–2▼）。しかし，小さな動脈や細動脈では血流抵抗が大きく，これらの血管の前後での圧較差は大きい。血管抵抗は細小動脈で最大となる。この部位はときどき血管系における止水栓とよばれる。これらの小血管の輪状筋の収縮の程度は組織の血流量を調節したり，動脈圧の調節に関与している。

細動脈では血圧の急峻な下降がみられるだけでなく，拍動流が定常流に変化する。心臓の間歇的な駆出により生じた拍動性の動脈血流は，大きな動脈の伸展性と

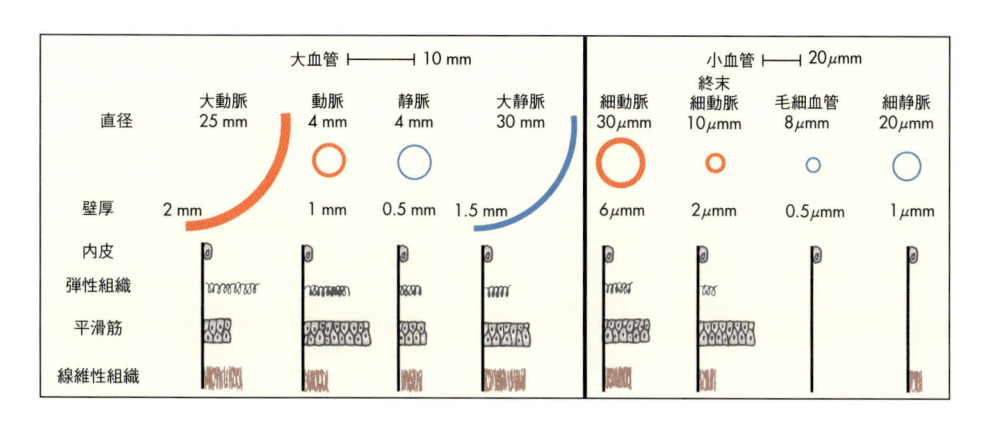

図15–1 循環系を構成するいろいろな血管の内径，壁厚，血管壁の主要成分の相対量。血管の断面図は大動脈または大静脈と毛細血管の差が大きすぎるため一定の比率で拡大して描かれていない。

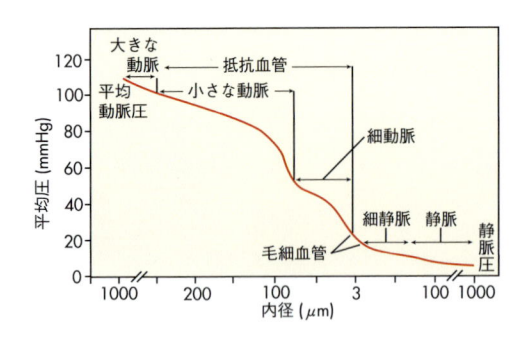

図15-2 ハムスターの頬嚢の血管系における圧降下。

小さな動脈と細動脈の摩擦抵抗の共同作用により、毛細血管では拍動性が減少する。それぞれの細動脈から多数の毛細血管が分枝する。そのために、それぞれの毛細血管の断面積は細動脈の断面積よりも小さいが、毛細血管床の総断面積は著しく大きい。その結果、たとえば広い河では流れが遅いように、毛細血管での血流速度はきわめて遅い。それぞれの血管レベルで血流速度と血管の総断面積は基本的には相互に鏡像の関係にあることに注目してほしい（図15-3▼）。毛細血管は単層の細胞壁からなる短い管であり、血流速度も遅いので、血液と組織間での拡散可能な物質の交換には理想的な状態である。

血液は毛細血管から細静脈を経由し、さらにそれらの細静脈が合流して血管の数を減らしながら、しだいに大きな径の静脈へと流入して心臓へ戻る。心臓に近づくにつれ、壁の厚さと構造は変化し（図15-1▼）、静脈の総断面積は減少するが、静脈の血流速度は増加す

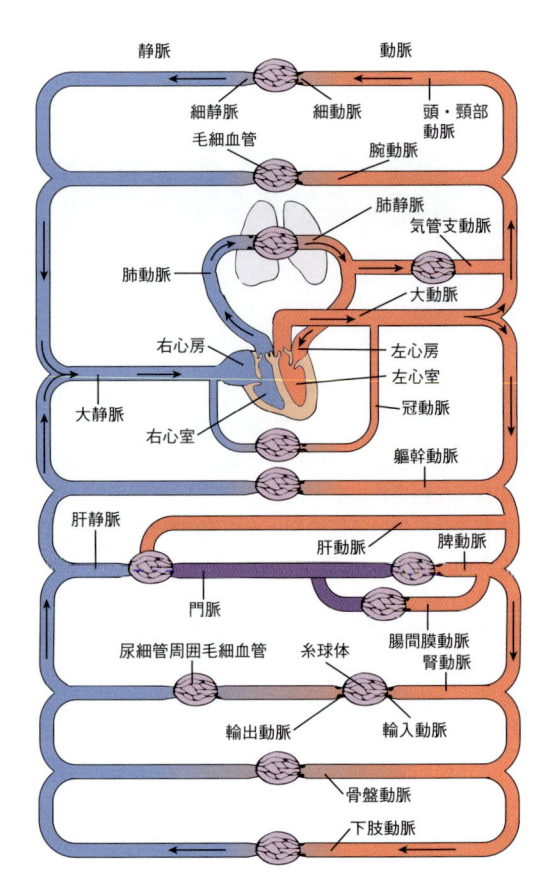

図15-4 循環系を構成している血管の並列ならびに直列の配置。動脈（赤）と静脈（青）を結合する毛細血管床は細い線で描いてある。毛細血管床の近位部の三日月型の黒い肥厚部分は細動脈（抵抗血管）を示す。

る（図15-3▼）。また体循環の血液の大部分は静脈内に存在する。これに対して、肺血管床の血液は動脈、毛細血管、静脈にほぼ等しく分布する。

右心房を経由して右心室に流入した血液は体動脈の約1/7の平均圧力で肺動脈系へ駆出される。この血液は肺毛細血管に達し、ここで二酸化炭素は放出され酸素が取り込まれる。この酸素に富んだ血液は肺静脈を経て左心房、左心室に至り、循環回路は完結する。体循環と肺循環の摸式図を図15-4▼に示した。

まとめ

■ 大動脈と大きな動脈は弾性の管が主体であり、一方、小さな動脈は平滑筋に富んでいる。細動脈は平滑筋と内皮から構成され、毛細血管は内皮のみで構成されている。静脈はそれに対応する動脈よりも壁が薄く、平滑筋と弾性組織が比較的少ない。

■ 血圧は動脈から大静脈に至るまで進行性に低下する。最も大きな圧の低下、すなわち最も大きな血管抵抗は、細動脈と小さな動脈でみられる。

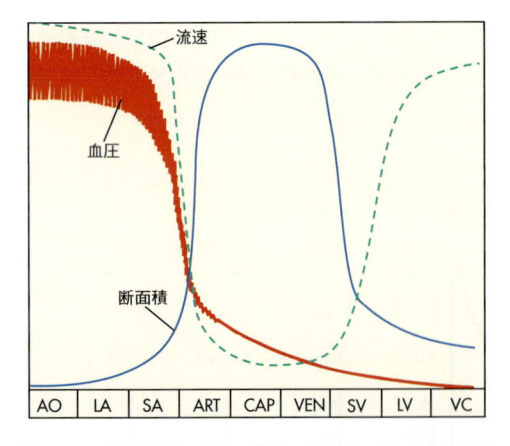

図15-3 体循環系の血圧、流速、断面積。流速と断面積が反比例していること、および小さな動脈と細動脈での圧低下が著明なこと、さらに毛細血管では断面積が最大で流速は最小であることが重要な点である。AO：大動脈、LA：大きな動脈、SA：小さな動脈、ART：細動脈、CAP：毛細血管、VEN：細静脈、SV：小さな静脈、LV：大きな静脈、VC：大静脈。

- 拍動性の血圧は細動脈壁の弾性と細動脈の摩擦抵抗により進行性に減弱し，毛細血管血流は本来，非拍動性になる。
- 血流速度は大動脈から毛細血管に至るまで減少し，毛細血管から大静脈にかけて増加する。循環系のそれぞれの分節の血流速度は，その血管分節の総断面積に反比例する。
- 血管内のほとんどの血液は静脈内に存在している。
- 循環系は直列と並列に配列した導管より成り立っている。

第16章
血液と止血

到達目標
- 血液の構成成分について説明できる。
- 血液の細胞成分の機能について説明できる。
- 輸血前の血液型適合検査の重要性について説明できる。
- 止血，血液凝固，血餅融解に関与する因子について説明できる。

循環血液の主な機能は，酸素と栄養物を組織に運び，二酸化炭素(炭酸ガス)と老廃産物を除去することである。しかし，血液は他の物質(ホルモンなど)もその産生部位から作用部位へ輸送し，また白血球と血小板を必要とする部位へ運ぶ。さらに，血液は水および溶質や熱の分配を助け，身体の内部環境の恒常性である**ホメオスタシス** homeostasis に貢献している。このように血液は多くの身体機能の緊密な調整に関与している。

> 血液はガス，電解質，蛋白質，脂質を含む複雑な溶液(血漿)に赤血球と白血球と血小板が浮遊したものである

循環血液量は体重の約7％ある。血液のおよそ55％は血漿であり，その蛋白質含有量は7 g/dl(アルブミンが4 g/dlで免疫グロブリンが3 g/dl)である。

赤血球

赤血球 erythrocyte は無核の細胞で，容易に変形できる両凹の扁平な円板形をしていて身体組織に酸素を輸送する。直径は平均7 μm で血液1 μl の中に500万個存在している。赤血球は骨髄の幹細胞から発生し，成熟過程で循環に入る前に核を失う。循環血液中での平均寿命は120日である。

赤血球の主な蛋白質はヘモグロビン(約15 g/dl)であり，それは鉄を含むテトラピロールである**ヘム** heme とそれに結合する4つのポリペプチド鎖から成り立つ蛋白質である**グロビン** globin から構成されている。ヘモグロビンの鉄原子は酸素にゆるくかつ可逆的に結合し，**酸化ヘモグロビン** oxyhemoglobin を形成する。ヘモグロビンの酸素に対する親和性はpH，温度，2,3-ジホスホグリセリン酸濃度の影響を受ける。これらの因子は酸素の肺での取り込みと組織での放出を促進する(第30章参照)。

グロビンのポリペプチドのサブユニットの変化もヘモグロビンの酸素に対する親和性に影響を及ぼしている。たとえば，胎児ヘモグロビンには2本のβ鎖の代わりに2本のγ鎖があり，酸素への親和性がより大きい。ヘモグロビンの変化は**鎌状赤血球貧血** sickle cell anemia や**サラセミア** thalassemia などの病的状態を引き起こす。

循環血液中の赤血球数は正常状態ではきわめて一定である。赤血球の産生(**赤血球生成** erythropoiesis)は主として腎臓から分泌される糖蛋白質である**エリスロポエチン** erythropoietin によって調節されている。エリスロポエチンは骨髄の幹細胞の分化を促進する。

> 貧血や慢性の低酸素(たとえば高地居住の結果生ずる)は赤血球の産生を刺激し，**多血球血症** polycythemia (赤血球数の増加)を引き起こす。高地居住の多血球症のヒトが低酸素の刺激がなくなると血中の赤血球濃度が高いために赤血球産生が抑制される。赤血球数は原因不明の病気である**真性多血球血症** polycythemia vera でも著明に増加する。赤血球濃度の上昇により血液粘度が増加して活動組織への血流が障害されることがしばしばある。

白血球

正常な血液中には血液1 μl 中に4000～10,000個の白血球がある。**白血球** leukocyte には顆粒球(65％)，リンパ球(30％)，単球(5％)がある。顆粒球のうち約95％は好中球，4％は好酸球，1％は好塩基球である。白血球は骨髄の原始幹細胞から発生する。生後，ヒトの顆粒球と単球は骨髄で産生され，一方，リンパ球はリンパ節，脾臓，胸腺で産生される。

顆粒球と単球は運動能を有する有核細胞であり，それらには微生物，傷害細胞，壊死細胞片などの異物を消化できる酵素を含んだ**リソソーム** lysosome (水解小体)がある。したがって，白血球は感染に対する主要な防御機構を構成している。微生物あるいは細胞破壊産物は顆粒球や単球を引き寄せる**化学走性物質** chemotactic substance を放出する。遊走する白血球は異物に到達するとそれらを貪食し(**食作用** phagocytosis)，そ

して酸素由来の**フリーラジカル**O_2-derived free radicalsや**過酸化水素**hydrogen peroxideを酵素の作用により産生し，それらを破壊する．

リンパ球

リンパ球lymphocyteの大きさはさまざまである．それらは大きな核をもっており，ほとんどは細胞質に顆粒が存在しない．液性免疫に関与する**B細胞** B cellと細胞性免疫に関与する**T細胞** T cellが主な2種類のリンパ球である．**抗原**antigenに刺激されるとB細胞は**形質細胞**plasma cellへと変形し，それは血流によって作用部位に運ばれる抗体（γ-グロブリン）を産生して分泌する．

> 主要なT細胞は細胞傷害性があり，ある種のウイルス，細菌，癌細胞に対する長期的な防御機構に関与している．それらはまた，移植臓器の拒絶反応にも関わっている．

他のT細胞にはB細胞を活性化させる**ヘルパーT細胞**helper T cellやB細胞の活動を抑制する**サプレッサーT細胞**suppressor T cellがある．特殊なB細胞とT細胞としては特殊な抗原を"記憶"する**メモリー細胞**memory cellがある．これらの細胞は最初に抗原に暴露されたのち，同じ抗原に接すると速やかに免疫反応を引き起こすことができる．

> 数種の感染症に対しては適切な抗原を注射することで生体防御機構を獲得できるようになった．また，死活化や弱毒化したもの（抗原）を適当な宿主（たとえばウマやヒツジ）に注射して，ある種の病気に対しては**ワクチン**vaccineが開発される．

血小板

血小板plateletは**巨核球**megakaryocyteの無核の小さな細胞質の断片（3 μm）である．巨核球は骨髄に存在し，成熟すると壊れて血小板となり，循環中へ入っていく．後述するように血小板は止血に重要である．

血液型は輸血の血液適合性において重要である

ヒトにはO型，A型，B型，あるいはAB型の主として4種類の血液型がある．O型の血液の血漿にはA型，B型，AB型の赤血球に反応する抗体が，A型の血漿にはB型赤血球に反応する抗体が，B型の血漿にはA型赤血球に反応する抗体が含まれている．AB型の血漿にはO型，A型，B型のいずれの赤血球に対する抗体も含まれていない．輸血では供血者の血漿中の抗体による受血者の赤血球の凝集を避けるために交差試験が必要である．A型，B型，AB型の血漿にはO型の赤血球に対する抗体がないのでO型のヒトは**万能供血者**universal donorともよばれている．反対にAB型のヒトはその血漿中に他の3型に対する抗体がないため**万能受血者**universal recipientともよばれている．

ABO式血液型のほかに，**Rh因子陽性**rhesus factor-positive（**Rh陽性** Rh-positive）とRh因子陰性rhesus factor-negative（**Rh陰性** Rh-negative）の血液型がある．

> Rh陰性のヒトがもしRh陽性の血液に暴露されると，Rh陽性の赤血球に対する抗体が産生される．これは母親がRh陰性であり，胎児がRh陽性（父親からRh因子を遺伝的に受け継いだ）の妊娠のときに生じる．この場合，胎児のRh陽性の赤血球が胎盤剥離のときに母体の血流中に入り，母体の血漿中にRh陽性の抗体産生を引き起こす．母体のRh陽性の抗体は胎盤を通過して胎児に移行し，胎児の赤血球を凝集し，溶血させる（新生児溶血性疾患である**胎児赤芽球症**erythroblastosis fetalis）．Rh陰性のヒトが以前にRh陽性の赤血球の輸血を受けてRh抗体が産生されたときにも，赤血球の破壊は起こる．もし，このヒトが引き続いてRh陽性の血液を輸血されると，輸血された赤血球は血漿中のRh抗体により破壊される．

止血は血管収縮，血小板凝集，そして血液凝固によって起こる

血管収縮

血管が物理的に傷害されると血管平滑筋の収縮反応が起こり血管が狭窄する．傷害を受けた細動脈や小さな動脈の血管収縮vasoconstrictionは血管腔を完全に閉塞し血流を止める．血管平滑筋の収縮はおそらく血管周囲の神経の機械的刺激や血管壁を貫通した刃物などの器物による直接の機械的刺激により起こるのであろう．

血小板凝集

血管の内皮細胞が傷害されると，血小板が傷害部位に粘着する．粘着した血小板からは**ADP**や**トロンボキサン**A_2 thromboxane A_2が放出され，それらはさらに血小板を粘着させる．このようにして，小さな血管が凝集した血小板塊により閉塞するまで血小板の凝集は続く．血小板凝集platelet aggregationが血管に沿って広がるのは，**プロスタサイクリン**prostacyclinの抗凝集作用により阻止される．この物質は近隣の傷害されていない正常の血管内皮細胞から放出される．血小板はまた，血管収縮を増強する**セロトニン** serotonin（5-ヒドロキシトリプタミン 5-hydroxytryptamine）と血液凝固を促進する**トロンボプラスチン**thromboplastinも放出する．

出血は重要な臨床的な問題である。外傷が出血の原因として最も多い。胃消化管出血は重症の貧血や循環ショックも引き起こす。便潜血が消化管の癌や消化性潰瘍の最初の診断の手がかりとなる。
血小板減少性紫斑病 thrombocytopenic purpura のように血小板数が低いと小出血（**点状出血** petechiae）や大きな出血（**斑状出血** ecchymoses）が皮膚や粘膜にみられることがある。ヒトの遺伝性疾患である**血友病** hemophilia の出血は組織内（特に関節）に起こる。この病気は男性患者だけに発生し、遺伝異常は女性により伝達される。

血液凝固

血液の凝固は血液中のさまざまな因子が連続的に活性化されて生じる複雑な過程である。1つの活性化された因子が次々と他の因子を活性化していく反応のカスケードを図16-1▼に示した。ビタミンKのようないくつかの因子は肝臓で合成される。そしてこのビタミンKはそのような肝臓由来の凝固因子の合成に重要である。

血液凝固 blood coagulation の鍵となる重要な段階はトロンビンによるフィブリノゲンからフィブリンへの変換である。この反応により形成される凝固血液は、フィブリン線維の密な網目構造の中に血球と血漿が取り込まれたものからなる（図16-2▼）。**外因系** extrinsic pathway と**内因系** intrinsic pathway の2つの凝固経路はプロトロンビンからトロンビンを開裂させる反応を触媒する第X因子の活性化部位で合流する（図16-1▼）。外因系を介する血液凝固は組織損傷から始まり、組織トロンボプラスチンが放出される。内因系を介する血液凝固は血液が陰性に荷電した表面に暴露されることから始まる。これは血管内で内皮が損傷され、血液がコラーゲン（膠原）と接触したときに生じる。それはまた体外で血液がガラスのように表面が負に荷電するものと接触したときにもみられる。もし、血液をシリコンで覆った試験管に慎重に採血すると、血液凝固は著しく遅くなる。

血餅が形成されたのち、フィブリン網に取り込まれた血小板のアクチンとミオシンが筋肉での作用と同じような相互作用をする。それらが収縮する結果、フィブリン線維が血小板に引っ張られ、そのため**血清** serum（フィブリノゲンを欠いた血漿）が押し出され、血餅が縮む。この過程は**血餅収縮** clot retraction とよばれる。血餅収縮の機能は明らかでないが、血管の傷害部の両端を引き寄せる働きをすると思われる。

血液凝固にはいくつかの補因子が必要である（図

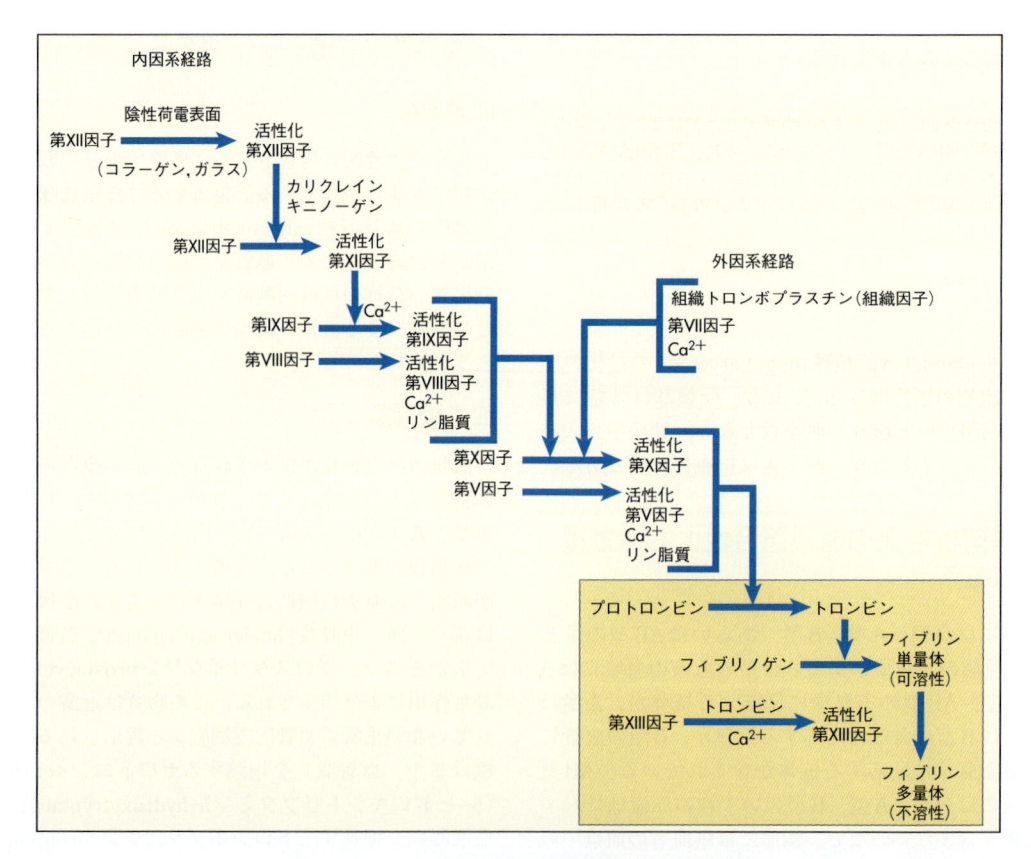

図16-1 フィブリン性血餅形成の内因性経路と外因性経路。

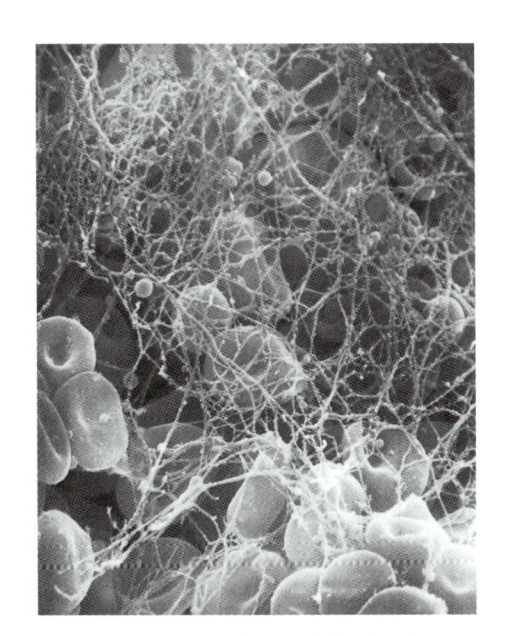

図16-2 ヒトの血餅の走査電子顕微鏡写真。赤血球はフィブリン糸の網目構造の中で不動化している。小さな球状物は血小板である。（×9000）。(Shelly, W.B.: *JAMA*, **249** : 3089, 1983 より)

16-1▼）。Ca^{2+}がそれらの中で最も重要である。もし血中のCa^{2+}が除去されたり，他の物質と結合すると血液凝固は起こらない。

血液凝固塊は溶解し血液凝固は阻止される

血餅融解

正常の血液には蛋白分解酵素である**プラスミン** plasmin の不活性な前駆物質である**プラスミノゲン** plasminogen が含まれている。プラスミノゲンをプラスミンに変換する種々の活性化因子が組織，血漿，尿中（**ウロキナーゼ** urokinase）に認められる。

> **ストレプトキナーゼ** streptokinase や**組織プラスミノゲン活性化因子** tissue plasminogen activator などの外因性のプラスミノゲン活性化因子は血管内の凝血塊を溶かすために臨床的に使用されている。この治療は特に**急性心筋梗塞** myocardial infarction（主要な冠動脈に血餅が形成されることにより生ずる，最も頻繁にみられる心筋障害）の患者の冠動脈内の凝血塊を溶かすために使われる。

抗凝固剤

血液凝固は試験管内では溶液中からCa^{2+}を除去するクエン酸あるいはシュウ酸塩を加えることにより阻止できる。生体内で速やかに凝血を阻止するためには，肥満細胞から産生される硫化多糖類である**ヘパリン** heparin を静脈内に注射する。

> ヘパリンは開心術時の体外循環回路内や血管内凝血の進展を阻止するときに使用される。長時間の抗凝固作用が必要なときには**ジクマロール** dicumarol が使われる。この薬剤はビタミンK依存性凝固因子の合成を抑制し，**血栓性静脈炎** thrombophlebitis（血管内凝血を伴う静脈の炎症）のような状態での治療に使用される。

まとめ

■ 血液は赤血球および白血球（顆粒球とリンパ球）ならびに血小板からなり，それらのすべては電解質，蛋白質，糖質，脂質を含んだ溶液に浮遊している。

■ 主要な血液型にはO型，A型，B型，AB型の4型がある。ヒトにはO型，A型，B型，あるいはAB型の主として4種類の血液型がある。O型の血液は，すべての血液型の血漿にはO型の赤血球に対する抗体がないのでどの血液型のヒトにも輸血ができる。そのため，O型のヒトは万能供血者 universal donor とよばれている。同じ理由により，AB型のヒトはその血漿中にすべての血液型の赤血球に対する抗体がないため万能受血者 universal recipient とよばれている。さらにO型，A型，B型，AB型のほかに，Rh陽性とRh陰性の血液型がある。

■ 内因系と外因系よりなる反応のカスケードが血液凝固に関与している。これらの2つの要因が合流する最終段階には，プロトロンビンからトロンビンへの変換，ならびにフィブリノゲンからフィブリンへの変換，さらにトロンビンが触媒する反応がある。

■ 血餅は蛋白分解酵素であるプラスミンにより融解される。プラスミノゲンからプラスミンの生成には組織因子（たとえばウロキナーゼ）と外因性の活性化因子（たとえばストレプトキナーゼと組織プラスミノゲン活性化因子）により触媒される。

第17章
心臓の電気現象

到達目標
- 心筋の活動電位の種類について説明できる。
- 心筋の活動電位の成り立ちをイオンの流れに基づいて説明できる。
- 心筋の興奮性の時間変化について説明できる。
- 自動性のイオン機序ついて説明できる。
- 心臓の興奮の伝播について説明できる。
- リエントリーの機序について説明できる。
- 心電図の構成成分について説明できる。

心臓の活動電位は長い

　心筋細胞の電気的活動は神経細胞や平滑筋あるいは骨格筋細胞の電気活動とはかなり異なる（第3, 13, 14章参照）。心筋の活動電位の持続期間は神経細胞や平滑筋あるいは骨格筋細胞に比べて非常に長い。さらにさまざまな心筋細胞の間でもその機能と部位によって活動電位はかなり異なる。

　図17-1 A▼には電解質溶液内に入れた心室筋細胞から記録した電位変化を示す。微小電極と基準電極が電解質溶液中の静止している細胞の近傍にあるときは電極間で電位差は記録されない（a点）。図17-1 A▼のb点で微小電極を心筋線維内に刺入するとただちに細胞膜を介して電位差が記録される。細胞内の電位は、細胞外液の電位に比べ90 mVほど低い。このように細胞内電位が負であることは，骨格筋，平滑筋，神経の細胞のみならず身体のほとんどの細胞に認められる特徴である（第2章参照）。

　図17-1 A▼のc点で細胞を電流で刺激すると細胞膜は急速に**脱分極**depolarizeし，細胞膜を介する電位差は消失する。ほとんどの心筋細胞で細胞内外の電位差は逆転し，細胞内電位が細胞外に比べて約20mV高くなる。活動電位 action potentialのこの急速な立ち上がりを**0相** phase 0と名づける。この立ち上がりの直後に短時間の再分極（**1相** phase 1）がみられ，その後0.2 sec続くプラトー相（**2相** phase 2）となる。細胞内電位はしだいに負となり（**3相** phase 3），再び静止電位（V_m）に達する（図17-1 A▼のe点）。この**再分極** repolarization（3相）は**脱分極** depolarization（0相）よりゆっくり進む。再分極の終了点から次の活動電位の開始点までを**4相** phase 4と名づける。この期間の電位は**静止膜電位** resting membrane potentialとよばれる。

心筋の活動電位には急速応答と緩徐応答がある

　2種類の活動電位が心筋から記録される。**急速応答活動電位** fast-response action potential（図17-1 A▼）は心房と心室の心筋線維および心室の主として心内膜表

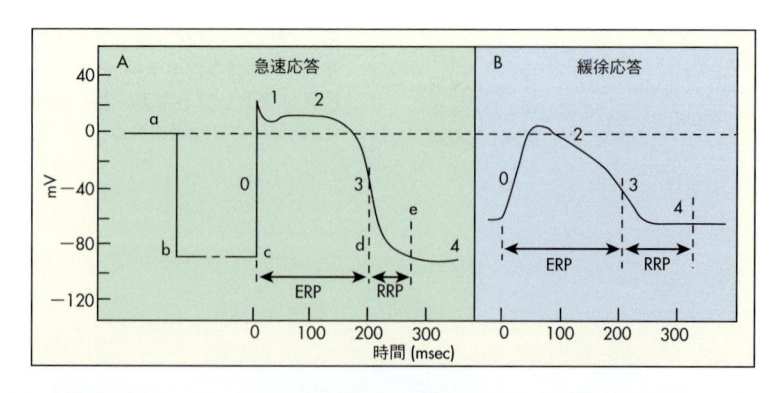

図17-1　電解質溶液中におかれた摘出心筋組織の急速応答線維（左）および緩徐応答線維（右）から記録された細胞内電位の変化。図中の数字は活動電位の各相を示す。ERP：有効不応期，RRP：相対不応期。

面に存在する特殊な興奮伝導系の線維(**プルキンエ線維 Purkinje fiber**)にみられる。**緩徐応答活動電位** slow–response action potential(図17-1 B▼)は，心臓の正常歩調取り部である**洞房結節** sinoatrial(SA) node，および心房から心室に興奮を伝える特殊心筋組織である**房室結節** atrioventricular(AV) nodeでみられる。

図17-1▼に示すように，緩徐応答細胞の静止膜電位は，急速応答細胞のそれよりかなり浅い。また，緩徐応答活動電位の立ち上がり(0相)の勾配，振幅，オーバーシュートの大きさも急速応答活動電位に比べて小さい。活動電位の振幅と立ち上がり速度は，後述するように伝導速度の重要な決定因子となる。

> 急速応答はある種の病的状態では緩徐応答に変化する。たとえば，冠動脈疾患の患者で心筋のある部分への血液供給が不足すると，十分に灌流されなかった(虚血 ischemic)細胞からK^+が失われるために，その心筋細胞周囲の間質液中のK^+濃度は上昇する。そのために，これらの細胞の中には活動電位が急速応答から緩徐応答に変化するものがある。緩徐応答の心筋線維から構成される心筋組織は，急速応答の心筋線維から構成される組織に比べて虚血時に興奮伝導の遅延や停止を生じやすい。

心筋の細胞膜電位は主としてNa^+，K^+，Ca^{2+}に依存している

心筋活動電位のさまざまな相は，主としてNa^+，K^+，Ca^{2+}に対する細胞膜のコンダクタンス(それぞれg_{Na}，g_K，g_{Ca}と記す)の変化を伴う。第2章で説明したように，あるイオンに対するコンダクタンスは膜のそのイオンに対する透過性の指標である。活動電位の各相は1つ以上のイオンに対するコンダクタンスの変化と関係している。

静止電位

4相の静止膜電位(V_m)はg_Kに依存している。他のすべての生体細胞と同様(第2章)，心筋細胞内のK^+濃度$[K^+]_i$は細胞外の濃度$[K^+]_o$に比べて著しく高い(図17-2▼)。心筋細胞のNa^+とCa^{2+}の濃度勾配の方向はK^+と逆である。Na^+，K^+，Ca^{2+}の細胞内外の濃度とこれらのイオンの**ネルンスト平衡電位** Nernst equilibrium potentials(第2章参照)の推定値を表17-1▼に示す。静止細胞膜のK^+を透過させる能力は，Na^+とCa^{2+}を透過させる能力をはるかに上回っている。そのために静止膜電位は主として細胞外K^+濃度に対する細胞内K^+濃度の比($[K^+]_i/[K^+]_o$)により決定される。静止心筋細胞のg_Kは2種類の特殊なK^+チャネルにより説明される。これらのチャネルはいわゆる**遅延整流性K^+電流** delayed rectifier K^+ current(i_K)と**内向き整流性K^+電流** inwardly rectified K^+ current(i_{K1})を通す。

上記の仮説は実験によって証明された。細胞外Na^+濃度($[Na^+]_o$)あるいは細胞外Ca^{2+}濃度($[Ca^{2+}]_o$)が変化してもV_mはほとんど変化しない。しかし，実験的に$[K^+]_o$を上昇させて$[K^+]_i/[K^+]_o$を減少させるとV_mの測定値はK^+に対するネルンストの式から得られるV_mの予測値(K^+に対する平衡電位)に近似する(図17-3▼)。$[K^+]_o$が5mM以上ではV_mの測定値は予測値にほぼ一致する。測定値はネルンストの式からの予測値よりもわずかに浅い。それはg_{Na}が小さいがゼロではないからである。

急速応答活動電位は固有心筋細胞とプルキンエ線維に生じる

立ち上がりはNa^+の流入に依存している

通常，心臓のインパルスは急速応答の心筋線維，特に固有心筋線維からは始まらない。心収縮を開始させるインパルスは，通常，洞房結節の特殊な細胞から発生する。それらの細胞には**自動能** automaticityという特性がある。すなわち，それらは後述するように自発的に活動電位を発生することができる。そのため遠隔

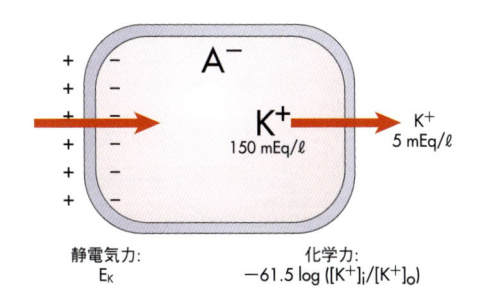

図17-2 静止状態の心筋形質膜を介する化学的な力と静電気力のバランス。このバランスは細胞内外のK^+濃度比が30：1で，非拡散性の陰イオン(A^-)が細胞外になく，細胞内のみに存在することに基づいている。

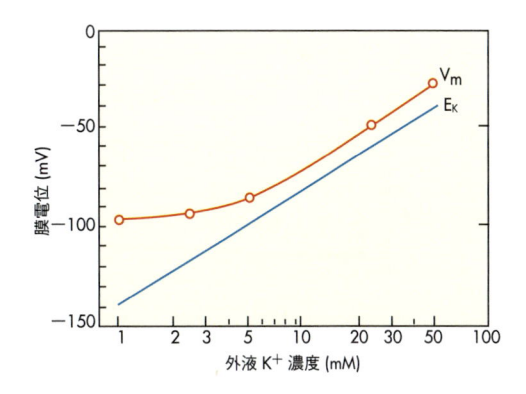

静電気力：E_K
化学力：$-61.5 \log([K^+]_i/[K^+]_o)$

図17-3 心筋線維の静止膜電位(V_m)は，外液のK^+濃度に反比例して変化する。青色の斜めの直線はネルンストの式から予測されるE_Kの変化を示す。

表17-1 心筋細胞のイオン濃度と平衡電位

イオン	細胞外濃度(mM)	細胞内濃度(mM)	平衡電位(mV)
Na^+	145	10	70
K^+	4	135	−94
Ca^{2+}	2	10^{-4}	132

(Ten Eric, R. E. et al.: *Prog Cardiovasc Dis.* **24**：157, 1981 より改変)

の自動能を有する細胞から発生した活動電位が細胞から細胞へと伝導され固有心筋線維に到達したときに，固有心筋線維は全体として興奮する。活動電位は相対的に負の波として伝播する（**心臓インパルス** cardiac impulse。図3-11▼参照）。心臓インパルスがある静止心筋線維の隣の心筋線維に到達すると，その隣の線維の外表面の陰性電位が静止心筋線維のV_mを低下させる。このV_mの変化が閾値に達すると**速いNa^+チャネル** fast Na^+ channel とよばれている電位感受性チャネルが急速に開く。このようにチャネルが開くことをチャネルの**活性化** activated という。そして，Na^+が急速に心筋細胞内に流入する。この過程は非常に速い。その理由として，①細胞膜にたくさんある速いNa^+チャネルのg_{Na}が大きく増加すること，②細胞内電位が負であるためNa^+が強力な静電的引力により細胞内に引き込まれること，③細胞膜を介するNa^+の濃度勾配が大きいために（表17-1▼）正味の拡散力がNa^+を内向きに移動させるように働くことが挙げられる。

急速応答心筋線維の活動電位の立ち上がりの特性はほとんどすべてNa^+の流入に依存している。その他のイオンは重要でない。図17-4▼の上の直線に示すように心筋の活動電位の振幅（すなわち，0相の活動電位の最大値）は $[Na^+]_o$ の対数に比例して変化する。一方，$[Na^+]_o$の変化は静止膜電位にごくわずかな影響しか及ぼさない（図17-4▼の下の直線）。

心筋細胞内へのNa^+の急速な流入は，次の2つの理由により，細胞が興奮してから1〜2 msec以内に終わる。第1に，V_mが浅くなってNa^+のネルンストの平衡電位（E_{Na}）（表17-1▼）に近づくと，Na^+を細胞内に引き込もうとする静電気力は減少し，そしてV_mが陽性になると静電気力はNa^+の流入に拮抗するようになる。第2の理由はより重要である。それは速いNa^+チャネルが開いた後，速やかに閉鎖する（すなわち**不活性化される** inactivated）ためである（第3章参照）。そのためにg_{Na}は活性化前の低い値に速やかに戻る（図17-5▼）。Na^+チャネルは不活性化状態からすぐには回復しないため，心臓の細胞は細胞膜が後述するようにほとんど完全に再分極するまで非興奮性のままでいる。

活動電位波型の切痕はK^+に依存している

急速応答心筋細胞において1相は，活動電位の立ち上がりの直後にみられる短期間の小さな再分極である。このわずかな再分極には活動電位の立ち上がりとプラトーの間に切痕 notch を伴うことがある。たとえば，

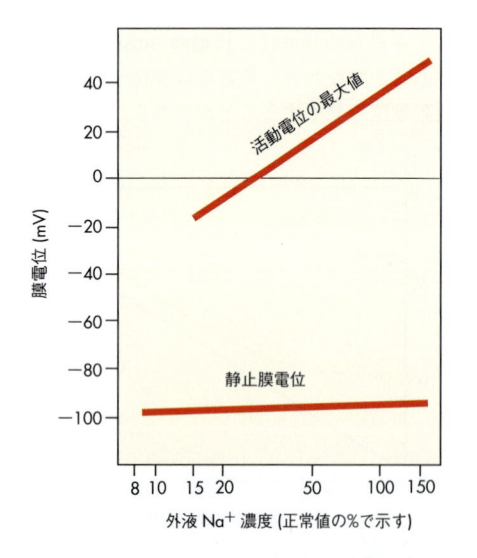

図17-4 外液のNa^+濃度が主として心筋の活動電位の立ち上がりのピーク値を決定するが（上の線），静止電位にはほとんど影響しない（下の線）。

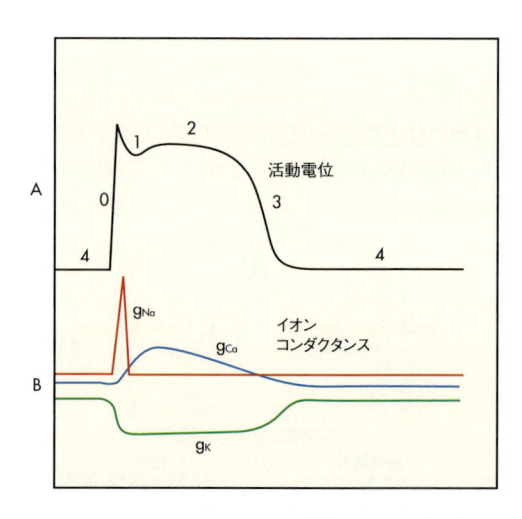

図17-5 急速応答心筋線維の活動電位（A）の0相から4相におけるNa^+（g_{Na}），Ca^{2+}（g_{Ca}），およびK^+（g_K）のコンダクタンスの変化。コンダクタンスの図（B）は定性的な変化を示したものであり，定量的なものではない。

心室の心内膜領域の心筋細胞から記録された活動電位には切痕はないが，心外膜領域から記録したものには著明な切痕がみられる（図17-6▼）。1相は2つの機構から構成される。はっきりした切痕がみられないときには，1相は主として速いNa⁺チャネルの初期の不活性化を反映する（図17-5▼）。顕著な切痕がみられる細胞では，1相は速いNa⁺チャネルの不活性化ばかりでなく特殊なK⁺電流（いわゆる**一過性外向き電流** transient outward current［i_{to}］）の活性化も反映する。これらのK⁺チャネルは短時間だけ開口し，この一過性のK⁺の流出によりプラトーのごく初期に切痕が形成される。

プラトー相はCa²⁺とK⁺に依存している

活動電位のプラトー相（2相）でのV_mはわずかに正であり，線維の種類によって約100～300 msecの間かなり一定のまま維持される（図17-1 A▼）。膜電位のプラトー相が比較的一定であることから，陽イオンの流出が他の陽イオンの流入と電気的に釣り合っていることがわかる。**2相中の細胞膜を介する主要な陽イオンの移動は，K⁺の正味の流出とCa²⁺の正味の流入である。**

静止細胞（4相）においては細胞膜を介する電気的な力と化学的な力がほとんど釣り合っているために，比較的少量のK⁺が細胞から流出するにすぎない（図17-2▼）。しかし，プラトー相ではV_mはプラスである。そのため化学的な力と電気的な力はともに，K⁺を細胞の中から追い出すように働く。しかし，V_mが陰性でなく陽性であるときには，そのときに作動するK⁺チャネル（i_Kとi_{K1}の電流を通す）のコンダクタンスは非常に小さくなるために，K⁺の流出は最小限になる。このようにコンダクタンスが細胞膜の極性に依存していることを**整流性**rectificationとよぶ。この特性のためにK⁺電流を通すチャネルの名称がついた。プラトー相のこのg_Kの減少（図17-5▼）が，心臓活動電位の中でも長いプラトー相の間にK⁺が過剰に失われるこ とから細胞を防御している。

プラトー相では細胞からのK⁺の流出は特殊なCa²⁺チャネルを通って細胞内に流入するCa²⁺の流入と電気的に釣り合っている。このチャネルはその活性が長く持続する（long-lastingである）ために，**L型Ca²⁺チャネル** L-type Ca²⁺ channelとよばれる。このCa²⁺チャネルは活動電位の立ち上がり相でV_mがおよそ−35 mVに達すると活性化される。このチャネルの開口は活動電位の立ち上がりの直後から始まるg_{Ca}の増加をもたらす（図17-5▼）。かなりの量のCa²⁺がプラトー相の期間に心筋細胞内に流入する。それは①g_{Ca}の増加，②心筋細胞内のCa²⁺濃度は細胞外に比べてはるかに小さい（表17-1▼），③プラトー相の細胞内のプラス電位（約20 mV）はCa²⁺の平衡電位よりもはるかに小さい（表17-1▼）ためである。このプラトー相のCa²⁺の流入は第12章と第18章で記載したように**興奮収縮連関** excitation-contraction couplingの重要な因子である。

> 種々の薬物や神経伝達物質は心筋細胞のCa²⁺電流に影響を及ぼす。活動電位のプラトー相におけるCa²⁺の流入増加は循環血中あるいは神経終末から分泌されるカテコールアミンcatecholamine（主としてアドレナリンとノルアドレナリン）が心筋収縮を増強する機構で重要な過程である。逆に，ベラパミル verapamil，ニフェジピン nifedipine，ジルチアゼム diltiazemのようなCa²⁺チャネル阻害薬 Ca²⁺ channel antagonistはCa²⁺電流を阻止する。心筋細胞内に流入するCa²⁺量を減らすことにより，これらの阻害薬は心収縮を減弱させたり（図17-7▼），洞房結節細胞の発火頻度を減らしたり，房室結節線維の伝導を遅らせたりする。また，Ca²⁺流入とK⁺流出の間のバランスを変えることによりCa²⁺チャネル阻害薬はプラトー相のV_mレベルを低下させ，プラトー相の期間を短縮する（図17-7▼）。Ca²⁺チャネル阻害薬は臨床的に**心臓のリズム調律異常** cardiac rhythm disturbanceや**高血圧** hypertensionの治療に広く利用されている。

再分極はK⁺に依存している

最終の再分極（3相）は心筋細胞膜を介する陽イオンの流出が流入より大きくなることで形成される。これはg_{Ca}の低下によるCa²⁺流入の低下とg_Kが静止細胞膜レベルに回復することによるK⁺流出の増加のためである（図17-5▼）。g_{Ca}の低下は主としてL型Ca²⁺チャネルの不活性化による。g_Kの増加は少なくとも3種類の特殊なK⁺チャネルの変化による。g_Kの変化の重要な要素は前述したK⁺チャネルの整流性である。再分極が進むに従いV_mは陽性からマイナスへと進行性に変化し，i_Kとi_{K1}のチャネルのコンダクタンスは整流性のために大きく増加する。3相のK⁺流出により膜電位は急速に静止レベル（4相）へ回復する。

活動電位のさまざまな相においてイオンの流れにより生じる$[Na^+]_i$と$[K^+]_o$のいかなる変化も，第2章で

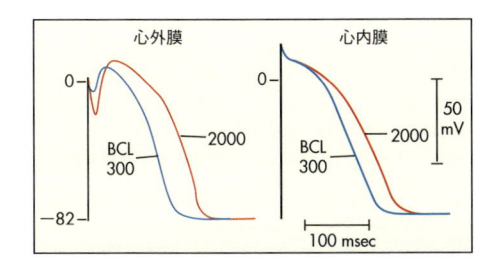

図17-6 左心室の外膜側と内膜側の心筋細胞から記録した活動電位。標本の基礎周期長（BCL）は，300 msecと2000 msecである。（Litovsky, S. H., Antzelevitch, C.: *J Am Cell Cardiol*, **14**:1053, 1989 より）

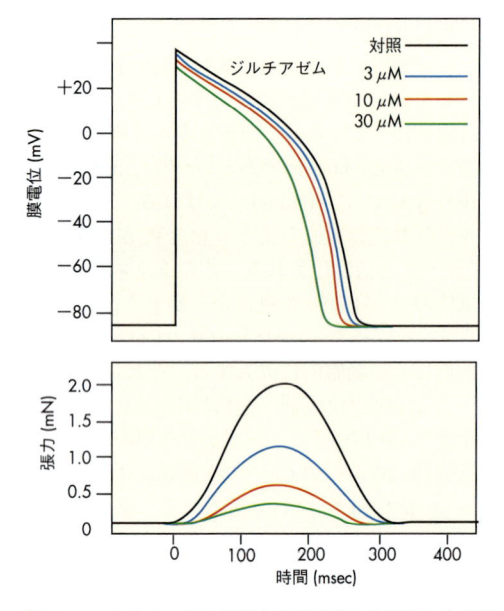

図17-7 モルモットの摘出心室乳頭筋から記録した活動電位と等尺性収縮力に対するCa^{2+}チャネル阻害薬であるジルチアゼムの作用。記録は対照時(黒い線)と$3\,\mu mol/l$(青い線),$10\,\mu mol/l$(赤い線),$30\,\mu mol/l$(緑の線)濃度のジルチアゼムが存在する条件で行った。(Hirth, C., Borchard, U., Hafner, D. : *J Mol Cell Cardiol*, **15**: 799, 1983 より)

説明したように,主としてNa^+, K^+-ATPアーゼの活性により正常化される。同様に$[Ca^{2+}]_i$の変化は主としてNa^+-Ca^{2+}交換機構により正常化される(第2章,18章参照)。

緩徐応答活動電位は洞房結節と房室結節の線維にみられる

急速応答活動電位(図17-1 A▼)は次の構成要素からなる。棘波(非常に急峻な立ち上がりでしばしば切痕を伴う)とプラトー(2相)ならびに再分極(3相)である。立ち上がりは速いNa^+チャネルの活性化により生じる。これとは対照的に,洞房結節や房室結節にみられる緩徐応答の心筋線維(図17-1 B▼)は,急速応答の心筋線維に比べて静止膜電位は非常に小さく,活動電位の立ち上がりもゆっくりで,プラトーも短く,活動電位の振幅も小さく,さらに切痕もない。立ち上がり相はL型Ca^{2+}チャネルの活性化により起こる。

心筋線維の興奮伝導は局所イオン電流を介している

心筋線維を下方へ伝播する活動電位は,ちょうど神経線維や骨格筋線維と同じように局所回路電流によって伝播される(第3章参照)。脱分極領域の心筋線維の表面の電位は,分極した静止状態の領域の膜電位より

も小さい(すなわち,より負である)。心筋線維間の間質液は電解質液であり,電気をよく通す。そのため電流は,心筋線維の分極した領域と脱分極した領域の間を間質液を介して流れる。分極した領域と脱分極した領域の境界では,これらの局所電流は脱分極帯に隣接した静止状態の心筋線維の領域を脱分極させるように作用する。このようにして分極領域と脱分極領域の境界は,脱分極帯から分極帯の方向に移動する。この移動が活動電位の伝播を構成する。

急速応答線維では,膜電位が急に約$-70\,mV$の閾値になると速いNa^+チャネルが活性化される。それから内向きNa^+電流が周囲の細胞を非常に急速に脱分極させる。この過程が繰り返されて,脱分極波として急速に下方の心筋線維へと移動していく(第3章参照)。急速応答の伝導速度は固有心筋細胞ではおよそ$0.3\sim 1\,m/sec$であり,心室の特殊伝導系(プルキンエ)線維ではおよそ$1\sim 4\,m/sec$である。

緩徐応答線維においても,局所回路が心臓インパルスを伝播する。しかし,伝導過程の特性は急速応答線維と異なる。静止状態の緩徐応答線維のCa^{2+}チャネルは閾値電位(およそ$-40\,mV$)に達すると活性化される。その結果,Ca^{2+}が流入し,刺激された領域の線維が脱分極する。そして,その刺激された線維と静止状態にある線維との間に電位差が生じ,それに隣接した分極領域が興奮する。この過程は移動する脱分極帯が連続的に近くの静止状態にある線維を興奮させることにより続いていく。しかし,緩徐応答線維へのCa^{2+}の流入は急速応答線維へのNa^+の流入に比べてはるかに遅いので,その伝導は非常に緩徐である。洞房結節と房室結節での緩徐応答の伝導速度はおよそ$0.02\sim 0.1\,m/sec$にすぎない。

> 緩徐応答線維は急速応答線維に比べてある種の薬物(ジギタリスやCa^{2+}チャネル阻害薬など)やある病的状態(血液供給が不十分となって生じる状態など)で容易にブロックされやすい。また,緩徐応答線維は急速応答線維ほど1sec間に多くのインパルスを伝導できない。
>
> 急速応答線維と緩徐応答線維はある種の薬物に対して異なる反応を示す。たとえば,キニジン quinidine,リドカイン lidocaine,プロカインアミド procainamide などのNa^+チャネル阻害薬により急速応答線維の伝導は抑制されるが,緩徐応答線維の伝導はベラパミル verapamil やニフェジピン nifedipine などのCa^{2+}チャネル阻害薬によって抑制される。心臓のリズム異常の治療に臨床的に使用される薬剤の多くはNa^+チャネル阻害薬とCa^{2+}チャネル阻害薬である。

心筋の興奮性は活動電位の時相により異なる

心筋細胞の興奮性とは,活性化されやすさのことである。心筋細胞の興奮性を測定する1つの方法は活動

電位を発生させるのにどれだけの電流が必要かを測定することである．心筋の興奮性の異常は重要である．というのは心筋の興奮性が変化すると心臓のリズム異常が生じるからであり，また致死的リズム異常を治療する人工ペースメーカーや他の電気機器の設計の際にそれらの変化を考慮しなければならないからである．急速応答線維と緩徐応答線維の興奮性は大きく異なる．

急速応答線維の興奮性は完全に再分極したときに回復する

いったん急速応答活動電位が生じると，脱分極した細胞は最後の再分極期である3相の中間まで興奮できない（図17-1 A▼）．活動電位の開始からその線維が次の活動電位を伝導できるようになるまでの期間を**有効不応期** effective refractory period とよぶ．急速応答では，この時期は0相の開始から3相でV_mがおよそ−50 mVになるまでの期間である（図17-1 A▼のc点からd点まで）．このV_m値では速いNa$^+$チャネルの中には不活性化から回復し始めるものがある．

心筋線維が完全に再分極して興奮性は完全に回復する（図17-1 A▼のe点）．d点からe点までの期間は，刺激が4相で活動電位を誘発するよりも強い刺激のときにだけ活動電位が生じる．この期間を**相対不応期** relative refractory period とよぶ．

最も多くみられる心臓リズム異常の1つに，心周期で正常より早期に起こる心房性あるいは心室性の脱分極がある．そのような早期脱分極は正常なヒトにもときどき起こるが，心疾患の患者により頻繁にみられる．早期脱分極が先行する心興奮の相対不応期に生じると，その特徴は後述するようにそのときの膜電位に従って異なる（図17-8▼）．脱分極が相対不応期の早期に生じると重症のリズム異常が起きる可能性があるが，相対不応期の後期や心周期の静止相（4相）に生じると，そのリズム異常は一般的に重篤なリズム異常ではない．

早期脱分極がそのときの膜電位に依存していることを図17-8▼に示す．心筋線維への刺激が相対不応期の中で遅ければ遅いほど，その刺激により生ずる早期活動電位の振幅と立ち上がり速度は漸次的に増加する．これらの変化は不活性化から回復した速いNa$^+$チャネルの数が3相で再分極が進行するにつれて増加するために生じる．そのため，早期の心臓インパルスが相対不応期でより遅く発生するほど，その伝播速度はより大きくなる．心筋線維が完全に再分極されるとその興奮性は完全に回復し，4相で生じる早期脱分極はその発生時期の影響を受けない．

緩徐応答線維はそれらが完全に再分極した時点では十分な興奮性をもたない

緩徐応答線維の相対不応期は，しばしば再分極が完了してからかなりあとまで延長する（図17-1 B▼）．この長い不応性は**再分極後不応性** postrepolarization refractoriness とよばれる．細胞が完全に再分極したあとであっても（4相），伝播性の反応（活動電位）を起こすには相当に強い刺激が必要である．そのため興奮性が完全に回復するのは，緩徐応答線維では急速応答性の線維に比べてはるかに遅い．

興奮性が十分に回復するまでは誘発活動電位の特性と伝播するインパルスの速度はその興奮性に従って変化する（図17-9▼）．緩徐応答線維の再分極後不応期の早期に誘発される活動電位（図17-9▼のa点）は小さく，また線維が十分に再分極しているにもかかわらず伝播しない．不応期後期に誘発される活動電位の振幅と立ち上がり（図17-9▼のb点）はより大きくなるが，それでもまだ正常より小さい．そしてその伝播は非常にゆっくりであり，通常ではしばらくして伝導が停止する．最後に再分極後期の遅い時期では（図17-9▼のc点）振幅と立ち上がりは正常になり，誘発された活動電位は緩徐応答線維本来の正常な速度で伝導される．

心周期の長さが変化すると活動電位の持続時間が変わる

心周期の長さが変化すると心筋細胞の活動電位の持

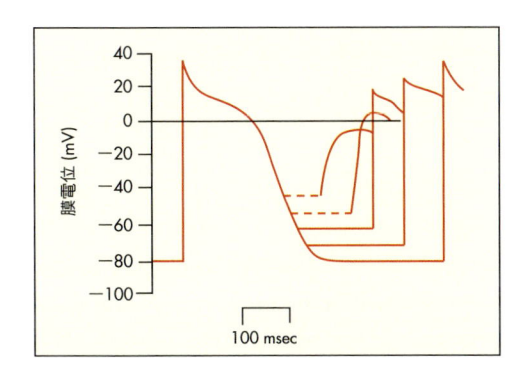

図17-8 急速応答線維において先行する興奮がもたらす相対不応期のいろいろな時点で早期活動電位を発生させたときの活動電位の振幅と立ち上がり速度の変化．(Rosen, M. R., Wit, A. L., Hoffman, B. F.: *Am Heart J*, **88** : 380, 1974より)

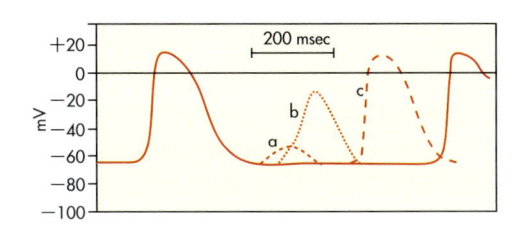

図17-9 緩徐応答線維における活動電位発生後の各時点における興奮発生の影響．(Singer, D. H. et al.: *Progr Cardiovasc Dis*, 24 : 97, 1981 より)

続時間が変わり，そのため不応期の長さも変化する．したがって，連続する脱分極と脱分極の間の時間はしばしばある種類の不整脈の誘発や停止の重要な因子となる．周期長の変化によって生じる活動電位持続時間の変化の大きさは，心筋細胞の種類によって大きく異なる．たとえば周期長が300 msecから2000 msecに変化すると心室の心外膜側の細胞では心内膜側の細胞に比べて活動電位はより長くなる（図17-6▼）．

活動電位の持続時間と周期長の相関関係の機序については十分には解明されていない．遅延整流K^+電流（i_K）と一過性外向きK^+電流（i_{to}）を通す2種類のK^+チャネルによるK^+コンダクタンス（g_K）の変化が関与していると考えられる．i_Kは活性化も脱活性化も非常に遅い．したがって，脱分極間の時間が短くなればなるほど先行する脱分極により活性化したi_Kが脱活性化している間に次の脱分極が早く発生することになる．そのため，ある脱分極から次の脱分極にかけてg_Kの増加が持続し，次の脱分極が再分極するのを早める．その結果，その活動電位の持続時間が短くなる．

周期長と活動電位持続時間の関係に関与する第2番目のK^+電流はi_{to}である．これはプルキンエ線維や心室の心外膜細胞に特徴的にみられる活動電位の切痕を発生させるのと同じ電流である（図17-6▼）．心筋細胞においてi_{to}の大きさと活動電位持続時間の頻度依存性との間には強い相関がある．活動電位のプラトー相におけるK^+の細胞外への流出が多ければ多いほど活動電位の持続時間が短くなる．

心臓の自発興奮

自動能 automaticity（心拍動を開始する能力）と**律動性** rhythmicity（歩調取り活動の頻度と規則性）の特性は心筋組織に内因性に備わっている．心臓は身体から完全に切り離されてもなお拍動を続ける．このように，心臓は神経性あるいはホルモン性の調節がなくとも自動的に収縮できる．もし摘出直後の心臓の冠血管を適切な溶液で灌流すると，心臓は何時間も律動的に収縮する．4つのそれぞれの心腔壁には，収縮を開始する能力のある細胞が少なくともいくつか存在する．そのような自動性細胞は，主として洞房結節や房室結節ならびに特殊伝導系の組織に存在する．神経系は心拍動の頻度や他の重要な心機能に影響を及ぼす．心臓移植を受けた多くの患者は正常な神経支配が長い間存在しないにもかかわらず，比較的普通の生活ができる．このことから正常な神経系は有効な心機能の発現には必ずしも不可欠でないことが判明した．

哺乳類の心臓において最も高頻度で発火する自動性細胞は，通常，**洞房結節** SA nodeにあり，それらは心臓の正常な歩調取りである．ある特殊な状況下で心拍動を開始できる洞房結節以外の部位は**異所性歩調取り** ectopic pacemakerとよばれる．異所性歩調取りが優位となるのは次のときである．① その部位自体の律動性が亢進したとき，② 高次の歩調取りの律動性が抑制されたとき，③ 異所性の歩調取り部位と高次の歩調取り部位との間のすべての伝導路が遮断されたとき，などである．

洞房結節が破壊されたときには通常，その次に律動性が高い**房室結節** AV nodeの自動性細胞が心臓全体の歩調取りとなる．数分から数日のある期間の後には，大部分の心房の自動性細胞が歩調取りとして優位となる．心室の特殊伝導系の**プルキンエ線維** Purkinje fiberも自動能を有する．これらの**心室固有歩調取り** idioventricular pacemakerの特徴は非常にゆっくりと発火することである（およそ35拍/min）．正常では，洞房結節が発生するインパルスがプルキンエ線維の固有の発火頻度よりもはるかに速い頻度でプルキンエ線維を脱分極させるために，プルキンエ線維はまったく発火しない．このようにプルキンエ線維の自動能は後述する**オーバードライブ抑制** overdrive suppressionの機序によって抑制されている．

> 心房から心室への心臓インパルスの伝導は，さまざまな機序により一過性あるいは恒久的に阻止される．そのような機序には迷走神経活動の亢進ならびに薬剤の作用（ジギタリス digitalis，アデノシン adenosine，Ca^{2+}チャネル阻害薬 Ca^{2+} channel antagonistなど），また病的状態（冠動脈閉塞 coronary artery occlusion，心臓伝導系の線維の変性 degeneration of the cardiac conducting fiberなど）などが含まれる．房室接合部が心臓インパルスを心房から心室へ伝導できない場合には，心室のプルキンエ線維が心室固有歩調取りとして心室収縮を開始する．しかし，それらの心臓インパルスの頻度はたいてい非常に遅いために，心臓は正常な身体機能を営むのに十分な血液を駆出できない．この不足を補うためには，人工ペースメーカーの植え込みが必要となる．

洞房結節は心臓本来の歩調取りである

洞房結節は下等脊椎動物の心臓の静脈洞の系統発生学的な残遺物である．ヒトではおよそ長さ15 mm，幅5 mm，厚さ2 mmである．それは心臓の後面の分界溝で上大静脈が右心房に合流する部位に存在する（図17-10▼，11▼）．

洞房結節から記録した典型的な活動電位を図17-12▼に示す．図17-1 B▼に示すように，その活動電位は概して緩徐応答の特徴がある．自動能をもつ洞房結節線維の主な特徴は（他のすべての自動性線維のように）4相にある．自動能をもたない細胞では4相の細胞内電位は一定に維持されるが，心臓の自動能を有する線維は4相に緩徐な**拡張期脱分極** diastolic depolarization（**歩調取り電位** pacemaker potentialともよばれる）を示

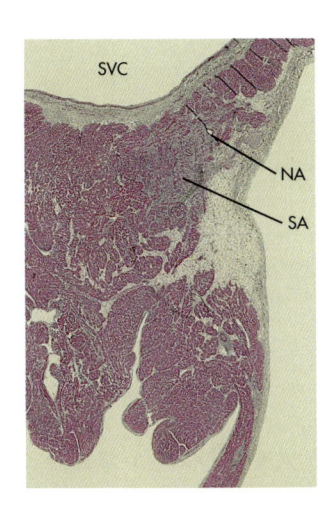

図17-10 ヒトの右心房の顕微鏡写真。NA：結節動脈，SA：洞房結節，SVC：上大静脈。(Stevens, A., Lowe, J.: *Human histology*, Mosby, St Louis, 1997 より)

す(図17-12▼)。拡張期脱分極(4相)は発火閾値に達するまで一定の速度で進行し，最終的に活動電位が発生する(0相)。

緩徐拡張期脱分極の勾配(図17-12 A▼)や4相の最大陰性電位(図17-12 B▼)，発火閾値(図17-12 C▼)が変わると自動性細胞の発火頻度は変化する。拡張期脱分極の勾配が減少すると膜電位が閾値に達するためにさらに長い時間がかかり(図17-12 A▼)，そのために発火頻度は減少する。同様に，もし4相のはじめに膜電位がよりマイナスであれば(すなわち，膜が**過分極** hyperpolarizedされていれば)緩徐拡張期脱分極が閾値に達するまでにより多く時間がかかり(図17-12 B▼)，発火頻度が減少する。最後に，もし発火閾値が高くなれば閾値に達するまでの時間がさらに必要となり(図17-12 C▼)，発火頻度が減少する。もちろん，これら3つの機序が連合して発火頻度が決定される。

自動性はK$^+$，Na$^+$，Ca^{2+}の流れに依存している

自動性心筋細胞を特徴づける緩徐拡張期脱分極には数種のイオン電流が関与している。洞房結節では拡張期脱分極は少なくとも3つのイオン電流の変化により生ずる。すなわち，内向きfunny電流(i_f)，内向きCa^{2+}電流(i_{Ca})，外向きK$^+$電流(i_K)である(図17-3▼)。

i_fは主としてNa$^+$の流れによって生じる。この**funny電流**はその存在がこれを命名した研究者の仮説に反していたためにfunny(奇妙な)電流と命名された。それは再分極相(3相)で膜電位がおよそ-50 mVよりも負になると活性化される。再分極相の終わりで膜電位がより負であればあるほどi_fはより大きくなる。

i_{Ca}は4相の終わり近くで，膜電位がおよそ-55 mVになると活性化される(図17-13 B▼)。Ca^{2+}の流入は脱分極を加速し，速やかに活動電位の立ち上がり相を形成する。細胞外K$^+$濃度$[K^+]_o$の低下あるいはCa^{2+}チャネル阻害薬(たとえばニフェジピン)は，洞房結節細胞の活動電位の振幅と緩徐拡張期脱分極の勾配を低下させる。

緩徐拡張期脱分極は，その特徴がよくわかっているイオンチャネルを通るi_fとi_{Ca}の2つの内向き電流(図17-13 B▼)と非選択的なチャネルを通る持続的な内向きのNa$^+$の"漏出"(図17-13 B▼には示していない)からなる。緩徐拡張期脱分極は外向き電流である第3番目の電流i_Kにより拮抗される。この電流は活動電位のプラトー相で活性化され，再分極中と4相中にゆっくり脱活性化される(図17-13 B▼)。K$^+$の流出はi_f，i_{Ca}，Na$^+$の内向き漏出による脱分極効果に拮抗する。しかしi_Kの外向き電流は徐々に脱活性化するため，4相を通してゆっくりと減衰する(図17-13 B)。そのため他の陽イオンの内向き電流による脱分極作用の抑制は徐々に減弱する。種々の内向き電流による脱分極作用に対する外向きi_Kの拮抗作用が徐々に減少することが，緩徐拡張期脱分極の成り立ちに寄与することになる。

房室結節の歩調取り細胞の自動性のイオン機序は，洞房結節のそれと同じである。さらにプルキンエ線維の自動性も，Ca^{2+}電流が緩徐拡張期脱分極と活動電位の立ち上がり相にあまり関与していない点を除けば，おそらく同様なイオンの流れにより説明される。そのためプルキンエ線維の緩徐拡張期脱分極は，主として過分極により誘発される内向き電流i_fとNa$^+$の内向き漏出ならびに緩徐に減少するi_Kの間のバランスによっ

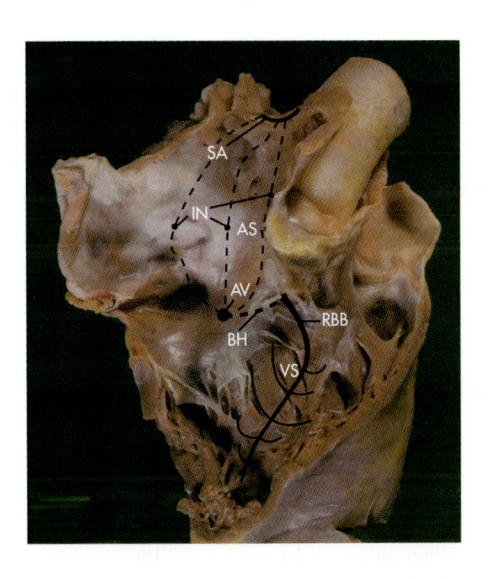

図17-11 ヒトの心臓の興奮伝導系。心房中隔(AS)と心室中隔(VS)の右側がみえるように切開した。AV：房室結節，BH：His束，IN：結節間心房筋，RBB：右脚枝，SA：洞房結節。(Stevens, A., Lowe, J.: *Human Histology*, Mosby, St Louis, 1997 より)

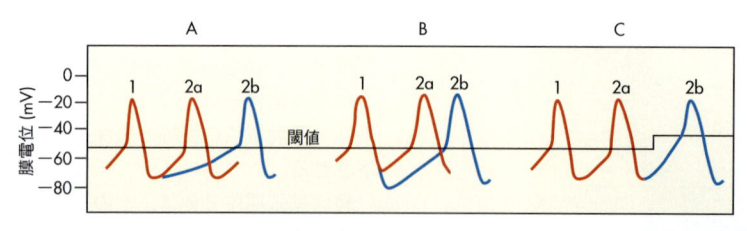

図17-12 歩調取り電位の勾配(A)，最大拡張期電位(B)，発火閾値(C)の変化の洞房結節細胞の周期長に対する影響．それぞれのパネルにおける基本周期長は活動電位1と2a間の時間に等しい．(a)緩徐拡張期脱分極の勾配低下の影響は，パネルAの活動電位1と2b間の時間で示される．(b)緩徐拡張期脱分極の開始時点で，過分極の影響はパネルBの活動電位1と2b間の時間で示される．(c)脱分極の閾値の増加の影響は，パネルCの活動電位2aと2b間の時間で示される．

自律神経は心拍数を調節する

自律神経から放出される神経伝達物質は，歩調取りの細胞膜を介するイオン電流を変化させて心臓の自動性に影響を及ぼす．交感神経活動の増加はノルアドレナリンnoradrenalineの放出により緩徐拡張期脱分極の勾配を増加させて心拍数を速める．それは主として洞房結節細胞膜のi_fとi_{Ca}を増加させることによる（図17-13 B▼）．

アセチルコリンacetylcholineの放出により，副交感神経活動の増加は緩徐拡張期脱分極の勾配を低下させたり（図17-12 A▼）最大拡張期電位を深くすることにより（図17-12 B▼）心拍数を減少させる．最大陰性電位の陰性度の増加は，アセチルコリンと自動性細胞の膜の特殊なアセチルコリン調節性K⁺チャネル acetylcholine-regulated K⁺ channelを活性化するコリン作動性受容体（ムスカリン型）cholinergic receptor (muscarinic type)との相互作用による．緩徐拡張期脱分極の勾配の低下は，i_fチャネルとi_{Ca}チャネルを介するイオン電流の減少により起こる．発火閾値の変化（図17-12 C▼）は薬物や心臓の間質液のイオン組成の変化に反応して起こる．

オーバードライブは歩調取り細胞の自動性を抑制する

歩調取り細胞を非常に速い頻度で刺激すると，一過性にその自動能が抑制される．この減少はオーバードライブ抑制overdrive suppressionとして知られている．洞房結節細胞は通常，心臓の他の潜在的歩調取り部位よりも速い頻度で発火するために，洞房結節細胞の速い頻度の発火が他の部位（異所性ectopic）の自動能を抑制している．

> 洞不全症候群sick sinus syndromeのような病的状態では，洞房結節細胞は周期的に何秒もの間，発火しないでいる．自動性細胞は心臓のさまざまな異所的部位に豊富にあるが，そのような細胞は多くの場合ただちには歩調取りとしての機能を果たさない．正常の歩調取り部位である洞房結節の細胞は，正常では異所性の歩調取り細胞に比べてはるかに速い頻度で発火するために，これらの異所性の歩調取り細胞は一過性に抑制されている．このような速い発火がオーバードライブ抑制現象によって異所性の歩調取り細胞の発火を遅らせているのである．そのため，もし異所性細胞の歩調取り活動が数秒以上遅れると，患者は事実上の脳血流の停止のために意識を失うかもしれない．

オーバードライブ抑制のメカニズムには，K⁺と交換にNa⁺を細胞外に能動的に汲み出す膜ポンプ（Na⁺, K⁺-ATPアーゼ）が関わっている．その比率は3Na⁺に対して2K⁺である（第1章参照）．たとえば，自動能を有するプルキンエ線維が脱分極するごとに，ある量のNa⁺が活動電位の0相に細胞内に流入する．そのため細胞が多く脱分極するほど1分間に細胞内により多くのNa⁺が流入する．オーバードライブ時にはNa⁺，

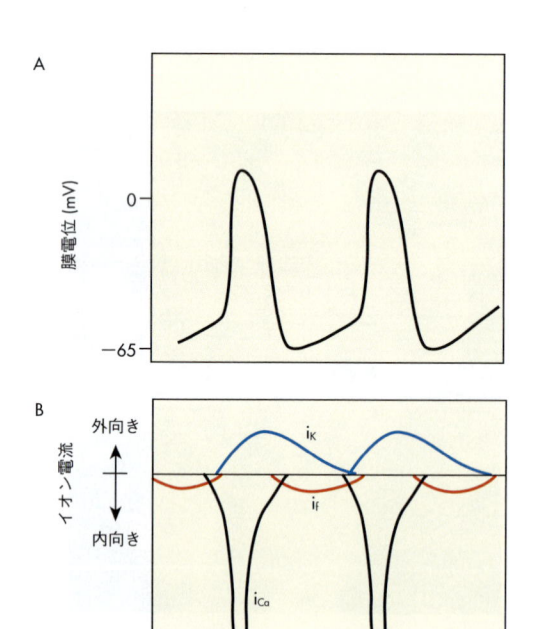

図17-13 洞房結節細胞の膜電位変化(A)は次の電流 (B) によってもたらされる．i_{Ca}（黒），i_f（赤），i_K（青）．(Brown, H. F.: *Pysiol Rev*, **61**: 644, 1981 より)

K^+-ATPアーゼは細胞内からこの大量のNa^+を排出するのにより多くのエネルギーを消費する。Na^+,K^+-ATPアーゼによって排出されるNa^+量は細胞内に入るK^+量を上回る。ポンプ活動がこのように亢進すると，細胞内から正味の陽イオンが失われるために細胞膜は過分極となる。そのためにこのポンプは**起電性**electrogenicであるといわれる。過分極の結果，4相の膜電位は閾値に達するまでより多くの時間を必要とする(図17-12 B▼)。さらに，オーバードライブが急に停止してもNa^+，K^+-ATPアーゼの活性はたいていすぐには減少せず，しばらく亢進した状態が続く。このNa^+の過剰の流出が歩調取り細胞の4相における緩徐な脱分極を遅らせ，それが一時的な自動能の抑制をもたらす。

心房筋細胞は心臓インパルスを洞房結節から房室結節へ伝導する

洞房結節からの心臓インパルスは固有心房筋線維を通っておよそ1 m/secの伝導速度で右心房全体を放射状に広がる(図17-11▼)。特殊伝導路である**前心房間線維束**anterior interatrial band(すなわち**バックマン束**Bachmann's bundle)はインパルスを洞房結節からほとんど直接に左心房へ伝導する。しかし，この直接伝導路を実験的に破壊したとしても，右心房から左心房へ固有心筋線維を通って伝導は急速に進む。右心房を経由して下方へ進む活動電位の中には最終的に房室結節に達するものがあり(図17-11▼，14▼)，それは正常では心臓インパルスを心房から心室へ伝える唯一の経路である。

房室伝導

成人の房室結節の大きさはおよそ長さ22 mm，幅10 mm，厚さ3 mmである。それは心臓の後方，冠静脈洞の開口部の近傍で心房中隔の右側に存在する(図17-11▼)。房室結節は機能的に次のように分けられる。①心房と結節との移行部である**A-N領域**A-N region，②房室結節の中央部分である**N領域**N region，③結節線維が心室の特殊伝導系specialized conducting systemの始まりである**ヒス束**bundle of Hisに徐々に移行する**N-H領域**N-H region。

房室伝導のいくつかの特徴は，生理学的ならびに臨床的に重要である。心房から心室の心筋細胞へのインパルス伝達の遅延は，主に結節のA-N領域で起こる。実際には伝導速度はN領域のほうがA-N領域よりも遅いが，その経路の長さはA-N領域がN領域に比べてかなり長い。

A-N領域とN領域を通過する伝導時間は，心電図上で心房興奮から心室興奮の時間的な遅延を示す**PR間隔**PR intervalのかなりの部分を占める(図17-7▼参

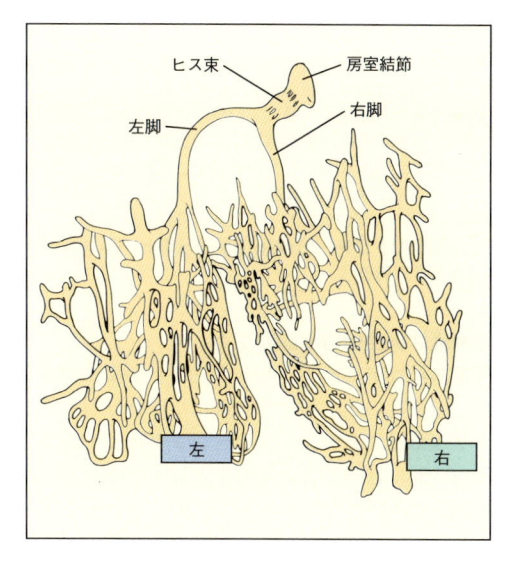

図17-14 ウシの心臓の房室および心室興奮伝導系。

照)。機能的にはこの遅れがあるために心房収縮による適切な心室充満が起こる。

N領域の細胞の特徴は緩徐応答活動電位である。静止電位V_mは約-60 mVで，立ち上がりはそれほど急峻ではなく，伝導速度はおよそ0.05 m/secである。速いNa^+チャネルをブロックするテトロドトキシンは，この領域の活動電位に対する作用はほとんどない。反対に，Ca^{2+}チャネル阻害薬であるジルチアゼムはこの活動電位の振幅と持続時間を減少させ，房室伝導を遅らせる。A-N領域の細胞の活動電位の波形はN領域と心房との中間の形を示す。同様に，N-H領域の細胞の活動電位の波形はN領域の細胞とヒス束の細胞の中間を示す。心房と心室間の種々の移行帯を含めた全体としての心房-心室間の伝導系は，しばしば**房室接合部**AV junctionとよばれる。

N領域の細胞には再分極後不応期がある(図17-9▼)。心房の連続する脱分極間の時間が減少すると，房室接合部の伝導時間は延長する。たとえば，心房が人工的にペーシングされている患者において，ペーシング刺激の間隔を短くすると心房からヒス束への伝導時間(AH間隔)は漸次的に増加する(図17-15▼)。

> 心臓の他の部位では，容易に伝導可能な頻度のインパルスであっても房室接合部ではブロックされやすい。これは臨床的なリズム異常においてしばしば有利な効果となる。たとえば**心房性頻脈**atrial tachycardia(心房から生じる異常な頻脈)では，心房は毎分200の頻度で脱分極する。そのような状態では通常，心房インパルスのいくつかは房室結節でブロックされる。たとえば，もし心房インパルスが1回おきにだけ房室結節に伝導されたら，心室は毎分100回だけ脱分極されるだろう。この**2:1房室ブロック**2:1 AV blockとよばれるこの房室結節伝導パターンは，過剰な高頻度収縮から心室を守ることになる。毎分200回以上の頻度では収縮間

の心室充満に要する時間は不十分である。そのため，心臓は1分間に十分な量の血液を駆出できない（第24章参照）。そのため心房が異常に速い頻度で収縮するときには，心房の脱分極がある程度房室結節でブロックされたほうが心室は単位時間により多くの血液を駆出することができる。心室が著明な高頻度に反応するとき，医師はたいてい心室に伝導される心房インパルスの数を減らそうとする。医師は反射的に迷走神経活動を増加させたり，またある阻害薬（たとえばアデノシンやジギタリス）を投与して房室伝導を一部ブロックしようとするであろう。

自律神経は房室伝導を調節する

迷走神経はアセチルコリンを放出し房室伝導を遅らせる。中等度の迷走神経活動はただ房室伝導時間を延長させるだけである。心房ペーシング周期の長さが房室伝導時間にどのような影響を及ぼすかを検討した実験（図17-15▼）で，ヒトに**フェニレフリン**phenylephrine（アドレナリン作動性血管収縮薬）を静脈内投与し，動脈圧を上昇させることにより反射的に心臓への迷走神経活動を増加させた。ある一定のペーシング周期長に対して，心房からヒス束への(AH)伝導時間は迷走神経活動が増加したときのほうが正常状態に比べてより大きい。より強い迷走神経活動（図17-15▼には示していない）は，心房インパルスの一部が房室結節を通って心室へ伝導するのを阻止する。伝導の遅延あるいは伝導遮断は多くの場合N領域で起こる。

一方，心臓交感神経は房室伝導を促進する。それは房室伝導時間を減少させ，房室接合部の潜在性歩調取りの律動性を亢進させる。交感神経終末からのノルアドレナリンの放出は房室結節，主として領域の活動電位の振幅と立ち上がりの勾配を増大させる。

心室組織での伝導は速い

ヒス束は心室の**特殊伝導系**specialized conduction systemの起点である（図17-11▼, 14▼）。特殊伝導系は心室中隔の右側の心内膜下を約12 mm下行し，左右の**脚**bundle branchに分かれる。ヒス束と直接連続している右脚は心室中隔の右側を下行する。左脚は右脚に比べてかなり太く，ヒス束からほとんど直角に分枝して心室中隔を貫通する。

脚は最終的には両心室の心内膜下の表層に広く分布しているプルキンエ線維とよばれる伝導系線維の複雑なネットワークへと細かく枝分かれしていく（図17-14▼）。プルキンエ線維は心臓で最も太く，心室筋細胞の直径が10～15 μmであるのに対して70～80 μmもある。プルキンエ線維の直径が大きいことは，心室筋線維よりもプルキンエ線維のほうが伝導速度が速い理由の1つである。プルキンエ線維における心臓インパルスの伝導速度は心臓の他の組織に比べて最も速く，1～4 m/secである。そのために心室内膜側表層全体が急速に興奮することができる。心内膜側から心外膜側への興奮波の伝播はそれよりも遅く，約0.3～0.4 m/secである。

プルキンエ線維から記録される活動電位は心室固有筋線維から記録されるものと少し異なる。概して，プルキンエ線維の活動電位には著明な棘波（1相）があり，プラトー相（2相）の期間はプルキンエ線維ではかなり長い。プルキンエ線維のプラトー相が長いためにこの細胞の不応期は長い。そのため多くの心房早期脱分極は房室結節を通過してもプルキンエ線維でブロックされる。この心房早期脱分極の影響から心室を守る機能は，特に心臓のリズム周期が長くなったときに著しい。その理由はちょうど心室筋細胞にみられる（図17-6▼）のと同じようにプルキンエ線維の活動電位の持続時間，したがって有効不応期が周期長に比例して変化するためである。しかし，房室結節では有効不応期は正常の心拍数の範囲では大きな変化がないが，周期長が非常に短くなると逆に増加する。そのため周期長が非常に短いとき，過剰な高頻拍の興奮から心室を守るのはプルキンエ線維よりむしろ房室結節である。

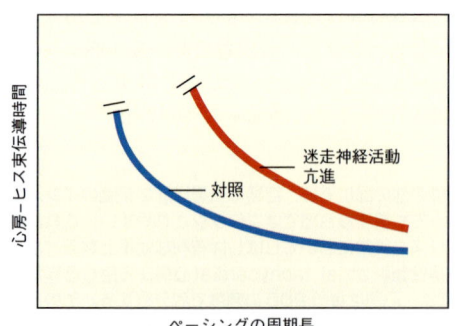

リエントリーは多くの心臓リズム異常の機序である

ある条件のもとでは，心臓インパルスはすでに通過した領域を再び興奮させることがある。**リエントリー**reentryとして知られているこの再興奮現象は，臨床での多くの心臓リズム異常の原因となる。リエントリー回路が解剖学的に固定されている場合，興奮がリエントリールーブを繰り返し旋回すると突発的に生じる持続的な頻脈となる（たとえば，**発作性上室性頻拍**paroxysmal supraventricular tachycardiaや**発作性心室性頻拍**paroxysmal ventricular tachycardia）。しかし，もしリエントリーが多発し，非常に不規則で，連続的に移動するリエントリー回路からなると，そのリズム

図17-15　8人のヒトの対照状態（青）とフェニレフリンの静注による迷走神経活動の亢進状態（赤）で心房をさまざまな周期長でペーシングしたときの心房-ヒス束伝導時間の変化。（Page, R. L. et al. : Circ Res, **68**: 1614,1991より）

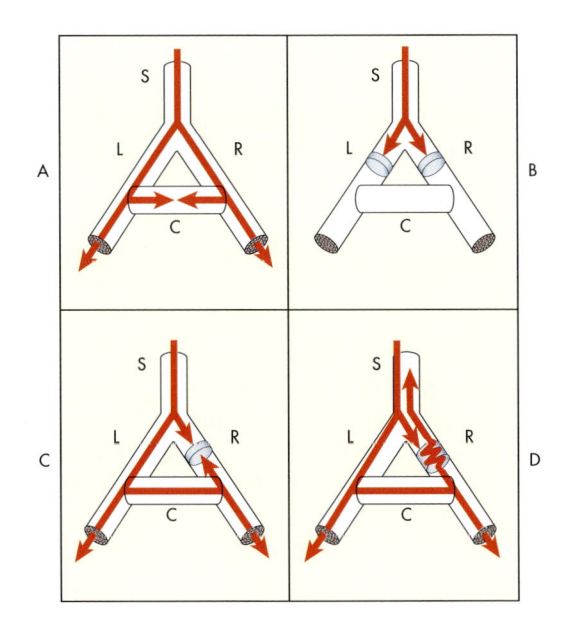

図17-16 リエントリーにおける1方向性伝導ブロックの役割。A：1本の線維束(S)を下行してくる興奮は左(L)と右(R)の分枝線維束に入る。すなわち脱分極波は両端から結合線維束(C)に進入するが、途中で衝突によって消滅する。B：興奮波はLとRの分枝束でブロックされる。C：分枝束Rで順行性ならびに逆行性の両方のインパルスがブロックされる。D：分枝束Rに1方向性伝導ブロックがみられる。SからRへ下行する順行性インパルスは1方向性のブロック領域がその被興奮性を回復していないために順行性には伝導されない。分枝束Rの逆行性インパルスは被興奮性が回復したのちに、この領域に遅れて到達する。

異常は**心房細動**atrial fibrillationあるいは**心室細動**ventricular fibrillationとなる。心房細動の患者であっても何年も生きられるが、適切な治療が大切である。その理由は心臓のリズムがきわめて不規則であるため患者の心房内に凝血塊が形成されやすく、脳卒中や他の重篤な結果を招くことがあるからである。心室細動は心室がただちに血液を駆出しなくなるために急速に致死的となる。死を免れるにはただちにカウンターショックによる**除細動**defibrillationが不可欠である。

図17-16▼には左右に枝分かれする単一の心筋線維束からなる潜在的なリエントリーループを示す。結合線維束はこれらの枝のあいだにある。このリエントリーループのすべての構成成分が正常に伝導すると(図17-16 A▼)、単一線維束を下行するインパルスは下方へ右枝と左枝に伝導される。インパルスが結合線維束に達するとその両側から入り、衝突する点で消滅する。左枝からのインパルスは結合線維束の中の衝突点を越えて進むことはできない。その理由はこの点より遠位部は不応期にあるためである。すなわち、その部位はちょうど反対方向からのインパルスにより脱分極されているためである。同様に、衝突点より左側の組織がちょうど脱分極していたために右枝からのインパルスは結合線維束の中を衝突点から左方に進むことはできない。図17-16 B▼から明らかなように、もし順行性のブロックが2本の枝の線維束にあるとインパルスは一巡できない。

もし、心筋線維束が左右いずれの方向からくるインパルスも伝導できない**両方向性ブロック**bidirectional blockがループのどこかに(たとえば右枝に)存在すると、リエントリーは起こらない(図17-16 C▼)。単一線維束に生じたインパルスは、前述したように右枝と左枝に進入することができる。上方から右枝に入ったインパルスはブロックに達するとただちにその枝で停止する。左枝を下方へ進むインパルスはそのまま下のほうへ進み続けるが、結合線維束を右方向へも進む。このインパルスが右枝に達するとこの枝を上方と下方へと進む。上へ向かうインパルスはすぐに両方向性ブロックの部位に達し、そこで伝導は終わる。したがって単一束に発生するインパルスは完全なループを進むことができない。そのためそのインパルスがどの経路を通るかにかかわらず、単一線維束に再進入することはできない。そのような両方向性ブロックは、潜在的リエントリーループ内に存在する領域の強い虚血(不十分な血液の循環)の結果、生じうる。

リエントリーに必要な条件は、ループ上のある点でインパルスがある方向へは進むことができるが反対方向へは進めないことである。そのような現象を**1方向性ブロック**unidirectional blockとよぶ。この種類のブロックは潜在的リエントリーループのある領域で不応期が延長することにより生じることが最も多い。図17-16 D▼に示すように単一線維束に発生し、右枝を下方へ伝導するインパルスは比較的短い距離を進んで一時的に不応期にある組織に達する。この長い不応期は中等度に虚血になった領域に生じる。単一線維束から直接右枝へ進んだ順方向性のインパルスは1方向性ブロックの領域で止まる。

対照的に、単一線維束に生じたインパルスはまた左枝を下方へ進み、結合線維束を通って最終的に右枝を上方と下方へと進む(図17-16 D▼)。この枝を上方へ進んだインパルスはその前に抑制されていた領域を通って逆行性に伝導することができる。単一線維束から左枝、次いで結合線維束、さらに右枝を上行して潜在的ブロックの領域に至る伝導経路は単一線維束から直接右枝へ至る経路に比べてはるかに長い。この長い伝導経路はそれ以前に不応期であった組織がその興奮性を回復するのに十分な時間を与え、そのため右枝の上部領域を通る逆行性伝導を可能にし、心臓インパルスは単一線維束に再進入し、再びそれを興奮させる。

そのために、この例では1方向性ブロックは一過性

の現象である．右枝の順行性インパルスは短い距離を進むだけで部分的に抑制された領域に到達する．しかし，その部位はまだ不応期であるため，インパルスはブロックされる．単一線維束に発生した同じインパルスで左枝と結合線維束を通って右枝の下方領域に至る，より長い経路を進んだものはより短く直接的な右枝の経路を通過するインパルスに比べて，容易に潜在的ブロックを通って伝導される．伝導路がより長ければ，より多くの時間がかかるために，その間に部分的に抑制された領域がその興奮性を回復する．

1方向性ブロックはリエントリーには必要な条件であるが，十分条件ではない．リエントリーにより再興奮される領域の有効不応期はループを1周する伝播時間よりも短くなければならない．図17-16 D▼に示すように，逆行性インパルスは右枝の抑制帯を通って伝導するが，もし，その先の組織が最初の順行性の脱分極による不応期のままであれば単一線維束は再興奮されない．そのため伝導時間の延長あるいは有効不応期の短縮がリエントリーを促進する条件である．

> **WPW症候群** Wolff-Parkinson-White syndromeはヒトのリエントリーによるリズム異常の中でよくみられるものの1つである．この患者は正常の房室結節の構造（房室結節とヒス束）と平行して異常な副伝導路 bypass tractがあり，それが心房と心室の間の第2の伝導路を形成している．副伝導路を構成する心筋線維は固有心筋の急速応答線維であるが，一方，房室結節の重要な伝導線維は緩徐応答線維である．この症候群の患者はたいてい正常の心房インパルスが正常な経路と副伝導路を進んで同時に心室に達する（伝導は副伝導路のほうが結節を通るより速いが）ため，なんら機能的異常を自覚しない．しかし，ときどき心房インパルスは平行して走る経路の1つだけ（たいてい正常の房室接合部の経路）を選択的に進んで心室に到達し，そのインパルスは第2の経路（たいてい副伝導路）を介して逆行性に進んで心房を再興奮させることがある．インパルスはそれから何分も，あるいは何時間もこのリエントリーループを回り続ける．1つの伝導路は順行性伝導を媒介し，他のものは逆行性伝導を媒介する．リエントリーループを1周する伝導時間は正常の心周期の時間よりずっと短い．そのため，心臓は非常に速い頻度で拍動する．そのような速い心拍は心臓が正常の心拍出量を駆出する能力を低下させる．リエントリーループは，正常の房室結節（主として緩徐応答線維を含む）を通る伝導を抑制するが，副伝導路（急速応答線維だけからなる）を通る伝導は阻止しない薬剤（アデノシン，Ca^{2+}チャネル阻害薬）の投与により中断できる．もし副伝導路の存在が患者にとって非常にわずらわしい場合は，心臓専門医は電極カテーテルを介して高電流をその経路に直接作用させて破壊することができる．

心電図は重要な臨床的検査である

心電図 electrocardiographは，体表面上のさまざまな誘導点から電位変化を記録することにより心臓インパルスの伝播についてのきわめて重要な情報が得られる有用な検査法である．心電図を詳細に検討すると，①心臓の解剖学的位置，②心房や心室の相対的な大きさ，③調律や伝導のさまざまな障害，④心筋虚血障害の程度と部位やその進展，⑤電解質濃度の変化による影響，⑥心臓に対する薬物の影響について知ることができる．心電図学は広範かつ複雑であるので，ここでは心電図についての基本的特徴だけを述べる．

心電図は体表面上の2点間の電位差の経時的変化を反映する．心臓インパルスは心臓内を複雑に3次元的に広がる．そのために心電図の波形には個体差があり一様でなく，また同じ個体でも記録電極の解剖学的位置により波形が異なる．

一般に心電図は**P波** P wave，**QRS波** QRS wave，**T波** T waveからなる（図17-17▼）．**PR間隔** PR intervalは心房興奮の開始から心室興奮の開始までの時間を示し，正常では0.12〜0.2 secである．この伝導時間のほとんどはインパルスが房室伝導系を通過する時間である．PR間隔の病的な延長は炎症，循環障害，薬理学的あるいは神経系の機序によって生じる房室伝導障害に伴って生じる．

QRS群 QRS complexの波形や大きさは個人差が大きい．通常その間隔は0.06〜0.10 secである．QRS群の異常な延長は正常な心室伝導路のブロック（たとえば，左脚あるいは右脚ブロック）を示す．

QT間隔 QT intervalはときどき心室筋の**電気的収縮期** electrical systoleとよばれ，心室筋細胞の活動電位の持続時間を反映している．QT間隔は約0.4 secであるが，心拍数に反比例して変化する．その理由は主として活動電位の持続時間が心拍数に反比例して変化するためである（図17-6▼）．

ST間隔 ST intervalでは，心室筋全体が脱分極している．すべての心筋細胞はおよそ同じ電位であるためST間隔は**等電位線** isoelectric line（心臓表面のすべての領域が実質的に同じ電位であることを反映する線である）上にある．

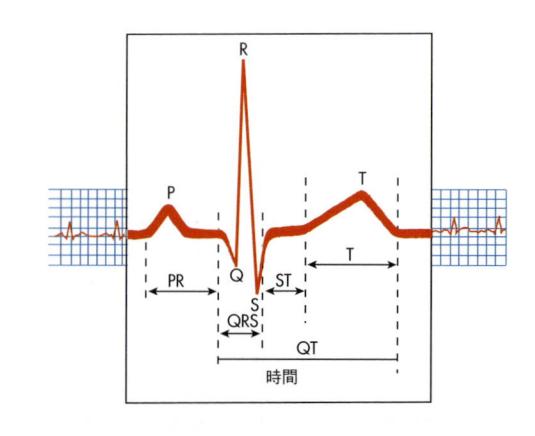

図17-17 典型的な心電図の重要な波形と間隔を示す．

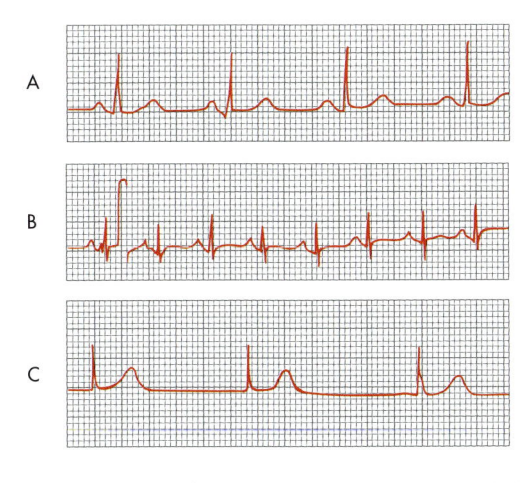

図17-18 さまざまな洞房調律のヒトから記録された心電図。A：正常洞調律。B：洞頻脈。C：洞徐脈。

T波 T waveは心室心筋細胞の再分極を反映する。T波が等電位線から振れる方向はたいていQRS群の主成分と同じ方向である。T波とQRS群が等電位線から同じ方向に振れるときは再分極が脱分極と同じ経路を伝播していないことを示す。正常では脱分極は心内膜側から心外膜側のほうへ進むが，再分極は反対方向へ進む。この伝播方向の違いは心室の心内膜側と心外膜側とで発生した活動電位の持続時間の差異による。特殊伝導系線維が心室の心内膜側に存在するために心内膜側細胞は心外膜側細胞よりも早く脱分極する。しかし，心外膜側細胞は通常心内膜側細胞よりも早く再分極を開始する。その理由は心外膜側細胞の活動電位の持続時間は，特に心臓が正常あるいは短い心周期で拍動しているときには，心内膜側細胞のそれに比べて短いためである（図17-6▼）。

正常の洞調律，洞頻脈，洞徐脈の心電図を，図17-18▼に示す。これらの記録は正常のヒトの異なる心拍数で記録されたP波，QRS群，T波を示す。対麻痺の患者において迷走神経活動亢進による徐脈の記録を図19-9▼に示す。

まとめ

■ 心筋細胞から記録した膜電位は次の相から成り立っている。

0相（立ち上がり）	速いNa$^+$チャネルの活性化。
1相（早期の部分的再分極）	一過性外向き電流i_{to}を通すチャネルを流れるK$^+$の外向き流束。
2相（プラトー）	L型Ca^{2+}チャネルを通るCa^{2+}の内向き流束とさまざまな型のK$^+$チャネルを通るK$^+$の外向き流束とのバランス。
3相（後期再分極）	Ca^{2+}チャネルの不活性化とさまざまな型のK$^+$チャネルのコンダクタンスの増加。
4相（静止電位）	主として細胞膜のK$^+$に対するコンダクタンスにより決定される。

■ 急速応答活動電位は心房と心室の固有心筋線維と特殊伝導系線維（プルキンエ線維）から記録される。これらの活動電位には急峻な立ち上がりと大きな振幅がある。立ち上がりは速いNa$^+$チャネルの活性化による。有効不応期は立ち上がりから始まり3相の途中まで続き，相対不応期は3相の最後まで続く。

■ 緩徐応答活動電位は洞房結節細胞や房室結節細胞から記録される。急速応答活動電位に比べてその静止電位は浅く，振幅は小さく，立ち上がりは遅い。立ち上がりはCa^{2+}チャネルの活性化により生じる。有効不応期は立ち上がりの開始から始まり，3相の終わり近くまで，ときにはそれを超えるまで続く。完全な興奮性は線維が完全に再分極するまで回復しない。

■ 自動能は洞房結節と房室結節の細胞ならびに特殊伝導系の細胞の特徴であり，4相の緩徐な脱分極による。

■ 正常では洞房結節が心収縮を起こすインパルスを発生する。このインパルスは洞房結節から心房へ伝播した後に房室結節に達する。

■ 房室結節の緩徐応答線維を通る心臓インパルスは非常にゆっくりと進む。その結果，心房と心室の脱分極の時間的な遅れが生じ，それは心房収縮が心室充満を助けるための十分な時間になる。

■ 心房，房室結節，ヒス-プルキンエ系の異所性自動性細胞は洞房結節の正常の歩調取り細胞が抑制されるか，あるいは異所性の発火頻度が異常に亢進するときに伝導性の心臓インパルスを発生することができる。

■ 心臓インパルスの伝播は病的状態（虚血や炎症）や薬物（Na$^+$やCa^{2+}チャネル阻害薬）で障害される。

■ 心臓インパルスは心筋線維のループを伝導することがあり，インパルスがループをかなりゆっくりと伝導し，なおかつ，インパルスがループ上で1方向性にブロックされる場合には，すでに興奮した組織にリエントリーすることがある。

■ 心電図は体表面から記録され，心臓における興奮の伝播を表す。

■ 心電図の構成波には以下のものがある。

P波	興奮が心房を伝播する。
QRS群	興奮が心室を伝播する。
T波	再分極が心室を伝播する。

第18章
心臓ポンプ

到達目標
- 血液を体循環ならびに肺循環に駆出することを可能にしている心臓の顕微鏡的ならびに肉眼的な解剖について説明できる。
- 心臓の電気的興奮がどのようにその収縮と関連しているか説明できる。
- 心収縮力を決定している因子をあげることができる。
- 完全な1回心周期中の心腔内圧と大血管圧の変化を記載し，説明できる。

心臓には幅広い活動力と機能能力があり，さらに一生涯の長きにわたり驚くべき心仕事量をこなす。心臓は心臓外の刺激とは無関係に働くことができる。しかし，体液性ならびに神経性因子の影響も受ける。この章では心活動に影響を与える基本的な内因性機序のいくつかを考察し，次の章では心臓外の因子の影響について説明する。

心臓はその機能に適した，肉眼的ならびに顕微鏡的に独特な構造をしている

心筋細胞と骨格筋細胞の間には形態的ならびに機能的に重要な差異がいくつかある（第13，14章参照）。しかし，それらの細胞内の収縮要素は非常に類似している。すなわち，骨格筋細胞と心筋細胞はミオシンからなる太いフィラメントとアクチンからなる細いフィラメントを含む筋節から構成される。骨格筋と同様に筋節の短縮は滑走フィラメント機構で起こる。アクチンフィラメントが，隣接するミオシンフィラメントに沿って両者間にあるクロスブリッジ（連結橋）が結合解離サイクルを起こすことによって滑走し，そのためZ膜間の距離が短縮する。

心筋と骨格筋の形態上の著しい差異は，心筋は枝分かれして，相互に連結した合胞体（多くの融合した細胞からなる多核の単一細胞）のようにみえるが，骨格筋細胞は相互には連結していないことである。しかし心筋は解剖学的には真の合胞体ではなく，心筋線維の側面は近隣の線維とそれぞれ**筋形質膜**sarcolemmaで区切られ，またそれぞれの線維の両端は，筋形質膜と連続する**介在板**intercalated diskとよばれる密度の高い構造で区切られている（図18-1▼）。それにもかかわらず，心筋は合胞体として機能し，閾値以上の刺激が加えられると，脱分極の波が発生し，心房と心室の収縮がそれに続く（**全か無かの反応**all-or-none response）（第17章参照）。

興奮波が1個の心筋細胞の端に到達すると，その興奮波の隣の細胞への伝播は両細胞間の境界の電気的伝導度に依存する。高い伝導度をもつギャップ結合gap junction（ネクサスnexus）が隣接細胞間の介在板に存在する（図18-1▼）。1個の心筋細胞から隣の心筋細胞へ心臓インパルスの伝導を促進するこれらのギャップ結合は，隣り合う細胞の細胞質を連結している6角形構造の**コネクソン**connexonからなっている。個々のコネクソンは細胞間伝導の低抵抗部である中心チャネルを取り巻く6個のポリペプチドからなる。心筋組織内でのインパルスの伝播は，心筋線維の長軸方向に速く，横断方向に遅い。

心筋が，速い骨格筋線維と異なるもう1つの点は，両組織のミトコンドリア（**筋粒体**sarcosome）の数である。骨格筋の速筋はミトコンドリアの含有量は少なく，比較的短時間の繰り返し収縮や持続収縮に使われ，無酸素代謝をして，かなりの酸素負債に耐えられる。それと対照的に，心筋はミトコンドリア含有量は多く（図18-1▼），一生の間，繰り返して収縮しなければならず，有意な酸素負債を起こすことができない。ATP合成を伴う代謝基質の急速な酸化は心筋のエネルギー需要に見合っているが，それは酸化的リン酸化に必要な呼吸酵素を含むミトコンドリアが豊富なためである（第14章参照）。

心筋の代謝に必要な酸素と基質を十分供給するために，心筋線維1本あたり約1本という高密度で豊富な毛細血管網が存在する。したがって拡散距離は短く，酸素，二酸化炭素（炭酸ガス），基質，老廃物は心筋と毛細血管との間を速やかに移動できる。そのような物質交換に関しては，心筋の筋形質膜がZ膜の部分で心筋線維内に深く陥入していることが心筋の電顕像で示されている（図18-1▼）。このような形質膜の陥入は**横行小管（T管）系**transverse-tubular (T-tubular) system

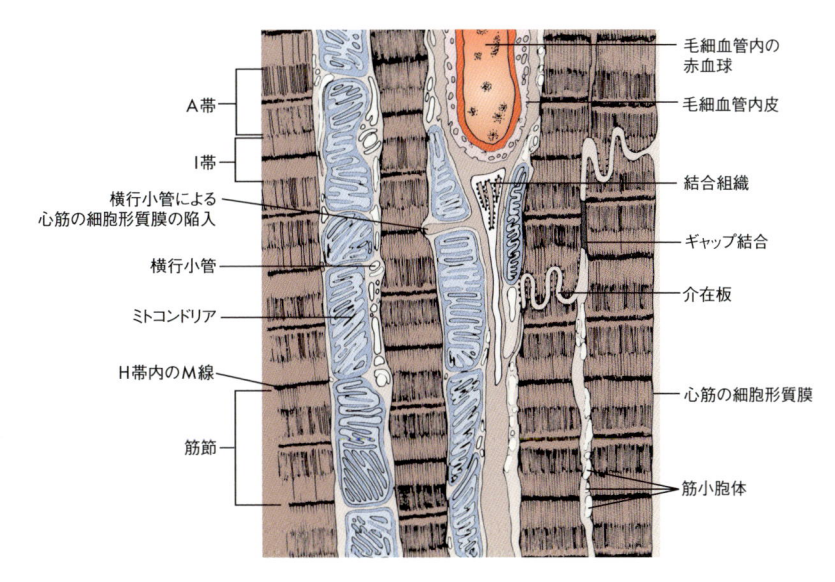

図18-1 心筋の電子顕微鏡写真の模式図。多数のミトコンドリア，ネクサスを有する介在板（ギャップ結合），横行小管，長軸方向の細管に注目。

を形成する。これら横行小管の内腔は細胞外液に通じており，興奮収縮連関において重要な役割を演ずる。

筋小胞体のネットワークは，筋原線維のまわりにある小さい直径の筋細管からなる。筋小胞体は，Ca^{2+}を放出したり取り込んだりするため心筋の収縮と弛緩に重要である。

心筋収縮力は主として心筋線維の静止時長により決定される

骨格筋と心筋は同様な長さ-張力関係をもつ。心筋は静止時の筋節長が$2.0～2.4\mu m$で収縮し始めるときに，発生張力が最大となる。その長さでは太いフィラメントと細いフィラメントの重なりが最適となり，最大数のクロスブリッジが結合する。筋節長が最適長を超えて伸ばされると，発生張力は最大値より減ずる。その理由はフィラメントの重なりの程度が減少し，結合しうるクロスブリッジ数が減少することによる。静止時の筋節長が最適長以下では，隣り合うZ膜から伸びた細いフィラメントどうしが筋節の中央部で重なる。細いフィラメントのこの配列により収縮力が減少する。

生体内にある心臓の長さ-張力関係を図18-2▼の上方の曲線のように図示することができる。発生張力（収縮時に発生する張力）は心室収縮期圧として表され，心筋静止時長は心室拡張末期容積で表すことができる。図18-2▼の下方の曲線は，拡張期に（安静時）心室容積が増加したときに発生する心室圧を示す。上方の曲線は収縮期のそれぞれの充満容積で心室が発生した最大圧を示す。この曲線は心筋初期長（あるいは初期容積）に対する心室の発生張力（あるいは圧力）の関係を表し，これを最初に発見した科学者の名にちなんでフランクースターリングの法則Frank–Starling relationshipとして知られている。

心室の充満が増加し，心筋が伸展されると心筋細胞内のサイクリックAMP（cAMP）とCa^{2+}濃度が増加するとともに，トロポニンCのCa^{2+}に対する親和性が亢進する（図18-3▼）。これらの2つの効果は発生張力を増加させ，それにより心筋線維長が増加したときの張力の増加に貢献している。

拡張期の圧-容積曲線は低容積ではきわめて平坦である。したがって，容積が大きく増加しても圧の上昇はごくわずかである。すなわち，心室は非常に伸展性がある。それにもかかわらず，収縮期圧は低い充満圧

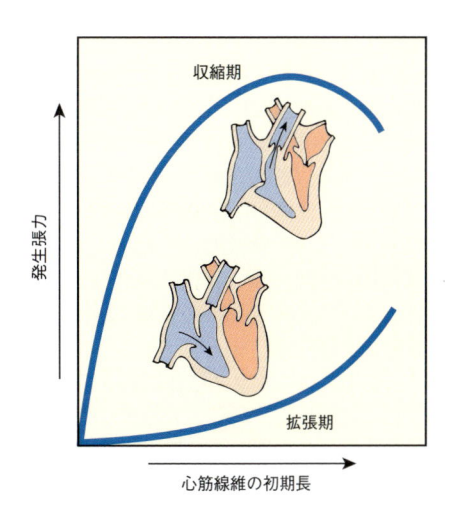

図18-2 イヌの生体内心臓における心室収縮中の心筋線維の静止長（筋節の長さ）。すなわち，拡張末期容積と発生張力，最大収縮期心室圧との関係。

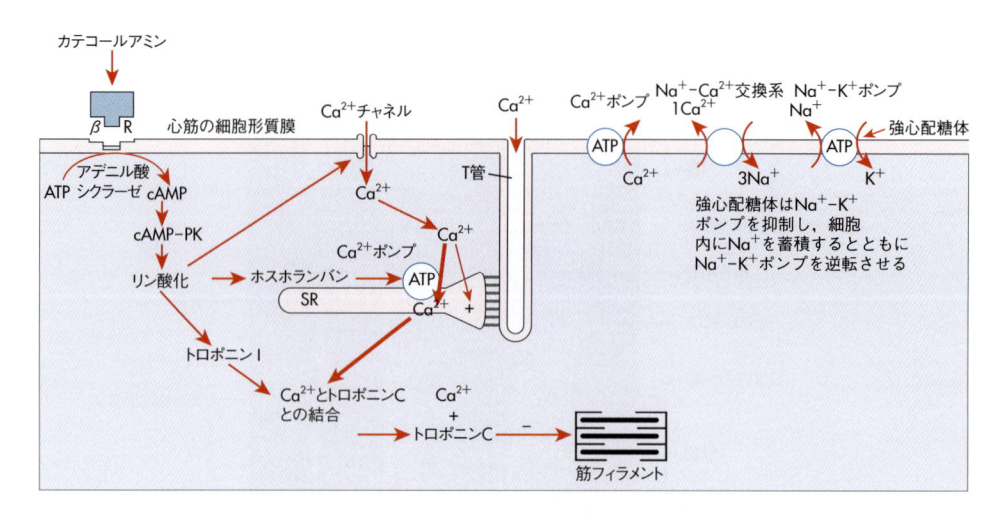

図18-3 心筋の興奮収縮連関におけるCa²⁺の動態。興奮時の間質液からのCa²⁺流入が筋小胞体（SR）からのCa²⁺遊離を引き起こす。形質内遊離Ca²⁺が筋フィラメントの収縮を活性化する（収縮期）。弛緩（拡張期）は筋小胞体によるCa²⁺の取り込み，ならびにNa⁺-Ca²⁺交換機構によるCa²⁺の放出，および一部ではあるがCa²⁺ポンプによる細胞内Ca²⁺の放出によって起こる。マイナスの記号は抑制を示し，プラスの記号は活性化を示す。βR：β-アドレナリン作動性受容体，cAMP：サイクリックAMP，cAMP-PK：サイクリックAMP依存性プロテインキナーゼ。

でもかなり高い。しかし，心室内容積が大きいところで拡張期の曲線の勾配が急峻になることから，充満度が大きくなるにつれて，心室の伸展性は非常に小さくなる。正常の心臓は図18-2▼（上方の曲線）のフランク-スターリング曲線の上行脚だけで作動している。

興奮収縮連関は主としてCa²⁺が媒介している

心臓が正常に機能するためにはNa⁺，K⁺，Ca²⁺が最適な濃度でなければならない。心筋線維の活動電位は細胞外液のNa⁺に依存しているから，Na⁺がなければ心臓は興奮できないし，収縮もしない。対照的に，静止膜電位は膜内外のNa⁺濃度勾配には依存しない（図17-4▼）。正常条件下では，細胞外液のK⁺濃度が約4 mMである。もし，細胞外液K⁺の増加が相当に大きければ脱分極が起こり，心筋細胞の興奮性が減少し，拡張期に心停止が起きる。Ca²⁺も心筋収縮に必須のイオンである。細胞外液からCa²⁺を除去すると，収縮力が低下し，最終的に拡張期に心停止となる。逆に，細胞外液のCa²⁺の増加は収縮力を増加するが，極端に高いCa²⁺濃度では収縮期に心停止（硬直）を引き起こす。主として細胞内液の遊離Ca²⁺濃度が心筋の収縮状態を決定している。

はじめに興奮液はギャップ結合によって細胞から細胞へと心筋の細胞形質膜に沿って急速に伝わり，脱分極は横行小管を通じて細胞の内部へ伝播する。活動電位のプラトー相（2相）では，形質膜のCa²⁺の透過性が増す（第17章参照）。Ca²⁺はその電気化学的勾配に沿って流れ，形質膜や形質膜の陥入部である横行小管系にあるCa²⁺チャネルを通って細胞内に入る（図18-3▼）。

Ca²⁺チャネルの開口はcAMP依存性プロテインキナーゼによるチャネル蛋白質のリン酸化によって引き起こされる（訳注：正しくは，活動電位の0相のNa⁺の流入によって膜電位が浅くなることにより，膜電位依存性のL型Ca²⁺チャネルが開口する）。細胞外液Ca²⁺の主要な源は間質液（2 mM Ca²⁺）である。

細胞外液から細胞内に流入してくるCa²⁺の量は筋原線維の収縮を引き起こすのに十分ではないが，細胞内Ca²⁺貯蔵部である筋小胞体からCa²⁺を放出する引き金（**トリガー Ca²⁺** tirgger Ca²⁺）として作用する。細胞内の遊離Ca²⁺濃度は静止時の0.1 μM以下から興奮時の1.0〜10 μMに増加して，蛋白質の**トロポニンC** troponin C（第12章参照）に結合する。Ca²⁺-トロポニン複合体はトロポミオシンに作用して，アクチンとミオシンフィラメント間の活性部位の抑制を取り除く（図18-3▼）。この脱ブロック作用によりクロスブリッジのサイクリングが起こり，そのために筋原線維の収縮が生じる（収縮）。細胞内Ca²⁺濃度を増加させる機構が発生張力を増加させ，細胞内Ca²⁺濃度を減少させる機構が発生張力を減ずる。

収縮末期には，Ca²⁺流入が終わり，筋小胞体はもはやCa²⁺放出のための刺激を受けない。反対に，筋小胞体は**ホスホランバン** phospholambanにより刺激されたATPからエネルギーを受けたCa²⁺ポンプを介して積極的にCa²⁺を取り込む。トロポニンIのリン酸化はトロポニンCのCa²⁺との結合を抑制し，それはトロポミオシンがアクチンとミオシンフィラメント間の相互作用部位を再び阻止し，弛緩（拡張）が起きる（図18-3▼）。

心臓交感神経終末でのノルアドレナリンの放出（精神的なストレスなどのときに起こる）は心筋収縮力を増強するとともに心臓の収縮と弛緩の速度を速める。ノルアドレナリンはアデニル酸シクラーゼを活性化させ，その結果，増加したcAMPは次にcAMP依存性のプロテインキナーゼを活性化する。このキナーゼはCa^{2+}チャネルをリン酸化してCa^{2+}取り込みの速さと量を亢進させる。それはまたホスホランバンもリン酸化し，筋小胞体のCa^{2+}の取り込みを亢進する。このようにしてcAMP依存性キナーゼによるリン酸化は収縮速度と弛緩速度をともに増加させる。

細胞内に入って収縮を引き起こすCa^{2+}は，拡張期に除去されなければならない。この除去は主として3個のNa^+対1個のCa^{2+}という電気的に中性な交換で行われる（図18-3▼）。Ca^{2+}はまた，電位発生性ポンプがエネルギーを消費して形質膜を通じてCa^{2+}を輸送することによっても細胞内から除去される（図18-3▼）。

> 心不全の治療薬として使用されるジギタリスdigitalisも細胞内Ca^{2+}濃度を上昇させて収縮力を増加させる。ジギタリスはNa^+, K^+-ATPアーゼを抑制し，Na^+の心筋細胞内からの汲み出しを減少させる。この結果，細胞膜を介するNa^+の濃度勾配は減少し，細胞内へ流入するNa^+が減り，そのためNa^+-Ca^{2+}交換によって細胞内から出ていくCa^{2+}が減少する（図18-3▼）。

前負荷と後負荷は，心臓の挙動を決定するうえで重要である

図18-4▼は，**前負荷**preloadと**後負荷**after loadが加わった乳頭筋の収縮時に生じる連続的な現象を示している。図18-4 A▼点では筋は弛緩し，錘の負荷はない。この状態は生体内の心周期で，左心室が拍出を終了して弛緩し，大動脈弁が閉鎖し，僧帽弁がまさに開こうとしている時点（図18-8▼の等容弛緩期の末期）と同じ

である。図18-4 B▼では静止筋は前負荷により伸展される。それは心臓では心室拡張期の左室充満末期に相当し，別のよび方をすれば**拡張末期容量** end-diastolic volumeを表している。図18-4 C▼では静止心筋はなお前負荷により伸展され，さらに支持された後負荷が加わるが，筋肉はそれ以上伸展されないでいる。この状態は生体内の心周期で，心室の収縮は始まっているが僧帽弁は閉じている時点と同じである。大動脈弁は，心室がまだそれを開くほど十分な心室内圧を発生していないため，まだ開いていない（等容性収縮期[後の章と図18-8▼を参照]）。図18-4 D▼では筋肉は収縮し，後負荷を増大させる。生体の心臓ではこの状態は大動脈への左室の駆出を表す。駆出時に後負荷は大動脈圧と心室内圧によって表され，それらは事実上互いに等しい（図18-8▼を参照）。

前負荷は拡張期に左心室への充満量が多くなると増加する（図18-2▼）。拡張末期容量が小さな値では拡張期の充満圧が増加すると次の収縮の収縮期圧はより高くなる。収縮期圧は前負荷が最適値になるまで増加し，そこで最大収縮期圧に達する（図18-1▼）。もし拡張期の充満がこの点を超えて増え続けても，発生する圧はもはや増加しない。きわめて高い充満圧では収縮期の最大圧は低下する。

前負荷が一定のとき，後負荷を大きくすると（すなわち，末梢血管への血流を制限することにより大動脈圧を増加させる）心室の収縮期圧はより高くなる。後負荷の増加は収縮期圧のピークを進行性に上昇させる（図18-5▼）。もし後負荷が増加し続ければ，心室はそれに打ち勝って大動脈弁を開放させるほどの力を発生できなくなる（図18-5▼）。この時点で心室収縮は全体に等長性となる。血液の駆出はなくなり，収縮期に心室の容積の変化もなくなる。このような条件下で左心室が発生する最大圧が，ある与えられた前負荷での心室が発生しうる最大の等張性の力である。

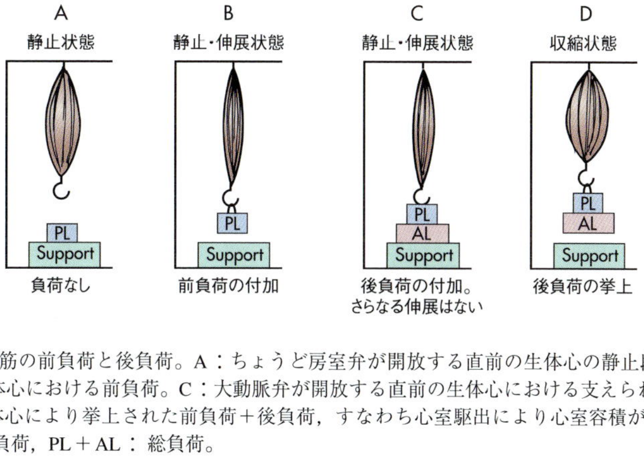

図18-4 乳頭筋の前負荷と後負荷。A：ちょうど房室弁が開放する直前の生体心の静止段階。B：心室充満末期の生体心における前負荷。C：大動脈弁が開放する直前の生体心における支えられた前負荷＋後負荷。D：生体心により挙上された前負荷＋後負荷，すなわち心室駆出により心室容積が減少。AL：後負荷，PL：前負荷，PL＋AL：総負荷。

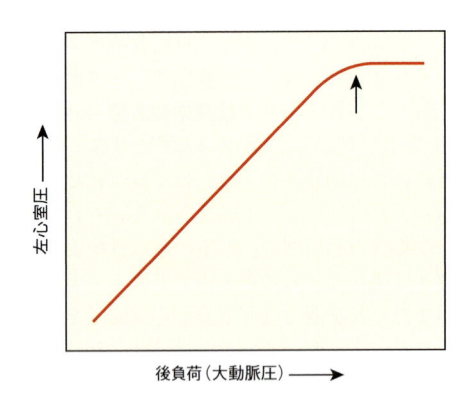

図18-5 負荷を一定にしたときの後負荷の増加が発生張力に及ぼす影響。矢印で最大発生張力に達している。それ以上の後負荷の増加は、大動脈弁の開放を妨げる。

収縮力と収縮速度は，細胞内遊離Ca^{2+}濃度の関数である。速度が一定のときに，力は筋収縮時の後負荷に等しい。力と速度は反比例する。負荷がなければ筋収縮速度は最大となるが，負荷が最大のときには（収縮してもそれ以上に筋を短縮できない）収縮速度はゼロとなる（図18-6▼）。

前負荷と後負荷は血管系と心臓の挙動の特性に依存している。血管については，血管運動の緊張の程度と末梢抵抗が前負荷と後負荷に影響を与える。心臓についても，心拍数と1回拍出量の変化により前負荷と後負荷を変化させることができる。そのため心臓と血管の因子は相互に関連し合って前負荷と後負荷に影響を及ぼす（より完全な説明は第24章参照）。

心不全 heart failure では心室の拍出量が低下していたり，体液貯留によって血液量が増加しているために前負荷はかなり増加しうる。本態性高血圧症 essential hypertension では，高い末梢抵抗が血液の動脈系から末梢への流出量を減少させているために後負荷を増強している。

収縮性 contractility は，与えられた前負荷，後負荷のもとでの心機能の指標である。収縮性は実験的には与えられた初期長（**拡張末期容量** end-diastolic volume）における最大等尺性張力（**等容性圧** isovolumic pressure）の変化として決定される。収縮性は，ノルアドレナリンやジギタリスなどの薬物や，収縮頻度の増加（**頻脈** tachycardia）によって増強しうる。これらの処置によって起こる収縮性の増強（**陽性変力作用** positive inotropic effect）は発生張力の増加と収縮速度の増加として現れる。

まれではあるが，喘息患者は誤って過剰のアドレナリンの皮下投与を受けることがある。患者に著明な頻脈が起こり，心筋収縮力，心拍出量，末梢血管抵抗の増加がみられる。その結果，危険な高血圧が出現する。治療として注射した四肢の圧迫，駆血と間歇的な駆血の解除，さらにはアドレナリン作動性阻害薬を投与する。

心筋の収縮性の良い指標は心室圧曲線の形から得られる（図18-7▼）。収縮性が低下した心臓の特徴は拡張末期圧の上昇，心室圧の緩徐な立ち上がり，駆出時間の軽度の短縮である（図18-7▼の曲線C）。収縮性の亢進した心臓（ノルアドレナリンにより刺激された心臓のような）は拡張末期圧の低下，心室圧の速い立ち上がり，短い駆出時間を示す（図18-7 B▼）。心室圧曲線の上行脚の勾配は心室が発生する張力の最大発生速度を示す（図18-7▼の心室圧曲線の上行脚の勾配が最も大きいところの接線によって示される圧の時間変化速度の最大値，すなわち**最大 dP/dt** maximum dP/dt

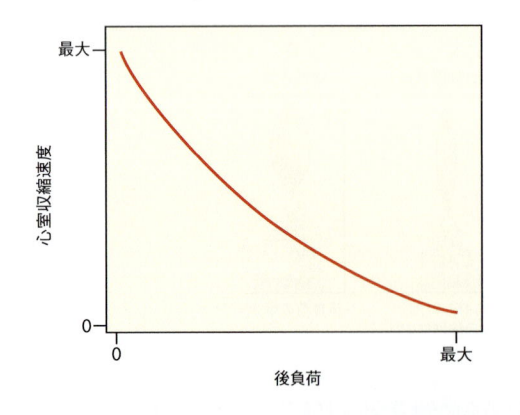

図18-6 前負荷を一定にしたときの 後負荷の増加が収縮速度に及ぼす影響。

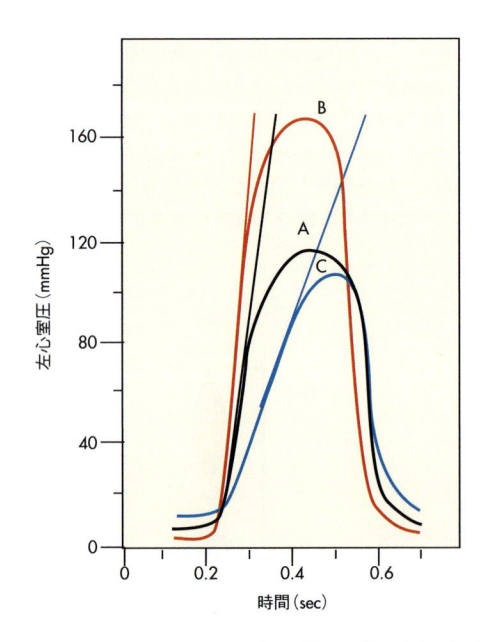

図18-7 左心室圧波形。上行脚の最も急峻な部分の接線はdP/dt最大値を表す。A：対照，B：ノルアドレナリン投与などによる収縮性が亢進した心臓，C：心不全などによる収縮性が低下した心臓（詳細は本文参照）。

である）。この勾配は等容性収縮期中に最大となる（図18-8▼）。いかなる心室充満度においても，この勾配は収縮初期速度の指標すなわち収縮性の指標となる。

同様に，上行大動脈の血流の最大速度（大動脈血流曲線の初期勾配；図18-8▼）から心筋の収縮状態の指標が得られる。また，**駆出率** ejection fraction は，心拍ごとに左心室から拍出される血液量（**1回拍出量** stroke volume）の拡張末期左心室容積に対する比であるが，これも収縮性の指標として広く臨床的に用いられている。

心室収縮の大きさや速さを反映した他の測定値（あるいはそれらの組み合わせ）も心筋の収縮状態の測定に用いられてきている。どれも完全に満足できるものではなく，いくつかの指標を組み合わせて用いている。

心臓は2心房，2心室と4つの弁からなる

心房は壁が薄く，低圧の心腔であり，それに続く心室を充満させる血液ポンプとしてよりむしろ心室に対しての血液貯留部と流路として働いている。心室は主として大動脈起始部周辺の心基部にある線維骨格から発する筋線維が輪状に腔を取り巻いてでき上がっている。これらの線維群は心外膜を心尖部へ向かって走る。それらはまた心内膜に向かって走り，そこで徐々に180°向きを変えて心外膜と平行に走行し，心内膜と乳頭筋を形成する。心尖部では線維はねじれて内向きになって乳頭筋となる。心臓の基部と弁口周辺では，線維は厚い強靭な筋となり，血液駆出時に心室周径を縮小させるのみならず，房室（AV）弁の閉鎖時に弁口を小さくする働きがある。心室の駆出は周径の縮小だけでなく，心室基部の降下により心室縦径が縮小することによっても起こる。心尖部の早期の収縮は，心室壁の中心方向への近接とあいまって血液を流出路に推進する。

心臓弁

心臓弁 cardiac valve は，薄くて容易に曲がる強靭な内皮によって覆われた平たい線維性の組織で，心基部で線維弁輪に強く付着している。弁尖の動きは，本質的には受動的であり，弁の方向が心臓内の血液の1方向性の流れをつくり出す。心臓の弁には2種類あり，房室弁と半月弁である。

房室弁 atrioventricular valve：**三尖弁** tricuspid valve は右房と右室間にあり，3つの弁尖からなる。一方，**僧帽弁** mitral valve は左房と左室間にあり，2つの弁尖からなる。それぞれの房室弁の弁尖の総表面積は，弁口自体の断面積の約2倍あり，弁が閉じると弁尖の相当の重なりが生じる。弁尖の自由縁には細いが強い線維（**腱索** chordae tendineae）が付着しているが，それはそれぞれの心室の強力な乳頭筋から起こっており，心室収縮期の弁の反転を防止している。

正常心では，心室充満時には弁尖どうしが比較的近接し，心房から心室への血液移動の漏斗となっている。拡張期のこの弁表面の部分的な近接は主に弁の裏側に渦流ができることにより生ずる。さらに充満する心室によって腱索と乳頭筋が引っ張られて，弁尖の遊離端が引かれることも関与する。

心周期中の僧帽弁の動きを図18-9▼に示す。**心エコー図法** echocardiography は高周波数の音波（超音波）の短い幅のパルスを胸壁や心臓を通じて送り出し，さ

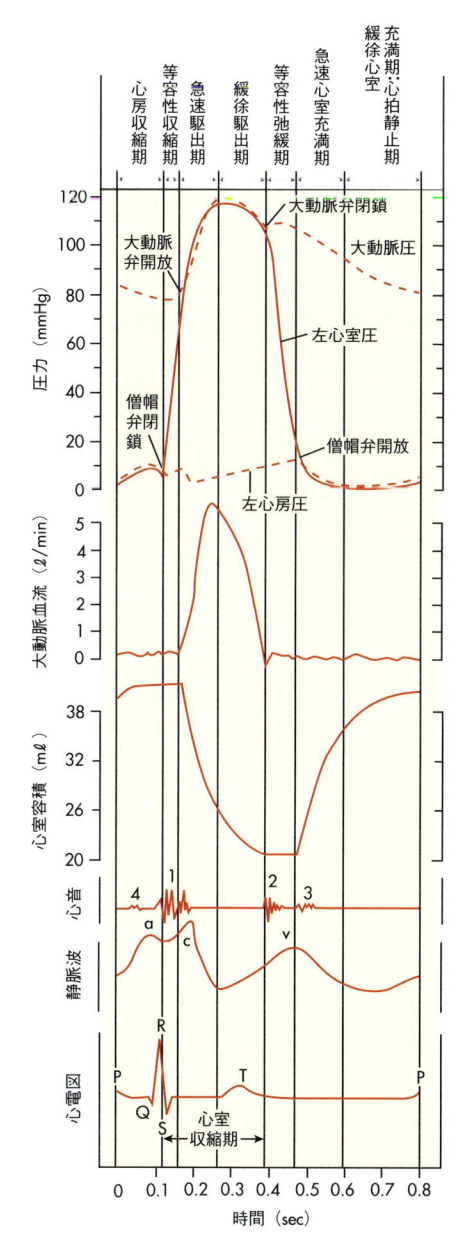

図18-8 イヌの1心周期の左心房圧，動脈圧，左心室圧，大動脈血流，心室容積，心音，静脈波，心電図の同時記録（詳細は本文参照）。

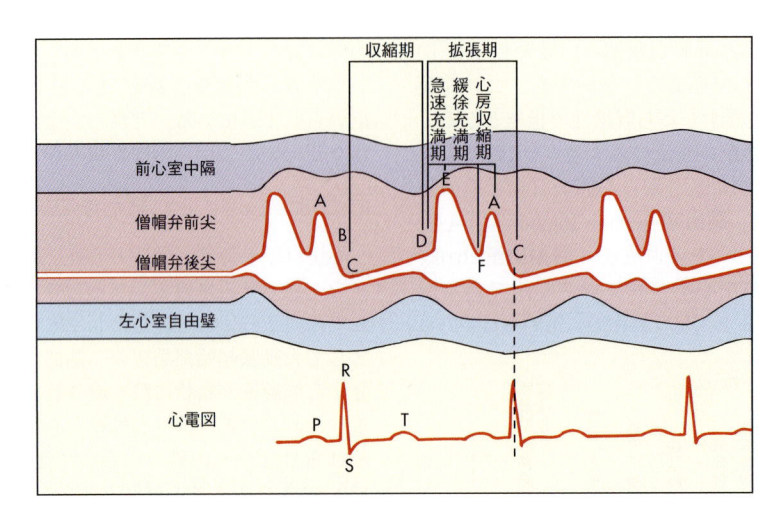

図18-9 上段：健常人の心エコー図。僧帽弁の弁尖（特に前尖），左心室腔の直径の変化，左心室壁の厚さを示す。僧帽弁はC点で閉鎖し，D点で開放する。C-D：心室収縮期，D-C：心室拡張期，D-E：急速充満期，E-F：緩徐充満期（心拍静止期），F-A：心房収縮期。下段は同時に記録した心電図。

まざまな心臓構造物からの反射波を記録する。反射波の時間経過やパターンは，心臓の直径，心室壁の厚さ，心臓の各部の動きの程度や方向などの重要な臨床的情報を与えてくれる。

図18-9▼では，心エコー図のトランスデューサーは僧帽弁の前尖の動きをとらえるようにおかれている。後尖は，前尖と鏡像関係のようなパターンで動くが，図18-9▼にみられる方向では後尖の動きはずいぶん小さくみえる。図18-9▼のD点で僧帽弁は開き，急速充満期（D-E間）には前尖は心室中隔のほうへ動く。緩徐充満期（E-F間）には弁尖は互いに近寄るが，閉じない。心房収縮（F-A間）による心室充満は弁尖を再び互いに遠ざけ，次いで弁尖は再度接近する（A-C間）。C点では，心室収縮により弁は閉じる。弁尖は心房側へ膨らみ，心室収縮期間中はともに圧が加わったままでいる（C-D間）。

半月弁 semilunar valve：右室と肺動脈間，左室と大動脈間の弁は，弁輪についた3つの茶碗様の弁尖よりなる。心室収縮の緩徐駆出期の終わりに心室へ向けてわずかな逆流が起きる（図18-8▼の大動脈流曲線の負方向の流れで示される）。この逆流が弁尖をしっかり閉じさせ，心室への逆流を防ぐ。心収縮期には，弁尖は肺動脈や大動脈壁にぴたっとつくのではなく，血流中に血管壁と弁が閉鎖するときの中間の位置に漂っている。半月弁の裏側には，肺動脈，大動脈ともに小さなくぼみ（**バルサルバ洞** sinus of Valsalva）がある。そこで渦流が生じて弁尖が動脈壁に密着しないようになっている。右左の冠状動脈の開孔部がそれぞれ大動脈弁の右側と左側の弁尖の裏側に位置している。もしバルサルバ洞がなく，渦流が発生しなければ，冠血管の開口部は弁尖によって閉じられてしまうことになる。

心膜は心臓を包む上皮をもつ線維性の袋である

心膜は心外膜に付着する臓側層と液体の薄い層により臓側層と分離されている壁側層からなる。液体の層は内在する心臓の連続的な動きのための潤滑油の働きをしている。心膜の伸展性は小さく，急速な心臓サイズの増大に強く抵抗する。この特性のために，心膜は心臓各室の急激な過伸展を防止している。

> 心臓内圧の急激な変化とは対照的に，進行性で持続的な心臓の拡大（**心肥大** cardiac hypertrophy にみられるような）あるいはゆっくりと進行する心膜液の増加（**心内膜液浸出** pericardial effusion のときに生じるような）は徐々に正常の心膜を伸展する。

2大心音は主に心臓弁の閉鎖により発生する

心臓は通常4つの音を発生するが，普通はそのうちの2つのみが聴診器で聞こえる。心音を電気的に増幅すれば，たとえ弱い音でも検出でき，**心音図** phonocardiogram として波形を記録できる。

第1心音は，心室収縮期の開始時に発生し（図18-8▼），一連の種々の不規則な低周波数の振動波（雑音）からなる。この心音が心音中で最大かつ最長であり，漸強漸弱する性状をもつ。第1心音は，主として心室内の血液の振動と心室壁の振動とから発生する。その振動は，一部は心室内圧の急速な上昇と心房方向への血液の加速によって発生する。しかし，その音は主には房室弁の閉鎖によって血液が減速するときに房室弁とその周囲の組織の突然の伸展と反発によって発生する。

第2心音は，半月弁の閉鎖によって起きるが（図

18-8▼)，高い周波数(高音程)の振動からなり，持続時間は短く，強度は弱く，第1心音よりも切れがよい。第2心音は，半月弁の突然の閉鎖によって起こり，閉じた弁の伸展とその反発によって血液の振動と，張力がかかった血管壁の振動が引き起こされることによる。

第3心音は通常は聴かれないが，薄い胸壁の小児や左室不全の患者で聴かれることがある。この心音は2，3の低強度，低周波数の振動からなり心尖部領域で最もよく聴かれる。この音は拡張早期に起こり，心室拡張の突然の終了と心室に流入する血液の減速により生じる心室壁の振動の結果であると考えられている。

第4心音，すなわち心房音は2，3の低周波数の振動で健康なヒトでときどき聴かれることがある。この心音は心房収縮による血液と心腔の振動により発生する(図18-8▼)。

> 非同時性の弁閉鎖により**分裂音** split sound が房室弁では心尖部上に，半月弁では心基部に聴かれる。弁の変形により**心雑音** murmur が発生する。弁病変(狭窄や弁が完全に閉じられない機能不全)は先天性あるいは病気(たとえばリウマチ熱 rheumatic fever)により発生し，雑音の発生する時相(収縮期か拡張期か)や性状は弁障害のタイプを知る手がかりとなる。

心房と心室の連続的な弛緩と収縮が心臓周期を構成する

心室収縮期

等容性収縮

心収縮の開始は，心電図上のR波の頂点および第1心音のはじめの振動に一致する。それは心室圧曲線では心房収縮に続く心室圧の最も早い立ち上がりとして示される(図18-8▼)。心室収縮期の開始から半月弁の開放(心室圧が急速に立ち上がるとき)までの期間は，この短い期間中は心室容積が一定であるために**等容性収縮期** isovolumic contraction とよぶ(図18-8▼)。

駆出期

半月弁の開放は**駆出期** ejection phase の開始を表し，それはさらに早期の少し短い相(**急速駆出期** rapid ejection)と後期の長い相(**緩徐駆出期** reduced ejection)に分けられる。急速駆出期の特徴は，ピーク値まで達する心室圧と動脈圧の急速な上昇ならびに心室容積の急速な減少，さらに大動脈血流の増加である(図18-8▼)。緩徐駆出期には，血液の大動脈から末梢への流出が心室からの拍出を上まわり，大動脈圧と心室圧が低下する。心室収縮期を通じて心房へ戻ってくる血液は，進行性に心房圧を増加させる。

急速駆出期には左心室圧は大動脈圧をやや上まわり，血流は加速(増加し続ける)するが，緩徐駆出期には逆のことが起きる。左心室から大動脈への血流が持続している中で起こるこの心室大動脈圧勾配の逆転は(流れ出る血液の慣性による)，伸展された大動脈血管壁の中に蓄積された位置エネルギーの結果であり，それは大動脈への血流速度を減速させる。

心室収縮の左室直径に対する影響は図18-9▼に示した。心室収縮期間中(図18-9▼のC-D間)には，心室中隔と左室自由壁は厚みを増し，互いに近づく。

駆出期末には，心室内には収縮期に拍出された量とほとんど同量の血液が残っている。この**残余容量** residual volume は，正常心ではほとんど一定である。しかし，この残余容量は心拍数が増したり，拍出抵抗が減少すると小さくなり，またそれが逆方向に変化すると大きくなる。

> 心筋収縮性が増加すると残余容積が減少するが，特に弱い心臓で起こりやすい。強度に収縮性が低下し拡張した心臓，たとえば**心不全** heart failure においては，残余容量は1回拍出量よりはるかに大きくなる。

心室拡張期

等容性弛緩

大動脈弁の閉鎖は大動脈曲線の下行脚上に**切痕** incisura(notch)をつくり，心室収縮の終わりを示す。半月弁閉鎖と房室弁開放との間の期間を**等容性弛緩期** isovolumic relaxation とよぶ。その特徴は，心室容積が変わることなく心室圧が急激に低下することである(図18-8▼)。

急速充満期

心室充満の大部分は房室弁の開放直後に起こる。先行する心室収縮期の間に心房に戻った血液が急速に弛緩した心室へ流入する。この心室の充満期を**急速充満期** rapid filling phase とよぶ。弛緩している心室はその心室内の血液により弱い力しか発生しないため，心房圧と心室圧は心室容積が増加しているにもかかわらず減少する。

心拍静止期

急速充満期のあとに緩徐な充満の時期があり，**心拍静止期** diastasis とよばれる。この時期には，末梢から戻ってくる血液が右心室へ流入し，肺循環からの血液が左心室へ流入する。ゆっくりとしたこのわずかな心室充満は心房圧，心室圧，静脈圧と心室容積の緩徐な上昇によって示される(図18-8▼)。

心房収縮

心房収縮 atrial systole の開始は心電図のP波(心房

の脱分極を表す曲線)の開始直後に起こる。心房の蠕動運動様の収縮波によって心房から心室へ血液が移動して心室充満が完結する(図18-8▼)。心室の拡張期を通じて，心房圧は心室圧を超えることはほとんどなく，この小さな圧勾配は心室充満中に開いており，房室弁の抵抗は正常では非常に小さいことを示している。

大静脈と右心房の結合部あるいは肺静脈と左心房の結合部には弁が存在しないので，心房収縮は血液を両方向へ押し出すことができる。実際には，流入してくる血液の慣性のために，短い心房収縮期間中には静脈系のほうへ逆流する血液はわずかである。

> 心房収縮は心室充満に絶対不可欠というものではない。心房細動 atrial fibrillation や完全心ブロック complete heart block の患者では，心房収縮がないにもかかわらず十分な心室充満がしばしばみられる。

心房収縮の役割は，心拍数や房室弁の構造によって大幅に異なる。低い心拍数では，血液の心室への充満は心拍静止期の終わりのほうで事実上終わり，心房収縮はそれ以上充満に関与しない。頻脈時には，心拍静止期は短く，心房収縮の役割は大きくなり，特に房室間圧較差が最大となる急速充満期の直後では心房収縮の関与は大きい。

> 頻脈が著しくなり，心室弛緩の期間が著明に短縮してくれば，心房収縮の関与があるにもかかわらず，心室充満は非常に障害される。ある種の病的状態(たとえば僧帽弁狭窄 mitral stenosis)では，房室弁がきわめて狭くなり，心房収縮は正常心における以上に心室充満に重要な役割を果たす。

圧-容積関係のグラフは心周期の動的変化を連続的に表す

1回の心周期の左心室の圧と容積の変化を図18-10▼にまとめた。この圧-容積ループには時間の要素は考慮されていない。拡張期充満は図18-10▼のA点からスタートし，僧帽弁が閉じるC点で終わる。左心室圧の初期の減少(A-B間)は，心房からの血液の急速な流入にもかかわらず進行性の心室の弛緩と伸展性の増加によって起こる。残りの拡張期(B-C間)では，心室圧の増加は，心室充満と心室の受動的な弾性特性を反映する。心室拡張期の初期相のあとには心室容積の増加にもかかわらず，心室圧の増加はほんのわずかであり(B-C間)，心房収縮(C点のちょうど左のわずかな上向きのふれ)が心室の容積と圧に関与する。等容性収縮(C-D間)に伴って心室圧が急速に増加するが，心室容積は変化しない。D点で大動脈弁が開く。駆出期の1相(急速駆出[D-E間])には，心室容積の大きな減少は等容収縮期に比べてわずかではあるが心室圧の漸次性の増加を伴う。この時相に続いて緩徐駆出期

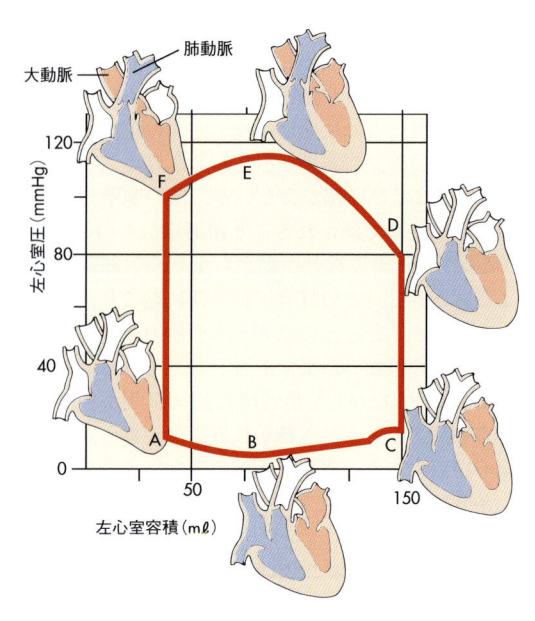

図18-10 1回の心周期中(A-F)の左心室の圧-容積ループ (詳細は本文参照)。

になり(E-F間)，心室圧がわずかに減少する。F点で大動脈弁が閉じて，等容性弛緩(F-A間)に移行し，心室容積が変化することなく心室圧が急速に減少する。A点で僧帽弁が開き，1回の心周期が完結する。

フィックの原理は心拍出量の測定に使われる

Adolph Fick は生きたままの動物やヒトで心拍出量を測る方法をはじめて考案した。この方法の基礎は**フィックの原理** Fick principle といわれ，単に質量保存の法則を応用したものである。それは肺動脈から肺毛細血管に供給される酸素量と，肺胞から肺毛細血管に供給される酸素量の和が，肺静脈によって運び去られる酸素量に等しくなければならないという事実に基づいている。

肺への酸素供給速度 q_1 は，肺動脈血中の酸素濃度 $[O_2]_{pa}$ と心拍出量に等しい肺動脈血流量 Q の積に等しい。すなわち，

$$q_1 = Q[O_2]_{pa} \qquad 18\text{-}1$$

平衡時には，肺胞から肺毛細血管が取り込む酸素の正味の速度を q_2 とすると，q_2 は全身の酸素消費量に等しい。肺静脈が運び去る酸素の速度を q_3 とすると，それは肺静脈中の酸素濃度 $[O_2]_{pv}$ と肺動脈血流量 Q と実質的に等しい全肺静脈血流量の積であり，すなわち，

$$q_3 = Q[O_2]_{pv} \qquad 18\text{-}2$$

質量保存則より，

$$q_1 + q_2 = q_3 \qquad 18\text{-}3$$

したがって，式18-1から式18-3より，

$$Q[O_2]_{pa} + q_2 = Q[O_2]_{pv} \qquad 18\text{-}4$$

心拍出量について解くと，
$$Q = q_2/([O_2]_{pv} - [O_2]_{pa}) \quad 18\text{-}5$$
式18-5はフィックの原理を記述している。

> 臨床での心拍出量測定においては，酸素消費量は一定時間内の呼気量とその酸素含量の計測から求められる。末梢動脈血の酸素濃度は肺静脈血中の酸素濃度$[O_2]_{pv}$と同じであるから，$[O_2]_{pv}$は針穿刺により採血した末梢動脈血サンプルで測定できる。肺動脈血は混合静脈血と同じである。その酸素分析用の血液サンプルは，肺動脈や右室から心臓カテーテルを介して採取する。

安静健常成人における心拍出量の計算の一例を図18-11▼に示す。酸素消費量が250 ml/min, 動脈（肺静脈）血酸素含量が0.20 mlO$_2$/ml血液で，混合静脈（肺動脈）血酸素含量が0.15 mlO$_2$/ml血液であれば，心拍出量は250/(0.20−0.15) = 5000 ml/min。

フィックの原理は，ある臓器の血流量とその動脈と静脈の酸素含量が測定できれば，その部位でその臓器の酸素消費量を推定する場合にも使用される。式18-5を代数学的に変換すると，酸素消費量は血流量と動静脈酸素濃度較差の積に等しいことがわかる。もし1つの腎臓の血流量が700 ml/minであり，動脈血酸素含量が0.20 mlO$_2$/ml血液で，腎静脈血酸素含量が0.18 mlO$_2$/ml血液であれば，その腎臓の酸素消費量は700(0.20−0.18) = 14 ml/minとならねばならない。

指示薬希釈法は，心拍出量測定の比較的簡便な方法である

指示薬希釈法 indicator dilution techniqueは，ヒトの心拍出量を推定するために広く使用されている。ある指示薬（循環内に残存する色素あるいはアイソトープ）の既知量をカテーテルを通じて太い中心静脈あるいは右心系に急速に静注する。動脈血を検出器（濃度計かアイソトープカウンター）を介して連続的に吸引し，指示薬濃度曲線を時間の関数として記録する。血流量（心拍出量）が大きいほど指示薬はより希釈される。最も頻繁に使用される指示薬は冷却した生理的食塩水であり，心臓カテーテルを介して肺動脈内に注入される。心拍出量はカテーテル先端の温度検出器を通過する血液の温度変化から計算することができる。

まとめ

- 拡張期の心室充満（前負荷）の増大で起こる心筋線維長の増加は，より強い心室収縮を引き起こす。この線維長と収縮力との関係はフランク-スターリングの関係，あるいはスターリングの法則として知られている。
- 心筋は明確な膜で区切られた心筋細胞群からなるが，心室を構成する心筋細胞はほとんど一体で収縮する。心房においても同様である。心筋は刺激に対して全か無の反応をする合胞体のように機能する。細胞から細胞への伝達は，隣り合う細胞の細胞質を接合するギャップ結合を通じて起こる。
- 活動電位の立ち上がりのときに，電位依存性Ca^{2+}チャネルが開いて細胞外液のCa^{2+}が細胞内に流れ込む。このCa^{2+}の内向き流束が，筋小胞体からのCa^{2+}放出を引き起こす。上昇した細胞内Ca^{2+}が筋フィラメントの収縮を起こす。
- 心筋線維の弛緩は，細胞質のCa^{2+}を筋小胞体内に汲み上げるとともに形質膜を介して細胞外液のNa$^+$と交換することによって，細胞内Ca^{2+}濃度を静止時のレベルに回復させることによりなされる。
- 収縮の速度と張力は細胞内遊離Ca^{2+}濃度の関数である。張力と速度は逆相関し，無負荷時には張力は無視でき，そして速度は最大となる。等尺性収縮では短縮は起こらず，張力が最大となり，速度はゼロとなる。
- 心室において前負荷は心室充満中の血液による心筋線維の伸展であり，後負荷は左心室の血液駆出に対する負荷である大動脈圧である。
- 収縮性は一定の前負荷，後負荷のもとでの心機能の表現である。収縮性は主として細胞内Ca^{2+}レベルを上昇させる処置で亢進し，細胞内Ca^{2+}レベルを低下させる処置をすることで抑制される。
- 左房圧，左室圧，大動脈圧，心室容積，心音，心電図の同時記録は，心周期の電気ならびに心力学的諸事象の連続的な関連を示す。
- 心拍出量は，フィックの原理に従って身体の酸素消費量を動脈血と混合静脈血の酸素含量の較差で除すことにより求めることができる。それはまた，色素希釈法あるいは熱希釈法により測定することができる。

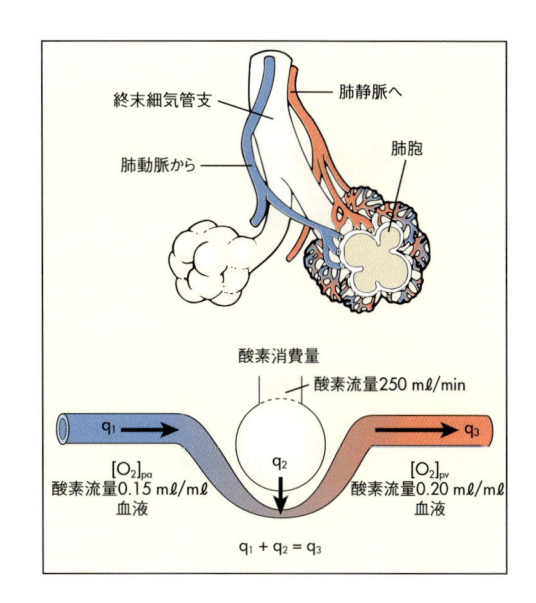

図18-11　心拍出量測定に用いられるフィックの原理の模式図。肺動脈から肺静脈への色の変化は，静脈血が十分に酸素化されるときの血液の色の変化を表す。

第19章
心拍動の調節

到達目標
- 心拍動の神経性調節について説明できる。
- 心筋収縮の調節における前負荷の役割について説明できる。
- 心筋収縮の神経性調節について説明できる。
- 心筋収縮に対するホルモンの影響について説明できる。
- 心筋収縮に対する血液ガスの影響について説明できる。

　これまでの章では血液の重要な構成成分，心臓の電気活動，心筋細胞膜を介する重要なイオンの流束，そして心収縮の機械的ならびに化学的な面について説明した。この章では，心収縮を調節する因子と全身に血液を駆出する心臓の能力について説明する。毎分心臓から駆出される血液量（**心拍出量** cardiac output）は，1回に拍出される血液量（**1回拍出量** stroke volume）と毎分の心拍動数（**心拍数** heart rate）の積に等しい。したがって，心拍出量は心拍数と1回拍出量の変化により変わる。そこで，心臓活動の調節を検討するには，歩調取り活動の調節と心筋収縮力の調節に分けて考慮しなければならない。歩調取り活動の調節は，主として自律神経系に基づく。心臓神経はまた収縮力も調節するが，いくつかの機械的因子と体液性因子も重要である。

心拍数は神経性に調節されている

　健常成人では，安静時，平均心拍数はおよそ70拍/minである。しかし，小児ではそれより有意に多い。睡眠中は心拍数は10～20拍/min減少するが，運動中や精神的興奮時には100拍/minに増加する。さまざまなタイプの心不全や有熱性疾患でも心拍数は高い。よく鍛錬された運動選手ではしばしば心拍は非常に遅く，およそ45～50拍/minである。

　洞房（SA）結節は通常，自律神経の2系統の緊張的影響を受けている。交感神経系の刺激は心拍数を増加させ，一方，副交感神経系の刺激は心拍数を減少させる。心拍数の変化は，通常，自律神経の2つの系の相反的な活動に影響される。すなわち，心拍数の増加は副交感神経活動の低下と同時に生じる交感神経系活動の増加によってもたらされる。心拍数の減少は通常，これらの神経活動の反対方向への変化による。

　通常，健康なヒトでは，安静時，副交感神経の緊張が優位である。**アトロピン** atropine（ムスカリン受容体阻害薬 muscarinic receptor antagonist）の投与により副交感神経系の影響が除かれると心拍数は通常，大幅に増加する（図19-1▼）一方，**プロプラノロール** propranolol（β-アドレナリン作動性受容体阻害薬 β-adrenergic receptor antagonist）の投与によって交感神経系の影響が除かれても，心拍数は軽度減少するだけである（図19-1▼）。したがって，健康なヒトでは安静時には副交感神経系の心拍数の抑制作用が交感神経系の亢進作用をしのいでいる。自律神経の両系がこれら2種の薬剤の同時投与により遮断されれば，成人の心拍数は，平均約100拍/minとなる。自律神経の完全遮断後にみられる心拍数は**内因性心拍数** intrinsic heart rate とよばれる。

神経性調節

交感神経の作用は促進的である

　心臓交感神経は胸髄上部の5～6分節と頸髄下部の1～2分節（第7あるいは第8頸髄）より出る（第10章参

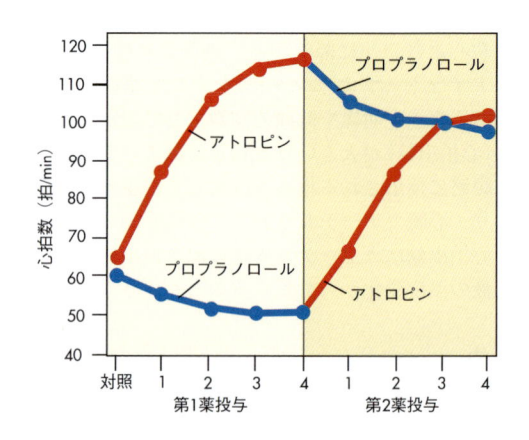

図19-1 10名の健常若年者にアトロピン（赤）とプロプラノロール（青）の同量を連続的に4回投与したときの心拍数への効果。半数はアトロピンを先に投与し（上の曲線），あとの半数にはプロプラノロールを先に投与した（下の曲線）。（Katona, P. G. et al.: *J Appl Physiol*, **52**: 1652, 1982より改変）

照)。これらの節前線維は脊髄柱から白交通枝を通り，脊椎傍神経節に入る。ほとんどの節前線維は脊椎傍神経幹を上行し，主として星状神経節あるいは中頸神経節の節後ニューロンとシナプス結合をしている。次に節後交感神経線維は副交感神経線維といっしょになり，**心臓神経叢**cardiac plexusを形成する。それは心臓にいく遠心性の交感神経と副交感神経ならびに心臓や大血管の感覚受容器からの求心性神経を含む複雑な神経網である。

　身体の右側と左側からの交感神経線維は，心臓のさまざまな部位に非対称性に分布する。たとえばイヌでは，右心臓交感神経を刺激すると同じ強さの左側の神経の刺激に比べて心拍数の増加が大きい。しかし，その非対称性は心室筋の収縮力の調節については逆である。

　心拍数に対する交感神経刺激の促進効果は，迷走神経刺激の抑制効果より格段に遅く現れる。交感神経刺激に対する心臓の反応が遅い理由には2つある。第1に，交感神経の神経伝達物質であるノルアドレナリンは心臓交感神経終末から比較的緩徐に放出される。第2に，ノルアドレナリンの心臓作用は緩徐な2次情報伝達物質系，主としてアデニル酸シクラーゼ系を介して行われる(第5章参照)。さらに迷走神経の効果は刺激終了後，急速に消失するのに対して交感神経の効果は非常にゆっくりと消失する(図19-2▼)。交感神経刺激中に放出されたノルアドレナリンのほとんどは神経終末に再び取り込まれ，残った神経伝達物質の多くは血流により運び去られるが，これらの過程は緩徐である。以上より，交感神経活動は迷走神経活動に比べて非常にゆっくりと心拍数を変化させる。

　心筋組織のアドレナリン作動性受容体はβ受容体が優位である。それらは**イソプロテレノール**isoproterenolのような**β-アドレナリン作動性受容体作用薬**β-adrenergic receptor agonistに反応し，**プロプラノロール**のような**β-アドレナリン作動性受容体阻害薬**により阻害される。

副交感神経の作用は抑制的である

　心臓を支配する副交感神経の節前線維は延髄の**迷走神経背側核**dorsal motor nucleus of the vagusあるいは**疑核**nucleus ambigusにある神経細胞から出ている(第10章参照)。正確な位置は動物種によって異なる。これらの核からの遠心性線維は，頸部を総頸動脈に伴走する迷走神経(第X脳神経)の中を下行する。次に，神経線維は縦隔を通り，心外膜表面あるいは心筋壁内に存在する節後細胞とシナプス結合している。多くの心臓神経節細胞は洞房結節と房室結節近くの心外膜脂肪組織の中に存在している。

　左右の迷走神経は通常，心臓の異なる部位に分布している。右迷走神経は主として洞房結節に影響を与え，その刺激は洞房結節の発火頻度を減少させる。左迷走神経は房室結節伝導を主に抑制し，心房から心室へのインパルスの伝導を阻害できる。しかし，左右迷走神経の支配はかなり重複している。すなわち，左迷走神経刺激も洞房結節を抑制し，右迷走神経刺激も房室伝導を抑制する。

　迷走神経活動の作用は，心筋組織の節後迷走神経終末から分泌される神経伝達物質である**アセチルコリン**acetylcholineが主として仲介している。アセチルコリンは心筋細胞膜にある特殊な**コリン作動性受容体**cholinergic receptor(**ムスカリン性**muscarinic type)に作用する。分泌されたアセチルコリンの作用はムスカリン受容体阻害薬の**アトロピン**atropineにより遮断することができる。心筋組織は，神経性に分泌されたアセチルコリンを速やかに水解する酵素である**アセチルコリンエステラーゼ**acetylcholinesteraseが豊富である。したがって，迷走神経の活動が終わるとその作用は速やかに消失する(図19-2A▼)。さらに，心拍数への迷走神経活動の効果が出現するまでの潜伏時間は非常に短く(100 msec以下)，その効果が定常状態になるまでの時間は非常に短い。その理由は，分泌されたアセチルコリンは心筋細胞の特殊な**アセチルコリン制御性K$^+$チャネル** acetylcholine-regulated K$^+$ channelを活性化するためである。このチャネルの開放は，アデニル酸シクラーゼ系のような中間的な2次情報伝達物質系の関与を必要としないために非常に速い。短い潜伏時間と反応の急速な消褪とが組み合わされ，迷走神経は洞房結節と房室結節機能を心拍ごとに調節することができる。

　洞房結節では副交感神経の影響は交感神経の効果よりも優る。麻酔下のイヌにおいて，心臓交感神経だけ

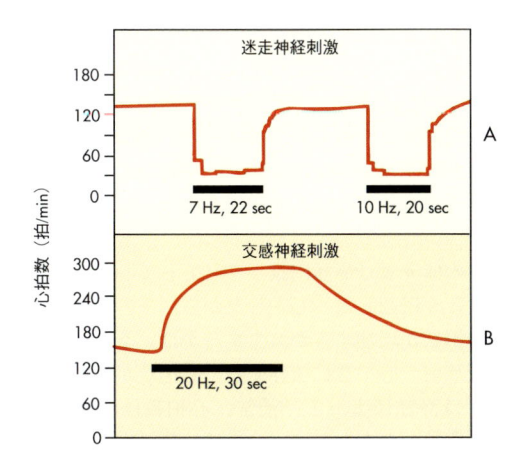

図19-2 麻酔下のイヌにおいて迷走神経(A)と交感神経(B)を電気刺激(横線)したときの心拍数の変化。(Warner, H. R., Cox, A.: *J Appl Physiol*, **17**: 349, 1962より改変)

を刺激したときの定常状態の心拍数の増加の程度と，迷走神経だけを刺激したときの定常状態の心拍数の減少の程度が同じになるように神経の電気刺激頻度を調節して実験を行った（図19-3▼）。心拍数は交感神経を4 Hzで刺激すると約80拍/min増加し，迷走神経を8 Hzで刺激すると約80拍/min減少した。しかし，交感神経と迷走神経を同時にそれぞれの頻度で刺激すると（交感神経刺激4 Hz，迷走神経刺激8 Hz）心拍数は約80拍/min減少した。したがって，迷走神経と交感神経の同時刺激の影響は，迷走神経刺激だけの影響とみかけ上は変わらなかった。すなわち，両神経の同時刺激では交感神経の影響はほとんど認められない。この迷走神経の圧倒的な優位性のメカニズムについては後述する。

大脳の中枢は自律神経性調節を制御する

いくつかの大脳の高次中枢は，心拍数，心拍リズム，心収縮力（第10章参照）の制御を助ける。視床thalamusや視床下部hypothalamusの特殊な神経核が興奮すると心拍数が変化する。視床下部の中枢は環境温度の変動に対する循環反応にも関与する。実験的に前視床下部の温度を変化させると，心拍数と末梢血管抵抗が大きく影響を受ける（第9章の視床下部の項を参照）。間脳diencephalonのホレルForelのH_2野を刺激すると筋肉運動のときと同様な心血管反応が誘発される。大脳皮質cerebral cortexでは心機能に影響する中枢はほとんど運動野，前運動野，眼窩回，島，帯状回などの前頭葉や側頭葉に存在する。

反射性調節

圧受容器は心機能と動脈圧を統御する

血圧が急に変化すると，心拍数も反射的に変化する。そのような心拍数の変化は，主に頸動脈洞や大動脈弓にある**圧受容器**baroreceptorを介している（第23章参照）。慢性的に圧測定用チューブを留置した覚醒下のサルに血管拡張薬や血管収縮薬を投与したときの心拍数の変化を図19-4▼に示す。動脈圧が約50 mmHgか

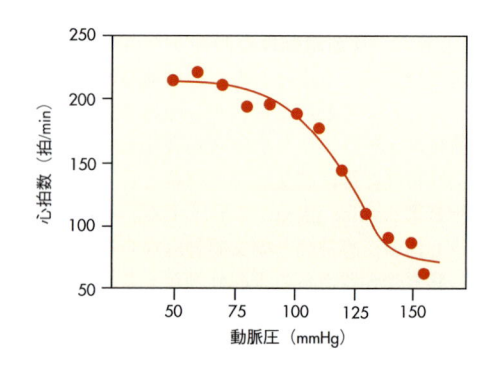

図19-4 5匹の意識下慢性計器装着サルにおける平均動脈圧と心拍数との関係。血圧はフェニレフリンの静注で増加させ，ニトロプルシドで低下させた。（Cornish, K.G. et al.: *Am J Physiol*, **257**: R595, 1989）

ら約150 mmHgに上昇すると，心拍数は漸次低下した。血圧がこの範囲を超えて上下に変化した場合には，心拍数へのさらなる影響はほとんどみられない。

血圧が正常レベルから中等度に偏位すると通常，交感神経活動と迷走神経活動の相反的な変化が生じる。たとえば，血圧が中等度低下すると心拍数が増加する。この心拍数の変化はたいてい，交感神経活動の増加と迷走神経活動の低下による。しかし，血圧が急激に大きく変化したときには，通常どちらか一方の自律神経活動の変化が優位となる。動脈圧が著明に減少したときには交感神経活動が著明に活性化するが，迷走神経活動は事実上なくなる。血圧が著明に上昇したときには交感神経活動は静かになり，迷走神経は極度に活発となる。

心房の感覚受容器は心臓と腎臓の機能を調節する

1915年英国の生理学者であるFrancis Bainbridgeは血液や生理的食塩水を静脈内投与すると，動脈圧が上昇するかしないかにかかわらず心拍数が増加することを報告した。この心拍数増加は，中心静脈圧が十分に上昇し，右心系を伸展させるときに観察された。この効果は両側迷走神経切断で消失した。Bainbridgeは心臓の血液による充満が増加すると反射的に心拍数が増加し，迷走神経がこの求心インパルスを伝導すると考えた。

多くの研究者は静脈内投与に反応して心拍数は増加することを確認した。しかしながら，この反応の大きさと心拍数が増加するか減少するかはいくつかの因子，特に投与前の心拍数に依存する。心拍数が比較的低いときには静注によって，通常，心拍数は増加するが，しかし心拍数がかなり速いときには静脈内投与により通常，心拍数は緩徐になる。血液量の急激な増加はベインブリッジ反射Bainbridge reflexを誘発させるばかりでなく，心拍数を逆方向に変化させる他の反射（特

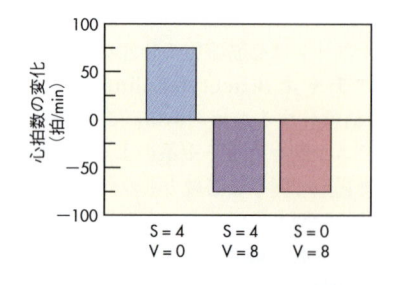

図19-3 麻酔下のイヌにおいて心臓交感神経（S）と迷走神経（V）を刺激したときの心拍数の変化。SとVの数字は刺激頻度を示す。

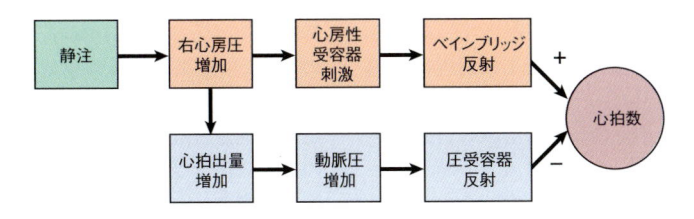

図19-5 血液あるいは電解質溶液の静注により,心拍数はベインブリッジ反射を介して増加し,圧受容器反射を介して減少する。このような静注による心拍数の変化は,これらの2つの反対の反射作用の結果として起こる。

に圧受容器反射)も活性化させる(図19-5)。したがって,静脈内投与によって誘発される実際の心拍数変化は,拮抗的反射効果の結果として発生する。

心拍数に影響を与える感覚受容器は左右の心房にある。それらは主として静脈心房接合部に存在する。これらの受容器の伸展は迷走神経を介してインパルスを中枢に送る。遠心性インパルスは交感神経と迷走神経により洞房結節に送られる。心房の受容器の刺激はまた,尿量を増加させる。この利尿の一部は腎交感神経活動の低下によると考えられる。しかしながら,主要な機序は神経を介する脳下垂体後葉からの**バゾプレッシン** vasopressin(**抗利尿ホルモン** antidiuretic hormone)の分泌減少(第44章参照)と心房の収縮や伸展に反応して心房から分泌されるもう1つのペプチドである**心房性ナトリウム利尿ペプチド** atrial natriuretic peptideの分泌によると考えられる。

呼吸は心拍リズムを調節する

心周期の長さはしばしば呼吸数に依存して律動的に変動する。そのような変動は安静時にほとんどの成人に認められるが,小児ではより著しい。典型的な例では吸気時に心周期の長さは短くなり,呼気時には長くなる(図19-6)。

動物で心臓を支配する自律神経の活動電位を記録すると,吸気時には交感神経活動が増加し,呼気時には迷走神経活動が増加する(図19-7)。迷走神経末端から遊離されるアセチルコリンは,速やかに洞房結節の歩調取り細胞の発火を変化させる。さらに,このアセチルコリンは非常に速やかに除去される。そのため,迷走神経の周期的な群発放電は心拍数を律動的に変化させることができる。反対に,交感神経終末から遊離されるノルアドレナリンはアセチルコリンよりもゆっくりと歩調取り細胞に作用する。さらに,ノルアドレナリンの心臓組織からの除去も,アセチルコリンよりも緩徐である。したがって,心拍の律動的変化に及ぼす交感神経の影響は弱い。そのために,呼吸に関連した心拍の律動的な変化はほとんどすべて迷走神経活動の周期的変動に起因していることになる。呼吸性の洞性不整脈は,迷走神経の緊張が亢進しているときに増強される。

反射と中枢性要因の両者が,呼吸性不整脈の発生に関与する。吸気時には肺容積は増加し,胸腔内圧は減少する(第28章参照)。肺の拡張は肺の伸展受容器を刺激し,反射的に心拍数を増加させる方向に働く。吸気時には胸腔内圧が低下し,右心への静脈還流が増加する(図24-12)。その結果,右心房が拡張してベインブリッジ反射を誘発する(図19-5)。増加した静脈還流量が左心に到達するまでにかかる時間の遅れの

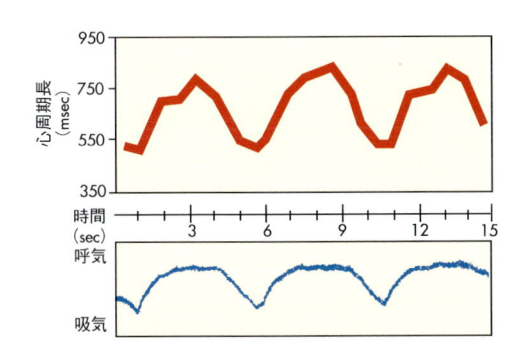

図19-6 安静無麻酔犬での呼吸性洞不整脈。心周期長は呼気に増加し,吸気に減少する。(Warner, M. R. et al.: *Am J Physiol*, **251**: H1134, 1986より改変)

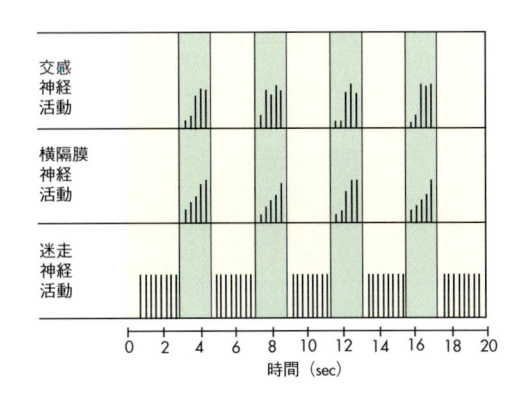

図19-7 麻酔犬での心臓支配の遠心性交感神経活動と遠心性迷走神経活動の呼吸性変動。横隔膜神経放電は呼吸の吸期を示し,それらの間は呼期を示す。(Kollai, M., Koizumi, K.: *J Auton Nerv Syst*, **1**: 33, 1979)

あとに，左心室1回拍出量が増加し，動脈圧は高まる．次に，この圧上昇が圧受容器を刺激して反射性に心拍数が減少する（図19-4▼）．

延髄の呼吸中枢は，その近傍にある心臓の自律神経中枢に直接影響を与える．この作用は人工心肺を取り付けた麻酔動物において明らかにされた．このような開胸した標本では，肺は縮んでおり，動脈圧と中心静脈圧の律動的な動揺はみられない．それにもかかわらず，胸壁と横隔膜の呼吸性運動があることから延髄の呼吸中枢はいまだに活動していることがわかる．そして，周期的な心拍数の変動はその呼吸運動に随伴している．これらの心拍数の律動的な変動は明らかに，延髄の呼吸中枢と心臓中枢との直接の相互作用によって誘発されている．

動脈の化学受容器は心機能に影響する

末梢化学受容器刺激に対する心臓反応は，1つの刺激が2つの器官系を同時に興奮させる場合に，みられる複雑性を理解するうえで大切である．無傷の動物では，頸動脈洞の化学受容器の刺激は常に換気速度と深度を増加させるが（第31章参照），心拍数には通常，小さな影響しか及ぼさない．心拍数の変化は小さいが，その増減の変化は肺換気の亢進の程度に関連している．化学受容器の刺激が呼吸をごくわずかしか亢進しなければ心拍数は通常減少し，換気の増加が著しければ心拍数は通常増加する．

末梢の化学受容器刺激に対する心臓の反応は，1次と2次反射機構の結果として起こる（図19-8▼）．頸動脈洞化学受容器刺激の第1次反射効果は，延髄の迷走神経核を賦活させ，洞房結節の自動能を抑制する．この1次反射効果は通常の換気反応がみられないときに明らかになる．一方，換気亢進に伴う2次反射効果は延髄の迷走神経核を抑制し，心拍数を増加させる．そのために化学受容器刺激による換気への効果が，化学受容器刺激による洞房結節に対する1次反射効果を隠すようになる（図19-8▼）．

> ヒトにおける化学受容器刺激の1次抑制効果の劇的な例を図19-9▼に示す．この心電図は重傷の頸髄損傷のために自発呼吸ができず，気管内挿管で人工呼吸の四肢麻痺患者から記録した．気道の分泌物を吸引するために気管カテーテルが短時間はずされたとき，患者は数秒間，著しい徐脈となった．この徐脈は，患者が呼吸できないために低酸素（動脈血酸素分圧［PaO_2］の低下）と炭酸過剰（動脈血二酸化炭素［炭酸ガス］分圧［$PaCO_2$］の増加）となり化学受容器が刺激されたために生じ，心拍数に対する化学受容器刺激の1次性抑制効果を反映している（図19-8▼）．この場合の1次性効果は，正常に呼吸ができる患者にみられる血液ガス変化や肺の伸展効果には影響されていない．この患者の徐脈は，ムスカリン性受容体阻害薬であるアトロピン atropine の注射により一時的に阻止することができる．また徐脈の発生は，気管カテーテルをとりはずす前に患者に機械的に過換気を行うことによりかなり遅らせることができる．

心室の感覚受容器は心機能を制御する

心室壁の心内膜面近くにある感覚受容器は，動脈性圧受容器による反射に類似した反射を引き起こす．これらの心内膜受容器の興奮は心拍数と末梢抵抗を減少させる．この受容器の発火パターンは心室圧の変化に対応している．これらの受容器からのインパルスは迷

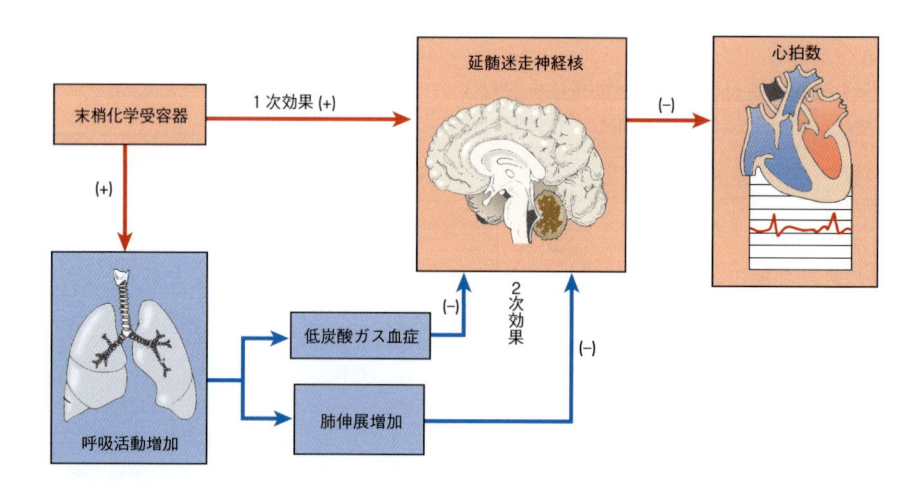

図19-8 心拍数への動脈化学受容器刺激の1次効果は延髄の心臓支配迷走神経核の興奮であり，心拍数を減少させる．化学受容器刺激はまた延髄の呼吸中枢も興奮させる．この結果生ずる低炭酸ガスと肺膨張の増加は，2次的に延髄の迷走神経核を抑制する．心拍数全体への反応はこれらの反対の影響の結果として現れる．

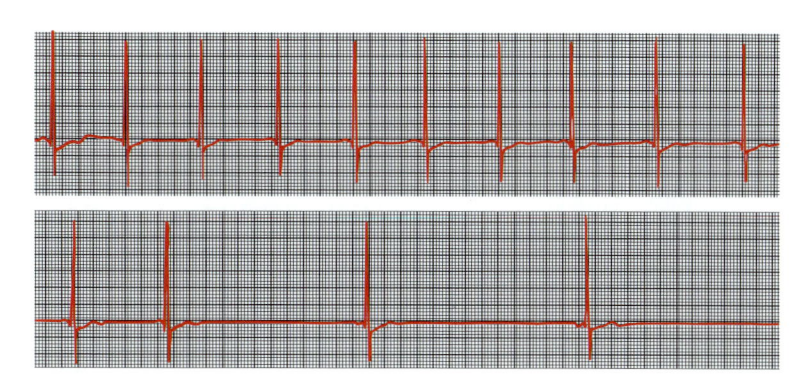

図19-9 頸髄損傷のために自発呼吸不能で気管内挿管による人工呼吸を必要とした30歳男性の心電図。上下の記録は連続している。気管内チューブを呼吸器から一時的にはずすと（上段記録の始まりの部分），心拍数は65拍/minから約20拍/minに減少した。(Berke, J. L., Levy, M. N.: *Eur Surg Res*, **9**: 75, 1977より改変)

走神経を介して延髄に伝達される。

心室の心外膜域に他の感覚受容器が同定されてきている。これらの受容器の発火パターンは心室圧の変化には関連しない。これらの心室性受容器は種々の機械的および化学的刺激に興奮するが，その生理学的機能は不明である。

心筋機能の制御

内因性ならびに外因性因子は心筋機能を制御する

心臓が神経やホルモンの制御なくしてそれ自体の拍動ができるように，心筋は心筋自体に備わっている内因性の機構によって循環動態の変動に適応することができる。除神経された心臓での動物実験や心臓移植をされたヒトの観察から，心臓は神経の関与がなくてもさまざまなタイプのストレスにかなりよく適応することがわかっている。たとえば，心臓を除神経した競走用グレーハウンド犬は，正常に神経支配された心臓をもつものとほとんど同じように行動する。完全に除神経後，最高の疾走スピードは除神経前に比べてわずか5％減少するにすぎなかった。このようなイヌでは走行中に心拍出量は4倍に増加するが，それは主として1回拍出量の増加によって達成された。正常なイヌでは運動中の心拍出量の増加はそれに比例する心拍数の増加がある。すなわち，1回拍出量はそれほど大きくは変わらない（第26章）。しかし，除神経動物の心適応は，心筋の内因性の機構によってのみ達成されるのではない。すなわち，循環血中のカテコールアミンが有意に関与している。除神経したグレーハウンド犬でβ-アドレナリン受容体がプロプラノロール投与で遮断されていれば，疾走能力は著しく障害される。

内因性の心適応には主として心筋線維の静止長の変化が関与している。この適応は心臓の**スターリングの法則** Starling's law of the heart，あるいは**フランク-スターリングの機構** Frank–Starling mechanismとよばれている。この機構に関する機械的ならびに構造的な根拠は，第12章と第18章で説明されている。しかし，心筋の静止長の変化に依存しない他の内因性の機構も心機能の調節に関与している。

心筋線維の長さが心筋収縮力を調節している

1895年，ドイツの生理学者であるOtto Frankは，収縮直前の心筋線維の伸展張力（**前負荷** preload）の変化に対するカエル摘出心臓の反応を記述した。彼は，前負荷が増加するにつれ，心臓はより強い収縮反応を示すことを観察した。20年後，英国の生理学者であるErnest Starlingはイヌの摘出心肺標本において，右心房圧と大動脈圧の変化に対する心臓の固有の反応を記載した。

この心肺標本では，右心房と連結した貯蔵水槽の高さを変えることにより右室充満圧を変えることができる。心室収縮の直前の充満圧が心室壁の心筋線維の前負荷を構成している。右心室はこの血液を肺血管を経由して左心房に駆出する。肺は人工的に換気されている。左心室から大動脈弓に駆出された血液は外部のチューブを通って右心房の貯蔵水槽に戻る。外部のチューブには抵抗器が取り付けられ，大動脈圧を調節できる。この圧が左心室収縮の**後負荷** afterloadを構成する（18章参照）。

右心房圧の急な上昇に対する心室容積の反応をStarlingが記録した例を図19-10▼に示す。この実験では右心房圧（前負荷）が増加したときに大動脈圧は軽度上昇したにすぎなかった。図19-10▼の一番上の記録では右心室容積の増加は下方へのふれで記録されている。ここで，この記録の上限は収縮期の容積を，下限は拡張期の容積を示し，振幅は1回拍出量（すなわち1

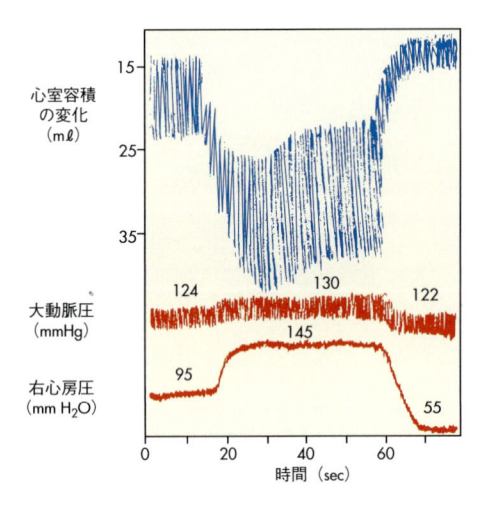

図 19-10 右心房圧を 95 mmH$_2$O から 145 mmH$_2$O に急に増加させ，引き続き減少 55 mmH$_2$O に減少させたときの心肺標本での心室容積の変化。心室容積の増加は下方へのシフトとして記録されている。(Patterson, S.W., Piper, H., Starling, E. H. : *J Physiol Lond*, **48** : 465, 1914 より改変)

心拍で心室から駆出される血液量）を示している。

前負荷の上昇後，3～4 拍すると心室容積は徐々に増加した。これは拡張期の心室流入量と収縮期の心室駆出量は同じでないことを示している。すなわち，ある収縮期に心室から駆出される血液量はその前の拡張期に心室に流入した血液量ほど多くはない。この結果徐々にたまった血液は心室を拡張させ，心室壁の個々の心筋線維を伸展させた。

増加した拡張期容積と心筋線維の長さは心室収縮を高め，心室はより多くの 1 回拍出量を拍出できるようになる。前負荷が持続的に増加する場合，それに反応して，拡張期の心室容積と心筋線維の長さは，心拍出量が増加した心室充満容積に正確に適合する平衡状態に達するまで増加し続ける。心筋線維長の増加が 1 回拍出量を増加させる機序は，細いフィラメントと太いフィラメント間の連結橋の数の変化に一部依存している。しかし，心筋線維の長さが変わると収縮蛋白質のカルシウムに対する感受性が大きく変化することのほうがより重要な機序である。しかし，最適の筋線維長は明らかに存在し，これ以上の長さでは収縮は障害される（第 12，18 章参照）。そこで過度に高い前負荷は心筋線維の過伸展により，心室の駆出容量を上昇させるよりもむしろ減少させてしまう。

前負荷の著明な変化が最も頻繁にみられるのは血液量が変化したときである。たとえば，急激に血液が消失する（出血 hemorrhage）と大静脈の圧が低下する。すると心臓の充満圧（前負荷）も減少する。たとえ失血により動脈圧（後負荷）が同時に低下したとしても，通常，心拍出量に対する前負荷の影響は後負荷の影響より優位であり，心拍出量はたいてい出血に反応して低下する（第 24，26 章参照）。一方，大量の輸血をすると心臓の充満圧が上昇し，そのため心拍出量が増加する。

拡張期の筋線維長の変化は摘出心臓を後負荷の増加に対して代償させるようにする。スターリングは心肺標本を用いて心室充満圧（前負荷）を一定にした状態で動脈圧（後負荷）を急速に増加させる実験を行った。すると最初は後負荷の増加のために心室の 1 回拍出量は低下した。この実験では右心房への静脈還流量は一定に保たれているので，心室にたまる血液量は次の数拍の間に徐々に増加した。その結果，心室心筋線維長が増加した。この拡張期末の筋線維長の変化によって，心室は大きな後負荷に逆らって，結局，圧上昇前のコントロール量と同じ拍出量を駆出できるようなった。

心臓の代償が心室拡張を伴ってくるとき，一定の心室内収縮期圧を発生するのに必要な個々の心筋線維の収縮力は，正常の大きさの心臓の心室筋線維に起こる収縮力に比べてさらに大きくなければならない。心室容積，心室内圧，心室心筋線維の収縮力の間の関係は，内圧一定のとき，壁内圧力（壁張力）が半径に直接比例して変わるという円筒チューブでの関係（**ラプラスの法則** Laplace's law［第 22 章参照］）に類似している（図 22-2▼）。結果として，拡張心は，正常心に比べある一定の心室内圧を発生させるために著しく大きい収縮力を必要とする。そのために，これらの心筋線維がある一定の外的仕事をなすためには，正常の大きさの心臓に比べてかなり多くの酸素を必要とする（第 25 章参照）。

慢性的に後負荷が増加することを特徴とする臨床状態で最も多くみられるものは，原因不明の動脈圧上昇が持続する本態性高血圧 essential hypertension である。その血圧上昇の原因となる血行動態の主要な変化は全身の細動脈収縮である。最初，心臓はこの後負荷の増加に対して前述したように拡張期の心室容積の増加により適応する。しかし，最終的には心室筋細胞量も増加する。すなわち**心肥大** hypertrophy となる。これは後負荷の持続性増加に対する心臓のもう 1 つの適応機構である。

フランク-スターリング機構は，心拍出量を静脈還流に一致させるために理想的である。この機構のおかげで，一定の心拍の間に一方の心室が拍出する血液量は，他方の心室が同じ心拍の間に拍出する量に一致している。一方の心室の拍出量が急に増加すると他方の心室への静脈還流量は増加する。その結果，他方の拡張期心筋線維長が増加し，その拍出量を一方の心室のそれに一致させるよう増加させる。このことから，ある時間内に左右両心室間の拍出量の正確な均衡を保っているのがフランク-スターリング機構といえる。左右両心室が直列の閉鎖回路であるために，もし両心室

の拍出の不均衡が(たとえそれが小さくても)持続すれば，一方の血管系（体循環あるいは肺循環）の血液量が進行性に増加し，他方の血液量は進行性に減少するために破綻を招くであろう。

心拍数は心筋収縮力を変化させる

ネコの乳頭筋に発生する等尺性収縮力に対する収縮頻度の影響を図19-11 A▼に示す。最初，心筋条片を20 secに1回収縮するように刺激した。刺激間隔を短くして0.63 secに1回収縮するように刺激すると，発生収縮力は次の4〜5回の収縮中に徐々に増加した。収縮頻度の変化によって誘発される発生収縮力のこの漸増は，**階段現象** staircase phenomenon として知られている。新しい定常状態では，発生する筋収縮力は最も長い収縮間隔のときより5倍以上も大きくなった。再び長い収縮間隔(20 secに1回)に戻すとき，発生収縮力には逆の影響がみられた。

広い範囲の収縮間隔について収縮間隔が定常状態の収縮力へ及ぼす影響を図19-11 B▼に示す。収縮間隔が300 secに1回から20 secに1回に減少しても，発生収縮力にはあまり変化は起こらない。しかし，収縮間隔がさらに減少し，約0.5 secに1回までに減少するにつれ収縮力は急速に増加する。収縮間隔をさらに0.2 secに1回にまで減少させても収縮力はほとんど変化しない。

収縮間隔が急に減少するとき(たとえば図19-11 A▼に示されるように20 secに1回から0.63 secに1回)にみられる収縮力の漸増は，細胞内Ca^{2+}量が徐々に増加することに起因する。Ca^{2+}は活動電位のプラトー相の期間に細胞内に流入する(第17章参照)。そのために，収縮間隔が減少すると(収縮頻度が増加すると)1 minあたりのCa^{2+}流入量は増加する。収縮頻度が増加すると活動電位のプラトー相の持続時間が減少

し(図17-6▼参照)，そのために1回の収縮に心筋細胞に流入するCa^{2+}量は減少する。しかし，1 minの収縮数の増加による流入Ca^{2+}量の増加が各収縮で減少するCa^{2+}量よりも多い。したがって，収縮頻度が増えると細胞内Ca^{2+}量は増加し，図19-11▼に示すように収縮力も増強する。

神経性因子と体液性因子は心筋収縮力を制御する

心収縮力の制御には心臓の内因性適応機構が有効であるが，さまざまな外因性機構も重要である。この外因性調節機構のほうが多くの自然状態で内因性機構よりも優位である。外因性調節要素は，神経性要素と体液性要素に分けることができる。

自律神経は心収縮力を調節する

交感神経の影響：交感神経活動は心房，心室の収縮力を亢進する。心臓交感神経の心房や洞房結節および房室結節への分布は心室への分布よりも約3倍多い。

麻酔下のイヌの心臓交感神経を電気刺激したときの心室収縮の変化を図19-12▼に示す。この実験では心臓と肺は他の体の部分から機能的に隔絶されており，心拍数は右心房の電気ペーシング刺激により一定に保たれている。心臓へ戻るすべての静脈還流量は遮断され，冠動脈は臨床的に開心術に使用されると同様な心肺灌流装置によって一定の灌流圧で酸素化血液により灌流されている。この灌流装置はまた，全身の体循環をも十分に灌流している。

交感神経活動の心収縮に及ぼす影響を検討するために左心室にバルーンを留置し，十分な量の生理食塩水

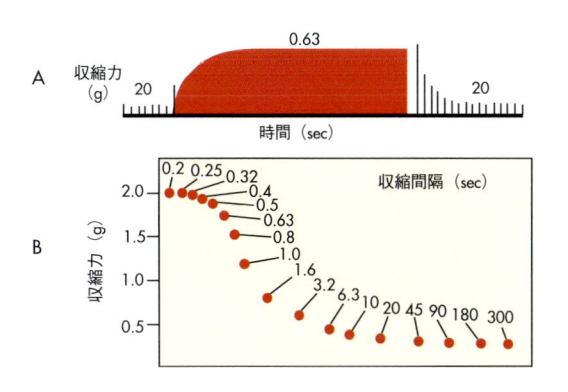

図19-11 A：ネコの摘出乳頭筋での収縮間隔を20 secから0.63 secに変化させ，そして再び20 secに戻したときに発生した収縮力の変化。B：示された間隔(sec)の刺激で発生する定常状態の収縮力。(Koch-Weser, J., Blinks, J. R.：*Pharmacol Rev*, **15**：601, 1963より改変)

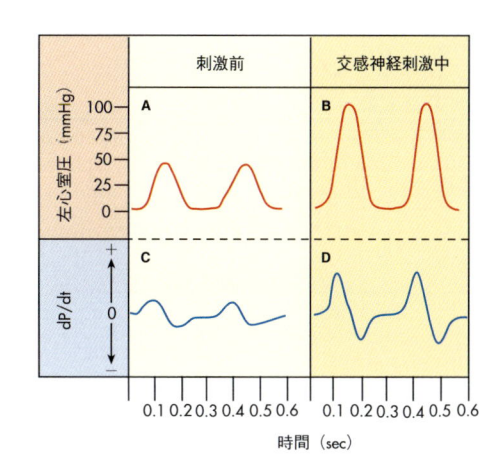

図19-12 イヌの等容積左心室標本において，正常状態で記録された左心室圧と左心室圧の変化速度をそれぞれAとCに示す。心臓交感神経の刺激は最大左心室圧(B)と心室内圧の最大上昇速度と最大下降速度(dP/dt)(D)の増加をもたらす。(Levy, M. N. et al.：*Circ Res*, **19**：5, 1966より)

をバルーン内に注入し，バルーンで左心室腔全体を充満させた。生理食塩水は圧縮できないので心室の収縮は等容積性である。この標本で心臓交感神経を刺激すると収縮期の最大心内圧(図19-12 B▼)と最大内圧上昇速度(dP/dt；図19-12 D▼)は著しく増加した。また，心室弛緩速度(dP/dtの最小値を指標とした)も増加した(図19-12 D▼)。

交感神経の刺激は心臓の機械的な収縮を増強するだけでなく心室の充満をも促進する。たとえば，心肺バイパス標本ではなく無傷の麻酔下のイヌを用い心臓を一定のリズムで歩調されている実験では(図19-13▼)，心臓交感神経の刺激は動脈圧を大きく上昇させ(図19-13 B▼)，1回拍出量を増加させる(データで示していない)。同時に交感神経刺激は収縮期を短縮させ(図19-13 D▼)，左室拡張期圧を減少させる(図19-13 D▼)。すなわち，これらの両反応は心室充満を促進する。交感神経刺激により心室拡張期圧(すなわち前負荷)が減少する理由は第24章で説明した。

無傷動物における心臓の交感神経−副腎髄質系の活動の亢進の総合的な効果は，**心室機能曲線** ventricular function curveでうまく評価することができる(第24章)。それらの曲線は心室の拡張末期圧(前負荷)を横軸として左室機能の変化を縦軸に表している。図19-14▼に示す実験では**1回仕事量** stroke work(1回拍出量と平均動脈圧の積)が心機能の指標として使われている。交感神経副腎髄質系の活動がノルアドレナリンの静注により亢進すると，心室はある一定の心室拡張末期圧ではより大きな1回仕事量ができるようになる。すなわち，心室機能曲線は左方に移動する(図19-14▼)。

交感神経副腎髄質系の活動は，主としてCa^{2+}の心筋細胞内への内向き流束を促進することによって心筋機能を亢進させる。アドレナリン作動性アゴニストであるノルアドレナリンとアドレナリンは心筋細胞膜のβ−アドレナリン作動性受容体に結合する。この結合により**アデニル酸シクラーゼ** adenylyl cyclaseが活性化され，細胞内の**サイクリックAMP** cyclic AMP (cAMP)が上昇する(第5，18，47章参照)。

副交感神経の影響：迷走神経は，洞房結節，心房筋，房室伝導組織を強く抑制する。また心室筋をも抑制するが，その効果はあまり顕著でない。心臓バイパス標本(図19-12▼で使用したような)において，迷走神経刺激は最大左心室内圧，内圧の最大上昇速度，および拡張期における内圧の最大減少速度(dP/dt)を減少させる。これらの効果は交感神経刺激で得られる効果と逆である(図19-12▼)。

迷走神経活動の亢進による心室心筋に対する作用は，主として交感神経活動の促進作用に拮抗することによる。この拮抗作用は少なくとも2つのレベルで行われる。心臓の自律神経終末のレベルでは，迷走神経末端から遊離されるアセチルコリンは近傍の交感神経末端からのノルアドレナリンの遊離を抑制する。心筋細胞

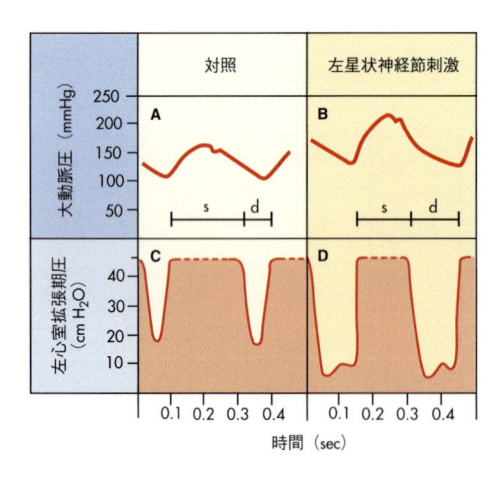

図19-13 麻酔犬の心臓交感神経(左星状神経節)の刺激は大動脈圧を増加させるが(AとB)，左室拡張末期圧を減少させる(CとD)。収縮期の短縮とそれによる心室充満のための拡張期の時間が増えていることに注意(D)。ここでは心拍数は一定に歩調されている。心室圧の記録ではペンの動きは45 mmHgが限度である(横の破線)。収縮期の実際の心室圧の最大値はAとBから推定できる。(Mitchell, J. H., Linden, R. J., Sarnoff, S.J. : *Circ Res*, **8** : 1100, 1960 より改変)

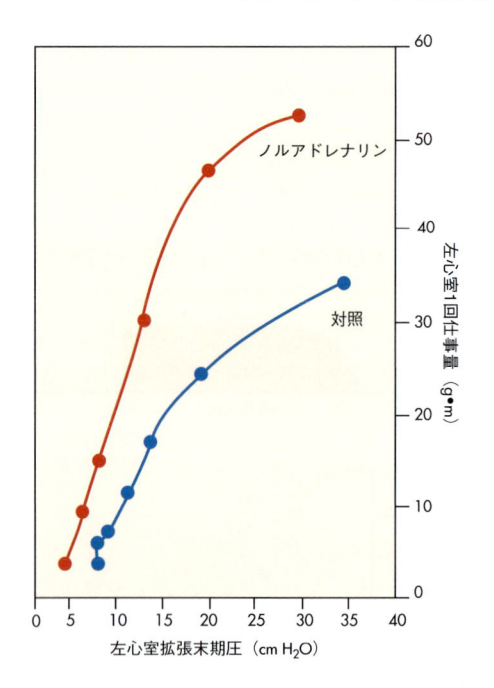

図19-14 麻酔犬にノルアドレナリンを一定の速度で静脈内投与したときには，左心室は対照状態に比べてより多くの1回仕事量を行う。このノルアドレナリンの作用は心室機能曲線の左方移動として反映される。(Sarnoff, S. J. et al. : *Circ Res*, **8** : 1108, 1960 より改変)

膜のレベルでは神経性に分泌されるノルアドレナリンに反応して産生される細胞内cAMPの上昇は，近傍の迷走神経終末から遊離されるアセチルコリンにより抑制される。

心室心筋に対するこれらの交感神経作用と迷走神経作用の拮抗的な相互作用は，他の洞房結節などの心臓組織でも起きている。たとえば，図19-3▼に示した実験では4 Hzの頻度の交感神経刺激だけでは心拍数が大きく増加する。しかし，交感神経と迷走神経の同時刺激では迷走神経の影響が非常に優位であるために，心拍数の反応は迷走神経だけの刺激のときとみかけ上は変わらない。

血液の化学成分が心筋収縮を制御する

ホルモン：さまざまなホルモンが心機能に影響を与える。副腎髄質から分泌される主要ホルモンは**アドレナリン**である。しかし，ノルアドレナリンも少量だが分泌される（第47章）。副腎髄質のカテコールアミンの分泌速度は，主として交感神経系の活動を調節するのと同じ機構によって調節されている。これらのカテコールアミンの心拍数に対する影響は，交感神経終末から遊離されるカテコールアミンと質的には同じである。しかし，循環血液中のカテコールアミン濃度は心機能に影響を及ぼすほどの高濃度にはめったに上昇しない。

甲状腺ホルモン thyroid hormoneが心筋収縮性を高めることは正常の動物，ヒトでの多くの研究で示されてきた（第45章参照）。筋小胞体によるCa^{2+}の取り込みとATP加水分解の速さは，実験的な甲状腺機能亢進症で増加する。そして逆の効果は甲状腺機能低下で起こる。甲状腺ホルモンは，心臓の蛋白質合成を増加させ，それは心肥大を引き起こす。このホルモンはまた心筋のミオシンアイソザイムの構成に影響を与える。甲状腺ホルモンは最も強いATPアーゼ活性をもつこれらのアイソザイムを増加させる。これによって心筋収縮性は大きく亢進する。

> 甲状腺機能が低下している患者（**甲状腺機能低下症** hypothyroidism）における心臓の活動は緩慢である。すなわち，心拍数は遅く，心拍出量は減少している。その反対は甲状腺の機能が亢進した患者（**甲状腺機能亢進症** hyperthyroidism）である。その特徴は頻脈，高心拍出量，動悸と不整脈である。

インスリン insulinは数種の哺乳動物の心筋収縮力を増加させる。インスリンのこの効果は，低血糖がグルコース投与により阻止されているとき，ならびにβ-アドレナリン作動性受容体が遮断されているときでさえ明らかに存在する。実際インスリンの心収縮力増大作用は，β-アドレナリン作動性受容体の阻害薬によって増強される。収縮性の増強は，インスリンによるグルコースの心筋細胞内への輸送の亢進では十分に説明することができない。

グルカゴン glucagonは心臓に対して強い陽性変時および陽性変力作用をもっている。内因性のグルカゴンは，たぶん心臓血管系の正常な調節には有意な役割を果たしてはいないであろう。しかしこのホルモンは，薬理学的にさまざまな心臓の状態の処置に使われてきた。グルカゴンの心臓への効果は，カテコールアミンの効果にきわめて類似している。そして代謝に対するいくつかの効果も類似している。

血液ガス：脳や末梢の化学受容器を灌流する動脈血液中の酸素分圧の変化は，この章のはじめに述べたように，神経機構を介して心臓に影響を与える。これらの低酸素の間接的な効果は通常きわめて強い。中等度の低酸素の特徴は，交感神経活動を亢進させて心拍数，心拍出量および心筋収縮力を増加させることである。これらの変化はβ-アドレナリン作動性受容体阻害薬によってほとんど消失する。心筋を灌流する血中酸素分圧は心機能に直接的な影響も与える。低酸素の効果は2相性であり，中等度の低酸素は刺激的，それ以上の強い低酸素は抑制的となる。

動脈血中の二酸化炭素分圧（Pa_{CO_2}）の変化もまた，心筋に直接的ならびに間接的に影響を与える。Pa_{CO_2}の増加によって起こる間接的，すなわち神経を介する効果は，動脈血酸素分圧（Pa_{O_2}）の減少によって起こる効果に類似している。心臓に対する直接効果に関しては，冠動脈血中Pa_{CO_2}の変化によって起こる心筋性能の変化が図19-15▼に示されている。摘出左心室標本での実験では，対照のPa_{CO_2}が45 mmHg（矢印A）であった。Pa_{CO_2}の34 mmHg（矢印B）への減少は刺激的に働き，一方，Pa_{CO_2}の86 mmHgへの上昇は抑制的であった。正常動物では，Pa_{CO_2}上昇は交感神経-副腎

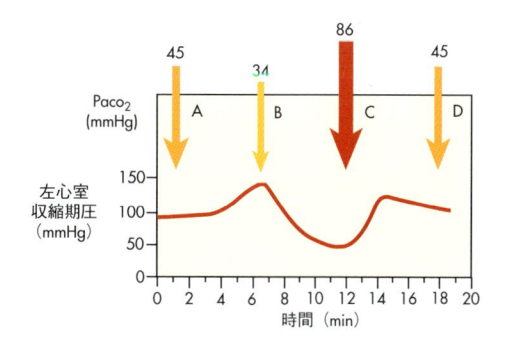

図19-15 イヌの等容積左心室標本において，Pa_{CO_2}の45 mmHgから34 mmHgへの減少は，左心室収縮期圧を増加させる（矢印B）。次にPa_{CO_2}を86 mmHgに増加させると逆の効果を起こす。Pa_{CO_2}が対照値（45 mmHg）に回復すると，左心室収縮期圧は初期の値に回復する。（Ng, M. L. et al.: *Am J Physiol*, **213**: 115, 1967より改変）

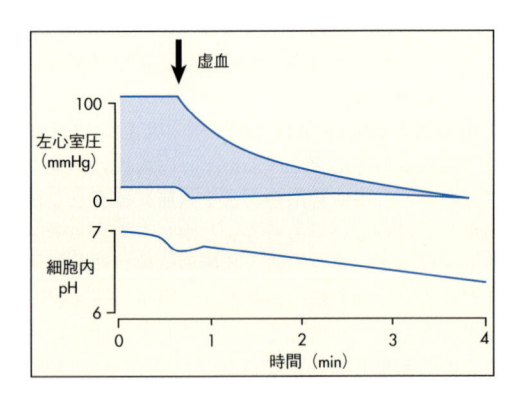

図19-16　ウサギの摘出灌流心臓における虚血の左心室圧と細胞内pHに及ぼす効果。(Mohabir, R. et al.: *Circ Res*, **69** : 1525, 1991より改変)

髄質系を賦活させ，これは，$Paco_2$上昇による心臓への直接的な抑制効果に代償的に働く。

　$Paco_2$も血中pHも心筋活動の主要な決定因子とはならない。結果として生じる細胞内pHの変化が重大な要素となる。細胞内pHが減少すると，Ca^{2+}チャネルとNa^+-Ca^{2+}交換チャネルを介する細胞内へのCa^{2+}の内向き流束が減少する。すると心筋細胞の興奮に反応して筋小胞体から遊離されるCa^{2+}量が減少する。細胞内のアシドーシスも筋フィラメントに直接影響を与える。筋フィラメントを一定のCa^{2+}濃度の条件におくとき，細胞内のpHが低下するにつれ筋線維の発生張力は弱くなる。

　図19-16▼にはウサギの摘出灌流心臓の灌流を停止したときの心筋収縮と細胞内pHの関係を示す。灌流を止めると筋収縮がなくなるまで左心室圧は急速に低下した。これらの変化に伴い細胞内pHは対照値のpH 7.0から虚血4min後には約6.3へ漸次低下した。

> 冠動脈疾患の患者では，血餅によって太い冠動脈の狭窄部分が突然閉塞することがある。これが"心臓発作"の最も多い原因である。その結果，心筋組織への血流が不十分となり(**心筋虚血** myocardial ischemia)，虚血になった心筋細胞は徐々に収縮機能が障害される。この収縮不全には虚血部分の細胞外と細胞内の血液ガスとpHの変化が媒介している。これらの変化には酸素分圧(Po_2)とpHの低下，および炭酸ガス分圧(Pco_2)の上昇が含まれる。

まとめ

- 心機能は，多数の内因性および外因性機構によって調節されている。
- 心拍数は主として自律神経系によって調節されている。交感神経活動は心拍数を増加させ，一方，副交感神経(迷走神経)活動はそれを減少させる。
- 圧受容器反射，化学受容器反射，肺拡張反射，心房性受容器反射(ベインブリッジ反射)，および心室性受容器反射はすべて心拍数を調節している。
- 心筋収縮を調節している主な内因性機構は，フランク-スターリング機構と心拍数依存性の調節である。
- 自律神経系は主にアデニル酸シクラーゼを介し細胞膜のCa^{2+}コンダクタンスを変えることにより心機能を調節する。
- アドレナリン，副腎皮質ステロイド，甲状腺ホルモン，インスリンやグルカゴンなどの種々のホルモンが心機能を調節する。
- 血中の酸素分圧，二酸化炭素分圧およびH^+濃度の変化は直接的または反射的に心機能を変化させる。

第20章
循環力学

到達目標
- 血流速度について血管床の断面積の関係はどのようになっているか説明できる。
- 血流と圧勾配の関係を決定している因子を説明できる。
- 直列の抵抗と並列の抵抗の違いを区別できる。
- 層流と渦流とを比較できる。
- 血液中の粒子の血流に及ぼす影響について説明できる。

前の章では心臓の電気的ならびに機械的性質について説明した。心収縮を開始させる信号の発生と興奮収縮連関の過程を説明し，心収縮を調節する因子を示した。この章ではさまざまな血管床を通る血流を制御する物理的因子について解説する。次の章では血管の挙動はいかに調節されているかを説明する。

さまざまな物理的因子が血流を制御する

循環系の流体力学は非常に複雑であり，それを正確に解析することは困難である。心臓は間欠的なポンプであり，その挙動は多くの物理的ならびに化学的な因子により調節されている。血管は多枝に分岐し，さまざまな長さと径をもつ連続した弾性導管である。血液は赤血球を主体とし，さらに白血球，血小板，脂肪球などが蛋白質のコロイド液である血漿中に散在する浮遊液である。これらの複雑な因子にもかかわらず，これに関連した基本的な流体力学の原理を理解することによって，血管系の物理的な挙動について相当な理解が得られる。そのような基本的な原理，すなわち血管の幾何学的構造，血流速度，血流，血圧などとの相互関係をこの章で説明する。

血流速度

血流速度と血管床の長さと径の関係を導管の模式図で図20-1▼に示す。**流速** velocity (v) は単位時間あたりの血液粒子の移動の大きさを表す。径が大きい部分（面積 $A_1 = 5\,cm^2$）と小さい部分（面積 $A_2 = 1\,cm^2$）がある硬い導管を考え，非圧縮性の液体が流量 $5\,cm^3/sec$ で管の太い部分に入るとする。**流量** flow (Q) は単位時間にある一定の断面積を有する導管を通過する液体の体積を表す。そのとき，A_1 部分を通過するときの液体粒子の流速 (v_1) は，

$$v_1 = Q_1/A_1 = 1\,cm/sec \qquad 20\text{-}1$$

の関係がある。したがって，体液粒子は $1\,cm/sec$ の距離（$\triangle L_1$）を進む（図20-1▼）。液体が管の狭い部分に入るときには A_2 部分を毎秒通過する液体の体積 (Q_2) は，A_1 部分を毎秒通過する体積 (Q_1) に等しくなければならない。すなわち，$Q_2 = Q_1$ である。狭い部分の流速 (v_2) は，

$$v_2 = Q_2/A_2 = 5\,cm/sec \qquad 20\text{-}2$$

となる。したがって，液体のそれぞれの粒子は A_2 部分を A_1 部分を通過する5倍の速さで通過しなければならない。質量保存の法則により，

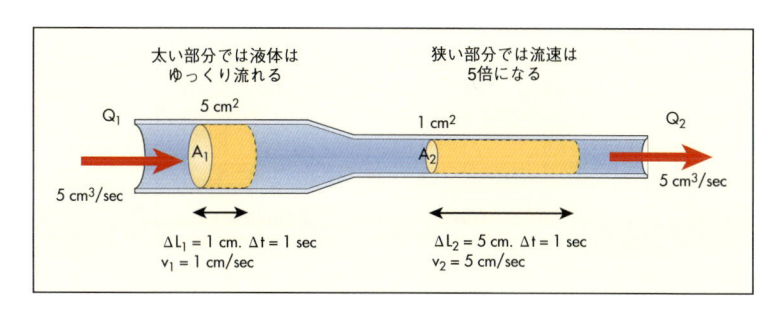

図20-1　太い部分と細い部分からなる導管では，それら2つの部分の液体の流速はそれぞれの横断面積に反比例する。

$$Q_1 = Q_2 \quad 20\text{-}3$$

である。式20-1から20-3により，

$$v_1/v_2 = A_2/A_1 \quad 20\text{-}4$$

が成り立つ。管腔の直径が管に沿って軸上で変化すれば，これらの軸上での液体の速度は対応する断面積に反比例する。この関係はまた，多くの異なる径の導管が直列あるいは並列に配列している循環系のようなより複雑な水力学系においても適用される。

図15-3▼のように血流が大動脈，その第1次分枝，第2次分枝，細動脈，そして最終的に毛細血管を流れるにつれて，流速は徐々に減ずる。それから，血液が細静脈を通り，さらに中間の静脈を通って中枢へと下大静脈へ向かって流れ続けると，流速は再び進行性に大きくなる。循環系の異なる部分の流速は，その部分の総断面積に反比例する。すべての平行に走行する全身の毛細血管の総断面積は全身の血管床のいかなる部分の総断面積よりはるかに大きい（図15-3▼を参照）。そのため，毛細血管の血流速度は他の血管部分に比べてはるかに小さい。毛細血管を通過する血液の移動が非常に遅いために，組織と血液の間の物質交換を行うために十分な時間がある。

血流と血圧の関係は血液と導管の特性に依存している

水力学系（循環系を含む）の圧と流量を規定しているさまざまな物理的因子間の関係を決定する最も有用な数式は，1世紀以上も前のフランスの生理学者であるJean Poiseuilleによるものがある。この**ポアズイユの法則** Poiseuille's lawとして知られている数式は円柱管の中の液体の流れに適用されるが，正確には特殊な条件下のみに適用される。それは**ニュートン流体** newtonian fluidの定常，層流の場合のみである。**定常流** steady flowとは流量が時間的に変化しない流れのことである。**層流** laminar flowとは液体が無限小の薄い層として流れ，それぞれの層は隣の層とは異なった速度で流れている（図20-7▼参照）。ニュートン流体については後述するが，ある決定的な物理的性質がある。それは本質的に電解質溶液のように均一な液体である。

流量は圧較差に比例する

圧は流量を決める重要な因子である。液面下 h cmの深さの圧 P dyne/cm^{2}は，

$$P = h\rho g \quad 20\text{-}5$$

ここで ρ は液体の密度でg/cm^{3}で与えられ，gは重力加速度でcm/sec^{2}で与えられる。便宜上，圧はしばしば適当に決められた基準点からの液体の柱の高さで表現される。

図20-2▼のような水槽R_1とR_2をつなぐ管を考えよう。水槽R_1がh_1の高さまで液体で満たされていて，R_2が空とする（図20-2 A▼）。したがって管の出口の圧P_oは大気圧であるが，これを基準レベルと考えて圧がゼロとする。管の流入側の圧P_iは基準圧に水槽R_1中の液体円柱の高さh_1を加えたものである。この条件下で管中の流量Qが5 ml/secとしよう。

もし水槽R_1がh_1の2倍のh_2の高さまで満たされていて，水槽R_2は再び空とすると（図20-2 B▼），流量は図20-2 A▼の2倍（すなわち10 ml/sec）になろう。このように水槽R_2が空なら，管を通る流量は流入圧P_iに比例する。

もし水槽R_2がh_1の高さまで満たされ，R_1の液の高さがh_2のままであれば（図20-2 C▼）流量は再び5 ml/secになる。もし，水槽R_2の液体の高さが水槽R_1と同じ高さになれば流れは止まる。すなわち，Q = 0となる（図20-2 D▼）。このように流量は流入圧と流出圧との差に比例する。すなわち，

$$Q \propto P_i - P_o \quad 20\text{-}6$$

ある特定の血管床の血流はその血管床の流入（動脈）圧と流出（静脈）圧との較差により影響を受ける。そのような圧較差は，第24章で説明するように重力や静脈弁の性能にかなり影響を受ける。

立位か横位かによって，ヒトの脚や足の血流量はまったく異なる。立位のヒトでは脚の動脈圧は胸部の動脈圧に比べて

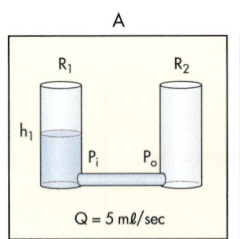

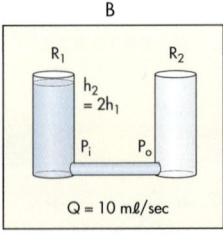

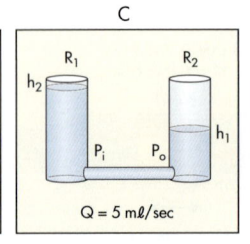

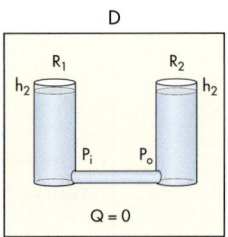

図20-2 2つの水槽（R_1，R_2）を結ぶ管を通る液体の流量（Q）は，流入圧（P_i）と流出圧（P_o）の差に比例する。A：R_2が空だとR_1からR_2へ流れる速度はR_1の圧に比例する。B：R_1の液レベルが2倍になると，流量は比例して増す。C：R_1からR_2への流量はR_1とR_2の圧差に比例する。D：R_2の圧は上昇し，それがR_1の圧と等しくなると流れは止まる。

相当高い。この差はもちろん，そのヒトの身長にも依存している。静脈弁が正常なヒトでは脚と足の静脈圧は大気圧よりほんのわずかしか高くない（第24，25章参照）。しかし，脚に**静脈瘤** varicose vein（異常に拡張した静脈）のあるヒトでは静脈弁が機能しない。そのために立位時には静脈瘤のある脚の静脈の血圧は脚の動脈圧と同じくらいに上昇してしまう。したがって，脚の動静脈圧較差と血流は正常静脈弁を有する立位のヒトのほうが静脈瘤を有する立位のヒトに比べてかなり大きくなる。

水溶液では，層流のときにこの反比例関係が見られる。そのような液体は**ニュートン流体** newtonian とよぶ。不均一の液体，特に血液のような浮遊液ではこの反比例の関係は正確には適用できない。そのような液体は**非ニュートン流体** nonnewtonian とよぶ。

ポワズイユの法則は血流に及ぼす圧，血管の長さと太さ，ならびに粘性の影響を表している

ポワズイユの法則は管を流れる液体の流れに影響するさまざまな因子を考慮している。しかし，この法則は限られた条件でしか適用できない。ポワズイユの法則は定常，層流のニュートン流体が円柱管を流れる場合に，流量（Q）は流入圧と流出圧の圧差（$P_i - P_o$）と管の半径（r）の4乗に正比例し，管の長さ（L）と流体の粘性（η）に反比例することを述べている。ポワズイユの法則の最終的な式は次式となる。

$$Q = \pi(P_i - P_o)r^4/8\eta L \qquad 20\text{-}10$$

ここで$\pi/8$は比例係数である。

血流は管の太さと長さに依存している

管の両端の圧の差が与えられれば，流量はその管の太さと長さによって決まる。図20-3 A▼の管の長さをL_1，半径をr_1とし，流量Q_1は10 ml/secとする。

図20-3 B▼の水槽に接続する管は図20-3 A▼の管と半径は同じで長さが2倍とする。そうすれば，流量Q_2は5 ml/secでQ_1の半分になる。逆に管の長さをL_1の半分にすると，流量はQ_1の2倍になる。すなわち，流量は管の長さに反比例する。

$$Q \propto 1/L \qquad 20\text{-}7$$

図20-3 C▼のように水槽に接続する管の長さL_3がL_1と同じで，半径r_3がr_1の2倍になるとすると，流量Q_3は160 ml/secで，Q_1の16倍にもなる。ポワズイユの精密な測定は，流量は半径の4乗に比例することを示した（ちょうど前の例のように）。

$$Q \propto r^4 \qquad 20\text{-}8$$

血流は血液の粘性に依存している

最後に，円柱管の長さ，太さおよび圧較差とともに，流体そのものの性状も流量に影響を与える。この流れを規定する液体の特性を**粘性** viscosity（η）とよぶ。図20-3 D▼の水槽の液体の高さは図20-3 A▼と同じで，その水槽の底面に接続する管も両方の水槽とも同じと仮定する。しかし，もし，図20-3 D▼の粘性η_4がη_1の2倍であると流量Q_4は流量Q_1の半分になる。

$$Q \propto 1/\eta \qquad 20\text{-}9$$

ほとんど均一の液体，たとえば水自体または均一の

血流に対する流体抵抗は血流と圧差に依存している

電気理論では，**抵抗** resistance（R）は電位差（E）の電流（I）に対する比として定義される。同様に，**流体抵抗** hydraulic resistance（R）は圧差（$P_i - P_o$）の流量（Q）に対する比として定義される。円柱管を流れるニュートン流体の定常的な層流では，流体抵抗の物理的構成因子はポワズイユの法則を変換して，次の流体抵抗式で与えられる。

$$R = (P_i - P_o)/Q = 8\eta L/\pi r^4 \qquad 20\text{-}11$$

このように，ポワズイユの法則を用いれば，流量に対する抵抗は管の長さ（L），半径（r）と流体の粘性（η）のみで決まることがわかる。

循環系の個々の血管を流れる血流に対する抵抗は，主としてその内径で決まる。その理由は，抵抗は半径の4乗に反比例するからである。ネコの腸管膜の細い

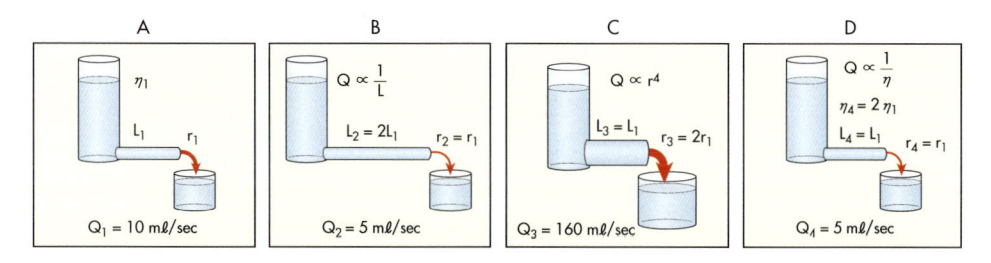

図20-3　管の流量（Q）は管の長さ（L）と粘性（η）に反比例し，半径（r）の4乗に比例する。A：対照状態。与えられた圧，長さ，半径，粘性に対して，流量（Q_1）が10ml/secとする。B：管の長さが2倍になると流量は半分に減少する。C：管の半径が2倍になると流量は16倍になる。D：粘性が2倍になると流量は半分に減少する。

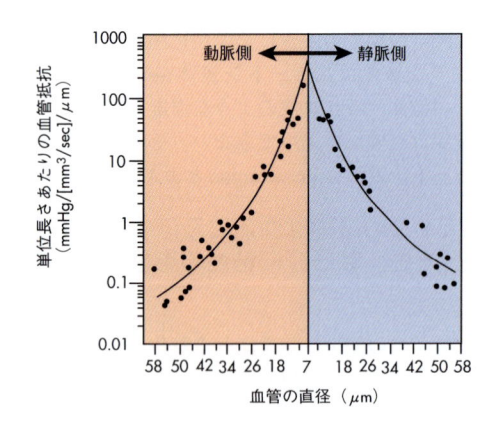

図20-4 ネコの腸間膜の個々の血管の単位長さあたりの血管抵抗。毛細血管（直径7μm）は、赤と青のパネルの間の縦線で示されている。丸印は実際のデータを示す。データ上の2曲線は細動脈と細静脈の回帰曲線を示す。どちらの血管に対しても単位長さあたりの算出された抵抗は、血管直径の4乗に反比例していることに注目すること。

血管を流れる流量に対する抵抗が求められていて、血管の単位長さあたりの抵抗（R/L）を血管の直径に対してプロットすると図20-4▼のようになる。抵抗は毛細血管（直径7μm）で最大で、直径（あるいは半径）が毛細血管の動脈側と静脈側へと大きくなるにつれて減少する。R/Lの値が毛細血管の両側の太い血管において直径の4乗に反比例しているのがわかる。

小動脈や細動脈には輪状に配列した平滑筋線維の厚い層がある。血管の内腔径はこれらの筋線維により変化することができる。血管抵抗の変化は主として、細動脈平滑筋細胞の収縮状態を変えるような神経性因子と液性因子により引き起こされる。血管抵抗の調節については第23章で説明する。

重症の動脈硬化症 arteriosclerosis では大きな動脈の内膜への脂肪沈着により粥（じゅく）状斑（訳注：動脈内膜面の黄色の限られた領域または腫瘤。内膜への脂肪沈着によって生じる）が形成され、それが内腔に突出し、内腔を狭窄させる。このような状態では狭窄した動脈によって供給されている血管床の流量に対する主な抵抗は、その血管床の小動脈や細動脈ではなく、むしろ傷害されている大きな動脈自体にある。冠動脈のような重要な大きな動脈にこのような閉塞性病変があると、しばしばバルーン拡張（血管形成術 angioplasty）あるいは外科的なバイパス形成術 surgical bypass procedure によって治療される。

血管は直列と並列に配列している

循環系では、さまざまな種類の血管が図15-3▼にみられるように水平方向の軸に沿って**直列** series につながっている。直列に並んだ血管では赤血球は図20-5▼の模式図のように、ある血管からそれに連なる次の血管へ、そしてさらに次の血管へと連続的に流れる。さらに、それぞれの種類の血管の中で個々の血管は、通常、**並列** parallel につながっている（図15-4▼）。並列の血管では、図20-6▼に示すように、赤血球はいくつかの並列の血管の結合部に達すると、ただちにそれら並列の適当な1つの血管だけを流れていく。肺内の毛細血管は並列につながり、同様に体循環中の毛細血管もほとんどすべて並列である。特別な例外として、腎血管（尿細管周囲の毛細血管は糸球体毛細血管と直列である）と腹腔内血管（肝毛細血管は小腸毛細血管と直列である）がある。直列や並列の血管の総流体抵抗の式は、電気抵抗の場合と同様に求められる。

3つの流体抵抗（R_1, R_2, R_3）が図20-5▼のように直列に並んでいる。系全体の圧の降下（すなわち流入圧[P_i]と流出圧[P_o]の差）は、それぞれの抵抗による圧降下の和となる（図20-5▼の式1）。定常状態では、流量Qはどの部分でも同じである。式1のそれぞれの要素をQで割れば（式2）、抵抗の定義から明らかなように（すなわち$R = [P_i - P_o]/Q$）、直列の抵抗では、全抵抗R_tはそれぞれの抵抗の和に等しいことがわかる。すなわち、

$$R_t = R_1 + R_2 + R_3 \qquad 20\text{-}12$$

並列抵抗では（図20-6▼）、流入圧と流出圧はすべての管で同じである。定常流では、総流量（Q_t）はそれぞれの並列管の流量の合計である（図20-6▼の式1）。圧較差（$P_i - P_o$）はすべての並列管で同一なので、式20-1の各項をその圧較差で割れば式2が導かれる（図20-6▼）。抵抗の定義から式3が導かれる（図20-6▼）。

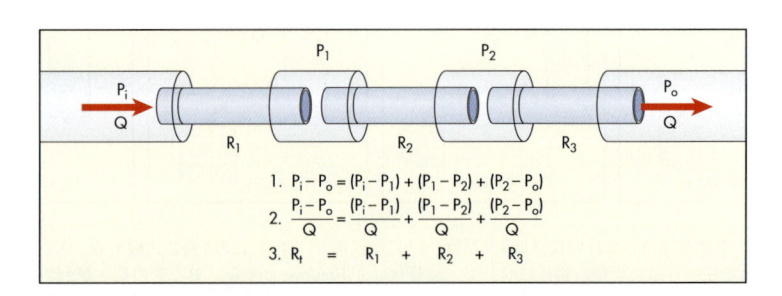

図20-5 直列抵抗（R_1, R_2, R_3）では全抵抗（R_t）は個々の抵抗の和に等しい。

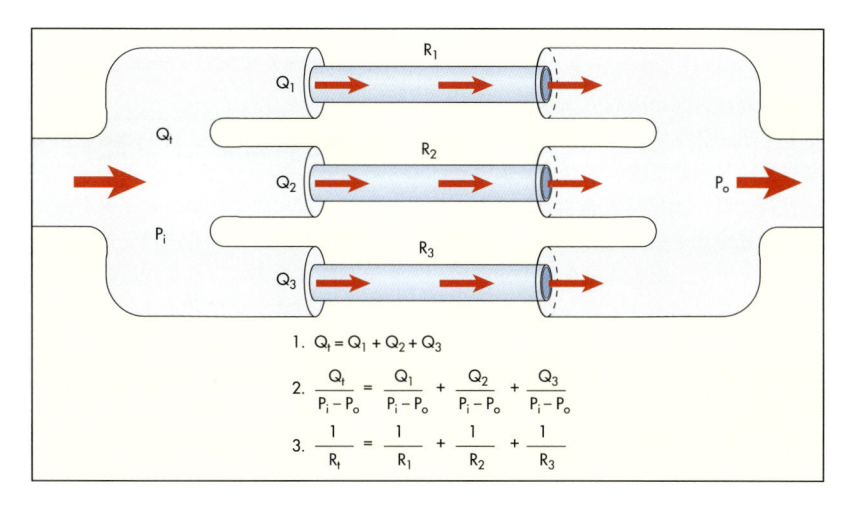

図20-6 並列抵抗（R_1, R_2, R_3）では全抵抗（R_t）の逆数は個々の抵抗の逆数の和に等しい。

1. $Q_t = Q_1 + Q_2 + Q_3$
2. $\dfrac{Q_t}{P_i - P_o} = \dfrac{Q_1}{P_i - P_o} + \dfrac{Q_2}{P_i - P_o} + \dfrac{Q_3}{P_i - P_o}$
3. $\dfrac{1}{R_t} = \dfrac{1}{R_1} + \dfrac{1}{R_2} + \dfrac{1}{R_3}$

式3（図20-6▼）は，全抵抗（R_t）の逆数は，それぞれの抵抗の逆数の和に等しい。言い換えれば，抵抗の逆数を**コンダクタンス**conductanceと定義すれば，並列の管では**全コンダクタンスはそれぞれのコンダクタンスの和**になるといえる。

2，3の例を考えてみると，並列管の基本的な性質が明らかになる。たとえば，3本の並列管の抵抗が，図20-6▼のようにすべて等しければ，

$$R_1 = R_2 = R_3 \quad\quad 20\text{-}13$$

となり，したがって，図20-6▼の式3から，

$$1/R_t = 3/R_1 \quad\quad 20\text{-}14$$

となり，また，

$$R_t = R_1/3 \quad\quad 20\text{-}15$$

となる。このように，全抵抗はそれぞれの管の抵抗より小さくなる。さらに，どのような並列の管であっても，全抵抗は必ずどの個々の管の抵抗よりも小さくなければならない。たとえば，非常に抵抗の高い管を並列に抵抗の低い管につなぐと，全抵抗は低いほうの抵抗よりさらに低くなる。というのは，高い抵抗がいくらかでも余計な流量を流す。すなわちコンダクタンスを与えるからである。

同様に，並列管の全抵抗は管の数が増えるに従い減少する。これが，個々の毛細血管の径は個々の細動脈の径に比べてかなり小さいにもかかわらず，体循環において全細動脈の抵抗は全毛細血管の抵抗に比べて大きい理由である。並列の毛細血管の数は並列して存在している細動脈に比べてはるかに多い。このことは，図15-3▼に毛細血管床の断面積は細動脈の血管床の断面積に比べてはるかに大きいことで示されている。全身の毛細血管数が全身の細動脈数よりも多いことが，全毛細血管の抵抗が全細動脈の抵抗よりも低い理由である。

血流は層流のことも乱流のこともある

ある条件下では図20-7▼のように，円筒管の中の液体の流れは**層流**laminarである。管内壁に接する薄い流体層は壁に粘着するために流れが止まる。この外層のすぐ内側の薄い流体層はこの動かない層とずれを起こす。そのため，この内側の層はゆっくりと流れる。同様にそのすぐ内側の流体層はもう少し速く流れる。長軸方向の流速の断面図は放物線となる。壁に接する流体の流速はゼロであるが，流れの中心部の流速は最大である。その中心部の最大流速は管の全断面を通る平均流速の2倍である。層流では，流体の要素は一定の層内，すなわち流線中にあって管の下流に向かって長軸方向にのみ移動する（管の軸方向と並行に流れる）。液体粒子は放射方向あるいは円周方向へは流れない。

管内を流体が流れるときに不規則な流れが起きるこ

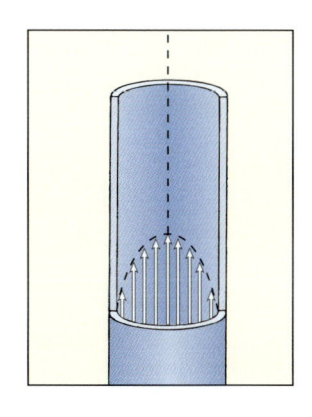

図20-7 層流では，液体要素はすべて管の軸に平行な流線上を移動する。移動は放射方向や円周方向には起こらない。

とがある。このような流れを**乱流**turbulent flowとよぶ（図20-8▼）。この場合には，流体の要素は一定の層内に滞ることなく，放線方向や円周方向へ速く移動して混合され，そして渦が発生する。層流に比べて乱流の場合は，同じ管を同じ流量で流す場合より大きな圧が必要である。乱流では，差圧は流量のほぼ2乗に比例するが，層流では流量の1乗に比例する。したがって，心臓のようなポンプが一定の流量を駆出するとき，乱流が発生する場合には，より大きな仕事をしなければならない。

管の中で乱流が存在するか層流が存在するかは**レイノルズ数**Reynold's number（N_R）という無次元の数で予測できる。この数は，次のように定義されている。

$$N_R = \rho D \bar{v}/\eta \quad\quad 20\text{-}16$$

ここで，ρは密度，Dは管の直径，$\bar{v}$は平均流速，ηは粘度である。

N_Rが2000以下では流れは層流であり，N_Rが3000以上では通常，乱流となる。N_Rが2000と3000の間では層流と乱流の間のさまざまな状態が見られる。N_Rが低い場合には流れは層流に近く，N_Rが高いと乱流になりやすいため，式20-16は直径が大きく，流速が速く，粘性が低いと乱流が発生しやすいことを示している。

これらの因子以外に管のサイズの急激な変化や管壁の不規則さは乱流を起こしやすい。乱流は通常，流体とそのまわりの構造物の振動を伴う。心血管系のこれらの振動は可聴周波数域にあるものがあり，それらは**雑音**murmurとして聴こえる。

臨床で聴かれる**心雑音**cardiac murmurは乱流の原因となる因子で説明できる。心臓弁膜症には弁が**狭窄**stenotic（狭い）しているものもある。血液がこのような弁を通るとき流れは乱流となり，聴診器で心雑音が検出できる。極度の貧血では，**機能的心雑音**functional cardiac murmur（解剖学的な異常によらない雑音）がしばしば聴こえる。そのような雑音は極度の貧血状態でよくみられる高血流速度のためであり，また血液粘度の減少（赤血球数の減少）のためである。

血液は非ニュートン流体である

たとえば水のようなニュートン流体の粘性は，長さと半径がわかっている円筒管に一定の圧差を与えて流量を測れば求まる。流れが層流である限りは，粘性はこれらの数値をポワズイユの式に代入することによって計算できる。もし流れが層流であれば，特定の温度でのニュートン流体の粘性は管のサイズや流量に関係なく一定である。しかし，非ニュートン流体では，ポワズイユの式から求めた粘性は管の太さや流量によって相当に異なる。したがって，血液のような浮遊液のレオロジー的（流量に関係する）特性を考えるときには，粘性viscosityはより複雑な意味をもっている。特定の測定条件下で求められた血液のような非ニュートン流体の粘性値はしばしば**みかけの粘性率**apparent viscosityとよばれる。

レオロジー的には，血液は均一な液体である血漿の中に主として赤血球のような粒体の浮遊液である。このため，みかけ粘度は**ヘマトクリット比**hematocrit ratio（全血に対する赤血球の体積比）の関数として変化する。図20-9▼の上の曲線は，血漿のみかけ粘度に対する全血液のみかけの粘性率の比を，ヘマトクリット比が0〜80％の範囲で示す。このデータは内径1mmのガラス管を通過する流量の測定から得られた。血漿の粘性は水の1.2〜1.3倍である。

45％の正常ヘマトクリット比の血液のみかけの粘性率をガラス管粘度計で測定すると（図20-9▼の上の曲線），血漿のみかけの粘性率のおよそ2.5倍を示す。極度の貧血では，血液の粘性は低い。ヘマトクリット比が増加するにつれて曲線の勾配は漸次増加する。ヘマトクリット比が高くなると特

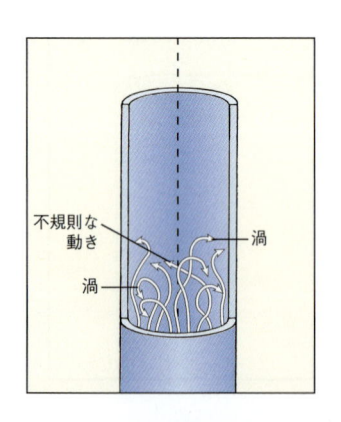

図20-8　乱流では，さまざまな液体要素は不規則に軸方向，放射方向，円周方向に移動する。

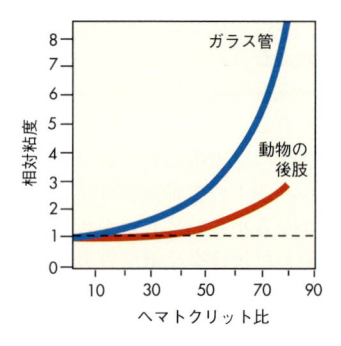

図20-9　全血の血漿に対する相対粘度は，ヘマトクリット比が増加するにつれて漸次増加する。どのヘマトクリット比においても，血液のみかけの粘性率は腔の直径が1mmのガラス毛細管の粘度計（青線）で求めるよりも生体粘度計（麻酔下動物の組織のような[赤線]）で求めるほうが小さい。

に急峻な曲線となる。もし，**真性多血症** polycythemia vera（赤血球数が異常に多い）の患者でみられるように，ヘマトクリット比が70％に増加すると，みかけの粘性率は2倍も増加し（図20-9▼），血流に対する抵抗も比例して上昇する。**本態性高血圧症** essential hypertension（慢性の動脈圧上昇の原因で最も多い）の重症例でさえ末梢抵抗（全身の動静脈圧較差の心拍出量に対する比率）が2倍以上に上昇することはまれであることを考えると，このようなヘマトクリット比の末梢血管抵抗に及ぼす効果は非常に大きいことがわかる。

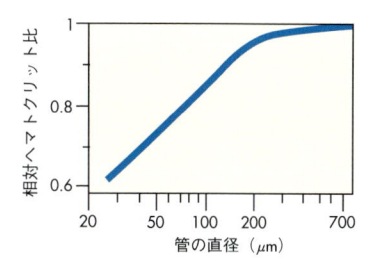

図20-11　水槽から出ているさまざまな内径の毛細管を通る血液の"相対的なヘマトクリット比"を管の直径の関数として示す。相対的なヘマトクリット比は管から流出する血液のヘマトクリット比の水槽液中の血液のヘマトクリット比に対する比率である。

いかなるヘマトクリット比でも，血液のみかけの粘性率は測定に用いる管のサイズによって変わる。図20-10▼は管の直径が0.3 mm以上では血液のみかけの粘性率は管の直径の影響を受けないが，それ以下になると進行性に減少することを示している。正常の血管床での大きな血流抵抗は非常に小さな動脈と細動脈にあり，それらの直径は0.3 mmより相当小さい。したがって，主としてこれらの細い血管が生体組織を流れる血液のみかけの粘性率を決定している。

このような細い管が血液のみかけの粘性率を低下させる傾向は，図20-10▼に示すように，みかけの粘性率は生物組織を粘度計として測定したとき（図20-9▼の下の曲線）のほうが内径1 mmのガラス管を粘度計として使用したとき（図20-9▼の上の曲線）に比べて小さくなることを説明するものである。管径のみかけの粘性率に対する影響の一部は血液が太い管から細い管へ流れるとき，その実際の構成成分が異なるためである。成分の変化は細い管では流れの速い軸流に赤血球が集まる傾向にあり，血漿は主として壁に近いゆっくりした血流層を流れる。管内で流速が放射状に異なることは図20-7▼に示した。赤血球は血漿よりもより速く流れるために，毛細管での血液のヘマトクリット比はその管が接続する水槽のヘマトクリット比よりも実際に小さい（図20-11▼）。

血液のみかけの粘性率はずり速度が増加するにつれ減少する（図20-12▼）。この現象を**ずれ揺変** shear thinningとよぶ。**ずり速度** shear rateは流体のある1つの層がそれと接する別の層に対して移動する速度で

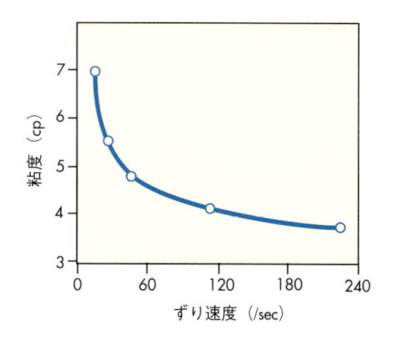

図20-12　血液粘度（センチポアズ［訳注：粘性率の単位，1ポアズの1/100］）を液体のある層とそれに接する層の移動速度の比であるずり速度を関数として示す。ずり速度は流量に比例する。

ある。ずり速度は血流に比例して変化する。血液の非ニュートン流体の挙動は一部には流速が速いときに赤血球が中心軸の層に集まる傾向のためと考えられる。しかし，より重要な要素は，ずり速度が非常に遅いとき，浮遊する細胞は凝集しやすくなり，この傾向のために粘性が増す。この傾向は血流速度が増加すると減少する。

赤血球の変形性も特にヘマトクリット比が高いときには，ずれ揺変の因子である。ヒトの赤血球の平均直径は7 μmであるが，直径が3 μmしかない孔でも通過できる。赤血球の密度の高い血液を漸次的に速く流していくと，赤血球はよりいっそう変形しやすくなる。変形性が大きくなると血液のみかけの粘性率は低下する。

血漿中のフィブリノーゲンの濃度が上昇すると，ヒトの赤血球の柔軟性が増加する。逆に，**鎌状赤血球貧血** sickle cell anemiaの患者の赤血球は奇形で硬い。この病気ではしばしば局所血流の極度の障害がみられる。

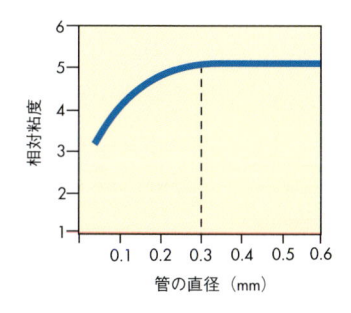

図20-10　水に対する血液の粘度は，管の直径が約0.3 mmまでは管径に比例して増加する

まとめ

- 血管系は体循環系と肺循環系という2つの直列の系よりなる。
- それぞれの系は直列につながっているいくつかの種類の血管（動脈，細動脈，毛細血管など）よりなる。一般に，特定の種類のほとんどの血管（たとえば毛細血管）は並列につながっている。
- 特定の種類の血管の平均血流速度はその種類のすべての血管を通過する総血流量に比例し，またその種類の並列の血管の総断面積に反比例する。
- 血液が細動脈より太い血管で定常かつ層流であれば，血流量は血管の流入圧と流出圧の圧較差に比例し，血管半径の4乗に比例し，血管の長さと血液の粘性に反比例する（ポワズイユの法則）。
- 直列の抵抗では，全抵抗はそれぞれの抵抗の和に等しい。
- 並列の抵抗では，全抵抗の逆数は個々の抵抗の逆数の和に等しい。
- 流れは，流速が大きく，粘性が低く，管径が大きく，血管腔が非常に不規則のときに乱流となる傾向がある。
- 血流は非常に細い血管では非ニュートン流体である。すなわちポワズイユの法則が成り立たない。
- 血液のみかけ粘性率はずり速度（流量）が増加したり，管径が減少すると低下する。

第21章
動脈系

到達目標
- 大きな動脈の拍動性の血流が，毛細血管ではどのようにして定常流に変換されるかについて説明できる。
- 平均動脈圧，収縮期動脈圧，拡張期動脈圧，脈圧を決定している因子を説明できる。
- ヒトの動脈圧の測定法について記述できる。

前章では血液を末梢組織に分配する心臓のポンプ作用について説明した。第20章では圧，流量，血管の太さと長さの間の関係を定量的に理解する基本的な物理的原則を紹介した。本章では，栄養物と老廃物とが交換される微小循環と心臓とを結ぶ導管として働く大きな分配動脈の機能について説明する。

動脈は水力学的フィルターとして働く

大動脈系と肺動脈系の主要な機能は，血液を体全体の毛細血管床へ分配させることである。動脈系の終末にある細動脈が血液の毛細血管床への分配を調節する。心臓と細動脈との間には，大動脈と肺動脈およびそれらの主な分枝とが導管系を形成している。これらの導管は大きな容量があり，正常のヒトでは非常に伸展性がある。

正常の動脈は非常に伸展性があり，細動脈は血流に対して大きな抵抗となっているために，動脈系は心臓で発生する間歇的な血流を毛細血管では定常的な血流へ変換する（図21-1▼）。そのために動脈系は，電流回路の抵抗-容量フィルターに類似した**水力学的フィルター** hydraulic filter を構成しているといえる。心室の1回拍出量の全量は心周期の約1/3の期間を占める収縮期の間に動脈系へ駆出される。しかし実際には，1回拍出量の大部分は収縮期のおよそ半分を占める急速駆出期に拍出される（図18-8▼）。心収縮により放出されるエネルギーの一部は運動エネルギーで，収縮期中に毛細血管で血液の流れを進めるために消費される。残りのエネルギーは，1回拍出量の大部分は伸展性をもった動脈によって保持されることから位置エネルギーとして蓄えられる（図21-1 A▼）。拡張期には，動脈壁の弾力的な反発がこの位置エネルギーを毛細血管での血流へと変換する。そして毛細血管の血流は拡張期の間，かなり一定の速度で流れる（図21-1 B▼）。

著しい**動脈硬化** arteriosclerosis（動脈壁が硬い）を有する患者では，正常に比べて毛細血管血流はより拍動がみられる。収縮期には毛細管血流は心室からの拍出によりかなり増加するが，拡張期には毛細管血流は実質的に停止してしまう。同様に水力学的フィルターは，1回拍出量が異常に大きいヒト

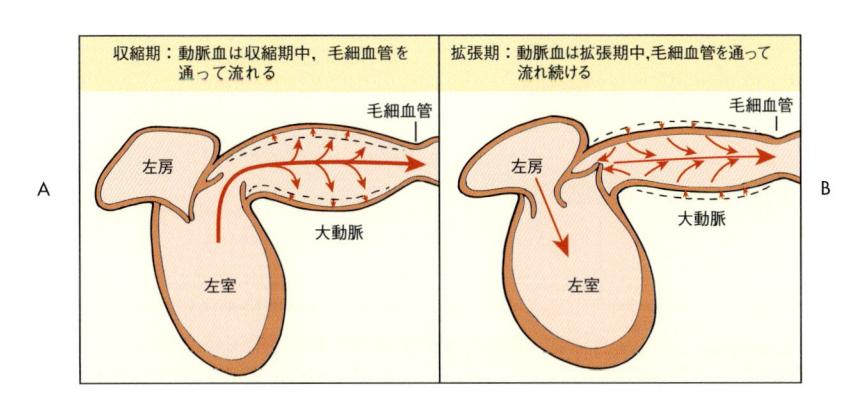

図21-1　A：動脈が通常の伸展をもっている場合には，1回拍出量の大部分は心室収縮期に動脈に蓄えられる。すなわち，動脈壁は伸展される。B：心室拡張期には，収縮期に伸展された動脈ははね返って収縮する。この収縮で移動する血液量が拡張期間中の連続的な毛細管血流を供給する。

では正常のヒトに比べて効果がない。たとえば、**大動脈弁閉鎖不全** aortic valve regurgitation（大動脈弁から血液が漏れる）の患者では大動脈へ駆出された血液の多くは拡張期に閉鎖が不完全な弁から漏れ出て左心室に逆流してくるため、収縮期に駆出される血液量はたいてい正常の1回拍出量よりも多い。そのような正常より大きい1回拍出量では全身のすべての毛細血管の血流は拍動性になる。そのような患者では理学的検査で**毛細血管の拍動** capillary pulse を患者の爪床で認めることができる。爪の遠位部を軽く圧迫するとその近傍の爪の領域は白くなる。大動脈弁閉鎖不全の患者では心拍動ごとに爪床のピンクと白い領域の間の境界に拍動がみられる。

表21-1 記号注解

記号	意味
キャパシタンス(C)	
C_a	動脈コンプライアンス
C_v	静脈コンプライアンス
流量(Q)	
Q_h	心拍出量
Q_r	末梢流出
圧(P)	
P_a	平均動脈圧
P_a	動脈圧
P_d	拡張期動脈圧
P_{ra}	右心房室
P_s	収縮期動脈圧
P_v	静脈圧
抵抗(R)	
R_t	全末梢血管抵抗
血液量(V)	
V_a	動脈血液量
V_h	心臓から駆出される血液量
V_r	動脈から流出する血液量
V_v	静脈血液量

動脈は伸展性のある管である

動脈壁の弾力性は大動脈の静的圧-容量関係 static pressure–volume relationship をまず考えるとよく理解できる。図21-2▼に剖検時に異なった年齢群の人動脈から得られた曲線を示す。大動脈の分枝を全部結紮し、ちょうど風船の中に水を入れていくように、この閉鎖された弾性システムの中に液体を徐々に注入した。そして注入量を増やすごとに大動脈の内圧を測定した（表21-1▼）。

図21-2▼のように、最も若い年齢のグループ（20〜24歳）の内圧と容量に関する曲線はS字状である。曲線は、ほとんどの範囲においてほぼ直線であるが、上端と下端とで傾き（$\Delta V_a/\Delta P_a$）は減少している。どの点においても、傾きは、**動脈のコンプライアンス** arterial compliance（C_a）を表す。

$$C_a = \Delta V_a / \Delta P_a \qquad 21\text{-}1$$

図21-2▼のように正常の若年者では、C_aは内圧が非常に高いところと低いところでは最小となり、圧変化が正常の範囲のところでは最大となる。このコンプライアンス変化は、風船を膨らませるときによくみられる変化と似ている。風船に空気を入れるときに、より強い吹き込む力が必要なのは（すなわち、風船のコンプライアンスが小さい）膨らみ始めるときと、風船の容積が最大、つまり破れる寸前に達するときである。しかし、それらの中間の容量においては、風船はかなり容易に膨らむ（すなわち、コンプライアンスが大きい）。

図21-2▼は動脈圧-容積曲線が年齢が増えるに従って下方に移動し、またその傾きは小さくなることを示す。すなわち、コンプライアンスは年齢とともに低下する。コンプライアンスの低下は動脈壁のコラーゲン（膠原）線維の漸次的増加と弾性線維の漸次的減少であるためである。心臓は1回拍出量を硬化した動脈系には正常の伸展性のある動脈系へのように速やかには駆出できない。

動脈圧の決定因子

患者の動脈圧は診察時に日常的に測定され、心血管系の状態について有用な情報を提供する。しかし、動脈圧を決める因子は正確には評価できない。そこで、この章では動脈圧を決定する主要な因子を単純な方法で説明する。

動脈圧を決める要因を、ここでは物理的要素と生理学的要素とに分ける（図21-3▼）。動脈系を単純化すると管状の風船によく似た静的な弾性系とみなされる。風船の内圧が液の容量（空気あるいは液体）と風船のコ

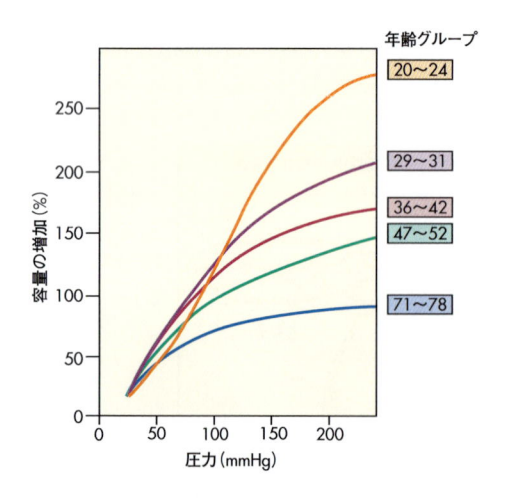

図21-2 異なった年齢群におけるヒトの剖検標本から得られた大動脈の圧力-容量関係（右端の数字が年齢群を表している）。(Hallock, P., Benson, I. C.: *J. Clin. Invest.*, **16**: 595, 1937 より作成)

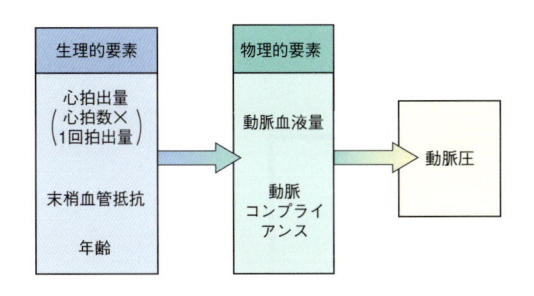

図21-3 動脈圧を決定する生理学的因子と物理的因子。

ンプライアンスで決まるのと同じように，**物理的な要素** physical factor として動脈系の**血液量** blood volume とその弾性特性（**コンプライアンス** compliance）の2つだけを考える。**生理学的な要素** physiological factor として**心拍出量** cardiac output（**心拍数** heart rate と **1回拍出量** stroke volume の積），**末梢血管抵抗** peripheral resistance と**年齢** aging がある。この生理学的要素は物理的要素の一方あるいは両者を介して作用する。

平均動脈圧は心拍出量と末梢抵抗により決定される

平均動脈圧 mean arterial pressure（$\bar{P}_a$）は動脈の血圧の時間的平均である。これは末梢の動脈に直接注射針を穿刺し，トランスデューサーにより動脈圧を記録することによって正確に測定できる。$\bar{P}_a$ は図21-4▼に示すようにある時間間隔の動脈圧曲線下の面積をその時間で除（割り算）して得られる。しかし，正確な動脈内圧測定ができない場合，平均動脈圧（$\bar{P}_a$）は通常，血圧計から間接的に求めた**収縮期血圧**（P_s）systolic pressure と**拡張期血圧**（P_d）diastolic pressure とから期待値が推定できる。実際 $\bar{P}_a$ は次の式によって近似することができる。

$$\bar{P}_a \approx P_d + (P_s - P_d)/3 \quad 21\text{-}2$$

$\bar{P}_a$ を決定する物理因子（図21-3▼）は式21-1を変形して次のように推定される。

$$\Delta P_a = \Delta V_a/C_a \quad 21\text{-}3$$

よって，P_a の変化は動脈の血液量（V_a）に正比例し，C_a の変化に反比例する。

多くの生理学的要素が平均動脈圧を調節する。これらの因子は物理的因子である V_a と C_a を介して作用する（式21-3）。

動脈内血液量の変化速度（dV_a/dt）は心臓が血液を動脈内に駆出する速度（**心拍出量** cardiac output [Q_h]）と血液が動脈から細動脈と毛細血管を通り静脈へ流出する速度（**末梢流出** peripheral runoff [Q_r]）のバランスで決まり，次のように表される。

$$dV_a/dt = Q_h - Q_r \quad 21\text{-}4$$

この式は**質量保存の法則** law of conservation of mass を表している。この式は V_a の変化は単純に血液の動脈系へ流入する速度とそこから流出する速度の差を反映していることを示す。もし動脈への流入量（Q_h）が流出量（Q_r）を上回れば動脈容量（V_a）は増加し，動脈壁は伸展され，圧は上昇する。Q_r が Q_h を上回ればその逆となる。そして，もし Q_h と Q_r が等しいと $\bar{P}_a$ は一定に保たれる。

心拍出量は動脈系への血流である

Q_h の変化が $\bar{P}_a$ をどのように変化させるかは，いくつかの単純な例を考えればよく理解できる。あるコントロール状態で，Q_h が 5 l/min，平均動脈圧（$\bar{P}_a$）が 100 mmHg であるとしよう（図21-5 A▼）。定常状態では $Q_h = Q_r$。**全末梢血管抵抗** total peripheral resistance（R_t）は全身の血管床の血流に対する抵抗であるから次の式が得られる。

$$R_t = (\bar{P}_a - \bar{P}_{ra})/Q_r \quad 21\text{-}5$$

$\bar{P}_{ra}$ は平均右心房圧である。$\bar{P}_{ra}$ は通常ゼロに近いので，次のように表される。

$$R_t \approx \bar{P}_a/Q_r \quad 21\text{-}6$$

ゆえに図21-5 A▼に示したこの例では R_t は，100/5 mmHg，つまり 20 mmHg/l/min になる。

さて，Q_h が急に Q_r を上回って 10 l/min に増加した

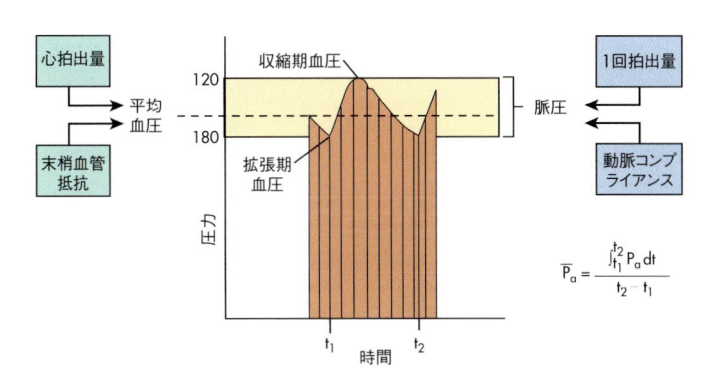

$$\bar{P}_a = \frac{\int_{t_1}^{t_2} P_a dt}{t_2 - t_1}$$

図21-4 動脈の収縮期血圧，拡張期血圧，脈圧，平均血圧ならびにそれらを決定する因子。

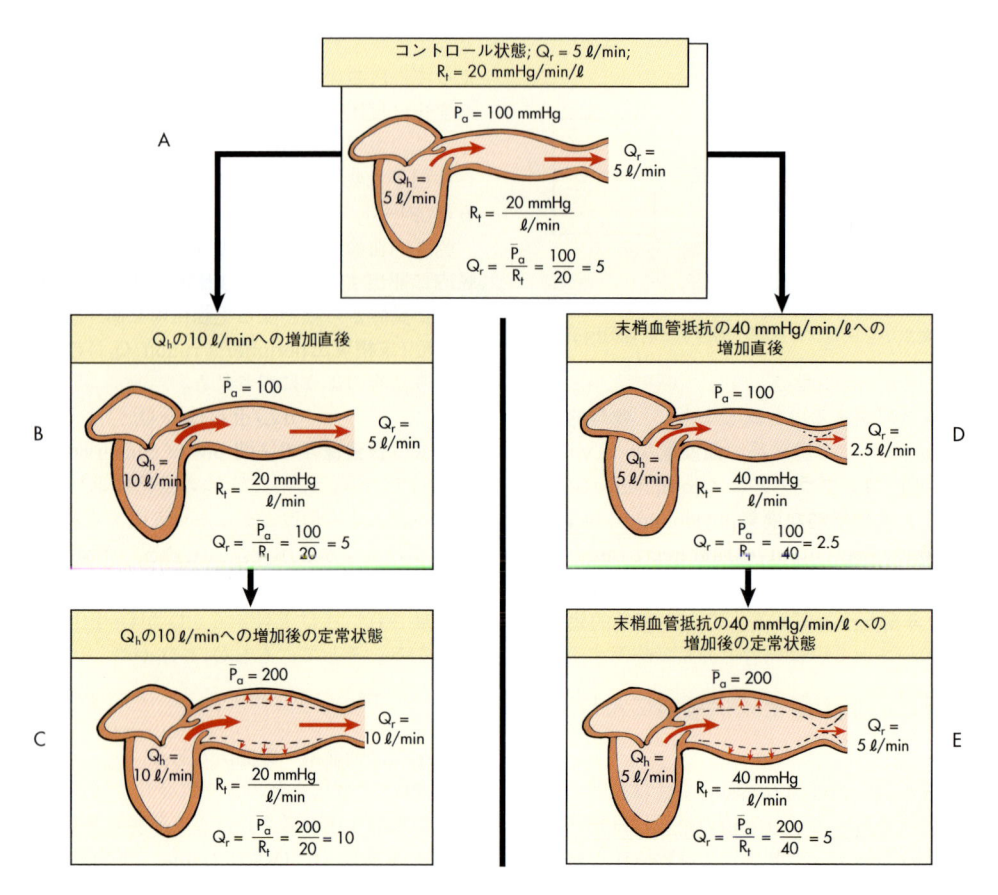

図21-5 平均動脈血圧($\bar{P}_a$)の1回拍出量(Q_h)および末梢流出量(Q_r)および全末梢血管抵抗(R_t)との関係。Aはコントロール状態，BとCは1回拍出量が増加したとき，DとEは全末梢血管抵抗が増加したときを示す。

と考えよう（図21-5 B▼）。しかし，最初の1，2拍は動脈内の血液量の増加は無視でき，$\bar{P}_a$は変化しない。動脈からの流出量Q_rは$\bar{P}_a$とR_tに依存しているためにQ_rも当初は変化しない。したがって10 l/minになっているQ_hは，まだ5 l/minにすぎないQ_rを上回る。そのためにV_aは徐々に増加する。

V_aの増加は動脈圧を上昇させる。この例のようにQ_hが急に増加すると，血圧が上昇して末梢血管抵抗を通った血液の流出Q_rが上昇し，Q_hにほとんど等しくなるまで血液は動脈内に貯留し続ける。もし，式21-6をQ_rについて解けば

$$Q_r = \bar{P}_a/R_t \qquad 21\text{-}7$$

この式から明らかなように，もしR_tが20 mmHg/l/minに一定に保たれていると$\bar{P}_a$が200 mmHgに到達するまでQ_rは10 l/minには達しない。そのために$\bar{P}_a$は心拍出量Q_hと末梢血管抵抗のみに依存している。C_aはQ_hあるいは末梢血管抵抗の変化に反応して$\bar{P}_a$が達するレベルには何ら影響しない。すなわち，コンプライアンスは$\bar{P}_a$が新たな平衡状態に達する速度のみに影響を与える。

末梢抵抗は動脈系からの血液の流出を調節する

同様な理由でR_tの変化に伴う$\bar{P}_a$の変化を説明できる。ここでコントロール状態は前の例のコントロール状態と同じと考えよう（図21-5 A▼）。もしR_tが1，2心拍の間にコントロール値の20 mmHg/l/minから突然に40 mmHg/l/minに増加したとすると（図21-5 D▼），V_aが変化するまでの十分な時間が経っていないため，$\bar{P}_a$は変わらない。しかし，$\bar{P}_a$は100 mmHgであるにもかかわらず，R_tが40 mmHg/l/minに増加するとQ_rは急に2.5 l/minに低下する。もし，Q_hが5 l/minと一定に保たれれば，Q_hはQ_rを上回り，そしてV_aが増加する。その結果，$\bar{P}_a$は上昇し始め，そして200 mmHgに到達するまでは上昇し続ける（図21-5 E▼）。この圧レベルではQ_rは200/40 = 5 l/minであり，Q_hと等しくなる。そして，Q_hとR_tが変化しない限り，$\bar{P}_a$は新たな平衡レベルである200 mmHgに保たれる。

したがって，これらの所見から$\bar{P}_a$は心拍出量と末梢血管抵抗のみによって決まることは明らかである（図21-4▼）。Q_hの変化が心拍数，1回拍出量あるいはその両方の変化で起こったのかどうかは重要でない。

Q_hは心拍数と1回拍出量との積であるために心拍数がどのように変化しても，その変化が同時に生じた1回拍出量の逆方向への変化と釣り合いがとれていればQ_hは変化しない。したがって，$\bar{P}_a$は影響を受けないのである。

動脈の脈圧は動脈圧の変動の振幅である

動脈の脈圧は，**収縮期圧**P_sと**拡張期圧**P_dとの差に等しい。P_sとP_dはそれぞれ心拍動中の動脈圧の最大値と最小値である。**動脈の脈圧** arterial pulse pressureは1回拍出量と動脈コンプライアンスC_aにより決定される（図21-4▼）。

1回拍出量は動脈容積の変動を決定する

1回拍出量の変化が脈圧に与える影響はC_aが一定に維持された状態でさらに詳しく解析できる。すなわち，C_aは圧容積曲線のどの直線領域においても一定である（図21-2▼）。もし，V_aを縦軸に，P_aを横軸にプロットすると圧容積曲線の傾き（dV_a/dP_a）が定義によりC_aとなる。

1回拍出量の変化が動脈の脈圧に与える影響は初期状態が心拍数100 /min，1回拍出量50 ml，末梢血管抵抗R_t 20 mmHg/l/minである健康成人の例を考えると理解できる。Q_hは心拍数と1回拍出量の積であるから，この人では5 l/minである。図21-5 A▼に示すように，この人の平均動脈圧$\bar{P}_a$は100 mmHgとする。収縮期圧P_sはもちろん100 mmHg以上で，拡張期血圧P_dは100 mmHg以下である。もし，このヒトのP_sが120 mmHg，P_d 90 mmHgとすると，$\bar{P}_a$, P_s, P_dの値は式21-2を満足する。健常者のP_dの平均値はおよそ80 mmHgであるが，この例では計算しやすくするために90 mmHgとした。

正常の心拍動の収縮期の急速駆出期とその直前に，いくつかの血行動態的な現象が起こる（18章参照）。先行する心拍の拡張期および次の短期間の等容収縮期には，心臓は動脈内に血液を送らない，しかし，血液は動脈から抵抗血管を通って連続的に流出する。そのためにV_aは低下し，その結果，P_aは心周期の非駆出期の期間中低下し続ける。拡張期血圧P_dが90 mmHgのヒトでは，この最低血圧は収縮期の等容性収縮期の末期にみられるであろう（図18-8▼）。

定常状態では1心周期の間に，動脈から流出して末梢抵抗血管を流れる血液量は1回拍出量に等しい。健常者ではほとんどの1回拍出量は心室収縮期の急速駆出期に拍出される（図18-8▼参照）。もし，1回拍出量が50 mlでその80％が急速駆出期に拍出されると（すなわち，図21-6 A▼に示すように$Q_h' = 0.80 \times 50 = 40$ ml ［訳注：Q_h'は急速駆出期に心臓から拍出される血液量とする］），急速駆出期に動脈から流出する血液量の比率はおおよそ急速駆出期が心周期に占める比率に等しくなる。急速駆出期に1回拍出量の16％が動脈から末梢血管抵抗を通過して出ていくと考えると，急速駆出期の末梢への流出量Q_r'は0.16×50 ml，すなわち8 mlとなる（図21-6 A▼）。

したがって，心周期の急速駆出期の間の動脈内の**血液増加量** volume increment（ΔV_a）はこの時期に動脈内に流入する血液量（$Q_h' = 40$ ml）から同じ時期に末梢の抵抗血管を通って動脈から流出する血液量（$Q_r' = 8$ ml）を引いたものである。すなわち，ΔV_aは32 mlとなる（図21-6 A▼）。ここで例にしたヒトにおいてはΔV_aはP_aを拡張期の90 mmHgから収縮期の120 mmHgに増加させる（図21-6▼）。別な言い方をすれば，ΔV_aの32 mlは30 mmHgのP_aの圧上昇（ΔP_a）を引き起こす。この圧上昇が**脈圧** pulse pressureと定義されている（図21-4▼）。

以上により，脈圧（ΔP_a）の大きさは単純にΔV_aとC_aの値から決定される。この関係は式21-1の変形から明白である。

$$\Delta P_a = \Delta V_a / C_a \qquad 21-8$$

脈圧は収縮期の急速駆出期のΔV_aの増加分をC_aで除したものに等しい。前に示した例では，C_aは$\Delta V_a/\Delta P_a = 32/30$ ml/mmHgすなわち1.07 ml/mmHgに等しい（図21-6 A▼）。

もし心血管系の状態が変化して心拍数が50 /minに低下し，1回拍出量は100 mlに増え（図21-6 B▼），末梢血管抵抗（20 mmHg/l/min）とC_a（1.07 ml/mmHg）は変化しない状態を考えよう。Q_h（心拍数×1回拍出量）は5 l/minに等しいままであり，末梢血管抵抗も変化しないために$\bar{P}_a$は100 mmHgに保たれる（式21-6）。

新しい脈圧を求めるために，急速駆出期に拍出される血液量が1回拍出量（100 ml）に占める比率が80％のままと仮定すると，すなわち，$Q_h' = 0.80 \times 100$ m$l = 80$ mlとする（図21-6 B▼）。いま一度，1回拍出量の16％が急速駆出期に末梢血管抵抗部を通って動脈系から流出すると考えると，急速駆出期の末梢への流出量Q_r'は0.16×100 ml，すなわち16 mlとなる。以上により，急速駆出期のΔV_aは$80 - 16$ ml，すなわち64 mlとなる。

動脈系のΔV_aが64 mlでコンプライアンスが1.07 ml/minならば，圧の上昇は（すなわち，脈圧）60 mmHgとなる（図21-6 B▼）。この値は正常状態の脈圧の2倍である（図21-6 A▼）。もし，平均動脈圧，収縮期圧P_s，拡張期圧P_dの間の関係が式21-2を満足していれば，このヒトのP_sは140 mmHg，P_dは80 mmHgに等しくなるであろう。したがって，もし心拍出量，末梢血管抵抗，C_aが一定ならば，1回拍出量の増加はP_sを上昇させ，P_dを低下させるが，平均動脈圧（$\bar{P}_a$）には影響を及ぼさないであろう（図21-6 D▼）。

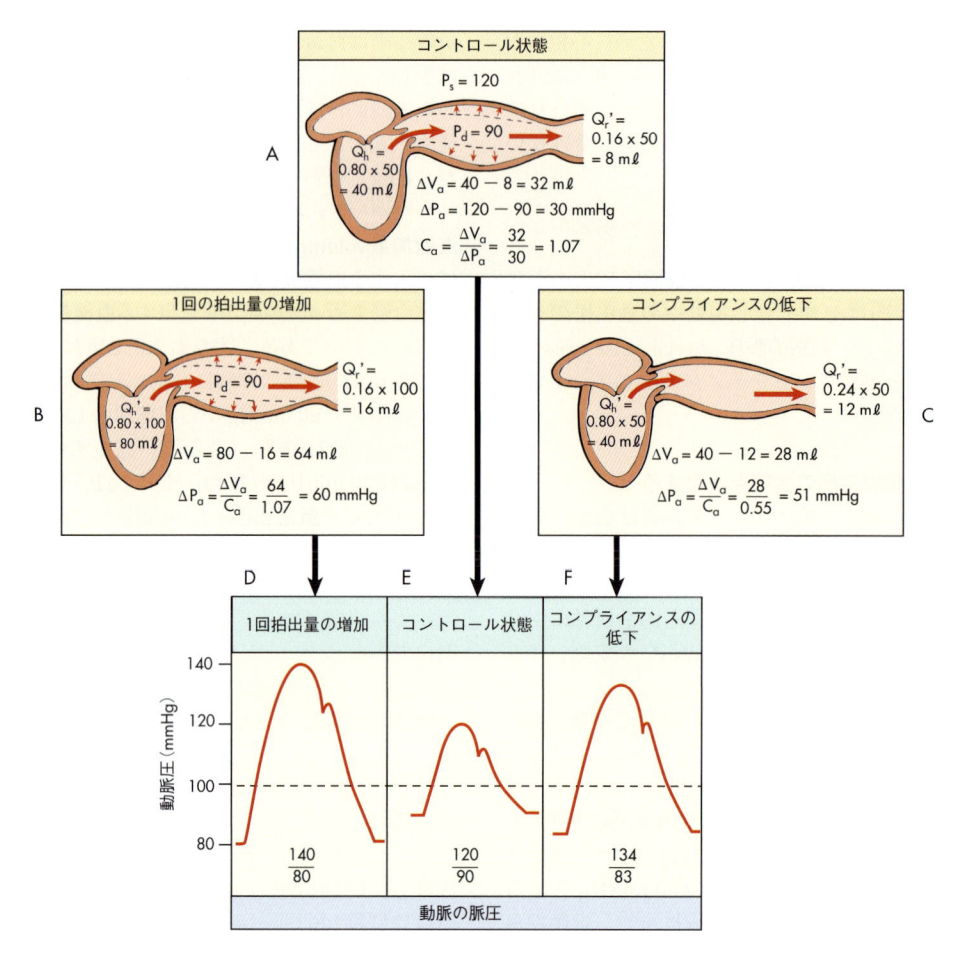

図21-6 1回拍出量の増加と動脈コンプライアンスの減少が動脈の脈圧に及ぼす影響。心臓は各心拍動の急速駆出期に40 mlの血液量(Q_h')を動脈系に駆出する(A)。同時に8 mlの血液量(Q_r')が末梢抵抗を通って動脈から流出する。次に、心臓は各拍動の急速駆出期に80 mlを動脈系に駆出し、同時に16 mlが動脈から流出する(B)。動脈コンプライアンスが低下(0.55 ml/mmHg)しても、心臓はなお1回拍出量(50 ml)の80%を急速駆出期に拍出する(C)。平均動脈圧が変化しない状態で、1回拍出量の増加(D)と動脈コンプライアンスの減少(F)は動脈の脈圧をコントロール値(E)より大きくする。

動脈の脈圧は、もし患者の動脈コンプライアンスC_aが正常であれば、そのヒトの1回拍出量について有用な情報を提供する。重い**うっ血性心不全** congestive heart failure の患者や大量の**出血** hemorrhage をした患者は1回拍出量が異常に少ないために脈圧が非常に小さいであろう。逆に、1回拍出量が大きなヒトではおそらく脈圧は普通の人より大きいであろう。たとえば、十分に鍛錬した陸上選手の安静時の心拍数は少ない傾向にある。そのために心室充満時間が長くなり、心室は1心拍により多くの血液を拍出する。その結果、そのような運動選手の脈圧は平均より大きい傾向となる。同様に、**大動脈弁閉鎖不全症** aortic valve regurgitation の患者では拡張期に大動脈から左心室に血液が漏れて逆流する。この心室への逆流は動脈のP_dを低下させ、拡張期の左心室の血液量を増加させる。心室充満容積の増加は収縮期に1回拍出量を増加させる。したがって、大動脈弁閉鎖不全症の患者の特徴は拡張期血圧(P_d)が低く、収縮期血圧(P_s)が高い。そのために、脈圧が非常に大きいことである。

動脈コンプライアンスは動脈圧の変動に影響する

動脈コンプライアンスの変化は脈圧に影響を及ぼす(図21-6 C▼)。心拍数、1回拍出量、末梢血管抵抗は前に示したコントロール状態(図21-6 A▼)とすべて同じであるが、動脈のコンプライアンスは以前の例の約1/2(すなわちC_a = 0.55 ml/mmHg)に低下したと仮定する。Q_hと末梢血管抵抗は前の2例(図21-6 A、B▼)と同じであるから、$\bar{P}_a$も同じ100 mmHgになる(図21-6 F▼)。

たとえC_aがコントロール値より相当小さくても、心臓はなお急速駆出期に1回拍出量の80%を拍出することができる(すなわち、Q_h' = 40 ml)。動脈のコンプライアンスが低下すると急速駆出期に動脈内の血液容積はわずかしか増加しないために、急速駆出期に動脈から流出する血液量(Q_r' = 12 ml)の1回拍出量に占める比

率（24％）は正常状態で同じ時期に動脈から流出する血液量（$Q_r' = 8\,ml$）の比率（16％）を上回る。コンプライアンスがわずか0.55 ml/mmHgの動脈ではV_aの増加（$V_a = 40 - 12 = 28\,ml$）による動脈圧の上昇（脈圧）は51 mmHgとなる（図21-6 C▼）。もし，P_s，P_d，平均動脈圧の関係が式21-2を満足すると，P_sは約134 mmHg，P_dは約83 mmHgとなる（図21-6 F▼）。したがって，C_aが低下するとP_sはコントロールのP_sを上回り，P_dはコントロールのP_dよりも小さくなり，そして脈圧はコントロールの脈圧に比べてかなり大きくなる（図21-6 E▼）。

> 一般に老人や若い人でも**動脈硬化** arteriosclerosis（動脈が硬くなる）が強いと動脈コンプライアンスは低く，その状態は各人の脈圧に反映される。収縮期血圧は異常に高い傾向にあるが（いわゆる**収縮期高血圧** systolic hypertension），拡張期血圧は正常の青年の平均値（80 mmHg）よりも低くなる傾向がある。
>
> **本態性高血圧** essential hypertension（最も多い慢性高血圧症）患者の血圧の特徴は，中等度の拡張期血圧の上昇と非常に高い収縮期血圧である。したがって，平均動脈圧と脈圧は上昇する。平均動脈圧は末梢血管抵抗が増加するために上昇する。この増加の理由は不明である。動脈の脈圧の増加の主たる理由は，上昇した動脈圧により動脈が伸展されたときに拡張しにくいためである。このコンプライアンスの低下は圧-容積曲線で動脈圧が上昇するとその勾配が低下することに反映されている（図21-2▼参照）。

ヒトにおける動脈圧の測定

病院の心臓カテーテル検査室あるいは集中治療室の患者は，針またはカテーテルが末梢動脈に挿入されている。そして，動脈圧を直接的に電気的圧トランスデューサーにより測定することができる。しかし，一般的に血圧は**血圧計** sphygmomanometerによって間接的に測定される。この装置は，膨張性の袋と非伸展性の強いカフからできている。カフを肘の上の腕の回りに巻き，カフと皮膚の間にある膨張性の袋が上腕動脈の上におかれることになる。血圧を測定するときは，ゴム性の圧搾球を用いて袋を膨らませ，袋内の圧力が患者の動脈収縮期圧を超えるまで上昇させる。上腕動脈はカフの上昇した圧により閉塞される。それから，膨張球に付属した針状弁を通して，袋の中の空気をゆっくりと開放する。

血圧測定者は聴診器を上腕動脈の走る前肘部の皮膚において聴く。袋の中の圧力が収縮期圧を超えている間は，上腕動脈は閉塞され，音は聞こえない（図21-7 B▼）。膨張圧が収縮期圧のレベルよりほんのわずかでも低下すると（図21-7 A▼の上の水平線），動脈圧がカフの圧を超えるごとに，わずかの血流がカフの隙間を抜けて流れ，乱流を形成する。その結果，軽打音（コ

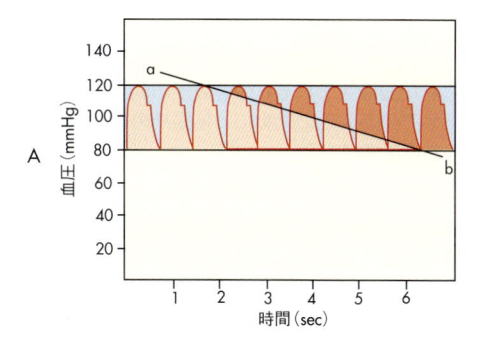

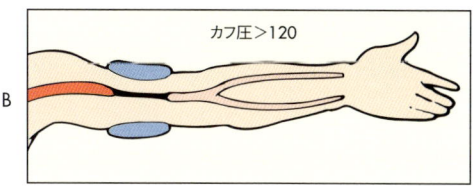

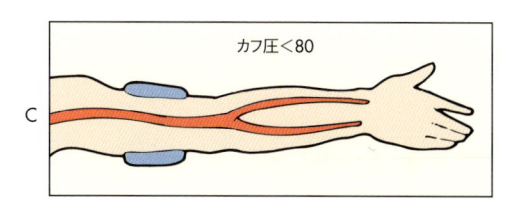

図21-7 血圧計による動脈圧の測定。A：血圧が120/80 mmHgの被験者において，動脈血圧が測定されるという状況を考えよう。被験者の腕に巻かれたカフの圧（図では斜線で表されている）を120 mmHg以上より（a点）80 mmHg以下（b点）へ約6秒間で低下させる。B：カフの圧が収縮期圧（120 mmHg）を超えるとき，カフの下の動脈部分には血流はまったく流れず，カフより末梢の腕におかれた聴診器ではいかなる音も聞かれない。C：カフの圧が80 mmHgを下回るとき，カフの下を流れる動脈血流は持続性となり，音はまったく聞かれない。カフ圧が120 mmHgと80 mmHgの間にあるとき，血液が各心拍ごとにカフの下の動脈部分を流れて，コロトコフ音が聴診器で聞かれる。

ロトコフ音 Korotkoff soundとよばれる）が，各心拍ごとに聞かれる。最初の音が出現したときの圧力が**収縮期圧** P_sである。加圧を減らし続けると，より多くの血液が拍動ごとにカフの下を通り抜けて，音はより大きくなる。加圧が拡張期圧に近づくと（図21-7 A▼の下の水平線），コロトコフ音は弱くなる。膨張圧が動脈圧の最小圧をわずかでも下回ると，音は消失する。これが拡張期圧 P_d である（図21-7 C▼）。

コロトコフ音は，血液がカフの下を通り，下流の静止している血液と衝突することにより発生する。これによる衝撃が乱流をつくり，聴取可能な振動を発生するのである。加圧が拡張期圧以下になると，血流は上腕動脈において持続的となり，もはや音は聴取できない。

まとめ

- 動脈は心臓から毛細血管へ血液を運ぶばかりでなく，駆出された血液をそれぞれの心周期の間，貯える役割も果たしている。このために，拡張期の間にも毛細血管への血流は持続する。
- 動脈のコンプライアンスは加齢とともに減少する。
- 動脈のコンプライアンスが減少すればするほど，心臓は一定の1回拍出量を駆出するためにより多くの仕事をしなければならなくなる。
- 平均動脈圧は，心拍出量と全末梢血管抵抗に正比例する。
- 動脈の脈圧は1回拍出量に正比例するが，動脈コンプライアンスに反比例する。
- ヒトの血圧を血圧計で測定するとき，収縮期圧は，カフの圧が最高動脈圧を下回ったときに，カフよりも末梢の動脈で生ずる軽い打音の発生でわかり，また，拡張期圧は，カフ圧が最小動脈圧より下がったときの音が消失することによって判定される。

第22章
微小循環とリンパ系

到達目標
- 細動脈による局所血流の調節について説明できる。
- 微小血管に影響を与える物理的ならびに化学的因子を列挙することができる。
- 毛細血管を介する物質輸送における拡散，濾過，飲作用の役割を説明できる。
- 正常状態と異常状態における静水圧と浸透圧とのバランスについて説明できる。
- リンパ循環について説明できる。

循環系は，全体として，組織が必要とする酸素や栄養素を供給するとともに組織から出る二酸化炭素（炭酸ガス）と老廃物を肺や腎臓から排泄できるように血液を身体組織へ適正に供給している。血管と間質液との間のガス，水，溶質の交換は主として単層の内皮細胞からなる毛細血管で行われている。細動脈，毛細血管，細静脈は微小循環を構成し，微小循環への血流量は**抵抗血管** resistance vessel（20章参照）としても知られる細動脈により調節されている。大きな動脈は単に血液の導管として働くが，静脈は血液の導管としてだけでなく血液の貯留部，すなわち**容量血管** capacitance vessel として働く。

機能的解剖

細動脈は循環系の活栓である

直径が約5〜100μmである細動脈は，厚い平滑筋層と薄い外膜細胞層および内皮細胞層をもっている（図15-1▼参照）。細動脈は直接，**毛細血管** capillary（直径5〜10μm）を分枝するか，あるいは組織によっては**メタ細動脈** metarteriole（直径10〜20μm）となり，それから毛細血管を分枝する（図22-1▼）。メタ細動脈は，細静脈への流路，毛細血管床の迂回路，あるいは毛細血管床へ血液を供給する導管として働いている。しばしば毛細血管網にみられるのと同様な交叉連絡が，細動脈と細動脈の間や細静脈と細静脈の間にもみられる。直接に毛細血管を分枝する細動脈は，その収縮や拡張によって下流の毛細血管の血流を調節する。毛細血管は，平均の長さが0.5〜1mmのいろいろな長さの管の相互連絡網を形成している。

抵抗血管の直径は血管平滑筋の収縮力と血管内圧による膨張圧との間のバランスで決定される。細動脈の血管平滑筋の収縮活動が大きくなるにつれて，その直径は小さくなる。小さな細動脈の場合には内皮が折りたたまれて血管が完全に閉塞することがある（図22-2▼）。血管内圧が低下すると，血管壁の張力が減少して（ラプラス Laplace の法則；図22-4▼参照），血管の直径は小さくなる。灌流圧が漸次性に減少すると，たとえ血管の中枢端と末梢端との間に正の圧勾配があっても血管の一部が閉塞して血流が停止するようになる。この血流が停止するときの壁内外圧差は**臨界閉鎖圧** critical closing pressure とよばれている。

毛細血管で溶質，水，ガスの交換が行われる

毛細血管の分布は組織によって異なっている。代謝が活発な組織，たとえば心筋や骨格筋，あるいは分泌腺では，毛細血管は多数あるが，活動性が低い組織，たとえば皮下組織や軟骨などでは毛細血管は少ない。また，毛細血管の直径は必ずしもすべて同じではない。ある毛細血管の直径は赤血球の直径より小さいため，毛細血管を通過する場合に赤血球が一時的に変形しな

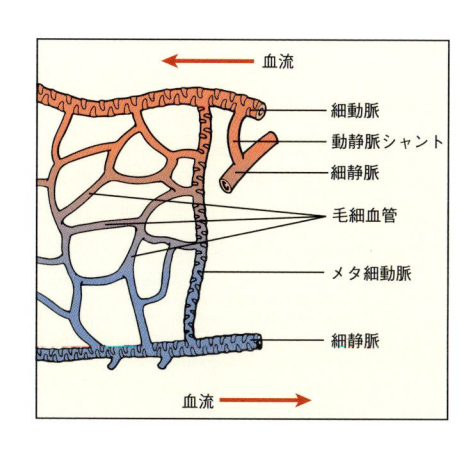

図22-1 微小循環。細動脈と細静脈上の輪状構造は，平滑筋線維を表す。矢印は，血流の方向を示している。

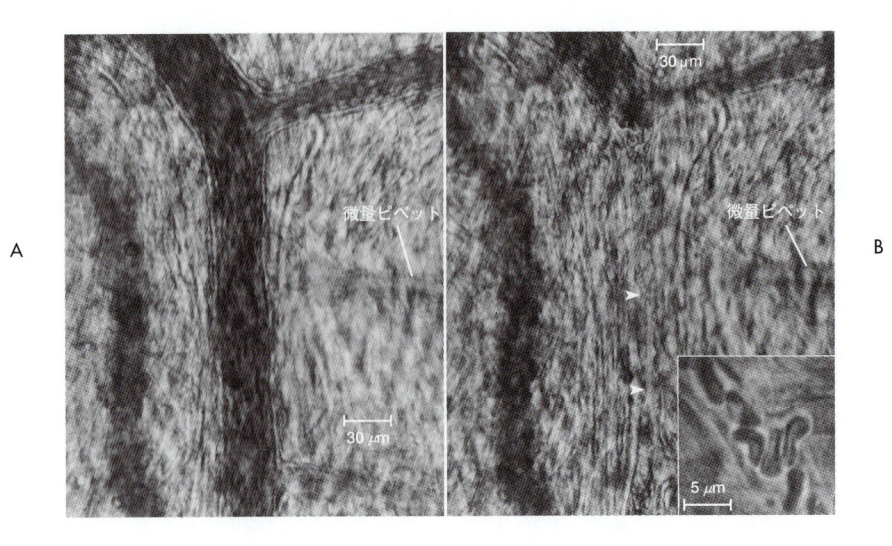

図22-2 ハムスター頬嚢細動脈。A：ノルアドレナリンの微量注入の前。B：注入後。矢印と矢印の間の細動脈は完全に閉塞し、右上の細動脈の分枝は細くなっている。挿入図は上流の細動脈が完全に閉塞したときの赤血球を有する毛細血管。

ければならない。正常な赤血球は柔軟で、形を容易に小さな毛細血管の形状に合わせることができる（第20章参照）。

毛細血管における血液の流れは一様ではなく、主に細動脈の収縮状態によって決まる。毛細血管の血流の平均速度はおよそ1mm/minである。しかし短時間に同じ毛細血管において0から4〜5mm/minまで変化することが可能である。毛細血管血流は不規則に変化する。すなわち、前毛細血管の収縮と弛緩（**血管運動** vasomotion）により発生した異なった周波数のリズムで振動している。この血管運動は、ある程度は血管平滑筋の内因性の収縮によるものである。さらに、**壁内外圧差** transmural pressure（血管内圧から血管外圧を差し引いたもの）の変化は、前毛細血管の収縮状態に影響を及ぼす。静脈圧の増加あるいは細動脈の拡張によって生ずる壁内外圧差の増大は、毛細血管の起始部で終末細動脈を収縮させる。逆に、壁内外圧差の減少は、前毛細血管を弛緩させる。それに加えて、体液性因子や神経性因子も血管運動に影響する。

壁内外圧差の減少は終末細動脈の弛緩を引き起こすが、もし血管内圧の減少が、上流の細動脈やメタ細動脈の強い収縮によって起これば、毛細血管の血流は増加することができない。太い細動脈もメタ細動脈もともに血管運動を示す。しかし、これらが収縮しても通常は血管内腔を完全には閉鎖しないし、血流も停止しないが、終末細動脈の収縮時には血流が停止する。毛細血管を通る血流は血液と組織の間でガスと溶質の交換を行うので、**栄養流** nutritional flowとよばれているが、それに対して毛細血管を迂回して動脈側から静脈側へ流れる血流は、**非栄養流** nonnutritional flowまたは**短絡流** shunt flow（図22-1▼）の動静脈シャントとよばれている。身体のある領域（たとえば指先）には、真の動静脈短絡（シャント）が存在する（第25章参照）。しかし、筋肉のように、多くの組織では解剖学的なシャントは存在していない。

真の毛細血管は平滑筋がないために、能動的には収縮できない。それにもかかわらず毛細血管壁を形成する内皮細胞はアクチンとミオシンをもっていて、ある種の化学的刺激に反応し、その形状を変化することができる。しかし、そのような内皮細胞の形態の変化は毛細血管を通過する血流を調節しない。毛細血管の直径の変化は受動的で、前毛細血管抵抗と後毛細血管抵抗の変化によってもたらされる。

長年、内皮細胞は非活動性であり、単に血球と血漿蛋白質のような大きな分子の障壁として働いていると考えられてきた。最近、内皮が細動脈の収縮状態に影響を及ぼす物質を合成できることがわかってきた（図22-3▼）。**内皮細胞由来弛緩因子** endothelium-derived relaxing factor（EDRF）はそのような血管弛緩物質の1つであり、それはガスの**一酸化窒素** nitric oxide（NO）であることが証明された。NOの発見に対して1998年のノーベル医学生理学賞が与えられた。NOはさまざまな生理活性物質（たとえば、アセチルコリン、ATP、セロトニン、ブラジキニン、ヒスタミン、サブスタンスP）による内皮への刺激に反応して産生され、遊離される。**プロスタサイクリン** prostacyclinは内皮細胞で合成されるもう1つの血管弛緩物質である。しかし、プロスタサイクリンの主な機能は、内皮組織への血小板の粘着と血小板の凝集を抑制し、それによって血管内での血栓形成を防止することである（第16章参照）。

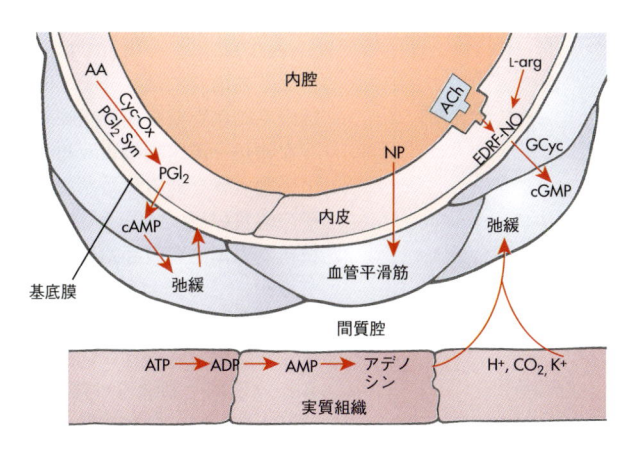

図22-3 内皮依存性ならびに非内皮依存性の血管拡張を示す細動脈の図。プロスタサイクリン(PGI_2)は，内皮のシクロオキシゲナーゼ(Cyc-Ox)とプロスタサイクリン合成酵素(PGI_2Syn)の作用によりアラキドン酸(AA)からつくられ，サイクリックAMP(cAMP)を増加させることによって近くの血管平滑筋を弛緩させる。アセチルコリン(ACh)や他の物質(本文参照)による内皮細胞の刺激により内皮由来弛緩因子EDRF-NOが生成，放出される。EDRFはグアニル酸シクラーゼ(GCyc)を刺激して血管平滑筋内のサイクリックGMP(cGMP)を増加させることによって血管を弛緩させる。血管拡張因子であるニトロプルシド(NP)は血管平滑筋に直接作用する。アデノシンやH^+，CO_2およびK^+などの物質は実質組織内で発生し，血管平滑筋への直接作用によって血管拡張を引き起こす。L-argはL-アルギニン。

血管収縮物質である**エンドセリン**endothelinもまた内皮細胞から分離されてきている。

壁の薄い毛細血管は，内腔が狭いために破裂することなく，高い内圧に耐えることができる。これは以下に示す**ラプラスの法則**で説明することができる。

$$T = Pr \qquad 22-1$$

ここで，T＝血管壁の張力(dyne/cm)，P＝壁内外圧差($dyne/cm^2$)，r＝血管の半径(cm)。

血管壁の張力は血管壁の接線方向に働く単位長さあたりの力である。この力は血管に長軸方向のスリットを想定すると，それを引き離そうとする膨張力(Pr)に拮抗する(図22-4▼)。血管外の圧は通常無視できるので，壁内外圧差は本質的に内腔圧に等しい。

正常な大動脈圧(100 mmHg)と毛細血管圧(25 mmHg)において，大動脈の壁張力は毛細血管の張力に比べて約12,000倍も大きい(100 mmHg×1.5 cm［大動脈の半径］対25 mmHg×5×10^{-4} cm［毛細血管の半径］)。

ヒトが静かに立っているときには，足の毛細血管圧は100 mmHgに達する(第24章参照)。このような条件下では，毛細血管の壁面張力は増加するが，そのときの値でも同じ内圧下における大動脈の壁面張力のわずか1/3000にすぎない。

> ラプラスの法則によると，たとえ血管内圧が一定のままでも血管が拡張すると血管壁の張力は増加する。**大動脈の動脈瘤**(局所的な拡張)aneurysm of the aortaがそのような例であり，壁張力は血管を破裂させるほど高くなる。

毛細血管の細孔

毛細血管内皮の透過性は身体のすべての組織で同じではない。たとえば，肝臓の毛細血管はきわめて透過性が大きく，アルブミンは透過性の小さい筋肉の毛細血管よりもはるかに速い速度で通り抜ける。また，透過性は毛細血管全体にわたって均一ではない。静脈端は動脈端よりはるかに透過性が大きく，細静脈が最大である。毛細血管の静脈端と細静脈の透過性が大きいのは，この領域の微小血管に多数の**細孔**pore(**細胞間隙**cleft)があるからである。ほとんどの組織では細胞間隙は少なく，毛細血管の表面積のわずか0.02％を占めるにすぎない(図22-5▼)。大脳の毛細血管には細胞間隙は存在せず，多くの小分子物質に対して**血液脳関門**blood-brain barrierが存在している。

細胞間隙に加えて，細孔の多い毛細血管(たとえば腎臓や小腸)は幅が20～100 nmの**開窓**fenestrationを有している。一方，他の毛細血管(たとえば肝臓)では内皮が不連続になっている。開窓は薄い隔膜によって

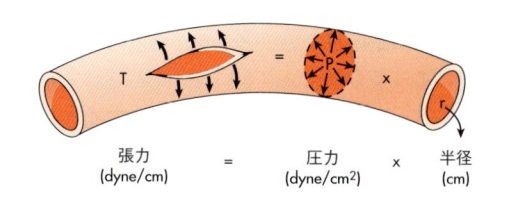

図22-4 ラプラスの法則(T=Pr)を説明する小血管の図。血管壁に長軸方向のスリットがあると仮定すると，張力はそのスリットを引き離す方向に働く。ここでPは壁内圧，rは血管の半径，Tは血管壁の接線方向へ働く単位長さあたりの力として表した壁張力。

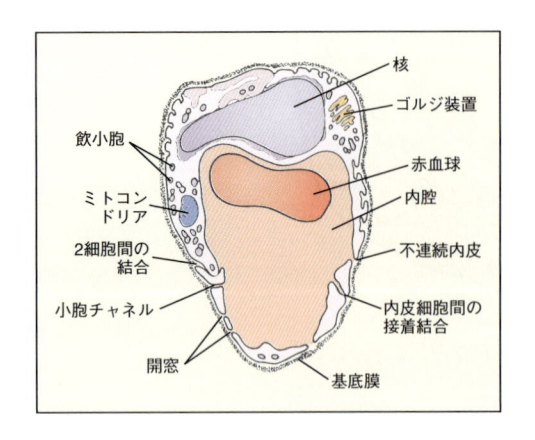

図22-5 いろいろな要素を含んだ毛細血管の横断面の電顕像の模式図。

塞がれているようにみえるが，大きな分子に対して非常に透過性が大きい。それに対して小分子だけが内皮の細胞間の間隙を通過できる。

毛細血管を介する物質交換

溶媒と溶質は3つの過程，すなわち拡散diffusionと濾過filtrationおよび飲作用pinocytosisによって毛細血管内皮の壁を通って移動する。

拡散は毛細管内皮を介する溶質の移動において最も重要な手段である

正常状態では，濾過や吸収により毛細血管壁を移動する水は組織100 gあたりわずか毎分0.06 mlにすぎない。それに対して拡散では組織100 gあたり毎分300 mlの水が移動する。つまり5000倍もの差がある（第1章参照）。毛細血管を通過する血漿のうち約2％しか濾過されない。それに対して，内皮を介して拡散する水の速度は血流を介して毛細血管に供給される水の速度より40倍速い。毛細血管を介する溶質の交換もまた拡散で行われる。このように拡散は毛細血管と組織細胞間におけるガス，基質および老廃物の交換を行うときの重要な因子である。しかし，毛細血管内皮を介する体液の正味の移動は主として濾過や吸収による。

非脂溶性物質

水やNaCl，尿素およびグルコースのような小分子に対しては毛細血管の細孔はその拡散を制限しない。拡散は非常に速いので毛細血管内皮を介する平均濃度勾配はきわめて小さい。水は内皮細胞間の細胞間隙を通って移動する。非脂溶性分子lipid-insoluble moleculeの分子量が大きくなればなるほど，筋毛細血管を介する拡散はよりいっそう制限される。分子量

が約60,000以上の物質では，拡散はほとんどなくなる。小分子の場合には，分子を毛細血管へ運ぶ血流速度だけが毛細血管壁を通る正味の移動を制限する。このような輸送を**流速制限flow limited**とよぶ。

毛細血管を通る輸送が流速制限を受けるとき，小分子の溶質（たとえば不活性トレーサー）は細動脈から分枝する毛細血管の起始部の近傍において血液中から間質液中，さらには実質細胞へと拡散する（図22-6▼）。少し大きい分子はより遠くに運ばれてから，その血中濃度が無視できるほどに減少する。そして，さらに大きな分子は毛細血管の細孔をまったく通過できない（図22-6 A▼）。血流速度が増加すると小分子ははるか下流の毛細血管でも検出できるようになり，毛細血管の拡散容量が増加する。

大きな分子の場合には，毛細血管を介する拡散がその分子の物質交換に対する制限因子となる（**拡散制限diffusion limited**）。言い換えれば，大きな分子に対する毛細血管の透過性が毛細血管壁を通る溶質の輸送を制限する（図22-6 A▼）。

> 正常状態では非脂溶性の小分子の拡散は非常に速いので，このような小分子の血液と組織の間の移動には問題は生じない。しかし，この物質交換は毛細血管と組織の細胞との距離が大きくなったとき（たとえば毛細血管の密度が非常に小さいとき，あるいは組織の浮腫が著明になったとき）に制限されるようになる。

脂溶性分子

非脂溶性分子とは対照的に，脂溶性分子lipid-soluble moleculeの毛細血管壁を通る移動は，これらの分子が毛細血管の内皮全体の脂肪膜を直接に通過することができるため，毛細血管細孔による制約を受けない。その結果，脂溶性分子は血液と組織の間を非常に急速に移動する。脂質溶解性（油対水の分配係数）は，毛細血管内皮を通過する脂質分子の移動しやすさを示すよい指標となる。

酸素と二酸化炭素はともに脂溶性で容易に内皮細胞を通過する。①酸素に対する拡散係数，②毛細血管密度と拡散距離，③血流量，④組織の酸素消費量に基づいた計算では，安静時でも活動中でも正常組織における酸素供給は拡散によっても，血流のある毛細血管の数によっても制限されないことが示されている。

微小血管における血液の酸素分圧とヘモグロビンの酸素飽和度の測定によると，多くの組織において毛細血管の酸素含量はその入口部ですでに大動脈の約80％までに減少している。この減少は細動脈からの酸素の拡散による。さらに，前毛細血管で二酸化炭素が加わるため，血管内で酸化ヘモグロビン解離曲線のシフトが起こっている（第30章参照）。この事実は隣接した細動脈と細静脈との間，そしておそらく動脈

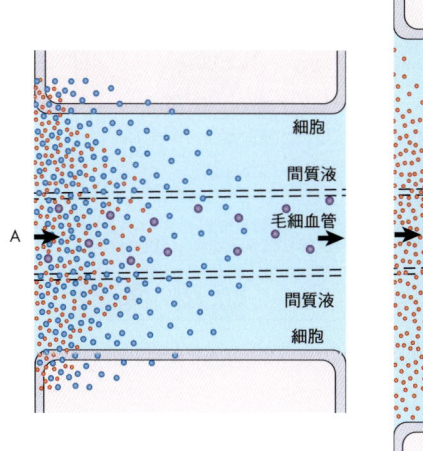

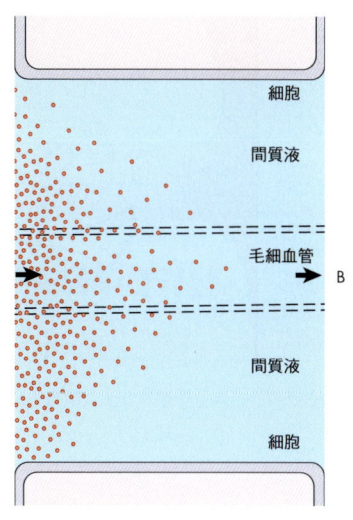

図22-6 毛細血管から組織への流速制限と拡散制限の輸送。A：流速制限輸送。最小の水溶性不活性トレーサー粒子(赤点)は，毛細血管を少し下がったところで無視できる濃度に達する。同じ性質でより大きな粒子(青点)は，毛細血管に沿ってはるか遠くまで運ばれてから毛細血管内濃度がほとんどなくなる。両物質とも間質液を横断し，実質組織へ到達する。その大きさから，小さい粒子はより多く組織細胞によって取り込まれる。最も大きな粒子(紫点)は毛細血管の細孔を通れないので，飲小胞の輸送がないと毛細血管腔から漏れ出ることはない。血流量の増加，または毛細血管の密度の増加は，拡散性溶質の組織供給を増やすことになる。毛細血管の静脈端にたくさんの細孔があるため，この領域(図には示していないが細静脈でも同様)で，毛細血管の透過性がより大きくなることに注目。B：拡散制限輸送。浮腫あるいは毛細血管の密度が低いために，毛細血管と実質組織との距離が大きいときには，毛細血管の血流が速くても，拡散が毛細血管から組織への溶質の輸送における制限因子となる。

と静脈との間でも酸素と二酸化炭素の直接の交換(**対向流交換** countercurrent exchange；第36章参照)があることを示している。このガス交換は，毛細血管周囲にガスの拡散シャントがあることを示しており，血流速度が遅いときには組織への酸素供給が制約されることを示している。

毛細血管での濾過は内皮を介する静水圧と浸透圧により調節されている

毛細血管壁を通る水の移動の方向と大きさは，膜を隔てて存在する静水圧と浸透圧の代数和によって決定される。毛細血管内の静水圧の増加は，血管から間質腔への体液の移動を促進する。それに対して血管内の浸透圧活性をもつ粒子の濃度の増加は，間質腔から血管内への体液の移動を促進する。

静水圧

毛細血管内の静水圧(血圧) hydrostatic force は一定ではなく，動脈圧と静脈圧および前毛細血管(細動脈)抵抗と後毛細血管(細静脈と小静脈)抵抗とに依存する。動脈圧と静脈圧の増加は毛細血管の静水圧(P_c)を上昇させ，それぞれの圧の減少は反対の効果をもたらす。細動脈抵抗の増加は毛細血管圧を減少させるが，静脈抵抗の増加は毛細血管圧を上昇させる。

毛細血管の静水圧は毛細血管濾過における主要な力であり，その圧は組織によって，あるいは同じ組織内でさえ変わる。ヒトにおいて心臓の高さで何回も直接測定した皮膚の毛細血管の動脈端の圧の平均値は約32 mmHg であり，毛細血管の静脈端では15 mmHg である(図22-7▼)。立位時のヒトの毛細血管の静水圧は臥位のときに比べて下肢で高く，頭部で低くなる。

組織圧，すなわちより専門的にいえば毛細血管外の**間質液圧** interstitial fluid pressure(P_i)は，毛細血管濾過に対抗する。静水圧と間質液圧の差($P_c - P_i$)は濾過の駆動力である。浮腫のない状態ではP_iは本質的にゼロである。

浸透圧

毛細血管からの液体の喪失を抑制する鍵となる重要な因子は，血漿蛋白質の浸透圧 osmotic force である。通常，**コロイド浸透圧** colloid osmotic pressure または**膠質浸透圧** oncotic pressure(π_p)とよばれている(第1章参照)。血漿の全浸透圧はおよそ6000 mmHg であるが，膠質浸透圧はわずかおよそ25 mmHg である。しかし血漿蛋白質が本質的に血管内腔に限って存在するため，この小さな膠質浸透圧が毛細血管壁を通る体

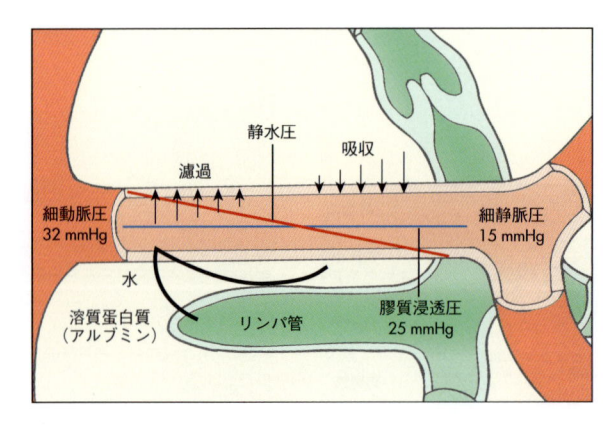

図22-7 毛細血管壁を介する濾過と吸収ならびにリンパ生成に関与する諸因子を表す.

液交換に重要な役割を果たしている．一方，血漿浸透圧の主要な分画を占める電解質は毛細血管内皮の内側と外側で濃度が実質的に等しい．水に対する溶質の相対的な透過性が実際の浸透圧の大きさに影響する．

反発係数 reflection coefficient は，物質が毛細血管膜を通過するときの相対抵抗である．水の反発係数はゼロであり，アルブミン（内皮はアルブミンをほとんど透過しない）の反発係数は1である．濾過することができる溶質の反発係数は0と1の間である．

血漿蛋白質の中でアルブミンが膠質浸透圧を決定するうえでたいへん重要である．アルブミン分子（分子量69,000）の平均の大きさは，グロブリン分子（分子量150,000）の平均の大きさのおよそ半分であり，アルブミン濃度はグロブリン濃度より大きい（血漿100 ml 中で4.0 g 対3.0 g）．アルブミンはまた血漿に溶けている分子数から予想されるより大きな浸透圧を発生する．そのため，分子の大きさが同じ不活性物質（たとえばデキストラン）とアルブミンを完全に置き換えることはできない．このアルブミンの付加的な浸透圧はアルブミンが高濃度なら（血漿におけるように）不釣り合いに大きくなり，一方，アルブミンが薄い溶液では（間質液のように）弱いか，または欠如する．

アルブミンがこのような行動をする1つの理由は，正常の血液pHでは負に荷電していることにある．負に荷電しているアルブミンは血管内の陽イオン（主にNa$^+$）を引き寄せて保持するからである（ギブス-ドナン効果；第2章参照）．さらにアルブミンは少数のCl$^-$と結合するので，負の荷電はさらに増加し，このため毛細血管内でさらに多くのNa$^+$を保持できることになる．負に荷電したアルブミンの働きにより血漿の電解質濃度が間質液の電解質濃度を少し超えると，分子量37,000の溶質が同濃度存在するときと同じぐらいに浸透圧が高くなる．

少量のアルブミンは毛細血管外に漏れ，間質液へ入る．このアルブミンが発生する浸透圧（0.1〜5 mmHg）はきわめて小さい．この浸透圧が小さいのは，間質液のアルブミン濃度が低いためであり，またアルブミンが低濃度であるとその浸透圧は単に間質液の単位容積あたりのアルブミン分子数の関数になるからである．すなわち，アルブミンが負に荷電していることによる付加的な浸透圧が消失するためである．

静水圧と浸透圧のバランス：スターリングの法則

静水圧と膠質浸透圧との関係および毛細血管内皮を通る液体輸送を調節するこれらの圧力の役割は，1896年にErnest Starlingによって解明された．スターリングStarlingの法則は次式で表される．

$$Q_f = k[(P_c + \pi_i) - (P_i + \pi_p)] \quad 22\text{-}2$$

ここで，Q_f＝毛細血管壁を通る体液量，k＝毛細血管膜の濾過係数，P_c＝毛細血管の静水圧（mmHg），π_i＝間質液の膠質浸透圧（mmHg），P_i＝間質液の静水圧（mmHg），π_p＝血漿の膠質浸透圧（mmHg）．

毛細血管を介する静水圧と浸透圧の代数和が正のときに正味の濾過が起こり，和が負のときに正味の吸収が起こる．

古典的には毛細血管に沿った静水圧勾配のために，濾過は毛細血管の動脈端で起こり，吸収は静脈端で起こると考えられてきた．これは図22-7▼に示すような理想的な毛細血管では事実である．しかし，ある血管床（たとえば腎糸球体）では，毛細血管の静水圧が高いために，毛細血管の全長にわたって濾過が起こる．一方，小腸粘膜のような血管床では，吸収が毛細血管の全長にわたって起こる．

正常な定常状態においては，動脈圧，静脈圧，後毛細血管抵抗，間質液の静水圧，間質液の膠質浸透圧および血漿の膠質浸透圧は比較的一定であり，前毛細血管抵抗の変化が毛細血管壁を通る液体の移動を決定している．水は毛細血管内皮を非常に速やかに通るので，

静水圧と浸透圧は毛細血管の全長にわたってほとんど平衡状態にある。このため正常な状態では，濾過と吸収は毛細血管壁を介する圧のごくわずかな不均衡があれば発生する。血管系を流れる血漿のわずか2％が濾過され，そのうちおよそ85％が毛細血管と細静脈で吸収される。残りは毛細血管から漏れ出たアルブミンとともにリンパ液として血管系へ戻る。

肺においては毛細血管の平均静水圧はわずか約8 mmHgにすぎない。血漿膠質浸透圧は25 mmHgであり，間質液の膠質浸透圧は約15 mmHgなので，正味の力はわずかに再吸収の方向に傾く。それにもかかわらず，肺ではリンパ液が産生される。これは毛細血管の内皮から漏れ出た少量の血漿蛋白質の浸透圧によって毛細血管から浸み出た液体から成り立っている。

> 病的状態，たとえば**左心室不全** left ventricular failureや**僧帽弁狭窄症** mitral valve stenosisのようなときには，肺の毛細血管の静水圧が血漿の膠質浸透圧を超える。そうなると，**肺水腫** pulmonary edemaとなり，肺でのガス交換が非常に障害される状態になる。

毛細血管の濾過係数は，毛細血管内皮を通る体液の移動速度を評価するのに有用である

毛細血管膜を通る体液の移動速度（Q_f）は内皮の内外の静水圧と浸透圧との代数和（$\triangle P$）によって決まるばかりでなく，濾過に有効な毛細血管壁の面積（A_m）と，毛細血管壁を介する距離（すなわち毛細管壁の厚さ）（$\triangle x$），濾過液の粘性（η）および膜の濾過定数（k）によって決まる。これらの因子は次式によって表される。

$$Q_f = kA_m \triangle P / \eta \triangle x \qquad 22\text{-}3$$

毛細血管壁の厚さと面積そして濾過液の粘性は与えられた標本において比較的一定なので，これらを総濾過係数（k_t）として濾過係数の中に含ませることができる。この係数は単位重量あたりで表すことができる。したがって，式は次のように簡略化することができる。

$$Q_f = k_t \triangle P \qquad 22\text{-}4$$

ここでk_tは毛細血管の総濾過係数であり，Q_fの単位は ml/min/100 g 組織重量である。

すべての組織において，毛細血管の単位表面積あたりの濾過係数，つまり毛細血管の透過性は，細動脈の拡張や毛細血管の拡張などの生理的状態や低酸素，高炭酸ガスやアシドーシスなどの生体にとって不利な状態においても変化しない。

> 毛細血管の傷害（毒素や重篤な火傷）が起こると毛細血管の透過性が著明に増加し（濾過係数の増加としてわかる），大量の体液と蛋白質が毛細血管から間質腔へ漏れ出る。広範な**火傷** burnに対する最も重要な治療法の1つは，失われた体液と血漿蛋白質の置換療法である。

静水圧-浸透圧のバランスの失調

動脈圧それ自身の中等度の変化は，それを相殺するように抵抗血管である前毛細血管が調整されるために（自己調節；第23章参照），濾過にはほとんど影響を与えない。

> 一方，**出血** hemorrhageのような状態では，動脈圧と静脈圧は著明に低下し，毛細血管の静水圧が低下する。さらに，出血時の動脈圧の低下は組織への血流量（つまり組織への酸素供給）を減少させる。その結果，血管拡張性代謝産物が蓄積し，細動脈を弛緩させる。壁内外圧差の減少もまた前毛細血管を弛緩させる。以上の結果から吸収が濾過よりも優勢となり，血液量を回復するための1つの代償機構を形成する（第26章参照）。

臥位から立位への体位変換時のヒトの足にみられるように，静脈圧の上昇は毛細管圧を上昇させ，濾過が増加する（第24章参照）。しかし，壁内外圧差の増加によって前毛細血管が閉鎖する（筋原性機構；第23章参照）。その結果，毛細血管の濾過係数は減少する。このように濾過にあずかる毛細血管床の表面積が減少すると，間質腔への大量の液体の流出が防止されることになる。

> 静脈圧が上昇すると（たとえば**妊娠** pregnancyしているヒトや**うっ血性心不全** congestive heart failureのヒトが立位のとき）濾過は非常に高まり，下肢のリンパ系が毛細管からの濾過液を間質腔から取り除く能力を超えることがある。そのようなとき，踝や下腿に**浮腫** edemaが出現する。

血漿蛋白質の濃度もまた，種々の病的状態で変化する。その結果，浸透圧が変化し，毛細血管を通る体液の移動も変化する。

> 血漿蛋白質濃度が**脱水** dehydration（たとえば絶水，持続的発汗，激しい嘔吐，下痢などによる）で増加すると，水が浸透圧のために間質から血管内へ移動する。一方，**ネフローゼ** nephrosis（蛋白質が尿中に失われる腎臓病）では血漿蛋白質濃度は減少し，浮腫が発生する。火傷のように毛細血管の損傷があるときには，体液とともに蛋白質が血漿から間質腔へ漏れ，間質液の膠質浸透圧が上昇する。この毛細血管外の大きな浸透圧がさらに血管系から液体の損失をもたらし，重症の**循環血液量減少状態** hypovolemiaになる。

飲作用により，大きな分子は毛細管内皮を通過することができる

毛細血管壁を介する物質輸送の一部は，小さな小胞で起こり，この過程は**飲作用** pinocytosisとよばれる。細胞膜の表面の一部が細胞内に落ち込んでつくられる飲小胞は，毛細血管内皮細胞の一方で物質を取り込み，熱力学的エネルギーによって細胞内を移動して，反対

側にそれを蓄積する。この方法で輸送される物質の量は拡散によって運ばれる量に比べるときわめて少量である。しかし，飲作用で大きな非脂溶性分子（30 nm）が血液と間質液との間を輸送される。内皮の飲小胞の数は組織で異なっており（筋＞肺＞脳），また，毛細血管の動脈端から静脈端にいくにつれて増加する。

リンパ系は毛細血管から漏れ出た液体や溶質を循環血液に戻す

終末リンパ管は，みかけは毛細血管と似ているが，透過性が非常に高い毛細リンパ管の広く分布した閉鎖式ネットワークからなる。しかし，毛細リンパ管は一般的に内皮細胞間の接着結合を欠いており，周辺の結合組織に管をつなぎ止める細い線維をもっている。骨格筋が収縮するとこれらの細い線維はリンパ管を変形させて内皮細胞間に空間をあけ，間質液中の蛋白質と大きな粒子や細胞が毛細リンパ管へ入ることが可能となる。

毛細血管から濾過された濾過液，血管内から間質へ移動した蛋白質や細胞は，組織圧により循環系へ戻される。この過程は間歇的な骨格筋収縮，リンパ管の収縮，広範な一方向性の弁システムによって促進される。リンパは壁が薄く，徐々に内径が大きくなるリンパ管を流れ，最終的に左右の鎖骨下静脈にそれぞれの内頸静脈が合流する部位で流入する。リンパ管が存在しない組織は軟骨，骨，上皮，中枢神経だけである。

リンパ管を通って運ばれる液体量は24時間で，およそ動物の全血漿量に等しい。1日でリンパ管を介して血液へ戻される蛋白質量は，循環血漿蛋白質量のほぼ1/4～1/2である。この蛋白質のリンパ管から血液への輸送は，血管内腔から漏出した蛋白質（主としてアルブミン）が血液へ戻ることができる唯一の方法である。なぜなら，毛細血管への逆拡散はアルブミンの大きな濃度勾配に逆らうことになり，ほとんどみられない。もし，蛋白質がリンパ管によって除去されないと蛋白質が間質液に蓄積し，その膠質浸透圧のために毛細血管から体液を引き出して浮腫が生じる。

> リンパ系は血管床に液体と蛋白質を戻すことに加えて，リンパ節でリンパを濾過し，たとえば細菌のような異物を取り除いている。したがって，リンパ系は細菌の侵入に対する生体の重要な防御系の1つである。

最大のリンパ管である胸管は，下肢からのリンパ輸送に加えて，透過性の高い肝臓の毛細血管を通って失われた蛋白質を回収し，さらに消化管から吸収された物質（主に脂肪をカイロミクロンの形で）を循環血液へ輸送する。

リンパ流量は組織によってかなり異なる。すなわち，静止時の骨格筋ではほとんどゼロであるが，運動時には筋肉活動の程度に比例して増加する。毛細血管からの濾過の速度が増す機序，たとえば毛細血管圧の上昇，毛細血管の透過性の増加，または血漿の膠質浸透圧の低下などにより，リンパ流量は増加する。

> もし，間質液の量がリンパ管の排出能力を超えるか，あるいは象皮病 elephantiasis（寄生虫によるフィラリア症 filariasis によって生じる）のようにリンパ管が閉塞されたときに，間質液は主として伸展性の大きい組織（たとえば皮下組織）に蓄積する（浮腫）。

まとめ

- 毛細血管を通る血流は，主に細動脈（抵抗血管）の収縮と弛緩によって調節される。

- 単層の内皮細胞からできている毛細血管は，直径が小さいために，高い壁内外圧差に耐えられる。ラプラスの法則によれば，血管壁の張力は壁内外圧差と毛細血管の半径の積に等しい（$T = Pr$）。

- 内皮は血管平滑筋を弛緩させる内皮由来弛緩因子 EDRF（一酸化窒素と判明）とプロスタサイクリンの産生源である。

- 血管内腔と間質液腔の間では水と小さな溶質の輸送は，主に毛細血管の細孔を介する拡散によるが，濾過や吸収でも起こる。

- 拡散の速度は組織の血流よりも約40倍大きい。そのため小さな非脂溶性分子の交換は血流の速さに依存する。分子が大きくなればなるほど拡散は遅くなり，ついには非脂溶性の大分子の移動は拡散の速度で制約されるようになる。分子量60,000以上の大きな分子は，本質的には血管内腔の中にとどまったままである。

- 二酸化炭素や酸素のような脂溶性物質は毛細血管の脂質膜を直接に通過し，その輸送の容易さは物質の脂溶性の程度に正比例する。

- 毛細血管の濾過と吸収は，スターリングの式によって表される。$Q_f = k[(P_c + \pi_i) - (P_i + \pi_p)]$。正味の濾過は $(P_c + \pi_i) - (P_i + \pi_p)$ の代数和が正のとき，正味の吸収は負のときに起こる。

- 大きな分子は，飲作用とよばれる過程によって毛細血管の脂質膜からつくられる小胞に含まれて，毛細血管壁を通り抜けることができる。

- 毛細血管から漏出した液体と蛋白質は毛細リンパ管へ入り，リンパ系を経由して血管内腔へ戻される。

第23章
末梢循環とその調節

到達目標
- 末梢の血流量を調節する内因性因子と外因性(神経性と体液性)因子は何かを説明できる。
- 血流の自己調節と血流量の局所的調節に関わる筋原性機構について説明できる。
- 血流の代謝性調節について説明できる。
- 血流調節における交感神経の役割を説明できる。
- 血流の調節における血管反射を説明できる。
- 血流調節における体液性因子の役割を説明できる。

　心臓と大きな血管の機能は，血液を駆出し，全身の組織に輸送することである。しかし，血液を必要としている部位に分配し，そうでない部位にはいかないように調節しているのは小動脈や細動脈である。末梢の血流量は本質的には二重に調節されている。すなわち，中枢的には神経系により，局所的には血管のすぐ周辺の環境条件によって組織内で調節されている。この2つの調節機構の相対的な重要性はすべての組織で均一ではない。皮膚や腹腔内臓領域では，血流の神経性調節が優位であるのに対して，心臓や脳のような部位では局所因子による調節が優位である。

　全身の血流量を調節する小動脈や細動脈は**抵抗血管** resistance vessel とよばれている。これらは心臓から組織へ拍出される血流に対して最大の抵抗となるので，動脈圧の維持に重要である。平滑筋線維は抵抗血管壁の主な構成成分である(図15-1▼参照)。そのため，血管内腔は完全に閉鎖された状態(内皮細胞層が折りたたまれるほどの平滑筋の強い収縮による)から最大に拡張された状態(血管平滑筋の完全な弛緩による)までの間を変化する。いかなる瞬間にも，細動脈の平滑筋の部分的な収縮により(**緊張** tone)どこかの抵抗血管は閉鎖している。もし身体の全抵抗血管が同時に拡張すれば血圧は急激に低下する。

細動脈平滑筋の収縮と弛緩が末梢血流量を調節している

　血管平滑筋は全末梢血管抵抗や動静脈の緊張を制御している。平滑筋細胞は小さく，単核で紡錘形をしている。これらの細胞は大きな血管ではそのまわりをらせんまたは輪状に数層をなして配列しているが，細動脈では厚い輪状の単層になっている(第14章参照)。微小血管が血管内圧の上昇により受動的に伸展されると血管抵抗は減少し，反対に血管内圧が低下すると伸展されていた血管平滑筋がその伸展が消失する反動で血管抵抗は増加する。

末梢血流の内因性または局所的な調節

自己調節と筋原性調節機構は灌流圧が変化しても血流量を一定に保つように働く

　ある組織では血流はその組織の代謝活性によって調節されている。さらに，組織の代謝レベルが一定であるとき，灌流圧(動脈圧)を変化させると，それに見合って血管抵抗が変化し，血流が一定に保たれるように調節される。この機構は図23-1▼に示すように，通常，**血流の自己調節** autoregulation of blood flow とよばれる。これらのデータが得られた骨格筋標本においては，筋肉は体の他の部分から完全に単離し，静止状態にある。灌流圧を 100 mmHg の対照圧から急に上げたり下げたりと変化させた。灌流圧の変化直後の血流量は青い曲線で表されている。それぞれの新しいレベルに

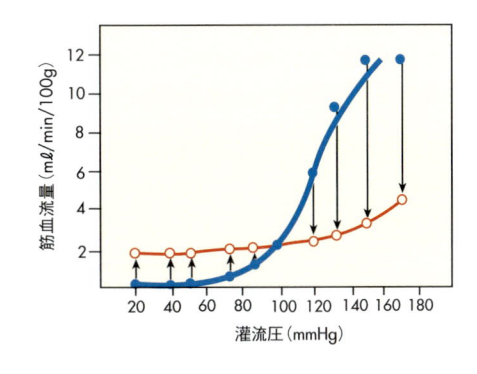

図23-1　イヌの骨格筋血管床における圧-流量関係。青丸(青線)は対照レベル(線が交差する点)から灌流圧を急に変化させた直後に得られた流量を表す。白丸(赤線)は新しい灌流圧での定常流量を表す。

圧力を維持すると流量は60 min以内に対照レベル，あるいはその方向へ復帰する．赤い曲線がこれらの定常状態の流量を表している．20～120 mmHgの灌流圧の範囲では，定常状態の流量は比較的一定である．定常状態の血管床の抵抗（圧力/流量）を計算すると，灌流圧が上昇すると抵抗血管は収縮し，灌流圧が低下するとそれらは拡張することがわかる．

灌流圧が変化したときに血流を一定に保つような機構は**筋原性機構**myogenic mechanismとよばれる．この筋原性機構によると，血管平滑筋は伸展されると収縮し，その伸展が減少すると弛緩する．灌流圧の急激な上昇により，血管がはじめに拡張する．この受動的な血管拡張のあとに抵抗血管の平滑筋が収縮し，流量は以前の対照レベルに戻る．

正常な条件下では，血圧は反射的にかなり一定のレベルに維持されているので，筋原性機構はほとんど働いていないと思われる．しかし，臥位から立位へ体位を変えたときには，下肢の血管の壁内外圧差が大きく上昇する．前毛細血管はこのために起こった伸展に反応して収縮する．血漿の膠質浸透圧の増加と間質液圧の増加とが，立位への変化によって生じた毛細血管の静水圧の増加と平衡するまで，毛細血管の濾過はこの血管収縮により減少する（第22，24章参照）．

> もし細動脈抵抗が立位時に増加しなければ，脚下部における静水圧は非常に高いレベルとなって，大量の液体が毛細血管から間質へ移動し，浮腫edemaを生じる．心不全heart failure患者のような静脈圧が上昇している患者では，立位時に加わる静水圧により足，踝，下腿に浮腫が生じる．

内皮は能動的に血流を調節している

一定の壁内外圧差で灌流する摘出冠細動脈において流量が速いと血管拡張が生じる（図23-2▼）．この血管拡張は流速の増加が血管内皮に働いて生じるずれ応力に応答して内皮から放出される**内皮細胞由来弛緩因子** endothelium-derived relaxing factor（**一酸化窒素** nitric oxide）によって起こる．細動脈から内皮を除去すると，この血流速度上昇に反応した血管拡張作用は消失する．

組織代謝活性は，局所血流を調節する主要因子である

代謝性仮説によると，血流は組織の代謝活性に影響されている．組織への酸素供給を妨げるあらゆる状態では組織から血管拡張性の代謝産物が放出される．組織の代謝率が増加するかあるいは組織への酸素供給が減少するときには，多くの血管拡張性物質が放出され，血流が増加する．もし灌流圧が一定であるなら代謝活性の低下は組織の血管拡張性物質の濃度を低下させ，それにより前毛細血管抵抗が増加する．同様に，もし

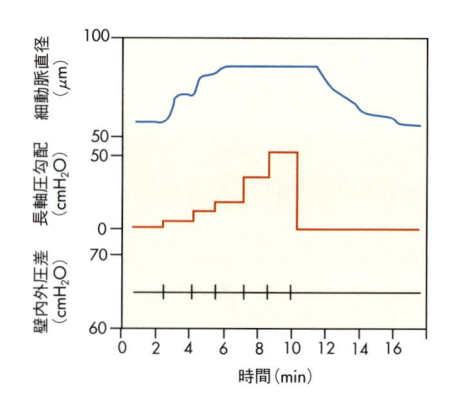

図23-2 一定の壁内外圧差で灌流した摘出心細動脈の流量によって生じた血管拡張．流量はカニュレーションされた細動脈の近位端に接続したリザーバーの高さを上昇することにより増加させた．細動脈の近位端のリザーバーを上げた高さと同じだけ，遠位端に接続したリザーバーの高さを下げることにより壁内外圧差（下の線）を一定に保った．細動脈の長軸方向の圧勾配（中央の線）は，近位側のリザーバーを挙上させるとともに遠位端のリザーバーを低下させて段階的に上昇させた．流量（図には示していない）は長軸方向の圧勾配（駆動圧）の増加に比例して増加した．細動脈の直径（上の線）は駆動圧の上昇とともに増加した

代謝活性が一定ならば，灌流圧の増加とその結果による血流の増加は組織の血管拡張性物質の濃度を減少させる（代謝物質の洗い出し）．そして前毛細血管抵抗を増大させる．代謝性仮説が魅力的な点は，ほとんどの組織において血流は代謝活性に密接に比例しているということが指摘できる．そのため，正常状態下では，たとえ血圧が一定に保たれているときであっても，組織の代謝活性と血流量はいっしょに変化する．

代謝性血管拡張の原因物質として乳酸，二酸化炭素（炭酸ガス），H^+，Na^+，無機リン酸イオン，間質液の浸透圧，アデノシン，一酸化窒素などの数多くの物質が提唱されてきている．しかしこれらの物質のいずれも，単独では骨格筋における生理的な血管拡張を説明する基準のすべてを満足するものではない．

血管拡張性物質の放出によって血管抵抗が代謝性に調節されることは，血管平滑筋による部分的な収縮（緊張活動）である**基礎緊張** basal toneがあることから予測される．骨格筋の緊張とは対照的に，血管平滑筋の基礎緊張は神経系の影響は受けない．しかし，基礎緊張に関与する因子は不明である．それらは平滑筋か，血中の血管収縮物質か，あるいはそれらの両者に関係している可能性がある．

もし血管床への動脈血の流入が数秒から数分間停止すると，その閉鎖が開放されたとたんに血流は閉鎖前の流量を超えてしまい，対照レベルへの復帰は徐々にしか起こらない．図23-3▼にはこの血流の増加（**反応性充血** reactive hyperemia）の例として15 sec，30 sec，60 sec，大腿動脈をクランプして下肢への血流を停止

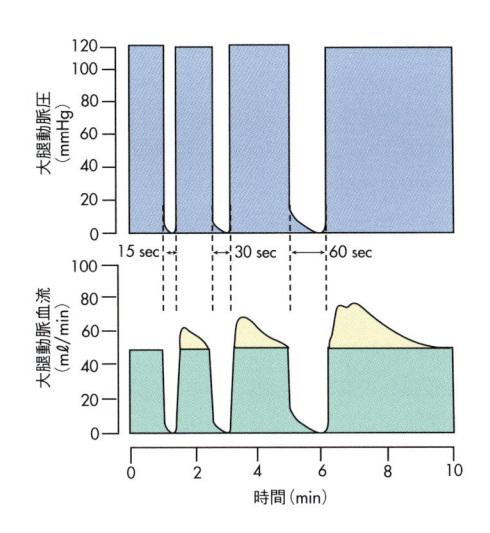

図23-3 イヌの大腿動脈を15, 30および60 sec間閉塞したのちの後肢にみられる反応性充血。

した場合を示している。60 sec閉鎖してから開放すると，対照血流よりも70％も大きいピーク血流がもたらされ，約110 secかかって元の血流に復帰する。

同じ実験を上腕に巻かれた血圧測定用カフを膨らませることによってヒトで行うと，カフ圧の開放直後に手と前腕の皮膚が紅色になり静脈が充血することから，この部分の抵抗血管が拡張したことがわかる。一定範囲内で，ピーク流量と反応性充血の持続時間とは閉鎖の持続時間に比例する（図23-3▼）。もし閉鎖期間中に腕を運動させると，反応性充血は増大する。これらの観察および非閉鎖四肢では代謝活性と血流との間に密接な関係が存在することは，組織血流の局所調節に代謝性の機構が働くという考え方とよく一致する。

末梢血流の外因的調節は主として交感神経系によってなされる

延髄領域から交感神経を下行するインパルスが血管抵抗を増加させる

延髄のいくつかの領域は心血管活動に影響を及ぼしている（第19章参照）。背外側延髄の刺激効果の中には血管収縮，心拍促進および心筋収縮力の増大がある。昇圧領域よりも尾側かつ腹内側には刺激によって血圧を低下させる領域がある。この**降圧領域 depressor area**は脊髄ニューロンを直接抑制したり，延髄の**昇圧領域 pressor region**を抑制することによってその効果を発揮する。しかし，これらの領域ははっきりとした細胞集団として区別できないので解剖学的な意味での中枢を形成していない。しかし，これらの細胞は昇圧領域の刺激が前述した反応を生ずるという点において，生理学的な意味での中枢を形成している。

血管収縮領域からの神経線維は脊髄を下行し，胸腰髄領域の異なったレベルでシナプスを形成している（T1からL2またはL3）。脊髄の中間外側灰白質からの神経線維は前根から出るが，運動線維から分かれて白交通枝を通って傍脊椎交感神経幹を形成する（第10章参照）。これらの節前白交通枝由来の（有髄）線維は，交感神経幹を上行あるいは下行して神経幹内の種々の神経節や外部の神経節との間にシナプスを形成する。節後の灰白交通枝（無髄性）は対応する分節の脊髄神経といっしょになり，末梢の動脈と静脈を支配する。種々の神経節からの節後交感神経線維は大きな動脈のところで合流し，抵抗血管（細動脈）や容量血管（静脈）にまで至る神経叢を形成する。

血管収縮領域は緊張性に活動している。この活動を亢進させる反射や体液性刺激は血管の終末部に達するインパルス頻度を増加させる。血管収縮性の神経伝達物質（ノルアドレナリン）は節後交感神経終末から放出され，抵抗血管を収縮させる（α-アドレナリン作動性効果）。血管収縮領域の抑制は遠心性神経線維のインパルス頻度を減少させ，結果的に血管拡張が生じる。このように末梢循環の神経性調節は，血管を支配する交感神経の血管収縮性線維のインパルス数を変化させることによって行われる。血管運動領域の緊張性活動は調律的に変動し，それが動脈圧の振動として表れる。この振動のうち1つは呼吸の振動数で起こり（**トラウベ-ヘーリング波 Traube-Hering wave**），抵抗血管へ至る交感神経インパルスが吸気時に増加することにより生じる。他の振動は周波数が呼吸よりももっと低い（**メーヤー波 Mayer wave**）。

交感神経活動の増加は抵抗血管および容量血管を収縮する

交感神経系の血管収縮性線維は，動脈と細動脈および静脈を支配しているが，太い血管に対する神経性支配の機能的な重要性は微小循環に対するものに比べてはるかに少ない。容量血管（静脈）は抵抗血管よりも交感神経刺激に対する反応性が大きい。なぜなら，抵抗血管に比べて容量血管は低い刺激頻度で最大の収縮に達するからである。しかし，容量血管は血管拡張性の代謝産物には反応しない。ノルアドレナリンは血管の交感神経終末部で放出される神経伝達物質である。全身を循環しているホルモンや，特に局所で放出される物質などの多くの因子が，神経終末部からのノルアドレナリンの放出を修飾している。

基礎緊張状態で生理的な頻度で交感神経を刺激すると，組織の血液量のおよそ1/3が容量血管から移動する。基礎緊張は容量血管では非常に低いために，静脈では強力な血管拡張薬であるアセチルコリンの最大量を投与しても，組織血液量はほんのわずか増加するに

すぎない。このため基礎緊張における組織血液量は最大量に近い。運動時には交感神経が興奮し静脈を収縮させ、その結果、中心静脈圧を上昇させ、最終的に心充満圧が増大する。

> 出血などにより生ずる**動脈性低血圧** arterial hypotension では容量血管が収縮し、随伴する中心静脈圧の低下の回復に役立つ。それに加え、**出血性ショック** hemorrhagic shock では抵抗血管が収縮して動脈圧の回復を図ろうとする（第26章参照）。さらに、動脈圧の低下による毛細血管の静水圧の低下に反応して、組織から毛細血管へ体液が大量に再吸収されて、血管外液が血管内に移動する。

副交感神経の影響は頭部と仙骨部の血管にしかみられない

頭蓋の副交感神経系の遠心性線維は頭部と内臓の血管を支配しているが、それに対して仙骨部の遠心性線維は生殖器、膀胱と大腸の血管を支配している。骨格筋と皮膚は副交感神経支配を受けていない。身体の抵抗血管のごくわずかな部分しか副交感神経線維の支配を受けていないので、このコリン作動性線維が全血管抵抗に与える影響は小さい。

アドレナリンとノルアドレナリンは血管抵抗に影響を及ぼす主要な体液性因子である

アドレナリンとノルアドレナリンは末梢血管に対して大きな影響を及ぼす。骨格筋ではアドレナリンは低濃度で抵抗血管を拡張（β-アドレナリン作動性効果）し、高濃度では収縮を引き起こす（α-アドレナリン作動性効果）。しかし、皮膚ではアドレナリンは血管収縮のみを起こす。対照的にノルアドレナリンはすべての血管床で血管収縮を起こす。副腎を刺激すると、主としてアドレナリンが体循環へ放出されるが、少量のノルアドレナリンもまた放出される（第47章参照）。しかし、生理的条件下では副腎髄質からのカテコールアミン放出の効果よりも、交感神経線維から放出されるノルアドレナリンの効果のほうが重要である。

血管反射は急速な血圧調節に関与している

交感神経および迷走神経の効果を仲介する延髄の領域は（圧受容器や化学受容器、視床下部、大脳皮質および皮膚から発生する）、神経インパルスならびに局所的なCO_2とO_2濃度の影響を受けている。

圧受容器

圧受容器 baroreceptor（または pressoreceptor）は**頸動脈洞** carotid sinus（内頸動脈の総頸動脈から分かれる分岐点にあるやや広くなった部分図；23-4▼）と**大動脈弓** aortic arch とに存在する伸展受容器である。頸動脈洞で発生するインパルスは舌咽神経の枝である**頸動脈洞枝** carotid sinus nerve の求心性線維を上行する。大動脈の圧受容器から発生するインパルスは、迷走神経の求心性線維を経由して延髄に達する。この2種類の圧受容器からの求心性線維は延髄の**孤束核** nucleus of the tractus solitarius（NTS）へ伝わる。NTSは化学受容器と圧受容器が投射する中枢部位である。NTSの刺激は末梢血管への交感神経インパルスを抑制し、血管を拡張させる（**降圧効果** depressor effect）のに対し、実験的にNTSを破壊すると血管収縮を起こす（**昇圧効果** pressor effect）。

頸動脈洞と大動脈弓の壁にある圧受容器の神経終末は、動脈圧によって誘発される血管の伸展と変形に応答する。発火頻度は血圧上昇によって増加し、血圧低下によって減少する。インパルス頻度の増加は延髄の血管収縮領域を抑制し、その結果、末梢血管が拡張して血圧を低下させる。また、延髄の迷走神経核の刺激による徐脈も血圧低下に貢献している。頸動脈洞圧受容器は大動脈弓の圧受容器よりも圧変化に対する感受性が高い。しかし、血圧の拍動性変化には、両圧受容器は同じように反応する。

舌咽神経の頸動脈洞枝を無傷の状態で頸動脈洞を残りの循環系から分離して、人工的に灌流することができる。この実験条件下では、実験動物の動脈圧は頸動脈洞内の圧変化に対して相反的に変化する。頸動脈洞壁の受容器はある程度の順応をするので、一定の血圧に対してよりも常に変化する血圧に対してよく応答する。図23-5▼にこの例を示す。頸動脈洞枝の単一線維のインパルスは血圧レベルが正常のときには心収縮の早期の血圧上昇により群発放電として始まる。一方、収縮期の後期と拡張期の早期にはわずか2, 3のスパ

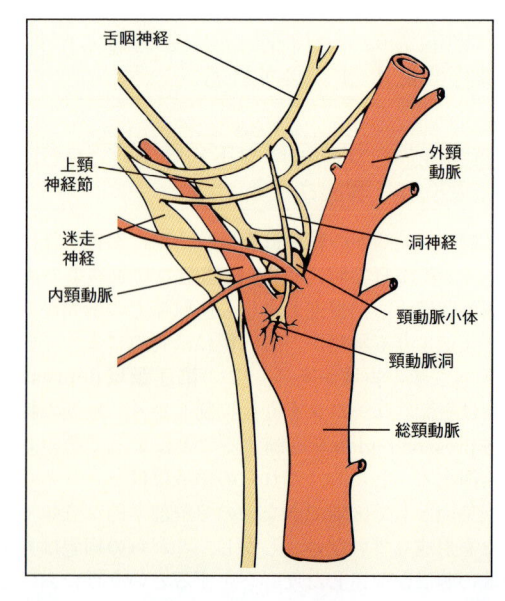

図23-4　イヌの頸動脈洞と頸動脈小体およびその神経支配。

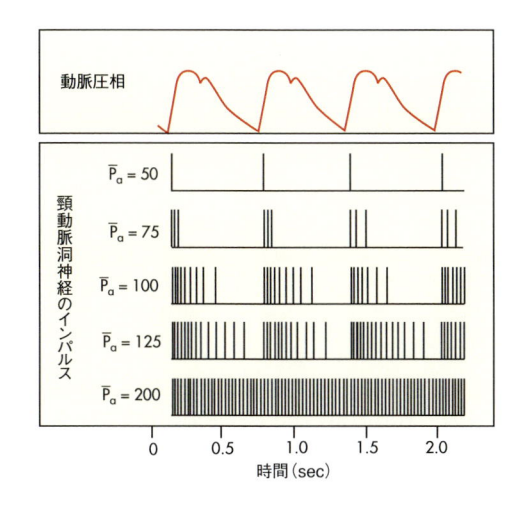

図23-5 いくつかの異なったレベルの平均動脈圧のときに得られた大動脈血圧変化と頸動脈洞の単一求心性神経線維活動の関係。

イク発射しかみられなくなる。低い血圧では，この相性変化はもっとはっきりするが，全体の放電頻度は減少する。頸動脈洞枝にインパルスを生じる血圧の閾値は約 50 mmHg で，持続的放電が最大となるのは約 200 mmHg である。

圧受容器は順応性を示すので，脈圧が大きいときのほうが小さいときに比べ，大きな応答がある。これを図23-6▼に示す。図は頸動脈洞の拍動の減弱が頸動脈洞枝の放電頻度ならびに体血圧に及ぼす影響を示している。平均血圧を一定に保ちながら頸動脈洞の脈圧を低下させると，頸動脈洞神経線維から記録されるインパルスの頻度は減少し，体血圧は上昇する。頸動脈洞の脈圧を回復させると，頸動脈洞神経放電の頻度は回復し，体血圧は対照レベルに戻る（図23-6▼）。

頸動脈洞の減圧に応答して起こる末梢血管床の抵抗の増加は血管床によって異なり，そのために血流の再分配が行われる。たとえば，イヌにおいて頸動脈洞圧を変化させたときに起こる抵抗変化は，大腿動脈で最大であり，腎動脈ではこれより小さく，腸間膜動脈と腹腔動脈では最小である。

> 頸動脈洞反射の感度は変化することができる。たとえば，**高血圧症** hypertension の患者では動脈内圧が高い結果，頸動脈洞が硬くなり，変形性が少なくなると圧受容器の感度は低下する。ヒトによっては頸動脈洞の圧に対する感受性がはなはだ高い。このため，きつい襟のカラーとか頸動脈洞の領域に加わる外圧が高くなると，**低血圧** hypotension や**失神** fainting を引き起こすことがある。

血液量，心拍出量あるいは末梢血管抵抗の変化が比較的急激に起こるとき（たとえば運動時）動脈圧受容器は，短期的な血圧調節に重要な役割を演じる。しかし，長期間（すなわち，数日や数週間）の血圧調節は，そのヒトの体液バランス，つまり液体の摂取と排泄のバランスで決定される。末梢抵抗が一定のときには血液量の増加は心拍出量を増加させることにより血圧を上昇させる（24章参照）。体液量の調節，つまり血圧の調節に最も重要な臓器は腎臓である。水分過剰時には余分に摂取した液体は排出され，一方，脱水時には尿量が著しく減少する。

心肺の圧受容器

頸動脈洞と大動脈の圧受容器に加えて，心肺の圧受容器 cardiopulmonary baroreceptor があり，この2種類の受容器が血圧調節を最大限に発揮するうえで必要である。心肺受容器から迷走神経や交感神経の求心性ならびに遠心性神経線維を介する反射が起こる。これらの反射は緊張性に作動していて，心臓内圧，静脈圧あるいは肺血管圧の変化に応答して末梢血管抵抗を変化させることができる。

末梢性化学受容器は，動脈血酸素分圧の低下ならびに動脈血二酸化炭素分圧の上昇により刺激される

末梢性化学受容器 peripheral chemoreceptor は頸動脈小体（総頸動脈の分岐部）と大動脈弓の領域にあって，数個の非常に血管に富んだ小体から成り立っている。化学受容器は動脈血の酸素分圧（Pa_{O_2}）と二酸化炭素分圧（Pa_{CO_2}）および pH の変化に感受性をもっている。化学受容器は本来は呼吸の調節に関わっているが（第31章参照），末梢化学受容器はある程度は循環系に反射的に影響を及ぼす。

動脈血酸素分圧（Pa_{O_2}）の低下は化学受容器を刺激す

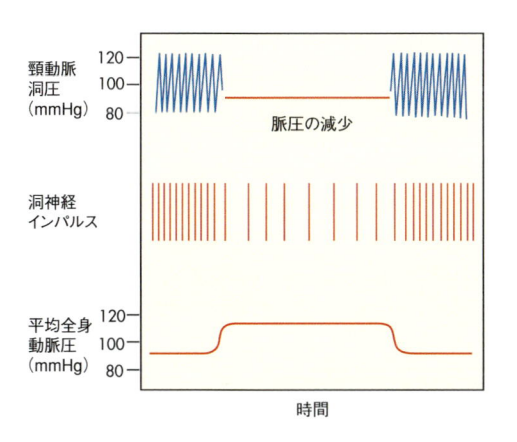

図23-6 血管系から分離し人工的に灌流した頸動脈洞において，脈圧の減少（上段）が洞神経線維から記録されるインパルス（中段）および平均全身動脈圧（下段）に及ぼす影響。頸動脈洞の平均圧（赤色線，上段）は脈圧を減少させても一定に保たれる。

る。その結果，頸動脈小体と大動脈小体からの求心性神経線維のインパルス数が増加し，血管収縮領域を刺激する。これは抵抗血管と容量血管の緊張性を増加させる。動脈血二酸化炭素分圧（$Paco_2$）の増加とpHの低下により生ずる反射性の血管に対する作用は，延髄の血管運動領域に対する**高炭酸ガス血症**hypercapnia（高$Paco_2$）やH^+の直接的な効果に比べるとはるかに小さい。低酸素血症と高炭酸ガス血症とが同時に起こるとき（**窒息**asphyxia）には，化学受容器の刺激は，両方の血液ガス刺激が単独で働くときの和よりも大きい。化学受容器の刺激と同時に動脈圧が低下（圧受容器刺激が減弱）すると末梢血管の血管収縮反応が亢進する。しかし，圧受容器と化学受容器が同時に刺激される（たとえば頸動脈洞圧が高く，Pao_2が低い）ときには，圧受容器の心血管に対する効果のほうが優位となる。

> 心臓には，交感神経を求心性線維とする化学受容器が存在する。この心臓の化学受容器は虚血によって賦活され，心筋への血液供給が不十分のときに起こる前胸部痛（**狭心症** angina pectoris）を誘発する。

視床下部

心血管の反射が最適に働くには，橋と視床下部 hypothalamusでの統合が必要となる。さらにこれらの部位では心血管系の行動的および情動的な調節にも関与している。視床下部前方の刺激は血圧と心拍数の低下を生ずるが，視床下部の後外側領域の刺激は血圧と心拍数を増加させる。視床下部はまた皮膚血管に影響を与える体温調節中枢を含んでいる。皮膚を冷却したり視床下部への血流を冷却すると皮膚血管が収縮し，熱が保持されるが，温刺激は反対の効果をもたらす。

大脳

大脳皮質もまた全身の血流の分配に影響を及ぼす。運動野および前運動野の刺激は血圧に影響し，通常は昇圧応答が得られる。しかし，情動刺激に反応して血管拡張と血圧低下（赤面したり，失神するように）も誘発される。

皮膚と内臓

疼痛性刺激は刺激の強さと場所によって，昇圧応答か，あるいは減圧応答のいずれかを引き起こす。内臓の拡張はしばしば血圧を低下させるのに対して，体表の疼痛刺激は通常，血圧を上昇させる。

肺の反射

肺の膨張は反射的に全身の抵抗血管を拡張させ，動脈圧を低下させる。逆に肺の虚脱は全身の血管を収縮させる。この反射の求心性線維は迷走神経を走行する。肺の伸展受容器の刺激は血管運動領域を抑制する。肺の膨張による減圧応答の大きさは，肺の膨張の程度とそのときの血管収縮の緊張のレベルとに直接相関している。血管緊張がより強ければ，肺の膨張による血圧低下はより大きい。

延髄の化学受容領域

$Paco_2$の増加は延髄の血管収縮領域を刺激し，末梢血管抵抗を増加させる。$Paco_2$の正常レベル以下への低下（過呼吸のときのような）は，延髄のこの領域の緊張性活動を減少させ，それによって末梢血管抵抗を低下させる。また化学受容領域はpHの変化によって影響される。血液のpHの低下はこの領域を刺激し，血液のpHの上昇は抑制される。

延髄の血管運動領域に対する動脈血酸素分圧（Pao_2）の直接の効果はほとんどない。低酸素血症の反射性効果は，主として頸動脈と大動脈の化学受容器を介してなされる。Pao_2の中等度の低下は血管運動領域を刺激するが，脳の他の領域が非常に低いPao_2で抑制されるのと同様に，Pao_2の著しい低下は血管運動性の活動を抑制する。

> **頭蓋内腫瘍** intracranial tumorが腫大したときなどに生じる脳虚血 cerebral ischemiaでは，末梢血管は著明に収縮する。この刺激はおそらく脳のある領域における局所的な二酸化炭素の蓄積と酸素の減少によって起こる。強い虚血が長引くと，最終的に脳機能の著明な抑制が続発して，血圧が低下する。

末梢血流調節における外因性因子と内因性因子のバランス

内因性機構と外因性機構による末梢血管の二重支配によって血管調節は複雑な系を形成している。この調節系があるために，需要のより多い領域に血流を供給し，それほど必要としない領域には血流を少なくさせることができる。ある組織では，外因性機構と内因性機構の相対的な強さは一定している。しかし，他の組織ではその組織の活動状態に応じて両者の比率が変化する。脳と心臓はともに血液供給の減少に対する耐性がきわめて小さいうえに，生存に欠くことのできない臓器であるので，内因性の血流調節機構が優勢である。

> 延髄の血管収縮領域からの大量の交感神経の発火放電（重度の急性出血に反応して起こるような）は，脳や心臓の抵抗血管にはほとんど影響を与えないのに対して，皮膚，腎臓および内臓の血管では著しい収縮を起こす。

皮膚では外因性の血管調節が優位である。皮膚血管は全身性の血管収縮性の神経活動に強く反応するばかりでなく，体温調節に関わる視床下部からの刺激にも

選択的に応答する。しかし，局所的な温度変化によって抵抗血管や容量血管に対する中枢性の影響が修飾されたり打ち消されたりすることから，皮膚血管にも内因性調節があることがわかる。

骨格筋では，血流調節の外因性機構と内因性機構の間のバランスが明確に変化する。休止時の骨格筋では，神経性調節（血管収縮性緊張）が優位である。このことは筋を支配する交感神経を切り離した直後に血流が大きく増加することからわかる。ランニングに先立って，あるいは実際にスタートするとき，脚の筋の血流は増加する。運動を始めたあとには，内因性の血流の調節機構が支配的となる。代謝産物が局所的に増加するために，活動している筋では血管拡張が起こる。運動に伴う全身性の交感神経活動の亢進の結果として血管収縮が非活動筋や他の組織に起こる。しかし，活動している筋の抵抗血管へ至る収縮性の交感神経インパルスの効果は，血管拡張を起こす局所の代謝性効果によって打ち消される。この二重の調節機構が作動して，需要が大きいところへの血流供給を増加し，活動が少ない部分への血流を少なくしている。

同様の効果はPa_{CO_2}の増加によっても起こる。正常では運動時には過呼吸によってPa_{CO_2}は正常レベルに保たれる。しかし，もし運動中にPa_{CO_2}が増加すれば，延髄の血管収縮領域がCO_2に刺激され全身性の血管収縮が起こる。活動筋のCO_2濃度は最高となるので，活動筋の細動脈の平滑筋は局所の高いPa_{CO_2}に反応して弛緩する。延髄の血管運動領域から影響を受ける因子とその領域に影響を与える因子を図23-7▼に要約する。

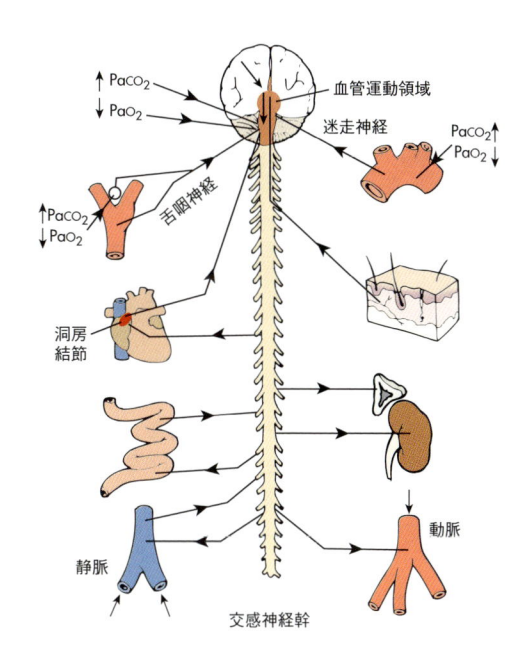

図23-7 血管運動領域の神経性入力および出力。

まとめ

- 細動脈はしばしば抵抗血管とよばれ，その支流の毛細血管の血流調節に重要である。平滑筋は細動脈壁の主要部分を構成しており，神経性ならびに体液性刺激に応答して収縮したり弛緩したりする。
- 大部分の組織は血流の自己調節を行うが，この現象により灌流圧が大きく変化するにもかかわらず，血流を一定に保つことができる。自己調節は筋原性機構により理論的に説明される。この説明によれば，壁内外圧差の増加は直接，血管平滑筋の収縮反応を起こすのに対して，壁内外圧差の低下は直接，弛緩を起こす。
- 組織血流と組織酸素消費量の間には並行関係が顕著に認められることから，血流は代謝性機構によって大きく調節されていることがわかる。組織の酸素供給/酸素需要の比率が減少すると，細動脈を拡張する血管拡張性の代謝産物が放出され，酸素供給が増える。
- 血流の神経性調節は主として交感神経系によって行われている。血管に対して交感神経は緊張性に活動している。延髄の血管収縮中枢の抑制は末梢血管の抵抗を減少させる。交感神経の刺激は抵抗血管と容量血管を収縮させる。
- 副交感神経系の脳神経と仙骨部の神経により支配されている器官や組織においては血管は副交感神経（交感神経とともに）の制御下にある。副交感神経活動は通常は血管拡張を起こすがその効果は一般的に弱い。
- 内頸動脈と大動脈にある圧受容器は緊張性に活動し，瞬時に血圧を調節する。動脈圧の上昇によるこれらの受容器の伸展は，延髄にある血管収縮中枢を反射的に抑制し血管拡張を起こすのに対して，動脈圧の下降は血管収縮中枢の抑制を解除し，血管収縮を起こす。
- 頸動脈圧受容器は大動脈の圧受容器より優位であるが，両受容器ともに一定の血圧（非拍動性）よりも拍動性血圧（受容器の伸展）によく反応する。
- 圧受容器は心室や大きな肺血管にも存在する（心肺圧受容器）。これらの圧受容器は動脈性圧受容器に比べて血圧への影響は少ないが，血液量の調節に関わっている。
- 頸動脈小体と大動脈弓にある末梢性化学受容器および延髄にある中枢性化学受容器はPa_{O_2}の低下とPa_{CO_2}の上昇によって刺激される。これらの化学受容器の刺激は本来は呼吸の速度と深さを増加させるが，末梢血管収縮も引き起こす。
- 末梢血管抵抗や血圧は皮膚，内臓，肺および脳からの刺激によって影響される。
- 神経性因子と局所の代謝性因子の複合効果は，活動している組織へ血液を分配して，非活動性の組織への血液を少なくすることである。心臓や脳のような生命維持に不可欠な重要臓器や収縮している骨格筋においては，代謝性因子が神経性因子よりも優位に働く。

第24章
心拍出量の調節：
心臓と血管のカップリング

到達目標
- 心拍出量の主要な決定因子を説明できる。
- 心臓の前負荷と後負荷の主要な決定因子を説明できる。
- 心臓と血管の機械的カップリングを説明できる。
- 静脈の機能に及ぼす重力の影響を説明できる。

22章では血液を身体の全組織に駆出するためのエネルギー源である心臓の働きについて解説した。前の章では血液を組織に分配する導管である種々の血管の働きとその調節について解説した。この章の目的は心血管系の構成成分である心臓と血管の間の重要な相互関係について記載し，解説する。心臓は血管を通って駆出される血液量を決定しているばかりでなく，血管も同時に心臓から組織に駆出される血液量に影響を及ぼしている。

重要な心臓因子と血管因子が心拍出量を調節している

心拍数，心筋の収縮性，前負荷，および後負荷の4つの主要因子が心拍出量（Q_h）を調節している（図24-1▼）。心拍数と心筋収縮性は重要な**心臓因子** cardiac factor である。それらは種々の神経性および体液性の機序によって修飾されるが，心臓組織自体の内因性の特性を示す。第18章で説明したように，**前負荷** preload は心筋が収縮する前に心臓に働く伸展力であり，一方，**後負荷** afterload は心筋の短縮に対抗する力である。前負荷と後負荷は心臓と血管系の両方の性質に依存する。前負荷と後負荷は心拍出量の重要な決定因子であるばかりでなく，前負荷と後負荷もまた心拍出量によって決定される。したがって，前負荷と後負荷は心臓と血管の間の機能的カップリングを構成しているために，**カップリング因子** coupling factor と定義できるであろう（図24-1▼）。

心臓は閉鎖回路である血管系に血液を駆出する。血液が回路に拍出される速度（すなわち心拍出量）は，前負荷と後負荷の重要な決定因子である。同時に，血管の物理的特性が前負荷と後負荷を決定している。このために，これらのカップリング因子は心臓が単位時間に回路に拍出する血液量を調節することになる。それゆえ，心拍出量の調節を理解するためには，心臓と血管系の間のカップリングの性質を理解することが必要である。

心拍出量と前負荷の関係のグラフは，心臓と血管の重要な相互関係を分析するために用いられる。このグラフ解析は，心拍出量と前負荷の間に成り立つ2つの独立した関数の関係を含むものである。この解析では右房と胸部大静脈の圧である右心室の前負荷に注目する。この圧はしばしば**中心静脈圧** central venous pressure（P_v）とよばれる。

心拍出量の前負荷への依存性を示す曲線は**心機能曲線** cardiac function curve とよばれる。これはよく知られているフランクースターリングの法則を示している（第18，19章参照）。心機能曲線は心臓自体の性質を示すもので，古くは，循環系から完全に切り離した心臓において調べられた。心拍出量と中心静脈圧の正常範囲において，この曲線は中心静脈圧の上昇は心拍出量を増加させることを示す。すなわち，心拍出量は通常，中心静脈圧に比例して変化することを示す。

中心静脈圧と心拍出量との間のもう1つの関数関係は，第2の曲線によって示される。この曲線を**血管機能曲線** vascular function curve とよび，心拍出量がいかに中心静脈圧に影響を与えるかを表している。この関係は血管系のいくつかの重要な性質，すなわち末梢抵抗，動脈コンプライアンス（C_a）と静脈コンプライアンス（C_v），および血液量に依存している。血管機能曲線は，心臓の特性とはまったく無関係であって，仮に心臓を機械ポンプで置き換えた場合でも成り立つ。血管機能曲線は，心拍出量が増加すると中心静脈圧は低下することを示す。すなわち，中心静脈圧は心拍出量

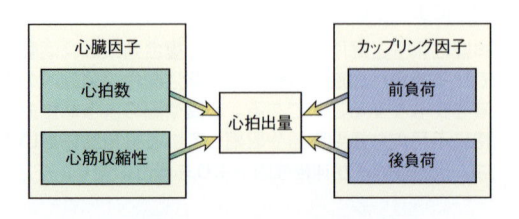

図24-1　心拍出量の決定因子。

に反比例して変化することを示す。

以上により，心機能曲線は通常，心拍出量は中心静脈圧に比例して変化することを示し，一方，血管機能曲線は中心静脈圧は心拍出量に逆比例して変化することを示す。これらの考えは一見矛盾するようにみえるが，そうでないことが次の説明でわかる。

心拍出量は中心静脈圧に影響を与える

血管機能曲線は心拍出量の変化によってもたらされる静脈圧の変化を示す。そのため，この関係は，中心静脈圧が従属変数（または反応）であり，心拍出量が独立変数（または刺激）である。

図24-2▼に示す循環の模式図は，心拍出量がどのように中心静脈圧のレベルを決定するかを説明する助けになる。心臓血管系の基本的要素を4つの因子にまとめている。右心および左心は，肺血管床とともに単にポンプ-酸素付加装置として考える。これはちょうど心臓の開胸手術の場合と同じである。図24-2▼ではエネルギー源は簡略的にポンプとよぶ。高抵抗の微小循環は末梢抵抗とよぶ。最後に系の全体のコンプライアンスは2つの構成要素，総動脈コンプライアンス（C_a）と総静脈コンプライアンス（C_v）とに分けることができる（表21-1▼参照）。第21章に定義されているように，コンプライアンス（C）は単位圧力変化（ΔP）あたりの容積の増加（ΔV）である。すなわち，

$$C \equiv \Delta V / \Delta P \qquad 24\text{-}1$$

正常では静脈コンプライアンスC_vは動脈コンプライアンスC_aの約20倍である。以下の例では，計算を簡単にするためC_vとC_aの比を19：1にしてある。したがって，動脈圧を1mmHg上昇させるために動脈系にx mlの血液を加えなければならないとすると，静脈圧を同じだけ上昇させるには静脈系に$19x$ mlの血液を加えなければならないことになる。

図24-2▼には中心静脈圧が心拍出量に対してどうして逆比例的に変化するのかを非常に単純化して示している。この例では健常成人の安静時の諸特性をもったモデルについて考えてみることにする（図24-2 A▼）。心拍出量Q_hを5 l/min，平均動脈圧P_aを102 mmHg，そして中心静脈圧P_vを2 mmHgとする。全末梢抵抗

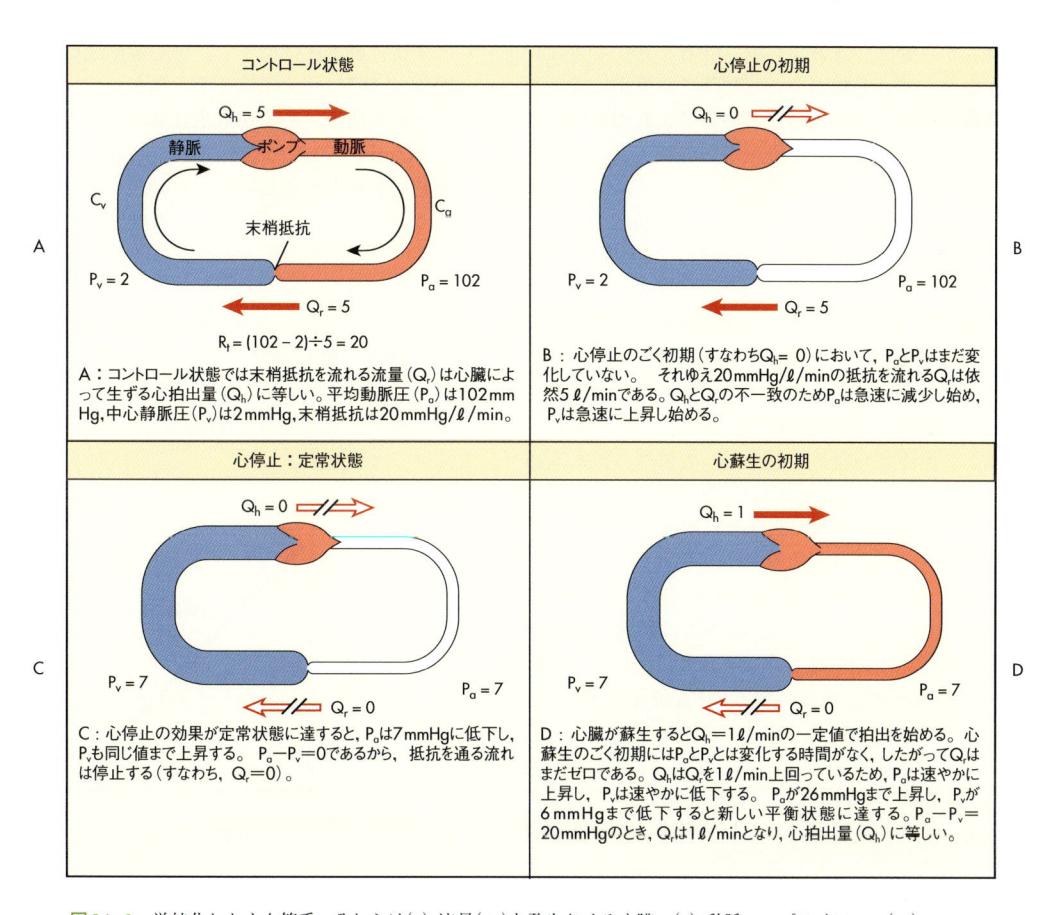

図24-2 単純化した心血管系。それらは(1) 流量（Q_h）を発生させる心臓，(2) 動脈コンプライアンス（C_a），(3) 全末梢抵抗（R_t），(4) 抵抗を通過する流量（Q_r），(5) 静脈コンプライアンス（C_v）から構成される。Q_rは末梢抵抗を通過する流量を表す。

R_t は末梢抵抗を流れる血流量(Q_r)に対する圧較差($P_a - P_v$)の比である。平衡状態では Q_r は心拍出量 Q_h に等しい。したがって，R_t は 100/5，すなわち 20 mmHg/l/min となる。各拍動ごとの動脈中に含まれる血液量 V_a と静脈中に含まれる血液量 V_v は一定である。その理由は毎分，心臓によって静脈から動脈へ移される血液量(Q_h)は，毎分，動脈から抵抗血管を経て静脈へ流れる血液量(Q_r)に等しいからである。

このモデルで心臓が停止した直後の状態を考えると（図24-2 B▼），なぜ心拍出量と中心静脈圧の関係が血管機能曲線上で逆比例するのか理解しやすくなる。心臓が止まったその瞬間は，動脈中の血液量 V_a も静脈中の血液量 V_v もまだ変化していない。動脈圧と静脈圧はそれぞれ V_a と V_v に依存する。つまりこれらの圧は図24-2 A▼に示されたそれぞれの圧（すなわち $P_a = 102$ mmHg および $P_v = 2$ mmHg）に等しい。この動静脈圧勾配 100 mmHg は 20 mmHg/l/min の末梢抵抗を通して 5 l/min の血流量を駆動する。したがって，心拍出量がゼロであるにもかかわらず，微小循環を流れる血流量(Q_r)は 5 l/min に等しいことになる（図24-2 B▼）。言い換えれば，心臓が停止し始める初期には心臓はもはや静脈から動脈へ血液を移動させることができないにもかかわらず，心臓が前の収縮時に動脈中に貯えた位置エネルギーにより当初においては正常の対照例と同じ速度で連続的に血液を動脈から静脈へと移動させるのである。

心停止後，動脈圧が中心静脈圧より上回っている限り，血液は動脈から静脈へ流れ続ける（図24-2 B▼）。そのため，動脈内の血液量はしだいに減少し，静脈内の血液量はしだいに増加する。血管は弾性の構築物であるために動脈圧はしだいに低下し，静脈圧はしだいに上昇する。この過程は動脈圧と中心静脈圧が等しくなるまで持続する（図24-2 C▼）。ひとたびこの状態に達すると，動脈から抵抗血管を通って静脈へ流れる血流量 Q_r は，心拍出量 Q_h と同じくゼロになる。

流量がゼロの平衡状態（図24-2 C▼）では，動脈圧と中心静脈圧はそれぞれの血管の相対的コンプライアンスに依存する。もしも動脈コンプライアンス C_a と静脈コンプライアンス C_v が同じならば，動脈容積の減少は静脈容積の増加に等しくなるために，動脈圧の低下と中心静脈圧の上昇とは等しい（質量保存の原理）。動脈圧 P_a と中心静脈圧 P_v はともに図24-2▼のAとBにおける P_a と P_v の和の平均値，すなわち $P_a = P_v = (102$ mmHg $+ 2$ mmHg$)/2 = 52$ mmHg に達する。

しかし，実際の例では，静脈は動脈よりもはるかに伸展性に富んでおり，われわれがモデルで想定した比にほぼ等しい（$C_v/C_a = 19$）。したがって平衡時に動脈から静脈へ血液が移動することによって生じる動脈圧の低下は，静脈圧の上昇に比べて 19 倍も大きいことになる。図24-2 C▼が示すように，中心静脈圧 P_v は 5 mmHg（平衡値である 7 mmHg へと）上昇し，動脈圧 P_a は $19 \times 5 = 95$ mmHg（平衡値である 7 mmHg へと）低下するであろう。この血流のない状態での平衡時の圧は，**平均循環圧** mean circulatory pressure もしくは**静止時圧** static pressure（P_{mc}）とよばれる。静止系における圧は，系の全血液量と系の全体としてのコンプライアンスを反映している。

図24-3▼に，血管機能曲線上の2つの重要な点が示されている。1つの点は正常状態を表す（図24-2 A▼）。正常状態では心拍出量 Q_h が 5 l/min のとき中心静脈圧 P_v は 2 mmHg である。次に血流が停止すると（心拍出量 $Q_h = 0$），平衡時の P_v は 7 mmHg になるが，この圧が平均循環圧 P_{mc} である。この点は図24-3▼のY軸切片である。

中心静脈圧 P_v と心拍出量 Q_h の間の逆比例関係は心拍出量が急激に減少する際，動脈から抵抗血管を通って静脈へ流れ込む血流量 Q_r が，心臓によって静脈から動脈へと押し戻される量 Q_h よりも一時的に大きくなることを単に意味しているにすぎない。その移行期の間，正味の血液量は動脈から静脈へ移動するが，それによって動脈圧は低下し，中心静脈圧は上昇する。

図24-2 D▼に示す循環モデルにおいては，心停止のある一定期間後，心臓が蘇生されたとき，心臓はただちに 1 l/min の心拍出量を発生し始める。心臓が最初に拍動し始めたときは静脈から動脈へ向かう血液の移動はない。そのため動静脈圧勾配はゼロである（図24-2 D▼）。その結果，最初は血液は動脈から毛細血管を通って静脈へは流れない。すなわち，$Q_r = 0$ である。拍動が再開したとき，血液は 1 l/min の速度で静脈から動脈へ流れ続ける。中心静脈圧は低下し始め，動脈圧は上昇し始める。コンプライアンスの違いによって動脈圧の上昇は中心静脈圧の低下に比べて 19 倍も速いことになる。

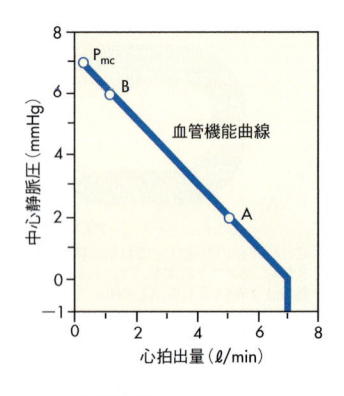

図24-3 心拍出量の変化によってもたらされた中心静脈圧の変化。平均循環圧（P_{mc}）は心拍出量がゼロのときの心臓循環系全体が示す平衡時の圧。点BとAはそれぞれ心拍出量が1および5 l/min のときの中心静脈圧を表す。

そのようにして生じた動静脈圧勾配は，抵抗血管を通って血液を押し流すことになる。もし，心臓が 1 l/min の一定の心拍出量を維持すると動静脈圧勾配が 20 mmHg になるまで動脈圧は上昇し続け，中心静脈圧は低下し続ける。心臓は 1 l/min の血流量を 20 mmHg/l/min の抵抗を通して駆出するのである。この圧較差は動脈圧の 19 mmHg の上昇（26 mmHg への）と中心静脈圧の 1 mmHg の低下（6 mmHg への）によってもたらされる。この 1 l/min の心拍出量に対する中心静脈圧の平衡値 P_v = 6 mmHg は図 24-3▼の B 点として示される。これは回路の静脈側から動脈側への正味の血液移動量およびその結果として起こる中心静脈圧の低下を反映している。

血管機能曲線は心拍出量 Q_h が増加するに従い，中心静脈圧 P_v は低下することを示している。しかし，心拍出量の増加によってもたらされる中心静脈圧の減少には限界がある。心拍出量がある臨界最大値に達すると，十分な量の血液が回路の静脈側から動脈側へ移動し，P_v は大気圧以下（すなわち胸腔内圧）にまで減少する。静脈系のように著しく伸展性に富む血管系では，外側の圧のほうが高いと血管は虚脱する。この静脈虚脱は心臓への静脈還流に対する障害になる。それゆえポンプの能力にもかかわらず，このことが心拍出量の最大値を制限している。図 24-3▼に示すように，中心静脈圧がゼロ以下に低下しても心拍出量は一定に保たれる。

血液量は心拍出量と中心静脈圧との関係に影響を与える

血管機能曲線は全血液量の変化によって影響を受ける。すでに述べたとおり，平均循環圧 P_{mc} は全血管コンプライアンスと全血液量だけによって決まる。したがって，ある血管コンプライアンスのもとでは平均循環圧は血液量が増加（**血液量過多症** hypervolemia）すれば高くなり，血液量が減少（**血液量減少症** hypovolemia）すれば低くなる。図 24-4▼に示す 3 つの血管機能曲線は，静的システム（Q_h = 0）に血液を平衡状態で平均循環圧が 9 mmHg になるまで輸血したとき（上の曲線）と，血液を平衡状態で平均循環圧が 5 mmHg になるまで静的システムから脱血したとき（下の曲線）の例を示している。平均循環圧は図 24-4▼の Y 軸切片である。

図 24-4▼の血管機能曲線はそれぞれ互いに平行である。なぜ平行であるか理解するために，平均循環圧が 9 mmHg まで上昇した血液量増加の例（上の曲線）を考えてみよう。この系が静的であるとき，P_a と P_v はともに 9 mmHg である。いま心拍出量が急に 1 l/min に増えたとすると（図 24-2 D▼），末梢抵抗が 20 mmHg/l/min と変わらないならば，この抵抗血管を通って 1 l/min の血流を生じさせるために 20 mmHg の動静脈

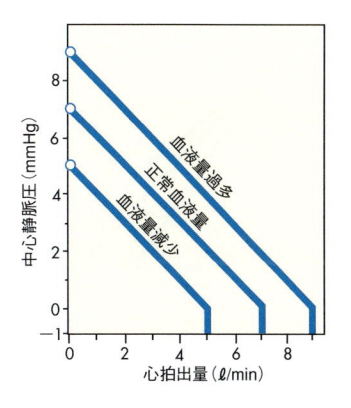

図 24-4 血管機能曲線に及ぼす血液量の増加（血液量過多）および減少（血液量減少）の効果。

圧勾配が必要であろう。これは正常血液量の場合と変わらない。C_v と C_a の比を同じ 19：1 と仮定するならば，P_v が 1 mmHg 低下し，P_a が 19 mmHg 上昇することによってこの圧勾配がつくり出される。

それゆえ C_a と C_v の比および末梢抵抗が一定に保たれていれば総血液量に関係なく，心拍出量が 0 から 1 l/min に変化すると，P_v は同じだけ減少することになる。血管機能曲線の勾配は定義では心拍出量の単位変化量あたりの中心静脈圧の変化量である。心拍出量の単位変化量により引き起こされる中心静脈圧の変化量は血液量には影響を受けないため，血液量が異なる血管機能曲線は図 24-4▼に示すように互いに平行となる。

図 24-4▼はまた，P_v = 0 のとき心拍出量は血液量に比例して変化することを示す。そのため心拍出量が達しうる最大値は，全血液量が減少するにつれて制限されてくる。しかし，静脈が虚脱を起こす圧（血管機能曲線の傾きが急に変化する点）は，血液量の変化によってほとんど影響を受けない。この圧は中心静脈に周囲からかかる圧にのみ依存する。中心静脈圧がその周囲の圧より低下したとき，静脈は虚脱し，そのため心臓への静脈還流量は制限される。

末梢抵抗は，心拍出量と中心静脈圧の関係に影響を与える

末梢抵抗の変化によって引き起こされる血管機能曲線の変動は図 24-5▼に示されている。細動脈は全血液量のわずか約 3% を含んでいるにすぎない。そのためこの血管の収縮状態が変化しても平均循環圧は有意には変化しない。したがって末梢抵抗の異なる血管機能曲線は P_v 軸上のある共通の 1 点（P_{mc}）に収束する。

ある与えられた心拍出量のもとで，P_v は末梢抵抗が増加するにつれて減少する（図 24-5▼）。この関係は主に次のように説明することができる。ある一定の心拍出量において，末梢抵抗の増加は血液量が動脈に多く

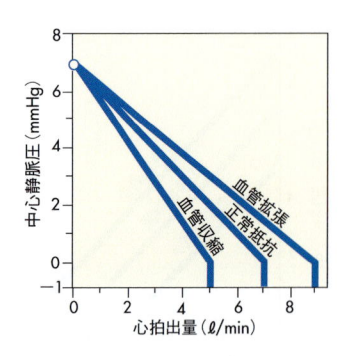

図24-5 血管機能曲線に及ぼす細動脈の拡張および収縮の効果。

なるように(図21-5▼)，そして，その結果静脈に少なくなるように再分配するためである。この静脈血液量V_vの減少に比例して中心静脈圧が減少すると考えられる。

末梢抵抗の増大に伴って，血管機能曲線はP_v軸の共通の交点を中心として時計回りに回転する。その理由は，末梢抵抗の増加はP_{mc}を変化させずにP_vを減少させるためである(図24-5▼)。逆に細動脈拡張では反時計回りに回転することになる。血管拡張時には正常時や血管収縮時よりもより高い最大心拍出量レベルに達する(図24-5▼)。

心臓と血管は相互に作用する

中心静脈圧P_vは右心室の充満圧(特に前負荷)を構成する。フランク-スターリングの法則(第18，19章参照)に従い，中心静脈圧は心拍出量の主要な決定因子である。通常，心拍出量は中心静脈圧に比例して変化する。すなわち，静脈圧の広い範囲にわたって，中心静脈圧の増加は心拍出量を増加させる。次の説明で中心静脈圧P_vの関数として心拍出量を表すグラフを**心機能曲線** cardiac function curveとよぶ。心筋収縮力の変化はこれらの曲線の移動として示される。

心臓と血管のカップリングを理解するためには，心機能曲線と血管機能曲線の相互関係を考察することが必要である(図24-6▼)。両方の曲線とも心拍出量と中心静脈圧との関係を反映している。前項で説明したように，心機能曲線は中心静脈圧の変化に応答して心拍出量がどのように変化するかを表したものである。そのため，心拍出量は**従属変数** dependent variable(応答)であり，中心静脈圧は**独立変数** independent variable(刺激)である。従属変数をY軸にとり，独立変数をX軸にとる。注目点は，図24-6▼はX軸とY軸が心機能曲線のものになっていることである。

反対に血管機能曲線は心拍出量の変化に対して中心静脈圧がどのように変化するかを示している。血管機

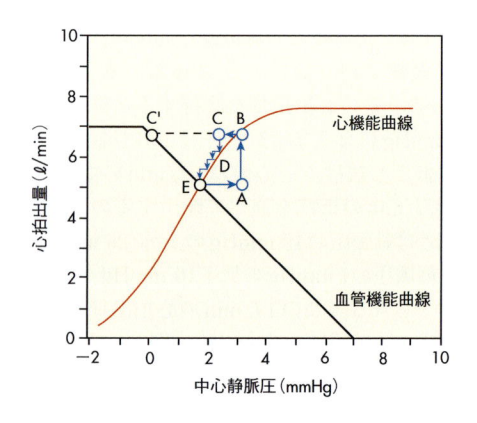

図24-6 同一の座標軸上にプロットした典型的な血管機能および心機能曲線。平衡点の座標すなわち両曲線の交点は心拍出量と中心静脈圧の安定値を示し，そこにおいて系が作動する。どのような撹乱が生じても(たとえば中心静脈圧が急にA点に上昇する場合)，心拍出量と中心静脈圧の値がゆっくりと平衡値に到達するように，心拍出量と中心静脈圧の一連の変化が始まる。

能曲線では中心静脈圧は従属変数(応答)であり，心拍出量は独立変数(刺激)である。慣例では中心静脈圧P_vをY軸に，心拍出量Q_hをX軸に示すことになっている。図24-3▼から図24-5▼の血管機能曲線はこのようにプロットしてあることに注目してほしい。

しかし，図24-6▼のように心機能曲線を示す同じ座標軸上に血管機能曲線を同時に描くには，これらの曲線の一方の決まりを犠牲にせざるをえない。この場合，われわれは血管機能曲線の決まりを勝手に無視したわけである。図24-6▼の血管機能曲線では，心拍出量(Y軸上に目盛ってある)の変化に伴って中心静脈圧(X軸上に目盛ってある)がどう変化していくかが示されていることに注目してほしい。

1つは心機能を特徴づけている曲線，もう1つは血管の機能を特徴づけている曲線，この2つの曲線を同時に検討することにより，心臓と血管の間のカップリングについて深い理解が得られる。理論的には心臓は適切な心機能曲線上の中心静脈圧と心拍出量のすべての組み合わせの点で作動する。同様に，血管系は血管機能曲線上の中心静脈圧と心拍出量のすべての組み合わせの点で作動する。それゆえ，平衡状態では，心血管系全体(すなわち，心臓と血管の組み合わせ)がこの2つの曲線の交点上で作動しなくてはならない。この交点においてのみ，その中心静脈圧から心機能曲線によって特別な心拍出量が決定される。同じように，この交点においてのみ，その心拍出量から血管機能曲線によって特別な中心静脈圧が求められる。

心臓血管系がこのような平衡点を中心として作動する傾向をもっていることは，何か急激な変動を与えた際にみられる反応を調べてみればよくわかる。図

24-6の平衡点からいま急にP_vがA点に上昇したとしよう。そのような中心静脈圧の変動は心室収縮期に回路の静脈側に一定量の血液を急速に注入し，動脈側からは同量の血液を抜き取る操作で引き起こすことができる。そのときには全血液量は一定のままである。

図24-6の心機能曲線によって規定されているとおり，この中心静脈圧の上昇はその直後の心室収縮における心拍出量を増加(A点からB点)させるであろう。次に，心拍出量の増加は，回路の静脈側から動脈側へ向けて正味の血液の移動を生じさせ，その結果，中心静脈圧は減少する。1回の心拍動では，心臓が全静脈血の極少量しか動脈側に移動させないため，中心静脈圧の減少は小さい(B点からC点)。この中心静脈圧の減少の結果，次の拍動による心拍出量は心機能曲線で予想される量だけ減少する(C点からD点)。しかしDはまだ交点よりも上方にあるため，心臓は血液が末梢抵抗を通って動脈から静脈へと流れるよりもより大きな速度で血液を静脈から動脈へ駆出する。静脈から動脈への輸送が動脈から静脈への輸送を上回るために，中心静脈圧は減少を続ける。この過程は交点(E点)に達するまで段階的に減少しながら続く。心拍出量と静脈圧のただ1つの特別な組み合わせ(座標上の交点として示される)が心機能曲線と血管機能曲線からの条件を同時に満足させる。

心筋収縮性の変化は心機能曲線の移動に反映される

　心機能曲線と血管機能曲線によって心室筋の収縮性の変化がもたらす効果をうまく説明することができる。**収縮性**contractilityとは収縮蛋白質に影響を与えるさまざまな過程(たとえば細胞内のCa^{2+}に対する反応性の変化のような)に基づいた心筋の挙動の変化を表す。用語的に，この収縮性という術語は，前負荷あるいは後負荷の変化により生ずる影響を(たとえその変化がCa^{2+}に対する反応性の変化を介するものであっても)除外したものである。

　図24-7の下のほうの心室機能曲線は収縮性が対照状態を示し，一方，上のほうの曲線は収縮性が亢進した状態を示している。この1組の仮想的な心室機能曲線は，図19-4に示した実験から得られた1組の心室機能曲線と同じである。この1組の仮想的な心室機能曲線が示す収縮性の変化は，実験的に心臓を支配する交感神経だけを選択的に刺激したときに得られる。そのような心臓の選択的な刺激は血管には直接作用しないので，図24-7にはただ1つだけの血管機能曲線が示されている。

　図24-7において対照状態の心拍出量と中心静脈圧の平衡点はA点で示される。心臓交感神経の刺激(その効果は瞬時に発現しかつ一定と仮定する)が始まる

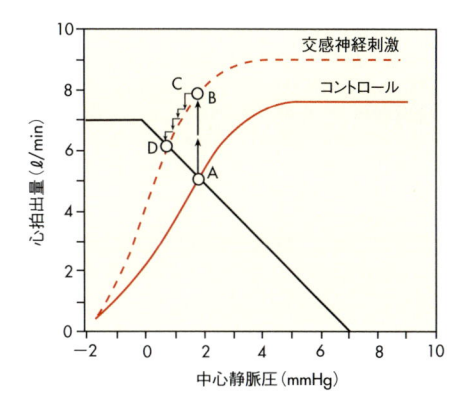

図24-7　心筋収縮性の増大時には(たとえば心臓交感神経刺激のような)心拍出量と中心静脈圧の平衡値は血管機能曲線とコントロールの心機能曲線の交点(A点)から同じ血管機能曲線と心臓交感神経の刺激効果を表す心機能曲線の交点(D点)に向かって移動する。

と，P_v値は刺激前の状態と変わらないところに収縮性が増大するために，心拍出量Q_hは急激にB点へと上昇する。しかし，この心拍出量の増加は血管の静脈側から動脈側へ向かって正味の血液を移動させることとなり，その結果，P_vは減少し始める(C点)。心拍出量は新しい平衡点(D点)，つまり血管機能曲線と新しい心機能曲線の交点に到達するまで減少を続ける。この新しい平衡点(D点)は対照の平衡点(A点)よりも上方かつ左方にある。この移動は交感神経刺激は，心室充満圧(すなわち中心静脈圧)を低下させるにもかかわらず，より大きな心拍出量を生じさせることを示している。このような変化は実際に起こる反応を正しく反映している。図24-8に示す実験において，麻酔したイヌの左側星状神経節を刺激すると心拍出量は増加したが，右房圧と左房圧は減少している。

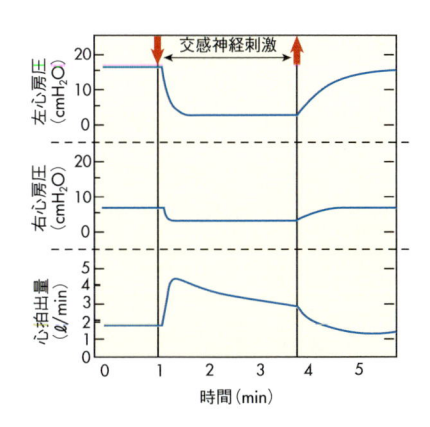

図24-8　麻酔下のイヌにおいて心臓交感神経の電気刺激の間，心拍出量は増大するが左心房圧と右心房圧は減少する。

同じような変化はうっ血性心不全 congestive heart failure 患者にジギタリスのような心筋収縮性を改善させる薬物治療をしたときにみられる。うっ血性心不全の患者では中心静脈圧が高く、心拍出量が異常に低い。陽性変力作用 positive inotropic effect（すなわち収縮性の亢進）を発揮する薬剤は心拍出量を増加させ、中心静脈圧を低下させる。はじめてこの現象が観察されたときにはスターリングの法則に矛盾すると考えられた。しかし、現在ではこの重要な生理学的な原則は1群の心室機能曲線により忠実に表現されること、そして収縮性の変化はその1つの曲線が他に移動することで表されることがわかっている。

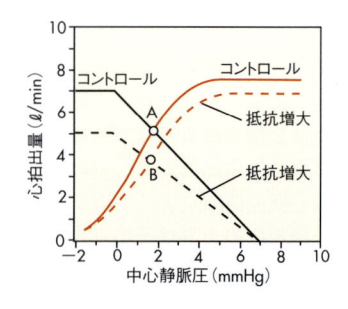

図24-10　末梢抵抗の増加は心機能および血管機能曲線の下方への移動として反映される。平衡状態で、末梢抵抗が正常のとき（点A）に比べて高いとき（点B）には心拍出量は少ない。

血液量の変化は主として血管機能曲線に影響を与える

血液量の変化は直接的には心筋収縮性に影響を与えないが、図24-4▼に示すとおり血管機能曲線に影響を及ぼす。一定量の血液量の変化に伴って生ずる循環機能の変動を理解するためには、図24-9▼に示すように、対照および実験条件下における血管機能曲線とともに心機能曲線をプロットしなければならない。

図24-9▼の血管機能曲線の平行移動は**急性出血** acute hemorrhage に対する反応を示している。突然の出血直後の心拍出量と中心静脈圧の値を示す平衡点（B点）は、対照時の平衡点（A点）の左下に存在する。このように血液量だけが突然減少すると心拍出量と中心静脈圧の両者が低下する。

末梢抵抗の変化は中心静脈圧よりも心拍出量により大きな影響を与える

末梢抵抗が変化するときの心拍出量と中心静脈圧への影響を予測することは複雑である。その理由は末梢抵抗が変化すると心機能曲線と血管機能曲線の両者が移動するからである（図24-10▼）。図24-5▼にプロットした血管機能曲線において、血管収縮に伴い血管機能曲線は時計方向に回転する。しかし、図24-10▼ではX軸とY軸が逆なので、血管収縮はこの図では血管機能曲線の反時計方向の回転となる。したがって、血管収縮によりすべての中心静脈圧の値に対する心拍出量は減少する。また、心機能曲線も下方へ移動する。その理由は心室充満圧（P_v）がいかなる値でも、末梢血管抵抗が増加しているときには心臓は少ない血液量しか拍出できないためである。すなわち、末梢血管抵抗の増加は、その特徴として動脈圧（後負荷）を上昇させるからである。血管収縮により両曲線とも下方へ移動するために、新たな平衡点（B点）は対照時（A点）より下になる。

心拍数の変化は心拍出量にさまざまな効果を与える

心拍出量（Q_h）は1回拍出量と心拍数の積である。心拍数の変化が心拍出量に及ぼす効果を解析することは複雑である。というのは、心拍数の変化は1回拍出量を決定する他の因子（すなわち、前負荷、後負荷、収縮性）を変化させるからである（図24-1▼）。たとえば、心拍数が増加すると拡張期の持続時間が短縮する。そのために心室が充満するのに要する時間が減少し、そして前負荷が減少する。また、もしも心拍数の増加が心拍出量を変えるとすれば、大動脈圧（後負荷）が変化する。最後に、心拍数の増加は心筋細胞への正味のCa^{2+}流入量を増加させるであろう。このことは心筋の収縮性を高めることになる（図19-15▼参照）。

心拍数は動物実験や人体において人工ペーシングによって変化させることができる。心拍出量への効果は図24-11▼に示した実験結果と質的には類似している。この麻酔下のイヌを用いた実験では心房ペーシングの頻度を徐々に増加させると、1回拍出量は進行性に減少する（図24-11A▼）。おそらく、1回拍出量の減少は心室が充満される時間が短縮するためである。しかし、心拍数の変化による心拍出量の変化は実際の心拍数レベルの影響を著明に受ける。たとえば、この実験では毎分50〜100回の間でペーシング頻度を増加させると、心拍数の増加は心拍出量を増加させる。このような低

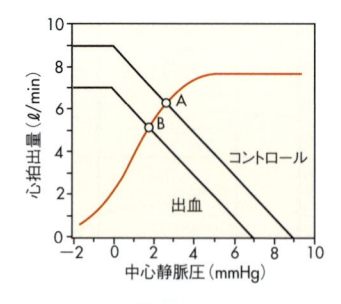

図24-9　出血は血管機能曲線の左方への移動として反映される。そのため、心拍出量と中心静脈圧の平衡値は、平衡点の点Aから点Bへの移動によって示されるように、ともに減少する。

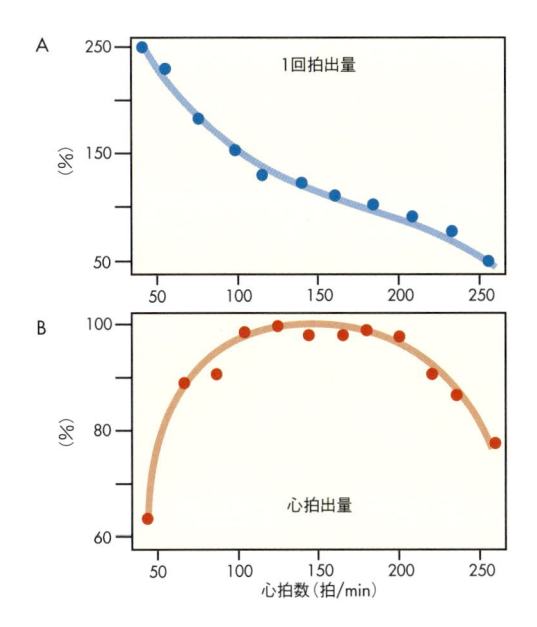

図24-11 麻酔下のイヌにおいて心房ペーシングの頻度を変化させたときの1回拍出量（A）と心拍出量（B）の変化。

い頻度では，おそらく心拍数の増加による1回拍出量の減少は，心拍数それ自体の増加に比べて小さいためであろう。数学的に表される $Q_h = SV \times HR$ の式から，もし心拍数の増加がその結果減少する1回拍出量を上回れば，それらの結果としての心拍出量の値は最初の心拍出量値を上回ることがわかる。

しかし，心拍数が毎分およそ150～200回の間では，この実験（図24-11 B▼）の心拍出量はペーシング頻度の影響を受けなくなる。そのため，ペーシング頻度が増加するにつれて，1回拍出量は心拍数の増加に比例して減少する。最終的にペーシング頻度が非常に高くなると（毎分200回以上），心拍数の増加は心拍出量を減少させる。そのため，このようにペーシング頻度が高い間では1回拍出量の減少は心拍数の増加を上回っていたに違いない。心拍出量の心拍数に対する関係は逆U字型であるが，その関係は量的には個人個人によって，また各人の生理学的状態によって変化する。

> 心拍出量と心拍数の特徴的な関係は，心拍が非常に遅い患者や非常に速い患者の緊急な治療の必要性を説明することになる。著明な**徐脈** bradycardia（遅い心拍）は洞不全症候群 sick sinus syndrome の患者で非常に遅い洞性リズムのためであったり，**完全房室ブロック** complete atrioventricular block の患者では遅い**心室固有リズム** idioventricular rhythm の結果であったりする。いずれのリズム異常においても延長した拡張期に心室に充満される量は限られている（しばしば非伸展性の心外膜によって）。このリズム異常の患者にはしばしば人工ペースメーカーを植え込むことが必要となる。
>
> **上室性頻脈** supraventricular tachycardia や**心室性頻脈** ventricular tachycardia の患者の極度の**高心拍数**もまた緊急な治療が必要である。心拍出量は心室充満時間の短縮のた

めにきわめて小さくなることがある。頻脈をより正常なリズムに戻すことは薬理学的処置あるいは緊急時に行われるように胸壁を介して，あるいは植え込み型除細動器を使用して直接心臓に強力な電流を流すことにより達成される。

補助因子も心拍出量を調節する

前の解説では，中心静脈圧と心拍出量の相互関係を，単一の因子の変化による効果を説明することにより極度に単純化してきた。しかし，心臓循環系は多くのフィードバック制御機構によって調節されているために，単一の変数だけが他と切り離されて変化することはまれである。たとえば，血液量の変化は反射的に心機能や末梢抵抗さらに静脈の運動性緊張を変化させる。さらに，いくつかの補助的な因子もまた心拍出量を調節している。それらの中に，心臓が全身に血液を駆出することを助ける補足的なエネルギー源となるものがある。

重力は心拍出量に影響を及ぼす

暑中，兵士たちが長時間"気をつけ"の姿勢をとっている際，心拍出量がかなり減少するために失神することがある。そのような状況下では重力により身体の下方領域からの静脈還流量が妨げられる。しかし，重力は同じ回路の動脈側への血流は促進する。そのため，身体の下方領域では，血管系はU字管のように振る舞う。この系においては管の下行脚（動脈）と上行脚（静脈）での重力の効果は互いに中和し合う。そのような中和作用は心臓の位置より高いところの血管では起こらない。その理由は，心臓よりいくらか上方にある静脈の圧はその血管周囲圧以下に低下し，それらの静脈は虚脱するからである。

重力の心拍出量への効果は血管のコンプライアンスにより説明される。ヒトが立っていると心臓より下の血管は血管の血液柱に作用する重力により伸展される。この伸展は，静脈コンプライアンスが動脈コンプライアンスに比べてはるかに高いために（以前に解説したように），回路の動脈側よりも静脈側でより著明である。このような静脈の拡張は腕を心臓の高さより低いところに下げたときに手背で容易に観察される。このような心臓より下方の静脈拡張（**静脈貯留** venous pooling）のもたらす循環動態への効果は，身体からそれに相当する血液量が失われるときの効果に類似する。ヒトが仰臥位からリラックスした立位に体位を変換すると，300～800 m*l* の血液が下肢に貯留する。これによって心拍出量はおよそ2 *l*/min 減少する。

立位になったときに起こる代償的調節は，失血時にみられる調節に似ている。たとえば静脈貯留や他の重力の影響は動脈圧受容器の領域の血圧を低下させる。

その結果，圧受容器の興奮が弱まり，反射的に心拍が促進され，心収縮力が強まり，細動脈や静脈は収縮する（第19, 23章参照）。圧受容器反射は容量血管（静脈）よりも抵抗血管（細動脈）に対し強い効果を発揮する。暑い日には代償性の血管運動の反応の働きが悪くなる。また，筋運動のない状態では重力による静脈拡張の効果は後述するように増強される。

> **本態性高血圧** essential hypertension や他の循環器疾患の治療に用いられる多くの血管拡張薬も，起立時にみられる圧反射性の適応能力を障害する。同様に，宇宙空間で無重力にさらされた宇宙飛行士は，数日後には適応能力を失う。彼らは正常の重力環境に戻ってきてはじめて困難を経験するのである。適応反射が障害されているヒトが立位をとると血圧はかなり低下する。このような反応は**起立性低血圧** orthostatic hypotension とよばれ，立ちくらみや失神を引き起こす。

筋活動と静脈弁は補助的な血液ポンプを構成する

ヒトが立位でいると心臓より下方にある静脈の圧は上昇する。下肢の静脈圧は徐々に上昇し，起立後ほぼ1分までは平衡値に到達しない。この静脈圧のゆっくりとした上昇は**静脈弁** venous valve の働きによるものであり，弁は血流が心臓の方向へだけ向かうようにする。立っているヒトでは弁は静脈内の血液が下肢のほうへと降下していくのを防いでいる。それゆえに，いわば静脈血の柱が多くの部位でこの弁によって支えられているわけで，一時的に静脈血の柱は多数の不連続な分節から形成されることになる。しかし血液は多数の細静脈や小さな枝静脈から次々と血管柱に流入し，圧は上昇し続ける。1つの分節の圧が真上の分節の圧を超えるや否や，それらの分節の間にある弁は開放する。結局，全部の弁が開放し，静脈血の柱は連続したものとなる。

静止して立位をとっているときの最終的に到達する足部の静脈圧を正確に測定すると，その圧は右心房から足部に向かう静止血液の柱の圧よりもわずかであるが高い。ヒトが歩き始めたり，走り始めたりすると，下肢の静脈圧はかなり低下する。下肢筋の収縮によって間歇的に静脈が圧迫されたり，静脈弁が存在することによって血液が静脈から心臓へ向かって押し進められるためである（図25-2▼参照）。したがって筋収縮は下肢の平均静脈圧を低下させる補助ポンプとして働く。さらに，筋収縮は静脈貯留を妨げ，毛細血管の静水圧を低下させる。それによって立位において下肢に血液が貯留して浮腫をきたすことを軽減させる。補助ポンプが十分に働くにはそれほど多くの運動を必要としないので，この機構は健常者では非常に有効に働いている。したがって，立位のヒトが断続的に体重を移動させると，そのヒトが完全に安静のままでいるときに比べて下肢の静脈圧はかなり低くなる。

> この補助ポンプ機構は，下肢に**静脈瘤** varicose vein があるヒトではそれほど有効に働かない。そのような静脈の弁は正常に働かないからである。そのため，下肢の筋肉が収縮するとき，下肢静脈の血液は前方ばかりでなく後方にも押し出される。したがって，そのようなヒトが立ったり歩いたりすると，踝や足の静脈圧は非常に高くなる。その結果，毛細管圧が高まり，踝や足部に細胞外液が貯留する（**浮腫** edema）。

呼吸は静脈還流量を変化させる

呼吸筋の正常な周期的な活動は，大静脈血流にリズミカルな変化をもたらし，静脈還流を心臓へと促進する補助ポンプとして働く。咳をしたり，排便に際していきんだり，また呼吸筋の運動を必要とするような活動は，心拍出量に大きな影響を及ぼす。

麻酔下のイヌの正常な呼吸サイクルにおける上大静脈の血流変化を図24-12▼に示す。呼吸中に生ずる胸腔内圧の変化は胸腔内の血管の管腔へと伝搬される。吸息時における中心静脈圧の低下は胸腔外静脈と胸腔内静脈の間の圧勾配を増加させる。その結果，図24-12▼に示すように右心房への静脈還流量の増加が起こり，上大静脈血流量は呼息時の 5.2 ml/sec から吸息時の 11 ml/sec へと増加する。

呼息時には中心静脈へ流入する血流は減速する。し

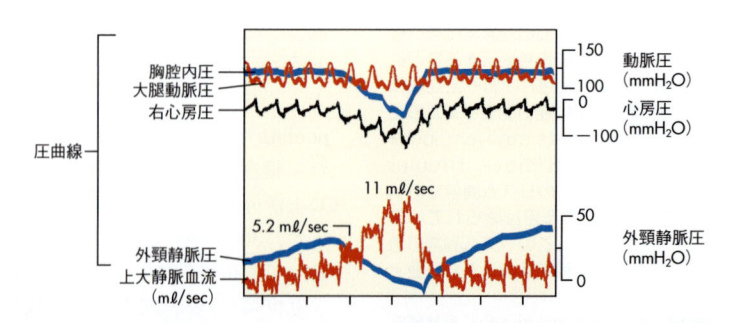

図24-12　麻酔下のイヌにおいて吸気中には胸腔内圧，右心房圧，頸静脈圧は減少し，上大静脈の血流量は増加する（5.2 から 11 ml/sec）。

かし，正常呼吸中は静脈還流の平均流速は一時的に呼吸が停止したときの静脈還流を上回っている。そのために，正常な呼息が静脈還流を妨げるよりも，正常な吸息が静脈還流を促進するほうが上回っているのである。この静脈還流の促進は一部には四肢や頸部の静脈にある弁の作用のためと考えられる。これらの弁は呼息時に起こる逆流を防止する。このように呼吸筋と静脈弁とは静脈還流に対する補助ポンプとして働いている。

まとめ

- 心臓循環系においては心拍出量と中心静脈圧の間に2つの重要な関係が成り立っている。1つは心臓に関するもので，他の1つは血管系に関するものである。
- 心臓に関しては，心拍出量は中心静脈圧の非常に広い範囲にわたり，中心静脈圧（前負荷）に比例して変化する。その関係は心機能曲線として表され，フランク−スターリングの法則を示している。
- 血管系に関しては，中心静脈圧は心拍出量に逆比例して変化する。この関係は血管機能曲線として表される。この関係は，たとえば，心拍出量が増大すると動脈の総血液量が増加し，そのため静脈の血液量が減少するという事実を示している。
- 心機能曲線を規定している基本的メカニズムは収縮性と後負荷の変化である。
- 血管機能曲線を規定している基本的因子は動脈と静脈のコンプライアンス，末梢血管抵抗および全血液量である。
- ある与えられた生理的条件における心拍出量と中心静脈圧の平衡点の値は，心機能曲線と血管機能曲線の交点によって決定される。
- 心拍数が極端に少なかったり多かったりすると，心臓は適量の心拍出量を拍出できない。
- 静脈は非常に伸展されやすく，また身体の下方領域の静脈には相当量の血液が貯留されやすいため，重力は心拍出量に影響を与える。
- 呼吸は胸腔内の静脈と胸腔外の静脈の間の圧勾配を変化させる。そのために呼吸は静脈還流を変化させる。

第25章
特殊臓器の循環

到達目標
- 皮膚血流の調節と体温を一定に維持するうえでの皮膚の役割について説明できる。
- 安静時と運動時の筋血流を調節する局所性因子と神経性因子の相対的な重要性について示すことができる。
- 冠血流に影響を与える物理的因子，神経性因子，化学性因子を説明できる。
- 脳血流の調節について説明できる。
- 腹部内臓循環を構成する小腸循環と肝臓循環の関連を説明できる。
- 出生時の胎児循環の変化を説明できる。

循環系について前章では，心臓と血管がどのようにして組織に酸素と栄養物質を供給し，二酸化炭素（炭酸ガス）と老廃物を除去するかについて説明した。身体の種々の器官の循環はその機能と調節に関連してある程度，差異が存在するため，この章では特殊臓器の循環について，特に皮膚，筋肉，冠動脈，脳，腹部内臓器，胎児の循環の調節機構について説明する。腎臓と肺の循環は本書の腎臓と肺の章に記載されている。

皮膚循環

皮膚の酸素と栄養素の需要は比較的小さい。他のほとんどの身体の組織の血流調節とは対照的に，これらの必須物質の供給が皮膚血流を調節する主要な因子とはならない。**皮膚循環**cutaneous circulationの重要な機能は，体温を一定に維持することである。したがって，皮膚の血流量は身体の熱の消失と保持の必要性に依存して大きく変動する。皮膚血流を変化させる機構は，主として気温や体温の変化により作動する。

皮膚血流は主として交感神経系により制御されている

皮膚には基本的に次の2種類の抵抗血管が存在する。**細動脈** arteriole と **動静脈吻合** arteriovenous（AV）anastomose である。細動脈は身体の他の部位と同様である。動静脈吻合は血液を細動脈から細静脈と静脈叢に短絡する。すなわち，それらは毛細血管床を迂回する（図25-1▼）。動静脈吻合は，主に指先，手掌，足指，足底，耳，鼻，口唇などにみられる。動静脈吻合は直径約20〜40 μm の血管であり，それらは短い直線かあるいは長く渦巻状の形態をしており，細動脈とは形態学的に異なっている。これらの平滑筋壁は厚く，神経線維が豊富に分布している。これらの血管はほとんど交感神経だけの制御下にあり，神経支配が断たれると最大限に拡張する。反対に，これらの血管を支配する交感神経が反射的に刺激されると，血管内腔が完全に閉鎖するまで収縮することができる。動静脈吻合には基礎緊張（神経支配から独立した血管平滑筋の緊張性活動）はみられないが，アドレナリンやノルアドレナリンなどの血管収縮性物質に対して非常に鋭敏に反応する。また，動静脈吻合は代謝性には制御されていない。さらに反応性充血や血流の自己調節もみられない。したがって，これらの吻合血管の血流調節は，主として温度受容器あるいは中枢神経系の高次の中枢により支配されている。

ほとんどの皮膚抵抗血管には，わずかな基礎緊張がある。皮膚の抵抗血管は他の血管床の抵抗血管とまったく同様に，交感神経系と局所の制御因子による二重の支配を受けている。しかし皮膚では，神経性調節が局所性因子に比べてより重要な役割を果たす。皮膚血管（動脈，静脈および細動脈）を支配する交感神経を刺激すると血管は収縮し，交感神経を切断すると血管は拡張する。血管の緊張性は皮膚血管を慢性的に除神経すると徐々に回復し，数週間後には除神経前のレベルに戻る。これは，それまで交感神経活動によって維持されていた緊張性が，基礎緊張の亢進により代償されたためである。アドレナリンとノルアドレナリンは，皮膚血管では血管収縮しか起こさない。

皮膚血管への副交感神経の血管拡張神経の支配はない。しかし，交感神経系のコリン作動性線維により支配されている汗腺を刺激すると，皮膚の抵抗血管は拡張する。汗には組織液中の蛋白質成分に作用して強力な血管拡張作用を有するポリペプチドであるブラジキニンを産生する酵素が含まれている。組織で産生されたブラジキニンは，局所的に細動脈を拡張し，皮膚の血流量を増加することができる。

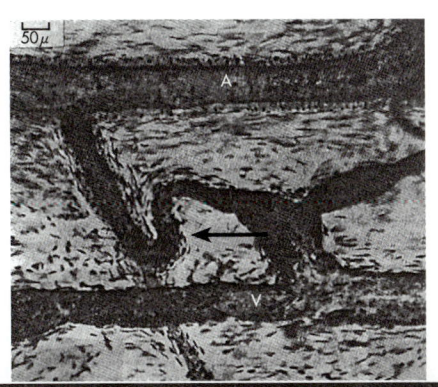

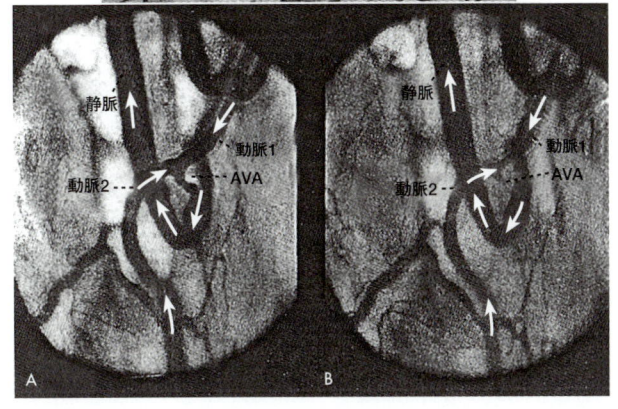

図25-1　上図：ベルリンブルー(色素)を注射したヒトの耳の動静脈吻合。指先の動静脈吻合の壁はより厚く，より多くの細胞からなる。Aは動脈，Vは静脈，矢印は動静脈吻合を示す。下図：3カ月半前にウサギの耳に装着したチャンバーにおける同一の比較的大きな動静脈吻合(AVA)の映画記録の2コマ。左の図Aでは動静脈吻合は拡張している。右の図Bでは動静脈吻合は収縮している。この日の血管内腔は最も狭いところで拡張時には51 μmであり，収縮時には5 μmである。矢印は血流方向を示す。

　ある領域の皮膚血管，特に頭部，頸部，肩，上胸部の血管は，中枢神経系の高位中枢の影響下にある。たとえば，赤面(当惑時や怒ったときの)は顔を支配する交感神経活動が抑制されるためであり，また顔面蒼白(恐怖時や不安時の)は顔への交感神経が刺激されたためである。

　皮膚の動静脈吻合とは対照的に，皮膚の抵抗血管には，血流の自己調節や反応性充血がみられる。もし手足の一側への動脈血流を，血圧測定用のカフを膨らませて短時間止めたのち，カフを緩めると血管閉塞部位よりも末梢側の皮膚が紅くなる。この皮膚血流の増加(**反応性充血** reactive hyperemia)は，紅斑性の四肢の表層静脈が拡張したときにもみられる。

正常状態では，外気温が皮膚血流を調節する主要な因子である

　皮膚の主な機能は内部環境を保護することであり，外部環境の好ましくない変化から内部環境を守ることである。また，外気温は身体が闘わねばならない最も重要な外的変動因子の1つである。したがって皮膚の血管が主に環境温度の影響を受けるのは当然のことである。寒冷への曝露は全身の皮膚の血管収縮を起こすが，特に手と足で著明である。この寒冷に対する反応は，主として神経系を介したものである。それは，もし，カフを膨らませて片方の手の血流を停止し，その手を冷水に浸すと外気温だけに曝されている反対の手の皮膚に血管収縮がみられることからわかる。冷却した手の血流を止めないでおくと，反射性の血管収縮がみられるが，この反応の一部は，冷却された血液が全身循環に戻り視床下部前方の体温調節中枢を刺激することにより起こる。脳のこの領域を直接冷却すると，皮膚の血管が収縮する。

　また，冷却された手の皮膚血管には寒冷に対する直接反応もみられる。中等度の冷却あるいは手を強度の寒冷状態(−15℃まで)に短時間曝露すると，動静脈吻合をはじめ抵抗血管や容量血管が収縮する。しかし，手を強度の寒冷状態へ長く曝露すると2次的な血管拡張効果が出現する。手を0℃近くの水に入れると，ただちに血管収縮と強い痛みが生ずる。しかしその後皮膚の血管は拡張し，水に入れた部分の皮膚は発赤し，

痛みは軽減する。手を浸したままにすると収縮と拡張が交互に生ずる。しかし，皮膚の温度ははじめに血管収縮がみられたときほど低温にはならない。もちろん強度の冷却曝露が長くなると組織が傷害される。

> 寒冷地で生活する人々の赤らんだ顔は，寒冷による血管拡張を示す例である。しかし，顔面は紅くみえるが，顔面の皮膚血流は非常に低下している。この緩徐に流れる血液の色が紅いのは冷却された皮膚の酸素摂取が減少したためであり，また，寒冷により酸化ヘモグロビン解離曲線が左方移動するためにヘモグロビンの酸素親和性が変化したためである（第30章参照）。

　直接皮膚に熱を加えると抵抗血管や容量血管，さらには動静脈吻合に局所的な血管拡張が生ずるだけでなく，身体の他の部位の血管も反射性に拡張する。この局所効果には神経の影響はないが，反射性の血管拡張は暖められた血液が視床下部前方を刺激することと，暖められた局所の受容器が刺激される両方の作用が関与する。

　大きな動脈と大きな静脈は互いに近接しているために，動脈と静脈の間でかなりの熱交換が行われる（**対向流交換 countercurrent**）。冷たい手の静脈から心臓に戻る冷たい血液は，近くの動脈から熱を受ける結果，静脈血は暖かくなり動脈血は冷たくなる。四肢が温熱に曝露されると反対の熱交換が行われる。したがって四肢が寒冷に曝されると熱の保持が促進され，一方，暖かな環境に曝露されると熱の摂取が最小限になる。

> レイノー氏病 Raynoud's disease の患者では，寒冷への曝露や精神的な刺激により四肢（特に指）に虚血発作が生じる。この反応の特徴ははじめに蒼白となり，次にチアノーゼとなり，そして発赤が出現する。この発作にはしばしばしびれ，刺痛，疼痛や灼熱感を伴う。

色調が薄い皮膚では，その色は皮膚と皮下組織の血液量とその血液の酸素含量を表す

　皮膚の色は大部分は色素により決定されるが，非常に黒い皮膚を除いて，蒼白あるいは赤味の程度は，主として皮膚の血液の色と量に依存している。静脈叢に血液がほとんどなければ，皮膚は蒼白で，量が増えるに従って皮膚の色が濃くなる。この色が鮮紅色か青色かあるいはそれらの中間の色かは，皮下の血管内血液の酸素化の程度により決まる。たとえば血管が収縮し還元ヘモグロビンが多いと皮膚の色は灰色になる。しかし，静脈が充血し還元ヘモグロビンが多いと暗紫色となる。皮膚の色からでは皮膚の血流量はわからない。動静脈吻合が開いているときは，速い血流と蒼白の皮膚が共存し，四肢が寒冷に曝されるときは，緩徐な血流と紅い皮膚がともにみられる。

骨格筋の循環

　骨格筋の血流量は筋の収縮活動と筋の種類によって異なる。血流量と毛細血管の密度は，白筋（速い単収縮と低い酸化能を有する）に比べて赤筋（緩徐な単収縮と高い酸化能を有する）のほうが大きい。非収縮時の筋では細動脈は非同期性の間歇的な収縮と弛緩を示す。したがって，毛細血管床の大部分は常には灌流されていない。その結果，非収縮時の骨格筋の総血流量は小さい（1.4～4.5 ml/min/100g）。運動時には抵抗血管は弛緩し，筋血流量は何倍にも増加する（安静時のレベルの15～20倍に）。その増加の程度は運動の強さに大きく依存している。

骨格筋血流量は神経性因子ならびに局所性因子により制御されている

　神経性ならびに局所性因子の相対的な関与の程度は筋の活動性により決まる。安静時のヒトでは神経性と筋原性の調節が優位であり，運動時には代謝性調節が優位となる。すべての組織と同じように動脈圧，組織圧や血液の粘性などの物理的因子が筋血流量に影響を与える。しかし，運動時にはもう1つの物理的因子が重要な役割を果たす。それは，活動している筋肉の血管に対する圧迫効果である（第24章参照）。間歇的な収縮では毎回の短い収縮時に血液の流入は抑制され，一方，静脈からの血液流出は増加する。静脈弁があるために収縮と収縮の間に血液の静脈への逆流が阻止され，前方への血流の推進が促進される（図25-2▼）。持続的な強い収縮時には血管床の血流が一過性に停止するほどまでに圧迫される。

基礎緊張と筋血管への交感神経活動が安静時の血流を制御する

　筋の抵抗血管には高レベルの基礎緊張があるが，血管収縮性の交感神経線維の持続的な低頻度の放電による緊張もある。交感神経の緊張性活動は，圧受容器反射の影響を強く受ける。頸動脈洞の圧上昇により筋血管床は拡張し，低下により血管収縮がみられる。筋は量からみると身体の主要な構成体であり，そのため最も大きな血管床をもっている。したがって筋の抵抗血管が血管反射に関与することは，動脈圧を一定に維持するうえで重要な役割を果たす。

運動時には代謝活動が筋血流を制御する主要因子となる

　筋肉が安静状態から収縮状態に変化すると筋血流の調節は神経性調節から代謝性調節に変換することはすでに強調した。しかし，血管運動神経が活動していな

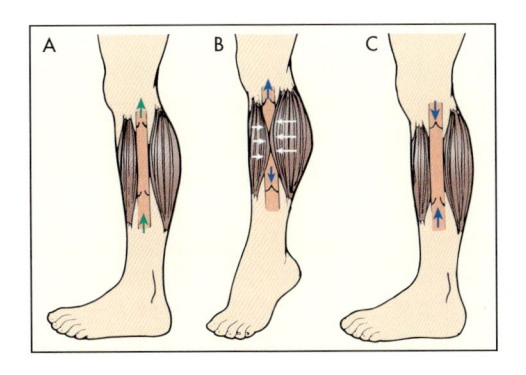

図25-2　下肢からの静脈還流に及ぼす筋ポンプの作用。A：安静立位時。静脈弁は開き，心臓で発生し，動脈側から毛細血管を通って静脈へ伝達される圧力により血流は心臓へと上方に流れる（後ろからの力）。B：筋収縮により静脈は圧迫され，静脈圧上昇により血液は上方の弁を通って胸腔のほうへ駆出される。また，圧迫部位のすぐ下方の圧迫されない部分の下の弁は閉鎖する。C：筋弛緩の直後にはいままで圧迫されていた静脈部分の圧が低下し，圧勾配が逆転し上の弁が閉じる。また，いままで圧迫されていた部分より下方の弁はそれより下方の圧が上方の圧より大きくなるために開放する。その結果，その部分の静脈は下肢からの血液により満たされる。血液が下肢から流れ続けるとそれまで圧迫されていた部分の圧力は上昇する。その圧が上の弁の上方の圧を超えると，この上の弁は開き，血液は図Aのように流れ続ける。

いときには，局所性調節も神経支配のある非収縮時の筋肉においてみられる。したがって，自己調節は除神経された筋肉と同様に，神経支配のある筋肉にもみられる。いずれの状態でも，自己調節には静脈血の酸素飽和度は低いという特徴がある。

冠循環

冠動脈血流は物理的因子，神経性因子ならびに代謝性因子により影響を受ける。

心筋の血流を決定する主要な因子は，心臓そのものから発生する大動脈圧である。大動脈圧が変化すると，たいていそれと同じ方向に冠血流量が変化する。しかし，大動脈圧が上昇あるいは低下することにより，心仕事量が変化すると冠血管抵抗にかなりの影響がみられる。心臓の代謝活動が増加すると冠血管抵抗が減少するが，心筋代謝が減少すると冠血管抵抗は増加する。正常状態では，血圧は圧受容器反射機構によって比較的狭い範囲に維持されている。そのために冠血流量の変化は主として心臓の代謝需要に反応した冠抵抗血管の血管径の変化による。心筋の代謝率が変化しないで，冠血管の灌流圧が上昇したり低下したりしても，冠動脈血流量は比較的一定のままである（**血流の自己調節** autoregulation of blood flow）。

心臓は，冠血管に血液を駆出するための血圧を発生させる以外に，心筋が収縮するときに心筋内の血管を圧迫して心筋への血液供給にも影響を与える（**血管外圧迫** extravascular compression あるいは **冠血管外抵抗** extracoronary resistance）。この力は心室収縮の早期に非常に大きいため，左心室を灌流している大きな冠動脈の血流は，短時間の間，逆方向に流れる。左冠動脈血流量は拡張早期に最大になるが，そのとき，心室は弛緩し，冠血管の血管外圧迫は実質的に消失している。この血流パターンは左冠動脈の相動性の冠血流曲線にみられる（図25-3▼）。収縮早期の最初の逆流ののち左冠動脈血流は，その血流量が急激に上昇する拡張早期まで，大動脈圧に追随して変化する。その後，残りの拡張期の間に大動脈圧の低下とともに緩徐に減少する。

> 拡張期に血管外抵抗が最小になること，さらに左心室仕事量が消失することは，臨床的に心筋が傷害され，血圧が低下している患者に応用すると，心筋の灌流を改善するのに役立っている。この方法は**カウンターパルセーション** counter-pulsation とよばれ，膨張性バルーンを大腿動脈より胸部大動脈に挿入することから開始される。バルーンは拡張期に膨張させ，収縮期に脱気させる。この操作により冠血管の血管外抵抗が最小のときに拡張期圧を上昇させ，拡張期に冠血流量を増加させる。さらに心室駆出期に大動脈圧（後負荷）を低下させることにより心筋エネルギー需要量を減少させる。

左心室の心筋圧（左心室壁内の圧）は，心内膜の近傍で最大であり，心外膜の近傍で最も低い。しかし，正常状態では，この圧勾配は心内膜血流を障害するものではない。というのは，拡張期には心内膜のほうが血

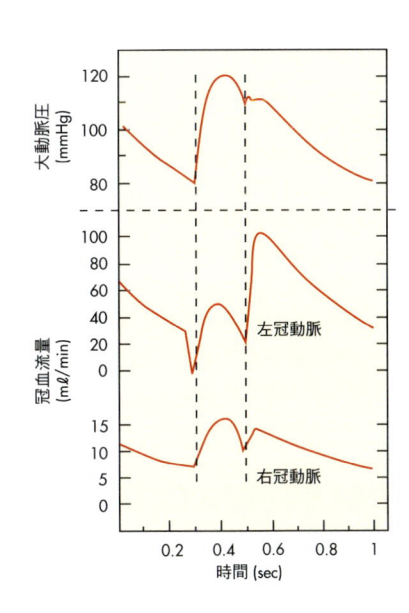

図25-3　各時相における左右の冠動脈の冠血流量の比較。

流量が多くなるため，収縮期の心外膜の血流量の増加が代償されるためである．実際，正常状態では心内膜側の血流量のほうが心外膜側に比べてわずかに多い．血管外圧迫は心室の心内膜表面で最大であるため，心外膜と心内膜の血流量が等しいことは，心内膜抵抗血管の緊張が心外膜の血管に比べて小さいことを意味していると考えられる．

> 重症の低血圧 severe hypotension，冠動脈の部分閉塞 partial coronary artery occlusion，あるいは重症の大動脈弁狭窄 severe aortic stenosis などの異常状態で冠動脈の拡張期血圧が低いときには，心室の心内膜領域の血流が，心外膜領域への血流に比べてより強く障害されている．この理由のために左冠動脈の前下降枝の閉塞後にみられる心筋傷害は通常，左心室の内側壁に最も強くみられる．

右冠動脈の血流も同様のパターンを示す（図25-3▼）．しかし収縮期に壁の薄い右心室の発生する圧が低いため，収縮早期の血流の逆流は起こらない．右冠動脈の収縮期血流が冠血管への総流入量に占める比率は左冠動脈の収縮期血流のそれに比べてはるかに大きい．

頻脈と徐脈は冠血流量に対して二重の効果がある．心拍数の変化は主として拡張期が延長したり短縮することにより生ずる．頻脈では収縮期（このときには血管は圧迫され，血流は制限される）に費やされる時間の比率が増加する．しかし，この機械的な要因による平均冠血流量の減少よりも，心拍動が速くなるための代謝活動の増加による冠血管拡張のほうが上回る．徐脈では，逆のことが生ずる．冠動脈への血液流入の抑制は小さいが（拡張期の時間が長いため），心筋の代謝（酸素）需要量も同様に少ない．

神経性因子と神経体液性因子

冠血管を支配する交感神経を刺激したときの主な効果は血管収縮である．しかし，観察される効果は，冠動脈血流の著明な増加である．血流増加とともに心拍数も増加し，心収縮もより強くなる．心筋収縮の増強と頻脈（このときには心周期の大部分を収縮期が占める）は，冠血流を抑制する方向に働く．しかし，心拍数と心収縮力の変化にみられるように心筋の代謝活動も増加するため，冠抵抗血管は拡張する傾向にある．心臓交感神経刺激時にはこれらの因子による影響の総和として冠血流量が増加する．

代謝性因子

冠循環の最も著しい特徴の1つは心筋代謝活性と冠血流量の間に密接な相関関係がみられることである．この関係は除神経された心臓においても認められる．心臓の代謝率と冠血流量との関係についてはまだ十分解明されていない．しかし，酸素供給の酸素需要に対する比率が減少すると（酸素供給が減少するか酸素需要が増加するかにかかわらず），心筋から血管拡張性物質が間質に放出され，その物質が冠抵抗血管を弛緩すると思われる．

図25-4▼に示すように動脈血酸素含有量の減少あるいは冠血流量の低下，さらには代謝率の増加は酸素供給/需要の比を低下させる．その結果，アデノシンなどの血管拡張性物質が放出され，細動脈を拡張して心筋の酸素需要に適合した酸素供給が行われる．酸素需要の減少は血管拡張性物質の放出を減少させ，基礎緊張がより顕著になる．

一般に**代謝物質** metabolite とよばれている多数の物質が，心仕事量の増加時にみられる血管拡張の媒体として考えられている．これらの物質として二酸化炭素，酸素（酸素分圧の低下），H^+（乳酸），K^+，一酸化窒素，アデノシンが考えられている．これらの中でアデノシンが生理的な媒体としての条件を最も満たしている．短時間の血管閉塞を解除したのちの冠血流の増加する時間はある範囲内で，血管閉塞の時間に比例しているために，血管作動性代謝物質の蓄積は心臓の反応性充血に関わっているかもしれない．

心臓の酸素消費量は心臓によってなされる仕事の種類により決定される

心臓により消費される酸素の量は心臓の活動量および活動の種類によって決定される．基礎状態では心筋の酸素消費量は約8〜10 ml/min/100 g心臓重量である．これは運動により数倍に増加することができ，低血圧や低体温などの状態では中等度に減少する．心臓の静脈血の酸素含有量は正常ではきわめて低く（約5 ml/dl），心筋は冠血液からそれ以上の酸素を摂取することはできない．

1回の心拍による左室仕事量（**1回仕事量** stroke work）は一般的に1回拍出量と左心室が血液を駆出するとき相対する平均大動脈圧との積におおよそ等しい．

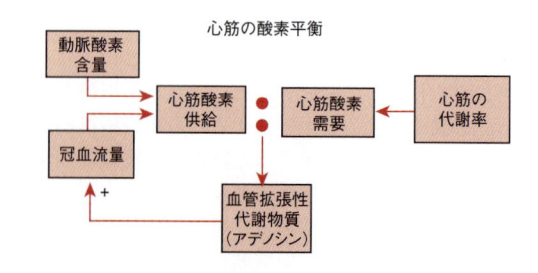

図25-4 酸素の供給/需要の比率が不均衡になると心筋細胞から血管拡張性の代謝産物（アデノシン）の放出量が変化することにより，冠血流量が変化する．この比率が低下すると血管拡張性物質の放出が増加し，一方，比率が増加すると逆の効果が現れる．

安静時の心拍出量のレベルでは運動エネルギーの要素は無視できる（第20章参照）。しかし強度の運動時のような高心拍出量のときには，運動エネルギーは心仕事量全体の50％を占める。動脈圧を半分にするとともに心拍出量を2倍にすると（またその逆も同じであるが），心仕事量は同じ値である。しかし，心仕事量が同じだけ増加する場合，圧上昇により仕事量が増加するときのほうが1回拍出量の増加によるときに比べて酸素需要量はより大きくなる。動脈圧が一定の状態で心拍出量が増加すると（**容積仕事** volume work），左心室の酸素消費量はわずかに増加するにすぎない。反対に心拍出量が一定の状態で動脈圧が増加すると（**圧仕事** pressure work），心筋の酸素消費量は著しく増加する。

> エネルギー需要が圧仕事のほうが容積仕事よりも大きいことは臨床的に重要である。たとえば**大動脈狭窄症** aortic stenosis（大動脈弁が狭窄している）において収縮期に狭窄した弁の抵抗に打ち勝つためにさらに左心室内圧が高くなり，左心室酸素消費量は増加する。一方，病変のある大動脈弁口が狭窄しているために，それを介して圧が低下するために冠灌流圧は正常か低下している。その結果，酸素供給が低下しているところに，さらに心筋の酸素需要がより大きくなる。このことによって**狭心症** angina pectoris（胸痛）が起こり，最終的には左心室不全になる。

冠血流の障害に反応して冠血管の側副血管が発達する

正常なヒトの心臓には冠血管相互の機能的連絡はみられない。したがって，1本の冠動脈あるいはその分枝の1つを急速に閉塞すると**虚血壊死** ischemic necrosis（血流が不十分のために生ずる組織壊死）となり，その閉塞された血管から血液を供給されていた領域が最終的には線維化する。

> もし冠動脈の狭窄が，**冠動脈粥（じゅく）状硬化症** coronary atherosclerosis にしばしばみられるように，数日間や数週間あるいはそれ以上長い期間にわたって緩徐に起こると，側副血管が発達する。そして，もし主要な冠動脈が突然閉塞したときにはその側副血管が虚血心筋に十分な血液を供給して心筋障害を阻止したり，その範囲を縮小する。

側副血管は閉塞した動脈の分枝と閉塞していない動脈の分枝の間で形成される。それらは，おそらく血管壁に加わるストレスや虚血組織から放出される化学物質に反応して，以前から存在していた小血管の血管平滑筋や血管内皮が増殖性に変化して形成される。

> 冠動脈の完全閉塞や強度の狭窄（管腔直径が1mmにまで細くなる）がある場合には，病変部位を動脈あるいは静脈グラフトによりバイパスしたり，先端にバルーンのあるカテーテルを末梢の動脈から病変部の血管に挿入して，バルーンを膨張させて狭窄部を拡張することができる。バルーンの膨張による血管拡張（**血管形成術** angioplasty）により，狭窄冠動脈を持続的に拡張することが可能である（図25-5▼）。

脳循環

脳への血液は内頸動脈と椎骨動脈によって運ばれる。左右の椎骨動脈は合流して脳底動脈になり，さらに内頸動脈の枝と連絡し**ウイリス動脈輪** circle of Willis を形成する。脳循環 cerebral circulation の特徴は硬い組織である頭蓋の中に存在していることである。頭蓋内組織は非圧縮性のために，細動脈の拡張などにより動脈血流が増加すると，同量の静脈血流の増加がみられる。他のほとんどの組織では，血液量と血管外体液量は大きく変動する。脳では血液量と血管外体液量は比較的一定である。これらのどちらかの量が変化すると，もう一方の量が相反性に変化する。また，他のほとんどの組織とは対照的に，脳の総血流量は比較的狭い範

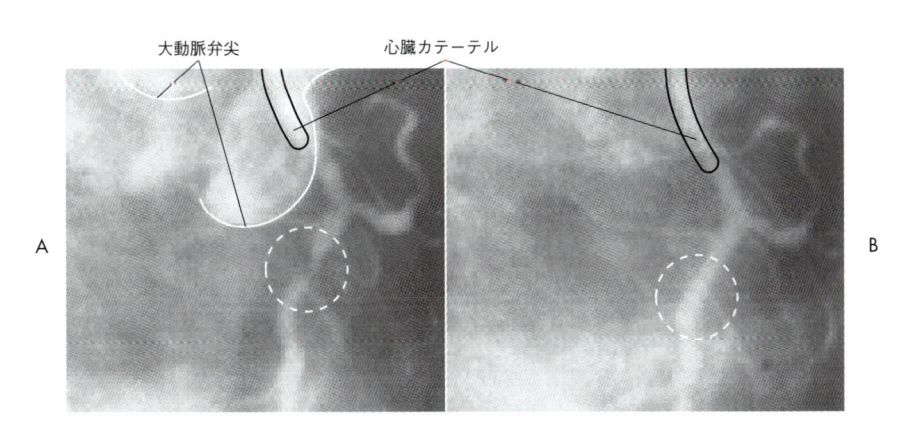

図25-5　A：左冠動脈の回旋枝が著明に狭窄している（円）患者の血管造影写真（冠動脈内への造影剤）。大動脈基部への造影剤の逆流により大動脈弁尖のうち2つの輪郭がみえる。B：血管形成術後の冠動脈の同じ部分。

囲に保たれ，ヒトでは平均55 ml/min/100 g脳重量である。

脳血流の調節において局所性因子は神経性因子より優位である

全身のさまざまな組織の中でも，脳は最も虚血に弱い組織である。脳血流が5 sec間の短時間遮断されただけで意識が消失する。虚血が数分に及ぶと不可逆性の組織傷害が生ずる。幸いにも脳循環は主として脳それ自体により調節されている。局所性の制御機構および脳自体から生ずる反射が脳循環を比較的一定に維持している。血管運動性の交感神経活動や循環血液中の血管作動性物質，あるいは大動脈圧の変化などの逆の作用にもなる脳以外の外因性の影響があるときでも，脳血流は一定に維持されている。ある状況下では，脳は，体血圧を変化させて脳血流を制御することもある。

> 脳腫瘍のときにみられるような頭蓋内圧の上昇は，体血圧の上昇を引き起こす。この反応はクッシング現象Cushing's phenomenonとよばれ，延髄の血管運動領域の虚血による刺激によって起こる。この反応は，頭蓋内圧の上昇に対抗して脳血流を維持するのに役立っている。

神経性因子

脳血管は，内頸動脈と椎骨動脈に伴走して頭蓋内腔に入る頸部交感神経の神経支配を受けている。脳血管は，他の血管床に比較して交感神経支配は弱く，脳血管平滑筋の収縮状態は主として局所代謝性因子に依存する。脳血管には血管拡張性の交感神経の存在は知られていない。しかし，顔面神経から副交感神経の支配を受けており，その刺激により脳血管はわずかに拡張する。

局所性因子

脳の総血流量は，通常一定である。しかし，皮質の局所血流は，その部位の神経活動に関係している。たとえば片手を動かすと反対側の感覚運動皮質や前運動野の手を支配する領域の血流だけが増加する。また，話したり，読んだりするなどの脳中枢への刺激があると，皮質のそれに対応する領域の血流量が増加する（図25-6▼）。脳の活動と脳血流を関連づけている因子については不明であるが，一酸化窒素とアデノシンが考えられている。

脳血管は二酸化炭素分圧に非常に鋭敏に反応する。動脈血の二酸化炭素分圧（$Paco_2$）が増加すると著しい脳血管の拡張が生ずる。実際，7％二酸化炭素を吸入すると脳血流は2倍に増加する。同じ理由で，過換気などにより$Paco_2$が減少すると脳血流が減少する。二酸化炭素は血管周囲のpH，また，おそらく血管平滑筋の細胞内のpHを変化させて細動脈の抵抗を変化させる。$Paco_2$と重炭酸濃度をそれぞれ別々に変化させた検討によると，脳軟膜の血管径（おそらくその血流量）とpHは，$Paco_2$のレベルにかかわらず逆相関することが証明されている。

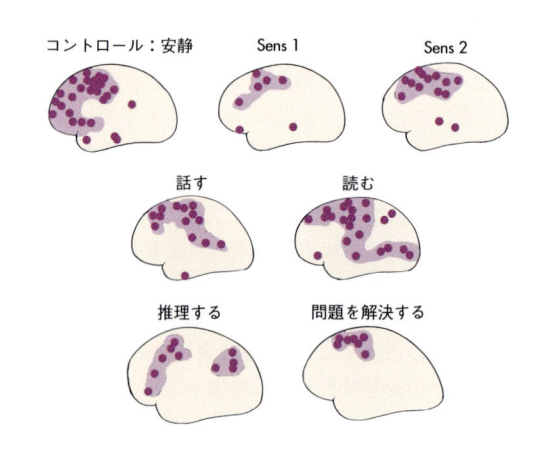

図25-6 異なる刺激を与えたときのヒトの反対側の大脳皮質の局所血流量の変化。Sens 1は手の弱い電気刺激，Sens 2は手の強度の電気刺激（疼痛）を示す。

脳循環には反応性充血および血圧が約60～160 mmHgの間で優れた自己調節がみられる。平均血圧が60 mmHg以下に低下すると脳血流量が低下して意識は消失する。一方，160 mmHg以上になると血液脳関門の透過性が亢進し，脳浮腫が発生する。

腹部内臓器の循環

腹部内臓器の循環splanchnic circulationは，胃腸管，肝臓，脾臓および膵臓に血液を供給している血管よりなる。この循環系の特筆すべき特徴は，2つの大きな毛細血管床が一部で直列に連続して存在していることである。内臓動脈の小枝は，胃腸管，脾臓，膵臓に血液を供給している。正常ではこれらの毛細血管床の静脈血は，最終的には肝臓のほとんどの血流を供給している門脈に流入する。しかし，肝臓は肝動脈からの血流もある。

小腸の循環

神経性制御

腸循環の神経性調節にはほとんど交感神経だけが関与する。交感神経活動が増加すると，腸管の細動脈と容量血管が収縮する。これらの反応はα受容体により媒介される。そしてそれらは腸循環では優位である。しかしβ受容体も存在する。イソプロテレノールのようなβ受容体の作動薬を注射すると血管拡張が起こる。

自己調節

小腸循環の自己調節autoregulationは脳や腎などの

他の血管床に比べてそれほど発達していない。自己調節にはおそらく筋原性の機構もいく分か関与しているが，その主な機構は代謝性である。

機能的充血

食物摂取により小腸の血流は増加する。消化管ホルモンであるガストリンとコレシストキニンの分泌は，小腸の血流を増加させる。食物の吸収も小腸血流を増加させる。小腸の充血を起こす主要な物質はグルコースと脂肪酸である。

肝循環

血流の調節

門脈系と肝動脈系の血流は，相反性に変化する。一方の系の血流が減少すると他方の系の血流が増加する。しかし，たいていの場合，一方の系の増加した血流量は他方の系の最初に減少した血流量を完全には代償することができない。

門脈系には，血流の自己調節はみられない。門脈圧と門脈血流が増加すると，抵抗は不変かまたは低下する。しかし，肝動脈系には自己調節がみられる。

交感神経は，門脈と肝動脈の前類洞の抵抗血管を収縮させる。しかし，神経の影響は容量血管へのほうがより重要である。これらの効果は，主としてα受容体を介している。

容量血管

肝臓には全身の総血液量の約15％の血液が存在する。出血時の反応のような状態では，肝血液量の約半分は，肝から容易に放出される。そのため，ヒトでは，肝臓は重要な血液貯蔵部として働く。他の動物種，たとえばイヌでは脾臓も効果的な血液貯蔵部である。しかし，ヒトでは脾臓は貯蔵部としての重要な働きはない。

> 肝硬変hepatic cirrhosisにみられるような肝臓の広範な線維化は，肝血管抵抗を増加させ，そのために門脈圧が著しく上昇する。その結果，腹部内臓循環の毛細血管圧は上昇し，腹腔内に大量の体液が漏出する（腹水ascites）。

胎児循環

胎児循環は胎盤から酸素と栄養物質を胎児肺をバイパスして胎児組織に供給する

胎児の循環fetal circulationは，生後の小児の循環とは異なっている。胎児の肺は機能していないために，酸素と栄養供給はすべて胎盤に依存している。胎盤からの酸素化された胎児血は，臍静脈から肝臓に送られる。その量のおよそ半分は肝臓を通るが，残りの半分は肝臓を迂回して**静脈管**ductus venosusから下大静脈へ流れる（図25-7）。下大静脈では，静脈管からの血液が下半身の体幹や下肢からの血液と合流し，そしてこの血流は肝静脈を通って肝臓からの血液と合流する。

下大静脈からの血流は，源流を異にする血流とは完全には混じり合わず，その独自性を維持しながら心房中隔の遊離縁（**分界稜**crista dividens）によって不均等に2つの流れに分かれる。より大きな血流である臍静脈からの血液は，下大静脈と左心房の間にある**卵円孔**foramen ovaleを通って左心房へ短絡する（図25-7の挿入上図）。他の血流は，右心房へ流入し，そこで上半身から上行大静脈に戻る血液および心筋からの血液と合流する。

成人では右心室と左心室は直列に血液を駆出するが，胎児ではそれとは対照的に両心室は並列的に血液を送り出す。肺血管抵抗が大きいために，肺には右心室の拍出量のわずか1/10の血液しか流れない。残りは肺動脈から**動脈管**ductus arteriosusを介して大動脈が頭部と上肢に分枝する部位より遠位部のところで大動脈に流入する。肺動脈から大動脈へ血液が流れるのは，胎児では肺動脈圧が高く，また動脈管の血管径は下行大動脈と同じくらい大きいからである。

卵円孔から左心房へ流入した大量の血液は，肺からの血液といっしょになり，左心室から大動脈へと駆出される。上行大動脈のほとんどの血液は頭部，上胸部，上肢にいき，残りは動脈管からの血液といっしょになり，体の他の部位と胎盤にいく。左心室から拍出される血液量は右心室から拍出される血液量のおよそ半分である。下行大動脈を流れる血液の大部分は，動脈管と右心室から由来し，2つの臍動脈を介して胎盤へいく。

図25-7には，胎児循環のさまざまな部位における血液の酸素飽和度を示す。胎盤を離れる胎児血液の80％は飽和しているが，卵円孔を通過した血液の飽和度は，下半身と肝臓からくる不飽和の血液が混ざるために67％に低下する。左心室の血液の酸素飽和度は，肺から不飽和の血液が加わるために62％に低下する。そしてこの飽和度の血液が頭部や上肢に到達する。

右心室の血液の酸素飽和度は上大静脈，冠静脈ならびに下大静脈からの不飽和血が混合するためにわずか52％である。この血液の大部分は動脈管を通り左心室から拍出される血液と合流する。その結果，下半身と胎盤に戻る血液の酸素飽和度は58％である。したがって，酸素飽和度が最も高い血液が供給される胎児の組織は肝臓，心臓と頭部を含めた上半身である。

胎盤では，絨毛膜絨毛が母体の血洞に侵入し，酸素，二酸化炭素，栄養物および代謝老廃物を膜を介して交換する。交換の障壁はきわめて大きく正常の血流量で

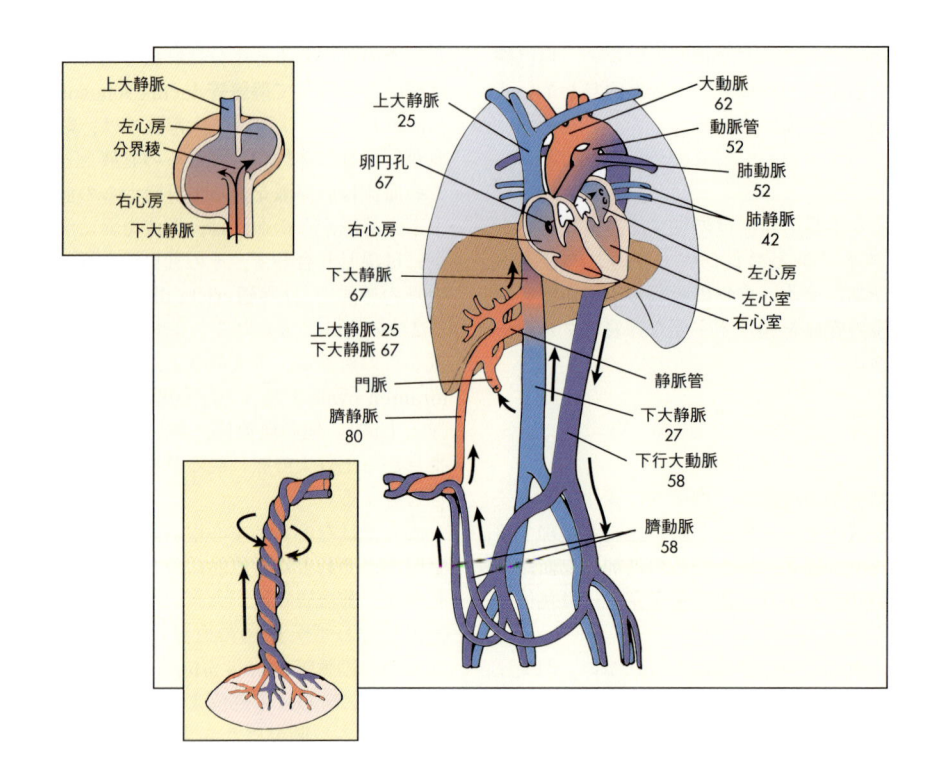

図25-7　胎児循環。数字はその血管を流れる血液の酸素飽和度（%）を示す。上の挿入図は，下大静脈血の主要部分の血流方向を示し，卵円孔を通過し左心房に流れる。下の挿入図は臍血管と胎盤を示す。

は，酸素分圧は両方の循環において平衡に達しない。そのために，胎盤から流出する胎児血の酸素分圧は低い。もし，胎児ヘモグロビンの酸素に対する親和性が成人ヘモグロビンに比べて大きくなかったら，胎児は十分な酸素の供給を得られないであろう。胎児の酸化ヘモグロビン解離曲線は，左方に偏位している。そのために，同じ酸素分圧でも胎児血は母体血に比べて有意に多量の酸素を運ぶことができる。

胎生早期には心臓のグリコーゲン含有量が多く，心臓を低酸素の急性期から保護していると思われる。グリコーゲン量はその後出生時までに徐々に成人レベルまで減少する。

出生時には循環系にいくつかの変化がみられる

臍帯血管には，外傷，緊張，カテコールアミン，ブラジキニン，アンギオテンシン，さらには酸素分圧の変化に非常に鋭敏に反応する厚い平滑筋壁がある。臍帯が結紮されていない動物では，新生児の出血は大きな臍帯血管がこれらのいくつかの刺激に反応して収縮することにより阻止される。臍帯血管が閉鎖すると全末梢抵抗と血圧が上昇する。臍静脈の血流が停止すると，括約筋を有する血管壁の厚い静脈管も閉鎖する。

静脈管の閉鎖を誘発する因子についてはいまだに不明である。

臍帯血管の収縮あるいは鉗子による結紮で始まる仮死状態は，体が冷却されるのに伴って新生児の呼吸中枢を刺激する。肺が空気で充満されると肺血管抵抗は肺拡張以前の数値の約1/10に低下する。この抵抗の変化は，肺が窒素に満たされても同程度の変化がみられることから，肺に酸素が存在することにより起こるものではない。

左心房圧が下大静脈圧や右心房圧よりも大きく上昇するのは次の3つの機構による。①肺血管抵抗が低下する結果，肺を通った大量の血液が左心房に流入するため。②臍静脈が閉鎖するために右心房への血流量が減少するため。③臍動脈が閉鎖する結果，左心室の血液を拍出する抵抗が増加するため。このように心房を介する圧較差が逆転すると，急速に卵円孔の弁が閉鎖し，中隔の裂孔片が数日間のうちに癒合する。

肺血管抵抗が低下すると，肺動脈圧はそれまでの圧の約1/2に低下する（約35 mmHg）。この圧の変化は，大動脈圧のわずかな上昇とともに動脈管を介する血流を逆転させる。しかし数分以内に大きな動脈管は収縮し始め，乱流を発生させる。それは新生時の雑音として聞かれる。動脈管は進行性に収縮し，たいてい出産

後1,2日で完全に閉鎖する。動脈管の閉鎖は,そこを通る動脈血の酸素分圧が高くなると始まると考えられる。酸素で肺を換気すると動脈管は閉鎖し,酸素濃度の低い空気で換気するとこの短絡血管は開く。酸素が直接動脈管に作用するか,あるいは血管収縮性物質を放出することによるかについては不明である。

出生時には2つの心室壁の厚さはほぼ同じか,わずかに右心室が厚い。また新生児の肺細動脈の筋層は厚く,それが胎児の肺血管抵抗が高い原因の1つと考えられる。出生後には,肺細動脈の筋層の厚さが薄くなるとともに,右心室の壁厚も減少する。一方,左心室壁の厚さは増加する。これらの変化は出生後数週間にわたって進行性に持続する。

> 出生後に,**動脈管** ductus arteriosus が閉鎖できない場合がときどきみられる。これは外科的に治療できる最も多い先天性心疾患の1つである。

まとめ

- 皮膚のほとんどの抵抗血管は,交感神経系と局所の血管拡張性代謝物質の二重の支配下にある。しかし手,足および顔にみられる動静脈吻合は神経系のみに支配される。
- 皮膚血管の主な機能は,収縮により熱を保ち,拡張により熱を放散させて,体温の制御に関与することである。
- 皮膚血管は熱に対して直接的にまた反射的に拡張し,寒冷に対しても直接的にまた反射的に収縮する。
- 骨格筋の血流は中枢性には交感神経により制御され,局所的には血管拡張性代謝物質により調節される。
- 安静時には血流は主として神経性に調節されるが,筋収縮時には代謝性の調節が中心となる。
- 冠血流量に影響を与える物理的な因子には,血液の粘性,血管壁の摩擦抵抗,大動脈圧,さらには左心室の壁内血管の血管外からの圧迫がある。
- 左冠血流量は収縮期には,血管外からの圧迫により減少するが,拡張期には心筋内血管は圧迫されないために最大となる。
- 冠血流の神経性調節は,代謝性調節に比べてはるかに重要性が低い。心臓交感神経の賦活は冠抵抗血管を直接収縮させる。しかし,それに伴う心拍数の増加および収縮力の増加により,心筋の代謝が高まるために血管は拡張し,それは交感神経刺激による直接的な血管収縮作用を上回る。迷走神経の心臓枝の刺激によって冠細動脈は軽度拡張する。
- 冠血流量と心臓の代謝活動は同じように変化する。酸素供給が減少したり,酸素需要が増加すると冠血管抵抗を減少させる血管拡張性物質が放出されると思われる。
- 冠動脈を徐々に閉塞させると,周囲の非閉塞動脈から側副血管が発生し,閉塞部位よりも遠位にある傷害された心筋に血液を供給するようになる。
- 脳血流は特に代謝性因子である二酸化炭素,K^+,アデノシンにより,主に制御される。
- 脳のある局所的な部位の活動が触知,疼痛,手の動き,会話,読書,推理,問題を解決するなどのような刺激によって賦活されると,大脳皮質のその賦活された領域の血流が増加する。
- 小腸絨毛の微小循環では,対向流交換系により酸素が運搬される。このために絨毛は低血流量状態では虚血壊死の危険性がある。
- 腹部内臓器の抵抗血管ならびに容量血管は,交感神経活動の変化に対して非常に鋭敏に反応する。
- 肝は,心拍出量の約25%の血液を受ける。その約3/4は門脈から供給され,約1/4は肝動脈から受ける。
- 門脈系あるいは肝動脈系のどちらかの血液が減少すると,たいてい他の系の血流量が増加する。しかし,減少した分ほどは増加しない。
- 肝はその酸素消費量を常に一定に維持する傾向がある。その1つの理由は,肝の血液からの酸素摂取の機構が非常に効率的であるためである。
- 肝は正常状態で全血液量の約15%を含有している。肝は全身の重要な血液貯蔵部として働いている。
- 胎児において,右心房の血液の大部分は卵円孔を通過して左心房へ流れる。また,肺動脈の血液の大部分は動脈管を通って大動脈へ流れる。
- 出生時には,臍帯血管,静脈管ならびに動脈管は,それらの筋層が収縮するために閉鎖する。
- 肺の膨張による肺血管抵抗の低下は左右の心房間の圧較差を逆転させる主要な因子であり,その結果,卵円孔が閉鎖する。

第26章
循環制御における中枢性因子と末梢性因子の相互作用

到達目標
- 運動時の一連の心血管の反応について説明できる。
- 運動時のほとんどの心血管機能がどのように統合されているか説明できる。
- 血液喪失の心血管系に及ぼす影響について説明できる。
- 出血性ショックから生体を守る種々の代償機構について説明できる。
- 血液喪失の効果を増悪させる種々の非代償性機構について説明できる。

循環系の主な機能は，組織の代謝や成長に必要な物質を供給し，代謝産物を除去することである。心臓や血管がこれらの機能をいかに行っているかを説明するためには，循環系を形態学的ならびに機能的に解析することが必要である。さらに循環系の各構成成分が種々の生理学的条件のもとで，十分な組織灌流を保つために，どのように貢献しているか検討することも大切である。

それぞれの構成成分の役割を理解したうえで，循環系全体におけるそれらの相互関係を考えることが必要となる。組織灌流は，動脈圧と局所血管抵抗に依存しており，そして動脈圧は心拍出量と全末梢血管抵抗に依存している。健常なヒトでは，動脈圧は比較的狭い範囲内に保たれている。それは心拍出量と全末梢血管抵抗が相反的に変化することによりなされている。しかし，心拍出量と全末梢血管抵抗は，いずれもいくつかの因子により影響を受ける。そして，これらの2変数のレベルを決定するのは，これらの因子の相互作用による。血圧調節においては，自律神経系と圧受容器が主要な役割を占めている。しかし，長期的な観点からすると血液量を一定に保つためには，腎臓や副腎皮質および中枢神経系による体液平衡の調節が最も重要である。

円滑に制御されている系において，その制御機構の範囲や感度を研究するための1つの方法は，その系を混乱させ，元の定常状態に戻るときの反応を観察することである。この章では循環系が混乱する運動と出血を例にあげ，循環系を制御する因子の影響を説明する。

運動

運動時における心血管系の調節は，神経性と局所化学的な因子の統合作用により成り立っている。神経性因子には，中枢からの指令 central command，収縮している筋肉から生じる反射，および圧受容器反射がある。中枢からの指令とは，大脳皮質による自律神経系の賦活であり，それによって，心拍の促進，心筋収縮力の増加，末梢血管の収縮が起こる。反射は，筋肉の収縮に反応して，筋肉内の機械受容器（伸展，張力）や化学受容器（代謝産物）が刺激されることにより活性化される。これらの受容器からのインパルスは，細い有髄（III群）と無髄（IV群）の求心性神経線維を介して中枢へ伝達される。この反射の中枢機構については不明であるが，遠心路は心臓や末梢血管を支配する交感神経線維から成り立っている。圧受容器反射は，第19章と第23章で説明している。骨格筋血流に影響を与える局所性因子（代謝性血管拡張物質）は，第23章と第25章で説明している。

運動は自律神経系を賦活する

延髄の副交感神経の中枢野の抑制と交感神経の中枢野の賦活が協調して起こり，心拍数と心筋収縮力が増加する。頻脈と心収縮力の増強により心拍出量は増加する。

全身運動時には全末梢血管抵抗は低下する

交感神経系は心臓を刺激すると同時に，末梢の血管抵抗も変化させる。皮膚，腎臓，腹腔領域，そして活動していない安静時の筋肉では，交感神経を介する血管収縮により血管抵抗が増加する。それにより，これらの領域への血流が減少する。運動中，この活動していない組織の血管床の血管抵抗の増加は持続する。

運動の強さが漸次性に増加するに従い，心拍出量や活動している筋肉への血流が増加すると，腹腔領域や腎血管への血流は減少する。心筋への血流は増加するが，脳への血流は変化しない。運動時には，皮膚の血流ははじめ減少するが，運動の時間や強度が増加する

と体温の上昇とともに皮膚血流も増加する．全身の総酸素消費量が最大値に近づくにつれて皮膚血管が収縮すると，皮膚血流は結果的に減少する．

長い運動に対する循環系の主な調節には活動している筋肉の血管が関与する．血管作動性の代謝産物が局所で産生されると，抵抗血管は著明に拡張する．そして，運動の強度が増加すると，この血管拡張はさらに進行する．代謝産物が局所に蓄積すると，終末細動脈が拡張する．筋肉の血流は，安静時の15〜20倍に増加する．活動している筋肉におけるこの前毛細血管の代謝性の血管拡張は，運動を始めるとすぐに起こる．そして，全末梢血管抵抗が減少することによって，心臓は全末梢血管抵抗が変化しなかったと仮定したときよりもより少ない負荷（より小さい圧仕事，第25章参照）で，しかも，もっと効率的により多くの血液を駆出することができる．

安静時の筋肉では，少数の毛細血管しか灌流されていないが，活発に収縮している筋肉においては，すべて，またはほとんどすべての毛細血管において血流がみられる（**毛細血管リクルートメント** capillary recruitment）．ガス，水，溶質の交換に関わる面積は何倍にも増加する．さらに抵抗血管が弛緩するために，毛細血管の静水圧は増加する．それによって，水と溶質が筋組織へ流入する．運動中，組織圧は上昇し，高いレベルが持続されるが，それは体液が毛細血管外に移動し続けるためであり，その体液はリンパにより運び出される．毛細血管の静水圧の上昇と弁を有するリンパ管に対する筋収縮のマッサージ効果によってリンパ流量は増加する．

収縮している筋肉は灌流血液から活発に酸素を取り込み（動静脈血酸素較差の増大；図26-1▼），そして血液からの酸素の放出は，酸化ヘモグロビン解離の特性により促進される（第30章参照）．収縮している筋肉では，二酸化炭素（炭酸ガス）濃度の増加と乳酸の産生によるpHの低下と体温上昇のためにヘモグロビンの酸素親和性は低下する．そして，それは酸化ヘモグロビン解離曲線の右方移動に反映される．どの酸素分圧においても，赤血球のヘモグロビンによって保持される酸素は減少する．その結果，血液からの酸素の放出はより効率的となる．筋血流量はたった15倍にしか増加しないのに，酸素消費量は60倍にも増加する．しかし，運動中は動脈血酸素分圧と動脈血二酸化炭素分圧は正常である．筋肉のミオグロビンは，運動時には酸素の小さな貯蔵庫として働き，非常に酸素分圧が低いときに結合していた酸素を放出することができる．それはまた，酸素の担体として毛細血管からミトコンドリアへの酸素の運搬を促進する．

心拍数，心拍出量と静脈還流は運動時に増加する

運動中，洞房結節への交感神経出力の増加と，副交感神経の洞房結節に対する抑制効果の減弱が持続的にみられる．そのため，頻脈が続くことになる．仕事負荷が中程度で一定であれば，心拍数はあるレベルに達し，運動中その値を保っている．しかし，もし仕事負荷が増加すると心拍数は増加し，激しい運動では，180拍/min程度にまで達する（図26-1▼）．心拍数が著しく増加するのに対して，1回拍出量は10〜35％増加するのみである（図26-1▼）．なお，1回拍出量は訓練されたヒトではより大きくなる．心拍出量が安静時の6〜7倍に増加することができる非常によく訓練された長距離走者では，1回拍出量は安静時の約2倍になる．

圧受容器が除神経された動物では，それが無傷の正常の動物に比べて運動に対する心拍出量と心拍数の反応は鈍い．しかし，実験的に動物の心臓の除神経を行い，心臓の自律神経支配をなくしても，運動によって正常な動物で観察されるのと同程度の心拍出量の増加

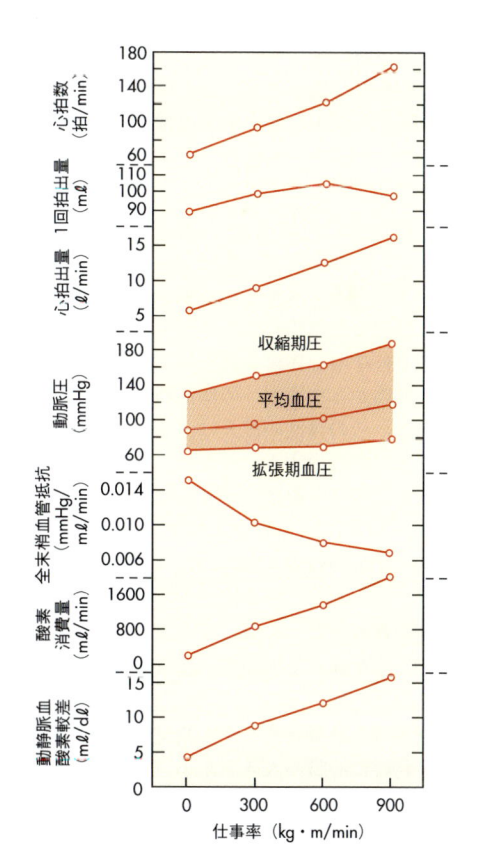

図26-1 異なるレベルの運動が心血管系の変数に及ぼす影響．

がみられる。しかし、この増加は1回拍出量の増加のためである。

交感神経を介する容量血管の収縮は体の運動している側はもちろん、運動をしていない安静の側にも起こり、それによって静脈還流は増加するが、活動している骨格筋や呼吸筋も静脈還流に役立っている（第24, 25章も参照）。間欠的に収縮する筋肉は、筋肉内を走行する血管を圧迫する。圧迫された静脈には弁があるために、血液を右心房の一方向だけに流す（弁は逆流を妨げている）。また、心臓への静脈血流は、より深く、より頻回の呼吸でも増加する。このことは呼吸により胸腔内圧がより陰圧になるために、心臓と大静脈の圧勾配が増加するためである。

安静時の健常者では通常、心拍数が増加しても心拍出量はそれほど増加しない（第24章参照）。しかし、全身運動中は全末梢血管抵抗の低下（図26-1▼）と同時に働く骨格筋のポンプ作用（図25-2▼参照）によって静脈還流が増加するが、主として心拍数の増加が関与している。もし、運動に反応して正常に心拍数が増加できないならば（たとえば完全房室ブロックの患者）、患者の運動能力は極度に制約される。それゆえ、運動時に末梢血管抵抗の低下と骨格筋ポンプが適切に心拍出量を増加させるためには、心拍数の増加が必要である。

ヒトでは皮膚、肺、肝臓を除いては、血液貯蔵が循環血液量の維持に関与しているという証拠はほとんどない。実際、ヘマトクリット比の増加からわかるように、運動中には通常、血液量はわずかに減少する。それは、水分が発汗と呼吸の促進により体外へ失われるために、体液が収縮している筋肉へ移動するためである。収縮している筋肉の血管内から間質への体液の喪失は、間質液の圧が上昇し、活動している筋肉の毛細血管の上昇した静水圧に拮抗するようになると一定値をとるようになる。体液の喪失は、腹腔領域や活動していない筋肉から血流中への体液移動により、一部は代償される。この体液の流入は、これらの組織の毛細血管の静水圧が減少するとともに、収縮している筋肉から血液中に浸透圧を変化させる物質が移動するために、血液の浸透圧が上昇する結果、起こる。さらに、腎臓での尿産生の減少も体内の水分の保持に役立っている。

中等度の運動では、心臓に戻ってくる血液は、非常に速やかに肺を通って大動脈に送られるので、中心静脈圧（拡張期充満圧）はほんのわずかしか上昇しない。実際、安静時と運動時のヒトの胸部X線写真を比較すると、運動時に心臓の大きさが小さくなることがわかる。このことは、心室拡張期容積が一定であるという見解と一致している。しかし、最大運動時あるいはそれに近い運動時には、右心房と右心室拡張末期容積は増加する。以上のことにより、フランク－スターリング機構は非常に激しい運動時の1回拍出量の増加に関与するといえる。

運動時には動脈圧は上昇する

ランニングや水泳のような全身の筋肉を使う運動をすると、全末梢血管抵抗の減少が非常に大きくなる（図26-1▼）。それにもかかわらず、運動の開始とともに動脈圧は上昇し始める。そして動脈圧の増加は、運動量の激しさとだいたい比例する（図26-1▼）。したがって、交感神経系（ある程度は副腎髄質から放出されるカテコールアミン）によって活動していない組織の血管が収縮することが、血圧を正常または上昇した状態に維持するのに重要である。交感神経切除術あるいは薬剤でアドレナリン作動性交感神経線維のブロックを行うと、運動時に動脈圧は低下する（**低血圧** hypotension）。

全骨格筋の約半分が収縮したのちに、さらに筋肉が活動すると、活動している筋肉においても交感神経系を介する血管収縮が生じる。片方の足を最大レベルで運動している間に、もう一方の足を動かし始めるという実験では、最初から運動している足の血流が減少する。さらに、血液中のノルアドレナリン値は、運動中は有意に上昇するが、その大部分は、運動している筋肉を支配する交感神経に由来する。

運動中に体温が上昇すると、視床下部の体温調節中枢の温度刺激により皮膚血管の拡張が起こり、全末梢血管抵抗はさらに減少する。このとき、もし心拍出量の増加や腎臓、腹腔臓器、他の組織の細動脈の収縮がなければ血圧の低下が起こる。

全体として、運動中には、心拍出量が増加する結果、平均動脈圧は上昇する。しかし、この心拍出量の増加の影響は、全体としての全末梢血管抵抗の減少により相殺されるので、平均動脈圧の上昇は比較的小さい（図26-1▼）。活動していない組織の血管床における血管収縮は、運動している組織を十分に灌流するために、動脈圧を正常に維持するのに関与している。実測される圧は、心拍出量と全末梢血管抵抗のバランスを表している。収縮期血圧はたいていの場合、拡張期血圧より大きく上昇する。その結果、脈圧が増大する（図26-1▼）。脈圧が大きくなるのは、主に1回拍出量の増加のためである。しかし、短い心室の駆出期の間には末梢への血液流出が少ないこととあいまって、左室の血液の駆出速度が速くなることも脈圧の増大にわずかであるが関与する。

> 極度の疲労を伴う激しい運動中には、代償機構が働かなくなり始める。心拍数は毎分約180回という最大レベルにまで増加し、また1回拍出量はプラトーに達し、そしてしばしば減少する。その結果、血圧が低下し、脱水が起こる。皮膚血管への交感神経の血管収縮活動が皮膚血管への他の血管拡

張性の影響にとって代わり，その容量血管への作用のために，有効循環血液量がわずかに増加する。しかし，皮膚血管収縮は放熱量も減少させる。正常でも運動中には体温は上昇するが，このような状況下では皮膚血管収縮による放熱が減少するために体温が著明に上昇し，急性の窮迫感も出現する(**日射病** heat exhaustion あるいは**熱射病** heat stroke)。乳酸やCO_2の産生の増加により組織や血液のpHは低下する。pHの低下により筋肉痛や極度の疲労感が生ずるので，このようなpHの低下は，おそらくそのヒトの最大運動耐容能を決定する主要な因子であろう。

循環系に及ぼす運動の神経性と局所性の影響を要約して図26-2▼に示した。

運動を中止すると心拍数と心拍出量は突然に減少する

全末梢血管抵抗は，運動中に筋肉内に血管拡張性の代謝産物が蓄積したために，運動が終わったあともしばらくの間は低いままである。心拍出量は減少し，筋肉内の血管拡張が続くことにより，動脈圧は短い間だが運動前の値よりも低下する。血圧は，その後，圧受容器反射により正常レベルに回復して安定する。

不十分な酸素供給が運動を制限する

ヒトの骨格筋の運動を制限する2つの主要な因子は，筋肉による酸素の利用速度と筋肉への酸素供給量である。体の大部分の筋肉を使った運動により最大酸素消費量(V_{O_2max})に達しているときに，さらに筋肉が活動しても酸素消費は増加しないことから，筋肉の酸素利用量はおそらく必須ではない。もし筋肉の酸素利用量が必須であれば，収縮している筋肉が増えれば，増えた分の酸素必要量に見合うだけの余分な酸素が使われて，全身の総酸素消費量が増加することになろう。そのため，活動している筋への酸素供給は不十分にならざるをえない。一方，酸素供給量の制限は，肺での血液の酸素化が不十分であるか，または，筋肉への酸素化された血液の供給に限界があるかのいずれかによって発生する。平地で最大限の運動を行っても，動脈血は酸素で完全に飽和されるために，肺で血液が完全には酸素化されないという要因は除外できる。したがって，活動している筋肉への酸素供給(血流)が，筋運動を制限する要因と考えられる。

この骨格筋活動の制約は，心臓が心拍出量をあるレベル以上に増加できないために起こる。心拍出量は心拍数に1回拍出量を乗じたものと等しい。そして心拍数は最大酸素消費量に達する前に最大レベルに到達する。そのために，1回拍出量が限定因子に違いない。しかし，骨格筋を灌流するエネルギーは血圧によって与えられ，血圧は，心拍出量と同程度に末梢血管抵抗に依存している。最大酸素消費量と心拍出量がピークの状態になる激しい運動中には(もし活動している筋肉の抵抗血管において中枢を介する血管収縮[圧受容器反射を介する]が起こらないとしたら)局所で放出された血管拡張性の代謝産物により，筋肉の血管床がさらに拡張するために，血圧は低下する。したがって，活動している筋肉の血管抵抗の調節は，全身の運動(たとえば水泳，ランニング)を制約する重要な因子の1つであるといえる。しかし，**主な因子は心臓のポンプ能力である**。ほんの一部の筋肉による運動(手などの筋肉)では，心血管系にそれほどの負荷がかからないので，このような運動の限界を決定している因子は不明であるが，おそらく筋肉そのものである。

肉体訓練とコンディショニングは最大酸素消費を増加させる

規則的な運動に対する心血管系の反応は，活動している筋肉への酸素供給能を増加させるとともに，筋肉が酸素を利用する能力を改善することである。各個人の最大酸素消費量はきわめて再現性があり，肉体のコンディショニングのレベルとともに変化する。最大酸素消費量は訓練により徐々に増加し，コンディショニングが最高になると一定になる。高度に訓練を積んだ陸上競技選手は，訓練の前や，運動することをやめたとき(座った状態の仕事)に比べて，安静時の心拍数は

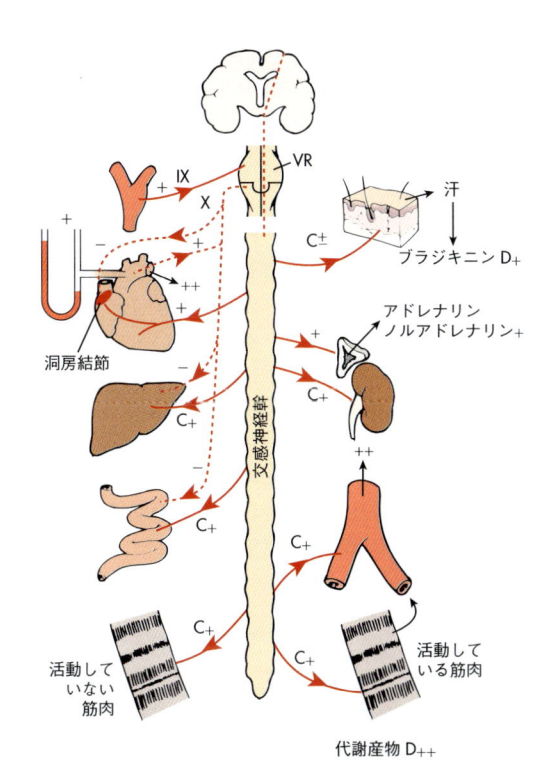

図26-2　運動時の心血管系の調節。C：血管収縮活動，D：血管拡張活動，IX：舌咽神経，VR：血管運動領域，X：迷走神経，+：活動の増加，−：活動の減少を示す。

少なく，1回拍出量は大きく，末梢血管抵抗は小さい。安静時の心拍数が少ないのは迷走神経の緊張が大きく，交感神経の緊張が小さいことによる。運動時の心拍数の最大値は，訓練したヒトも訓練しないヒトも変わらないが，訓練をしたヒトでは心拍が最大に達するにはより強い運動を必要とする。訓練したヒトは，筋肉の固有の血管抵抗も小さい。たとえば，あるヒトがある一定期間，一方の足のみ規則的な運動を行って，もう一方の足の運動を行わないとしたら，訓練しない足に比べ，訓練した足では，血管抵抗は低く，最大酸素消費量は高い。また，よく訓練した陸上競技選手では，座りっきりのヒトに比べて安静時の内臓への交感神経の出力は小さい。

肉体のコンディショニングにより，筋肉による血液からの酸素の摂取量が増大する（動静脈血酸素較差の増大）。長い間訓練していると，骨格筋の毛細血管密度は増加し，またミトコンドリア内の酸化酵素の濃度も増加する。またATPアーゼ活性，ミオグロビン，脂質代謝に関与する酵素も肉体のコンディショニングとともに増加すると思われる。

> ランニングや水泳のような持久的な運動によって，左室の壁厚は増大せずに，左室容量は増加する。反対に，重量挙げなどの力のいる運動では，左室容量にはほとんど影響を与えずに，左室の壁厚が増大（**肥大** hypertrophy）する。しかし，この壁厚の増大は，末梢血管抵抗が大きいために高い後負荷が持続する**慢性の高血圧** chronic hypertension のときにみられる肥大に比べたら小さい。

出血

> 大量の血液を失ったヒトでは，収縮期と拡張期の動脈圧および脈圧は小さくなり，脈は速くかつ弱くなる。皮膚は，蒼白，湿潤で，少し**チアノーゼ** cyanotic（青色）をきたす。皮下の静脈は虚脱し，中枢側を圧迫したときの静脈の充満が遅くなる。呼吸は速くなるが，呼吸の深さは浅かったり深かったりする。

血液を失うと動脈圧は低下する

実験動物に急性出血を起こしたときの平均動脈圧の変化を図26-3▼に示す。もし動物を急速に出血させて，平均動脈圧を50 mmHgに低下させると，その後の20～30分の間に血圧は自然に元に回復しようとする。動物によっては（図26-3▼曲線A），この傾向が持続し，2，3時間の間に正常血圧に回復する。このような動物は，たとえ脱血された血液が戻されなくとも生存するであろう。別の動物では（図26-3▼曲線B），最初，血圧は上昇するが，その後下降し始めると急速に低下し続け，死亡する。もし，動脈圧が低下する時期の早

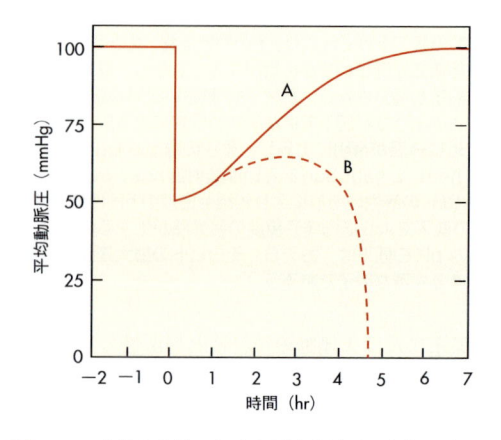

図26-3 急速出血後における平均動脈圧の変化。時間0において，動物は平均動脈圧が50 mmHgになるまで急速に脱血される。最初，動脈圧は正常に向かって回復する傾向にある。ある動物では脱血血液を輸血によって戻さないにもかかわらず，血圧は正常圧に達するまで改善し続ける（曲線A）。一方，一時的にみかけ上改善の時期のあとに動脈圧が低下し始め，死ぬまで血圧がより速い速度で減少し続ける動物もある（曲線B）。

い時期に輸血されると動物はたいてい生存する。しかし，血圧下降期の後期になると悪化した状態は不可逆的となる。

> 動脈圧が正常に回復しないとき，その状態は**出血性ショック** hemorrhagic shock として知られている。この状態は，すでにショック状態の動物が自身の脱血血液を輸血されたり，あるいはドナーから適合する血液を大量に輸血されようとも，致死的な結果となる。

代償機構が失血から生体を防御している

急激に失血した直後に動脈血圧が正常レベルに向けて上昇しようとする顕著な傾向（図26-3▼）は，強力な代償機構が作動していることを示している。失血に反応して動脈血圧を正常レベルに回復させるように働く機構は**ネガティブフィードバック機構** negative-feedback mechanism とよぶことができるであろう。"ネガティブ"という語が使われるのは，最初の圧変化の方向に対して誘導された圧の変化の方向が反対であるからである。出血では次のネガティブフィードバック機構が作動する。

1. 圧受容器反射
2. 化学受容器反射
3. 脳虚血反応
4. 組織液の血漿分画への再吸収
5. 内因性血管収縮物質の放出
6. 腎臓での塩と水分の保持

圧受容器反射は動脈圧の低下を最小限にする

出血時における平均動脈圧と脈圧の減少によって，頸動脈洞や大動脈弓の興奮性が減少する(第23章参照)。それにより動脈圧を正常に戻そうとするいくつかの心血管反応が反射的に起こる。動脈圧受容器反射の減負荷により迷走神経緊張の減少と交感神経緊張の増大が起こり，両者の遠心性神経活動の変化により心拍数が増加し，心筋収縮力が増大する(第19章参照)。

全身の細動脈の収縮は圧受容器反射への刺激が減少するために起こり，出血による重篤な動脈圧の低下からヒトを守る重要な機構である。細動脈の血管収縮は全身の血管床のいたるところで起こるが，それらは決して均一ではない。出血による血管収縮は皮膚，骨格筋，腹腔臓器の血管床において最も強い。

軽度から中等度の出血の初期においては，腎血管抵抗の変化は一般的にわずかである。交感神経活動の増加によって腎血管を収縮させようとする傾向は，自己調節機構によって減弱される(第33章参照)。しかし，出血がさらに長く続き，出血量が多くなると，腎血管収縮は強くなる。腎血流は腎皮質の外層において最も強く減少する。一方，腎皮質の内層および腎髄質の外層の血流は減少せずに保たれる。

> 出血時における腎臓の血管収縮が長く続くと有害となる。大量の血液を失った患者が急性の低血圧状態から生き永らえても，数日後に腎虚血による腎不全 renal failure で死亡することはよくある。

反射性の細動脈収縮は脳循環や冠循環ではわずかか，あるいはまったくみられない。多くの場合，脳と冠循環の血管抵抗は減少する。したがって，減少した心拍出量は，身体器官の中で最も重要と思われる脳と心臓に十分な血流量が保たれるように再分配される。

交感神経活動が増加すると，全身の静脈収縮も起こり，それによって輸血と同じような血行力学的な結果が発生する(第24章参照)。交感神経の興奮により，いくつかの血液貯蔵部が収縮する。この収縮によって循環血流中に血液が自己輸血される。イヌではかなりの量の血液が脾臓の収縮によって動員される。しかし，ヒトでは脾臓は重要な血液貯蔵部ではない。代わりに，出血に反応して皮膚や肝臓の血管が収縮し循環血流へ血液を供給する。そのためにこれらの局所臓器は血液貯蔵部として働く。

> 失血した患者の皮膚が蒼白で冷たいという特徴は，強い皮膚血管の収縮により説明される。そのような患者の皮膚を温めると外見上はかなり改善し，失血患者に初期治療を施しているヒトに十分な安心感を与える。しかし，逆に有効な自然の代償機構を不活性化させてしまい，患者にとっては有害になることがある。

化学受容器反射は動脈圧の維持に関与する

圧受容器反射の刺激閾値である動脈圧は60 mmHgであるため，動脈圧がこれ以下に低下しても，圧受容器反射を介するさらなる反応は起きない(第23章参照)。しかし，動脈圧が低下すると，大動脈小体や頸動脈小体への血流量が不十分になり，化学受容器組織の酸素分圧が低下するために，動脈の化学受容器が刺激される。化学受容器が賦活されると，圧受容器反射によってすでに生じている末梢血管収縮は増強される。また，化学受容器の賦活により引き起こされる呼吸刺激により，すでに第24章で述べたような補助的なポンプ機能によって静脈還流が促進される。

脳虚血は動脈圧の維持に関与する

出血により動脈圧が約40 mmHg以下になると，脳虚血が起こり，交感神経系が賦活される。交感神経活動は強く刺激され，圧受容器が刺激されなくなったときの最大活動レベルの数倍にも増加する。そのために，脳虚血により血管収縮と心筋収縮力の増大が増強される。しかし，さらに脳虚血が進むと，迷走神経中枢もまた賦活される。その結果，徐脈が生じて脳虚血を起こし，低血圧を増悪させる。

組織液の再吸収は血漿量の回復を助長する

出血による動脈圧の低下，細動脈の収縮，そして静脈圧の低下は，毛細血管の静水圧を低下させる。毛細血管内皮に働くこれらの力のバランスにより，間質液の血管内への再吸収が促進される。この反応の速さを麻酔下のネコで行われた実験結果を図26-4▼に示す。この実験では，推定血液量の45％が30分間で脱血された。出血中，平均動脈圧は急速に約45 mmHgに低下する。出血を止めると血圧はほぼ出血前のレベルまで急速に戻るが，それは一時的である。動脈圧は出血中止後，およそ2時間30分には低下し始め，その後，

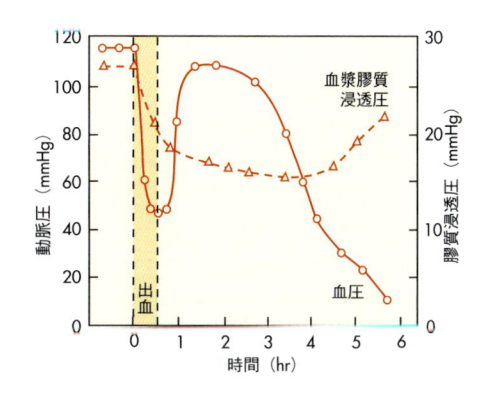

図26-4　麻酔下の一群のネコにおいて推定血液量の45％を30分間かけて脱血したときの動脈圧(○)と血漿膠質浸透圧(△)の変化。時間0より脱血開始。

動物が死ぬまで進行性に低下する。出血に対するこの反応の時間経過は図26-3▼の曲線Bに類似している。

動脈圧のこのような変化に関連して，血漿膠質浸透圧は出血中，急速に低下し，その後数時間にわたって徐々に低下し続ける（図26-4▼）。膠質浸透圧の低下は，組織液によって血液が薄まったことを反映している。出血時には，かなりの量の液体が循環中に引っ張られる。急速な失血のあとには，普通のヒトでは1時間に約1lの体液が間質腔から循環中に自己輸血されることになる。

また，細胞内から細胞外腔へとかなりの量の体液がゆっくりと移動する。この体液の移動は，おそらく出血に反応して副腎皮質から分泌されたコルチゾールによるものと考えられる。

内因性血管収縮物質は動脈圧の維持に関与する

カテコールアミンcatecholamine（アドレナリンとノルアドレナリン）は，急性の失血に反応して副腎髄質や節後交感神経終末から放出される（第47章参照）。動脈血中のアドレナリンとノルアドレナリンの濃度は出血後1分以内にかなり上昇し，その後出血の間，上昇し続ける（正常の50倍まで）。脱血した血液を輸血すると血中カテコールアミン濃度は正常に戻る。

強力な血管収縮物質であるバゾプレッシンvasopressinは，出血により下垂体後葉より活発に分泌される（第44章参照）。実験動物において血液量の20％が除去されると，バゾプレッシンの分泌量は約40倍に増加する。このような大量のバゾプレッシンの放出に関与する感覚受容器は，頸動脈洞圧受容器と左心房の伸展受容器である。

出血性低血圧時に腎灌流量が減少すると，傍糸球体装置よりレニンreninが分泌される（第37，46章参照）。その結果，末梢血中のレニン濃度は出血血液量に比例して増加する。レニンは，血漿蛋白質であるアンギオテンシノーゲンangiotensinogenに作用して，強力な血管収縮物質であるアンギオテンシンangiotensinを産生する酵素である。

腎臓は出血時の水分を保持する

失血により動脈圧が低下すると，糸球体濾過率が低下し，水と電解質の排泄が低下する（第37章参照）。また，出血時には前項で解説したようにバゾプレッシンやレニンなどの種々のホルモンによっても，腎臓で水と電解質が保持される。レニンの作用によって産生されるペプチドであるアンギオテンシンは副腎皮質からアルドステロンの放出を促進する。そしてこのアルドステロンは腎尿細管でのNa^+の再吸収を刺激し，その結果，能動的に再吸収されるNa^+に伴って水が再吸収される（第36，37章参照）。

非代償性機構は出血の効果を増強する

いままで述べたようなネガティブフィードバック機構とは対照的に，出血によって潜在的なポジティブフィードバック機構positive feedback mechanismも活性化される。このような機構は，失血によって起こったあらゆる初期の変化を助長する。特に，ポジティブフィードバック機構は，失血による低血圧を増悪させ，死へと導く悪循環を開始させようとする。ポジティブフィードバック機構の作動は，図26-3▼の曲線Bにおいて示されるように血圧低下の増強であり，最終的には致命的な血圧低下となる。

ポジティブフィードバック機構が悪循環を導くかどうかは，その機構の利得gainに依存している。利得とは，ある機構によって起こされた最初の反応に対する2次的な反応の割合である。利得が1より大きいと，悪循環を起こし，1以下では起こさない。たとえば，利得2のポジティブフィードバック機構を考えてみよう。血液量が急速に失われるような何らかの操作により平均動脈圧が速やかに10 mmHg低下すると，ポジティブフィードバック機構（その利得は2である）によって，さらに20 mmHgの圧の低下が起こる。それは次にさらに40 mmHgの低下を引き起こす。つまり，各変化が元の2倍の大きさの次の変化を引き起こす。したがって，図26-3▼の曲線Bに示すように，平均動脈圧は死に至るまで加速度的な速さで低下する。

利得が1以下のポジティブフィードバック機構も初期の変化を増悪するが，おそらく悪循環にはならない。たとえば，どの平均動脈圧の変化も大きくはするが，必ずしも死を引き起こすことはない。もし初期変化で動脈圧が突然10 mmHg低下したとすると，利得が0.5のポジティブフィードバック機構が働くと，さらに5 mmHgの低下を引き起こす。これは，さらに次に2.5 mmHgの低下を引き起こす。この過程は続くが動脈圧の低下の程度は常に減少し続け，動脈圧はある平衡値へと漸近していく。出血により起こる重要なポジティブフィードバック機構には，心不全，アシドーシス，脳血流量の低下，血液凝固の異常，網内系の機能低下があげられる。

心不全は出血による効果を増強する

出血性ショックの進展における心不全の役割には，いまだ議論の余地がある。心臓が最終的に不全状態に陥るという点については研究者の間で意見の一致をみているが，出血性低血圧時の初期における心不全の重要性については意見が分かれている。心室機能曲線が右方移動する（図26-5▼）ことは，血液量が持続的に減少するときに心筋収縮力が進行的に低下することを実験的に示している。

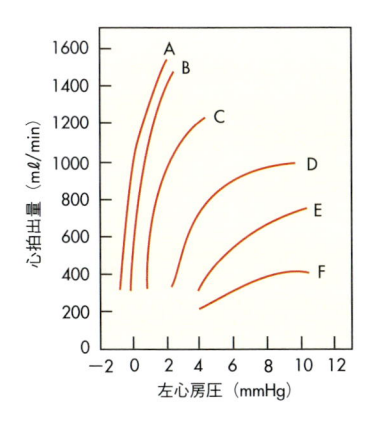

図26-5　麻酔下のイヌにおける出血性ショック時の左心室の心室機能曲線。曲線Aはコントロールの機能曲線を示す。曲線Bは最初の出血ののち117 minのものを示し，曲線Cは247 min，曲線Dは380 min，曲線Eは295 min，曲線Fは310 minのものを示す。

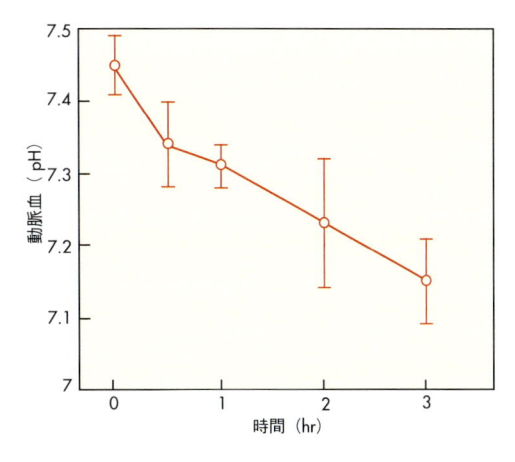

図26-6　11匹の麻酔下のイヌにおいてリザーバーに動脈から出血させ，その血圧を35 mmHgに維持したときの動脈血pH（平均±標準偏差）の減少。時間0で脱血開始。

　出血によって起こる低血圧は，冠血流量を減少させ，そして心室機能を低下させる。その結果，心拍出量が低下し，さらには動脈圧が低下する。これは，古典的なポジティブフィードバック機構の例である。さらに組織血流量が低下すると，血管拡張性の代謝産物が蓄積し，それによって末梢血管抵抗が減少し，そのため動脈圧の低下が助長される。

アシドーシスは失血による効果を助長する

　出血時には血流が不十分になるので，体の全細胞の代謝が影響を受ける。その結果，無酸素状態が続くと，組織の乳酸や他の酸性代謝産物の生成が加速される。さらに，腎機能が障害されると過剰のH^+が十分に排出されず，全身性の代謝性アシドーシスとなる（図26-6▼）。心臓に対するアシドーシスの抑制作用が，さらに組織灌流を低下させ，それによって代謝性アシドーシスがさらに進行する。アシドーシスにより，神経性に放出され循環しているカテコールアミンに対する心臓や末梢血管の反応性が低下し，低血圧が助長される。

中枢神経系の抑制は出血に対する反応を障害する

　出血性ショック時の低血圧は，脳血流量を減少させる。中等度の脳虚血は心臓，細動脈，静脈への交感神経刺激を増強させる。そのため，前に説明したように，中等度の脳虚血はさまざまな生体にとって好ましいネガティブフィードバック機構を作動させる。しかし，低血圧が増悪すると，脳血流量の低下が非常に増悪するために，脳幹の心血管中枢は抑制される。その結果，交感神経の緊張が消失し，心拍出量と末梢血管抵抗が減少する。そのために，平均動脈圧が減少し，さらに脳灌流不全が助長される。

　循環ショックを起こすのと同じ刺激によって，**エンケファリン**enkephalinと**β-エンドルフィン**β-endorphinなどの種々の内因性**オピオイド**opioidが脳組織中または循環中に放出される。エンケファリンは，副腎髄質の分泌顆粒中にカテコールアミンとともに存在しており，ストレスに反応して分泌される（第47章参照）。同様の刺激によって，下垂体前葉よりβ-エンドルフィンが分泌される。これらのオピオイドは，出血や他のショックを誘発するストレスに対する代償性の自律神経性の調節の一部を構成している脳幹の中枢を抑制する。逆に，オピオイド拮抗薬の**ナロキソン**naloxoneは，心血管機能を改善し，さまざまなショック状態から患者を救命することができる。

血液凝固の異常は出血の効果を増強する

　出血後の血液凝固の変化は，典型的には2相性である。初期の凝固能の亢進と，それに続く凝固能低下と線維素溶解である（第15章参照）。初期の相では，重症の出血が始まると2，3分のうちに血管内餅，または**血栓**thrombusが形成され，血液凝固は微小循環全体に広範囲に広がる。

　種々の虚血組織から遊離される**トロンボキサンA_2** thromboxane A_2は，血小板を凝集させる。凝集した血小板からさらに多くのトロンボキサンA_2が遊離され，それはさらに血小板を捕獲する。このポジティブフィードバックによって凝固過程が増強される。ショックに対する死亡率は，**ヘパリン**heparinのような抗凝固薬の投与によってかなり減ってきている。

　出血性低血圧の後期では，凝固時間が延長し，線維素溶解が著明になる。さまざまな種類の動物において，数時間の出血性の低血圧が続くと小腸腔内への出血が

しばしば認められる。当然そのような小腸腔内への出血は，もともとの出血による血行力学的な影響を悪化させる。

失血は網内系を抑制する

出血によって網内系の食作用活性は低下する。その結果，生体の抗菌性および抗毒性防御機構は障害される。**エンドトキシン** endotoxin は小腸の正常細菌叢から循環中に絶えず侵入している。それらは，主に肝臓などの網内系で不活性化される。しかし，網内系が抑制されると，これらのエンドトキシンが全身の循環へ侵入する。

エンドトキシンは主として，血管平滑筋において一酸化窒素合成酵素の合成を促進することによって動脈血圧を低下させると考えられる。この酵素活性によって産生される一酸化窒素は強力な血管拡張性物質である。そのためこの物質によって失血で引き起こされた低血圧は増悪する。

ポジティブフィードバック機構とネガティブフイードバツク機構は相互に作用し合う

出血は多くの循環系および代謝系の因子を変化させる。前述したように，これらの変化の中には代償性フィードバック機構や非代償性フィードバック機構を構成するものがある。これらのフィードバック機構には，利得の大きいものもあるし，小さいものもある。さらにある特定の機構の利得は，出血の程度によっても変化する。たとえば，ほんの少量の出血では，平均動脈圧は正常範囲内にあり，圧受容器反射の利得は大きい。さらに出血が進み，平均動脈圧が約 60 mmHg 以下となると（つまり，圧受容器の閾値以下となると），それより圧が低下しても，圧受容器反射を介する反応は何もみられない。そこで，この臨界圧以下では，圧受容器反射の利得は0に近いといえる。

失血がわずかのときには，ネガティブフィードバック機構の利得は通常高いが，ポジティブフィードバック機構の利得は通常低い。より重症の出血ではその逆が成り立つ。重症の失血のような特殊で複雑な病態生理的な状態においては，悪循環に陥るかどうかは，種々の代償性機構と非代償性機構の全体的な利得が1を超えるかどうかにかかっている。もちろん，悪循環は重症の出血のときに起こりやすい。したがって悪循環を防ぐために，重症の出血の患者では，不可逆的過程に入る前に，主として輸血などにより早急にしかも集中的に治療しなくてはならない。

まとめ

■ 運動を開始しようと思うと，中枢からの指令によって心臓への迷走神経のインパルスは抑制され，交感神経系は活性化される。その結果，心拍数，心筋収縮力，そして局所の血管抵抗は上昇する。

■ 運動によって，皮膚，腎臓，腹腔領域ならびに活動していない筋肉の血管抵抗は上昇し，活動している筋肉の血管抵抗は低下する。

■ 運動中の心拍出量の増加は主に心拍数の増加によってもたらされる。1回拍出量はほんのわずかしか増加しない。

■ 運動中に全末梢血管抵抗は低下し，酸素消費量と血液酸素摂取量は増加する。そして，収縮期血圧と平均血圧はわずかに上昇する。

■ 運動中に体温が上昇すると，皮膚の血管は拡張する。しかし，激しい運動中に心拍数が最大になると，皮膚の血管は収縮する。これによって，有効血液量は増加するが，体温と疲労感はさらに増大する。

■ 活動している筋肉への血液供給が，筋運動を制限する因子である。

■ 急性の失血は次のような血行力学的な変化をもたらす。頻脈，低血圧，全身の細動脈の血管収縮，全身の静脈収縮である。

■ 急性出血は，圧受容器反射，化学受容器反射，中等度の脳虚血による反応，組織液の再吸収，内因性の血管収縮性物質の放出，腎臓による水と電解質の保持などといった種々のネガティブフィードバック（代償）機構を引き起こす。

■ 急性の出血は，心不全，アシドーシス，中枢神経系の抑制，血液凝固の異常，網内系の抑制などといった種々のポジティブフィードバック（非代償）機構をも誘発する。

■ 急性の失血による生死は，さまざまなフィードバック機構の利得やポジティブフィードバック機構とネガティブフィードバック機構の相互関係に依存している。

Part V
呼吸器系

Respiratory System

- 第27章　呼吸器系の概観
- 第28章　換気運動の機械的特性
- 第29章　肺循環，気管支循環と換気/血流分布
- 第30章　O_2とCO_2の運搬
- 第31章　呼吸調節

第27章
呼吸器系の概観

到達目標
- 健常人の呼吸系の役割を説明できる。
- 肺機能を吸気ガス分布とガス交換の面から説明できる。
- 酸素と炭酸ガス（二酸化炭素）の運搬および組織でのガス交換を説明できる。
- 呼吸制御における主要因子を列記できる。
- 呼吸系のさまざまな構造を機能に関連づけて比較できる。

呼吸と循環は，生存に不可欠な2つの重要な生理機能である。ヒトは，肝臓，腎臓，あるいは上位脳の機能が障害されても，数日間，生き延びることができる。しかし，呼吸あるいは循環が約5分間停止すると，組織の酸素欠乏のために死に至る。本章では，呼吸系の全体像を肺の構造と機能を中心に概説し，そのあとに続く各章の基礎づくりをする。なお，呼吸系の略語は表27-1▼にリストされている。

呼吸はなぜ必要か

肺の第一義的役割は，吸気ガスと肺血流を均衡配分させることによって，ガス交換を適正に維持することである

換気運動は，骨格筋である横隔膜の収縮と，胸郭の動きによって形成される。それは自律性リズム運動であり，中枢性に制御される。呼吸のリズム運動によって，気道および肺胞のガスの動きが発生する。呼吸過程には換気運動だけではなく血液循環も含まれる。血液循環においては，O_2が血液を介して組織に供給され，物質代謝を促す一方で，細胞呼吸によって産生されたCO_2が静脈血を介して肺に環流され，呼気ガスとなって排泄される（第22，23章参照）。肺の主要機能は，肺胞と肺毛細血管で発生するO_2とCO_2のガス交換を最も効率良く（最小のエネルギー消費で）実現できるように，吸気ガス分布と肺血流を適正に配分することである。

表27-1 呼吸系の略語

略号	意味
CaO_2	動脈血O_2含量
$C\bar{v}O_2$	混合静脈血O_2含量
f	呼吸数
Fe^{2+}	2価鉄イオン（還元状態）
Fe^{3+}	3価鉄イオン
FEV_1	1秒率
FiO_2	吸気O_2濃度
FRC	機能的残気量
Hb	ヘモグロビン
HbO_2	酸素化ヘモグロビン
HCO_3^-	重炭酸イオン
H_2CO_3	炭酸
MbO_2	酸素化ミオグロビン
N_2	窒素
$NaHCO_3$	重炭酸ナトリウム
NH_3	アンモニア
NHCOO	カルバミノ化合物
NO	一酸化窒素
PB	大気圧
$PaCO_2$	動脈血CO_2分圧
PaO_2	動脈血O_2分圧
PAO_2	肺胞気O_2分圧
PCO_2	CO_2分圧（ガスあるいは溶液中の［動脈でも静脈でもよい］）
$\bar{P}la$	平均左心房圧
PO_2	O_2分圧（ガスあるいは溶液中の［動脈でも静脈でもよい］）
$\bar{P}pa$	平均肺動脈圧
$PpaCO_2$	肺動脈CO_2分圧
$PpaO_2$	肺動脈O_2分圧
Ppl	胸腔内圧
$PpvO_2$	肺静脈O_2分圧
PtO_2	組織O_2分圧
$P\bar{v}CO_2$	混合静脈血CO_2分圧（肺動脈血CO_2分圧）
$P\bar{v}O_2$	混合静脈血O_2分圧（肺動脈血O_2分圧）
PVR	肺血管抵抗
$\dot{Q}$	血流量
RDS	呼吸切迫症候群
RQ	呼吸商
RV	残気量
SO_2	ヘモグロビン酸素飽和度
TLC	全肺気量
$\dot{V}$	分時換気量
VC	肺活量
VD	解剖学的死腔量
VDS	生理学的死腔量
$\dot{V}O_2$	O_2消費量
$\dot{V}/\dot{Q}$	換気/血流比
VT	1回換気量

換気と肺血流は均衡して配分されなければならない

換気の指標である**分時換気量** Ventilation ($\dot{V}$) は，呼吸数と1回換気量の積である．換気は肺胞気のO_2とCO_2の濃度を正常に維持することであり，それは**拡散によるガス交換** diffusive gas exchange 過程によって，肺毛細血管のO_2とCO_2の濃度を正常に維持することにつながる．血流の指標である**肺血流量** perfusion ($\dot{Q}$) は，心拍数と1回心拍出量 (正確には右心室からの心拍出量) の積である．

換気と血流の適正配分とは，ガス交換に関わる換気量と肺動脈血流量が均衡することである．換気/血流 ($\dot{V}/\dot{Q}$) は全肺領域で同一であることが理想である．図27-1▼には，正常の肺における換気と血流の均衡過程の様子が，ガスと血液のO_2，CO_2分圧の面から示されている．ただし，肺機能を全体的に評価するには，呼気ガスと動脈血のO_2，CO_2分圧の較差を測定する必要がある．

> 次の極端な症例は，換気/血流比の重要性を示している．2歳の小児がピーナツを誤嚥して，救急外来に搬送された．ピーナツは，左肺の主気管支を閉塞していた．この小児は右肺動脈の血管が先天性に狭窄しており，全肺血流量はほぼ左肺だけに供給されていた．この先天異常は，今回のピーナツ誤嚥以前には，この小児の生活に重大な影響を与えてはいなかった．しかし，いまやこの小児は生命の危機に瀕している．なぜなら，吸気ガスはすべて右肺に供給される一方，肺血流はすべて左肺に供給されているからである．したがって，有効なガス交換はほとんどできない状態に陥っているのである．

血液によるガスの運搬と組織でのガス交換

肺で酸素化された血液は，肺静脈を介して左心房に送られ，さらに左心室のポンプ作用によって全身動脈系に送り出され，各組織，細胞の毛細血管に供給される．代謝によってつくられたCO_2は，全身静脈系によって細胞や組織から運び去られ，肺で呼出される．

ヘモグロビンはO_2運搬に不可欠である

赤血球中のヘモグロビンは，O_2と迅速かつ可逆的に結合することによって，血液のO_2運搬能を劇的に増加させる．O_2**ヘモグロビン平衡曲線** oxyhemoglobin eguilibrium curve (図30-2▼) は，血液のO_2分圧とヘモグロビンの酸素飽和度 (%表示) との関係を示したものである．正常な血液には150 g/lのヘモグロビンが存在し，動脈血O_2分圧100 mmHgの状態でほぼ100%のヘモグロビンがO_2で飽和され，約200 ml/lの酸素が含有される．ヘモグロビンに結合したO_2のわずか25%が全身循環の間に組織で利用される．すなわち，動静脈O_2含量較差は50 ml/lである．

健常成人の安静時の心拍出量は約5 l/minである (18章参照)．どんなに激しい運動でも，心拍出量が安静時の3倍以上になることはない．一方，運動の定常状態においては，O_2消費量は安静時の6倍 (250 mlO_2/minから1500 mlO_2/min) にまで増加する．したがって，動脈血からのO_2の解離は，安静時の2倍必要となる (安静時に25%であった静脈血O_2飽和度が50%にまで達することとなる)．高度にトレーニングされた運動選手では，トレーニングしていないヒトに比べて，2倍以上の心拍出量とO_2消費量の増加を達成できる (26章参照)．

ガス交換は拡散に依存する

拡散は，2つの異なった領域間における，分圧較差に基づく分子の受動的な熱力学的な移動である (第1，22章参照)．O_2ガスとCO_2ガスの拡散は，肺胞気と肺毛細血管の血液との間，および全身毛細血管の血液と組織細胞のミトコンドリアとの間で発生する．

CO_2が組織から肺に運搬される際には，血液に溶解した形，あるいは重炭酸ナトリウムの形で移動する．CO_2の水への溶解度はO_2よりもはるかに高い．最も重要な点は，CO_2は水と反応して炭酸となり，それが解離して重炭酸イオン (HCO_3^-) を形成することである．これが血液によるCO_2運搬の主要な部分を占めるのである．

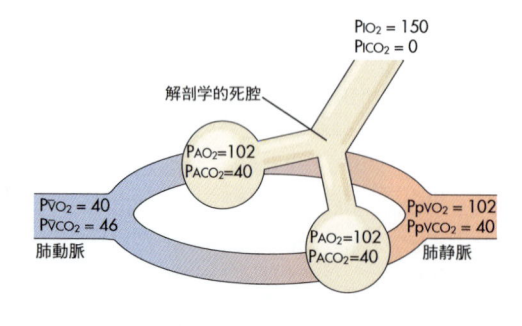

図27-1 正常の換気/血流過程のモデル．換気と血流の均衡を2つの肺ユニット (右肺と左肺ではない) で単純化して示してある．各肺ユニットは同一の換気 ($\dot{V}$) と血流量 ($\dot{Q}$) を受けている．図中の数字は健常人の正常値をmmHg単位で示している．Pは分圧，Iは吸気，Aは肺胞気，Vは混合静脈血．右心室から肺動脈を介して肺毛細血管に至る血液と肺胞の間で発生するガス交換を表している．

換気調節

吸気は能動的な換気運動で，呼気は受動的な過程である

吸気 inspiration は能動的な換気過程である。それは，脳幹（延髄と橋）にある呼吸中枢からの神経インパルスによって開始される（図27-2▼）。この神経インパルスは横隔膜と肋間筋を刺激して収縮させる。この筋収縮は胸郭を拡大させ，それは肺周囲の胸腔における圧力（胸腔内圧）を減少させる。この圧減少によって，拡張性の高い肺は受動的に伸展され，その結果，肺胞内圧は減少する。肺胞内圧の減少に伴って気流が気道に沿って発生し，外気が肺胞に流入する。この流入過程は，肺胞内圧が気道開口部の圧力（大気圧）に等しくなるまで続く。**呼気** expiration 過程は，肺の弾性収縮力によって受動的に発生する。呼気時には胸腔内圧と肺胞内圧が上昇し，呼吸ガスが肺から排泄される。安静時における正常の換気運動は，完全に自動的であり，ほんのわずかのエネルギー消費しか示さない。

換気運動は，さまざまのセンサー（受容器）を介して自動制御される（図27-2▼）。**機械受容器** mechanoreceptor が胸壁や肺に存在し，筋収縮の負荷の程度や肺の容積変化をモニターする。CO_2 と O_2 の**化学受容器** chemoreceptor が，頸部の頸動脈分岐部および動脈弓に存在し，動脈血 O_2 濃度をモニターする。延髄の腹外側領域には別の化学受容器が存在し，CO_2 分圧をモニターする。換気運動は上位脳（大脳皮質）からの意識的（随意的）調節も受ける。

構造と機能の連関

成人の肺重量は体重の約1.5％である（70 kg のヒトでは1 kg）。このうち肺組織の重量が約60％で，残りが血液である。図27-3▼は，正常肺の光学顕微鏡像を吸気位（伸展位）で示したものである。肺容積は主に肺胞ガス空間によって占められ，肺実質の占める割合はほんのわずかである。図27-4▼は肺胞の電子顕微鏡像である。肺胞気と毛細血管内の赤血球との間の距離は平均で1.5 μm である。このような短い拡散距離は，迅速かつ効率的なガス交換を肺胞–毛細血管間で発現させるのに適している。

ヒトの肺では，肺胞の全表面積は，機能的残気量レベルにおいて約70 m² である。**機能的残気量** functional residual capacity とは，呼気終末時における肺気量のことである。このように広大な肺胞表面積があるために，肺血流量（右心室の心拍出量）はフィルム状に薄く（赤血球1個分の厚さ）広がることになる。そのため，赤血球が毛細血管を通過するわずかな時間で，O_2 および CO_2 の平衡が血液と肺胞ガスとの間で達成されることになる。

> 正常の胸部Ｘ線像で観察されるものは，主に太い気道（気管や気管支）と動静脈内の血液である（図27-5▼）。通常，肺のＸ線写真は最大吸気位で撮影されるので，肺胞壁と毛細血管は非常に薄くなり，これらの構造はＸ線の透過性には影響しなくなる。この性質を利用して，放射線科医師は肺胞間隙に出現する変化を容易に診断することができるのである。

気道は気管支と細気管支からなる

気道は2つの導管部，すなわち軟骨性の**気管支** bronchi と膜性の**細気管支** bronchiole から構成される。これらの気道は，ガス交換には直接に関与せず，換気機能としては無駄な空間，すなわち**解剖学的死腔** anatomical dead space と定義される。その容積は1回換気量の約30％を占める。気管支は（図27-6▼）柱状の上皮細胞で覆われ，その外側には平滑筋が帯状に裏打ちしている。上皮細胞は多数の繊毛を備えていて，そのリズミックな運動が薄い液層で繰り返されると，気道内分泌物や吸入異物が気管を介して肺外に排出されることになる。気管支は分岐を繰り返す間に，その

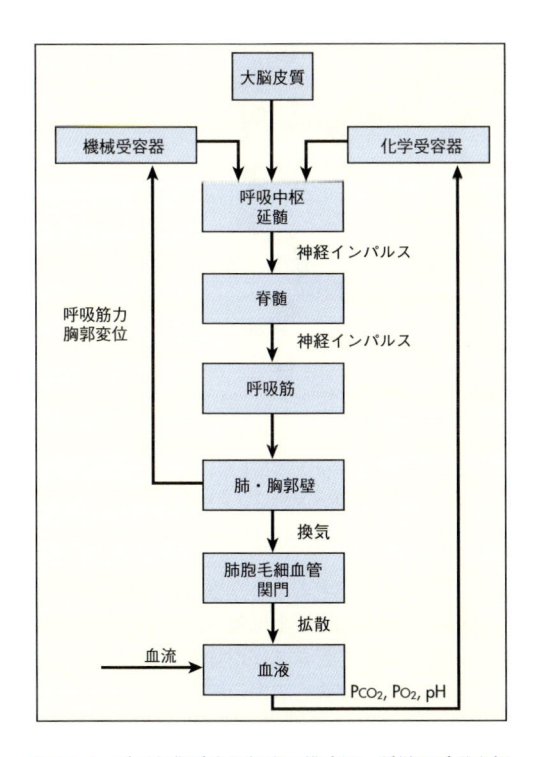

図27-2 呼吸制御系を概観する模式図。延髄の呼吸中枢のニューロンはリズム性活動を示すが，同時に外部からの入力によって強く影響を受ける。それらは，大脳皮質からの下行性入力（随意性制御），および呼吸化学受容器や肺・胸郭の機械受容器からの求心性入力（自律性制御）である。P_{CO_2}：CO_2 分圧，P_{O_2}：O_2 分圧。

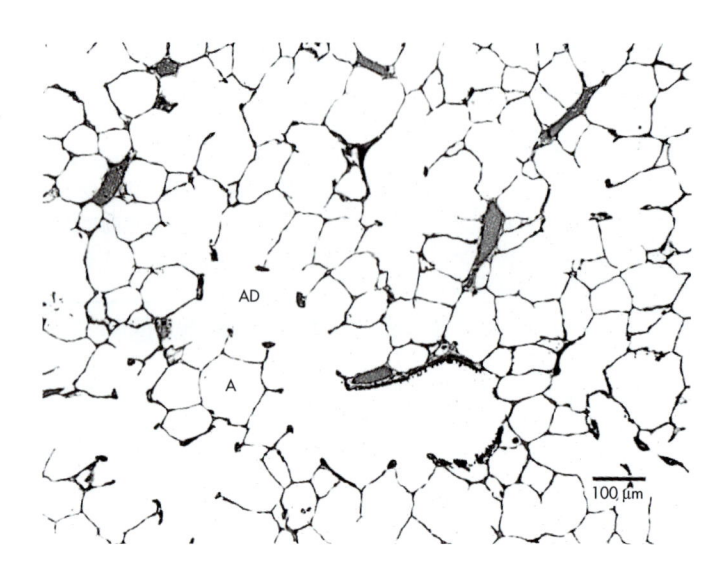

図27-3 正常肺組織標本の吸気(拡張)時における低倍率の光学顕微鏡像。大きな開放部は肺胞道(AD)で気道の最終分岐部である。肺胞道の周囲に多数の肺胞(A)がある。(ユタ大学Albertin, K. H. の好意による)

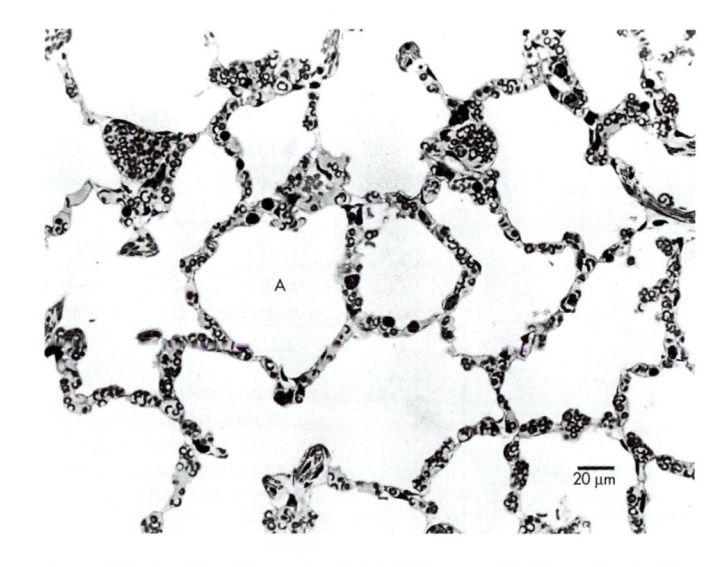

図27-4 肺組織標本の低倍率の電子顕微鏡像。肺を固定する際に、肺胞壁がわかるように、肺伸展の程度を小さくとどめてある。肺胞壁の大部分は毛細血管で占められており、その他の組織は非常に薄い。この薄さが、肺胞(A)から毛細血管内の赤血球(黒く染まっている構造)へのO_2拡散を最適にしている。(ユタ大学Albertin, K. H. の好意による)

内径がしだいに細くなり、軟骨性の支持組織も減少する。最終的には、直径1mm以下の気管支になると軟骨が完全に消失する。

細気管支(図27-7▼)は気管支の末梢側に連なる構造である。それらは直径1mm以下の気道からなり、軟骨を含まず、正立方体の上皮細胞だけからなる。細気管支は肺の結合組織の中に埋没しているために、その内径は肺容積変化の影響を受ける。

さらに末梢側になると、細気管支は袋状の構造、すなわち肺胞を備えるようになる。そのような細気管支は、ガス交換に寄与するという意味で**呼吸性細気管支** respiratory bronchiole とよばれる。さらに分岐を繰り返すと、肺胞の数と大きさが増加し、最終的には細気管支の壁は完全に肺胞への開口部だけで占められるようになる。このような最終気道は**肺胞道** alveolar duct とよばれる。

気道は**気管支動脈** bronchial artery によって栄養のための血液供給を受ける。気管支動脈は大動脈から分岐した細い枝である。気管支の循環血液量は通常心拍出量の約1%で、血管抵抗は高い。

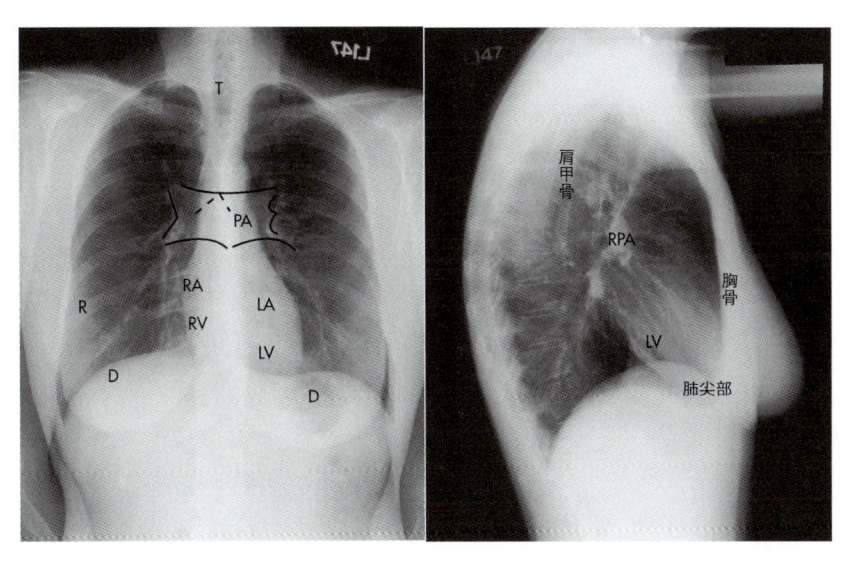

図27-5 最大吸気時における胸部X線像。左は前後方向，右は横方向からの撮影。胸壁として，肋骨（R）と横隔膜（D）が認められる。胸腔は，心臓と縦隔を除いてすべて肺で満たされている。Tは気管，図中の波線は，気管が左右の主気管支に分岐する様子を表している。肺胞構造は空気を含んでいるので黒く映っている。太い肺血管が白く見えるのは，血液で満たされているためである。肺動脈（PA），左心房（LA），右心房（RA），左心室（LV），右心室（RV），右肺動脈（RPA）などの構造がわかる。

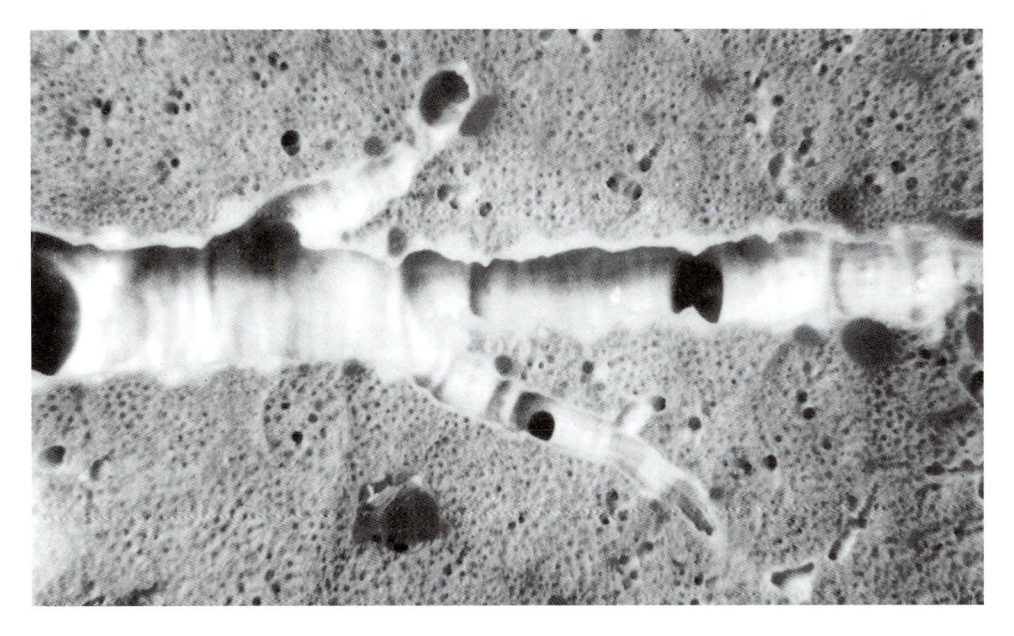

図27-6 肺凍結標本における軟骨性気管支の長軸方向図。気管支が分岐する様子が示されてあるが，娘気管支は親気管支よりも直径が小さくなる。気管支は直接ガス交換には関わらないので，解剖学的死腔とよばれる。(Staub, N. C. : *Basic respiratory physiology*, Churchill Livingstone, New York 1991 より)

喘息 asthma は，太い気道の疾患で，太い気道の粘膜の炎症（主にリンパ球，好酸球の出現）と可逆性の**気道収縮** bronchospasm によって特徴づけられる（第28章参照）。**細気管支炎** respiratory bronchiolitis は，細い気道の疾患で，しばしばウイルスによって引き起こされる。**肺気腫** emphysema は，肺胞の疾患で，肺胞壁あるいは肺胞の破壊によって気腫（大きな空気のスペース）ができ，血液の酸素化および CO_2 排泄が障害される。肺気腫の主な原因は喫煙である。

気道は自律神経系によって調節される

気道は，自律神経系の交感神経および副交感神経（運動性および感覚性線維）によって支配される。これらの神経は気道内径，腺分泌などを制御する。たとえ

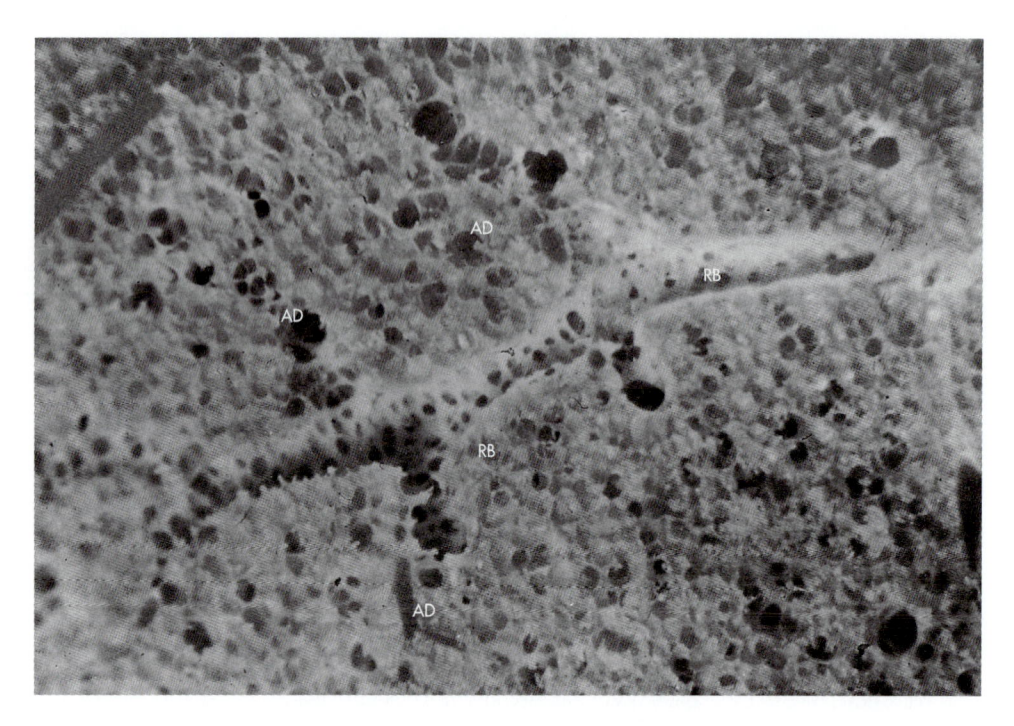

図27-7　肺凍結標本における細気管支の長軸方向断面図。呼吸細気管支（RB）は分岐して，肺胞道（AD）に移行し，最終的には無数の肺胞につながる。肺胞道は細気管支から上あるいは下方向に直角に分かれる枝として見える。(Staub, N. C. : *Basic respiratory physiology*, Churchill Livingstone, New York, 1991 より)

ば，気道平滑筋は副交感神経の働きによって収縮し，それは気管支の内径を狭くする。

　感覚線維は，気道上皮の間隙あるいはその周囲に分布する。太い気道には，2つの主要な受容器が存在する。両者とも，物理的な変形（伸展）および化学的刺激に対して感受性をもつ。気道に沿って，細く，無髄で，伝導速度の遅いC線維も存在する。このC線維は，さまざまの化学物質によって刺激され，呼吸・循環系の反射を誘発する。気道の制御に関しては第31章で詳細に説明する。

肺循環

肺血流量は換気量と均衡する

　肺動脈の分岐と走行は，気道のそれとよく対応する（図27-8▼）。これが，**換気/血流の均衡** ventilation/perfusion matching という生理的概念を裏づける解剖学的な証拠である。他方，肺静脈は気道とは併行しない。肺静脈は，肺小葉間の結合組織中を走行し，多くの肺ユニットから血液を受け取り，左心房に環流する。肺の動静脈はともに血管壁が薄く，弾力性に富む。全身血液量の約10％（500 mℓ）が肺内に分布する。肺循環は，通常，低圧系であり，血管抵抗が低い。しかし，直径が500 μm以下の細動脈では，血管平滑筋に富み，その内径を能動的に制御でき，血流抵抗を変えることができる。

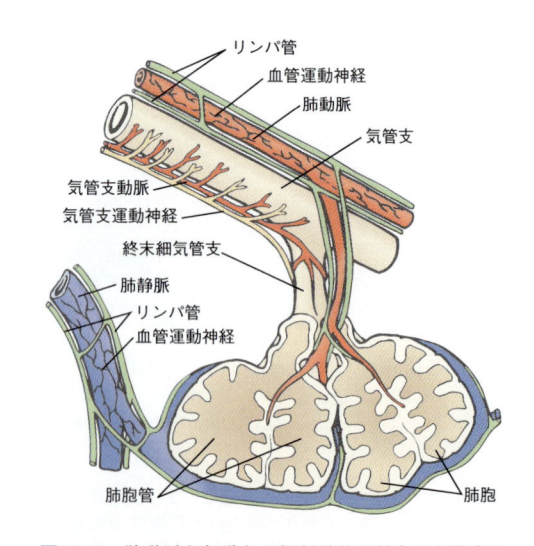

図27-8　肺動脈と気道との解剖学的関係を示す模式図。静脈は気道と直接関係していない。ここには2つの肺ユニットが示されてあり，それらは2つの呼吸細気管支につながっている。多くの肺胞で構成される肺ユニットを細い肺動脈が還流するが，それらの抵抗血管は肺胞で囲まれている。

胎児では肺血管系は収縮している。そのため，右心室からの心拍出量のうち，ほんのわずかの割合だけが肺を循環する（第25, 30章を参照）。肺の血管抵抗は非常に高い。出生に伴い空気呼吸を開始すると，肺血管系は開通し血管抵抗は一気に落ちる。右左の心室間で開いていた中隔が，生後には通常閉鎖する。しかし，先天性に開存したままの小児（**心室中隔欠損症** ventricular septal defect）がわずかながら存在する。このケースでは，高い圧力を有する左心室の血液が，一部，右心室に流入することになる。その結果，肺動脈圧と肺血流量が異常に高くなる。すなわち，**肺高血圧症** pulmonary hypertention が出現する。もしこの中隔欠損症が早い段階で修復されれば，肺血管系のこのような変化は予防できる。

肺動静脈の平滑筋は，交感神経による支配があることが知られているが，全身循環系と比較すると，通常の肺循環系では，能動的な制御を受けているという証拠に乏しい（第30章参照）。肺血管周囲の外膜には多数の感覚神経が分布し，それは血管内圧の変動（伸展）や化学物質により刺激を受ける。

肺毛細血管内の血液量は右心室の1回心拍出量に一致する

肺毛細血管は，いくつもの肺胞を連続して還流する編み目様構造を形成する。肺毛細血管が血液で十分に満たされているときには，約75％の肺胞表面が赤血球と接していることになる（図27-4▼）。健常人の安静時には，肺毛細血管床には約70 mLの血液が満たされている。ただし，肺毛細血管容積は最大で約200 mLである。肺毛細血管容積は，閉塞あるいは圧迫されていた毛細血管の部分が開通することによって増加する。このような調節は，運動時に心拍出量が増加した場合に出現する。毛細血管は，内圧が上がった場合にも拡張される（第30章参照）。毛細血管の血流量は，どのような瞬間でも，右心室からの1回心拍出量にほぼ一致する。このことの意義は，赤血球が毛細血管内にとどまる約0.8秒間に，肺胞毛細血管関門を介して，O_2およびCO_2ガスの，拡散による交換平衡が十分に達成することができるということである。

生理学的な構造としての肺ユニット

生理学的な肺の機能単位（肺ユニット）は，O_2分圧およびCO_2分圧がそれぞれ同一である肺ユニットのことである。この生理学的な機能単位は，解剖学的な肺胞より大きい。健常成人は約6万の肺ユニットからなる。各肺ユニット（機能単位）には，5000の肺胞と250の肺胞道から構成される（呼吸細気管支の末梢側になる）。図27-8▼には，肺ユニットに関連するさまざまな構造を示してある。

まとめ

- 肺の主要な機能は，新鮮な空気を肺胞に送り込み，肺毛細血管を流れる血液に接近させて，拡散によってO_2とCO_2のガス交換を効率的に発生させることである。
- 換気量は1回換気量と呼吸数の積である。血流量（肺血流量）は，心拍数と右心室の1回心拍出量の積である。
- 換気と血流は，通常，非常によく均衡しており，O_2が外部の空気から全身動脈血に移動するのに最適となる。
- 赤血球中のヘモグロビンは，血液のO_2運搬能を非常に増大させる。
- CO_2は組織毛細血管から肺に送られるが，その際，大部分が重炭酸イオン（HCO_3^-）の形で移動する。
- O_2拡散は，肺胞－毛細血管関門あるいは全身毛細血管－組織関門において，ガス交換の律速因子には通常ならない。しかし，非常に重篤な肺疾患においては律速因子になりうる。
- 吸気は，換気運動において能動的過程である。胸郭の筋群，主に横隔膜の収縮が，肺胞内圧を低下させ，肺に外気を流入させる。
- 換気運動は延髄（脳幹）の呼吸中枢によって制御されるが，その際，胸壁の動きや肺容積変化をモニターする機械受容器からの感覚性入力，および全身動脈血や脳細胞外液のO_2あるいはCO_2分圧を感受する化学受容器からの求心性入力によって調整される。
- 2つのタイプの気道があり，それは気管支（軟骨性）と細気管支である。肺胞道（細気管支の最終分枝）と肺胞は，ともに肺のガス交換部分を担う。
- 肺動脈は気道と平行して分岐・走行する。肺血管へのO_2とCO_2ガスの拡散を最大にするよう，肺は最も豊富な毛細血管ネットワークを有する器官である。このネットワーク（血管床）は肺胞表面積の約75％を覆っている。
- 赤血球は，ガス交換が平衡に達するのに必要・十分な時間，毛細血管内にとどまる。この関係は激しい運動時においても保持されている。
- 肺胞道と肺胞，それらを循環する肺細動脈は，肺の機能的な最小単位（肺ユニット）を構成する。この生理的な肺ユニットは並列に配置されており，吸気ガスと混合静脈血の効率的な配分を保障している。

第28章
換気運動の機械的特性

到達目標
- 換気と肺気量の各要素を説明できる。
- 肺胞換気量と肺胞換気式を説明できる。
- 換気運動ポンプを説明できる。
- 肺の圧－量関係を解析できる。
- 肺コンプライアンスにおけるサーファクタントの役割を説明できる。
- 正常および病的肺の気道抵抗を解析できる。

この章では換気の基礎概念を説明する。それは，呼吸システムおよび今後の各章を理解するうえで不可欠な要素である。日常診療において，気流速度，肺気量，コンプライアンス，抵抗などの指標が，呼吸システムを理解するうえで頻繁に利用される。この章では，これらの概念を詳細に説明するとともに，病的状態における変化についても解説する。

換気の諸要素

換気の主要な目的は肺胞ガスの組成を最適レベルに維持することである

図28-1▼に示すように，肺胞気O_2分圧（P_{AO_2}）を混合静脈血よりも高く維持させることである。O_2分子は分圧勾配に従って，肺胞から肺毛細血管内に拡散し，酸素化ヘモグロビン（HbO_2）の割合を増加させる。換気はCO_2分圧（P_{ACO_2}）を混合静脈血よりも低くさせる。CO_2分子は分圧勾配に従って肺胞に拡散し，肺毛細血管内のCO_2濃度を減少させる。

運動などでO_2需要が増えると，静脈血のO_2分圧（P_{O_2}）が減少し，CO_2分圧（P_{CO_2}）が上昇する。このとき，換気が亢進し，動脈血P_{O_2}およびP_{CO_2}が正常レベルになるように調節される。

肺気量の測定は不可欠な検査である

呼吸生理学にとって，肺気量と肺の機械的特性の理解は不可欠である。図28-1▼には，肺機能検査で得られる肺気量のさまざまな指標が示されている。安静呼吸時の換気量は，**1回換気量**tidal volume（V_T）とよばれ，通常0.5 lである。**機能的残気量**functional residual capacity（FRC）は，呼気終末時に肺に残存するガスの量で，通常，健常人では2.0～2.4 l（全肺気量の40%）である。**全肺気量**total lung capacity（TLC）とは，最大の肺気量のことで，それは意識的な最大の努力によって得られるものである（健常成人では5～6 l）。TLCのレベルまで吸気を行ったのち，肺容積をできるだけ減らすように努力すると，FRCのレベルを超えて，**残気量**residual volume（RV）のレベルにまで吐き出させることができる。その肺気量（RV）は通常1～2 lである。RVからTLCレベルまでの肺容積は，**肺活量**vital capacity（VC）とよばれ，健常成人では4～5 lである。肺活量は最大に吸い，最大に吐いたときの換気量のことである。

肺胞換気量は分時換気量よりも常に少ない

分時換気量minute ventilationは，1分間に肺を出入りするガス容積を積算したものである。その測定には，通常，呼吸流量計pneumotachographを用い，鼻をノーズクリップで閉じて，口元における呼吸流量を積算

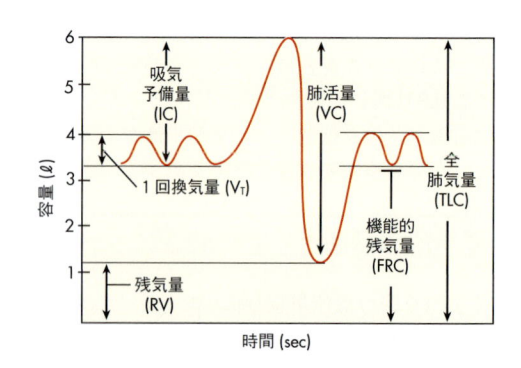

図28-1　肺容積変化を連続表示した図。通常の換気（V_T）を2回したのち，TLCレベルまで最大吸気を行い，それから最大努力で一気にRVレベルまで呼出した（TLCとRVの間の肺容積が肺活量VCである）。その後，2回の通常換気が施行されている。吸気予備量（IC）は呼気終末時と最大吸気時の間の肺容積である。機能的残気量（FRC）は呼気終末時に肺内に存在する気量である。通常の安静換気のレベルは，TLCの真ん中あたりに位置している。

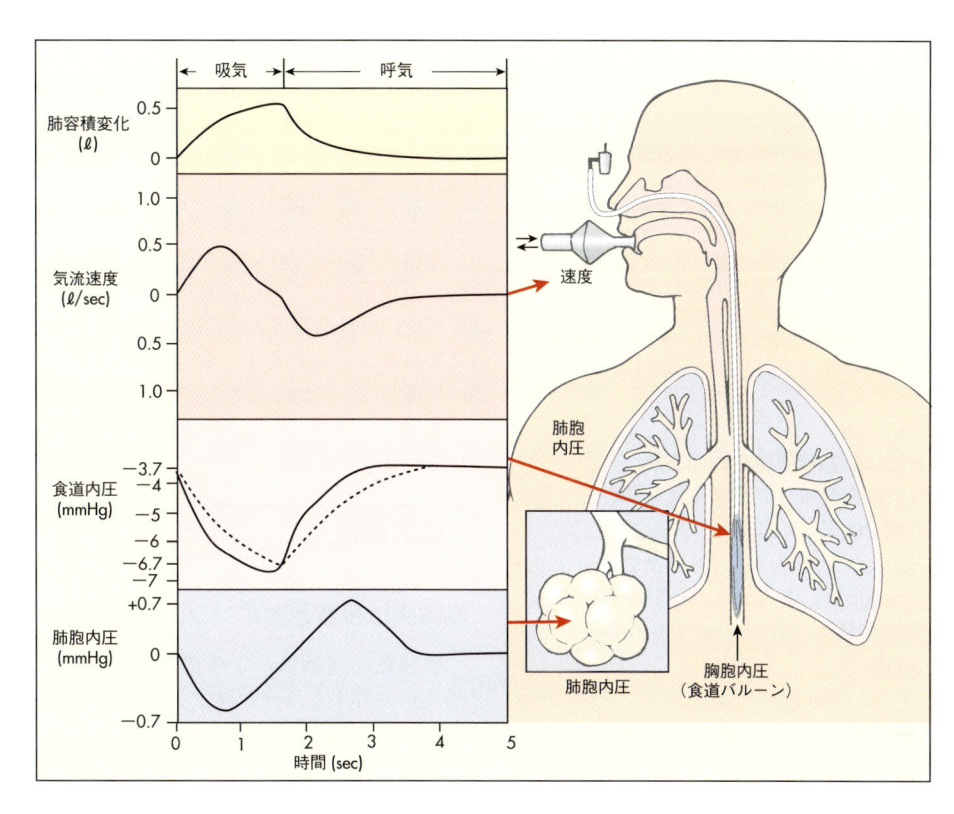

図28-2 安静換気時にみられるさまざまな換気指標の変動。左上段から下段に，肺容積変化，気流速度，食道内圧（胸腔内圧），肺胞内圧が示されている。気流速度は，口元の流量計で計測される。気流速度を積分して，肺容積変化が計算される。胸腔内圧は，食道内に挿入されたバルーンの圧（食道内圧）によって近似的に測定される。呼吸数は12回/minで，1呼吸サイクルは5 min，吸気時間は2 minである。胸腔内圧の曲線に示される波線は，肺容積変化を発生させるに必要な圧力で，実線は気流を発生させるのに必要な圧力である。

して求められる（図28-2▼）。**肺胞換気量** alveolar ventilation（$\dot{V}_A$）は，1分間に肺胞を出入りするガス容積のことである。$\dot{V}_A$は常に分時換気量よりも少ない。その減少分は1回換気量に占める**解剖学的死腔量** anatomical dead space（V_D）に相当する。V_Dとは，吸気ガスのうちで，ガス交換に直接にかかわらない気道（口から終末細気管支までで，肺胞をもたない気道）に存在するガス容積のことである。それは，通常，健常人で$0.15\ l$（$2\ ml/kg$体重）である。肺胞換気量は次の式で表現される。

$$\dot{V}_A = (V_T - V_D) \times f \qquad 28\text{-}1$$

ここでfは呼吸数（安静時には12回/min），健常人の安静時における$\dot{V}_A$は$(0.5 \sim 0.15) \times 12 = 4.2\ l/min$である。

生理学的死腔（$V_{DS\,physiol}$）は解剖学的死腔と肺胞死腔の和である

肺胞死腔 alveolar dead spaceは，肺胞のうちで血流のない部分に存在するガス容積のことである。極端な例は，血栓によって肺動脈の側枝が完全に閉塞された場合である（図28-3▼参照）。血流の途絶えた肺胞を換気しても，ガス交換に貢献しないという意味で無駄である。**生理学的死腔** physiological dead space（$V_{DS\,physiol}$）は解剖学的死腔と肺胞死腔の和であり，通常1回換気

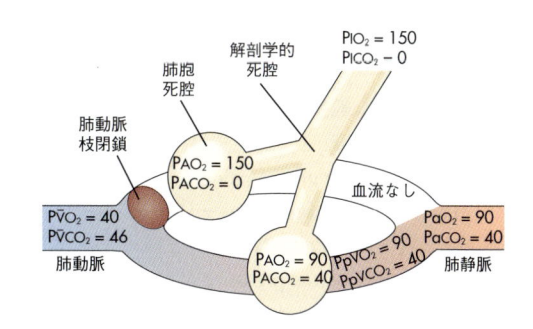

図28-3 解剖学的死腔と生理学的死腔の関係。ここでは肺動脈の一部が血栓で完全に閉塞した例が示されている。しかし，実際には，生理学的死腔と解剖学的死腔を区別するのは容易ではない。$Paco_2$：動脈血CO_2分圧，Pao_2：動脈血O_2分圧，$Pico_2$：吸気CO_2分圧，$P\bar{v}o_2$：混合静脈血O_2分圧，$Ppvco_2$：肺静脈血CO_2分圧，$Ppvo_2$：肺静脈血O_2分圧，$P\bar{v}co_2$：混合静脈血CO_2分圧。

量の30%である．すなわち，$V_{DS physiol}/V_T$ は0.5以下である．

> 呼吸困難感あるいは息切れの主因は，生理学的死腔の増大による換気需要の増加のためである．$V_{DS physiol}/V_T = 0.5$ 以上になると，呼吸困難感が出現しやすくなる．たとえば重症の肺気腫 emphysema では，肺胞が破壊されて，ガス交換に寄与しない換気量(解剖学的死腔)が増大する．肺血栓症の患者では，血流のない肺胞に換気が行われるために，生理学的死腔が増大する．このように，肺気腫あるいは肺血栓症の患者では，生理学的死腔の増大があり，それが呼吸困難感の出現と結びついている．

動脈血 CO_2 分圧は肺胞換気量を調節する

脳幹の呼吸中枢を刺激して肺胞換気量($\dot{V}_A$)を制御するのは，動脈血 CO_2 分圧(Pa_{CO_2})であって，肺胞への O_2 供給ではない(第31章参照)．**肺胞換気式** alveolar ventilation equation は，ある一定の CO_2 産生量($\dot{V}_{CO_2}$)に対する，肺胞換気量($\dot{V}_A$)と Pa_{CO_2} との関係を数式化したものである．

$$\dot{V}_A \times Pa_{CO_2} = \dot{V}_{CO_2} \times K \quad 28\text{-}2$$

$\dot{V}_A$ の単位は l/min で，Pa_{CO_2} は mmHg，$\dot{V}_{CO_2}$ は ml/min (第41章参照)．比例定数である K は通常 0.863 mmHg $\times l$/min である．代謝($\dot{V}_{CO_2}$)が一定のときには，換気が増大すると Pa_{CO_2} が減少し，逆に，換気が減少すると Pa_{CO_2} が増加することがこの式から読み取れる．

> 肺胞換気量($\dot{V}_A$)が適正であるかどうかは Pa_{CO_2} を測定することによって知ることができる．換気が正常な場合には，Pa_{CO_2} は約 40 mmHg である．**過換気** hyperventilation とは，$\dot{V}_A$ が代謝需要に比べて多すぎることである．この場合，Pa_{CO_2} は 35 mmHg 以下となる．過換気は低酸素血症や不安などによって誘発される．**低換気** hypoventilation は，代謝需要に比べて $\dot{V}_A$ が少なすぎることである．この場合，Pa_{CO_2} は 45 mmHg 以上となる．低換気の原因としては，重篤な肺疾患あるいは脳神経抑制などに基づく呼吸不全があげられる．

肺胞気-動脈血 O_2 較差は通常 10 mmHg 以下である

もし Pa_{CO_2} がわかれば，肺胞気 O_2 分圧(P_{AO_2})は以下の**肺胞換気式** alveolar gas equation から計算できる．

$$P_{AO_2} = P_{IO_2} - Pa_{CO_2}[F_{IO_2} + (1 - F_{IO_2})/R] \quad 28\text{-}3$$

肺胞換気式では，P_{ACO_2} は Pa_{CO_2} と同じと仮定している．**吸気 O_2 分圧** partial pressure of inspired O_2 (P_{IO_2}) は次のようにして求められる．大気圧(P_B)(海面上では760 mmHg)から水蒸気分圧 47 mmHg を引いて，それに空気の O_2 濃度(F_{IO_2})を掛けて得られる．たとえば，P_B が 730 mmHg で，室内ガス($F_{IO_2} = 21\%$)の場合には，$P_{IO_2} = (730 - 47) \times 0.21 = 143$ mmHg である．

呼吸商(R)は，CO_2 産生量を O_2 消費量で割って計算される．正常では R = 0.8 である(第30章参照)．したがって，上記の例では，$P_{AO_2} = 143 - 40[0.21 + (1 - 0.21)/0.8] = 143 - 40(1.1975) = 95.1$ mmHg である．P_{AO_2} と Pa_{O_2} との較差($P_{AO_2} - Pa_{O_2}$)，すなわち肺胞気-動脈血 O_2 較差は通常 10 mmHg 以下である．$P_{AO_2} - Pa_{O_2}$ 較差が 20 mmHg 以上になると，ガス交換に異常があると判定される(第30章参照)．

肺胞低換気のために Pa_{CO_2} が上昇すると Pa_{O_2} が減少し，逆に過換気で Pa_{CO_2} が減少すると Pa_{O_2} が増加する．その理由は，肺胞ガスの全圧は大気圧よりも高くなることは決してありえず，常に肺胞気の CO_2 と O_2 分圧は均衡しているからである．理想的には海面上レベルで測定したとき，Pa_{CO_2} が 40 mmHg であれば Pa_{O_2} は 100 mmHg である．

換気運動

横隔膜は換気運動ポンプの主動筋である

横隔膜の運動は，安静換気における吸気量の約75%に寄与する．横隔膜はドーム状の形態をしており，胸腔と腹腔の境界部に張りめぐらされている(図27-5▼，28-4▼)．横隔膜への血流は肋間動脈により供給され，横隔膜からの静脈は下大静脈に注ぐ．横隔膜を支配するのは横隔神経で，それは第3〜第5頸髄から神経線維を伸ばし，縦隔の後方を下行して，左右の横隔膜に分離して終わる．

横隔膜が収縮すると，腹腔内容物を下方および腹側に圧迫する．横隔膜は下部肋骨に付着しているので，横隔膜の収縮は肋骨を水平方向に回転させる運動を誘発する(図28-4 B▼)．立位においては，この肋骨の水平方向への回転は，"テコの原理"に基づいて，胸郭の内径を拡大させるように作用する．肋骨の逆向きの運動が呼気時に発生すると，胸郭の内径を減少させる効果となる．

> **閉塞性肺疾患** obstructive airway disease(喘息や肺気腫など)は，肺からのガスの排出を閉塞する障害である．肺からのガス流出過程に抵抗をかけると，肺内にガスが貯留し，それは肺を膨張させる効果となる．その結果，胸郭は樽状に膨らみ，横隔膜は平低化する．このような横隔膜の変形は，横隔膜のポンプ機能を障害することになる(図28-4▼)．すなわち，横隔膜が平低化すると，筋の長さ-張力関係(第12章参照)が最適ではなくなり，横隔膜の収縮効率を低下させる．このような横隔膜の機能障害が，閉塞性肺障害患者の息切れの主因となる．

胸郭を構成する肋骨にも呼吸筋があり，吸気筋としては**外肋間筋** external intercostal があり，呼気筋としては**内肋間筋** internal intercostal がある．これら肋間筋群は，肋間動静脈による血液供給を受け，肋間神経

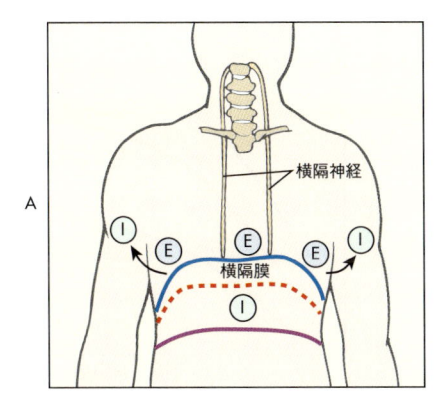

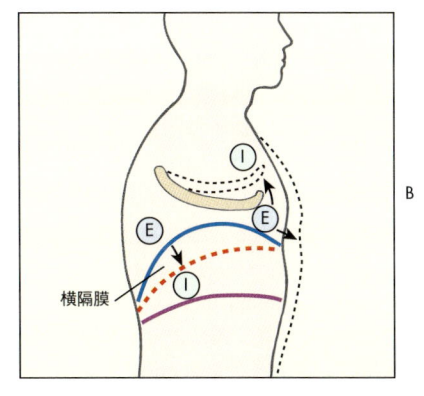

図28-4 A：立位のヒトの正面像において，吸気時(I)に横隔膜が下行し(破線)，下部肋骨部が横隔膜収縮に伴って広げられる様子を描いてある．横隔神経が頸部から出て，横隔膜まで到達する経路も示されている．Eは呼気で青線．B：ヒトの横向き像において，横隔膜が収縮すると腹壁が前方に突出する様子を描いてある．その動きに伴い，テコの原理で，肋骨胸郭も前方にもち上げられている．肺気腫では，横隔膜が平低化(紫色線)して横隔膜の動きが制限される．

によって運動性および感覚性に支配される．頸部の筋群では，**胸鎖乳突筋** sternocleidmastoid と **斜角筋** scalene が，換気運動の**補助筋** accessory muscle として利用される．これらの頸筋が収縮すると，肋骨上部が引き上げられ，吸気運動が補助される．このような吸気補助筋の活動は，運動時あるいは呼吸不全で換気量が不足したときに出現するようになる．

> 事故によって下部頸椎が損傷した場合，横隔膜による換気運動は継続することができる．なぜなら横隔神経はC3からC5の上部頸髄から出るからである．他方，肋間筋群および腹筋は，脊髄損傷部位よりも下方に運動神経が位置するので，麻痺を余儀なくされる．ただし，主要な吸気筋は横隔膜であり，呼気過程は通常受動的であるので，横隔神経が障害されない限り，頸椎損傷で四肢麻痺になっても基本的な換気運動には問題が起こらない．

　肺の容積と形状は，胸郭の容積と形状に随伴して変化する．しかし，肺と胸郭は直接につながっているわけではない．両者の間には**胸膜腔** pleural space が存在し，肺側には**臓側胸膜** visceral pleura が，胸郭側には**壁側胸膜** parietal pleura が存在する．壁側胸膜と臓側胸膜との間は薄い(約20μmの厚さ)膜状の液で満たされている．この液は，換気運動時に肺と胸壁が相互に摩擦する際に，潤滑油として働く．

　安静時の呼気過程は，肺の受動的な弾性収縮力によって引き起こされる．この弾性収縮力は，吸気時に肺が拡張することによって貯えられる．しかし，運動などで大量の呼吸ガスを短時間で呼出しなければならないときや，喘息などで呼気ガスの流出が障害されるときなどでは，呼気筋である内肋間筋や腹筋が収縮して，積極的に呼気過程を促進させるように働く．

> 肋骨胸郭の重要な特性は，その堅牢さにある．すなわち，吸気時には胸腔内圧が大気圧よりも低くなるために，胸壁が内側にへこむように力を受ける．このへこませる力に反発するのが，肋骨胸郭の硬さである．新生児では，肋骨が主に軟骨で形成されているために，肋骨胸郭は十分な硬さを備えていない．そのために，横隔膜の収縮によって胸腔内圧が陰圧になると，胸壁の肋骨部分は陥凹してしまう．呼吸切迫症候群 respiratory distress syndrome(RDS；未熟児における肺の未発達)においては，肺がより硬くなっていて正常よりも弾性が少ないので，上記の問題点はより深刻となる．成人においては，胸部外傷で数本の肋骨が損傷するような場合に，フレイルチェスト flail chest(動揺胸郭)が出現する．これは肺の動きをさまたげることになり，呼吸不全を誘発する危険がある．

換気運動サイクル

気流は圧勾配によって発生する

　気流は大気圧と肺胞圧(P_A)の較差によって発生する．吸気時にP_Aは大気圧よりも低く，呼気時にP_Aは大気圧よりも高くなる．P_Aの変化は胸腔内圧の増減によって誘発される．経肺圧(P_L)は，図28-2▼の胸腔内圧(食道内圧)曲線に示されるように，吸気時に胸腔内圧よりもやや低く，呼気時にやや高くなっていて，肺容積変化を誘発するのに必要とする変動を示す．

コンプライアンスは圧−量曲線から得られる

　肺あるいは胸壁の**コンプライアンス** compliance は，伸びやすさ(硬さ)の指標である．ヒトのコンプライアンスを測定する方法は，TLCのレベルから受動的な呼気(呼気筋を使わない呼気)を起こさせ，その過程における圧−量曲線を描くことである．非常にゆっくりと肺−胸郭系が縮小するときには，P_Aは基本的にP_B

に等しく，胸腔内圧は食道内圧にほぼ等しい．なお，食道内圧は，薄いバルーンをつけたプラスチックチューブを食道内に挿入して測定される（図28-2▼）．

コンプライアンスは，圧−量曲線において任意の2点間に引かれた直線の傾斜（ΔV/ΔP）として求められる（第21章参照）．呼吸器システムには3つの異なったコンプライアンス曲線がある．肺，胸壁および両者の複合したコンプライアンス曲線である（図28-5▼）．**肺コンプライアンス**lung complianceは肺容積変化（ΔV）をP_Lの変化（$ΔP_L$）で割ることによって求められる（$ΔV/ΔP_L$）．**胸壁コンプライアンス**chest wall complianceは肺容積変化を経胸壁圧の変化で割ることによって求められる（$ΔV/ΔP_{CW}$）．呼吸系コンプライアンスは肺容積変化を全呼吸器系圧の変化で割ることによって求められる（$ΔV/ΔP_{RS}$）．

肺および胸壁コンプライアンスは疾患によって変動する

肺気腫 emphysemaでは，肺胞が破壊・癒合された病的変化が出現する．そのような肺胞部分では，血液の酸素化あるいは血液からCO_2を除去する機能が発生しえない空間となる．肺胞の破壊は，肺の弾性をも変化させる（弾性を減少させ，コンプライアンスを増加させる）．わずかな経肺圧（P_L）変化で，大きな肺容積変化が出現するようになる（図28-6▼青線）．呼気時に肺は主に弾性収縮力によって縮小するが，肺気腫患者では十分な収縮力が発生しない．その結

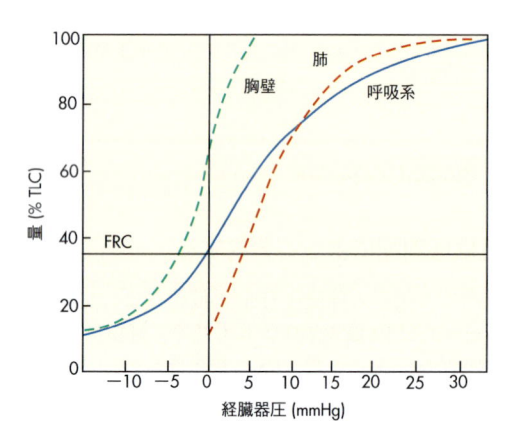

図28-5 肺，胸壁および全呼吸系のコンプライアンス（伸展性）．これらは，受動的かつ静的な圧−量曲線である．FRCレベル以下からTLCの75％くらいのレベルまでは，肺コンプライアンス曲線はほぼ直線で，高いコンプライアンスを示す．この範囲では，肺コンプライアンス曲線は胸壁コンプライアンス曲線とほぼ平行関係にある．TLCレベル付近では，肺の膠原（コラーゲン）線維の伸展性が限度に達するために肺は非常に硬くなる．全呼吸系コンプライアンス曲線の勾配は，肺および胸壁のコンプライアンス曲線の勾配よりも緩やか（コンプライアンスが低い）である．FRCレベルでは，肺弾性収縮力と胸壁弾性収縮力は大きさが同じで向きが逆方向となっており，ちょうど均衡している．

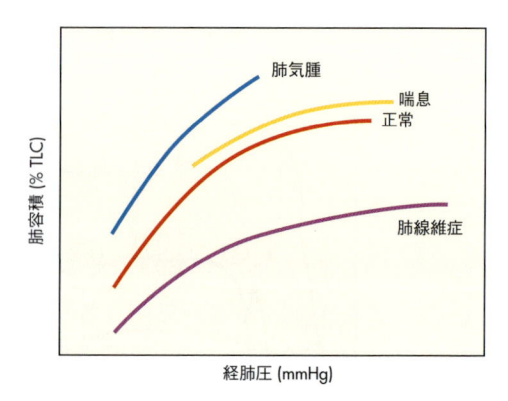

図28-6 種々の肺疾患における肺コンプライアンス曲線．詳細は本文を参照．

果，肺内に空気が貯留し，肺は過膨張の状態になる．肺の過膨張は，胸壁を変形させ，横隔膜を平低化させる．したがって，肺気腫患者では肺組織の異常とともに，横隔膜運動の障害も発生することになる．このような患者の換気運動では，健常人に比べてより多くのエネルギー消費が必要になり，換気効率が低下する．**喘息** asthma（図28-6▼黄色線）では，肺胞の破壊はないので，肺コンプライアンスはより正常に近くなる．**拘束性肺障害** restrictive lung disease（肺線維症pulmonary fibrosis）では肺が硬くなり（低コンプライアンス），大きな経肺圧の変化があってもわずかな肺容積の変化しかもたらさない（図28-6▼紫線）．

胸壁コンプライアンスの病的変化は，肺コンプライアンスの場合に比べると，発生頻度は高くない．たとえば，**脊柱後彎症** kyphoscoliosisにおいては，胸郭が正常には動かないで胸壁コンプライアンスが減少する（図28-7▼のX線像と図27-7▼のX線像を比較せよ）．**拘束性肺疾患** restrictive lung diseaseにおいては，肺気量が減少し，胸壁コンプライアンスも減少する．種々の原因で腹腔内の圧力が上昇する場合も，胸壁コンプライアンスが減少する．なぜなら，腹腔臓器は横隔膜が下降するのを妨げるように作用するからである．

胸壁の外向き弾性力は肺の内向き弾性力と均衡する

正常の呼気終末時（FRC）において，換気運動は静止の状態になるので，経呼吸器系圧（P_{RS}）は0となる．この状態で，肺の内向き弾性力（肺が虚脱する方向に働く力）と，胸壁の外向き弾性力（肺を拡張させる方向に働く力）は均衡する．すなわち，FRCレベルにおける経肺圧（P_L）は＋3.7 mmHgであるが，この肺による内向き弾性力は，胸壁による外向き弾性力（P_{CW}は−3.7 mmHg）とちょうど均衡して，プラス・マイナスでゼロとなる．この状態において，肺は，虚脱した状態（P_Lが0）よりは広がっており，胸郭は完全に弛緩状態（P_{CW}が0）よりも縮んでいる．この相互関係を図28-5▼に示している．

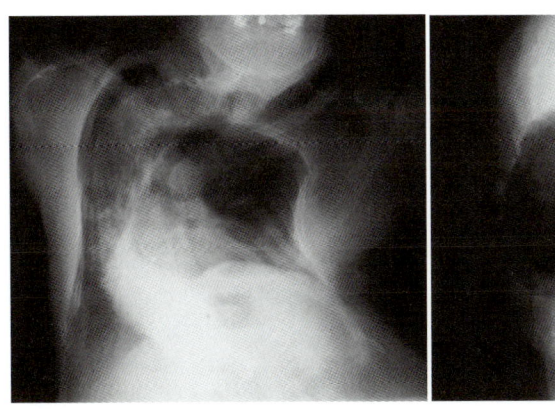

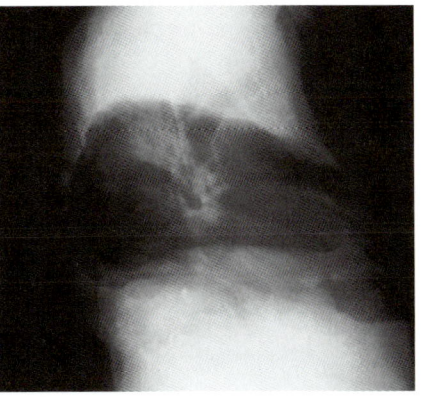

図28-7 脊椎側彎症のような疾患では胸壁コンプライアンスが影響を受ける。この胸部X線像では，脊椎側彎症のために重度の胸壁変形をきたした例を示している。この変形のために，胸壁コンプライアンスの減少，肋骨胸郭の拡張制限，横隔膜運動の減少，肺気量の著明な減少（拘束性肺障害）が出現する。左は前後方向像で，右は横方向像である。

> 胸部外科の手術で胸壁が開放される（開胸される）と，大気が胸腔内に流入する。胸腔内は大気圧よりも低いからである。このとき肺は虚脱傾向になり，逆に胸郭は拡張傾向になる。このような状態を，気胸 pneumothorax（肺を取り囲む胸腔内に空気が存在する。図27-7▼の正常胸部X線像と図28-8▼を比較せよ）とよぶ。外傷性気胸あるいは自然気胸は，生命を危機に陥れる。なぜなら換気が適切に行えなくなるだけではなく，胸腔内圧の増加（緊張性気胸）が心臓への静脈環流を阻害するようになるからである。

肺容積がTLCの約25％分だけFRCレベルよりも高くなると，Pcw（胸壁弾性収縮力）は0になる（図28-5▼）。このとき，胸腔内圧は陰圧ではなくPB（大気圧）と同じになる。また，経呼吸器系圧（PRS）は経肺圧（PL）と等しくなり，それは，図28-5▼において，呼吸器系コンプライアンス曲線と肺コンプライアンス曲線が交差するポイントに相当する。

サーファクタントは肺の表面張力を減少させる

肺胞は薄いフィルム状の水溶液で覆われている。肺胞ガスと水溶液との間の境界部分においては，水溶液の強力な分子間力によって，境界領域の面積が縮小するように作用を受けている。すなわち，肺胞は縮小方向に力を受ける。この収縮力は肺の弾性収縮力を増大させる効果となる。したがって肺胞の表面張力は，肺の弾性線維や結合線維とともに肺弾性収縮力に寄与するのである。この表面張力の存在は，肺を空気で満たした場合の圧－量曲線と，生理食塩水で満たした場合のそれとを比較すると明らかになる。

肺を生理食塩水で満たして換気運動を起こさせると，空気と水溶液の間の境界領域が存在しなくなるために，肺組織の弾性収縮力に影響を与えずに，肺表面張力の要素だけを消失させることができる。このような条件下では，生理食塩水で満たされた肺の経肺圧は，空気で満たされた肺の経肺圧よりも小さくなる（図28-9▼）。また，空気で満たされた肺で圧－量曲線を描く場合には，肺を膨らませる過程のほうが，縮小させる過程よりも，同じ肺容積でもより大きな経肺圧を必要とすることがわかる。

肺胞壁を覆っているフィルム状水溶液で最も重要な構成成分は，サーファクタントである。サーファクタ

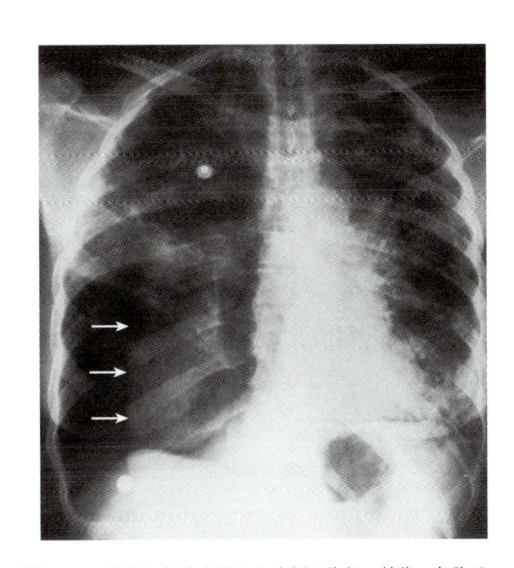

図28-8 右肺に気胸を呈した症例の胸部X線像。気胸は，胸部外傷あるいは自然気胸（肺膿胞や気胞の破裂が原因）によって発生する。胸腔内は大気圧よりも低い（陰圧）ので，外気が胸腔内に流入して肺を圧迫する。

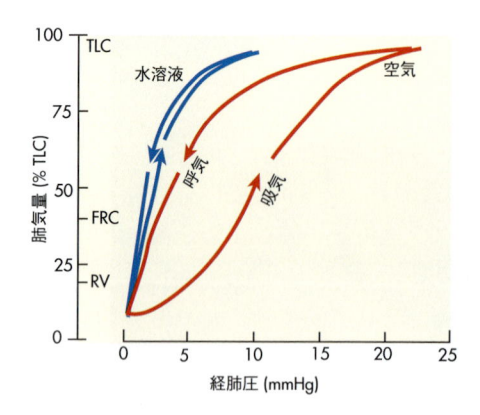

図 28-9 ヒトの圧‐量ループ曲線で，赤線は肺が空気で満たされているときで，青線は水溶液で満たされているときのものである。肺が水溶液で満たされているときには，圧‐量曲線の勾配は急峻で，伸展過程と縮小過程でほとんど違いがない。TLCの肺気量は，経肺圧（P_L）が11mmHgと低い値で得られる。空気で肺が満たされている場合には（赤線），肺伸展過程の曲線は青線に比べてはるかに右方にシフトしている。ただし，肺縮小過程の曲線は，右方へのシフトがわずかである。このことの生理的意義は，肺の圧‐量曲線において，吸気時と呼気時で異なる何らかの因子が存在するということである。それが，肺胞表面張力である。

ントはⅡ型肺胞上皮細胞によって産生され，主成分は**ジパルミトイルホスファチジルコリン** dipalmitoyl phosphatidylcholineであり，それは界面活性をもったリン脂質である。サーファクタントは，肺胞の表面張力を肺容積の増減に伴って変動させるという特殊な働きをする。肺胞表面張力は，肺が拡張するときに大きく作用する。それは，図28-10▼の圧‐量曲線において，肺を膨らませる過程のほうが，縮小させる過程よりも常に右側にあること，すなわち同一の肺容積レベルでは，拡張するときにより大きな経肺圧を必要とすることから理解される。肺が縮小を始めると，表面張力は急激に減少するので，縮小過程の圧‐量曲線は左方にシフトする。肺の縮小過程において経肺圧が小さくなるということは，肺容積を一定に保つのに有効となる。このようにサーファクタントは，縮小過程で表面張力を減らすことによって，さまざまな大きさをもつ肺胞間で安定性をもたらす働きをする。すなわち，より小さな肺胞でも虚脱しないですむように働くので，無気肺を予防する効果となる。

肺胞表面張力は経肺圧に関与する

ラプラスの法則（第22章参照）では，経血管圧（P_{tm}）は血管壁の張力（T）と血管内径（r）によって規定され，$P_{tm} = T/r$の式で表される。このラプラスの式は肺胞にも適用できる。なぜなら，空気で満たされた肺において，肺胞壁の張力はほぼ表面張力に等しいとみなすことができる。したがって，表面張力によって発生する経肺圧の成分（P_{LST}）は，$P_{LST} = 2T/r$と表される。

吸気過程の終わりには，表面張力はどのような大き

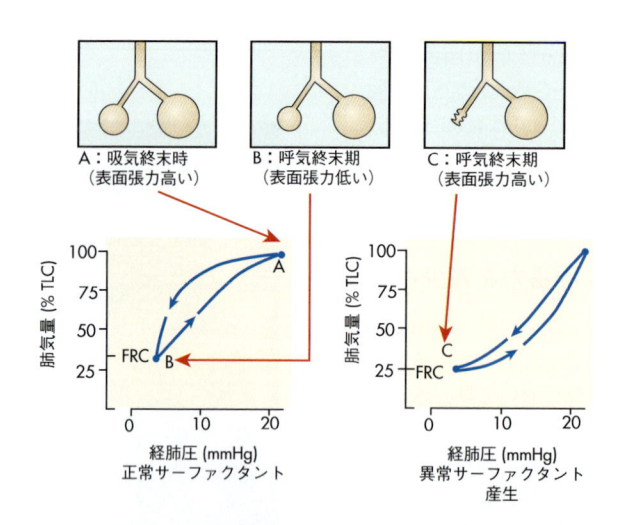

図 28-10 肺胞表面張力の影響。A：通常の吸気終末時には，肺胞の表面張力は基本的に肺内で均一で高値を示す。B：呼気が始まると，肺胞の表面張力は一気に減少する。この減少の程度は，肺胞の縮小のスピードが速いほど大きい。したがって，肺胞は直径の大きさとは独立して，ほぼ均等に縮小する。そのため小さい肺胞でも，FRCまで呼出されたときに，依然としてある程度広がった状態にある。C：もし，Ⅱ型肺胞上皮細胞から分泌されるサーファクタントが欠損していると（未熟児の呼吸切迫症候群），肺胞の表面張力は呼吸サイクルのすべての相で高い状態が続く。肺伸展過程はさらに右方にシフトするために，より大きな呼吸仕事量が必要となる。肺の縮小過程でも，表面張力は減少しないので，小さな肺胞は虚脱する。FRCはより低値になる。

さの肺胞でもほぼ同じである。肺の縮小が始まると，表面張力は急激に減少するので，経肺圧(P_L)も急激に減少する。肺が縮小する過程で，表面張力が小さく維持されるということは，肺胞の安定性（肺虚脱を防ぐこと）にとってきわめて重要である。

> 呼吸切迫症候群（RDS）は未熟肺をもって生まれた赤ん坊の主要な死因であるが，最も問題となる欠損は，II型肺胞上皮細胞が十分なサーファクタントを分泌できないことである。その結果，肺の拡張が制限されるだけではなく，肺の縮小過程において，表面張力の減少が十分に発生しないために，肺胞の虚脱が起こるのである。図28-10の右側に描かれているように，このような新生児における肺の縮小過程では，圧-量曲線が正常肺の場合のように左方シフトを示さない。したがって，肺虚脱が発生し，ガス交換が障害されることになる。また，産ぶ声を上げて肺が空気で満たされたあとでも，毎回の吸気過程において，第一声時の場合と同じように，非常に大きなエネルギーを必要とするのである。その結果，このような赤ん坊は疲労と呼吸不全に陥ることになる。最近，サーファクタント補充療法が功を奏し，このような未熟児の換気改善と死亡率の低下に貢献している。

気道は気流抵抗を調整できる

気道周囲の粘膜下に存在する平滑筋は，気管や気管支の内径を，肺容積や経肺圧(P_L)の変化とは独立して変えることができる。したがって，各気道領域において，気流に対する気道抵抗は，いつでも制御できるような構造になっている。正常肺では，気道平滑筋の緊張は，気道反射によって持続的に調整される。気道平滑筋を支配する迷走神経（副交感神経）が興奮すると，気道抵抗(R_{AW})は増加する。肺交感神経が刺激されると，気道収縮は抑制される。

> 喘息 asthma は次のように特徴づけられる。① 気道平滑筋の収縮による気流抵抗の増大があり，それは，自然緩解によって，あるいは治療薬によって軽快する。② 気道に慢性の炎症性障害がある。③ 抗原，ヒスタミン，運動，冷気などの刺激に対する気道の反応性（気道過敏性）が亢進している。これらの刺激は，気道平滑筋を収縮させ，気道粘膜を浮腫状にし，気道の粘液分泌を増やす。そのため，気道内径が狭くなり，分泌物による気道閉鎖が発生する。喘息では，肺コンプライアンスは正常である（この点で肺気腫や肺線維症とは異なる）が，機能的残気量（FRC）が増加する（図28-6の黄色線）。喘息患者にみられる主要症候は，喘鳴，息切れ，咳である。もし，肺が過膨張の状態になると，横隔膜ドームが平低化して，換気効率が悪くなる。気管支拡張薬 bronchodilator drug は交感神経を刺激し，副交感神経を抑制して気道を拡張させる方向に作用する。

気道抵抗は駆動圧と気流速度によって決まる

気道抵抗(R_{AW})は駆動圧(ΔP)を気流速度($\dot{V}$)で割ったものである：$R_{AW} = \Delta P / \dot{V}$。ここで，$\Delta P$は口腔圧($P_B$)と肺胞圧($P_A$)の差である。吸気過程では，口腔内圧と肺胞圧との差は平均で約 0.4 mmHg であり，平均の気流速度は 0.25 l/sec であるので，気道抵抗 $R_{AW} = 0.4/0.25 = 1.6$ mmHg/l/sec となる。呼気過程では，気流速度がやや落ちて，0.2 l/sec となり，肺胞内圧が口腔内圧よりも平均で約 0.4 mmHg 高くなるので，$R_{AW} = 0.4/0.2 = 2.0$ mmHg/l/sec となる。

気道の全断面積は気管から肺胞道までの間に飛躍的に増大する。したがって，気流速度は急激に低下する。気管や主気管支においては，気流は乱流となっており，全気流抵抗の約80％を占める（第20章参照）。乱流であるからこそ，聴診器で呼吸音を聞くことができるのである。細い気道においては，気流は層流で音を発しない。

換気は時間に依存して変動する

換気は時間依存性の動的過程である。正常の換気運動における動的現象については，一部が図28-2に示してある。吸気は約 2.0 sec，呼気は約 3.0 sec（呼吸数は 12 回/min）である。分時換気量を増やすには，1回換気量を増やすか，呼吸数を頻回にするかによって実現される（第31章参照）。分時換気量は次式で示される。

$$V = V_T \times f = [V_T/T_I] \times [T_I/T_{tot}] \quad 28\text{-}4$$

分時換気量は，平均吸気流速(V_T/T_I)と呼吸サイクルに占める吸気時間(T_I/T_{tot})によって決まることになる。ここで，T_Iは吸気時間で，T_{tot}は呼吸サイクルの1周期分の時間である。V_Tと分時換気量の間の関係は図28-11のようになる。第1相においては，分時換気量は1回換気量(V_T)の増加とほぼ比例して増える。この関係はV_Tが肺活量（VC）の約半分になるまで続く。しかし，それ以上の分時換気量の増加においては，V_Tはほぼ一定のままで，呼吸数のほうが増加することによって達成される。呼吸数を増やして換気量を稼ぐのは非効率（死腔換気量が多くなる）であり，より多くのエネルギーを消費する。

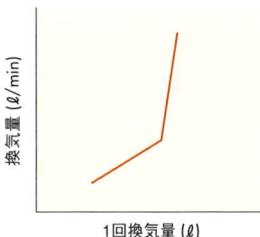

図28-11　分時換気量と1回換気量の関係。覚醒成人において，換気量が随意的にあるいは呼吸刺激によって反射性に増加すると，2つの反応相が出現する。詳細は本文を参照。

換気運動は気道内径に影響を与える

気管支は肺胞組織と直接結合しておらず，伸展性があり，虚脱もしやすいため，経肺圧（PL）による受動的な影響を受ける．吸気時に胸腔内圧はより陰圧となるので，気管支や細気管支はわずかに拡張される．呼気時には胸腔内圧が増加して，気管支が圧迫されるので，気道抵抗（RAW）が増える．細気管支のほうは大きな肺容積の変化が起こらない限り，圧迫されることはない．

努力性呼気過程において，胸腔内圧は気管支内部の圧力よりも高くなり，気管支を圧迫・閉塞する．気管支が圧迫されやすい部位は，軟骨による支持があまり豊富でない中枢性気道である．咳は努力性呼気の典型例であるが，咳が発生すると気管後壁の膜様部が圧迫され，気管が狭窄される．この狭窄部位では気流速度が上昇し，乱流となる（そのため咳では呼吸音が大きくなる）．このような効果が，上気道から刺激物を呼出させるうえで補助的役割を果たすのである．

動肺コンプライアンスは静肺コンプライアンスよりも小さい

通常の安静換気時に描かれる圧–量曲線は，図28-9▼に示したような静コンプライアンス曲線（静的圧–量曲線）とは大きな違いがある．図28-12▼の青線で示すように，肺容積も経肺圧（PL）もわずかな変動しか表さない．その動的圧–量ループ曲線は，静的圧–量曲線の中心部あたりに位置する．

動肺コンプライアンスを測定するには，呼気終末時と吸気終末時において，それぞれ気流がない2つのポイントを用いて計算する．図28-12▼において安静換気時の動的圧–量曲線の勾配は，静的圧–量曲線と比較して，吸気脚および呼気脚の両方ともX軸側に傾斜している．したがって**動肺コンプライアンス**dynamic lung compliance は**静肺コンプライアンス**static lung compliance よりも常に小さい．この違いは，安静呼吸時には，肺容積変化が0.5 lとわずかしかないので，肺胞表面張力が通常の1回換気においてより大きくなるためと考えられる．

運動時には（図28-12▼の赤線），動肺コンプライアンス曲線の勾配は急峻となる．これは，肺がより広がりやすくなることを意味するが，その理由は，1回換気量が増えると，肺胞壁をより大きく拡張させ，それはより多くのサーファクタントを動員して肺胞表面張力をより強く減少させることになるからである．

最大呼気流量は流量–容積曲線に現れる

肺機能検査で最も有用な指標の1つに，**流量–容積曲線**（フロー–ボリューム曲線flow–volume curve）がある．これは，口元における流量を呼吸流量計で計測し，同時に，流量を積分して肺容積を計算して，それをX–Y軸上に表示したものである（図28-2▼）．図28-13▼に，典型的な流量–容積曲線を，安静換気時と努力性肺活量検査時の例として示してある．

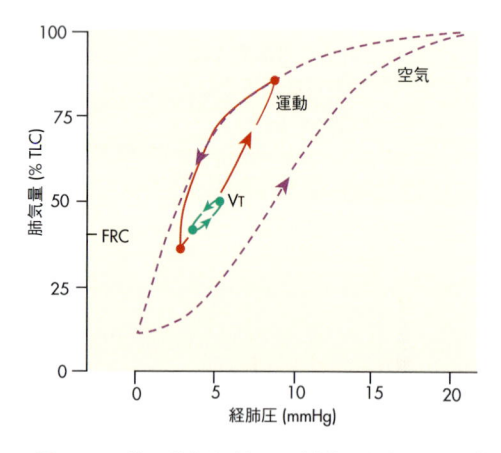

図28-12 肺の動的圧–量ループ曲線．青線ループは安静換気時，赤線ループは運動負荷の換気時，紫色破線ループは最大換気時における動的圧–量曲線である．安静換気時の動肺コンプライアンス（吸気終末時と呼気終末時の点を直線で結んだときの勾配）は，運動時の動肺コンプライアンスよりも小さい．

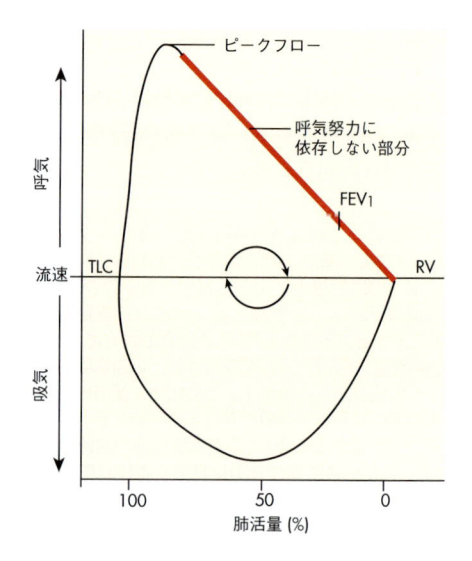

図28-13 換気運動の機械的特性を評価するのに流量–容積ループ曲線（フロー–ボリューム曲線）が利用される．中心部の小さなループ曲線は，安静換気時のデータである．大きいループは，最大に吸気努力を行い，それに続いて一気に最大呼気努力を行って得られたループ曲線である．この曲線で最も重要な情報は，赤線の呼気過程にある．この曲線部分は，被験者の呼気努力に依存せず，気道の拡張性（動的コンプライアンス）だけによって規定される．このループ曲線からは，1秒量や最大呼気流量など指標も計測できる．

努力性肺活量検査時における流量-容積曲線で最も重要なポイントは，呼気過程にある．ここに**最大呼気流量**maximal expiratory flowを示す部位が出現するが，これは被験者の呼気努力に依存せずに一定になる（図28-13▼の赤線）．腹筋と内肋間筋を強力に収縮させて能動的な呼気を行うと，TLC付近の高肺気量レベルにおいては気流速度は当然高くなるが，同時に気流抵抗も上がるので，流速を減らす方向に作用する．呼気過程全体を通じて観察すると，肺容積の減少と気流速度の減少はほぼ平行して出現し，気流速度が一定である直線部分が認められる．この直線部分は，被験者の呼気努力に依存しないということが確かめられている．すなわち，呼気努力の程度に依存せずに，一定の最大呼気流量が任意の肺気量レベルで得られることになる．より強く呼気を駆動しようとすれば，胸腔内圧が上昇して，気道の圧迫・狭窄を誘発して，結局は気流速度を落とすマイナスの効果となる．こうして，呼気努力に依存しない直線部分が描かれることになる．肺気腫や喘息の患者では，最大呼気時に気道の圧迫・狭窄が発生して，気流速度が減少するのである．

> 肺機能検査では，**努力性肺活量** forced vital capacity (FVC)と**努力性呼気1秒量** forced expiratory volume in 1 second (FEV_1)を使って，呼気流量がよく評価される（図28-13▼）．FVCとは，最大努力でTLCレベルまで吸気を行い，それから最大努力でRVレベルまで呼気努力を行ったときの呼気容積である．1秒量は，この最大呼気努力を行っている最初の1秒間の肺容積変化として表現される．肺気腫や喘息の患者では，呼気過程において気道の圧迫・狭窄が発生しやすくなるので，FEV_1の減少（呼気流速の低下）が認められる．拘束性肺障害の患者では，肺気量減少が気流速度に影響を与えずに発生するので，FVCとFEV_1の減少が平行して出現する．

換気運動の仕事量は主に吸気時に使われる

換気運動の仕事（エネルギー消費）は主に吸気筋によって営まれる．呼吸運動で消費されるエネルギー量は，安静時の全エネルギー消費量の約1〜2％であり，通常きわめて低い．したがって，呼吸筋はエネルギー代謝の面で大きな予備力をもっている．しかし，重症な肺気腫患者では，横隔膜やその他の呼吸筋の活動に多大のエネルギー消費を必要とし，呼吸筋疲労が出現するようになる．

換気運動のエネルギー消費は，大部分が吸気時に肺や胸郭を拡張するために使われる．他方，呼気過程は，吸気過程で貯えられた弾性収縮力によって，FRCレベルまでガスが排出される．すなわち，呼気過程は吸気時に貯えられたエネルギーで受動的に発現される．吸気過程で肺が拡張されることによって貯えられたエネルギーが，呼気過程で胸郭をFRCレベルまで引き戻すのである．

まとめ

- 機能的残気量(FRC)は呼気終末時における肺気量である．全肺気量(TLC)は最大吸気，最大呼気によって得られる肺気量である．
- 肺胞換気式は，肺胞換気量($\dot{V}_A$)と$Paco_2$の積が，どのような好気的代謝レベルにおいても一定である，ということを表している．
- 主要な呼吸筋は横隔膜であり，肋間筋は補助筋として運動時に胸郭を広げる働きをする．
- 吸気時には，胸壁の呼吸筋が協調して収縮し，胸郭を拡大し，その結果，肺は受動的に伸展される．
- 吸気終末時に肺は縮小する方向に弾性力を発生し，このとき胸壁は逆方向（肺を広げる方向）に弾性力を発生する．機能的残気量のレベルは，この両者の逆向きの弾性力が均衡した状態である．
- 肺コンプライアンスは，呼気過程よりも吸気過程において小さくなる．その理由は，肺胞の表面張力が吸気時に大きくなるためである．肺胞の表面張力は，II型肺胞上皮細胞によって分泌されるサーファクタント（主成分はジパルミトイルホスファチジルコリン）によって修飾される．
- 肺コンプライアンスは，TLCレベルから受動的にゆっくり呼出する過程で得られる圧-量曲線の勾配から求められる．
- 肺胞内圧(P_A)と大気圧(P_B)の較差が，吸気あるいは呼気の気流を発生させる．
- 気道抵抗(R_{AW})に影響を与える重要な因子は，壁の伸展性および虚脱性の高い気管支における経気道圧である．努力性呼気時には，胸腔内圧が上昇して太い気道を圧迫し，呼気性の気流速度を制限する方向に働く．
- 換気仕事量は，通常の安静時には小さい．種々の肺や胸壁の疾患においては，呼吸不全に陥るほど換気仕事量が増大することがある．

第29章
肺循環，気管支循環と換気/血流分布

到達目標
- 正常の肺循環と気管支循環について説明できる。
- 肺循環調節を能動性および受動性メカニズムの面から説明できる。
- 正常肺の換気と血流の分布およびその相互関係を解析できる。

　この章では，肺循環と気管支循環およびそれらが換気とどのように関係するかを説明する（第28章も参照）。心臓のポンプ作用で使われる仕事量を左心系と右心系で比較すると，肺循環の右心系では，全身循環の左心系の10％以下である。この違いは，肺循環系では抵抗血管が並列に配置されていること，および抵抗血管が通常，拡張した状態にあるため肺血管抵抗（PVR）が非常に低いことに起因する。理想的な条件下では，肺血管床は血管運動神経の支配を受けており，肺の生理的機能単位（肺ユニット）への血流が換気と適合するように調節されて，動脈血O_2分圧（Pa_{O_2}）およびCO_2分圧（Pa_{CO_2}）が適正に維持される。肺循環系の血流制御では，局所的調節とりわけ肺胞気O_2分圧（PA_{O_2}）による制御が最も重要となる。

肺循環

肺循環系はガス交換に最適である

　肺循環システムは毛細血管の巨大ネットワークとして肺胞壁を取り囲む（70 m²，体表面積の40倍）。成人では安静時に約75 mlの血液が含まれるが，全体としては赤血球1個の直径程度の太さの毛細管が束状に集まったものである。運動時には毛細血管血液量は著明に増大し，解剖学的な限界値，すなわち約200 mlにまで達する。肺胞と毛細血管の間隙は厚さ1 μm以下であり，この薄さは肺胞と赤血球ヘモグロビンの間で発生するO_2拡散（図27-4▼参照）にとって最適である。肺のデザインで最も基本的なことは，肺胞と血液の間でガス平衡が成立するために要する十分な時間，赤血球が肺毛細血管内にとどまっていることである。すなわち，肺胞でのO_2およびCO_2の拡散は，極端な状況以外では，ガス交換の律速因子にはならないのである。

> 航空機は通常，高度30,000フィート（9150 m，気圧230 mmHg以下）で飛行するので，機内は約7000フィートの高度（2135 m，気圧600 mmHg）レベルまで加圧されている。さもないと，乗客，搭乗員は低酸素血症 hypoxemia のために意識消失に陥る危険がある。このように加圧されていても，重症な慢性肺疾患の患者では飛行中にO_2吸入を必要とする場合がある。

　肺内の血液量（肺動脈起始部から左心房まで）は健常人で約500 mlである。これは全循環血液量の約10％に相当する。肺循環系は左心房への静脈環流量に影響を与える。吸気時には，胸腔内圧が低下して肺内に血液が貯留し，左心房への静脈環流量が減少する。そのために左心室からの1回心拍出量が減少する（なお，右心房への静脈環流量は逆に増えて，右心室から肺動脈への1回拍出量はむしろ増加する）。呼気時には，これと逆の現象が出現する。

> 人工呼吸（機械的呼吸 mechanical ventilation）とは，機械を使って，口，鼻，あるいは気管チューブを介して肺を陽圧で押し広げることである。人工呼吸では，なるべく呼気終末時に陽圧がかかるように設定される。それは，肺胞を広げた状態に維持し，酸素化が十分に行われるようにするためである。しかし，このことは逆に胸腔内圧を上昇させ，右心室への静脈環流量を減らし，肺血流を減少させるマイナスの効果もあることを忘れてはならない。

　肺も他の臓器と同様に代謝によって維持される。肺胞の場合は，栄養物は肺循環から，O_2は肺胞気から供給される。しかし気管支，肺動静脈，胸膜，肺葉間結合組織などの組織では，別のルートで供給されており，それは全身循環系である気管支動脈からの血液供給によって営まれる。気管支動脈は大動脈弓あるいは肋間動脈の分枝であり，肺循環系とは結合していない。

肺循環系は低圧，高流量システムである

　図29-1▼に，ヒトの肺循環系と全身循環系の圧力が示してある。データは健常人の安静臥位におけるものである。平均肺動脈圧（$\bar{P}_{pa}$）は大動脈圧の約1/7であ

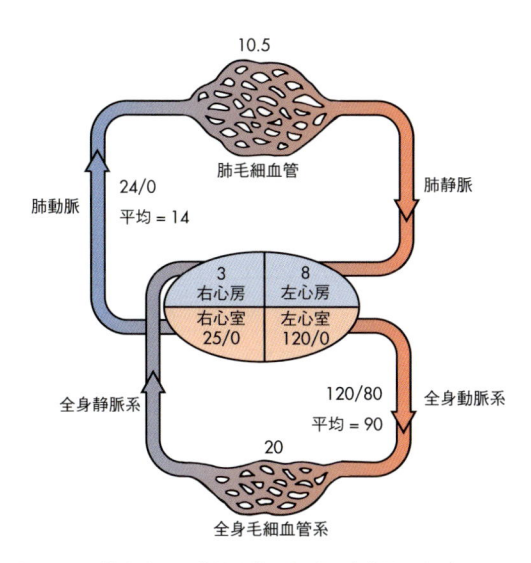

図29-1 健常成人の安静臥位における全身循環と肺循環の血管内圧の分布。単位はすべてmmHg。全身循環の駆動圧は$(\bar{P}a - \bar{P}ra) = 90 - 3 = 87$ mmHgであり，肺循環の駆動圧は$(\bar{P}pa - \bar{P}la) = 14 - 8 = 6$ mmHgである。肺循環と全身循環は直列に結合しているので，定常状態では心拍出量は左右の心室で同じである。したがって，肺血管抵抗は全身血管抵抗の10％以下となる。左心系の圧力は右心系の圧力よりも常に高いので，左右の中隔が先天性に開存する場合には，左から右に血流ができる。

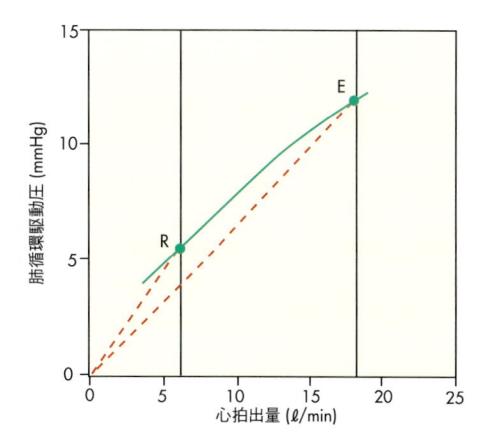

図29-2 肺循環系（右心系）で得られた圧−量関係。赤色破線の勾配（$\Delta P/\Delta Q$）は肺血管抵抗（PVR）を表す。この圧−量曲線（緑線）の特徴は，心拍出量が増加すると，曲線の傾きが緩やかになることである。この生理的意義は，血流が増えると閉鎖していた血管床が再開通したり，血管が受動的に伸展されて血流抵抗が減少するということである。R：安静状態，E：運動時の定常状態。

る。平均左心房圧（$\bar{P}la$）は平均右心房圧よりも約5 mmHgだけ高い。肺動脈圧と左心房圧の較差（$\bar{P}pa - \bar{P}la$）は経肺圧とよばれる。肺血管抵抗（PVR）は経肺圧を肺血流量で割ったものである。すなわち，肺血流量は安静時の心拍出量（Q），5 l/minに相当するので，PVR＝$(\bar{P}pa - \bar{P}la)/Q = (14-8)/5 = 1.2$ mmHg/l/minとなる。さまざまな条件下における肺循環系の動態を調べるには，心拍出量の増減に対応して経肺圧がどのように変化するかを測定すればよい。そのようにして得られたグラフを**圧−流量曲線** pressure-flow curveとよぶ。図29-2▼は正常の圧−流量曲線である。

この圧−流量曲線で，肺血管抵抗（PVR）は曲線のゼロ点から個々のポイントへ引いた直線の勾配（圧−流量曲線自身の勾配ではない）として求められる。この圧−流量曲線の最も重要な側面は，非線形であること，すなわち流量が増加すると曲線の勾配が減少することである。これは，肺血管抵抗が流量増加に伴って減少することを意味し，それは肺の抵抗血管が拡張性に富んでいる性質のためである。

> 肺癌で片肺が切除された患者では，肺血管抵抗（PVR）はほんのわずかの上昇しか示さない。その理由は，健側肺の血管床に2倍の血流が流れるようになっても閉じていた肺毛細血管が再開通するようになるからで，このため肺血管抵抗があまり上昇しないのである。しかしこの患者が運動する場合には，肺血管床で再開通できる予備が少なく，$\bar{P}pa$が上昇してしまい，運動能が制限されることになる。

肺循環は血管部位によって異なる

肺胞毛細血管および小動静脈だけが肺胞を介して外気と接しており，それらの血管は肺胞圧の影響下にあり，肺胞血管とよばれる。その他の動静脈は肺結合組織と直接に結合していないので，胸腔内圧の影響下にあり，肺胞外血管とよばれる。この違いの生理的意義については，肺のゾーンについての項目で説明する。

> 肺は，肺胞外血管や貫通血管の周囲を包むような構造になっており，気管支は，肺組織とは水分（肺水腫 pulmonary edemaの場合）や空気（肺気腫 interstitial emphysemaあるいは粘膜下気腫 subcutaneous emphysemaの場合）によって容易に分離される構造になっている。このような解剖学的特徴は，肺外科医が肺葉切除前に肺組織を主要な貫通血管から分離する際に重要な意味をもつ。もし貫通血管が肺組織から分離できないと，たとえ癌病巣が小さく限局していても，肺葉全体を切除しなければならなくなるのである。

肺血管は抵抗血管も含めてすべて，壁が薄く，拡張性に富んでいるので，血管径は血管内外の圧力差によって容易に影響を受ける。肺胞血管の場合には，血管外の圧力は肺胞圧であり，それは大気圧と同じである。しかし，肺胞外血管では，血管の外側の圧力は肺胞圧よりも低く，胸腔内圧（機能的残気量FRCでは－3.7 mmHg）に近い。

正常の換気運動では，吸気で肺が拡張する際に胸腔

内圧が下がり，肺胞外血管の周囲圧が減少する。その結果，肺胞外血管が拡張して，肺内血液量が増加する。しかし，肺胞血管にはこのような変動はみられない。

> 人工呼吸では，気道に陽圧をかけるので，肺胞圧が上昇する。その結果，肺毛細血管が圧迫され，肺血管抵抗が増大する。もし肺疾患があると，このような肺循環の変動は，肺内で不均等な影響を与える可能性がある。それは換気/血流の適正な分布を損ない，右心室の仕事量を増大させるとともに，動脈血O_2濃度を低下させる悪影響をもたらす。

肺血流は重力の影響を受ける

　重力は全身循環系の血液配分や右心房への静脈環流量に影響を与える（第23，24章参照）。血圧120/80 mmHgというのは，被験者が仰臥位で心臓と同じレベルで測定されたときの圧力である（図29-1▼）。立位では，心臓よりも低い位置になると1 cmあたり0.7 mmHgずつ動静脈圧は高くなり，逆に心臓よりも高い位置では0.7 mmHgずつ低い圧になる。

　重力の影響は全身循環より肺循環で強く現れる。それは，肺循環系が低圧系であるためである。それだけではなく，立位では心臓は肺の真ん中あたりに位置しており（図27-3▼），肺底部は肺門部（左心房のレベル）より約12 cm低いところに位置する。そのため，肺底部では経肺血管圧がより高くなり，血管を押し広げて血流抵抗を減少させる方向に作用する。その結果，肺血流量が肺底部でより大きくなる。逆に，心臓より12 cm高いところ（肺尖部）では反対の現象が起こる。肺尖部の肺動脈圧は5 mmHgであり，肺静脈圧は－1 mmHgと肺胞圧（大気圧）よりも低値となる。血管内圧が血管外圧よりも低くなる結果，血管は圧迫され，血流抵抗を増すことになる。このように，重力によって，経肺血管圧の部位による違いは，図29-3▼に示すように，肺内血流分布に影響を与える。

　肺動脈圧，肺静脈圧，肺胞圧の間の関係から，3つの肺領域（ゾーン）が分割される。ゾーン1においては，肺動脈圧が肺胞圧よりも低いために，毛細血管が閉塞して血流はゼロとなる。ゾーン3においては，あらゆる血管（動静脈）が十分に広がっていて，血流量は高く維持される。ゾーン2においては，肺胞圧が肺静脈圧よりも高く，肺動脈圧よりも低いので，血流は間歇的に流れるようになる（図29-3▼）。これらの3つのゾーンすべてがヒトの肺の中に存在する可能性があるが，実際には，肺動脈圧が通常，十分に高いので，ゾーン1の血流がない領域はほとんど存在しないのである。また，ゾーン2に相当する部位は肺尖部に限局される。なぜなら，左心房圧は肺胞圧よりも十分に高いからである。

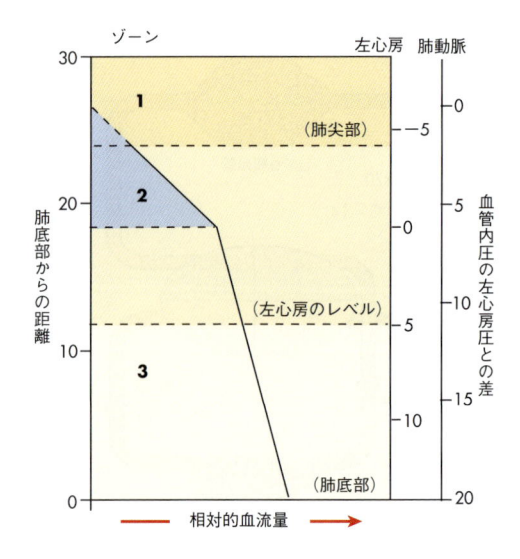

図29-3　健常人の立位における肺血流量の分布。ゾーン1：肺底部から24 cmの高さに位置する（左側の縦軸参照）。ゾーン2：左心房の高さに位置する。左心房圧（$\bar{P}la$）は5 mmHgで，肺動脈圧（$\bar{P}pa$）は11 mmHgである（右側の2本の縦軸参照）。これらの値は，図29-1▼の臥位におけるデータよりも約3 mmHg低くなっていることに注目。これは重力による影響である。肺の多くの領域がゾーン3に相当する。ここでは肺血管は絶えず開通しており，血流は連続的である。駆動圧である肺血管内圧は肺底部に向かうほど大きくなるので，肺血流量も比例して増加する。ゾーン2では，血流は肺胞圧による毛細血管の圧迫によって断続的となる。ゾーン1では，肺動脈圧が肺胞圧よりも低くなるために，血管床は完全に閉鎖する。

> 肺疾患をもつ患者では，しばしば機械による人工呼吸が行われる。肺を拡張させる圧力が強すぎると，血流のないゾーン1の肺領域をつくる可能性がある。実際，肺のうちで最も健常な部分がこのような影響を受ける可能性が高い。その結果，血流は肺障害部位に多く流れることになる。このように，人工呼吸器の使用は，換気/血流の不均衡を改善するどころか，より悪化させるようになる可能性もある。

静脈混合はガス交換効率を減少させる

　肺に戻ってきた静脈血が空気で満たされた肺胞を通過しない場合，静脈混合が発生する。なぜなら，静脈血が肺で酸素化された血液に混ざることになるからである。静脈混合は，全身循環血のPaO_2とヘモグロビン飽和度を減少させる。静脈混合は，解剖学的シャントや，換気/血流不均衡の肺領域からの血液流入によって発生する。少量の静脈混合は必ずしも異常ではない。心拍出量の1%以下では正常であるが，それ以上になると疾患との関連が生じる。胎児では通常，心拍出量の大部分が肺をバイパスする。一部の血液は，左右の心房間にある中隔に存在する穴，卵円孔を介して流れるが，大部分の血液は肺動脈から上行大動脈に注ぐ動脈管を介して流れる（第25章参照）。出生後には，

血液が肺で酸素化され，肺血流抵抗（PVR）が成人レベルにまで減少するので，この胎児循環のシャントはただちに閉鎖する。

> 出生後，左心房圧は右心房圧よりも高くなり，動脈圧は肺動脈圧よりも高くなる（図29-1▼）。出生後に卵円孔や動脈管が開存したままの状態でも，血流は左から右に流れて全身動脈血は正常に酸素化される。ところが，まれな心奇形 cyanotic heart disease の場合には血流は逆方向に流れて，チアノーゼが出現する（動脈血のヘモグロビンO_2飽和度が低いので，"ブルーベイビー blue babies"とよばれる）。

左→右シャントが存在するときには，肺循環血液量は全身循環血液量よりも増えることになり，左の心拍出量は右の心拍出量よりもシャント量分だけ多くなる。静脈混合とは，酸素化されない，あるいはCO_2が除去されない血液が，全身を循環する血液に混入することである。静脈混合では，無駄な換気すなわち換気/血流比が無限大である肺領域が存在することに対応する。

> 静脈混合は肺疾患でよく認められる。なぜなら，多くの肺ユニットでは，換気減少が血流減少を上回るからである。換気/血流比の低い肺ユニットが多く出現することになるが，そのような肺ユニットでは，血流をシャントして，無駄な血流を増やすことになる。他方，換気/血流比が高い肺ユニットでは，無駄な換気を発生させるだけで，静脈混合を起こすわけではない。

肺は漏出性である

全身の毛細血管において，水溶液，電解質，血漿蛋白質などがさまざまの程度で漏出する（第22章参照）。この血管の濾過作用は一生涯続くが，多くの濾過物質は，最終的には循環系に戻ってくる。この点で，肺循環系も例外ではない。静水圧が微小血管から水溶液を漏出させる作用をもつが，この静水圧は肺尖部より肺底部で高い。肺内に過剰の細胞外液が貯留する（**肺水腫 pulmonary edema**）と，生命が危険に曝される。なぜなら，それは換気/血流の不均衡を招き，拡散過程を障害するからである。水溶液で充満した肺胞は，適正な換気に寄与できない。

> うっ血性心不全 congestive heart failure の患者では，左心房圧が上昇して肺水腫が発生するが，滲出液は肺の下半分に貯留する傾向がある。呼吸音の減弱と，水疱性ラ音 rale（小さな気道におけるノイズ音）が肺底部で聴取される。胸部X線写真では，肺底部でより強い陰影（心室液による）が認められる。左心不全の患者は，しばしばベッドで睡眠中に起立位になりたいと訴えることがある。このような患者が仰臥位になると，肺血管圧が上昇し，滲出液が増加して肺全体に広がるようになる。それは窒息感を誘発する。肺水腫が進行して多くの肺胞が滲出液で充満されるようになると，O_2ガス交換が障害され，全身動脈血O_2飽和度が低下するようになる。

肺循環は主に受動的に制御される

運動時に心拍出量は最低でも3倍にまで増加する。すでに説明したように，この心拍出量の増加は肺動脈圧の上昇を伴わない。なぜなら，肺血管系は拡張性が高く，また閉鎖した血管の再開通が起こるためである。運動時には肺血管床の血液量は2倍以上になるが，血流抵抗は上昇しない。

> 肺高血圧症においては，右心系の仕事量が増える。その結果，右心不全が出現し，血液の酸素化が障害される。このような患者では，はじめ体動時の息切れを訴えるが，その後には安静状態でも呼吸困難が出現するようになり，低酸素血症が進行する。**原発性肺高血圧症** primary pulmonary hypertension（原因不明の肺動脈圧の上昇）は若い女性に発症し，急激に進行する。**続発性肺高血圧症** secondary pulmonary hypertension は，肺胞毛細血管の広範な損傷によって発生する。そのような損傷は，慢性閉塞性肺疾患，間質性肺疾患，肺血管の炎症（血管炎），あるいは多発性慢性肺血栓症のあとなどに発生する。肺の60％以上を外科的に切除すると，患者は安静状態でも肺高血圧症を呈するようになる。

肺循環は神経によって能動的にも制御される

肺血管床は拡張性が高いので，基本的には受動的な調節がなされるが，さまざまな生理的および病的な状態において，能動的な調節も発生する。肺動脈，細動脈，静脈には血管平滑筋があり，それらが肺血管抵抗（PVR）の調節に関係する可能性がある。ある病態において肺血管平滑筋が著明に肥厚することがある。

肺血管床は，**副交感神経（コリン作動性迷走神経）** parasympathetic (cholinergic) nerves と**交感神経** sympathetic nerves によって支配される。しかし，これらの自律神経系を実験的に刺激しても，ほとんど血流抵抗が変化しない。これらの神経は，主に肺血管床の拡張性（コンプライアンス）を修飾しているようである。遠心性の迷走神経を刺激すると，アセチルコリンが放出され，血管内皮細胞の受容体を賦活して，一酸化窒素（NO）の分泌を促し，さらに血管の拡張性（コンプライアンス）を増加させる。このようなメカニズムは，抵抗血管を弛緩させることもあるが，その効果は通常，非常に小さい。なぜなら，血管床はすでに弛緩した状態にあることが多いからである。

ヒトあるいはその他の哺乳類が高所に移動すると，NOの放出が薬理学的に阻害され，肺血管抵抗が増加する傾向がある。この反応は，NO産生が高所で増加することを意味する。しかしこの反応は局所性効果であって，自律神経を介する反射ではないと考えられる。なぜなら，低酸素に感受性がある頸動脈化学受容器の刺激は，むしろ肺血管床を収縮させて，肺血管抵抗を増加させる働きをするからである（第31章参照）。

交感神経は，肺血管平滑筋を支配している。動脈圧受容器の刺激は，交感神経の緊張を低下させるので，肺の抵抗血管を拡張させる可能性がある。交感神経の刺激はノルアドレナリンの分泌を促し，それは主に平滑筋細胞のα-アドレナリン作動性受容体に働きかけて，平滑筋を収縮させて血流抵抗を増大させ，血管の拡張性を減少させる。しかしながら，副腎髄質から放出されるアドレナリンは逆に，血管平滑筋のβ-アドレナリン作動性受容体を刺激させて，肺血管床を拡張させる。

肺胞気O_2レベルは肺循環の最も重要な制御因子である

さまざまな肺内物質が肺動静脈の血管緊張に影響を与える。それらの物質は通常，血管平滑筋に収縮作用を与える。そのうち，最も重要な物質として，トロンボキサンA_2，α-アドレナリン作動性カテコールアミン，アラキドン酸代謝物，ニューロペプチド，エンドセリン，$PaCO_2$の増加などがある。逆に，血管拡張作用をもたらす物質もある。たとえば，PAO_2，β-アドレナリン作動性カテコールアミン，プロスタサイクリンおよびNOである。肺循環系の制御で最も大切な因子はPAO_2である。この因子が重要であるという理由は，肺動脈が肺胞ガスによって周囲を囲まれているからである。通常PAO_2は約100 mmHgである。

PAO_2の低下に対する肺血管平滑筋の反応は，全身循環の場合とは異なる。肺においては，PAO_2の低下は近傍に存在する細動脈を**収縮**constrictさせるが，全身循環においてはPAO_2の低下は，抵抗血管を**弛緩**relaxさせる。肺においては低いPAO_2が血管平滑筋細胞に直接に働きかけると考えられる。この肺血管平滑筋収縮を仲介する細胞内機構については十分解明されていないが，プロテインキナーゼやcGMPが関与する可能性がある（第5章参照）。肺のどのような領域においても，PAO_2の低下は近傍の細動脈を収縮させる。それは局所の血流量を減少させて，他の肺領域に血液を分配させる効果となる。肺胞低酸素は通常，不適切な換気によってもたらされるので，その局所血流が減少することは理にかなっている。すなわち，$\dot{V}/\dot{Q}$は正常に維持されることになる。これは効果的な自己制御機構と考えられる。他方，高所環境において発生するような，肺全体のPAO_2の減少は，すべての抵抗血管を収縮させて，肺血管抵抗（PVR）を上昇させることとなる。10,000フィート（3050 m）以上の高所に居住あるいは旅行する人では，肺血管抵抗が正常の2倍にまで達することがある。

既述したように，肺動脈圧（$\overline{Ppa}$）の持続的な上昇は，いくつかの病態で認められる。それには次の生理学的および病理学的メカニズムが関与する。すなわち，持続的な血管収縮反応と血管の構造的変化が肺高血圧症を引き起こすのである。このような肺循環系の変動は，通常の適応機構によって克服できるものではないので重い負担となる。

> 低酸素性肺血管収縮が可逆的であるか否かを評価するうえで最も重要な臨床検査法は，患者に100% O_2を呼吸させることである。肺高血圧症の原因が低酸素によるものであれば，この手技によって病態を除外，逆転させるはずである。しかし最近，ある種の肺血管拡張薬がこのO_2テストに代わって利用され始めている。それらの物質としては，プロスタサイクリン，Caチャンネル拮抗薬やNOなどがある。

最も重要な血管収縮物質は，おそらく**トロンボキサンA_2** thromboxane A_2（アラキドン酸代謝物）である。白血球，肥満細胞，血小板，そしておそらくは血管内皮細胞などが，トロンボキサンを産生放出させる可能性がある。トロンボキサンA_2は，最も強力な血管および気道平滑筋の収縮物質である。しかし，それはただちに不活性化されるので，局所性にしか作用しない。別のアラキドン酸代謝物である**プロスタサイクリン** prostacyclin（プロスタグランジンI_2）は血管拡張作用があり，血小板凝集作用を抑制する効果もある（第16章参照）。血管内皮細胞や平滑筋細胞は，特に血管の損傷部位において，局所性にプロスタサイクリンを産生するのである。

気管支循環

気管支循環は肺組織の栄養を司る

気管支動脈は，終末細気管支までの気道に水分と栄養を供給する。それだけではなく，肺動静脈，胸膜，肺葉間中隔などの栄養も司る。気管支動脈の圧力は，基本的に大動脈圧と同じである。したがって，駆動圧は肺動脈圧よりも高い。気管支循環血液量は，通常，心拍出量の1%以下であるが，それは肺組織にとって必要十分である。気管支動脈の循環血液量の約半分は，気管支静脈を介して右心房に還流する。残りの血流量は気管支肺動脈吻合を介して肺静脈に注ぎ，それは正常な静脈混合となる（右→左シャント）。

> 気道の炎症性疾患（気管支炎 bronchitis，気管支拡張症 bronchiectasis，気管支腫瘍 broncogenic carcinoma）においては気管支循環が劇的に増加し，10〜20%程度の静脈混合を引き起こすことがある。このために，これらの疾患をもつ患者では，しばしば血痰を喀出することになる（喀血 hemoptysis）。

気管支循環は，吸気ガスを加温・加湿する作用がある。これは，特に吸気ガスが鼻をバイパスするとき，

あるいは運動時に口で呼吸するときに重要な意味をもつ．吸気ガスは上気道領域で完全に加温・加湿されるので，肺胞表面からの水分の蒸発を防ぐことができる．

換気/血流は肺内で均等には分布していない

理想的な肺においては，換気/血流比（$\dot{V}/\dot{Q}$）は均一で約0.8である．このような状態のとき，図29-4▼に示すように，P_{AO_2}は100 mmHgで，P_{ACO_2}は40 mmHgと正常値を示す．しかしどのような健常成人でも，現実の肺において，換気も血流も均等に分布するということはありえない．呼吸循環器系の疾患をもつ患者においては，低酸素血症の最も頻度の高い原因は，換気と血流の不均衡である．

換気/血流の不均衡は，一般に，肺胞気-動脈血O_2較差（P_{AO_2}-P_{aO_2}較差）の変動として表現される（式28-2参照）．図29-4▼に示されるように，理想的な肺において，P_{AO_2}とP_{aO_2}とは差がないことに注意してほしい．換気/血流不均衡の最も極端な例は，**無駄な換気** wasted ventilation（$\dot{V}/\dot{Q}=\infty$）と**静脈混合** venous admixture（$\dot{V}/\dot{Q}=0$）である．これら2つの状態，すなわち無駄な換気と静脈混合の間にあらゆる可能な$\dot{V}/\dot{Q}$の値が存在する．平均$\dot{V}/\dot{Q}$は約0.8であるが，正常肺の換気/血流は決して均一ではない．ある領域は換気が過剰であり，別の領域では換気が不足しているのが正常の状態である．

図29-5▼に健常人の換気/血流が示されている．この被験者の平均$\dot{V}/\dot{Q}$は，図の垂直線によって示されるように0.84である．Y軸は，換気量あるいは血流量をl/minの単位で表している．$\dot{V}/\dot{Q}$の値は，個々の換気量を対応する血流量で割って得られるが，それがX軸

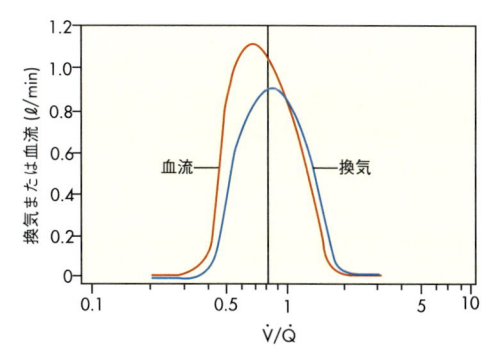

図29-5　成人の換気（青線）と血流（赤線）の正常分布．X軸は$\dot{V}/\dot{Q}$を対数表示してある．$\dot{V}/\dot{Q}$の正常値0.84のレベルは黒い垂直線で示されている．Y軸は換気量と血流量の絶対値．

上に示してある．スケールは対数表示してあるので，注意を要する．まとめると，正常肺では，たとえ重力が換気と血流を不均等に配分しても，かなりうまく均衡がとれて機能しているといえる．

換気の分布は経肺圧と肺容積に依存する

呼気終末時（FRC）において，肺底部の肺胞容積は肺尖部の肺胞容積よりも小さい（図29-6▼）．その理由は，FRCの肺気量において，ある肺領域の経肺圧は，肺底部からの垂直方向の距離とともに大きくなるからである．しかし，コンプライアンス（図29-6▼における圧-量曲線の勾配）が一定である限り，吸気ガスはあらゆる肺胞に均等に分布する．すなわち，各肺胞（最終肺ユニット）は，その容積に比例して吸気ガスを受け入れる．したがって，異なった肺領域における不均等な換気は，健常若年者には問題にならない．

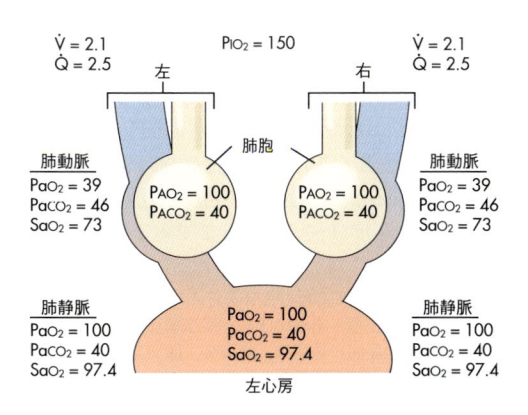

図29-4　左右肺の$\dot{V}/\dot{Q}$と，左右の肺静脈が左心房に還流するときに認められるO_2分圧（P_{O_2}），CO_2分圧（P_{CO_2}），O_2飽和度（S_{aO_2}）を表した図．P_{O_2}とP_{CO_2}の単位はmmHgで，S_{aO_2}の単位は%．左右肺ともに同一の換気量と血流量を受けている場合が描かれている．P_{AO_2}：肺胞気O_2分圧，P_{IO_2}：吸気O_2分圧．

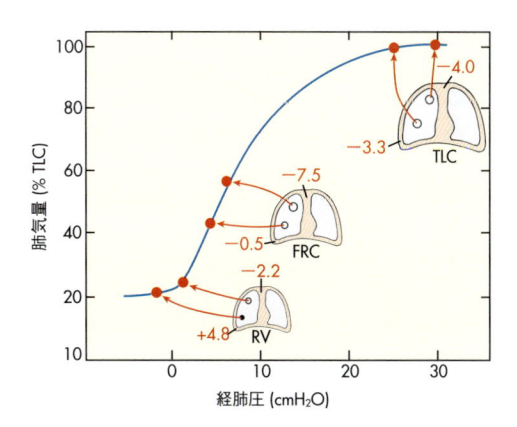

図29-6　さまざまな肺気量レベルにおける肺内ガス分布の地域差．FRCレベル（図の真ん中）においては，肺底部から肺尖部に向かうと，肺を拡張させる経肺圧が大きくなるので，肺底部の気量のほうが相対的に少ない．RVレベルにおいては，肺底部の肺胞は虚脱する場合もある．TLCレベルにおいては，全肺領域が十分に拡張される．

換気の不均等は，次のような場合に増大する。すなわち，FRCレベルからRVレベルまで呼出するとき，あるいはFRCレベルからTLCレベルにまで吸気を行うときに，換気の不均等が出現する。これらの効果は圧-量曲線の形に依存する（図29-6▼）。換気の不均等は，正常な老化過程で出現する。なぜなら，老人の肺は全体に拡張性が高くなる（コンプライアンスの増加）からである。

健常成人において，肺領域ごとの換気の不均等よりは，局所性の不均等のほうがより重要な意義がある。気道抵抗およびコンプライアンスは，機能的および解剖学的な理由から，各肺ユニットごとに相当な違いがある。肺ユニットを出入りするガスの流速は，気道抵抗と肺コンプライアンスの積（R×C）で得られる時定数に依存して変動する。

図29-7▼は，2秒間の吸気過程において，3つの異なる肺ユニットの容積変化（拡張様式）を示している。正常の肺ユニット，気道抵抗が2倍の肺ユニット，コンプライアンスが減少している肺ユニットである。正常の呼吸数（12回/min）において吸気時間は2秒間であり，それはあらゆる肺ユニットが新しい定常状態に到達するには，必ずしも十分な時間ではない。正常な肺ユニットと低コンプライアンスの肺ユニットではともに新しい定常状態に到達しうるが，低コンプライアンスの硬い肺ユニットでは，容積増加が少ない。他方，抵抗の高い肺ユニットでは，定常状態の容積の80％分だけしか到達されない。もし吸気時間が延びれば，高い気道抵抗の肺ユニットも完全な容積変化に達することになる。

肺血流量の分布は重力に依存する

既述したとおり，重力は肺内の血流分布に影響を与える。重力は，肺動静脈の経血管圧や肺胞圧に影響を与える（図29-3▼）。安静時の正常換気運動においては，肺内の血流分布に対する重力の影響はあまり大きくない。大部分の肺ではゾーン3の状態にあり，血流変動は確かにあるが，血流変化はゾーン2におけるほど劇的な変動を示さない（図29-3▼）。血流分布が肺胞ごとに局所性に異なるのは，次の2つの原因による。第1は，解剖学的要因である。すなわち，各肺ユニットを環流する血管の内径と長さが，ポアズイユPoiseuilleの式に基づいて血流抵抗を決定するのである（第20章参照）。このような局所ごとの血流の不均等は，肺全体の血流変化によっては影響を受けない。第2の要因はP_{AO_2}である。これは局所性に血管緊張を変えて，各肺ユニットの血管抵抗を変えることになる。通常は，低酸素性血管収縮はあまり重要ではない。なぜなら，100％O_2の吸入は肺血管抵抗をほんのわずかしか変えないからである。

換気/血流不均衡は動脈血の酸素化を変える

健康な若年成人において，右→左シャント[気管循環と肺循環の吻合やテベシウスThebesius静脈を介した静脈血の心室流入など]の量は，心拍出量のわずか1～2％であり，換気/血流不均衡の4～5％と推定される。したがって，ヒトの正常P_{aO_2}は，P_{AO_2}が100 mmHgのとき，約90 mmHgとなる。すなわち，P_{AO_2}-P_{aO_2}較差は10 mmHgとなる。室内空気を呼吸している被験者において，P_{AO_2}-P_{aO_2}較差が20 mmHg以下の場合は正常と判定される。健康成人の安静時において，平均の肺胞換気量は4.2 l/minであり，平均の肺動脈血流量は約5.0 l/minである。したがって$\dot{V}/\dot{Q}$は正常で約0.84となる（図29-5▼）。図29-4▼において，肺胞換気量の半分および肺血流量の半分がそれぞれ左右の肺に行く。したがって，左右の肺$\dot{V}/\dot{Q}$はともに0.84であり，各肺を環流する肺静脈血は同じ97.5％のO_2飽和度となる。これら2つの血流が左心房で合流するとき，O_2飽和度は97.5％のままである。

> 肺血栓症は肺動脈に血栓が詰まることである。この血栓は，全身循環の静脈から，あるいは左心系から流入してきたものである。肺血栓症は，息切れ，胸膜炎，咳，血痰，頻脈，および血液の酸素化の低下などを引き起こす。肺血栓症は，換気のある肺胞に血流を供給できないことによって，換気/血流不均衡を発生させる。その結果，$\dot{V}/\dot{Q}$は高くなり，低酸素血症が出現する。図29-8A▼は，正常の血流スキャンを示しており，左右の肺血流量は対称的で均等に分布している。図29-8B▼は，肺血栓症によって出現した異常な血流スキャンを示しており，右と左の下肺葉の血流が欠損している。

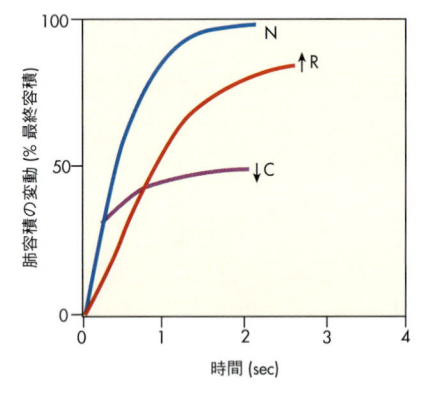

図29-7 気道抵抗（R）とコンプライアンス（C）の違いによって発生する異なる肺容積の変動。正常時（N）には，2秒間の吸気時間で，肺容積の拡張はほぼ97％に達する。気道抵抗が高いと，2秒間の吸気では80％の肺拡張しか得られない。コンプライアンスが低いと，正常時と同様に，2秒間でほぼ完全に肺の拡張が行われるが，その量が極端に制限される。

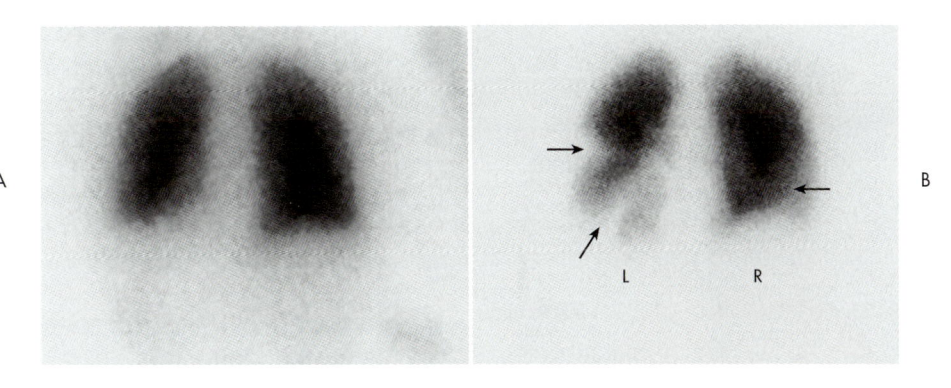

図29-8　A：正常の肺血流スキャン（放射性同位元素を静注して実施）．全肺野に均等に血流分布が認められる．B：異常な肺血流スキャン．肺血栓のために，左右の下肺野の血流が欠損している．換気/血流不均衡がこの患者の低酸素血症を説明する．

図29-9▼は，右肺が過換気となっているが，血流は正常である．そこにおいて，$\dot{V}/\dot{Q}$は高値を示し，PaO_2は増加している．しかし，酸素飽和度は98.0％で，わずかに上昇するだけである．なぜなら，ヘモグロビンは大部分が飽和しているからである（図30-2▼）．他方，左肺は低換気となっているが，血流は正常である．この場合には，$\dot{V}/\dot{Q}$は低値を示し，PaO_2は減少し，動脈血の酸素飽和度は89％となる．この両者の血液が左心房で混合すると，酸素飽和度は93.5％となり，PaO_2は68 mmHgとなる．換気/血流不均衡は，全身の$PaCO_2$にも影響を与える（図29-9▼）．しかし，代償機能が通常働いて，$PaCO_2$は正常よりもほんのわずかしか上昇しない．

> 全身麻酔のために気管挿管するときには，気管チューブが適切な場所に挿入されているかに注意しなければならない．ときおり，気管チューブが右の気管支にまで到達して，右肺の過換気と気道内圧増加が引き起こされ，その結果，高い$\dot{V}/\dot{Q}$が発生する．この場合，左肺は低換気の状態にあり，血流は正常であるので，$\dot{V}/\dot{Q}$は低くなり，酸素飽和度も減少する．左肺において呼吸音が聴かれないということによって，麻酔科医は，酸素飽和度が危険な領域にまで低下する以前に，この異常を見つけるべきである．

換気/血流不均衡に対する代償機転で最も重要な機能は，低酸素性血管収縮である

部分的な換気/血流不均衡を緩和するために，さまざまな代償機転が出現する．まず第1に，$PaCO_2$が増加するので換気亢進が引き起こされる．しかし換気の増加は，単なる一時しのぎである．なぜなら，増加した換気量は，すでに過換気の状態にある肺領域にいってしまうからである．むしろ，局所性の制御機構のほうがより重要である．すでに説明したように，低換気の肺ユニットにおける低酸素性血管収縮は，血流を低換気の肺ユニットから高換気の側にシフトさせるのに最も効果的なメカニズムである（図29-10▼）．過換気の肺ユニットにおいて換気が浪費されているときには，その局所の$PaCO_2$は低下する．この場合，H^+濃度の低下（pHの上昇）が周囲の気道平滑筋に出現する．この変化は局所の気道抵抗を増加させ，換気量を$\dot{V}/\dot{Q}$のより高い肺ユニットにシフトさせることになる．もしある肺ユニットで血流が極度に減少すれば，その局所の組織代謝が低下する．肺胞細胞の代謝低下はサーファクタントの産生を減少させる．その結果，表面張力が増加して，その局所の肺ユニットにおいてコンプライアンスが減少し，肺容積が減少する．

図29-9　表示法は図29-4▼と正常例と同じであるが，ここでは，左右肺の$\dot{V}/\dot{Q}$が不均等の例を示している．右肺は換気量$\dot{V}$が2.1 l/minから3.1 l/minに増加し，血流量$\dot{Q}$は正常時と同じ2.5 l/minのままである．その$\dot{V}/\dot{Q}$は3.1/2.5 = 1.2であり，明らかに過換気である．肺胞換気式で計算すると，$PaCO_2$は28 mmHgである．過換気で，PaO_2は116 mmHgまで増加するが，酸素飽和度（SaO_2）はわずかな増加で98.0％である．左肺は換気量$\dot{V}$が1.1 l/minで低換気である．血流量$\dot{Q}$は正常時と同じ2.5 l/minのままである．その$\dot{V}/\dot{Q}$は1.1/2.5 = 0.44である．肺胞換気式で計算すると，$PaCO_2$は78 mmHgで低換気である．PaO_2は56 mmHgまで減少し，SaO_2は89％に低下．このような左右の肺静脈血が左心房で混合すると，全身動脈血は低酸素血症になる．PaO_2は68 mmHgで，SaO_2は93.5％に低下する．$PaCO_2$は53 mmHgと高く，十分に代償機転が働いていないことを示している．

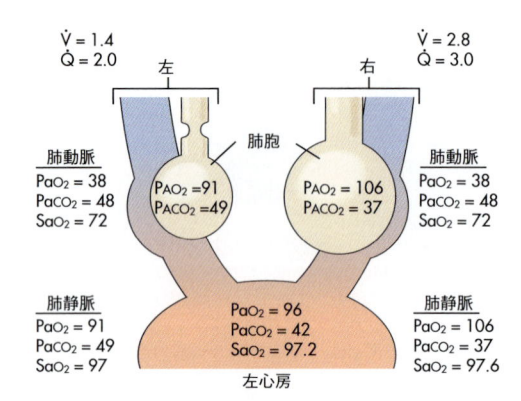

図29-10 局所性の代償機転が働いて，低酸素血症が改善された例を示している．図29-9▼と比較すると，左肺では低酸素性の肺血管収縮が発生し，血流が過換気の右肺により多く（0.5 l/minだけ増加）還流するようになる．右肺の気道抵抗が増えて，換気量が左肺により多く（0.3 l/min）分布するようになる．これらの変化によって，左右肺の$\dot{V}/\dot{Q}$はそれぞれ0.7と0.97になる．この代償機転によって，全身動脈血の低酸素血症は改善される．表示の方法は図29-4▼と同じ．

まとめ

- 肺血管抵抗（PVR）は通常，全身血管抵抗より小さい．
- 全身静脈から全身動脈に流れる血液の中に，完全に酸素化されない血液が流入すると（右→左シャント），全身循環血液のPaO_2とO_2濃度は減少する．
- 左→右シャントでは，肺血流量が増加するが全身動脈血のO_2濃度は正常である．
- 肺血流量は重力の影響を受ける．立位において，次の3つの異なる肺領域が存在する．ゾーン1では，血流が0である．ゾーン2では，肺毛細血管が肺胞壁の外に出る部位で圧迫され，血流が断続的となる．ゾーン3では，血流が連続的で，血管内の駆動圧によって規定される．
- 肺血流量の配分は主に受動的な制御を受けるが，能動的な制御も重要である．
- 血流配分の主要な制御因子はPAO_2である．PAO_2の減少は肺局所の血管抵抗を増加させる．
- 気管支循環は気道壁と血管壁に栄養を供給する．また，外気を加温・加湿する役割も担う．
- $\dot{V}/\dot{Q}$は正常肺において均一ではない．死腔換気では$\dot{V}/\dot{Q}=\infty$であり，静脈混合では$\dot{V}/\dot{Q}=0$である．
- 換気量は肺内で均等に分布していない．それは重力による肺領域別の変動と重力によらない局所性因子に基づく調節による．
- 血流量も肺内で均等に分布されていない．この場合も，肺領域による変動と局所性因子による調節がある．
- 換気/血流配分が適正であるかどうかを判定するには，PAO_2-PaO_2較差（正常では10～15 mmHg）によって評価される．

第30章
O_2とCO_2の運搬

到達目標
■ O_2とCO_2の運搬メカニズムを説明できる。
■ ヘモグロビン–O_2平衡曲線を解析できる。
■ 呼吸ガスの拡散過程を説明できる。

　この章では，呼吸ガスの交換と運搬に関する基本的な概念を解説する。これは，他章で説明されているさまざまの臓器システムを理解するうえで，不可欠な概念である。なぜなら，すべての臓器は，O_2運搬なしには生存しえないからである。ガス交換障害は，全身組織の機能異常を引き起こすという点で，医学の重要課題である。ガス交換は，肺の肺胞–毛細血管および全身各組織の毛細血管の両方で発生する（図30-1▼）。心臓循環系の第一義的役割は，肺から全身の毛細血管にO_2を運搬し，逆に，全身の毛細血管から肺にCO_2を送り返すことである。すなわち，O_2は動脈血を介して肺から各組織に送られ，CO_2は静脈血を介して組織から肺に送られる。

O_2運搬

O_2は主にヘモグロビンによって運搬される

　第27章で簡単に説明したように，O_2はヘモグロビンに結合して動脈血によって運搬される。正常のヒトヘモグロビン（**ヘモグロビンA**，分子量16,400）は4つのO_2結合ヘム分子（鉄を含むポルフィリン環）からなり，相互にポリペプチド鎖に結合している（第16章参照）。正常血液のヘモグロビン濃度は15.0 g/dlである。ヘモグロビン1 gは1.34 mlのO_2を結合できる。したがって，血液1 l中のヘモグロビンは約200 mlのO_2を結合できる（100％ヘモグロビン飽和状態）。血液のO_2含量は，ヘモグロビンに結合したO_2と溶解したO_2の和である。静脈血のヘモグロビン飽和度は75％なので，1 lの静脈血中には150 mlのO_2が含まれる。

　ヘモグロビンに結合するO_2は，2つの方法で表現される。1つは**O_2含量** O_2 contentで，血液1 l中に含まれるヘモグロビン結合O_2量をml単位で示したものである。もう1つは**O_2結合能** O_2 capacityであり，ヘモグロビンの**O_2飽和度** O_2 saturationを％表示したものである。後者はS_{O_2}と表現される。たとえば，酸素飽和度50％（S_{O_2}＝50％）は，図30-2▼に示されるように，O_2分圧（Pa_{O_2}）が26 mmHgのときの値である。動脈血のS_{O_2}（Sa_{O_2}）は正常で97.5％であり，その値はPa_{O_2}が100 mmHgのときに認められる。全身混合静脈血（あるいは肺動脈血）の正常S_{O_2}（$S\bar{v}_{O_2}$）は75％であり，このときのP_{O_2}（$P\bar{v}_{O_2}$）は40 mmHgである。

HbのO_2結合能は，肺でのO_2摂取と組織でのO_2解離を最大にする

　ヘモグロビンのO_2結合はP_{O_2}に依存し，その関係は**ヘモグロビン酸素（HbO_2）平衡曲線** oxyhemoglobin equilibrium curveで表現される。図30-2▼に，健常成人の動脈血における正常のHbO_2平衡曲線が示されて

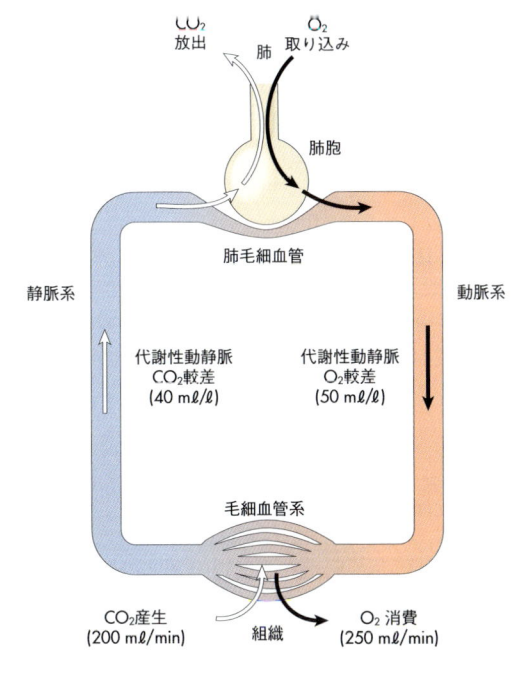

図30-1 血液中のO_2とCO_2の運搬。O_2は肺毛細血管から全身毛細血管に全身動脈系を介して運搬される。CO_2は全身毛細血管から肺毛細血管に，全身静脈系を介して運搬される。

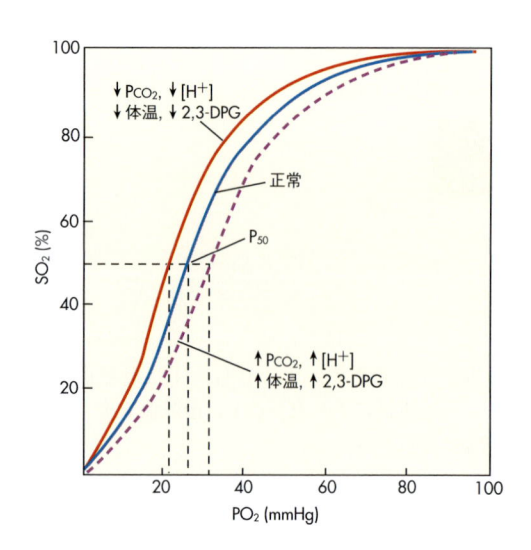

図30 2 HbO_2平衡曲線は，CO_2分圧，H^+濃度，体温，2,3-DPGの4つの因子の変動(増加)によって右方にシフトする(紫色破線)．この右方シフトによって，HbのO_2結合能が減少する．HbO_2平衡曲線の左方シフト(赤線)は，上記の4つの因子の減少によって出現し，HbのO_2結合能を増加させる．P_{50}はHbのO_2飽和度が50％であるときのP_{O_2}値である．

いる．ヘモグロビンとO_2の結合には，以下の3つの重要な生理学的な特徴が存在する．

1. ヘモグロビンはO_2と可逆的に結合する．O_2と結合したヘモグロビンは酸素化ヘモグロビン，解離した形は単にヘモグロビンとよばれる．
2. O_2分子とヘモグロビンとの反応は迅速である．この速い反応速度は，O_2運搬にとって重要である．なぜなら，肺毛細血管および全身組織毛細血管において，血液は1 sec以下しかとどまっていないからである(第27, 29章参照)．
3. HbO_2平衡曲線はS字型をしている．この特有の曲線は，ヘモグロビンがO_2と結合あるいは解離する際に，以下の生理学的意義を示す．すなわち，肺におけるO_2取り込みに際しては，正常よりも低い肺胞気O_2分圧においても，最大のO_2取り込みが可能になるように，また，全身組織におけるO_2解離に際しては，わずかのP_{O_2}の変動によって，十分なO_2放出が可能になるように設定される．

貧血anemiaのヒトでは，血中ヘモグロビン濃度が正常以下である．たとえば，慢性腎不全chronic renal failureに随伴する貧血の場合には，エリスロポイエチンerythropoietin(赤血球数とヘモグロビン濃度を調整するホルモン)の分泌異常があるために，ヘモグロビンが5g/dlに減少する．このような患者では，たとえ100％のヘモグロビンがO_2と結合しても，O_2含量は正常O_2結合能の1/3でしかない．したがって，疲れやすさや運動制限を訴えることになる．も

しこの患者が遺伝子組換えヒトエリスロポイエチンで適切に治療されるならば，O_2結合能は劇的に改善するはずである．原因が何であれ，血液のO_2運搬能が改善されることが貧血治療の第一義的意義である．

ヘモグロビン酸素平衡曲線はさまざまな生理学的因子で修飾される

ヒト(成人)のHbO_2平衡曲線の正常状態(図30-2▼)では，

H^+濃度[H^+]	40 nmol/l (pH, 7.40)
二酸化炭素分圧(P_{CO_2})	40 mmHg
体温	37℃
2,3-ジホスホグリセリン酸 (2,3DPG)濃度	15 μmol/g (ヘモグロビン1 gあたり)

これらの生理学的因子のうちどれか1つでも増加すると，ヘモグロビンのO_2結合能は減少する．ヘモグロビン飽和度が50％時のP_{O_2}値(P_{50})をもって，ヘモグロビンのO_2結合能を表現するのが一般的である．上記の生理学的因子が増加するときには(図30-2▼の紫色破線で示されるように右方にシフトする)，P_{50}は増加する(O_2結合能が減少する)．逆に，上記の生理学的因子の減少は，ヘモグロビンのO_2結合能を増加させ，P_{50}は低値となる．このとき，HbO_2平衡曲線全体が左方にシフトする(図30-2▼の赤線)．

[H^+]の効果は，水素イオンがHbよりもHbO_2により高い結合能をもつことによる．CO_2は血漿では炭酸の形で存在するが，そのHbO_2平衡曲線に対する効果は，[H^+]の増加に起因する．HbO_2平衡曲線がP_{CO_2}の変化によってシフトする現象のことを，**ボア効果Bohr effect**とよぶ．2,3-DPG成分は赤血球中に高濃度で存在する．その理由は，成熟した赤血球がミトコンドリアをもたず，嫌気性代謝(解糖)が発生し，その代謝産物として2,3-DPGが産生されるためである．2,3-DPGはHbO_2よりもHbに強く結合するが，この性質のためにHbのO_2結合能が抑えられることになる．2,3-DPGの増加は慢性低酸素血症(P_{aO_2}の減少)および[H^+]減少時に発生する．輸血用の保存血では2,3-DPGは減少する．

胎盤を介して胎児にO_2拡散がより多く発生する理由の1つは，子宮でつくられる胎児ヘモグロビンのO_2結合能が2,3-DPGによって影響を受けないためである．そのため，胎児HbO_2は母体HbO_2よりも高いO_2結合能をもつのである．それだけではなく，胎児血のHb濃度は200 g/l以上と高値である．そのため，胎児の動脈血P_{O_2}は40 mmHg以下と低いにもかかわらず，胎児の動脈血には母親とほぼ同じO_2含量が存在することになる．

ミオグロビンは骨格筋のO_2を貯蔵する

もしヘモグロビン分子が4つのグロビン鎖(各グロ

ビン鎖は1つのヘム蛋白質を含む）に分離されると仮定するならば、その分子は骨格筋のO_2結合ヘム蛋白質（分子量16,500）である**オキシミオグロビン** oxymyoglobin（MbO_2）と非常に似た構造となる。MbO_2平衡曲線には次の重要な生理学的特性がある。すなわち、その曲線はHbO_2平衡曲線よりもはるかに左方にシフトしており、双曲線状であるということである（図30-3 A▼の紫色の線）。MbO_2分子はただ1つのヘム蛋白質しかもたないので、分子間の相互作用は発生しえない。またMbO_2がO_2と結合するのは、非常に低いP_{O_2}レベルであるので、O_2運搬には適さないことになる。しかしMbO_2は、正常状態で低いP_{O_2}の骨格筋細胞において、O_2を一時的に貯蔵するにはきわめて適している。MbO_2のP_{50}は5 mmHg以下である。

一酸化炭素と一酸化窒素は高いO_2結合能をもつ

一酸化炭素（CO）は、無色、無臭のガスで、ヘモグロビンに対する結合能はO_2よりも240倍高い。図30-3 B▼の中には**カルボキシヘモグロビン** corboxyhemoglobin（HbCO）平衡曲線も示されている。COは容易にヘモグロビンと結合するが、解離するには、CO分圧が1.0 mmHg以下に低下しなければならない。ヘモグロビンへのCO結合は、O_2と競合するので、HbのO_2運搬能を減少させる。したがって、**CO中毒** CO poisoningにおいては、貧血によってHbのO_2運搬能が減少する場合よりも、はるかに重篤な問題が発生する（図30-3 B▼）。HbCO平衡曲線は双曲線状を呈しており、Hb欠乏性貧血のHbO_2平衡曲線（O_2結合能が50％に減少）よりもはるかに左方にシフトしている。

CO中毒ではPa_{O_2}レベルはまったく正常であることに注意が必要である。

一酸化窒素（NO）nitric oxide（第23、29章参照）のヘモグロビンへの結合能は、O_2運搬能の200,000倍であり、COの1000倍ほど強い。NOの働きは局所性であり、NOの産生される部位だけで認められる。その理由は、NOが血液中に拡散するとただちにヘモグロビンと不可逆的に結合してしまうためである。

ヘモグロビンの酸化はO_2運搬を阻害する

ヘモグロビンがO_2を結合するのは、ポルフィリン環の鉄原子が2価基（Fe^{2+}、還元型）の状態のときである。ある種の化学薬品（硝酸塩や硫酸塩）は鉄を酸化して3価のFe^{3+}型に変えてしまう。これは酸素と結合できない**メトヘモグロビン血症** methemoglobinemiaの原因となる。

溶解O_2はO_2運搬においてわずかな貢献しかしない

CO_2と違って、O_2は水や血液にわずかしか溶解しないので、通常、溶解O_2のO_2運搬能への寄与は無視してかまわない。しかし、100％O_2を呼吸しているときには、P_{O_2}は海面レベルで675 mmHgまで上昇し、物理的に溶解するO_2は約20 ml/lにまで増える（血液100 mlにおいて溶解O_2はO_2の1 mmHgあたり0.0031 mlである）。このような状況においては、溶解O_2はO_2運搬においてそれなりの貢献をできる。

O_2の予備は短期間のO_2消費量分しかない

組織P_{O_2}は低く、水にはO_2はわずかしか溶存しない

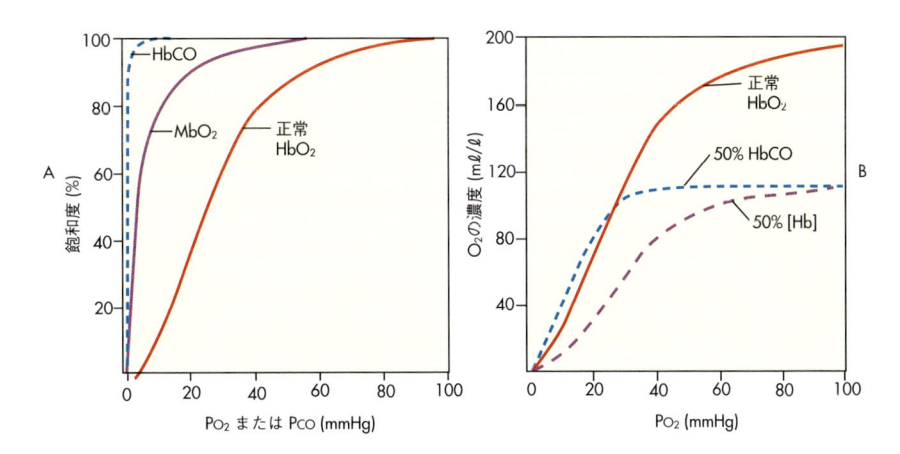

図30-3 ヘモグロビン（Hb、赤線）、一酸化炭素（CO、青線）およびミオグロビン（Mb、紫線）のO_2飽和曲線の比較。A：MbO_2平衡曲線では、P_{50}は5 mmHg以下である。B：一酸化炭素中毒によって発生するO_2運搬の障害は、図の縦軸をO_2飽和度の代わりにO_2含量で表現すると明確になる。この図には、正常のHbO_2平衡曲線（赤線）、Hb濃度が正常の半分まで減少した貧血時のHbO_2平衡曲線（紫破線）および50％のHbがCOに結合しているときのHbO_2平衡曲線（青色破線）が示されている。青色破線と紫破線を比較すると、CO中毒時では、HbO_2平衡曲線が変形し、極度に左方シフトすることがわかる。

ので，身体全体にとってのO₂の予備は少ない。O₂の一部は肺胞に貯蔵される。肺容積が機能的残気量の2.4 l で，PaO_2 が100 mmHgである場合，肺には約500 ml のO₂が存在し，それは安静時O₂消費量の1〜2 minの分量である。一方，循環血液（約5 l）には，血液1 l あたり150 ml のO₂が含まれる。このO₂含量はさらに3 min間のO₂消費を可能にしてくれる。また，骨格筋や心筋には，O₂はMbO_2として貯蔵される。その量はほんのわずかで，正常の心臓活動の3〜4 sec分のO₂消費量に相当するだけである。骨格筋のMbO_2濃度は心臓よりもさらに少ない。骨格筋にMbO_2として貯蔵されるO₂量は10 ml 以下である。この量は，心停止のときの筋収縮においてほんの短時間利用できるだけである。結局，身体全体にあるO₂は基礎代謝のO₂消費量の約5 min間分に相当するものであるといえる。

> 極寒の遭難者の場合，低体温で，心拍動や呼吸が1時間近く確認できないことがある。しかし，そのような仮死状態にありながらも，回復することがある。脳に障害を残さずに回復する理由は，低体温，すなわち脳や組織のO₂需要を極端に減少させることにある。実際，人工心肺術を施行する際には，外科医は患者の全身を冷やしてO₂消費量を減少させ，それによって心臓を数分間停止させて，心臓手術を行うことが日常，臨床で実施されているのである。

O₂消費量は運動に伴って増加する

安静時にはO₂消費量は吸気O₂量と呼気O₂量の差から計算される。フィックFickの式（第18章参照）から，

$$\dot{V}O_2 = Q(CaO_2 - C\bar{v}O_2)$$

ここで，$\dot{V}O_2$＝酸素消費量，Q＝心拍出量（l/min），CaO_2＝動脈血O₂含量，$C\bar{v}O_2$＝混合静脈血O₂含量。

正常の動脈血O₂含量は血液1 l あたり200 ml（200 ml/l），心拍出量は5 l/min，混合静脈血O₂含量は150 ml/l であるので，正常のO₂消費量は5 l/min ×（200 − 150）＝250 ml/minとなる。最大運動負荷の定常状態では，O₂消費量は安静時の10倍にまで達する。よくトレーニングされた運動選手では，O₂消費量は3 l/min以上になる。最大運動負荷の定常状態において心拍出量は15〜20 l/minにまで増加し，その70％が運動する筋肉を環流する。このとき，動静脈O₂較差は100 ml/l にまで増加する。混合静脈血のO₂飽和度が50％を下回ることは通常ないが，個々の臓器からの静脈血はその限りではない（第26章も参照）。

ガス拡散

肺胞−毛細血管隔壁を介して，CO₂はO₂の2倍速く拡散する

肺胞−毛細血管隔壁を介してのCO₂やO₂の拡散には，次の特徴がある。拡散面積が大きいこと，拡散距離が短いこと，大きな分圧較差があること，溶解性が高いこと（分子が小さく，水への溶解性が高いこと）である。したがって，拡散過程は迅速かつ効率的に進行する。しかし，拡散距離が数μmを超えて長くなると深刻な律速因子となる（第1章参照）。O₂はCO₂より分子が小さいが，CO₂は水に対する溶解性が高いのでO₂よりも肺胞−毛細血管隔壁を約2倍速く拡散できる。混合静脈血と肺胞ガス間のCO₂分圧較差は通常，約6 mmHgであるが，O₂分圧較差は60 mmHgである。このように分圧較差には大きな違いがあるにもかかわらず，CO₂の**拡散効率** diffusivity（拡散係数と溶解性の積）はO₂よりはるかに大きい。呼吸ガス（O₂, CO₂, N₂）や麻酔ガス（エーテル，笑気）は一般に，それぞれの分圧勾配に従って独立に（高濃度側から低濃度側に）拡散し，他のガスの移動による影響を受けない。したがって，図30-4▼に示すようにO₂とCO₂は，肺毛細血管および全身毛細血管においてそれぞれ逆向きに拡散する。肺におけるO₂とCO₂拡散は，広大な拡散面積（肺胞−毛細血管の表面積）と非常に薄い隔壁のために，きわめて有利な構造を備えている（第27章参照）。それだけではなく，肺毛細血管には比較的多くの血液（安静成人で75 ml）が存在し，それが拡散平衡に達するに必要な時間（約1心拍分），ガス交換の場である肺毛細血管内にとどまるのである。

組織ミトコンドリアへのO₂拡散は，毛細血管の再開通によって促進される

全身細胞のミトコンドリアと毛細血管の間においては，O₂拡散は毛細血管の通過時間を最大にし，毛細血管とミトコンドリアの距離を最小にすることで効率的となる。しかし肺（空気を含み拡張性が高い）に比べ全身臓器（水が大部分を占める）は硬く，毛細血管とミトコンドリア間の拡散距離が肺よりはるかに長い。動脈血が組織毛細血管に入るときにはPO_2は100 mmHgであるが，図30-2▼に示すように毛細血管内の血液PO_2が80 mmHg以下に落ちるまでは，O₂はヘモグロビンから解離しない性質がある。したがって，平均の毛細血管PO_2は55 mmHgと，動脈血よりは終末毛細血管のPO_2レベル（$P\bar{v}O_2$＝40 mmHg）により近い値となる。

O₂拡散の原動力は，毛細血管血PO_2と組織ミトコンドリアPO_2との較差である。幸い，ミトコンドリアはO₂分圧が1〜2 mmHgの低いレベルで有酸素性代謝を営むことができる。このような定常状態で，あらゆるミトコンドリアは十分な量のO₂を受け取れるのである。組織（骨格筋など）O₂分圧が平均で約10 mmHgもある理由は，O₂貯蔵蛋白質であるMbO_2が約75％飽和度の状態にあるためである（図30-3 A▼）。大量のO₂供給を必要とする左心室では，毛細血管は相互に心筋

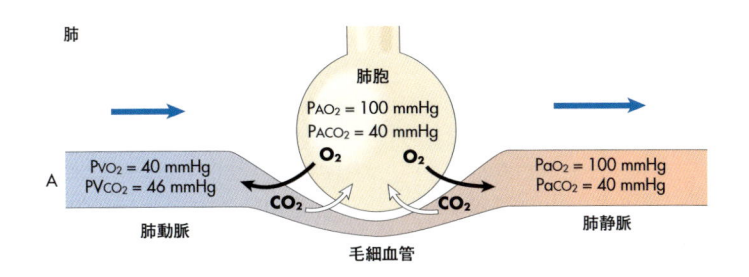

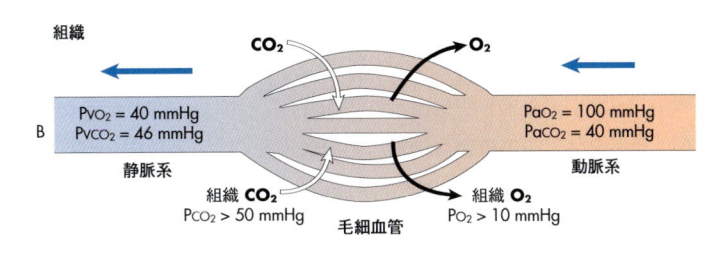

図30-4 O_2ガスとCO_2ガスはそれぞれの分圧勾配に従って逆方向に拡散する。拡散量はそれぞれのガスごとに独立している。PaO_2：動脈血酸素分圧，$PACO_2$：肺胞気CO_2分圧，PAO_2：肺胞気O_2分圧，$PvCO_2$：混合静脈血CO_2分圧。A（上段）：肺毛細血管。B（下段）：全身毛細血管。

線維の太さに相当する約25 μmの距離離れている（第25章参照）。したがって，各毛細血管からO_2は半径約13 μmの円柱の外側を拡散しなければならない。この距離は一見短いようにみえるが，肺胞毛細血管隔壁に比べると10倍になる。大脳皮質では，毛細血管は相互に約40 μm離れており，骨格筋では80 μm離れている。このように，全身組織で長いO_2拡散距離があることを改善するために，閉鎖している毛細血管が再開通して，機能血管を増やし，拡散経路を短くする機構が備わっている。このような機転は，O_2拡散のための毛細血管表面積を増加させる効果にもなる。骨格筋では，激しい運動時に毛細血管密度が3倍にまで増加するのである。

臨床的には低酸素血症（PO_2の低下）には5つの原因がある。低い酸素濃度，低換気，換気/血流不均衡，右→左シャント，拡散異常である。**低酸素** hypoxiaとは，高地などで吸気O_2濃度が減少すること，あるいは貧血やCO中毒でO_2運搬能が減少することである。**低換気** hypoventilationとは，換気量が不十分なために出現する低酸素血症である。**換気/血流不均衡** ventilation/perfusion mismatchingも低酸素血症を引き起こす（第29章参照）。**右→左シャント**は心房中隔欠損などの先天性異常で発生するが，この場合，右心房血液の一部が肺で酸素化されずに左心房にシャントされる。このような解剖学的シャント以外に低い換気/血流比の肺を環流した血液による機能的シャントもあり，両者を総称して，**静脈混合** venous admixtureとよぶ。最後に，肺胞-毛細血管隔壁の**拡散障害** deffusion problemも低酸素血症を誘発する。肺胞から毛細血管へのO_2拡散は，**間質性肺線維症** interstitial fibrosis（肺線維症 pulmonary fibrosis）や肺水腫（うっ血性心不全）などで障害される。

CO_2運搬

呼吸商はCO_2産生量とO_2消費量の比である

代謝によってつくられたCO_2の運搬は全身循環の静脈血によって担われる（図30-1▼）。安静定常状態において，肺胞から肺胞毛細血管に取り込まれた100分子のO_2に対して80分子のCO_2が排出される。この比を呼吸商とよぶ。その値は，CO_2産生量をO_2消費量で割ることによって計算される。この呼吸商は正常で0.8（80/100）である。

定常状態では，呼吸ガス交換比は呼吸商と同じである。前者はミトコンドリアのレベルにおける呼吸（有酸素的酸化）に適用される。呼吸ガス交換比は，脂質代謝の0.7から炭水化物代謝の1.0まで変動しうる（アミノ酸代謝は中間の0.85。第41章参照）。通常の呼吸商は0.8であるので，脂質が安静状態における主要な燃料である。

運動時に，心拍出量は2倍に，O_2消費量は10倍にまで増加しうる。段階的に運動負荷レベルを増加させると，しだいにO_2供給が不十分となり，無酸素性代謝が始まる。この状態では，乳酸などの発生に伴い，組織は酸性に移行する。このとき，酸である水素イオンは炭酸（主に，[HCO_3^-]として存在）を介してCO_2に変換されて，肺から呼出される。

CO_2は主に重炭酸塩として血液中を運搬される

ヘモグロビンとO_2が可逆的に結合するのとは違って，CO_2運搬を担う特別な分子は血中に存在しない。しかしながら，CO_2運搬には以下の3つの機構が備わっている。図30-5▼に示すように，溶解CO_2，カルバミノヘモグロビン，重炭酸ナトリウムである。CO_2はO_2よりも20倍も水に対する溶解性が高いので，CO_2分圧の動静脈較差はわずかに6 mmHgでしかないにもかかわらず，CO_2運搬の約10％は物理的に溶解した形でなされる。カルバミノヘモグロビンの場合，ヘモグロビンのアミノ末端(NH_2)にCO_2が結合して静脈中を運搬されるが，そのCO_2運搬全体に占める割合は約30％である。CO_2は赤血球中に拡散して入り込み，$Hb-NH_2$と反応して，カルバミノヘモグロビンとなり，それは$NHCOO^-$とH^+に解離する。

重炭酸ナトリウムがCO_2運搬の主要な形である。組織で産生されたCO_2は，毛細血管血液に拡散し，水と反応して炭酸となる。炭酸はただちに解離して，H^+とHCO_3^-の形になる。

$$CO_2 + H_2O \xrightleftharpoons{CA} H_2CO_3 \rightleftharpoons H^+ + HCO_3^- \quad 30\text{-}1$$

ここで，CAは炭酸脱水酵素である。炭酸の形成は，この酵素がないと非常にゆっくりと進み，何秒もかかってしまう。このような遅い過程では，肺胞での1秒足らずの通過時間では役に立たない。**炭酸脱水酵素** carbonic anhydraseは赤血球中やその他の多くの体細胞中に存在するが，血漿中にはない。炭酸脱水酵素は式30-1に示した反応をどちらの方向にも約10,000倍まで加速できる。したがって，HCO_3^-濃度は毛細血管の血漿中よりも赤血球中でより迅速に増減できる。

赤血球膜はHCO_3^-と他の陰イオンに対して非常に高い透過性をもつ。そこでHCO_3^-は，濃度勾配に従って赤血球と血漿の間を拡散する。ただし，赤血球膜は陽イオン(Na^+，K^+，H^+)に対する透過性はきわめて低い。物理化学の法則では，溶液全体としての電気的な中性が要求されるので，血漿の主要な陰イオンであるCl^-がその濃度勾配に従って赤血球に流入し，HCO_3^-の流出と平衡する。このようなCl^-とHCO_3^-の交換を**Cl^-シフト** Cl^- shiftとよぶ。

静脈血のCO_2平衡曲線は左方にシフトする

CO_2は上記の3つの機構によって血液中を運搬されるのであるが，血液中のCO_2含量はP_{CO_2}に依存して変動する。しかし，HbO_2平衡曲線と比べると，CO_2平衡曲線には明確な違いがある。まず，CO_2平衡曲線はほぼ直線である(図30-6▼)。P_{O_2} 40 mmHgの静脈血のCO_2平衡曲線は，P_{O_2} 100 mmHgの動脈血のCO_2平衡曲線よりも左方にシフトしている。この関係は毛細血管におけるO_2解離を改善させる効果となる(ボア効果)。また，このCO_2平衡曲線のシフトは全身静脈血におけるCO_2運搬を増加させ，**ホールデン効果** Haldane effectと称される。このホールデン効果は還元ヘモグ

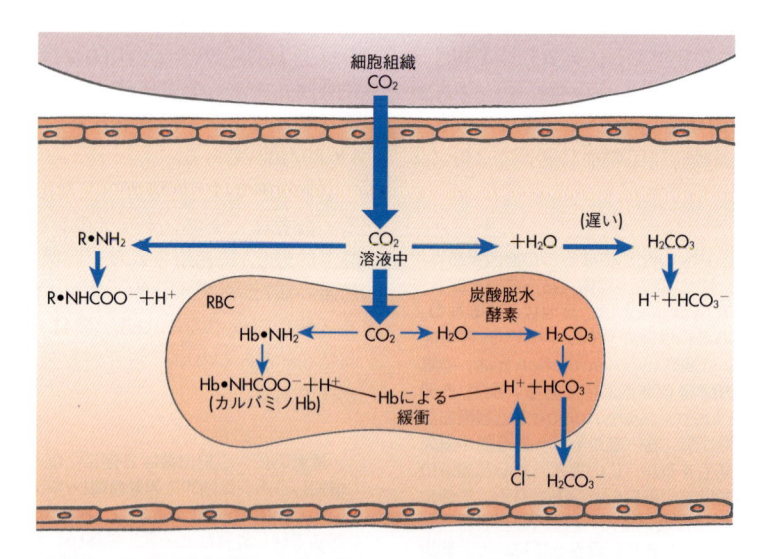

図30-5　血液および赤血球(RBC)によるCO_2運搬。CO_2が末梢組織から毛細血管に拡散すると，水とゆっくり反応して炭酸を形成する。CO_2の大部分は，炭酸脱水酵素をもつ赤血球の中に拡散する。なぜなら，炭酸脱水酵素によって炭酸の形成が加速されるからである。この反応によって形成されたHCO_3^-は，赤血球外に移動し，代わってCl^-が流入して平衡する(Cl^-シフト)。HbO_2がO_2を解離させると，HbのNH_2側鎖はCO_2と反応して，カルバミノヘモグロビンを形成する。他方，炭酸の解離によってできたH^+は，Hbによって緩衝される(HHb)。

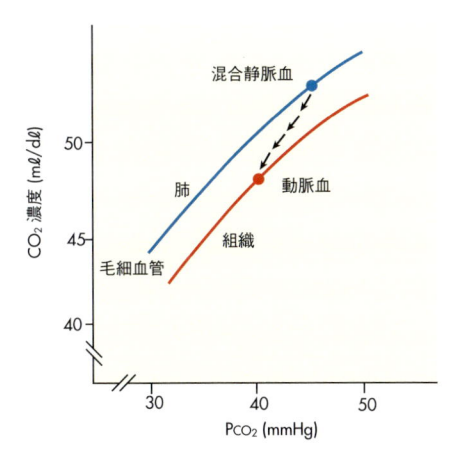

図30-6 動脈血および混合静脈血のCO_2平衡曲線。肺毛細血管でHbO_2が形成されると赤血球内のpHは低下する（HbO_2はHbよりも強い酸である）。そのため，CO_2はカルバミノ化合物およびHCO_3^-から放出されてくる。逆に，組織毛細血管では，HbO_2はO_2を放出して弱酸であるHbとなる。その結果，CO_2平衡曲線は左方にシフトして，より多くのCO_2を運搬できるようになる。このように，酸素化された血液は，同じP_{CO_2}でも少量のCO_2しか運搬できない（ホールデン効果）。

ロビンがHbO_2よりも弱酸であるという事実にもとづくものである。

CO_2の制御は酸塩基平衡にとって重要である

P_{CO_2}と関連物質（炭酸やHCO_3^-）がH^+緩衝系として役割を担うことは，腎臓の章（第39章）でより詳しく説明する。肺胞換気式（第28章参照）は，P_{CO_2}制御が換気運動とどのように関わるかについて記載したものである。**代謝性アシドーシス** metabolic acidosis（第39章参照）でみられる全身動脈血[H^+]の上昇は，P_{CO_2}増加をもたらす。この反応は脳を刺激して肺胞換気量を増加させ，それはP_{CO_2}を正常レベルに戻す働きとなる。他方，もし**呼吸不全** respiratory insufficiency（肺気腫の増悪などによって）で肺胞換気が障害されると，肺胞および動脈血のP_{CO_2}が上昇し，**呼吸性アシドーシス** respiratory acidosisとなる。一方，運動時に発生する換気亢進はP_{CO_2}を減少させる。この場合，全身の[H^+]は減少し，その状態は**呼吸性アルカローシス** respiratory alkalosisと称される。嘔吐が続く場合には，生体から酸（[H^+]）が喪失されるので，**代謝性アルカローシス** metabolic alkalosisとなる。この場合，肺胞換気が減少して，P_{CO_2}とHCO_3^-を増加させる。したがって，4つの異なる酸塩基平衡の障害が存在することになる。そのうち2つは，換気運動とP_{CO_2}の変化によって誘発され（呼吸性アシドーシスとアルカローシス），他の2つでは，換気運動とP_{CO_2}の変化が2次的，代償的な働きをする（代謝性アシドーシスとアルカローシス）。

まとめ

- O_2は肺から全身毛細血管に動脈血を介して運搬され，他方，有酸素性代謝によって形成されたCO_2は，全身組織から肺に静脈血を介して運搬される。

- ヘモグロビンは迅速かつ可逆的にO_2と結合する。健常成人のO_2含量は200 mℓ/ℓ（絶対濃度）あるいは100%飽和度（相対濃度）である。

- HbO_2平衡曲線によって定義されるように，O_2とヘモグロビンの結合特性は，肺におけるO_2の取り込みおよび全身毛細血管におけるO_2の解離にとって最適である。

- ヘモグロビンとO_2の結合に影響を与える生理学的因子には，[H^+]，P_{CO_2}，体温および赤血球中の2,3-DPGである。これらの因子のすべてにおいて，その増加はHbO_2平衡曲線を右方にシフトさせ，ヘモグロビンのO_2に対する結合能を減少させる（O_2解離を促進させる）。

- O_2結合能は，血液が毛細血管血を通過する間に減少する。なぜなら，毛細管血のP_{CO_2}および[H^+]が増加するからである。このようなO_2結合能の減少は，毛細管血におけるO_2解離を促進させる。逆の変化が肺で発生し，O_2取り込みを促進させる。

- HbO_2平衡曲線の形は，全身毛細血管においてP_{O_2}が70 mmHg以下まで減少すると，大量のO_2がヘモグロビンから解離することを示している。

- O_2とヘモグロビンの結合は，COによって影響を受ける。COはO_2よりも200倍もヘモグロビンに対する結合能が強いので，たとえ低濃度であっても，COはヘモグロビンのO_2結合を障害する。

- 全身各組織におけるO_2拡散はP_{O_2}勾配に依存する。組織でのO_2拡散は，全身毛細血管から間質液を介して，呼吸する細胞のミトコンドリアに至る過程であるが，これが重要な律速因子である。

- CO_2はミトコンドリア内における有酸素性代謝によって産生される。CO_2は毛細管血に拡散して肺に運ばれる。そこでCO_2は肺胞に拡散し，排出される。

- CO_2は血液中を3つの形で運搬される。すなわち，物理的溶解，カルバミノヘモグロビン，および最も主要な運搬分子であるHCO_3^-である。

- CO_2は水と可逆的に反応し，炭酸を形成する。赤血球内には炭酸脱水酵素が存在し，この反応を促進させる。

- 炭酸はひとたび形成されると，ただちにH^+とHCO_3^-に解離する。H^+は赤血球内に存在する大量のヘモグロビンと可逆的に結合することによって処理される。HCO_3^-は赤血球の外に拡散し，代わってCl^-が流入する（Cl^-シフト）。

- 酸塩基平衡の変動には次の4つのタイプがある。呼吸性アシドーシスおよびアルカローシスは，主に呼吸とP_{CO_2}の変化によって引き起こされる。代謝性アシドーシスおよびアルカローシスは，血液のH^+濃度の変化によって引き起こされ，換気とP_{CO_2}の変動によって代償される。

第31章
呼吸調節

到達目標
- 呼吸の制御因子を説明できる。
- 換気運動の神経調節と化学調節を説明できる。
- 呼吸調節における睡眠の効果と高所の影響を解析できる。
- 呼吸調節不全の効果を説明できる。

これまでの各章で述べてきたように，呼吸の主目的はO_2供給とCO_2排泄である。この機能を営むために，呼吸系は適正に制御されなければならない。この章では，生存に不可欠な呼吸システムの神経調節および化学的調節を解説する。さらに，このシステムが，呼吸不全，睡眠，高所順化などで，いかに変動するかについて解説する。

呼吸の中枢機構

呼吸は主に脳幹で制御される

呼吸調節には代謝性の側面と随意性の側面がある。代謝性および自律性呼吸は，生命活動の基本であって，肺胞換気量を変えることで動脈血CO_2分圧($Paco_2$)を制御する。代謝性呼吸は生体の活動状態に依存して変動する。たとえば，ノンレム(徐波)睡眠時には呼吸ドライブが減少し，分時換気量は$1\sim2\,l/min$減少し，その結果として，肺胞気CO_2分圧($PAco_2$)が増加する。代謝性呼吸では，肺胞換気式(式28-2参照)によって示されるように，呼吸の頻度(呼吸数)と呼吸の深さ(1回換気量)，すなわち分時換気量が調節されて，$Paco_2$あるいは$PAco_2$が40 mmHg近くに維持される。したがって，$Paco_2$-感受性機構が主要な制御器となるが，低酸素血症(たとえば高所順化など)のときには，動脈血O_2分圧(Pao_2)に感受性のある制御器が主要な役割を担うようになる。

代謝性制御器 metabolic controller (図31-1▼の呼吸性ニューロン群)は脳幹内に分布する。古くは，吸気中枢と呼気中枢が脳幹の特定部位に分かれて分布すると考えられていたが，現在では，それらは明確に局在せずに，むしろ吸気性ニューロン群と呼気性ニューロン群として混在しているということが明らかとなっている。これら脳幹の呼吸制御器に影響を与える構造として，覚醒状態を制御する**脳幹網様体賦活系** reticular activating systemがあり，それはネットワークを形成して呼吸性ニューロン群の周囲に分布している。

随意性呼吸制御に関する神経機構については，十分には解明されていない。この制御には視床や大脳皮質が含まれる。これらの領域の役割は，換気運動を一時中止して，肺と胸郭のさまざまで複雑な協調運動を随意性に発現させるものである。その随意性運動には，発語，発声，吸綴，嚥下，咳，くしゃみ，排便，出産，不安や恐怖反応などが含まれる。

いくつかの下行路が，皮質や視床から橋・延髄の呼吸制御器に投射している。一方，換気運動自身も随意

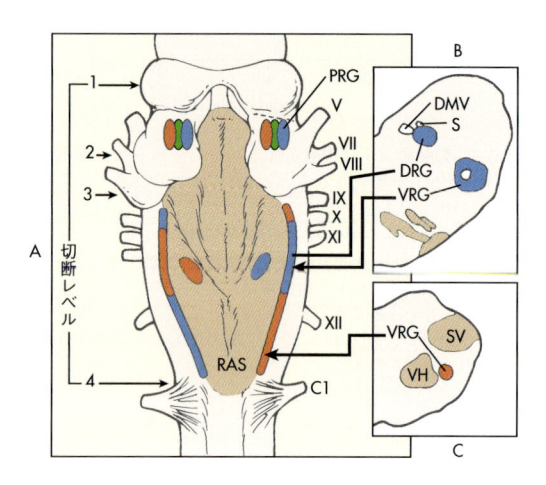

図31-1 脳幹を背側からみた模式図(A)，延髄中間部の横断切片標本(B)，延髄尾側部の横断切片標本(C)。それぞれに背側呼吸性ニューロン群(DRG)，腹側呼吸性ニューロン群(VRG)および橋呼吸性ニューロン群(PRG)が示されている。赤色は吸気性ニューロン群，青色は呼気性ニューロン群，緑色は両者の混合を表している。脳幹網様体賦活系(RAS)が呼気性ニューロン群の周囲に分布している。図Aのローマ数字はそれぞれ脳神経系を表している。アラビア数字は切断によって呼吸活動に修飾を与えるレベルを示しており，その結果が図31-2▼に示されている。C1：第1頸髄神経，DRG：迷走神経背側運動核，S：孤束核，SV：三叉神経脊髄路，VH：脊髄後角。

性に制御できる．代謝性制御器と同様に，随意性制御器は呼吸の頻度と深さを修飾することができる．しかし，それには一定の限度があり，たとえば，息こらえは決して長く続けることができない（第28章参照）．

> 呼吸に関係する脳領域を明らかにするには，神経学的異常をもつ患者が重要な情報提供源となる．たとえば，橋領域の脳外傷では，長く続く吸気ののち，わずかに呼気を行う特殊な呼吸パターンが出現するようになる．この呼吸パターンは**持続性吸息呼吸** apneustic breathing とよばれる．

呼吸は脳幹内の複数の構造で制御される

脳幹の2つの構造，**延髄呼吸中枢** medullary respiratory area と**橋呼吸中枢** pontine respiratory group（PRG）が呼吸制御の主要な構造である．延髄の呼吸中枢の位置と機能については，まだ完全な解明には至っていない．図31-1▼には，さまざまな領域（背側延髄，腹側延髄，橋）の呼吸性ニューロンが，呼吸サイクルの吸気相あるいは呼気相に同期して発射する様子が示されている．これらの呼吸性ニューロン群の近くには，代謝性あるいは随意性呼吸時に協調して活動する顔面，口腔，咽頭，肺に投射する脳神経系が分布していることも忘れてはならない．

延髄呼吸中枢は**背側呼吸性ニューロン群** dorsal respiratory group（DRG）と**腹側呼吸性ニューロン群** ventral respiratory group（VRG）から構成される．DRGは気道，肺，および末梢化学受容器からの求心性入力の最初の中継基地である．DRGは横隔神経への興奮性信号（吸気性刺激）を送る働きもしている．VRGには，迷走性運動神経の細胞，および横隔膜や肋間筋支配の運動神経に投射する呼吸性ニューロン群の細胞体が存在する．橋の呼吸中枢（PRG）の切断（図31-2▼の切断レベル2）が迷走神経切断とともに実施されると，長く持続する吸息に特徴づけられる呼吸パターン（**持続性吸息呼吸** apneustic breathing）が出現する．PRGの機能は未解明であるが，吸気から呼気への切り替えに関与していることが示唆されている．

呼吸性運動ニューロンは脊髄前角に分布している．各脊髄レベルでは各分節ごとにニューロンネットワークが形成されており，呼吸筋（横隔膜，肋間筋，腹筋など）に対して興奮あるいは抑制の影響を与える．たとえば，吸気筋の運動ニューロンと呼気筋の運動ニューロンとの間にはネットワークが形成され，それぞれの拮抗筋に抑制作用を及ぼす．肋間筋の伸展，あるいはT_9からT_{12}の感覚神経の電気刺激は，肋間筋および横隔膜の運動ニューロンを興奮させて，胸郭を拡大させる．他方，T_1からT_8の感覚神経の刺激は，横隔膜の運動ニューロンの活動を抑制して，吸気を止める．脊髄反射が重要であるという理由は，呼吸抵抗が増大

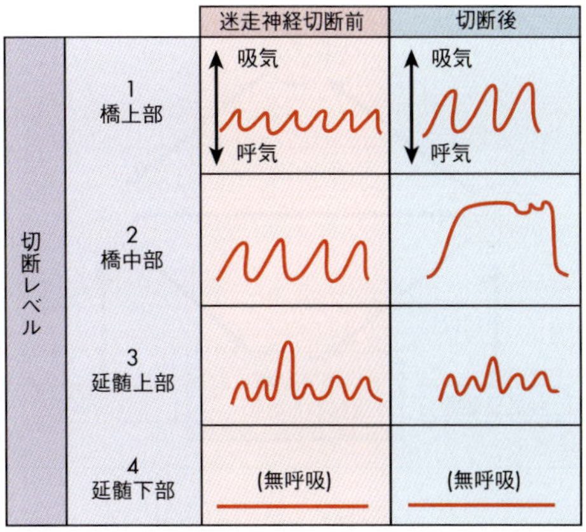

図31-2 麻酔動物で脳幹をさまざまなレベルで切断したときに出現する呼吸パターンの変動．これら4つの切断レベルは，図31-1A▼に示してある．肺伸展の情報を呼吸中枢に伝達する迷走神経については，切断前（左側）と切断後（右側）に分けて記載してある．レベル1で切断した場合には，基本的な呼吸パターンには変動が認められない．したがって，呼吸リズム形成機構はこのレベルよりも尾側に存在する．このレベルの切断は，随意性（意識的）呼吸の下行性入力を除外することになる．迷走神経を切断すると，呼吸はゆっくりと深くなる．4のレベルで切断すると，呼吸は完全停止となる．したがって，呼吸リズム形成機構はこれよりも頭側に存在することになる．2のレベルで切断すると，迷走神経が無傷の場合には，呼吸パターンに基本的な変動がなく，肺胞換気量も維持される．したがって，橋呼吸性ニューロン群は呼吸リズムに関して不可欠な役割を担ってはいない．しかし迷走神経を切断すると，深い吸気が何秒間も続く持続性吸気が出現する．3のレベルで切断すると，不規則なあえぎ呼吸が出現し，それは迷走神経切断によって影響を受けない．以上の結果より，延髄の呼吸中枢は生命を維持するためには不可欠な構造であるが，呼吸をさまざまに修飾するという点では他からの入力が必要となる．

したり肺コンプライアンスが減少するときに，それを感知して，対抗する十分な筋力を発生させることに寄与するからである．

> 健常成人は，呼吸と嚥下を同時に行うことができない．しかしながら，新生児ではそれが可能である．赤ん坊は，生まれながらに大きな柔軟性のある喉頭蓋をもっているので，飲み込んだミルクを口腔咽頭の外側に押しやって，喉頭を迂回させることができる．赤ん坊では，年長の子供や成人でみられるような呼吸が嚥下を抑制する反射が消失している．このような呼吸と嚥下が同時にできる能力は約1歳で消失する．

呼吸リズムは吸気性活動を抑制することで制御される

図31-3▼に，脳幹で呼吸リズムが形成される機構（仮説モデル）が示されている．このシステムは，3つのニューロン群（A，B，C群）から構成される．A群は，吸気性ニューロンからなり，その活動は中枢および末梢化学受容器からの信号（CO_2分圧の増加，O_2分圧の

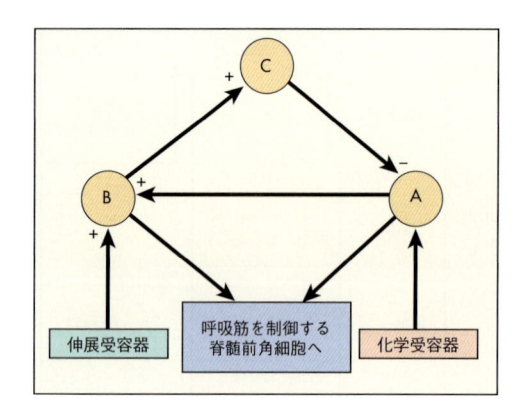

図31-3 脳幹の呼吸制御システムの基本的回路(モデル仮説)。各ニューロン群からの出力(矢印)のうち、興奮性は(＋)、抑制性は(−)で示した。この仮説では、3つのニューロン群をA、B、Cと名づけている。詳細は本文を参照。

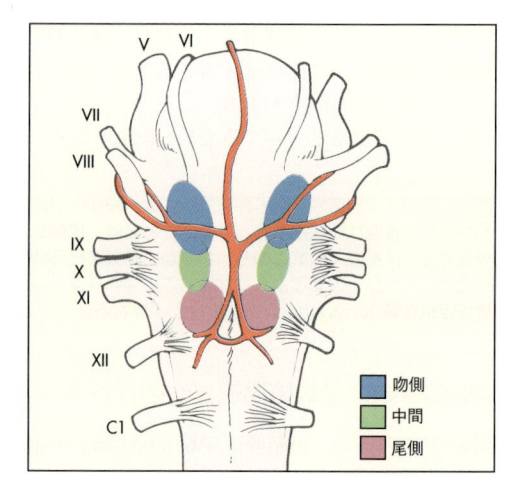

図31-4 中枢化学受容器の存在部位を示すために描かれた脳幹腹側の模式図。化学感受性細胞は、これら延髄腹側の内側に存在すると考えられている。それらは脳細胞外液および髄液のCO_2濃度とH^+に感受性がある。C1：第1頸髄神経。

減少)によって活性化される。これらのニューロン群は、DRGおよびVRGに分布する。これらニューロン群の一部は脊髄の横隔ニューロンおよび肋間筋運動ニューロンに投射し、それらの活動を賦活させる。この経路の刺激は、吸気を発生させるのである。

他方、このA群の中枢性吸気活動は、B群のニューロンを興奮させる。このニューロンは、肺伸展受容器からの信号によって興奮する。吸気で肺が広がると、肺伸展受容器からの信号が増強する。このB群のニューロンは、次いでC群を刺激する。C群のニューロンは、A群の吸気性ニューロン活動を抑制する。その結果、吸気が終了し、呼気に切り替わる。この呼吸リズム形成機構では、吸気性活動が肺の伸展受容器からの信号によって抑制されるところに鍵がある(inspiratory off-switch model)。しかし、このモデルはあくまでも仮説であって、十分な証明には至っていない。

呼吸の化学受容器による制御

呼吸は中枢および末梢化学受容器によって制御される

2つの化学受容器(中枢性および末梢性)が呼吸制御に重要である。最も重要な化学受容器は、延髄腹側表面あるいはその近傍にある神経に存在する。その神経は、図31-4▼に示されるように、第VII脳神経から第XII脳神経の起始領域に分布している。主要な**末梢化学受容器** peripheral chemoreceptorは**頸動脈小体** carotid bodyであり、それは総頸動脈の分岐部に存在する(第23章参照)。大動脈弓にも末梢化学受容器(**大動脈小体** aortic body)が存在するが、これはあまり重要な役割を担っていない。

安静覚醒時のヒトでは、**中枢化学受容器** central chemoreceptorが、CO_2によって誘発される換気亢進の約90％を担う。P_{CO_2}と換気量の関係は直線的(比例関係)である(図31-5▼)。健常人において、CO_2吸入に対する平均の換気応答は、約2.5 l/min(図31-5▼の直線の勾配)であるが、この反応は体重および年齢によって変動する。延髄の化学受容器細胞は、髄液および細胞外液のH^+濃度に対して感受性がある。CO_2は脂質および水に対する溶解性が非常に高いので、血液脳関門を容易に通過でき、脳細胞外液とただちに平衡状態になる。他方、動脈血のpH(酸性度)の増加は、

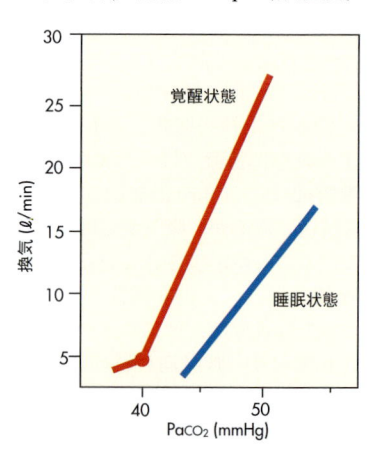

図31-5 CO_2換気反応曲線。赤線で示されているように、換気量はPa_{CO_2}の変化に対して比例関係にある。健常人ではPa_{CO_2}が40 mmHgのときには、換気量は5 l/minである。覚醒状態においては、CO_2が40 mmHg以下に減少すると、CO_2に対する感受性は減少あるいは消失(閾値)する。脳幹網様体賦活系が抑制されて睡眠状態に移行すると(青線)、CO_2換気反応曲線は右側にシフトし、その直線の勾配は減少する(感受性の低下)。

はるかにゆっくりとした反応を誘発する。なぜならば，H^+は血液脳関門や細胞膜を容易には通過できないからである。

> 呼吸不全の原因の1つに，ベンゾジアゼピンやアルコールなど呼吸抑制をもつ薬物の過剰投与がある。これらの呼吸抑制薬は，CO_2換気応答曲線を右側にシフトさせ，またその勾配を減少させる（図31-5▼）。その結果，肺胞換気量が減少し，P_{ACO_2}が増加し，P_{aO_2}がわずかに減少する。この場合，肺胞気-動脈血P_{O_2}較差を計算することによって，動脈血の酸素化の低下が肺胞換気量の減少によるものか否か，あるいは他の理由が存在するのかを区別することができる。もし，肺胞気-動脈血P_{O_2}較差が正常であるならば，このガス交換異常は肺胞低換気によってのみ起こされていると結論できる。もし，肺胞気-動脈血P_{O_2}較差が増加しているのであれば，他の理由，たとえば換気/血流不均衡や誤嚥による拡散異常などが評価されなければならない（第30章参照）。

P_{ACO_2}の増加は，脳血管を著明に拡大させる。この現象は脳浮腫の患者で特に重要である。脳血流量の増加は，組織からCO_2を洗い流し，中枢化学受容器を介したCO_2による呼吸ドライブを減少させる。血液中のH^+濃度の増加は，末梢化学受容器を刺激し，その結果，換気量の増加がP_{ACO_2}を減少させる。慢性の酸塩基平衡障害のうち，代謝性アシドーシスは，P_{ACO_2}に対する換気応答を亢進させ（図31-6▼赤線），代謝性アルカローシスは換気応答を減少させる（図31-6▼の緑線）。

O_2はCO_2と違った様式で呼吸に影響を与える

CO_2の換気に対する影響と違って，P_{aO_2}の減少は，呼吸に対してわずかの影響しか与えない。ただし，それは，P_{aO_2}が70 mmHgに低下するまでである。このレベルを超えて低下すると，換気は双曲線上に増加す

る（図31-7▼）。HbO_2平衡曲線（図30-2▼参照）からわかるように，動脈血O_2飽和度は，P_{aO_2}が70 mmHg（飽和度＝94％）以下になるまで，ほとんど減少しない。したがって，P_{aO_2}が約50 mmHgにまで減少すると，換気は著明に増大する。この換気亢進は，主に末梢化学受容器の活動が活性化されたことによる。P_{aO_2}の低下（低酸素血症）は，頸動脈小体のグロムス細胞（I型細胞）においてK^+チャネルの活性を減少させる。その結果，グロムス細胞が脱分極し，Ca^{2+}が流入して，神経伝達物質（ドーパミン）が放出されて，近接して存在する感覚神経終末を興奮させる。低酸素血症はCO_2に対する反応性にも影響を与える。CO_2換気応答曲線の直線の勾配は，低酸素によって増大する（図31-8▼）。

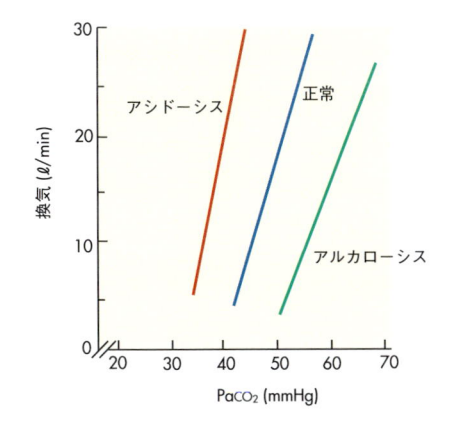

図31-6 H^+濃度によるCO_2換気反応曲線の変動。慢性代謝性アシドーシスにおいては，CO_2感受性が増加する（CO_2換気反応曲線が左方にシフトし，直線の勾配が大きくなる）。他方，アルカローシスの状態では，逆の変動が現れる。

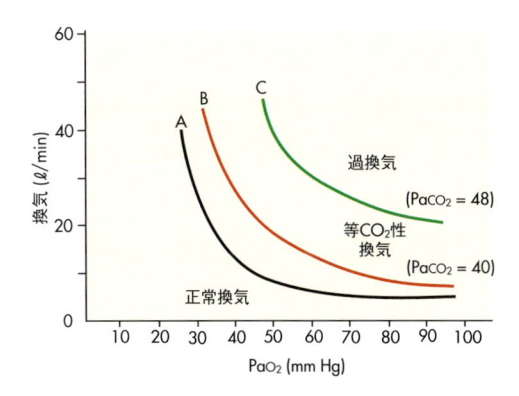

図31-7 低O_2換気反応曲線。黒色線は健常成人の反応曲線であり，換気量はP_{aO_2}が70 mmHg以下になるまで変動（増加）しない。この低O_2ガスを吸入させて，換気反応を調べると，換気亢進によってP_{aCO_2}が減少し，それは低O_2による換気亢進を弱める効果となる。赤線はこのようなCO_2による修飾作用を除外して，すなわち，P_{aCO_2}が絶えず40 mmHgに維持されるように，吸気ガスにCO_2を追加する処置を施して，低O_2換気反応曲線を得たものである。この場合には，より高いP_{aO_2}レベルから換気反応（換気増加）が認められる。緑線はP_{aCO_2}が48 mmHgと高いレベルに維持されたときに得られる低O_2換気反応曲線である。

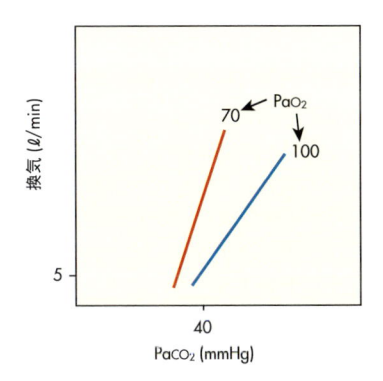

図31-8 低O_2換気反応とCO_2換気反応の相互作用。CO_2換気反応曲線は低酸素によって増強される。それは換気反応が出現する閾値およびCO_2感受性（直線の勾配）に表れている。

> 慢性呼吸性アシドーシスと高炭酸ガス血症のある患者では，しばしば空気飢餓感と呼吸困難感を訴えるので，高濃度O_2を誤って投与されることがある．この処置は，たとえPaO_2を改善させても，かえって呼吸不全を招くことになる．すなわち，PaO_2の上昇は患者のCO_2換気応答を減弱させることになり，その結果，CO_2ナルコーシスを出現させてしまうのである．これに対する治療法は，O_2吸入を中止するか，O_2濃度を減少させて，PaO_2を換気刺激のレベルまで戻すことである．場合によっては，患者は人工呼吸を必要とすることもある．

低酸素性換気応答はCO_2レベルによって影響を受ける

低酸素血症によって誘発される換気亢進は，$PaCO_2$を減少させる．この減少は，中枢および末梢の化学受容器活動を減弱させる．したがって，低濃度のO_2を吸入させて換気応答を検査する場合には，$PaCO_2$が一定になるように配慮しなければならない．たとえば，$PaCO_2$が常に40 mmHgに調整された状態で，低酸素に対する換気応答は検査される必要がある（図31-7▼の赤線）．

呼吸の機械的な制御

肺内の感覚受容器の信号は，呼吸制御系にフィードバックされる

肺には3種類の感覚受容器がある．
1. **肺伸展受容器**stretch receptor（緩徐順応型受容器）：この受容器は気道の平滑筋層内に分布する．
2. **刺激受容器**irritant receptor（急速順応型受容器）：この受容器は，鼻腔，咽頭，喉頭および気管・気管支の上皮細胞近傍に分布する．
3. **C線維**C fiber（無髄線維）：この受容器は肺の間質および肺胞壁に分布する．

これら受容器からの求心性線維は，迷走神経（第Ⅹ脳神経）を介して脳に運ばれ，延髄のDRG呼吸性ニューロン群の近傍に終始する．

肺伸展受容器は，緩徐な適応を示す特徴があり，迷走神経の有髄感覚神経を介して，延髄の孤束核に信号を伝達する（図31-1▼）．この受容器は，胸郭内および胸郭外気道の平滑筋細胞の近くに分布し，肺容積の増加によって主に興奮する．この情報は，吸気性ニューロンを抑制し，吸気から呼気への切り替えを誘発する（**ヘーリング−ブロイエル反射** Hering–Breuer reflex）．

刺激受容器は，急速に順応するタイプの受容器特性をもつ．すなわち，肺伸展刺激を与えると，刺激受容器は最初に興奮性発射を示したのち，すぐに活動を停止してしまう．このタイプの受容器は，大きい気道の上皮細胞の間に分布する．この受容器は，機械的刺激以外に，化学的刺激，たとえばタバコの煙，硫黄酸化物，アンモニアなどによっても興奮する．刺激受容器の興奮は，気道収縮と速く浅い呼吸を誘発する．この反応様式は，侵害性物質が肺の奥深くに侵入するのを防ぐ効果となり，ガス交換領域（肺胞）を保護する役割がある．

無髄のC線維は，気管支内および肺毛細血管に隣接する肺実質内に主に分布する．これらの線維は，肺結合組織の機械的な変形（肺水腫による変形）あるいは内因性化学物質（ヒスタミン，ブラジキニン，セロトニンなど）によって興奮する．C線維の賦活は，はじめに無呼吸，低血圧，徐脈を誘発するが，それに続いて，速くて浅い呼吸が出現する．それだけではなく，C線維の興奮は，気管支収縮や気道分泌の亢進を誘発する．C線維はさまざまな呼吸器疾患，たとえば肺水腫，肺塞栓症，気管支喘息で重要な役割を果たす．

胸壁の受容器も呼吸制御に影響を与える

胸壁内には，さまざまな感覚受容器（関節や腱の受容器，筋紡錘など）が存在する．**関節受容器**joint receptorは，肋骨が脊椎や胸骨と付着する部位にあり，関節の移動によって刺激される．**ゴルジ腱器官**Golgi tendon organは，肋間筋や横隔膜の筋線維が腱に移行するところに分布する．ゴルジ腱器官は，筋肉の収縮力をモニターし，吸気を抑制する働きを示す（おそらく筋に過大な負荷が加わるのを防御するため）．筋紡錘は，肋間筋や腹壁筋に豊富に存在するが，横隔膜には乏しい．**筋紡錘**muscle spindleの働きは，体位変換や発声時に呼吸を調整したり，気道抵抗の増加や肺コンプライアンスの減少によって換気運動が障害されたときに，肋骨胸郭を安定化させる．

> 呼吸困難感は，呼吸するガスが十分に得られない感覚である．しばしば，この感覚は呼吸循環器疾患の患者に出現する．ヒトは安静時やわずかな運動で呼吸困難を訴えることがある．呼吸困難感は必ずしも呼吸循環障害の程度と比例するものではない．健康なヒトでも，マラソンランナーのように疲弊するまで運動する場合には，激しい息切れが出現することもある．

呼吸不全

肺疾患が増悪すると，肺胞換気量が不適切なレベルにまで低下することがある．この状態は**呼吸不全** respiratory failureとよばれ，換気量がO_2需要とCO_2排泄をまかないきれなくなったことを意味する．肺胞換気式（式28-2）によれば，呼吸不全の状態では，$PaCO_2$，$PaCO_2$および組織PCO_2が上昇する．その結果，呼吸性および代謝性アシドーシスが出現する（乳酸お

よび炭酸の蓄積が出現する)。この状態は，疾患以外では，最大運動負荷のときに出現する。疾患時では，肺気腫あるいは拘束性肺疾患で慢性呼吸不全が出現した際にこの状態が現れる。いずれにしても，肺胞換気量が減少し，ガス交換が不適切となり，$PaCO_2$ が増加する。このような状態が継続すると，代償機転が働き，$PaCO_2$ が高いレベルにあっても，動脈血 pH はほぼ正常レベルに回復するように調整される(第30, 39章参照)。

睡眠

睡眠はノンレム non-REM(徐波)睡眠とレム REM 睡眠の2つからなる(第11章参照)。ノンレム睡眠は，高振幅で低頻度の皮質脳波(ノンレム)によって特徴づけられ，段階的に睡眠深度が深くなる。レム睡眠は，低振幅で高頻度の脳波，急速眼球運動，筋緊張の消失によって特徴づけられる。

睡眠段階は呼吸に影響する

徐波睡眠時に，通常，分時換気量は減少し，CO_2 反応曲線は右方にシフトする(図31-5▼の青線参照)。しかし，低酸素に対する換気応答は，ノンレム睡眠時に抑制されない(覚醒時と同じである)。

レム睡眠(夢見の睡眠)は，相動性と持続性の2つのステージに分けられる。持続性レム睡眠時には，規則的な呼吸が認められるが，1回換気量は減少する。このとき CO_2 換気反応を調べると，ノンレム睡眠時よりもさらに抑制されている。レム睡眠時には，ノンレム睡眠時に比べて，体外からの覚醒刺激や動脈血ガスの変動(低酸素血症など)によって，覚醒が誘発されにくい。相動性レム睡眠時には呼吸パターンが不規則となる。それは上位脳の相動性活動(PGO波)が延髄の呼吸性ニューロン活動に修飾を与えるためと考えられる。

閉塞性睡眠時無呼吸は睡眠を障害する

睡眠時無呼吸は3つのカテゴリー，閉塞性，中枢性および混合性に分類される(図31-9▼)。**閉塞性睡眠時無呼吸 obstructive sleep apnea** は最も頻度の高い睡眠障害である。2％の女性および4％の男性に認められる。覚醒時には，舌および咽頭の諸筋が持続性に活動して，口腔，鼻咽頭の開大性が保持される。睡眠時には，骨格筋の活動が減弱し，口腔咽頭の筋群はほぼ完全に弛緩する。そのため，軟口蓋および口蓋垂は，ヒトが仰臥位で寝ているときには，背側に落ち込んで，気道を閉塞してしまう。なぜなら，吸気時に上気道が陰圧となるためである。このような状況で，しばしばいびきが出現する。それは口腔咽頭が部分的に閉塞されている証拠である。閉塞性睡眠時無呼吸において，

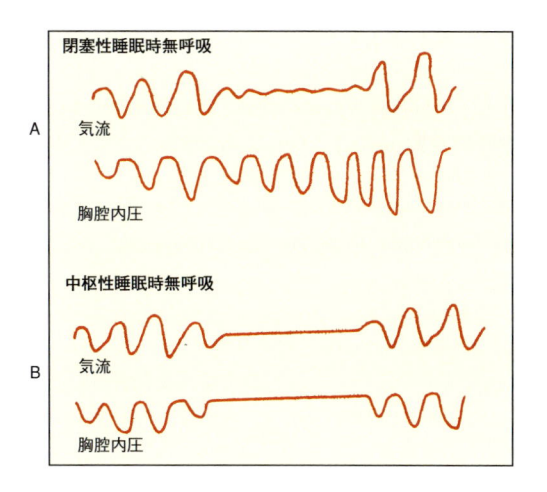

図31-9 睡眠時無呼吸のタイプ分類。A：閉塞性睡眠時無呼吸においては，胸腔内圧の変動が増強される。その理由は軟口蓋あるいは舌が口腔咽頭を閉塞するために，気流が非常に強い抵抗を受けるようになるからである。B：中枢性睡眠時無呼吸の特徴は，胸腔内圧の変動が完全に消失し，呼吸努力がまったく認められないことである。両方のタイプの睡眠時無呼吸において O_2 飽和度が減少する。

口腔咽頭は完全に閉塞しており，吸気筋活動が持続していても気流は発生しない。図31-9 A▼に示されるように，この現象は胸腔内圧のリズム性変動があるにもかかわらず，気流が発生しないということで明示される。このような無呼吸は何秒間か継続し，その結果として，動脈血 O_2 飽和度が75％以下にまで低下する(PaO_2 は40 mmHg 以下となる)。$PaCO_2$ の上昇に伴い，胸腔内圧のリズム性変動の振幅が増強される。閉塞性睡眠時無呼吸はあらゆる睡眠段階で出現するが，ノンレム睡眠時に最も高頻度に現れる。無呼吸は，呼吸化学刺激(低酸素血症など)によって覚醒反応が誘発されると終了する。このような反応は睡眠段階を浅くさせ，その結果として上気道筋を賦活化し，気道を開放させる。このような覚醒反応が，患者によっては1時間に100回以上も出現し，それは睡眠の質を著しく低下させることになる。

> 閉塞性睡眠時無呼吸は，多数の重要な臨床症状を出現させる。昼間の過度な眠気を誘発し，それがおそらく交通事故のかなりの割合を占める可能性がある。また，睡眠時における高血圧，肺高血圧，右室不全，慢性呼吸不全，不整脈などに関係するだけではなく，突然死の原因とも関連すると考えられる。

中枢性睡眠時無呼吸では，呼吸ドライブが異常となる

中枢性睡眠時無呼吸は，呼吸ドライブの一過性の低下によって，あらゆる呼吸努力が消失することが特徴

である．図31-9 B▼に示されるように，中枢性睡眠時無呼吸の特徴は，呼吸努力が完全に認められないことである．中枢性睡眠時無呼吸の1つのタイプとして**周期性呼吸変動** periodic breathing がある．この場合，中枢性の呼吸ドライブが周期的に変動するため，それに伴って換気量が周期的に増減することで特徴づけられる．中枢性睡眠時無呼吸には，呼吸制御の3つの異常を伴っている．

1. 呼吸制御システムの異常（慢性肺胞低換気症候群）あるいは呼吸の神経筋疾患．
2. 呼吸ドライブの一過性の周期性変動（後述）．
3. 中枢性の呼吸ドライブの反射性抑制（誤嚥による反射など）．

チェーン–ストークス呼吸 Cheyne-Stokes respiration は，周期性呼吸変動の典型例である．呼吸抑制傾向から無呼吸，呼吸亢進傾向から過呼吸，そして再び呼吸抑制傾向を周期的に繰り返すことによって特徴づけられる．この呼吸パターンの周期的変動に伴って，$Paco_2$ と Pao_2 にも周期的変動が出現する．このような周期的な呼吸変動は，健康なヒトにおいても覚醒から睡眠に移行する際に認められることがある．覚醒時には，動脈血 $Paco_2$ が呼吸ドライブの閾値以上のレベルにあるが，睡眠に移行すると，この呼吸ドライブ閾値が上昇して，動脈血 $Paco_2$ レベルが閾値以下となり，無呼吸になると考えられる．

チェーン–ストークス呼吸に対するもう1つの解釈は，循環時間の延長による，呼吸化学情報の呼吸中枢へのフィードバック時間の遅れである．通常，換気が変わると肺でのガス交換が変わり，それは動脈血 $Paco_2$ を変動させ，その情報は，数秒の循環時間を経て中枢性化学受容器で感受され，呼吸中枢活動を変える．しかし，重症なうっ血性心不全においては，心拍出量が正常の半分以下となり，循環時間も延長する．その結果，換気の変動が動脈血ガスの変動となって肺から中枢化学受容器に到達するまでに長い時間がかかり，呼吸中枢の変動と実際の換気の変動との間で，相当の時間の遅れが出るようになる．そのために，呼吸制御系が不安定になり，周期的呼吸変動が出現するようになる．

ビオー呼吸 Biot's breathing は別のタイプの中枢性無呼吸である．それは正常の呼吸パターンが継続したのち，突然に無呼吸が出現することを繰り返す．この呼吸パターンは，中枢性神経疾患（髄膜炎など）の患者で認められる．メカニズムの詳細は，現時点では不明である．

高所順化

高度が上昇すると，気圧とともに吸気 Po_2 が指数関数的に減少する（図31-10▼）．ヒトが高所に登ると，

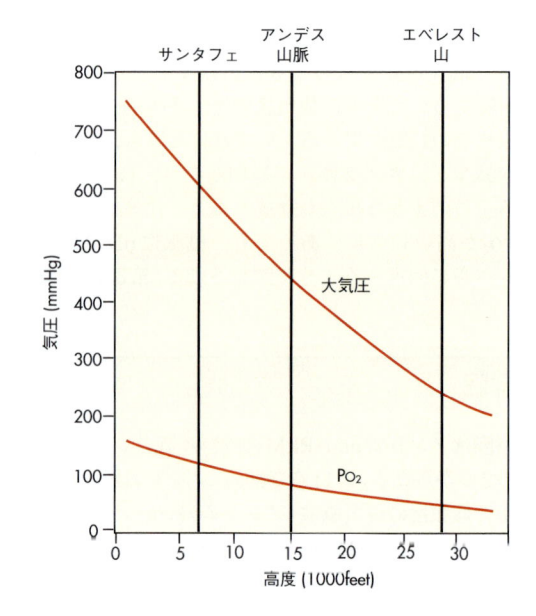

図31-10 高所に登ると，気圧と Po_2 は双曲線状に減少する．垂直線はそれぞれ世界の代表的な場所を表している．高度7000 feet（2135 m）にあるサンタフェ（気圧＝585 mmHg で Po_2 は180 mmHg）は，アメリカで最も高い所にある町である．世界で最も高い都市は高度15,000 feet（4575 m）のアンデス山にある（気圧＝430 mmHg，Po_2＝90 mmHg）．エベレスト山の頂上は高度29,000 feet（8845 m）にあり，気圧＝235 mmHg で，Po_2＝49 mmHg である．

低酸素血症が出現し，それはさまざまな代償性反応を引き起こす．その反応のあるものはただちに出現し，また数週間をかけて徐々に出現するものもある．高所環境でただちに出現するのは過呼吸であり，それは頸動脈小体にある末梢化学受容器の刺激によって引き起こされる．換気亢進は，$Paco_2$ と H^+ 濃度を減少させる．これらの変化は，中枢化学受容器を抑制し，ネガティブフィードバックとしての役割を果たす（低酸素によって発現する過呼吸を抑える働き）．高所に数日間とどまると，換気はさらに増加して新しい平衡状態に達する．この順化過程には次のメカニズムが発生する．

1. 腎臓での代償機転によって，血漿中の重炭酸塩濃度が減少する．その結果，H^+ 濃度が正常に戻る（pHが正常レベルに減少する）．
2. 同時に，脳細胞外液の重炭酸イオン濃度も減少する．
3. 脳の低酸素のために嫌気性代謝が起こり，脳内に乳酸が発生し，それは重炭酸イオンに取り込まれる．

もう1つの重要な順化反応は CO_2 換気反応曲線が左方にシフトし，その曲線の勾配がより急峻になる（感受性の増大）ことである．これは Pao_2 の減少によって出現するものである（図31-8▼）．呼吸ドライブの閾値

は，より低いP_{CO_2}レベルになる．結局，順化過程は次のようにまとめられる．まず，末梢化学受容器の刺激によって換気亢進が誘発され，次いで，それを抑えるネガティブフィードバックが発生し，さらに，それもフィードバックされて，最終的に，呼吸の回数と深さが増大するのである．

　高所に曝露されると，エリスロポイエチンが腎細胞でより多くつくられて分泌されるために，循環血液中のヘモグロビン濃度が増加する．低酸素のために，赤血球中の2,3-DPGも増加し，O_2のヘモグロビン結合能を減少させる（HbO_2平衡曲線の右方シフト）．P_{50}（ヘモグロビンが50％飽和しているときのP_{O_2}）は増加する（第30章参照）．高所順化ができない場合には，重篤な症状（換気抑制，**多血球血症** polycythemia，肺水腫，脳浮腫など）が出現する．このような高所不適応（**慢性高山病** chronic mountain sickness）は，下山するか，O_2を吸入することによって改善される．

まとめ

- 呼吸制御系は2つのシステムからなる．代謝性（自律性）制御システムはO_2運搬を担い，Pa_{CO_2}を正常に維持する．随意性制御システムはさまざまな協調性筋活動を発現させ，その間，自律性呼吸は一時的に抑制されるか，修飾される．
- 呼吸制御系は，脳幹（延髄と橋）にある中枢制御器（ドライブ機構），末梢の効果器（横隔膜および胸壁の筋群），さまざまな感覚受容器から構成される．感覚受容器からの情報は，中枢制御器にフィードバックされる．
- 脳幹の主要な呼吸制御器は，基本的に吸気性ニューロン群からなり，それはさまざまな感覚受容器からの情報を受ける．肺容積が増大すると，種々の機械的受容器からの感覚情報が吸気を抑制する．
- 大脳皮質や視床は随意性呼吸に関与し，それは脳幹で形成されるリズム呼吸を一時的に抑える．
- 呼吸制御系への求心性入力としては，中枢化学受容器（延髄腹側表層部），末梢化学受容器（頸動脈小体）および機械受容器（肺伸展受容器，刺激受容器，C線維受容器，筋紡錘，ゴルジ腱・関節器官など）がある．
- 延髄にある中枢化学受容器は，脳細胞外液および髄液のP_{CO_2}の変動に対して感受性がある．
- 頸動脈小体の末梢化学受容器は，主にPa_{O_2}の減少に対して感受性がある．
- 太い気道に分布する刺激受容器は，ガス交換の場である肺胞を異物や化学物質から守る働きをする．
- 肺間質に存在するC線維は，肺胞壁の変形によって刺激を受ける．
- 睡眠はレム睡眠とノンレム睡眠からなる．CO_2やO_2に対する感受性は睡眠時に減少し，このとき，覚醒に関係する脳幹網様体賦活系は抑制される．
- 高所でただちに出現する過呼吸は，低Pa_{O_2}による末梢刺激受容器の刺激によって誘発される．
- 低酸素に対する慢性順化機転は，脳細胞外液および髄液中のpH変動を補正する方向に発現される．

Part VI
消化器系
Gastrointestinal System

第32章　消化管運動
第33章　消化管における分泌
第34章　消化と吸収

第32章
消化管運動

到達目標
- 消化管壁が層構造をしている様子についてその特徴と機能を説明できる。
- 消化管機能を神経系が制御する機構を説明できる。
- slow waveの機能について説明できる。
- 嚥下反射について説明できる。
- 胃内容排出の調節機構を説明できる。
- 小腸の運動について説明できる。
- 結腸の運動と排便反射について説明できる。

　消化器系は，消化管および消化管内で作用する分泌物を産生する腺性器官よりなる。消化器系の主要な機能は，摂取した食物を消化し，栄養分子を血流の中へ取り込むことである。実際に消化器系がこれらの機能を遂行するにあたって発現している活動をみると，運動（本章），分泌（第33章）および消化と吸収（第34章）に分けることができる。ここで**運動**motilityとは，消化管の内容物を混合・攪拌して，管内を移送するための消化管の動きである。

消化管壁は層構造である

　消化管の構造は部位による変異が著しいが，全体の組織構成には共通性が認められる。大ざっぱにいえば，図32-1▼に示すように，消化管壁は層構造であるということである。

　粘膜mucosaは，上皮，粘膜固有層，粘膜筋板からなる。粘膜の**上皮**epitheliumは消化管腔を取り囲んでいる1層の特殊な細胞である。消化管の各部位で上皮の性質は大きく変化する。**粘膜固有層**lamina propriaは大部分が疎な結合組織よりなり，膠原（コラーゲン）線維や弾性線維を含み，さらに腺も豊富でいろいろな種類があり，リンパ節や毛細血管も含む。**粘膜筋板**muscularis mucosaeは薄く，腸管平滑筋の最も内側の層である。粘膜筋板の収縮によって粘膜に襞（ひだ）や畝（うね）ができる。

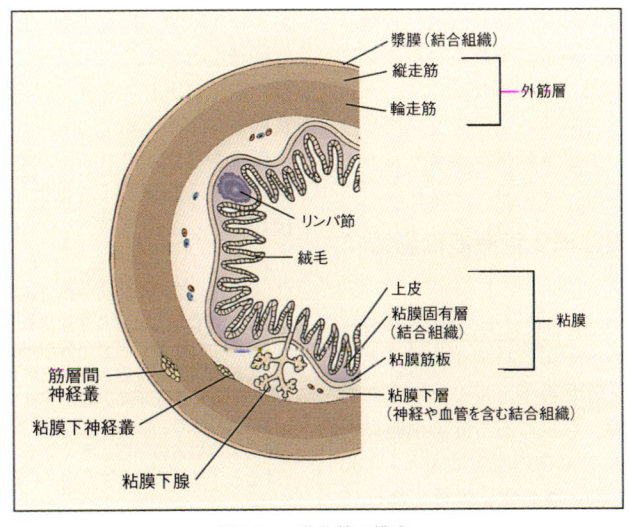

　粘膜下層submucosaでは膠原線維や弾性線維の疎な結合組織が大部分を占めて，消化管の部位によっては粘膜下腺が存在する。消化管壁内の神経束や血管は粘膜下層を通る。

図32-1 消化管の構成。

外筋層 muscularis externa は平滑筋細胞の層で，典型的には2つに分かれた層からなる．すなわち，内側の輪走筋層と外側の縦走筋層である．この2層の筋の収縮によって消化管内腔にある食餌は混合・攪拌され，消化管内を移送される．

消化管壁には多数のニューロンが存在する．粘膜下層にある密な神経回路網は**粘膜下神経叢** submucosal plexus（**マイスネル神経叢** Meissner plexus）である．**筋層間神経叢** myenterice plexus（**アウエルバッハ神経叢** Auerbach plexus）はずっと目立つ存在で，輪走筋と縦走筋の間にある．これらの神経叢と消化管にある他のニューロンを合わせて**壁内神経叢** intramural plexus あるいは**腸神経系** enteric nervous system といい，消化管の運動および分泌活動の統合に関わっている．消化管を支配している交感神経と副交感神経を切断しても，消化管の運動や分泌活動の多くは残存する．これらが腸神経系で制御されていることによるものである．

漿膜 serosa または**外膜** advetitia は最外層で，主に結合組織からなり，扁平上皮細胞で覆われている．

ホルモン，傍分泌物質，そして神経系が消化管機能を調節する

ホルモンは内分泌細胞でつくられ，血液中に放出され，血液循環を介してそれぞれの標的細胞に到達する．傍分泌物質は標的細胞の近傍で放出されて，拡散によって標的に運ばれる．生理活性物質を産生する細胞の種類，ならびに標的細胞への到達経路の違いによって，**内分泌（エンドクリン）** endocrine，**傍分泌（パラクリン）** paracrine，**神経分泌（ニューロクリン）** neurocrine に分類される（第5章参照）．

多くの体液性および神経性調節が消化管に内在している．すなわち，消化管機能の調節と反応にあずかる細胞が消化管壁に内在している．しかし，消化管機能は消化管の外部にある細胞から分泌されるホルモンによっても，また，消化管以外に細胞体をもつニューロンによってもコントロールされる．このように内在性および外来性の内分泌性・神経性制御が重なり合って，消化管機能は微妙かつ正確にコントロールされる．

ホルモンと傍分泌物質は消化管機能に影響する

胃および小腸の粘膜や粘膜下層にある内分泌細胞，さらに膵臓の内分泌細胞などで多くの消化管ホルモンがつくられる（表32-1▼）．これらのホルモンのうちあるものは消化管壁内，膵臓，肝臓にある分泌細胞に作用して分泌の速度あるいは分泌物内容を変える（第33章参照）．また，あるホルモンは消化管の特定部位にある平滑筋や消化管括約部および胆嚢平滑筋に作用す

表32-1 消化管ホルモン

部位	ホルモン
胃	ガストリン
	ソマトスタチン
十二指腸，空腸	セクレチン
	コレシストキニン
	モチリン
	胃抑制ペプチド
	ソマトスタチン
膵島	インスリン
	グルカゴン
	膵ポリペプチド
	ソマトスタチン
回腸，結腸	エンテログルカゴン
	ペプチドYY
	ニューロテンシン
	ソマトスタチン

ガストリン，コレシストキニン，セクレチン，胃抑制ペプチド，モチリンは消化管で生理機能をもつ．他のホルモンの消化管での生理機能については検討が必要である．

る（第33章参照）．

傍分泌物質も消化管の分泌および運動機能を調節する．例をあげると，胃壁中にある細胞から放出されるヒスタミンは，胃主細胞のHCl分泌を誘発する鍵となる生理活性物質である．

傍分泌物質は**消化管免疫系** gastrointestinal immune system の細胞からも放出される．消化管には免疫機能をもつ細胞が多数存在し，その数は消化管以外にある免疫細胞の全量にほぼ匹敵する．消化管免疫系は食品抗原に応答して抗体を産生し，多様な病原微生物に対する免疫的防御を果たす．

消化管免疫系には，腸間膜リンパ節の細胞，腸壁中の**パイエル板** Peyer's patches，粘膜や粘膜下にある免疫系細胞などが含まれる（図32-2▼）．粘膜や粘膜下で免疫機能をもつ細胞は，上皮の間にあるリンパ球，BおよびT細胞，形質細胞，肥満細胞，マクロファージ，好酸球などである．ヒスタミン，プロスタグランジン類，ロイコトリエン類，サイトカイン類などの**炎症介在物質** inflammatory mediator が，粘膜や粘膜下で免疫細胞から放出される．これらの物質は消化管の分泌細胞や平滑筋細胞まで拡散して平滑筋活動に影響を及ぼし，さらに消化管内のニューロンの機能も修飾する．

消化管免疫系はいくつかの面倒な消化器疾患に関連しており，一例として，**グルテン性腸症** gluten enteropathy として知られる**セリアック病** celiac disease がある．この病気の患者は，小麦の主要蛋白質であるグルテン成分に対して腸管免疫応答を示す．セリアック病の特徴は小腸での絨毛が棍棒状になり，吸収表面が劇的に減少する．炭水化物，蛋白質および脂質の吸収が悪くなる．グルテンを含まない食餌にすると，多くの場合は改善される．

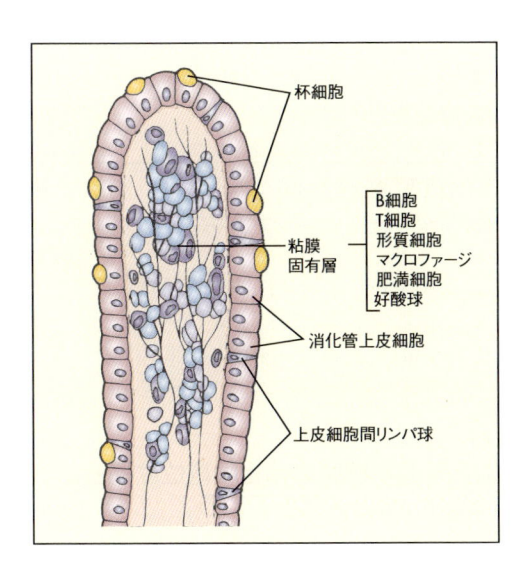

図32-2 小腸の絨毛。上皮内のリンパ球や粘膜固有層にある免疫系細胞を示す。(Kagnoff, M. F., Sleisenger, M. H., Fordtran, J. S. eds.: Gastrointestinal disease, ed.5, W. B. Saunders, Philadelphia, 1993より転載)

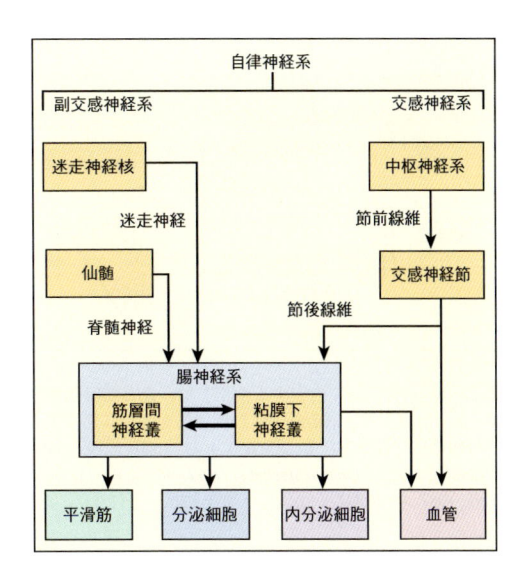

図32-3 消化管への自律神経支配の概要。自律神経が消化管機能に及ぼす作用は，ほとんどの場合，腸神経系のニューロン活動をモジュレートした結果である。(Costa, M., Furness, J. B.: *Br. Med. Bull.*, **38**: 247, 1982より転載)

消化管は外来性の自律神経と内在性神経の支配を受ける

消化管は交感神経系と副交感神経系の支配（外来性神経支配）および腸神経系のニューロンによる支配（内在性神経支配）を受ける。腸ニューロンによる局所的制御と副交感および交感系による外来性制御の相互作用の結果，消化管機能にみられる精緻な統御が実現すると考えられる。

消化管の交感神経支配は，主としてアドレナリン作動性の節後線維による

消化管を支配する交感神経節後線維を送り出している細胞体は脊椎前神経節と脊椎傍神経節にあり（図32-3▼），腹腔神経節，上・下腸間膜神経節および下腹神経叢から消化管各部へ交感神経支配を及ぼす。交感神経活動が活発になると通常は，消化器系の運動・分泌は抑制される。交感神経線維の大部分は消化管内の組織を直接的に支配することはなく，壁内の神経叢にあるニューロンに到達する。血管収縮にあずかる交感神経線維には消化管の血管を直接支配するものがある。他に腸管壁内の腺を支配する交感神経線維がある。
消化管へ入る交感神経を刺激すると輪走筋と縦走筋の運動を抑制するが，粘膜筋板や括約部の平滑筋では収縮を起こす。交感神経端末は輪走筋と縦走筋にはほとんどないので，交感神経がこれらの平滑筋の収縮を直接抑えるのではない。平滑筋へ向けて信号を出しているのは腸神経系の神経回路で，交感神経は腸神経系内の神経回路へ影響を及ぼすだけである。さらに，交感神経は輪走筋と縦走筋よりなる外層筋へ向かう血流を減らすことによって，上記の抑制効果を増強する可能性もある。交感神経と並走するコリン作動性神経があると思われ，他にもまだ同定されていない神経伝達物質を放出する神経線維がある。

副交感神経による消化管支配：迷走神経が消化管の大部分を支配する

消化管を支配する副交感神経のうち，横行結腸までを支配しているのは，多数の分枝をもつ迷走神経である（図32-3▼）。下行結腸，S状結腸，直腸および肛門は骨盤神経経由の副交感神経線維を受ける。これらは節前性の副交感神経線維であり，ほとんどがコリン作動性である。迷走神経とその分枝内を通るものには，アセチルコリン以外の神経伝達物質を放出する神経線維もあり，また伝達物質の中にはまだ同定されていないものもある。大部分の副交感神経は消化管の壁内神経叢の節細胞に終末し，この節細胞が消化管平滑筋や分泌細胞を直接支配している。通常，副交感神経の興奮は消化管の運動と分泌活動を刺激する。

外来性神経支配がなくても腸神経系は消化管の多様な活動を調整できる

筋層間神経叢と粘膜下神経叢は消化管壁内で最もよく知られた神経叢で（図32-4▼），両神経叢に神経線維と細胞体からなる神経回路が形成されている。神経叢にある介在ニューロンを介して，求心性感覚線維は遠心性ニューロンへ結びつけられ，平滑筋や分泌細胞に至る反射弓が消化管の壁内に形成される。こうして，

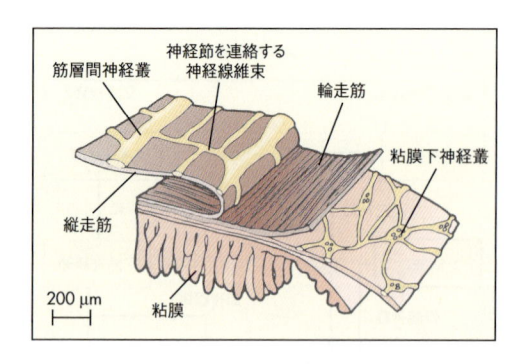

図32-4 消化管壁に内在する粘膜下神経叢と筋層間神経叢。両神経叢とも，神経節および神経節を互いに連絡する神経線維束で構成される。(Wood, J. D., Johnson, R.L. ed.: *Physiology of the gastrointestinal tract*, ed. 2, Raven, New York, 1987 より転載)

消化管の外来性神経支配がなくても，筋層間および粘膜下神経叢は活動性を調整できる。神経叢にあるニューロンの軸索突起は，粘膜や粘膜下の腺細胞，輪走筋と縦走筋からなる外筋層の平滑筋，粘膜筋板の平滑筋，および壁内にある内・外分泌細胞を支配する。

消化管の反射性制御は，局所性反射経路および中枢性反射経路を通して実現する

消化管にある求心性線維は，局所性反射弓と中枢性反射弓の双方で求心路を形成する(図32-5▼)。**化学受容器**chemoreceptorと**機械受容器**mechanoreceptorの端末は粘膜および輪走筋と縦走筋からなる外筋層に存在し，多くの場合，感覚受容器の細胞体は筋層間および粘膜下神経叢の中にある。これらの受容器細胞にはその軸索突起が神経叢内の細胞とシナプス結合して，局所性の反射活動に関与するものがある。他に，軸索突起を中枢神経系へ送り込んでいる感覚受容器がある。

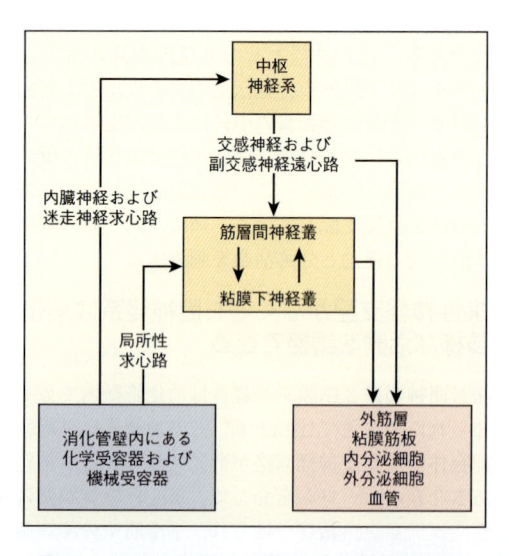

図32-5 消化管の局所性反射経路と中枢性反射経路。

このように複雑な求心性および遠心性の支配があるので，消化管における分泌と運動の微妙なコントロールが可能である。

消化管平滑筋細胞の機械的・電気生理学的特性はユニークである

平滑筋細胞の一般的な性質は第14章に述べられている。消化管の平滑筋細胞は長く(約500 μm)，細い(直径20 μm)。筋細胞は集合して束状になっており，それぞれの束は結合組織によって分けられ，境界が明瞭である。

消化管平滑筋細胞の静止膜電位は揺らいでおりslow waveとよばれている

消化管平滑筋の静止膜電位は骨格筋に比べて浅く，ほぼ-40 mVから-80 mVの間にある。静止膜電位の形成には起電性Na^+-K^+ポンプ(第2章参照)が大きく関与している。たとえばモルモットの結腸紐では，静止膜電位の約1/3が起電性Na^+-K^+ポンプに由来する。

他の興奮性組織の静止膜電位はどちらかといえば一定であるが，消化管平滑筋の静止膜電位は時間とともに変動する。静止膜電位の揺らぎは消化管平滑筋に特徴的であり，**slow wave**とよばれる(**basic electrical rhythm**，図32-6▼)。slow waveの頻度は，胃で毎分約3回から，十二指腸で毎分12回までいろいろある。

slow waveは線維芽細胞と平滑筋細胞の特性を両方とも備えていると考えられる**間質細胞**interstitial cellでも発生すると考えられている。間質細胞は外筋層を構成する縦走筋と輪走筋の間にあり，薄い層を形成している。間質細胞の細胞突起は縦走筋や輪走筋の平滑筋細胞とギャップ結合をつくり，この結合によって縦走筋と輪走筋の両筋層へslow waveがすばやく伝えられる。さらに，縦走筋も輪走筋も平滑筋細胞が電気的に十分に結合しているので，slow waveは消化管各部の平滑筋に広がる。

このslow waveの大きさは内在性・外来性の神経およびホルモンによって影響を受け，またその頻度も何らかの影響を受ける。一般的には，交感神経の活動はslow waveを抑制し，ときには消失させる。一方，副交感神経を刺激するとslow waveの振幅が増大する。このslow waveのピークが活動電位発生の閾値を超すと，このピークの間に単一または複数の活動電位が惹起される(図32-6▼)。

平滑筋細胞ではslow waveの頂部で発生する活動電位に伴ってCa^{2+}が細胞内に入る

腸管平滑筋の活動電位は骨格筋の活動電位に比べて時間経過が長く(10〜20 msec)，オーバーシュートは

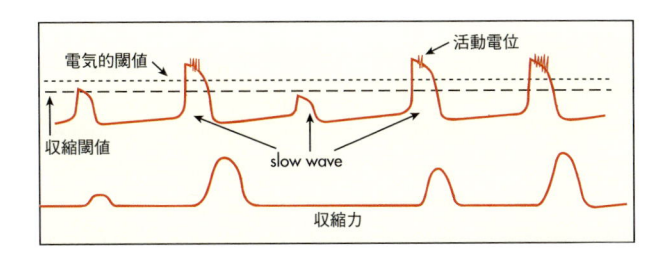

図32-6 小腸の平滑筋細胞で収縮が起こるのは，slow waveの脱分極が収縮閾値を超したときである。脱分極が電気的閾値を超すと活動電位の群発が起こる。活動電位を伴うといっそう強い収縮が発生する。

ほとんどないかあるいはみられない。比較的ゆっくりと開口するCa^{2+}とNa^+を通すチャネルのイオン流によって，活動電位の立ち上がり相が形成される。活動電位に伴って流入するCa^{2+}が作用して平滑筋の強い収縮を起こす。

腸管平滑筋の膜電位が閾値に達すると，典型的な場合，slow waveのピークの近くで一群の活動電位（1～10発/sec）が起こる（図32-6▼）。ホルモンや興奮性神経の末端から放出される物質によって，筋細胞の脱分極の大きさや活動電位の頻度が増大する。抑制性ホルモンと抑制性神経伝達物質は筋細胞を過分極して活動電位発生を抑える。

腸管平滑筋細胞の収縮力は，活動電位によって著しく増強する

図32-6▼に示すように，活動電位を伴わないslow waveで起こる平滑筋層の収縮は弱い。活動電位がslow waveのピーク近傍で間歇的に惹起されると，より強い収縮が起こる。このように，slow waveに伴って発生する活動電位の数が多いほど，平滑筋の収縮は強力になる。平滑筋細胞の収縮は緩徐であるので（骨格筋の1/10），活動電位の群発が起こった場合，1つ1つの活動電位によって生じた収縮をそれぞれ単攣縮としてみることはできない。むしろ，個々の収縮が時間的に加重されて滑らかに張力が増していく（図32-6▼）。

活動電位の群発が終わると，平滑筋細胞に発生した張力は減少していくがゼロになることはない。このゼロではない静止あるいは基線レベルの張力を，平滑筋が発生しているトーン（緊張tone）という。腸管平滑筋のトーンは神経伝達物質，ホルモンおよび薬剤などで影響される。

消化管平滑筋細胞は隣どうしで電気的に結合している

ある1つの細胞の膜電位を変えると，この膜電位変化が隣の細胞に速やかにほとんど減衰しないで広がる場合，隣接する細胞どうしが電気的に十分に結合しているという。輪走平滑筋細胞は，縦走平滑筋細胞よりも強く電気的に結合している。細胞間での電流の広がりを起こすギャップ結合が輪走筋では多数みられ，平滑筋細胞を機能的に結合している（第4章参照）。

腸神経系は半ば自律的な"腸脳"として機能している

腸神経系は平滑筋活動と分泌活動を直接的に制御しているが，他の自律神経系は間接的に影響を及ぼしている。壁内在神経叢にある運動ニューロンは軸索突起を平滑筋層に送り出し，個々の軸索突起は高度に分枝して多数の平滑筋細胞を支配すると考えられる。消化管における神経と筋肉の関係は，骨格筋の神経-筋接合でみられるような接合部後膜の特殊な分化を伴った真の神経-筋接合ではない。輪走筋層は密な神経支配を受けており，興奮性および抑制性の運動神経の終末が平滑筋細胞の形質膜と接触している。縦走筋細胞では内在神経ニューロンの支配は輪走筋細胞に比べてずっと少なく，神経と筋肉の接合もさほど緊密ではなく疎である。

大腸と小腸の腸神経系だけで約10^8個のニューロンがあり，この数は脊髄のニューロン数に匹敵する。図32-4▼には筋層間神経叢と粘膜下神経叢の腸壁内での位置関係を描いてある。両神経叢ともに神経節からなり，それぞれの神経節は細い無髄神経線維の経路で互いに結ばれている。神経節には消化管壁に感覚終末をもつ感覚ニューロンがある。この感覚終末は機械的歪み，化学的刺激，および温度に応答する。腸神経節における重要なニューロンに，輪走筋と縦走筋層の平滑筋，消化管の分泌細胞や血管に軸索突起を送っている運動ニューロンがある。多くの腸神経節ニューロンが介在ニューロンとしても機能し，神経節に入ってくる感覚入力を統合して運動ニューロンの出力を決定するニューロン回路の構成要素となる。

腸神経系には多数の神経修飾物質が存在する。中枢神経系で機能している神経修飾物質（第4章参照）のうち多くのものが消化管にも存在する。消化管に存在している神経活性物質のリストをBox 32-1▼に示す。

Box 32-1 腸神経系における神経伝達物質および神経修飾物質（可能性のあるものも含む）

アセチルコリン（ACh）
ATP
γ-アミノ酪酸（GABA）
カルシトニン遺伝子関連ペプチド（CGRP）
コレシストキニン（CCK）
ダイノルフィンおよびダイノルフィン関連物質
エンケファリンおよびエンケファリン関連物質
ガラニン
ガストリン放出ペプチド（哺乳類ボンベシン）
ニューロペプチドY
一酸化窒素（NO）
ノルアドレナリン
セロトニン（5-HT）
ソマトスタチン
タヒキニン類（P物質, ニューロキニンA, ニューロキニンB）
血管作動性腸管ペプチド（VIP）および
　ペプチドヒスチジンイソロイシン（PHI）

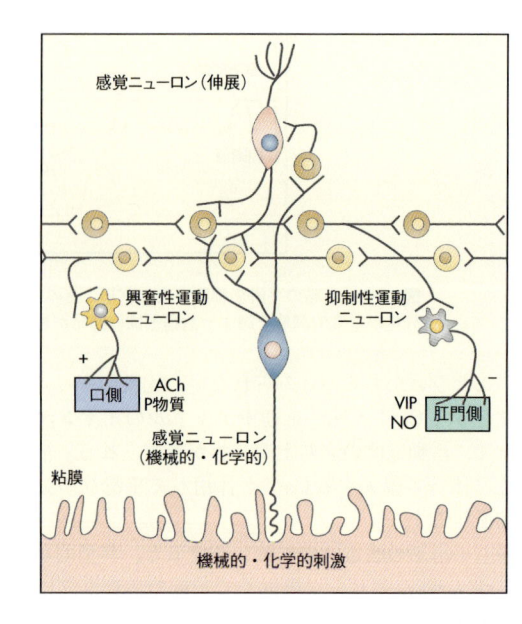

図32-7　消化管粘膜の一部に機械的あるいは化学的刺激を与えると，刺激された部位の口側に収縮，肛門側に弛緩が起こる．本図は，この反射的運動を組織する腸ニューロンからなる神経回路を示す．筋層内にある伸展受容性のニューロン（細胞質をピンクで示す），および粘膜内に受容終末をもつ機械受容性あるいは化学化学性のニューロン（細胞質を青で示す）．これらの感覚ニューロンのどれかを刺激すると，輪走筋を支配する上行性の（口側へ向かう）興奮性経路，および下行性の（肛門側に向かう）抑制性経路を活動させる．図中，AChはアセチルコリン，NOは一酸化窒素．（Terence, K. Smith博士の好意による）

筋層間神経叢の多くのニューロンが運動ニューロンとして輪走・縦走筋層の平滑筋細胞を興奮させ，あるいは抑制する

　興奮性運動ニューロンは平滑筋細胞のムスカリン様受容体に対して**アセチルコリン**acetylcholineを放出し，あるものは**サブスタンスP** substance Pを出す．抑制性運動ニューロンは**血管作動性腸管ペプチド**vasoactive intestinal polypeptide（**VIP**）や**一酸化窒素**nitric oxide（**NO**）を放出する．筋層間神経叢ニューロンの約1/3は感覚性である．他に粘膜下神経節に投射するニューロンがある．筋層間神経叢にある大部分の介在ニューロンは，運動ニューロンや他の介在ニューロンのニコチン様受容体に向けてアセチルコリンを放出する．

粘膜下神経叢の多くのニューロンが腺細胞，内分泌細胞および上皮細胞の分泌を調節する

　分泌を刺激する運動ニューロンは腺細胞または上皮細胞に向けてアセチルコリンやVIPを発射する．粘膜下神経叢にある多数の感覚ニューロンは粘膜の化学的刺激や機械的歪みに応答し，分泌運動反射の求心路となっている．粘膜下神経叢内の介在ニューロンは他のニューロンに向けてアセチルコリンを放出し，また筋層間神経叢のニューロンにも投射している．粘膜下神経叢には血管拡張ニューロンもあり，粘膜下の血管にアセチルコリン，VIP，あるいは両方を発射する．腸神経系には抑制性の分泌運動ニューロンはないと思われる．

腸管内在性反射の構成要素となる細胞はすべて壁内に存在している

　多数の内在性反射は消化管各部において運動と分泌を制御している．よく知られている内在性反射を図32-7▼に示す．消化管粘膜を機械的・化学的に局所刺激すると，刺激を与えられた部分の上流である吻側に収縮，下流である肛門側に弛緩が起こる．

咀嚼は多くの場合は反射的に起こる

　咀嚼は随意的にも行われるが，反射的に起こることが多い．咀嚼によって食餌は唾液の粘液と混和されて滑りやすくなり，デンプンを含む食餌は唾液のアミラーゼと混ぜられる．そして，胃や十二指腸で分泌される消化液と混合しやすいように食餌を小塊に細分する．

嚥下は複雑な反射によって達成される

　嚥下は随意運動として始まるが，その後はほとんど完全に反射的に進行する．嚥下反射は食餌を口から胃まで移送する一連の運動で，その順序はしっかりと決まっている．嚥下中，呼吸は反射的に抑制され，食餌が気管に侵入するのを防止する．嚥下反射の求心路は触受容器から始まり，咽頭入り口付近の受容器がよく知られている．これらの受容器からの感覚性インパルスは延髄に送られる．中枢神経内で嚥下を統合して

いる領野は延髄や橋にあり，これらを総称して**嚥下中枢**swallowing centerという．運動性インパルスは嚥下中枢から出て，複数の脳神経を通って咽頭や上部食道の筋肉に達する．中部・下部食道は迷走神経ニューロンの支配を受けている．

嚥下の口腔相は随意的である

舌尖を使って一塊の食物を口腔中へ入れたときが嚥下の**口腔相**oral phaseの始まりである．嚥下されるには，まず舌の先端，次いでもっと後ろの部分を使って，食塊を硬口蓋へ押しつけながら後上方に移動させる．こうして，食塊は咽頭に入り，そこにある触受容器を刺激して嚥下反射を始動させる．

嚥下の咽頭相では，食塊は咽頭から食道に進入する

咽頭相pharyngeal phaseは以下の一連の現象からなり，すべては1 sec以内に起こる．
1. 軟口蓋は後上方に引き上げられ，左右の口蓋咽頭襞は内側へ動き，互いに接近する．その結果，食物が鼻咽頭へ逆流するのを防いで，咽頭へ入るように狭い通路を形成する．
2. 声帯は両側牽引され，喉頭は前上方へ喉頭蓋に向かって動く．これらの動きによって食物が気管へ入るのを防ぎ，上食道括約部を開口させる．
3. 上食道括約部は弛緩して食塊を受け入れる（図32-8▼）．咽頭上収縮筋は強く収縮して食塊をさらに咽頭の奥へ進ませる．
4. 咽頭上収縮筋の収縮とともに**蠕動波**peristaltic waveが始まって食道へ進み，食塊は弛緩している**上食道括約部**upper esophageal sphincterを通る．

嚥下の咽頭相では，呼吸は反射的に抑制される．

嚥下の食道相には食道と上・下食道括約部が関与する

食道相esophageal phaseは主に嚥下中枢によってコントロールされている．食塊が上食道括約部を通過すると，括約部は反射的に収縮し，その直下で蠕動波が始まって食道全体を10 sec以下で伝わる（図32-8▼）．最初の波は**1次蠕動**primary peristalsisとよばれ，嚥下中枢によってコントロールされる．食道を伝わる蠕動波の速度は3〜5 m/secである．**下食道括約部**lower esophageal sphincterは食道相の早期に弛緩し，食道蠕動波によって食物が通過してしまうまで弛緩したままである（図32-8▼）．

1次蠕動が不十分で食道内の食物を排出できないと，伸展している食道部分の上流に**2次蠕動**secondary peristalsisとよばれる別の蠕動波が起こって下方に伝わる．食道からの感覚線維を通って中枢および腸神経系に向かう情報は，食道蠕動に影響を及ぼす．

食物は咽頭から食道を通って胃に送られる

食道の上部1/3では内側の輪走筋と外側の縦走筋は両層ともに横紋筋であり，下部1/3では全層が平滑筋である．中間部の1/3は横紋筋と平滑筋が混在している．この中間部の上端ではすべて横紋筋，下端では平滑筋であるが，その間では両者の比率は連続的に変化する．食道の筋肉は横紋筋と平滑筋を問わず，主に迷走神経枝の支配を受ける．迷走神経中の体性運動線維は横紋筋で運動終板を形成する．迷走神経の内臓運動神経は副交感性節前線維であり，筋層間神経叢にあるニューロンとシナプス結合する．筋層間神経叢ニューロンは食道平滑筋細胞を直接支配するとともに，ニューロン間で情報交換を行う．

上食道括約部は食道へ空気が進入するのを防ぎ，下食道括約部は胃からの逆流を防止する．食道の蠕動波が始まると，迷走神経枝からくるインパルスによって下食道括約部が開く（図32-8▼）．食道に蠕動がないときは，括約部は強く閉じたままで胃からの逆流を防いでいる．胃の内容物が食道に逆流すると，食道炎や胸焼けを起こす．

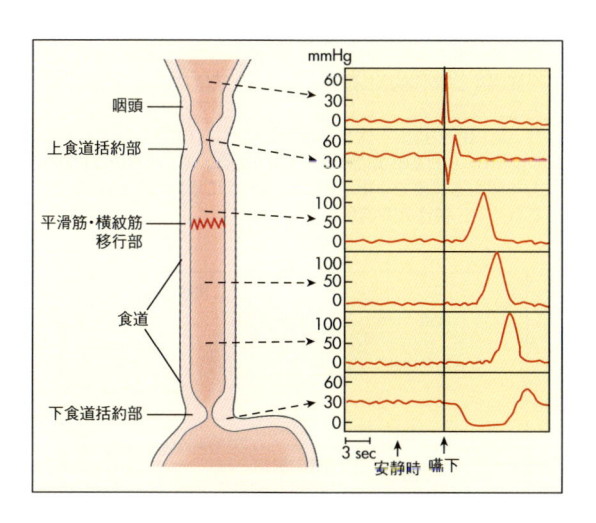

図32-8　嚥下時の咽頭，食道，食道括約部の圧．上および下食道括約部の反射的弛緩とそのタイミングに注意すること．(Christensen, J. L., Christensen, J. L., Wingate, J. L. eds. : *A guide to gastrointestinal motility*, John Wright & Sons, Bristol, England, 1983 より転載)

下食道括約部無力症 incompetence of the lower esophageal sphincterであると，胃液が下部食道へ逆流refluxして食道粘膜に糜爛を生ずる．胸部食道の圧は胸腔内圧に近く，

腹腔内圧よりも通常低いので，逆流が問題になることがある。息を吸うたびに腹腔と胸腔の内圧差が大きくなる（第28章参照）。胃内容物が食道に逆流するときには，下食道括約部が対処している。加えて，横隔膜脚が下食道括約部のレベルで食道を包み込むので，吸息時に横隔膜が収縮して下食道括約部の圧を増加させる。横隔膜虚弱か**裂孔ヘルニア** hiatal hernia があると，下食道括約部無力症を悪化させる。

下食道括約部は神経とホルモンによってコントロールされている

下食道括約部の静止圧は約30 mmHgである。括約部の輪走筋の緊張性収縮は内在性および外来性の神経，ホルモンや神経修飾物質によって調節されている。静止時の括約部の緊張度を決定しているのは，主としてコリン作動性の迷走神経である。括約部を支配する交感神経を刺激しても収縮を起こす。

迷走神経の抑制性線維は下食道括約部を弛緩させる。括約部を支配している内在性および外来性神経には，興奮性と抑制性の両方がある。食道の1次蠕動に反応して起こる括約部の弛緩は，大部分が括約部輪走筋を抑制する非コリン性の迷走神経によるものである。

> 嚥下の際に括約部が十分に弛緩しない患者では，食物が胃に入っていかない。この状態は**アカラシア** achalasia として知られている。その治療法には機械的に拡張する方法，括約部を外科的に減力する方法や，括約部の緊張度を抑える薬物を処方する方法などがある。食道のびまん性痙攣 diffuse esophageal spasm の患者では，嚥下に続いて起こる生理的な食道蠕動波の代わりに，長時間の疼痛を伴う収縮が食道下部に起こる。

胃では収縮によって内容を混和して移送する

胃の運動特性から次の3つの機能が可能である。①胃は1回の食事で摂取した多量の食物の貯蔵場所として機能する。②胃では食物を小さく砕いて胃液と混ぜ合わせて消化する。③胃の内容物を適切な速度で十二指腸へ排出するように調整する。胃の**底部** fundus と**体部** body（図32-9▼）は，胃内圧を上げずに胃容積を1.5 *l* まで増大できるという順応性を示し，この現象は**受け入れ弛緩** receptive relaxation とよばれる。胃底部と胃体部の収縮は通常弱く，胃内容はあまり混和されない状態で長い時間停留する。このように胃底部と胃体部は貯臓器として機能する。しかし，胃前庭部では，収縮は活発で乳糜粥と胃液を完全に混和し，いっそう細かい粒に砕く。前庭部の収縮によって胃内容を十二指腸球部へと少量ずつ排出する。胃からの排出速度はいくつかの機構によって調節されており，十二指腸に乳糜粥が急速に送り込まれない仕組みになっている。この生理機構はあとで述べる。

胃の構造と外来性神経支配

胃壁の基本構造は図32-9▼に示した模式図の示すとおりである。外筋層のうち輪走筋は縦走筋に比べて発達している。外筋層は底部と体部では比較的薄いが，前庭部ではかなり厚く，幽門に向かうほど厚くなる。

胃には外来性神経と腸神経ニューロンによる豊富な神経支配がある。壁内在神経叢のニューロンからの軸索突起は平滑筋および分泌細胞を支配する。

副交感神経支配は迷走神経によるもので，交感神経支配は腹腔神経叢からくる。一般的に，副交感神経は胃の平滑筋運動と分泌を刺激し，交感神経は両者を抑制する。胃から出ていく多数の感覚性求心線維は迷走神経を通るが，交感神経と並走するものもある。他に，胃の壁内在神経叢に反射中枢をもつ内在性反射弓の求心路になる神経線維がある。これらの求心性線維は胃内腔圧，胃の伸展，胃内腔のpH，痛みなどに関する情報を伝える。

胃が充満すると胃底部と胃体部は弛緩する

食道の蠕動波が開始すると，下食道括約部は反射的に弛緩する。次いで，胃低部と体部で受け入れ弛緩が起こる。胃を，実験的に空気や液体で直接満たしても弛緩が起こる。この反射性弛緩を起こす主要な遠心路は迷走神経にある神経線維で，この反応に関わる迷走神経線維は伝達物質としてVIPを放出する。

> 胃酸分泌を効果的に遮断する薬剤を入手できなかったころは，胃を支配している迷走神経を切断して（迷走神経切除術 vagotomy），胃酸分泌を抑えることによって十二指腸潰瘍を治療するのが普通であった。この手法では，受け入れ弛緩を発現する求心経路も除去するので，正常な場合と比べて胃内圧が食物摂取に反応して著しく上がってしまう。その結果が，胃内容の排出が促進される**ダンピング症候群** dumping syndrome として知られる状態である。十二指腸の処理能力を超える速度で，胃の内容が速やかに小腸へ排出される。こうして，慢性の下痢が起こる。

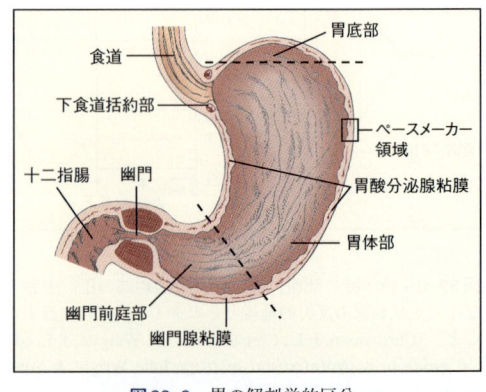

図32-9　胃の解剖学的区分。

胃からの排出速度は胃内容の物理的性質にも依存する

　胃底部と体部の筋層は薄く，この部分の特徴は収縮が弱いことである。その結果，底部と体部では内容物はそれぞれの密度に応じて重なり層状になる傾向があり，食後1時間にわたっても混和されないままでいることもある。脂肪は胃内容物の最上面で油層を形成しやすく，他よりも遅れて排出される。液体は胃体部にある食塊の周囲を通って流れていき，他よりもずっと速く十二指腸へ排出される（図32-10▼）。大きくて消化困難な塊（粒子）は胃の中に長時間とどまる。

　1分間に約3回の頻度で起こる胃の収縮は，通常，胃体部の真ん中で起こり，幽門部に向かって進む。収縮が胃・十二指腸連結部に近づくにつれて，収縮力と進行速度がともに大きくなる。こうして，前庭部で混和活動が起こって，この場所の内容物は速やかに，かつ完全に胃液と混和される。

胃の収縮パターンは食後と空腹時で異なる

　毎食後，前庭部の規則的な収縮が1分間に約3回の頻度で起こる。後述するように，胃からの排出の速さは，前庭部の収縮力を減弱させるフィードバック機構によって調整される。

　絶食させた動物では前庭部の収縮パターンが違う。前庭部は75～90分間静止し，次いで短時間（5～10分間）の強い電気的活動および運動が起こる。この活動を特徴づけるのは，前庭部の強力な収縮と弛緩した幽門である。この間に前回の食餌の残渣は大きなものでも胃から排出される。強力な収縮のあとに次の静止期がきて75～90分間続く。このような空腹時の胃でみられる収縮のサイクルは，胃から回腸末端部まで内腔を清掃するように動いていく周期的収縮活動パターンの一部である。収縮活動の循環はMMC（migrating myoelectric complex）として知られているもので，これについては後述する。

胃のslow waveと活動電位で収縮が起こる

　胃体部の真ん中付近にある**ペースメーカー領域** pacemaker zoneで発生するslow waveの頻度で胃の蠕動波が起こる（図32-9▼）。この波は幽門部に向かって進む。ヒトではslow waveの頻度は1分間に約3回である。

　胃のslow waveは3つの相からなり（図32-11▼），形状は心筋の活動電位に似ている。しかし，時間経過はずっと遅くて心筋の約10倍持続し，オーバーシュートがない。胃平滑筋細胞でslow waveの脱分極が収縮閾値を超すと収縮を起こす（図32-11▼）。脱分極が大きく，この閾値を超している状態が長いほど，収縮力は強い。胃前庭部では活動電位スパイクがプラトー相に重畳して起こる。この活動電位の有無で収縮力に差があり，活動電位がある場合は収縮がずっと強い（図32-6▼）。アセチルコリンとホルモンである**ガストリン** gastrinは胃のslow waveのプラトー相の振幅と時間幅を増して胃の収縮性を促進する。ノルアドレナリンは逆の作用をもつ。

胃内容物の幽門通過は，非常に精緻に調節されている

　幽門は胃前庭部と**十二指腸** duodenumの起始部である十二指腸球部の間にあって，括約部として機能する。幽門輪走筋は2つのリング状の肥厚部をつくり，結合組織のリングに移行する。ここが十二指腸と幽門の境界になる。

　十二指腸には毎分10～12回のslow waveを発生させる基本的な電気的リズムがある（胃では毎分3回で

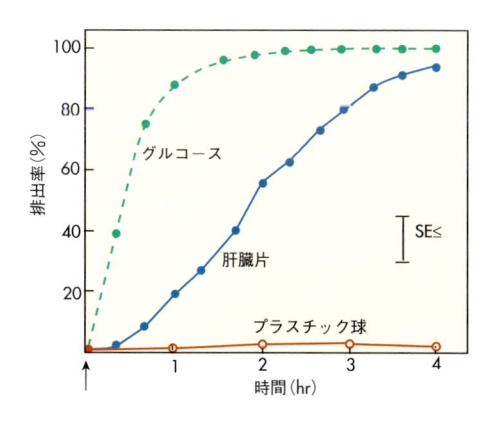

図32-10 異なった食餌をイヌに与えたとき胃からの排出で観察された差異。1％のグルコース溶液（400 mL，緑で示す）は未消化の固形物（肝臓片50 g，青で示す）よりも速やかに排出される。消化できない固形物（40個の直径7 mmのプラスチック球，赤で示す）は同じ条件では胃にとどまる。グラフ中のSEは標準誤差。(Hinder, R. A. Kelly, K. A.: *Am. J. Physiol*, **233**: E335, 1977より転載)

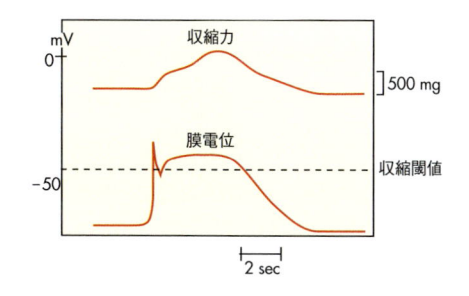

図32-11 イヌの胃平滑筋の収縮（上段）と細胞内記録で得られたslow wave（下段）の関係。slow waveのプラトー相に活動電位スパイクがなくても，slow waveの脱分極が収縮閾値を超すと収縮が起こる。活動電位が発生すると，いっそう強力な収縮が惹起される。(Szurszewski, J., Johnson, L. R., eds.: *Physiology of the gastrointestinal tract*, Raven, New York, 1981より転載)

ある)。胃および十二指腸(球部以外)の双方の電気的リズムが十二指腸球部に影響している。このため,球部は幾分不規則に収縮する。前庭部と十二指腸は協調しており,たとえば,前庭部が収縮すると十二指腸球部は弛緩する。胃-十二指腸連結部の機能のうち本質的なものは次の2つである。①十二指腸が乳糜粥を処理できる能力を超えないように,胃内容物を注意深く調節しながら排出すること。②十二指腸の内容が胃に逆流するのを防ぐこと。

> 胃の粘膜は酸に対して強い抵抗性をもつが,胆汁によって傷害されると思われる。十二指腸の粘膜は胃粘膜とは逆の性質をもっている。したがって,あまりにも急激に胃からの排出が起こると**十二指腸潰瘍** duodenal ulcer が発生し,他方,十二指腸内容が逆流することは**胃潰瘍** gastric ulcer の発生に関係する。

　幽門は迷走神経線維と交感神経線維の密な支配を受けている。交感神経線維は括約部を緊縮させ,迷走神経線維は幽門平滑筋を興奮または抑制する。興奮性のコリン作動性の迷走神経線維は括約部の緊縮を刺激する。抑制性の迷走神経線維は他の伝達物質(おそらくVIP)を放出し,括約部を弛緩させる。消化管ホルモンであるコレシストキニン,ガストリン,胃抑制ペプチドおよびセクレチンなどはすべて幽門括約部の緊縮を引き起こす。

胃からの排出は十二指腸内容の性質によっても調節される

　十二指腸と空腸の粘膜には感覚受容器があり,酸度,浸透圧,ある種の脂質,アミノ酸やペプチドを感受する(図32-12▼)。脂肪酸やモノグリセリド(脂質の分解産物)が十二指腸内に存在すると,胃からの排出速度を劇的に遅くする。普通,胃から排出された乳糜粥は高張で,十二指腸では消化酵素の作用によっていっそう高張になる。十二指腸内の高張液,pHが3.5以下であること,アミノ酸やペプチドの存在,などによって胃からの排出は遅延される。これらの機構の結果,次のようになる。

1. 脂質は,胆汁の胆汁酸やレシチンによって乳化される速度を超えて十二指腸に排出されることはない。
2. 酸は,膵臓や十二指腸の分泌物およびその他の機構で中和されるよりも速く十二指腸へ移ることはない。
3. 乳糜粥の中の成分が小腸に移動する速度は小腸が処理できる速さを超すことはない。

　十二指腸に移行した内容物が神経性および内分泌性機構を活動させ,胃からの排出を遅くする。たとえば,十二指腸内に入った酸に反応して,速やかに胃の収縮力は減弱し,十二指腸の運動は増加する。この反応には神経性および内分泌性の要素が含まれる。十二指腸内に酸があると**セクレチン** secretin を放出して,胃前庭部の収縮を抑え,幽門括約部の収縮を刺激して胃からの排出速度を減少させる(図32-12▼)。

　十二指腸や空腸に脂質分解産物があると,胃からの排出速度が遅くなる。この反応は主として,十二指腸と空腸から**コレシストキニン** cholecystokinin が分泌されることによるものである。実際,コレシストキニンは胃からの排出速度を減少させる。十二指腸や空腸に脂肪酸があると,別のホルモンである**胃抑制ペプチド** gastric inhibitory peptide が放出され,同様に胃からの排出速度を遅くする。また,十二指腸と空腸に高張液があることも,胃からの排出を遅くする。この反応には神経性および内分泌性の両要素が含まれる。十

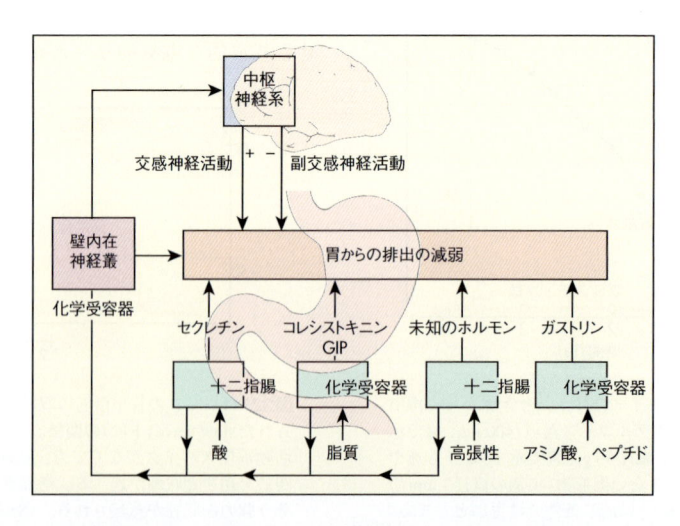

図32-12　十二指腸が刺激されると,胃からの排出は神経性および体液性に抑制される。図中GIPは胃抑制ペプチドgastric inhibitory peptide。

二指腸の高張液は胃からの排出を減弱させるホルモンを放出すると考えられているが，このホルモンはまだ同定されていない。

ペプチドとアミノ酸は胃前庭部と十二指腸に局在している**G細胞** G cellから**ガストリン** gastrinを放出させる。ガストリンは胃前庭部の収縮力を増すが，幽門括約部の緊縮も増す。そして，結果的にはおそらく胃からの排出を減少させる効果がある。

> 胃からの排出や胃酸分泌は十二指腸ホルモンによって抑えられる。この機構が十分に働かないことが，**十二指腸潰瘍** duodenal ulcer患者にみられる生理機能の異常の原因と思われる。経鼻的に胃に挿入したチューブを通して実験的に酸を十二指腸へ入れると，正常な場合は，胃前庭部の収縮頻度と強度が劇的に減少する。十二指腸潰瘍の患者では，酸に対するこの反応が著しく減弱している。

嘔吐は胃（ときには十二指腸）の内容を消化管から口を通して出すことである

吐き気，頻脈や不整脈，眩暈，発汗，顔面蒼白，瞳孔散大などが，しばしば嘔吐に先行する。嘔吐の前に**むかつき** retchingが起こることが普通で，このとき胃の内容は食道に入るが，咽頭には入らない。

嘔吐は反射的に起こり，延髄にある**嘔吐中枢** vomiting centerへ求心性入力を供給している受容器が身体の多くの部位に存在する。胃や十二指腸の伸展は嘔吐を引き起こす強力な刺激である。咽頭後部へのくすぐり，生殖泌尿系の疼痛性損傷，眩暈，その他多くの刺激が嘔吐を惹起する。

> **催吐剤** emeticsは嘔吐を引き起こす。ある種の催吐剤は胃，とりわけ十二指腸にある受容器を刺激することによって効果を発現する。広く使用されている**催吐性吐根** ipecacは十二指腸にある受容器を刺激する。他の催吐剤，たとえば**アポモルフィン** apomorphineは，**第4脳室底の化学受容器トリガー領域** chemoreceptor trigger zoneとして知られている部位に存在している受容体に中枢レベルで作用する。この部位は血液脳関門の血管側に位置しており，血行性に薬物が到達できる。

嘔吐反射が始まると，反射を起動させた刺激いかんにかかわらず，一連の事象が同一の順序で連続して起こる。初期に起こる現象の1つに**逆蠕動** reversed peristalsis波があり，小腸から十二指腸へ向かうものである。幽門括約部と胃は弛緩して，小腸から逆流してきたものを受け入れる。次いで，閉じた声門に逆らったままで強制吸気が起こるので，胸腔内圧は下がり，他方，横隔膜の下降で腹腔内圧は上がる。そして，腹筋の強力な収縮によって腹腔内圧は急激に上昇して，胃の内容は食道内へと逆流する。このとき，下食道括約部は反射的に弛緩して胃の内容を受け入れ，幽門と前庭部は反射的に収縮する。むかつきが起こっているときは，上食道括約部は閉じたままで，嘔吐には至らない。その後，呼吸筋や腹筋が弛緩すると食道に2次蠕動が起こって，逆流したものは食道から胃に送られる。嘔吐に先立って，むかつきがしだいに強くなって続くことがたびたびある。

嘔吐の際，胃内容が食道へ急速に移行するとき，上食道括約部の反射的弛緩が起こる。嘔吐物は咽頭，さらに口腔へ出される。声帯の近接，声門の閉鎖および呼吸停止によって気管への侵入が防止される。

小腸の運動は腸内容を混和・移送する

ヒトの小腸の長さは消化管全長の約3/4で，約5mあり，乳糜粥が小腸を通過するには2～4時間かかる。小腸の起始部5％ほどが十二指腸であり，十二指腸は腸間膜を欠いており，また組織学的に小腸の他の部分と区別できる。十二指腸以外は，空腸と回腸に分けられる。**空腸** jejunumは**近位**（口側）にあり，小腸の40％を占める。**回腸** ileumは小腸の残りの遠位部分である。

小腸，特に十二指腸と空腸は，大部分の消化と吸収が行われる場所である。小腸の運動によって，乳糜粥を消化液と混和し，乳糜粥を次々と微絨毛の吸収表面に接触させ，そして乳糜粥を結腸のほうへ移送する。

小腸の運動様式のうち，最も頻繁に起こるのは**分節** segmentation運動である。分節運動（図32-13▼）の特徴は，正確に間隔をおいた輪走筋層の収縮である。この収縮によって小腸は区切られ，小さい隣接し合う分節になる。律動的な分節運動では，ある部位で収縮すると次にそこが弛緩するように，輪走筋の収縮部位が交互に変わる。分節運動は乳糜粥と消化液とを効果的に混和し，新しい乳糜粥を粘膜表面に次々と接触させる。

蠕動 peristalsis運動では，輪走筋の連続する部分で順次収縮が起こり，収縮する部位が進行する。その方向は腸管に沿って口から肛門へ向かう順方向である。小腸で発生した蠕動波は，通常は短い距離をカバーするだけである。

腸管収縮の頻度と収縮力を決めるのはslow waveと活動電位である

小腸全長にわたって規則正しくslow waveが発生する。発生頻度は十二指腸で最も高く（ヒトで毎分11～13回），小腸を肛門側へ向かうにつれて発生頻度が下がる（最低は回腸終末部で毎分8～9回）。活動電位のスパイク群発がslow waveに随伴することもある。活動電位が発生すると平滑筋で強力な収縮が起こり，小腸の混和および移送運動を発現させる（図32-6▼）。腸管の短い部分に限局して発生する活動電位の群発は，

輪走筋で局在した収縮を起こして分節運動を発現する。

小腸に存在する基本的な電気的リズムは外来性神経支配と関係がない。強い収縮を惹起する活動電位のスパイク群発の発生頻度は，小腸平滑筋細胞の興奮性に依存している。この興奮性はホルモン，自律神経系，および腸ニューロンなどの影響を受ける。興奮性は副交感神経によって促進され，交感神経によって抑制されるが，両者ともに壁内神経叢を介して作用する。腸管運動を直接制御しているシステムの大部分が壁内神経叢にあるとしても，副交感神経と交感神経による支配も小腸の収縮活動に影響を及ぼす。後述するように，外来性神経回路は腸管の離れた部位の間で起こる腸反射（long-range intestinal reflex）にとって重要である。

十二指腸，空腸および回腸での収縮が腸内容を消化液と混和する

十二指腸球部の収縮によって，乳糜粥は膵液や胆汁と混ぜ合わされながら十二指腸内を空腸へ向かって移送される。通常，十二指腸球部の収縮は胃前庭部の収縮に連続しており，十二指腸内容が胃に逆流することを防止する助けになる。

分節収縮は1分間あたり，十二指腸では12回，空腸では10〜11回，そして回腸では8〜9回である。分節運動は腸内容を進めるよりは混和する効果のほうがずっと大きい。小腸での乳糜粥の移送を遅くすると，消化と吸収に十分な時間を確保できる。

> 小腸における移送が遅いことが重要であることを，小腸運動を変化させる薬物を用いて示すことができる。たとえば，**コデイン** codein や他の**オピエート** opiate を投与すると，便の回数と量が著しく少なくなる。これは小腸運動の減弱と，その結果起こる空腸内容の通過時間増加に由来するものである。通過時間が長いと小腸における塩類，水，栄養素の吸収がいっそう完全になり，正常に比べると少ない量が結腸に移動する。強力な下剤である**ヒマシ油** caster oil はヒドロキシ脂肪酸を含んでおり，これが小腸の運動を刺激して小腸通過時間を短縮させる。その結果，塩類と水が結腸での吸収能力を上回る速さで，結腸へ届けられる。これが下痢である。

腸反射には腸神経系と自律神経系が関与する

小腸管腔内に一塊の腸内容（食塊）があると，典型的な場合には，その食塊の後方（口側）で収縮し，前方（肛門側）で弛緩する（図32-7▼）。この反応は**腸の法則** the law of the intestine として知られており，腸神経系で形成され，食塊を順方向へ進める原動力になる。

ある種の腸反射は腸管のかなりの長さにわたって形成される。これらの長距離反射は内在神経と外来性神経の機能によるものである。腸管のある部位を過剰に伸展させると，その他の部位で平滑筋を弛緩させる。これは**腸−腸反射** intestinointestinal reflex とよばれるものである。

胃と回腸終末部にも反射的な相互作用がある。胃で分泌と運動機能が増大すると回腸終末部での運動を促進し，腸内容を移送して**回盲括約部** ileocecal sphincter を通過させる。これが**胃−回腸反射** gastroileal reflex である。

空腹時に起こる腸運動と MMC（the migrating myoelectric complex）

上に述べてきた小腸の収縮性運動は，食餌を摂取したあとの時間帯に特有なものである。前回摂った食餌を処理したあとの数時間は小腸運動は独特な様相を示

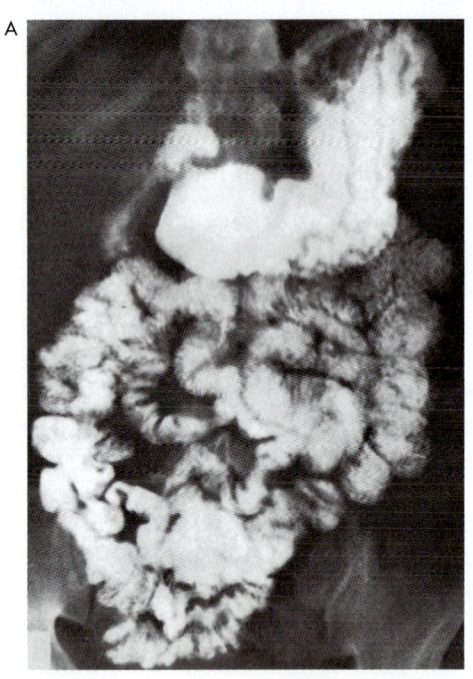

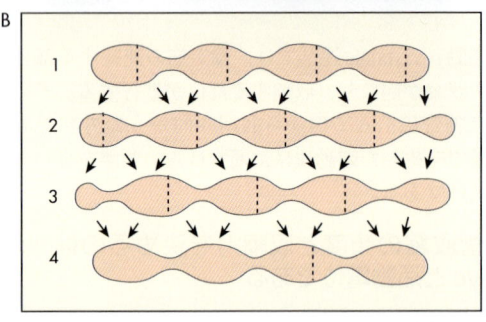

図32-13 A：健常者での胃および小腸のバリウムX線写真像。小腸に分節化が起こり，内容が卵型の分節に分けられている。B：ネコの小腸で起こる一連の分節性収縮。1から4まで，時間を追って変化する様子を示す。点線は次の収縮が起こる部位を示す。腸内容の乳糜粥は矢印の方向に移動する。（A は Gardner, E. M. et al.：*Anatomy: a regional study of human structure*, ed. 4, W.B. Saunders, Philadelphia, 1975 より引用。B は Cannon, W. B.：*Am. J. Physiol.*, **6**：251, 1902 より転載）

し，比較的長時間の静止期をはさんで強力な電気的活動と収縮性活動が繰り返し起こる．このパターンが胃から回腸の終末部にまで伝播するようにみえ，**MMC** (the migrating myoelectric complex)という(図32-14▼)．本章では，まず，胃のMMCについて述べる．

ヒトではMMCは75～95分ごとに繰り返す(図32-14▼)．あるMMCが回腸の遠位部分に達すると，胃で次のMMCが始まる．胃と小腸の両方で，MMCの最も強い収縮は食餌を摂ったときの収縮よりもずっと活発で移送力に富んでいる．この強力な収縮によって，小腸はきれいに掃除されて，残存していた内容物を結腸へと排出する．そこで，MMCは小腸のハウスキーパーとよばれてきた．

> 結腸にいる細菌が回腸終末部に入ってくるのをMMCが防いでいる．第3相の収縮が弱いか欠如していると，回腸で細菌が繁殖する可能性がある．

粘膜筋板の収縮は不規則である

粘膜筋板の不規則な収縮は平均して毎分3回で起こり，粘膜の凹凸パターンを変化させて管腔内にあるものを混ぜ合わせ，新たに混和された乳糜粥を次々と粘膜表面の別々の場所に接触させる．腸絨毛の不規則な収縮は，特に空腸では中心乳糜管からの排出を促進して腸のリンパ液流を増加する．

回盲括約部通過を調節する神経機構

回盲括約部ileocecal sphincterが回腸終末部と結腸の最初の部分である**盲腸**cecumとを分ける．通常，括約部は閉じているが，回腸終末部で短距離の蠕動が起こると括約部を弛緩させ，少量の乳糜粥を盲腸に注ぎ込めるようにする．回盲括約部が正常に働くと，結腸で塩類や水分の大部分を十分に吸収できるような遅い速度で，回腸から乳糜粥が結腸に送り込まれる．回盲括約部は基本的には壁内在神経叢によって調整されるが，自律神経反射やホルモンの影響も受ける．

結腸の運動によって塩類や水の吸収が促進されて正常な排便が可能になる

結腸は毎日500～1500 mlの乳糜粥を回腸から受け入れる．結腸に入る塩類と水はほとんど吸収され，正常では糞便に含まれる水分は1日あたり約50～100 mlだけである．結腸の収縮によって乳糜粥は混ぜ合わされ，結腸の粘膜表面に接触するように攪拌される．乳糜粥が半固形状になると，混和はこねまわしの工程に似てくる．結腸内容物の移動は遅く，せいぜい1時間でほぼ5～10 cmである．

大(総)蠕動mass movementとよばれる収縮波が1日に1～3回ほど起こる．これは小腸の蠕動波に似ているが，収縮部位はしばらくの間収縮を持続しながら，この運動によって結腸の内容を順方向に押し進めてかなりの距離を移送する．

結腸の構造と外来性神経支配

大腸はいくつかの部分に分けられ(図32-15▼)，肛門に向かって順に，盲腸，上行結腸，横行結腸，下行結腸，S状結腸，直腸，そして肛門管となる．大腸壁の構造は最初に述べたような一般的構成様式に従うが，直腸と肛門管以外では，外側の縦走筋層は3つの束に集合して**結腸紐** tenia coliになる．結腸紐の間にある縦走筋層は薄い．直腸と肛門管では縦走筋は発達しており，連続して全周を取り巻いている．

盲腸，上行および横行結腸への副交感神経支配は，迷走神経の分枝を介するものである．下行およびS状結腸，直腸，肛門を支配する副交感神経は，仙髄から出る骨盤神経を経由する．副交感神経線維は主として壁内在神経叢のニューロンに終末する．

交感神経線維は，上腸間膜神経叢を経由して近位大腸を，下腸間膜および上下腹神経叢を経由して遠位大腸を，そして下下腹神経叢を経由して直腸と肛門管をそれぞれ支配する．交感神経を刺激すると結腸の運動は抑制される．迷走神経刺激では近位結腸に分節性の収縮を起こす．骨盤神経の刺激では，遠位結腸の排出

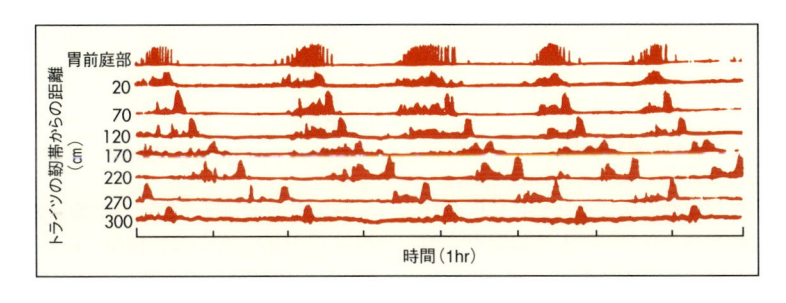

図32-14 イヌで空腹時の胃と小腸におけるMMCでの収縮活動．トライツTreizの靭帯を十二指腸と空腸の境界の指標とする．(Itoh, Z., Sekiguchi, T. : *Scand. J. Gastroenterol.*, **82**[Suppl.]: 121, 1983より転載)

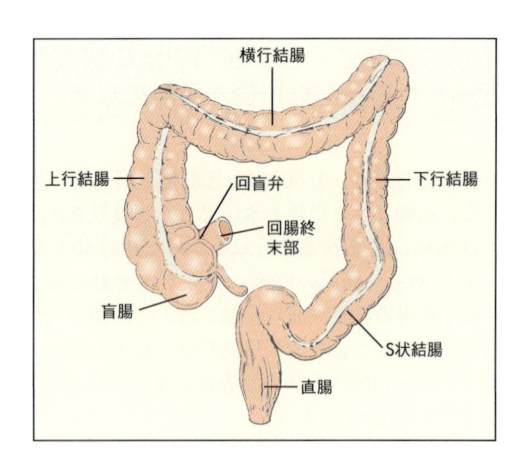

図32-15　結腸の解剖学的区分。

運動や分節の持続的収縮を起こす。

肛門管は通常は内・外の括約筋によって閉鎖されている。**内肛門括約筋** internal anal sphincter は肛門管の輪走筋が肥厚発達したものである。**外肛門括約筋** external anal sphincter は肛門管の終端にあり，すべて横紋筋で構成される。外肛門括約筋は陰部神経の体性運動神経線維によって支配され，反射的および随意的にコントロールされる。

結腸運動は，水と電解質の効率的吸収および正常な排便を促す

盲腸と近位結腸の運動では，移送はごくわずかである。盲腸と近位結腸の収縮は大部分が分節的で，内容物の移送よりも混合と撹拌にずっと効果がある。近位結腸では"抗移送性"パターンが発生する。盲腸のほうへさかのぼる逆蠕動と分節的移送が起こる。その結果，乳糜粥は近位結腸にとどまり，塩類や水の吸収が促進される。

結腸紐は輪走筋の層よりも短いので，結腸が区画された結果，**結腸膨起** haustra とよばれる卵型の分節が形成されて隣り合って並ぶ（図32-16▼）。結腸輪走筋の分節的収縮が局所的に起こり，この状態を**膨起収縮** haustral contraction といい，結腸の内容物を往復させながら混合・撹拌する。

正常では，遠位結腸には半固形状の糞塊が大蠕動によって詰められる。分節的収縮は糞塊をこねまわし，残っている塩類や水分をさらに吸収させる。日に1〜3回大蠕動が起こって糞塊を結腸に向けて一掃する。

結腸の運動は，内在性神経および外来性神経によって調節されている。腸管の他の部位と同様に壁内神経叢が結腸の収縮性運動をコントロールし，結腸を支配している外来性自律神経は修飾的に働く。後述する**排便反射** defecation reflex にはこの原則はあてはまらない。排便反射には骨盤神経を経由する仙髄の機能が必

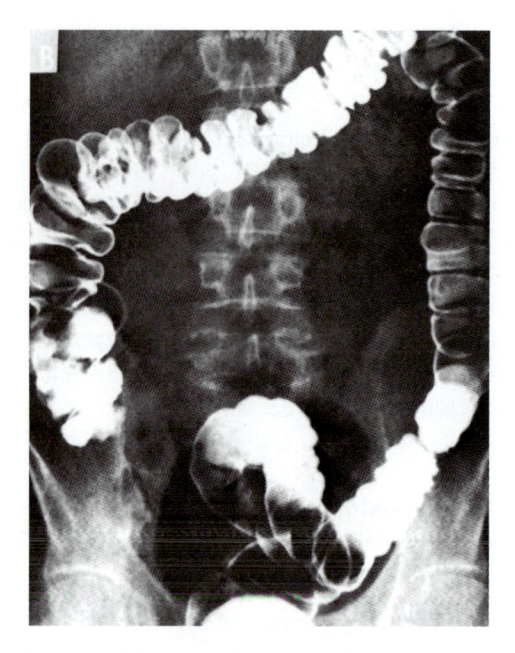

図32-16　健常者の典型的な結腸膨起を示すX線写真像。
(Keats, T. E. : *An atlas of normal roentgen variants*, ed. 2, Mosby, St Louis, 1979 より引用)

要である。

結腸には slow wave と筋層電位振動がある

結腸にはリズムを発生する2種類の細胞が存在する。輪走筋の内側境界付近にある間質細胞は毎分約6回の規則正しい slow wave を発生する。その振幅は大きく，形状は胃の slow wave と似ている。輪走筋の外側境界付近の間質細胞は**筋層電位振動** myenteric potential oscillation を発生する。これは slow wave と比べて振幅が小さくて発生頻度が高い。

輪走筋は，通常，活動電位を発射しない。興奮性の運動性腸ニューロンから放出されるアセチルコリンのように収縮を起こす作用薬は，slow wave の時間幅を延ばして収縮を増強する。時間の長い slow wave は輪走筋の収縮を引き起こす。

結腸縦走筋も筋層電位振動を示す。輪走筋と違って縦走筋細胞はしばしば電位振動のピークで活動電位を発生し，活動電位は縦走筋の収縮を引き起こす。上述した収縮を起こす作用薬は活動電位の発生頻度も増す。

結腸運動の反射性コントロールには内在ニューロンおよび外来性神経が関与する

結腸のある部位を伸展させると，結腸の他の部位での弛緩が起こる。この**結腸-結腸反射** colonocolonic reflex には腸神経系が介在し，結腸に分布している交感神経線維による修飾を受ける。食餌が胃に入ると，**胃-結腸反射** gastrocolonic reflex によって，近位およ

び遠位結腸の運動と大蠕動が反射的に増強する。

　直腸と肛門管の機能的整合は排便に重要である。直腸は通常は空虚であるか、ほとんどそれに近い状態である。直腸はS状結腸に比べて分節的の収縮が活発であるので、直腸内容はS状結腸に向かって逆行する傾向がある。肛門管は肛門括約筋によって堅く閉じられている。排便前にS状結腸における大蠕動の結果、直腸が充満すると内肛門括約筋の反射性弛緩と外肛門括約筋の反射性緊縮をもたらし、同時に便意をもよおす。外肛門括約筋を支配する運動神経が機能しない状態のままで直腸がいっぱいになると、不随意的に排便が起こる。直腸伸展に反応して起こる括約筋の反射性応答は一過性で、もし排便が引き延ばされると括約筋は正常な緊張度に戻り、排便刺激は一時的にやんでしまう。

> **ヒルシュスプルング病** Hirschsprung's disease または **先天性巨大結腸症** congenital megacolon では、結腸の腸ニューロンが先天的に欠如している。内肛門括約筋より近位部の結腸の短い部分だけが関与することが多いが、長い部分で欠如している場合もある。健常人では大蠕動で直腸がいっぱいになると遠位結腸と内肛門括約筋で反射性の弛緩が起こる。腸ニューロンが欠如していると、この反射性弛緩が起こらず、結果として遠位結腸で機能性閉塞が起こって閉塞部の上流の結腸が拡張する。

　排便反射の中枢は仙髄にある。状況が適切なら、随意的に外肛門括約筋を弛緩させて排便が進行する。排便は反射と随意運動の両方を含む複雑な作用である。反射性運動の中枢は仙髄にあり、さらに高位の中枢によって調節される。主要な遠心路は骨盤神経を通るコリン作動性の副交感神経線維である。正常な排便では交感神経系の役割はない。排便における随意的運動の要素も重要である。外肛門括約筋の弛緩状態は随意的に保持される。腹腔内圧が上がると糞便排出に役立つ。正常では排出に先立って深呼吸が起こり、横隔膜を下降させる。そして咽頭蓋が閉じて、肺全体の呼吸筋収縮は胸腔内と腹腔内の圧を上げる。腹壁筋の収縮は腹腔内圧をさらに上げて 200 cmH$_2$O に達する。こうして弛緩した括約筋は糞便が通りやすくなる。骨盤底を構成している筋が弛緩して骨盤底が下がり、直腸をまっすぐにして直腸脱肛を防いでいる。

まとめ

- 消化管は層状構造を示すことが特徴で、内側から順に粘膜、粘膜下、外筋層（輪走筋と縦走筋）、および漿膜からなる。
- 消化管は交感神経と副交感神経の双方の支配を受ける。
- 外筋層にある平滑筋の収縮は消化管の内容物を混和し、移送する。
- 消化管平滑筋は電気的に結合しており、また静止電位は消化管各部に特有なリズムで振動している。
- 消化管平滑筋の収縮の時間と強さは slow wave とよばれる膜電位振動によってコントロールされる。
- 消化管の神経叢、すなわち腸神経系には約 10^8 個のニューロンがあり、この数は脊髄にあるニューロンの数に匹敵する。腸神経系には運動、感覚および介在ニューロンが含まれる。
- 感覚性腸ニューロンは腸反射・反射弓の求心路として機能する。腸神経系はこの反射弓を使って、消化管の運動および分泌活動の大部分をコントロールする。
- 自律神経系は腸神経系の活動を修飾する。
- 嚥下は延髄と橋にある嚥下中枢によって調節される反射である。
- 胃の収縮によって食餌を胃液と混和し、機械的に粉砕する。
- 胃からの排出は、ホルモン機構と神経機構によって調節される。これらの機構は、酸、脂質、アミノ酸、ペプチドが十二指腸に存在すること、および十二指腸内が高張になることなどで作動する。
- 分節運動は小腸の主要な収縮活動で、分節性収縮によって内容物を混和・攪拌する。ただし、移送は行われない。
- 食餌の間の空腹状態では、食後とは違った運動パターンである MMC が起こる。MMC は胃や腸を一掃して、前回の食餌の残渣をなくしてしまう。
- 近位結腸では移送に逆らうような収縮が目立ち、塩類や水の吸収に必要な時間が確保される。横行結腸と下行結腸に特有な膨起収縮は内容物を混和し、こね回して塩類と水の除去を促進する。
- 直腸が糞便でいっぱいになると排便反射が起こる。排便反射の中枢は仙髄に存在する。

第33章
消化管における分泌

到達目標
- 唾液の成分を述べ，唾液分泌に関与する腺房細胞と導管細胞の細胞内過程を説明できる。
- 胃液の生理機能を説明できる。
- 胃での塩酸分泌を調節する生理機構を説明できる。
- 粘液と重炭酸塩がいかに"胃粘膜バリア"をつくるかを説明できる。
- 膵液の生理機能を説明できる。
- 胆汁を分泌する生理機構を説明できる。

　この章では，消化管で重要な機能を果たしている腺分泌を扱う。特に，唾液腺，胃腺，膵臓外分泌部そして肝臓の分泌について考える。これらの分泌が果たす消化機能については，次の第34章で述べる。本章では，個々の分泌の特性や消化との関係を述べ，特に，分泌過程の調節に重点をおく。神経分泌，内分泌，パラクリンされた特殊な物質が分泌細胞に作用して分泌を誘発する（第5章参照）。分泌を刺激する物質を**分泌促進物質** secretagogue という。

唾液は食餌を滑らかにし，デンプンを消化する

　唾液腺で生産される唾液は，ヒトで1日あたり約1 l である。唾液は食物を嚥下しやすいように滑らかにし，同時に喋るために運動を容易にする。

> 唾液腺が機能しない場合，**口腔乾燥症** xerostomia (dry mouth)，**虫歯** dental caries，さらに口腔粘膜の感染症などがしばしば起こる。唾液には，口腔内の微生物に対する**分泌免疫グロブリン** secretory immunoglobiulin (抗体)が含まれる。この抗体がないと，口腔内感染や虫歯を起こす微生物が繁殖する。唾液が正常なpHなら虫歯を防ぐ助けとなる。

唾液にはムチンとα–アミラーゼが含まれている

　顎下腺と舌下腺でつくられるムチンは，食物を滑りやすくして嚥下を容易にする。唾液の消化機能の主なものは，**唾液アミラーゼ** salivery amylase のデンプンに対する作用である。唾液アミラーゼは膵液の α–アミラーゼと同じ基質特異性をもつ酵素で，デンプンを分解してオリゴ糖分子にする。唾液アミラーゼの至適pHは約7で，pH 4～11の間で活性をもつ。アミラーゼの作用は胃に入ったあとも食塊の内部では維持され，胃前庭部で胃酸が十分に混ぜ合わされて食塊内部のpHが4より下がったときに終わる。唾液アミラーゼの作用の結果，十分に咀嚼した食餌に含まれるデンプンの半分以上が小さいオリゴ糖に分解される。しかし，唾液アミラーゼがまったくなくても，膵液中の α–アミラーゼが小腸でデンプンを消化する能力は非常に大きいのでデンプンは十分に吸収される。

唾液腺の腺房終末部からの流出路をつくる導管システム

　ヒトで最も大きい唾液腺である**耳下腺** parotid gland は完全に漿液性である。耳下腺の水様分泌物にはムチンは含まれていない。**顎下腺** submaxillar と**舌下腺** sublingnal gland は漿液性と粘液性の混合腺で，ムチンを含む粘性に富む唾液を分泌する。そのほかに多数の小さな唾液腺が口腔内に存在している。顕微鏡レベルでみた混合唾液腺の構造を図33-1▼に示す。漿液性

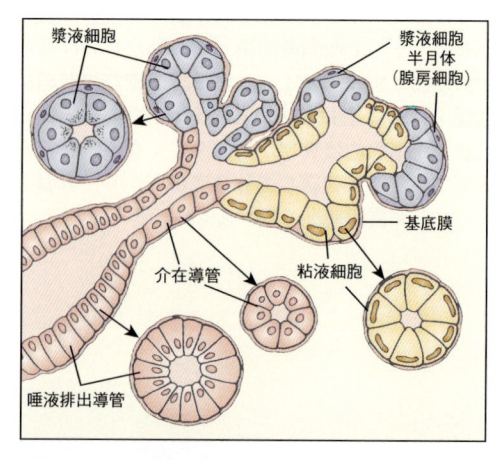

図33-1　光学顕微鏡で観察したヒト顎下腺の構造。(Braus, H.: *Anatomie des Menschen, Julius Springer*, Berlin, 1934より転載)

腺房細胞 serous acinar cell は**分泌終末部** secretory endpiece（**腺房** acini ともよばれる）に存在し，唾液アミラーゼやおそらくはその他の唾液蛋白質を含む**酵素原顆粒** zymogen granule を頂部にもつ．粘液性腺房細胞 mucous acinar cell は唾液中にムチンを分泌する．腺房から**介在導管** intercalated duct を通ってきた流体は，もっと太い**線条導管** striated duct に，そして，線条導管はさらに太い**排出導管** excretory duct へ注ぐ．

1次分泌 primary secretion は腺房終末部で行われ，1次分泌物は導管にある細胞によって修飾される．

活発に分泌している唾液腺は高い代謝率と多量の血流をもつ

唾液腺は唾液の流れをつくり出しており，ヒトで最大値は腺1gについて約1 ml/min である．腺は，毎分，自分と同じ重量の生産物を唾液という形でつくり出している．唾液腺は高い代謝率をもち，血流量も多く，代謝率と血流量は唾液の産生速度に比例している．最大限に分泌している唾液腺の血流量は，活動している骨格筋の血流量の約10倍である．唾液腺を支配している副交感神経を刺激すると，血管を拡張して血流を増す．唾液腺内の副交感神経末端からは**血管作動性腸管ポリペプチド** vasoactive intestinal polypeptide（**VIP**）と**アセチルコリン** acetylcholine が放出され，両方とも分泌活動中の血管拡張に関与する．

腺房細胞と導管細胞の両者によって唾液成分が決まる

唾液は血漿よりも低張である

図33-2▼に示すように，唾液中のNa^+とCl^-の濃度は血漿よりも低い．唾液の分泌量が多いほど浸透圧は高く，最も多いとき，ヒトの唾液の浸透圧は血漿の約70％である．唾液のpHは腺が休止期ではわずかに酸性であるが，分泌活動期の唾液はpH 8近くでアルカリ性になる．分泌量の増加と並行して起こるpHの上昇には，唾液中の重炭酸イオン（HCO_3^-）濃度が増えることが部分的に関与している．

1次分泌物は腺房細胞によってつくられ，導管細胞によって修飾される

唾液分泌の2段階モデル（図33-3▼）は次のようになる．

1. 腺房終末部と，おそらくは介在導管の一部も，血漿と等張の1次分泌物を産生する．アミラーゼ濃度と液体分泌速度は刺激の程度や種類によって変わる．しかしながら分泌物の電解質構成はほとんど一定しており，Na^+，K^+およびCl^-は血漿レベルに近い．
2. 排出導管と線条導管では，唾液からNa^+とCl^-が除かれ，逆にK^+とHCO_3^-が唾液に加えられる．こうして1次分泌を修飾するが，唾液容量を増すことはない．

唾液が導管を流れるとともに，しだいに低張になっていく．このように，導管では唾液からイオンが除去されるほうが多い．線条および排出導管を通過する唾液の流れが速いほど，唾液は等張に近くなる．

漿液性腺房細胞はその頂部細胞質に唾液アミラーゼを含む酵素原顆粒をもつ．分泌刺激を受けると，酵素原顆粒は形質膜と融合し，開口放出によって腺房内腔へ内容が放出される．

唾液腺の機能は主に副交感神経によって調節される

唾液腺を支配している交感神経と副交感神経の興奮は両方とも唾液分泌を刺激するが，副交感神経の効果のほうがずっと強く，長く続く．交感神経を切断しても唾液腺の分泌機能には大きな欠損はみられない．しかし，もし副交感神経の支配が中断されると，唾液腺は萎縮する．唾液分泌を生理的に制御しているのは副

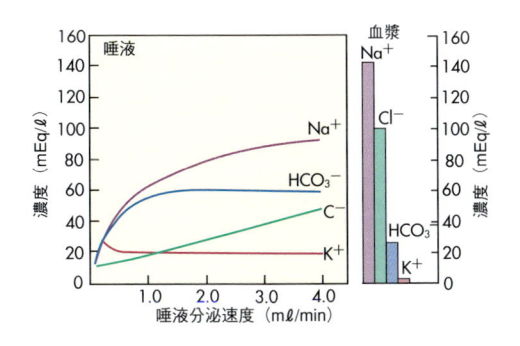

図33-2 耳下腺唾液の成分組成は唾液分泌速度とともに変化する．どの分泌速度でも唾液は血漿より低張性である．分泌速度が非常に低いとき以外は，唾液中のHCO_3^-レベルは血漿よりも高い．（Thaysen, J. H. et al.: *Am. J. Physiol.*, **178**: 155, 1954 より転載）

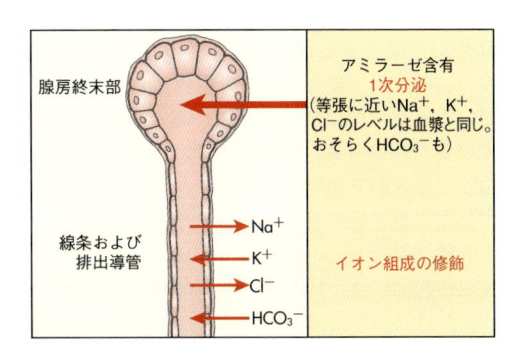

図33-3 唾液分泌の2段階モデル．唾液アミラーゼを含んでいる1次分泌物は腺房細胞で分泌される．唾液組成は線条導管と排泄導管で修飾される．

交感神経系である。

唾液腺に終末している交感神経線維は，上頸神経節からくる。副交感神経の節前線維は顔面神経と舌咽神経(第Ⅶおよび Ⅸ 脳神経)の分枝で，唾液腺内あるいは近傍で節後ニューロンとシナプス結合する。腺房細胞と導管には副交感神経終末が存在する。

副交感神経を刺激すると唾液アミラーゼとムチンの合成と分泌が盛んになり，導管上皮の輸送活動を促進し，腺への血流量を増し，腺の代謝と成長を刺激する。交感神経刺激では血管は収縮し，その結果，唾液腺血流量は減少する。

導管細胞はアセチルコリンとノルアドレナリンによって刺激される

唾液腺の導管は，コリン作動性およびアドレナリン作動性の作用薬に反応して K^+ と HCO_3^- の分泌を増す。

腺房細胞は複数の神経分泌作用薬によって刺激される

神経から放出されて効果器に作用する伝達物質のうち腺房細胞の分泌を刺激するものは，主として，細胞内の cAMP を増すか，細胞質の Ca^{2+} を増すことによって作用する。唾液腺で神経末端から放出されるアセチルコリン，ノルアドレナリン，サブスタンス P，VIP は，いずれも唾液アミラーゼの分泌を促進して分泌量を増す。

腺房細胞で，ノルアドレナリン(β受容体作用)と VIP は cAMP を，アセチルコリンとサブスタンス P およびノルアドレナリン(α受容体作用)は細胞内の Ca^{2+} を，それぞれ増加する。

胃液は蛋白質の消化を開始すると同時に他にも重要な機能をもつ

胃壁には外分泌腺と内分泌細胞がある

胃粘膜の表面(図33-4▼)には**円柱上皮細胞** epithelial cell があり，この細胞は胃粘膜表面を機械的損傷や胃酸から保護する粘液やアルカリ性液を分泌する。胃表面には，単一または複数の**胃腺** gastric gland が注いでいる導管の開口部である**胃小窩** gastric pit が散在している(図33-4 A▼)。胃小窩はきわめて多数あり，胃粘膜の全表面でかなりの部分を占めている。

胃粘膜の腺構造の違いで，胃は3つの領域に分けられる。**噴門腺領域** cardiac glandular region は小さく，下食道括約部の直下にあり，主に粘液分泌腺細胞を含む。それ以外の粘膜は，胃切痕より上方にある**胃酸分泌腺領域** oxyntic glandular region と，それより下部にある**幽門腺領域** pyloric glandular region に分けられる(図32-9▼)。

胃酸分泌腺領域内にある胃腺の構造は図33-4 B▼に示してある。表層の上皮細胞は導管の開口部にわずかに入り込むように広がっている。狭い腺頸部には粘液を分泌する**頸部粘液細胞** mucous neck cell がある。腺の深い部分には塩酸(HCl)や内因性因子 intrinsic factor を分泌する**壁細胞** parietal cell と**胃酸細胞** oxyntic cell，ペプシノーゲンを分泌する**主細胞** chief cell または**消化細胞** peptic cell がある。胃酸細胞は胃底部の腺に特に多い。

幽門腺領域の腺では，粘液分泌細胞が多数を占めている。幽門腺にはホルモンである**ガストリン** gastrin を分泌する **G 細胞** G cell がある。

胃が正常に機能しているときも，表層の上皮細胞はかなりの程度で胃内腔へはがれ落ちている。頸部粘液細胞が円柱上皮細胞に分化して移動することによって，はがれ落ちた部分が置き換えられる。このように，胃上皮表面の損傷を修復する能力は非常に顕著である。

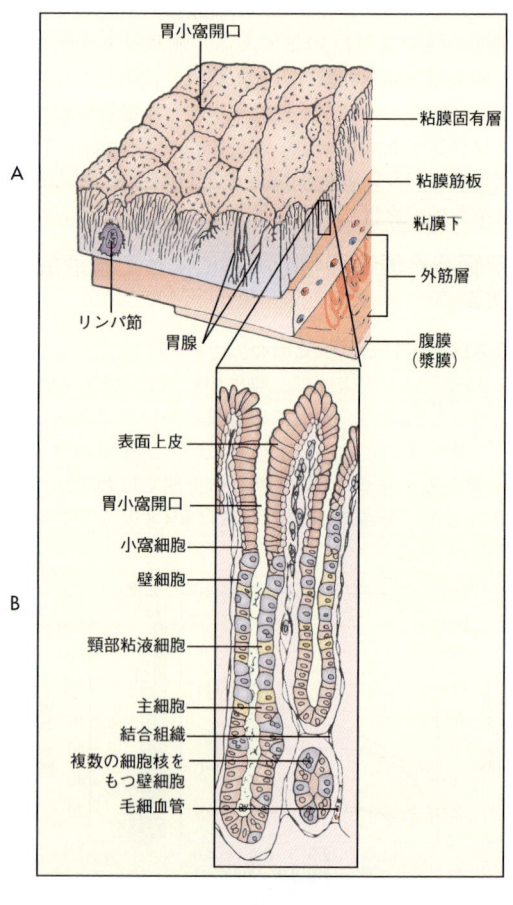

図33-4 胃粘膜の構造。A：胃壁の一部を示す。B：ヒトの胃にある胃腺を2つ並べてある。(A は Braus, H.：*Anatomie des Menschen*, Julius Springer, Berlin, 1934 より改変。B は Weis, L. ed.：*Histology : cell and tissue biology*, ed. 5, Elsevier, New York, 1981 より転載)

胃液には塩類，水，塩酸，ペプシン，内因性因子，粘液が含まれる

胃で分泌される液体は**胃液** gastric juice とよばれる。表層の上皮細胞の分泌物と胃腺の分泌物が混合したものを胃液という。食後には上にあげた要素全部の分泌が増える。

胃液のイオン組成は分泌速度によって変化する。分泌速度が速いほど水素イオン（H^+）の濃度が高く（図33-5▼），遅いと H^+ 濃度が減少して Na^+ 濃度が増加する。胃液の K^+ 濃度は血漿と比べて常に高いので，嘔吐が続くと低カリウム血症になるおそれがある。分泌速度を問わず，常に Cl^- は胃液の主要陰イオンである。分泌速度が速いと胃液の組成は等張 HCl 液に似てくる。塩酸はペプシノーゲンを変換して活性をもつペプシンにする（第34章を参照）と同時に，ペプシンが作用できるように pH を酸性に保持する。

安静状態で，ヒトの場合，胃酸の産生量はだいたい 1～5 mEq/hr である。最大刺激では HCl 産生は 6～40 mEq/hr にのぼる。概して，胃潰瘍患者では HCl 分泌が少ないが，十二指腸潰瘍患者では正常よりも多い。この理由については後述する。

> 胃液の酸度が高いと食餌といっしょに取り込まれた微生物の大部分が殺される。何らかの疾患あるいは HCl 分泌を抑制する薬剤の使用で，胃酸分泌が少ない場合，食餌とともに取り込まれた病原体の感染に罹りやすい。

壁細胞の形態は胃酸分泌に伴って劇的に変化する

壁細胞は特徴的な超微細構造をしており（図33-6▼），分枝した**分泌細管** secretory canaliculi からなる細密なシステムをもつ。この分泌細管は細胞質を貫いて，内腔に面した壁細胞表面にある共通の出口に集結している。細管の表面を微小絨毛が覆っている。非刺激状態では，壁細胞の細胞質に多数の小管構造や小胞があり，**小管小胞系** tubulovesicular system を構成している。小管小胞膜には H^+ と Cl^- の腺腔内への分泌に関わる輸送蛋白質がある。壁細胞が刺激を受けて HCl を分泌するとき（図33-6 B▼），小管小胞膜は分泌細管の形質膜と融合する。こうして広範な膜の融合が起こって分泌細管表面で作動可能な HCl ポンプ部位の数が大きく増加する。

胃の H^+ 分泌で最初に働くのはプロトンポンプ ATP アーゼである

分泌速度が最大のとき，H^+ は100万対1以上の濃度勾配に逆らってポンプが働く。Cl^- もまた大きな電気化学的電位差に抗して胃の内腔に向かう。このように

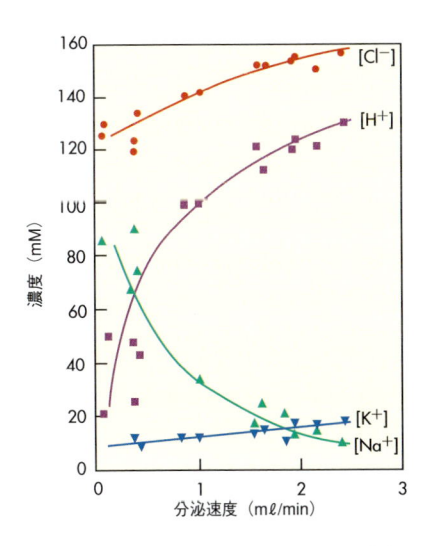

図33-5 胃液（健常青年）のイオン濃度は分泌速度によって変化する。分泌速度が遅いとき，胃液は血漿より低張性である。速いと，胃液は等張性に近づき，高濃度の H^+ と Cl^- を含む。（Nordgren, B.: *Acta Physiol. Scand.*, **58**［suppl. 202］: 1, 1963 より改変）

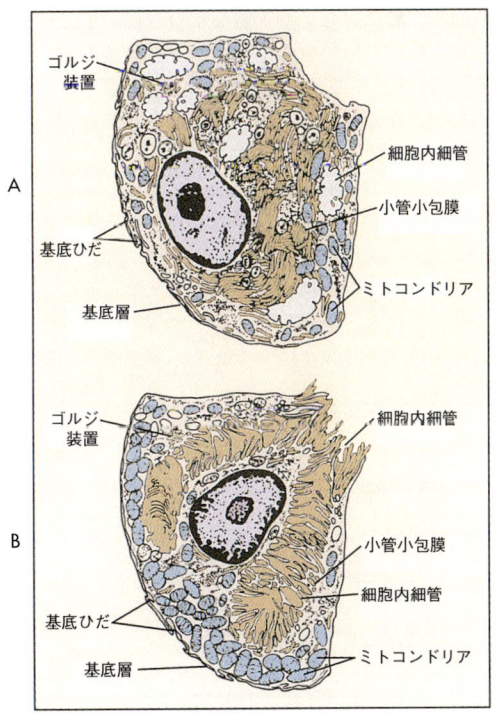

図33-6 A：静止状態の壁細胞を示したもので，小管小胞で満たされた細胞質と細胞内細管がある。B：胃酸を分泌している壁細胞。小管小胞が細胞内細管の膜と融合し，細胞内細管は腺腔に向けて開口した状態になり，多数の長い微絨毛が内側を覆っている。（Ito, S., Johnson, L. R., ed.: *Physiology of the gastrointestinal tract*, New York, 1981, Raven より転載）

H^+とCl^-の移動は，両者ともエネルギーを必要とする。

壁細胞の頂部膜，すなわち分泌細管膜にはH^+,K^+-ATPアーゼがあり，K^+とH^+を交換する（図33-7▼）。このATPアーゼはH^+ポンプであり，H^+もK^+も電気化学的電位勾配に逆らって汲まれる。

H^+が壁細胞から汲み出されると，過剰のHCO_3^-が残される。HCO_3^-は基部外側部の形質膜で電気化学的勾配に従って流れる。HCO_3^-の流出を担う蛋白質はCl^-を逆方向に輸送する。Cl^-は電気化学的電位勾配と反対に，細胞内へ向かって移動する。このCl^-の能動輸送に必要なエネルギーは，HCO_3^-の電気化学的勾配に従った移動に由来するものである。

H^+, K^+-ATPアーゼとCl^--HCO_3^-対向輸送担体が共同で作用する結果，Cl^-は壁細胞の細胞質に集積する。Cl^-は頂部膜で起電性陰イオンチャネルを通って壁細胞から出ていく。

ペプシン群が蛋白質を消化する

胃腺の主細胞から分泌される一群のプロテアーゼがペプシン群であるが，これらをまとめて単に**ペプシン** pepsinということが多い。ペプシン群は**ペプシノーゲン群** pepsinogensとよばれる不活性な前酵素として分泌される。酸に対して不安定な結合が開いて，ペプシノーゲン群から活性をもつペプシン群に変わる。このとき，pHが低いほど変換は速い。ペプシン群はペプシノーゲン群に作用して蛋白質分解を起こし，いっそう多くのペプシン群をつくる。

ペプシン群はpHが3およびそれ以下で，最も高い蛋白質分解活性を示す。一般的な食餌にある蛋白質の約20％をペプシン群が消化する。十二指腸内で中和されると，pHが中性になりペプシン群は不可逆的に不活性化される。主細胞では，ペプシノーゲン群は膜に結合した酵素原顆粒に含まれる。主細胞が分泌刺激を受けると酵素原顆粒の内容は開口性放出によって放出される。

ビタミンB_{12}が正常に吸収されるには内因性因子が必要である

糖蛋白質である**内因性因子** intrinsic factorは胃の壁細胞から分泌される。壁細胞でHCl分泌を起こす刺激と同一の刺激に反応して内因性因子の放出が起こる。内因性因子の分泌は胃に限定された機能で，生命の維持に必須である。

粘液と重炭酸が表層上皮細胞を保護する働きをもつ

糖蛋白質ムチンを含む分泌物は粘性と付着性をもち，まとめて**粘液** mucusとよばれる。ムチンは胃腺の頸部にある頸部粘液細胞と胃表面の上皮細胞によって分泌される。粘液はこれらの細胞の頂部にある大きな顆粒の中に貯められており，開口性放出で出される。粘液分泌を刺激するものは，酸分泌やペプシノーゲン分泌を促進するものと同じものがある。胃腺付近にある副交感神経末端から放出されるアセチルコリンもその1つである。

粘膜表面上皮細胞は，血漿と似た濃度のNa^+とCl^-および血漿より高い濃度のK^+とHCO_3^-を含む水様性の液を分泌する。HCO_3^-濃度が高いので，粘液はアルカリ性になる。粘液は平静時に粘膜から分泌され，粘着性と粘性を備えたアルカリ性の層となって胃粘膜表面を覆う。食餌を摂ると，粘液とHCO_3^-の分泌速度が増す。

胃の粘膜バリアには粘液と重炭酸の両方が必要である

粘液は胃粘膜表面にゲルを形成する。粘液はアルカリ性分泌物を取り込んで胃粘膜バリアを形成し，胃内腔に存在するものによる障害を受けないように粘膜を保護する（図33-8▼）。ペプシンはムチン分子内のある種のペプチド結合を開いてゲルを溶かしてしまうので，新たにムチン分子を合成して改めてゲルをいっぱいにしておく必要がある。

粘膜上にゲル層があるので，HCO_3^-を含む上皮細胞分泌物が胃内容とすぐには混ざり合わない。そこで，胃内腔のpHがほぼ2であるにもかかわらず，上皮細胞表面ではpHが中性付近に保持される。以上，粘膜保護には粘液とHCO_3^-の両方の分泌が必要であり，どちらか一方だけでは上皮細胞表面のpHを中性付近に保つことはできない。

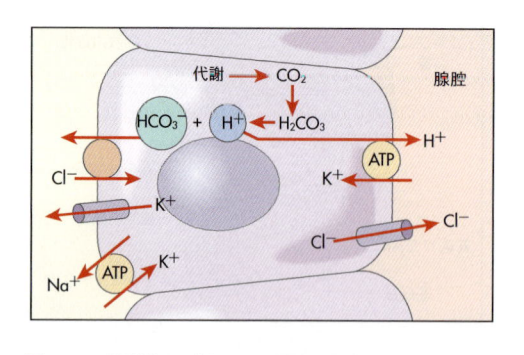

図33-7 壁細胞のH^+とCl^-の分泌に関与する主要イオンの輸送過程の概要。Cl^-は電気化学的勾配に逆らって基部外側部膜を通って細胞内に入る。この流入はKCO_3^-の流出によってエネルギーを供給される。管腔側の膜からH^+を能動的に排出することによって，細胞質のHCO_3^-を高レベルにする。H^+, K^+-ATPアーゼによってH^+は分泌細管に入り，Cl^-は起電性Cl^-チャネルを通って分泌細管に入る。

健常者では，HClとペプシンの分泌速度が上がっても胃粘膜バリアで胃を保護できる。しかしながら，HCO_3^-または粘液の分泌が抑制されると，胃粘膜バリアが危うくなり酸と

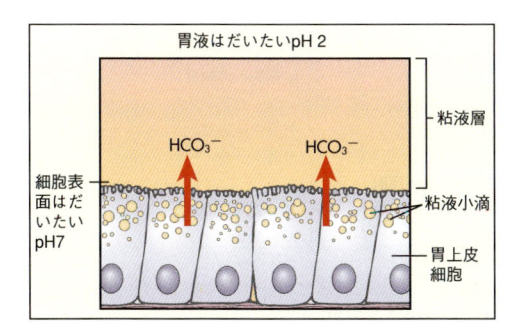

図33-8 胃の粘膜バリアはHCO$_3^-$を含む粘液層で，胃粘膜表面を保護する機構として知られている。表層の上皮細胞の分泌物がHCO$_3^-$豊富であること，および粘液層が高粘稠性であるので，対流による混和が抑えられることなどによる緩衝作用の結果，胃液のpHが1〜2であるにもかかわらず，細胞表面のpHは7付近にとどまることができる。

ペプシンが胃表層に作用して**胃潰瘍** gastric ulcer を起こすこともある。α-アドレナリン作用薬は HCO$_3^-$ の分泌を減少させる。この作用は**ストレス性潰瘍** stress ulcer の発症に関与する。血中のアドレナリン濃度が慢性的に上昇すると，HCO$_3^-$ の分泌が抑制されて上皮細胞表面の防護が減弱する。アスピリンや非ステロイド性の抗炎症薬は粘液とHCO$_3^-$の分泌を抑えるので，これらの薬物を長期間使うと粘膜表面を損傷する。ある種のプロスタグランジンは粘液とHCO$_3^-$分泌を促進するので，胃の上皮表面を保護する助けとなる。

胃酸分泌のコントロール

壁細胞からのHCl分泌制御

アセチルコリン acetylcholine，**ヒスタミン** histamine および**ガストリン** gastrin の3つはHCl分泌の生理的作用薬である。これら3つの分泌促進物質はいずれも，壁細胞の形質膜に存在するそれぞれの受容体と結合し，壁細胞を直接刺激してHClを分泌させる（図33-9▼）。アセチルコリンは壁細胞の周辺でコリン作動性線維の端末から放出される。ガストリンは胃前庭部や十二指腸の粘膜にあるG細胞でつくられて，血流を介して壁細胞に到達する。パラクリン性作用薬であるヒスタミンは胃粘膜内で分泌されて，壁細胞まで拡散する。

壁細胞作用薬の細胞レベルでの作用機構

図33-9▼には，壁細胞膜にあるアセチルコリン，ガストリン，ヒスタミンに対する受容体，およびこれらの分泌促進物質が作用する際に介在する細胞内セカンドメッセンジャーをまとめて示してある。ヒスタミンはHCl分泌の主要な生理的作用薬である。**シメチジン** cimetidine はH$_2$受容体の特異的な拮抗薬で，HCl分泌促進物質による酸分泌の大部分を遮断する。胃粘膜に存在する**腸クロム親和性細胞様細胞** enterochromaffin-like cell（ECL細胞）はヒスタミンを合成し貯蔵する。

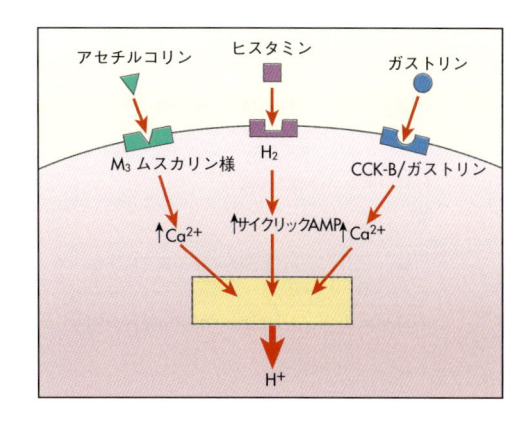

図33-9 壁細胞から酸分泌を起こす分泌促進物質。アセチルコリンはM$_3$ムスカリン様受容体に結合する。ヒスタミンはH$_2$-ヒスタミン受容体（H$_2$）を介して作用する。ガストリンはコレシストキニン/ガストリン受容体（CCK-B/ガストリン）に結合する。アセチルコリンとガストリンは細胞質内の遊離Ca^{2+}を増加させる。ヒスタミンは細胞内のサイクリックAMPレベルを上昇させる。

アセチルコリンやガストリンで刺激されたとき，ECL細胞はヒスタミンを分泌し，このヒスタミンが壁細胞の近傍に拡散してHCl分泌を刺激する。

壁細胞に対する直接的な刺激薬として，ガストリンはアセチルコリンやヒスタミンほど強力ではない。血液中のガストリン増加に対する生理的反応はシメチジンによって強く抑えられる。このようにガストリンに対する生理的反応の大部分は，ガストリンによって刺激されたヒスタミン分泌に由来するものである。

シメチジンや他のH$_2$受容体遮断薬が利用できるようになって，十二指腸潰瘍や胃酸分泌過剰が関連している異常に対する治療法が大きく変革した。これらの薬物は通常HCl分泌を劇的に減少させるが，副作用はほとんどない。H$_2$受容体の遮断薬は**ゾーリンガー–エリソン** Zollinger-Ellison 症候群ではさほど効果がない。この症候群の患者ではガストリン分泌性の腫瘍があり，ガストリンの血中値が非常に高い。現在，H$^+$, K$^+$-ATPアーゼの特異的で非可逆性の抑制薬である**オメプラゾール** omeprazole がこの治療で選択される薬物である。

胃酸分泌には3つの相があり，それぞれ頭相，胃相および腸相である

胃が数時間にわたって空になっていると，HClは基礎的な分泌だけになり，最大値のほぼ10％である。食後，胃酸分泌は迅速に増加する。食餌に反応して起こる胃酸分泌の増加には3つの相がある（表33-1▼）。まず，食餌が胃に達する前に起こる**頭相** cephalic phase，食餌が胃内に存在することによって起こる**胃相** gastric phase，そして十二指腸と上部空腸に起因する機構によって起こる**腸相** intestinal phase である。

胃酸分泌の頭相は食餌に関する視覚，嗅覚，味覚に

表33-1 胃酸分泌刺激のメカニズム

相	刺激	経路	壁細胞への刺激
頭	咀嚼，嚥下，その他	迷走神経	
		：壁細胞へ	アセチルコリン
		：G細胞へ	ガストリン
胃	胃の伸展	局所および迷走-迷走反射	
		：壁細胞へ	アセチルコリン
		：G細胞へ	ガストリン
腸	十二指腸内の蛋白質分解産物	腸G細胞	ガストリン
		腸内分泌細胞	エンテロオキシンチン

(Johnson, L. R. ed.：*Gastrointestinal physiology*, ed. 4, Mosby, St Louis, 1991 より改変)

よって促進される。コリン作動性の迷走神経線維や壁内神経叢のコリン作動性ニューロンが頭相分泌を引き起こす。これらのニューロンから放出されたアセチルコリンは壁細胞を直接刺激してHCl分泌を起こす。アセチルコリンは，胃前庭部や十二指腸のG細胞からガストリンを，胃粘膜のECL細胞からヒスタミンをそれぞれ放出させて間接的にも胃酸分泌を刺激する。

胃前庭部のpHが低いと頭相で分泌されるHClの量は少なくなる。頭相で，胃の酸を中和する食餌がないと，胃前庭部のpHは急速に下がる。このpH低下は直接的に壁細胞を抑制し，同時に内在性の抑制性神経反射を作動させて，分泌される酸の量を制限する。

胃相での主要な刺激になるのは，胃の伸展およびペプシン作用の結果生じたアミノ酸やペプチドが存在することである。食餌に反応して分泌される酸のうち大部分は胃相で分泌される。pHが2またはそれ以下の溶液で粘膜表面を処理すると，HCl分泌は効果的に遮断される。胃内容の中和能力が飽和するとpHは急速に下がり，それ以上の酸放出は抑えられる。こうして，胃内の酸度は調整される。

胃前庭部にアミノ酸やペプチドがあると，その部位にあるG細胞からガストリンが放出され，次いでHCl分泌が起こる。蛋白質のままではこの効果はない。その他，胃酸分泌を起こすものにCa^{2+}，カフェイン，アルコールなどがある。

腸相での分泌は十二指腸の内容によって影響される。十二指腸に乳糜粥があると神経性および内分泌性の反応を起こし，胃酸分泌をまず刺激したのち抑制する。胃からの排出の初期に胃の乳糜粥のpHが3より高いと，刺激効果が目立つ。のちに胃で乳糜粥の中和能力が弱くなって，十二指腸に排出された乳糜粥のpHが3以下になると抑制性の影響が優勢になる。表33-1▼と表33-2▼に胃酸分泌を刺激，抑制する主要な機構をまとめてある。

胃酸分泌は十二指腸の伸展によって促進され，また十二指腸内に蛋白質の消化産物であるペプチドやアミノ酸が存在することによっても増強される。十二指腸と近位空腸にはG細胞があり，ペプチドやアミノ酸によって刺激されてガストリンを放出する。

腸相ではいくつかの機構で胃酸分泌が抑制される（表33-2▼）。十二指腸と近位空腸に存在する酸および脂質消化産物，腸管内の高張性などによってこれらの機構が作動する。

十二指腸内が酸性になるとホルモンの**セクレチン** secretin が血流中に放出される。セクレチンはG細胞からのガストリン放出を抑制し，同時に壁細胞の反応を減弱させて胃酸分泌を抑える。十二指腸内の酸は局所神経反射を介して胃酸分泌を抑える。十二指腸球部の酸によって**球ガストロン** bulbogasterone が放出される。このホルモンは壁細胞の胃酸分泌を抑制する。

十二指腸や近位空腸にあるトリグリセロールの消化産物は，壁細胞の胃酸分泌を抑える2種類のホルモン，すなわち**胃抑制ペプチド** gastric inhibitory peptide と**コレシストキニン** cholecystokinin（CCK）を放出する。

表33-2 胃酸分泌抑制のメカニズム

部位	刺激	メディエーター	ガストリン放出の抑制	壁細胞の胃酸分泌抑制
胃幽門前庭部	酸（pH＜3.0）	なし，直接	+	
十二指腸	酸	セクレチン	+	+
		球ガストロン	+	+
		神経反射		+
十二指腸および空腸	高張液	未同定のエンテロガストロン		+
	脂肪酸，モノグリセリド	胃抑制ペプチド	+	+
		コレシストキニン		+
		未同定のエンテロガストロン		+

(Johnson, L. R. ed：*Gastrointestinal physiology*, ed. 4 Mosby, St Louis, 1991 より改変)

十二指腸に高張液があると胃酸分泌を抑制する別のホルモンが放出されるが，まだ同定されていない。

> 胃潰瘍の患者ではHCl分泌が正常以下のことがしばしば起こる。このことは不思議に思われるかもしれないが，胃粘膜表面でのpHが大きく低下するのを防いでいる胃粘膜バリアが不全であるので胃潰瘍が起こる。このpH低下はHCl分泌を抑える。逆に，十二指腸潰瘍の患者ではHCl分泌は亢進している。いくつかの例では，胃におけるHCl分泌抑制機構の感度が減弱しており，HClの過剰分泌が起こる。結果として，H^+が中和されるよりも速やかにHClは十二指腸へ排出され，十二指腸に潰瘍をもたらす。

塩酸分泌を刺激する薬物の多くはペプシノーゲン分泌も起こす

壁細胞の酸放出速度と主細胞のペプシノーゲン放出速度には高い相関がある。アセチルコリンは主細胞がペプシノーゲン放出を起こす強力な刺激となる。ガストリンも主細胞を直接刺激する。胃粘膜と接触している酸は，局所神経反射を介してペプシノーゲン放出を刺激する。十二指腸粘膜から放出されたセクレチンやCCKは，主細胞を刺激してペプシノーゲンを放出する。

胃および十二指腸潰瘍のうち薬物効果がないほとんどすべての例は，ヘリコバクター・ピロリ Helicobacter pylori 感染が原因である

消化潰瘍性疾患 peptic ulcer disease には胃潰瘍と十二指腸潰瘍の両方が含まれる。潰瘍の形成に関わるメカニズムの中に**ヘリコバクター・ピロリ** Helicobacter pylori（H. pylori）菌の感染，胃粘膜バリア効果の減弱，および酸分泌過剰がある。

非ステロイド性の抗炎症薬を長期間にわたって用いていると，粘液とHCO_3^-の分泌を減少させ，その結果，胃粘膜バリア効果の弱体化と胃潰瘍の形成が起こる。酸の過剰分泌は十二指腸潰瘍の形成に関与する。ゾーリンガー・エリソン症候群ではガストリン分泌腫瘍がHCl分泌亢進と十二指腸潰瘍の形成をもたらす。

H. pylori は酸性の環境で発育する。この菌は高レベルのウレアーゼをもっており，この酵素は尿素をアンモニアと二酸化炭素にする反応を触媒する。アンモニアは菌の周辺にある酸の中和に役立つ。胃および十二指腸の粘膜層に H. pylori は存在する。菌は粘膜に侵入することはないが，細胞免疫反応や体液免疫反応を引き起こす蛋白質を分泌する。そこで，マクロファージやその他の免疫細胞が粘膜に入り込んで**慢性表層胃炎** chronic superficial gastritis を起こし，しばしば潰瘍性疾患に至る。

世界中で約40％のヒトの胃で H. pylori の感染があり，大部分で軽度症状の慢性表層胃炎がある。場合によっては，H. pylori はもっと重い胃炎や潰瘍を起こすこともある。H. pylori で起こされた慢性の激しい胃炎が胃癌の発生に結びつく可能性もある。

十二指腸潰瘍の大部分は十二指腸における H. pylori 感染と関係がある。十二指腸潰瘍の患者でたびたびHClの過剰分泌がある。こうして十二指腸内のpHが下がって，好酸性の H. pylori による感染を助けることになる。

胃あるいは十二指腸の潰瘍性疾患の治療で，H. pylori に感染している患者の場合は抗生物質療法が推奨される治療法の1つである。HCl分泌を抑えると H. pylori が抗生物質にいっそう感受性をもつようになるので，通常は，HCl分泌を抑制する薬物も投与される。抗生物質を用いないで**オメプラゾール** omeprazole またはH_2受容体拮抗薬で治療すると H. pylori を減少させ，潰瘍の治癒を促す。しかし，酸分泌遮断薬の投与を中断すると H. pylori は再び増えて，多くの場合，潰瘍が再発する。

膵臓の分泌物には主要栄養素すべてを消化する酵素が含まれる

ヒトの膵臓の重量は100 g以下である。にもかかわらず，毎日約1 l（膵臓重量の10倍）の膵液を分泌する。膵臓の特徴は内分泌機能と外分泌機能の両方をもっていることである。外分泌液は，十二指腸内での中和に重要であるHCO_3^-豊富な**液性成分** aqueous component，および炭水化物（糖質），蛋白質，脂質を消化する酵素を含む**酵素成分** enzyme component からなる。十二指腸内に酸および消化産物が存在していると，神経性およびホルモン性信号を送り出して膵臓外分泌をコントロールする。セクレチンは主に液性成分の分泌を起こし，CCKは膵臓酵素の分泌を刺激する。

膵臓外分泌部の構造は唾液腺に似ている

顕微鏡的には，一方が盲端になっている管が多角形の腺房細胞で囲まれている。腺房細胞の第1の機能は膵液の酵素成分を分泌することである。腺房が集まって小葉になり，腺房から流れ出る小導管は**介在導管** intercalated duct とよばれる。これらの小導管はやや太い**小葉内導管** intralobular duct に注ぎ込み，複数の小葉内導管は1本の**小葉外導管** extralobular duct に注ぎ，この導管からさらに太い導管へ向かう。太い導管が集合して主導管になり**総胆管** common bile duct と合流して十二指腸に入る。

膵臓の内分泌細胞は**ランゲルハンス島** islet of Langerhans に存在する。この膵島にある島細胞は膵臓の全容積の2％に満たないが，ここから分泌されるホルモンは代謝調節に必須なものである。ランゲルハ

ンス島細胞から放出されるホルモンは**インスリン insulin**，**グルカゴン glucagon**，**ソマトスタチン somatostatin** および**膵臓ポリペプチド pancreatic polypeptide** である（第42章参照）。

膵臓は迷走神経枝の支配を受けている。迷走神経線維は膵臓内で腺房細胞と膵島細胞を支配しているコリン作動性ニューロンとシナプス結合している。腹腔・上腸間膜神経叢からくる交感神経の節後線維は，膵臓血管を支配する。膵液の分泌は副交感神経活動で刺激され，交感神経活動で抑制される。

膵液の液性成分は，大部分が導管上皮細胞でつくられる

膵液の Na^+ と K^+ の濃度は血漿と同じである。HCO_3^-（血漿より高い）と Cl^- が主要な陰イオンである。HCO_3^- 濃度は変動しており，分泌速度が遅いときの約 $80\,mEq/l$ から，分泌速度が速いときの約 $140\,mEq/l$ まで変わる（図33-10▼）。HCO_3^- と Cl^- の濃度は相反的に変化する。導管細胞で分泌される液性成分はやや高張性で，HCO_3^- 濃度は高い。分泌物が導管を流下するにつれて，水は上皮をはさんで平衡状態になり，膵液は血漿と等張になる。HCO_3^- と Cl^- が若干交換される（図33-11▼）。

静止状態では液性成分は主として介在導管と小葉内導管でつくられる。セクレチンによって分泌が刺激されたときは流れがさらに追加され，その大部分は小葉外導管からのものである（図33-11▼）。液性成分の分泌を起こす生理的な刺激はセクレチンである。

腺房細胞は膵液の酵素成分を分泌する

腺房細胞の分泌物が，膵液の**酵素成分 enzyme component** である。腺房細胞で分泌された液体の浸透圧および，含有されるイオン類の濃度は，血漿に似ている。酵素成分には，食料の主要成分をすべて消化するために必要とされる重要な酵素が含まれる。膵臓酵素が欠如すると，脂質，蛋白質，炭水化物は吸収不全になる。

膵液のプロテアーゼは不活性な酵素前駆体型で分泌される。膵臓のプロテアーゼとして主要なものに**トリプシン trypsin**，**キモトリプシン chymotrypsin**，**カルボキシペプチダーゼ carboxypeptidase** があり，それぞれ**トリプシノーゲン trypsinogen**，**キモトリプシノーゲン chymotrypsinogen**，**プロカルボキシペプチダーゼ procarboxypeptidase** として分泌される。トリプシノーゲンは，十二指腸粘膜で分泌される**エンテロペプチダーゼ enteropeptidase** によって特異的に活性化される（エンテロペプチダーゼは**エンテロキナーゼ enterokinase** ともよばれる）。次いで，トリプシンはトリプシノーゲン，キモトリプシノーゲン，プロカルボキシペプチダーゼなどを活性化する。膵液にある**トリプシン阻害因子 trypsin inhibitor** は，蛋白質分解酵素が膵臓導管の中で早まって活性化することを防いでいる。

膵液には活性型として分泌される**α-アミラーゼ α-amylase** がある。**膵臓アミラーゼ pancreatic amylase** はデンプン分子を切断してオリゴ糖にする。膵液には多くの脂質消化酵素または**リパーゼ類 lipase** も存在する。膵臓リパーゼの主要なものは**トリアシルグリセロ**

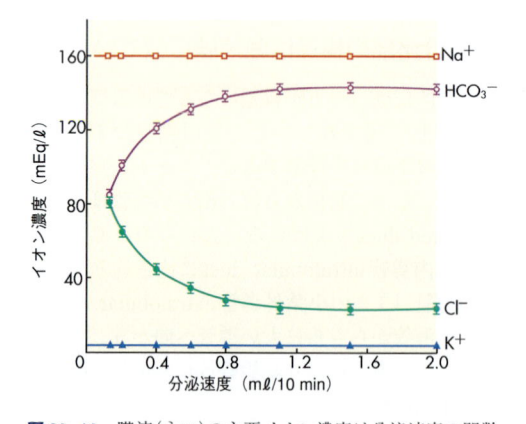

図33-10 膵液(ネコ)の主要イオン濃度は分泌速度の関数として変化する。分泌速度にかかわらず，膵液の HCO_3^- 濃度はいつも血漿レベルより十分高い。セクレチンを静脈内に注射して膵液分泌を刺激した。(Case, R. M, Harper, A. A., Scratcherd, T.: *J. Physiol.*[*Lond.*], **20** : 335, 1969 より転載)

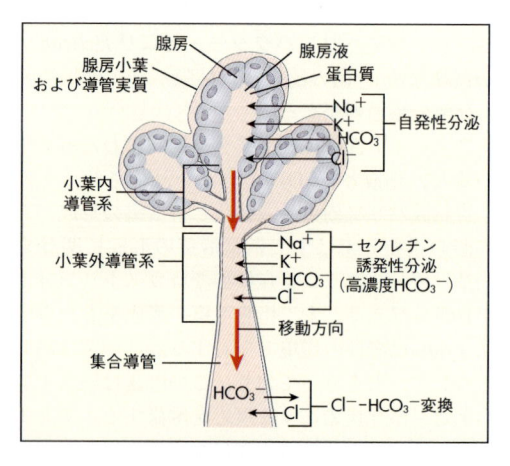

図33-11 膵液をつくる輸送過程の在在部位。腺房液は等張性で，Na^+，K^+，Cl^-，および HCO_3^- の濃度は血漿と似ている。腺房液とその中に含まれる蛋白質の分泌はCCKとアセチルコリンによって刺激される。小葉内導管の自発性分泌物には血漿より高濃度の K^+ と HCO_3^- がある。ホルモンであるセクレチンは小葉外導管内腔を覆う細胞を刺激して水と電解質を分泌させる。セクレチンによって引き起こされた分泌では HCO_3^- が自発性分泌よりも多い。(Swanson, C. H, Solomon, A. K.: *J. Gen. Physiol.*, **62** : 407, 1973 より改変)

ールヒドロラーゼtriacylglycerol hydrolase，コレステロールエステルヒドロラーゼcholesterol ester hydrolase，ホスホリパーゼA_2 phospholipase A_2である。

> 腺房細胞頂部の形質膜にある起電性Cl^-チャネルを通ってCl^-が腺房腔に入る。このCl^-チャネルをコードする遺伝子の変異が，囊胞性線維症 cystic fibrosis の主要分子欠損である。この変異によって，ある種の上皮細胞頂部の形質膜に存在するCl^-チャネルの劇的な減少が起こる。腺房腔へ向かうCl^-輸送が減少するとNa^+と水の輸送に障害が起こる。その結果，囊胞性線維症では膵臓の腺房と介在導管および肺の細気道で粘液が詰まるようになる。囊胞性線維症の幼児の大部分では，すでに子宮内で膵臓の外分泌機能が不可逆的に損なわれている。この理由で，囊胞性線維症の幼児では，特に脂質の消化困難と吸収困難が強く，かつ高頻度に起こる。

神経性およびホルモン性の刺激が膵液分泌を起こす

　膵臓を支配している迷走神経枝の刺激は膵液分泌を促進する。交感神経線維の活動は膵臓への血流を減少させ，これが一因となって膵分泌が抑制される。十二指腸粘膜から放出されるホルモンであるセクレチンとCCKは，それぞれ液性成分と酵素成分の分泌を刺激する。膵液の液性および酵素成分は別々にコントロールされているので（図33-11▼），膵液に含まれる蛋白質の量は1％以下から10％の間で変動する。

ガストリンは頭相における作用薬である

　ガストリンは迷走神経活動に反応して胃前庭部粘膜から放出され，頭相における膵液分泌を刺激する。ガストリンはCCKと同類のペプチドグループの一員であるが，膵液分泌誘発物質としての作用はCCKよりずっと弱い。図33-12▼には膵臓腺房細胞の分泌を起こすことができる作用薬をまとめてある。

膵液分泌の胃相はガストリンと神経反射で惹起される

　分泌の胃相では，胃の伸展に反応し，さらに胃前庭部のアミノ酸やペプチドの存在にも反応してガストリンが放出されて膵液分泌を促進する。加えて，胃の伸展によって惹起された神経反射も膵液分泌を起こす。

膵液分泌量が最も多いのは腸相である

　分泌の腸相では，十二指腸や上部空腸にある乳糜粥の成分が膵臓の分泌を起こす。十二指腸と上部空腸に酸があると，酵素の少ない膵液を多量に分泌させる。酸に対するこの反応に関わるのは主としてホルモンであるセクレチンである。十二指腸と上部空腸で酸に反応して粘膜細胞からセクレチンが放出される。セクレチンは膵臓の小葉外導管の上皮細胞を直接刺激してHCO_3^-豊富な膵液の液性成分を分泌する。

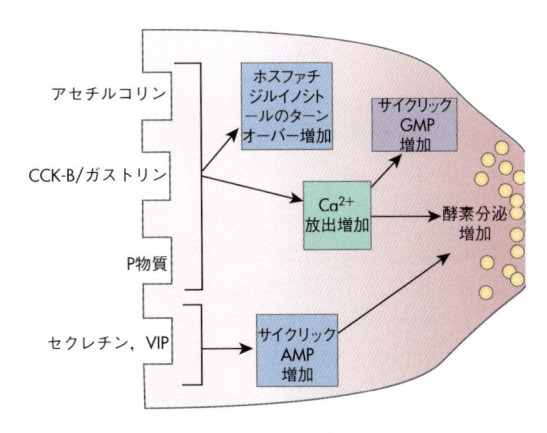

図33-12　膵臓の腺房細胞から分泌を起こす作用薬とセカンドメッセンジャー機構。アセチルコリン，CCK，ガストリン，およびサブスタンスPはイノシトール脂質の加水分解を活性化し，細胞内Ca^{2+}を動員し，サイクリックGMPレベルを上昇させる。セクレチンとVIPはアデニル酸シクラーゼを活性化してサイクリックAMPレベルを上げる。

　十二指腸にペプチドやアミノ酸があると酵素成分豊富な膵液が分泌される。十二指腸内の脂肪酸やモノグリセリドも蛋白質の多い膵液を分泌させる。十二指腸や上部空腸の特定な細胞から消化産物に反応して放出されるホルモンであるCCKが，膵液の酵素成分分泌に最も重要な生理的信号である。セクレチンの導管刺激効果をCCKが増強し，またCCKの腺房細胞への作用をセクレチンが増強する。

肝臓と胆囊の機能

肝臓は小葉構造である

　肝臓の**小葉**lobuleは**中心静脈**central veinの周囲に構成される（図33-13▼）。血液は小葉辺縁部で**門脈** portal vein と**肝動脈** hepatic artery の枝から**類洞血管** sinusoid に入る（第25章参照）。類洞血管で，血液は**肝細胞**hepatocyteが1つか2つの厚さでプレート状に並ぶ構造の間を小葉の中心に向かって流れる。類洞血管の内皮細胞の間には大きな開窓があるので，それぞれの肝細胞は類洞血管内の血液と直接的に接している。肝細胞表面の大部分は血液と密に接触する。このことが，ある種の物質を効率良く血液から除去する肝臓の能力と関係している。**毛細胆管**biliary canaliculiは互いに隣接している肝細胞の間にあり，小葉の辺縁部で胆管に注ぐ。

肝臓の代謝機能は生命に必須である

　代謝の調節，多数の蛋白質や分子の合成，ビタミンや鉄分の貯蔵，いくつかのホルモンの分解，多くの薬物や毒物の不活化と排泄などに，肝臓は必要かつ不可

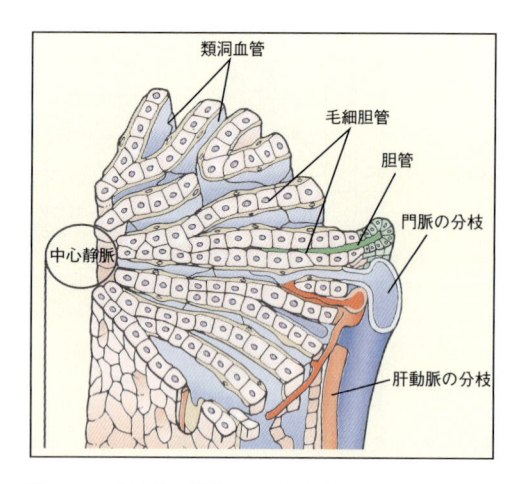

図33-13 肝小葉の模式図．中心静脈は肝小葉の中心にあり，肝細胞からなる板状構造が中心から放射状に並んで肝小葉を形成する．門脈や肝動脈からの分枝は小葉の周辺にあり，両血管からの血液は類洞血管の中を流れる．肝細胞間にある細胆管は周辺の胆管に注ぎ込む．(Bloom, W., Fawcett, D.W.: A *textbook of histology*, ed. 10,WB Saunders, Philadelphia,1975 より改変)

欠である．肝臓は炭水化物，脂質，蛋白質の代謝を調節する．肝臓と骨格筋は身体におけるグリコーゲンの2大貯蔵庫である．グルコースの血中レベルが高いと，グリコーゲンが肝臓に貯えられる．血中グルコースレベルが低いと，グリコーゲンが分解されて(glycogenolysis)，グルコースになって血中へ放出される．肝臓は**糖新生** gluconeogenesisの主要な場所であり，アミノ酸，脂質または簡単な炭水化物（たとえば乳糖）をグルコースに変換する．肝臓における炭水化物代謝はいくつかのホルモンによって調節される（第42，47章参照）．

　肝臓は脂質代謝でも中心的役割を果たしている．第34章で述べるように，腸で吸収された脂質は**キロミクロン** chylomicronになってリンパ系に入る．血管内皮細胞の表面にある**リポ蛋白質リパーゼ** lipoprotein lipaseによってキロミクロンのトリグリセリドが加水分解されてグリセロールと脂肪酸になり，**脂肪細胞** adipocyteに取り込まれる．この結果，コレステロールの多い**キロミクロン残余物** chylomicron remnantが肝細胞に取り込まれて分解される．**密度が非常に低いリポ蛋白質** very-low-density lipoproteins(VLDL)が肝細胞で合成・分泌され，その後，別のタイプの血清リポ蛋白質に変換される．これらのリポ蛋白質が体組織のコレステロールやトリグリセリドの主要な供給源である．胆汁にあるコレステロールが唯一のコレステロールの排出経路となる．肝細胞は体内コレステロールの主要な供給源であるとともに，主要な排出の場でもある．このように，肝細胞は血清コレステロールレベ

ルの調節に重要な役割を果たす（第41章参照）．

> **糖尿病** diabetes mellitusでは炭水化物の利用が障害されているので，脂肪酸のβ酸化が身体エネルギーの大きな供給源となる（第42章参照）．肝臓における脂肪酸の酸化によってアセト酢酸，β-ヒドロキシ酪酸，アセトンができる．これら3つの物質は**ケトン体** ketone bodyとよばれる．ケトン体は肝細胞から放出され，循環を介して他組織に運ばれ，そこで代謝される．尿や血中のケトン体の量から糖尿病の重篤さを推測することができる．

　肝臓は蛋白質代謝でも中心的に関与する．蛋白質が分解（異化）されると，アミノ酸の脱アミノ化が起こりアンモニアになる．ほとんどの組織でアンモニアはそれ以上は代謝されず，通常の代謝レベルでも毒性を示す．主に，肝臓でアンモニアは尿素に変換されて消去される．肝臓では必須アミノ酸以外のアミノ酸がすべて合成される．肝臓は，血漿リポ蛋白質，アルブミン，グロブリン，フィブリノーゲン，血液凝固に関わる蛋白質など，主要な血漿蛋白質すべてを合成する．

　肝臓は代謝に不可欠な物質をいくつか貯えている．肝臓は鉄の貯蔵部位として，赤血球のヘモグロビンに次いで重要である．また，ビタミン類のうち，A，D，B_{12}が肝臓に貯えられ，これらのビタミンでは摂取不足があっても肝臓の貯えでしばらく対処できる．

　肝臓は多くのホルモン，薬物および毒物を変換して排泄する．これらの物質は肝細胞で不活性型に変換される．肝細胞の滑面小胞体には多くの物質の化学的変換に関わる酵素や補因子からなるシステムがある．滑面小胞体には，グルコン酸，グリシン，グルタチオンとの抱合を触媒する酵素がある．肝臓で起こる変換によって多くの物質は水溶性が増し，容易に腎臓から排泄されるようになる．肝臓の代謝産物には胆汁に排泄されるものもある．

胆汁は肝細胞と胆管上皮細胞から分泌される

　肝臓の機能のうち，消化にとって最も重要なのは**胆汁** bileの分泌である．肝細胞でつくられる胆汁には胆汁酸，コレステロール，レシチンおよび胆汁色素が含まれる．イオン組成が血漿とよく似ている等張性の液体といっしょに，これらはすべて肝細胞で合成されて毛細胆管に分泌される．毛細胆管は合流して次第に太い導管になり，最終的には1本の太い胆管になる．胆管の上皮細胞はHCO_3^-豊富な水様の液体を分泌して，肝臓から出ていく胆汁の量を確保する．

　肝臓の分泌機能と膵臓の外分泌機能には共通性がある．両器官とも腺組織細胞型が主で，消化に関係する物質を含む1次分泌物をつくり出すことを主な機能とする．肝臓と膵臓の1次分泌物は血漿と等張で，血漿レベルに近いNa^+，K^+，およびCl^-を含んでいる．

この1次分泌はCCKによって刺激される。両器官ともに，導管系の上皮細胞が1次分泌を修飾し，上皮細胞はセクレチンで刺激されると高濃度のHCO_3^-を含む水を分泌する。

食事の間の空腹時に胆汁は**胆嚢**gallbladderに入る。胆嚢上皮は胆嚢内にある胆汁から塩類と水を抜き取る。その結果，胆汁酸は濃縮されて5〜20倍の濃度になる。摂食後に胆嚢が収縮して，濃縮された胆汁が十二指腸に排出される。胆嚢からの排出を誘発する最も強力な刺激はCCKである。1日で250〜1500 mlの胆汁が十二指腸に入る。

胆汁酸が脂質を乳濁液化すると，表面積を増すので脂質分解酵素が作用しやすくなる。胆汁酸は脂質の消化産物といっしょに**混合ミセル**mixed micelleを形成する（第34章参照）。刷子縁表面に向かう脂質分解産物の輸送をミセルが増すので，上皮細胞の脂質吸収を促進する。胆汁酸は主として回腸終末部で能動的に吸収される。少量の胆汁酸は吸収されないで排泄される。肝臓に還流してくる胆汁酸は肝細胞に取り込まれ，消化が行われている間は肝細胞から再び胆汁酸が迅速に分泌される。普通の食餌に反応して，すべての胆汁酸プールは2回以上繰り返し還流される。この胆汁酸の再循環を**腸肝循環**enterohepatic circulationという。毎日，胆汁酸プールのうち約20％が糞便中に排され，肝細胞で新たに合成された胆汁酸で置き換えられる。図33-14▼には腸肝循環の要点をまとめてある。

> 糞便に出される胆汁酸はコレステロールを排泄するための重要なメカニズムである。回腸における胆汁酸の再吸収を抑える薬物を与えると，コレステロールから新たな胆汁酸合成が促進される。このような作用をもつ薬物は血中コレステロール値を下げる目的で利用される。

肝細胞から分泌された胆汁分画には胆汁酸，リン脂質，コレステロールおよび胆汁色素が含まれる

胆汁酸が胆汁の主要成分である。胆汁酸の重量は乾燥値で胆汁の約50％になる。肝細胞から胆汁に分泌される成分は，他にリン脂質，胆汁色素および蛋白質である。胆汁酸はステロイド核をもち，肝細胞でコレステロールから合成される。肝臓で合成される胆汁酸の大部分は**1次胆汁酸**primary bile acidとよばれ，**コール酸**cholic acid（3-水酸基）と**ケノデオキシコール酸**chenodeoxycholic acid（2-水酸基）がある。胆汁酸にカルボキシル基と水酸基があると，原材料であるコレステロールよりも水溶性が高くなる。

消化管内微生物が胆汁酸を脱水酸化すると**2次胆汁酸**secondary bile acidができる。主要な2次胆汁酸は**デオキシコール酸**deoxycholic acid（コール酸の脱水酸化から）と**リトコール酸**lithocholic acid（ケノデオキシコール酸の脱水酸化から）である。胆汁には1次および2次胆汁酸の双方が含まれる。

正常に分泌された胆汁酸はグリシンまたはタウリンと抱合している。抱合型胆汁酸は，未抱合型胆汁酸のカルボキシル基とグリシンまたはタウリンのアミノ基の間でペプチド結合によって一体化したものである。腸管のpHが中性付近であると，抱合型胆汁酸はほぼ完全にイオン化して，未抱合型胆汁酸よりもいっそう水溶性になる。抱合型胆汁酸はほとんどすべてが陽イオン（大部分はNa^+）の塩として存在しており，**胆汁塩**bile saltとよばれる。

胆汁酸のステロイド核はおおむね平面的である。溶液中の胆汁酸では，極性をもった（親水性）置換基である水酸基，グリシンとタウリンのカルボキシル部分，およびペプチド結合などが，すべて分子の一表面上にある。このため，胆汁酸分子は両親媒性になる（すなわち，親水性と疎水性の両方のドメインをもつ）。両親媒性であるので，胆汁酸はミセルとよばれる分子の凝集体を形成する。ミセルでは，胆汁酸の疎水性側が水から離れた内側に面し，親水性表面が水に向かう外側に面している（第34章参照）。胆汁酸濃度が一定で**臨界ミセル濃度**critical micelle concentrationとよばれる値を超えると，胆汁酸ミセルができる。この濃度以上の胆汁酸はミセルだけになり，分子溶液にはならない。通常，胆汁の胆汁酸濃度は臨界ミセル濃度より高い。

胆汁のリン脂質はコレステロールの可溶化に役立つ。肝細胞は，レシチンを主とするリン脂質を胆汁中に分泌する。同時にコレステロールも胆汁に分泌されるので，胆汁はコレステロール排泄の重要な経路である。レシチンもコレステロールも水に溶けないが，胆汁酸

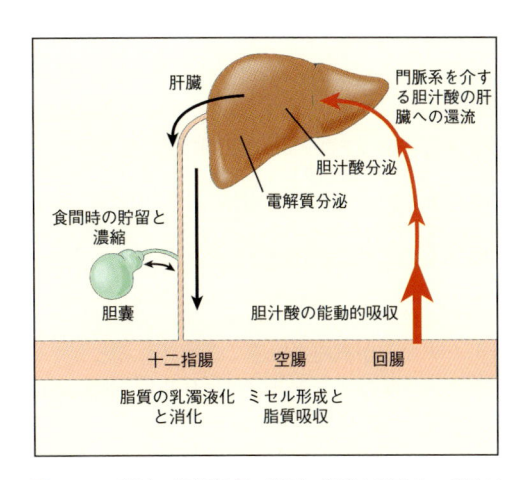

図33-14　胆汁の腸肝循環の概要。胆嚢が収縮して胆汁は十二指腸に排出される。小腸で，胆汁酸はまず食餌で摂った脂肪を乳濁液化し，次いで脂質消化産物と混合ミセルをつくる。回腸終末部で胆汁酸は再吸収される。胆汁酸は門脈を通って肝臓に戻り，肝細胞に取り込まれたのち再び胆汁へ分泌される。

ミセルには溶解する。レシチンはミセルに溶け込むコレステロールの量を増やす。

> 胆汁中に，コレステロールがミセルに溶け込む量よりも多くあると，胆汁にコレステロール結晶ができる。この結晶は，肝臓内の導管系，さらに胆嚢で頻繁にみられる**コレステロール胆石** cholesterol gallstone（最も一般的な胆石）の形成に重要である。

胆汁色素はポルフィリン異化代謝の最終産物である。老化した赤血球が網内皮細胞で破壊されるとき，ヘモグロビンのポルフィリン部分は**ビリルビン** bilirubin に変わる。ビリルビンは血漿中に放出されてアルブミンと結合する。肝細胞は類洞血管内の血液からビリルビンを効率良く除去し，ビリルビンを1分子または2分子のグルクロン酸と抱合させる。ビリルビン，グルクロン酸は胆汁に分泌される。ビリルビンは黄色で，胆汁の色を決めている。

胆管上皮の分泌物には重炭酸が豊富である

胆汁総量の約50％を占める水様分泌には，胆管上皮が関与する。胆管上皮の分泌物は血漿と等張で，血漿と同レベルのNa^+とK^+を含む。しかし，HCO_3^-濃度は血漿より高く，Cl^-は低い。胆管上皮の分泌はセクレチンによって特異的に刺激される。

胆汁は胆嚢に貯められ濃縮される

食餌を摂っていない食間時では，総胆管から十二指腸への流出口に存在する**オッジの括約筋** sphincter of Oddi の緊張度は高い。そこで，大部分の胆汁の流れは胆嚢のほうへ向かう。胆嚢は小さな器官で，ヒトの場合，容量は15〜60 m*l*（平均35 m*l*）である。食間の空腹時にこの量の数倍の胆汁が肝臓から分泌されると思われる。胆嚢では，胆汁のNa^+，Cl^-，HCO_3^-，および水が吸収されて胆汁は濃縮される。胆汁酸については5〜20倍の濃度に濃縮される。胆嚢の濃縮ではNa^+の能動輸送が最も重要なプロセスである。

胆嚢での水の吸収は高速で，胆嚢は**タイト結合** tight junction（閉鎖帯）をもつ上皮による水と電解質輸送のモデルとされている。液体吸収の**定在浸透勾配機構** standing osmotic gradient mechanism は最初に胆嚢で提唱された。胆嚢での液体吸収の際，上皮細胞の側方にある細胞間隙が膨大することが着目された。液体の吸収が遮断されると，細胞間隙はほとんど消失する。これらの観察から，細胞間隙が吸収時の重要な流路であると示唆された。

定在浸透勾配機構で最も重要な能動輸送プロセスは，Na^+を細胞の側面にある間隙へ能動輸送することである（図33-15▼）。細胞間隙にある水路で粘膜端（尖端）に近い部分の側底膜にNa^+, K^+-ATPアーゼ分子が特に集中している。Cl^-とHCO_3^-も，おそらく起電性のNa^+輸送で発生した電位によって細胞間隙に向かって輸送される。細胞間隙の尖端近くでは高いイオン濃度があり，その部分の液体は高張になっているので，胆嚢の内腔から近接する細胞を通って細胞間隙へ向かう浸透圧性の水流をつくる。流体静力学的圧が増すので，細胞間の通路を押し広げる。隣接細胞からの水流によって，細胞間隙の通路を流れる液は高浸透圧でなくなり，漿膜（基部）端に到達したときは等張になる。イオンと水は上皮細胞の基底膜を通り，毛細血管に入って運び去られる。

胆嚢からの排出は神経とホルモンで調節される

食後，数分すると胆嚢からの排出が始まる。胆嚢は間歇的に収縮して胆汁を押し出し，胆汁は弛緩しているオッジの括約筋を通過する。消化の頭相と胃相では，括約筋の収縮と弛緩は迷走神経分枝のコリン作動性線維と胃から放出されたガストリンによって起こる。胆嚢と十二指腸に分布している交感神経線維を刺激すると，胆嚢からの排出を抑制する。

胆嚢からの放出が最も盛んになるのは消化の腸相である。排出を起こす最強の刺激はCCKである。CCKは循環系を経て胆嚢に達して強い胆嚢収縮を起こし，オッジの括約筋を緩める。CCKやガストリンのように胆嚢らの排出を促進する作用をもつものは**胆嚢収縮促進薬** cholecystagogue とよばれる。ガストリンのC末端の5つのアミノ酸配列はCCKと同一であるが，

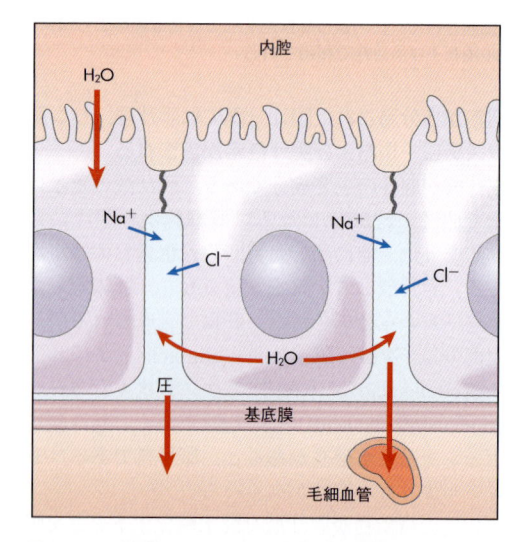

図33-15 胆嚢における定在性浸透圧勾配による水の吸収。Na^+は能動的に細胞側部にある細胞間隙腔へ入る。このとき，Cl^-はNa^+について動く。水は浸透性に引かれて細胞間隙腔に入り，水圧を上げる。水，Na^+，およびCl^-は有孔性の基底膜を濾過して毛細血管に入る。

ガストリンはCCKほど強力ではない。しかし，ガストリンは消化の頭相や胃相でも胆嚢の収縮を起こす。

正常状態では，胆嚢からの排出速度は，十二指腸における胆汁酸濃度を臨界ミセル濃度より高い値に維持できる速さである。

胆汁酸は遠位回腸で再吸収されて門脈血に入り肝臓に戻る

胆汁酸が食物中の脂質を乳濁液化し，脂質の消化産物と混合ミセルを形成する機能については第34章で述べる。正常では，乳糜粥が回腸終末部に達するまでに食物中の脂質はほぼ完全に吸収される。そのとき胆汁酸も吸収される。回腸終末部上皮の刷子縁には抱合型，非抱合型両方の胆汁酸を取り込む輸送機構がある。抱合型胆汁酸は大きな濃度勾配に逆らって取り込まれる。胆汁酸も脂溶性であるので，単純な拡散でも取り込まれる。回腸終末部や結腸にいる微生物は胆汁酸の脱抱合を行い，また脱水酸化を行って2次胆汁酸をつくる。脱抱合と脱水酸化は両方とも胆汁酸の極性を弱めて脂溶性を高め，単純な拡散による吸収を促進する。

通常，1日あたり約0.5 gの胆汁酸が再吸収されないで糞便中に排泄される。この排泄される量は全胆汁酸プールの15～35％にあたるが，正常では新しい胆汁酸が肝臓で合成されて元の量に戻る。胆汁酸は，能動輸送あるいは単純な拡散で吸収されたかにかかわらず，腸管から運び去られて門脈血に入り，大部分が血漿蛋白質と結合する。肝臓では，肝細胞が盛んに門脈血から胆汁酸を取り込む。肝臓を1回通過すると，門脈血に胆汁酸は事実上なくなる。胆汁酸は，1次，2次，抱合型，非抱合型など，どんな型でも肝細胞に取り込まれる。肝細胞はほとんどすべての脱抱合した胆汁酸を再抱合し，また，いくつかの2次胆汁酸については再水酸化する。胆汁酸は肝細胞から再び胆汁に分泌されて，新たに合成された胆汁酸といっしょにされる（図33-14▼）。

血液中の胆汁酸は肝細胞を刺激して分泌を起こさせる

肝臓に還流してきた胆汁酸の量は，胆汁の合成および分泌に影響を及ぼす。門脈血にある胆汁酸は肝細胞による胆汁酸の取り込みと分泌を刺激する。これを胆汁酸の**胆汁分泌効果**choleretic effectといい，胆汁酸分泌を促進する物質を**胆汁分泌物質**cholereticsとよぶ。還流胆汁酸を再び分泌させる刺激はきわめて強力で，通常の食餌に反応して全プールの胆汁酸（1.5～31.5 g）が2周循環する。非常に脂肪が多い食餌に反応すると，胆汁酸プールは5周以上循環する。

胆石の主要成分はコレステロールまたは胆汁色素である

コレステロールは事実上水に溶けない。胆汁酸-レシチンのミセルに溶け込める量よりも多いコレステロールが胆汁にあると，コレステロールの結晶ができる。このような胆汁はコレステロールが**過飽和**supersaturatedである。胆汁酸とレシチンの濃度が高いほど，混合ミセルに含むことができるコレステロールの量は多くなる。

> 胆結石として重要なものに**胆汁色素結石** bile pigment gallstoneがある。この結石の主要成分は非抱合型ビリルビンのカルシウム塩である。抱合型ビリルビンの可溶性は非常に高く，胆汁の中に不溶性のカルシウム塩をつくることはない。肝疾患では，肝細胞がビリルビンのグルクロニドを十分につくれず，胆汁中の不飽和ビリルビンレベルが高くなる。肝疾患があると胆汁色素結石ができやすくなる。

電解質，水および粘液が腸管粘膜から分泌される

十二指腸から直腸に至るまでの腸管粘膜は粘液，電解質，水を含む分泌物をつくる。腸管からの分泌は1日あたり約1500 mlである。分泌物のうち粘液は機械的損傷から粘膜を保護する。分泌物の性状や分泌を調節する機構は腸管の部位によって異なる。

十二指腸分泌物は大部分が十二指腸腺でつくられる

十二指腸の粘膜下には分枝の発達した腺があり，粘液に富む分泌を行う。十二指腸上皮も十二指腸分泌に寄与するが，大部分は十二指腸腺でつくられる。十二指腸の分泌物には粘液のほかに水様成分があり，主要イオンの濃度は血漿との有意差がない。

小腸の円柱上皮細胞の間にある杯細胞は粘液を分泌する。正常な消化では，水は上皮細胞で分泌され，その速度は吸収と比べてほんのわずか小さい。

結腸の分泌は小腸と比べて，量的には少ないが粘液に富んでいる。粘液は結腸粘膜にある多数の杯細胞でつくられる。結腸分泌の水様成分には豊富なK^+とHCO_3^-が含まれる。結腸の分泌は，粘膜に対する機械的刺激や結腸を支配するコリン作動性経路の活動によって起こされる。交感神経線維を刺激すると結腸分泌は抑制される。

まとめ

- 消化管内腔面にある上皮細胞や消化管に付属するいろいろな腺の細胞は水，電解質，および蛋白質を含む分泌物をつくる。

- 消化管分泌は内在性および外来性のニューロン，ホルモン，傍分泌物質によって調節される。
- 唾液腺は血漿レベルより高い濃度のHCO_3^-とNa^+を含む低張性の液体をつくる。唾液にはα-アミラーゼがあり，デンプンを消化する。
- 胃は摂取された食物の貯蔵庫として役立ち，胃の内容物を十二指腸へ適切に調節された速度で排出する。壁細胞はHClと内因性因子を胃内腔に分泌する。主細胞はペプシノーゲンを分泌する。
- 胃におけるHCl分泌の制御には外来性および内因性神経が関与し，主要な興奮性神経伝達物質はアセチルコリンである。胃前庭部と十二指腸のG細胞から放出されるホルモンであるガストリンと，胃のECL細胞から放出されるパラクリン物質拮抗薬であるヒスタミンは，ともにHCl分泌の生理的作用薬として重要である。
- HClはペプシノーゲンを活性のあるペプシンへ変換する触媒作用をもち，ペプシンは摂取した蛋白質のうちかなりの部分をオリゴペプチドにする。
- 粘液とHCO_3^-は"胃粘膜バリア"を形成し，胃の上皮細胞をHClとペプシンの作用から防護している。
- 膵臓はHCO_3^-の多い液体を産生し，その中に炭水化物，蛋白質および脂質の消化に重要な酵素を含んでいる。
- 膵臓腺房細胞は膵液酵素成分を産生し，小葉間および小葉外の導管は膵液水成分(水と電解質)の大部分をつくる。
- CCKとセクレチンはそれぞれ，脂質消化産物と酸が存在するとき十二指腸と空腸にある細胞から放出されるホルモンである。CCKは腺房細胞から酵素成分を分泌させる生理的作用薬として重要である。セクレチンは膵臓小葉外導管のHCO_3^-豊富な分泌の重要な刺激である。
- 肝臓は胆汁を産生し，胆嚢は胆汁を濃縮する。胆汁はHCO_3^-豊富な液体で，その中に胆汁酸，胆汁色素，レシチン，コレステロール，その他，多数の成分を含む。胆汁酸は脂質の消化と吸収に不可欠な役割をもつ。
- 肝細胞は胆汁の有機物分泌に関与する。胆管の細胞はHCO_3^-豊富な液体を分泌する。CCKは肝細胞の分泌を誘発する重要な分泌刺激物質である。セクレチンは胆管を刺激してHCO_3^-豊富な液体を産生させる。
- 胆汁酸は回腸終末部で吸収され，門脈を通って肝臓に戻る。肝細胞は迅速に血液から胆汁酸を取り去り，再分泌する。門脈血にある胆汁酸は肝細胞に胆汁酸を再分泌させる強力な刺激である。

第34章
消化と吸収

到達目標
- スクロース，ラクトースおよび分枝の多い多糖類の消化と吸収について述べることができる。
- 蛋白質と脂質の消化と吸収について説明できる。
- 小腸と大腸における水と電解質の輸送について説明できる。
- Ca^{2+}と鉄の吸収について説明できる。
- 水溶性のビタミン，特にビタミンB_{12}の吸収について説明できる。

消化管の内腔面を覆っている細胞は，ほとんどの場合，摂取されたままの状態では食物を吸収することができない。**消化** digestionとは，消化管分泌物（第33章参照）に含まれる酵素や消化管内腔面に存在する酵素によって触媒される反応を通して，食物として摂取された分子が小さい分子に分割されていく過程をいう。消化によって小さい分子になって消化管内腔から吸収される。消化管内腔面を覆っている上皮細胞を通して分子が輸送され，灌流血液やリンパ液の中に入る過程を**吸収** absorptionという。

炭水化物の消化と吸収

炭水化物は主要なカロリー源である

大多数のヒトでは，植物性デンプンである**アミロペクチン** amylopectinは食物の炭水化物源として大きな部分を占める。アミロペクチンの分子量は大きく（分子量$>10^6$），グルコースからなる分枝の多い多糖類である。食品のデンプンには，分子量の小さい（分子量$>10^5$）**アミロース** amyloseもあり，これはグルコースのα-1,4-結合による直鎖多糖類である。**セルロース** celluloseはグルコースのβ-1,4-結合の多糖類である。消化管の酵素はβ-グリコシド結合を加水分解することができないので，セルロースやβ-グリコシド結合をもつ分子は消化できず，**食物線維** dietary fiberとして有用である。

動物性のデンプンであるグリコーゲンの摂取量は文化によって違い，また同じ文化圏でも大きな個人差が

ある。食物として主要な2糖類はスクロースとラクトースであり，主要な単糖類はグルコースとフラクトースである。

唾液と膵液にはデンプンを消化するα-アミラーゼがある

分枝の多いデンプンの構造を図34-1▼に示す。デンプンはグルコースの多糖類で，α-1,4-結合のグルコース鎖のつながりでできている。このα-1,4-鎖にはα-1,6-グリコシド結合によって別なグルコース鎖と結合できる分岐点がある。

デンプンの消化は口腔内で**唾液アミラーゼ** salivery amylaseによって開始される。この酵素はデンプン内のα-1,4-結合の加水分解を触媒するが，分枝のα-1,6-結合を加水分解することはない。図34-1▼に示すように，α-アミラーゼによってデンプンを消化したときの主要産物は麦芽糖，マルトトリオース，および**α-限界デキストリン** α-limit dextrinとして知られる分枝の多いオリゴ糖である。唾液アミラーゼは通常はデンプンのかなりの割合を消化しているが，デンプンの消化と吸収に必須なものではない。食餌が胃に入ってpHが下がり唾液アミラーゼが不活性化されてしまうと，この消化過程がさらに進行することはない。

膵液は非常に活性の高いα-アミラーゼを含む。膵液中の酵素によるデンプン消化産物は唾液アミラーゼと同じであるが，膵液の全アミラーゼ活性は唾液と比べると非常に高い。十二指腸に入って10分以内にデ

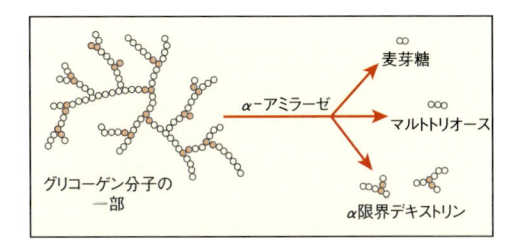

図34-1 デンプン分子の分枝構造とα-アミラーゼの作用。白抜きの円はグルコース単量体を示す。褐色の円は分枝部でα-1,6-結合したグルコース分子を示す。α-1,6-結合と端末のα-1,4-結合はα-アミラーゼによっては切断されない。

ンプンはすべて図34-1▼のようなオリゴ糖になる。

　十二指腸や空腸の上皮刷子縁の膜にある酵素群によって，オリゴ糖はさらに消化され消化を完了する（図34-2▼）．以下の4つが主要な酵素である．①ラクトースをグルコースとガラクトースに分解する**ラクターゼ** lactase，②スクロースをグルコースとフラクトースに分解する**スクラーゼ** sucrase，③α-限界デキストリンで分枝点のα-1,6-結合を切断して分枝をはずす**α-デキストリナーゼ** α-dextrinase．**イソマルターゼ** isomaltase ともいう．④末端のα-1,4グリコシド結合を切ってマルトオリゴ糖をグルコース鎖にする**グルコアミラーゼ** glucoamylase．これら4つの酵素の活性は上部空腸の刷子縁で最も高く，小腸の他の部分では上部空腸から離れるとともに漸次減弱する．

吸収されやすい単糖類はグルコース，ガラクトース，フラクトースである

　糖吸収能力は十二指腸と上部空腸で最も高く，下部空腸と回腸を下行するにつれてしだいに低下する．グルコースとガラクトースは，Na^+によりエネルギーを供給され**SGLT1**とよばれる2次能動輸送蛋白質によって，上皮細胞刷子縁の形質膜を通って能動的に取り込まれる（図34-3▼）．このときグルコースとガラクトースは競合関係にある．2つのNa^+結合部位と1つの糖結合部位をもっているSGLT1によって，Na^+はグルコースまたはガラクトースと細胞内に輸送される．Na^+が消化管腔内にあると，グルコースとガラクトースの吸収を促進し，また逆の関係も成立する．Na^+が電気化学的電位勾配に従って移動することによって放出されたエネルギーは，糖の濃度勾配に逆らってグルコースとガラクトースを細胞内に移す動力として使われる（第1章参照）．グルコースとガラクトースは輸送蛋白質（**GLUT2**）を介して基部側方部の形質膜を通っ

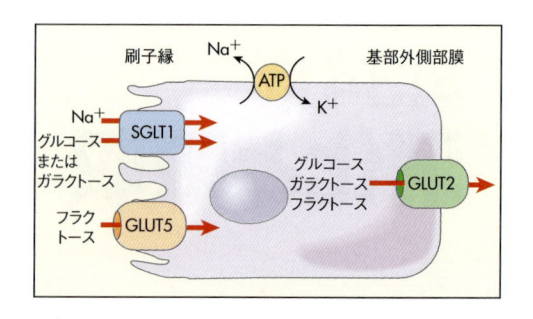

図34-3 SGLT1によってグルコースとガラクトースは濃度勾配に逆らって空腸上皮細胞に入る．Na^+の濃度勾配が糖流入のエネルギーを供給する．刷子縁膜のフラクトース輸送はGLUT5によって促進される．3種類の単糖類はすべてGLUT2によって促進される輸送を介して基部外側部膜から細胞外に出る．

て細胞外に出て，粘膜毛細血管へ拡散していく．

　フラクトースはグルコース-ガラクトースと十分には拮抗しない．しかしながら，フラクトースはグルコースやガラクトースとほとんど同様に輸送され，これら以外の単糖類よりずっと迅速である．フラクトースはフラクトース選択性の輸送担体（**GLUT5**）によって刷子縁膜を通って取り込まれる．フラクトースはグルコースやガラクトースとともに，GLUT2を介して基部外側膜を通る．

　刷子縁のラクターゼ活性が低いと，未消化のラクトースはそのまま結腸に入っていく．結腸にいる微生物がラクトースを早速代謝してガスを発生し，代謝物を放出する．この代謝物が結腸の運動を促進して下痢を起こす．このような状態を**ラクトース不耐症** lactose intorelance という．新生児のラクトース不耐症である**先天性ラクトース不耐症** congenital lactose intorelance はまれで，一般的ではない．ラクトース不耐症の幼児の食餌には普通，炭水化物の主要供給源としてスクロースを与える．これに対し，世界中の成人の50％以上がラクトース不耐症である．これは遺伝的に決まってお

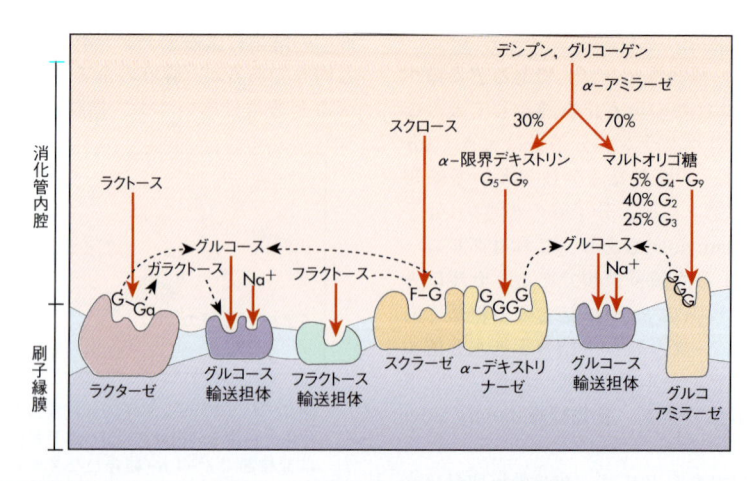

図34-2 刷子縁に存在している主要なオリゴ糖分解酵素の機能．各種酵素による加水分解でつくられたグルコース，ガラクトース，フラクトースは刷子縁膜の選択的な輸送担体によって細胞内に輸送される．

り，アジアとアフリカの成人の大部分はラクトース不耐症であるが，北欧の成人はほとんどがラクトースに耐性がある。

蛋白質の消化と吸収

文化圏が違うと食餌に含まれる蛋白質の量に大きな差がみられ，また同一文化圏に属する場合でも大きな個人差がある。貧困な社会では，成人で正常状態での蛋白質の異化に釣り合う蛋白質の必要量(0.5～0.7 g/day/体重1 kg)を得ることは困難である。子供たちが正常な成長を続けるために必要な量の蛋白質を摂ることはさらにむずかしい。豊かな社会では，栄養として必要な量をはるかに超える蛋白質を摂取している。

正常なヒトでは，消化管で乳糜粥が空腸の中間部に到達するまでに，摂取された蛋白質はすべて消化され，吸収される。消化管分泌物に含まれる蛋白質や剥離した細胞も大部分が消化されて吸収される。糞便中に出てくる少量の蛋白質は主に結腸内のバクテリア，剥離した結腸細胞，そして結腸の粘液分泌物にある蛋白質に由来するものである。

蛋白質の消化は胃と上部小腸で起こる

胃における蛋白質の消化はペプシンによる

ペプシノーゲンは胃の主細胞から分泌され，酸性環境で活性のある**ペプシン**pepsinに変換される。ペプシンは食物蛋白質の大部分を加水分解するが，条件によって随分バラツキがある。最大で食物蛋白質の約15％がペプシンによってペプチドやアミノ酸に分解される。十二指腸など小腸には高度の蛋白質消化能力があるので，ペプシンが完全に欠如しても食物蛋白質の消化と吸収には差し支えがない。

小腸における蛋白質消化には膵臓プロテアーゼとペプチダーゼが関与する

膵液のプロテアーゼは蛋白質消化で主要な役割を果たす。プロテアーゼで最も重要なものは，**トリプシン**trypsin，**キモトリプシン**chymotrypsin，および**カルボキシペプチダーゼ**carboxypeptidaseである。これらの酵素は活性のない酵素前駆体として膵液に含まれている。十二指腸と空腸の粘膜から分泌される**エンテロペプチダーゼ**enteropeptidase(**エンテロキナーゼ**enterokinaseの名でも知られている)はトリプシノーゲンを活性のあるトリプシンに変換する。トリプシンはさらにトリプシノーゲンを活性化し，同時にキモトリプシノーゲンとプロカルボキシペプチダーゼをそれぞれ活性のある酵素に変換する。膵臓プロテアーゼは十二指腸内で活性が非常に高く，迅速に食物蛋白質を小さいペプチドにする。摂取された蛋白質の約50％が十二指腸で消化・吸収される。十二指腸，小腸の刷子縁には多数のペプチダーゼがあり，これらは消化管内腔に面して活性部位をもつ。

膵臓プロテアーゼと刷子縁ペプチダーゼによって蛋白質が消化され，消化産物として小ペプチドや単一のアミノ酸になる。小ペプチドはジペプチド，トリペプチド，テトラペプチドが主なもので，小ペプチドの濃度はアミノ酸濃度よりも3～4倍くらい高い。あとで述べるように，小ペプチドやアミノ酸は刷子縁形質膜から消化管上皮細胞に移送される。小ペプチドは上皮細胞細胞質でペプチダーゼによって加水分解されてアミノ酸になり，その結果，門脈血に出現するのはアミノ酸のみである。細胞質ペプチダーゼは，刷子縁形質膜を通して輸送されてきたジペプチドやトリペプチドに特に活性を示す。他方，刷子縁ペプチダーゼは主として4個以上のアミノ酸からなるペプチドに活性を示す。

アミノ酸や小ペプチドの輸送担体が蛋白質消化産物の吸収を遂行する

消化酵素の作用を受けていない蛋白質や高分子ペプチドも吸収され，免疫応答を引き起こす可能性がある。反芻類や齧歯類の新生仔腸管では，初乳に含まれている免疫グロブリンを特異的に吸収する高い能力をもつが，ヒトではそんなことはない。この吸収過程は，反芻類と齧歯類における正常な免疫機構の発生に必須である。

ジペプチドとトリペプチドは刷子縁膜を通って速やかに輸送される

ジペプチドまたはトリペプチドの輸送速度は，通常個々のアミノ酸より大きい。たとえば，ヒトの空腸でグリシンがアミノ酸として吸収される速さは，グリシルグリシンあるいはグリシルグリシルグリシンとして吸収される速さより遅い。広い特異性をもっているいくつかの膜輸送系が小ペプチドの吸収に関与する。輸送系はジペプチドやトリペプチドに高い親和性をもつが，4個以上のアミノ酸残基をもつペプチドに対する親和性は低い。刷子縁膜でのジペプチドとトリペプチドの輸送は2次的能動輸送過程であり，膜をはさむH^+の電気化学的電位差によって動力が供給される。

刷子縁と基部外側部では形質膜のアミノ酸輸送蛋白質が異なる

アミノ酸は特異的なアミノ酸輸送蛋白質によって，刷子縁形質膜を通って腸管上皮細胞に入る。輸送担体にはNa^+勾配に依存するものと，Na^+に依存しないものがある。

ハートナップ病Hartnup diseaseはまれな遺伝性障害で，小腸や近位尿細管の刷子縁で中性アミノ酸輸送蛋白質の

重要なものが1つ欠損しているために発生する。この疾患の患者では、尿中のある種の中性アミノ酸の値が高くなる。しかしながら、影響を受けているはずの中性アミノ酸はジペプチドやトリペプチドを構成する要素として上部小腸でよく吸収されているので、栄養不良状態は起こらない。

消化管での水と電解質の吸収

ヒトでは通常、摂取した食物や消化管分泌物などに含まれる水とイオンのほぼ99%が吸収される（図34-4▼）。このように、正常では、水とイオンの流れは腸管内腔から血液に向かっている。腸管内腔から血液に向かう水とイオンの流れと、逆方向の血液から腸管内腔へ向かう流れとの差が正味の流れである。

消化管は1日で8ℓ以上の液体を吸収している

普通、毎日約2ℓの水を経口で摂取しており、約7ℓが消化管分泌物に含まれている（図34-4▼）。糞便に失われる水は1日で約50～150 mlにすぎない。

十二指腸では正味の吸収はほとんどないが、乳糜粥は十二指腸では等張性になる。胃からきた乳糜粥はたびたび高張性である。消化酵素が作用した結果、浸透度はさらに増加する。十二指腸上皮は水とイオンに対して高い透過性をもち、十二指腸内腔から血液へ向かう水流と同時に、逆に血液から腸内腔に向かう水流ができる。通常、乳糜粥が高張性であるので、正味の流れは血液から十二指腸内腔に向かう。小腸では正味の水吸収が大量に起こり、水吸収については空腸のほうが回腸と比べてずっと活動的である。結腸で起こる水吸収の正味量は約400 ml/dayである。

Na$^+$の吸収は消化管全体で起こる

血液から消化管内腔へ向かうNa$^+$の流れと、逆に内腔から血液へ向かう流れとの差がNa$^+$吸収の正味量である。それぞれの流れは遠位消化管よりも近位で大きい。Na$^+$は刷子縁膜を通って電気化学的勾配に従って流れる。そして基部外側部の膜ではNa$^+$, K$^+$-ATPアーゼによって、上皮細胞から血液に向かってNa$^+$は能動的に汲み出される。正常では、小腸内容は血漿と等張である。内腔のNa$^+$濃度は血漿とほぼ同じであるので、正味の濃度勾配が十分なくてもNa$^+$吸収は正常に起こる。

正味のNa$^+$吸収速度は空腸で最も高い。空腸では、管腔内にグルコース、ガラクトース、および中性アミノ酸があると、Na$^+$吸収が促進される。これらの物質とNa$^+$は、同じ輸送蛋白質によって刷子縁を通る。糖（グルコースとガラクトース）と中性アミノ酸を濃度勾配に逆らって上皮細胞内に移動させるために必要なエネルギーを、Na$^+$が電気化学的勾配で移動することによって供給する。このように、Na$^+$は糖とアミノ酸の吸収を促進し、この逆も成立して糖とアミノ酸の吸収はNa$^+$吸収を促進する。

> グルコースがNa$^+$, それゆえにCl$^-$と水の吸収を促進する効果は、コレラ cholera や分泌性下痢での経口再水和療法 oral rehydration therapy に利用されている。コレラ患者がグルコース、NaClと他の成分を含んだ溶液を飲むと、グルコース、塩、および水の吸収が促進されて、コレラ特有の塩と水の分泌性の流出を防ぐ助けになる。

回腸におけるNa$^+$吸収速度は空腸よりも小さい。回腸では空腸と比べると、糖とアミノ酸の輸送蛋白質の分布密度が小さいので、糖やアミノ酸によってNa$^+$吸収がわずかだけ刺激される。回腸では空腸よりも大きな電気化学的電位に逆らってNa$^+$を吸収できる。

結腸では、Na$^+$は大きな電気化学的電位差に逆らって吸収される。結腸内のNa$^+$濃度は25 mMで、血漿の約120 mMと比べるとかなり低い。

Cl$^-$と重炭酸塩は空腸で大量に吸収されるが、回腸や結腸では通常Cl$^-$は重炭酸塩との交換で吸収される

肝臓と膵臓の分泌物に含まれる重炭酸塩（HCO$_3^-$）の大部分は、空腸を通過するまでに吸収される。回腸では、Cl$^-$は吸収され、通常HCO$_3^-$は分泌される。し

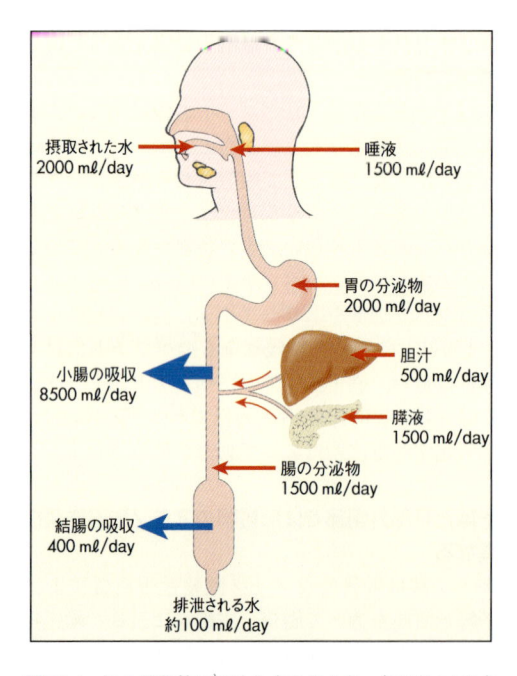

図34-4 ヒト消化管における水の出入り。毎日約2ℓの水を摂取し、7ℓの多様な分泌物が消化管に入る。これらを合わせた9ℓのうち約8.5ℓが小腸で吸収される。そして、約500 mlが結腸に流下し、正常では結腸にある水の80～90%が吸収される。

かし，回腸内腔のHCO_3^-濃度が約45 mMを超すと，腔内から血液に向かう流れのほうが血液から腔へ向かう流れより優勢になり，正味で吸収が起こる．結腸では回腸と同様にCl^-は吸収され，通常HCO_3^-は分泌される．

水の吸収によって濃度勾配が形成され，K^+吸収に有利になる

腸上皮でのK^+の正味の移動は，腸管腔から血液へ向かう流れと，血液から管腔内へ向かう流れの差である．空腸と回腸での正味の流れは管腔内から血液に向かう．水が吸収されて腸管内容が減少するとK^+濃度が上がり，K^+が腸管粘膜を通って血液中に向かって移動する駆動力になる．

結腸では通常，正味のK^+分泌がある．この分泌は結腸内腔濃度が約25 mM以下で起こる．25 mMより高いと吸収が起こる．結腸内腔の電位が負（約−30 mV）になるとK^+分泌が強力になる．表34-1▼には，小腸と大腸におけるNa^+，K^+，Cl^-，およびHCO_3^-の輸送についてまとめてある．

> K^+吸収は，管腔内K^+濃度の上昇によるものが大部分である．この上昇は水吸収の結果である．下痢でかなりの量のK^+が失われ，下痢が長引くと細胞外液分画のK^+レベルは下行する．K^+レベルを正常に保つことは心臓や筋肉にとって特に重要である．K^+平衡が失われると不整脈 cardiac arrhythmiaのように生命を脅かす危険がある．特に幼児では，下痢が続くと血漿K^+レベルが下がり低カリウム血症 hypokalemiaになりやすい．

イオンと水の輸送は，傍細胞間隙経路によるものと細胞経由によるものがある

腸管上皮細胞間のタイト結合は漏れやすく，水やイオンに対して多少の透過性がある．十二指腸のタイト結合の緊密度は最も低く，透過性は一番高い．空腸のタイト結合は多少とも漏れが少なく，回腸ではさらに漏れが少なく，結腸で最も強固である．

いずれにしても，タイト結合は漏れやすいので，腸管上皮層を通過する水やイオンは，上皮細胞を経由するよりは，むしろ漏れやすいタイト結合から細胞間隙へ向かう経路を通る．このようにタイト結合と外側細胞間隙を経由するものを**傍細胞間隙輸送** paracellular transportという．上皮細胞を通り抜けるほうを**細胞経由輸送** transcellular transportという．

十二指腸のタイト結合はきわめて漏れやすく，十二指腸で起こる水とイオンの流れは大部分が傍細胞間隙の経路を通る．細胞経由あるいは傍細胞間隙経路を通る比率は，2つの経路の水やイオンに対する透過性の比によって決まる．十二指腸よりもタイト結合がしっかりしている回腸においても，細胞経由よりも傍細胞間隙経路のほうが粘膜の全イオンコンダクタンスに大きく寄与している．

腸では溶質の吸収によって水吸収の動力が供給される

水の吸収は，糖，アミノ酸のような栄養分の吸収に依存し，また主にNa^+とCl^-などイオンの吸収にも依存する．小腸の管腔内容と腸管毛細血管内の血液の間で浸透圧の有意な差がなくても，通常は水の吸収が起こる．水吸収のかなりの部分は**定在勾配浸透** standing gradient osmosisとして知られている機構によって起こる（第33章参照）．図33-15▼に示したように，Na^+，K^+-ATPアーゼによって能動的に細胞間隙に向かってNa^+を汲み取ることによってCl^-と水が吸収される．

> 腸管で吸収されない物質は浸透性効果をもつので，水と浸透性が等しいものでは吸収が妨げられる．このことが硫酸マグネシウム（Epsom salt）のような**浸透性下剤** osmotic laxativeの作用機序である．**ラクトース不耐性** lactose intoleranceのように栄養物の吸収障害があると，吸収されない栄養物の浸透性効果による下痢が起こる．

腸管における電解質の輸送はホルモン，神経伝達物質，およびパラクリン物質によって調節される

腸管を支配する交感神経を刺激するか，またはアドレナリンの血漿レベルを上げるとNa^+，Cl^-，および水の吸収が増加する．副交感神経の刺激ではイオンや水の正味の吸収速度が減少する．

副腎皮質ホルモンは電解質と水の吸収を刺激する．アルドステロンは，結腸と回腸（やや劣るが）で，K^+分泌およびNa^+と水の吸収を強力に刺激する．アルドステロンは，結腸上皮細胞の管腔に面した細胞膜にあ

表34-1 小腸と大腸におけるNa^+，K^+，Cl^-，およびHCO_3^-の輸送				
部位	Na^+	K^+	Cl^-	HCO_3^-
空腸	能動的に吸収：糖，中性アミノ酸により促進	水吸収によりK^+が濃縮されて受動的に吸収	吸収	吸収
回腸	能動的に吸収	受動的に吸収	吸収，いくらかはHCO_3^-と交換で	分泌，部分的にはCl^-と交換で
結腸	能動的に吸収	管腔内でK^+が25 mM以下のとき，正味の吸収が起こる	吸収，いくらかはHCO_3^-と交換で	分泌，部分的にはCl^-と交換で

るNa$^+$チャネルの数(図34-5 C▼)，および基部外側部で活動しているNa$^+$，K$^+$-ATPアーゼ分子の数を，両方とも増す。アルドステロンは腎臓の遠位尿細管上皮で同じ効果を示す(第37章参照)。アルドステロンによる結腸と腎臓におけるNaClや水の吸収促進は，脱水時の代償反応として重要である。グルココルチコイドも，結腸で基部外側部膜のNa$^+$，K$^+$-ATPアーゼの量を増してNa$^+$と水の吸収とK$^+$分泌を促進する。

イオン輸送過程は消化管の部位によって異なる

空腸，回腸，および結腸におけるイオン輸送過程を図34-5▼にまとめてある。

空腸では，Na$^+$，Cl$^-$，重炭酸，および水が大量に吸収される

刷子縁において，Na$^+$によってエネルギーを供給される栄養素輸送担体(起電性)およびNa$^+$/H$^+$交換体を介して，Na$^+$が空腸上皮細胞に入る。同時に，Na$^+$はNa$^+$,K$^+$-ATPアーゼの働きで基部外側部膜を通って細胞から排出される。Cl$^-$とHCO$_3^-$の吸収には次の2つが原動力として関与する。① 刷子縁でのNa$^+$の取り込みとNa$^+$,K$^+$-ATPアーゼによって管腔が電気的に若干負になること，② 空腸での正味の大量水吸収によって管腔内のイオン濃度が上昇すること。

流入してきた胃酸やNa$^+$/K$^+$交換体によって空腸内が酸性になると，重炭酸/炭酸の平衡は炭酸のほうへ移り，二酸化炭素および水と平衡状態になる。二酸化炭素は拡散性が高く(第30章参照)，粘膜からただちに吸収されて血中に入る。胆汁や膵液で空腸に出されたHCO$_3^-$は，大部分がこの機構によって吸収される。

回腸では，重炭酸と引き換えにCl$^-$が吸収される

回腸では(図34-5 B▼)，Na$^+$とCl$^-$の正味の吸収は空腸と同様な機構で起こる。Na$^+$によってエネルギーが供給される栄養素輸送担体は空腸と比べて少ない。Cl$^-$吸収と引き換えのHCO$_3^-$の正味分泌は，刷子縁膜にある**陰イオン交換体**anion exchangerによって起こる。HCO$_3^-$は上皮細胞に基部外側膜を通って，Na$^+$でエネルギーを供給される2次的能動輸送によって細胞内に入る。管腔側の膜にあるNa$^+$/H$^+$交換体とCl$^-$/HCO$_3^-$輸送担体が連動して機能すると，NaClを吸収して炭酸(H$_2$CO$_3$)を分泌する。空腸でも回腸でも，水が吸収されるとK$^+$は濃縮され，K$^+$濃度が上がり主としてタイト結合を経由して正味のK$^+$吸収を高める。

結腸では，刷子縁膜で起電性Na$^+$チャネルによってNa$^+$が吸収される

結腸におけるNa$^+$とCl$^-$の吸収およびHCO$_3^-$の分泌は回腸と似た機構で起こる。しかしながら，結腸では，刷子縁でのNa$^+$の流入は起電性Na$^+$チャネルを介して起こる。結腸のタイト結合は非常に緊密であるので，起電性Na$^+$輸送は粘膜をはさんで約30 mV(管腔内側が負)の電位差を発生する。この電位によって，大部分はタイト結合を介して管腔内へ正味のK$^+$分泌を起こす。遠位結腸でのK$^+$の能動的吸収とH$^+$分泌に動力を供給しているのは，胃のH$^+$ポンプに類似したH$^+$,K$^+$-ATPアーゼである。

水と電解質の分泌は消化管の各部位で起こる

Na$^+$，Cl$^-$，および水に関する正味の吸収は，消化

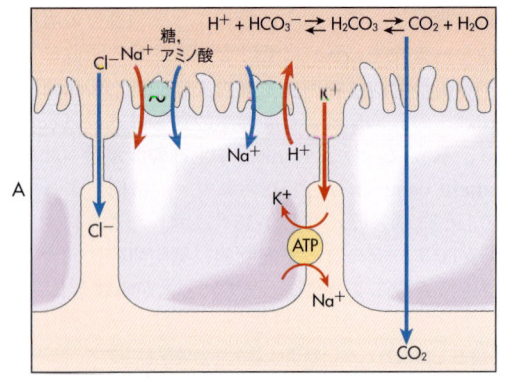

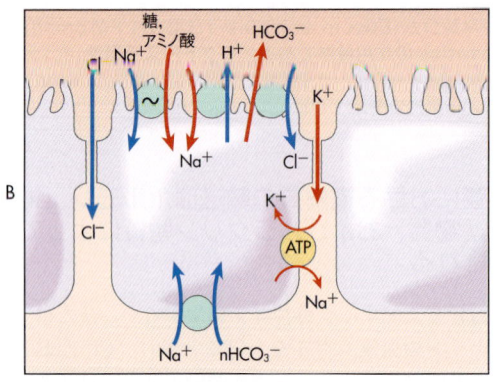

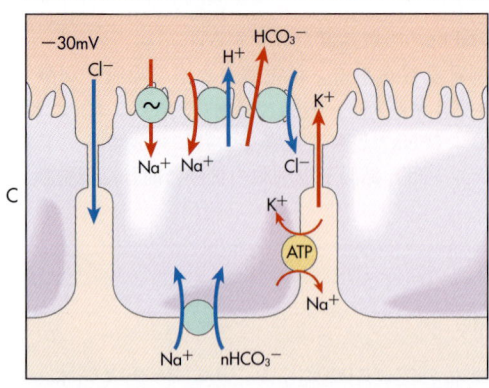

図34-5 主要イオンの輸送過程のまとめ。Aは空腸，Bは回腸，およびCは結腸で起こる過程を示す。

管腔内から血液へ，そして血液から管腔内へ，それぞれの方向に向かう流れの差である。腸絨毛の尖端近くの成熟消化管上皮細胞は活動的で，Na^+，Cl^-，および水の正味の吸収を行っている。その過程についてはすでに述べ，図34-5▼に示した。リーベルキューンLieberkühnの腺窩に存在する未成熟の上皮細胞は，Na^+，Cl^-と水を正味分泌する（図34-6▼）。腺窩細胞からの分泌は，生理的調節機構に従う正常な機能である。

Cl^-は腺窩細胞の基部外側部膜を通って能動的に細胞内に移送される（図34-6▼）。このとき，Na^+の電気化学的ポテンシャルによって駆動される輸送担体（Na^+，K^+，$2Cl^-$輸送担体として知られている）によってCl^-が細胞内に入る。Cl^-は刷子縁で，**起電性Cl^-チャネル**electrogenic Cl^- channelを通って管腔内に分泌される。電気的中性を保つためにNa^+はCl^-といっしょに分泌され，これらの分泌によって浸透圧が発生して水が分泌される。

> コレラcholeraのような**分泌性下痢疾患**secretory diarrheal diseaseでは，リーベルキューンの腺窩の細胞から腸管内腔へ向かうCl^-，Na^+，および水の分泌が特異的に増える。コレラは細菌Vibrio choleraeによって産生されるコレラ毒素によって起こされる。コレラ毒素はアデニル酸シクラーゼを不可逆的に活性化して，腺窩細胞内のcAMPレベルを上げる。cAMPは刷子縁のCl^-チャネルを活性化してCl^-（したがってNa^+と水）の分泌を促進する。コレラ患者では1日あたり20ℓに達する水様便を出す。このような場合，迅速かつ適切に補液しないと死亡するおそれがある。

刷子縁のCl^-チャネルは，**嚢胞性線維症**cystic fibrosis（**CF**）で欠損している蛋白質と同一である。CFは最も一般的な常染色体性劣性遺伝障害で，アメリカでは成人20人に約1人がCF保有者である。CF保有者はCl^-チャネル遺伝子について1つは正常で，もう1つが欠陥のある遺伝子対をもっている。保有者は重篤なコレラ症状を示すことは少ないと思われる。近代的な衛生環境が整っていない社会では，コレラなどの分泌性下痢は子供の死亡原因として重要である。CF保有者が分泌性下痢に抵抗性を示すことは，この変異の広がりを説明できるかもしれない。

Ca^{2+}は消化管全体で能動的に吸収される

Ca^{2+}吸収では，十二指腸と空腸は特に活発で，10倍以上の濃度勾配に逆らってCa^{2+}を吸収できる。消化管のCa^{2+}吸収能力は，いくつかの機構によって調節されている。Ca^{2+}欠損食を与えた動物ではCa^{2+}吸収能力が高く，高Ca^{2+}食の動物では低い。消化管でのCa^{2+}吸収はビタミンDで刺激され，上皮小体ホルモンでもいくらか刺激される（第43章参照）。

Ca^{2+}は電気化学的電位勾配に沿って，消化管上皮細胞の刷子縁膜にあるCa^{2+}チャネルを通って細胞内に入る。刷子縁膜にある**腸管Ca^{2+}結合膜蛋白質**intestinal membrane Ca^{2+}-binding protein（**IMCal**）とよばれる必須蛋白質が，刷子縁内側面の近傍でCa^{2+}と結合すると考えられている。

Ca^{2+}は上皮細胞の細胞質でカルビンジンと結合する

消化管上皮細胞の細胞質にはCa^{2+}結合蛋白質があり，**カルビンジン**calbindinまたは**CaBP**とよばれている。哺乳動物のカルビンジンは分子量が約9000で，Ca^{2+}との親和性は高く，2個のCa^{2+}と結合する。上皮細胞のカルビンジンの量は，Ca^{2+}吸収能力とよく相関している。カルビンジンがあると大量のCa^{2+}が細胞質を通過できるが，細胞内の陰イオンと不溶性の塩をつくるほどに遊離Ca^{2+}濃度が高くなることを回避できる。加えてCa^{2+}が膜結合小胞に入って上皮細胞の細胞質を通過するとき，カルビンジンの一部が関与する。

Ca^{2+}は基部外側部膜で輸送され，2つの輸送蛋白質が関与する

基部外側部の形質膜には2種類の輸送蛋白質が含まれており，電気化学的電位勾配に逆らってCa^{2+}を細胞から放出する。Ca^{2+}-ATPアーゼはATPのエネルギーを使って基部外側部膜を通してCa^{2+}を放出する。

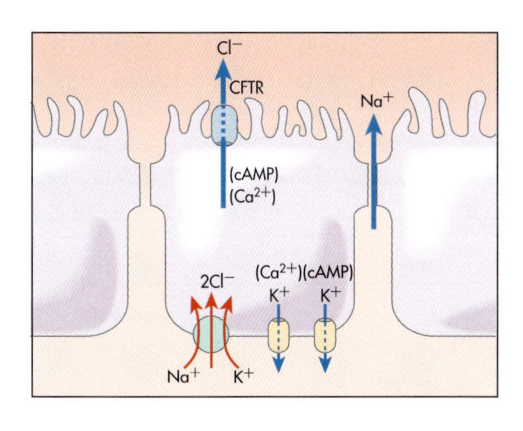

図34-6　小腸リーベルキューンの腺窩上皮細胞でCl^-，Na^+，および水の分泌に関与しているイオン輸送過程。基部外側部膜でCl^-は能動的に細胞内へ取り込まれる。この過程はNa^+濃度勾配によってエネルギーを供給される。Cl^-は起電性チャネルを通って管腔へ向かう。その結果，管腔内は電気的に負になりNa^+の分泌を駆動するが，部分的にはタイト結合を介するものもある。Na^+とCl^-の分泌は，水を管腔へ向かわせる浸透性移動を起こす。図中のCFTRは嚢胞性線維症トランスメンブレンレギュレータcystic fibrosis transmembrane regulator。

少量のCa^{2+}は同じ部位の膜を通してNa$^+$/K$^+$交換体によって輸送される。Ca^{2+}-含有小胞は開口性放出によって基底外側部膜を通してCa^{2+}を出すと考えられている(図34-7▼)。

ビタミンDはCa^{2+}吸収を促進する

ビタミンDは消化管のCa^{2+}吸収能力の発現に重要である。ビタミンDの作用は第43章でも述べる。

> ビタミンDの欠乏によって起こるクル病 rickets では、Ca^{2+}吸収速度が非常に遅い。クル病の子供では、体内のCa^{2+}レベルが不十分で骨の成長に異常がある。骨基質に正常レベルのカルシウム塩を貯えることができないので、正常な骨より軟らかく曲がりやすい。これらの変異が集積してクル病に特徴的な"湾曲脚"になる。

ビタミンDは多様な効果を示し、いずれも小腸上皮のCa^{2+}吸収を促進する。ビタミンDを与えると、機構は不明であるが、刷子縁膜のCa^{2+}輸送が増す。ビタミンD補充療法を行うと、カルビンジンレベルを劇的に上げることによって、消化管上皮細胞の細胞質を通してCa^{2+}輸送を促進する。ビタミンDは膜にあるCa^{2+}-ATPアーゼレベルを上げて、消化管上皮細胞の基部外側膜を通してCa^{2+}の体内への搬出速度を増す。

食餌で摂取された鉄は吸収される

普通、成人は1日あたり約15～20 mgの鉄を摂取する。そのうち、正常な成人男性では0.5～1 mg、また更年期以前の女性では1～1.5 mgだけが吸収される。出血などに起因する鉄の枯渇は、消化管の鉄吸収能力を増大させる。成長期の子供や妊婦は成人男性よりも多くの鉄を吸収する。

鉄は水酸化物、リン酸化物、HCO$_3^-$、および消化管分泌物の陰イオンと不溶性の塩をつくる傾向をもつので、鉄の吸収には限度がある。また、鉄は食物中に存在している他の物質、たとえばフィト酸、タンニン、穀物種子の線維などと不溶性の複合体をつくる。これらの複合体はpHが低いと可溶性が上がる。したがって、胃で分泌される塩酸は鉄吸収を促進するが、塩酸分泌が不足すると鉄吸収も通常より悪い。

ビタミンCは鉄と可溶性の複合体を形成してFe^{3+}をFe^{2+}にし、鉄吸収を助長する。アスコルビン酸と複合体をつくった鉄やFe^{2+}の形になっている鉄は、Fe^{3+}と比べて不溶性複合体を形成する傾向が少ないのでよく吸収される。鉄補充薬を服用している場合は、いっしょにビタミンCも摂るようにするとよい。

ヘム鉄は比較的吸収されやすい

食餌の中で鉄は、無機の鉄塩や、ヘモグロビン、ミオグロビン、そしてチトクロムのような蛋白質のヘム補欠分子族の一部として存在する。摂取されたヘム鉄のうち約20％が吸収される。蛋白質加水分解酵素は消化管内腔で蛋白質からヘム基を放出する。ヘムは輸送によって上部小腸上皮に取り込まれる。上皮細胞内で、鉄はヘムから離れ(図34-8▼)、ヘム自体は輸送されて門脈血に入る。

Fe^{2+}の吸収には輸送担体と鉄結合蛋白質が関与する

十二指腸上皮細胞が主に非ヘム鉄の吸収に関わる。刷子縁膜にはFe^{2+}と結合して十二指腸上皮細胞内に輸送する輸送蛋白質がある(図34-8▼)。ただし、Fe^{3+}は輸送されない。上皮細胞の細胞質で、Fe^{2+}はモビルフェリン mobilferrin とよばれる鉄結合蛋白質と結合する。モビルフェリンはカルビンジンと類似した機能をもつと考えられる。すなわち、①刷子縁の輸送担体からFe^{2+}を受け取り、②Fe^{2+}が細胞内の陰イオンと不溶性の複合体を形成するのを防ぎ、③細胞質でのFe^{2+}の拡散を促進することである。

基部外側部膜にはトランスフェリン受容体がある。この受容体は血漿のトランスフェリンと結合し、Fe^{2+}を細胞質のモビルフェリンから基部外側部膜の細胞外面

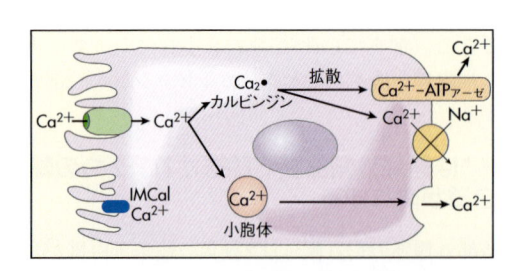

図34-7 小腸におけるCa^{2+}吸収に関わる細胞機構。図中のIMCalは、小腸Ca^{2+}結合膜蛋白質 intestinal membrane Ca^{2+}-binding protein。

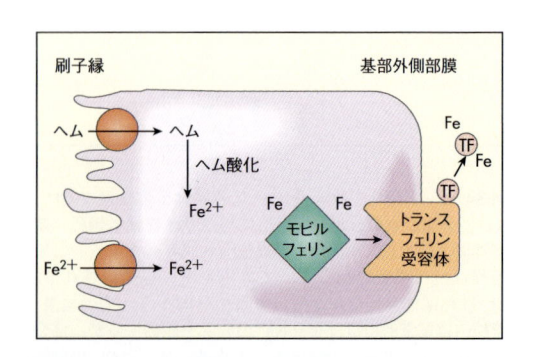

図34-8 小腸上皮細胞による鉄吸収。腸上皮細胞の細胞質では、イオンはモビルフェリンに結合している。図中のTFはトランスフェリン。

にあるトランスフェリンへ移送すると思われる。Fe^{2+}-トランスフェリン複合体は細胞外に放出されて血液に拡散する。基部外側部膜でのFe^{2+}輸送が吸収の律速段階であり、輸送速度は基部外側部膜に存在するトランスフェリン受容体の数によって制限される。

体が鉄を必要としている度合いに応じて、鉄吸収は調節される

慢性的な鉄不足か、または出血後に、十二指腸と空腸での鉄吸収能は上昇する。他方、過剰な鉄吸収の弊害から生体を守っているのも消化管である。鉄の過剰吸収を防ぐ最も重要なメカニズムは、消化管上皮細胞における鉄とフェリチンとの結合がほとんど不可逆的であることによる。フェリチンと結合した鉄は、血漿への輸送には利用できず(図34-9▼)、上皮細胞が脱落したときに消化管腔へ捨てられて糞便とともに排出される。消化管細胞にあるアポフェリチンの量が、非吸収性プールに捕捉できる鉄の量を決める。鉄はアポフェリチンの合成を刺激し、鉄の過剰吸収を防ぐ。

> 出血から3〜4日後に、十二指腸と空腸で鉄吸収力が増す。この期間が必要なのは、消化管上皮細胞が形成されるリーベルキューンの腺窩から、吸収を増強する場である絨毛先端まで移動するためである。上皮細胞の鉄吸収量はリーベルキューンの腺窩にいるときにプログラムされる。鉄が欠乏した動物の十二指腸と空腸の刷子縁膜には、鉄とトランスフェリンとの複合体に対する受容体の数が増えて、鉄-トランスフェリン複合体を管腔内から速やかに吸収する。

他のイオンの吸収

マグネシウム magnesium は小腸全体で吸収される。正常では食餌で摂取する量の約半分が吸収され、残りは排出される。**リン酸塩** phosphate は小腸全体で吸収され、一部は能動輸送による。**銅** copper は空腸で吸収され、摂取量の約50%が吸収される。銅は胆汁酸と結合した状態で胆汁中に分泌され糞便中に排泄される。

輸送体蛋白質が水溶性ビタミンの吸収を仲介する

大部分の水溶性ビタミンは、十分な量を摂っていれば、単純な拡散によって吸収される。それにもかかわらず大部分の水溶性ビタミンを正常に吸収するためには特異的な輸送機構が重要である(表34-2▼)。

ビタミンB₁₂の吸収には内因性因子を必要とする

ビタミンB_{12}の吸収には特殊な能動輸送過程がからんでいる。このビタミンの場合、最大吸収量に近い量が食餌に含まれる必要がある(表34-2▼)。腸内細菌はB_{12}や他のB群のビタミンを合成するが、残念ながら結腸上皮にはこれらを吸収する機構がない。

> ビタミンB_{12}の腸管吸収に障害があるとビタミンB_{12}不足が起こり、赤血球細胞の成熟が妨げられ**悪性貧血** pernicious anemia になる。この疾病でビタミンB_{12}吸収が注目された。悪性貧血患者の大部分で顕著な胃腺萎縮があり、HClとペプシンおよび内因性因子 intrinsic factor (IF) の分泌に欠落がみられた。患者の血中には壁細胞に対する抗体が存在し、その抗体が壁細胞を破壊する。

肝臓にはビタミンB_{12}の大量の貯蔵(2〜5 mg)がある。ビタミンB_{12}は正常でも胆汁に存在するが(1日あたり0.5〜5μg)、通常このうち約70%が再吸収される。貯蔵の約0.1%だけが毎日失われるので、吸収が完全になくなったとしても、貯蔵で3〜6年間はもちこたえることができる。

胃と腸の状態はビタミンB₁₂の吸収に影響する

食餌にあるビタミンB_{12}の大部分は蛋白質に結合している。胃では低pHでペプシンが蛋白質を消化するので、遊離ビタミンB_{12}が放出される。ビタミンB_{12}は**R蛋白質** R protein として知られる糖蛋白質と速やかに結合する。R蛋白質は唾液や胃液に存在し、広い範囲のpHでビタミンB_{12}と堅く結合する。

IFはビタミンB_{12}結合蛋白質で、胃の壁細胞から分泌される。IFがビタミンB_{12}と結合する親和性はR蛋白質よりは小さい。そこで、胃の中では食物のビタミンB_{12}の大部分がR蛋白質と結合する。

膵臓プロテアーゼはR蛋白質とビタミンB_{12}の複合体を分解して、ビタミンB_{12}を放出する。遊離ビタミンB_{12}はIFに取り込まれる。このIFは膵臓プロテアー

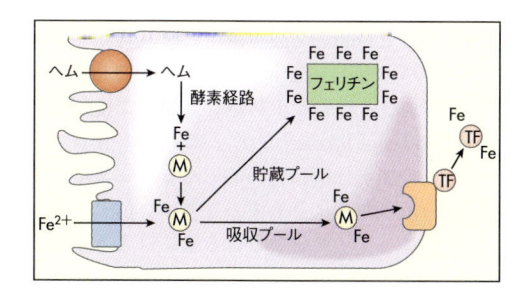

図34-9 小腸の上皮細胞では2種類の鉄のプールがある。1つは、細胞内でモビルフェリン(M)に結合したもので、血液内へ移送可能である。血液中では鉄はトランスフェリン(TF)と結合している。もう1つのプールは上皮細胞内でフェリチンと結合した鉄で、基部外側部膜での輸送はできない。この鉄は上皮細胞が消化管内腔に剥がれ落ちるときに失われる。

表34-2 腸でのビタミンの吸収

ビタミン	動物種	吸収部位	輸送機構	最大吸収量*	食餌要求量*
アスコルビン酸(C)	ヒト, モルモット	回腸	能動	>5000 mg	<50 mg
ビオチン	ハムスター	上部小腸	能動	?	?
コリン	モルモット, ハムスター	小腸	促通	?	?
葉酸					
プテロイグルタメート	ラット	空腸	促通	>1000 μg/dose	100〜200 μg
5-メチルテトラヒドロ葉酸	ラット	空腸	拡散		
ニコチン酸	ラット	空腸	促通	?	10〜20 mg
パントテン酸		小腸	?	?	(?) 10 mg
ピリドキシン(B_6)	ラット, ハムスター	小腸	拡散	>50 mg/dose	1〜2 mg
リボフラビン(B_{21})	ヒト, ラット	空腸	促通	10〜12 mg/dose	1〜2 mg
チアミン(B_1)	ラット	空腸	能動	8〜14 mg	〜1 mg
ビタミン B_{12}	ヒト, ラット, ハムスター	遠位回腸	能動	6〜9 μg	3〜7 μg

(Matthews, D.M. : Intestinal absorption, vol. 4B, Biomembranes [Swyth, D. H. ed.], Plenum London, 1974 ; and Rose, R. C. : *Annu. Rev. Physiol.*, **42** : 157, 1980からのデータ)
＊ヒトで1日あたり。

ゼによる消化に強く抵抗する。

内因性因子-ビタミン B_{12} 複合体に結合する受容体は遠位回腸の刷子縁に存在する

ビタミン B_{12} の正常な吸収はIFの存在に依存している(図34-10▼)。回腸上皮細胞の刷子縁形質膜にはIF-B_{12} 複合体を認識し結合する受容体がある。これらの受容体には遊離したIFやビタミン B_{12} が結合することはなく, また受容体のほうは遊離ビタミン B_{12} を認識しない。正常な B_{12} 取り込みには受容体への結合が必要である。吸収されると, ビタミン B_{12} は**トランスコバラミンⅡ** transcobalamin Ⅱとよばれる蛋白質と結合して門脈血に搬出される。IFがまったくないと, 経口で摂取したビタミン B_{12} のうち約1〜2％が吸収されるだけである。多量(約1 mg/day)に摂取すると, 悪性貧血の治療に十分な量が吸収される。

脂質の消化と吸収

普通の食事に含まれる最も主要な脂質は**トリグリセリド** triglycerideである。そのほかに, コレステロールのような**ステロール** sterol, ステロールエステル sterol ester, およびリン脂質 phospholipidが含まれる。脂質はほとんど水に溶けないので, 脂質処理の段階ごとにそれぞれ特殊な問題が出てくる。十二指腸など小腸では, 脂質は胆汁酸の助けを借りて**乳濁液化**する(emulsified)。乳濁液は胆汁酸で覆われた脂質の小滴からなる。乳濁液小滴の表面は大きく, 水溶性の脂質分解酵素が基質に接近しやすくなる。脂質の消化産物は胆汁酸と小分子凝集体をつくり, これが**ミセル** micelleである。ミセルは非常に小さいので微絨毛間を拡散し, 脂質は刷子縁表面にある溶液の中から吸収される。

胃の中で, 脂質は分離して最上部に油相を形成しやすいので, 胃から排出されるとき, 通常, 他よりも遅く排出される。十二指腸に脂肪があると胃からの排出を強く抑制する。この十二指腸機構によって, 脂質は乳濁液化と消化に備えてゆっくりと胃から排出される。すなわち, 十二指腸機構は乳濁液化と消化に備えるものである。

脂質の消化は胃と小腸で起こる

舌のリパーゼ lingual lipaseは舌の漿液腺でつくられる。**胃のリパーゼ** gastric lipaseは主細胞で分泌される。これらの2つのリパーゼをあわせて**前十二指腸性リパーゼ** preduodenal lipaseという。これらの酵素はトリグリセリドの加水分解に特異的である。ヒトでは胃のリパーゼのほうが舌よりもずっと多い。前十二指腸性リパーゼによって加水分解される量には大きな個体差がある。

食物中の脂質の大部分は膵液にあるリパーゼによって加水分解される。膵液中の脂質分解酵素は水溶性分子で, 脂質小滴の表面側からのみ脂質に接近できる。脂質を乳濁液化すると, 消化に利用できる表面が数千倍に増える。胆汁酸それ自体も弱い乳濁液化剤であるが, 胆汁の中に高濃度存在しているレシチンの助けを

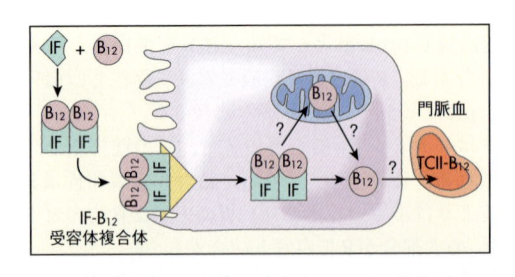

図34-10 回腸の上皮細胞によるビタミン B_{12} 吸収のメカニズム。門脈血ではビタミン B_{12} はトランスコバラミンⅡ (TCⅡ)と結合している。

借りて脂質を乳濁液化する。

膵液には脂質を消化する重要な脂質分解酵素が含まれる

グリセロールエステルヒドロラーゼ(加水分解酵素) glycerol ester hydrolase は**膵臓リパーゼ** pancreatic lipase ともよばれ，1つのトリグリセリドから1および1'の位置の脂肪酸を切って，2つの遊離脂肪酸と1つの2-モノグリセリドをつくる。膵液蛋白質の1つである**コリパーゼ** colipase は膵臓リパーゼの機能に重要である。すなわち，膵臓リパーゼが胆汁酸存在下で乳濁液小滴の表面に結合するためにコリパーゼが必要である。

コレステロールエステラーゼ cholersterol esterase は1つのコレステロールエステルのエステル結合を切って，脂肪酸と遊離コレステロールをそれぞれ1つつくる。**ホスホリパーゼA_2** phospholipase A_2 はグリセロホスファチドの2の位置でエステル結合を切って，レシチンの場合は脂肪酸とリソレシチンをそれぞれ1つつくる。

> CFの幼児の場合，膵液酵素の分泌レベルは極度に低い。この理由は，膵臓小導管の上皮細胞頂膜にあるCl^-チャネルが不足して，Cl^-，Na^+および水を腺房腔に分泌できないからである。小がほとんど分泌されないので，粘度が細い導管を閉塞してしまい，腺房細胞が破壊される(CFでは，粘液が細気管支を塞ぎ呼吸障害が起こる)。CFの子供では膵臓リパーゼが不足しているので，食物の脂質を消化することが著しく困難である。その結果，**脂肪性下痢** steatorrhea (脂肪便) および栄養不良になる。

胆汁酸は脂質の消化産物と混合ミセルをつくる

ミセルを形成する材料としてトリグリセリドは最良でなく，2-モノグリセリドのほうが胆汁酸と混合ミセルを効果的に形成する。ミセルは多分子の凝集体(直径が約5 nm)で，だいたい20～30の分子を含んでいる(図34-11▼)。胆汁酸は平坦な分子で，分極面と非分極面をもっている。ミセル表面の大部分は胆汁酸で覆われ，非分極面をミセル内側の脂質に向け，分極面を外側に向けている。長鎖の脂肪酸，モノグリセリド，リン脂質，コレステロール，および脂溶性ビタミンのような疎水性の分子はミセルの中へ壁をつくりやすい。

ミセルができる前には，少なくともある一定濃度の胆汁酸が存在することが必要で，この濃度を臨界ミセル濃度という。正常では，十二指腸に存在する胆汁酸濃度は臨界ミセル濃度より高い。

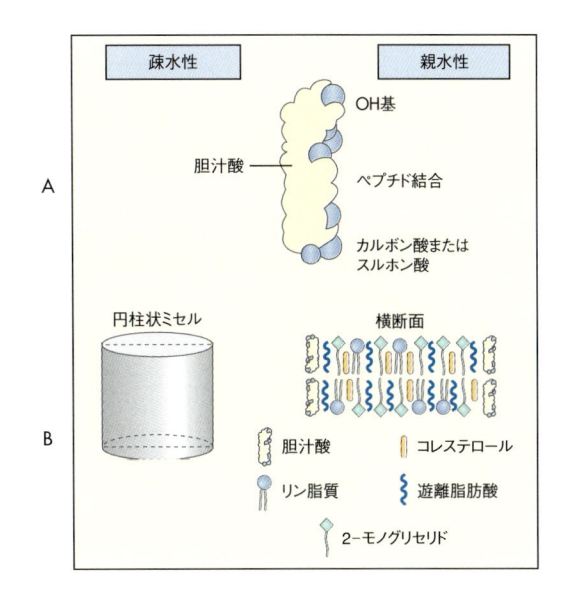

図34-11 胆汁酸とミセルの構造。A：胆汁酸分子は親水性と疎水性の面をもち，両親媒性である。B：胆汁酸-脂質混合ミセルの構造モデル。胆汁酸と脂質消化産物が混合ミセルになる様子を示す。

脂質の消化産物の吸収は小腸で起こる

混合ミセルが非攪拌層を拡散する過程が，脂質消化産物吸収の律速段階である

ミセルは脂肪消化産物のほかにも脂溶性分子(たとえば，脂溶性のビタミン)の吸収に重要である。ミセルは刷子縁を形成している微絨毛の間を拡散する。その結果，刷子縁膜の広大な表面が脂質吸収に関与できるようになる(図34-12▼)。ミセルがあると，刷子縁膜周辺の水溶液は脂肪酸，2-モノグリセリド，コレステロール，および他のミセル含有物などで飽和状態になる。

ミセルの脂溶性は高いので，脂肪酸，2-モノグリセリド，コレステロール，リゾレシチンは刷子縁膜を通して拡散する。加えて，刷子縁形質膜には，ある種の脂質消化産物の輸送を促進する特異的な輸送蛋白質がある。たとえば，長鎖脂肪酸の移動を増強するNa^+依存性**脂肪酸輸送蛋白質** fatty acid transport protein がある。他の輸送蛋白質が刷子縁膜でのコレステロール輸送促進を仲介する。

脂質は刷子縁形質膜では迅速に取り込まれるので，上部小腸の脂質吸収速度を決めるのは，刷子縁形質膜の管腔側面に形成される非攪拌層を混合ミセルが拡散する過程である(図34-12▼)。腸管粘膜の表面が巻き込まれた構造をしているので，上皮細胞表面に直接接触している液体は管腔内にある大量の内容物とは容易に混合しない。そこでこの部分の液体は，実際的には200～500 μm の厚さになる**非攪拌層** unstirred layer を

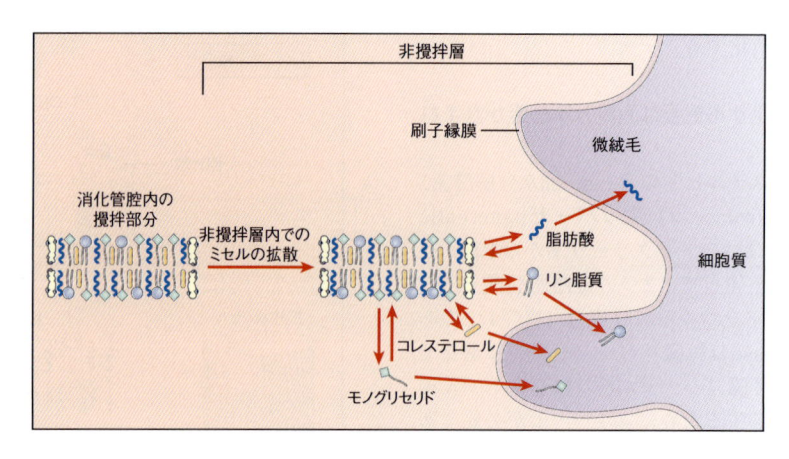

図34-12 小腸における脂質の吸収。胆汁酸と脂質消化産物の混合ミセルは非攪拌層を通って拡散する。脂質消化産物が溶液の中から吸収されると、より多くの脂質がミセルから溶出する。

形成する。十分混合した消化管内容物が刷子縁形質膜に届くには、非攪拌層を拡散する必要がある。

脂質吸収は十二指腸と空腸が最も活動的で、消化された脂質の大部分は乳糜粥が空腸中間部に達するまでに吸収される。正常便に存在している未消化の脂質は結腸内細菌や脱落した消化管上皮細胞に由来するものである。

脂質消化産物は、消化管上皮細胞の滑面小胞体で再処理される

脂肪酸結合性細胞質蛋白質 cytoplasmic fatty acid-binding protein は脂肪酸を、**ステロール結合性蛋白質** sterol-binding protein はコレステロールを、それぞれ滑面小胞体に輸送する。食後、滑面小胞体は脂質でいっぱいになっており、化学的再処理が盛んに起こっている（図34-13▼）。2-モノグリセリドと脂肪酸は1と1'の位置の炭素で再びエステル化してトリグリセリドを再生する。リゾリン脂質はリン脂質に再変換される。コレステロールも再エステル化される。

脂質消化産物から**キロミクロン** chylomicron がつくられる。再処理された脂質が滑面小胞体に蓄積し、リン脂質が脂質小滴の外表面を覆い、この時点で直径約10 nmの脂質小滴になったものがキロミクロンである。全表面の約10％が、消化管上皮細胞で合成されるβ-リポ蛋白質によって覆われている。

キロミクロンは上皮細胞から開口性放出によって放出される（図34-13▼）。キロミクロンは細胞から出て、細胞間隙に入る。キロミクロンは粘膜毛細血管を取り巻いている基底膜を通過するには大きすぎる。しかし、キロミクロンが通過できるほどの大きい窓をもっている乳糜管に入り、リンパ液とともに消化管から搬出される。まず、胸部のリンパ管を通って、その後、静脈へ流れ込む。

胆汁は回腸終末部で吸収される

食餌で摂った脂質の吸収は通常、乳糜粥が空腸の中間部に達するまでには完了する。一方、胆汁酸はほとんどが回腸の終末部で吸収される。胆汁酸が刷子縁形質膜を通過する経路は2つある。すなわち、Na^+によって動力を供給される2次的能動輸送過程、および単純拡散である（図34-14▼）。能動的吸収の場合の主要基質は抱合型胆汁酸であり、非抱合型胆汁酸のほうは

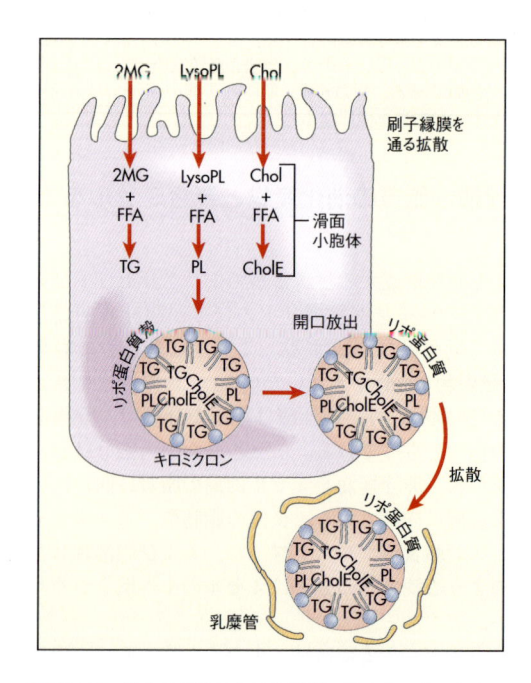

図34-13 腸上皮細胞における脂質の再合成、キロミクロンの形成、および引き続いて起こるキロミクロンのリンパ管への輸送。Chol：コレステロール、CholE：コレステロールエステル、FFA：遊離脂肪酸、lysoPL：リゾリン脂質、2MG：2-モノグリセリド、PL：リン脂質、TG：トリグリセリド。

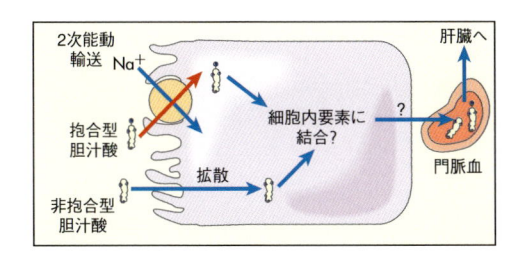

図34-14 回腸終末部の上皮細胞による胆汁酸の吸収。単純な拡散およびNa$^+$によって動力供給を受けた2次能動輸送の両方によって胆汁酸は吸収される。抱合型の胆汁酸は大部分が能動輸送によって吸収されるが、非抱合型の胆汁酸は主に拡散で吸収される。

輸送担体に対する親和性が小さい。脱抱合と脱水酸化によって胆汁酸の分極は小さくなり、単純な拡散によってよく吸収される。

吸収された胆汁酸は門脈に入り、消化管から運び去られる。肝細胞は胆汁酸を盛んに取り込み、血液が1回肝臓を通過するだけで、胆汁酸を血液から十分に除去してしまう。大部分の非抱合型胆汁酸は肝細胞で再び抱合型になり、若干の2次胆汁酸は再度水酸化される。再処理された胆汁酸は、新たに合成された胆汁酸といっしょに胆汁に分泌される（第33章参照）。

脂溶性ビタミン類は大部分，混合ミセルから吸収される

脂溶性のビタミン（A、D、E、およびK）は胆汁酸と脂質消化産物でつくられた混合ミセルに入る。胆汁酸と脂質消化産物があると、脂溶性ビタミンの吸収が増加する。脂溶性ビタミンは刷子縁形質膜から消化管上皮細胞へ拡散する。上皮細胞で脂溶性ビタミンはキロミクロンとしてリンパ液に流入して消化管から搬出される。胆汁酸がなくても、摂取した食物に含まれる脂溶性ビタミンのうちかなりの割合が吸収されて門脈経由で運ばれる。

まとめ

- 唾液と膵液のα-アミラーゼは分枝のあるデンプンを分解して、麦芽糖、マルトトリオース、およびα-限界デキストリンにする。次いで、これらの消化産物を刷子縁膜にあるグルコアミラーゼとα-デキストリナーゼによってグルコースにする。
- 刷子縁膜にあるスクラーゼとラクターゼはスクロースとラクトースを切って単糖類にする。これらの単糖類は消化管上皮細胞内へ輸送される。
- 蛋白質の消化は胃の中でペプシンによって始まる。膵臓プロテアーゼは十二指腸と空腸で蛋白質を迅速に切断して、主にオリゴペプチドにする。刷子縁膜のペプチダーゼはオリゴペプチドに作用して、単一アミノ酸や小ペプチドにする。
- アミノ酸は一群のアミノ酸輸送担体によって刷子縁膜を通って輸送される。ジペプチドやトリペプチドは広い特異性を示す刷子縁蛋白質輸送担体によって取り込まれる。
- ヒトでは普通1日あたり約2ℓの水を経口で摂り、さらに、多様な分泌活動の結果、約7ℓが消化管に入る。消化管に入ってきた水の約99％が吸収される。
- 栄養物や塩類の吸収によって水吸収の動力が供給される。小腸の水吸収は最も多く、特に空腸で吸収される。絨毛先端にある成熟細胞は活動的で塩類、栄養物および水を吸収する。リーベルキューンの腺窩にある細胞は、イオンや水を分泌する。
- Ca^{2+}は小腸で能動的に吸収される。Ca^{2+}-結合蛋白質であるカルビンジンは、消化管上皮細胞の細胞質内のCa^{2+}輸送を促進する。Ca^{2+}-ATPアーゼとNa$^+$/Ca^{2+}交換体蛋白質によって、基部外側部膜を通ってCa^{2+}が輸送される。
- ビタミンDは基部外側膜のカルビンジンとCa^{2+}-ATPアーゼの合成を促進することによって、Ca^{2+}吸収を刺激する。
- 摂取された無機鉄の約5％が小腸で吸収され、ヘム鉄は約20％が吸収される。無機鉄は刷子縁膜でFe^{2+}受容体と結合して輸送される。上皮細胞で、鉄の一部はフェリチンと結合しており吸収には役に立たない。出血に反応して鉄吸収能が増加する。
- 水溶性ビタミンの大部分は小腸の刷子縁形質膜で特異的な輸送担体によって取り込まれる。
- ビタミンB$_{12}$は唾液や胃液にあるR蛋白質と結合する。R蛋白質が消化されると、ビタミンB$_{12}$はIFと結合する。回腸の刷子縁膜にある受容体はIF-B$_{12}$複合体と結合して、ビタミンB$_{12}$が回腸上皮へ取り込まれるようにする。ビタミンB$_{12}$はトランスコバラミンⅡと結合して血漿に出てくる。
- トリグリセリドは重要な食物脂質である。脂質は胃の中で小滴をつくり、十二指腸では胆汁酸によって乳濁液化される。乳濁液化によって膵臓液の脂質消化酵素の作用を受ける表面積は著しく増す。
- トリグリセリド消化産物である2-モノグリセリドと脂肪酸は、胆汁酸とミセルを形成する。コレステロール、脂溶性ビタミンや他の脂質はミセルの中に溶け込む。混合ミセルは十分に小さくて微絨毛の間を拡散するので、脂質吸収に与える刷子縁表面は大いに増える。
- 上皮細胞では、トリグリセリドやリン脂質が再合成されて他の脂質とともにキロミクロンに詰め込まれる。キロミクロンはアポリボ蛋白質で覆われ、基部外側膜から開口性放出によって出される。キロミクロンはリンパ管、胸管を通って消化管から搬出される。

Part VII
腎

Renal System

- 第35章　腎機能
- 第36章　ネフロンにおける溶質と水分の輸送機構：尿細管機能
- 第37章　体液量と膠質浸透圧の調節
- 第38章　K^+, Ca^{2+}, リン酸の恒常性維持
- 第39章　酸塩基平衡における腎の役割

第35章
腎機能

到達目標
- 腎臓と下部尿路系の解剖を説明できる。
- 限外濾過機構，糸球体濾過，腎血流量の概念を説明できる。
- 排尿過程を説明できる。
- 腎疾患の重症度や進行性を評価する糸球体濾過率の意義を説明できる。
- 糸球体濾過および腎血流量の自己調節機構の概念を説明できる。
- ホルモンや交感神経系による糸球体濾過および腎血流量の調節機構を説明できる。

腎臓は外分泌系の調節臓器である。腎臓は，水溶液を分泌することにより，過剰の水分や老廃物を体外に除去する。心循環系，内分泌系，神経系と関連して，食物や水分の摂取量の多少にかかわらず，体液量や体液成分を非常に狭い範囲内に調節している。この腎臓の恒常性維持機構のおかげで，生体組織・細胞は比較的，定常な環境下で正常機能を遂行できる。

腎臓のもつ主要な機能

腎が調節している機構は，①体液量および浸透圧，②電解質平衡，③酸塩基平衡，④代謝産物および外来物質の排泄，⑤ホルモンの産生と分泌，である。体液浸透圧の調節は全身組織の細胞容量を正常に維持するうえで重要である。体液量の調節は正常の心循環系の機能を発揮するのに必須である。腎臓はまた，いくつかの重要な無機イオン，たとえばNa^+, K^+, Cl^-, HCO_3^-, H^+, Ca^{2+}, PO_4^{2-}の調節に必須である。これらの電解質の排泄は毎日の摂取量に見合って調節され，適正な平衡を維持できる。すなわち，ある電解質の摂取量が排泄量を上回ると，その電解質量は体内に増量し，個体の平衡状態は陽性に傾き，逆に排泄量が摂取量を上回ると体内の電解質は減少し，平衡状態は陰性に傾く。多くの電解質にとって，腎は唯一，あるいは一義的な排泄路となっている。

他の重要な腎の機能に，酸-塩基平衡の調節がある。体内の多くの代謝機能はpHの変化にきわめて敏感である。そのため体液のpHは狭い範囲で維持されなければならない。pHは体液中の緩衝液により，そして肺，肝，腎の協調作用により維持されている。

腎は多くの代謝終産物を排泄する。この代謝終産物にはアミノ酸からの尿素，核酸からの尿酸，筋クレアチンからのクレアチニン，ヘモグロビン代謝産物，ホルモン代謝産物がある。腎はこれら産物を産生に見合った割合で体外へ排泄している。こうして腎は体液のホルモン濃度を調節している。腎はまた薬剤，農薬や他の化学物質のような外来物質を体外へ排泄する重要な経路となっている。

さらに，腎は重要な内分泌臓器であり，レニン，**カルシトリオール**calcitriol，エリスロポイエチンを産生・分泌する。レニンはレニン-アンギオテンシン系を活性化し，血圧やNa^+, K^+イオン平衡を調節している。カルシトリオールはビタミンD_3の代謝産物で，腸管からのCa^{2+}吸収に必須で，骨へのCa沈着に欠かせない（第38章参照）。腎疾患をもつ患者では，カルシトリオールの産生能が損なわれているので，このホルモンのレベルは低下している。結果として腸管からのCa^{2+}吸収は減少し，慢性腎疾患患者で認められる骨形成異常をきたす。多くの腎疾患ではエリスロポイエチンの産生・分泌の減少も認められる。エリスロポイエチンは骨髄における赤血球新生を促進する。エリスロポイエチン産生低下は慢性腎不全患者でみられる貧血を引き起こす。この章では腎の解剖，糸球体濾過率 glomerular filtration rate（GFR），そして腎血流量 renal blood flow（RBF）について概説する。

腎において，構造と機能は密接に連結している

腎は，腰椎の両側の後腹膜壁に位置している。ヒト腎の肉眼的所見を図35-1▼に示す。腎の中央面には腎動脈，静脈，神経，腎杯が通る窪みがある。腎を2分割すると，**皮質**cortexとよばれる外側の領域と，**髄質**medullaとよばれる内側の領域が識別される。皮質，髄質は，ネフロン（腎の機能単位），血管，リンパ管，神経から構成される。ヒトの腎髄質は**腎錐体** renal

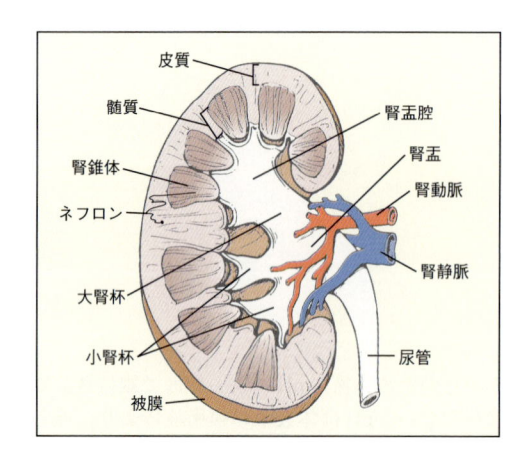

図35-1 ヒト腎の断面図。(Marsh, D. J.: Renal physiology, Raven, New York, 1983より引用)

pyramidとよばれる円錐状の構造が寄せ集まり，その底部が皮髄境界部位に，その頂端部が腎小杯内で**乳頭**papillaに集結する。**腎小杯**minor calixは各乳頭からの尿を集める。多くの腎小杯は拡張し，2～3個の開口嚢，すなわち**腎杯**major calixとなる。さらに腎杯は**腎盂**pelvisへと収束する。腎盂は**尿管**ureterの上部拡張部位となり，尿を腎盂から膀胱まで運ぶ。

2個の腎臓への血流量は，休止時で心拍出量のほぼ25％（1.25 l/min）である。しかし，腎重量は全体重の0.5％以下である。図35-2▼（左）に示すように，腎動脈は逐次，分枝し，**葉間動脈**interlobar artery，**弓状動脈**arcuate artery，**小葉間動脈**interlobular artery，**輸入動脈**afferent arterioleとなり，**糸球体毛細血管**glomerular capillaryとなる。糸球体毛細血管は収束して**輸出動脈**efferent arterioleとなり，さらに2次毛細血管網を尿細管周囲に形成する。尿細管周囲毛細血管網はネフロンに血液を供給する。静脈系血管は動脈系血管とほぼ平行して走行し，小葉間静脈，弓状静脈，葉間静脈，腎静脈となり，尿管側を通過する。

腎の機能単位はネフロンである

内腔が1層の細胞層からなる管構造をもつネフロンは，ヒトでは腎臓1個あたり120万個存在する。ネフロンは腎小体，近位尿細管，ヘンレ係蹄，遠位尿細管，集合管から成り立つ機能系である（図35-1▼）。腎小体は糸球体毛細血管，**ボーマン嚢**Bowman's capsuleからなる。近位尿細管は最初，いくつかのコイルを形成し，さらに直行し，髄質へ下行する。それに次ぐのが**ヘンレ係蹄**loop of Henleで，直行する細い下行脚と細い上行脚（長いループのヘンレ係蹄にのみ存在），そして太い上行脚からなる。太い上行脚の終末部位近辺で，ネフロンは同じネフロンの輸入・輸出動脈の間を通過する。この部位の太い上行脚を**緻密斑**macula densaとよんでいる。遠位尿細管は緻密斑を超えて皮質領域

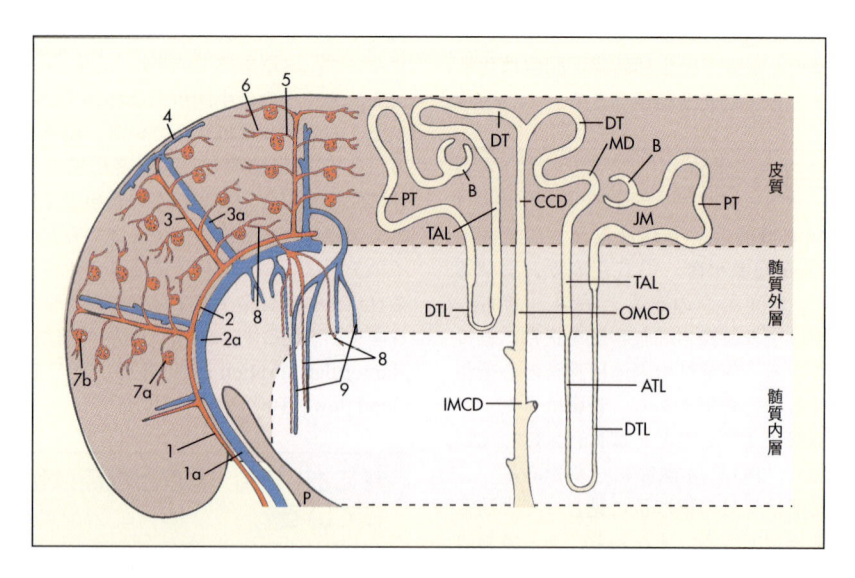

図35-2 図左：ヒト腎における血管系構築。1：葉間動脈，1a：葉間静脈，2：弓状動脈，2a：弓状静脈，3：小葉間動脈，3a：小葉間静脈，4：星状静脈，5：輸入動脈，6：輸出動脈，7a・7b：糸球体毛細血管網，8：下行直血管，9：上行直血管。図右：ヒト腎におけるネフロン構築。皮質表層のネフロンは図の左側，皮髄境界（JM）部位のネフロンは図の右側に描いてある。ヘンレ係蹄は近位尿細管（PT）直部。DTL：細い下行脚，ATL：細い上行脚，TAL：太い上行脚。B：ボーマン嚢，CCD：皮質集合管，DT：遠位尿細管，IMCD：内髄質集合管，MD：緻密斑，OMCD：外髄質集合管，P：腎杯。(Kriz, W., Bankir, L.A.: *Am. J. Physiol.*, **254**: F1, 1988；Koushanpour, E., Kriz, W.: Renal physiology: principles, structure, and function, ed. 2, Springer-Verlag, New York, 1986より引用)

に入り，2～数本のネフロンが合流して皮質集合管となる。皮質集合管は髄質に入り，外側髄質集合管，そして内側髄質集合管となる。

ネフロンは表層型と髄質近傍型に分類される（図35-2▼）。**表層型ネフロン**superficial nephronの腎糸球体は皮質の外側領域に位置している。そのヘンレ係蹄は短く，輸出動脈からの分枝は尿細管周囲毛細血管網を形成し，自身，あるいは隣接するネフロンを取り囲む。この毛細血管網は酸素や重要な栄養素をネフロン各部位に運び，物質を分泌するために配分し（血液から尿細管液へ物質を運搬する），再吸収した水分や溶質を循環系へ返還する通路として役立っている。

髄質近傍の腎糸球体は髄質の皮質に接した領域に存在している（図35-2▼，右）。腎表層のネフロンと比較して，**髄質近傍ネフロン**juxtamedullary nephronは解剖学的に2つの点で重要な相違がある。すなわち，ヘンレ係蹄はより長く，髄質のより深い部位まで伸びているということと，輸出動脈が尿細管周囲の毛細血管網に進展するだけでなく，**直血管**vasa rectaとよばれる一連の血管ループをも形成する。

図35-2▼で示したように，直血管は下行し，髄質に入り，集合管やヘンレ係蹄上行脚の長いループを取り囲む毛細血管網を形成する。血液は上行性直血管で皮質に戻ってくる。腎血流量の0.7％以下しか直血管に流入しないが，この直血管は，以下の重要な機能に役立っている。①酸素や重要な栄養素を各ネフロン部位へ運ぶ，②分泌のためにネフロンに物質を分配する，③再吸収した水分や溶質を循環系へ返還するための経路となっている，④尿の濃縮と希釈をすることである。

尿産生の第1段階は，糸球体係蹄からボーマン嚢腔への血漿限外濾過液の受動的移動から始まる

限外濾過の過程を正しく認識するためには，腎糸球体の解剖を理解しなければならない。糸球体は輸入動脈から発し，輸出動脈に注ぐ毛細血管網から形成される（図35-3▼～35-5▼）。胎生期に，糸球体のボーマン嚢を形成する近位尿細管の閉鎖端部位に糸球体毛細血

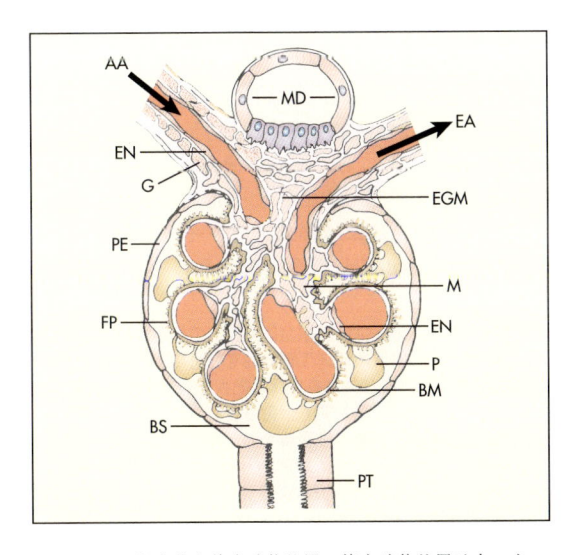

図35-3 腎小体と傍糸球体装置。傍糸球体装置は太い上行脚の緻密斑（MD），糸球体外メサンギウム細胞（EGM），レニン産生顆粒細胞（G），輸入動脈（AA），基底膜（BM），ボーマン腔（BS），輸出動脈（EA），内皮細胞（EN），腹側上皮細胞足突起（FP），メサンギウム細胞（M），腹側上皮細胞胞体（P），壁側上皮細胞（PE），近位尿細管（PT）。(Kriz, W., Kaissling, B：*The kidney：physiology and pathophysiology* [Seldin, D.W., Giebisch, G., eds.]，ed. 2, Raven, New York, 1992より引用)

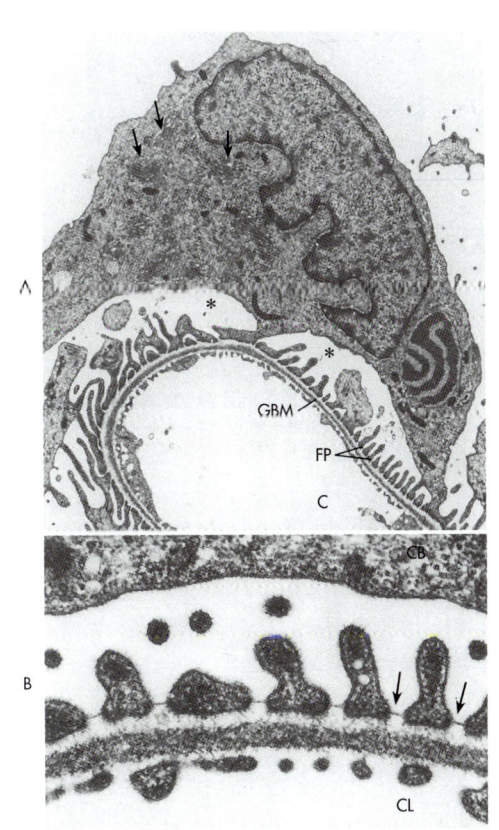

図35-4 A：糸球体毛細血管を取り囲む腹側上皮細胞の電子顕微鏡写真。胞体中に3つの窪みをもつ核を所有している。細胞突起は互いに入り組んだ足突起（FP）を形成している。細胞質の矢印で示す部位はよく発達したゴルジ装置で，＊印はボーマン腔である。Cは毛細血管腔，GBMは糸球体基底膜。B：糸球体毛細血管壁の電子顕微鏡写真。毛細血管壁の濾過バリアは3層から構成される。すなわち，内皮細胞，基底膜，上皮細胞足突起である。足突起の濾過間隙面を橋渡ししている隔膜（矢印）に注意。(Kriz, W., Kaissling, B.：*The kidney：physiology and pathophysiology* [Seldin, D.W., Giebisch, G., eds.]，ed. 2, Raven, New York, 1992より引用)

性荷電をもった蛋白質からなる有孔の基質であり，血清蛋白質の重要な通過バリアとなっている．タコ足細胞はエンドサイトーシスをし，長い指状の突起を出し，係蹄の外側表面を完全に被覆している．タコ足細胞の足突起は，互いに交差し，基底膜を被覆し，一部は透過スリットとよばれるギャップ部位で連結している．**透過スリット** filtration slitは，$40 \times 140 Å$径の孔をもつ，薄い隔膜により橋渡しされている．そのため内皮細胞，基底膜を通過した蛋白質などの大分子物質は，この部位でそれらの透過が阻害される．内皮細胞，基底膜，透過スリットには陰性荷電をもつ糖蛋白質が存在するので，蛋白質の中には，サイズと荷電依存性の通過抑制が認められるものもある．分子が通過するための有効径は$20 \sim 42 Å$で，陽性に荷電した分子は陰性荷電した分子よりはるかに容易に通過する．

> **ネフローゼ症候群** nephrotic syndromeは多様な原因により引き起こされ，糸球体係蹄壁の蛋白質透過性亢進に特徴づけられる．蛋白質透過性亢進は，結果として尿蛋白排泄増加をきたす．このように尿中への蛋白出現は腎疾患の存在を示している．本症候群の患者は，**蛋白尿** proteinuriaの結果として浮腫や低アルブミン血症を起こす．

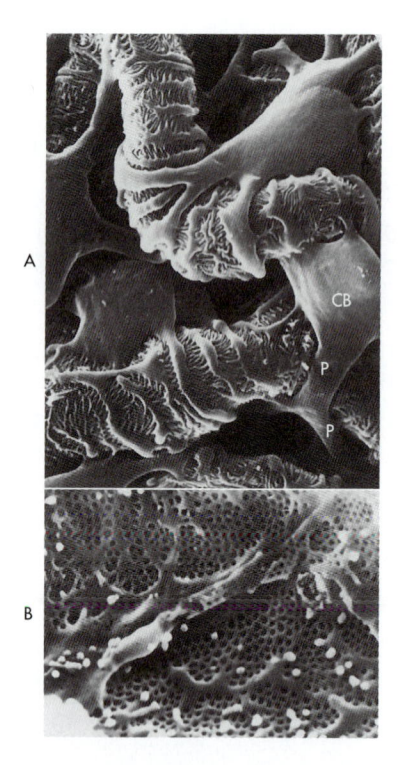

図35-5 A：糸球体毛細血管の外側表面を示す走査電子顕微鏡写真．ボーマン腔からみたような所見である．腹側上皮細胞の足突起が胞体（CB）から毛細血管壁へ向かって伸びている．足突起のかみ合わせ部位が濾過間隙を形成する．B：糸球体毛細血管壁内側（血流側）の電子顕微鏡写真．血管腔からみた像である．内皮細胞間隙は$700 Å$の小孔としてみえる．（Kriz, W., Kaissling, B.: *The kidney: physiology and pathophysiology* [Seldin, D.W., Giebisch, G., eds.], ed. 2, Raven, New York, 1992より引用）

管が進展する．その毛細血管は，**タコ足細胞** podocyteとよばれる上皮細胞に被覆され，この細胞がボーマン囊の腹側上皮層を形成する（図35-3▼〜35-5▼）．腹側上皮細胞は血管極で反転してボーマン囊の壁側上皮細胞となる（輸入動脈と輸出動脈がボーマン囊へ入出する部位）．腹側と壁側の上皮細胞管の空間が**ボーマン腔** Bowman's spaceで，糸球体の尿細管極（近位尿細管がボーマン囊に連結する部位）が近位尿細管腔とつながる．

糸球体毛細血管内皮細胞は**基底膜** basement membraneにより被覆され，タコ足細胞がそれを取り囲んでいる（図35-3▼〜35-5▼）．内皮細胞，糸球体基底膜，タコ足細胞突起はいわゆる濾過バリアを形成する（図35-3▼〜35-5▼）．内皮細胞は有窓（直径$700 Å$，$1 Å = 10^{-10} m$）で水，小分子の溶質（たとえばNa^+，尿素，グルコース）や小分子の蛋白質ですら自由に通過しうるが，細胞は通過できない．内皮細胞表面には，陰性荷電をもった糖蛋白質が発現しているので，大きな陰性荷電蛋白質の通過は阻害される．糸球体基底膜は陰

腎糸球体の他の重要な構成要素は**メサンギウム** mesangiumであり，**メサンギウム細胞** mesangial cellと**メサンギウム基質** mesangium matrixからなっている（図35-3▼）．メサンギウム細胞は糸球体係蹄を取り囲み，構造上支持組織として存在し，プロスタグランジン，サイトカインを分泌している．またメサンギウム細胞は収縮し，係蹄に連結していることから，糸球体係蹄を流れる血液量を調節したり，毛細血管腔表面積を変えることによって糸球体濾過率に影響している．糸球体外（輸入動脈と輸出動脈の間）に位置しているメサンギウム細胞は**糸球体外メサンギウム細胞** extra-glomerular mesangial cellとよばれる．

> メサンギウム細胞は免疫複合体型腎炎の発症に関与している．糸球体基底膜は糸球体毛細血管を完全に取り囲んでいないので，ある免疫複合体は糸球体基底膜を通過することなく，メサンギウム領域に侵入する．免疫複合体の蓄積は炎症性細胞のメサンギウム領域への浸潤を引き起こし，メサンギウムでの細胞によるサイトカインやオータコイドの産生を亢進する．これらの生理活性物質は炎症反応を増強し，細胞瘢痕，そして最終的には糸球体閉塞を起こす．

傍糸球体装置は重要なフィードバック機構の一端を担う

傍糸球体装置を構成する要素は以下のとおりである（図35-3▼）．すなわち，

1. 太い上行脚の緻密斑部位
2. 細胞外メサンギウム細胞

3. 輸入動脈周囲のレニン産生顆粒細胞

緻密斑の細胞は，元の太い上行脚部位とは形態的に異なる性状を示す。緻密斑は，同じネフロンの輸入・輸出動脈により形成される特定領域を通過する。緻密斑の細胞は細胞外メサンギウム細胞や輸入・輸出動脈周囲の顆粒細胞と接している。輸入動脈の顆粒細胞は血管平滑筋が変異した細胞で，**レニン** renin を産生し，分泌放出している。レニンはアンギオテンシンII産生，最終的にはアルドステロン分泌に関与している（第37，38章参照）。傍糸球体装置は尿細管・糸球体フィードバック機構の一要素であり，腎血流量や糸球体濾過率の自己調節に関与している。

腎の神経は腎血流量，糸球体濾過率，水・電解質のネフロンにおける吸収を調節する手助けをしている

腎に供給される神経は，交感神経線維から成り立ち，腰椎神経叢から発する。副交感神経の支配は受けない。腎を支配している交感神経線維はノルアドレナリンやドーパミンを放出する。交感神経は腎動脈の大きな分枝（葉間動脈，弓状動脈，小葉間動脈）の平滑筋や輸入・輸出動脈に隣接して走行している。そのうえ，輸入動脈のレニン産生顆粒細胞は交感神経により支配されている。レニン分泌は交感神経の活性化により刺激される。神経線維は近位尿細管，ヘンレ係蹄，遠位尿細管，集合管をも支配する。交感神経を刺激すると，これらのネフロン分節からのNa⁺再吸収を増強する。

尿は腎円錐を流出し，尿管を流れ，膀胱に入り，そこで貯留される

尿管は約30 cm長の筋性の管である。尿管は膀胱の頸部を越えて底部に近い後壁から膀胱に入る。**膀胱** bladder は2つの部位から構成される。1つは尿を貯留する体部で，他は尿道に連結する頸部で，漏斗状の形をしている。膀胱頸部は2〜3 cmの長さで，尿道後部とよばれている。女性では後部尿道は尿路系の末端部で尿の排出部位である。男性では，尿は後部尿道を経由して前部尿道を流れ，陰茎に達する。尿は外部性器を通して尿道をあとにする。腎杯，腎盂，尿管，膀胱は数層の移行上皮により被覆されている。この上皮細胞はらせん状および縦状に配列する平滑筋に取り囲まれている。膀胱は同様に移行上皮細胞層が**排尿筋** detrusor muscle とよばれる平滑筋により取り囲まれている。膀胱頸部の筋線維は**内側括約筋** internal sphincter を形成するが，これは真の括約筋ではなく，収斂する筋線維により形成される膀胱壁の肥厚部位である。内側括約筋は自律神経支配である。適当な刺激が尿排泄を促すと，その括約筋固有の張力により膀胱

が空になる。尿道は泌尿生殖器隔膜を通過するが，その部位には**外側括約筋** external sphincter とよばれる1層の骨格筋が存在する。この筋は随意筋で，尿排泄を我慢したり，中断するのに使われ，特に男性ではこの機能が発達している。女性では外側括約筋の発達は不十分で，膀胱の随意調節には，それほど重要な働きをしていない。下部尿路系の平滑筋は電気的にカップリングし（膜電位の変化が筋線維間を伝わる），自発的に活動電位を生じ，伸展されたときに収縮する。自律神経支配を受ける。

尿管，膀胱，尿道の壁は多層性で，それにより非常に伸展性に富む。膀胱や尿道では，このひだは**皺襞** rugae とよばれる。膀胱が尿で満たされ，この皺襞が進展し少々の内圧の変化で膀胱容量が増大する。膀胱容量は尿排泄後の4 m*l* から，5 cmの水圧がかかると400 m*l* までに増大し，弾性に富む性質をもつ。

膀胱と尿道の神経支配により尿排泄を調節している

膀胱頸部平滑筋は下腹部神経からの交感神経が支配している。α-アドレナリン性受容体は主に，膀胱頸部および尿道に存在し，収縮を引き起こす。この受容体を刺激すると尿道は閉鎖し，尿の貯留を助長する。仙骨副交感神経は膀胱体部を支配し，持続性の膀胱収縮を引き起こす。骨盤神経の感覚線維（腹部求心系）は膀胱底部をも支配している。これらの感覚線維は膀胱の充満度，痛み，温度感覚を感じとる受容体からの情報を伝える。仙骨外陰部神経は外収縮筋の骨格筋線維を支配し，興奮性刺激により収縮する。

尿は固有のペースメーカー作用により腎から膀胱へ運ばれる

尿が腎杯に集まると，進展し，ペースメーカー作用が亢進する。このペースメーカー作用は，蠕動的収縮を腎杯部で開始させ，腎盂そして尿道全長にわたって広げ，これにより尿を腎盂から膀胱へと運ぶ。この蠕動的波動運動は，ペースメーカーにより生じ，平滑筋合胞体に沿って伝搬する。尿管は感覚神経（骨盤神経）により支配されている。

> **腎結石症** nephrolithiasis はありふれた疾患である。アメリカ人総人口の5〜10％が腎結石に罹患する。たいていの結石（80〜90％）はカルシウム塩性である。残りは尿酸性，マグネシウム・アンモニウム酢酸性，そしてシステイン性である。結石は尿の過度飽和環境下で形成される。尿管が腎結石により遮断されると，結石周囲の尿管が反射性収縮をし，激しい疼痛を引き起こす。

排尿は膀胱を空にする過程である

排尿には次の2つの過程が関係している。①内圧が

臨界点に達するまで，進行性に膀胱を充満する，② **排尿反射** micturition reflex とよばれる神経反射により，膀胱を空にする。排尿反射は脊髄反射の1つである。しかし，この反射は脳幹部や大脳皮質にある中枢により抑制されたり，促進されたりもする。

膀胱の充満は膀胱壁を伸展し，伸展受容体を介する反射を引き起こし，膀胱壁を収縮させる。膀胱底部からの知覚シグナルは骨盤神経を介して脊髄に入り，骨盤神経の副交感神経線維を通って，膀胱へ直接戻ってくる。副交感神経の刺激により，圧迫筋(排尿筋)の強い収縮が起こる。膀胱の平滑筋は一種の合胞体で，圧迫筋が刺激されると膀胱頸部の筋収縮が起きる。膀胱外層の平滑筋は放射状に縦走していることから，収縮すると膀胱頸部が開き，尿を後部尿道へと流す。外陰部神経の皮質抑制により，外部尿道括約筋が随意的弛緩し，尿道における尿流を可能にする。外部尿道括約筋の随意的弛緩は排尿過程のきっかけとなる。下部尿路系への胃下部交感神経と外陰部神経の伝達を遮断すると，排尿反射の変更ができなくなる。それと対比して，副交感神経を傷害すると完全な膀胱機能障害をきたす。

糸球体濾過率は，機能している全ネフロンの透過率の総計に等しい

糸球体濾過率 glomerular filtration rate (GFR) は腎機能を示す指標の1つである。一般に，その低下は腎疾患の進行を意味しているし，その正常値への復帰は腎疾患の回復を示唆している。それで，患者の糸球体濾過率を知ることは腎疾患の重症度や予後を評価するうえで必須となる。

クレアチニンは骨格筋クレアチンの代謝産物であり，糸球体濾過率の測定に利用できる。クレアチニンは糸球体を自由に通過し，ボーマン嚢に至るが，ネフロン構成細胞により，ほとんど吸収，分泌，代謝されない。したがって，1分間に尿中に排泄されるクレアチニン量は1分間に糸球体で濾過されるクレアチニン量に相当する(図35-6▼)。

$$濾過量 = 排泄量$$
$$GFR \times P_{Cr} = U_{Cr} \times \dot{V} \qquad 35\text{-}1$$

ここで，P_{Cr} = 血漿中のクレアチニン濃度，U_{Cr} = 尿中のクレアチニン濃度，$\dot{V}$ = 尿の流速。

35-1式をGFRで表すと，

$$GFR = \frac{U_{Cr} \times \dot{V}}{P_{Cr}} \qquad 35\text{-}2$$

このようにクレアチニンのクリアランスは糸球体濾過率を決める手段となる。クリアランスは容量/時間を単位としているが，その値は単位時間あたりの糸球体濾過血漿量を示し，一定時間に全量のクレアチニン

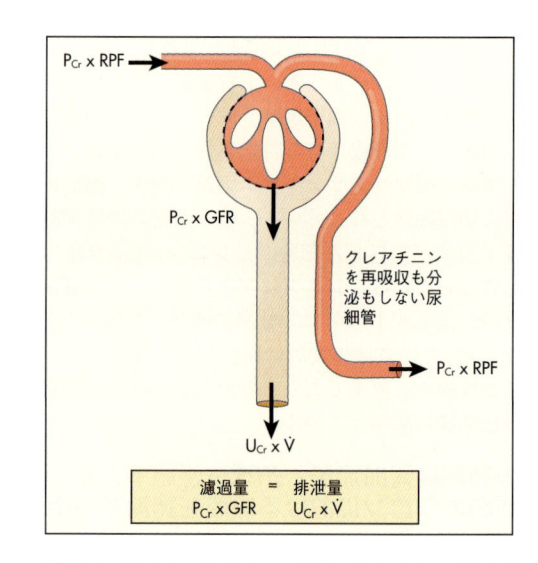

図35-6 腎でのクレアチニン処理。クレアチニンは糸球体を自由に通過できるし，ネフロンではほとんど吸収，分泌，代謝されない。腎動脈を経由して腎に運ばれる全量のクレアチニンが糸球体を濾過するわけではない(正常では血漿クレアチニン量の15～20%が濾過される)。濾過されない部分は腎静脈を介して全身系に戻る。P_{Cr}：血漿クレアチニン濃度，RPF：腎血漿流量，U_{Cr}：尿中のクレアチニン濃度，$\dot{V}$：尿流量。

がその血漿容量から除去され，尿中に排泄される。

クレアチニンだけが糸球体濾過率を測定するために利用されているのではない。以下の基準に合致する物質であれば，糸球体濾過率を測定するための指標として利用することができる。

1. 糸球体を自由に通過してボーマン嚢に到達する。
2. ネフロンで再吸収されたり分泌されたりしない。
3. 腎で代謝されたり新生されたりしない。
4. 糸球体濾過率に影響を及ぼさない。

クレアチニン creatinine は臨床検査上，糸球体濾過率の測定に利用されている。クレアチニンは比較的，一定の割合で合成され，産生量は筋肉量に比例する。しかし，クレアチニンは糸球体濾過率の測定に完全なまでに適した物質ではない。なぜなら，近位尿細管における有機陽イオン分泌系で少量ではあるが分泌されている(第36章参照)からである。この分泌作用による誤差は，ほぼ10%である。しかし，血清中のクレアチニン濃度測定法では，真の値の10%増しとなるため，その結果，互いの誤差が相殺して，たいていの臨床例で，クレアチニンクリアランスは正確な糸球体濾過率に相当する。

腎動脈を介して腎に到達した血漿中のクレアチニンは，全量が糸球体で濾過されるわけではない(糸球体濾過率測定に用いる他の物質についても同様である)。同様に腎に到達する血漿成分すべてが糸球体を通過するわけではなく，ほぼ10%は濾過されない。濾過血

漿の割合を示す用語に**濾過率** filtration fraction があり，以下のように定義する．すなわち，

$$濾過率 = \frac{糸球体濾過率（GFR）}{腎血漿流量（RPF）} \quad 35\text{-}3$$

正常時には濾過率は0.15〜0.2の値を示す．このことは糸球体を通過する血漿の15〜20％しか濾過されないことを示している．残りの80〜85％は糸球体毛細血管を通過し，輸出動脈，さらには尿細管周囲の毛細血管へと至る．最終的には腎静脈を介して全身循環系へ戻る．

> 糸球体濾過率の低下は，腎疾患における最初で唯一の臨床的徴候といえる．糸球体濾過率測定は腎疾患を疑われるとき，大きな意味がある．50％の機能ネフロンを損失しても糸球体濾過率は25％しか減少しない．糸球体濾過率は残存ネフロンの代償機能により，50％の機能低下とはならない．糸球体濾過率測定は煩わしいため，腎機能の査定は通常，血漿クレアチニン濃度を測定することによりなされているが，この値は糸球体濾過率と逆相関している（図35-7▼）．しかし，図35-7▼で示すように，臨床的に血漿クレアチニン濃度の増加が検出されるまでに，糸球体濾過率は低下する．すなわち，糸球体濾過率が120から100 ml/min に低下したとき，血漿クレアチニン濃度は1.0から1.2 mg/dl へと増加する．このことから，血漿クレアチニン濃度は意味のある変化はしなくとも，糸球体濾過率は実際，ほぼ20％にまで低下している．

尿生成の第1段階は糸球体からの血漿の限外濾過である

成人の糸球体濾過率は，男性で90〜140 ml/min で，女性は80〜125 ml/min である．そうすると24hr（1day）につき180 l ほどの血漿が糸球体から濾過されることになる．血漿濾過液は細胞成分を含まず，本質的には蛋白質も含まれない．塩や有機分子，たとえば糖やアミノ酸の濃度は血漿中，糸球体濾過液中で同じである．限外濾過は糸球体係蹄壁を介するスターリング Starling 力により促進され，この力量の変化により糸球体濾過率が変動する（第22章参照）．糸球体濾過率と腎血漿流量は，正常では**自己調節** autoregulation とよばれる機構により，非常に狭い範囲内で維持されている．この章では糸球体濾過液の構成，原尿形成の機構，腎血漿流量と糸球体濾過率の相関について概説する．さらに糸球体濾過率と腎血漿流量の自己調節に大きく関わっている因子についても触れる．

糸球体透過バリアにより，血漿濾過液の組成が決められる

糸球体透過バリアは，分子の大きさと荷電に基づいた透過制御を行っている（図35-8▼参照）．一般に中性で直径が20Å以下の分子は自由に通過するし，42Å以上の分子は通過できない．20〜42Åの間の分子は，さまざまな通過程度をとる．たとえば，血清アルブミンは有効分子直径が35.5Åの陰性荷電をもつ蛋白質で，十分に通過できない．通過できたアルブミンも近位尿細管により吸収されるため，アルブミンはほとんど尿中に出現しない．

図35-8▼はマクロ分子（たとえばデキストラン）の荷電が，その糸球体透過にどのように影響してくるかを示している．デキストランは外来性の多糖体に属し，各種の分子量に合成可能である．静電気的に中性，陰性，あるいは陽性に荷電をもたせることができる．デ

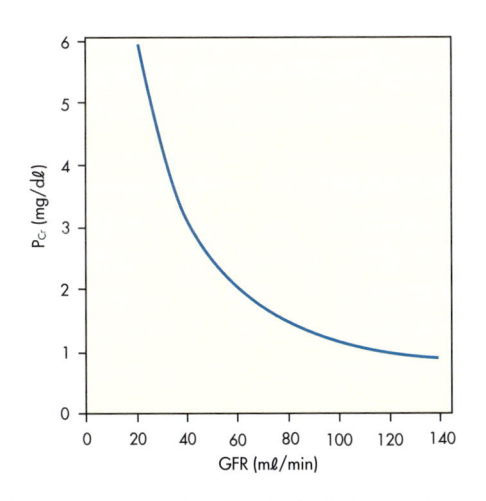

図35-7 GFRとP$_{Cr}$との関係．濾過されるクレアチニン量と排泄されるクレアチニン量は本質的には等しい．すなわち GFR×P$_{Cr}$ = U$_{Cr}$×$\dot{V}$ である．クレアチニン産生は一定なので，クレアチニン平衡を維持するためには排泄も一定である．そのため，GFRが120から60 ml/min に減少すると，クレアチニンの濾過量を保つために P$_{Cr}$ を1から2 mg/dl に増加させなければならない．

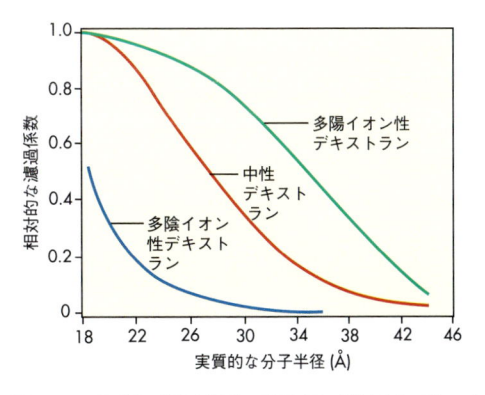

図35-8 糸球体毛細血管壁の透過性に影響するデキストランの大きさと荷電．縦軸の数値1.0はまったく自由に透過すること，0はまったく透過しないことを意味する．大きさが約20〜42Åの間で，デキストランの透過性は荷電に依存する．42Å以上の大きさのデキストランは荷電にかかわらず透過できないし，20Å以下の大きさの陽性ないし中性デキストランは自由に透過する．

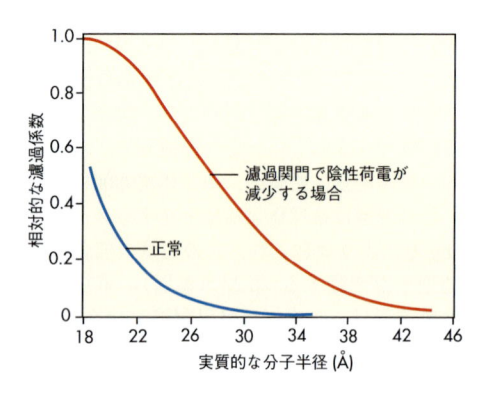

図35-9 糸球体毛細血管壁の陰性荷電の減少により，蛋白質の透過性は分子の大きさのみにより左右される．すなわち，20～42Åの陰性荷電蛋白質の尿中への排泄量が増加する．

キストランのサイズ（有効分子直径）が大きくなると，透過率が減少する．ある特定の分子径では，陽性荷電分子は陰性荷電分子に比して，より透過しやすい．陰性荷電分子の透過性が低い理由は，糸球体透過バリアのすべての構成成分表面は陰性に荷電していて，単純な陰性荷電分子を静電気的に反発する．ほとんどの血漿蛋白質は陰性に荷電しているため透過バリアにおける陰性荷電により，分子径20～42Åあるいはそれ以上の大きさをもつ分子は透過制限を受ける．

> 図35-9では，透過バリアの陰性荷電が血漿蛋白質の透過制限において重要であることを示している．透過バリアから陰性荷電を除去すると，蛋白質は単純な分子径に依存して透過される．約20～42Åの分子径をもつ陰性荷電物質（ポリアニオン）は，透過バリアが正常では陰性に荷電しているため透過制限を受ける．多くの糸球体疾患では，免疫学的機序による傷害や炎症により，濾過バリアにおける陰性荷電は減少している．結果として，血漿蛋白質の透過が亢進し，尿中に蛋白質が出現する．これが**蛋白尿 proteinuria** である．

血漿の糸球体濾過に関わる力は，糸球体係蹄壁すべてにかかる力に相当する

スターリング力（すなわち静水圧＋膠質浸透圧）により，流液が糸球体毛細血管腔から濾過バリアを超え，ボーマン腔に至り，限外濾過が起こる（図35-10▼）．糸球体毛細血管の静水圧（P_{GC}）は糸球体毛細血管からボーマン腔への液流を促進するように働いている．糸球体毛細血管を介する蛋白質の分散係数（σ）は本質的に一定で，糸球体限外濾過は本来，蛋白質が含まれず，ボーマン嚢の膠質浸透圧はほぼゼロに近似する．そのためP_{GC}は透過を誘導する唯一の力である．限外濾過はボーマン嚢の水圧（P_{BS}）と糸球体毛細血管内の膠質浸透圧（π_{GC}）により相殺される．

図35-10▼に示すように，17 mmHgの総限外濾過圧（P_{UF}）が糸球体求心部位にかかり，遠心部位には8 mmHgかかる（$P_{UF} = P_{GC} - P_{BS} - \pi_{GC}$）．スターリング力に関して，以下の追加2項目と圧変化が重要な因子となる．1つは，毛細血管全長にわたっての流速抵抗によるP_{GC}のわずかな低下であり，他の1つは，糸球体毛細血管全長にわたるπ_{GC}の増加である．水が濾過され，蛋白質が糸球体毛細血管内に残るため，糸球体毛細血管内の蛋白質濃度が増加し，π_{GC}が増加する．

糸球体濾過率は，次式のとおり，糸球体毛細血管の全層にかかるスターリング力の総和$\{(P_{GC} - P_{BS}) - \sigma(\pi_{GC} - \pi_{BS})\}$に濾過係数（$K_f$）を乗じた値に比例する．

$$GFR = K_f \{(P_{GC} - P_{BS}) - \sigma(\pi_{GC} - \pi_{BS})\} \quad 35-4$$

K_fは糸球体毛細血管本来の透過性と，濾過に利用される糸球体の体表面積の積である．糸球体濾過率は全身系の毛細血管より糸球体毛細血管においてかなり大きな値を示す．K_fを比較すると糸球体ではほぼ100倍にあたる．さらにP_{GC}は全身系の毛細血管静水圧と比較してほぼ2倍の値を示す．

糸球体濾過率は，K_fを変える，すなわちスターリング力を変化させることにより変動させることができる．正常では，糸球体濾過率は，主に輸入あるいは輸出動脈抵抗を変えることにより，仲介されるP_{GC}の変化によって制御されている．P_{GC}は以下の3点において影響を受ける．① 輸入動脈抵抗の変化．この抵抗値の減少はP_{GC}と糸球体濾過率の増加をもたらし，逆にその抵抗値の増加は両者の減少をきたす．② 輸出動脈抵抗の変化．この抵抗値の減少はP_{GC}と糸球体濾過率の減少をもたらし，逆にその抵抗値の増加は両者の増加をきたす．③ 腎微小動脈圧の変化．一過性の血圧上昇はP_{GC}を増加させ，糸球体濾過率を増加させる．逆に血圧の低下はP_{GC}の減少，ひいては糸球体濾過率

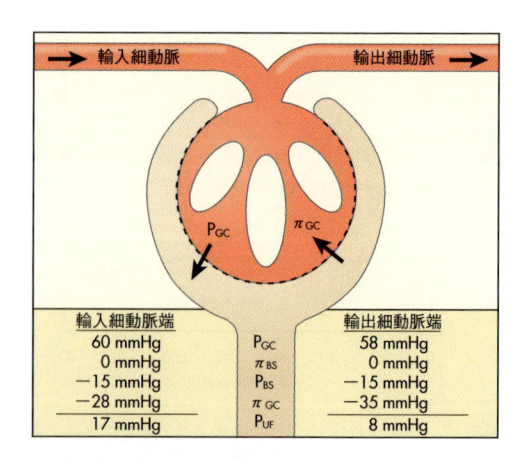

輸入細動脈端		輸出細動脈端
60 mmHg	P_{GC}	58 mmHg
0 mmHg	P_{BS}	0 mmHg
-15 mmHg	P_{BS}	-15 mmHg
-28 mmHg	π_{GC}	-35 mmHg
17 mmHg	P_{UF}	8 mmHg

図35-10 模式化された糸球体とそれにかかるスターリング力．蛋白質が糸球体毛細血管を通過するときの反発係数（σ）は1．P_{BS}：ボーマン腔の水圧，P_{GC}：糸球体毛細血管の水圧，P_{UF}：総限外濾過圧，π_{GC}：糸球体毛細血管膠質浸透圧，π_{BS}：ボーマン腔膠質浸透圧．

の減少をきたす。

> 腎疾患時における糸球体濾過率の減少は，濾過表面面積の減少によりK_fが低下することに起因することがしばしばである。また，糸球体濾過率はP_{GC}，$π_{GC}$，P_{BS}の変化による病理生理学的条件下で変動する。
> 1. K_fの変化：K_fの増加は糸球体濾過率を増加させるし，K_fの減少は糸球体濾過率を低下させる。腎疾患では濾過能をもつ糸球体の減少（すなわち濾過表面面積の減少）によりK_fが低下する。各種の薬剤やホルモンは糸球体微小血管を拡張させ，K_fを増加させる。同様に，糸球体微小血管を収縮させ，K_fを低下させる薬剤やホルモンもある。
> 2. P_{GC}の変化：急性腎不全のときには，P_{GC}が低下することにより糸球体濾過率が低下する。前述したように，腎微小動脈の血圧の減少，輸入動脈の血管抵抗の増加，あるいは輸出動脈血管抵抗の減少により，P_{GC}の低下がもたらされる。
> 3. $π_{GC}$の変化：$π_{GC}$と糸球体濾過率の間には逆相関性がある。$π_{GC}$の変化は腎以外における蛋白質合成の変化に起因する。さらに，腎疾患ではしばしば尿へ血漿蛋白質が喪失し，血漿蛋白濃度の減少，$π_{GC}$の減少に至る。
> 4. P_{BS}の変化：P_{BS}の増加は糸球体濾過率を減少させ，逆にP_{BS}の減少は糸球体濾過率を増加させる。急性の尿路系閉塞（たとえば腎結石が尿管を閉塞）はP_{BS}を増加させる。

腎血流は，いくつかの重要な機能に貢献している

腎血流は，
1. 間接的に糸球体濾過率を決める。
2. 近位尿細管による溶質や水分の吸収の割合を調節する。
3. 尿の濃縮と希釈に関与する。
4. 酸素，栄養物，ホルモンをネフロンの各細胞に分配し，一酸化炭素を回収し，水溶液を吸収し，全身循環系に戻す。
5. 尿中に分泌排泄する物質を分配する。

臓器を通過する血流は以下の式で示される。すなわち

$$Q = ΔP/R \qquad 35\text{-}5$$

ここで，Q＝血流，ΔP＝臓器の平均動脈圧と平均静脈圧の差，R＝臓器中の血流抵抗（第20章参照）。

したがって，腎血流量は腎動脈圧と腎静脈圧の差を腎血管抵抗値で割った値に等しい。

$$腎血流量 = \frac{腎動脈圧 - 腎静脈圧}{腎血管抵抗} \qquad 35\text{-}6$$

腎においては輸入動脈，輸出動脈，葉間動脈が主要な抵抗血管なので，腎血管抵抗値はそれら血管により決定される。他の臓器と同様に，腎は動脈圧の変化に反応して血管抵抗を調節することにより腎血流量を制御している（第23章参照）。図35-11▼に示すように，これら調節機構はきわめて正確で，腎動脈圧が90～

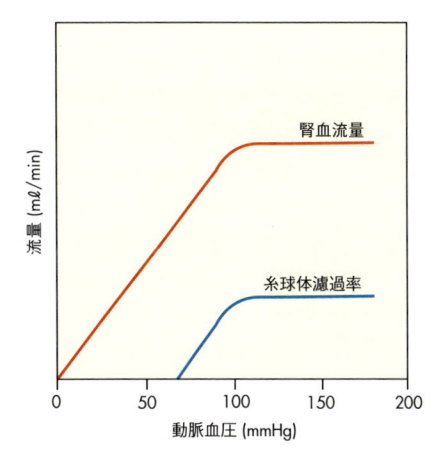

図35-11 動脈圧と腎血流量の関係，そして動脈圧と糸球体濾過率の関係。血圧が90～180 mmHgまで変化しても自己調節機構が働き，腎血流量や糸球体濾過率は一定に維持される。

180 mmHgの間で変化しても腎血流量（RBF）は比較的一定に維持される。糸球体濾過率（GFR）も，同様の腎動脈圧範囲内で一定に維持されている。腎血流量と糸球体濾過率が比較的一定に維持されている現象，すなわち自己調節は，血管抵抗，主に輸入動脈を介する血管抵抗の変化により成立する。糸球体濾過率と腎血流量は動脈圧が90～180 mmHg範囲にわたって調節されているし，腎血流量は糸球体濾過率の重要な決定因子なので，同じ機構が双方の流量を調節していることは理解しやすい。

腎血流量と糸球体濾過率の自己調節には2つの機構が関与している。1つは，動脈圧の変化に対応するもので，他の1つは尿細管液の流量変化に対応したものである。双方の機構が輸入動脈の張力を調節している。圧感受性機構，すなわち筋原反応は血管平滑筋の内在性特性であり，伸展されたとき，収縮しやすくなる機構である（第23章参照）。したがって，動脈圧が上昇し輸入動脈が伸展すると，その平滑筋が収縮する。小動脈の血管抵抗が圧の増加と相殺するので，腎血流量そして糸球体濾過率が一定に維持される（すなわち式35-5のΔP/Rが一定であるなら腎血流量は一定である）。

糸球体濾過率と腎血流量の自己調節に関わっている第2の機構は**尿細管糸球体フィードバック tubuloglomerular feedback**として知られている尿細管流依存性の機構である（図35-12▼）。この機構は尿細管液流（あるいは他の因子，たとえば塩化ナトリウムの吸収率）を傍糸球体装置の緻密斑の細胞が察知するフィードバックループである。この刺激は収斂した伝達シグナルとなり，輸入動脈抵抗，さらに糸球体濾過率に影響する。糸球体濾過率が上昇し，緻密斑の尿細管流量が増加す

体濾過率と腎血流量が血圧の変化に比例して突然増加ないし減少すると，水溶液の尿中排泄も突然変化しうる。そのような水分，溶質を摂取することなしに尿中に排出することは溶液，電解質の均衡を変化させてしまうことにもなりうる。したがって，糸球体濾過率と腎血流量の自己調節は，腎機能への動脈圧の影響を少なくするために有効な手段となっている。そして水，溶質の排泄を，恒常的に維持している。

自己調節に関して以下の3点が強調される。
1. 自己調節機構は動脈圧が90 mmHg以下の場合，作動しない。
2. 自己調節機構は完全なものではなく，動脈圧が変動すると，腎血流量と糸球体濾過率はわずかながら変化する。
3. 自己調節にもかかわらず，腎血流量や糸球体濾過率は，特定のホルモンや交感神経の活性変化により変動する（表35-1▼参照）。

> **腎動脈狭窄** renal artery stenosis（動脈硬化により腎動脈管腔が狭くなる）の患者では，レニン-アンギオテンシン系の刺激により，全身動脈圧が上昇する（第37章参照）。狭窄部位から近位の腎動脈圧は上昇するが，遠位における動脈圧は正常か，減少する。腎血流量，静水圧，糸球体濾過率を維持するのに，自己調節機構は重要である。全身血圧を下げるために薬剤を投与すると狭窄部位の遠位でも血圧が低下し，腎血流量，静水圧，糸球体濾過率も減少する。

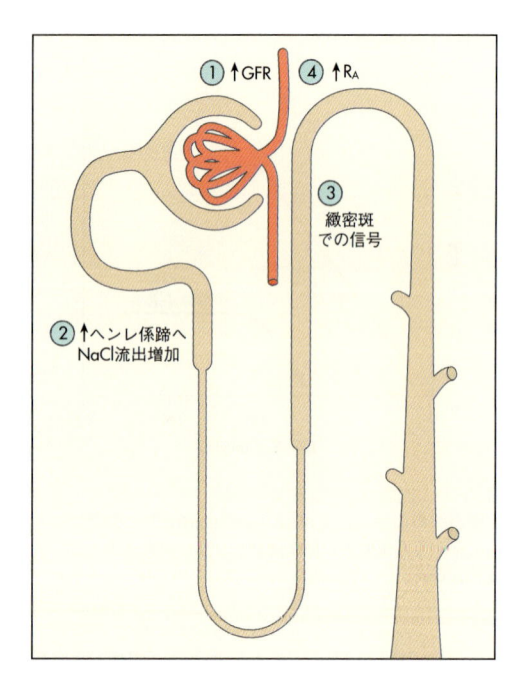

図35-12 尿細管糸球体フィードバック（TGF）。糸球体濾過率が増大すると，①ヘンレ係蹄へのNaCl流量が増加する。②その増加を緻密斑の尿細管細胞が感受し，信号を送る。③その信号により輸入動脈の血管抵抗（R_A）が増大する。④最終的に糸球体濾過率が減少する。(Cogan, M. G.: *Fluid and electrolytes:physiology and pathophysiology*, Appleton & Lange, Norwalk, Conn, 1991より引用)

ると，傍糸球体装置はシグナルを出し，腎血流量，糸球体濾過率を正常状態に戻す。それに対比して，糸球体濾過率と緻密斑を通過する尿細管液量が減少すると，傍糸球体装置がシグナルを出し，腎血流量と糸球体濾過率を増加させ，正常域にまで戻す。このシグナルは主に，輸入動脈の血管抵抗を変化させることにより，腎血流量や糸球体濾過率に影響する。緻密斑で察知される多様な機構，輸入動脈の血管抵抗を変える作用物質については明らかにされていない。以下の物質が尿細管糸球体フィードバック機構で作用している。①アデノシン，輸入動脈を収縮させる。ほとんどの他の血管系では対比的に弛緩作用をもつ。②ATP，輸入動脈を選択的に収縮させる。③アラキドン酸の代謝産物である一酸化窒素は，緻密斑から産生される血管弛緩物質である。血管の自己調節には必要ではない。このように，緻密斑から血管収縮物質と血管弛緩物質の双方が産生され，輸入血管のレベルで相互作用を行っている。

生体には，動脈圧を変化させうる多くの活性経路がある。腎血流量と糸球体濾過率を動脈圧の変化にもかかわらず，比較的一定に保つことは，非常に好ましいことである。なぜなら，動脈圧の変化は水や塩の分泌排泄に影響を与えるからである（第36章参照）。糸

ホルモンと交感神経は腎糸球体濾過率と腎血流量を調節している

いくつかの因子やホルモンは糸球体濾過率や腎血流量に影響を与える（表35-1▼）。筋原反応や尿細管糸球体フィードバックは糸球体濾過率や腎血流量を一定に維持する役割を演じている。交感神経，アンギオテンシンⅡ，プロスタグランジン，一酸化窒素，エンドセリン，ブラジキニン，そして多分アデノシンが腎血流量，糸球体濾過率を調節する。図35-13▼は輸入動脈と輸出動脈の変化がどのようにして糸球体濾過率や腎血流量を調節しているかを示している。

交感神経

輸入・輸出動脈は交感神経により支配されている。しかし，細胞外液量が正常のとき，交感神経による調節程度はわずかである。ノルアドレナリンが交感神経から放出され，血中に副腎髄質からアドレナリンが分泌される。これらの物質は$α_1$-アドレナリン受容体に結合すると血管収縮を引き起こすが，この受容体は主に輸入動脈に分布している。$α_1$-アドレナリン受容体を刺激すると糸球体濾過率や腎血流量は減少する。脱

表35-1 GFRとRBFに作用する主なホルモン			
	刺激	GFRへの効果	RBFへの効果
血管収縮神経			
交感神経	↓ECV	↓	↓
アンギオテンシンII*	↓ECV、レニン	↓	↓
エンドセリン	収縮、AII、BK、Epi	↓	↓
血管拡張神経			
プロスタグランジン(PGI_2, PGE_2)	↓ECV、AII	変化なし	↑
一酸化窒素	ACh、His、BK、ATP	↑	↑
ブラジキニン	PG、↓ACE	↑	↑

ECV：細胞外分泌量、AII：アンギオテンシンII、BK：ブラジキニン、Epi：アドレナリン、ACh：アセチルコリン、His：ヒスタミン、ACE：アンギオテンシン変換酵素。
＊高濃度のアンギオテンシンIIは輸入・輸出細動脈に作用し、GFR、RBFを低下させる。

水や強い情緒刺激、たとえば恐怖、痛みは交感神経を刺激し、糸球体濾過率、腎血流量を低下させる。

アンギオテンシンII

アンギオテンシンIIは全身で、そして腎内でも産生される。輸入・輸出動脈を収縮させ、腎血流量や糸球体濾過率を減少させる（第37章参照）。図35-14▼にはノルアドレナリン、アドレナリンそしてアンギオテンシンIIが相互作用して、たとえば出血の場合に想定されるように、腎血流量や糸球体濾過率を減少させる。

出血 hemorrhage により動脈圧は低下し、その結果、圧受容体反射を介して腎への交感神経が刺激される（図35-14▼参照）。ノルアドレナリンは輸入・輸出動脈を強く収縮させ、その結果、糸球体濾過率や腎血流量を減少させる。交感神経を刺激すると、同様にアドレナリンやアンギオテンシンIIの分泌放出を亢進させ、それがさらに血管収縮を引き起こし、腎血流量の低下をきたす。腎や他の血管系における血管抵抗の増加は、全身末梢抵抗の増加をきたす。その結果として血圧が上昇する傾向（血圧＝心拍出量×全身末梢抵抗）と、出血に反応して血圧が低下する傾向とは差し引き関係にある。よって、この系は正常の糸球体濾過率や腎血流量の維持を犠牲にして、動脈圧の維持を図るように作動している。

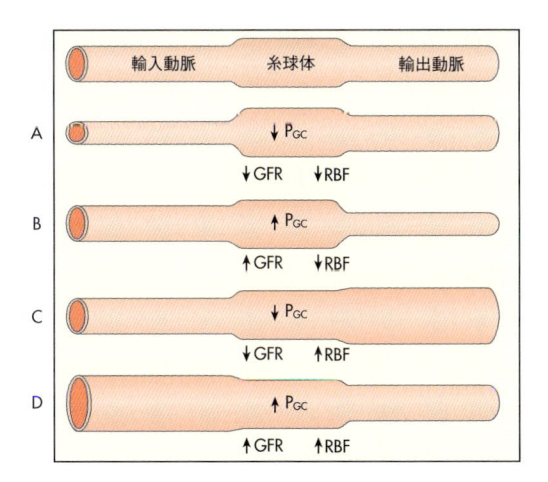

図35-13　輸入動脈と輸出動脈の血管抵抗性を選択的に変化させたときの腎血流量と糸球体濾過率との関係。輸入あるいは輸出動脈が収縮すると、式35-5（$Q=\Delta P/R$）に従い、抵抗値（R）が増大し、流量（Q）が減少する。A：輸入動脈が収縮すると糸球体にかかる動脈圧が下がるので、P_{GC}が減少し、糸球体濾過率が減少する。B：それに対比して、輸出動脈が収縮すると、P_{GC}は増大し、糸球体濾過率が増加する。C：輸出動脈が拡張すると、P_{GC}が減少し、糸球体濾過率も減少する。D：輸入動脈が拡張すると、糸球体へかかる動脈圧が亢進するので、P_{GC}が増大し、糸球体濾過率も増加する。(Rose, R.D., Rennke, H.G.: *Renal pathophysiology : the essentials,* Williams & Wilkins, Baltimore, 1994より引用)

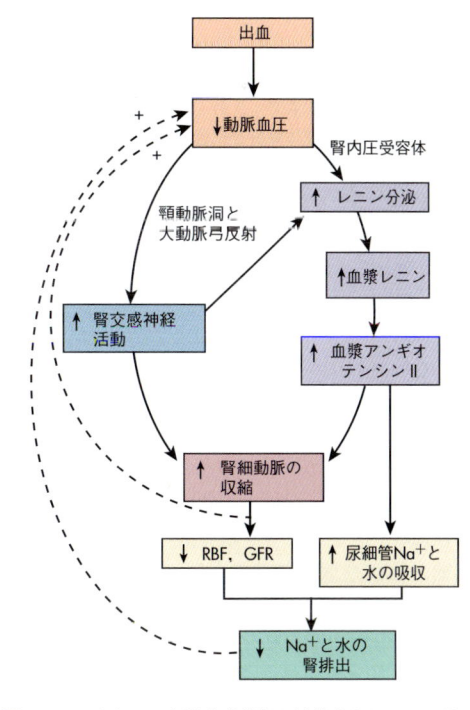

図35-14　出血により腎交感神経が活性化され、アンギオテンシンIIの産生が亢進する機構。(Vander, A.J.: Renal physiology, ed. 2, McGraw-Hill, New York, 1980より引用)

プロスタグランジン

健常人で休息時には，プロスタグランジンprostaglandinは腎血流量や糸球体濾過率を調節していないかもしれない．しかし，出血のような病態生理学的条件下ではプロスタグランジン（PGI_2，PGE_2）は腎内で局所的に産生され，糸球体濾過率を変化させることなく，腎血流量を増加させる．プロスタグランジンは交感神経やアンギオテンシンIIの血管収縮作用を低下させることにより，腎血流量を増加させる．この作用は激しく，ときに有害な血管収縮や腎虚血を防いでくれる．プロスタグランジン合成は脱水やストレス（外科手術や麻酔），アンギオテンシンII，交感神経により刺激される．

一酸化窒素

一酸化窒素nitric oxide（NO），内皮細胞由来弛緩因子endothelium-derived relaxing factor（EDRF）は重要な血管拡張因子で，アンギオテンシンIIやカテコールアミンにより生じる血管収縮作用と拮抗する．血流が増大すると，より大きなずれ力が微小動脈の内皮細胞にかかり，一酸化窒素の産生を増す．またアセチルコリン，ヒスタミン，ブラジキニン，ATPを含む血管作動性ホルモンの多くは，内皮細胞からの一酸化窒素放出を誘導する．そして輸入・輸出動脈を拡張させる．さらに，一酸化窒素は全身末梢抵抗を減少させ，一酸化窒素の産生抑制は全身末梢抵抗を増加させる．

> 異常な一酸化窒素の産生は，糖尿病diabetes mellitusや高血圧hypertension患者において観察される．糖尿病では腎で一酸化窒素が過剰産生され，疾患に特徴的な糸球体過剰濾過，ひいては糸球体障害を引き起こす．一酸化窒素の増加は，輸入動脈抵抗の低下に伴う糸球体毛細血管圧の上昇をきたす．結果として起こる過剰濾過が糸球体障害を生じる．食塩の食事摂取増加に対する正常な反応の1つに腎の一酸化窒素産生を刺激することがあり，これにより血圧が維持されている．個体によっては，一酸化窒素産生が食塩摂取増加に反応して適当に反応する場合があり，血圧の上昇をきたす．

エンドセリン

エンドセリンendothelinは腎の血管内皮細胞，メサンギウム細胞，遠位尿細管細胞により分泌される血管収縮能をもつ物質で，アンギオテンシンII，ブラジキニン，アドレナリン，内皮細胞のずり応力に反応して産生される．エンドセリンは輸入・輸出動脈を強く血管収縮させ，糸球体濾過率と腎血流量を減少させる．この血管収縮能は，休息時には糸球体濾過率や腎血流量に影響しないかもしれないが，多くの糸球体疾患時にエンドセリン産生は亢進する（たとえば糖尿病に関連した腎障害）．

ブラジキニン

カリクレインkallikreinは腎でつくられる蛋白質融解酵素である．カリクレインは循環キニノーゲンを分解し，ブラジキニンbradykininとなり，それが一酸化窒素やプロスタグランジンの放出を刺激するように作用する血管拡張性物質である．ブラジキニンは糸球体濾過率や腎血流量を増加させる．

アデノシン

アデノシンは腎内で産生され，輸入動脈を収縮させ，糸球体濾過率と腎血流量を減少させる．前述したように，アデノシンは尿細管糸球体フィードバックに関与している．

心房性ナトリウム利尿ペプチド

細胞外液量が増大すると，心臓からの心房性ナトリウム利尿ペプチドatrial natriuretic peptide（ANP）分泌が増加する．この増加は輸入動脈を拡張させ，輸出動脈を収縮させる．したがってANPは総体的に，腎血流量をほとんど変化させることなく，糸球体濾過率をささやかに増加させるように作用する．

ATP

細胞は腎間質液にATPを放出する．ATPは糸球体濾過率と腎血流量には二重作用をもっている．ある条件下では，ATPは輸入動脈を収縮させ，腎血流量や糸球体濾過率を減少させ，尿細管糸球体フィードバックに関与していると考えられる．それとは対照的に，ATPが一酸化窒素産生を刺激し，糸球体濾過率や腎血流量を増加させる可能性もある．

グルココルチコイド

治療レベルのグルココルチコイドglucocorticoidを投与すると糸球体濾過率と腎血流量は増加する．

ヒスタミン

ヒスタミンの局所における放出は，休息時や炎症，傷害時に腎血流量を修飾する．ヒスタミンは輸入・輸出動脈の血管抵抗を減少させ，結果として糸球体濾過率を変化させることなく腎血流量を増加させる．

ドーパミン

近位尿細管は血管拡張性物質であるドーパミンdopamineを産生する．ドーパミンは腎内で各種の作用，たとえば腎血流量を増大させたり，レニン分泌を抑制したりしている．

図35-15▼に示すように，内皮細胞は輸入・輸出動脈の血管抵抗を制御する重要な役割を演じている．内皮細胞は多数の傍分泌（パラクリンホルモン，たとえ

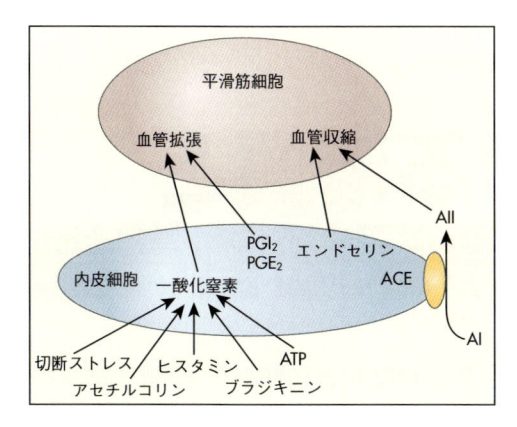

図35-15 血管内皮細胞と平滑筋細胞，ないしメサンギウム細胞との相互作用。ACE：アンギオテンシン変換酵素，AI：アンギオテンシンI，AII：アンギオテンシンII。(Navar, L.G. et al：Physiol. Rev., **76**:425, 1996より引用)

ば一酸化窒素，プロスタサイクリン）（PGI_2），エンドセリン，アンギオテンシンIIを産生してこの役割を演じている。これらのホルモンは輸入・輸出動脈の平滑筋，あるいはメサンギウム細胞の収縮，弛緩の調節を行っている。ずり応力，アセチルコリン，ヒスタミン，ブラジキニン，そしてATPは一酸化窒素の産生を亢進させ，糸球体濾過率と腎血流量を増加させる。**アンギオテンシン変換酵素 angiotensin-converting enzyme（ACE）**は輸入動脈や糸球体毛細血管の内腔を覆う内皮細胞の表面に主に存在し，アンギオテンシンIをアンギオテンシンIIに転換させ，後者が糸球体濾過率や腎血流量を減少させる。アンギオテンシンIIは傍糸球体細胞や近位尿細管細胞でも産生されている。内皮細胞によるPGI_2やPGE_2の分泌は，交感神経作用やアンギオテンシンIIにより刺激され，糸球体濾過率や腎血流量を増大させる。最終的には，内皮細胞からエンドセリンが放出され，糸球体濾過率や腎血流量を減少させる。

アンギオテンシン変換酵素（ACE）はブラジキニンを分解，不活化し，活性のないホルモンであるアンギオテンシンIをアンギオテンシンIIに変換する。このように，ACEはアンギオテンシンIIレベルを増大させ，ブラジキニンレベルを減少させる。高血圧患者の全身血圧を低下させる**ACE阻害薬 angiotensin-converting enzyme inhibitor**はアンギオテンシンIIレベルを減少させ，ブラジキニンレベルを増加させる。結果として全身血管抵抗が低下し，血圧が低下し，腎血管抵抗が低下する。そして糸球体濾過率と腎血流量が増加する（第37章参照）。

まとめ

- 腎の機能単位はネフロンである。各ネフロンは腎小体，近位尿細管，ヘンレ係蹄，遠位尿細管，集合管からなる。
- 腎小体は糸球体毛細血管とボーマン嚢から構成される。
- 傍糸球体装置（JGA）は緻密斑，糸球体外メサンギウム細胞，輸入動脈のレニン産生顆粒細胞から構成される。
- JGAは重要なフィードバック機構の1つで，糸球体濾過率と腎血流量を調節している。排尿反射は自動的な脊髄反射で，脳幹部や皮質にある中枢により抑制されたり，促進される。
- 糸球体濾過率は，クレアチニンクリアランスを測定することにより算定する。
- 糸球体毛細血管を横切るスターリング力は，糸球体毛細血管からボーマン嚢へ向けて，血漿を限外濾過する駆動力となる。
- 糸球体からの限外濾過液は，細胞成分が欠け，非常に少量の蛋白質を含有するだけで，血漿と同一である。
- 腎血流量（1.25 ℓ/min）は心拍出量の約25％である。腎血流量は糸球体濾過率を規定し，近位尿細管からの水溶液の再吸収を修飾する。また，尿の濃縮と希釈に関与し，酸素，栄養素，ホルモンをネフロン構成細胞に分配する。二酸化炭素や吸収した水溶液を回収し，全身循環系へ戻すとともに物質を分配して尿に排泄する。
- 自己調節により，動脈圧が90～180 mmHgの間で変化するにもかかわらず，糸球体濾過率や腎血流量を一定に維持している。
- 交感神経，アンギオテンシンII，プロスタグランジン，一酸化窒素，エンドセリン，ブラジキニン，そしておそらくアデノシンも，糸球体濾過率や腎血流量を実質的に制御している。

第36章
ネフロンにおける溶質と水分の輸送機構：尿細管機能

到達目標
- ネフロンの各部位が，どのようにして尿の構成成分や尿量を決めていくのか説明できる。
- Na^+，Cl^-，他の陰イオン，そして有機溶質がどのようにしてネフロンから再吸収されるのか説明できる。
- 尿の成分や量がどのように調節されているのかを説明できる。
- 多種の代謝副産物，外来性の有機陰イオンおよび塩基性物質（たとえば薬剤）がどのようにして尿細管液に分泌排泄されるかを説明できる。
- ホルモン，交感神経，ドーパミン，スターリング力が，どのようにして腎による NaCl の再吸収を調節しているかを説明できる。
- 抗利尿ホルモンがどのようにして水の再吸収を調節しているかを説明できる。

尿の産生には，3つの基本的過程が関係している。すなわち，① 糸球体における血漿の**限外濾過** ultrafiltration，② 限外濾過液（原尿）からの水と溶質の**再吸収** resorption，③ 尿細管液への選択的な溶質の**分泌排泄** secretion，である。ヒトでは，基本的に平均180 l の無蛋白質溶液が糸球体で濾過されるが，濾過液中の水や NaCl，多種の溶質は，その1％以下しか尿中に排泄されない（表36-1▼）。再吸収と分泌排泄の過程により，腎尿細管は尿の成分や量を調節している（表36-2▼）。結果として，尿細管は，細胞内液および細胞外液の溶量，浸透圧，組成，pHを正確に調節している。

この章では NaCl と水の再吸収，再吸収を調節している諸因子，ホルモンについて述べる。酸塩基平衡，K^+，Ca^{2+}，無機リン酸の輸送については，その調節機構とともに第38，39章で述べる。

NaClと水の再吸収は，量的な面で主要なネフロン機能を代表している

ほぼ25,000 mEq/dayのNa^+，179 l/dayの水が腎尿細管から再吸収される（表36-1▼）。さらに，他の多くの重要な溶質の腎内輸送については，Na^+再吸収と直接的あるいは間接的に連関している。

近位尿細管では，原尿中のほぼ67％のNa^+，Cl^-，K^+，他の溶質が再吸収される。さらに，近位尿細管は，原尿中のほぼ全量のグルコース，アミノ酸を再吸収している。近位尿細管再吸収の鍵となる要素は，基底外側膜に存在するNa^+,K^+-ATPアーゼである。水を含むすべての物質の再吸収は，何らかの形でNa^+,K^+-ATPアーゼの作用と連関している。

Na^+は，近位尿細管の前半部，後半部で異なった機序により再吸収される

近位尿細管の前半部では，Na^+の細胞への取り込みは基本的に重炭酸イオン（HCO_3^-）や多くの有機分子とともに再吸収される。それに比して，後半部では，Na^+は主にCl^-とともに吸収される。この相違は近位尿細管の前半部と後半部におけるNa^+輸送系の違い，

表36-1 腎による水，電解質，溶質の濾過，分泌排泄，再吸収

物質	単位	濾過量*	排泄量	再吸収量	再吸収量/濾過量（％）
水	l/day	180	1.5	178.5	99.2
Na^+	mEq/day	25,200	150	25,050	99.4
K^+	mEq/day	720	100	620	86.1
Ca^{2+}	mEq/day	540	10	530	98.2
重炭酸塩（HCO_3^-）	mEq/day	4,320	2	4,318	99.9+
Cl^-	mEq/day	18,000	150	17,850	99.2
グルコース	mmol/day	800	0	800	100.0
尿素	g/day	56	28	28	50.0

* 各物質の濾過量は原尿の濃度に糸球体濾過率（GFR）を乗算した値である。たとえばNa^+の濾過量＝原尿中のNa^+濃度（140 mEq/l）× GFR（180 l/day）＝25,200 mEq/day。

表36-2 近位尿細管で分泌される有機陽イオン

物質	濃度
Na^+	$50 \sim 130$ mEq/l
K^+	$20 \sim 70$ mEq/l
NH_4	$30 \sim 50$ mEq/l
Ca^{2+}	$5 \sim 12$ mEq/l
Mg^{2+}	$2 \sim 18$ mEq/l
Cl^-	$50 \sim 130$ mEq/l
PO_4^{3+}	$20 \sim 40$ mEq/l
尿素	$200 \sim 400$ mEq/l
クレアチニン	$6 \sim 20$ mEq/l
pH	$5.0 \sim 7.0$ mEq/l
浸透圧	$500 \sim 800$ mOsm/kg H_2O
グルコース*	0
アミノ酸*	0
蛋白質*	0
血液*	0
ケトン*	0
白血球*	0
ビリルビン*	0

値は平均の範囲を表している。＊印は，排尿直後の尿中におけるこれらの物質の有無をウロテストテープで検定した結果である。このプラスチックのテストテープには，特殊な物質が存在すると色が変わる試薬を含んでいて，半定量的な方法である。水分の排泄は1日あたり$0.5 \sim 1.5 l$である。（Valtin, H.V.: *Renal physiology*, 2nd., Little, Brown & Co., Boston, 1983より改変）

そしてその各部位における尿細管液の組成の違いにより生じる。

近位尿細管の前半部では，Na^+の細胞内取り込みはH^+か有機溶質と連動している（図36-1▼）。Na^+の管腔側膜からの細胞内取り込みは，特異的な蛋白質輸送により仲介される。たとえばNa^+の細胞内取り込みはNa^+-H^+対向輸送体antiporterにより，細胞からのH^+の排出と連動して行われる（図36-1 A▼）。H^+の分泌・排出は結果として，重炭酸ナトリウム（$NaHCO_3$）の再吸収をもたらす（第39章も参照）。Na^+もいくつかの共輸送系を介して近位尿細管に再吸収されるが，Na^+－グルコース，Na^+－アミノ酸，Na^+－リン酸塩，Na^+－乳酸塩を含めた共輸送機構がそれにあたる（図36-1 B▼）。グルコースや他の有機溶質はNa^+とともに細胞内に入り，受動輸送機構により基底側膜を通過して排出される。管腔側を通過するNa^+は，Na^+,K^+－ATPアーゼを介して細胞から排出され血液に搬入される。要約すると，Na^+の近位尿細管，前半部での再吸収は重炭酸イオン（HCO_3^-）や多くの有機分子の再吸収と連動している。多くの有機分子の再吸収は大変活発に行われ，近位尿細管前半部でほとんど完全に尿細管液から除去されてしまうほどである。NaHCOとNa^+－有機溶質の近位尿細管における再吸収は，経尿細管性の浸透圧勾配をつくらせ，浸透圧による水の受動的再吸収過程での促進力となる。近位尿細管の前半部においてはCl^-より多量の水が再吸収されるので，

尿細管液中のCl^-濃度は，近位尿細管の行程に沿って増加する。

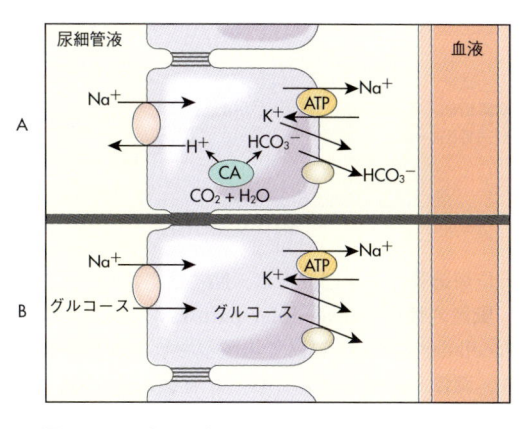

図36-1 近位尿細管の前半部におけるNa^+の輸送機構。これらの輸送機構は，近位尿細管前半部の全細胞に存在するが，議論しやすいように別々の機構ごとに異なる細胞に存在するように描かれている。A：管腔側でのNa^+-H^+対向輸送体の作用，足底外側膜でのNa^+,K^+-ATPアーゼ，重炭酸ナトリウム輸送作用は重炭酸ナトリウム（$NaHCO_3$）吸収を仲介する。炭酸ガスと水は細胞内で結合し，炭酸脱水酵素carbonic anhydrase（CA）によりH^+とHCO_3^-を生成する反応が亢進する。B：管腔側のNa^+－グルコース輸送体は，外側足底膜に存在するNa^+,K^+-ATPアーゼ，グルコース輸送体と共同して，Na^+，グルコースの再吸収を仲介する。Na^+の再吸収はアミノ酸，リン酸塩，乳酸塩を含めた他の溶質とも連動している。これら溶質の吸収は，管腔側に存在するNa^+－アミノ酸，Na^+－リン酸塩，Na^+－乳酸塩の対向輸送体，外側足底膜側のNa^+,K^+-ATPアーゼ，アミノ酸，リン酸塩，乳酸塩の各輸送体により仲介される。

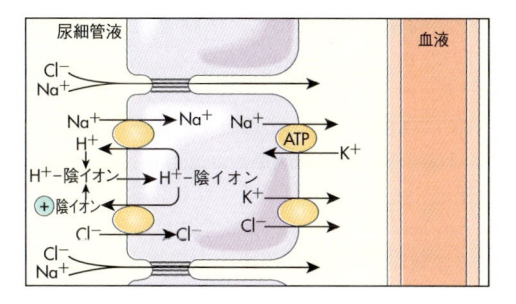

図36-2 近位尿細管後半部位でのNa^+の輸送機構。Na^+，Cl^-は図では1つしか示されていない。分泌されたH^+と陰イオンは尿細管液中で結合し，細胞形質膜を介してリサイクルするH^+－陰イオン複合体を形成する。この複合体が尿細管液中に蓄積すると，管腔側細胞膜を介して細胞内にH^+－陰イオンがリサイクルするのに有利なH^+－陰イオン濃度勾配が形成される。細胞内では，H^+と陰イオンは解離し，管腔側膜を介してリサイクルされ戻る。結果として管腔側膜を介してNaClが摂取されたことになる。陰イオンとしてはOH^-，HCO_2^-，HCO_3^-，硫酸イオンがある。管腔内が陽性となる経上皮細胞電圧（管腔内の緑色の円内に＋と記されている）は，密着結合を介して管腔側から血流へ向けたCl^-の拡散により生じる。尿細管液の濃度の増加はCl^-の拡散を促進する。

表36-3 ネフロンにおけるNaClの輸送

分節	原尿に対する再吸収量（％）	管腔側細胞膜からのNa$^+$輸送機構	主な調節性ホルモン
近位尿細管	67	Na$^+$-H$^+$交換，Na$^+$とアミノ酸，有機溶質との対抗輸送，Na$^+$/H$^+$-Cl$^-$/陰イオン交換，細胞間隙を介する	アンギオテンシンII ノルアドレナリン アドレナリン ドーパミン
ヘンレ係蹄	25	1Na$^+$-1K$^+$-2Cl$^-$共輸送体	アルドステロン
遠位尿細管	～4	NaCl共輸送体	アルドステロン
遠位尿細管後半部と集合管	～3	Na$^+$チャネル	アルドステロン 心房性Na利尿ペプチド ウロジラチン

　近位尿細管の後半部位では，Na$^+$は主にCl$^-$とともに，**細胞内輸送**transcellular pathwayと**細胞間輸送**intracellular pathway経路で再吸収される（図36-2▼）。Na$^+$，随伴する陰イオンとして，有機溶質やHCO$_3^-$よりCl$^-$とともに再吸収されるが，近位尿細管後半部位のNa$^+$輸送機構が前半部と異なるからである。さらに，近位尿細管後半部に入る尿細管液は，ごく少量のグルコース，アミノ酸を含むが，Cl$^-$は高濃度（140 mEq/l）で，近位尿細管前半部の濃度（105 mEq/l）ははるかに高くなっている。Cl$^-$が高濃度なのは，HCO$_3^-$，有機溶質とともに，Na$^+$が近位尿細管前半部で選択的に再吸収されることによる。

　近位尿細管後半部における細胞間Na$^+$輸送の機構は図36-2▼に示した。Na$^+$は，Na$^+$-H$^+$対向輸送体と複数のCl$^-$陰イオン対向輸送体に並列に作用して，管腔側細胞膜を通過して細胞内に取り込まれる。分泌・排泄されたNa$^+$と陰イオンは尿細管液中で結合し，細胞内に再び入るので，Na$^+$-H$^+$対向輸送体，Cl$^-$陰イオン対向輸送体の作用は，尿細管液から細胞へのNaClの取り込みと等価関係にある。Na$^+$はNa$^+$,K$^+$-ATPアーゼを介して細胞を離れ，Cl$^-$は基底側膜にあるKCl共輸送体を介して細胞から血液に入る。

　NaClはまた，**細胞間経路**pracellular routeを介して，近位尿細管後半部でも再吸収される。細胞間経路を介してNaClは再吸収されるが，それは尿細管前半部における尿細管液中のCl$^-$濃度の上昇により，Cl$^-$の濃度勾配ができる（尿細管液中では140 mEq/l，間質では105 mEq/l）ことによる。この濃度勾配は，尿細管腔からタイト結合tight junctionを介して外側細胞間隙をCl$^-$が拡散するのに有利に作用している。陰性に荷電したCl$^-$が輸送されることにより，尿細管液は血液より相対的に荷電陽性となる。この経上皮細胞電圧により，陽性荷電Na$^+$は拡散して，尿細管液からタイト結合を介して血液に入る。このように近位尿細管の後半部では，Na$^+$とCl$^-$はタイト結合を介して受動拡散により再吸収される。NaClの再吸収により上皮細胞を介する浸透圧勾配ができあがり，これによって浸透圧作用による水の受動的再吸収が促進される。

　要約すると，近位尿細管でのNa$^+$とCl$^-$の再吸収は，細胞間隙および細胞内経路を介して行われる。毎日，原尿中のほぼ67％のNaClが近位尿細管で再吸収される。このうちの2/3は細胞内経路を介して，1/3は細胞間隙経路を介して移動する（表36-3▼，36-4▼）。

近位尿細管は糸球体濾過液（原尿）の67％を再吸収する

　水の再吸収の促進力となるのは，溶質の再吸収により形成される上皮細胞を介する浸透圧勾配（たとえばNaCl，Na$^+$-グルコース）である。有機溶質，HCO$_3^-$，Cl$^-$とともに，Na$^+$の尿細管液から外側細胞間隙への再吸収は尿細管液の浸透圧を減少させ，外側細胞間隙の浸透圧を増大させる（図36-3▼）。近位尿細管は水に対する透過性が高いことから，水は**浸透作用**osmosisによりタイト結合，および近位尿細管細胞の双方の経路を通って流れる。外側細胞間隙内への溶液，溶質の蓄積は，その領域範囲の静水圧を増大させる。この静水圧の増加により，溶液の毛細血管への流れが促進される。このように水の再吸収は，近位尿細管における溶質の再吸収に追従する。再吸収液は血漿に比して，少々浸透圧が高い。尿細管細胞を経由する浸透圧性の

表36-4 ネフロンにおける水輸送

分節	濾過液からの吸収率（％）	水再吸収機構	水透過性を調節するホルモン
近位尿細管	67	受身輸送	なし
ヘンレ係蹄	15	下行脚のみ受動輸送	なし
遠位尿細管	0	水の再吸収なし	なし
遠位尿細管後半部	～8～17	受身輸送	ADH，ANP*

＊心房性Na利尿ペプチド（ANP）は抗利尿ホルモン（ADH）刺激性の水再吸収過程を抑制する。

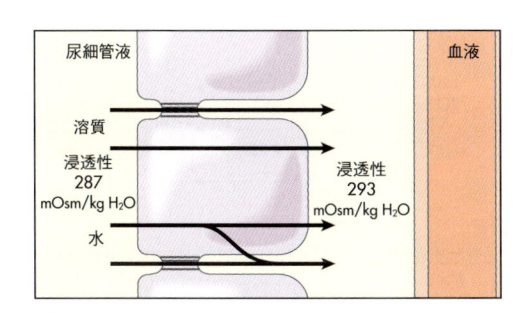

図36-3 近位尿細管を介した水と溶質の吸収経路。Na^+，Cl^-，有機溶質を含む溶質の外側細胞間スペースへの輸送により，その部位における浸透圧は増加し，それにより近位尿細管を介する浸透圧性水再吸収の推進力が形成される。この現象は，Na^+，K^+-ATPアーゼ，いくつかの有機溶質の輸送体，HCO_3^-，Cl^-が細胞膜外側に局在し，細胞間にこれらの溶質を貯えることにより生じる。さらに，NaClが拡散により密着結合部位を通過し，細胞外側のスペースへ侵入（細胞間隙経路 paracellular pathway）する。近位尿細管での細胞内経由，細胞間隙経由の浸透圧性水輸送で重要なことは，いくつかの溶質，特にK^+，Ca^{2+}が再吸収液中に取り込まれ，それによる溶質の吸引作用が働き，再吸収が行われる。

水の拡散が生じることにより，溶質，特にK^+とCa^{2+}は再吸収液中に水とともに輸送され，溶媒吸引により再吸収される。この一連の過程は重要である。すなわち，ほとんどすべての有機溶質，Cl^-，その他のイオン，水の再吸収はNa^+の再吸収と連動している。そのため，Na^+再吸収の変化は，近位尿細管における水や他の溶質の再吸収に影響する。

ファンコニー症候群 Fanconi's syndromeは遺伝性あるいは後天性の腎疾患で，しばしば骨軟化症，アシドーシス，低カリウム血症と相関している。近位尿細管によるアミノ酸，グルコース，低分子蛋白質の再吸収障害から発症する。ネフロンの他の分節では，これらの溶質や蛋白質を再吸収できないため，ファンコニー症候群では，アミノ酸，グルコース，リン酸塩，低分子量蛋白質の尿中排泄量が増加する。

糸球体から濾過される蛋白質は近位尿細管で再吸収される

前述したように，ペプチドホルモン，小分子蛋白質，そしてごく少量の大分子蛋白質（たとえばアルブミン）は糸球体から濾過される。糸球体は，ごく少量の割合の蛋白質しか濾過しない（原尿の蛋白質濃度は40 mg/l）。しかし，1日に濾過される蛋白質の総量は，糸球体濾過率が大きいことから，有意な値となる。
濾過蛋白質量＝糸球体濾過率×原尿中の蛋白質濃度
濾過蛋白質量＝180 l/day×40 mg/l＝7.2 g/day
近位尿細管での蛋白質再吸収が始まるが，そのとき，蛋白質は近位尿細管細胞表面で酵素により部分的に分解される。この部分分解された蛋白質はエンドサイトーシスにより細胞内に取り込まれる。いったん細胞内に取り込まれると，酵素がこれらの蛋白質やペプチドを消化し，構成アミノ酸にまでしてしまう。この分解産物は，基底外側膜を通過して血液に戻る。通常，この機構により，原尿中の，ほぼすべての蛋白質が再吸収されるので，排泄尿中には基本的に蛋白質は含まれない。しかし，この機構は容易に飽和されてしまうので，濾過蛋白質の増加は**蛋白尿**proteinuriaを引き起こす（尿中への蛋白質出現）。蛋白質に対する糸球体濾過バリアの傷害は蛋白質濾過量を増大させ，結果として蛋白尿となる。蛋白尿は，しばしば腎臓疾患に認められる。

一般尿検査で，尿中に蛋白質が痕跡程度認められるのは正常である。尿中の蛋白質は由来として2つある。①糸球体からの濾過液で近位尿細管での再吸収が不完全な場合，②ヘンレ係蹄の太い上行脚部位で合成される。太い上行脚の尿細管細胞はタム-ホースフォール糖蛋白質 Tamm-Horsfall glycoproteinを産生し，尿細管液中へ分泌排泄する。蛋白質の再吸収機構は，太い上行脚部位の上流域，たとえば近位尿細管で働くので，分泌排泄されたタム-ホースフォール糖蛋白質は尿中に出てくる。

近位尿細管細胞は同様に，有機陽イオンや有機陰イオンも分泌排泄する

多くの分泌排泄される有機陰・陽イオン物質（Box 36-1▼, 36-2▼）は血漿中で循環する代謝最終産物である。近位尿細管もまた，たくさんの外来性有機化合物，たとえばパラアミノ馬尿酸（PAH），ペニシリン，汚染物質などを分泌排泄している。そのため，毒性の潜在能力のあるこれら物質のほんの一部のものだけが糸球体濾過，尿排泄により体内から除去される。そのような物質はまた，尿細管周囲毛細血管から尿細管液

Box 36-1	近位尿細管で分泌される有機陰イオン
内因性陰イオン	薬物
サイクリックAMP	アセタゾラミド
胆汁酸塩	クロロサイアザイド
馬尿酸塩	フロセミド
シュウ酸塩	ペニシリン
プロスタグランジン	プロベネシド
尿酸塩	サリチル酸塩（アスピリン）
	ヒドロクロロサイアザイド
	ブメタニド

Box 36-2	近位尿細管で分泌される有機陽イオン
内因性陽イオン	薬物
クレアチニン	アトロピン
ドーパミン	イソプロテレノール
アドレナリン	シメチジン
ノルアドレナリン	モルフィン
	アミロリド
	プロカインアミド

へと分泌排泄される。これらの分泌排泄機構は非常に強力で，腎に入り込む血漿中から，ほとんど全量の有機陰・陽イオン物質を除去してしまう。すなわち，これらの物質は濾過と分泌排泄機構により血漿から除去される。

> すべての有機陰イオン物質は，同じ分泌排泄経路で競合するので，1つの陰イオン物質の血漿レベルが上昇すると，他の陰イオン物質の分泌排泄が抑制される。たとえば，近位尿細管でなされるペニシリンの分泌排泄は，パラアミノ馬尿酸の注入により減少する。腎はペニシリンを除去するのに関与しているので，ペニシリン投与を受けているヒトへのパラアミノ馬尿酸の注入はペニシリンの排泄を減少させ，その結果，薬剤の生物学的半減期は延長する。第2次大戦時，ペニシリンの供給が不十分であり，薬剤の治療効果を延長させるため，馬尿酸がペニシリンとともに投与された。
>
> ヒスタミンH_2-拮抗薬であるシメチジンは，胃潰瘍の治療に用いられる。シメチジンは近位尿細管から有機陽イオン経路で排泄され，同じ有機陽イオンで抗不整脈剤であるプロカインアミドの尿中排泄をその分泌経路で競合作用により減少させる。有機陽イオン剤2剤を共投与すると，両薬剤の血漿中の濃度は単独投与したときよりはるかに高いレベルまで増大し，その結果，薬剤毒性を呈することもある。

ヘンレ係蹄は濾過液中のNaCl，K^+のほぼ25％を再吸収する

Ca^{2+}，HCO_3^-は同様にヘンレ係蹄で再吸収される（詳しくは第37, 38章参照）。この再吸収は，ほとんど例外なく太い上行脚で行われる。対照的に，細い上行脚では，再吸収力がはるかに低く，細い下行脚では，有意な量の溶質を再吸収しない。ヘンレ係蹄では濾過液のほぼ15％を再吸収する。水の再吸収は，圧倒的に細い下行脚で行われる。上行脚は水に対しては非透過性である。

太い上行脚での溶質の再吸収において，特に重要な働きをするのは基底外側膜に存在するNa^+,K^+-ATPアーゼである（図36-4▼）。近位尿細管での再吸収と同様に，太い上行脚での溶質の再吸収は，いずれにしてもNa^+,K^+-ATPアーゼと連動している。このポンプは，細胞Na^+濃度を低く保っており，このことにより，尿細管液から細胞中へのNa^+転送にとって都合のよい化学勾配が生まれる。管腔側膜を通過して細胞内にNa^+が移動するのは$1Na^+$-$1K^+$-$2Cl^-$共輸送体により仲介される。この共輸送は，$1Na^+$の輸送と$1K^+$，$2Cl^-$の輸送を連動させている。Na^+，Cl^-の濃度勾配移動により放出される潜在エネルギーを利用して，この共輸送は，細胞内への濃度勾配に逆らったK^+の移動を促進する。管腔側膜のNa^+-H^+対向輸送体はまた，太い上行脚でのNa^+再吸収とH^+分泌（HCO_3^-再吸収）を仲介する（第39章参照）。Na^+はNa^+,K^+-ATPアーゼを介して基底外側膜を通過して細胞外に出る。一方，K^+，Cl^-，HCO_3^-は個々別の経路を介して基底外側膜を通過して細胞外に出る。

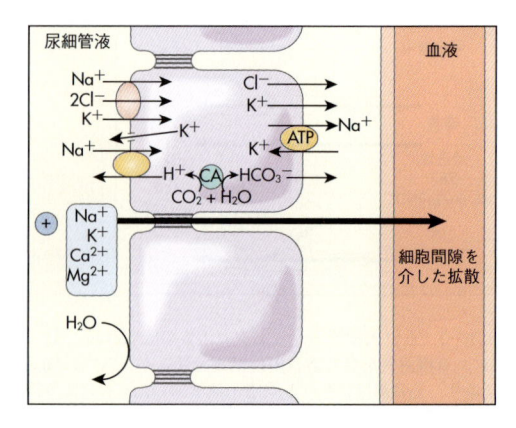

図36-4　ヘンレ係蹄の太い上行脚におけるNaCl吸収のための輸送機構。管腔内の陽性荷電が，細胞外側を介した受身輸送の推進力として大きな役割をもっている。

太い上行脚細胞内外の電圧は，いくつかの陽イオン物質を再吸収する際に重要となる。尿細管液は，管腔側膜と基底外側膜における輸送蛋白質の独特な分布のために，血液に比して陽性に荷電している。2つの重要なポイントがある。①太い上行脚での塩類の再吸収増加は管腔液の陽性荷電の程度を増大させ，②これによって生じた電圧は，いくつかの陽イオン，たとえばNa^+，K^+，Ca^{2+}の細胞間経路を介する輸送にとって重要な促進力となる（図36-4▼）。太い上行脚での塩類の再吸収は，このように細胞内および細胞間経路を介して行われる。全体のほぼ50％が細胞内経路，50％が細胞間経路を介している。太い上行脚は水に対して非常に透過性が高いため，NaClや他の溶質の再吸収により尿細管液の浸透圧は減少し，150 mOsm/kg H_2O以下となる。

> 太い上行脚の$1Na^+$-K^+-$2Cl^-$共輸送体を，フロセミドfurosemideのようなループ利尿薬で抑制すると，太い上行脚のNaClの再吸収が抑制され，それに従いNaClの尿中排泄が増量する。フロセミドはまた，K^+，Ca^{2+}の細胞間経路を介する再吸収を促進する管腔側陽性電位を減少させることにより，これらイオンの同部位における再吸収を抑制する。このようにフロセミドは尿中へのK^+，Ca^{2+}排泄を増量させる。フロセミドはまた，髄質間質液の浸透圧を下げることにより，水の排泄を増量する。ヘンレ係蹄の細い下行脚で水は受動的に再吸収されるが，髄質における同部位と間質液間の浸透圧勾配もこの再吸収を促進する。（細い下行脚の起始部では浸透圧が〜290 mOsm/kg H_2O，髄質では〜1200 mOsm/kg H_2O）。このように間質液の浸透圧が低いことにより水の再吸収を減少させ，結果として水の体外排泄を増量させる。

遠位尿細管と集合管は濾過液中のNaClのほぼ7％を再吸収し，多様な量のK$^+$とH$^+$を分泌排泄し，水を再吸収する(〜8から17％)

水の再吸収は抗利尿ホルモンの血漿濃度に依存する。遠位尿細管の最初の分節(遠位尿細管前部)では，Na$^+$，K$^+$，Ca^{2+}を再吸収するが，水は透過しない(図36-5▼)。管腔側膜を介しての細胞内NaClの取り込みは，Na$^+$-Cl$^-$共輸送体による(図36-5▼)。Na$^+$はNa$^+$,K$^+$-ATPアーゼを介して細胞外に出るし，Cl$^-$はチャネルを介して拡散により細胞外に出る。NaClの再吸収は，Na$^+$-Cl$^-$共輸送体を抑制する**サイアザイド系利尿薬**thiazide diureticにより減少する。尿細管液の希釈作用は太い上行脚部位で始まり，遠位尿細管前部でも継続して行われる。

遠位尿細管の最後の分節(遠位尿細管終部)と集合管は2種類の細胞から構成される。すなわち，**主細胞**principal cellと**間在細胞**intercalated cellである。図36-6▼に示すように，主細胞はNa$^+$と水を再吸収し，K$^+$を分泌排泄する。間在細胞はH$^+$かHCO$_3^-$を分泌排泄して，酸塩基平衡を制御する重要な役目を行っている(第39章参照)。間在細胞はまた，K$^+$を再吸収する。主細胞によるNa$^+$の再吸収とK$^+$の分泌双方は基底外側膜のNa$^+$,K$^+$-ATPアーゼの活性に左右される(図36-6▼)。細胞内Na$^+$濃度を低く維持することにより，このポンプは，Na$^+$が尿細管液から細胞内へ搬入されるのに好都合な化学勾配をつくる。Na$^+$は，Na$^+$選択チャネルを介して拡散により管腔側膜を通り細胞内に入るので，細胞内の陰性荷電はNa$^+$搬入を促進する。Na$^+$はNa$^+$,K$^+$-ATPアーゼの作用を介して基底外側膜を通過し，細胞を出て血液に入る。このNa$^+$の再吸収は，遠位尿細管後部や集合管の管腔側に陰性荷電性を生じさせている。集合管の細胞は，おそらく細胞間隙経路を介してかなりの量のCl$^-$を再吸収していると思われる。Cl$^-$の再吸収は，遠位尿細管後部や集合管における管腔内との電位差により促進される。

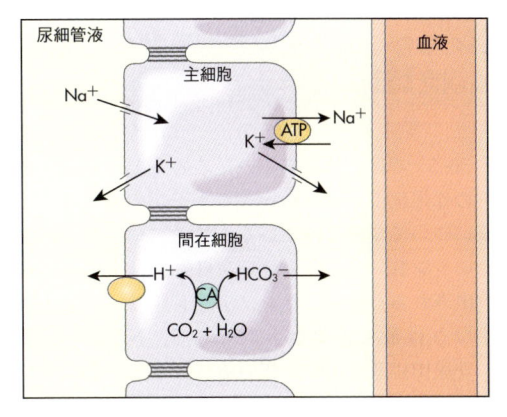

図36-6 遠位尿細管と集合管の主細胞，間在細胞における輸送経路。CA：炭酸脱水素酵素carbonic anhydrase。

リドル症候群 Liddle's syndromeはまれな遺伝子疾患であるが，細胞外液の増加により血圧上昇(すなわち高血圧)をきたすという特徴がある。この症候群は，上皮細胞Na$^+$チャネルのβあるいはγサブユニットに突然変異があるとき生じる。この突然変異は細胞膜のNa$^+$チャネル数を増加させ，チャネルを介して吸収されるNa$^+$量を増加させる。腎のNa$^+$吸収率は，適正範囲を超えて高く，細胞外液量の増大に至る。

偽低アルドステロン症タイプI pseudohypoaldosteronism type Iはめずらしい遺伝性疾患で，Na$^+$の排泄亢進，細胞外液量の減少，低血圧を特徴としている。上皮細胞Na$^+$チャネルのγサブユニットに突然変異があることにより生じる。これらの突然変異はチャネルを不活化し，腎でのNa$^+$吸収を減少させ，細胞外液量を減少させ，結果として血圧を低下させる。

K$^+$は血液から尿細管液へ，主細胞を介して2段階で分泌排泄される(図36-6▼)。最初K$^+$の基底外側膜を通過する取り込みは，Na$^+$,K$^+$-ATPアーゼの作用を介して行われる。次いでK$^+$は受動拡散により細胞外に放出される。細胞内のK$^+$濃度は高く(〜150 mEq/l)，尿細管液のK$^+$濃度は低い(〜10 mEq/l)ので，K$^+$は濃度勾配に従って拡散し，管腔側膜を介して尿細管液へ分泌される。細胞内の陰性荷電は細胞内にK$^+$を保有しやすいけれども，管腔側膜を通しての電気化学的勾配は細胞から尿細管液へのK$^+$の分泌排泄に有利に働く(第38章参照)。間在細胞によるK$^+$再吸収の機構は，管腔側膜に存在するH$^+$,K$^+$-ATPアーゼにより仲介される。

アミロリドamilorideは利尿薬で，管腔側膜のNa$^+$チャネルを直接抑制することにより，遠位尿細管や集合管によるNa$^+$再吸収を抑制している。アミロリドはまた，Cl$^-$の再吸収を間接的に抑制する。Na$^+$再吸収の抑制は管腔内の陰性荷電を減少させ，細胞間隙経路のCl$^-$再吸収促進を抑え，K$^+$分泌排泄を抑制する。その結果，アミロリドはしばしば**K$^+$保存性利尿薬**K$^+$-spring diureticとよばれ，尿中に多量のK$^+$を排泄する患者に頻繁に使用される。

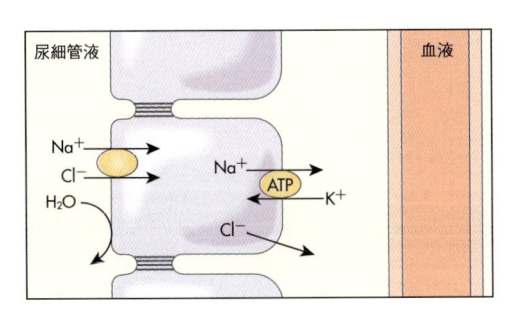

図36-5 遠位尿細管の近位部位でのNa$^+$，Cl$^-$吸収のための輸送機構。この分節では水を透過させない。

いくつかのホルモンや因子がNaClの再吸収を調節している

表36-5▼では，分泌排泄のための主要な刺激，ネフロンの作用部位，めいめいのホルモンの輸送に対する影響について要約されている。量的にいって，アンギオテンシンⅡ，アルドステロン以外に，交感神経系より放出されるウロジラチン，アドレナリン，ノルアドレナリンは最も重要なホルモンで，NaClの再吸収，および尿中排泄を調節している。しかし，他のホルモン（ドーパミン，グルココルチコイドを含む），スターリングStarling力，糸球体尿細管平衡現象がNaClの再吸収に影響する。抗利尿ホルモンは，腎で排泄される水の量を直接調節している。

アンギオテンシンⅡは，近位尿細管におけるNaClと水の再吸収に対して刺激性に作用する

アンギオテンシンⅡは，近位尿細管におけるNaClと水の再吸収を刺激する最も潜在能力のあるホルモンの1つである。細胞外液が減少するとレニン-アンギオテンシン-アルドステロン系が活性化され（第37章参照），血漿中のアンギオテンシンⅡ濃度を上げる。

アルドステロンaldosteroneは副腎皮質の球状帯細胞glomerulosa cellにより合成され，NaClの再吸収を刺激する。作用する部位はヘンレ係蹄の太い上行脚，遠位尿細管，集合管である。アルドステロンはまた，遠位尿細管や集合管のK^+の分泌排泄も刺激する（第38章参照）。アルドステロン分泌に対する最も重要な2つの刺激は，アンギオテンシンⅡ濃度の増加と血漿中のK^+濃度の増加である。集合管でのNaCl再吸収を刺激することにより，アルドステロンはまた，集合管における水の再吸収も増大させる。

細胞外液量が増加し，高血圧となった患者はアンギオテンシン変換酵素阻害薬angiotensin-converting enzyme (ACE) inhibitor（たとえばカプトプリル）で治療され，細胞外液量と血圧が減少する。ACEを抑制すると，アンギオテンシンⅠをアンギオテンシンⅡに分解する経路を阻害し，血漿中のアンギオテンシンⅡレベルを減少させる（第37章参照）。血漿中のアンギオテンシンⅡ濃度低下は3つの点で影響が出る。第1は近位尿細管のNaClと水の再吸収が低下する。第2はアルドステロン分泌が減少し，遠位尿細管，集合管におけるNaCl再吸収が減少する。第3はアンギオテンシンは血管収縮能をもっているので，アンギオテンシン濃度の低下は，全身の小動脈系を拡張させ，動脈圧を低下させる。ACEはまた，血管拡張性ホルモンであるブラジキニンbradykininを分解する。すなわち，ACE阻害薬はブラジキニン濃度を上昇させる。このようにして，ACE阻害薬は腎におけるNaClと水の排泄を亢進し，全身末梢抵抗を減少させることにより細胞外液量および動脈圧を減少させている。

心房性Na利尿ペプチドとウロジラチンは同じ遺伝子にコードされており，非常に類似したアミノ酸組成をしている

心房性Na利尿ペプチドatrial natriuretic peptide (ANP)は28個のアミノ酸からなるホルモンで，心房により分泌される（第5, 19, 37, 46章参照）。その分泌は血圧の上昇，細胞外液量の増加により刺激される。ANPは全身血管抵抗を減少させ，尿中へのNaClと水の排泄を促進することにより，血圧を低下させる。このホルモンはまた集合管髄質部分でのNaCl再吸収を抑制し，抗利尿ホルモン-刺激性の集合管経由水再吸収を抑制し，下垂体後葉からの抗利尿ホルモン分泌を減少させる。

ウロジラチンurodilatinは32個のアミノ酸からなるホルモンで，アミノ末端に4つのアミノ酸が付加している点がANPと異なっている。ウロジラチンは遠位尿細管と集合管で分泌され，全身循環系には存在しない。ウロジラチンは腎の機能のみに影響を与える。ウロジラチンの分泌は血圧の上昇，細胞外液の増加により刺激される。また，集合管髄質部位を介するNaClと水の再吸収を抑制する。ウロジラチンはANPより，より強力なNa利尿を含めた利尿効果能をもつ。これは，血液を介して腎に入るANPは中性エンドペプチ

表36-5 NaClと水の再吸収を調節しているホルモン

ホルモン*1	主な刺激	ネフロンの作用部位	輸送への影響
アンギオテンシンⅡ	↑レニン	PT	↑NaClと水の再吸収
アルドステロン	↑アンギオテンシンⅡ, ↑$[K^+]_p$	TAL, DT/CD	↑NaClと水の再吸収*2
ANP	↑BP, ↑ECF	CD	↓水とNaClの再吸収
ウロジラチン	↑BP, ↑ECF	CD	↓水とNaClの再吸収
交感神経	↓ECF	PT, TAL, DT/CD	↑NaClと水の再吸収*2
ドーパミン	↑ECF	PT	↓水とNaClの再吸収
ADH	↑P_{osm}, ↓ECF	DT/CD	↑水の再吸収*2

↑：増加，PT：近位尿細管，$[K^+]_p$：血漿K^+濃度，TAL：太い上行脚，DT：遠位尿細管，CD：集合管，ANP：心房性Na利尿ペプチド，BP：血圧，ECF：細胞外液，↓：減少，P_{osm}：血漿浸透圧．
*1 これらのホルモンは数分以内に作用するが，アルドステロンは例外で，1時間遅れでNaCl再吸収作用をもつ．
*2 水の再吸収に対する影響は太い上行脚には及ばない．

ダーゼにより分解されるが，ウロジラチンはその分解作用をうけないからである。

カテコールアミンはNaClの再吸収を刺激する

交感神経や副腎から放出されるカテコールアミン（前者はノルアドレナリンを，後者はアドレナリン）は近位尿細管，ヘンレ係蹄の太い上行脚，遠位尿細管，集合管におけるNaClと水の再吸収を刺激する。交感神経を活性化すると（たとえば，出血後や細胞外液が減少する際），上述の部位におけるNaClと水の再吸収が刺激される。

ドーパミン：腎のドーパミン作働性神経から放出されるカテコールアミンで，近位尿細管細胞でも産生される。ドーパミンの作用はノルエピネフリン，エピネフリンと拮抗的である。ドーパミン分泌は細胞外液の増量により亢進され，その分泌は近位尿細管におけるNaClと水の再吸収を直接阻害する。

抗利尿ホルモンは水平衡を調節している

抗利尿ホルモン（ADH）は水分の平衡を調節している最も重要なホルモンである。このホルモンは血漿浸透圧の上昇，あるいは細胞外液の減少に反応して，脳下垂体後葉から分泌される。ADHは集合管の水に対する透過性を増加させる。それはまた，集合管の水再吸収を増大させるが，それは，集合管壁を通して存在する浸透圧勾配による（第37，44章参照）。ADHは尿中へのNaCl排泄にはほとんど影響を与えない。

スターリング力は近位尿細管を介するNaClと水の再吸収を調節する

上述したように，Na^+，Cl^-，HCO_3^-，アミノ酸，グルコース，そして水は近位尿細管の細胞間隙を通って取り込まれる。この細胞間隙と尿細管周囲毛細血管との間に存在するスターリング力は，再吸収された物質の毛細血管への移動を助長する。尿細管周囲毛細血管壁を介するスターリング力は，尿細管周囲毛細血管における静水圧（P_c），外側細胞間隙の静水圧（P_{ic}），尿細管周囲毛細血管の膠質浸透圧（π_c），外側細胞間隙の膠質浸透圧（π_{ic}）により算出される。Na^+が尿細管液から外側細胞間隙へ輸入される結果，水の再吸収は以下のスターリング力により修飾される。

$$Q = K_f \left[(P_{ic} - P_c) + \sigma (\pi_c - \pi_{ic}) \right]$$

ここで，Qは流れを示す（陽性の場合，細胞間隙から血液への流れがあることを示している）。

スターリング力は間質から尿細管毛細血管への流れを助長するが，π_cとP_{ic}の和である（図36-7▼）。反スターリング力はπ_{ic}とP_cの和である。通常，スターリング力の総和は，溶液と水の間質から毛細血管への移動を助長したものになる（第22章参照）。しかし，外側細胞間隙に入り込む溶質，溶液のあるものは，漏れて近位尿細管液へ逆流する。スターリング力はヘンレ係蹄，遠位尿細管，集合管における輸送に影響しないが，これらの各分節は近位尿細管より水の透過性が低いからである。

多くの因子が近位尿細管周囲の毛細血管を介するスターリング力を変えることができる。たとえば，輸出動脈の拡張はP_cを増加させ，一方，輸出動脈の収縮は減少させる。P_cの増加はNaClと水の密着接合部位を介する逆流漏れを増加させることにより，溶質と水の再吸収を阻害する。一方，減少は密着接合部位を介する逆流漏れを減少させることにより再吸収を促進している。

π_cは糸球体原尿の形成率に一部支配される。たとえば，輸入動脈の血漿流が定常であったとすると，限外濾過液が減少するので，血漿蛋白質は血中より濃縮されることなく輸出動脈や尿細管周囲毛細血管に入り込む（すなわち糸球体濾過率［GFR］が低下するので）。π_cは直接，**濾過率** filtration fraction（FF = GFR/RPF）に相関する。腎血流 renal plasma flow（RPF）が一定でGFRが低下した結果，FFが低下するとπ_cが減少する。次いで，外側細胞間隙から尿細管液へのNaClと水の逆流漏れが増加し，それにより近位尿細管を介する溶質，水の再吸収総量は減少する。FFの増加は逆の効果をもつ。

近位尿細管による溶質と水の再吸収の調節においてスターリング力が重要であることは，**糸球体尿細管平衡** glomerulotubular（G-T）balance現象により過小評価されている。GFRの自発性の変化はNa^+の濾過量を

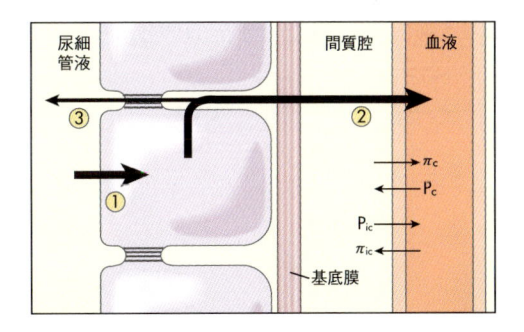

図36-7 近位尿細管を横断する溶質と水の再吸収経路と，再吸収を修飾するスターリング力。溶質と水は尿細管管腔側膜を介して再吸収される（①）。さらに外側膜を通過する。その一部分は尿細管液中に再吸入される（③）。その他の部分は間質間隙に入り毛細血管内に流入する（②）。図中の矢印の太さは，この3つの経路を介して運ばれる溶質，水の量を反映している。毛細血管を横切るスターリング力は経路②と経路③の流量を決定する。管腔側膜を介する輸送機構は細胞内に入る溶質，水の量を決定する。毛細血管を介する細い矢印は，それぞれの力に反応して動く水の方向を示している。

著しく変化させる（濾過量＝GFR×Na$^+$濃度）。そのような変化に対応して，すばやくNa$^+$再吸収を調節しないと尿中Na$^+$排泄は大きく変動し，体内のNa$^+$平衡を乱してしまう。しかし，G-T平衡現象により，GFRの自発的な変化はNa$^+$平衡を変えない。

体内のNa$^+$平衡が正常のとき，G-T平衡は，Na$^+$と水再吸収がGFRと濾過されたNa$^+$量の増大に比例して増大するという事実に関与している。このように濾過されたNa$^+$と水のある一定の分画は，GFRの増加とNa$^+$の濾過量に比例して再吸収される。G-T平衡による総体効果は，尿中へのNa$^+$と水の排泄量に対するGFRの変化による影響を減少させることである。

2つの機構がG-T平衡に対応している。1つは近位尿細管周囲毛細血管と外側細胞間隙の間の浸透圧と静水圧の差（スターリング力）に関係している。たとえば，RPFが一定でGFRが増加すると，糸球体毛細血管内の血漿蛋白質濃度は正常以上に増加する。蛋白質に富む血漿が糸球体を通過し，輸出動脈，尿細管周囲の毛細血管へと流れていく。π_cが増加すると外側細胞間隙から尿細管周囲毛細血管への溶質，溶液の移動を助長する。この作用は近位尿細管による溶質・水の再吸収総量を増加させる。

G-T平衡に対応する第2の機構は，濾過されたグルコースとアミノ酸量の増加によりもたらされる。前述したように，近位尿細管前半部におけるNa$^+$の再吸収はグルコースとアミノ酸の再吸収と連動している。よってNa$^+$の再吸収率は，一部グルコースとアミノ酸の濾過量に依存する。GFRとグルコース，アミノ酸の濾過量が増加するにつれて，Na$^+$と水の再吸収も増量する。

G-T平衡につけ加えて，濾過されたNa$^+$量の変化を軽減する他の機構がある。第35章で論議されたように，GFRの増加（糸球体により濾過されるNa$^+$量の増加）はTGF機構を活性化させる。この作用により，GFRやNa$^+$の濾過量は正常域に戻る。このようなGFRの自発的な変化（姿勢と血圧の変化により引き起こされた）は，ほんの数分間のうちに濾過されるNa$^+$量を増大させる。G-T平衡の基礎となるこれらの機構が尿中へのNa$^+$排泄を一定に保ち，GFRが正常に戻るまでNa$^+$の恒常性維持をはかっている。

まとめ

■ ネフロンの4つの主要分節，すなわち近位尿細管，ヘンレ係蹄，遠位尿細管，集合管は各部位独特の水，溶質の選択的再吸収と分泌排泄機構を介して尿の成分と容量を調節している。

■ 尿細管の再吸収機構によって，腎は必須な物質の血漿濃度を調節することができる。

■ Na$^+$，Cl$^-$，他の陰イオン，有機溶質，水を再吸収することは，ネフロンの主要な機能の1つである。近位尿細管細胞は，糸球体からの原尿の67％を再吸収する。ヘンレ係蹄では原尿中，NaClの約20％，水の15％を再吸収する。

■ ネフロンの遠位尿細管部位は，さらに限定された再吸収能をもっている。尿の成分，溶質の最終的調整や，ホルモンや他の因子により制御されるほとんどの機構は遠位尿細管で行われる。

■ 尿細管液への物質の分泌排泄は，各種の代謝産物を排泄したり，外来性の有機陰・陽イオン物質（たとえば薬剤）や有害物質を対外へ除去する手段となっている。

■ 各種のホルモン（たとえば，アンギオテンシンII，アルドステロン，ADH，ANP，ウロジラチン），交感神経，カテコールアミン，そしてスターリング力が腎におけるNa$^+$再吸収を調節している。ADHは水の再吸収を調節している主要なホルモンである。

第37章
体液量と膠質浸透圧の調節

到達目標
- 種々の体液成分の量と割合について説明できる。
- 口渇を引き起こし，抗利尿ホルモンの分泌を促す各種因子（体液浸透圧，細胞外液量，血圧など）を特徴づけできる。
- ネフロンの各部位における水の処理について説明できる。特に腎における水の排泄分泌を調節している抗利尿ホルモンについて説明できる。
- 細胞外液，Na^+平衡，腎のNa^+排泄間における関係について説明できる。
- ネフロン各部位におけるNa^+処理とその排泄を調節している因子について説明できる。

腎は，毎日，水や溶質の摂取量が変化するにもかかわらず，体液量および体液の成分を一定に維持するうえで大変重要な役割を演じている。体内の水分量は体液の浸透圧を決定する。体液浸透圧は，狭い範囲内に維持されているが，これは水摂取を調節することと（口渇），腎における水排泄量を変化させることにより行われる。体液量はまた溶質の平衡状態に依存する。細胞外液量は血漿量を決め，十分組織が灌流されるように調節される。NaClは主要な細胞外液の溶質であり，重要な体液区分における体液容量を決定している。NaClの分泌排泄を調節することにより，腎は細胞外液量を狭い範囲内で維持している。この章では，腎での水の排泄調節（尿の濃縮と希釈）と腎におけるNaCl排泄について述べられる。体内の各体区分における体液容量と成分について簡単に概説される。

体液区分

体内の水分は組成が異なる各体区分に分配される

体重のほぼ60％は水からなる。個体の水容量は脂肪組織量とともに個人差がある。すなわち，脂肪組織量が増すと，それだけ体重あたりに対する水の割合は小さくなる。

図37-1▼で示すように，**全身水分量** total body water (TBW)の分布は大きく2つの区分にあり，その間を細胞膜が仕切っている。**細胞内液** intracellular fluid

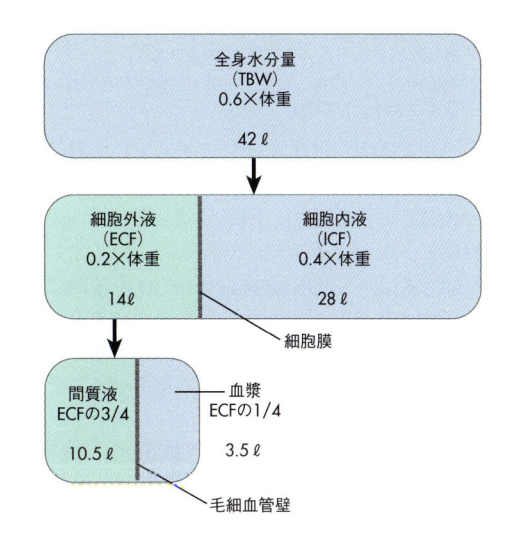

図37-1 主な体液区分の容量関係。各数値は体重75 kgの固体にあてはめた数値である。

(ICF)区分は，より大きな区分で，全身体液量のほぼ2/3を含んでいる。残りの1/3は**細胞外液** extracellular fluid (ECF)区分に含まれている。ECF区分は，さらに**間質液** interstitial fluid と**血漿** plasma 分画に分けられる。これら各分画は毛細血管壁により隔離されている。全身の各種組織中で，細胞周辺の水溶液を代表する間質液は，ECFの3/4量を占める。この区分に含まれるものとして，骨と硬結合組織に含まれる水分がある。血漿量はECFの残り1/4を占めている。

細胞外液(ECF)と細胞内液(ICF)中の主要な陽イオンと陰イオン濃度は表37-1▼に要約されている。ECFの2つの区分（間質液と血漿）は，小さなイオンが自由に通過しうる毛細血管壁だけで隔てられているため，両方の区分のイオン濃度は類似している。間質液と血漿間の成分における大きな差は，血漿が有意に多量の蛋白質を含んでいる点である。血漿中に蛋白質が存在することは，ギブス-ドナン Gibbs-Donnan効果（第2章参照）による毛細血管壁を介する陽イオン，陰イオンの分布に影響を与えるが，この影響は通常，かなり小さく，間質液と血漿中のイオン成分は同一と考えることができる。

表37-1　細胞内外における陽・陰イオン物質の分布状態		
	細胞外液	細胞内液*1
Na^+ (mEq/ℓ)	145	12
K^+ (mEq/ℓ)	4	150
Ca^{2+} (mEq/ℓ)	5	0.001
Cl^- (mEq/ℓ)	105	5
重炭酸塩(HCO_3^-) (mEq/ℓ)	25	12
無機リン酸(Pi)*2 (mEq/ℓ)	2	100*2
pH	7.4	7.1

*1 細胞内溶液中の濃度は骨格筋を用いて測定されたもので、細胞内蛋白質に結合した成分と細胞内室内に遊離の状態にある成分を含んだ総量である。

*2 細胞内のリン酸は、ほとんどが有機分子の形式（たとえばATP）で存在。

Na^+（およびその付随イオンであるCl^-、HCO_3^-）は、その豊富さにより、主要なECF中の浸透圧決定因子である。したがって、ECF浸透圧は、単純に2×Na^+濃度と、おおよそ換算ができる。この正常の血漿浸透圧は、約280～295 mOsm/kg H_2Oの範囲にある。水は、毛細血管壁を介してと、細胞形質膜を介しての浸透圧平衡状態にあるので、血漿浸透圧を測定することもECFやICFの浸透圧を評価することになる。

臨床ではさらにグルコースや尿素の血漿浸透圧への関与も考慮に入れて、血漿浸透圧の推測値が算出される。すなわち血漿浸透圧は次式により算定される。

血漿浸透圧＝

$$2(血漿 Na^+ 濃度) + \frac{グルコース濃度}{18} + \frac{尿素濃度}{2.8}$$

グルコースと尿素濃度はmg/dℓで表されている。グルコースの場合18、尿素の場合2.8で割っているが、それは尿素分子の尿素窒素として計測し、mg/dℓからmg/ℓの単位に変換し、最終的にはmOsm/kg H_2Oの単位となっている。この血漿浸透圧計算法は、糖尿病diabetes mellitusのために高血糖値を示す患者や、血漿尿素濃度が上昇する慢性腎不全chronic renal failure患者を取り扱う場合、特に有用である。しかし、尿素やグルコースは多くの細胞膜を通過するので、ICFとECF間の液体の移動時に生じる血漿浸透圧の変化の影響を考慮すると、この値は有効な浸透圧単位とはいえない。そのため、血漿Na^+濃度の倍数が血漿の有効浸透圧effective osmoleを示すよい指標となる。最も重要な因子は有効浸透圧で、体液浸透圧の変化がICFやECF量への影響を決定する。

ECFに比較して、ICFのNa^+濃度は極端に低い。K^+がICFの陽イオンの主体である。形質膜を介したこの非対称的なNa^+とK^+の分布は、Na^+,K^+-ATPアーゼの活性により維持されている（第1章参照）。ICFの陰イオン成分はECFの場合と著しく異なり、ICFのCl^-、HCO_3^-濃度は比較して低い。ICFの主要な陰イオンはリン酸、有機陰イオン、蛋白質である。

身体の体液区分間を体液は移動する

水分は各種の体液区分間を自由に移動している。この移動を2つの力、静水圧と浸透圧が規定している。心臓のポンプ作用による静水圧（それと血管中の血液柱に対する重力の影響）と血漿蛋白質浸透圧は、毛細血管を介する液体の動きを決定する重要な因子である（第22章も参照）。一方、ICFとECF間の浸透圧差は細胞間の液体の動きに関与している。細胞形質膜は水の透過性が高いため、ICFかECFの浸透圧の変化により、この両区分間を急速に水が移動する。このように一過性の変化は例外として、ICFとECF区分間には浸透圧平衡が成立している。

水の移動に比してイオンの細胞膜を介しての移動は多様で、特異な膜輸送体の存在に依存性である（第1章参照）。それゆえ、病態生理学的条件下でのICFとECF間の液体交換は、まず近似像として、はっきりした区分間のイオン移動がないと想定することにより解析できる。すなわち、ICFとECF間の液体移動は、一義的には水の動きであり、イオンの動きではない。

ICFとECF間の液体の移動は、患者が溶質の静脈内投与を受けたとき、重要な経過をとる。いろいろな形の溶質の静脈内投与が用いられている。患者の必要性に即したタイプの溶質投与が指定される。たとえば、患者の血管容積が少ないなら、毛細血管を介する透過性の低い溶質を含む溶液が投与される（例として、5％アルブミン溶液）。アルブミン分子により生じる膠質浸透圧は血管区分に保有され、その結果、容量が増す。ECFの容量の増加は等張生理的食塩水（0.9％）でなしうる。生理的食塩水の投与は細胞形質膜を介した浸透圧勾配をつくり出すことはない。そのため注入された溶液の全量はECFにとどまっている。体液が高浸透圧の状態の患者は低張溶液を必要としている。このような溶液としては低張NaCl（0.45％NaCl、あるいは5％デキストロース水溶液；D5W）がある。D5W溶液の投与は蒸留水の注入と同じ意味をもつが、デキストロースが最終的には代謝されて二酸化炭素と水になるからである。これらの溶液の投与はICF、ECF双方の容量を増大させる。結局、低張体液の患者は高張溶液を必要としているといえる。基本的にNaCl（3～5％NaCl）を含むこれらの溶液はECFの容量増大をもたらすが、水を細胞外に移動させることによりICFを減少させる。その他の溶液、たとえば電解質（K^+など）や薬剤は静脈投与溶液に追加して、患者の水溶液、電解質、代謝欠乏に対する治療となっている。

体液浸透圧の調節：尿の濃縮と希釈

腎は水平衡を調節していて、ほとんどの条件下で、身体からの水の排泄の重要な経路となっている（表37-2▼）。身体からの水排泄で、他の経路としては皮膚の細胞と気道からの蒸発がある。この経路からの水分損出は総じて**不感蒸泄** insensible water lossとよばれているが、個体がその事象に気がついていないことによる。余剰の水は汗となり排泄される。発汗による水の喪失は、暑い環境で、運動により、あるいは発熱時に劇的に増量する（表37-3▼）。さらに、水は腸管から

表37-2 成人における水の摂取と喪失の割合(室温,23℃)

経路	ml/day
水摂取	
飲水*	1200
食物	1000
代謝産物	300
総計	2500
水喪失	
不感蒸泄	700
汗	100
便	200
尿	1500
総計	2500

＊数値は社会,文化環境により異なることがある.

表37-3 成人における水の喪失と摂取に対する環境温度と運動の影響

	正常温度	高温天候*1	過度な継続運動下*1
水の喪失			
不感蒸泄			
皮膚	350	350	350
肺	350	250	650
汗	100	1400	5000
糞便	200	200	200
尿*2	1500	1200	500
総量	2500	3400	6700
摂取	2500	3400	6700

＊1 高温下での過度な運動時には,個体が汗によって喪失する水分量に見合った水を摂取するなら,体内の水平衡は維持される.
＊2 腎からだけの水排泄では,水平衡を維持するには不十分である.

も喪失する.便からの水の喪失は通常,少量であるが下痢の場合増量する.胃腸管からの水分喪失には嘔吐による場合もある.

水の腎からの排泄は調節され,水平衡を維持している

発汗,排便,肺や皮膚からの蒸泄による水分喪失は制御されていない.対照的に腎からの水の排泄はしっかりと調節され,水平衡を維持している.水平衡を維持するためには,摂取水量と身体からの水喪失量が正確に一致することが要求される.もし摂取が喪失を上回るなら,水平衡は陽性に傾き,体液の浸透圧は減少する.逆に摂取が喪失を下回るなら,水平衡は陰性に傾き,体液の浸透圧は増加する.

水の摂取が少ないか,あるいは水の喪失が増えると,腎は水排泄量を少量にし,水を保持し,血漿に対して高浸透圧となる(濃縮尿).水の摂取が多いと,大量の低浸透圧尿(希釈尿)となる.正常な個体では,尿の浸透圧は,ほぼ50〜1200 mOsm/kg H_2O と大きく変動可能で,それに対応して尿量も18〜0.5 l/dayと変動する.

水平衡の失調は血漿Na^+濃度を変化させる

水平衡の失調は体液の浸透圧を変えるが,浸透圧は血漿浸透圧を測定することにより,通常はモニターする.血漿浸透圧の主な決定要素はNa^+(その対となる陰イオンであるCl^-,HCO_3^-)であるため,水平衡の失調は血漿Na^+濃度を変化させる.個体の異常な血漿Na^+濃度を評価するとき,Na^+平衡の問題を思案しがちである.しかし,Na^+平衡の問題は,むしろ水平衡に関係している.Na^+平衡の変化は,結果として浸透圧ではなくECF量の変化をもたらす(後述).

> **低浸透圧** hypoosmolarity(血漿浸透圧の低下)は細胞内に水を移動させ,この結果,細胞腫脹を引き起こす.低浸透圧と関連した徴候は,主に脳細胞の腫脹と関連している.たとえば,血漿浸透圧の急激な低下は神経学的機能を変え,それにより悪心,不快,頭痛,混迷,無気力,発作,昏睡を引き起こす.血漿浸透圧が高くなると(**高浸透圧** hyperosmolarity),細胞から水が喪失する.高血漿浸透圧の徴候は同様に神経学的なもので,無気力,脱力感,発作,昏睡,さらには死までを含んでいる.

腎は多くの生理学的に重要な物質(たとえばNa^+,K^+,H^+,尿素)の排泄を調節する能力とは別に,水の排泄調節も行っている.事実,この能力が生存に必須であるのは,腎の他の恒常性維持機能を混乱させることなく水平衡を成立させてくれるからである.

抗利尿ホルモンが腎からの水排泄を調節している

抗利尿ホルモン antidiuretic hormone(ADH),あるいは**バゾプレッシン** vasopressinは腎に作用して,尿の量と浸透圧を調節している.血漿中の抗利尿ホルモンレベルは低く,多量の尿が排泄され(**水利尿** water diuresis),尿が希釈される.血漿抗利尿ホルモンレベルが上昇すると,排泄尿量は減少し(**抗利尿作用** antidiuresis),尿は濃縮される.

抗利尿ホルモンは,小さいペプチドでアミノ酸9個の長さである.このホルモンは視床下部 hypothalamus の**視索上核** supraoptic,**室傍核** paraventricular nuclei内に局在する神経内分泌細胞で合成される(第44章参照).合成されたホルモンは顆粒の中に封入され,細胞の軸索下流に向かい輸送され,**神経下垂体** neurohypophysis(**下垂体後葉** posterior pituitary)の神経末端部位に貯えられる.視床下部と下垂体の解剖については図37-2▼に示してある.

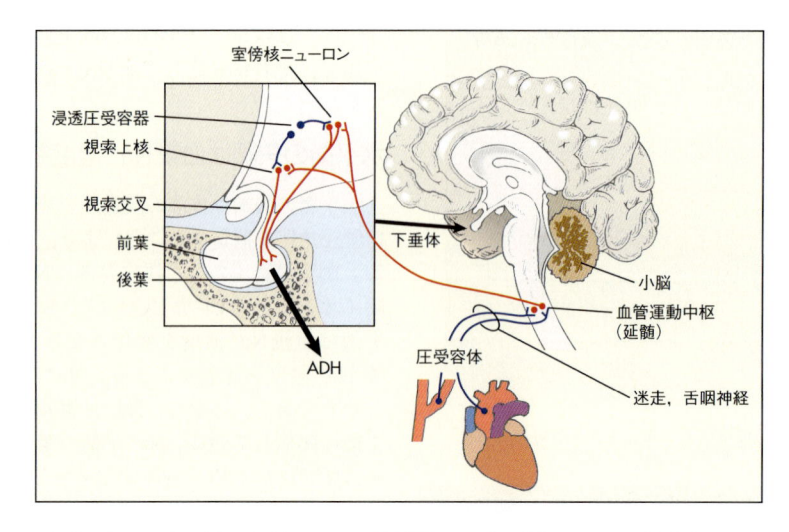

図37-2　視床下部および下垂体の解剖図。ADH分泌細胞，浸透圧受容器および脈管系受容器からの入力の関係。

抗利尿ホルモンは浸透圧因子および血行動態因子により調節される

　下垂体後葉での抗利尿ホルモンの分泌はいくつかの因子により影響を受ける。抗利尿ホルモンを生理学的に調節する2つの因子は，体液の浸透圧osmoticと血管系の容量と圧hemodynamicである。これらの刺激のうち，体液浸透圧の変化が1次的な抗利尿ホルモン分泌調節をもたらす。このホルモン分泌を変化させる他の因子としては，悪心(刺激性)，心房性Na利尿因子(抑制性)，アンギオテンシンⅡ(刺激性)がある。また多くの薬剤も抗利尿ホルモンの分泌に影響する。たとえばニコチン酸は刺激性であり，エタノールは抑制性に働く(第44章参照)。

抗利尿ホルモン分泌の浸透圧による調節

　体液浸透圧の変化により，抗利尿ホルモン分泌は1次調節される。1％ほどの少ない浸透圧変化でも，抗利尿ホルモン分泌を有意に変化させるには十分である。
　脳下垂体に位置する細胞で，抗利尿ホルモンを合成する細胞とは異なり，体液浸透圧の変化を感受できる細胞がある。これらの細胞は**浸透圧受容体**osmoreceptorとよばれ，細胞を収縮させたり膨張させて体液浸透圧の変化を感じとっている。この浸透圧受容体は有効な浸透圧物質，たとえばNaClの溶液にのみ反応する。浸透圧を変化させない尿素は，抗利尿ホルモン分泌にはほとんど影響しない。
　体液の有効浸透圧が上昇すると，圧受容体は視床下部の視索上核，室傍核に位置する抗利尿ホルモン合成細胞に信号を送り，同ホルモン分泌を刺激する。逆に体液の有効浸透圧が減少すると，分泌が抑制される。

抗利尿ホルモンは血漿中で急速に分解されるので，分泌が抑制されると数分以内に循環レベルがゼロにまで減少する。結果として，抗利尿ホルモン系は体液浸透圧の変化に急速に対応可能となる。
　図37-3 A▼は循環抗利尿ホルモンレベルに対する体液浸透圧(血漿浸透圧として測定)の変化の影響を示している。この系の**設定ポイント**set pointは抗利尿ホルモン分泌が増加し始める血漿浸透圧値である。この設定ポイント以下だと，実質的には抗利尿ホルモンは分泌放出されない。逆に以上だと相互関係の傾斜が強くなり，この系の感受性に反映してくる。この設定ポイントは個体間で相違があり，遺伝的に決定されている。健常人では，280〜295 mOsm/kg H$_2$Oの幅がある。

抗利尿ホルモンによる血行動態制御

　血液量あるいは動脈圧の減少は，同様に抗利尿ホルモン分泌を刺激する。この反応により刺激される受容体は，循環器系の血圧の低い側(左心房と肺循環)と高い側(大動脈弓と頸動脈洞)双方に局在している(第23章参照)。低血圧受容体は循環系の高弾力性側に存在し，総血管容量に反応する。高血圧受容体は動脈圧に反応する。双方の受容体群は位置する血管壁の伸展刺激に感受性があり(たとえば心房壁，大動脈壁)，**圧受容体**baroreceptorとよばれる(第19，23章参照)。これらの受容体からのシグナルは**迷走神経**vagus nerve，**喉咽頭神経**glossopharyngeal nerveの求心神経線維により運ばれ，脳幹の中枢に伝達される。その中枢では心拍数と血圧を調節している。そのシグナルは脳幹部位から視床下部の視索上核，室傍核に存在する抗利尿ホルモン分泌細胞に伝達される。圧受容体系の感度は浸透圧受容体の感度より低い。血液量あるいは血圧の

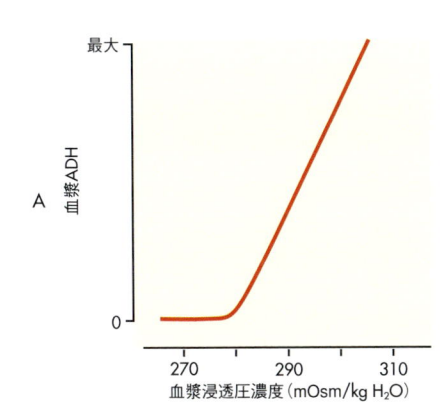

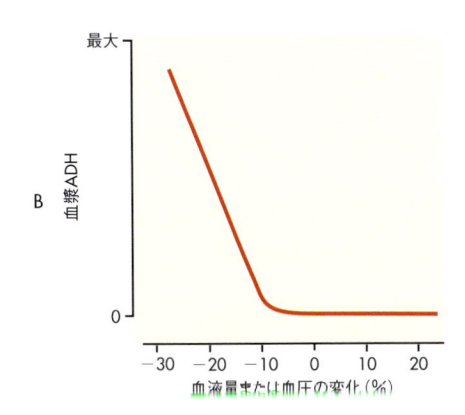

図37-3 ADH分泌の浸透圧および血行動態による調節。血漿ADH濃度と血漿浸透圧濃度（A）および，血液量または血圧（B）との関係。

5〜10%減少により，はじめて抗利尿ホルモン分泌が刺激される。このことは図37-3 B▼に示してある。

血液量あるいは動脈圧の変化はまた，体液浸透圧の変化に対する反応にも影響する。それらの減少は上述の設定ポイントを低浸透圧値に変移させ，相関関係の傾斜が強くなる（感度が上昇する）。血液量あるいは動脈圧の上昇によりまったく逆の現象が起こる。設定ポイントが高浸透圧値に変化し，相関関係の傾斜が減少する。

抗利尿ホルモンが十分分泌されないと大量の希釈尿分泌排泄が起こる（多尿polyurea）。この水損失を補うために，個体は大量の水分を摂取し（多飲polydipsia），体液浸透圧を一定に保とうとする。もし個体が水を摂取できないと，体液は高浸透圧となる。この状況は**中枢性尿崩症** central diabetes insipidus，**神経原性尿崩症** neurogenic diabetes insipidus，あるいは**下垂体性尿崩症** pituitary diabetes insipidus とよばれている。中枢性尿崩症には，まれではあるが遺伝性ものもある。しかし，むしろ頭部外傷後，脳腫瘍，脳感染症によって発症する症例のほうが一般的である。中枢性尿崩症は尿濃縮能に欠陥があるが，これは外から抗利尿ホルモンを投与することにより補正することができる。**抗利尿ホルモン分泌異常症候群** syndrome of inappropriate ADH secretion（SIADH）はありふれた臨床疾患で，血漿抗利尿ホルモンレベルが体液浸透圧や血液量あるいは動脈圧に基づいて予期される血漿浸透圧を超えて（そこで不適当，異常という用語が使われる）抗利尿ホルモンレベルが上昇するのを特徴としている。SIADHの患者は水を保有している（すなわち腎からの水排泄が減少）。水摂取が減少するなら，体液は急速に低浸透圧となる。特徴的には，この患者の尿は低い体液浸透圧に基づき，予想を超えて濃縮される。この疾患は脳の感染や腫瘍，薬剤（たとえば抗癌薬），肺疾患，肺の腫瘍により発症する。

抗利尿ホルモンは集合管の水に対する透過性を増大させる

抗利尿ホルモンの腎に対する1次作用は，集合管の水に対する透過性を上昇させることである。さらに，集合管の髄質部位の尿素に対する透過性も上昇させる。

抗利尿ホルモンの集合管における水の透過性に対する作用については盛んに研究されてきた。抗利尿ホルモンは主細胞の側底膜上の受容体に結合する。この受容体は，アデニルシクラーゼ adenylyl cyclase に連結している（第5章参照）。抗利尿ホルモン受容体結合に反応して，**水チャネル** water channel（アクアポリン aquaporin）を含有する細胞内顆粒がエキソサイトーシスを介して管腔側細胞膜に送り込まれる。抗利尿ホルモンの除去とともに水チャネルはエンドサイトーシスを介して管腔側膜から回収され，膜はいったん水に非浸透性となる。管腔側膜内外方向のこの水チャネルの往復運動は，膜を介する水の透過性を調節する1つの機構である。側底膜は自由な水透過性を示すことから，管腔側膜水チャネルから細胞に入り込む水は側底膜を横断する。この細胞を介する水の流れは，結果として，尿細管腔から尿細管周囲の血液に至る水の吸収経路を形成する。

特定のヒトで，集合管が抗利尿ホルモンに正常に反応しないヒトがいる。この反応障害は抗利尿ホルモン受容体障害，管腔側膜への水チャネル挿入障害，水チャネルそのものの欠陥から生じる。機序にかかわらず，このような患者は尿の最大濃縮能に欠けるため，結果として多尿，多飲となる。この範疇に入る疾患群は**腎性尿崩症** nephrogenic diabetes insipidus とよばれ，中枢性尿崩症と区別される。腎性尿崩症は遺伝する例もあるが，たいていの症例は，他の代謝性疾患（たとえば高K+血症）や薬剤に対する2次的な病因で起こる。たとえば，双極性障害のためにリチウム摂取をしているほぼ35%の患者は，腎性尿崩症に発展する。

抗利尿ホルモンはまた，髄質内層集合管終末部位における尿素に対する透過性を増加させる。尿素は特異的な尿素トランスポーターを介して管腔側細胞膜から細胞内に入る。アデニルシクラーゼの作用を通して，抗利尿ホルモンは尿素トランスポーターの管腔側細胞膜内挿入を促進する。この影響は抗利尿ホルモンの直接作用とは異なっているが，相加的なものとなる。

抗利尿ホルモン分泌に影響する因子はまた，口渇感覚にも影響する

体液浸透圧が増加したり，血流量ないし圧が減少すると，口渇感をもつ．これらの刺激のうち高浸透圧がより潜在性をもつ．血漿浸透圧がほんの2〜3%増加するだけで強い飲水欲を引き起こすが，一方，同程度の反応を引き起こすには，血液量あるいは血圧の10〜15%の減少が必要となる．

水摂取を調節する神経中枢（口渇中枢）は視床下部の前側部領域に局在し，抗利尿ホルモン分泌に関与する浸透圧受容体とは異なる．しかし，抗利尿ホルモン分泌に関与する浸透圧受容体と同様に口渇中枢の細胞もまた，有効浸透圧物質（たとえばNaCl）にのみ反応する．血液量や血圧を低下させる口渇反応に関与する経路についてはわずかしか知られていないが，信じられていることは，その反応経路は抗利尿ホルモン分泌に関係する経路と同様であるということである．アンギオテンシンIIは，口渇中心の細胞に作用するとともに枯渇感をも引き起こす．アンギオテンシンIIレベルは血液量，血圧が低下したとき上昇するので（第36章参照），このアンギオテンシンIIの効果は，体液を正常容量に回復させたり維持する恒常性維持反応に貢献している．

口渇感は，十分な水が胃腸管から吸収され，血漿浸透圧が修正される段階にならなくとも飲水により満足させられる．口咽頭および上部消化管の受容体がこの反応系に関与していると思われる．しかし，短時間しか，これらの受容体を介して口渇感から逃れることができない．口渇感は血漿浸透圧や血液量と動脈圧が修正されてはじめて解消される．

抗利尿ホルモンと口渇の系は水平衡の維持と平行して作動している．血漿浸透圧の上昇は飲水をうながし，腎への抗利尿ホルモン作用を介して水分の保有をはかっている．逆に血漿浸透圧が減少すると口渇感が抑制され，抗利尿ホルモンが欠如すると腎における水の分泌排泄が増強する．

尿の希釈と濃縮には，溶質と水の分泌排泄を分離する必要がある

正常状況下では水の排泄は溶質（たとえばNaCl）の排泄とは分離されて調節されている．このために腎は，体液に関して低ないし高浸透圧の尿を排泄することができなければならない．この多様な浸透圧の尿を排泄するには，ネフロンのいずれかの部位において，水から溶質を分離する必要がある．第36章で述べたように，近位尿細管における溶質の再吸収は，それに見合った水の再吸収を促す．このようにネフロンのこの部位では水と溶質は分離されていない．そのうえ，近位尿細管における水と溶質間の吸収の割合は腎が希釈，あるいは濃縮尿を分泌排泄するか否かに関係なく決まる．近位尿細管は大量の原尿中の溶質と水を再吸収するが，それが希釈あるいは濃縮した尿細管液を産生することにはならない．

溶質と水はヘンレ係蹄で分離される

ヘンレ係蹄，特に太い上行脚は溶質と水が分離される主要な部位である．希釈そして濃縮尿の排泄にはヘンレ係蹄の正常機能が必要となる．図37-4▼では，腎が希釈あるいは濃縮尿を分泌排泄する機構の基本様式がまとめられている．表37-4▼には，これらの過程に関与するネフロン部位の運搬と受動的透過性についての概要が記されている．

最初に，抗利尿ホルモンレベルが低いかゼロのとき，腎がどのようにして希釈尿（水利尿）を分泌排泄するのか考察する．以下の数字は図37-4A▼で○で囲んだ数字に対応している．

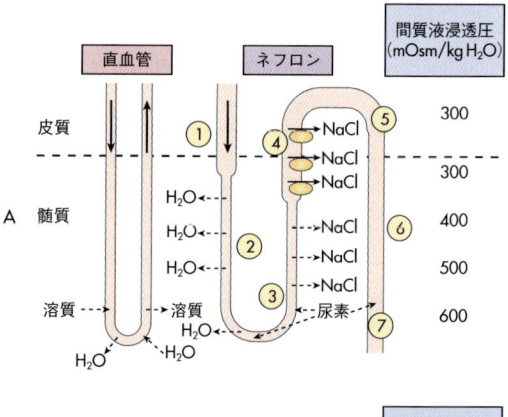

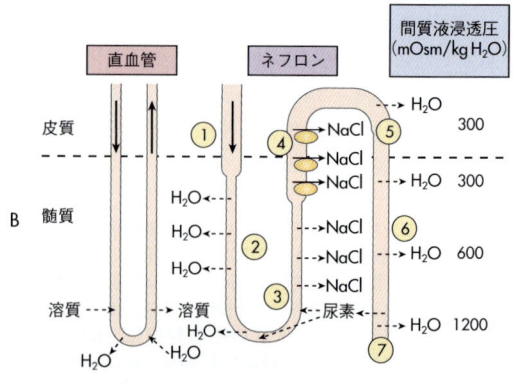

図37-4 A：希釈尿の排泄機構（水利尿）．抗利尿ホルモンが作用せず，集合管の水透過性が基本的にない場合である．髄質間質の浸透圧が水利尿中，減少していることに注意．B：濃縮尿の排泄機構（抗利尿）．血漿中抗利尿ホルモンが最高値で，集合管の水透過性が高い状態である．この条件下では，髄質の間質濃度勾配は最大となる．詳しくは本文参照．

第37章 体液量と膠質浸透圧の調節 373

表37-4 尿の濃縮と希釈に関係するネフロン各分節における輸送と透過性

尿細管分節	能動輸送	受動輸送*			抗利尿ホルモンの影響
		NaCl	尿素	水	
ヘンレ係蹄	0	+	+	+++	
細い下行脚	0	+++	+	0	
細い上行脚	+++	+	0	0	
太い上行脚	+	+	0	0	
集合管					
皮質	+	+	0	0	↑水の透過性
髄質	+	+	++	+	↑水と尿素の透過性

＊透過性は+符号の数に比例する。+：低透過性，+++：高透過性，0：非透過性。

1. 近位尿細管からヘンレ係蹄の下行脚に入る溶液は，血漿と等浸透圧である。このことは，近位尿細管では溶質と水の再吸収により等浸透圧となるような基本的性状が反映されている（第36章参照）。

2. ヘンレ係蹄の細い下行脚部位は水の透過性が高く，NaClや尿素のような溶質の透過性ははるかに低い（注意：尿素は多くの組織では浸透圧物質として無効であるが，ネフロンの多くの部位では有効な浸透圧物質である）。その結果，管腔液が深部に下行して高浸透圧の髄質領域に入ると，NaClと尿素により，細い下行脚を介して形成された浸透圧勾配に従い，水が再吸収される。この過程を介して，係蹄の曲部での管腔液の浸透圧は周囲の間質液に等しくなる。しかし，尿細管と間質液の浸透圧は係蹄曲部で類似しているが，その成分は異なっている。尿細管液のNaCl濃度は周辺の間質組織液より高い。しかし尿細管液の尿素濃度は間質組織液のそれよりは低い（あとの項参照）。

3. ヘンレ係蹄の細い上行脚は水を透過しないが，NaClや尿素に対する透過性は存在する。その結果，尿細管液が上行脚を上がってくるとき，NaClは受動的に再吸収される（管腔内のNaCl濃度は間質の濃度よりも高い）。それに対して，尿素は受動的に尿細管腔液内に拡散していく（尿細管腔液の尿酸濃度は間質の濃度に比して低い）。総体的に，尿細管液量は細い上行脚部位では変化しないが，NaCl濃度は減少し，尿素濃度は増加する。全体的にはNaClの細い上行脚管腔からの変異は，管腔内への尿素の変異にまさり，尿細管液は希釈される。

4. ヘンレ係蹄の太い上行脚は水や尿素を透過しない。ネフロンのこの部位は尿細管液からNaClを積極的に再吸収し，希釈効果を上げる。この分節を腎の希釈分節とよぶほどである。太い上行脚を通過した尿細管液は血漿に比較して低浸透圧である（約150 mOsm/kg H₂O）。

5. 遠位尿細管と集合管の皮質部位は積極的にNaClを吸収し，尿素は透過しない。抗利尿ホルモンが存在しないとき，これらの分節部位では水は透過しない。抗利尿ホルモンが存在しないか，低濃度の場合（すなわち血漿浸透圧が低い），遠位尿細管と皮質集合管では水は透過しない。したがって，これらの分節部位では尿細管液の浸透圧は，NaClが水を伴わずに再吸収されるのでかなり減少する。この条件下では，集合管の皮質部位を通過した尿細管液は血漿に比して低浸透圧である（ほぼ100 mOsm/kg H₂O）。

6. 髄質集合管は積極的にNaClを再吸収する。抗利尿ホルモンが存在しないときですら，この分節では水と尿素をわずかではあるが透過する。その結果，尿素が髄質間質から集合管に入り，少量の水が再吸収される。

7. 尿は約50 mOsm/kg H₂Oまでに低浸透圧となり，低濃度のNaClと尿素を含んでいる。この条件のもとで排泄される尿量は，ほぼ18 l/dayとなり，糸球体濾過率の約10％を占める。

次いで血漿浸透圧や血漿抗利尿ホルモンレベルが高いとき，どのようにして腎が濃縮尿（**抗利尿作用 antidiuresis**）を排泄するかを考えてみる。以下の数字は図37-4 B▼で丸で囲んだ数字に一致する。

1〜4. このステップは希釈尿をつくり出す段階と似ている。濃縮尿をつくり出す機構を理解するうえで重要なポイントは，ヘンレ係蹄の細いあるいは太い上行脚でのNaCl再吸収が尿細管液を希釈し，再吸収されたNaClは髄質間質に蓄積し，その部位での浸透圧を上げることである。髄質間質におけるNaClの蓄積は，血漿より高浸透圧の尿をつくり出すには重要で，その理由は，集合管による水再吸収にとって，浸透圧による推進力が働くからである。ヘンレ係蹄，特に太い上行脚では髄質間質における高浸透圧勾配が形成されるが，その全過程は**対向流増幅作用 countercurrent multiplication**と名づけられている。この用語はヘンレ係蹄の形態，機能の双

方から由来している。ヘンレ係蹄は2本の平行して走る尿細管からなり，その中を反対方向に尿細管液が流れている（対向流）。下行脚の中を通り，尿細管液は髄質に流れ込み，上行脚を通り髄質を出ていく。上行脚では水の透過性がなく，尿細管液の再吸収が生じる。このようにして上行脚内の溶液は希釈される。上行脚におけるこの溶質と水の分離作用は，対向流増幅作用の**単純効果** single effectとよばれている。上行脚尿細管液から除かれた溶質は周辺の間質液に蓄積し，その浸透圧を上げている。上行脚の水に対する透過性は高いので，髄質尿細管間質の増大した浸透圧により水が再吸収され，それにより尿細管液が濃縮される。ヘンレ係蹄の下行脚と上行脚間での対向流は両者間の浸透圧勾配を増大，増幅させる。

5. ヘンレ係蹄の太い上行脚におけるNaClの再吸収により，集合管に達する管腔液は周辺の間質液に比較して低浸透圧である。このように集合管を介して浸透圧勾配が成立している。集合管の水透過性を増加させる抗利尿ホルモンの存在下では，水は尿細管腔から外側へ拡散し，尿細管液の浸透圧は増大する。集合管腔から外への水の拡散により尿濃縮の過程が始まる。集合管管腔液の最大浸透圧は，ほぼ300 mOsm/kg H_2Oであり，周辺の間質液や血漿の浸透圧にあたる。この部位の浸透圧は細い下行脚に入る部位と同程度であるが，管腔液成分は劇的に変化している。ネフロンの前半の分節におけるNaClの再吸収により，尿細管全体の浸透圧のうち，一部はNaClによる。その他の要素として，尿素（濾過された尿素と細い下行脚，細い上行脚における付加された尿素）とその他の溶質（すなわちK^+，クレアチニン）の存在が尿細管浸透圧に影響している。

6. 髄質における間質液の浸透圧は，皮質-髄質接合部から急速に増大し，ほぼ300 mOsm/kg H_2Oとなるし，乳頭部では1200 mOsm/kg H_2Oにまで達する。このように尿細管液と全髄質集合管に沿った間質液の間には浸透圧勾配が存在する。髄質集合管の水透過性を高めてくれる抗利尿ホルモンの存在下で，尿細管液の浸透圧は水が再吸収されるにつれて高くなる。集合管の最初の部位では尿素に対する透過性はないので，尿素は尿細管液中にとどまり，その濃度は上昇する。抗利尿ホルモンの存在下で，髄質集合管の最後部では尿素の透過性が増大する。尿細管液の尿素濃度が皮質および髄質外層部の水再吸収により増加することから，尿細管中の尿素濃度は間質液の濃度よりはるかに高く，尿細管腔の尿素の一部は髄質間質へ拡散する。髄質集合管腔液の最大浸透圧は周辺の間質浸透圧に等しくなるまでに達する。髄質集合管内の尿細管液中の主要な成分は再吸収をまぬがれた，あるいは尿細管液に分泌された物質である。この成分の中で尿素が最も多量に存在する。

7. 抗利尿ホルモンレベルが増加するとき，産出される尿の浸透圧は1200 mOsm/kg H_2Oで，高濃度の尿素や他の吸収されない溶質を含んでいる。尿細管液中の尿素は髄質間質液中の尿素と平衡関係にあり，尿中の尿素濃度は間質の濃度と類似している。この条件下での尿量は少なく，0.5 l/dayほどである。

以上の説明でわかるように，近位尿細管とヘンレ係蹄の水の再吸収は，尿が濃縮あるいは希釈されてもどちらでも基本的には同様である。結果として，比較的一定容量の水（濾過量のほぼ10％）が毎日，集合管に配分される。血漿抗利尿ホルモン濃度に依存して，集合管に沿い，多様に水が再吸収されるが，水の排泄も濾過量の0.3～10％と幅がある。抗利尿作用が働いている間は，ほとんどの水は集合管の皮質および髄質外層部位で再吸収される。集合管髄質内層部からの水の再吸収量はきわめて少ない容量である。集合管の全長に沿って再吸収される水の量分布（皮質＞髄質外層＞髄質内層）が，髄質内層の高浸透圧を維持しているが，これも髄質内層に入り込む水の量を最小限にしていることによる。結果として，尿が最大限に濃縮される。

髄質間質液浸透圧が，尿の浸透圧を最大限にする決定因子である

上述したように，腎髄質の間質液が，尿を濃縮するうえできわめて重要な役を演じる。間質液の浸透圧は，ヘンレ係蹄の細い上行脚や集合管から水を再吸収する過程で推進力となる。髄質間質液の主な溶質はNaClと尿素であるが，この溶質の濃度は髄質を通して一律ではない（皮質から髄質まで濃度勾配が存在する）。他の溶質も髄質間質に蓄積するが（たとえばNH_4^+［アンモニウムイオン］，K^+），最も量が多いのはNaClと尿素である。単純化して考えるために，ここではNaClと尿素だけを溶質として議論することにする。皮質と髄質の接合部では，間質液はほぼ300 mOsm/kg H_2Oの浸透圧をもち，基本的にはすべての浸透圧物質をNaClとして考えても無理はない。NaClと尿素双方の濃度は髄質の中に入れば入るほど，急速に増加する。尿が最大限に濃縮されたとき，髄質間質液の浸透圧は，乳頭部でほぼ1200 mOsm/kg H_2Oである（図37-4 B▼）。このうち，ほぼ600 mOsm/kg H_2OはNaCl，残りの600 mOsm/kg H_2Oは尿素に起因する。後述するが，

NaClは髄質内層で効果的な浸透圧物質で髄質集合管からの再吸収機構の推進力に関わっている。

NaClの髄質における濃度勾配は，髄質ネフロン分節により再吸収されたNaClが対向流増幅系により作用する結果生じる。この点に関して最も重要な分節はヘンレ係蹄の上行脚（細い部位よりは太い脚部位）である。髄質間質内の尿素蓄積は高浸透圧尿が排泄されるとき（すなわち抗利尿作用が働いているとき），より複雑で，特に効果的に生じる。希釈尿が産生されるときは，特に長期間，間質浸透圧が減少する（図37-4▼と比較せよ）。この浸透圧の減少は，ほとんどすべてが尿素濃度の減少に起因する。この減少は，集合管の髄質部位で，直血管の洗い流しと間質から尿細管液への尿素の拡散を反映している（髄質集合管は抗利尿ホルモンの存在下ですら，尿素に対して透過性が高いことを銘記してほしい；表37-4▼）。

尿素は腎で生成されず，肝臓で代謝産物の1つとして産生される。糸球体濾過により尿細管液に入る。表37-4▼に示すように，尿の濃縮・希釈に関与するネフロン分節の尿素に対する透過性は，比較的低い。重要な例外としては，髄質集合管であり，そこでは比較的高い尿素透過性を示し，抗利尿ホルモンによりさらに高い透過性をきたす。尿細管液がネフロンに沿って移動するにつれて，そして水が集合管で再吸収されるにつれて，尿細管液中の尿素濃度は上昇する。この尿素を多く含む尿細管液が髄質集合管に到達すると，そこでは尿素の透過性が高いだけでなく，抗利尿ホルモンによりさらに増加し，尿素は髄質間質液で濃度勾配をつくり上げ，その場で蓄積する。抗利尿ホルモンレベルが増加すると，集合管腔と間質の尿素は平衡化する。その結果としての尿の尿素濃度は，乳頭部間質の濃度とほぼ同じで，約600 mOsm/kg H_2O である。

間質内の尿素の一部はヘンレ係蹄の下行脚，上行脚に流入する。この尿素はネフロンに取り込まれ，ついには髄質集合管に到達し，そこで髄質間質に再侵入する。このように尿素は，間質からネフロン，そしてさらに間質への再侵入と再循環している。この再循環は尿細管間質への尿素蓄積を押し進める。

これまで述べてきたように，高浸透圧性が髄質間質で保たれていることが集合管内の尿細管液を濃縮する根底となっている。この重要性ゆえに，この尿素勾配を減少させる状況は，尿を最大限濃縮しようとする腎の能力を損なうことになる。髄質間質内の尿素は，尿の浸透圧を決定するうえで重要である。しかし，髄質集合管を介しての水の再吸収に関して，尿素は浸透圧分子としての効果をもたない。髄質間質のNaCl濃度は髄質集合管からの水の再吸収，そして尿中の尿素以外の溶質（たとえば，NH_4^+塩，K^+塩，クレアチニン）が関与している。

直血管は対向流交換系として機能している

直血管 vasa rectaは毛細血管網で，髄質へ血液を供給しているが，尿素や水に対する透過性がきわめて高い。ヘンレ係蹄と同様に，直血管は髄質内で平行に走行するヘアピンループを形成する（第35章参照）。直血管は髄質ネフロン分節に栄養分，酸素を運搬するだけでなく，さらに重要なことには，この部位がネフロン分節における髄質間質へたえず流入してくる過度な水や溶質を除去していることである。髄質尿細管間質の濃度勾配を維持する直血管の能力は流量依存性である。直血管血液量の本質的増加は，髄質での勾配を消散させる（すなわち，髄質間質の濃度勾配を洗い流してしまう）。逆に血流が減少すると髄質内のネフロン分節への酸素供給が減少し，尿細管トランスポートが障害される。結果として，髄質間質における浸透圧濃度勾配が維持できなくなる。

腎での水処理過程は溶質フリーの水排泄を測定することにより評価される

腎における水処理能の評価は，排泄される尿の浸透圧，総量の測定が含まれる。尿浸透圧は50～1200 mOsm/kg H_2O の範囲にある。これに対応する尿量は18 l/dayという多量な場合から，0.5 l/dayの少量まで多様である。この変化は随時変動し，個体個体でも多様である。

すでに述べてきたように，全尿浸透圧値は，全身の水分維持に関して腎における水処理を，それほど正確には反映していない。なぜなら尿素（全尿浸透圧値の半分は尿素で説明がつくにしても）が有効な浸透圧分子ではないからである。むしろ，**溶質遊離の水** solute-free waterを腎が分泌排泄あるいは再吸収する能力と考えたほうがしばしば適当である。溶質遊離という用語は，何ら溶質を含まない水を指す抽象的な用語である。希釈尿が産生されるときは腎は溶質遊離の尿を排泄する。濃縮尿の場合は溶質遊離の水は腎により再吸収される。

腎の溶質遊離の水を排泄あるいは再吸収する能力は抗利尿ホルモンに依存する。抗利尿ホルモンが存在しないか低いレベルであるとき，溶質遊離の水は再吸収される。その他の因子も腎が溶質遊離の水を排泄したり，吸収したりするとき重要である。

1. 抗利尿ホルモンは存在しない。これは集合管での水再吸収を妨げる。
2. 水から溶質を隔離している尿細管構造が正常に機能している（すなわち尿細管液を希釈している）。抗利尿ホルモンが存在しないとき，以下のネフロン分節は尿細管腔液を希釈する。
   a. ヘンレ係蹄の細い上行脚

b. ヘンレ係蹄の太い上行脚
  c. 遠位尿細管
  d. 集合管
     その高い輸送量により，太い上行脚は溶質と水を隔離する上述の分節のうちで量的に最も重要な分節である。
 3. 尿細管液をこれらの分節に適切に分配することが，最大限に溶質と水を隔離するうえで必要とされる。分配を減少させる因子（たとえば糸球体濾過率が減少，あるいは近位尿細管からの再吸収量が増大したとき）は最大限に溶質フリーの水を排泄する腎の能力を障害する。

似たような要求が溶質遊離の水を再吸収する際にも適応される。腎が最大限，溶質遊離の水を再吸収するためには，以下の条件が存在する。

1. 溶質と水を隔離するネフロン分節に適切な尿細管液が分配される。これに関して最も重要な分節はヘンレ係蹄の太い上行脚である。次いで，ヘンレ係蹄への尿細管液の分配は糸球体濾過率と近位尿細管再吸収能に依存する。
2. ネフロン分節によりNaClが正常に再吸収される。同様に最も重要な分節はヘンレ係蹄の太い上行脚である。
3. 髄質間質が高浸透圧である。有効な髄質間質浸透圧は，ヘンレ係蹄によるNaCl再吸収により維持されている（上述1，2を参照）。
4. 抗利尿ホルモンが最大限のレベルにあり，抗利尿ホルモンに対する集合管の反応が最大限である。

細胞外液量の調節と腎からのNaCl排泄制御

細胞外液extracellular fluid（ECF）のうち重要な溶質はNa^+塩である。このうちNaClが最も多量に存在する。NaClもまた細胞外液の重要な浸透圧決定因子であることから，Na^+平衡の変化は細胞外液浸透圧を変調させると通常では予想している。しかし，正常の状況下では抗利尿ホルモンと口渇系が体液浸透圧をきわめて狭い範囲内に維持している。たとえばNaClを細胞外液に加えると（水なしで），この分画のNa^+濃度や浸透圧が増大する（細胞内液浸透圧もまた細胞外液との浸透圧平衡により増大する）。浸透圧のこの増加は，次いで口渇を促し，下垂体後葉からの抗利尿ホルモン分泌を促進する。口渇に反応して水の摂取が増大すると，抗利尿ホルモン誘導による腎からの水排泄減少が相前後して，素早く細胞外浸透圧を正常に回復させる。摂取された水量に比例して増加する細胞外液量は，次いで細胞外液に付加されたNaClに依存している。新たに設定された安定状態で細胞外液にNaClが付加されると，等浸透圧溶液を加えた状態に匹敵し，この分画における容量は増大する。逆に細胞外液からNaCl量が減少すると，この分画の容量は減少する。

腎は毎日の摂取量に見合ったNaClを排泄するよう調整している

腎は身体からの主要なNaCl排泄の通路となっている。このように腎は細胞外液の調節に重要である。正常状態では，食餌で摂取されたNaCl量に見合うよう，NaClの排泄を調節することにより細胞外液量を一定に保っている。細胞外液は正常域を超えると排泄が摂取を上回るような逆の反応が生じる。

一般的な食餌中には，ほぼ140 mEq/dayのNa^+（NaClにして8 g）が含まれているし，毎日の排泄量もほぼ140 mEq/dayである。しかし腎は，広い範囲内でNa^+排泄を変化させることができる。10 mEq/dayほどの少ない排泄量の場合は，個体を低塩食にするだけで到達可能である。逆に高塩食にさらされたとき，腎は1000 mEq/dayまでに排泄量を増大することができる。このNa^+排泄の変化は，身体の安定状態にあるNa^+濃度のほんのささやかな変化があるとき生じる。

NaCl摂取による急激な変化に対する腎の反応は，典型的には数時間から数日を要し，変化の程度に依存する。この変化途中の時期には，Na^+の摂取と排泄の割合は，通常の安定な時期ほど釣り合いがとれていない。すなわち，個体は陽性Na^+平衡（排泄より摂取が多い）か陰性Na^+平衡（排泄より摂取が少ない）を示す。しかし転換時期が終わるとき，新しい安定状態が成立し，摂取は再び排泄と平衡関係となる。抗利尿ホルモンと口渇系に障害がなく，正常の場合，Na^+平衡の変化は細胞外液量の変化をもたらすが，Na^+濃度には変化がない。細胞外液量の変化は体重測定によりモニターできるが，それは細胞外液1 lは体重1 kgに相当するからである。

腎からのNaCl排泄は，細胞外液量を一定に維持するよう調節されている

前述したように，細胞外液は2つの分画，すなわち血漿と間質液に分けられる。血漿量は血管容量，血圧，そして心拍出量の決定因子である。そのため，これらの重要な心循環系パラメータはまた細胞外液量に依存している。Na^+平衡，すなわち細胞外液量を維持するには，複雑な受容器系と効果器信号系を動員しているが，これらは腎に一義的に作用し，NaCl排泄を調節している。細胞外液量は血管容量，血圧，心拍出量に依存しているので，この複雑な系は適正な組織灌流が可能なように企画されている。この系の1次受容器は，

血管系の大血管に局在しているので，血管容量，血圧，心拍出量の変化は腎からのNaCl排泄を制御している主要な因子となっている．正常個体では，細胞外液量の変化は平行して，血管容量，血圧，心拍出量の変化をもたらす．このように細胞外液量の減少，すなわち**容量縮小** volume contractionといわれる状況は血管容量の減少をもたらす．逆に細胞外液量の増加，すなわち**容量拡大** volume expansionという状況は血管容量，血圧，心拍出量の増加をもたらす．細胞外液容量が減少すると，腎からのNaClの排泄は減少する．逆に細胞外液量が増加すると**ナトリウム利尿** natriuresisとよばれるNaClの排泄増加がみられる．

ある病的条件下(うっ血性心不全，肝硬変)では，腎からのNaClの排泄は細胞外液量に反映されない．このような状況下では，いずれも細胞外液は増加する．しかし，増加したNaCl排泄に代わって，期待されたようにNaClの腎からの排泄が減少する．この逆説的な反応は，血管系におけるその局在のために，受容器はこれらの条件下で細胞外液量の減少を感知していると思える．

> うっ血性心不全患者は，しばしば細胞外液量の増加をきたし，肺への貯水(肺水腫 pulmonary edema)，末梢組織への貯水(全身性浮腫 generalized edema)の徴候が出現する．この過剰な水は腎によるNaClと水の貯留に起因する．腎の反応(すなわちNaClと水の貯留)は細胞外液量が増加しているので逆説的ではある．しかし，この水は血管系の中に存在するのではなく，間質液分画中に存在している．さらに，血圧や心拍出量は，心活動の低下により減少している．そのため，血管系に局在する受容装置は，細胞外液容量縮小時と同様に反応し，腎によるNaClと水の貯留をきたす．
>
> 大量の水が肝硬変症患者の腹膜腔に貯留する(腹水 ascites)．この水は細胞外液の1成分で，腎によるNaClと水の貯留に起因する．この状況下で腎の反応は，細胞外液量だけを考慮するなら逆説的にみえる．肝硬変が進行すると，血液は内臓循環に貯留する(障害された肝臓は内臓循環から門脈を介して血液が排泄されるのを妨げている)．このように受容装置が存在する血管系の部位では，容量と圧が減少するが，門脈系の静脈圧は上昇し，腹膜腔への水の滲出が促進される．よって腎は，細胞外液が容量縮小状況下にあるときと同様に反応し，結果としてNaClと水の貯留をきたし，腹水の貯留へと至る．

この節の残りの部分では，健常者における細胞外液量と腎からのNaCl排泄の相関性について説明する．細胞外液量の変化は，平行して，血管容量，血圧，心拍出量の変化をもたらす．正常な容量(**正常容量** euvolemia)を維持する機構を概説し，次いで細胞外液量拡大および縮小に対する腎の反応について考察する．

細胞外液量1次受容装置は血管系に局在する

細胞外液量は多くの受容装置によりモニターされる(Box 37-1▼)．受容装置の多くは血管系に局在し，血

Box 37-1　容量受容体

血管受容体
　　低血圧：心房，肺血管系
　　高血圧：頸動脈洞，大動脈弓，腎傍糸球体装置
肝受容体
中枢神経系受容体

管の充満度や血圧をモニターする．この受容体は典型的には**容量受容体** volume receptorとよばれているが，この受容体が伸展に反応することから，**圧受容体** baroreceptorともよばれている．肝臓および中枢神経系の受容体は，あまりよく理解されていないし，細胞外液をモニターする血管受容体ほどに重要とは思われない．

低血圧圧受容体は主に血管容量の変化に反応する

圧受容体は心房と肺の血管壁内に局在している．そして，その部位の伸展変化に対応している(第19，23章も参照)．循環系の末梢側(血圧の低い側)は大きな負荷がかかるので，心房あるいは肺血管壁の受容体は主に血管系の充満度に反応する．圧受容体は信号を迷走神経の求心路を介して脳幹部に送っている．この受容体活動は交感神経系遠心路および抗利尿ホルモン分泌を修飾している．たとえば肺血管や心房を拡張させると交感神経活性を増大させ，抗利尿ホルモン分泌を刺激する．逆に，これらの部位の弛緩は交感神経活性を下げる．一般に血液量と血圧が5〜10%変化することが反応を引き起こすのに必要とされる．

心房は腎からのNaCl排泄に関連した付加的な機構も備えている．心房の筋細胞はあるペプチドホルモンを合成し，貯蔵している．このホルモンは，**心房性Na利尿ペプチド** atrial natriuretic peptide (ANP)とよばれ，心房が伸展されたときに放出されるが，その機構については，この章で後述する．血圧が減少し，腎からのNaClと水の排泄を増大させる(第19，44章も参照)．

高血圧圧受容体は主に心房血圧の変化に反応する

圧受容体はまた循環系動脈側にも存在し，大動脈弓，頸動脈洞，腎糸球体輸入動脈に局在している(第19章参照)．大動脈弓と頸動脈洞の圧受容体は迷走および喉咽頭神経の求心神経線維を介して脳幹部へ信号を送っている．この信号に対する反応は交感神経遠心路および抗利尿ホルモン分泌を変動させる．血圧の低下は交感神経系の活性や抗利尿ホルモン分泌を増大させる．圧の上昇は交感神経の活性を減少させる傾向にある．高血圧圧受容体の感度は血管系の末梢側にある圧受容体と同程度である(5〜10%の圧変化により反応を引き起こすことができる)．

腎の**傍糸球体装置** juxtaglomerular apparatus（第35章参照），特に輸入動脈は圧の変化に直接反応する。輸入動脈の灌流圧が減少するとレニンが筋細胞から放出される。レニン分泌は灌流圧が増大すると減少する。この章のあとで述べるが，レニンは腎からのNaCl排泄を調節するうえで重要な役割を演じているアンギオテンシンIIとアルドステロンの血中レベルを決定している。

粥状硬化プラークによる腎動脈の収縮は，たとえば腎臓への灌流圧を低下させる。灌流圧の低下は輸入細動脈で検知され，その結果レニンが分泌される。レニン量の上昇によりアンギオテンシンIIの産生が増え，その結果，全身血圧が上昇する。この血圧の上昇は，血管系を通って，アンギオテンシンIIが細動脈に働いて血管収縮が起こったことによる。全身血圧の上昇は対側の腎臓（すなわち，腎動脈の狭窄がないほうの腎臓）への輸入細動脈で検知され，対側腎臓からのレニン分泌が抑制される。そのうえ，アンギオテンシンIIが高濃度であることによっても，対側腎臓からのレニン分泌が抑制される（ネガティブフィードバック）。腎動脈狭窄のある患者の治療としては外科的に狭窄のある血管を修復することや，アンギオテンシン変換酵素（ACE）阻害薬の投与がある。ACE阻害薬はアンギオテンシンIからアンギオテンシンIIへの変換を阻害する。その結果，アンギオテンシンIIの濃度が下がり，血圧も下がる。アンギオテンシンIIはレニン分泌を抑制するので，ACE阻害薬を投与するとレニン濃度が増加する。また，ACEは分解されるとブラジキニンになり，これは強力な血管拡張作用をもつ。ACE阻害薬の投与後，ブラジキニン濃度が増加し，これによっても血圧が下がる（レニン-アンギオテンシン-アルドステロン系の詳しい記述については，次項を参照のこと）。

細胞外液量感知受容体は液性，神経性信号を腎に送っている

容量感知性受容体は腎に作用する信号を発生し，NaCl排泄を調節している。神経性，液性，双方の信号については同定されてきている。Box 37-2▼に総括されているが，これらの信号は腎からのNaClと水の排泄に影響している。

腎の交感神経

第35章で述べたように，交感神経がネフロン構成細胞と同様に，糸球体の輸入・輸出動脈を神経支配している。Na^+平衡が陰性に傾くと（すなわち細胞外液量欠乏），低・高血圧を感知する血管圧受容体は腎交感神経活性を刺激する。その結果，以下の影響をもたらす。

1. 輸入・輸出動脈は収縮する。この血管収縮（輸入動脈のほうが，より大きい収縮作用を示す）は糸球体毛細血管腔内静水圧を減少させ，結果として糸球体濾過率を減少させる。この減少とともに，濾過されたNa^+のネフロンへの負荷が低下する。

Box 37-2 腎臓からのNaCl排泄および水排泄の調節に関わる信号

腎交感神経（活性↑：NaCl排泄↓）
- ↓糸球体濾過率（GFR）
- ↑レニン分泌
- ↑近位尿細管，ヘンレ係蹄の上行脚，遠位尿細管，集合管でのNaCl再吸収

レニン-アンギオテンシン-アルドステロン（分泌↑：NaCl排泄↓）
- ↑アンギオテンシンIIは近位尿細管でのNaCl再吸収を促進
- ↑アルドステロンはヘンレ係蹄の上行脚，遠位尿細管，集合管でのNaCl再吸収を促進
- ↑ADH分泌

ANP (atrial natriuretic peptide)（分泌↑：NaCl排泄↑）
- ↑糸球体濾過率（GFR）
- ↓レニン分泌
- ↓アルドステロン分泌
- ↓集合管でのNaClと水の再吸収＊
- ↓ADH分泌

ADH（分泌↑：水排泄↓）
- ↑集合管での水の再吸収

＊ウロジラチンがこの効果に寄与すると考えられる。

---

2. 輸入・輸出動脈細胞におけるレニン分泌が刺激される。あとで述べるように，レニンが最終的には血中のアンギオテンシンIIやアルドステロンレベルを増加させる。

3. ネフロンに沿ったNaClの再吸収が直接刺激される。交感神経活性により量的に影響を受ける最も重要な分節は近位尿細管である。

これらの作用の結果，腎の交感神経活動が増加するとNaCl排泄が減少するが，これは体液量を一定に保とうとする適応反応である。Na^+平衡が陽性に傾くと（すなわち細胞外液量が増加），腎の交感神経活性は減少する。この一般的な逆作用効果については以下に述べる。

レニン-アンギオテンシン-アルドステロン系

輸入動脈の平滑筋細胞がレニンを合成・貯蔵し分泌放出する。レニン分泌を刺激する3つの重要な因子がある。

1. **灌流圧** perfusion pressure：輸入動脈は高血圧圧受容体として働いている。腎への灌流圧が減少するとレニン分泌が刺激される。逆に灌流圧が増加するとレニン分泌は抑制される。
2. **交感神経活性** sympathetic nerve activity：輸入動脈を支配している交感神経線維が亢進するとレニン分泌が増加する。腎の交感神経活性が減少すると，レニン分泌は減少する。

3. **緻密斑へのNaCl負荷**：緻密斑macula densaへのNaCl負荷が加わると**尿細管糸球体フィードバック**tubuloglomerular feedback(TGF)とよばれる機構によって糸球体濾過率を制御する(第36章参照)。このフィードバック機構を介して，緻密斑にNaClの負荷が増加すると糸球体濾過率が減少する。逆にNaCl濃度が減少すると糸球体濾過率が増加する。さらに緻密斑はレニン分泌において重要な役割を演じている。緻密斑へのNaCl負荷が低下すると，レニン分泌は亢進する。逆にNaCl負荷が増加するとレニン分泌は抑制される。緻密斑を介するレニン分泌は，血管容量が減少した条件下では全身血圧を維持しているといってよい。たとえば血管容量が減少すると，腎を含めた体組織の灌流は低下する。次いで糸球体濾過率を減少させ，濾過液中のNaCl量は減少する。そして緻密斑へのNaCl負荷減少はレニン分泌を刺激し，さらにレニンがアンギオテンシンⅡ(血管収縮能をもつ)産生を促し，血圧を増大させ，組織灌流を一定に維持している。しかし，緻密斑を介するレニン分泌は，尿細管糸球体フィードバック反応が基盤にある糸球体の血行動態の変化には関与しないかもしれない(第36章参照)。

図37-5▼ではレニン－アンギオテンシン－アルドステロン系の重要な構成要素についてまとめてある。レニン単独では生理学的機能を示さず，単に蛋白質融解酵素として働く。その基質は循環している蛋白質である**アンギオテンシノーゲン**angiotensinogenであり，肝臓で産生される。アンギオテンシノーゲンはレニンにより分解され，10個のアミノ酸からなるペプチド，**アンギオテンシンⅠ**angiotensin Ⅰとなる。アンギオテンシンⅠもまた生理学的機能は知られておらず，血管内皮細胞の表面に存在する**変換酵素**angiotensin-converting enzyme(ACE；肺，腎における内皮細胞はアンギオテンシンⅠをアンギオテンシンⅡに変換する場として重要な位置を占めている)により分解されて，8個のアミノ酸からなるペプチド，アンギオテンシンⅡとなる。アンギオテンシンⅡはいくつかの重要な生理学的機能をもっている。たとえば，
1. 副腎皮質からのアルドステロン分泌を刺激する。
2. 小動脈の血管収縮作用をもち，血圧を上げる。
3. 抗利尿ホルモン分泌や口渇を促す。
4. 近位尿細管からのNaCl再吸収を促進する。

アンギオテンシンⅡは重要なアルドステロン分泌促進物質である。血漿K^+濃度の増加はアルドステロン分泌にとって，もう1つの重要な刺激要素となっている(第38，46章参照)。アルドステロンは副腎皮質の顆粒細胞により産生されるステロイドホルモンの1つ

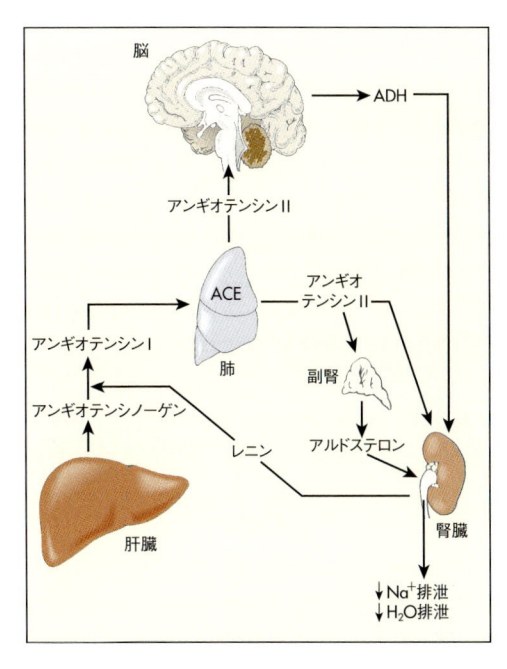

図37-5 レニン－アンギオテンシン－アルドステロン系の主要な因子。この系の活性化は腎からのNaClと水の排泄を減少させる。アンギオテンシンⅠは血管内皮細胞に存在するアンギオテンシン変換酵素angiotensin-converting enzyme(ACE)によりアンギオテンシンⅡに変換される。特に，肺の内皮細胞が重要な役割を演じる。詳細は本文を参照。

である。アルドステロンはいくつもの機構を介して腎に作用している(第38，39章参照)。細胞外液容量の調節に関しては，アルドステロンはヘンレ係蹄の太い上行脚，遠位尿細管，そして集合管での再吸収を刺激することによってNaCl排泄を減少させている。アルドステロンの腎からのNaCl排泄に対する影響は主に遠位尿細管，集合管におけるNa^+再吸収を刺激する活性に左右される。

アルドステロンは遠位尿細管後半部や集合管の主細胞における管腔側膜を介する細胞内Na^+流入を増大することと，細胞外側底膜を介しての細胞からのNa^+排出を増大させることによりNa^+の再吸収を促進している。管腔側細胞膜からのNa^+流入の増加はNa^+選択性チャネルを介して生じるし，外側底膜からのNa^+の排出増加はNa^+,K^+-ATPアーゼを介して起こる。このようにアルドステロンは尿細管液からのNa^+の再吸収を増加させる。アルドステロンのレベルが低下すると，主細胞により再吸収されたNa^+量は減少する。

アルドステロンはまた，ヘンレ係蹄の太い上行脚の細胞によるNa^+再吸収を亢進させる。この作用は管腔側膜を通過して細胞内に入るNa^+量を増大させる効果(おそらく膜の$1Na^+-1K^+-2Cl$共輸送体を介して)があり，外側底膜Na^+,K^+-ATPアーゼによる細

胞からのNa⁺排泄を増加させる効果をもつと思われる。

> 副腎皮質の疾患はアルドステロンのレベルを変化させ，Na⁺平衡や容量を一定に維持する腎の機能を障害する。アルドステロンの分泌低下（低アルドステロン症 hypoaldosteronism）に伴い，主に集合管からのNa⁺再吸収は減少し，尿中へNaClは喪失する。尿中へのNaCl喪失が食事で摂取されるNaClの量を超えると，Na⁺平衡は陰性に傾き，細胞外液は減少する。細胞外液量減少に反応して，交感神経性緊張が高まり，レニン，アンギオテンシンII，抗利尿ホルモンのレベルが増加する。アルドステロン分泌増加（高アルドステロン症 hyperaldosteronism）とともに，上述とは逆の影響が出る。Na⁺の再吸収は，特に集合管で亢進され，NaClの排泄は減少する。その結果，細胞外液量が増加し，交感神経性緊張は減少する。そしてレニン，アンギオテンシンII，抗利尿ホルモンの血中レベルは減少する。後述するように，心房性Na利尿ホルモンのレベルもまたこの条件下では上昇する。

Box 37-2▼にまとめてあるように，レニン-アンギオテンシン系の活性化は，細胞外液量の減少とともに生じ，腎からのNaCl排泄を減少させる。この系は細胞外液量の増大で抑制され，NaCl排泄を亢進させる。

心房性Na利尿ペプチド

心房の筋細胞はペプチドホルモンである心房性Na利尿ペプチド（ANP）を合成し，貯蔵している。このホルモンは血管平滑筋を弛緩させ，腎からのNaClと水の排泄を亢進させる。Na平衡が陽性側に傾き，細胞外液量が増大することにより，心房が伸展されてANPが放出される。血中のANPは，全長28個のアミノ酸である。一般に，ANPの作用は腎からのNaClと水の排泄に関係するが，レニン-アンギオテンシン系の作用と拮抗する。ANPの作用を以下に示す。

1. 糸球体輸入動脈の拡張と輸出動脈の収縮作用。これにより糸球体濾過量は増加し，濾過液中のNa⁺量も増加する。
2. 輸入動脈からのレニン分泌抑制作用。
3. 副腎の顆粒層細胞からのアルドステロン分泌抑制作用。ANPは2つの経路を介してアルドステロン分泌を減少させている。すなわち(a)傍糸球体細胞に作用しレニン分泌を抑制し，それによりアンギオテンシンII誘導によるアルドステロン分泌を減少させる。(b)副腎皮質顆粒層細胞に作用してアルドステロン分泌を抑制する。
4. 集合管によるNaCl再吸収の抑制作用。これは一部，アルドステロンレベルの減少によっても生じる。しかし，ANPも同様に集合管に作用する。その2次情報伝達系，サイクリックGMPを介して，ANPは管腔側細胞膜におけるNa⁺チャネルを抑制し，Na⁺再吸収を減少させている。この効果は主に集合管の髄質部で起こる。
5. 脳下垂体後葉からの抗利尿ホルモン分泌の抑制機構，集合管での抗利尿ホルモンの作用の抑制。抗利尿ホルモンによる集合管からの水の再吸収を抑制し，尿中への水の排泄を増加させる。

上述の作用効果により，腎からのNaClと水の排泄は増加する。仮説的ではあるが，ANPの血中レベルが低下すると，NaClと水の排泄は減少すると想定される。しかしこの効果についての確証は報告されていない。

抗利尿ホルモン

前述したように，細胞外液量の減少は脳下垂体後葉からの抗利尿ホルモン分泌を促進する。抗利尿ホルモンレベルの増加は腎からの水の排泄を減少させ，細胞外液量を等容量にセットし直すのに役立っている。

等容性調節下にあるとき，腎からのNaClの排泄は食餌で摂取されるNaCl量に匹敵する

Na⁺の平衡維持と等容性維持には，食餌摂取されるNaCl量と体外に排泄されるNaCl量の正確な平衡が必須である。等容性調節下にあるとき，毎日の尿に排泄されるNaCl量は毎日の摂取されるNaClに匹敵する。

腎から排泄されるNaCl量は非常に多様である。食塩制限下では（すなわち低食塩食），基本的に尿中にNa⁺は排泄されない。逆に多量のNaClを摂取した個体では，腎からのNaCl排泄は1000 mEq/dayを超えるほどである。食事性のNaCl摂取量の変化に対する腎の反応は数日を要する。変移期には排泄と摂取間に釣り合いがとれていないし，Na⁺平衡は陽性（摂取量が排泄量を上回る）に傾くか，陰性（摂取量が排泄量を下回る）に傾く。Na⁺平衡がこの変移期間で変化するとき，細胞外液量は平行して変化する。抗利尿ホルモンにより調節される水の排泄は，同様に血漿浸透圧を一定に保とうとし，その結果，細胞外液量を等浸透圧性にする。Na⁺平衡が陽性に傾くと，細胞外液量が増加し（体重の増加として検出），一方，Na⁺平衡が陰性に傾くとき，細胞外液量は縮小する（体重の減少として捉えられる）。結局，腎からの排泄は新しい平衡状態に達し，NaCl排泄が再び摂取に見合うようになると等容量性が再設定される。腎からのNaCl排泄と摂取の調節に関する時間的経過は多様で，NaClの摂取量の変化の度合いに依存する。NaCl摂取において，大きな変化に適応するには，小さい変化に適応する場合より，より長い時間を要する。

ネフロンに沿ったNa⁺処理に関する概要は，どのようにして腎からのNa⁺排泄が調節されるかを把握するためにも理解する必要がある（ネフロンに沿ったNa⁺輸送の細胞機構については第36章参照）。濾過されたNa⁺量のほとんど（67％）は近位尿細管で再吸収

される。残りの25％はヘンレ係蹄の太い上行脚で再吸収され，さらにその残りは遠位尿細管，集合管で再吸収される。

正常な成人では，濾過液のNa^+量は，ほぼ25,000 mEq/dayである。典型的な食餌では，この濾過液の1％以下が尿中に排泄される（140 mEq/day）。大量なNa^+濾過のために，ネフロンによるNa^+再吸収の変化が小さくても，Na^+再吸収はNa^+平衡そして細胞外液量に大きく影響する。たとえば濾過液中のNa^+排泄が1％から3％へ増加すると，ほぼ500 mEq/dayのNa^+が付加的に喪失することになる。細胞外液中のNa^+濃度は140 mEq/lであるから，その程度でもNa^+喪失は3 lを超える細胞外液量の減少をもたらすことになる（水の排泄はNa^+の喪失と平行しており，体液浸透圧を一定に維持している。すなわち 500 mEq/day ÷ 140 mEq/l = 3.6 l/day 体液喪失）。

等容性調節下にあるとき，集合管からのNa^+再吸収は，食餌性のNaCl摂取に反映するように制御されている

等容性調節下にある個体では，食餌摂取に合った排泄を維持するようにNa^+再吸収を調節している主要なネフロン分節は集合管である。しかし，ネフロンの他の部位もこの過程に関与している。集合管の再吸収能は限られているので，ネフロンの他の分節で濾過液中に負荷されたNa^+の多くを吸収しなければならない。このように等容性調節下にある間は，ネフロンによるNa^+処理機構は，以下の2つの一般的な機構で説明される。

1. 近位尿細管，ヘンレ係蹄，そして遠位尿細管によるNa^+再吸収は調節され，濾過液中の比較的一定の割合のNa^+量が集合管に分配されている。これらのネフロン分節の合同作用により濾過液中のほぼ96％のNa^+が再吸収され，残りの4％が集合管の起始部に配分される。
2. この残りの濾過液中のNa^+が集合管で再吸収される機構は制御されていて，尿中に排泄されるNa^+量は食餌摂取される量に見合うようになっている。このように集合管はNa^+排泄の最終調整を行い，等容性を維持している。

集合管へ一定量のNa^+を配分している維持機構

集合管起始部へ濾過液中のNa^+を一定量送り込む維持機構には多くの機序がある。この過程には，糸球体濾過率の自己調節，糸球体尿細管フィードバック，ヘンレ係蹄と遠位尿細管からの量依存性Na^+再吸収が関与している。

糸球体濾過率の自己調節により，広い範囲の灌流圧にわたって比較的一定の濾過量を維持することが可能となる。濾過量が一定なので，ネフロンへの濾過Na^+負荷もまた一定に保たれている。

糸球体濾過率の自己調節にもかかわらず，少々の変移は生じる。これらの変化が，ネフロンによるNa^+再吸収における適切な適応により代償されないなら，Na^+排泄は著しく変化することになる。幸運なことに等容性状態におけるNa^+再吸収，特に近位尿細管による再吸収は糸球体濾過率の変化と平行して変動する。この現象を**糸球体尿細管平衡** glomerulotubular (G-T) balance とよんでいる（第36章参照）。このように糸球体濾過率が増加すると近位尿細管から再吸収されるNa^+量もまた増加する。糸球体濾過率が減少すると逆の現象が起こる。

集合管起始部へ一定量のNa^+を送り込む手助けとなっている最終的な機構は，増加したNa^+負荷に反応して再吸収量を増大させようとするヘンレ係蹄，遠位尿細管の能力が関係している。この2つの分節，ヘンレ係蹄，特に太い上行脚はNa^+負荷増大に反応して再吸収を増加させる，より大きな能力をもっている。

集合管によるNa^+再吸収の調節

Na^+流量が一定だと，排泄と摂取の平衡を保つには，集合管再吸収において，少ない適応で十分である。Na^+排泄率が2％変化すると，細胞外液量において，3 l以上の変化をもたらす。アルドステロンは集合管におけるNa^+再吸収の中心的な調節因子であり，結果としてNa^+排泄をも調節している。アルドステロンレベルが上昇すると，集合管の主細胞による再吸収は増加する（排泄は減少する）。アルドステロンレベルが低下すると，Na^+再吸収は低下する（排泄は増加）。

アルドステロンに加えて，多くの他の因子，たとえば心房性Na利尿ペプチド(ANP)，ウロジラチン uro-dilation，交感神経は集合管におけるNa^+再吸収を変化させる。しかし，等容性状態における集合管からのNa^+再吸収調節に対するこれら他の因子の相対的にみた影響については不明である。

NaClの食餌性摂取による変移が少ない場合に限り，先に述べた機構により腎からのNa^+排泄を適当に調節し，等容性を維持できる。しかし，これらの機構は，NaCl摂取量が大きく変化したとき，有効に処理できない。このようなとき，細胞外液量が増大したり，逆に欠如したりする。そのような場合，付加的な因子が腎に作用し，Na^+再吸収を調節し，等容性を再確立しようとする。

腎からのNaCl排泄は，細胞外液量の増加に反応して増量する

細胞外液量が増加している間，容量受容体は腎に信号を送っている。この信号は結果として，NaClと水

の排泄を増加させる。腎に働く信号としては

1. 腎交感神経の活性低下
2. 心房筋細胞からの心房性Na利尿ペプチド（ANP）の分泌
3. 下垂体後葉からの抗利尿ホルモン分泌抑制と集合管への抗利尿ホルモン作用の減少
4. レニン分泌の抑制とアンギオテンシンIIの産生低下
5. アルドステロン分泌の低下（アンギオテンシンIIレベルの低下やANPレベルの上昇により促進される）

ネフロンのこれら信号に対する統合した反応について図37-6▼に示す。細胞外液量増大に対して3つの一般的な反応が生じる（以下の番号は図37-6▼の円で囲った数字にあたる）。

1. **糸球体濾過率は増加する**：糸球体濾過率は主に，交感神経活性が低下した結果，増加する。交感神経線維は糸球体輸入・輸出動脈に分布し，その径を調節している。交感神経系活性が低下すると微小動脈を拡張させる。その影響は輸入動脈のほうが大きいようで，糸球体毛細血管内の静水圧が上昇し，糸球体濾過率が増加する。ANPは輸入動脈を拡張させ，輸出動脈を収縮させることにより，糸球体濾過率を増加させている。細胞外液量が増大している間に生じるANPの増加がこの反応に貢献しているのかもしれない。糸球体濾過率の増加とともに，濾過Na$^+$流量を増やしている。

2. **近位尿細管ではNa$^+$再吸収が低下する**：いくつかの機構が近位尿細管のNa$^+$再吸収に作用している可能性はあるが，この機構の詳しい役割については議論のあるところである。この分節を支配している交感神経線維の活動の増大がNa$^+$再吸収を増加させることから，細胞外液量を増加することから生じる交感神経系活性の低下は，Na$^+$再吸収を減少させるように作用するかもしれない。さらにアンギオテンシンIIは近位尿細管によるNa$^+$再吸収を直接刺激する。アンギオテンシンIIレベルはまた，この条件下で低下しているので，近位尿細管でのNa$^+$再吸収は結果として減少するかもしれない。糸球体毛細血管内の亢進する静水圧は，尿細管周囲の毛細血管内の静水圧もまた亢進させる傾向にある。毛細血管におけるスターリング力の変化は細胞外側間隙からの溶質や水の吸収を減少させるし，尿細管からの再吸収も低下させる（第36章に，この機構の詳細を記載）。

3. **集合管でのNa$^+$再吸収が減少する**：近位尿細管で濾過NaCl量が増加し，NaClの再吸収が低下すると，結果としてヘンレ係蹄や遠位尿細管へ多量のNaClが分布することになる。交感神経の亢進やアルドステロンがヘンレ係蹄や遠位尿

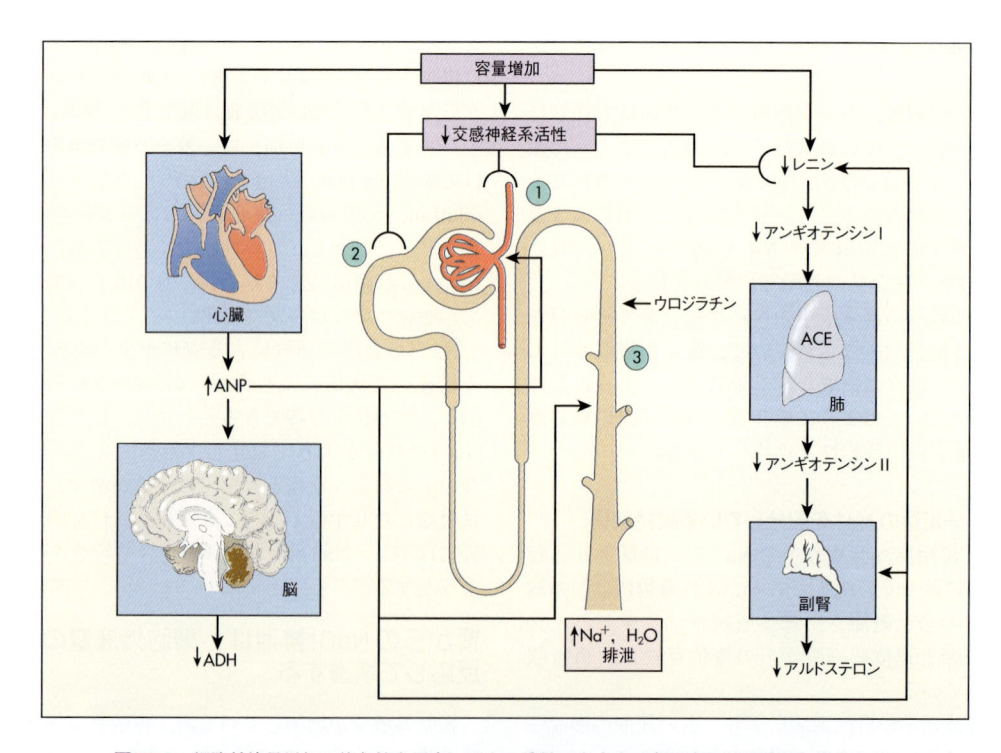

図37-6　細胞外液量増加に伴う統合反応。図中の番号は本文中の各反応の記述番号と照合する。

細管からのNaClの再吸収を刺激するので，細胞外液量の増加に伴う神経活動の低下やアルドステロン濃度の低下は，これらのネフロン分節からのNaCl再吸収を低下させることができる。しかし，太い上行脚や遠位尿細管による再吸収は負荷量依存性なので，これらの作用は停止設定され，濾過液中のNa$^+$再吸収は実際は増加する。そして集合管起始部へ分配されるNa$^+$量は等容性状態のときの量を超過する。集合管起始部へ分配されたNa$^+$量は細胞外液量増加の程度に比例して変動する。この増加したNa$^+$負荷量は集合管の再吸収能を超過してしまう。そしてこの能力は，ANP（そして多分ウロジラチン）の作用およびアルドステロンの循環レベルが減少することによってさらに障害される。

細胞外液量増加に反応する最後の要素は水の排泄である。Na$^+$排泄が増加すると，血漿浸透圧は低下し始める。これが抗利尿ホルモン分泌を低下させる。抗利尿ホルモンもまたANPレベルの上昇に反応して減少する。さらにANP（そして多分ウロジラチンも）は集合管に対する抗利尿ホルモンの作用を抑制する。総合して，これらの作用により集合管からの水の再吸収が減少し，腎からの排泄が増加することになる。このようにNa$^+$と水の排泄は調和をとりつつ行われている。等容性が保持され，体液浸透圧は一定に維持される。すでに述べたように，この反応の時間経過（数時間〜数日）は細胞外液量の増減程度に左右される。もし細胞外液量の増加程度が少ないなら，上述の機構により24時間以内に等容性状態に回復する。しかし，細胞外液量の増加程度が大きいとき，その回復反応には数日を要することもある。

要約すると，細胞外液量増加に対する腎の反応は，ネフロン全部位における統合作用による。① 濾過液中のNa$^+$量の増加，② 近位尿細管の再吸収の減少（糸球体濾過率は増加し，近位尿細管の再吸収は減少。すなわち，この条件下では糸球体・尿細管平衡は生じない），③ 集合管起始部へのNa$^+$の分配量の増大。この増大は集合管における再吸収の抑制とともに，濾過液Na$^+$の大量の分画排泄をもたらし，等容性を回復する。

腎からのNaCl排泄は，細胞外液量低下に反応して減少する

細胞外液縮小状態では，容量受容体は信号を腎に送り，NaClや水の排泄を減少させる。この信号とは，
1. 交感神経活動の増大
2. レニン分泌増加，その結果としてアンギオテンシンII濃度の亢進，副腎皮質からのアルドステロン分泌の増加
3. 心房筋細胞からのANP分泌の抑制
4. 下垂体後葉からの抗利尿ホルモン分泌の亢進

ネフロンのこれらの信号に対する統合的な反応については図37-7▼に記す。一般的な反応は以下に示す（以下の番号は図37-7▼の丸で囲った数字にあたる）。

1. **糸球体濾過量の減少**：交感神経系活性の亢進により，輸入・輸出動脈は収縮する。この効果は，輸出動脈より輸入動脈のほうがより大きくみえる。この部位差は，糸球体毛細管における静水圧を下げさせ，糸球体濾過率を減少させる。この糸球体内の静水圧の低下はNa$^+$濾過量を減少させる。
2. **近位尿細管からのNa$^+$再吸収亢進**：近位尿細管におけるNa$^+$再吸収亢進機構はいくつかある。たとえば交感神経活性亢進やアンギオテンシンIIレベルの上昇は，近位尿細管からのNa$^+$再吸収を直接刺激する。糸球体毛細血管内の静水圧減少は，尿細管周囲毛細血管の静水圧をも低下させる。毛細血管スターリング力の変化は，細胞外側間隙から毛細管への液体の移動を助長し，溶質（たとえばNaCl）や水の近位尿細管からの再吸収を亢進する（第36章でこの機構について総説している）。
3. **集合管によるNa$^+$再吸収が亢進する**：濾過量の減少と近位尿細管からの再吸収亢進は，ヘンレ係蹄および遠位尿細管へのNa$^+$分配を減少させる。交感神経系活性亢進とアルドステロン増加は，太い上行脚や遠位尿細管からのNa$^+$再吸収を増大させる。細胞外液量が縮小している間は，交感神経系活性やアルドステロンレベルが亢進しているので，集合管からのNa$^+$再吸収が亢進していると予想される。しかし，太い上行脚や遠位尿細管からのNa$^+$再吸収は負荷量依存性なので，交感神経系活性やアルドステロンレベルを増加させようとする刺激作用は停止状態にある。そのため，この分節において再吸収される濾過液中のNa$^+$分画は，等容性状態のときに比して実際はより少なくなっている。そして結果として，より少ないNa$^+$が集合管起始部へ分配され，集合管に分配された少量のNa$^+$は，この部位での輸送が亢進しているので，ほとんど完全に再吸収される。集合管におけるこのNa$^+$再吸収亢進は主に，アルドステロン濃度の上昇により引き起こされる。さらに，集合管の再吸収を抑制するANP（そして多分ウロジラチンも）は関与しない。

最終的には水の集合管からの再吸収は抗利尿ホルモンにより調節され，ホルモンレベルはアンギオテンシンII濃度の上昇とともに，血管系の圧受容体（低およ

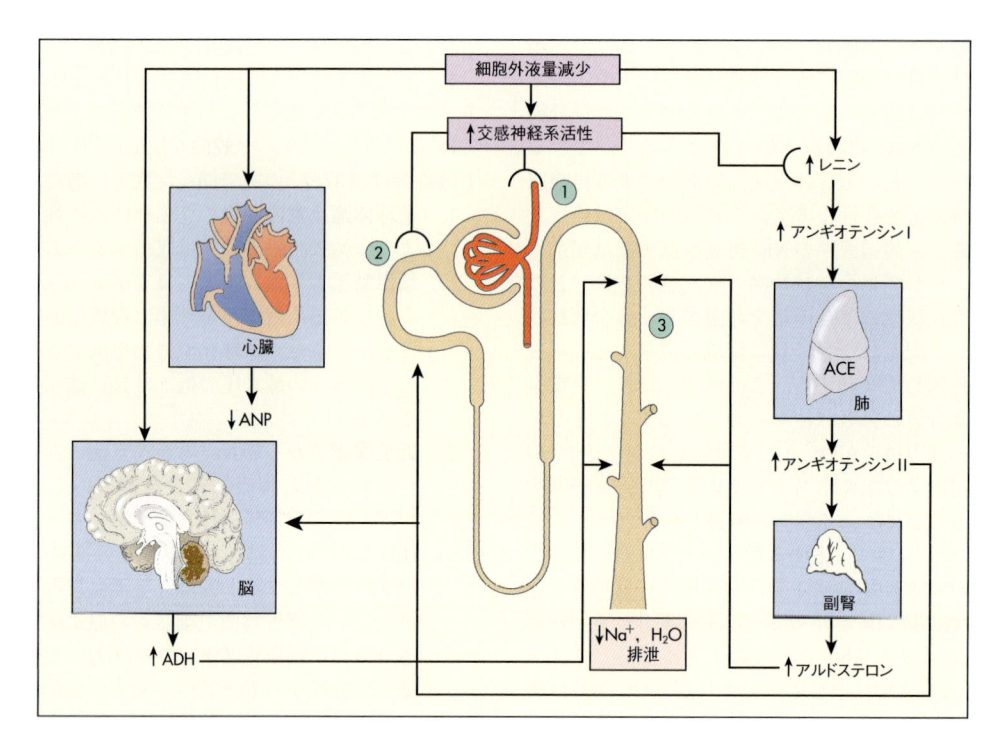

図37-7 細胞外液量減少に伴う統合反応。図中の番号は本文中の各反応の記述番号と対応する。ウロジラチンレベルは減少する（図に示していない）。

び高血圧性）の活性化により亢進する。結果として，水排泄は低下する。腎でNa^+が保持されると，等容性状態に回復し，体液浸透圧は一定に保たれる。この細胞外液量拡大の時間経過（数時間〜数日），そして等容性に至るまでの程度は，食餌性Na^+摂取と細胞外液量縮小の格差に左右される。腎からのNa^+排泄が減少し，NaClが摂取されるにつれて等容性を回復してくる（すなわち，NaCl摂取増加により等容性をよりすばやく再確立する）。

要約すると，細胞外液量縮小に対するネフロンの反応には，すべてのネフロン分節による統合作用が関係している。① Na^+濾過量が減少する。② 近位尿細管からの再吸収は亢進する（糸球体濾過率は減少し，近位尿細管の再吸収は減少している。この条件下ではG-T平衡は生じない）。③ 集合管起始部へのNa^+流量は減少する。この減少は集合管からのNa^+再吸収亢進とともに，実質的には尿からNa^+を除去している。

まとめ

- 体液の浸透圧と容量は，摂取される水および溶質の量に大きな変移があるにもかかわらず，狭い範囲内に維持される（主にNaCl）。腎は水や溶質の排泄を変動させる能力をもつことから，この調節機構の中心となっている。
- 体液浸透圧の制御には，水の摂取に見合った体外への排泄が必要となる。体液浸透圧が上昇すると，抗利尿ホルモンと口渇系が刺激され，腎からの水の排泄は減少する。体液浸透圧が低下すると，抗利尿ホルモン分泌と口渇系は抑制され，腎からの水の排泄は減少する。
- 尿の濃縮と希釈機構の中心はヘンレ係蹄である。ヘンレ係蹄のNaCl再吸収は溶質と水の分離を可能にしてくれるが，この機構は希釈尿を生成するのに重要な過程である。これと同じ機構を介して，腎髄質の間質液は高浸透圧となっている。次いで，この高浸透圧性髄質間質液は，抗利尿ホルモンの存在下で，腎での尿濃縮をしているとき，集合管からの水の再吸収のための浸透圧性推進力を提供してくれる。
- 水平衡の異常は体液浸透圧を変える。体液浸透圧の変化は血漿中のNa^+濃度の変化により顕著となる。水平衡の陽性方向のズレ（摂取が排泄を超える）は体液浸透圧を減少させ，低Na血症となる。陰性の水平衡（摂取が排泄を下回る）は体液浸透圧を上昇させ，高Na血症を引き起こす。
- 腎による溶質抜きの水排泄を最大限行うには，正常のネフロン機能（特にヘンレ係蹄の太い上行脚），適当な尿細管液のネフロン供給，そして抗利尿ホルモンの欠如を必要とする。腎による溶質抜きの水の再吸収を最大限行うには，正常のネフロン機能（特にヘンレ係蹄の太い上行脚），適当な尿細管液のネフロン供給，髄質間質の高浸透圧性，抗利尿ホルモンの存在，そして抗利尿ホルモンに対する集合管の反応を必要とする。
- 細胞外液量はNa^+平衡により決定される。Na^+摂取が

排泄を上回ると Na$^+$ 平衡は陽性に傾き，細胞外液量は増加する。逆に Na$^+$ 排泄が摂取を上回ると Na$^+$ 平衡は陰性に傾き，細胞外液量は減少する。腎は身体からの Na$^+$ 排泄の主要な経路である。

■ 等容性が維持されている間，腎による Na$^+$ 排泄は，食餌により摂取される Na$^+$ 量に見合っている。

■ 細胞外液量が増加すると，低および高血圧圧受容体が反応し始め，究極的には腎による NaCl と水の排泄を亢進し，等容性状態に戻す。この反応を分解するなら，腎への交感神経遠心回路の抑制，レニン−アンギオテンシン−アルドステロン系の抑制，そして心房からの ANP 放出の段階からなる。腎のレベルでは糸球体濾過率が増加するし，それにより Na$^+$ 濾過量は増大する。さらに近位尿細管と集合管からの Na$^+$ 再吸収は減少する。総合すると，腎でのこれら Na$^+$ 調節の変化により Na$^+$ 排泄は亢進する。細胞外液量の低下とともに，この反応系は逆方向に進む。

第38章
K^+, Ca^{2+}, リン酸の恒常性維持

到達目標

- 多くの細胞機能にK^+がどのような重要な働きをしているかを説明できる。
- K^+の恒常性維持はホルモンや腎により，どのように保たれているかを説明できる。
- 腎によるK^+排泄の調節機構について説明できる。
- 病態生理学的因子はどのようにK^+の恒常性維持を変化させているかを説明できる。
- Ca^{2+}や無機リン酸塩が，多くの重要な細胞機能においてどのような働きをしているのか説明できる。
- 腎がどのようにCa^{2+}や無機リン酸塩の恒常性維持を調節しているか説明できる。
- ホルモンがどのようにCa^{2+}や無機リン酸塩の血漿レベルを調節しているかを説明できる。
- 腎がどのようにCa^{2+}や無機リン酸塩の排泄を調節しているかを説明できる。

腎はK^+，Ca^{2+}，リン酸塩を含めた体内のいくつかの無機イオン量を調節するのに重要な役割を演じている。適当な平衡状態，あるいは恒常性維持をはかるために，これらの電解質の排泄は，毎日の食餌からの摂取量に見合ったものでなければならない。電解質の摂取量が排泄量を上回ると，身体中の電解質量は増大し，個体では電解質平衡が陽性に傾く。逆に電解質の排泄が摂取を上回ると，身体内の量は減少し，個体はその電解質にとって陰性に傾く。K^+，Ca^{2+}，リン酸塩にとって，腎は身体からの唯一の，あるいは中心的な排泄ルートである。したがって，この章では腎がどのようにK^+，Ca^{2+}，そしてリン酸塩を維持しているかに焦点をあててみる。

K^+は体内で最も多量な陽イオンの1つであり，多くの細胞機能に必須である

食餌性のK^+摂取量に大きな幅があるにもかかわらず，細胞内・外液の濃度はいたって一定に維持されている。2つの調節機構セットによりK^+の恒常性維持をはかっている。まず最初に，細胞外液のK^+濃度を調節するいくつかの機構がある。次いで，腎からのK^+排泄を食事によるK^+摂取に見合うように調節して，身体中のK^+量を維持する他の機構が存在する。K^+排泄を調節しているのは腎である。

全身のK^+濃度は体重kgあたり50 mEq，すなわち体重70 kgのヒトならば3500 mEqである。全身のK^+全量の98％は細胞内に存在し，その平均濃度は150 mEq/lである。高い細胞内K^+濃度が，細胞成長，細胞分裂，容量調節などの細胞機能を営むために必要とされる。全身の全K^+量の2％だけが細胞外に存在し，その正常のときの濃度はほぼ4.0 mEq/lである。細胞外液のK^+濃度が5.0 mEq/lを超えると，**高カリウム血症** hyperkalemiaとよばれる。逆に細胞外液のK^+濃度が3.5 mEq/lより低いと**低カリウム血症** hypokalemiaである。

細胞膜を介してのK^+の大きな濃度差（ほぼ146 mEq/l）はNa^+，K^+-ATPアーゼの作用により維持されている。このK^+の濃度勾配は細胞膜を介した潜在的な濃度差を維持するうえで重要である（第2, 17章参照）。このようにK^+は神経や筋肉の興奮，心筋，骨格筋，平滑筋の収縮性にとってきわめて重要である。

> 心不整脈は低，高カリウム血症，いずれでも生じる。高カリウム血症の最初の徴候は高くて細いT波の出現である。さらに血漿中のK^+濃度が上昇するとPR時間の延長，STの低下，そしてQRS時間の延長が生じる。最終的に，血漿K^+濃度が10 mEq/lに到達すれば，P波は消失し，QRS時間は延長し，心電図は正弦波様となり，心室細動をきたす（すなわち心筋線維の急速な非協調性収縮を示す）。低カリウム血症ではQT時間が延長し，T波は逆転し，STは低下する。心電図は，血漿K^+の変化が心臓や他の興奮細胞に影響を及ぼすか否かを手早く容易に決定できる手法である。それに比して，臨床検査的に血漿K^+濃度を測定するには，採血の必要があり，しばしば即座に測定値を利用できない。

食事後，胃腸管から吸収されたK^+は数分内に細胞外液に入り込む（図38-1▼）。もし正常な食事時（≒33 mEq）に摂取されたK^+が細胞外液区分にとどまっているなら，血漿K^+濃度は本質的には2.4 mEq/l（14 lの細胞外液中に33 mEq）の上昇をきたし致命的となるであろう。

$$33 \text{ mEq}/14\, l = 2.4 \text{ mEq}/l$$

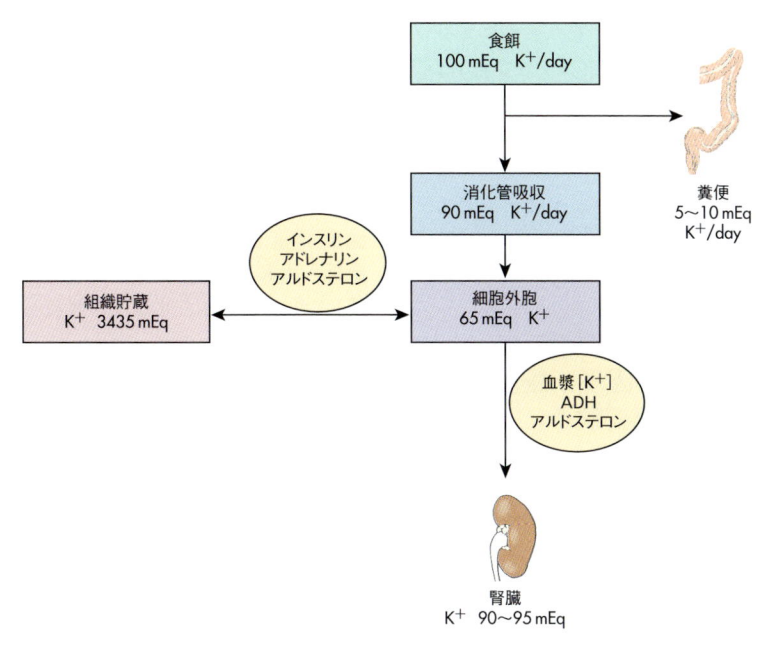

```
                    食餌
                 100 mEq K⁺/day
                        │
                        ├──────────→ 糞便
                        ↓            5〜10 mEq
                    消化管吸収         K⁺/day
                  90 mEq K⁺/day
   インスリン          │
   アドレナリン         ↓
   アルドステロン
   ┌──────────┐    ┌──────────┐
   │ 組織貯蔵  │←──→│ 細胞外胞  │
   │K⁺ 3435mEq│    │ 65 mEq K⁺│
   └──────────┘    └──────────┘
                        │
                     血漿[K⁺]
                      ADH
                   アルドステロン
                        ↓
                      腎臓
                   K⁺ 90〜95 mEq
```

図38-1　K⁺ホメオスタシスの概略。詳細は本文を参照。

血漿K⁺濃度の上昇は，細胞内への急速なK⁺摂取により阻止される。食事後の腎からのK⁺排泄が比較的遅い（時間の単位）ので，細胞によるK⁺摂取は致命的な高カリウム血症を防ぐうえで根本的に重要である。全身のK⁺を一定に維持することは，胃腸管から吸収されるK⁺の全量が，結果として腎から排泄されることになる。この過程には約6時間を要する。

血漿中のK⁺濃度増加後に，いくつかのホルモンが細胞へのK⁺摂取を亢進させる

図38-1▼に示すように，アドレナリン，インスリン，アルドステロンを含むいくつかのホルモンは，Na^+, K^+-ATPアーゼを刺激することにより，骨格筋，肝，骨，赤血球へのK⁺取り込みを増進させる。K⁺摂取（数分以内）の急性刺激は，存在するNa^+, K^+-ATPアーゼの代謝率増加により仲介されるし，一方，K⁺摂取の慢性増加は（数時間から数日の単位内）Na^+, K^+-ATPアーゼの量的増加により仲介される。血漿K⁺濃度の増加は胃腸管からのK⁺吸収を低下させ，膵臓からのインスリン分泌を促進し，副腎皮質からのアルドステロン放出，副腎髄質からのアドレナリンの分泌を亢進させる。対照的に血漿中のK⁺濃度が減少すると，これらのホルモン放出は抑制される。インスリンやアドレナリンは数分内に作用するのに対して，アルドステロンが細胞へのK⁺取り込みを亢進させるのに約1時間を要する。

アドレナリン

カテコールアミンは，α-およびβ₂-アドレナリン作動性受容体の活性化により細胞膜を介したK⁺分布に影響する。α-アドレナリン作動性受容体の刺激は細胞からのK⁺の放出（特に肝において）を引き起こし，β₂-アドレナリン作動性受容体の刺激は細胞によるK⁺摂取を亢進する。

たとえば，運動後のα-アドレナリン作動性受容体の活性化は低カリウム血症を防ぐ際に重要である。もし患者がβ-アドレナリン作動性拮抗薬であるプロプラノロールで前処置されると，K⁺の豊富な食事のあとでの血漿K⁺濃度の上昇はより大きくなる。さらに心筋梗塞などのストレスがかかっているときのアドレナリンの放出は，急速に血漿K⁺濃度を低下させる。

インスリン

インスリンもまた細胞内へのK⁺摂取を亢進させる（第42章参照）。インスリンの重要性は2つの観察から示される。1つは，K⁺の豊富な食事後に血漿K⁺濃度上昇が糖尿病患者（インスリン欠乏状態）で正常人に比して著しいことである。もう1つはインスリン（これと糖はインスリン誘導による低血糖を防ぐ）が注入されると高カリウム血症が是正されることである。インスリンは食事中のK⁺を摂取後，細胞内にK⁺を移動させるホルモンのうち最も重要なものである。

アルドステロン

アルドステロンはカテコールアミン，インスリンと

同様に細胞内へのK^+摂取を亢進する。アルドステロン濃度の増加(たとえば1次性アルドステロン症)は低カリウム血症をきたし,アルドステロン濃度の低下(たとえばアジソンAddisson病)では高カリウム血症を引き起こす。あとに述べるが,アルドステロンはまた尿へのK^+排泄を亢進する。このようにアルドステロンは細胞内へのK^+摂取に作用したり,尿へのK^+排泄を変化させることにより血漿中のK^+濃度を変動させている。

いくつかのホルモンや因子が細胞による正常なK^+取り込みを妨げる

酸塩基平衡

一般に代謝性アシドーシスでは血漿K^+濃度は上昇し,代謝性アルカローシスでは低下する。対照的に呼吸性の酸塩基平衡障害は血漿K^+濃度にはほとんど,あるいはまったく影響しない。無機イオン(たとえばHCl, H_2SO_4)摂取による代謝性アシドーシスは,有機酸(たとえば乳酸,酢酸,ケト酸)の蓄積により生じる同程度のアシドーシスに比べて,血漿中のK^+濃度を亢進させる効果がはるかに大きい。pHの減少(すなわちH^+濃度の増加)は細胞へのH^+移動を助長し,細胞からの拮抗的なK^+移出を亢進させる。代謝性アルカローシスは正反対の効果をもたらす。すなわち,血漿K^+濃度は,K^+が細胞内に移入し,H^+が細胞から移出するにつれて減少する。この移動に関する機構については十分に理解されていない。H^+の移動は,細胞が細胞外液におけるH^+濃度の変化を緩衝することにより生じる。H^+が細胞膜を通過すると,K^+は反対方向に移動する。そして陽イオンは細胞膜を介して,変化の総和がゼロになるように維持される。有機酸は代謝性アシドーシスを引き起こすけれども,顕著な高カリウム血症にはならない。

有機酸が,高カリウム血症を引き起こさない理由として,2つの可能性が考えられている。1つは有機陰イオンがH^+とともに細胞内に入り,これにより細胞膜を介するK^+–H^+の交換の必要性がなくなる可能性がある。第2の可能性は,有機陰イオンがインスリン分泌を刺激し,K^+を細胞内に移入させることである。この移動はK^+を細胞外に出すアシドーシスの直接効果と拮抗作用することができる。

血漿浸透圧

血漿浸透圧もまた細胞膜を介するK^+の分配に影響する。細胞外液の浸透圧の上昇は細胞からのK^+放出を亢進させ,細胞外K^+濃度を増加させる。血漿K^+濃度は,血漿浸透圧で$10\ mOsm/kg\ H_2O$にあたる$0.4\sim0.8\ mEq/l$だけの増加を起こすことができる。低浸透圧は逆の作用を引き起こす。浸透圧の変化と連関した血漿K^+濃度の変化は細胞容量の変化と関係している。たとえば血漿浸透圧が上昇すると,細胞形質膜を介した浸透圧勾配により水が細胞から失われる。水は細胞内浸透圧が細胞外液の浸透圧と平衡状態になるまで細胞から失われる。この水の喪失は細胞を収縮させ,細胞K^+濃度を上昇させる。細胞内K^+濃度の増加は,細胞外へのK^+移動を促進させる。この一連の過程は血漿K^+濃度を上昇させる。血漿浸透圧の低下は逆の効果をもたらす。

細胞融解

細胞融解cell lysisは,細胞内K^+を細胞外液に付加することにより,高カリウム血症を引き起こす。外傷のいくつか(たとえば火傷)や腫瘍融解症候群tumor lysis syndrome, 横紋筋融解rhabdomyolysis(骨格筋の破壊)のような疾患では,細胞が破壊され,K^+や他の細胞内溶質を細胞外液に放出する。さらに,胃潰瘍は赤血球の胃腸管への漏出を引き起こし,血球は消化され,細胞からK^+が放出され,高カリウム血症をきたす。

運動

運動している間は,休止時より多量のK^+が骨格筋から放出される。その結果生じる高カリウム血症は,運動の程度により左右される。ゆっくり歩いているヒトでは,血漿K^+濃度は$0.3\ mEq/l$ほど増加する。血漿K^+濃度は,激しい運動により少なくとも$2\ mEq/l$ほど増加しうる。

> 運動誘導性の血漿K^+濃度変化は通常,徴候を呈しないし,数分の休息後には回復している。しかし,運動が生命を脅かす高カリウム血症を引き起こす以下の例がある。
> ① インスリン,アドレナリン,アルドステロンの放出に影響を及ぼす内分泌異常をもつ個体, ② K^+排泄が阻害されている個体(たとえば腎不全), ③ β-アドレナリン作動性遮断薬のような薬剤投与を受けている個体,である。たとえば,β-アドレナリン作動性受容体拮抗薬の投与を受けている高血圧患者では,運動中,少なくとも$2\sim4\ mEq/l$ほどのK^+濃度上昇を生じる可能性がある。
>
> 酸塩基平衡,血漿浸透圧,細胞融解そして運動は,血漿K^+濃度を正常値に維持しているわけではないので,それらの要素は,K^+の恒常性維持に大きく関わってはいない。このような病態生理学的状態が血漿K^+濃度を変化させる範囲は,血漿K^+濃度を調節する恒常性維持機構の統合性に依存している(たとえば,アドレナリン,インスリン,そしてアルドステロンの分泌)。

K^+平衡の維持に腎は重要な役割を果たしている

図38-1▼に示したように,食餌により摂取したK^+

の90〜95％は腎から排泄される。摂取量が10倍量ほどまでに増加したときですら，排泄量は摂取量に見合った状態である。この尿への排泄と食餌摂取の平衡関係は，K^+の恒常性維持における腎の重要性を強調している。少量のK^+が毎日，便や汗の中に排泄されるが（食餌摂取量のほぼ5〜10％），この量は基本的には一定で，調節を受けてはいない。それゆえ，腎からの排泄に比べると比較的重要度が低い。血液から尿細管液への遠位尿細管および集合管の細胞によるK^+分泌は，尿へのK^+排泄を決定する鍵をにぎる因子である（図38-2▼）。

K^+は血漿蛋白質に結合しないので，糸球体を自由に通過する。正常人で普通の食餌を摂ると，尿へのK^+排泄は濾過される原尿中の約15％を占める。したがって，K^+はネフロンに沿って再吸収される。しかし，食餌からのK^+摂取が増加するとK^+の排泄量が濾過された量を上回ることもありうる。このようなとき，K^+が分泌される。

近位尿細管では，ほとんどの条件下で濾過原尿中のK^+の約67％を再吸収する。ほぼ20％がヘンレ係蹄で再吸収されるが，近位尿細管の場合と同様に，再吸収される量は濾過量の一定の割合を占める。K^+を再吸収することしかできないこれらのネフロン分節とは対照的に，遠位尿細管や集合管は，再吸収も分泌排泄も可能である。遠位尿細管と集合管によるK^+の再吸収あるいは分泌の程度は，多様なホルモンや因子により左右される。食餌によるK^+摂取の増加はK^+の分泌を亢進させる。K^+分泌は尿中へのK^+排泄量を増大させ濾過原尿の80％にまで達する（図38-2▼）。それに比べて低K^+食は遠位尿細管，集合管からのK^+再吸収を活発にし，尿中への排泄は糸球体から濾過される原尿中のK^+の約1％にまで低下する（図38-2▼）。腎はNa^+のように（0.2％）低レベルにまでK^+排泄を低下できない。そのため，K^+欠如の食餌で管理された個体は，低カリウム血症になる。遠位尿細管や集合管によるK^+輸送の程度や方向性は多様で，K^+排泄の総体的割合はこれらのネフロン分節により決定される。

> 進行性腎疾患患者では腎からK^+を排泄できない。そのため血漿K^+濃度は上昇する。その結果生じた高カリウム血症は細胞膜の静止電位を減少させる（電圧の陰性化がより少ない）。それがNa^+チャネルを不活化することにより，ニューロン，心筋細胞，筋細胞の興奮性を低下させている。激しく急な血漿K^+濃度の増加は，心停止さらには死に至る可能性がある。それに比べて，高血圧のために利尿薬を服用している患者は，しばしば尿へのK^+排泄が食餌摂取量を上回ることがある。この場合，K^+平衡は陰性に傾き，低カリウム血症となる。この細胞外K^+濃度の低下は静止状態の細胞膜を脱分極させる（すなわち電位がより陰性となり，神経，心筋，骨格筋の興奮性が低下する）。激しい低カリウム血症は，麻痺，心不整脈，そして死にまで至る可能性がある。低カリウム血症は腎の尿濃縮能を障害し，腎におけるNH_4^+の産生を亢進させる。そのため，細胞内K^+濃度を高く，細胞外濃度を低く，細胞膜を介するK^+の濃度勾配を大きく維持することが多くの細胞機能を維持するうえで必須となっている。

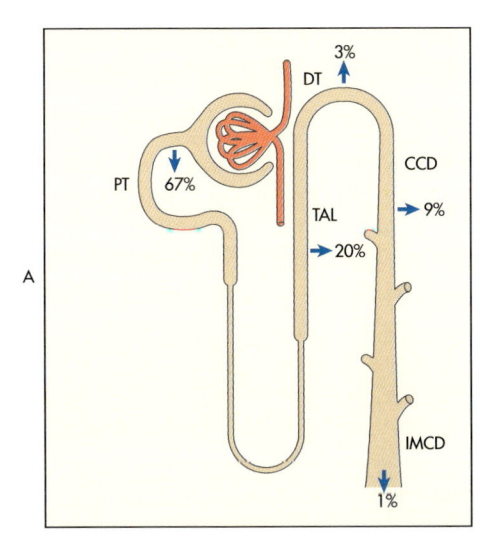

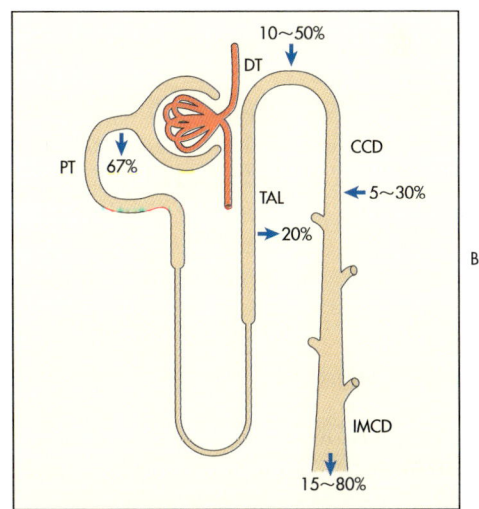

図38-2 ネフロンに沿ってのK^+輸送。K^+分泌は遠位尿細管および集合管におけるK^+輸送の方向と割合に依存する。図に示す％はネフロン各部で再吸収ないし分泌される濾過液中のK^+量を示している。A：食餌性K^+欠乏状態。尿細管液中のK^+量の1％にあたるK^+量を示している。B：正常ないし食餌性K^+摂取増加状態。尿細管液中の15〜80％にあたるK^+が分泌・排泄される。CCD：皮質集合管，DT：遠位尿細管，IMCD：髄質内層集合管，PT：近位尿細管，TAL：太い上行脚。

遠位尿細管と集合管の主細胞によるK$^+$分泌機構は2つの段階過程からなる

　細胞のK$^+$分泌に関する2つの機構とは，① 細胞足底外側膜を介するNa$^+$,K$^+$-ATPアーゼによる血液からのK$^+$取り込みと，② 細胞から尿細管液へのK$^+$の拡散である。Na$^+$,K$^+$-ATPアーゼは，高い細胞内K$^+$濃度をつくり出し，管腔側膜のK$^+$チャネルを介するK$^+$排出の化学的駆動力となる。K$^+$チャネルは細胞膜足底外側膜にも存在するが，K$^+$は好んで管腔側膜を介して細胞から放出され，そして尿細管液に入る。K$^+$輸送は2つの理由からこの経路に従う。その1つは管腔側膜を介する電気生化学的なK$^+$勾配が尿細管液へのK$^+$流出を助けていることである。2つ目は管腔側膜のK$^+$透過性は足底外側細胞膜のそれより大きいことにある。そのためK$^+$は主に管腔膜を介して尿細管液へと拡散する。以下の3つの因子が遠位尿細管，そして集合管からのK$^+$分泌の割合を調節している。

1. Na$^+$,K$^+$-ATPアーゼの活性
2. 管腔側膜を介するK$^+$輸送のための電気生化学的な勾配（駆動力となっている）
3. 管腔側膜のK$^+$透過性

K$^+$分泌の変化はすべてこれらの因子が単独ないし複合して起こる変化に起因する。

　それに比べて，遠位尿細管や集合管におけるK$^+$再吸収の細胞学的経路・機構についてはあまりよく理解されていない。介在細胞が管腔側膜に存在するH$^+$,K$^+$-ATPアーゼ輸送機構を介してK$^+$を再吸収している可能性がある。この輸送体はK$^+$とH$^+$の交換系で，K$^+$を取り込む。しかし介在細胞から血液へのK$^+$輸出経路については不明である。K$^+$の再吸収は低K$^+$食により活性化される。

　K$^+$排泄の調節は，主に遠位尿細管と集合管の主細胞によるK$^+$分泌の変化によりなされる。血漿K$^+$濃度やアルドステロン濃度は，K$^+$分泌における主要な生理的制御因子である。抗利尿ホルモン（ADH）はまたK$^+$分泌を亢進させる。しかし血漿K$^+$やアルドステロンよりは重要度が低い。尿細管液の流出速度，酸塩基平衡を含む他の因子が遠位尿細管，集合管によるK$^+$分泌に影響している。しかし，それらはK$^+$平衡を乱すので，恒常性維持機構ではない。

ホルモンや血漿K$^+$濃度が尿中へのK$^+$分泌を調節している

血漿K$^+$濃度

　血漿K$^+$濃度は，遠位尿細管，集合管によるK$^+$分泌を決定する重要な因子である。高カリウム血症（高K$^+$食，あるいは横紋筋融解により生じる）は数分内に分泌を亢進する，いくつかの機構が関与している。第1に高カリウム血症はNa$^+$,K$^+$-ATPアーゼを刺激してK$^+$の側底部細胞膜を介する取り込みを増大させる。この取り込みは細胞内K$^+$濃度を上げ，管腔膜を介するK$^+$輸出経路の電気化学的促進力となる。第2に高カリウム血症はまた管腔膜からの透過性を亢進させる。第3に高カリウム血症は副腎皮質からのアルドステロン分泌を刺激する。あとに述べるがこの分泌は血漿K$^+$濃度の変化と同調的に働き，K$^+$分泌を亢進する。第4に高カリウム血症はまた尿細管液の流速を増大させ，遠位尿細管，集合管からのK$^+$分泌を刺激する（後述）。

　低カリウム血症（低K$^+$食や下痢時）は上述の高カリウム血症のときと反対の作用によりK$^+$分泌を減少させる。低カリウム血症はNa$^+$,K$^+$-ATPアーゼを抑制し，管腔側細胞膜からのK$^+$流出のための電気化学的推進作用を減少させ，管腔側膜のK$^+$透過性を減少させ，血漿アルドステロン濃度を低下させる。

　慢性の低カリウム血症（3.5 mEq/ℓ以下）は利尿薬の投与を受けている高血圧患者でしばしば認められる。低カリウム血症はまた，嘔吐，胃からの吸引，下痢，緩下剤常用，高アルドステロン血症の患者でも生じる。低カリウム血症は腎からのK$^+$分泌が食餌性K$^+$摂取量を上回ることで生じる。嘔吐，胃からの吸引，利尿薬，下痢などにより細胞外液量が減少し，それにつれてアルドステロン分泌が亢進する。アルドステロンは腎からのK$^+$排泄を刺激するので，その作用は低カリウム血症の進行を助長する。

　慢性の高カリウム血症（5.0 mEq/ℓ以上）は尿量が減少したり，低アルドステロン血症，あるいは糸球体濾過率が正常の20％以下に低下した患者ではしばしば生じる。これらの個体では高カリウム血症は腎からのK$^+$排泄が食餌性K$^+$摂取を下回るので生じる。頻度は少ないが，インスリン，アドレナリン，アルドステロン分泌が障害されている場合，あるいは無機酸による代謝性アシドーシスの場合にも高カリウム血症となる。

アルドステロン

　血漿中のアルドステロン濃度の慢性的な増加（24時間以上）は主細胞におけるNa$^+$,K$^+$-ATPアーゼ量を増加させ，遠位尿細管および集合管を介するK$^+$分泌を亢進させている。この増加は細胞K$^+$濃度を上昇させる。アルドステロンはまた管腔側膜を介したK$^+$輸出の推進力を増大させ，同部位におけるK$^+$の透過性を亢進させ。アルドステロン分泌は高カリウム血症やアンギオテンシンⅡ（レニン-アンギオテンシン系の活性化後）により亢進し，低カリウム血症やANPにより抑制される。

　アルドステロン濃度の急性的な増加（数時間内）は，Na$^+$,K$^+$-ATPアーゼの活性を上げるが，K$^+$の分泌は増加しない。この増加しない理由は，アルドステロンのNa$^+$再吸収と尿細管の流量に対する影響と関係している。アルドステロンはNa$^+$の再吸収を刺激して

水の再吸収を亢進し，尿細管の流量を減少させる。流量の減少は，次いでK$^+$分泌を減少させる（あとにさらに詳細に述べる）。しかし，慢性のNa$^+$再吸収増加は細胞外液量を拡大し，そして尿細管の流量を正常域に戻している。これらの作用により，遠位尿細管そして集合管へのアルドステロンの直接刺激効果によるK$^+$分泌は亢進する。

グルココルチコイド

グルココルチコイドはK$^+$分泌を刺激する。しかしこの作用は間接的で，尿細管の流量を増加させる糸球体濾過量の増大により仲介される。

抗利尿ホルモン

抗利尿ホルモン（ADH）は主細胞の管腔側膜を介するNa$^+$取り込みを刺激することにより，主細胞の管腔側膜におけるK$^+$輸出の推進力となっている。この亢進したNa$^+$取り込みは管腔側膜を介する電位的勾配差を減少させる（すなわち細胞内の陰性電位差が小さくなる）。この影響にもかかわらず，ADHはこの部位におけるネフロン分節からのK$^+$分泌を変化させない。それは尿細管の流量に対するADHの影響に起因する。ADHは水の再吸収を刺激することにより尿細管の流量を減少させる。尿細管の流量の減少は，次いでK$^+$分泌を減少させる（後述）。尿細管の流量の減少に対する抑制効果は，管腔側膜を介するK$^+$輸出の電気化学的推進力に対するADHの影響と相殺する。もしADHが分泌をうながすような電気化学的勾配への作用をもたなければAHDレベルが増加し，尿細管流量が減少するのに応じて尿へのK$^+$排泄も低下するであろう。このように，K$^+$平衡は水平衡における変化に反応して変化するのであろう。管腔側膜を介するK$^+$輸出に対する電気化学的推進力と尿細管の流量に影響するADHは，尿中へのK$^+$分泌を水の排泄が大きく変動するにもかかわらず，一定に維持することを可能にしている。

K$^+$排泄は尿細管の流量の変化と酸塩基平衡の異常により変動する

尿細管の流量

尿細管の流量の増加は（たとえば，利尿薬で細胞外液量が増加している）数分内にK$^+$分泌を亢進させる。一方，流量の減少（たとえば出血，嘔吐，下痢により引き起こされる細胞外液量減少）は遠位尿細管や集合管からのK$^+$分泌を減少させる。尿細管の流量の増加は食餌性のK$^+$摂取が増加するにつれて，K$^+$分泌亢進がより効果的に行われる。尿細管の流量の変化は，管腔側膜を介するK$^+$輸出の推進力を変化させることによりK$^+$分泌に影響する。K$^+$が尿細管液に分泌されると液のK$^+$濃度が上昇する。この上昇は管腔側膜を介するK$^+$輸出の電気化学的推進力を減少させ，それによりK$^+$分泌の割合を減少させる。尿細管液量の増加は，分泌されたK$^+$による尿細管液中のK$^+$濃度の増加を最小限にしている。

流量依存性のK$^+$分泌刺激に対応する第2の機構は，Na$^+$の再吸収と関係している。流量の増加は遠位尿細管，そして集合管へ入り込むNa$^+$量を増加させ，次いでNa$^+$の再吸収量を亢進させる。Na$^+$の再吸収の増加は，足底外側膜のNa$^+$,K$^+$-ATPアーゼ活性を増加させ，同部位からのK$^+$取り込みを亢進させる。そしてこの作用がK$^+$分泌を増進する。利尿薬が遠位尿細管そして集合管を通過する尿細管の流量を増加させるので，これらの薬剤はまた尿中へのK$^+$排泄を亢進させる。それに比べて，尿細管の流量の減少はK$^+$分泌を抑制する。この反応は，尿細管の流量が減少すると尿細管液中のK$^+$濃度の上昇が助長されることで生じ，これにより分泌が減少する。

酸塩基平衡

K$^+$分泌を修飾している他の因子は細胞外液のH$^+$濃度である。血漿pHの急性変化（minからhrの単位）は遠位尿細管と集合管でのK$^+$分泌に影響している。アルカローシス（血漿pHが正常以上の場合）はK$^+$分泌を亢進させ，一方，アシドーシス（血漿pHが正常以下）では抑制される。急性アシドーシスは以下の2つの機構を介してK$^+$分泌を減少させる。① アシドーシスがNa$^+$,K$^+$-ATPアーゼを抑制し，それにより細胞K$^+$濃度を低下させ，管腔側膜を介するK$^+$輸出に対する電気化学的な推進力を減少させる。② アシドーシスは管腔側膜のK$^+$透過性を抑制する。アルカローシスはこれとまったく逆の作用をもたらす。

代謝性アシドーシスのK$^+$分泌に対する影響は時間に依存する。代謝性アシドーシスが数日続くと，尿中へのK$^+$排泄が亢進する。この現象は慢性代謝性アシドーシスが近位尿細管のNa$^+$,K$^+$-ATPアーゼを抑制することにより，水やNaClの再吸収が低下することにより生じる。このとき，遠位尿細管や集合管を通過する尿細管液量は増加する。近位尿細管の水とNaClの再吸収の抑制は細胞外液量を減少させ，次いでアルドステロン分泌を刺激する。さらに無機酸によって引き起こされる慢性アシドーシスは血漿K$^+$濃度を増加させ，それがアルドステロン分泌を刺激する。尿細管液量，血漿K$^+$濃度，アルドステロンレベルの増加はアシドーシスの細胞K$^+$濃度と管腔側膜の透過性に影響し，K$^+$分泌が増加する。このように代謝性アシドーシスはK$^+$分泌を抑制したり，亢進したりするが，それは障害の期間に左右される。

先に述べたように，尿中へのK$^+$排泄の割合は，し

表38-1 遠位尿細管および集合管でのK⁺分泌ホルモン，その他の因子による影響

状態	直接的あるいは間接的	流量	尿への排泄
高カルシウム血症	↑	↑	↑
アルドストロン			
急性	↑	↓	NC
慢性	↑	NC	↑
グルココルチコイド	NC	↑	↑
抗利尿ホルモン	↑	↓	NC
アシドーシス			
急性	↓	NC	↓
慢性	↓	↑↑	↑
アルカローシス	↑	↑	↑↑

(Field, M. J., Berliner, R.W., Giebisch, G. H. : *Textbook of nephrology:clinical disorders of fluid and electrolyte metabolism*[Narins, R. ed.], McGraw-Hill. New York, 1994 より引用)

ばしば同時に起こるホルモンレベルの変化，酸塩基平衡の変化，流量の変化により決定される（表38-1▼）。尿細管流量はK⁺排泄に強い影響をもつが，遠位尿細管や集合管のホルモンや酸塩基平衡の変化に対する反応を増強したり，相反したりする。この相互作用は高カリウム血症の際，有益となりうるが，その際，流量の変化がK⁺排泄を亢進したり，K⁺の恒常性維持を回復する。しかし，この相互作用は，アルカローシスの場合のように害となりうるが，その際は流量の変化や酸塩基平衡の変化がK⁺の恒常性維持を変化させ，個体に不利に作用することもある。

Ca²⁺と無機リン酸は多くの複雑で重要な機能をもつ多価イオンである

健常成人ではCa²⁺とリンの腎からの排泄は胃腸管からの吸収により釣り合いがとられる。もし血漿濃度が本質的に減少するなら，胃腸管，骨吸収，腎尿細管からの再吸収を増加させ，血漿Ca²⁺，リン濃度を正常レベルに戻す。成長中や妊娠中では腸管からの吸収は尿への排泄を超えており，これらのイオンは新しく形成された胎児組織や骨に蓄積する。それに比べて，骨疾患（たとえば**骨粗鬆症 osteoporosis**）あるいは栄養失調による著しい"やせ"では腸管からの吸収には変化がなく，尿中への多価イオンの喪失が増大する。これらの条件下では，Ca²⁺やリンは身体から失われる。胃腸管や骨と連結して，腎は血漿のCa²⁺や無機リン濃度を維持するのに重要な役割を演じる。

Ca²⁺は多くの細胞過程において重要な働きをする

Ca²⁺が働く細胞過程としては骨形成，細胞分裂，細胞増殖，血液凝固，ホルモン反応連関，電気的刺激反応連関（たとえば筋収縮，神経伝達物質放出）がある。Ca²⁺全量の99％は骨に貯蔵され，ほぼ1％は細胞内

液に，0.1％は細胞外液に存在する。血漿中のCa²⁺濃度は10 mg/d*l*（2.5 mMあるいは5 mEq/*l*）であり，その濃度は正常では非常に狭い範囲内に維持されている。血漿Ca²⁺濃度が低い（**低カルシウム血症 hypocalcemia**）と神経や筋肉の興奮性が亢進し，骨格筋の痙攣を特徴とする低カルシウム性**テタニー tetany**に陥ることもある。血漿Ca²⁺濃度が高い（**高カルシウム血症 hypercalcemia**）と神経筋興奮性が減少し，心不整脈，昏睡状態，意識喪失，さらには死に至ることもある。

Ca²⁺の恒常性維持は2つの因子により左右される。① 身体中の Ca²⁺総量，② 骨と細胞外液間のCa²⁺分布である。全身のCa²⁺量は胃腸管から吸収される量と腎から排泄される量の差により決定される（図38-3▼）。Ca²⁺は，能動的，キャリア介在性輸送機構により胃腸管から再吸収されるが，ビタミンD₃の代謝産物**カルシトリオール calcitriol**により亢進する（第34, 43章参照）。総吸収カルシウム量は正常で200 mg/dayであるが，カルシトリオール濃度が上昇すると600 mg/dayまでに亢進する。成人では，腎からの

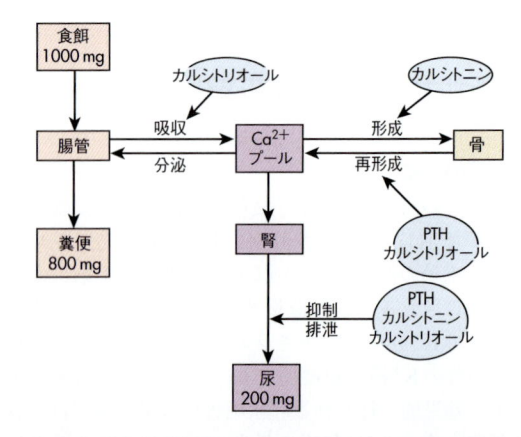

図38-3　Ca²⁺ホメオスタシスの概略。PTH：副甲状腺ホルモン。

Ca²⁺排泄量は胃腸管からの吸収量（200 mg/day）に匹敵し，胃腸管からの吸収量に比例して変化する。このように成人ではCa²⁺は維持されているが，平均の食餌で摂取されるCa²⁺の総量（1000 mg/day）は，胃腸管から吸収されずに便中に排泄される量（800 mg/day）と尿中に排泄される量（200 mg/day）の総和に相当する。

Ca²⁺の恒常性維持を調節している第2の因子は，骨と細胞外液間のCa²⁺分配である。3つのホルモン（副甲状腺ホルモン［PTH］，カルシトリオール，カルシトニン）がCa²⁺の骨と細胞外液間の分配を調節し，それにより血漿Ca²⁺濃度を調節している。しかし，ヒトではカルシトニンはCa²⁺の恒常性維持に多くは関与していないかもしれない。PTHは副甲状腺から分泌され，その分泌は血漿中のCa²⁺が減少する（低カルシウム血症）と亢進する。PTHが血漿Ca²⁺濃度を上昇させる機序は，① 骨の再吸収を刺激する，② 腎からのCa²⁺の再吸収を増大する，③ カルシトリオール産生を上げ，次いで胃腸管からのCa²⁺再吸収を増大させ骨の再吸収を刺激する機構による。カルシトリオールの産生は低カルシウム血症，低リン酸血症により刺激される。低カルシウム血症のカルシトリオール産生に対する影響は2次的なもので，血漿Ca²⁺の減少から生じたPTH濃度亢進による。カルシトリオールはPTHに似た作用により血漿Ca²⁺を上昇させる。カルシトニンは傍濾胞C細胞から分泌され，その分泌は高カルシウム血症により刺激される。カルシトニンは主に骨形成を刺激することにより血漿Ca²⁺を減少させる（すなわち骨へのCa²⁺沈着）。図38-4▼は血漿Ca²⁺濃度とPTHとカルシトニンの血漿濃度の相関関係を示している。

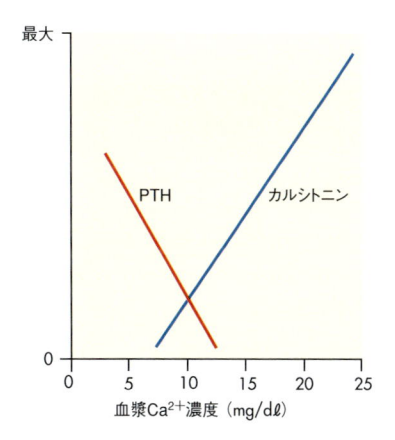

図38-4 血漿中のPTHおよびカルシトニンレベルに対する血漿Ca²⁺濃度の影響。（Azria, M.: *The calcitonins:physiology and pharmacology*, Karger, Basel, Switland, 1989から引用改変）

> PTH濃度を低下させる条件（すなわちビタミンD₃欠乏，腺腫に対する副腎摘除後の副腎機能低下症）は血漿Ca²⁺濃度を減少させ，それにより低カルシウム性テタニー（間歇性筋収縮）を引き起こす。激症例では，**低カルシウム性テタニーhypocalcemic tetany**が窒息による死を引き起こすこともある。高カルシウム血症では，致死的な心不整脈が生じたり，神経筋興奮性が低下したりする。臨床的に，高カルシウム血症の最も知られた原因としては原発生副甲状腺機能亢進症や悪性腫瘍関連高カルシウム血症がある。原発生副甲状腺機能亢進症は，副甲状腺の腫瘍によるPTH過剰産生に起因する。それに比して，悪性腫瘍患者の10〜20％に生じる**悪性腫瘍関連高カルシウム血症は副甲状腺ホルモン関連ペプチドparathyroid hormone-related peptide(PTHRP)**分泌により生じる。すなわち，いろいろな臓器における悪性腫瘍により分泌されるPTH様ホルモンが病因である。PTH，PTHRPの濃度が増加すると高カルシウム血症や高カルシウム尿症になる。

血漿中のCa²⁺のほぼ50％はイオン化され，45％は血漿蛋白質（主にアルブミン）に結合し，5％はHCO₃⁻，クエン酸，無機リン酸，SO₄²⁻などの陰イオンと複合体をつくっている。血漿のpHはこの分配に影響する。アシドーシスでは蛋白質結合性Ca²⁺の消費によりイオン化したCa²⁺の割合が増し，一方アルカローシスは，再びCa²⁺を蛋白質に結合させイオン化したCa²⁺の割合を減少させる。アルカローシスの個体ではテタニーになりやすく，アシドーシスでは，血漿Ca²⁺濃度が低いときですらテタニーにはなりにくい。代謝性アシドーシスの患者におけるH⁺濃度の増加は，血漿蛋白質，HCO₃⁻，クエン酸，無機リン酸，SO₄²⁻へ結合するH⁺量を増し，Ca²⁺と代替する。この代替は，血漿中のイオン化したCa²⁺濃度を増加させる。アルカローシスでは，血漿中のH⁺濃度は減少する。H⁺イオンの一部は血漿蛋白質，HCO₃⁻，クエン酸，無機リン酸，SO₄²⁻から解離し，Ca²⁺と置き換わる。これにより，血漿中のイオン化したCa²⁺濃度は減少する。糸球体濾過に利用しうるCa²⁺は，イオン化した分画と陰イオンとの複合体から構成される。このように，血漿中のCa²⁺濃度は55％が糸球体濾過に関係している。

Ca²⁺はネフロンに沿って吸収される

通常，糸球体で濾過されたCa²⁺（イオン化および複合体形成）の99％はネフロンで再吸収される。濾過液の70％が近位尿細管で，他の20％がヘンレ係蹄（主に太い上行脚部位），約9％が遠位尿細管，そして1％以下のCa²⁺が集合管から再吸収される。約1％（200 mg/day）は尿中に排泄されるが，この量は毎日，胃腸管から吸収される総量に見合っている。図38-5▼にネフロンの異なった部位でのCa²⁺処理をまとめてある。

近位尿細管でのCa²⁺再吸収は2つの経路を介して行われる。細胞経由と傍細胞間経由である。細胞経由は近位尿細管での再吸収の20％にあたる。細胞を経

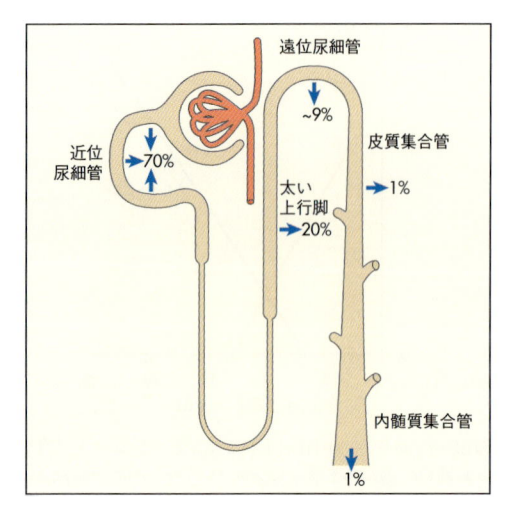

図38-5 ネフロンに沿ったCa^{2+}輸送。図中のパーセントは，糸球体濾過液から各分節で吸収される量を示す。濾過液のほぼ1％が排泄される。

由し再吸収する機構は，2段階で働く能動過程である。第1は管腔側細胞膜のCa^{2+}チャネルを介する電気化学的な勾配に従った拡散により細胞内に摂取される。第2は，Ca^{2+}が電気化学的な勾配に逆らって足底外側膜から排出される機構である。Ca^{2+}排出はCa^{2+}-ATPアーゼと3Na^{+}-Ca^{2+}対向輸送体antiporterによって行われる。総量の80％のCa^{2+}は細胞間のタイト結合部位を介して吸収される（いわゆる傍細胞間経由）。この受動的な傍細胞間のCa^{2+}輸送は近位尿細管の全長にわたって溶媒引力により行われ，近位尿細管の後半部では陽性管腔電位によっても助長される。ほぼ80％のCa^{2+}再吸収は傍細胞間で，そしてほぼ20％は近位尿細管の細胞経由で行われる。

　ヘンレ係蹄のCa^{2+}再吸収は太い上行脚に限定される。Ca^{2+}は近位尿細管で説明した機構と似た機構で細胞経由，傍細胞間経由で再吸収されるが，1つ異なることがある。この分節では，Ca^{2+}は溶媒の引力によっては吸収されない（太い上行脚では水は透過できない）。太い上行脚では，Ca^{2+}とNa^{+}の再吸収は互いに平行して行われる。Na^{+}再吸収に付随した受動的傍細胞間輸送機構と管腔陽性の経上皮細胞電位により行われるCa^{2+}再吸収が重要な因子となっている。そのためNa^{+}の再吸収もまた，近位尿細管とヘンレ係蹄の太い上行脚でのCa^{2+}再吸収と平行して変化する。

　遠位尿細管では尿細管腔の電位は血液に対して陰性で，Ca^{2+}がその電気的勾配に逆らって吸収されるので，Ca^{2+}の再吸収は完全に能動的である。遠位尿細管でのCa^{2+}再吸収はほとんどが経細胞的で，その機構は近位尿細管や太い上行脚の場合と似ている（Ca^{2+}透過性のイオンチャネルを介しての管腔側膜からの取

り込みと，Ca^{2+}-ATPアーゼ，3Na^{+}-Ca^{2+}対向輸送体による足底外側膜からの排出機構）。Na^{+}とCa^{2+}の排泄は通常，平行して変化する。しかしこれらの過程は常に平行しているわけではなく，遠位尿細管でのCa^{2+}とNa^{+}の再吸収は独立して行われ，別々に調節されている。たとえばサイアザイド系利尿薬thiazide diureticは遠位尿細管からのNa^{+}再吸収を抑制し，この分節でのCa^{2+}再吸収を亢進する。したがって，サイアザイド系利尿薬は尿中へのNa^{+}排泄を増加させ，Ca^{2+}の尿中排泄を減少させる効果をもつ。

尿中Ca^{2+}排泄は副甲状腺ホルモン（PTH），カルシトニン，カルシトリオールによる調節される

　PTHは腎からのCa^{2+}排泄を最も強力に制御して，Ca^{2+}の恒常性維持をはかっている。このホルモンは腎からのCa^{2+}再吸収を亢進させている（Ca^{2+}排泄を減少させている）。PTHは近位尿細管におけるNaClと水の再吸収を抑制し，それによりCa^{2+}再吸収を抑制しているが，これに対し，ヘンレ係蹄の太い上行脚でのCa^{2+}再吸収はPTHにより促進される。カルシトニンとカルシトリオールは同様に，腎でのCa^{2+}再吸収を刺激する。カルシトニンは太い上行脚と遠位尿細管でのCa^{2+}再吸収を刺激するが，PTHほど効果的ではない。カルシトリオールは直接的にも，間接的にも，遠位尿細管からのCa^{2+}再吸収を亢進させる。これもまたPTHほど効果的ではない。

　いくつかの因子がCa^{2+}排泄を障害する。血漿無機リン酸濃度の上昇（無機リン酸の食餌摂取増加により引き起こされる）はPTH濃度を上昇させ，Ca^{2+}排泄を減少させる。血漿無機リン酸濃度の低下（食餌性無機リン酸の欠乏により）は反対の効果をもたらす。細胞外液量の変化は，主に近位尿細管からのNaClと水分の再吸収を左右することによりCa^{2+}排泄を変えている。細胞外液量縮小は近位尿細管からのNaClと水の再吸収を増加させるし，それに従いCa^{2+}の再吸収を亢進させる。そして尿中へのCa^{2+}排泄は減少する。細胞外液量の拡大は反対の効果をもたらす。アシドーシスはCa^{2+}排泄を増加させ，一方，アルカローシスは排泄を減少させる。pHによるCa^{2+}再吸収の調節は遠位尿細管で行われるが，その機構は不明である。

無機リン酸は多くの有機分子の重要な構成成分である

　リン酸は多くの有機分子，たとえばDNA，RNA，ATPそして代謝経路中間産物の重要な構成成分である。また骨の重要な構成成分でもある。その血漿中の濃度は骨の形成と再吸収における重要な決定因子である。さらに尿中のリン酸は，酸塩基平衡にとり重要な緩衝液として働く（第39章参照）。リン酸総量の86％

は骨に存在し，ほぼ14％が細胞内液中，0.03％が細胞外液中に存在する．血漿リン酸濃度の正常値は4 mg/dlである．このほぼ10％は蛋白質に結合し，そのため糸球体から限外濾過されない．したがって，限外濾過液中のリン酸濃度は血漿中の10％以下である．

図38-6▼はリン酸の恒常性維持を一般的に示した略図である．リン酸の恒常性維持は2つの因子により左右される．① 全身のリン酸量と，② 細胞内および細胞外区分間のリン酸分布である．全身のリン酸量は，胃腸管から吸収される量と腎から排泄される量との相殺される相対量により決定される．胃腸管からの吸収は能動的および受動的機構により行われる．リン酸の吸収は食餌性のリン酸量に比例して増大し，カルシトリオールにより刺激される．800〜1500 mg/dayの間で変化する摂取量にかかわらず，腎が，胃腸管からの再吸収量に見合った量のリン酸を尿中へ排泄することにより，全身のリン酸平衡を一定に保っている．このように腎は，リン酸の恒常性維持機構にとり必須の働きをしている．

リン酸の恒常性維持をはかっている第2の因子は骨と細胞内・細胞外区分間のリン酸分布である．PTH，カルシトリオール，カルシトニンはそれら区分間のリン酸分布を調節している．Ca^{2+}の恒常性維持に対する場合と同様にカルシトニンは，ヒトのリン酸の恒常性維持に関与するホルモンのうちでは重要度は低い．細胞内貯蔵からのリン酸の放出は同様のホルモン（すなわちPTH，カルシトリオール）により刺激され，このプールから放出される．リン酸の放出は常にCa^{2+}の放出を伴う．それに比べてカルシトニンは骨形成を亢進させ，血漿リン酸濃度を低下させる．

腎はまた，血漿リン酸濃度の調節に重要な貢献をしている．血漿リン酸濃度の上昇は糸球体からの濾過リン酸量を増加させる．腎は通常，最大率でリン酸を再吸収しているので，濾過量の増加は尿中へのリン酸排泄を増量させる．事実，濾過リン酸の増量は尿中へのリン酸排泄を亢進させ，胃腸管からの再吸収により決められるリン酸値を上回るほどになる．この過程は身体からのリン酸総量減少という結果となり，血漿リン酸濃度は低下する．リン酸の最大吸収率は幅が大きく，食餌性のリン酸摂取により調節されている．高リン酸食は腎によるリン酸の最大吸収率を低下させ，低リン酸食は上昇させる．この影響はPTH濃度とは無関係である．

> **慢性腎不全患者** chronic renal failureでは，腎はリン酸を排泄できない．胃腸管からの継続的なリン酸の吸収のために，リン酸が身体中に蓄積し，血漿リン酸濃度が上昇する．余分なCa^{2+}はリン酸と複合体を形成し，血漿リン酸濃度を低下させる．リン酸蓄積はまた，カルシトリオールの産生を減少させる．この反応は腸管からのCa^{2+}再吸収量を減少させるが，さらに血漿Ca^{2+}濃度を下げる効果ももつ．この減少はPTH分泌を亢進させ，骨からのCa^{2+}を放出する．これらの反応の結果，囊腫線維性骨炎 osteitis fibrosa cystica（骨吸収が亢進し，線維組織で置換され，さらに骨折しやすくなっている）となる．慢性腎不全での慢性副甲状腺機能亢進症（PTH濃度亢進）は転移性カルシウム沈着を引き起こし，Ca^{2+}とリン酸が動脈，軟部組織，腹膜に沈着する（第43章参照）．Ca^{2+}とリン酸の心や肺への沈着は心筋障害や呼吸器不全をもたらす．副甲状腺機能亢進症とリン酸貯留の予防や治療には，低リン酸食やリン酸結合体（不溶性のリン酸を形成し，胃腸管からの吸収に利用できないようにする薬剤）の投与がある．Ca^{2+}とカルシトリオールの補充療法もある．

図38-7▼ではネフロンのいろいろな部位でのリン酸輸送についてまとめてある．近位尿細管は糸球体から濾過されたリン酸の80％が近位尿細管で，10％が遠

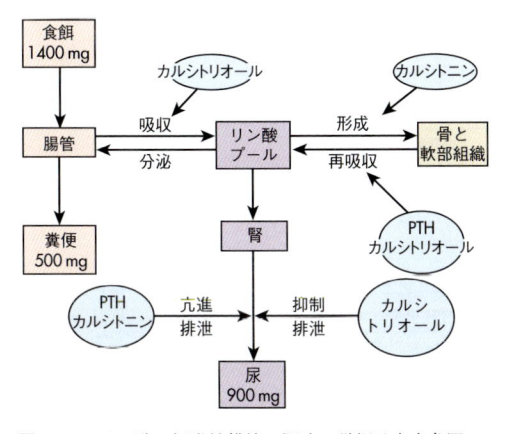

図38-6　リン酸の恒常性維持の概略．詳細は本文参照．

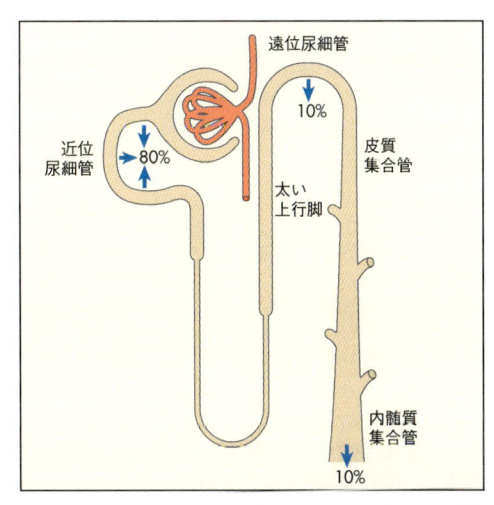

図38-7　ネフロンでのリン酸の輸送．リン酸は主に近位尿細管で吸収される．パーセント値は，各ネフロン分節で吸収されるリン酸の糸球体濾過液に対する割合を示す．濾過液のほぼ10％が排泄される．

位尿細管で再吸収される．それに比べて，ヘンレ係蹄や集合管では，無視できるほどの量のリン酸しか吸収されない．そのため濾過量の10％は排泄される．

近位尿細管でのリン酸の再吸収は，すべてというわけではないが，主に細胞経由で行われる．管腔側膜を介してのリン酸の摂取は，$2Na^+$−リン酸共輸送体系を介してである．リン酸のは足底外側膜を介して，おそらくリン酸−陰イオン対向輸送体により排出される．遠位尿細管によるリン酸の再吸収について，その細胞機構ははっきりしない．

PTHはリン酸排泄を調節する最も重要なホルモンである

PTHは近位尿細管からのリン酸吸収を抑制し，リン酸排泄を促進する．食餌によるリン酸摂取は，PTH濃度の変化とは関係しない機構でリン酸排泄を制御している．リン酸の負荷は排泄を増加させ，リン酸の欠乏は排泄を減少させる．食事によるリン酸の摂取の変化は，$2Na^+$−リン酸共輸送体の輸送率を変えることにより，そして輸送体の数を増やすことによりリン酸の輸送を修飾している．

細胞外液容量はまた，リン酸排泄に影響する．その増大は排泄を増加させるし，その減少は排泄の減少をもたらす．細胞外液量のリン酸排泄に対する影響は間接的で，PTH以外のホルモン濃度の変化に関与しているかもしれない．酸塩基平衡もまた，リン酸排泄に影響する．アシドーシスはリン酸排泄を促進するし，アルカローシスは減少させる．グルココルチコイドはリン酸排泄を促進する．グルココルチコイドは近位尿細管でのリン酸再吸収を抑制することにより，リン酸の遠位尿細管と集合管への分配を増大させる．この抑制は遠位尿細管と集合管がより多量のH^+分泌と，より多量のHCO_3^-産生を可能にしてくれるが，その理由はリン酸が尿の重要な緩衝役を担っているからである（第39章参照）．最終的には成長ホルモンはリン酸排泄を減少させる．

> グルココルチコイドが欠乏していると（たとえばアジソン病），リン酸排泄が抑制されるが，これは腎からの滴定酸を排泄する能力，そしてHCO_3^-を新生する能力と関係している．成長ホルモンは近位尿細管からのリン酸の再吸収を亢進させる．結果として成長期の子供は成人より高い血漿リン酸濃度を示し，この高いリン酸濃度は骨形成にとって重要である．

PTH，カルシトニンの Ca^{2+} やリン酸の恒常性維持に対する統合的な作用

低カルシウム血症はPTH分泌における主要な刺激因子である．図38-8▼にまとめてあるように，PTHはCa^{2+}やリン酸の恒常性維持に大きく影響している．

PTHは骨吸収を刺激し（骨からのCa^{2+}やリン酸の放出），尿へのリン酸排泄を増加させ，尿へのCa^{2+}排泄を減少させ，腸管からのCa^{2+}やリン酸の再吸収を亢進させるカルシトリオールの産生を増加させる．骨，腸管，腎でのリン酸調節の変化が平衡関係をはずれると，PTHが血漿リン酸濃度にはほとんど影響しないのに対して，血漿Ca^{2+}濃度を増加させる．総体的に，血漿PTH濃度の増加は血漿Ca^{2+}濃度を上げ，血漿濃

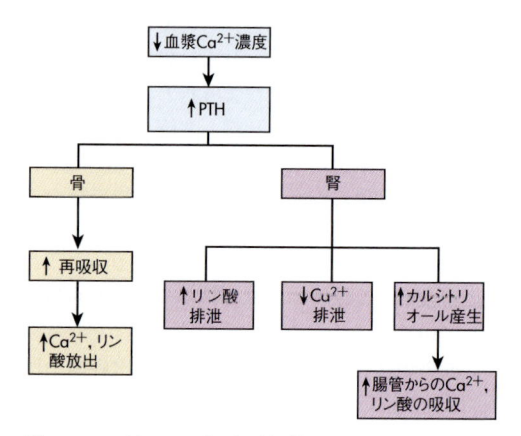

図38-8 Ca^{2+}，リン酸の恒常性維持に対するPTHの影響．PTH分泌を刺激する主な器官は脳下垂体である．（Rose, B. D., Rennke, H. G., eds.: Renal pathophysiology:the essentials, Williams & Wilkins, Baltimore, 1994参照）

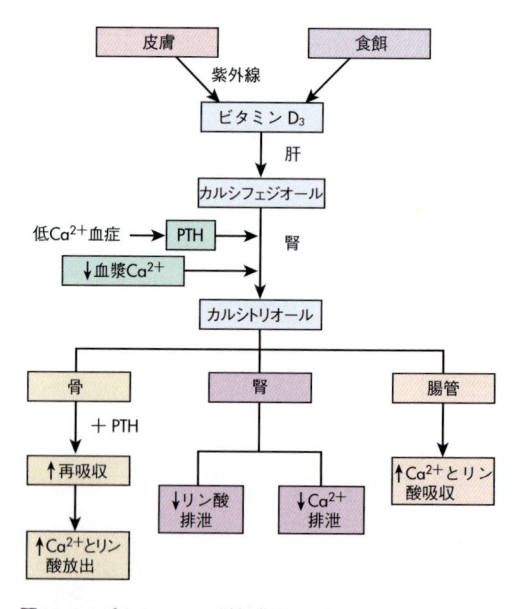

図38-9 ビタミンD_3の活性化とCa^{2+}，リン酸代謝への影響．PTHを介した低カルシウム血症，そして低リン酸血症は，腎におけるカルシフェジオールからカルシトリオールへの代謝において主要な刺激になっている．カルシトリオールの影響により血漿中のCa^{2+}，無機リン酸濃度は増加する．（Rose, B. D., Rennke, H. G. ed.: *Renal pathophysiology: The essentials*, Williams&Wilkins, Baltimore, 1994）

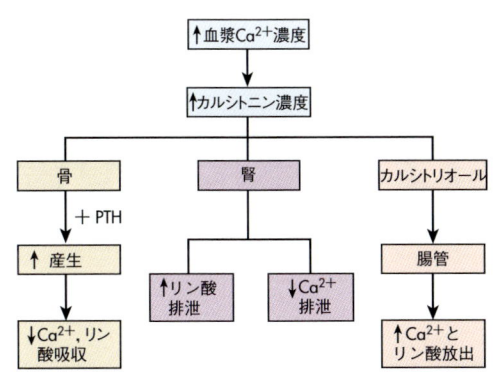

```
                    ↑血漿Ca²⁺濃度
                         │
                    ↑カルシトニン濃度
          ┌──────────────┼──────────────┐
         骨              腎           カルシトリオール
          │ +PTH     ┌───┴───┐            │
         ↑産生    ↑リン酸   ↓Ca²⁺        腸管
          │        排泄     排泄           │
         ↓Ca²⁺，リン                    ↑Ca²⁺と
         酸吸収                         リン酸放出
```

図38-10 Ca^{2+}，リン酸の恒常性維持に対するカルシトニンの影響。カルシトニン分泌を刺激する主な器官は脳下垂体である。カルシトニンは血漿Ca^{2+}濃度を減少させる。そのため，定量的な面からいって，カルシトニンの最も重要な作用は，骨形成を刺激し，骨吸収を減少させることである。カルシトニンは尿中へのCa^{2+}排泄を減少させ，腸管からの吸収を減少させるが，これらの影響は比較的少なく，血漿中のCa^{2+}濃度にはほとんど影響しない。カルシトニンの腎，あるいはカルシトリオール産生に対する作用は，骨に対する作用に比較して少ない。(Rose, B. D., Rennke, H.G., eds.: Renal pathophysiology : the essentials, Williams & Wilkins, Baltimore, 1994参照)。

度酸濃度を減少させる。血漿PTH濃度の低下はまったくは逆の効果をもたらす。

カルシトリオールはまた，Ca^{2+}やリン酸の恒常性維持に重要な役目を果たしている(図38-9▼)。カルシトリオールは腸管からのリン酸再吸収と骨からのリン酸放出を刺激し，そして腎からのCa^{2+}やリン酸排出を減少させている。カルシトリオールの総合的効果は血漿Ca^{2+}，リン酸濃度を上昇させることである。カルシトリオール産生の刺激となる主要なものは，PTHや低リン酸血症を介する低カルシウム血症(すなわち低血漿リン酸濃度)である。

カルシトニンはまたCa^{2+}の恒常性維持に重要なホルモンであるが，骨再吸収を抑制したり骨へのCa^{2+}沈着を亢進する(図38-10▼)。カルシトニンの尿中Ca^{2+}排泄抑制に対する緩やかな作用は，このホルモンの主要なものではない。むしろカルシトニン分泌が大きな刺激となるのは，血漿Ca^{2+}濃度の増加である。骨，腸管，そして腎でのリン酸調節の変化は平衡関係をはずれやすいので，カルシトニンは血漿Ca^{2+}濃度を減少させるが，血漿リン酸濃度にはほとんど影響しない。

> エストロゲンestrogenはPTH介在性の骨吸収に対して防御的に働く。エストロゲン欠在状態，たとえば月経停止後で最も著しいが，骨に対する変わらないPTHの作用により，骨粗鬆症に発展する。エストロゲンの代替療法(プロゲストロンを併用すべきである)は骨粗鬆症の危険性の高い女性にとって有効である。

まとめ

- K^+の恒常性維持は，K^+排泄を食餌性K^+摂取に見合ったように調節する腎と，インスリン，アドレナリン，アルドステロンのホルモンにより成就される。

- 細胞融解，訓練，酸塩基平衡や血漿浸透圧の変化のような出来事も血漿K^+濃度を変化させる。

- 腎からのK^+排泄は，遠位尿細管と集合管からのK^+分泌率により決定される。尿細管分節からのK^+分泌は血漿K^+濃度，アルドステロン，そしてADHにより調節される。それに比べて，尿細管液流や酸塩基平衡の変化は腎でのK^+排出を乱す。

- 胃腸管や骨と連結して，腎は血漿Ca^{2+}やリン酸濃度を調節するのに重要な働きをしている。

- 血漿Ca^{2+}はPTH，カルシトリオール，カルシトニンにより調節されている。腎でのCa^{2+}排泄は，① 腸管からのCa^{2+}吸収率，② 骨形成と再吸収との平衡，③ 遠位尿細管とヘンレ係蹄の太い上行脚でのCa^{2+}再吸収率により決定される。

- 太い上行脚でのCa^{2+}再吸収はPTH，カルシトリオール，カルシトニンにより調節され，これらすべてはCa^{2+}再吸収を促進する。

- 血漿リン酸濃度は，腎での最大リン酸再吸収能で調節される。リン酸濃度の減少はカルシトリオール産生を刺激し，骨から細胞外液へリン酸を放出し，尿中へのリン酸排泄を減少させる。

第39章
酸塩基平衡における腎の役割

到達目標
- 食餌と細胞代謝が酸塩基平衡に及ぼす影響について例示できる。
- 酸塩基平衡における腎，肺，肝の役割について区別できる。
- ネフロンの各分節におけるH^+輸送機構，およびこれらの機構を調節している仕組みについて説明できる。
- 重炭酸塩の濾過液からの吸収と，その新生について区別できる。
- 重炭酸塩新生における尿の緩衝作用，特にアンモニアの産生と排泄の重要性について説明できる。
- 酸やアルカリの体液pHに対する身体の影響を最小化しようとする防御機構について説明できる。
- 代謝性そして呼吸性酸塩基失調を区別できる。
- 単純そして複合酸塩基失調を区別できる。

実質上，すべての細胞，組織，そして器官の営みはpHの変化に敏感に影響を受ける。事実，体液のpHが$6.8 \sim 7.8$（H^+，$160 \sim 16\ nEq/l$）の範囲を越えると，生命維持ができない。毎日，**酸**acidと**アルカリ**alkaliは食餌により摂取される。また，細胞代謝は，体液pHに影響を及ぼす多くの代謝産物を産生する。このような酸とアルカリのやりとりをし，酸塩基平衡維持をはかる適正な機構は，生命維持にとって必須の機構である。この章では全身の酸塩基平衡維持について概説する。この過程で腎の役割について強調するが，肺，肝の役割についても考慮する。さらに食餌と細胞代謝の酸塩基平衡に対する影響についても紹介する。最後に酸塩基平衡障害について考慮するが，最初は関連する生理学的過程について示していく。この章を通して酸は体液にH^+を付加する物質として，アルカリは体液からH^+を除去する物質として定義される。

酸塩基平衡の概説

ヒトの食餌には，酸，アルカリを示す多くの成分が含まれている。さらにアルカリは普通では便の中に毎日喪失される。後述するように，これらの過程の総合的な効果は体液に酸を付加することである。酸塩基平衡維持のために，酸はその付加に見合った割合で対外へ排泄されなければならない。もし酸の付加が排泄を上回ると**アシドーシス**acidosisになる。逆に酸排泄が付加を上回ると**アルカローシス**alkalosisになる。

食餌は代謝過程で産生される酸やアルカリの決定因子である

食餌の主要な構成成分は炭水化物と脂肪である。組織灌流が十分なときには，酸素は十分組織に利用され，炭水化物や脂肪は代謝され二酸化炭素（炭酸ガス）と水になる。1日あたり，二酸化炭素が$15 \sim 20\ mol$この過程を通して発生する。通常，この大量の二酸化炭素は肺から効果的に体外に排泄されるが，この代謝的産物の二酸化炭素は酸塩基平衡には影響しない。二酸化炭素は通常，**揮発性酸**volatile acidとよばれているが，それは二酸化炭素が水の水和作用後にH^+を発生する能力をもつからである。二酸化炭素の水解から直接由来しない酸は**非揮発性酸**nonvolatile acid（たとえば乳酸）とよばれる。

他の食餌性成分も，細胞代謝は酸塩基平衡に影響する。たとえばシスチンやメチオニン，硫黄含有アミノ酸は代謝されると硫酸を生じ，塩酸はリジン，アルギニン，ヒスチジンの代謝から生じる。この非揮発性酸経路の一部はアミノ酸，アスパラギン酸，グルタミン酸の代謝を通して重炭酸イオン（HCO_3^-）を産生することにより相殺する。一般的には，食餌性のアミノ酸代謝により，総体的に非揮発性酸が産生される。最終的には特定の有機陰イオン（たとえば酢酸）の代謝によりHCO_3^-が生じ，それがある程度まで非揮発性酸産生の代償をする。肉を含む食餌摂取をした個体では，酸産生がHCO_3^-産生を上回る。代謝的に産生される酸やアルカリに加え，摂取される食餌もまた酸やアルカリを含んでいる。たとえばリン酸イオン（$H_2PO_4^-$）の食物中の存在は，食餌性酸付加を高める。さらには，消化の過程で一部HCO_3^-は通常では便中に排出される（第34章参照）。この排出は身体への非揮発性酸を付加することに等しい。総括すると食餌摂取，細胞代謝，便へのHCO_3^-の排出の結果，ほぼ$1\ mEq$/体重kgの非揮発性酸を毎日，身体に付加することになる

（ほとんどの成人で 50～100 mEq/day）。

> インスリン濃度が正常のとき、炭水化物と脂肪は完全に代謝され、二酸化炭素と水になる。しかしインスリン濃度が異常に低値の場合（たとえば糖尿病），炭水化物は代謝され、数種の有機ケト酸が産生される（β-オキシ酪酸など）。
> 十分量の酸素供給がないとき（低酸素），細胞の嫌気性代謝は二酸化炭素と水よりはむしろ有機酸（たとえば乳酸）の産生に至る。正常人では、この反応は激しい運動時にしばしば生じる。心拍出量が減少したときなどの、組織灌流が不十分な場合，細胞による嫌気性代謝経路に入り込み，アシドーシスに至る。これらの条件下では有機酸は蓄積し、体液のpHは低下（アシドーシス）する。それに対する治療（糖尿病の場合、インスリンの投与）や十分量の酸素を組織に供給（組織灌流が不十分の場合）すると、これら有機酸が代謝され二酸化炭素と水になるし、それにより酸塩基失調を修正する手助けとなる。

非揮発性酸は急速に緩衝化される

非揮発性酸は全身を循環しないで、すぐさま緩衝化される。後述するように、細胞外液中の HCO_3^- は重要な緩衝物質である。このような非揮発性酸の緩衝作用は以下の反応系による。

$$H_2SO_4 + 2NaHCO_3 \longleftrightarrow Na_2SO_4 + 2CO_2 + 2H_2O \quad 39\text{-}1$$
$$HCl + NaHCO_3 \longleftrightarrow NaCl + CO_2 + H_2O \quad 39\text{-}2$$

この緩衝作用は強酸陰イオンの Na^+ 塩を産出し、細胞外液から HCO_3^- を取り除く。腎はこれらの Na^+ 塩を排泄し、非揮発性酸を中和することにより失われた HCO_3^- を補充しなければならない。

腎からの酸排泄

酸塩基平衡を維持するために、腎は非揮発性酸産生に見合う量の酸を排泄しなければならない。この作業は量的な意味からいって、重要である。なぜなら、濾過される HCO_3^- 量は、ほぼ 4320 mEq/day（24 mEq/l × 180 l/day = 4320 mEq/day）で、非揮発性酸産生と平衡化するのに必要とされるほんの 50～100 mEq/day と比べてみれば明らかである。

濾過 HCO_3^- の再吸収と酸の排泄は H^+ 分泌を介して行われる

濾過 HCO_3^- の再吸収と酸の排泄の双方は、ネフロンでの H^+ 分泌を介して成立する。1日のうちで、ネフロンはほぼ 4390 mEq の H^+ を尿細管液中に分泌しなければならない。分泌された H^+ のほとんどは、濾過とともに再吸収される。非揮発性酸産生量に見合うほんの 50～100 mEq の H^+ だけが尿中に分泌排泄される。この酸排泄の結果、尿は通常酸性となる。

理論的には、腎は非揮発性酸を排泄し、式 39-1、39-2 で示すように反応を反転することにより、細胞外液の緩衝化の間に失われた HCO_3^- を補充することができる。しかしこれらの非揮発性酸の平衡定数は非常に低く、この過程では尿の pH は 1.0 であることが必要であるが、腎に到達する尿の pH は 4.0～4.5 の範囲である。その結果、腎では自由酸を排泄できない。その代わり、腎はこれらの酸の塩を排泄し、リン酸のような尿中の緩衝物質とともに H^+ を排泄している。他の尿構成成分はまた緩衝剤（たとえばクレアチニン）として働いているが、それらの役割はリン酸ほど重要ではない。各種の尿中緩衝剤は、まとめて**滴定酸** titratable acids とよばれている。この用語はこれらの緩衝剤が実験室で定量化される手法に由来している。典型的には、血漿の pH（7.4）と対比して尿 pH を滴定するために、アルカリ（OH^-）が付加される。付加されるアルカリの量は、これらの尿中緩衝剤により滴定される H^+ に匹敵する量である。そのため滴定酸という用語が使われる。

滴定酸としての H^+ 排泄は、毎日負荷される非揮発性酸との平衡をとるには不十分である。腎が酸塩基平衡維持に寄与する付加的ではあるが重要な機序は**アンモニウム** ammonium（NH_4^+）の合成と排泄である。この過程に関与する機構は、この章の後半でさらに詳しく説明するが、腎での酸塩基平衡に関しては、尿中に排泄されるアンモニウムが、全身系への HCO_3^- の返還をもたらし、非揮発性酸を中和する間に失われた HCO_3^- を補充する。このようにアンモニウムの産生と排泄は、腎からの酸の排泄に見合った関係にある。

酸排泄総量は非揮発性酸産生量に相当する

要約すると、腎は濾過 HCO_3^- の再吸収と毎日産生される非揮発性酸量に見合った量の酸排泄により、酸塩基平衡維持に貢献している。この過程全体は、**酸排泄総量** net acid excretion（NAE）とよばれ、以下の式により算定される。

$$NAE = [(U_{NH_4^+} \times \dot{V}) + (U_{TA} \times \dot{V})] - (U_{HCO_3^-} \times \dot{V}) \quad 39\text{-}3$$

ここで $(U_{NH_4^+} \times \dot{V})$ と $(U_{TA} \times \dot{V})$ はアンモニウムと滴定酸の排泄される割合を示し、$(U_{HCO_3^-} \times \dot{V})$ は尿中に喪失される HCO_3^- 量（身体へ付加される H^+ 量に相当する）を示している。酸塩基平衡の維持はまた、NAE が非揮発性酸産生に相当することを意味している。ほとんどの条件下で、非常に少量の HCO_3^- が尿中に排泄される。NAE は根本的に滴定酸とアンモニウムの排泄を反映している。定量的には、滴定酸は NAE のほぼ 1/3、アンモニウムは 2/3 を占めている。

濾過重炭酸塩は再吸収される

式 39-3 で示すように、NAE は、HCO_3^- が尿中にほとんどあるいはまったく排泄されないとき最大値となる。事実、通常の条件下では、ごく少量の HCO_3^- し

か尿中に排泄されない。HCO_3^-は糸球体を自由に通過できるので，ほぼ4320 mEq/dayがネフロンに分配され，そして再吸収される。このHCO_3^-の大半は近位尿細管で再吸収され（濾過量の80％），15％はヘンレ係蹄の太い上行脚，残りの5％が遠位尿細管と集合管から再吸収される。

近位尿細管は濾過された重炭酸塩量のほとんどを再吸収する

図39-1▼は近位尿細管でのHCO_3^-再吸収に関与する1次輸送過程をまとめてある。細胞の管腔側膜を介するH^+の分泌は，Na^+-H^+対向輸送体とH^+-ATPアーゼの双方により行われる。Na^+-H^+対向輸送体はH^+分泌の主要な経路であり，管腔から細胞へのNa^+勾配を利用し，この過程を増進している（H^+の2次的能動分泌）。細胞内ではH^+やHCO_3^-は，**炭酸脱水酵素**carbonic anhydraseによる反応において産生される。H^+は尿細管液に分泌され，HCO_3^-は足底外側膜を介して細胞外へ輸出され尿細管周囲血管の血中に戻る。HCO_3^-の電気化学的勾配は足底外側膜を介する細胞外への受動的輸送には有利に働くが，有意義なほどには単純な拡散は生じない。その代わり，足底外側膜を介する細胞外へのHCO_3^-の輸送は他のイオンと対で行われる。HCO_3^-の大半は，$1Na^+$と$3HCO_3^-$の対で作用する共輸送体を介して輸出される。さらにHCO_3^-の一部はCl^-と交換で排出される（Cl^--HCO_3^-対向輸送体を介して）。図39-1▼に示すように，炭酸脱水酵素は同様に近位尿細管細胞の刷子縁にも存在する。この酵素は管腔液中の炭酸を水解する反応を触媒し，それによりHCO_3^-の再吸収を促進している。

ヘンレ係蹄でのHCO_3^-再吸収の細胞機構は根本的には近位尿細管の機構と同一である。唯一の違いは，太い上行脚細胞の刷子縁には炭酸脱水酵素が存在しないことである。

遠位尿細管と集合管は近位尿細管やヘンレ係蹄による再吸収を逃れた少量のHCO_3^-を再吸収する。図39-2▼は集合管によるHCO_3^-の再吸収における細胞機構（H^+分泌が間在細胞を介して行われる）について示してある（第36章参照）。細胞内ではH^+とHCO_3^-は二酸化炭素の水解により産生される。この反応は炭酸脱水酵素により触媒される。H^+は2つの機構により尿細管液中へ分泌される。第1は管腔側膜のH^+-ATPアーゼの関与である。第2は，胃における機構と同様にH^+, K^+-ATPアーゼを介して，K^+の再吸収とH^+の分泌を対で行う機構である（第34章参照）。HCO_3^-は足底外側膜を介してCl^-と交換に細胞外に輸送され（Cl^--HCO_3^-対向輸送体を介して），尿細管周囲毛細血管の血液中に入る。

集合管内間在細胞の第2群に属する細胞は，尿細管液内にH^+よりはHCO_3^-を分泌する。これらの間在細胞では，以前述べられた間在細胞とは対照的で，H^+-ATPアーゼは足底外側膜に局在し，Cl^--HCO_3^-対向輸送体は管腔側膜に局在している（図39-2▼）。その活性は代謝性アルカローシスに際して亢進するが，その際，腎からは過度のHCO_3^-が分泌される。しかし，正常条件下では，集合管ではH^+分泌のほうがより優位に行われている。

集合管細胞の管腔側膜はH^+に対する透過性がきわめて低く，尿細管液のpHは完全に酸性となる。事実，ネフロンに沿った尿細管液の酸性度はここで形成されている。対比的に遠位尿細管のH^+やHCO_3^-に対する透過性はきわめて高く，尿細管液のpHは，この分節では6.5まで低下する。後述するように，尿細管液のpHを低下させる集合管の能力は，尿中への緩衝剤やアンモニウムの排泄にきわめて重要である。

全身性酸塩基平衡がネフロンでのH^+分泌を調節している

多くの因子がネフロンの細胞によるH^+分泌を調節

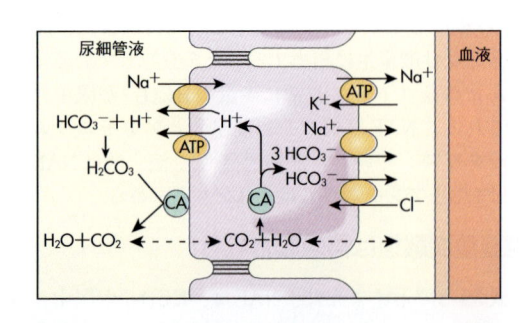

図39-1 近位尿細管細胞による尿細管液中HCO_3^-の再吸収機構。CA：炭酸脱水酵素（本文参照）。

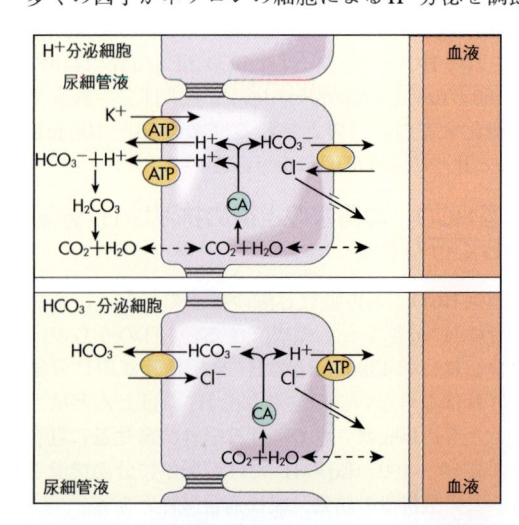

図39-2 集合管の間在細胞によるHCO_3^-再吸収・分泌機構。CA：炭酸脱水酵素（本文参照）。

している（表39-1▼）．生理学的予測からいって，ネフロンのH^+分泌を調節している1次的因子は全身性の酸塩基平衡の変化である．このことは細胞レベルで，H^+に関しての尿細管液と細胞間の濃度勾配における変化に影響している．血漿中のHCO_3^-濃度の減少によるのか，二酸化炭素の分圧（P_{CO_2}）上昇によるのかは別にして，アシドーシスはネフロン構成細胞のpHを減少させ，細胞-尿細管液間H^+濃度勾配をよりH^+分泌しやすい状況に変化させ，ネフロン全体に沿ってのH^+分泌を促進する．逆に濃度の増加や二酸化炭素の分圧低下に2次的に生じてくるアルカローシスは，ネフロンの細胞内pH増加に2次的に生じてくるH^+分泌を抑制している．ネフロンの細胞内pHの変化は直接，管腔側膜を介するH^+分泌に影響しているが，これらのpHの変化は，多分他の細胞内伝達物質により仲介されている．鍵となるH^+-HCO_3^-共輸送体の活性や発現を変化させるという直接証拠が出てきている．たとえば，集合管の介在細胞は，アシドーシスに反応して管腔側膜により多くのH^+-ATPアーゼを導入する．近位尿細管ではアシドーシスが管腔側膜のNa^+-H^+対向輸送体とともに，足底外側膜のNa^+-$3HCO_3^-$共輸送体の量と活性を増大させてもいる．全身性のアルカローシスにより引き起こされるH^+分泌抑制の影響は，一部はこれらH^+とHCO_3^-の輸送体の活性と発現の減少に仲介されていると考えられる．

他の因子がネフロンでのH^+分泌を変化させる

表39-1▼に，ネフロンの細胞によるH^+分泌に影響する他の因子がまとめられている．しかし，これらの因子は酸塩基平衡の維持に直接関係しているわけではない．近位尿細管やヘンレ係蹄の太い上行脚でのH^+分泌はNa^+の再吸収と連結している（Na^+-H^+対向輸送体を介する）ので，Na^+再吸収を変化させる因子は2次的にH^+分泌に影響する．たとえば，糸球体尿細管平衡の過程は，近位尿細管の再吸収率が糸球体濾過率に見合っていることを保証している（第36章参照）．糸球体濾過率が増加すると，近位尿細管に負荷される濾過液量は増加し，HCO_3^-を含むより多量の溶液は吸収される．逆に，通過する濾過量が減少すると，HCO_3^-を含む溶液の再吸収は減少する．

細胞外液量の変化によるNa^+平衡の変化はH^+分泌に影響を及ぼす．容量喪失の場合（陰性Na^+平衡），H^+分泌は亢進する．これはいくつかの機構を介して行われる．はじめにレニン-アンギオテンシン-アルドステロン系が容量喪失により活性化され，ネフロンによるNa^+再吸収は亢進する（第37章参照）．アンギオテンシンIIは近位尿細管やヘンレ係蹄の太い上行脚に作用して管腔側膜のNa^+-H^+対向輸送体を刺激し，それによりH^+分泌を亢進する．アルドステロンの集合管に対する基本的な作用はNa^+再吸収を刺激することである．しかしアルドステロンは間在細胞を刺激しH^+の分泌も促進する．第2に，尿細管周囲の近位尿細管を介するスターリングStarling力は容量喪失間に変化し，近位尿細管の全再吸収を増進させる（第36章参照）．容量拡大（陽性Na^+平衡）の場合，H^+分泌は減少するが，それはアンギオテンシンIIとアルドステロンが低いレベルにあるためだけでなく，尿細管周囲のスターリング力が変化（近位尿細管による再吸収低下）するためである．

副甲状腺ホルモン（PTH）は同様に，HCO_3^-の近位尿細管からの再吸収を抑制している．PTHは主にCa^{2+}とリン酸の平衡維持に関与している（第38，43章参照）．しかしPTHは近位尿細管の管腔側膜のNa^+-H^+対向輸送体を抑制する．最終的にK^+平衡が近位尿細管でのH^+分泌に影響し，低カリウム血症では分泌亢進，高カリウム血症では分泌抑制を引き起こす．K^+誘導性の細胞内pH変化は，低カリウム血症のときは酸性化，高カリウム血症ではアルカリ化させる作用に対応するものである．

アンモニウム産生と分泌排泄は新しい重炭酸塩を産生する

先に述べたように，HCO_3^-の濾過液からの再吸収はNAEを最大にするうえで重要である．しかしHCO_3^-の再吸収だけでは，代謝過程で産生された非揮発性酸を緩衝する間に失われたHCO_3^-を補充するには至らない．酸塩基平衡維持のために，腎はこの失ったHCO_3^-を新しいHCO_3^-と取り替えなければなら

表39-1　ネフロンからの水素イオン分泌に影響する因子	
因子	主要な作用部位
H^+分泌増加	
1次性	
血漿HCO_3^-濃度減少（↓pH）	ネフロン全体
動脈CO_2分圧増加	ネフロン全体
2次性（酸塩基平衡維持に直接作用しない）	
HCO_3^-濾過量の増加	近位尿細管
細胞外液量の減少	近位尿細管
アンギオテンシンIIの増加	近位尿細管
アルドステロンの増加	集合管
低カリウム血症	近位尿細管
H^+分泌減少	
1次性	
血漿HCO_3^-濃度の増加（↑pH）	ネフロン全体
動脈CO_2分圧減少	ネフロン全体
2次性（酸塩基平衡維持に直接作用しない）	
HCO_3^-濾過量の減少	近位尿細管
細胞外液量の増加	近位尿細管
アルドステロンの減少	集合管
高カリウム血症	近位尿細管

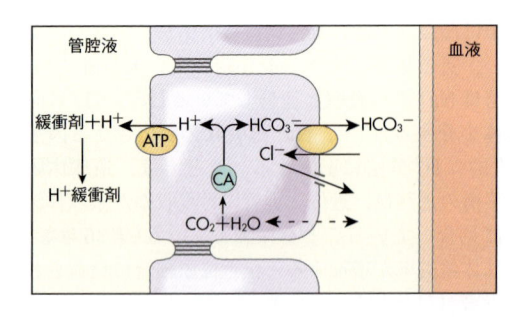

図39-3 非HCO_3^-尿緩衝剤を伴うH^+排泄。尿の一義的な緩衝剤はリン酸水素イオン(HPO_4^{2-})である。他にはクレアチニンがある。総称して、尿緩衝剤は滴定酸とよばれている。単純化のためにH^+-ATPアーゼしか図示されていない。H^+, K^+-ATPアーゼによるH^+分泌も尿緩衝剤を滴定する。CA：炭酸脱水素。

ない。新しくHCO_3^-が産生される一方で、尿緩衝剤(主にリン酸)が分泌排泄されている。この過程は図39-3▼に示されている。集合管で、尿細管液中にHCO_3^-はほとんど、あるいはまったく含まれないため(HCO_3^-は、それより上流の尿細管分節で再吸収されるため)、尿細管液中に排泄されるH^+が尿の緩衝剤と結合する。このようにH^+分泌は結果として緩衝剤と結合したH^+を排泄することになり、二酸化炭素の水解により細胞内で産生されたHCO_3^-は血液中に輸送される。尿の緩衝剤として利用されるリン酸の1日の排泄量は、新たに産生されるHCO_3^-の量に対応するには不十分である。そのうえ、排泄されるリン酸量は、リン酸平衡を維持する必要性に応じて調節されている(第38, 44章参照)が、酸塩基平衡の維持に対応した調節は受けていない。それに対してアンモニウムイオン(NH_4^+)は腎で産生され、その合成とその後の排泄は身体の酸塩基要求性に応じて制御されている。この理由でNH_4^+の排泄はHCO_3^-の新生には大きく関わっている。

NH_4^+はグルタミンの代謝を介して腎で産生される。基本的には腎はグルタミンを代謝し、NH_4^+を分泌排泄し、HCO_3^-を体内へ返還させる役割をもつ。しかしこの過程を介したHCO_3^-の産生は、腎の尿中へのNH_4^+排泄能に依存している。もしNH_4^+が尿中に排泄されず、それとは逆に全身循環系に返還されるなら、それは肝で尿素に転換される。この転換によりH^+が発生し、それは、次いでHCO_3^-により緩衝化される。このようにNH_4^+からの尿素産生はHCO_3^-を消費し、腎でのNH_4^+の産生と排泄を介したHCO_3^-の産生を止めている。

腎がNH_4^+を排泄する過程は複雑である。図39-4▼はこの過程の基本をまとめたものである。NH_4^+は近位尿細管細胞中のグルタミンから合成される。グルタミン分子1個は2個のNH_4^+と1個の2価陰イオンを産生する。この陰イオンの代謝は最終的にHCO_3^- 2分子をつくり出す。HCO_3^-は足底外側膜を介して細胞外に輸出され、尿細管周囲毛細血管の血中へ新しいHCO_3^-として返還する。NH_4^+は管腔側膜を介して細胞から輸送され、尿細管液に入る。NH_4^+の尿細管液中への分泌排泄に要する1次的な機構としては、NH_4^+とH^+の交換とともに、Na^+-H^+対向輸送体を介したものがある。事実、アンモニア(NH_3)は尿細管液に細胞から拡散により排出されるし、その際、H^+が負荷され、NH_4^+となる。

近位尿細管によって分泌されるNH_4^+の大部分はヘンレ係蹄で再吸収される。太い上行脚はNH_4^+再吸収の主要な部位であり、$1Na^+$-$1K^+$-$2Cl^-$共輸送体でNH_4^+とK^+を交換する。さらにこの分節では、管腔側が陽性の経上皮細胞電圧をもつことから、NH_4^+の傍細胞経由の再吸収が促進される。

ヘンレ係蹄の太い上行脚で再吸収されたNH_4^+は髄

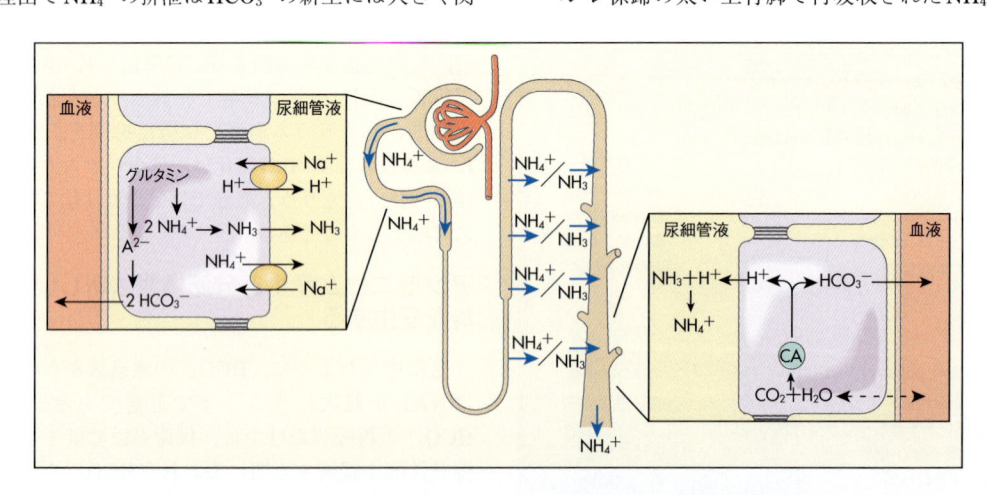

図39-4 ネフロンでのNH_4^+の産生、輸送、分泌の概略。尿中へNH_4^+ 1分子が分泌排泄されるたびにHCO_3^- 1分子が循環血中に戻る。

質間質に蓄積し，そこでは，化学的にNH_3 ($pK_a = 9.0$) と平衡状態にある。そしてNH_4^+は集合管の尿細管液に再び入る。この反応機構には**非イオン性拡散** nonionic diffusionと**拡散トラップ** diffusion trappingが含まれている。集合管はNH_4^+の分泌に対して特異的な輸送系をもたないし，その細胞はNH_4^+に対する有意の受動的透過性ももっていない。しかし集合管細胞はNH_3に対しては透過性があり，NH_3髄質間質から集合管管腔へ拡散することができる。先に述べたように，集合管の介在細胞によるH^+分泌は尿細管液を酸性化させる(管腔液のpHを4.0～4.5ほどまで低くできる)。その結果，髄質間質から集合管管腔へ拡散するNH_3は酸性の尿細管液によりH^+が付加されてNH_4^+となる。集合管はNH_3よりもNH_4^+に対する透過性がはるかに低いため，NH_4^+は尿細管腔にトラップされる(diffusion trapping)し，尿中に入り体外に排泄される。

集合管でのH^+の分泌は，NH_4^+の排泄にとって重要である。もし集合管のH^+分泌が抑制されるなら，太い上行脚により再吸収されるNH_4^+は尿中に排泄されない。その代わり，全身循環器系に戻り，肝で尿素に転換されたり，前に述べたように，その過程でHCO_3^-を消費する。新しいHCO_3^-は近位尿細管の細胞によるグルタミン代謝の間に産生される。しかし，全体の過程はNH_4^+が排泄されるまでは完全なものではない(すなわち肝でのNH_4^+からの尿素産生は抑制される)。このようにNH_4^+の排泄は近位尿細管におけるグルタミン代謝のマーカーとして利用できる。この化学量論的反応により，新しい1個のHCO_3^-分子は，尿に排泄されるNH_4^+分子1個と対応して全身循環系に戻る。

腎のNH_4^+系について重要な性状は，全身の酸塩基平衡により調節することができることにある。おそらく細胞内液のpHに影響することにより引き起こされた細胞外液のpHの変化は，近位尿細管のグルタミン代謝を変化させる(NH_4^+産生)。全身性アシドーシスの間は，グルタミン代謝に関与する近位尿細管細胞中の各種酵素が活性化される。この反応は新しい酵素の新生を引き起こすが，完全な適応をするのには数日間を要する。この酵素レベルの増加とともにNH_4^+産生が増大し，HCO_3^-の新生を亢進させる。逆に，グルタミン代謝はアルカローシスとともに抑制される。

血漿K^+濃度はまたNH_4^+産生を変化させる。高カリウム血症の際，NH_4^+産生は抑制され，低カリウム血症では逆にアンモニウム産生は亢進する。血漿K^+がNH_4^+産生を変化させる機構は十分に理解されていない。血漿K^+濃度の変化はH^+とK^+を交換することにより細胞内pHを変化させてしまうのかもしれない(第38章参照)し，細胞内pHの変化がグルタミン代謝を調節しているのかもしれない。この系を介して，高カリウム血症のとき，細胞外K^+を細胞内Na^+と交換する反応は，細胞内pHを上げ，それによりグルタミン代謝を抑制する可能性もある。低カリウム血症のときはその逆の反応が起こることになるであろう。

腎尿細管性アシドーシス renal tubular acidosis (RTA) は腎のNAEが損なわれた状況を示している。この条件下では，腎は非揮発性酸産生に見合った十分量の酸を排泄できないためにアシドーシスに至る。RTAは近位尿細管(近位尿細管性RTA)や遠位尿細管(遠位尿細管性RTA)でのH^+分泌障害でも起こるし，あるいは不適切なアンモニウム産生により引き起こされる。

近位尿細管性RTAは多様な遺伝性・後天性条件により引き起こされる(たとえば**シスチン蓄積症** cystinosis，**ファンコニー症候群** Fanconi's syndrome，炭酸脱水酵素阻害薬投与)。近位尿細管細胞によるH^+分泌が障害されると，濾過原尿中のHCO_3^-の再吸収が減少する。その結果，HCO_3^-は尿中から失われ，血漿HCO_3^-濃度は低下し，アシドーシスとなる。

遠位尿細管性RTAもまた，多くの遺伝的・後天的条件下で生じてくる(たとえば，**スポンジ様髄質腎** medullary sponge kidney，**アンホテリシンB** amphotericin Bのような薬剤，尿閉塞に伴い2次的に起こる条件)。原因に依存して集合管介在細胞からのH^+分泌は抑制されることもある。あるいはH^+に対する集合管の透過性が高まることもある。どちらにしても尿細管液を酸性にする能力に欠けている。その結果，滴定酸分泌は減少し，非イオン性拡散やNH_4^+の拡散トラップは障害を受ける。次いでNAEが低下し，その後にアシドーシスへと発展していく。

十分量のNH_4^+を産生したり排泄する過程での障害はまた，腎でのNAE量を減少させる。この状況下で近位尿細管のH^+分泌は正常で(遠位尿細管や集合管でのH^+分泌と同様に正常)，尿のpHは最大限の酸性となる。しかし，十分量のNH_4^+が欠けているので，NAEは酸産生総量より少なく代謝性アシドーシスに発展する。この型のRTAは通常ネフロン数が減少しているヒトで観察される(たとえば軽度から中等度の腎不全)。これらの形式のRTAから生じたアシドーシスが著明であるなら，患者は酸塩基平衡を維持するために，アルカリを摂取しなければならない(たとえば$NaHCO_3$)。このように，非揮発性酸の緩衝作用で失われるHCO_3^-は食餌により摂取される新しいHCO_3^-により再補充される。

酸塩基障害

酸塩基障害をもつ患者の診断やアプローチには，しばしば動脈血ガスの測定およびその判定が重要である。酸素分圧や二酸化炭素(炭酸ガス)分圧，そしてpHの測定を含む解析の焦点となるのはHCO_3^-緩衝系の要素であり，以下の反応で示される。

$$CO_2 + H_2O \xleftrightarrow{CA} H_2CO_3 \longleftrightarrow H^+ + HCO_3^- \qquad 39\text{-}4$$

この最初の反応(二酸化酸素の水和と水解)は速度限定反応である。すなわち，通常この反応はゆっくりで，**炭酸脱水酵素** carbonic anhydrase (CA)の存在下で非常に加速される。第2の反応，これは重炭酸をイオン化してH^+とHCO_3^-を産生するもので，総じて瞬時の反

応である．炭酸ガス分圧とpHの測定から，HCO_3^-濃度は以下のヘンダーソン-ハッセルバルヒ Henderson-Haselbalchの公式を使って算出できる．

$$pH = 6.1 + \log \frac{[HCO_3^-]}{0.03\, P_{CO_2}} \qquad 39\text{-}5$$

細胞外液のpHは非常に狭い範囲内（7.35～7.45）に維持されている．式39-5は，HCO_3^-濃度か炭酸ガス分圧（P_{CO_2}）のどちらかが変化すると細胞外液のpHが変化することを示している．細胞外液のHCO_3^-濃度の変化から生じる酸塩基平衡の障害は**代謝性酸塩基障害** metabolic acid-base disorderとよばれているし，炭酸ガス分圧の変化から起こってくる場合は**呼吸器性酸塩基障害** respiratory acid-base disorderとよばれている．これらの障害はこの章のあとでさらに詳しく説明される．腎は1次的にHCO_3^-濃度を調節している臓器で，肺は炭酸ガス分圧を調節している．

この章では単純に表現するため，体液のpHは7.4を正常値として用いているが，実際は7.35～7.45が正常範囲にある．同様に炭酸ガス分圧の正常範囲は35～45 mmHgである．しかし40 mmHgの炭酸ガス分圧が正常値として引用される．最終的には，24 mEq/lが細胞外液のHCO_3^-濃度の正常値と考えられているが，実際の正常範囲は22～28 mEq/lである．

防御機構が体液pHの変化を最小限にしている

酸塩基平衡障害が進行すると，身体は一連の機構を用いて細胞外液のpHの変化に対抗して防御しようとする．この防御機構は酸塩基障害を正常化はしないが，障害により生じたpHの変化を最小化しようとする．血液pHを正常値に復帰しようとするには，酸塩基障害をもたらす機構を正常化する必要がある．身体は酸塩基障害により生じた体液のpH変化に抗した一般的な3つの防御機構をもっている．すなわち①細胞外および細胞内緩衝作用，②肺での換気率を変えることにより血中の炭酸ガス分圧を調整する，③腎でのNAEを調整する．

細胞外および細胞内緩衝剤は体液pHの変化を素早く最小にするよう作用する

酸塩基障害の最初の防御線は，細胞外および細胞内の緩衝作用である．細胞外液の緩衝反応はいたって即時的で，それに対して細胞内の緩衝作用はよりゆるやかで数分を要する．

非揮発性酸やアルカリの体液への付加により生じる代謝性障害は，細胞外・細胞内双方で緩衝される．HCO_3^-緩衝系は主要な細胞外緩衝作用である．非揮発性酸が体液に付加されると（あるいは身体から塩基が失われると），酸を中和する過程でHCO_3^-が消費され，細胞外液のHCO_3^-濃度は低下する．逆に非揮発性塩基が体液に付加されると（あるいは酸が身体から失われると），H^+が消費され，重炭酸を解離してより多くのHCO_3^-が産生されるようになる．その結果HCO_3^-濃度は上昇する．

HCO_3^-緩衝系は，主要な細胞外緩衝作用を行うが，リン酸や血漿蛋白質も付加的な細胞外緩衝作用をもつ．HCO_3^-，リン酸，および血漿蛋白質の総合緩衝作用の効果は，非揮発性酸あるいはアルカリ負荷の緩衝作用を行い，前者はそのほぼ50％，後者は70％を達成する．この2つの緩衝系以外の緩衝作用は細胞内で生じる．細胞内緩衝作用としてはH^+の細胞内移行（非揮発性酸の緩衝作用の間に起こる）や細胞外移行（非揮発性アルカリの緩衝作用の間に起こる）がある．H^+はHCO_3^-，リン酸，そして蛋白質のヒスチジン基により，細胞内で滴定される．

骨は細胞外緩衝作用を行う他の源である．アシドーシスとともに骨の緩衝作用は骨の脱ミネラル化をきたすが，それはCa^{2+}含有の塩が骨から放出されるCa^{2+}と交換してH^+と結合するからである．

呼吸器性酸塩基障害が生じると，体液のpHは炭酸ガス分圧の変化の結果として変化する（式39-5参照）．呼吸器性酸塩基障害時の緩衝作用は実際上すべての反応が細胞内で生じる．炭酸ガス分圧が上昇する（呼吸器性アシドーシス）とき，炭酸ガスは細胞内に入り，水と結合して重炭酸となる．重炭酸はすぐに解離し，H^+濃度は上昇する．H^+の一部は細胞蛋白質により緩衝化される．この過程は酸素分圧が減少すると逆転する（呼吸器性アルカローシス）．

肺の換気率は酸塩基障害に反応して変化する

肺は酸塩基障害に対する第2の防御線である．ヘンダーソン-ハッセルバルヒの式（式39-5）で示されるように，炭酸ガス分圧の変化は血液pHを変える．すなわち，その増加はpHの減少を起こし，その減少はpHの増加を起こす．

換気率は炭酸ガス分圧を決定する．換気を増大させると炭酸ガス分圧は減少し，換気が減少すると後者は増加する．血液炭酸ガス分圧とpHは換気率の重要な調節役である（第31章参照）．代謝性アシドーシスが起きると，H^+の上昇（pHの低下）は換気率を上昇させる．逆に代謝性アルカローシスの際はH^+は減少し（pHの増加），その結果，換気率は低下する．最大換気率の状況下では，炭酸ガス分圧はほぼ10 mmHgまで低下する．低酸素状態，すなわち換気を亢進しうる刺激は低換気とともに増大するが，炭酸ガス分圧が上昇する程度は制限されている．正常個体では，低換気状態では炭酸ガス分圧は60 mmHgを超えて上昇することはない．代謝性酸塩基障害に対する呼吸器性反応

は数分以内に開始されるが，完全な代償がなされるまでには数時間を要する。

腎での酸素排泄総量は酸塩基障害に反応して変化する

酸塩基障害の第3の，最終の防御線は腎である。血漿pHや炭酸ガス分圧の変化に反応して，腎はHCO_3^-と酸総量の排泄において適正な調整を行っている。腎での反応は完全なものになるまで数日を要する可能性はあるが，近位尿細管でのNH_4^+産生に関与する酵素の合成と活性を増加させるには数時間から数日を要する。アシドーシス(H^+濃度，あるいは炭酸ガス分圧の上昇)の場合，ネフロンからのH^+の排泄は亢進し，濾過されたHCO_3^-は再吸収される。NH_4^+の産生と排泄もまた亢進すると，腎でのNAEは増加する(式39-3)。NAEの過程で発生した新しいHCO_3^-は身体に戻り，血漿HCO_3^-濃度が増加する。

アルカローシス(H^+，酸素分圧が低下)では，ネフロンからのH^+の分泌は抑制される。結果として，NAEとHCO_3^-の再吸収は減少し，HCO_3^-が尿に出現する。HCO_3^-の一部は集合管から尿に分泌される。HCO_3^-の排泄亢進とともに血漿HCO_3^-濃度は減少する。

> 胃内容物の体外への喪失(たとえば嘔吐や胃内容物吸引)により，胃の塩酸欠乏で2次的なアルカローシスが生じる。胃液の喪失が重篤な場合，細胞外液容量の減少が起こる。この条件下では腎は十分量のHCO_3^-を排泄して代謝性アルカローシスを代償することができない。HCO_3^-は排泄されないが，容量の減少は近位尿細管によるNa^+再吸収を亢進し，アルドステロン濃度を高める(第37章参照)。次いでこれらの反応は，Na^+の近位尿細管による再吸収がNa^+-H^+対向輸送体を介したH^+分泌と対になっているので，HCO_3^-排泄を制限する。結果として，HCO_3^-は，Na^+排泄を減少させる必要性から再吸収される。さらにアルドステロン濃度の上昇は集合管からのH^+分泌を刺激している。胃内容物を喪失する個体では，代謝性アルカローシスと逆説的な酸性尿が生じることが特徴的である。等細胞外液容量が再確立するとアルカローシスの是正が生じる。等細胞外液量の回復とともに，集合管によりH^+分泌が起こり，近位尿細管ではHCO_3^-再吸収は減少する。結果として，HCO_3^-排泄が亢進し，血漿HCO_3^-濃度が正常化する。

表39-2▼には，いろいろな酸塩基障害の一義的な変化とその後の防御機構がまとめられている。防御機構は通常，**代償性反応**compensatory responseとして捉えている。すべての酸塩基障害では，代償性反応は基礎にある障害を是正しないが，単純にpHの変化幅を少なくしている。酸塩基障害の是正には，その原因に対する治療が必要である。

代謝性アシドーシスの特徴は低血漿重炭酸塩濃度とpH低値である

非揮発性酸の身体への付加(たとえば糖尿病性ケトアシドーシス)，非揮発性塩基の喪失(たとえば下痢により引き起こされる)，あるいは十分な酸総量を分泌して非揮発性酸を中和するのに利用されるHCO_3^-を補充するうえでの腎の機能障害がある場合(たとえば腎尿細管性アシドーシス，腎不全)に，代謝性アシドーシスが進行する。前に述べたように，H^+の緩衝作用は細胞外と細胞内，双方で起こる。pHが低下すると呼吸中枢が刺激され，換気率が亢進する(呼吸器性代償)。これは炭酸ガス分圧を低下させ，さらに血漿pHが低下するのを最小限にする。最終的には酸総排泄量は増加する。これは尿から全炭酸イオンを除去する(濾過HCO_3^-の再吸収亢進)ことにより，NH_4^+排泄を亢進させる(新しいHCO_3^-産生を亢進)ことにより行われる。もし酸塩基障害を開始する過程が是正されるなら，腎での酸排泄の亢進が最終的にはpHやHCO_3^-濃度を正常化する。pHの正常化後に換気率もまた正常に回復する。

> 非揮発性酸が体液に付加されるとき，たとえば**糖尿病性ケトアシドーシス**diabetic ketoacidosisにある場合，H^+濃度は上昇し(pHは低下)，HCO_3^-濃度は低下する。さらに，非揮発性酸と関連する陰イオンの濃度が増加する。この陰イオン濃度の変化を利用して陰イオンギャップanion gapを計算することで，代謝性アシドーシスの原因を解析する便利な方法がある。陰イオンギャップは，主な血漿陽イオン(たとえばNa^+)と主要な陰イオン(たとえばCl^-とHCO_3^-)の濃度差を示している。
>
> 陰イオンギャップ＝$[Na^+]-([Cl^-]+[HCO_3^-])$　　39-6
>
> 正常では陰イオンギャップは8〜16 mEq/lの範囲にある。陰イオンギャップは実際は存在しないことを認識すべきである。すべての陽イオンは陰イオンにより均衡を保っている。このギャップは単に測定されたパラメータのバランスを反映しているにすぎない。実際は，
>
> $[Na^+]$＋[未測定の陽イオン]＝
> $[Cl^-]+[HCO_3^-]$＋[未測定の陰イオン]　　39-7
>
> 非揮発性酸の陰イオンがCl^-なら，陰イオンギャップは正常である(すなわち，HCO_3^-濃度の減少が，Cl^-の増加と見合っている)。下痢や腎尿細管性アシドーシスと関連した代謝性アシドーシスは正常な陰イオンギャップをもっている。

表39-2　酸塩基失調に対する防御機構

失調	血漿pH	1次性変化	防御機構
代謝性アシドーシス	↓	↓[血漿HCO_3^-]	ICF緩衝剤、ECF緩衝剤、過呼吸(↓P_{CO_2})
代謝性アルカローシス	↑	↑[血漿HCO_3^-]	ICF緩衝剤、ECF緩衝剤、低換気量(↑P_{CO_2})
呼吸性アシドーシス	↓	↑P_{CO_2}	ICF緩衝剤、↑腎H^+排泄
呼吸性アルカローシス	↑	↓P_{CO_2}	ICF緩衝剤、↓腎H^+排泄

対照的に非揮発性酸の陰イオンがCl^-でないとき（たとえば乳酸やβ-ヒドロキシ酪酸），陰イオンギャップは増大する（すなわち，HCO_3^-の減少はCl^-の増加と見合っておらず，むしろ未測定陰イオン濃度の上昇によって釣り合いをとっている）。陰イオンギャップは，腎不全，糖尿病（ケトアシドーシス），乳酸アシドーシス，大量のアスピリンの服用と関連した代謝性アシドーシスで増大する。陰イオンギャップの算定は代謝性アシドーシスの病因を同定するのに有益な方法である。

代謝性アルカローシスの特徴は，血漿中の重炭酸塩濃度の上昇とpHの上昇である

　代謝性アルカローシスは，細胞外液量の減少（たとえば出血），非揮発性酸の喪失（たとえば嘔吐による胃塩酸の喪失）の結果として，非揮発性アルカリを身体に付加する（抗酸物質の摂取）ことにより生じる。緩衝作用はほとんどが細胞外で起こり，細胞内では，きわめて少ない程度である。pHの増加は呼吸中枢を抑制し，換気率は低下，そして炭酸ガス分圧は上昇する（呼吸性代償）。代謝性アルカローシスに対する腎の代償性反応は，ネフロンに沿った再吸収を減少させることによりHCO_3^-排泄を亢進させることである。通常，この反応はきわめて急速に，そして効率よく行われる。しかし，すでに述べたように，アルカローシスが細胞外液量の喪失とともに生じる（たとえば，水の喪失がH^+の喪失とともに起こる，嘔吐時）とき，HCO_3^-は排泄されない。腎からのHCO_3^-の排泄は亢進し，細胞外液量が等量に回復するとともにアルカローシスが補正される。最初の酸塩基障害の原因が是正されるなら，HCO_3^-排泄亢進はpHとHCO_3^-濃度を正常化する。pHが是正されると換気率は正常化する。

呼吸性アシドーシスの特徴は炭酸ガス分圧の増加とpHの減少である

　呼吸性アシドーシスは，肺胞を介してのガス交換の減少（たとえば呼吸器中枢の薬剤性抑制），あるいはガス拡散障害（心血管あるいは肺疾患のときに生じる肺浮腫）の結果として生じてくる。代謝性障害とは対照的に，呼吸性アシドーシスでは，ほとんどすべてが細胞内で緩衝作用が生じる。炭酸ガス分圧の上昇やpHの低下はネフロンによるHCO_3^-の再吸収とNH_4^+排泄（腎の代償作用）の双方を刺激する。総合してこれらの反応はNAEを増加させ，HCO_3^-を新生する。腎での代償性反応は数日を要して生じる。結論として，呼吸性酸塩基障害は普通，急性期と慢性期に分けられる。急性期では，腎での代償性反応のための時間は不十分なので，身体はpHの変化を最小限にするために細胞内緩衝作用で応答する。基礎にある障害を是正すると炭酸ガス分圧は正常化し，腎からの酸排泄は最初のレベルまで減少する。

呼吸性アルカローシスの特徴は炭酸ガス分圧の低下であり，pHの上昇である

　呼吸性アルカローシスは肺におけるガス交換増加により生じるが，これは通常，呼吸中枢の刺激による換気亢進に起因する（薬剤や中枢神経系障害による）。過剰換気はまた苦悶，疼痛，あるいは恐怖の結果として生じる。呼吸性アシドーシスの場合と同様に，呼吸性アルカローシスでは，腎での代償反応に要する時間を反映して急性相と慢性相がある。腎での代償反応で，pHの上昇と炭酸ガス分圧の低下はネフロンでのHCO_3^-再吸収を抑制し，NH_4^+産生と排泄を減少させる。これら2つの効果は，結果としてNAEを減少させる。原因である障害を是正すると，炭酸ガス分圧を正常化し，腎での酸排泄も増加して最初のレベルに回復する。

酸塩基障害の解析

　酸塩基障害の解析は，適正な治療が始められるように基礎にある障害を同定することを目的としている。患者の既往歴や関連した身体所見はしばしば，酸塩基障害の性状，障害部位について貴重な手がかりを提供してくれる。さらに動脈血検体の解析がしばしば必要となる。もし系統的に進めようとするなら，そのような解析はきわめて有益な方法である。たとえば次に述べるようなデーターを考えてみよう。

pH	7.35
$[HCO_3^-]$	16 mEq/l
P_{CO_2}	30 mmHg

これらの数値，あるいは他のセットとなる数値により示される酸塩基障害は，次の3つの段階でのアプローチにより決定することができる（図39-5▼）。

1. pHの測定：最初にpHを考慮に入れると，基礎にある障害はアシドーシスかアルカローシスのどちらかに分類される。身体の防御機構はそれ自身で酸塩基障害を是正できない。たとえ防御機構が完全に作動していたとしても，pHは最初の障害の元の状態をなお示しているかもしれないからである。上述の例では，pH 7.35はアシドーシスを示している。

2. 代謝性あるいは呼吸性障害の鑑別：単純な酸塩基障害は代謝性か呼吸性のどちらかである。どちらであるかを決定するには，臨床医は次に（訳注：動脈血中）HCO_3^-濃度や炭酸ガス分圧を測定しなければならない。前述したように，アシドーシスはHCO_3^-濃度の減少（代謝性），あるいは炭酸ガス分圧の上昇（呼吸性）の結果生じてくる。逆に，アルカローシスはHCO_3^-の増

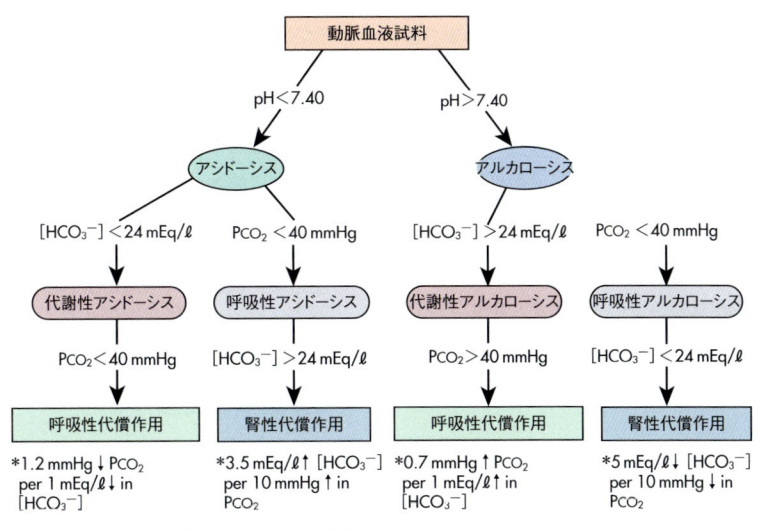

図39-5　酸塩基平衡異常の病態解析プロトコル

加(代謝性)か，炭酸ガス分圧の低下(呼吸性)の結果生じる。上述の例ではHCO$_3^-$濃度は正常より低下しているし(正常値は24 mEq/l)，炭酸ガス分圧も同様である(正常値は40 mmHg)。それゆえに障害は代謝性アシドーシスに違いない。炭酸ガス分圧が減少しているので呼吸性アシドーシスではない。

3. 代償性反応の解析：代謝性障害は，代償性の換気における変化，そして炭酸ガス分圧の変化をもたらす。一方，呼吸性障害は腎での酸排泄における代償性変化をもたらし，HCO$_3^-$濃度の変化をきたす。適当に代償された代謝性アシドーシスのときでは，炭酸ガス分圧は減少し，代償された代謝性アルカローシス時では増加する。呼吸性アシドーシスでは，完全な代償作用の結果，HCO$_3^-$濃度が上昇する。逆に，HCO$_3^-$濃度は呼吸性アルカローシスに反応して減少する。上述の例では炭酸ガス分圧は正常値より低く，この減少程度は予想どおりである(図39-5▼)。それゆえに，酸塩基障害は適当な呼吸性代償を伴った単純な代謝性アシドーシス状態であると診断される。

1人の患者に多重の酸塩基障害が生じうる

もし適当な代償反応が行われないとしたら，**混在型酸塩基障害** mixed acid-base disorderが起こると推測される。そのような障害は酸塩基障害の基礎に，複数の原因が存在することを反映している。動脈血ガス分析が適当な代償反応が起きていないことを示唆しているとき，混在障害が起きているのではと推測できる。たとえば，次のデーターを考えてみよう。

pH	6.96
[HCO$_3^-$]	12 mEq/l
PCO$_2$	55 mmHg

3段階のアプローチにより，障害が，代謝性要素(HCO$_3^-$濃度が24 mEq/lより低い)，および呼吸性要素(炭酸ガス分圧が40 mmHg以上)の双方を示すアシドーシスであることが明らかである。このような障害が混在型である。たとえば，肺気腫(慢性呼吸性アシドーシス)の既往のある場合，そして下痢を伴う急性胃腸疾患に伸展している場合，このような混在タイプの障害が生じてくる。下痢便にはHCO$_3^-$が含まれるので，その体外への喪失は代謝性アシドーシスを進行させる結果となる。

混在型酸塩基障害は，患者が炭酸ガス分圧，HCO$_3^-$濃度が異常値で，pHが正常値を示したときにも示唆される。そのような条件は，大量のアスピリンを服用した患者で起こる。サリチル酸(アスピリンの活性成分)は代謝性アシドーシスを誘導し，同時に呼吸中枢を刺激して過剰換気や呼吸性アルカローシスを引き起こす。このような患者ではHCO$_3^-$濃度は低下し，炭酸ガス分圧も低下する。

まとめ

- 体液のpHは，肺，肝，そして腎の協調作用により，狭い範囲内に維持されている。これらの臓器では，食餌で摂取されたものと代謝により産生されたものの総量により，酸・アルカリの排泄を調節して，酸塩基平衡を維持している。

- 腎は，代謝と食餌摂取により得られた非揮発性酸総量に見合った酸を排泄することにより酸塩基平衡を維持している。腎はまた，実質上，濾過液中のすべての

HCO$_3^-$を再吸収することにより，尿中へのHCO$_3^-$喪失を防いでいる。濾過HCO$_3^-$の再吸収と酸排泄の双方は，ネフロンからのH$^+$分泌により成立する。

■ 腎総酸排出量（NAE）以下の式に従って測定される。

$$NAE = [(U_{NH_4^+} \times \dot{V}) + (U_{TA} \times \dot{V})] - (U_{HCO_3^-} \times \dot{V})$$

■ リン酸は一義的な尿緩衝物質（滴定酸）である。その産生（グルタミン代謝からの）とNH$_4^+$の排泄は，腎での新しいHCO$_3^-$産生に必須であり，酸塩基障害に反応して制御されている。

■ 身体は体液pHへの酸塩基障害の影響を最小限化するために以下の3つの防御機構を働かせている。① 細胞外そして細胞内緩衝作用，② 呼吸性代償作用，③ 腎での代償性作用。

■ 代謝性酸塩基障害は，まず最初に，炭酸ガス分圧を変化させ，次いで身体への酸の補充や身体からのアルカリの喪失を引き起こす。代謝性アシドーシスに反応して，肺換気が亢進し，炭酸ガス分圧が減少する。HCO$_3^-$濃度の上昇によりアルカローシスとなる。これは炭酸ガス分圧を上げる呼吸性換気を抑制する。代謝性酸塩基障害に対する肺の反応は分（min）の単位で生じる。

■ 呼吸性酸塩基障害は，最初は炭酸ガス分圧の変化から生じる。炭酸ガス分圧の上昇はアシドーシスを誘導し，腎では酸排泄総量を増加させて反応する。逆に炭酸ガス分圧の低下はアルカローシスを誘導し，腎からの酸排泄は抑制される。腎は数時間から数日をかけて呼吸性酸塩基障害に反応する。

Part VIII
内分泌系

Endocrine System

- 第40章　内分泌生理学における一般的原則
- 第41章　体全体の代謝
- 第42章　膵島のホルモン
- 第43章　カルシウムとリン酸の代謝に関する内分泌による調節機構
- 第44章　視床下部と下垂体
- 第45章　甲状腺
- 第46章　副腎皮質
- 第47章　副腎髄質
- 第48章　生殖内分泌概論
- 第49章　男性生殖機能
- 第50章　女性生殖機能

第40章
内分泌生理学における一般的原則

到達目標
- 内分泌系の全般的働きについて説明できる。
- いろいろなホルモン産生の作用を識別できる。
- ホルモン作用の多様な仕組みを説明できる。
- ホルモン産生量をどう計るのか示すことができる。
- 全身のホルモンに対する反応性を決定する因子について説明できる。

内分泌系は，身体のあらゆる細胞，組織や器官の働きを調節するので，いままでの章で述べたすべてのことに関わっている。内分泌系には，それぞれ特有な性質をもつ多くのものがあるが，この章では，ホルモンの分泌と作用の過程のもととなる基礎的なテーマについて述べる。

内分泌系は環境に適応するための鍵となる要素である

内分泌系は，ヒトが内的あるいは外的環境の変化に適応するための鍵となる要素である。基質，電解質，水，環境物質，熱などの流入・流出が変化したとき，内分泌系は内的環境の安定性を維持するように働く。特定の内分泌細胞は，通常は腺としてまとまっていて，変化を感知し，反応して**ホルモン** hormone とよばれる化学物質を血中に分泌する。この特別な分子は，いろいろな組織へ循環系によって運ばれ，標的細胞にシグナル伝達をして作用する。結果として，ホルモン産生を引き起こした変化とは逆の方向に標的細胞が反応するので，その組織の元の状態を回復する。内分泌系は，この**ホメオスタシス** homeostasis（恒常性）の維持という基本的な役割に加え，成長，発育，成熟，老化の過程の開始，媒介，調節に役立っている。

ホルモンは，本来1つのタイプの細胞により産生され，血流を通して遠くの標的細胞へシグナルを送る物質と定義されていた。しかし，この精巧なシグナル伝達の方法論は，おそらくもっと原始的なものから進化したものであろう（図40-1▼）。内分泌細胞から分泌されたホルモン分子は，単純に拡散によって間質液を通り，同じ場所の標的細胞に到達して作用することができる。この過程を**傍分泌（パラクリン）作用** paracrine function とよぶ。ホルモン分子は，それを分泌した内分泌細胞に作用し，自らの分泌，あるいは細胞内過程を調節することができる。これは，**自己分泌（オートクリン）作用** autocrine function とよばれる。

古典的な内分泌細胞は，下垂体，甲状腺，副腎，副甲状腺，性腺，膵島にある。しかし，ホルモン様のシグナル伝達を行う分子は，神経細胞，腎細胞，心室・心房細胞，内皮細胞，免疫細胞，脂肪細胞，間葉組織細胞，血小板のような古典的には内分泌系でない細胞によっても産生される。

内分泌系は神経系から独立して作用する場合も，神経系と統合されて作用する場合もある

内分泌系と神経系は，変化に対する生体の適応において主要な要素である（図40-2▼）。この2つの信号伝

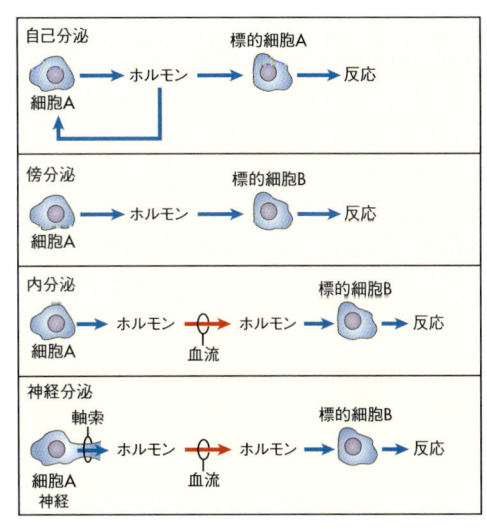

図40-1　ホルモン分子を介しての細胞間の信号伝達の仕組み．自己分泌作用により，ホルモンシグナルはホルモンを分泌した細胞や近隣の同種の細胞に働く．傍分泌作用では，ホルモンシグナルは間質液を介してすぐ近くの標的細胞に運ばれる．内分泌作用においては，シグナルは血流を介して遠隔の標的細胞に運ばれる．神経分泌作用では，ホルモンシグナルはニューロンで生じ，軸索から血流へと輸送され，遠隔の標的細胞に運ばれる．

達系には，いくつか共通な性質がある．
1. ニューロンも内分泌細胞も分泌能をもっている．
2. 内分泌細胞，ニューロンはともに電位を発生し，脱分極を起こすことができる．
3. 神経伝達物質とホルモンの両方として作用する物質がある．
4. ホルモンと神経伝達物質の作用機構では，ともに標的細胞の特異的受容体との相互作用を必要とする．

内分泌系は化学的刺激に，神経系は身体的あるいは機械的刺激により反応するが，かなり重複する部分がある．たとえば，光の量や血漿中の物質の濃度の変化は，両方の系に反応を引き起こす．両方の系の間の相互作用にはいくつかのタイプがある．
1. ホルモンの放出を起こさせる刺激は，まず神経系に感知され，次に適当な内分泌細胞が反応するように信号が伝えられる．
2. ニューロンには，軸索が神経束や神経路となって毛細血管に終末を伸ばしているものがある．刺激により神経伝達物質が血流へと放出される．この信号伝達様式の混成種は**神経分泌（ニューロクリン）作用** neurocrine function（図40-1▼），その信号分子は**神経ホルモン** neurohormoneとよばれる．たとえば，**抗利尿ホルモン** antidiuretic hormone（**ADH**）は視床下部の細胞体でつくられるが，このニューロンの軸索の終末から下垂体後葉を流れる血流へ放出される．その後，ADHは遠隔の腎細胞へ作用し，自由水の再吸収を起こす．ADHの軸索放出を刺激するのは脱水であり，それは血漿浸透圧の上昇，循環血液量の減少，あるいはその両方として視床下部で感知される．
3. 刺激によっては，内分泌系と神経系の統合された反応を引き起こし，ホメオスタシスを回復するためにお互いの作用を増強する．

化学的ホメオスタシスの原理と内分泌系の神経系に対する基本的関係の良い例としては，非常に激しい長時間の運動により起こる血糖値の低下（**低血糖** hypoglycemia）に対する生体の反応がある（図40-3▼）．脳の機能を保つためにグルコースの供給は絶対に必要であり，脳は低血糖に長く耐えることはできない．膵

図40-2 内分泌系と神経系の関係の概観．よく似た刺激により両方の系の活性化が起こる．内分泌細胞により分泌され血流によって運ばれるホルモンは，軸索を伝わりニューロンから放出される神経伝達物質に似ている．また，神経伝達物質はホルモン放出を刺激し，自らホルモンとして作用する．いずれの系の反応も受容体を介し，化学的あるいは物理的変化をもたらす．

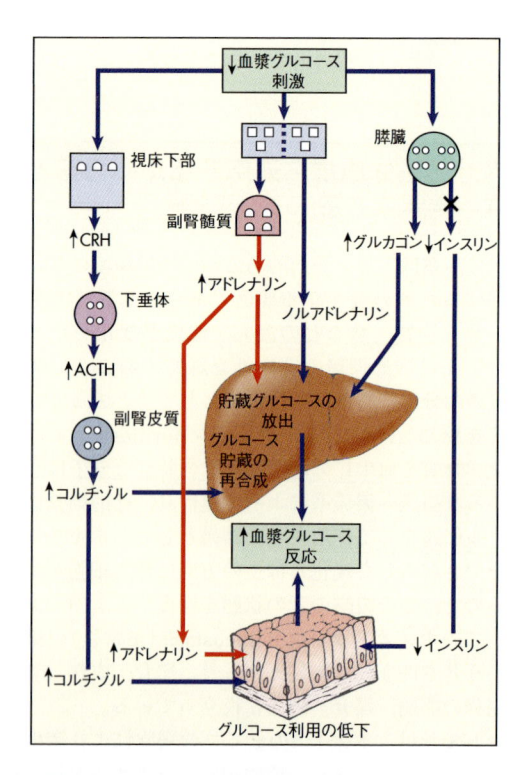

図40-3 低血糖に対する内分泌と神経の統合された反応．その反応における主要な内分泌系の要素として下垂体前葉，副腎皮質，副腎髄質，膵島がある．視床下部と交感神経系が，その反応の神経系の要素である．それぞれの要素が血漿グルコース濃度の維持にどのように働いているかの詳細は本文を参照せよ．ACTH：副腎皮質刺激ホルモン，CRH：副腎皮質刺激ホルモン放出ホルモン．

臓の内分泌細胞は低血糖に反応し，肝臓に貯えられたグルコースの放出を刺激する**グルカゴン** glucagon とよばれるホルモンを分泌する。膵臓の他の内分泌細胞は，低血糖に対して逆の方向へ向かうように反応し，**インスリン** insulin というホルモンの分泌を減少させる。そのために，脳以外の組織でのグルコースの利用が低下する。

視床下部のあるニューロンは，低血糖を感知して交感神経系のインパルスを副腎髄質に送ることにより，直接，貯蔵されているグルコースの放出を増大させる。この神経内分泌腺（副腎髄質）は**アドレナリン** adrenaline というホルモンを分泌する。アドレナリンは，肝臓に作用して貯蔵していたグルコースを放出させ，他の組織ではグルコースの利用を低下させる。視床下部の他のニューロンも同じく低血糖を感知し，神経内分泌系と内分泌系が統合された経路を介して，副腎皮質を刺激して**コルチゾル** cortisol というホルモンを分泌させる。このホルモンは，肝臓にグルコース産生を起こさせ，先に貯えられていたグルコースが使いつくされたときの供給を維持させる。また，コルチゾルは脳以外の組織で，インスリン依存性のグルコースの利用を抑制する。こうした内分泌と神経の低血糖に対する敏速な反応により，血漿グルコースのレベルは正常に回復する。

ホルモンは，さまざまな方法で生成され，貯えられ，分泌される

ペプチド peptide と**蛋白質ホルモン** protein hormone は，すべての分泌蛋白質の生成に特有の一般的過程により生成される（図40–4）。ホルモンの生成を指命する DNA分子（遺伝子）は，その情報をメッセンジャーRNA（mRNA）分子に転写する。mRNAは核膜から細胞質へ移り，リボソーム上で正しいアミノ酸配列を組み立てて，その信号を最初の遺伝子産物に翻訳する。この分子はホルモンそのものよりも大きく，**プレプロホルモン** preprohormone とよばれる。そのN末端にあるシグナルペプチドがホルモン前駆物質をリボソームから**小胞体** endoplasmic reticulum へと向かわせる。この過程の間に，シグナルペプチドは分解され，**プロホルモン** prohormone が残る。この分子はホルモンだけでなく他のペプチド配列も含んでいる。

プロホルモンはゴルジ Golgi 装置へと運ばれ，そこでさらにプロセッシングを受ける。それには分解，糖の付加，あるいは別の遺伝子に由来するサブユニットの結合などが含まれる。ゴルジ装置でホルモンやその副産物が分泌顆粒の中にいっしょに包み込まれる。

内分泌細胞が刺激されると，分泌顆粒の内容が細胞外液へと放出され，近傍の血管に入る（図40–5）。マイクロフィラメントの収縮や微小管に導かれて，分泌

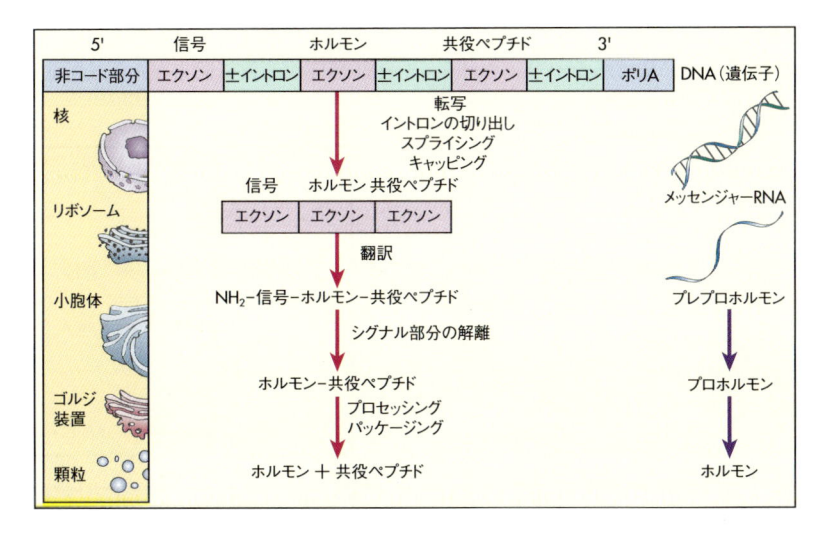

図40–4 ペプチドホルモンの生成。核内でイントロン（非コード部位）の削除，エクソン（コード部位）のスプライシング，キャッピングによってまず遺伝子の転写物が生成される。この結果できあがった成熟 mRNA は細胞質へ移動し，リボソーム上で前駆体蛋白質（プレプロホルモン）の合成を指示する。この過程でN末端のシグナルは除去され，その結果できたプロホルモンは小胞体へと運ばれる。プロホルモンはさらにプロセッシングを受けて，ゴルジ装置で分泌顆粒の中に包み込まれる。顆粒中のプロホルモンが最終的に分裂したのち，ホルモンと共存するペプチドはエクソサイトーシスにより分泌される。

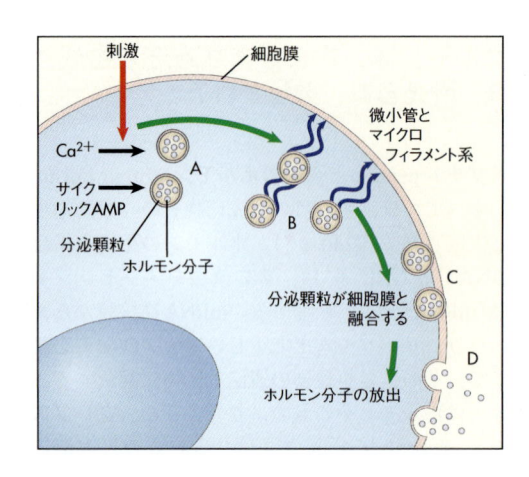

図40-5 エクソサイトーシスによるペプチドホルモンの分泌。A：細胞内Ca^{2+}レベルを上げ，多くは細胞内サイクリックAMPレベルも上昇させる刺激により分泌は開始される。B：微小管やマイクロフィラメントの活性化によって，分泌顆粒が整列され細胞膜へと運ばれる。C：分泌顆粒の膜が細胞膜と融合する。D：共有する膜が破れ，ホルモンは間質へと放出される。

顆粒は細胞膜へ向かい，細胞膜と融合する。**GTP結合蛋白質**GTP-binding protein（G蛋白質）は顆粒が特定の部位に結合するのを助ける。顆粒放出の機構には，細胞内Ca^{2+}濃度の上昇が必要である。そのCa^{2+}は細胞外液か，小胞体や他の小器官に含まれている細胞内貯蔵に由来する。エクソサイトーシスでもまた，**サイクリックAMP**cyclic AMP（cAMP）濃度の上昇が先に起こることが多い。

カテコールアミンホルモンcatecholamine hormone（アドレナリン，ノルアドレナリン，ドーパミン）は，一連の酵素反応によってアミノ酸であるチロシンから生成される。しかし，それは分泌顆粒に貯えられ，ペプチドホルモンと同様な方法で分泌される。

甲状腺ホルモンthyroid hormone（チロキシン，トリヨードチロニン）は，大きな蛋白質分子にペプチド結合で取り込まれたアミノ酸との一連の反応によって，チロシンとヨードからつくられる。次いで，このホルモンは，内分泌細胞群が取り囲んで共有する貯蔵場所（濾胞）の中で蛋白質分子の中に貯蔵される。甲状腺ホルモンの分泌には濾胞から回収され，貯蔵型蛋白質から酵素によって分離されることが必要である。

ステロイドホルモンsteroid hormone（コルチゾル，アルドステロン，エストロゲン，プロゲスチン，ビタミンD）は，一連の酵素反応によりコレステロールから生成される。しかし，ステロイドホルモンは分泌する内分泌腺の中でほとんど貯えられることはない。したがって，ステロイドホルモン分泌の増加はコレステロールからの生合成全体の活性化によって生じる。事実上，すべてのステロイドホルモンの貯蔵形態は，細胞内に貯えられたコレステロールであるといえる。

> ペプチド，蛋白質ホルモンの不足，あるいは異常な合成を起こす遺伝病はまれであり，たいていはホルモンの遺伝子自身の異常である（たとえば，インスリン）。甲状腺やステロイドホルモンの場合では，変異遺伝子の産物は普通，影響を受けるホルモンの生合成過程において，多くの異なった反応を触媒するうちの1つの酵素（たとえば，副腎のステロイドヒドロキシラーゼ）である。

ホルモン分泌を調節している主な機構はネガティブフィードバックである

ホルモン分泌はホメオスタシスの維持におけるホルモンの働きと相関する。主な調節機構は**ネガティブフィードバック**negative feedbackである（図40-6▼）。ホルモンAが基質Bの血漿濃度を上昇させるように働くなら，基質Bの減少がホルモンAの分泌を刺激する。一方，基質Bの上昇によりホルモンAの分泌が抑制される。本質的に，ホルモン作用を必要とする生理学的状態では，その放出も刺激する。先のホルモンの作用によって生じた状況や産物は，それ以上のホルモンの放出を抑制する。このホメオスタシスをもたらす協調性は，ホルモンと基質，無機質，別のホルモン，または体液量といった物理的因子との間にさえも存在すると思われる。

ときにポジティブフィードバックもみられる。そのような状況では，最初のホルモン作用の産物がさらにホルモンの分泌を刺激する。この産物が最終的に適当な濃度に達したとき，ホルモン分泌にネガティブフィードバックが働くと思われる。この調節機構によって生物機能が非常に低レベルの段階から始まっても，正

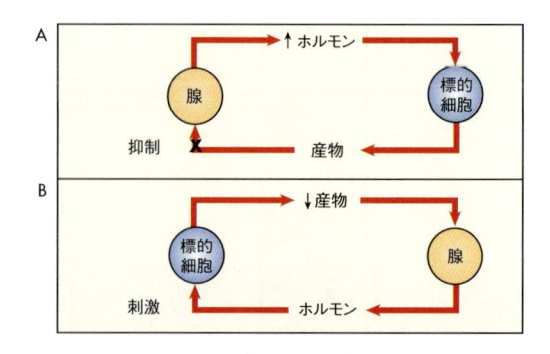

図40-6 ネガティブフィードバックの原理。A：ホルモン分泌の増加によって，標的細胞からより多くの産物が放出されると，その産物が内分泌腺にフィードバックをかけてそれ以上のホルモンの分泌を抑制する。このように，ホルモンの過剰を制限し，抑制する。B：標的細胞からの産物の放出が減少すると，ホルモン分泌が刺激される場合，ホルモンは標的細胞からの産物の放出を刺激する。このように，産物の不足を制限し，調節する。

常な生理的機能の過程で高いレベルに達するに違いない。フィードバック調節は内分泌細胞の機能のあらゆるレベルで働く（すなわち，ホルモン遺伝子の転写，遺伝子メッセージの翻訳，蓄積されていたホルモンの放出の際に）。

恒常性フィードバックに加えて，1日単位の，あるいはもっと短い時間におけるリズム変動，睡眠の深さ，季節の変化，成長の段階（胎児期，新生児期，思春期，老齢期）に依存したホルモン放出パターンがある。さらに，痛み，感情，恐怖，損傷，性的興奮が複雑な神経経路を介してホルモンの放出を促進したり抑制したりする。

> 内科的・外科的ストレスを経験したヒトでは，グルコースや遊離脂肪酸などの燃料の動員が刺激され，心臓や筋肉組織へのその分配を増大させるホルモン（たとえば，コルチゾル，カテコールアミン，グルカゴン）を放出するパターンを示す。対照的に，成長と生殖の過程は抑制される。ホルモンはまた，ストレスに対する免疫反応を調節する。

ホルモンのターンオーバー

ホルモンと血漿蛋白質との結合がホルモンのターンオーバーの速さに多大な影響を与える

血中に分泌されたのち，カテコールアミンやペプチド，ほとんどの蛋白質ホルモンは他の血漿成分と結合することなく循環する。対照的に，甲状腺やステロイドホルモンはほとんどが特異的なグロブリン，アルブミンと結合して循環する。この蛋白質との結合の程度によって，ホルモンの血漿から間質液への流出，標的細胞への接近が大きく影響される。ホルモンの血漿半減期（濃度が50％減少するのに要する時間）は，強く蛋白質と結合することで上昇する。

糖をもつ大きな蛋白質ホルモンは，小さな蛋白質，ペプチドホルモンよりも長い半減期をもつ。血漿から出たあと，ホルモン分子は，ときには標的細胞から離れたのち，リンパ経路を通って，循環系へ戻ってくる。

ホルモン除去過程の全体像は，その代謝クリアランス率として表される

標的細胞での取り込み，代謝による分解，尿や胆汁中への分泌によって，ホルモンは血中から不可逆的に消失していく。その全除去過程の総和は，ある物質を単位時間内に除去できる血漿量を示す**代謝クリアランス率** metabolic clearance rate（**MCR**）という概念で表現される。安定した状態では，この値は，単位時間に取り除かれるホルモン全体量を，その血漿濃度で割った値に等しい。

$$\text{MCR} = \frac{\text{mg/min（除去）}}{\text{mg/m}l\text{（血漿）}} = \frac{\text{m}l\text{血漿（清掃）}}{\text{min}} \quad 40\text{-}1$$

MCRはその機構には関係なく，あるホルモンが血漿から取り除かれる過程全体の効率を表している。それから発展したものとして第35章で述べた**腎クリアランス** renal clearance がある。腎クリアランスでは，測定される40-1式の分子は1分間に尿中に除去される物質である。

腎臓や肝臓はホルモンが代謝によって分解される主要な部位である。あるホルモン（たとえば甲状腺ホルモン）が特異的な血漿グロブリンに結合している場合，その腎クリアランスは非常に低くなる。ペプチドと低分子蛋白質のホルモンは，ある程度は腎糸球体で濾過されるが，それは尿細管で再吸収されたり，その後腎臓で分解されたりして，結果的には非常に少量しか尿中に出現しない。

ホルモンの代謝は，蛋白質分解，酸化，還元，水酸化，脱炭酸化，メチル化などの酵素反応の過程を通して起こる。ホルモンやその代謝産物は，グルクロニドや硫酸化物といった水溶性の物質に変化され，胆汁中や尿中に排泄される。

血漿や尿の測定値からホルモンの分泌量を予測できる

アイソトープの技術を使って，単位時間あたりに血液中に分泌されるホルモンの量を測定できる。臨床的な目的では，血漿あるいは尿中のホルモン濃度を測定すれば，通常は十分であるに違いない。しかし，この測定値がホルモン産生量の適当な指標となるのは，一定の条件が満たされた場合に限られる。平衡状態では，血漿中に入ってくるホルモン量は血漿から出ていくホルモン量に等しい。

分泌速度＝排泄速度
　　　　＝代謝クリアランス×血漿濃度　　40-2

もし，MCRが一定値を示していたら（すなわちMCRが正常とする），そのときの分泌速度は，そのホルモンの血漿中のレベルに比例する。これが，血漿ホルモンの測定値だけを分泌速度の指標として使える論理的根拠である。しかし，多くのホルモンの分泌では，日内変動や，ときたまのパルス状の分泌が特徴である。そんな場合に，妥当な推定をするためには，多くの血漿サンプルが必要である。

同様に，正確に時間を決めて集めた尿中への排泄量を計ることで，ホルモン分泌速度を評価できる。これは，集める時間間隔において血漿値の変動を平均することになる。腎臓の機能とホルモンの処理能が正常であれば，尿中への排泄量は，ホルモン分泌速度の正しい指標である。

ホルモンの反応には，標的細胞による認識，セカンドメッセンジャーの生成，種々の細胞内エフェクター機構が必要である

ホルモンに対する反応は，3つの主な連続的な段階が関与している。

1. ホルモンは標的細胞に認識されなければならない。
2. そして，細胞内シグナルが発生されなければならない。
3. 1つかそれ以上の細胞内の過程（たとえば酵素反応，イオンの移動，細胞骨格の変化，遺伝子の転写）が，増強あるいは減弱されなければならない。

ホルモンは特定の受容体に結合することで認識される

ホルモンの認識は，標的細胞の細胞膜，細胞質，核，またはその他の小器官にある特定の受容体に結合することで起きる。受容体は，特定のホルモンに対して高い親和性をもつ部位を有する。ホルモンと受容体の分子は可逆的に結合して，ホルモン-受容体複合体を形成する。受容体は，細胞とそのホルモンの標的細胞との間の相互作用に特異性を付与している。特定の受容体をもつ細胞だけが，特定のホルモンに反応することができる。対応する受容体をもっている細胞にだけ，あるホルモンは作用することができる。

> 自己免疫疾患 autoimmune disease になりやすいヒトで，自己のホルモン受容体に対して自己抗体をつくり出すことがある。そのような抗体が受容体分子と反応したとき，抗体は単にホルモンの受容体への接近を阻止して，生物学的な欠乏状態をもたらす（たとえば慢性自己免疫性甲状腺炎 autoimmune thyroiditis による甲状腺機能低下症 hypothyroidism)。一方，抗体と受容体の結合が，ホルモンと受容体との相互作用を模倣するときは，分泌腺の機能亢進症状をきたす（たとえばグレーブス Graves 病による甲状腺機能亢進症 hyperthyroidism)。この状態は第45章で説明する。

ホルモンと受容体の間の反応は，ホルモン作用速度を決める第1の要素である

ホルモンとその受容体間の反応は，古典的な化学の用語で表すことができる。

$$[H]+[R] \leftrightarrow [HR] \quad \quad 40\text{-}3$$

$$K=\frac{[HR]}{[H][R]} \quad \quad 40\text{-}4$$

$$[HR]=K[H][R] \quad \quad 40\text{-}5$$

ここで，[H]＝遊離のホルモン濃度，[R]＝ホルモンが結合していない受容体の濃度，[HR]＝ホルモン-受容体複合体，あるいは受容体の結合したホルモンの濃度，K＝親和（結合）定数。

ホルモンが結合している受容体の量（[HR]）が，最初の段階でホルモンの活性の大きさを左右する。式40-5からわかるように，受容体がそのホルモンに対し高い親和性(K)をもつとき，細胞が高濃度のホルモン[H]に曝されたとき，そして受容体の数[R]が多いとき，[HR]は高値となる。

ある場合には，[HR]がホルモン作用の過程全体における律速段階である。それゆえ，このホルモンに対する最大の生物学的反応は，ホルモンの受容体数に直接的に比例する。[HR]が律速段階でないときは，一部の受容体だけがホルモンに結合すると，その生物学的な反応が最大となる場合がある。

受容体分子は絶え間なく調節を受けてターンオーバーしている

受容体分子はたえず合成され，ホルモン分子と結合する部位へと運ばれ，そして分解される。この過程は，それぞれのホルモンに影響される。多くのホルモンは，自身の受容体の数を減らす，あるいは別のいい方でいうと，ダウンレギュレートする。これは，細胞での過剰なホルモン作用を妨ぐのに役立っている。一方，自身の受容体を補充し，細胞でのホルモンの反応を増幅させるホルモンもある。

受容体は大きな蛋白質分子で，糖を含むものもある。細胞膜に組み込まれた受容体は，細胞外の部分で受容体と結合する。細胞膜内や細胞内の部分は，細胞内の反応を開始させるシグナル発生機構と相互作用する（第5章参照）。

シグナルの発生がホルモン作用の次の段階である

ホルモンと受容体の結合が細胞膜上で起こると，その結果生じた複合体は他の膜構成物と連結する（第5章参照）。これが細胞内にさまざまなセカンドメッセンジャーを発生させる。セカンドメッセンジャーは，次いで代謝や他の過程を調節する（図5-1▼，40-7▼参照）。このような状況では，細胞の反応の引き金となる本質的な情報は，受容体分子の中に存在することになる。ホルモンが結合し，膜受容体の細胞外部分の形が変化すると，この情報は細胞質へ伝えられる。ホルモンは本来細胞外のシグナルであり，セカンドメッセンジャーによってその信号は大きく増幅される。

対照的に，細胞質や核でホルモンと受容体の結合が起こる場合では，ホルモン-受容体複合体は，最終的に特定のDNA分子と作用し合って，遺伝子の発現を変化させる（図40-7▼，40-8▼）。ここではセカンドメ

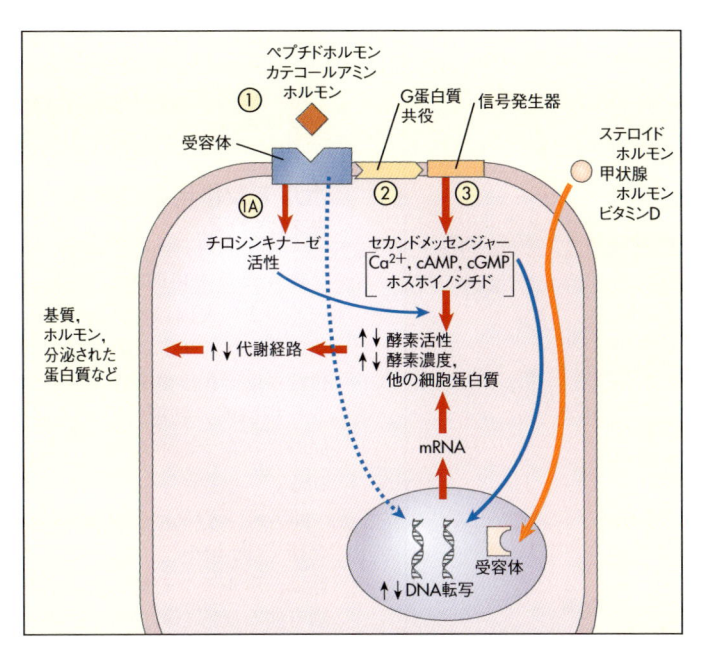

図40-7 標的細胞におけるホルモンの作用。ホルモンは細胞膜にある受容体か，細胞内にある受容体と相互作用する。ホルモンがセカンドメッセンジャーを発生させる部位は受容体（たとえばチロシンキナーゼ活動），細胞質（たとえばサイクリックAMP[cAMP]），核内（たとえば遺伝子発現）である。酵素の活性や濃度を変化させて，代謝経路を調節する。細胞の成長や形もまた調節されることがある。

ッセンジャーは，蛋白質分子の合成を指令する転写されたRNA分子である。このような場合には，細胞の反応を開始させる情報は，受容体だけでなくホルモンそのものにある。そのようなホルモンは細胞内シグナルといえる。

細胞膜から発生するセカンドメッセンジャー

細胞膜内で発生するホルモン−受容体複合体のシグナルを細胞内膜に伝えるために，さまざまな機構が使われる。このシグナルは，細胞質にさまざまなセカンドメッセンジャーを発生させる。セカンドメッセンジャーには，サイクリックAMP，サイクリックGMP，Ca^{2+}，イノシトール-1,4,5-三リン酸，ジアシルグリセロール，チロシンキナーゼ，蛋白質チロシンホスファターゼ，一酸化窒素などがある。こういう機構は第5章で詳しく述べてあるので，ここから先へ進む前にぜひ復習しておいてほしい。

膜から発生する型のセカンドメッセンジャーは，あるホルモンに独特なものではなく，ある1つのホルモンは多くのメッセンジャーを介して作用する。さらに，サイクリックAMPのようなメッセンジャーも，蛋白質の転写因子と結合して，遺伝子発現を調節することができる。結合体は標的のDNA分子の調節部位に結合する。このように，ペプチドや蛋白質のホルモンも，標的の酵素や蛋白質の合成を増減することができる。

核のセカンドメッセンジャーは遺伝子発現を調節する

直接細胞内へ入るホルモン（ステロイド，ビタミンD，甲状腺ホルモン）は，細胞質や核にある受容体蛋白質と結合する。この受容体蛋白質は，機能的に区別できるドメインから構成されている。受容体分子の特定のC末端ドメインには，ホルモンが結合する。受容体分子の中央にある別のドメインでDNAへ結合する。さまざまの受容体分子の間で，この2番目のドメインは高い相同性を示していて，癌遺伝子と関連した遺伝子のスーパーファミリー（成長調節遺伝子）によりコードされている。ホルモンが結合したあとに，このホルモン−受容体複合体は活性化の過程に進む。この際，ホルモンが不活性化あるいはブロックしている蛋白質を受容体から取り除く。形が変化したのち，複合体は核へ入り，あるいはすでに核に存在する場合でも，標的のDNA分子の調節遺伝子に結合できるようになる。

ホルモン−受容体複合体が結合するDNAの部位は，**ホルモン調節要素** hormone regulatory element とよばれる。これは，通常，遺伝子の5′末端側にある基礎的プロモーター部位の上流にある。ホルモン−受容体複合体が結合すると，RNAポリメラーゼによる最初の遺伝情報の転写が誘導あるいは抑制される。このように，特定のRNA分子のレベルを増減して，それによって遺伝情報の翻訳の速度を上げたり下げたりして，

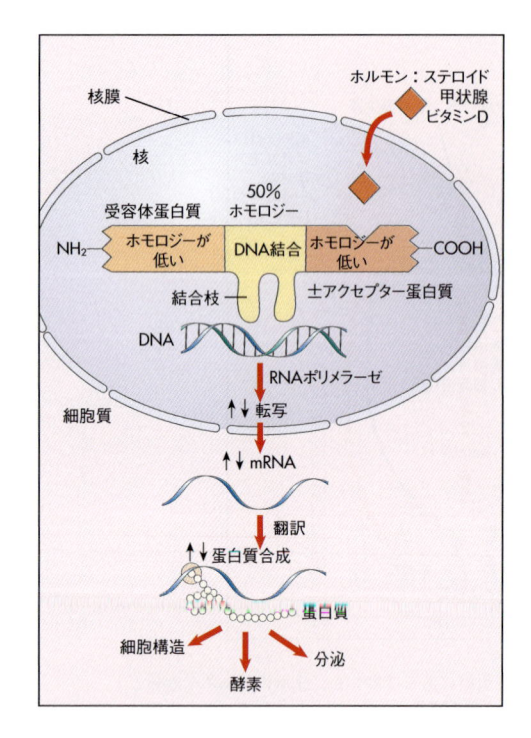

図40-8 ビタミンDやステロイドホルモン，甲状腺ホルモンの作用機構。ホルモンは核にある蛋白質受容体に結合する。受容体のC末端はホルモンによってそれぞれ異なる。受容体分子の中央部はホルモン間でかなり似ていて，DNAに結合するフィンガー構造をもつ。ホルモン-受容体複合体が，DNA分子のホルモン調節要素に結合すると，標的遺伝子の転写が促進あるいは抑制される。その結果，細胞の蛋白質の生成が増減する。

ホルモンはある特定の細胞の蛋白質の濃度を増減させる。その蛋白質が酵素であれば，特定の代謝反応の速度がホルモンにより増減する。

核のセカンドメッセンジャーにより調節されるホルモン作用の始まりは，通常，細胞質のセカンドメッセンジャーにより調節される作用より遅い。また，ホルモンの濃度の増加に対しては，増幅というより，もっと緩やかに反応する。なぜなら，それぞれのホルモン-受容体複合体は，1つのDNA分子に作用するからである。作用の大きさはRNAポリメラーゼ，蛋白質合成やプロセッシングの酵素，トランスファーRNA，アミノ酸，リボソームの数や活性によって影響される。

まれではあるが，受容体やG蛋白質の遺伝子の変異による疾患が，ホルモン作用に関する多くの洞察を与えてくれた。たとえば，刺激性G蛋白質のαサブユニットの変異により，その活性が低下すると，サイクリックAMPのレベルが低下し，結果として副甲状腺ホルモンの作用の不足，そして**低カルシウム血症** hypocalcemiaを起こす（第43章参照）。構造上，活動過剰の変異G蛋白質は，持続性の**成長ホルモン分泌過剰** hypersecretion of growth hormone，**末端肥大症** acromegalyに関与している（第44章参照）。甲状腺ホルモンの核受容体に変異が起こると，標的細胞が甲状腺ホルモンに正常に反応できないので，**甲状腺機能低下症** hypothyroidismを引き起こす（第45章参照）。インスリンの細胞膜受容体の変異は，**糖尿病** diabetes mellitusをもたらす（第42章参照）。

ホルモン作用の効果は，多くの要因によって左右される

ホルモンと標的細胞の相互作用の最終的な効果は，いくつかの要因に依存している。ホルモン濃度，受容体の数，ホルモンに曝されている期間とその時間間隔，律速反応を担う酵素，コファクター，基質の濃度のような細胞内の状態，そして拮抗的あるいは協力的な，同時に存在するホルモンの作用などがこの要因に含まれる。

ホルモンの反応の用量-反応曲線はしばしばS字状を描く（図40-9▼）。細胞が本来もっている基本的な活性は，ホルモンとは無関係に観察されるであろう。計測可能な反応を引き出すためには，ある最小の閾値となるホルモン濃度が必要とされる。飽和量のホルモンによって引き起こされる効果は，その標的細胞における**最大反応** maximal responsivenessと定義づけられる。最大値の半分の反応をもたらすのに必要なホルモン濃度は，ホルモンに対する標的細胞の**感受性** sensitivityを表す指標として用いられる。

生体における用量-反応曲線の変化は，だいたい2つの様式をとる（図40-9▼）。

1. 最大反応値の減少を起こすのは，(a)機能している標的細胞の減少，細胞あたりの受容体数の

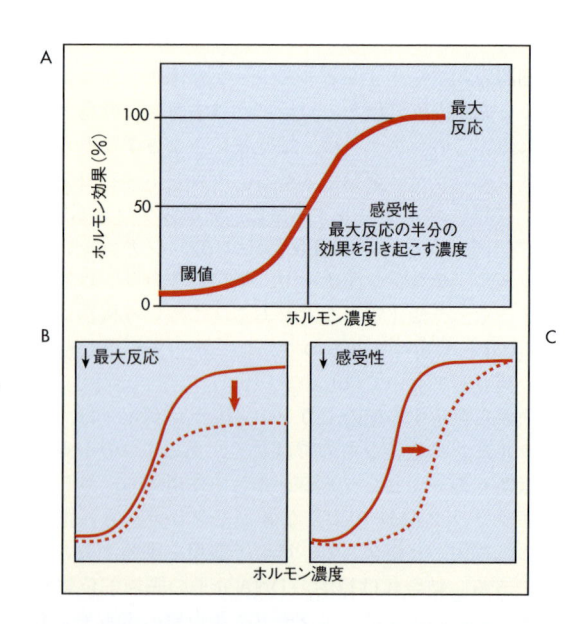

図40-9 ホルモンの用量-反応曲線の一般的な形（A）。この曲線の変化には，最大反応の変化（B）と感受性の変化（C）がある。

減少，ホルモンにより活性化される酵素の濃度の減少，または(b)非競合的阻害物の濃度の上昇，である．
2. ホルモン感受性の減少を起こすのは，(a)ホルモンと受容体間の親和性か数の減少，(b)ホルモンの分解速度の増加，(c)拮抗薬，あるいは競合的ホルモン濃度の増加，である．

> 肥満はインスリンに対する感受性がかなり低下した状態の1つのよい例である．2型糖尿病 type2 diabetes（インスリン非依存性糖尿病）は，インスリンに対する感受性と最大反応がともに低下し，それが高血糖を引き起こす主な要因となっている．

まとめ

- 内分泌系の機能は，代謝，体液の状態，成長，そして性的発育を調節することである．内分泌と神経系はホメオスタシスを維持するために協力して働く．
- ホルモンは，血流によって（内分泌），神経軸索と血流によって（神経分泌），または局所的に拡散して（パラクリン，オートクリン）信号を送る分子である．ホルモンには，蛋白質，ペプチド，カテコールアミン，ステロイド，ヨウ素化されたチロシンの誘導体などがある．
- 蛋白質とペプチドホルモンの生成は，プロホルモンとよばれる最初の遺伝子産物の産生から始まる．プロホルモンから，蛋白質分解や糖の付加によってホルモンが産生される．
- 多くの酵素反応により，甲状腺ホルモンやカテコールアミンホルモンはチロシンから，ステロイドホルモンはコレステロールから生成される．
- ペプチドや蛋白質のホルモンやカテコールアミンは顆粒の中で貯えられ，エクソサイトーシスによって分泌される．甲状腺ホルモンは，蛋白質分子の中に多量に貯蔵される．ステロイドホルモンはまったく保存されない．甲状腺ホルモンとステロイドホルモンは，拡散によって放出される
- 蛋白質やペプチド，カテコールアミンのホルモンは細胞膜にある特定の受容体を介して，標的細胞に作用する．刺激性あるいは抑制性のG蛋白質は，ホルモン－受容体複合体と膜にあるセカンドメッセンジャー発生部位とを連結する．セカンドメッセンジャーには，サイクリックAMP，サイクリックGMP，Ca^{2+}，ジアシルグリセロール，イノシトール－1,4,5－三リン酸，チロシンキナーゼ，蛋白質チロシンキナーゼがある．
- 甲状腺ホルモンやステロイドホルモンは，核に存在する受容体を介して作用する．ホルモン－受容体複合体は，DNA分子におけるホルモン調節部位と相互作用し，標的遺伝子の発現を変化させる．
- ホルモンの血漿濃度や尿中への排泄速度の測定は，間接的にホルモンの分泌の速度を示すものとして臨床的に用いられる．これは，ホルモンの代謝クリアランスと腎クリアランスが正常である場合には，妥当な指標といえる．血漿蛋白質とのホルモンの結合もまた，標的細胞に達するホルモン量に影響する．
- ホルモンの作用に対する生体の感受性は，受容体の数や親和性，ホルモンの分解の速さ，競合的拮抗薬に影響される．
- 飽和濃度のホルモンにより得られる最大効果は，標的細胞の数，受容体の数，標的の酵素の濃度，非競合的拮抗薬に影響される．

第41章
体全体の代謝

到達目標
- ヒトにおけるエネルギーの供給源と，その消費するときの様態を示すことができる。
- エネルギーの生成と消費の基本的な代謝経路を説明できる。
- 炭水化物，蛋白質，脂質の代謝と，それらの相互関係を説明できる。
- 飢餓や運動に対する代謝の反応と適応のパターンについて説明できる。
- エネルギー貯蔵と体重がいかに調節されているか，その概念を説明できる。

代謝 metabolism とは，以下の現象に関与する化学的・物理的な過程すべての総和と広く定義される。①外部や体内のエネルギー源から，エネルギーをつくり出し消費すること，②組織の構造と機能を担う成分を生成し，分解すること，③その結果生じた不用物を捨てること，である。この過程は，本書で説明するすべての細胞，組織，器官，身体臓器においてきわめて重要である。代謝のいろいろな要素で，反応速度やその方向を調節することが，内分泌系の重要な機能の1つである。このために，代謝における基礎的な要素を確実に理解することは，ホルモンが生体機能へ与える重要な影響について理解するために必要である。

エネルギー代謝

エネルギーの流入は，その流出と等しい

熱力学の法則によると，生物体においても，全エネルギーの平衡は常に維持しなければならない。しかし，エネルギーはいろいろな形で得られ，別の形で貯えられ，いろいろな方法で消費される。それゆえ，化学的，物理的，熱などのエネルギー間で，無数の相互変換が行われている可能性がある。しかし通常，体重と体の構成要素が安定しているとき，安定状態ではエネルギーの流入量は常に流出量に等しいというのが基本原則である。図41–1▼に，ヒトにおけるエネルギーの大まかな流れを図示している。

エネルギーは，食餌から摂取された分子の炭素と水素が酸化されることによって得られる

エネルギーの流入は，炭水化物，脂肪，蛋白質の3つの主な化学的カテゴリーに分類できる食物からなる。それぞれ，完全に燃焼されて水と二酸化炭素CO_2になると，特有の量のエネルギーを産生する。エネルギーは1gあたりのジュールかキロカロリーで表される（1 kcal＝4184 J）。それぞれの燃焼にはまた，物質中に占める炭素，水素，酸素O_2の割合で決まる特有の量のO_2が必要である。しかし，使用されるO_2 1 l あたり産生されるエネルギー量は，それぞれの型の食物の間でほぼ等しい。これは，それぞれの型において，炭素と水素原子の割合が，だいたい等しいからである。体内で炭水化物や蛋白質の炭素骨格は，脂肪へと変わる。また，その潜在的なエネルギーは，脂肪となることでさらに効率的に貯蓄される。また，炭水化物の型のエネルギーが特に必要になったとき，蛋白質の炭素骨格は炭水化物へ変化しうる。だが，人体においては，脂肪の炭素原子は，炭水化物へはほとんど変化されない。

エネルギー消費にはいくつかのはっきりした成分がある

エネルギーの流出には，いくつかのはっきりした，測定可能な要素がある。

まず，休息しているヒトにおいて，エネルギーは以下にあげるような無数の合成および分解の化学反応に使われている。細胞膜と細胞小器官の膜の内外の間のイオンや他の分子の化学的・電気的勾配の発生と維持，シグナルの生成と伝導（特に神経系の），呼吸と血液循環のための機械的な仕事，外部への避けられない熱の喪失などである。この無条件の最低限のエネルギー消費を，**基礎代謝率** basal metabolic rate（**BMR**）あるいは**安静時代謝率** resting metabolic rate（**RMR**）とよぶ。成人では，BMRは1日平均体重あたり20〜25 kcal（84〜105 kJ）/kg（1.0〜1.2 kcal/min）で，1分間におよそ200〜250 mlのO_2を使用することになる。

BMRは，脂肪抜きの体重 lean body mass と体表面

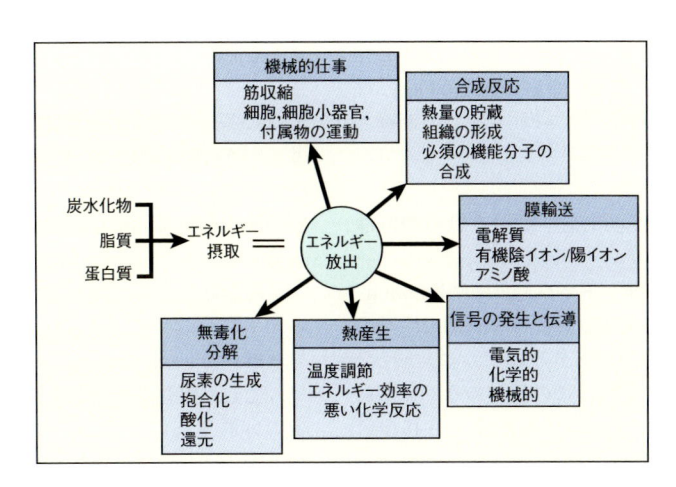

図41-1 エネルギー平衡。安定した状態では，獲得した食物のカロリーは，いろいろな形の機械的・化学的な仕事，熱として消費したカロリーに等しい。

積body surface areaに関係する。中枢神経系や筋肉で全BMRの60～70%を占める。脂肪を除外した体重は年齢とともに減少するため，BMRも加齢につれて減少する。BMRは環境の温度が上昇すると増加する。眠っている間は，通常の10～15%落ち込む。BMRの個人差は遺伝的に決まる。女性は男性に比べ，わずかにBMRが低い。

次に，食べ物を摂取することで，**食餌性熱産生** diet-induced thermogenesisとよばれる小さいが避けられないエネルギー消費の増加が起こる。これは，たとえばグルコースを大分子のグリコーゲンとして貯蔵するように，摂取したカロリーを処理するため，あるいはアミノ酸からの蛋白質の合成が活発になるために生じると説明されている。

第3に，**非ふるえ熱産生** nonshivering thermogenesisとよばれるもので，特異的に熱を産生し，深部体温を維持するするためにエネルギーを消費する。いくらかは不可避的で，本質的にすべての細胞で行われる。急に寒い環境におかれたときに起きるのは，機能的なものである。急な温度低下に対するこの反応では，交感神経からの信号が重要な仲介因子である（第10章参照）。また，機能的な熱産生は，長期にわたるエネルギー摂取の過剰，あるいは不足に対して適応する際にも使われる。

第4に，座っている人でも，単にそわそわするといった無意識で無意味な行動でも，エネルギーは消費される。第5に，職業としての労働や，意図的な運動によってさらにエネルギーが消費される。これは個人によっても，日によっても大きく異なるであろう。これらの要素のために，日々のエネルギー摂取量に大きな違いをもたらし，エネルギーの消費と摂取の間の一時的な差を緩和するためにエネルギー貯蔵が大切になる。

典型的な座業の成人の1日の平均的な全エネルギー消費量は2300 kcal（9700 kJ）で，そのうち基礎代謝が60～70%，食餌性熱産生が5～15%，そして無意識の身体の動きが20～30%を占めている。さらに3000 kcalまでが，1日の随意的な運動で使われる。激しい短期間の運動の間，エネルギー支出は10倍にも増加する。

エネルギー産生

化学的経路

アデノシン三リン酸は利用可能な化学的エネルギーの中心となる仲介分子である。

すべての生きている細胞において，エネルギーの化学的な基本は，**アデノシン三リン酸** adenosine triphosphate（**ATP**）がもつ2つの高エネルギーリン酸結合である。程度はわずかだが，グアノシン三リン酸，シチジン三リン酸，ウリジン三リン酸，そしてイノシン三リン酸も，ATPからエネルギーが移ってきたのち，エネルギー源として役立つ。

末端にある2つのP-O結合には，生理学的な温度とpHのもとで，1 molあたりおよそ12 kcalの潜在的エネルギーが含まれている。この結合は，常に産生されている。これは，エネルギー源物質の酸化により発生し，エネルギーとして，①筋肉のクレアチンリン酸のような高エネルギー結合に転化されるか，②グルコース-6-リン酸のような低エネルギーのリン酸化代謝中間物質を生成するために消費されるか，③精子の推進力のような機械的な仕事に変換されるかである。エネルギーの生成と転換の効率は65%しかないので，ATP末端のP-O結合を発生させるためには，18 kcal

分のエネルギー源となる物質が必要となる。2300 kcalが1日に入れ替わるとすると，約128 mol（68 kg，ほぼ体重と等しい量）のATPがつくられ，そして消費される。

主にグルコースとして炭水化物が燃焼されるのには，2つの主要な段階がある

解糖 glycolysis（エンブデン-マイエルホフ Embden-Meyerhof経路）とよばれる細胞質での嫌気的な段階の最後に，それぞれのグルコース分子はピルビン酸2分子に分解されるが（図41-2▼），この過程のみでは潜在的に含まれるエネルギー量の8％しか産生されない。① グルコースの供給が制限されている，② ピルビン酸は還元されて蓄積すると有害な乳酸になって除かれなければならない，という2つの理由で，解糖は短い時間しか利用できないエネルギー生成の方法である。

ミトコンドリアでの好気的反応の段階では，2つのピルビン酸は**クエン酸回路**（クレブス Krebs 回路）を経てCO_2に分解され，残りのエネルギーが遊離される。この経路では，ピルビン酸の酸化的脱炭酸化によりできた**アセチルコエンザイムA** acetyl coenzyme A（アセチル CoA）が，オキサロ酢酸と縮合してクエン酸となる。一連の循環性の反応の結果，アセチル CoA の炭素はCO_2となり，オキサロ酢酸が再びつくられ，より多くのATPが産生される。

脂肪酸の酸化の際には同時に2つの炭素原子が酸化される

遊離脂肪酸としての脂質の燃焼には，まず細胞質からミトコンドリアに運ばれることが必要であり，そこで **β酸化** β-oxidation とよばれる生化学的な反応を経て，脂質は酸化される。この過程で脂肪酸の分子が完全に分解されるまで，アセチル CoA という形で炭素分子が2分子ずつ同時に放出される。その結果生じたアセチル CoA は，クエン酸回路で消費される。肝臓で脂肪酸のさまざまな部位が酸化され，最後には4つの炭素分子をもつ化合物の状態で止まり，**アセト酢酸** acetoacetic acid と **β-ヒドロキシ酪酸** β-hydroxybutyric acid が生じる。肝臓へ脂肪酸が運ばれる速さがクエン酸回路の能力を超えてしまうと，より多くの水溶性ケト酸がつくられ，肝臓から放出されて他の組織で酸化される。

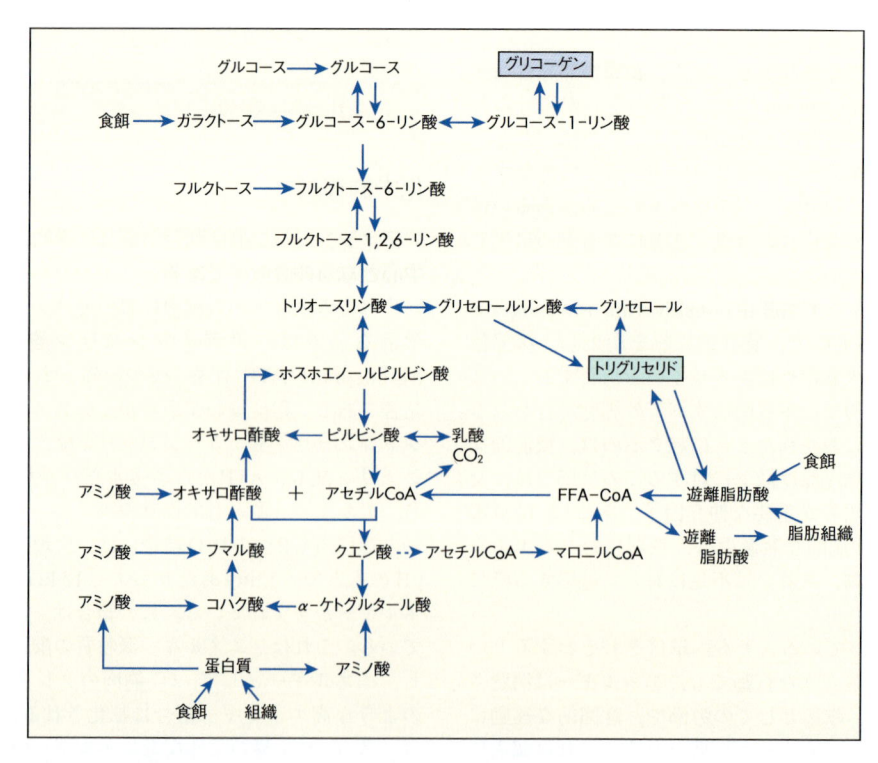

図41-2 エネルギーの輸送と貯蔵の化学的経路。炭水化物はまとまってグルコース-6-リン酸を経て，グリコーゲンとして貯えられる。もう1つの経路として，解糖されてピルビン酸への経路をとって，脂肪酸の合成に使われる。どこからきたかにかかわらず，脂肪酸はグリセロールリン酸とエステル化され，トリグリセリドとして貯えられる。外因性あるいは内因性の蛋白質から得られるアミノ酸は，オキサロ酢酸やピルビン酸を経てグルコースへ転換される。CoA：コエンザイム A．

> 一晩以上の絶食が続いたときや，炭水化物の摂取が少なくてケト酸が蓄積したときに，**ケトーシス** ketosis として知られている状態が起こる．インスリンが非常に不足した**糖尿病** diabetes mellitus では，非常に激しいケトアシドーシスが進行することがある．

蛋白質の燃焼には，まずそれを構成しているアミノ酸を生成するために加水分解が必要となる．各アミノ酸はそれぞれの経路で分解されて，最終的にクエン酸回路の中間化合物となり，その後アセチルCoAや二酸化炭素になる．

すべてのエネルギー源物質の酸化は，多くの水素原子を生じる．ミトコンドリアでADPからATPへのリン酸化と連結して，この水素原子が水へと酸化される．それぞれのO_2原子が利用されるたびに，この過程で3つの高エネルギーP-O結合が形成される．これは，普通，利用できる化学的エネルギーの60〜65％を引き出す効率をもつ．

呼吸商

エネルギー源物質によって消費する単位O_2量あたりで，発生するCO_2量が異なる

産生され吐き出されるCO_2（$\dot{V}CO_2$）と，利用され吸入されるO_2（$\dot{V}O_2$）の割合は，それぞれ主要なエネルギー源となる物質の酸化において決まっている．この$\dot{V}CO_2$と$\dot{V}O_2$の比は，**呼吸商**（respiratory quotient：RQ）とよばれる．次に示されている式のように，炭水化物（たとえばグルコース）の酸化では，RQは1.0に等しく，一方，脂質（たとえばパルミチン酸）の酸化ではそのRQは0.70に等しい．

炭水化物について：

$$C_6H_{12}O_6 + 6O_2 \rightarrow 6CO_2 + 6H_2O \quad 41\text{-}1$$

グルコース：

$$RQ = 6CO_2/6O_2 = 1.0$$

脂質について：

$$C_{16}H_{31}COOH + 23O_2 \rightarrow 16CO_2 + 16H_2O \quad 41\text{-}2$$

パルミチン酸：

$$RQ = 16CO_2/23O_2 = 0.70$$

蛋白質のRQはアミノ酸のRQを反映し，その平均は0.80である．しかし，通常，蛋白質はエネルギー源としては重要ではない．

> 正常なヒトでは，燃料の混合率とRQを0.7〜1.0の範囲で難なく変化させることができる．二酸化炭素を十分に排泄できないような重篤な肺機能不全の患者では，RQを低くするほうが有利である．このような患者では，エネルギー源として脂質のカロリーの割合が高い食餌を与えられると，一定のO_2量を消費して，最少のCO_2量が生成されることになる．

エネルギーの貯蔵と輸送

エネルギーは化学的な形から別の形に変換され，ある場所から別の場所へ輸送される

食餌によるエネルギーの摂取は周期的である．その時間経過は，エネルギー消費の基底状態の一定の需要とも，筋肉運動に伴うその需要とも一致しない．それゆえ，生体は摂取したエネルギーを，将来の必要なときのために貯蔵する機構をもつ．こういったエネルギー貯蔵の最も大きい部分（75％）は，トリグリセリドとして脂質に貯えられる．正常な体重のヒトでは，脂質は体重の10〜30％を占めるが，過度の肥満のヒトでは80％まで達する．高カロリー密度（つまり9 kcal/g）であり，細胞内液が余分に必要ないので，脂質は特に効果的な貯蔵燃料といえる．

トリグリセリドはα-グリセロールリン酸と遊離脂肪酸のエステル化によってつくられる．遊離脂肪酸は大部分が食餌中の脂質が消化されて生じるが，グルコースの酸化でできるアセチルCoAからも生成される（図41-2▼）．このように，食餌中の炭水化物は肝臓で脂肪へと形を変え，脂肪組織へと運ばれて，より効率的な貯蔵形式で貯えられる．

蛋白質（4 kcal/g）は潜在的なエネルギー貯蔵量の約25％を占め，構成するアミノ酸はグルコースの供給源になりうる．しかし，蛋白質は体内で構造的・機能的に非常に重要な役割を担っているので，主なエネルギー源として使うのは好ましくない．

グルコースの重合体である**グリコーゲン** glycogen として貯えられた炭水化物（4 kcal/day）は，全エネルギー貯蔵量の1％にも満たない．しかしながらこのエネルギーは，中枢神経系の代謝を支持したり，激しい短時間の筋運動のために必須である．グリコーゲン貯蔵量のおよそ1/4（75〜100 g）は肝臓に存在し，3/4（300〜400 g）は筋肉に存在する．肝臓のグリコーゲンは，**グリコーゲン分解** glycogenolysis とグルコースの放出によって他の組織でも利用できる．筋肉には血中にグルコースが放出されるためのリン酸化に必要な酵素（グルコース-6-ホスファターゼ）がないため，筋グリコーゲンは筋肉でしか利用できない（図41-2▼）．

グリコーゲンはグルコース，ガラクトース，フルクトースの3種の主な食餌中の糖から形成される．加えて肝臓では（はるかに少ないが腎臓でも），グルコースは3つの炭素をもつ前駆体であるピルビン酸，乳酸，グリセロールや，蛋白質に含まれる20のアミノ酸（ロイシン以外）の炭素骨格部分から新しく生成することもできる．この過程を**糖新生** gluconeogenesis といい，これにより2つのピルビン酸分子を1つのグルコースに変換する．

糖新生は解糖反応の単なる逆反応ではない

必要となる化学的自由エネルギーの変化が大きすぎるため、解糖反応の次の3段階は効率的に逆流はできない（図41-2▼）。① ピルビン酸からホスホエノールピルビン酸，② フルクトース-1,6-二リン酸から，フルクトース-1-リン酸，③ グルコース-6-リン酸からグルコース。①の反応は、ATPやGTPの形のエネルギーが必要である。単純なリン酸化反応では、残りの2つの反応は逆転してしまう。

たとえ、アセチルCoAの炭素原子がオキサロ酢酸、クエン酸回路を経てグルコースの分子の一部となることはあっても、脂肪のβ酸化で生じたアセチルCoAから正味のグルコース合成は起きない。だから、トリグリセリドの3-炭素グリセロールの集団をグルコースへ変換することでしか、脂質は炭水化物の貯蔵に寄与することはない。

エネルギーの貯蔵や輸送には、それ自体、エネルギーを消費が必要する

食後のO_2消費（すなわち食餌性熱産生）の一部は、食餌からのエネルギーを同化するためである。食餌の脂肪酸をトリグリセリドとして脂肪組織に貯えるためには、それ自身がもつカロリーの3％、グルコースをグリコーゲンとして貯えるには7％しか消費しない。対照的に、炭水化物を脂質として貯えるには、元のカロリーの23％を消費するし、アミノ酸を蛋白質として貯蔵したり、グリコーゲンに変換したりするにも同じ程度のカロリーが必要である。

グルコースと脂肪酸の代謝は互いに関連している

グルコースと脂肪酸は交換可能で、実際に競合的なエネルギー基質なので、細胞内の両者の間には利用・生成・貯蔵における相互関係が存在する。たとえば、食餌中のグルコースが豊富な場合、解糖は促進され、ピルビン酸からより多くアセチルCoAが生成され、より多くのクエン酸がつくられる（図41-2▼）。次に、クエン酸は脂肪酸生成の最初の段階を活性化する（アセチルCoA→マロニルCoA）。さらに、解糖によってトリオースリン酸からグリセロールリン酸の生成が増える（図41-2▼）。脂肪酸生成と利用できるグリセロールリン酸の増加が結びついて、トリグリセリドの生成の増加と脂肪酸化の減少をもたらす。このように、炭水化物利用が増加すると脂質の代謝反応が酸化から貯蓄へとシフトする。逆に、脂質の供給が増加すると、β酸化が増える。いくつかの反応産物（たとえばアセチルCoA）は、解糖反応を遅らせ、糖新生やグリコーゲン生成を促進する。このように、脂質のエネルギー源としての利用が増えると、炭水化物の代謝は酸化から貯蔵へとシフトする。このような内因性の化学的な均衡をとるシステムの多くは、ホルモンによって調節されている。

器官の間でのエネルギーの移動も存在する（図41-3▼）。脂肪組織のトリグリセリドに貯えられたエネルギーは肝臓へ遊離脂肪酸として運ばれる。そこで、エネルギーの一部（炭素原子でない）は、効果的にグルコース分子へ変換される。これは、脂肪酸の酸化でATPが合成され、そのATPを使って糖新生が刺激されるためである。新しく生成されたグルコース分子は、筋肉組織に運ばれ、そこで解糖反応でエネルギーが放出されて、筋肉の収縮に使われる。さらに、もし筋肉で、乳酸を酸化してクエン酸回路へ回す能力よりも速く乳酸が生成されると、乳酸は肝臓へ戻り、そこでグルコース分子に再産生される。この点から、肝臓は柔軟で多彩な臓器で、燃料倉庫から働いている組織へエネルギーの形を変化させて輸送する働きがあるといえる。ホルモンはこの過程の調節を助ける。

> 肝臓の病気で重症の肝機能低下を起こしたとき（たとえばアルコール性肝炎 alcoholic hepatitis, 肝硬変 cirrhosis）、エネルギー代謝は著しくゆがんでしまう。グリコーゲンとしてグルコースを貯蓄できないから、飢餓のときに低血糖を起こす。また、末梢で無酸素の解糖反応でつくられた乳酸を、肝臓に取り込めないため、血漿の乳酸値が高くなり、重篤な代謝性アシドーシスが起こる。

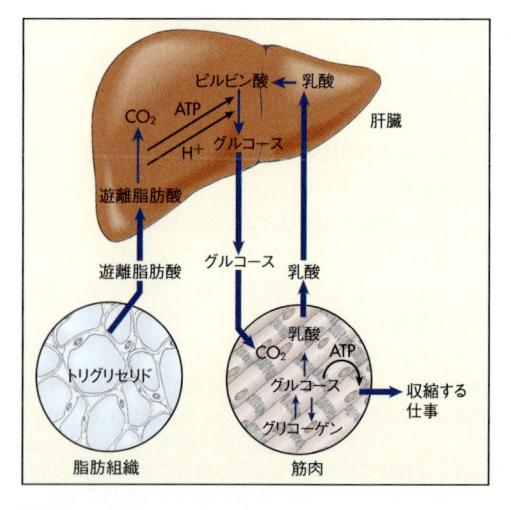

図41-3 器官の間でのエネルギー輸送。遊離脂肪酸に含まれるエネルギーは、肝臓でグルコースに含まれるエネルギーへと転換される。筋肉のグリコーゲンの解糖で放出された乳酸は、肝臓へ戻り、そこで新しいグルコース分子（とグリコーゲン）につくり直される。

炭水化物の代謝

エネルギーの供給に加え，糖蛋白質，糖ペプチド，糖脂質の糖の部分は構造的・機能的な役割をもつ。そのような糖には，基底膜のコラーゲン，ムコ多糖，神経細胞のミエリン，ホルモン，そしてホルモン受容体がある。

グルコースは炭水化物の代謝における中心的な分子である

食後の吸収を終えたときの血糖値は平均で80 mg/dl (4.5 mM)で，60～110 mg/dlの範囲である。

> 糖尿病の患者が過剰のインスリンを投与されたときに起こるように，血糖値が60 mg/dl以下まで低下すると，脳での糖の取り込みとO_2の利用が平行して減少する。中枢神経系の機能は徐々に障害され，痙攣，昏睡が起こり，ついには死亡する。

解糖の主な生成物である乳酸やピルビン酸は，平均してそれぞれ0.7と0.07 mMの濃度で血漿中を循環している。しかし，組織で糖が欠乏すると，両者間の平衡関係は，還元分子である乳酸が増加する方向へと移動する。血漿での濃度比が10：1から30：1に上昇する。虚血状態では，乳酸の濃度が高くなって，代謝性アシドーシスを起こす(第30章参照)。安静状態では，成人の糖のターンオーバーはおよそ225 g/dayである。約55％のグルコースは，末梢でCO_2へと酸化される。脳での消費が最も大きい。20％は，解糖が乳酸で止まり，肝臓へ戻って再びグルコース合成される(コリCoriの回路)(図41-3▼)。グルコース消費の残りの20％は肝臓や他の内臓組織に再び取り込まれる。安静状態のとき，大部分のグルコース利用(約70％)は，グルコース代謝の重要な調節ホルモンのインスリンには依存していない。

循環しているグルコースの合計は11 gで，これは肝臓で1時間に放出される量(9 g)よりわずかに多いが，わずか3時間しか脳での酸化を維持できない。これが，絶食状態のときに持続的に肝細胞でグルコースを生成することが不可欠な理由である。生成された量の約80％はグリコーゲン分解の結果で，残りの20％は糖新生によるものである。尿の緩衝剤として利用されるリン酸の1日の排泄量は，新たに産生されるHCO_3^-の量に対応するには不十分である。残りの大部分は，アミノ酸である。乳酸の供給は，筋肉，赤血球，白血球での解糖によるものである。また，アミノ酸の前駆体は筋肉の蛋白質の分解により産生される。

摂取されたグルコースの運命は大部分グリコーゲンとしての貯蔵である

一晩の絶食ののち，グルコースを摂取すると，およそ70％が主に筋肉などの末梢組織で，約30％が主に肝臓などの内臓で同化される。消化管から完全にグルコースを吸収するための3～5時間の間に，25％だけが酸化される。残りは，筋肉や肝臓でグリコーゲンとして貯えられる。最初に筋肉のグリコーゲンとして貯蔵されたグルコースは，解糖で乳酸に変えられてから循環して，肝臓へ輸送される。乳酸は，肝臓で取り込まれ，再びグルコースがつくられ，グリコーゲンとして貯えられる(図41-3▼)。外部からのグルコースを吸収している間は，肝細胞からの糖の遊離はほとんど必要なく，安静値を大きく下回る。

蛋白質の代謝

蛋白質，特に体内では生成できないアミノ酸を含むものの摂取は，健康にとってきわめて重要である

平均的な成人の体内には，10 kgの蛋白質が存在し，その6 kgは，代謝活性をもつ。アミノ酸は，体内の主な貯蔵庫である筋肉から，蛋白質の分解によって日々放出されている。アミノ酸の一部は蛋白質の合成に再利用され，残りは分解していく。日々の食餌で0.0 g/kgの蛋白質を摂取すれば，通常，成人男性で均衡を保つのに十分である。脂肪を除いた体積の増加が起こるようなとき(たとえば，成長期の小児，妊婦，体重減少を引き起こすような病気から回復したヒト)には，日々必要とされる蛋白質は1.5から2.0 g/kgへと増える。

すべての蛋白質は，同じ20種類のアミノ酸からなっている。このうち半分は，その炭素骨格と対応するα-ケト酸がヒトの体内では生成できないため，**必須アミノ酸**essential amino acidとよばれる。しかし，このケト酸が体内に存在さえすれば，アミノ基転移により，ケト酸を必須アミノ酸へ変換することができる。残りの半分は，クエン酸回路におけるグルコースの代謝産物から適当な炭素骨格が合成できるので，**非必須アミノ酸**nonessential amino acidとよばれる。必須アミノ酸は0.5～1.5 g/dayの範囲で食餌から供給される必要がある。1つの必須アミノ酸の欠乏でさえ，正常な蛋白質の合成が障害される。

牛乳と卵の蛋白質は特に必須アミノ酸が豊富であるが，うまく組み合わせれば野菜からでもすべてを獲得できる。成長を維持するために，幼児や小児の蛋白質摂取のおよそ40％は，必須アミノ酸の必要がある。

成人では，この必要量は20％に減少する．必須アミノ酸をはじめ多くのアミノ酸は，プリン，ピリミジン，ポリアミン，リン脂質，クレアチン，カルニチン，メチル基供与体，甲状腺とカテコールアミンのホルモン，神経伝達物質などの重要な物質の前駆体となっている．アミノ酸が神経伝達物質になっているものもある．

> 蛋白質摂取の不足が世界的な問題である．慢性的に蛋白質とカロリーの両方が不足すると，筋肉と脂肪組織の量が顕著に低下する．比較的短い期間，カロリーが十分で蛋白質が不十分だとクワシオルコル kwashiorkor とよばれる症状が現れる．これは，低アルブミン血症，血漿の膠質浸透圧が低いための浮腫，まばらな髪，免疫能の低下，リンパ球の不足，創傷治癒能の低下，感染の増加，肝臓への脂肪沈着を特徴とする．

アミノ酸はグルコースに変換され，完全に酸化されるか，ケト酸を生じさせる

アミノ基を除かれると，20種類のすべてのアミノ酸は CO_2 と水に完全に酸化される．それぞれのアミノ酸は特定の分解経路をたどる（詳しくは生化学のテキストを参照）．しかし，すべての経路は大まかに3つの代謝経路に分けられる．糖新生，ケトン体産生，尿素産生である．ロイシンを除くすべてのアミノ酸は，炭素原子を提供してグルコースを生成することができる．5つのケトン体産生能をもつアミノ酸は，アセト酢酸を生成する．すべてのアミノ酸は，分解されるとアンモニアを生じる．アンモニアは主にグルタミン分子とアラニン分子に取り込まれて，肝臓に運ばれる．肝臓で，尿素という不活性分子に組み込まれて無毒化される．蛋白質分解の結果生じる尿素は，腎臓から排泄される．

蛋白質の均衡状態は，窒素の均衡状態に反映される

健康な成人の平衡状態では，尿素やアンモニアとして1日に尿中に排泄される窒素レベルの合計と便（0.4 g/day）と皮膚（0.3 g/day）からのわずかな喪失は，外因性，内因性の蛋白質の代謝で放出される量に等しい．このような状態にあるヒトは，**窒素平衡状態 nitrogen balance**にあるとされる．蛋白質が摂取されないとき，尿中の尿素とアンモニアの窒素分の合計は，量的にほとんど内因性の蛋白質分解を反映している．蛋白質の分解が，組織の障害や病気で大きく加速されているとき（たとえば，大きな消化器の外科手術後や敗血症のあと），尿中の尿素とアンモニアの窒素が，摂取した蛋白質中の窒素の量を超える．このような状態のヒトを**窒素平衡がネガティブの状態 negative nitrogen balance**にあるという．成長期の子供や，以前に栄養失調だったヒトで蛋白質を補充して，脂肪を除外した体積が増加している状態においては，尿中に排泄される尿素とアンモニアの窒素は，摂取した蛋白質中の窒素量よりも低い．このような状態にあるヒトを**窒素平衡がポジティブの状態 positive nitrogen balance**にあるという．

脂質の代謝

体脂肪は多彩な要素と機能をもつ

脂質は日々の酸化反応の基質全体のほぼ半分に相当する（100 g，もしくは900 kcal）．アメリカでは通常，日々の脂質摂取量はおよそ100 gで，全カロリーの約40％である．摂取したり，貯えられている脂肪の主なものは，トリグリセリドである．これは大部分が飽和，あるいは単不飽和脂肪酸（主に，パルミチン酸，ステアリン酸，オレイン酸）がエステル化されてグリセロールとなったものからできている．脂肪酸の3〜5％は体内で生成できない多不飽和脂肪酸である．これは特定の細胞膜の構成要素であるリン脂質や糖脂質の，あるいは細胞内の重要な調節因子として知られる**プロスタグランジン prostaglandin**の，前駆体として必要であるから**必須脂肪酸 essential fatty acid**とよばれる（リノレイン酸，リノレン酸，アラキドン酸）．脂質のもう1つの構成要素は，ステロイド分子の**コレステロール cholesterol**で，これは細胞膜でさまざまな機能を発揮し，胆汁酸やステロイドホルモンの前駆体でもある．コレステロールは，食餌から得るか，大部分の細胞で生成もされる．

> アメリカの典型的な脂質の摂取量は，健康のためには多すぎて，動脈硬化 atherosclerosis を増加させることがわかっている．脂質を含んだプラークが動脈壁に形成され，血栓の好発部位となる．血栓は血流を妨げ，たとえば心筋や大脳皮質のような重要な組織に壊死を起こす．現在，推奨されている栄養指導では，全カロリーに対して，脂質の摂取は30％を，そして飽和脂肪（主に動物性脂肪にある）は10％を超えないようにしている．単不飽和脂肪酸は多不飽和脂肪酸よりやや多く摂取すべきである．コレステロールの摂取は，600 mg/day以下にすべきで，血漿コレステロールが上昇しているならば300 mg/dayまで減らすべきである．

非水溶性の脂質を血漿中で輸送するには，リポ蛋白質粒子に組み込まれる必要がある．それぞれの粒子の蛋白質部分は，肝臓や腸管で生成されるいくつかの**アポ蛋白質 apoprotein**からきている．これらのアポ蛋白質は，触媒作用を発揮し，特異的な細胞の受容体と相互作用する．図41-4▼では，リポ蛋白質粒子の代謝経路と相互作用をまとめてある．

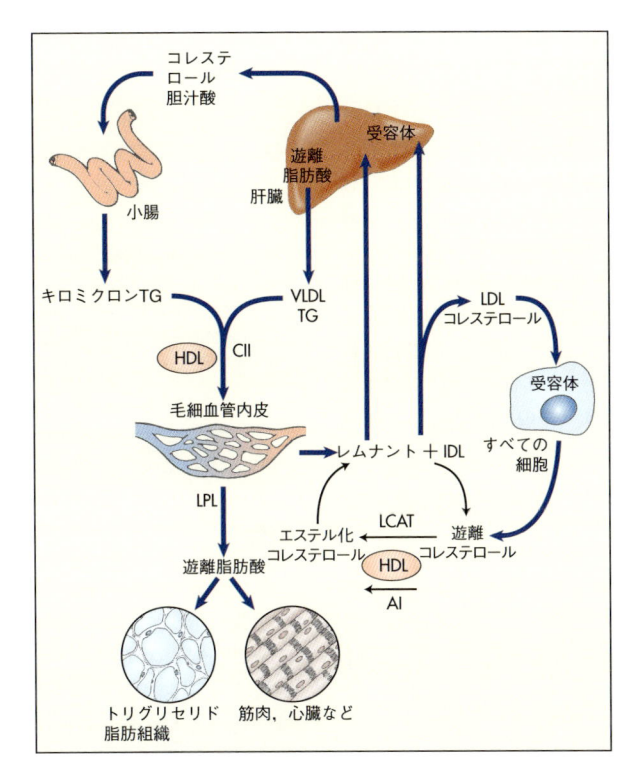

図41-4 人体におけるリポ蛋白質の代謝と脂質のターンオーバーの概観。キロミクロンの形で腸管から吸収される外因性のトリグリセリド（TG）と肝臓でつくられる内因性のトリグリセリド（超低密度リポ蛋白質[VLDL]）は，脂肪組織での貯蔵と筋肉組織での酸化のために，遊離脂肪酸の値を増加させる。高密度リポ蛋白質（HDL）粒子は，トリグリセリドからの遊離脂肪酸放出を促進させ，この過程をリポ蛋白質リパーゼ（LPL）が直接触媒する。その結果できた粒子，キロミクロンからできたレムナント，超低密度リポ蛋白質からできた中濃度リポ蛋白質（IDL）もまた，高密度リポ蛋白質に刺激され循環中でさらに変化していく。エステル化されたコレステロールと遊離コレステロールの比率は，レシチン-コレステロールアシルトランスフェラーゼ（LCAT）の作用で，レムナントとIDL粒子において増加している。レムナント粒子は，さらに代謝を受けるために肝臓に取り込まれる。中密度リポ蛋白質粒子は，一部は肝臓に取り込まれ，一部はコレステロールが豊富な低密度リポ蛋白質（LDL）粒子へと転換される。後者はその後，特異的な低密度リポ蛋白質受容体と相互作用し，ほとんどすべての細胞に取り込まれる。肝臓で生成されるか，レムナントやIDL粒子から抜き取られるかして得られたコレステロールはまた，一部胆汁酸として小腸へ排泄される。

血漿の脂質成分は，特定の蛋白質と結合し，さまざまな機能とさまざまなターンオーバーの速さをもつ

食餌の脂肪からつくられる**キロミクロン**chylomicronは（第34章参照），最も密度の低いリポ蛋白質である。それは腸管から吸収されたのち，血漿から急速に消失する。その主な成分はトリグリセリドで，**リポ蛋白質リパーゼ**lipoprotein lipaseによって毛細血管上皮細胞において一部が加水分解される。この酵素は，アポ蛋白質C-Ⅱにより活性化され，**高密度リポ蛋白質**high-densitylipoprotein（**HDL**）粒子（次ページ参照）によってキロミクロンに移される。その結果生じた遊離脂肪酸は，脂肪組織に取り込まれてトリグリセリドに再合成されて貯蔵されるか，他の細胞に取り込まれて酸化される。コレステロールをより多く含む残ったリポ蛋白質の粒子は，**キロミクロンレムナント**chylomicron remnantとよばれ，肝臓に取り込まれてさらに変性を受ける。アポ蛋白質EとB-48が肝臓の特異的受容体と反応してこの取り込みが起きる。

対照的に，**超低密度リポ蛋白質**very-low-density lipoprotein（**VLDL**）粒子は，肝臓と，程度は少ないが腸管で，消化管から吸収された後に内因性に生成される。VLDLはキロミクロンに比べて，いくぶんコレステロールを多く含み，血漿中でより長い半減期をもっている。VLDLの最初の代謝は，キロミクロンと同じである。リポ蛋白質リパーゼ作用の産物は**中密度リポ蛋白質**intermediate-density lipoproein（**IDL**）とよばれる粒子からなる。IDLの約半分は肝臓へと戻り，キロミクロンレムナントと同じように取り込まれる。残り

の半分は，さらにコレステロールの量が増えて，**低密度リポ蛋白質 low-density lipoprotein (LDL)** の粒子を形成する。循環するLDLは他の細胞へコレステロールを輸送している。LDL，IDL，レムナント粒子の取り込みは，アポ蛋白質EとB-100とが，細胞がもつ特定の受容体との間の相互作用を通じて起こる。この過程のあとには，エンドサイトーシスが続く。

　細胞がLDLコレステロールを取り込むことは，細胞内のコレステロール代謝に重要な調節作用をもつ。血漿からのコレステロールの取り込みと，LDL受容体の発現を抑制し，それ以上のコレステロールの流入を減らす。また，コレステロールの取り込みは，細胞内でのコレステロールの生成を抑制する。

高密度リポ蛋白質粒子は，脂質代謝の鍵となる役割を担う

　HDL粒子は，肝臓や腸管で生成され，長い半減期をもつ。種々の形のHDL粒子が，すぐ前に述べたような脂質代謝の主な段階での反応を促進する。HDL粒子は，鍵となるアポ蛋白質を他のリポ蛋白質粒子と交換する。小さくてさらに密度の高いHDL_3粒子は，キロミクロンやVLDL，IDL，レムナント粒子，さらには末梢の細胞から，遊離コレステロール分子を受け取り（図41-4▼）。コレステロールは，レチシンコレステロールアシルトランスフェラーゼ（LCAT）という酵素で，エステル化される（エステル化は，アポ蛋白質A-Iにより活性化される）。その結果生じるコレステロールエステルは，コレステロールエステル輸送蛋白質によって，他の粒子のトリグリセリドと交換される。HDL_3はより大きくて軽いHDL_2粒子へと形を変える。のちに肝臓のリパーゼの作用によって，HDL_2からトリグリセリドが取り除かれてHDL_3に戻る。このようなHDLのサイクルによって，血漿からのトリグリセリドの除去が加速され，遊離コレステロールとエステル化したコレステロールの比率が調節されている。

　血漿の総コレステロールの濃度（平均185 mg/dl），特にLDLコレステロールの濃度（平均120 mg/dl）は，粥状硬化症や心血管系の病気による死に対する非常に重要な危険因子である。一方，HDLコレステロール濃度（平均50 mg/dl）の上昇は，心血管系の疾患に対する予防的効果を発揮する。遊離脂肪酸は，アルブミンと結合し，2分間の短い半減期をもち，400 μmol/lの平均濃度で循環している。遊離脂肪酸のターンオーバーの半分は酸化，残りの半分は再びトリグリセリドへと再びエステル化されることを意味する。

> アポ蛋白質と脂質受容体の遺伝的異常は，かなりの数の異脂肪血症 dyslipidemia の原因である。冠動脈疾患が若いときに発症する場合は，しばしばこの結果である。たとえば，アポ蛋白質E分子の変異は，家族的な高脂血症 hyperlipidemia を起こす。これは，IDLやレムナントが蓄積して，トリグリセリドとコレステロールレベルの上昇が特徴的である。VDL，LVDLが過剰なアポ蛋白質B-100をもつのは，**家族性複合性高脂血症 familial combind hyperlipidemia** の特徴で，この状態ではコレステロールと，そして多くはトリグリセリドのレベルが高い。家族性高コレステロール血症 familial hypercholestrerolemia では，LDL受容体の変異により，細胞が正常にコレステロールを取り込めない。ホモ接合体では，取り込みの減少が，極端に高い血漿コレステロール濃度を招き（> 700 mg/dl），皮膚や腱にコレステロールの塊がみえたり触れられたりし，そして子供にさえ冠動脈に血栓が生じる。

代謝の適応

絶食

　絶食状態においては，エネルギー源を完全に内因性の物質に依存する。グルコースの動員で，中枢神経系に絶対必要なエネルギーが得られる。遊離脂肪酸の放出により，他の組織での酸化反応の需要をまかなう。蛋白質のアミノ酸への分解の増加もまた，この反応の基本的な特徴である。絶食状態のヒトは，炭水化物，脂肪，アミノ酸の貯蔵がすべて減少するので，異化作用亢進の状態にあるといえる。

絶食状態においては，グルコースの生成と脂質の酸化を増加させる必要がある

　肝臓はまずグリコーゲンの分解を増加させて，循環血中にグルコースを供給する。しかし，12〜15時間の絶食状態では，肝細胞のグリコーゲンの貯蔵はほとんど尽きてしまい，急速に糖新生を増やして，その穴埋めを行う。グルコースの前駆体を得るために，1日に75〜100 gの筋蛋白質が最初の数日間に壊される。筋肉の蛋白質の分解が亢進していることは，このときに尿中の尿素窒素の排泄が上昇することに反映される。糖新生はまた，1日に15〜20 gのグリセロールの供給によっても支えられている。このグリセロールは，脂肪組織のトリグリセリドの脂肪分解が促進されて放出されるものである。遊離脂肪酸の利用できる量が増加すると，筋肉と肝臓でのグルコースの酸化は節約できる。肝臓での遊離脂肪酸の酸化が，ケト酸を産生する。ケト酸は筋細胞で酸化されるので，さらにグルコースの利用が節約できる。グルコース中心から脂肪酸の酸化中心への最終的なシフトが，呼吸商RQ（p.423参照）を低くする。

　この適応反応は，血漿中の基質の濃度変化に反映されている。グルコースと主要な糖新生に用いられるアミノ酸のアラニンのレベルは減少する，一方で，脂肪酸，グリセロール，ロイシンのような分枝鎖アミノ酸

は増加する。強力なケト酸の濃度の増加で、血漿の重炭酸イオン濃度と血液のpHはわずかに減少する(穏やかな代謝性アシドーシス。図39-5▼参照)。

数日以上絶食が続くと、他の適応反応が起こる。BMIに反映される全体のエネルギー消費が10〜20％減少し、エネルギーの貯蔵からの流出が制限される。中枢神経系はもはや、エネルギー源としてグルコースに完全には依存できなくなる。必要とするエネルギーの多くを、ついにはケト酸から補うことになる。それゆえ糖新生は減少し、蛋白質の分解量も25 g/dayへと減少する。長期間の絶食になると、体重は平均して300 g/dayずつ減少する。体重減少の2/3は脂肪分で、残り1/3は脂肪抜きの分で、そのうち25％は蛋白質である。

> まったく食料のない地域で、事故で孤立するような場合、長期の飢餓に対してこうした適応反応が起こる。脱水を免れる程度の水があれば、正常なヒトの脂肪組織での貯蓄(約10 kg)で、減少した基礎的エネルギー需要と厳しく制限された運動活動(約1400 kcal/day)を60日まで維持できる。同様に、蛋白質の貯蓄(約6 kg)の動員で、減少したグルコース酸化のための必要量を供給できる。しかし、蛋白質の喪失は、進行性の筋力の低下、無気力、臓器の不全、最終的には死を招く。

運動

運動は、グルコースの生成とエネルギー源の酸化を促進する

運動に対する代謝反応は、酸化のためのエネルギー源の動員と生成が顕著な要素である点で、絶食状態に対する反応と似ている。運動の激しさと継続時間によって、基質の質や量が異なってくる(図41-5▼)。非常に激しい短期間の運動(たとえば10〜15 secの短距離走)中は、貯えられているクレアチンリン酸とATPがおよそ50 kcal/minの割合でエネルギーを供給する。この貯蓄がなくなると、続く2分間までの激しい運動では、筋肉のグリコーゲンのグルコース-6-リン酸への分解で維持できる。解糖反応が必要なエネルギーを生成する(30 kcal/minの割合で)。この嫌気的な状態は、運動中の筋肉や循環血中に蓄積する乳酸によって制限される。

> エネルギー生成の欠陥からくるいくつかの筋肉の疾患は、グリコーゲンからピルビン酸や乳酸への経路での酵素の欠損によって引き起こされる。**マックアードル病 McArdle's disease**，もしくは**筋ホスホリラーゼ欠損症 muscle phosphrylase deficiency**がその一例である。この患者では、運動後に痛みと筋力の低下を生じる。動脈の流入を加圧帯で除外した状態で、前腕の短時間の運動後、前肘静脈の乳酸レベルが増えないことから、グリコーゲンの動員が証明される。

数分間の消耗性の嫌気的運動のあと、10〜12 lのO₂不足が起こる。次の運動が繰り返される前に、この不足は取り返さなければいけない。つまり、①貯まった乳酸は、酸化されるか、グルコースに再合成されなければならない。②筋肉中のATPとクレアチンリン酸を元に戻さなければならない。③肺、体液中、ミオグロビンそしてヘモグロビンに存在する通常のO₂レベルになるまで補充しなければならない。

激しくはないけれども長時間にわたる運動の間は、基質の好気的な酸化が必要なエネルギーを得るために必要である(12 kcal/min)。血液循環からの栄養分が筋肉のグリコーゲンに加えられる。いくつかの筋肉では、血漿からのグルコースの取り込みが何倍にも増え

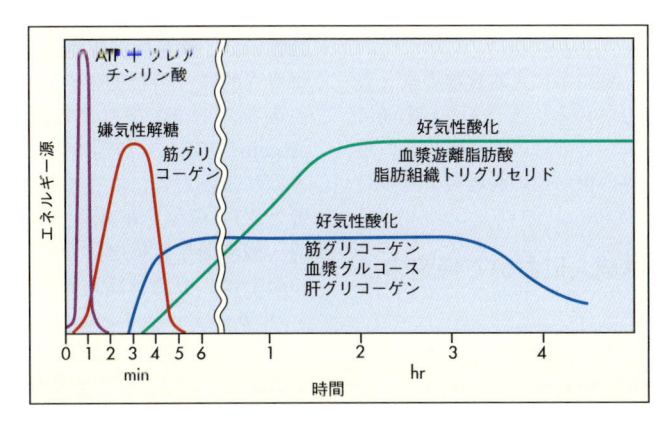

図41-5 運動中のエネルギー源。短時間の激しい運動では、クレアチンリン酸やグリコーゲンとして貯えられている高エネルギーリン酸結合が、続けて利用されていることに注目せよ。循環しているグルコースや遊離脂肪酸が、時間が経つにつれて徐々に重要になっていき、持続的な運動では遊離脂肪酸が主となる。

る。まず，エネルギー消費を満たすためにグリコーゲン分解によって，肝臓でのグルコースの生成が増加する。しかし，肝臓のグリコーゲンが枯渇してくると，肝臓での糖新生が重要になってくる。しかし，長い運動(たとえばマラソン)の前の数日間に高炭水化物食を摂取すると，肝臓と筋肉のグリコーゲン量が増加するので，持久力を高めることができる。糖新生を助けるために，アミノ酸が筋肉の分解によって徐々に放出されてくる。実際には，脂肪組織のトリグリセリドから遊離した脂肪酸が，持続運動に必要なエネルギーの2/3を供給する主な基質である。解糖が促進した結果，生じた循環中のピルビン酸と乳酸の増加を除けば，血漿の基質の変化は絶食のときと似ているが，ただ，より早く起きる。

> 脂肪酸の酸化に関する遺伝子の欠損は，運動能力の減少と筋肉痛，進行する筋力低下すらもたらす。心筋の不全も起こるかもしれない。カルニチン carnitine の不足や，カルニチンパルミチルトランスフェラーゼ carnitine palmityl transferase の欠損は，細胞質からミトコンドリアへの脂肪酸の輸送を損なう。β酸化に関する酵素の欠損は，小児において少しの絶食にも絶えられないという，より深刻な結果を生じる。これは，エネルギー源としてグルコースに依存しすぎるために，すぐに低血糖になってしまうためである。

エネルギー貯蔵の調節

　エネルギーを貯蔵する脂肪組織の脂肪の量と体重に占める割合は，非常に個人差が大きい。ヒトの一卵性双生児や肥満の動物モデルにより，脂肪の量に遺伝が影響することが明らかに証明された。ある遺伝子の変異が動物モデルで間違いなく肥満を引き起こす。正常な動物の調節因子の遺伝子に類似したものが正常なヒトの遺伝子にも発見された。ヒトにもまれに起こるこの遺伝子の変異は肥満と関係し，おそらく肥満の一因と考えられる。

　環境的・文化的な影響，特に手に入る食物の量と質もまた，脂肪の量を調節している。もう1つ，肥満になりやすくしている要因は，ヒトはエネルギーを貯蔵する脂肪細胞の体積あたりの数が他の動物種より多いことである。

エネルギーの貯蓄量は成人において特定のレベルに保たれている

　あるデータによると，それぞれの個人にエネルギー貯蔵に関する特定の設定値 set point が存在することが示唆される。いったん成人の体重に達すると，中年までその体重が保たれる傾向があり，中年になると，たいていのヒトが少なくとも多少の体重増加となり，体脂肪率が高くなる。男性でより顕著に，特に腹部の脂肪が増加する。正常または肥満のヒトに，摂食量を過剰あるいは過少にする実験を課したのち，自由に摂食させると，実験前の体重と脂肪率に戻ってしまう。この代償性の食欲(カロリーと栄養分の摂取)の調節機構は，摂食中枢と満腹中枢のある視床下部に存在する。

> 腫瘍やサルコイドーシス sacroidosis のような浸潤性の異常で，視床下部に傷害を受けたヒトは，ときどき体重が非常に増加したままになることがある。逆に，神経性無食欲症 anorexia nervosa での視床下部の機能不全では，体重は低く保たれ，ときには命に関わることもある。

　食物をみること，匂い，味，甘さ，嗜好性，血糖値の低下など，多くの視床下部へのシグナルが食欲に寄与する。十二指腸の静脈や門脈のグルコースによって，摂食が抑制される。脳のさまざまな神経ペプチド(そのうちいくつかは消化管にも存在して機能している)，さらには多くの神経伝達物質も働いて，食欲調節のシグナルを中枢神経系へ，あるいは中枢神経系内で運んでいる。たとえば，セロトニンはグルコース，エンテロステインは脂質というように，栄養素に特異的なものもある。あるものは，ホルモンの調節を受ける。たとえば，インスリンは強力な視床下部性食欲刺激物質である神経ペプチドYの生成を強く阻害する。インスリンの不足は，過剰な食欲と関係する(多食症)。コルチゾルは食欲を抑える働きをもつコルチコトロピン放出ホルモンの生成を阻害する。過剰なコルチゾルは，食欲を刺激し，体重を増加させる。

エネルギー消費は，長期のエネルギー摂取の変化に合わせて調整されている

　エネルギーの貯蔵と体重のホメオスターシスを保つことは，エネルギー消費を調節することによっても起こる。だから，実験的に体重を増加あるいは減少させると，それぞれエネルギー消費の増加と減少が起きる。動物では，褐色脂肪組織 brown adipose tissue (BAT) が特異的にその目的のために存在する。BATにある大きなミトコンドリアは脱共役蛋白質 uncoupling protein (UCP)，またはサーモゲニン thermogenin とよばれる蛋白質によって刺激される。これは，O_2消費とATP産生を解離し，それによって有用な化学的・機械的な仕事を伴わずに熱を発生させる。UCPの産生は，交感神経系のシグナルにより調節される(つまりアドレナリンと$β_3$-アドレナリン作動性受容体との相互作用)。BATは，ヒトの新生児には存在して機能している。子宮から母体の外へ出て，外界の急激な温度の低下に，熱産生を増加させることで対応しなければならないためである。しかし，このようなタイプの脂肪細胞は成人では探すのはむずかしく，定量するのはさらに困難である。これと相同な新しい

UTPが，ヒトの白色の脂肪組織や筋組織で観察され，これは，不可避的および機能的熱産生を調節していると思われる。

もし，視床下部にエネルギーの設定値が各個人に存在するならば，視床下部がどのようにして末梢の脂肪組織の量を認知しているのだろうか。現在，1つの答えが明らかにされている。脂肪組織で生成され分泌される**レプチン**leptinというペプチドホルモンが，その役割を果たしている。あるマウスのモデルでは，レプチン遺伝子の変異のためにレプチンが不足していて，そのマウスは肥満となる。このマウスは過剰に食べ，低いBMRと低体温で身体活動が不活発である。レプチンで補充療法をすると，この異常はすべて回復し，体重減少が起きる。別の肥満マウスのモデルでは，レプチンのレベルが高いが，遺伝子変異のため視床下部のレプチン受容体が欠損している。予想されるとおり，このマウスにはレプチンの補充療法は効果がなかった。

エネルギーの貯蔵はホルモンの働きによって調節されている

エネルギー調節の概要が，図41-6▼に示されている。脂肪の量が決められた設定値を超えると（正常量のトリグリセリドをもつ細胞数の増加，細胞数は正常だがトリグリセリドの含有量の増加，もしくはその両方に

よる），レプチンの生成と分泌が刺激される。その結果，上昇した血漿レプチン濃度によって，視床下部や脳の他の部分にある細胞膜レプチン受容体への結合が増加する。レプチンによる刺激は，脂肪組織の量を減らすような，多様な反応機構をスタートさせる。この内分泌性，神経性，神経分泌性の機構は次の3つがある。① 食欲を抑制する因子の生成を増加させ，刺激する因子の生成を抑制することによって，摂食量を減らす。② BMRやUCPレベル増加による体温の上昇と運動量の増加とによって，エネルギーの消費を増やす。③ 脂肪細胞における脂肪合成を減少させ，脂肪分解を増やすようにホルモンの設定値を変える。

血漿レプチンレベルは，食後，急には増加しない。だから，おそらくレプチンはエネルギーのターンオーバーの即時的な調節因子としては働いていない。数日間の絶食は，レプチンのレベルを減少させ，一方，食餌やグルコースによって起こる持続的な高インスリン血症は，レプチンレベルを上昇させる。このようなレプチンの反応はインスリンの直接的な刺激効果だけでなく，脂肪組織量の微妙な変化の結果であろう。

脂肪としてのエネルギーの病的な蓄積（つまり肥満）は，多くの国で大きな健康問題である。望ましい体重を20％超えるヒトや，ボディマスインデックスbody mass index

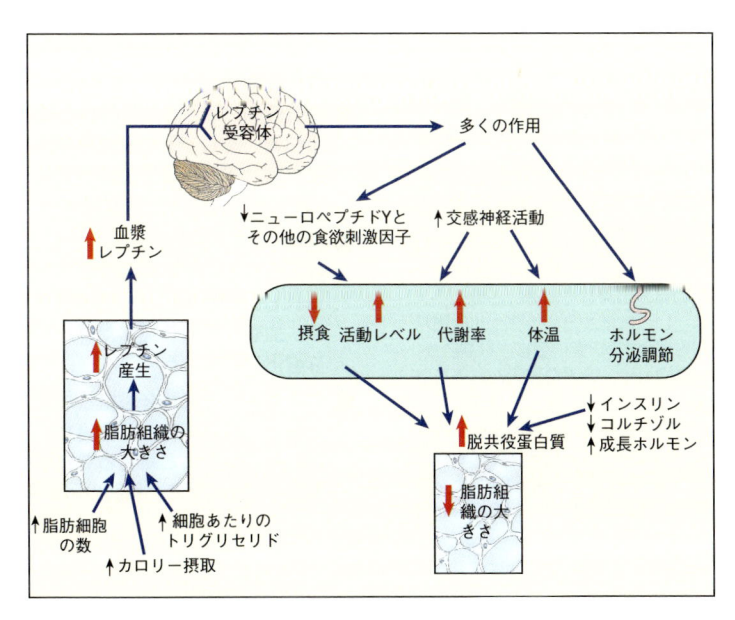

図41-6 エネルギー貯蔵の調節を示す図式。レプチンの生成・分泌，血漿でのレベルは脂肪の量に比例し，脂肪組織の量を視床下部や他の脳の部位に"報告"している。過剰にカロリーを摂取したとき，脂肪組織は過剰に増加し，血漿のレプチンレベルが上昇する。多くのレプチンが受容体に結合すると，生理学的に最適な設定値を超えた脂肪組織を減らすようにするための一連の作用機構が開始する。この作用機構は，食事量を減少させ，基礎エネルギー消費，脱共役蛋白質レベルを増やして不可避的な熱産生を増加させる。そして，脂肪生成活動を減少させ，脂肪組織の脂質を分解させるようにホルモンの分泌を調節する。

(BMI)（後述の計算式参照）が25～27を超えるヒトは糖尿病，高血圧，心血管性の疾患の危険性が高くなる。望ましい体重を40％も超えるようなヒトや，BMIが30を超えるようなヒトは死の危険が高い。
腹部や内臓の脂肪の蓄積は，特に高い危険因子となる。
BMI＝体重(kg)÷身長(m^2)

ヒトの肥満の真の原因はわかっていない。肥満のヒトの中には，食べすぎているが，それをコントロールする能力がないと認識しているヒトもいる。しかし，大部分のヒトは，自分のカロリーの摂取量は実際に摂取しているよりも少ないと信じている。

多くの肥満のヒトは，エネルギー貯蔵の設定値が高いかのように振る舞う。こういうヒトは，カロリーの摂取が減少し，かなり体重が減少すると，エネルギー消費を減らして，執拗にこの設定値を守ろうとするようである。低いBMIの肥満でない幼児や成人は，将来，体重増加の危険性が高い。しかし，いったん肥満が生じて落ち着くと，BMI，食餌性熱産生（どちらも体重で調整した値で），運動によるエネルギー消費が，だいたい正常体重のヒトのそれぞれの値と等しくなる。

肥満の動物とヒトの脂質代謝を調節するホルモンの動態（インスリンとコルチゾルのレベルの上昇，成長ホルモンの減少）は一般的に脂質の動員より，蓄積に都合良くなっている。アドレナリンレベルの上昇は，中枢性の食欲の異常亢進を反映しているらしい。加えて，肥満のヒトの脂肪細胞では，血中のトリグリセリドを細胞へ輸送する際に鍵となるリポ蛋白質リパーゼという酵素の値が上昇している。しかし，このような異常のどれもが，一般的なヒトの肥満の根本的原因であるとは証明されていない。

肥満のヒトでのレプチンに関する初期の研究からでは，絶対的なレプチンの不足は肥満の原因としてきわめてまれであると思われる。肥満のヒトでは，血漿のレプチンレベルや脂肪細胞のレプチンのメッセンジャーRNAレベルはたいてい増加していて，それは脂肪の量と比例している。さらに，エネルギーの貯蓄が多すぎるという末梢からのシグナルは通常発生されているが，それが視床下部で正常に受容されないか，作用しない。しかし，非常にまれに，肥満の原因となるある変異の受容体が発見されている。だから，ヒトの肥満は，レプチンのセカンドメッセンジャーの発生か，標的細胞での作用機構か，もしくはさらに"下流の"作用機構かのいずれかの欠損からくるものであろう（図41-6▼）。このレプチン作用の部分的な抵抗性が，外から十分量のレプチンで治療を行えば克服できるかどうかについて研究中である。肥満と戦う現在の治療法，ダイエット，運動療法，生活習慣の変更，エネルギー貯蔵を調節する複雑なシステムのどこかの点に効くと期待される薬物は一時しのぎであり，根治的ではない。

まとめ

■ 炭水化物，脂質，蛋白質としてのエネルギーの流入は，支出と等しくなくてはいけない。ここでいう支出とは，基礎的，食餌性の，非ふるえ熱産生，そして座位での活動と運動から成り立っている。

■ 脂肪酸は，中枢神経系と赤血球以外の大部分の組織での主要な燃料である。中枢神経や赤血球では，グルコースが主であり必須の酸化反応の基質である。

■ グルコースからピルビン酸への代謝（嫌気的解糖），脂肪酸のβ酸化，そしてクエン酸回路によるアセチルCoAの処理が酸化的リン酸化によるミトコンドリアでのATPの産生をもたらす。

■ エネルギーは，主に脂肪組織のトリグリセリドとして，少ない量だが蛋白質として貯蔵される。グリコーゲンとしての炭水化物の貯蔵量は非常に少ない。

■ 長期間の絶食の間には，アミノ酸やグリセロールからの糖新生が，中枢神経系の代謝とその重要な機能を維持するために必要である。糖新生の経路は，解糖の経路を一部逆行するが，ピルビン酸からフルクトース-6-リン酸への特別な経路を必要とする。絶食の間，脂肪酸の利用が増加すると，ケト酸，β-ヒドロキシ酪酸，アセト酢酸の生成が増加する。

■ 内因性の蛋白質は入れ替わっているので，特にロイシンなどの必須アミノ酸を含む蛋白質を毎日摂取することが必要である。

■ 脂質代謝には，循環している種々のリポ蛋白質，アポ蛋白質，そしてその受容体が関与する。これは，食餌からの，また肝臓で生成されたトリグリセリドやコレステロールをさまざまな組織へと輸送する。

■ 運動している間に必要とされるエネルギーの需要は，貯えられている筋肉のクレアチンリン酸とATP，貯えられている筋肉のグリコーゲン，嫌気的解糖，最後には，血漿から取り込んだグルコースや脂肪酸の好気的な酸化で補充する。

■ エネルギー貯蔵量を設定した値に調節する機構は複雑である。脂肪組織から分泌されるレプチンは，視床下部にある受容体と結合して食欲を抑制し，エネルギー消費を促進させて，脂肪の過剰な蓄積を阻止する。

第42章
膵島のホルモン

到達目標
- 膵島の2つの主要なホルモン，インスリンとグルカゴンの生成と分泌について述べることができる。
- インスリンとグルカゴンの糖，脂肪，アミノ酸の代謝に対する強力な作用，また，この基質のインスリンとグルカゴン分泌に対するフィードバック作用について説明することができる。
- インスリンとグルカゴンの標的細胞に対する作用機構を明らかにすることができる。
- インスリンとグルカゴンの相互関係，特に肝臓における基質の流入・流出に関する互いに拮抗した作用を説明することができる。
- 絶食，運動に代謝が順応する際の，インスリンとグルカゴンのそれぞれの役割について述べることができる。

膵島の主要なホルモンである**インスリン** insulin と**グルカゴン** glucagon は，すばやく強力に代謝を調節する。その分泌は，主に血漿の基質の間でレベルにより決定される。インスリンとグルカゴンは，協調して食餌から入ってくる栄養分の性状，空腹時の内在性の基質の流れを，肝臓，脂肪組織や筋肉への作用によって調節する。次に，このホルモンは不可欠な基質の間でフィードバック調節機構も形成している。インスリンとグルカゴンは，直接または間接的に代謝に関わる。それゆえ，前の章に書かれたあらゆる器官系の働きに影響している。

機能的解剖学

インスリンとグルカゴンを産生する細胞は，膵臓全体に散らばる小さな島の中に散在する。このように互いに近くに存在することにより，それぞれのホルモンが互いの分泌に影響している。膵島は，60％がインスリンを産生するβ細胞で，25％がグルカゴンを産生するα細胞で占められる。残りの膵島細胞は，消化管に作用するいろいろな神経ペプチドを分泌する。

膵島の戦略的位置は機能的役割を反映する

インスリンとグルカゴンは，膵臓の消化酵素のように，栄養分の流入や胃腸の分泌促進物質に反応して分泌される（第33章参照）。膵島ホルモンはおそらく，タイト結合やギャップ結合を介して互いに内分泌細胞に作用するとともに，近傍の腺房細胞に対する傍分泌（パラクリン）作用ももっている。膵島の位置（図42-1▼）からみて，インスリンとグルカゴンの分泌は膵臓の静脈，そして門脈へと導かれ，そこで内臓循環を流れてくる食餌に由来する栄養分といっしょになる。この仕組みによって，栄養分の流れの中心的臓器である肝臓で，膵島ホルモンが末梢組織よりも高濃度になる。また，肝臓をはじめて通過するときに抜き取るインスリンとグルカゴンの量を変えて，末梢で利用できるホルモン量を調節できる。

インスリンとグルカゴンは，しばしば相反的に分泌されることによって作用する。一方が必要なときは，他方は通常不要である。インスリンが単独に欠乏した結果——よく知られた疾患である**1型糖尿病** type 1 diabetes mellitus が非常に破壊的なので，インスリンが生理学的に考慮の対象となってきた。対照的に，グルカゴン単独の欠損は，ほとんど臨床的に知られていない。しかも，それは他の機構により代償することができる。

インスリンはプロホルモンから生成され，エクソサイトーシスにより分泌される

インスリンは，分子量6000のペプチドホルモンである。ジスルフィドで架橋された2本の真っすぐな鎖からなる。B鎖は生物学的活性の中心部を含み，A鎖には種特異性の部位がほとんど含まれる。糖尿病の治療には，動物のインスリンに代わって，DNAの組み換えによりできたヒトのインスリンや分子変異体が用いられるようになった。

β細胞によるインスリンの生成は，第40章にあるペプチドホルモンと同じ一般的パターンをとる。遺伝子はプレプロホルモンの合成を指令する。プレプロホルモンからシグナルペプチドが切り離されると，1本鎖の**プロインスリン** proinsulin ができる。**Cペプチド** C peptide として知られる結合ペプチドが削除されたあとで，ジスルフィド架橋が成立する。ゴルジ

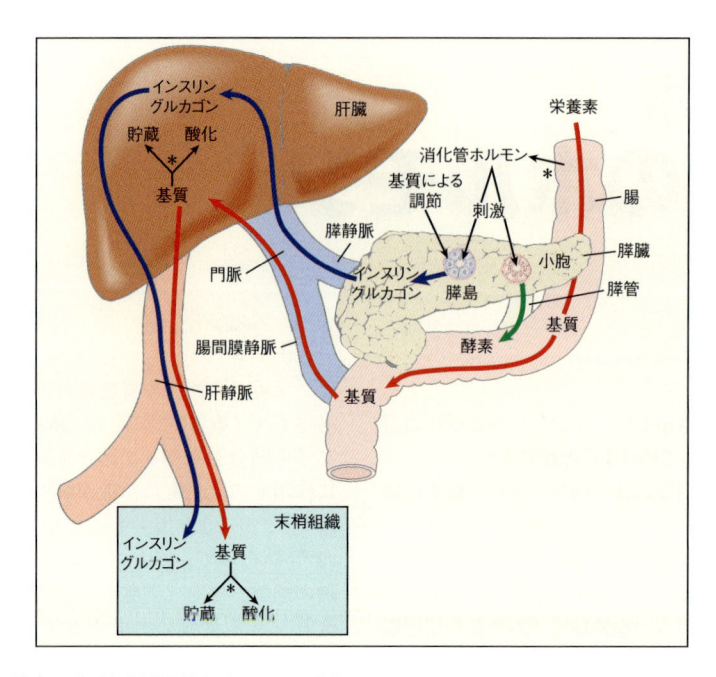

図42-1 膵島の重要な位置関係を示した図。膵島ホルモン，インスリンとグルカゴンの分泌は，膵酵素の外分泌に協調している。両者の分泌は，胃腸管への栄養素の流入や消化管ホルモンにより刺激される。膵酵素は膵管を通って腸管腔に達する。膵島ホルモンは門脈へ分泌され，食物の消化産物とともに肝臓に入る。肝臓内では，これらのホルモンが摂取物の貯蔵や酸化を指令する。膵島ホルモンは栄養素とともに肝臓を通り抜け，栄養素の末梢での代謝に影響する。＊印は作用部位を示す。

Golgi装置では，インスリンとCペプチドがともに分泌顆粒に包み込まれる。分泌顆粒には亜鉛も含まれ，それが6分子のインスリンに6量体を形成するように働く。

インスリン顆粒は，β細胞の細胞質にある微小管と平行に配置され，エクソサイトーシス（図40-5▼参照）でインスリンが分泌される。微小管は，細胞膜の近くに存在するミオシンやアクチンを含んだマイクロフィラメントの網と結合している。刺激が起こると，マイクロフィラメントの収縮により顆粒が細胞膜へと引き寄せられ，それと融合し，破裂して等モルのインスリンとCペプチドが放出される。

β細胞のグルコース代謝がインスリン分泌を刺激する

インスリンの放出を刺激する最も重要なものはグルコースである（図42-2▼）。その機構は以下に述べる。

1. グルコースの特異的輸送体（GLUT2）は，すばやくグルコースをβ細胞の中に拡散させ，細胞内のグルコース濃度を間質液のグルコース濃度と等しく保つ。
2. グルコース5 mM（空腹時の平均濃度）のK_m（ミハエリスMichaelis定数）をもつ酵素，グルコキナーゼがグルコースの利用率を規定するセンサーとして働く。
3. ATP，ニコチンアデニンジヌクレオチドリン酸（NADH）を含むグルコースの代謝産物とNADHの還元型（NADPH）が増加して，ATP感受性のK^+チャネルが閉じる。
4. これが引き金となって，電位依存性Ca^{2+}チャネルが開く。細胞内のCa^{2+}が増し，エクソサイトーシスを誘発する（図40-5▼参照）。
5. アデニル酸シクラーゼとホスホリパーゼCに共役したG蛋白質は，サイクリックAMP，ホスファチジルイノシトールの代謝産物やジアシルグリセロールのレベルを変化させて，他のインスリン分泌の調節因子の促進あるいは抑制作用を仲介する（図42-2▼）。インスリンの放出を起こすのに加え，グルコースはインスリン遺伝子の転写，そのメッセンジャーRNAの翻訳を促してインスリンの生成を刺激する。

> **1型糖尿病** type1 diabetes mellitusはβ細胞が完全に破壊して，インスリンが極度に欠乏した結果である。しかし，まれな例として，インスリンの生成，分泌に関与する遺伝子の異常によるもっと軽度な糖尿病もある。そのような異常には，グルコキナーゼ，インスリン促進因子1 insulin promoter factor-1，インスリンの遺伝子の変異が含まれる。

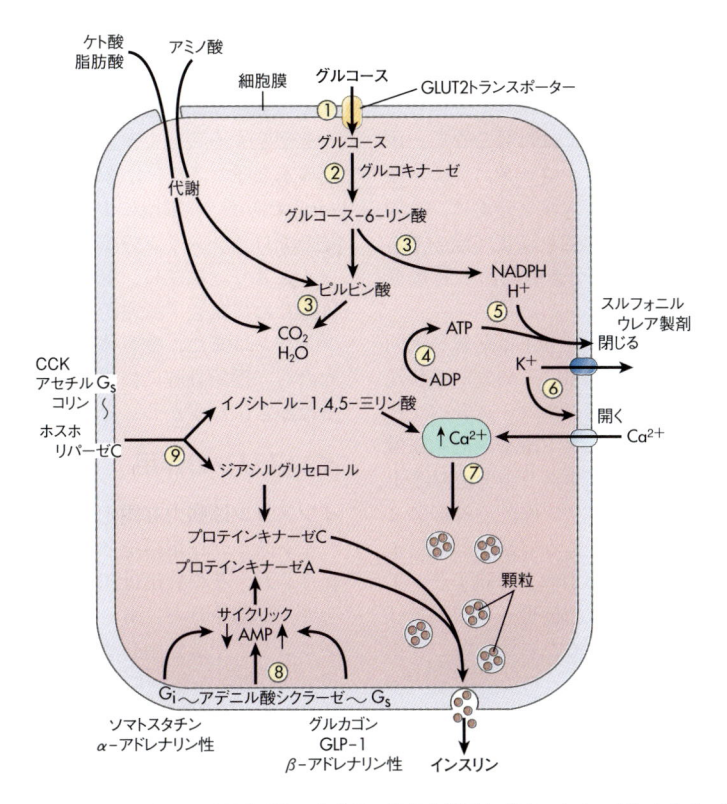

図42-2 β細胞でのインスリン分泌の調節。グルコース輸送体①とグルコキナーゼによるリン酸化②によりグルコース-6-リン酸が増加する。グルコース-6-リン酸の代謝③により，ATPが増し④，ニコチンアデニンジヌクレオチドリン酸（NADPH）が減少する⑤。それにより，Kイオンチャネルが抑制，または閉じられ，Caイオンチャネルが開く⑥。細胞内Caが増すと，インスリン顆粒のエクソサイトーシスが誘発される⑦。分泌に働く他のモジュレーターは，アデニル酸シクラーゼ−サイクリックAMP−プロテインキナーゼ系⑧やホスホリパーゼ−ホスホイノシチド系⑨を介して働く。CCK：コレシストキニン，GLP-1：グルカゴン様ペプチド-1。

インスリン分泌の調節

最も広い意味では，インスリン分泌は栄養供給と関連したフィードバック機構により調節される

栄養供給が豊富なとき（図42-3▼），インスリンはその流入に応じて分泌される。そして，インスリンは入ってきた栄養素の利用を刺激し，体内にある基質の動員を抑制する。栄養供給が少ないか欠如しているとき，インスリン分泌は低下し，体内にあるエネルギー源の動員が促進される。

中心的な調節分子はグルコースである。血漿グルコースレベルが50 mg/dlを下回ると，インスリンはほとんど，あるいはまったく分泌されず，250 mg/dlを超えるとインスリンの分泌は最大になる。β細胞が短時間グルコースに曝されると，即座に一過性のインスリンが放出される。長時間曝されるとこの最初の反応は消失し，さらに長い第2期の分泌がそのあとに起こる。

食餌中の炭水化物の消化後，グルコースは消化管から吸収される。このような状況下で，血漿グルコースレベルの上昇で説明できる量以上にインスリンが分泌される。この現象は，GIP, ガストリン，セクレチン，コレシストキニンや特にグルカゴン様ペプチド（GLP-1）などの小腸細胞由来の消化管ペプチドホルモンの放出によりインスリンが分泌されて起こる。さらに，

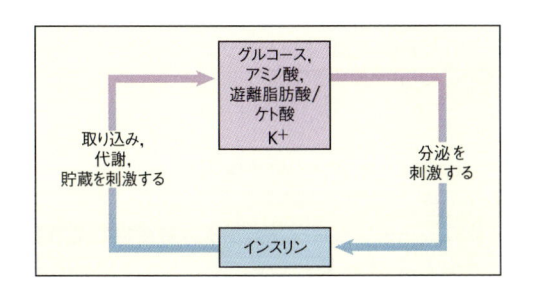

図42-3 インスリンと栄養素とのフィードバックの関係。インスリン分泌を刺激する栄養素と，インスリンにより処理が促進される栄養素は同一のものである。

食餌中の蛋白質の消化によりアミノ酸が産生され、その中にはグルコースと共同してβ細胞を刺激する作用をもつものがある。脂質やその代謝産物は、食餌に対するβ細胞の反応にほとんど直接には影響しない。栄養分の消化と吸収が終わると、グルコース、アミノ酸の血漿レベルは基線に戻り、インスリン分泌は、食間、食餌をとらない夜間の安定したレベルにまで減少する。14分間隔の固有の周期的な振動が基礎分泌の特徴である。

絶食が何日もに及ぶとインスリン分泌は基線を下回り、さらに低いレベルに設定される。このような状況ではインスリン分泌は、低い血漿グルコースレベルによる刺激作用と、非常に上昇したケト酸や遊離脂肪酸レベルによって保たれている。インスリン分泌はまた、コリン作動性神経やβ-アドレナリン作動性神経による刺激、α-アドレナリン神経による抑制の影響による調節を受けている。このようなすべての因子が、末梢血漿中のインスリンレベルや末梢循環へのインスリンの平均配分率の生理学的変動をもたらす。この変化が図42-4▼に要約されている。

> 2型糖尿病 type 2 diabetes mellitus が最も多い糖尿病の形である。この型の糖尿病で重要な因子の1つは、初期のインスリン分泌パターンのわずかな障害である。これは周期の変動、パルス頻度の減少、グルコースレベルの上昇に対する反応の遅れが特徴的である。このようなβ細胞の機能の障害の主たる原因はまだわかっていない。

β細胞の機能はCペプチドを測定することでわかる

末梢の血漿インスリンレベルは約 7×10^{-11} M である。門脈のインスリン濃度は末梢循環に比べて2～10倍高い。肝臓に達したインスリンの半分がそこで血中から除去されるが、これは栄養状態により変化する。したがって、実際のβ細胞の分泌量は肝臓で取り除かれることのない、血漿(あるいは尿)のCペプチドレベルを測定することで、より良く推定される。その概算によるとインスリン分泌は1.0～2.5 mg/day(25～40 unit/day)である。β細胞により分泌されるCペプチドと少量のプロインスリンの生理学的作用はまだ不明である。

インスリンは主に、腎臓や肝臓で特異的な分解を受けるために血漿半減期が短い(6～8 min)。しかし、インスリンはまた、受容体に結合し、内部に取り込まれたのち、標的細胞に作用するとともに分解される。残った非常にわずかのインスリンが尿中に排出される。

インスリンの作用

インスリンは強力な同化ホルモンである

インスリン作用の全体的な働きにより基質の蓄積が促進され、その放出が阻害される(図42-5▼)。結果として、分泌された、あるいは投与されたインスリンはグルコースや遊離脂肪酸、ケト酸、主として必須分枝鎖アミノ酸(すなわち、ロイシン、イソロイシン、バリン)の血漿濃度を減少させる。インスリンの主な作用部位は肝臓や筋肉、脂肪組織である。それぞれの標的組織で、炭水化物、脂質、蛋白質の代謝がうまく調和されて調節されている。

インスリンの最大刺激により、末梢組織で使われるグルコース量が普段の5～6倍に増加する。同時に、肝臓からのグルコースの放出が半分以下に著明に減少する。余分なグルコースの取り込みはほとんど筋肉で起こり、わずかに脂肪組織で起こる。このグルコースのほぼ75％はグリコーゲンに転換され、約25％は分解を受け、最終的に酸化されて二酸化炭素になる。しかし、グルコース酸化の絶対量はインスリンにより3倍に増加する。

> β細胞腫瘍によるインスリンの過剰分泌は低血糖症を起こす。低血糖症 hypoglycemia は中枢神経系の機能障害をもたらし、その程度は集中力の軽い低下から重症な行動障害、心理学的障害、痙攣、昏睡をもたらすものまである。症状は、概して空腹時に悪化し、炭水化物の過剰摂取で改善し、結果として体重増加をきたす。診断は、血漿グルコース濃度が低いときに、不適当に高レベルのインスリンやCペプチドを検出することにより確立される。

脂肪組織から血漿への遊離脂肪酸の流出もまた、インスリンにより著しく減少する(同時に、グリセロールや他のトリグリセロールの加水分解産物の流出も著明に減少する)。結果として、インスリンは脂肪酸化の割合を90％以上減少させる。インスリンがトリグリセリドの生成、蓄積を刺激するので、体重増加をもたらす。

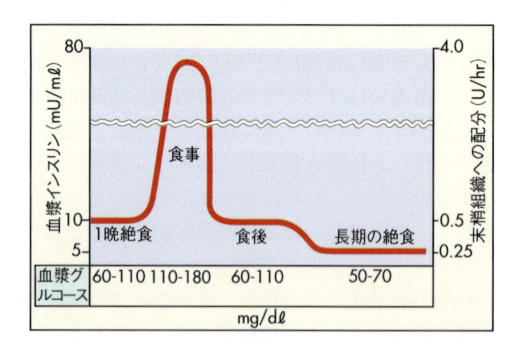

図42-4 さまざまな生理的状況における血漿インスリンレベルのパターンと、それに対応する末梢循環へのインスリン配分の割合($10\,\mu U/ml = 7 \times 10^{-11}$ M)。標準的な血漿グルコースレベルも示してある。空腹時のインスリンレベルは適切に内因性基質の動員量を調節している。食後のグルコースレベルは基質の貯蔵を促進する。

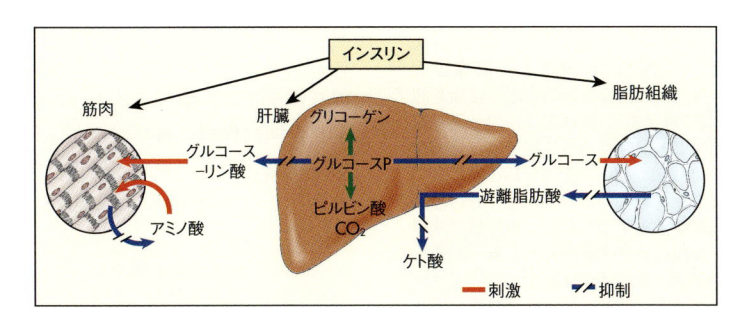

図42-5 エネルギー源の全体的流れにおけるインスリンの影響。グルコースやアミノ酸の組織への取り込みはインスリンで刺激される。そして，グルコースやアミノ酸，遊離脂肪酸の組織からの放出，ケトン体の産生はインスリンにより抑制される。この結果，これらの物質の血漿レベルが減少する。

蛋白質のターンオーバーに対するインスリン作用は，必須アミノ酸であるロイシンの流出に対するインスリンの影響を測定して推定することができる。最大投与量でロイシンの血漿への流出はほとんど半分に減少する。基礎的状態では，ロイシンの唯一の供給源は内因性の蛋白質であるから，インスリンは蛋白質分解を抑制していると考えられる。さらに，インスリンはロイシンが酸化される速度を低下させる。このようなインスリンの作用の結果，全身の蛋白質が正味として増加する。

インスリンはグルコースの細胞への取り込み，グリコーゲンとしての蓄積を刺激する

筋肉や脂肪組織では，インスリンは血漿から細胞質へのグルコース輸送を刺激し，そこでグルコースはすぐにリン酸化を受ける。筋肉，肝臓では概してインスリンはグルコース-6-リン酸からグリコーゲンへの転換を刺激する。わずかの程度ではあるが，インスリンはグルコースの分解，酸化を刺激する。脂肪組織では，インスリンが炭水化物に及ぼす最も重要な影響は，グルコース分解の中間産物であるトリオースリン酸からのα-グリセロールリン酸の産生を刺激することである。そのα-グリセロールリン酸は遊離脂肪酸のエステル化に用いられ，トリグリセリドとして蓄積される（図41-3▼参照）。

インスリンはグリコーゲン生成酵素の活性，あるいは濃度の増加，ホスホリラーゼの活性，濃度を減少させることにより，それぞれグルコースからグリコーゲンへの転換を刺激し，その逆の反応，グリコーゲンからグルコースへの分解を抑制する（図41-3▼参照）。

リン酸化酵素であるグルコキナーゼの濃度がインスリンにより増加するため，グルコースとグルコース-6-リン酸の間の平衡状態は後者に近づく（肝臓でのみ，リン酸化酵素であるグルコース-6-ホスファターゼがインスリンにより減少する）。インスリンはまた，糖分解と糖新生のバランスを前者側へと変化させる。糖分解が促進されるのは，インスリンが鍵となる酵素であるホスホフルクトキナーゼ，ピルビン酸キナーゼ，ピルビン酸デヒドロゲナーゼを増加させるためである。一方，糖新生が抑制されるのは，インスリンがホスホエノールピルビン酸カルボキシラーゼ，ピルビン酸カルボキシラーゼ，フルクトース-1,6-ジホスファターゼなどの酵素を減少させるためである（図41-3▼参照）。

肝臓においてグルコースを利用することにより，グリコーゲンの蓄積，糖分解を起こし，グルコースの放出を妨げるインスリンの作用が強化される。逆に，グルコースの血漿レベルが正常より下回ると，肝臓内の自己調節現象によってだけでなく，反インスリン作用をもつホルモン（たとえば，グルカゴン，アドレナリン，コルチゾル，成長ホルモン）の分泌によって，このような効果は減少する。

インスリンは脂肪の蓄積を刺激する

脂肪組織では，インスリンはリポ蛋白質リパーゼを誘導することにより，循環している脂質の脂肪細胞への輸送を促進する（図41-5▼参照）。それにより，より多くの遊離脂肪酸が循環するトリグリセリドより遊離され，速やかに脂肪細胞に取り込まれてそこで再びエステル化される。それゆえ，すぐにはエネルギー産生に必要とされない食餌由来の脂質は蓄積される。同じように，もしくはそれ以上に重要なこととして，インスリンは逆の反応（すなわち，蓄積されたトリグリセリドの分解）をホルモン感受性の脂肪組織リパーゼを抑制することにより強く抑制する。こうして遊離脂肪酸の他の組織への放出や分配は強く抑制される。

肝臓では，インスリンは入ってくる遊離脂肪酸のミトコンドリアへの輸送を抑制することにより，β酸化されないようにさせ，β-グリセロールリン酸の産生を増加させることでエステル化させる。β酸化が減少するため，β-ヒドロキシ酪酸やアセト酢酸の産生は低下する。このようにインスリンは強力にケトン体の産生を抑制している。

インスリンあるいはその活性を完全に失うと，1型糖尿病の著しい症状が現れる．何週間か過ぎると，**高血糖症** hyperglycemia はグルコースの腎臓での再吸収の閾値を超える程度に進行する（第36章参照）．多量のグルコースが腎臓で失われる．尿中のグルコースが高濃度になると，持続性の浸透圧利尿や**多尿症** polyuria，口渇，脱水が起こる．この炭水化物のカロリー消失と脂肪組織のトリグリセリドの蓄積や脂肪以外の組織の異化による喪失のために，摂食量の増加（**多食** polyphagia）にもかかわらず体重が減少する．制約を受けない脂肪分解により血漿遊離脂肪酸レベルが高くなり，ケトン体産生が刺激され，血漿のβ-ヒドロキシ酪酸やアセト酢酸のレベルが非常に高くなる．血漿の重炭酸のレベルやpHは低下し，深刻な代謝性アシドーシスが起こる（第30，39章参照）．インスリン，静脈内輸液，電解質の供給などの治療が行われない限り，昏睡や死に至る．

細胞外から細胞内への移動はインスリンにより刺激される．インスリンはまた，腎尿細管でのそれらの再吸収を刺激する．カリウムとリン酸の尿への排出の抑制もまた同化作用に寄与するが，一方で，ナトリウムの保持は脂肪以外の組織の増大に伴う細胞外液の増加が必要なことと関係があると思われる．

インスリンが**糖尿病性ケトアシドーシス** diabetic ketoacidosis の患者に投与されると，リン酸，カリウム，マグネシウムの細胞内への輸送の増加により，その血漿レベルが大きく低下する．重症の，あるいは致命的な低カリウム血症，低リン酸血症，低マグネシウム血症を防ぐために，カリウムは常に，リン酸はときに，マグネシウムはまれに，静脈内に投与されなければならない．

インスリンはまた，グルコースからの遊離脂肪酸の新たな生成を刺激する．ピルビン酸由来の細胞質にあるアセチルコエンザイムA（アセチルCoA）は，脂肪酸へと新生される．これはインスリンが鍵となる酵素，すなわちアセチルCoAカルボキシラーゼと脂肪酸シンターゼを増加させるためである．さらに，インスリンは鍵となる酵素，ヒドロキシメチルグルタリルCoAレダクターゼを活性化させることにより，アセチルCoAからのコレステロール生成を刺激する．それゆえ，インスリンの正味の効果は，肝臓の脂肪含量を増大させ，ある状況下では肝臓からの超低密度リポ蛋白質（VLDL）の放出を増加させる．

インスリンは蛋白質の蓄積を刺激する

筋肉において，インスリンは血漿から細胞膜を通って細胞質内へのナトリウム依存性の特定のアミノ酸の輸送を刺激する．これはグルコース輸送とは独立した現象である．アミノ酸が豊富にあるとき，蛋白質生成全体もまた，転写や翻訳の刺激によって増加する．例として肝臓でのアルブミン生成，膵臓の外分泌組織でのアミラーゼ生成（インスリンによる）に対する刺激がある．このような同化作用は，重要な抗異化作用（すなわち，蛋白質分解酵素の抑制，細胞からのアミノ酸の放出の抑制）により増強される．さらに，軟骨，骨組織では，インスリンやそれと構造的に関連のあるインスリン様成長因子（第44章参照）は，一般的に蛋白質の生成を促進させるだけでなく，DNA，RNA，他の高分子の生成も促進する．こうして，インスリンは成長，組織の再生，骨の再構築に重要な貢献をする．

インスリンは血漿の陽イオン，陰イオン濃度を調節する

グリコーゲンと蛋白質の生成には，どちらも同時にカリウム，リン酸，マグネシウムの細胞内への取り込みを必要とする．これらの3種類の電解質はいずれも

インスリンは他に全身のエネルギーのターンオーバー，蓄積に関連のある別の作用をもつ

食餌性熱産生，特に炭水化物の摂取後の熱産生はインスリンにより促進され，おそらくそれはグリコーゲン形成が刺激されるためであろう．インスリンはまた，Na^+,K^+-ATPアーゼを刺激することによりエネルギー消費を増加させている．脳の大部分はインスリンに無反応だが，このホルモンは多分，視床下部に作用している．インスリンはニューロペプチドYの生成を減少させる（第41章参照）．この作用とレプチンレベルを上昇させることにより，インスリンは食欲抑制を引き起こす．レプチンはインスリン分泌を抑制するので，レプチンとインスリンは，脂肪組織におけるエネルギーの蓄積を調節するネガティブフィードバック回路を形成する．インスリンが血漿グルコースレベルを正常脳代謝の必要量よりも低下させたとき（すなわち，<55 mg/dl），他の機構により食欲が刺激される．

インスリンは細胞膜のチロシンキナーゼ受容体を介して作用する

インスリン作用の最初のステップは，細胞膜受容体に結合することである（図42-6▼）．この受容体は，ジスルフィド架橋された2つの類似のユニットより構成された糖蛋白質である．それぞれの主要ユニットは，外部に伸びていてホルモンと結合するα-サブユニットと，細胞膜を横切り，細胞質内の末端に終末があるβ-サブユニットからなる．受容体分子は細胞質内プールと細胞膜の間を循環し，その数はインスリンによりダウンレギュレーションを受けている．

インスリンが受容体に結合したのち，次のようなステップが起こる．

1. 受容体のβ-サブユニットは特定のチロシンの部位で，ATPを利用して自己リン酸化を行う．
2. リン酸化された受容体はそれ自身がチロシンキナーゼとなり，インスリン受容体基質 insulin

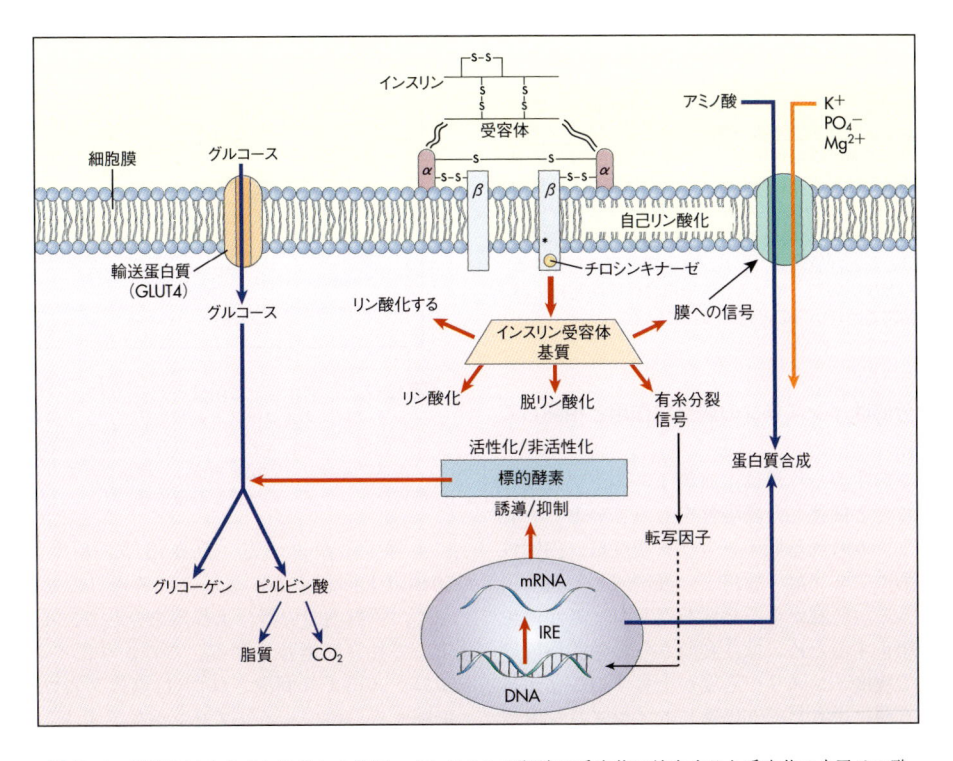

図42-6 細胞に対するインスリンの作用。インスリンが細胞の受容体に結合すると受容体の自己リン酸化が起こり，それからそれ自身がインスリン受容体の基質中のチロシンをリン酸化するチロシンキナーゼとして働く。結果として，これらの基質が他の蛋白質や酵素のセリン，スレオニン残基をリン酸化する。無数の標的酵素が最終的に活性化，あるいは不活性化され，グルコース代謝はグリコーゲンとピルビン酸へと向かう結果となる。グルコース輸送体であるGLUT4は細胞膜に組み入れられ，そこで細胞内へのグルコースの流入を促す。アミノ酸，カリウム，マグネシウム，リン酸の細胞内輸送もまた，他の機構により促進される。さまざまな酵素が誘導もしくは抑制され，細胞増殖は遺伝子発現を修飾する信号分子により調節される。多くの中間分子が関わっている。IRE：インスリン調節エレメント，mRNA：メッセンジャーRNA。

receptor substrate (**IRS**) とよばれるいくつかの高分子蛋白質中のチロシンをリン酸化する。

3. IRSが活性化されると，ホスファチジルイノシトール-3-キナーゼや成長因子受容体結合蛋白2，マイトゲン活性化蛋白キナーゼなどのさまざまな中間分子中のセリンやスレオニンをリン酸化するカスケードが始まる。代謝や細胞分裂経路は，それゆえに並行して変化するが，必ずしも同時に進行するわけではない。

4. 先にも述べた標的酵素はリン酸化と脱リン酸化によって速やかに活性化，または不活性化される。同じ酵素が遺伝子転写を修飾されることにより，もっと緩やかに誘導，もしくは抑制を受けているのであろう。

5. 細胞膜のキャリアの仕組みが活性化される。

6. 細胞増殖と関連のあるDNA転写因子が修飾を受ける。

7. ある標的細胞(たとえば脂肪細胞)においては，インスリンがホスホジエステラーゼを刺激するので，サイクリックAMPレベルは低下する。この作用が寄与するインスリンの活性(たとえば脂肪分解の抑制)もある。

インスリンは標的細胞の細胞膜内の特異的グルコース輸送機構を刺激する

特定のグルコース輸送体(GLUT4)はすでに存在する高い濃度勾配に従って，細胞外グルコースの筋肉や脂肪細胞の細胞内への拡散(能動輸送ではない)を促進させる。インスリンは速やかに細胞質の貯蔵所から細胞膜へのGLUT4の輸送を増加させ，その後GLUT4の生成を増やす。この作用が決定的に重要な点は，生理的なインスリン濃度で，筋肉や脂肪組織の細胞内へのグルコースの輸送が，グルコース代謝においてしばしば律速段階であるからである。それと比較して，グルコースのリン酸化は非常に速く起こるために，遊離グルコースの細胞内濃度は通常わずかなものである。食後，インスリン濃度が上昇すると，グルコース代謝における律速段階は，インスリンが作用する細胞内の

段階に移行する。

> まれな例として，インスリン受容体遺伝子の欠損，ミスセンス，ナンセンス変異が受容体の機能異常と著しいインスリン作用に対する抵抗性をもたらす。この病気の幼児は，糖尿病，著しい成長不全をきたし死に至る。非常にありふれた2型糖尿病において，インスリンの作用障害（インスリン分泌不全とともに）もまた，高血糖をもたらす主要な因子である。この患者のほとんどが肥満で，ケトン体生成の増大を呈することはほとんどないので，インスリン抵抗性は脂肪組織においてよりも筋肉で大きいものと考えられている。

インスリン分泌はインスリンの適当な作用と相関している

　インスリンの主要な作用は，血漿インスリン濃度を上昇させることと関連した階層性をもっている。一晩絶食したヒトでみられる低インスリン濃度は，内因性の遊離脂肪酸やアミノ酸の放出を一部制限して調節することができる。肝臓から不必要なグルコースが産生されるのを阻止するためには，食餌からの栄養摂取に反応してある程度インスリン濃度が上昇することが必要である。食餌によりピークに達したインスリン濃度は末梢組織，特に筋肉によるグルコースとアミノ酸の取り込み，脂肪組織による脂肪酸の取り込みを著しく刺激する。このインスリン作用は，基質を将来の利用のために貯えることに役立っている。

グルカゴン

グルカゴンは血漿グルコースの低下に反応して生成され分泌される

　グルカゴンは，肝臓におけるグルコース代謝と遊離脂肪酸代謝の重要な調節因子である。このホルモンは分子量3500の1本の直鎖ペプチドである。N末端の残基1～6は生物学的活性に不可欠である。グルカゴン遺伝子は膵島のα細胞でプレプログルカゴンの生成を指令する。プレプログルカゴンからプロホルモンが生成され，さらにグルカゴンとまだ機能がわからない他のペプチドが生じる。腸管のある細胞では，プレプログルカゴンの処理され方が異なっていて(alternative processing)，機能の異なるグルカゴン様ペプチドが生じる。インスリンとは対照的に，グルカゴン生成は高レベルのグルコースにより抑制され，低レベルのグルコースで刺激される。

　グルカゴン分泌はフィードバックを介して，このホルモンの主な機能，つまり肝臓からのグルコース放出の刺激，血漿グルコースレベルの維持に関係している（図42-7▼）。そのために，低血糖により約100 pg/ml（$3 \times 10 M$）の基準値の血漿グルカゴン濃度は2～4倍

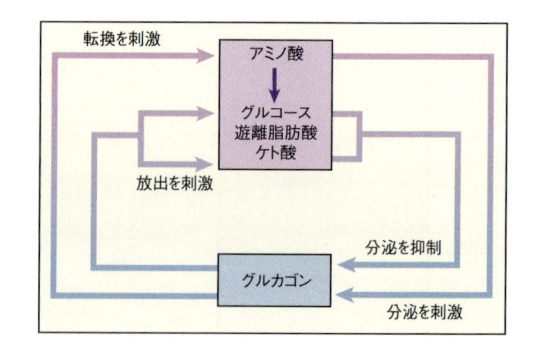

図42-7 グルカゴンと栄養素とのフィードバック関係。グルカゴンはグルコースと遊離脂肪酸，ケト酸の産生，放出を刺激し，次にこれがグルカゴン分泌を抑制する。アミノ酸はグルカゴン分泌を刺激し，次にグルカゴンはアミノ酸のグルコースへの転換を刺激する。

に上昇するが，一方，高血糖はグルカゴン分泌を50％以上抑制する。グルコースのこの効果は，おそらく，膵島内での傍分泌作用を介して，インスリンによって独立に増強される。このようにインスリン（グルコースにより刺激された）は直接グルカゴン分泌を抑制する。逆に，インスリンが欠乏するとき，低グルコースレベルによるグルカゴン分泌刺激作用は顕著になる。

　他の主要なエネルギー基質である遊離脂肪酸もまた，グルカゴン放出を抑制し，一方，遊離脂肪酸の血漿レベルの急激な減少は刺激作用を呈する。グルコース産生の基質となる蛋白質食やアミノ酸は，グルカゴン分泌を刺激するが，この反応はそのとき同時に存在するグルコース，あるいはインスリンの作用により抑制される。結果として，普通のいろいろの栄養素の混ざった食餌を摂取した場合，血漿インスリンレベルが大きく一定した上昇が起きるのと対照的に，血漿グルカゴンレベルは小さく，一定しない上昇が起きるだけである（図42-4▼）。

> 持続的な絶食および継続的な運動のように，グルコースの動員を要する状況では，グルカゴン分泌が増す。重症の感染症，あるいは手術のようなストレスの多い状態では，グルカゴン分泌がしばしば非常に増加する。これは，おそらくα-アドレナリン作動性受容体を介してα細胞が交感神経系で刺激されて起こる。

　グルカゴンは，はじめて肝臓を通過する際に，肝臓で血中から除去され，末梢血漿中での半減期は短い。グルカゴンは腎臓と肝臓で分解される。

ほとんどすべての点において，グルカゴンの作用はインスリンの作用と対立する

　グルカゴンは，エネルギー源，特にグルコースの蓄積よりも，むしろその動員を促進させる（図42-8▼）。

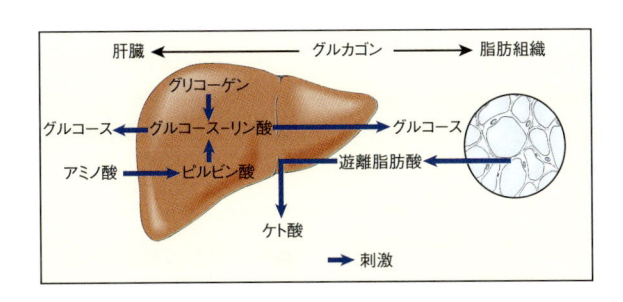

図42-8 エネルギー源の流れ全体におけるグルカゴンの作用。組織からのグルコースや遊離脂肪酸，ケト酸の放出により，このエネルギー源の血漿レベルは上昇する。一方，肝臓へのアミノ酸の取り込みによって血漿アミノ酸レベルは低下する。

グルカゴンとインスリンは，両者とも肝臓でのグルコース代謝の多くの同じ調節点で作用を示す。実際に，グルカゴンは肝臓でのグルコース産生とケトン体の生成を調節する主要なホルモンであると考えることができ，インスリンの肝臓での主な作用はグルカゴンに拮抗することである。

グルカゴンは肝臓のグリコーゲンホスホリラーゼを活性化して，速やかに強力なグリコーゲン分解効果を示す。同時に，リン酸化されたグルコース分子からのグリコーゲンの再生成は，グリコーゲン合成酵素を抑制することによって抑えられる。グルカゴンはまた，いくつかの機構で糖新生を刺激する。アミノ酸前駆体の肝臓への取り込みは増加する。糖新生の鍵となる酵素のピルビン酸カルボキシラーゼやホスホエノールピルビン酸カルボキシラーゼ，フルクトース-1,6-ジホスファターゼの活性は上昇するが，糖分解の鍵となる酵素のホスホフルクトキナーゼとピルビン酸キナーゼの活性は低下する（図41-3▼参照）。

フルクトース-2,6-二リン酸はグルカゴン作用を媒介する

ホスホフルクトキナーゼとフルクトース-1,6-ジホスファターゼの酵素の組み合わせは，フルクトース-6-リン酸とフルクトース-1,6-二リン酸との間の流れを決定する（図41-2▼参照）。だから，この酵素ペアは糖新生と解糖の平衡関係を決める。この2つの酵素の活性は他の代謝産物である**フルクトース-2,6-二リン酸**の肝臓でのレベルによって互いに調節される。グルカゴンはフルクトース二リン酸の濃度を減少させ，フルクトース-1,6-二リン酸からフルクトース-6-リン酸へ流れるようにするので，糖新生を刺激する。インスリンは，おそらくグルカゴンの活性を阻害することで逆の効果をもたらす。

グルカゴンの重要さは，グルカゴン分泌が阻害されたとき，肝臓からのグルコースの流出が急激に減ることでわかる。逆に，グルカゴン濃度が増すと，急速に血漿グルコースレベルが上昇する。これはインスリン

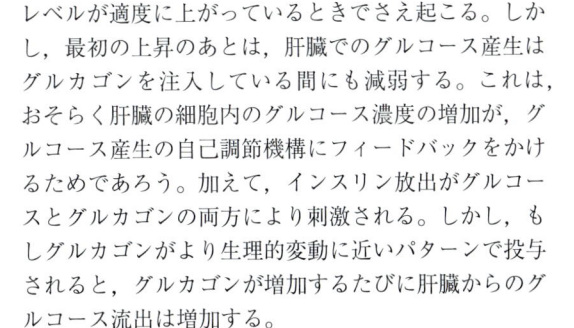

レベルが適度に上がっているときでさえ起こる。しかし，最初の上昇のあとは，肝臓でのグルコース産生はグルカゴンを注入している間にも減弱する。これは，おそらく肝臓の細胞内のグルコース濃度の増加が，グルコース産生の自己調節機構にフィードバックをかけるためであろう。加えて，インスリン放出がグルコースとグルカゴンの両方により刺激される。しかし，もしグルカゴンがより生理的変動に近いパターンで投与されると，グルカゴンが増加するたびに肝臓からのグルコース流出は増加する。

> 1型糖尿病において，血漿グルコースレベルの減少に対するα細胞の反応性の消失（すなわち，機能的なグルカゴン不足）がしばしばみられる。そのような状態の患者では，インスリンが過剰に投与されたり，食事を摂らなかった場合，重症の低血糖の危険に曝されやすくなる。意識障害が生じるほどの重症な低血糖が起こった場合，血漿グルコースレベルを上げて中枢神経系の機能を回復するためにグルカゴンが注射されることもある。

グルカゴンはケトン体生成ホルモンである

グルカゴンの他の重要な肝臓での作用は，取り込まれた遊離脂肪酸をβ酸化に向かわせ，トリグリセリドの生成を抑制することである。その仕組みには，中間産物であるマロニルCoAが関与している。マロニルCoAは，遊離脂肪酸のミトコンドリアへの取り込みを抑制する。グルカゴンはアセチルCoAカルボキシラーゼを抑制してマロニルCoAの生成を抑える。マロニルCoAのレベルが下がると，それにつれて遊離脂肪酸のミトコンドリア内への流入が増加し，ケト酸へと変換される。

> 糖尿病性ケトアシドーシス（p.438参照）において，高レベルの血漿グルカゴンはケト酸の過剰産生に大きく寄与している。インスリン投与により，グルカゴン分泌が抑制され，ケト酸レベルとpHが正常に回復する。

脂肪組織あるいは筋肉へのグルカゴンの作用は，インスリンが事実上欠乏している場合以外はあまり大き

くない。末梢でのグルコース利用はグルカゴンによる影響をほとんど受けない。しかし、グルカゴンはホルモン感受性の脂肪組織リパーゼを活性化して、脂肪分解、遊離脂肪酸の肝臓への動員、ケトン体の生成を促すことができる。その他、インスリン作用とは逆に、グルカゴンは腎尿細管でのナトリウム再吸収を抑制し、ナトリウム利尿を起こす。

グルカゴンは細胞膜G蛋白質を介してアデニル酸シクラーゼとサイクリックAMPの産生を刺激して作用を示す

　グルカゴン作用の分子レベルでの機構は、肝臓の細胞膜受容体に結合することから始まる。グルカゴンと受容体の複合体は、急速に細胞内サイクリックAMPの増加を起こす（図5-3▼参照）。これに続いて特異的な一連の酵素反応が起こる。プロテインキナーゼA活性が増し、それが不活性型ホスホリラーゼキナーゼを活性型へと転換させ、結果的にグリコーゲン分解が起こる。共有結合型リン酸の付加、あるいは解離に活性状態が依存するグルコース代謝に関わる他の酵素は、グルカゴンによって同様に調節されている。

インスリンとグルカゴンの比

基質の流れはインスリンとグルカゴンの相対的な濃度に大きく影響される

　血漿におけるインスリンとグルカゴンのモル比は、通常、約2.0である。内因性基質の動員や利用の促進を要する状況下では、インスリンとグルカゴンの比は0.5以下に低下する。これは、絶食時や長時間の運動時、新生児期に幼児が急に母親からの栄養供給を断たれ、まだ効率的に外因性の栄養を吸収できないときに認められる（第41章参照）。その比は通常、インスリン分泌の減少とグルカゴン分泌の増加により低下する。逆に、純粋な炭水化物の負荷、またはいろいろな栄養素が含まれた食餌のあとのように、基質の貯蔵が有利に行えるときは、主としてインスリン分泌の亢進によりこの比は10以上に上昇する。

まとめ
■ 膵島にはインスリン分泌性のβ細胞とグルカゴン分泌性のα細胞が含まれる。その微細構造や血液循環により、傍分泌やニューロクリン機能、細胞間伝達の機能をもっている。

■ インスリンは糖調節、抗脂肪分解作用、抗ケトン体生成作用、同化に関する主要なホルモンである。インスリンは互いにジスルフィド結合した2本の直鎖ペプチドよりなる。

■ インスリン分泌はグルコース、蛋白質、消化管ペプチド、コリン作動性やβ-アドレナリン作動性神経の刺激により影響される。絶食時や運動時のようなエネルギーの動員を必要とする状況において、その放出はα-アドレナリン作動性神経の刺激によって抑制される。

■ インスリンはエネルギー貯蔵を促す。インスリンは脂肪組織の脂肪分解、ケトン体の生成、肝臓におけるグリコーゲン分解、糖新生、グルコース放出、筋肉における蛋白質分解を抑制する。インスリンは筋肉でのグルコースの取り込み、グリコーゲンとしての貯蔵を刺激し、また、蛋白質合成を促進する。

■ インスリンは、チロシンキナーゼ活性をもった細胞膜蛋白質を介して作用する。これは、グルコースや脂肪酸代謝に関わる酵素活性の修飾を引き起こす。インスリンはまた、さまざまな酵素や蛋白質の遺伝子発現にも影響する。

■ インスリンはグルコース、遊離脂肪酸、ケト酸、分枝鎖アミノ酸の血漿レベルを減少させる。インスリンの欠乏は低血糖、脂肪以外の組織や脂肪塊の消失、発育遅延、最終的には代謝性ケトアシドーシスを起こす。

■ グルカゴンは1本鎖ペプチドで、低血糖やアミノ酸に反応して放出される。グルカゴン分泌は、長時間の絶食時や運動時に上昇する。

■ グルカゴンは、肝臓におけるグリコーゲン分解や糖新生を刺激することにより、グルコースの動員を促進する。それはまた、脂肪酸の酸化やケトン体生成を増加させる。サイクリックAMPはグルカゴンのセカンドメッセンジャーであり、リン酸化による酵素活性の修飾がその作用の主な仕組みである。グルカゴンはグルコース、遊離脂肪酸、ケト酸の血漿レベルを上げるが、アミノ酸のレベルは減少させる。

■ インスリンとグルカゴンの比は肝臓のフルクトース-2,6-二リン酸レベルを変化させることで、解糖と糖新生の平衡関係を調節する。その2つのホルモンは肝臓でのグルコースと脂肪酸の代謝におけるさまざまな段階で互いに拮抗作用を示す。

第43章
カルシウムとリン酸の代謝に関する内分泌による調節機構

到達目標
- 人体におけるカルシウムとリン酸の機能を説明できる。
- カルシウムおよびリン酸の代謝における骨の動的な役割を説明できる。
- ビタミンDの供給源およびそのカルシウム代謝における作用を説明できる。
- 副甲状腺ホルモンの合成と分泌の形式とその調節機構を明らかにすることができる。
- 副甲状腺ホルモンの腎臓、骨および消化管での作用を説明できる。
- 副甲状腺ホルモン関連蛋白質とカルシトニンのカルシウム代謝における役割を評価できる。

カルシウムとリン酸のホメオスタシスは健康と生命に必要不可欠である。本書で述べてきた他のシステムすべてが生理的に機能するためには、カルシウムとリン酸が利用できることが必要である。環境の変化（食餌）や生体の変化（妊娠）などに直面したとき、このミネラルの正常な体内含有量や細胞外液中レベルを維持するために複雑なシステムが働いている。この調節のための鍵となるのが**ビタミンD** vitamin Dと**副甲状腺ホルモン** parathyroid hormone（PTH）で、それに補助的に**カルシトニン** calcitonin（CT）とその他のホルモンがある。消化管、腎臓、骨、皮膚、肝臓はすべて、カルシウムとリン酸代謝のホメオスタシスに関係している。

カルシウムとリン酸のターンオーバー

カルシウム

細胞内の遊離カルシウム濃度は、細胞外カルシウム濃度と細胞内結合型カルシウム貯蔵量によって維持されている

すべての生物学的システムにおいてカルシウムイオン（Ca^{2+}）は、基本的に重要なものである。通常、カルシウムはカルモジュリン（第40章参照）と結合して、多くの重要な酵素反応に関与している。このイオンは、ホルモンの分泌や作用の機構において基本的に重要な要素となっている。カルシウムは神経伝達、筋収縮、細胞分裂、受精、血液凝固などと密接に関係している。また、歯や骨の結晶構造の主な陽イオンである。このような理由で、細胞は厳しく制限内に保たれたカルシウム濃度の液中に浸っていることがきわめて重要である。

カルシウム代謝は2つの要素をもつものと考えられる。つまり細胞内のミクロな部分と細胞外のマクロな部分である。それぞれは別々に、そしていくぶん独立して調節されている。細胞内カルシウムの重要な機能は、10^{-7} Mの基礎的な平均的細胞質内の遊離カルシウム濃度で行われる（$5 \times 10^{-8} \sim 3 \times 10^{-7}$ Mの範囲）。反対に、細胞外液の遊離カルシウム濃度はおよそ10^{-3} Mで、細胞内の10,000倍高い。この細胞内外の大きな濃度勾配は、細胞膜のCa^{2+}の低透過性、Ca^{2+}-ATPアーゼポンプ、C^{2+}-Na^+交換システムの調節された活動によって維持されている（第1、12、17、18章参照）。細胞内の多量の貯蔵Ca^{2+}は、さまざまな蛋白質と膜、小胞体に結合して、あるいはミトコンドリア内に非常に多く存在している。これが仮に全部溶け出したとしたら、細胞内のカルシウム濃度は、10^{-2} Mくらいになるだろう。

細胞質にある遊離Ca^{2+}の濃度は、細胞外からの流入や、細胞内の蓄積を動員することで必要に応じて変化することができる。Ca^{2+}がセカンドメッセンジャー機能として必要とされるとき、遊離Ca^{2+}濃度は、10^{-7} Mから10^{-5} Mまで上昇する。しかし、絶対値としては、これはわずかな量の細胞外Ca^{2+}が細胞質内へ移動したことを示すにすぎない。このような変化は一瞬である（数秒から数分）。過剰な細胞質内Ca^{2+}は、すぐに細胞から追い出されるか、細胞内の供給源に戻る。流入と流出は非常に厳密に調節されているので、Ca^{2+}は刺激に対し敏感な非常に大きな動態変化を示す細胞内伝達物質として働いている。

細胞外カルシウムレベルは遊離タイプ、複合体を形成したタイプ、蛋白質に結合したタイプからなる

細胞外液や血漿中のカルシウム濃度は、通常ほとんど変化しない。これは、細胞内のカルシウム濃度を適

当なレベルに保つのに役立っている。細胞外液のカルシウム濃度が正常範囲を超えたり，あるいは下回ったりすれば，細胞内の機能は広範囲に，そして重大な影響を受ける可能性がある。神経伝達物質や成長，骨の再生の異常などは，その主な例である。

血漿中の総カルシウム濃度の範囲は8.6〜10.6 mg/dl，言い換えると$2.15 \times 10^{-3} \sim 2.65 \times 10^{-3}$Mである。カルシウムイオンは2価なので，これは4.3〜5.3 mEq/lに相当し，日内変動は10%以下である。全体の約50%のカルシウムイオンは，生物学的に活性をもったイオン化したCa^{2+}の形である。40%は主としてアルブミンのような蛋白質と結合したもの，残り10%はイオン化していないが，透過性をもつ炭酸カルシウムのような状態で存在する。血漿総カルシウム濃度は血漿アルブミン値に伴って上下するが，Ca^{2+}濃度が正常範囲にある限り，生物学的に問題は生じない。イオン化型と蛋白質結合型の平衡状態は血液のpHに依存している。アルカローシスのときは蛋白質結合型が増加してCa^{2+}濃度が減少し，アシドーシスのときは逆の結果となる。

> カルシウム濃度が正常より低下すると，神経と筋肉の被刺激性は増加する。これにより感覚麻痺や感覚異常(ピンや針でさすような感覚)，手や足の筋肉の拘縮(手足拘縮 carpopedal spasm)，そして最も危険な咽頭の拘縮 airway obstruction が起こる。咽頭の拘縮が起こると，気道の閉鎖をきたすことがある。てんかん発作 epileptic seizure も起こりうる。カルシウム濃度が過剰になると，神経伝達が抑制され，精神活動や意識の障害，筋力の低下，そして消化管の運動性の低下を引き起こす。呼吸性アルカローシスを起こすほどの過換気では，上述の感覚症状が現れるくらいにまでCa^{2+}濃度は低下する(全体の濃度は変わらなくても)。

カルシウムの平衡は，食餌による摂取，腸管での吸収，腎臓での排泄を反映する

正常時における体内のカルシウムの代謝回転は複雑である(図38-6▼参照)。1日のカルシウム摂取量は200〜2000 mgの範囲である。摂取したカルシウムの腸管での吸収率は，逆相関的に摂取量と関係している。だから，血漿カルシウム濃度の維持とカルシウムの貯蔵を行うための1つの重要な機構は，食餌中のカルシウムが欠乏した場合には，吸収するカルシウムの割合が増加することである。1日1000 mgを摂取すると，約35%が吸収される。安定した状態では，同じ量のカルシウム，つまり350 mgのカルシウムが排泄される。およそ150 mgは腸液中に分泌され，便の中に吸収されなかったものとともに排泄される。残りの200 mgは尿中に排泄される。腎臓では1日約10,000 mgの非蛋白質結合型のCa^{2+}が濾過されるが，その約98%は腎尿細管で再吸収される。それゆえに腎尿細管でのCa^{2+}の輸送の変動は，カルシウムのバランスを維持するための大変に敏感な手段となっている。

> カルシウム摂取量が減少し骨粗鬆症 osteoporosis の危険性が高くなる高齢者などでカルシウムの保持が必要なとき，このような調節機構が臨床的に重要となる。この機構が，妊娠中，胎児にカルシウムの貯蓄を奪われても，低カルシウム血症や骨量の減少から母体を守っている。逆に，致命的な高カルシウム血症 hypercalcemia (転移性の腫瘍が急速に骨破壊を起こしたときに起こる)に対しても抵抗するように働く。

骨形成と骨吸収がカルシウムの正常な血漿レベルを維持するのを助ける

細胞外のカルシウムの含有量はわずか1000 mgである。最も多量のカルシウムの貯蓄は約1.2 kgで，それは骨の中にある。このうち4000 mgは骨の溶解なしで血漿カルシウムの急速な緩衝に使われる。それにもかかわらず，骨は日に日に再構築しているダイナミックな組織である。この過程において，カルシウムの約500 mgは新しい骨をつくるために細胞外のプールから引き抜かれ，そして同じ量だけ古い骨が壊されて細胞外に返される。

リン酸

リン酸イオンは，すべての生物学のシステムにとって非常に重要であり，主な細胞内の陰イオンである

リン酸イオン(PO_4^{3-})は，グルコース代謝の多くの中間産物の構成要素である。リン酸は，たとえばATPのような高エネルギーを運ぶ物質，ニコチン酸ジヌクレオチドのようなコファクター，ホスファチジルコリンのような脂質の一部を構成している。リン酸は多くの酵素の活動で共有結合性の修飾因子として作用している。リン酸はまた，骨の結晶構造上で欠くことのできない要素でもある。正常な血漿のリン酸濃度は，2.4〜4.5 mg/dl，すなわち$0.81 \times 10^{-3} \sim 1.45 \times 10^{-3}$Mである。リン酸の原子価はpHに伴って変化するので，濃度をmEq/lで表現することにあまり意味はない。

リン酸のバランスは摂食，消化管での吸収，腎での排出を反映する

リン酸のターンオーバーはカルシウムと同様に複雑である(図38-9▼参照)。カルシウムに比べて，食物から吸収されるリン酸の割合は比較的一定であるから，消化管からのリン酸の吸収は，より直線的に摂取量に相関している。そのために，リン酸の平衡の調節には，腎臓での排出が重要な役割をもつことになる(第38章参照)。濾過されるのは約7000 mgであるが，摂取量での変動を補うために，腎尿細管で再吸収される量が70〜100%まで変わりうる。筋肉のような軟組織に貯えられている多量のリン酸(約100,000 mg)は血漿濃度

第43章　カルシウムとリン酸の代謝に関する内分泌による調節機構

の迅速な調節の源である。毎日約200〜250 mgのリン酸が，骨のターンオーバーの経過中に細胞外液の中に入ったり出たりしている。リン酸の枯渇は，重篤な心筋や骨格筋の機能不全や溶血，骨成長異常をもたらす。

骨のターンオーバー

骨形成と骨吸収は通常，定常状態では互いに関連している

　骨は，カルシウムとリン酸の中心的でダイナミックな貯蔵所である（図38-6▼，38-9▼参照）。それゆえ，臨床家にとって，カルシウムとリン酸の調節に関係する骨の構造と機能を理解することは必須である。骨は大きく**皮質骨**cortical boneと**小柱骨**trabecular boneの2つに分類される。皮質骨もしくは緻密骨compact boneは全体量の80％を占め，四肢の太い幹の働きをするように形づくられている（足や腕に存在）。小柱骨，もしくは**海綿骨**spongy boneは20％を構成して，大部分の軸の骨を構成し，そして長骨の中心部を橋渡ししている（椎骨，頭蓋骨，肋骨，恥骨に存在）。小柱骨は皮質骨の5倍の表面積をもつので，全体の量は小さいが，カルシウム代謝調節の面でより大切である。

　骨形成は皮質骨の外の表面で起こるが，一方，骨吸収は骨の内側の表面で起こる。骨形成，骨破壊はともに皮質骨の中，あるいは小柱骨上の特定の栄養管で行われる。生涯を通じ，骨形成と骨吸収は厳密に調節されている。成長するときには骨形成が骨破壊を上回り，骨の量は増加する。線状の成長は，長骨の軸と骨頭の間にある**骨端成長板**epiphyseal growth plateという特定の場所で起こる。骨端成長板は思春期の終わりごろ，成人の身長に到達したときに閉鎖する。骨の太さは，骨が外の表面につけ足されていくことで増加する。

骨量は人生の段階によって異なる

　全骨量は20〜30歳の間でピークを迎える。その後，40〜50歳の間までは，骨形成と骨吸収が同じ速さで起こっていく。それを過ぎると骨吸収が骨破壊のスピードを上回り，骨量はゆっくりと減少していく。成人で連続的に起こる骨のターンオーバーは**リモデリング**remodelingとよばれ，1年で全骨量の10％に相当する量となる。

骨はそれぞれ異なった働きをもつ数種類の細胞を含む

　骨には大きく3種の細胞が存在する。**骨芽細胞**osteoblast，**骨細胞**osteocyte，**破骨細胞**osteoclastである（図43-1▼参照）。はじめの2つは結合組織の中で，未分化な**骨形成細胞**osteoprogenital cellとよばれる間葉性細胞から生じる。**骨成長因子**skeletal growth factorとよばれるさまざまな骨蛋白質が骨祖細胞を引きつけ，骨芽細胞へと分化させ，そしてさらに成長を刺激する。破骨細胞は循環している単球や組織マクロファージと同じ前駆細胞から生じる。この3細胞は**オステオン**osteonもしくは骨モデリングユニットを形成する。

> 女性は男性より骨量が少なく，また閉経期のころに，卵巣の機能が落ちていくのに伴って骨量も急速に減少する。これはエストロゲンの減少により起こるが，生涯を通じてカルシウムの摂取量が必要量ギリギリであることも関係している。結果として起こる**骨粗鬆症**osteoporosisは背骨や手首の骨折を起こす。年をとってからの老人性骨粗鬆症は，性別に関係なく股関節の骨折を起こしやすい。

骨形成

　骨形成は1型のコラーゲンを生成，分泌する活性型骨芽細胞によって行われる。コラーゲン（膠原）は規則正しく配列し，**類骨**osteoidとよばれる有機性の基質をつくる。その中の無定型の固まりの中にリン酸カルシウムが沈着する。無機質のところに水酸化イオンと炭酸イオンがゆっくりとつけ足されることで1.7のカルシウム/リン酸比をもつ成熟した**ヒドロキシアパタイト**hydroxyapatiteの結晶をつくる。この完全に無機質化した骨が蓄積して，骨芽細胞のまわりを囲むようになると，骨芽細胞はその産生能力を失い内部で骨細胞となる（図43-1▼）。そのために骨芽細胞の活動は，次の細胞が活性化を待っている骨の表面でのみ観察される。

　この無機質化の過程には，正常の血漿カルシウムとリン酸濃度が不可欠である。また，**アルカリホスファ**

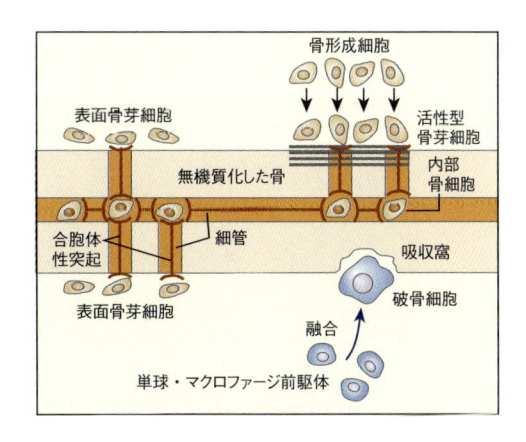

図43-1　骨細胞と骨のリモデリングの関係。細管がカルシウムとリン酸を骨の内部から外部へ移動させる導管になっていることに注意。この電解質は新しい骨形成に使われるか，血液循環に入る。（Aveioli, L. V. et al.: Rosenberg: *Metabolic control and disease*[Bondy, P. K. ed.], W. B. Saunders, Phyladelphia, 1980 より改変）

ターゼ alkaline phosphatase や骨芽細胞から放出される他の蛋白質もこの過程に関与している。**オステオカルシン** osteocalcin は，カルシウムと結晶化していないヒドロキシアパタイトに高い親和性をもつ，骨の重要な蛋白質である。アルカリホスファターゼとオステオカルシンは血液中を循環し，その濃度は骨芽細胞の活性度の組織学的な定量値とよく相関している。

骨溶解

それぞれの**オステオン** osteon（骨単位）内では，**細管** canaliculi とよばれる小さな液体を含んだ水路が，無機質化した骨を横切っている。この水路を通して，内側にある骨細胞は合胞細胞性の突起によって，表面の細胞と接触を保っている（図43-1▼）。このような位置関係により，オステオンの内部から外部，さらに細胞外液へ数分以内にカルシウムを運ぶのに都合がよい，広い場所が確保される。この骨細胞によって行われる輸送過程は，**骨細胞性骨融解** osteocytic osteolysis として知られている。これは成熟した骨量を減少させるのではなく，単に表面の結晶層からカルシウムを取り除くものである。

骨吸収

骨吸収の過程は，単にカルシウムを取り出すことではない。全体の基質も同様に破壊される，つまり骨量も減少させることである。骨吸収を担う細胞は，複数の前駆体の融合によってつくられた多核巨細胞の破骨細胞である（図43-1▼）。破骨細胞は多数のミトコンドリアとリソソームをもつ。破骨細胞はオステオンの表面に接着して，ここで細胞膜を折りたたんでひだ状の表面をつくる。この閉ざされた空間の中で破骨細胞から分泌されるプロトンやコラゲナーゼ，その他の酵素により骨が溶かされる。この過程の間に，破骨細胞は無機質の骨の中で文字どおりトンネルを掘っていく。カルシウム，リン酸，マグネシウム，**ピリジノリン** pyridinoline，**ピリジニウム** pyridinium（コラーゲンが架橋結合した蛍光性物質），コラーゲンの**N-テロペプチド** N-telopeptide，コラーゲンを構成しているアミノ酸（コラーゲンに特有のヒドロキシピロリンやヒドロキシリジンを含む）などが細胞外液中に放出される。このような有機物の尿中レベルは，骨吸収の程度を反映する。

骨のリモデリングの過程では骨吸収がはじめに起こり，骨形成を開始させる

すでに強調したように，骨吸収と骨形成は局所的に調和している。複雑な過程を経て，おそらく傍分泌（パラクリン）シグナルを通じて，休止している骨芽細胞は刺激を受けて活性型の仲間入りをし，破骨細胞を活性化する。それから，破骨細胞がつくった吸収後の空間は，のちに骨芽細胞が活動する場所となり，できた空間を新しい骨で埋める。そのためにまず骨吸収が進み，それに続いて置換性の骨形成が進む。

前駆体から骨芽細胞と破骨細胞を補充し，そしてそれぞれの細胞を活性化することは，リンホカイン，組織成長因子，形態変化因子，プロスタグランジン，一連のホルモンなどのさまざまな要素により調節されている。一般的に，あるホルモンの最初の効果が骨形成か骨吸収のどちらに働こうとも，連鎖して起こる2次的な現象はもう1つの過程を同じ方向に進むよう変化させる。それゆえ，ホルモンの過剰や欠乏がもたらす正味の影響は，一部は付随する現象が骨の総量をどの程度守れるかに依存している。老いると，この平衡が吸収のほうへ傾き，骨量は減少する（図43-2▼）。

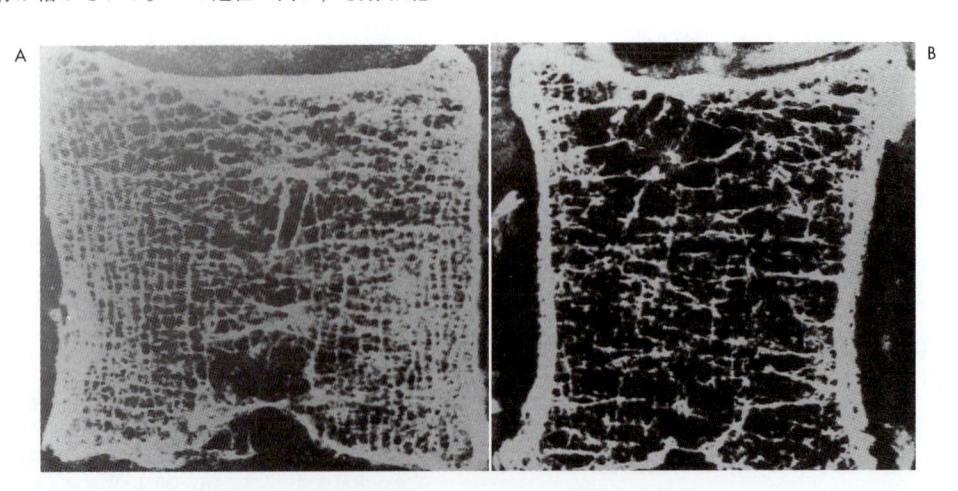

図43-2 A：40歳の女性の正常な脊椎X線写真。B：92歳の女性の脊椎X線写真。小柱骨が著しく失われているが，皮質骨は比較的失われる程度が小さいことに注意。

ビタミンD

ビタミンDは活性型の形をとって，カルシウムとリン酸代謝の主要な調節因子となる。ビタミンDは，カルシウムやリン酸の腸管からの流入を促して，正常血漿濃度を維持するように働き，正常な骨形成にも必要である。内分泌腺でつくられないが，体内で合成され処理されて，血液循環によって標的細胞に作用するという意味で，ビタミンDは一種のホルモンである。また，十分量を合成できないときには，健康を維持するために摂取しなければならないという意味でビタミンともいえる。

ビタミンDは皮膚で合成され，大部分は動物性の食物から摂取する

合成されたビタミンD(D_3)のステロール構造を，図43-3▼に示している。放射線をあてた植物や，ミルクのエルゴステロールを食べると得られる形(D_2)とは少しだけ異なる。ビタミンD_3，D_2は本来プロホルモンで，代謝され変換されて量的・質的に同様に作用する分子になる。今後，**ビタミンD**というときはこの両方を意味する。

ビタミンDの1日最低必要量はおよそ2.5 μg(100単位)である。内因性には，特定の波長の紫外線の照射を受けた皮膚で，**ビタミンD**は前駆体である**7-デヒドロコレステロール** 7-dehydrocholesterolから合成される。外因性には，脂溶性のビタミンDは魚やレバー，牛乳から得ることができ，脂肪と同じように腸管から吸収される。ビタミンDは通常，数ヵ月間十分な量くらいは体に貯えられている。

ビタミンDは連続的な水酸化により活性化される

ビタミンDは皮膚か腸管からいったん血管へ入ると，肝臓へ集められる。そこで水酸化され，25-ヒドロキシビタミンD(25-OH-D)となる。この分子は腎臓へ運ばれ，2つの運命をとる(図43-4▼)。1位の位置で水酸化を受けると1,25-ヒドロキシビタミンD_3 [1,25-$(OH)_2$-D] がつくられ，これはビタミンDの大部分の生物学的活性を担っている。一方，24の位置で水酸化を受けることもある。このときできる24,25-ジヒドロキシビタミンD [24,25-$(OH)_2$-D] は，1,25-$(OH)_2$-Dの1/20の生理活性しかなく，主として過剰なビタミンDを処理するという働きをもつ。

ビタミンD欠乏はいろいろな経過で起こりうる。もし晴れの多い気候(たとえばインドのように)の中で生活し，その天候にビタミンDの生成を依存しているヒトが，曇りがちの国(たとえばイングランド)に引っ越して，食事の習慣を変えるか，補助的にビタミンDを摂取しないと，そのヒトはビタミンD欠乏になるかもしれない。スモッグで覆われた都市の中心では，母乳で育った黒人の幼児もまた欠乏の危険性がある。

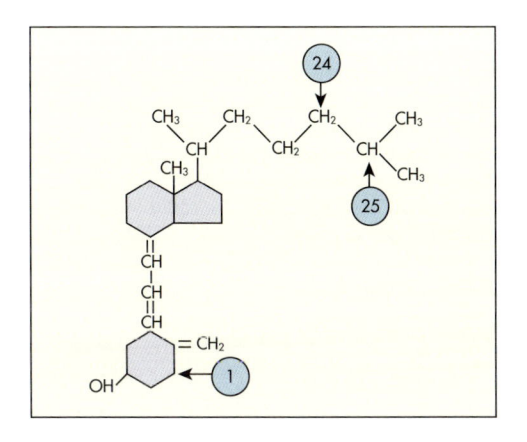

図43-3 ビタミンDの構造。1，24，25位が生物活性に影響する重要な部位である。

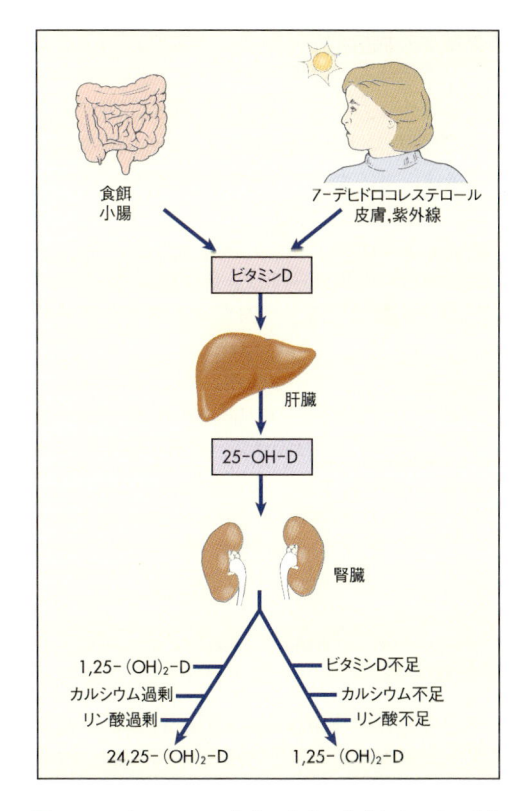

図43-4 ビタミンDの代謝。皮膚で合成されるか，食餌から吸収されて，ビタミンDは肝臓で25位の場所が水酸化を受ける。より生理活性が必要な場合には，腎臓でさらに1位の部位が水酸化されるが，生理活性が必要とされない場合には24位の部位が水酸化される。

というのは，ビタミンDの生成を行う場所に届く紫外線照射量が少なくなるためである。日光にあたるのが不十分なとき，膵液の不足などの吸収不全を起こすような消化管の病気からも，欠乏は起こるだろう。肝臓の病気は，25位の場所を水酸化する割合が減少するので，ビタミンDの作用が不足する。ビタミンD活性低下をもたらすよくある原因は腎不全である。腎不全では最も活性の高い代謝産物である $1,25-(OH)_2-D$ がほとんどできなくなる。

カルシウムやリン酸の欠乏に反応してビタミンDの活性化が起こる

ビタミンDの活性化のフィードバック性調節は，腎尿細管のミトコンドリアにある1-ヒドロキシラーゼと，24-ヒドロキシラーゼの活性の調節による（図43-3▼）。カルシウム，リン酸，あるいはビタミンDが足りないときには，25-OH-Dは活性型の $1,25-(OH)_2-D$ の方向へ優先的に代謝される。カルシウムが不足すると，**副甲状腺ホルモン parathyroid hormone（PTH）**が補充するように分泌される。このホルモンは，1位の水酸化を刺激する。血漿中のリン酸，腎臓でのリン酸が低下するときもまた，1-ヒドロキシラーゼの活性が増加する。そして $1,25-(OH)_2-D$ はそれ自身の合成を抑制するため，ビタミンDが不足すると，その合成を抑制する機構がなくなり，代償的に1-ヒドロキシラーゼの活性が促進される。一方，24-ヒドロキシラーゼの活性は，カルシウムやリン酸の濃度の上昇や $1,25-(OH)_2-D$ によって促される。この調節機構の正味の結果は，ホメオスタシスを保つために，食物中あるいは骨の貯蔵からのカルシウムとリン酸の取り込みを増やす必要があるときに，活性化した $1,25-(OH)_2-D$ の供給は増加 $[24,25-(OH)_2-D$ は減少]する。 $1,25-(OH)_2-D$ が過剰になると，24位が水酸化され，1,24,25-トリヒドロキシビタミンD $[1,24,25-(OH)_3-D]$ となり，事実上，不活性化される。

ビタミンD，25-(OH)-D， $1,25-(OH)_2-D$ は蛋白質のキャリアと結びついて循環する。 $1,25-(OH)_2-D$ は最も濃度が低く（ $0.03\ \mu g/l$ ），最も半減期が短い（6時間）。しかし，たとえ $1,25-(OH)_2-D$ の前駆体の濃度が減少しても， $1,25-(OH)_2-D$ の適切な濃度を維持するほど調節力は十分に強力である。

ビタミンDは標的細胞へ働きかけて遺伝子発現を変化させる

ビタミンDの活性型 $[1,25-(OH)_2-D]$ は，一般的なステロイドホルモンと同じ作用機構で作用する（第40章参照）。細胞質の受容体と結合したのち，ホルモンと受容体の複合体は核へ入り，複数の物質のmRNAの転写を刺激するか，抑制する。その1つは，**カルビンジン calbindin** である。これは，カルシウムを結合する蛋白質で腸粘膜，骨，腎臓および副甲状腺の細胞にみられる。カルビンジンは，カルモジュリンとかなりの相同性をもち，カルシウムと高い親和性をもつ。カルビンジンはビタミンDのカルシウム輸送を刺激する作用には必須ではない。なぜなら，この作用は腸管の細胞にカルビンジンが出現する前に現れるからである。しかし，カルシウムの輸送が高まっている間，カルビンジンはおそらく細胞内の高カルシウム濃度の影響から細胞を保護している。

ビタミンDは腸管からのカルシウムの吸収を増加させ，骨の無機質沈着のために必要なカルシウムを増やす

$1,25-(OH)_2-D$ の主な作用は，濃度勾配に逆らって腸管からのカルシウム吸収を刺激することである（第34章参照）。 $1,25-(OH)_2-D$ は腸絨毛および陰窩の細胞の核に局在して，その刷子縁で作用する。 $1,25-(OH)_2-D$ はおそらく細胞膜上にあるカルシウム輸送蛋白質の生成を促すものと思われる。 $1,25-(OH)_2-D$ は前に述べたように，カルシウムの摂取量の減少に反応して，腸でカルシウムの吸収を増加させる適応反応に関与している。 $1,25-(OH)_2-D$ はまた，腸管の細胞膜を通過するリン酸の能動輸送を増加させる。さらに，骨芽細胞にある受容体と相互作用して，骨芽細胞由来の因子の働きで破骨細胞の骨吸収の反応を促進させる。この $1,25-(OH)_2-D$ の効果は，PTHの骨吸収効果に対する骨の感受性を高める点で生理的に重要である。

新しく形成された類骨が整然とした進行面に沿って正常に無機質化するのは，完全にビタミンDに依存している。この反応の中心となる機構は，カルシウムとリン酸の供給量を増加させることである。しかし，骨芽細胞においては， $1,25-(OH)_2-D$ は，コラーゲン遺伝子の転写を抑制し，コラーゲン生成を減少させる。このホルモンがないと，無調節に生成されたコラーゲンが，無機質化されていない類骨に蓄積して，形成された骨は弱くなる（図43-5▼）。

ビタミンD不足で骨に現れる症状は，年齢によりさまざまである。子供では，成長中心部が選択的に影響を受ける。正常に骨が無機質化されないと，異常な骨端が現れ（図43-5▼），手足は曲がり，胸骨がつぶれて，**くる病 rickets** とよばれる疾患となる。成人では，骨の痛み，脊椎の破壊，力のかかるところに沿って骨折が起こる。血漿のカルシウムやリン酸の値が減少する，一方で，アルカリホスファターゼの濃度が増加する。ビタミンDの投与かビタミンDの適当な代謝産物で治療可能である。

骨格筋はビタミンDのもう1つの標的組織である。ビタミンDは，筋小胞体によるカルシウムの流入・流出を増やし，リン酸の細胞への取り込みも増加させる。ビタミンDが足りなくなると，筋力の低下，電気生理学的に証明されるような異常な収縮や弛緩，細

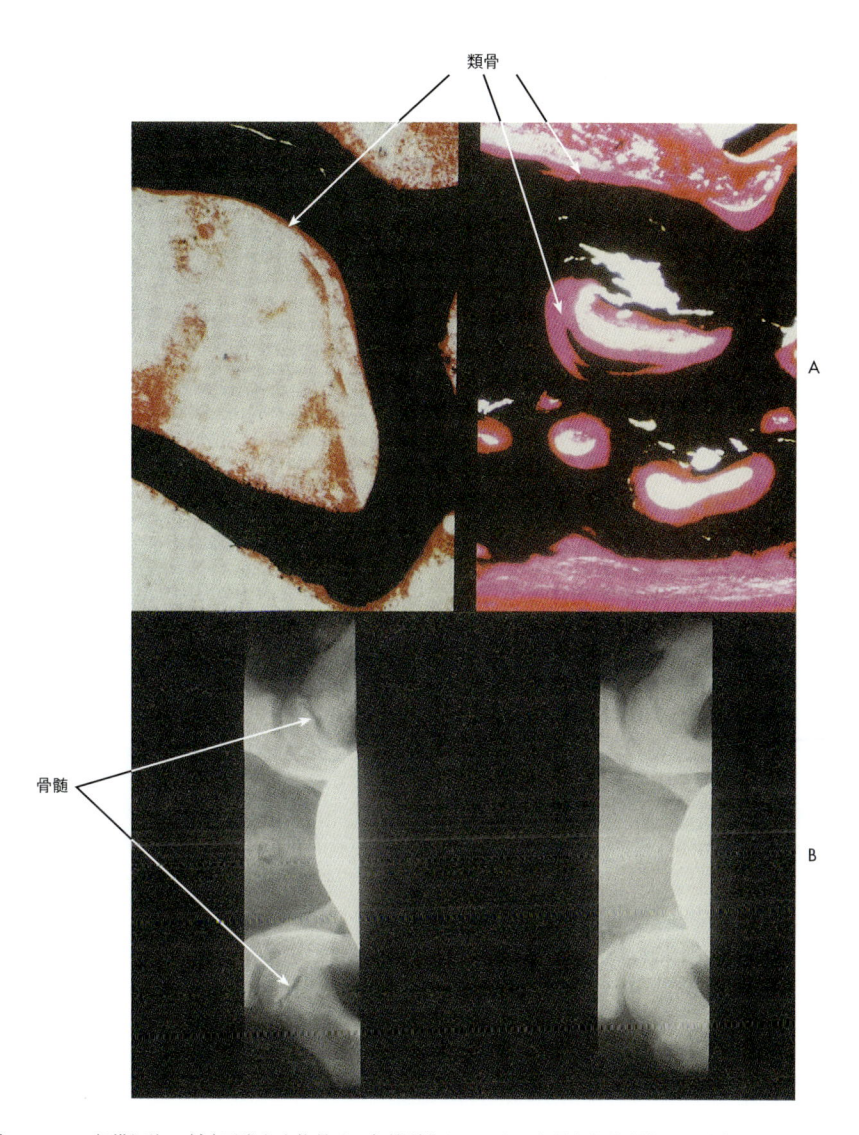

図43-5 A：組織切片。(左)正常な小柱骨は，無機質化していない類骨と無機質化した骨との比は非常に低い。(右) ビタミンD欠乏症のヒトの小柱骨は，類骨と無機質化した骨との比が大きい(つまり，類骨が過剰である)。B：小児の股関節のX線写真。(左)ビタミンDの作用が欠乏した股関節で，幅が広がって，不整な骨端を示している。(右)ビタミンDで効果的に治療したあとの同一の股関節。ビタミンDで無機質化が正常になっている。

胞構造の変化を起こす。

　皮膚の細胞(角化細胞)はビタミンDと同じように，1-ヒドロキシレート-25-(OH)-Dも生成する。ここでつくられた$1,25-(OH)_2-D$は傍分泌作用で，上皮の外側の角化層の形成を調節している。

　免疫調節におけるビタミンDの役割も明らかにされた。マクロファージや単球もまた25-(OH)-Dから$1,25-(OH)_2-D$を生成する。このホルモンは，多くのリンホカインの生成とリンパ球の分化を抑える。この現象は，組織の障害や病原体の侵入により生じた免疫活動を，自己分泌(オートクリン)あるいは傍分泌作用で調節するための機構の一部であろう。

> 肉芽腫の形成を特徴とする疾患(すなわちサルコイドーシス sarcoidosis や結核 tuberculosis)において，肉芽を構成するマクロファージは過剰の$1,25-(OH)_2-D$を生成する。これにより，高カルシウム血症や高カルシウム尿症が起こる。

副甲状腺の機能

　4つの副甲状腺は，血漿のカルシウムやリン酸の濃度や流入の主な調節因子である。この4つの腺は胎生5～14週に鰓嚢が発達してできる。そして頸部の甲状腺の後ろに下降する。成人の副甲状腺の総重量は，約

130 mgである。

副甲状腺で主要な細胞は**主細胞** chief cell とよばれる。この細胞は，生涯を通じて存在し，PTHの供給源である。2番目に多い細胞は，**好酸性細胞** oxyphil cell で思春期に現れ始め，年を経るごとに増加する。活性化した主細胞は，顆粒状の小胞体，空胞と顆粒を伴った大きくて入り組んだ形のゴルジ Golgi 体をもつ。ホルモンが分泌される間，多数の顆粒にエクソサイトーシスがみられる。

PTHの主な働きは，血漿のカルシウム値の維持と上昇である。これは直接的に骨と尿細管に，間接的には腸管から[1,25-(OH)$_2$-Dを介して]血漿へカルシウムの流入を促すことで遂行される。重要な2番目の作用は，リン酸の尿中への排出を増加させて，血漿リン酸値を減少させて，過度の増加を防止することである。

副甲状腺ホルモンはプロホルモンから生成され，低カルシウム血症に反応して分泌される

PTHは84のアミノ酸からなる単鎖の蛋白質である（分子量9600）。ホルモンの生物学的活性は分子のN末端の1～34番までのアミノ酸の部位に存在する。

PTHの遺伝子は，**プレプロPTH** prepro-PTH の生成を指令する。合計24個のアミノ酸が酵素によってN末端から切り落とされ**プロPTH** pro-PTH になる。プロPTHはゴルジ体に運ばれ，さらに6つのアミノ酸が取り除かれる。残ったPTHは分泌顆粒の中に貯えられる。PTHの分解もまた内分泌腺内で起こる。そのため，生成された分子すべてが循環系に達するわけではない。

副甲状腺活性の有力な調節因子は，血漿カルシウム値である。PTHとカルシウムは，ネガティブフィードバックの関係を形成していて，PTHの分泌は血漿カルシウム濃度と逆相関の関係にある（図43-6▼）。PTHが最高に分泌されるのは，血漿Ca^{2+}濃度が3.5 mg/dlを下回ったときである。たとえ血漿全体の濃度が変わらなくても，キレート作用で，血漿Ca^{2+}が減少すると，PTHの分泌は数分のうちに上昇する。逆に，Ca^{2+}の血漿濃度が5.5 mg/dlまで上昇すると，PTHの分泌は徐々に減少する。しかし，Ca^{2+}濃度がさらに上昇しても，PTH分泌はそれ以上は減少させることのできない一定の基底値でとどまる。

細胞膜にあるカルシウム受容体は，副甲状腺ホルモンの分泌を調節している

エクソサイトーシスによるホルモン分泌は，カルシウムで刺激されるという一般的な規則とは異なった形でPTHの調節は行われている。副甲状腺の細胞膜内にある特異的な**カルシウム受容体** calcium receptor は，細胞外のカルシウム濃度の変化に対応してすばやく反

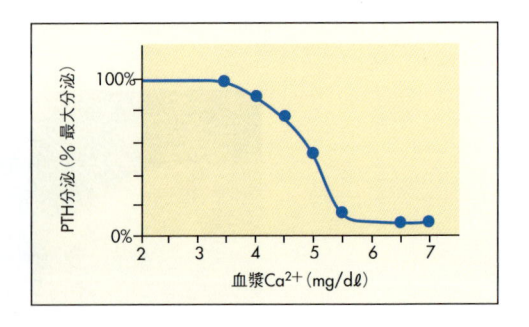

図43-6 ヒトにおけるPTH分泌と血漿Ca^{2+}濃度の逆相関関係。(Brent, G. A. et al.: *J Clin Endocrinol Metab* **67** : 944, 1988を書き直す)

応する。細胞外のCa^{2+}値の低下が受容体を活性化し，G蛋白質を介してアデニル酸シクラーゼを刺激して，ホスホリパーゼC（第5章参照）を抑制する。その結果，サイクリックAMPが増加して，細胞内Ca^{2+}が減少することが，PTHを含んだ顆粒のエクソサイトーシスを起こす（図43-7▼）。細胞外のカルシウム濃度が高いとき，逆の動きが起こり，PTHの分泌は抑制される（図43-7▼）。副甲状腺細胞は，血漿マグネシウム値のわずかな変動にも同じように反応する。

また，カルシウムは副甲状腺内でPTHのターンオーバーを調節する。周囲の高いカルシウム濃度に連続的に曝されると，PTH生成の速度は減少し，顆粒内のPTHの分解を刺激する。カルシウムはさらに，副甲状腺の細胞の大きさも調節する。カルシウム過剰の効果は，顆粒内の貯蔵量と，PTHの放出速度の両方とも減少させることである。逆に，カルシウムの欠乏は，PTHの貯蔵量と分泌の速度，そして副甲状腺の大きさまで増加させる。

試験管内では，リン酸は，PTH分泌に対して直接的な影響はない。しかし，リン酸はカルシウムと結合しカルシウム濃度を減少させるので，一時的にPTHの分泌増加を引き起こす。1,25-(OH)$_2$-Dは直接的に副甲状腺にフィードバックして，PTH遺伝子の転写を抑制し，PTHの分泌を減少させ，そして副甲状腺細胞の増殖を抑制する。著しいマグネシウムの不足もまた，PTHの生成と分泌を抑制する。

PTHの分泌は，パルス状である。夜に，そして加齢とともに増加する。血漿のPTH濃度はおおよそ30 pg/mlである（3×10^{-12} M）。PTHの半減期は短いが，そのC末端の代謝産物は数時間の半減期で循環する。

細胞内での作用

PTHは腎臓，骨，そして間接的に腸管の3つの主な臓器に働きかけて，血漿のカルシウム値を上げ，リン酸値を下げる。3つの標的臓器への作用は最終的にカ

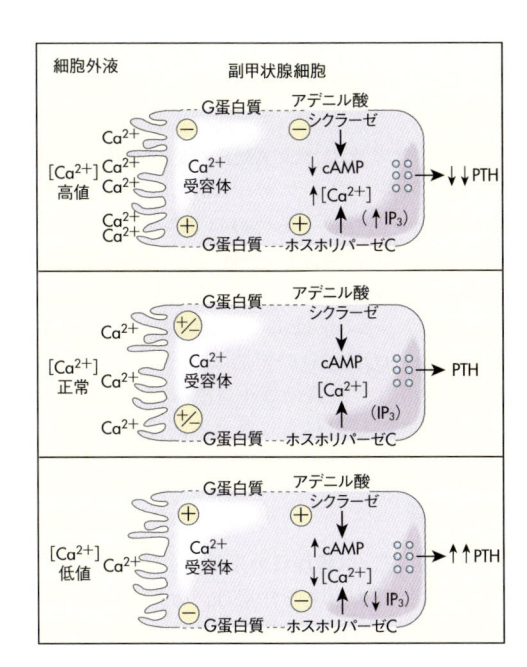

図43-7 細胞外液のCa²⁺濃度（[Ca²⁺]）の変化によるPTHの分泌調節機構。カルシウム濃度の上昇は，副甲状腺細胞の細胞膜Ca²⁺受容体で感知される（上の図）。活性化された受容体は抑制性G蛋白質と共役していて，アデニル酸シクラーゼを抑制する。その結果，細胞内サイクリックAMP（cAMP）濃度が低下する。活性化された受容体は，ホスホリパーゼCを刺激するG蛋白質とも連結している。その結果，イノシトール-1,4,5-三リン酸(IP_3)のレベルが上昇して，細胞内カルシウム濃度の上昇をもたらす。PTH分泌顆粒のエクソサイトーシスとPTHの放出が抑制される。細胞外液のカルシウム濃度が低下すると，反対の結果が起こる（下の図）。この場合，PTH分泌顆粒のエクソサイトーシスとPTHの放出は増加する。＋：脱抑制または促進，－：抑制または促進されない，＋/－：促進と抑制が釣り合っている。

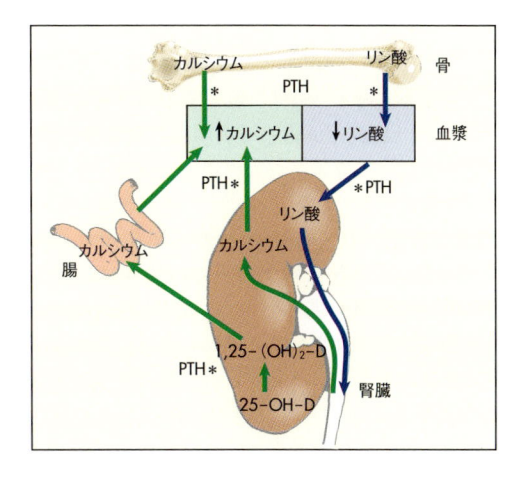

図43-8 PTH作用の概要。PTHは直接骨と腎臓に作用して，血漿へのカルシウムの流入を増やす。$1,25-(OH)_2-D$の合成を刺激することによって，腸管からのカルシウムの吸収を間接的に増やす。こうして血漿カルシウムレベルは上昇する。対照的に，PTHは尿細管でのリン酸の再吸収を抑制するので，尿へのリン酸の排泄が増加する。この効果は，骨と腸からのリン酸の流入を打ち消す。それゆえ，血漿リン酸レベルは低下する。

ルシウムの血漿への流入を増加させ，その濃度を上げることである（図43-8▼）。対照的にPTHは腎臓に作用して，血漿からのリン酸の排出量を増加させる。この作用はPTHの骨や腸管に作用して血漿へのリン酸を流入させる働きを上回るので，最終的に血漿リン酸濃度は減少する（図43-8▼）。

副甲状腺ホルモンは，セカンドメッセンジャーとしてサイクリックAMPを介して働く

PTHの作用は，G蛋白質に共役した細胞膜受容体への結合から始まる。すべての標的細胞において，アデニル酸シクラーゼの活性化とサイクリックAMPレベルの上昇がそれに続く。そして，サイクリックAMPはプロテインキナーゼカスケード（第5章参照）を開始し，それが最終的にPTH作用の発現に必要な蛋白質のリン酸化をもたらす。

PTHはまた，標的細胞の細胞質へのカルシウムの取り込みも刺激する。これは，ホスホイノシチドセカンドメッセンジャーの増加により成立する（第5章参照）。PTHを投与すると，まずカルシウムが取り込まれるので，すぐに一時的でわずかな低カルシウム血症を起こし，続いてよく知られたな高カルシウム血症となる。$1,25-(OH)_2-D$の存在は，PTHの反応を最大にするために必要である。十分な細胞内マグネシウムもまた，PTHが最大限効果を発揮するために必要である。

腎臓への影響

副甲状腺ホルモンは尿細管でのカルシウムの再吸収を促進し，リン酸の再吸収を抑制する

近位尿細管とヘンレHenle係蹄の上行脚において，PTHはカルシウムの再吸収を増加させる。マグネシウムの再吸収も増加させる（第38章参照）。対照的に，PTHはリン酸の近位尿細管，遠位尿細管での再吸収を抑制する。この効果はPTHが尿細管細胞の毛細血管側の表面で，サイクリックAMPの生成を増やすことで発揮される。サイクリックAMPは，管腔の表面に運ばれ，そこで刷子縁の膜にあるカルシウムとリン酸の再吸収を担うプロテインキナーゼを活性化する。この過程の間，サイクリックAMPは管内に放出される。そのために，PTHの生体内での腎臓に対する効果で，最も早くみられるのは，尿中へのサイクリックAMP分泌量の劇的な増加である。前にも述べたカルシウム受容体も，尿細管の細胞によるカルシウムの再吸収を調節する。

尿中へのカルシウム分泌と血漿のカルシウム濃度と

の関係は，PTHによって変化する（図43-9▼）。血漿カルシウム濃度に関係なく，PTHは尿中に失われるカルシウム量を減少させて，低カルシウム血症に対抗する。逆に，過剰なカルシウム負荷によりPTH分泌が抑制されると，カルシウムの排泄が促進して，高カルシウム血症を防ぐ。

PTHの分泌が長く続いたときの変化がもたらす，尿中カルシウム排泄に対する正味の影響は，PTHの骨や腸管への影響に左右される。PTHの過剰が続くと，結果的に血漿カルシウム濃度を上げ，腎臓の糸球体で濾過されるカルシウムの負荷も増加する。その結果，PTHによる尿細管での再吸収促進にもかかわらず，尿中に排泄されるカルシウムの絶対量は増加する。

対照的に，尿中へのリン酸排泄量と血漿のリン酸値の関係は，PTHによって逆の方向に変化する（図43-9▼）。PTHのリン酸尿効果で，PTHが骨吸収を刺激するときに放出される過剰なリン酸を捨て去ることができる（次項参照）。さらに，PTHは血漿のカルシウムとリン酸の濃度を同時に上昇させるので，組織にカルシウムとリン酸の複合体を沈着させる危険がある。

PTHはまた，近位尿細管でナトリウムと炭酸イオンの再吸収を抑制する（第36章参照）。あとで述べるが，この反応で，骨のヒドロキシアパタイト結晶の融解時に放出される炭酸イオンによって起こりうる代謝性アルカローシスを防止する。

副甲状腺ホルモンは直接，25-ヒドロキシビタミンDからの1,25-ジヒドロキシビタミンD_2の合成を刺激する

PTHは，サイクリックAMPのレベルを上昇させ，反応の鍵となるコファクターである**レノレドキシンrenoredoxin**を活性化するためのカスケードを活性化させることにより，1,25-$(OH)_2$-Dの合成を促進する。PTHによる血漿と腎臓でのリン酸含量の減少は，1-ヒドロキシラーゼの活性に対する直接作用をさらに増強する。1,25-$(OH)_2$-Dの増加は腸管からのカルシウム吸収を刺激し，血漿のカルシウム値を上昇させる（図43-8▼）。PTHの腸管に対する間接的で重要な影響も，このホルモンの主な機能である。

骨への影響

副甲状腺ホルモンは骨からカルシウムを動員する

PTHの骨に対する主な作用は，カルシウムの除去を促進することである。PTHの最初の影響は骨細胞による骨融解を促進させることで，骨細管の液から骨細胞の中へ，それから細胞の反対側にある間質液の中へとカルシウムを輸送する。骨細管内の液中のカルシウムの補充が，部分的に無機質化した骨の表面から起こる。

第2に，PTHのよりゆっくりと現れる効果は，破骨細胞を刺激して，完全に無機質化した骨を分解・吸収することである。この経過中，カルシウムとリン酸の両方が最終的に細胞外液に放出される。さらに，有機質の骨基質はPTHによるコラゲナーゼとリソソームの酵素の活性化によって加水分解される。PTHはまず，破骨細胞が活発に骨吸収をしている入り組んだ境界領域を増加させる。さらに，PTHは破骨細胞の大きさ，核の数，融合，前駆体からの増殖を刺激する。PTHはまた，酸ホスファターゼや炭酸脱水素酵素などの酵素を増加させ，酸性環境を形成する働きももつ。その結果，骨のpHが低下して骨の吸収に寄与する。コラーゲンが分解されるので，PTHはヒドロキシプロリンや他の骨コラーゲンの分解産物の血漿中，尿中への放出を増加させる（骨吸収の項参照）。

副甲状腺ホルモンの破骨細胞への影響は，部分的に骨芽細胞によって仲介される

破骨細胞に対するPTHの劇的な影響は，試験管内では骨芽細胞がないとみられない。それゆえ，骨芽細胞に対するPTHの最初の作用は，2次的に破骨細胞を補充し活性化するような局所的な因子（インターロイキン，マクロファージコロニー刺激因子など）を刺激することが必要とされる。PTHの受容体は破骨細胞と同様に骨芽細胞にも存在する。PTHに曝されると，骨芽細胞はすぐに形を変える。そのあとPTHは骨芽

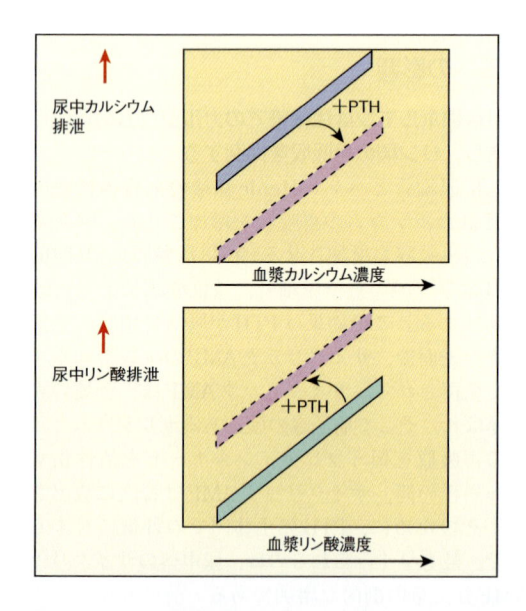

図43-9 PTHの腎臓に対する作用。血漿カルシウムがどんな濃度であっても，PTHはカルシウムの尿への排泄を低下させる。血漿リン酸がどんな濃度になっても，PTHはリン酸の尿中への排泄を増やす。

細胞でのコラーゲンの生成をおそらく転写段階で抑制する。低カルシウム血症で副甲状腺が刺激された結果上昇したPTH濃度のために，破骨細胞の骨吸収は促進され，骨芽細胞の骨形成は抑制される。PTHのこのような反応は，急速に血漿カルシウムレベルを正常へ戻すというこのホルモンに与えられた全体の役割の1つである。

逆説的であるが，少量のPTHは骨を増加させる作用をもつ。部分的には，骨形成の増加は，活性化した骨吸収と結びついていることを反映しているのであろう。しかしながら，局所の成長因子の産生を促進することで，PTHは骨芽細胞の数と活性を増加する。ヒトに間欠的に少量のPTHを投与すると，小柱骨は増加するが皮質骨は減少するという結果が得られる。

> PTHの長期にわたる過剰な分泌は，**原発性副甲状腺機能亢進症** primary hyperparathyroidism でみられる。原因はたいてい，1つの副甲状腺に発生した良性腫瘍である。血漿カルシウム濃度が上昇し（前に述べたような付随症状を伴って），リン酸レベルは通常下がる。カルシウムの腎臓からの排泄量が増加すると，腎結石を引き起こすことがある。皮質骨が少し減少するかもしれない。腎不全による続発性の副甲状腺機能亢進症では，$1,25\text{-}(OH)_2\text{-}D$ とカルシウムの両方の濃度が減少し，副甲状腺が肥大する。破骨細胞による強力な骨吸収は，痛みを伴い，骨折や変形を起こす。副甲状腺機能亢進症の治療は，過剰な副甲状腺組織の除去が必要である。

PTH関連の蛋白質

PTH関連ペプチドあるいはPTH関連蛋白質（PTH_{rp}）は，もともと高カルシウム血症を引き起こす扁平上皮由来の癌細胞の生成物から発見された。しかし，正常の角化細胞，授乳中の乳管上皮，胎盤，そして胎児の副甲状腺も PTH_{rp} を生成していることがわかった。

PTH_{rp} 遺伝子とPTH遺伝子は共通の前駆体から進化した。N末端アミノ酸の驚くほどの相同性のために，PTHの受容体に結びつくことによって，腎臓や骨で，PTH_{rp} はPTHのほとんどの反応を起こすことができる。しかし PTH_{rp} は，腎臓の1-ヒドロキシラーゼは刺激しない。そのために，PTH_{rp} により高カルシウム血症を生じた患者では，血漿の $1,25\text{-}(OH)_2\text{-}D$ の上昇はない。

PTH_{rp} の生理的な役割は，胎児期や幼少児期の間にありそうである。胎盤や胎児の中の PTH_{rp} が，胎児と母体との間の Ca^{2+} の濃度勾配を30〜40％に維持しているらしい。PTH_{rp} は母乳中のカルシウム濃度や，新生児期のカルシウムのホメオスタシスを調節しているのかもしれない。皮膚の PTH_{rp} は，正常な細胞の分化の調節に寄与している。

カルシトニン

カルシトニンは血漿のカルシウム値の増加に反応して分泌される

カルシトニン calcitonin（**CT**）は，主として骨でのPTH反応に拮抗して血漿のカルシウムレベルを下げる。CTは**C細胞** C cell として知られる少数の神経内分泌細胞（甲状腺の**傍濾胞細胞** parafollicular cell）により分泌される。CTは単鎖で32のアミノ酸ペプチドからなり，プレプロホルモンから生成される。N末端とC末端の機能がわかっていない共役ペプチドとともに，顆粒内に詰め込まれる。正常のヒトの生理的役割は確かではないが，C細胞腫瘍や神経稜由来の他の腫瘍が，しばしば非常に多量のCTを分泌する。

主にCT分泌の引き金となるのはカルシウム濃度の上昇で，1 mg/dl ほどの微量な変化でも有効である。CT分泌に対するその効果には，前に述べたカルシウム受容体とサイクリックAMPの上昇が関与している。食物の摂取もまたCTの分泌を増加させる。この反応はガストリンや他の消化管ホルモンが仲介している。CTは体内を 10〜100 pg/ml（10^{-11} M）の濃度で循環している。

カルシトニンの主な効果は，血漿のカルシウムレベルを減少させることである

CTが細胞膜の受容体に結合すると，アデニル酸シクラーゼの生成を刺激し，サイクリックAMPレベルを上昇させる。このセカンドメッセンジャーはすべての標的細胞において，CTによる反応の少なくとも一部分を開始させる。血中のカルシウム量を下げるCTの働きは，特にPTHで刺激されているときには，骨細胞による骨破壊と破骨細胞による骨吸収を抑制するためである。CTに曝露され続けると破骨細胞の数が減少し，その形態も変化する。骨形成も促進されるので，結果として骨吸収による空間の少ない，密度の濃い骨が残る。

ヒトにおけるCTの重要性については論争がある。CTの不足ははっきりとした高カルシウム血症をもたらさないし，CTの過剰はめったに低カルシウム血症を起こさない。異常なCTの分泌はPTHやビタミンDのレベルを調整して，容易に補償されるからかもしれない。CTが胎児の骨の発達や，加齢による骨量の減少を防ぐ役割をもつのではないかという意見がある。

> 骨吸収量が速い場合（ページェット Paget 病など）に，CTが骨吸収を抑制するために治療的に用いられる。また，このホルモンは骨粗鬆症の治療薬としても用いられる。

カルシウムとリン酸の統合された調節

　統合されたシステムがカルシウムとリン酸の正常濃度を維持している。カルシウムの喪失(図43-10▼)は，PTHの分泌を促進する。PTHは尿中のリン酸の排泄を増加させ，血漿や腎皮質のリン酸濃度を減少させる。過剰なPTHの分泌は，リン酸の濃度の減少とともに，$1,25-(OH)_2-D$の生成を促進する。$1,25-(OH)_2-D$は，腸管からのカルシウムの吸収を増加させることにより，血漿カルシウム濃度を正常に戻そうと上昇させる。PTHはまた，骨吸収と尿細管でのカルシウムの再吸収を増加させる。それとともに，PTHと$1,25-(OH)_2-D$はカルシウムの不足に反応して，カルシウムを血漿へ流入させる。同時に，カルシウムとともに血漿中に入ってきた余分のリン酸は，PTHの作用により尿中に排泄される。

　リン酸が減少すると(図43-11▼)，直接$1,25-(OH)_2-D$の生成を増加させる。$1,25-(OH)_2-D$は骨吸収と腸管からのリン酸の吸収を促進させることにより，血漿へのリン酸の流入を増加させる。同時に余分のカルシウムも入ってくるので，血漿カルシウム値も上昇する。これにより，PTHの分泌が抑制され，PTHが減少すると尿中へのリン酸の排泄が減少し，これが血漿のリン酸値を正常に戻すのを助けている。PTHの抑制は同時に，腎尿細管でのカルシウムの再吸収を抑え，尿中のカルシウムの排泄を増加させる。こうして，動員された細胞外のカルシウムがより容易に除去される。

　PTHとビタミンDという2つのホルモンによる，一体となった調節の組み合わせと作用によって，カルシウムもしくはリン酸の血漿レベルを，他方を極端に過剰にすることなく正常に保つことができる。同様に，逆に過剰なカルシウムやリン酸が体内に存在するときには，バランスを保って減少させる。

　腎臓のPTHに対する作用は，カルシウムやリン酸の急激な変化に対して，最も迅速な(数分以内)防御機構である。$1,25-(OH)_2-D$に対する腸管の反応は数日かかる。PTHと$1,25-(OH)_2-D$の調節に対する骨の反応は，骨細胞による骨破壊による場合は速く，破骨細胞による骨吸収の場合は比較的遅い。しかし，骨のカルシウムやリン酸の取り込みや放出の能力は莫大である。

　代償性の腎臓と腸管の反応は，全身と骨のカルシウムとリン酸の貯蔵の浸食を防ぐように働く。対照的に，骨によるカルシウムとリン酸の血漿レベルを守る機構は，事実上，骨量の化学的，構造的な保全を犠牲にするので，重大な不利益を伴っている。

まとめ

■ カルシウムは非常に数多くの機能に関与している。それには，神経伝達，ホルモンの分泌と作用，酵素活性，筋収縮そして止血がある。カルシウムは骨構造の構築に寄与する主な無機質である。

■ 一時的で高い細胞内カルシウム濃度(細胞外の1/10,000)の変動を調節することを助けるために，細胞外のカルシウム濃度は厳密に調節されている。

■ リン酸は，エネルギー生成，基質の流入，蛋白質や他の大分子の生成のための一連の酵素反応に関与する。またリン酸は，骨構造上のカルシウムの陰イオンのパートナーである。

■ カルシウムのバランスは食餌での摂取，腸管での再吸収，腎臓での排泄，細胞外液と骨での貯蔵との間の輸送によって左右される。

■ リン酸のバランスは食餌での摂取，腸管での吸収，腎臓での排泄，細胞外液と軟部組織と骨での貯蔵との間

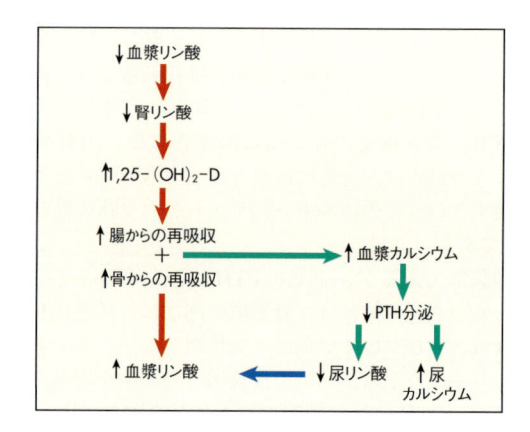

図43-11 血漿リン酸濃度の低下に対する代償性の反応。説明は本文を参照。

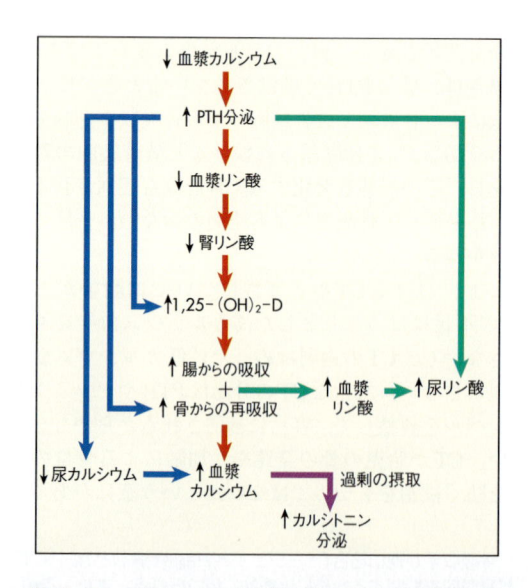

図43-10 血漿カルシウム濃度の低下に対する代償性の反応。説明は本文を参照。

の輸送によって左右される。

- 骨は，持続して行われるリモデリングに関与するように特異的に進化した数種の細胞をもった複雑な組織である。無機質化した骨は，破骨細胞によって吸収され，これによってリン酸とカルシウムが放出される。それに続いて，骨芽細胞が新しい骨へとつくり替え，リン酸とカルシウムは細構築される。この組み合わさった反応は，成長期には増加し，加齢に伴い低下していく。

- ビタミンDは，皮膚で紫外線を受けて生成したり，食餌から吸収されるステロイド分子である。肝臓や腎臓で次々と水酸化され，$1,25-(OH)_2-D$ という活性型の形となる。

- $1,25-(OH)_2-D$ は，腸管上皮の核の受容体を介して摂取されたカルシウム(とリン酸)の吸収を増加させる。このホルモンは，それゆえ，骨の形成や他のカルシウム依存型の生体反応が必要とする血漿レベルを維持するために必要不可欠である。全体として，$1,25-(OH)_2-D$ は血漿のカルシウムとリン酸の両方を増加させる。

- PTHは，4つの副甲状腺からプレプロホルモンとして生成される単鎖のペプチドである。PTHとカルシウムは古典的なネガティブフィードバックの対を形成する。

- PTHは，細胞膜のカルシウム受容体によって感知された血漿カルシウムの低下に反応して放出される。PTHの生成と分泌はカルシウムと $[1,25-(OH)_2-D]$ により抑制される。

- PTHは，膜の受容体とサイクリックAMPを介して，破骨細胞による骨吸収の増加，尿細管でのカルシウムの再吸収の増加とリン酸の再吸収の減少，腎臓での $1,25-(OH)_2-D$ の生成の増加を起こすように働く。全体として，PTHは血漿カルシウムレベルを増加させ，リン酸レベルを減少させる。

- カルシウムの不足は，PTHと $1,25-(OH)_2-D$ の濃度が増加するように共同連鎖反応を引き起こす。この共同の作用により，血漿のカルシウム値は正常へと戻る。

- リン酸の不足は，$1,25-(OH)_2-D$ の分泌の増加とPTHの分泌の減少をもたらす共同連鎖反応を引き起こす。その結果，血漿のリン酸濃度は正常へと戻る。

- CTは，甲状腺にあるC細胞で生成されるペプチドホルモンである。高カルシウム血症に反応して分泌され，骨吸収を抑制し，血漿のカルシウム濃度が減少するようにPTHの拮抗薬として働く。

第44章
視床下部と下垂体

到達目標
- 視床下部と下垂体前葉・後葉の解剖学的および機能的関係を説明できる。
- 下垂体後葉ホルモンである抗利尿ホルモンおよびオキシトシンの分泌調節を説明できる。
- 抗利尿ホルモンおよびオキシトシンの標的組織に対する作用をあげることができる。
- 下垂体前葉ホルモンである成長ホルモンおよびプロラクチンの分泌調節を説明できる。
- 成長ホルモンおよびプロラクチンの標的組織に対する作用をあげることができる。

　統括内分泌腺master glandとかつてよばれた下垂体は，視床下部による神経性調節と標的内分泌器官から分泌された血中ホルモンによるフィードバック調節を受けていることが知られるようになった現在でも，依然として内分泌学の頂点に立っている。神経および血管によって結ばれている視床下部と下垂体は，内分泌系と神経系の間の微妙な相互作用を集約する働きをもつ機能的な複合体を形成している。この視床下部−下垂体系は水代謝，乳汁射出，身体成長，生殖，乳汁産生を，また甲状腺，副腎皮質および性腺の発達と分泌機能を調節し，さらにこれらの作用を介して他のほとんどすべての器官系の生理的機能にも影響を与えている。

　視床下部の神経細胞は下垂体に関係する神経ホルモンを産生・分泌している（図44-1▼）。これらの神経ホルモンの中で，2つのホルモンは軸索に沿って輸送され，**神経性下垂体**neurohypophysisともよばれる下垂体後葉の軸索終末部の分泌顆粒に貯蔵される。ここから血中に放出され，体循環に入ったホルモンは遠隔の標的細胞に働く（**神経分泌**［ニューロクリン］neurocrine機能）。一方，他の神経ホルモンは軸索に沿って輸送されたのち，視床下部の底部に位置する**正中隆起**median eminenceとよばれる神経血管領域に貯蔵される（図44-1▼）。正中隆起の分泌顆粒からこれらの神経ホルモンは血中へ放出され，局所性循環を介して，近接する**腺性下垂体**adenohypophysisともよばれる下垂体前葉に到達し，下垂体の標的細胞を促進あるいは抑制する（神経分泌機能）。下垂体前葉の内分泌細胞は多くの種類のペプチドおよび蛋白質性ホルモンを産生・貯蔵・放出し，これらのホルモンは血中に放出されて体循環に入ったのち，遠隔の末梢標的細胞に作用する（**内分泌**endocrine機能）。また，下垂体前葉内では密接に混在する内分泌細胞から分泌されたホルモンが隣接する細胞に作用することがある（**傍分泌**［パラクリン］paracrine機能）。

視床下部と下垂体の緊密な機能的関係は，両者の解剖および胎児期発生に基づいている

　下垂体は，視床下部直下の，頭蓋内の骨の窪み（**トルコ鞍**sella turcica）にある。この内分泌腺は2つの組織が融合して形成されている。後葉あるいは神経性下垂体は第3脳室床部の脳の神経外胚葉性組織が下方に突出することによって発生した器官である。この神経外胚葉組織は視床下部神経細胞へ分化していきながら，下方に伸びる神経茎の下半分は下垂体後葉の大部分を形成し，上半分は広がりながら正中隆起を形成する。この下垂体後葉と正中隆起は，主にいろいろな種類の視床下部神経細胞の軸索終末から構成されており，蛋白質分子の出入りを可能にする有窓性の血管に富んでいる。

　下垂体後葉では，**下下垂体動脈**inferior hypophyseal arteryからの毛細血管網が視床下部視索上核および室傍核からの軸索終末を囲んでいる。これらの軸索には，ペプチド性神経ホルモンである**抗利尿ホルモン**antidiuretic hormone（**ADH**），別名**アルギニンバゾプレッシン**arginine vasopressin（**AVP**）および**オキシトシン**oxytocin（**OCT**）が貯蔵されており，これらの貯蔵ホルモンが必要時にまず最初に放出される。毛細血管網に放出されたこれらのホルモンは，流出静脈を介して体循環に入る（図44-1▼）。

　下垂体前葉は口腔の外胚葉性組織が上方に突出することによって発生した器官である。この突出は袋状になったのち，口腔とは蝶形骨によって分離される。この前葉は後葉と結合し，下垂体という1つの器官を形

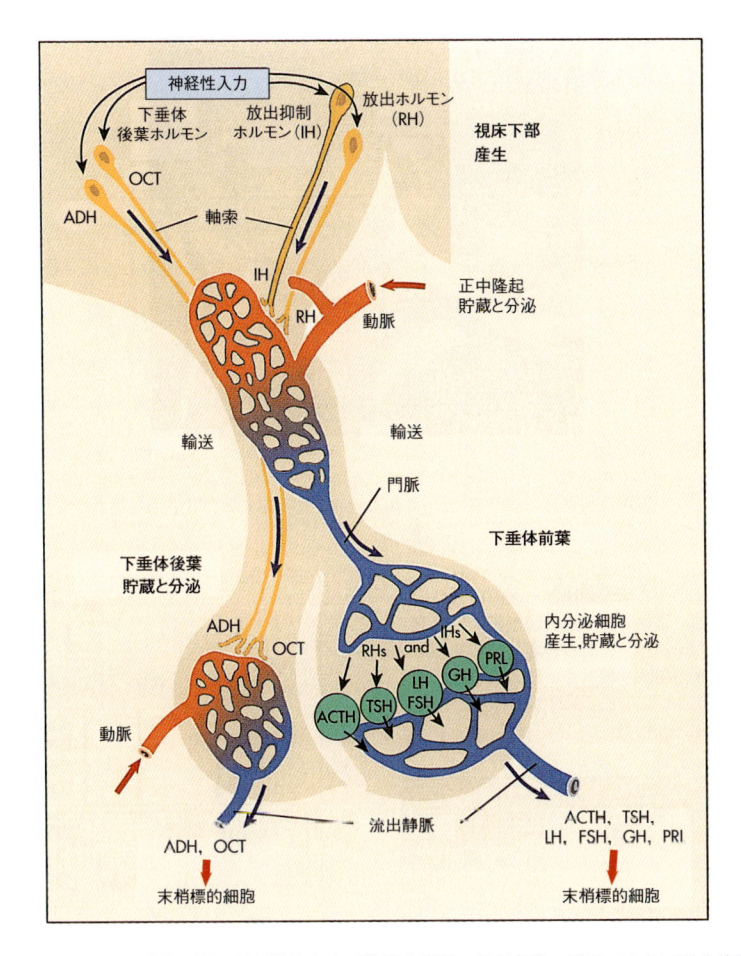

図44-1 視床下部と下垂体の間の解剖学的および機能的関係。神経組織の延長である下垂体後葉は神経ホルモンを貯蔵し，直接自分自身へ動脈血の供給を受けている。これに対して，下垂体前葉は，大部分の血液供給を正中隆起の神経組織からの静脈血に依存する内分泌組織である。このため，下垂体前葉の内分泌細胞には，視床下部で産生され，正中隆起に貯蔵され，門脈を介して輸送されてきた神経ホルモンが高濃度で働く。下垂体前葉および後葉から分泌されたホルモンは末梢の標的細胞に到達したのち，作用を及ぼす。ACTH：副腎皮質刺激ホルモン，ADH：抗利尿ホルモン，FSH：卵胞刺激ホルモン，GH：成長ホルモン，LH：黄体形成ホルモン，OCT：オキシトシン，PRL：プロラクチン，TSH：甲状腺刺激ホルモン。

成する。結合部分には中間部という，ヒトでは非常に小さく動物ではよく発達した組織が存在し，ここでペプチド性ホルモンである**メラニン細胞刺激ホルモン** melanocyte-stimulating hormone（**MSH**）が産生される。

　正中隆起には主に上下垂体動脈から，一部は下下垂体動脈から血液が供給されている。この動脈からの毛細血管網は，いろいろな視床下部神経細胞からの軸索終末を囲んでいる。これらの神経細胞は，下垂体前葉の機能を調節する**視床下部放出ホルモン** releasing hormone および**放出抑制ホルモン** inhibiting hormone を産生している。この毛細血管網は正中隆起を出ると，下垂体前葉に向かって下行していく**門脈** portal vein とよばれる血管を形成し（図44-1▼），さらにこの門脈は下垂体前葉において第2次有窓性毛細血管網を形成する。この毛細血管網は2つの役割を果たしている。第

1に，正中隆起から輸送されてきた視床下部放出ホルモンおよび放出抑制ホルモンがこの毛細血管網内に存在し，下垂体前葉の内分泌細胞の分泌を調節している。第2に，これらの内分泌細胞から分泌された蛋白質性ホルモンはこの毛細血管網に入り，血液を介して遠隔の標的細胞へ運搬される。

　下垂体前葉への血液供給の90％は，このように門脈に由来し，直接動脈から供給される血液はほとんどない。さらに，下垂体前葉の内分泌細胞は血液脳関門の外にある。このため，門脈を介する血液の逆流によって，正中隆起さらには視床下部に到達する下垂体前葉ホルモンの濃度は高くなり，血液脳関門にさえぎられずに神経細胞にフィードバック作用を及ぼすことがありうる。

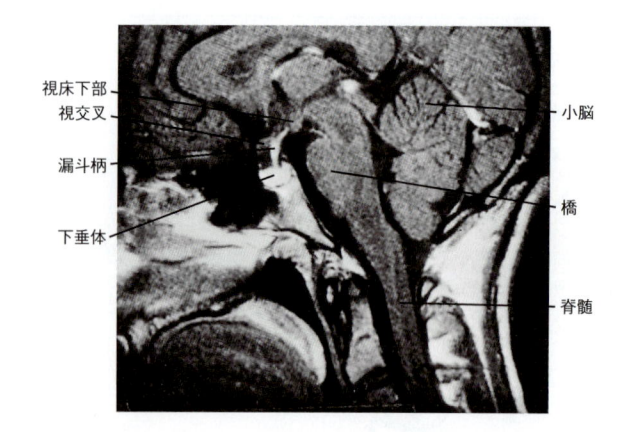

図44-2 脳の核磁気共鳴画像。視床下部と下垂体が近接していること，この2つが漏斗柄によって連絡されていること，視交叉（視神経の交叉部）と下垂体も近接していることに注意する必要がある。

> 下垂体およびトルコ鞍の直上では，網膜から大脳皮質に向かう視神経が交差している。下垂体がトルコ鞍を越えて上方へ腫瘍性に増殖することがあると，この視神経を圧迫する結果，特徴的な視野および視力障害が現れる。このような解剖学的な関係を，核磁気共鳴画像において実際にみることができる（図44-2▼）。

視床下部は下垂体の分泌を調節し，生体の重要な要求に応える

視床下部の全体的解説は，第10章に述べられている。内分泌的な観点からみると，視床下部は広範囲の信号を受容・統合し，これらを下垂体に集約する脳の中継点と考えることができる（図44-3▼）。視床下部は視床，網様体賦活系，辺縁系（扁桃体，嗅球，海馬，手綱），眼，新皮質からの入力を受けている。これらの入力を介して，下垂体の機能は睡眠や覚醒，痛覚，情動，恐怖，嗅覚，光，さらにおそらくは思考の影響を受ける。下垂体は交尾反応といった他の行動とも協調して働く。視床下部内の神経線維網を介して，自律神経系の活動変化に対して，また体温調節，水分平衡，エネルギー産生の必要に対して下垂体は反応する。

視床下部内のこれらのいろいろな領域が解剖学的に互いに近接していることは，機能的にも理屈にあっている。たとえば，甲状腺ホルモンはエネルギー消費，代謝率，体温産生を増すが，この甲状腺ホルモンの分泌を最終的に調節している神経細胞は，体温調節や食欲によるエネルギー摂取調節を行っている神経細胞に近いところに存在している。

視床下部のいろいろな内分泌調節機能は，それぞれの神経核や解剖学的な中枢に境界明瞭に局在しているわけではない。しかし，ADHやOCTを分泌する大型の神経細胞の集合である視索上核および室傍核は例外である。これら2つの神経細胞群は他のものとほとん

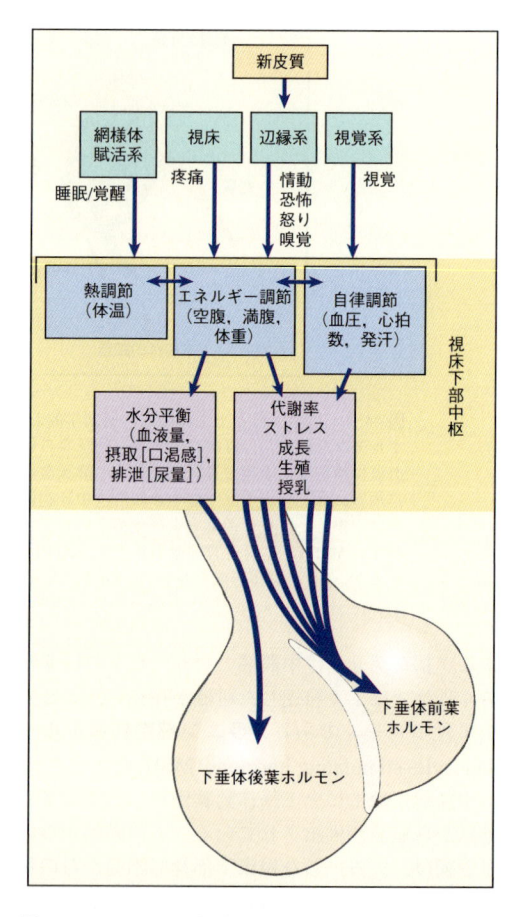

図44-3 いろいろな視床下部調節中枢，これら中枢への脳のいろいろな領域からの入力，およびこれら中枢から下垂体への出力の間の関係。睡眠，疼痛，ストレス，エネルギー要求，体温，自律神経系からの情報，そのほかの因子が下垂体機能に影響を及ぼすことに注意する必要がある。

ど重複しない．これと比較して，視床下部放出ホルモンおよび放出抑制ホルモンを分泌する小型神経細胞はいろいろな領域に広く分散し，互いに重複して存在する．絶対的ではないが一般的には，1つの神経細胞は1種類の神経ホルモンを分泌する．視床下部の神経細胞の一部ではモノアミン性神経伝達物質も産生される．

それぞれの視床下部放出ホルモンおよび放出抑制ホルモンは，その名前にふさわしい主な標的ホルモンをもっている．たとえば，**甲状腺刺激ホルモン放出ホルモン** thyrotropin–releasing hormoneは，下垂体前葉ホルモンの1つである**甲状腺刺激ホルモン** thyrotropinという甲状腺を刺激するホルモンを放出させる．また，**ソマトスタチン** somatostatin（somaは"身体成長"を，statinは"働きを止める"という意味からわかるように）は，成長ホルモンの放出を抑制する．しかし，視床下部ホルモンの一部は1種類の下垂体前葉細胞型ではなく，複数の細胞型に作用する．

下垂体後葉や正中隆起に軸索を送っている視床下部神経細胞の一部は，脳の他の領域にも軸索を送っている．この場合，神経ホルモンとして働いている同じペプチドが神経伝達物質として機能している（これらのペプチドは他に脊髄，交感神経節，知覚神経細胞，膵島，消化管神経内分泌細胞にもみられる）．

視床下部の神経ホルモンはプレプロホルモンから産生され（第40章），典型的には内在性の神経振動体の影響を受けてパルス状に分泌される（図44-4▼）．この信号のパルス状発生は，標的細胞において最大効果が現れるために必要である．

> 視床下部の障害によって不妊になった女性では，必要な視床下部放出ホルモンが1日中適切な量および頻度でパルス状に投与された場合にのみ，排卵月経周期が回復する．この視床下部放出ホルモンが持続的に投与されると，ホルモン受容体のダウンレギュレーションが起こるため，この放出ホルモンに対する下垂体前葉の反応が最終的には失われる．同じことが，男性では精子形成に関してみられる．

視床下部放出ホルモンおよび放出抑制ホルモンは下垂体前葉細胞の細胞膜受容体に結合する．視床下部放出ホルモンの結合によって，Ca^{2+}，ホスファチジルイノシトール，サイクリックAMPがセカンドメッセンジャーとして産生される．視床下部放出ホルモンのすべてが，前葉ホルモン含有分泌顆粒のエクソサイトーシスを促進する．さらに，これらの視床下部放出ホルモンは前葉ホルモン遺伝子の転写を促進するとともに，翻訳後修飾を介して前葉ホルモンの生物学的活性を増強する．視床下部放出抑制ホルモンは，これとは反対の作用をもつ．視床下部ホルモンは自分自身の受容体の量を調節することも可能である．

いろいろな神経伝達物質が視床下部の機能を担っている

視床下部への求心性信号は，ノルアドレナリン，セロトニン，アセチルコリン，アミノ酸神経伝達物質

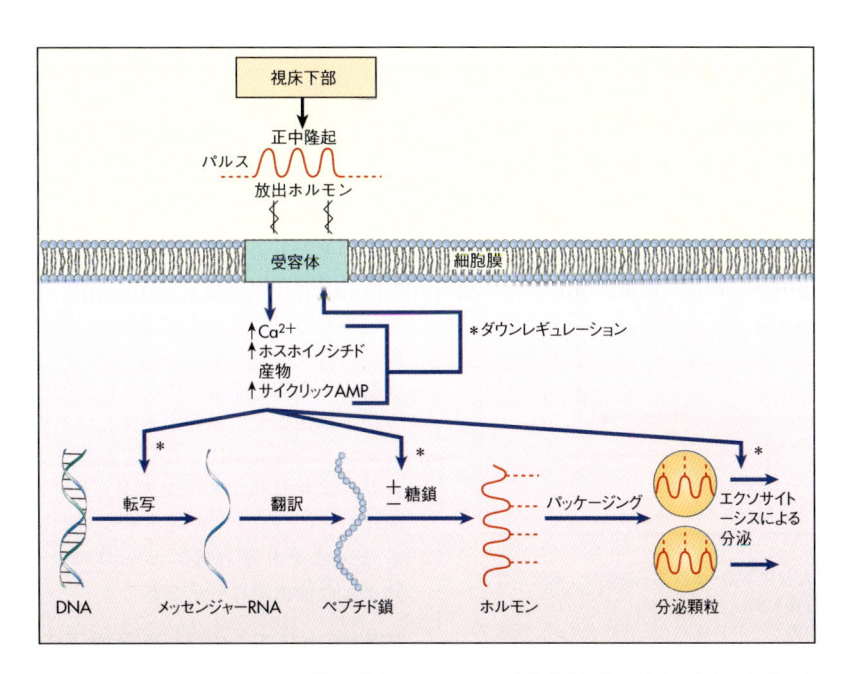

図44-4 視床下部放出ホルモンおよび放出抑制ホルモンの下垂体前葉細胞に対する作用．視床下部ホルモンはパルス状に分泌されるのが特徴的．分泌されたのち，細胞膜受容体に結合し，カルシウムやほかのセカンドメッセンジャーを介して作用し，下垂体前葉刺激ホルモンの遺伝子発現，翻訳後修飾，および分泌を調節する．

（グルタミン酸，アスパラギン酸，グリシン，γ-アミノ酪酸[GABA]）および多くの神経ペプチドによって伝達される．一部の視床下部神経細胞で産生されたドーパミンおよびβ-エンドルフィンは，視床下部内の経路を介して隣接する神経細胞へ，また，遠心性経路を介して正中隆起へ信号を伝達している．これらの信号は直接的あるいは間接的に視床下部放出ホルモンおよび放出抑制ホルモンの分泌を修飾している．また，視床下部で産生された神経伝達物質（たとえばドーパミン）は門脈血液に達したのち，下垂体前葉ホルモンの分泌に直接影響を及ぼす．

視床下部および下垂体はフィードバック調節に反応する

第1に，視床下部－下垂体系は末梢標的器官からのフィードバック調節を受けている（図44-5▼）．下垂体前葉の刺激ホルモンは，①甲状腺，副腎皮質，性腺から分泌されるホルモンの濃度，②末梢で産生されるペプチドの濃度，③グルコースや遊離脂肪酸といったエネルギー産生基質の濃度を調節している．刺激ホルモンによって調節を受けているこれらの物質は，逆に視床下部と下垂体前葉の両方にフィードバックをかけ，これらの出力を調節する．これを**長環フィードバック long-loop feedback** とよぶ．多くの場合，このフィードバックはネガティブであるが，場合によってはポジティブに働くこともある．第2に，視床下部放出ホルモンおよび放出抑制ホルモンの産生と分泌に対して下垂体前葉ホルモンがネガティブフィードバックをかけることがある．これを**短環フィードバック short-loop feedback** とよぶ．これら下垂体前葉ホルモンは，通常は血液脳関門を通過できないので，視床下部神経細胞を囲む有窓性毛細血管あるいは門脈での逆流を介して短環フィードバックを及ぼすのであろう．第3に，視床下部放出ホルモンが自分自身の産生・分泌を抑制したり，同じ下垂体前葉ホルモンを調節している視床下部放出抑制ホルモンの産生に影響を与えることもある．これを**超短環フィードバック ultrashort-feedback** とよぶ．

下垂体後葉は，水代謝および乳汁射出を調節する

分子量約1000の，相同性が高い2つの小ペプチド，ADHおよびOCTが下垂体後葉から分泌される．ADHの主な役割は水分保持と体液浸透圧の調節である（第37章参照）．第2の役割は血管体積の維持である．OCTの第1の役割は授乳中の乳腺からの乳汁放出であり，第2は子宮収縮の促進である．この2つのホルモンの主な働きはまったく異なっているが，産生・貯蔵・分泌の様式は非常に類似している．

ADHおよびOCTのプレプロホルモンの産生を担う遺伝子は互いに類似しており，共通の祖先遺伝子から生じた可能性がある．プレプロホルモンには，この2つの神経ペプチドのほかに，**ニューロフィジン neurophysin** とよばれる蛋白質がそれぞれ含まれる．OCTのニューロフィジン-1とADHのニューロフィジン-2は非常に類似している．細胞内プロセッシングを受けたのち，ADHとOCTはそれぞれのニューロフィジンとともに神経分泌顆粒の中に包み込まれる．これらのニューロフィジンは，ADHやOCTが下垂体後葉へ軸索輸送される際の担体蛋白質として働いているのであろう．

視床下部にある細胞体から電気的興奮が軸索を伝わり，下垂体後葉に存在する神経分泌顆粒の脱分極を起こす．この脱分極による分泌顆粒へのカルシウムの流入が，エクソサイトーシスを介してADHやOCTを放出する．このエクソサイトーシスの過程において，ホルモンはそれぞれのニューロフィジンから解離し，別々に血液循環に分泌される．

抗利尿ホルモンは体液浸透圧の変化に反応して分泌される

ホルモン分泌は，ホルモンの働きが必要なときに促進されるという，恒常性の原理をADH分泌の例から

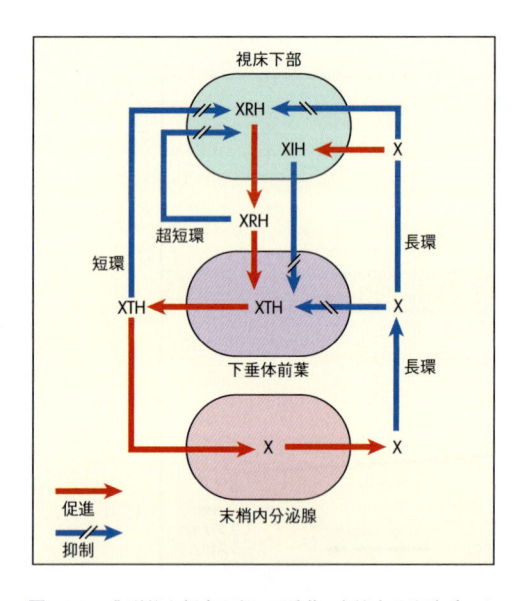

図44-5 典型的な視床下部－下垂体－末梢内分泌腺系における，ホルモン分泌を調節するネガティブフィードバック機構．末梢内分泌腺からの長環フィードバックが，視床下部および下垂体の機能の両方を調節することに注意する．超短環フィードバックは，視床下部内部で働く．X：末梢内分泌腺ホルモン，XIH：視床下部放出抑制ホルモン，XRH：視床下部放出ホルモン，XTH：下垂体前葉の刺激ホルモン．

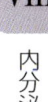

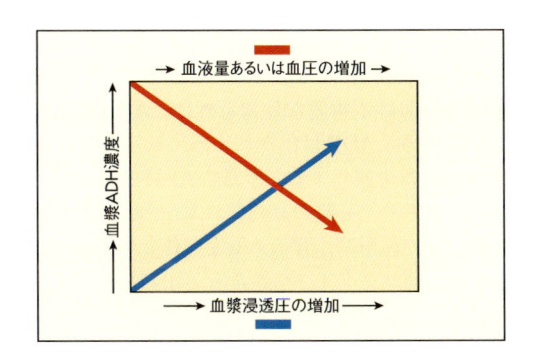

図44-6 血漿ADH濃度と血漿浸透圧の増加の間には正の相関，血漿ADH濃度と血液量あるいは血圧の間には負の相関がある。

知ることができる（図44-6）。水分の枯渇は血漿浸透圧を上昇させ，この上昇がADH分泌を引き起こす。次に，このADH分泌が腎臓での水分保持と尿浸透圧の増加を起こし，この結果，上昇した血漿浸透圧は元に戻る（第37章参照）。逆に，水分摂取は血漿浸透圧を低下させ，この低下がADH分泌を抑制する。このADH分泌の抑制は水分の排出を起こし，低下した血漿浸透圧は元に戻る。このように，体液量とADH分泌はネガティブフィードバック回路を形成しており，このフィードバックのおかげで体液量と浸透圧が維持される。

> 尿崩症diabetes insipidusとよばれる状態は，ADH神経細胞が疾患あるいは外傷で破壊されることによって起こるADH欠乏症であり，非常に劇的な症状を伴う。尿量は500～1000mL/hrにまで増え，頻尿を認め，尿浸透圧は50mOsm/kgにまで低下する。この状態では，体液量減少および浸透圧上昇を防ぐため尿量と同量の水分の摂取を必要とする。このため，口渇感や意識の障害は脱水による死を招くことになる。これに対してはADH投与が有効である。

ADH分泌の直接の生理的刺激は，視床下部に存在する浸透圧受容器細胞周辺の体液浸透圧が増加することである。この増加は神経細胞から細胞外への水の移動を引き起こし，その結果起こる細胞内の浸透圧の上昇がADHを分泌させる。細胞膜を容易に透過できない物質（たとえばナトリウム）の投与は，同じような細胞外への水の移動を引き起こし，ADHを分泌させる。逆に，細胞内へ自由に透過できる物質（たとえば尿素）はADH分泌を促進しない。

視床下部の浸透圧受容器はわずか1～2％の血漿浸透圧の変化に対して反応する。ADH分泌に関する浸透圧閾値は約280 mOsm/kgである。この閾値を超えると，3 mOsm/kgの血漿浸透圧の増加に対して，約1 pg/mLのADH血中濃度の上昇がみられる。水分保持と尿浸透圧に対するADHの最大効果が得られるのは，血漿浸透圧が294 mOsm/kgに達したときである。

口渇感を引き起こすための浸透圧閾値は，ADH分泌の浸透圧閾値とほぼ同じか，やや高い。したがって，正常な体液量と浸透圧の維持には，ADH分泌が口渇感の発現に先行することが多い。

抗利尿ホルモンは体液量の変化に反応して分泌される

ADH分泌は血液量の減少および血圧の低下によっても促進される（図44-6）。この反応は，浸透圧変化に対する反応よりはるかに感受性が低く，血液量，心拍出量，あるいは血圧の5～10％の減少が必要である。心拍出量および中心血液量を減らす出血，安静立位，陽圧呼吸はすべてADH分泌を増す。逆に，輸血，等張食塩水の投与によって起こる中心血液量の増加はADH分泌を抑制する。血液量の減少はいくつかの圧受容器によって（容積受容器ではなく）認識される（第19, 23章参照）。これらの受容器は，頸動脈や大動脈にある圧受容器であり，左心房や肺血管の血管壁にある張力受容器である。正常では，これらの圧受容器は緊張性にADH分泌を抑制している。循環血液量の減少によって圧受容器に対する圧力が減り，視床下部への抑制性信号が減る結果，ADH分泌が増す。血液量の減少は脳内の**レニン**reninおよび**アンギオテンシン**angiotensinの産生も直接的に促進する。アンギオテンシンはADH分泌と口渇感を増強する。これに対して，血液量増加や血圧上昇に反応して産生される**心房性ナトリウム利尿ペプチド**atrial natriuretic peptideはADH分泌を抑制する。血漿ADH濃度の増加は，浸透圧増加に対する増加よりも血液量減少に反応した増加のほうがはるかに大きい。これは腎臓よりも血管系のほうがADHに対する感受性が低いことと関連している。

ADH分泌の2つの主要分泌刺激の間には相互作用がある（図37-3C）。血液量や血圧の増加および減少は，それぞれ浸透圧によるADH分泌の閾値の上昇および低下を引き起こすことによってADH分泌を修飾する。このため血液量の減少や血圧の低下は浸透圧上昇に対するADH分泌反応を敏感にする。血液量の減少が重症のときには血圧による調節のほうが浸透圧による調節より優位になるため，血漿浸透圧が閾値の280 mOsm/kgよりも低下してもADH分泌は促進される。この結果，血清ナトリウム濃度および浸透圧の低下を伴って細胞外液量が増加する（浮腫）。

疼痛，情動ストレス，吐き気，嘔吐，発熱，さらに多くの薬物もADH分泌を促進する。一方，エタノールは日常的にみられるADH分泌の阻害薬で，その結果，利尿を引き起こす。コルチゾルや甲状腺ホルモンはADH分泌を抑制するので，これらのホルモンが欠乏しているときにはADHは血漿浸透圧が低いにもか

かわらず分泌される。

> 重篤なうっ血性心不全の患者では，有効血圧および血液量が低下していることによってADH分泌が促進していることがある。このADH分泌は水分保持を引き起こし，この水分保持は同時に浮腫を悪化させ，希釈性低ナトリウム血症を起こす。血漿浸透圧に相応しない不適当なADHの過剰分泌は，精神性疾患，脳および肺疾患，腫瘍，大きな外科手術，向精神薬の服用などいろいろな場合にみられる。これらの場合，血漿浸透圧は慢性的に低く，ときには患者が鈍感になったり痙攣発作を起こすほどにまで低下する。このような，**ADH不適合分泌症候群** syndorme of inappropriate ADH (SIADH) とよばれる状態を適正化するには水分摂取の制限やADH作用の抑制が必要である。

ADHの血中基礎濃度は約 $1\ \mathrm{pg/m}l\ (10^{-12}\mathrm{M})$ である。この血中半減期は非常に短い。水分摂取制限によってADH分泌は3〜4倍に増加し，産生も促進される。ADHと共分泌されるニューロフィジン-2の血漿濃度も血漿ADH濃度と平行して増減する。

抗利尿ホルモンは腎尿細管に作用して水分を保持する

ADHの主な作用は腎尿細管の尿濃縮（すなわち糸球体濾過液からの自由水の再吸収。第37章参照）機構に対するものである。ADHは対向流濃縮機構の2カ所を促進する。第1にADHはヘンレ係蹄の太い上行脚から腎髄質の間質へのナトリウムの移動を促進することにより，浸透圧勾配の形成を助ける。第2に，第1より重要なのだが，ADHは水に対する集合管での細胞膜の透過性を亢進することにより，腎髄質への水の逆拡散を促進することである。ADHの最大効果によって，尿浸透圧は約 1200 mOsm/kg という血漿浸透圧の4倍以上のレベルにまで上昇する。尿浸透圧は血漿ADH濃度と直接相関する。このホルモンがないと，尿浸透圧は 100 mOsm/kg 以下にまで低下し，自由水クリアランスは10〜15 ml/min に達する（第37章参照）。

ADHの作用の細胞内機構は，腎の管細胞の基底（毛細血管）側にある細胞膜受容体へホルモンが結合することから始まる。これによってセカンドメッセンジャーであるサイクリックAMPが産生され，続いて細胞管腔側において，プロテインキナーゼによって蛋白質のリン酸化が起こる。集合管では，蛋白質のリン酸化の結果，**アクアポリン** aquaporin とよばれる特異的蛋白質が細胞膜へ入り込み，水透過性を促進する水輸送チャネルを形成する。水は腎髄質の間質の高い浸透圧によって輸送される（図37-4▼参照）。

腎に対するADHの作用を抑制する因子としては，促進性G蛋白質の不活性型変異体，溶質利尿，慢性水負荷（これは腎髄質の高い浸透圧を低下させる），カリウム欠乏，カルシウム過剰，コルチゾル過剰，リチウム投与などがある。これらの因子が働くと，ADHの作用が低下するために**腎性尿崩症** nephrogenic diabetes insipidus になる。

水代謝における重要な役割以外に，ADHはほかの機能も有する。ADHは出血によって起こる血管緊張性の増加に多少関与する。多量のADHの全身投与は血圧を上昇させ，心臓の冠動脈および内臓動脈を収縮させる。この作用は，腎にある受容体とは異なる血管細胞の受容体サブタイプへホルモンが結合し，ホスファチジルイノシトール-プロテインキナーゼC系を介して現れる。ADHは視床下部放出因子としても働いており，正中隆起に投射する軸索を介して，下垂体前葉からの副腎皮質刺激ホルモンの分泌，さらには副腎皮質からのコルチゾルの分泌を促進する。

オキシトシンはいろいろな生殖上の必要に応じて分泌される

OCTは正常の授乳に必要である。"milk letdown factor"（乳汁を押し出す因子）として知られているように，ADHは乳児の吸乳に反応して数秒以内に分泌される。乳首の知覚受容器から生じた求心性神経情報は，多くの中継点を経て視床下部の室傍核および視索上核に達する。最終的にはコリン作動性シナプスによって，ADHの分泌の場合と同様に，OCTとニューロフィジン-1が後葉から分泌される。持続的な吸乳は，さらにOCTの産生と後葉への輸送を促進する。ヒトでは，吸乳によってADHが，あるいは血漿浸透圧上昇によってOCTが同時に分泌されることはない。OCTの分泌は性行為時の膣の伸展によっても促進される。情動的な苦痛はOCT分泌を抑制し，授乳を障害する。

オキシトシンは乳腺および子宮に作用する

OCTは乳腺腺房の筋上皮細胞の収縮を起こす。この収縮力によって腺房の乳汁が導管さらには乳頭へ移動し，乳児の吸乳が可能になる。標的細胞ではOCTは細胞膜受容体を介して作用し，カルシウムおよびホスホイノシチド産物を産生する。受容体へのOCTの結合はエストロゲンによって促進される。血漿OCT基礎濃度は男性と女性では同じであるが，男性でのOCTの役割は不明である。

OCTは子宮の収縮も促進する。低濃度では周期的収縮を，高濃度では持続的強縮を引き起こす。OCTおよびその受容体はヒトでは卵巣や精巣にも存在し，このような局所的に産生されたOCTは生殖にある程度関与していると考えられる。

> ヒトの正常分娩での母親のOCTの機能に関しては見解の一致をみないが，OCTによる持続的収縮は，胎児娩出後の子宮からの出血を減らすという点では重要である。分娩を誘導するため，あるいは分娩後の過剰出血を止めるための治療目的で多量のOCTが投与されることがある。

下垂体前葉はいろいろな機能をもつ多くのホルモンを分泌している

下垂体前葉 anterior pituitary gland, adenohypophysis は下垂体重量500 mgの大部分を占めている。下垂体前葉は少なくとも5種類の内分泌細胞を含んでおり，それぞれ別々の機能をもつ異なるホルモンを産生している。ホルモンはこれらの機能に基づいて命名されている。これらの細胞型，下垂体前葉中に占める割合および主要産生ホルモンが図44-7▼に示してある。これら5種類の細胞の中で同じ細胞型が場所によっては密集していることがあるが，異なる細胞が互いに混じり合っていることが多い。細胞型によって大きさや含まれる分泌顆粒の特徴に多少違いがあるが，細胞型の正確な同定は含有ホルモンの免疫組織化学染色法によってのみ可能である。細胞内にいずれのホルモンもみられないものを**非分泌細胞** null cellとよんでいるが，これらの細胞が蛋白質性のホルモンを産生し，分泌顆粒を少ないながらも含んでいることが知られている。

それぞれの下垂体前葉細胞は，前述したように，1つあるいは複数の，視床下部から門脈を介して下垂体前葉に輸送されてくる神経ホルモンによって調節を受けている。このうち3種類の細胞は，甲状腺の機能を調節するホルモン（**甲状腺刺激ホルモン** thyroid-stimulating hormone[**TSH**]），副腎皮質の機能を調節するホルモン（**副腎皮質刺激ホルモン** adrenocorticotropin hormone[**ACTH**]），および性腺の機能を調節するホルモン（**黄体形成ホルモン** luteinizing hormone[**LH**]と**卵胞刺激ホルモン** follicle-stimulating hormone[**FSH**]）を産生している。総合的に理解するために，これらの刺激ホルモンの産生・分泌・作用に関しては，これらホルモンの末梢標的器官と関連した形で第45，46，48章に説明している。セカンドメッセンジャーのサイクリックAMPを介して視床下部放出ホルモンによって増加する転写因子**Pit-1**は，下垂体前葉内分泌細胞の一部の細胞の分化を促進する。

成長ホルモン（ソマトトロピン）

成長ホルモン growth hormone（**GH**）の主な生理的作用は，生後の身体の成長および発達を促進することである。小児期の成長が終わる思春期以後では，GHは代謝，骨格などを変える。

GHの産生，分泌は視床下部因子および末梢の代謝情報によって促進あるいは抑制される

GH分泌細胞は下垂体で最も多く存在する細胞であり，下垂体の外側部に集中している（図44-8▼）。GHは，2個のジスルフィド結合をもつ191個のアミノ酸からなる単純蛋白質である。分子内のらせん状の3次元構造は，GHが受容体に結合するのに重要である。ヒトのゲノムにはGHと近い関係にある分子のファミリーをコードしている遺伝子が多く存在するが，このうち1つだけが正常GHとして発現している。メッセンジャーRNAの情報からプレホルモンが合成され，

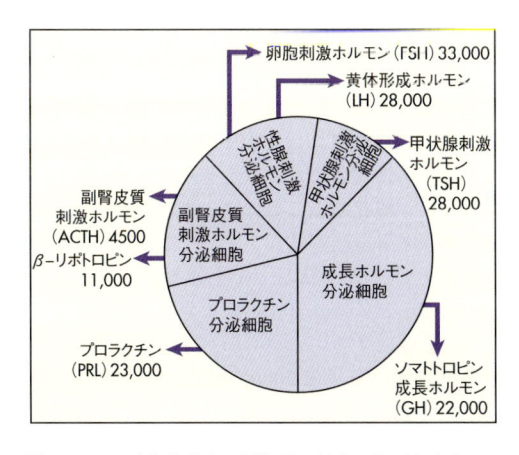

図44-7 下垂体前葉中の細胞型の割合，主要な産生ホルモンおよびその分子量。成長ホルモン分泌細胞およびプロラクチン分泌細胞が多いことに注意。

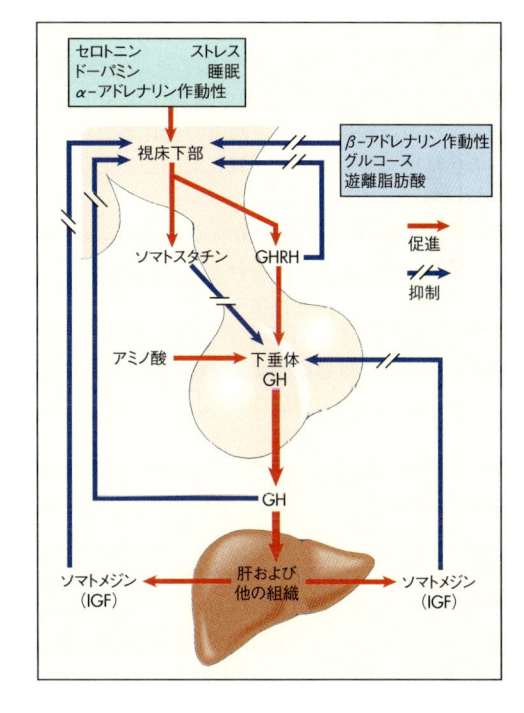

図44-8 GHの分泌調節。2種類の視床下部ペプチドのうち1つが促進的に，もう1つが抑制的にGH分泌を調節する。GHの末梢標的組織での産物であるインスリン様成長因子（IGF）は，ネガティブフィードバックを視床下部および下垂体前葉レベルに及ぼす。エネルギー産生基質や神経性の影響によっても複雑な調節を受けている。GHRH：成長ホルモン放出ホルモン。

シグナルペプチドが除かれたのち，完全なホルモンが分泌顆粒内に貯蔵される。44個のアミノ酸からなる視床下部放出ホルモンである**成長ホルモン放出ホルモン** growth hormone–releasing hormone（**GHRH**）はGHの産生，さらにはエキソサイトーシスを介するGHの分泌も特異的に促進する。GHRHは細胞膜受容体に結合したのち，セカンドメッセンジャーであるカルシウム，ホスファチジルイノシトール産物およびサイクリックAMPの産生を増加させる。また，甲状腺ホルモンやコルチゾルもGH産生を増加させる。

14個あるいは28個のアミノ酸からなる視床下部ペプチドである**ソマトスタチン** somatostatin は，GH放出の強力な抑制物質である。ソマトスタチンはGHRHの促進的作用を非競合的に阻止する。ソマトスタチンは細胞膜受容体を介して細胞内へのカルシウム流入およびサイクリックAMP濃度を減少させることによって，作用を部分的に発現する。GHは下垂体門脈血中へのGHRHのパルス状放出によって間欠的に分泌されるが，ソマトスタチンはこのGHRH分泌のパルスの頻度および振幅を減少させる作用ももっている。

GHの分泌は多くの因子の影響を受ける（図44-8▼）。しかし，GH分泌を促進する刺激の大部分の最終的な共通部分はGHRH濃度の増加，ソマトスタチン濃度の減少，あるいはこの両方の変化である。逆に，GH分泌の抑制物質はGHRH濃度の減少，ソマトスタチン濃度の増加，あるいはこの両方の変化を引き起こす。一部の分泌刺激はGH分泌細胞に直接作用してGH分泌を変化させることがある。

GH分泌を調節する代謝に関する因子は，エネルギー産生基質であるグルコースおよび遊離脂肪酸とアミノ酸である。グルコースまたは遊離脂肪酸の血中濃度の急激な低下は血漿GH濃度の著明な増加を起こし，逆にこれらの上昇は血漿GH濃度の減少を起こす。蛋白質摂取やアミノ酸の静脈内投与はGH分泌を増加させる。アミノ酸の中でも特にアルギニンは有効である。短期の絶食や長期の蛋白質およびカロリー摂取の制限はGH分泌を増加させ，逆に，肥満はGHRHを含むすべての分泌刺激に対するGH分泌を減少させる。

GH分泌を調節する中枢神経系の因子には次のようなものがある。深い睡眠の開始1～2時間後にGHの夜間多量分泌が起こる。逆に，急速眼球運動を伴う浅い睡眠（REM睡眠）はGH分泌を抑制する。外傷，外科手術，麻酔，発熱，静脈穿刺を含むいろいろなストレスはGH濃度を上昇させる。運動も強力なGH分泌刺激となる。これらの因子は多くのモノアミン作動性神経伝達物質を介して視床下部のGHRHおよびソマトスタチン神経細胞に影響を与える（図44-8▼）。

小児は大人と比べて，特にエストラジオールやテストステロンの濃度が急激に上昇する思春期では，GHが多量に分泌される。老人ではGH分泌は低下する。女性は一般的には，男性よりもGH分泌刺激に対してよく反応する。

> GH分泌やGHに対する反応がみられない小児では，成長，骨格発達，性成熟が遅延する。これらの小児は短身長でやや肥満気味である（図44-9▼）。一部の短身長の小児では，すべての分泌刺激に対する血漿GH濃度の急激な上昇がみられないためGH欠乏は容易に診断される。そのほかの場合では，GHの夜間分泌の特異的な消失や1日積算総分泌量の減少を指標にして，補充療法を必要とする軽度のGH欠乏を診断することができる。甲状腺ホルモンの欠乏やコルチゾルの過剰によってGH分泌は低下する。いずれの場合にも小児の成長および成熟が障害される。

安静時の血漿GH基礎濃度は$1～5$ ng/ml（10^{-10} M）である。GHは循環血液中ではGH細胞膜受容体の細胞外領域と構造が同じである結合蛋白質に結合している。1日分泌量は，思春期前の小児では約600 mg，思春期後期の小児では1800 mg，成人では300～500 mgである。

GH分泌に関するフィードバック調節はすべてのレベルでみられる（図44-8▼）。GHの作用を受けて末梢臓器で産生される**ソマトメジン** somatomedin はネガティブな長いループのフィードバックを及ぼす。ソマトメジンはGHRHの分泌および下垂体GH分泌細胞へのGHRHの作用の両方を抑制し，一方ではソマトスタチンの分泌を促進する。GH自身はソマトスタチンの分泌促進を介してネガティブな短いループのフィードバックを及ぼす。GHRHはおそらく，ソマトスタチン神経細胞とのシナプスを介してネガティブな非常に短いループのフィードバックを及ぼしている。

成長ホルモンは末梢臓器で産生されるペプチド性仲介物質を介して作用する

GHは標的器官に存在する異なる数種類の細胞膜受容体に働く。1個のGH分子が，隣接する2個の受容体分子と結合する。結合後，受容体の細胞内領域の最後部は細胞質のチロシンキナーゼと結合し，これを活性化する。活性化されたチロシンキナーゼは転写因子蛋白質をリン酸化することによって，遺伝子発現に対するGHの作用を伝達する。しかし，GHの成長促進作用の多くは，末梢臓器で産生される**ソマトメジン** somatomedin とよばれるまったく異なるペプチドファミリーを必要とする。これらのペプチドは当初は血漿中で発見され，分子量7000，構造はプロインスリンに類似しており（第42章参照），**インスリン様成長因子** insulin–like growth factor（**IGF**）ともよばれている。

主要な2種類のIGF，IGF受容体およびこれらの遺伝子の構造はよく解明されている。IGF-1はインスリ

ンのA，B鎖と50％のアミノ酸相同性を，またIGF-2は70％の相同性をもっている（第42章参照）。IGFはGHに反応して多くの組織で産生されるが，循環血中のIGFは主に肝臓に由来する。GH投与から血漿IGF-1およびIGF-2濃度の上昇までの潜時は約12時間である。両方のIGFとも循環血液中では，標的組織でのIGFの利用度を調節する大きな結合蛋白質に結合している。GHは，これら結合蛋白質の一部が肝臓で産生されるのを促進する。IGF結合蛋白質の存在によって，IGFはGHと比べて比較的，安定した血中濃度を維持し，はるかに長い血中半減期をもつことが可能になる。IGF結合蛋白質は多くの組織においても産生されており，これらの組織に対するIGFの作用を修飾する。両方のIGFとも，特にIGF-1はGH欠乏患者において非常に低い血漿濃度を示す。

IGFは血中ホルモンとして内分泌様式でも働いているが，局所産生物質としても傍分泌あるいは自己分泌（オートクリン）様式でも働いている。GHはおそらく標的組織において幹細胞から成熟細胞への分化（たとえば軟骨において前軟骨細胞から軟骨細胞への分化）を誘導する。この結果，この成熟細胞がさらにGHの刺激を受けることによってIGF-1遺伝子を発現し，このIGFは細胞膜受容体を介して作用を発現する（第42章参照）。IGF-1受容体とインスリン受容体は類似しているが，IGF-2受容体はこれらの受容体とは似ていない。

インスリン様成長因子は成長過程を仲介する

IGFは軟骨，骨，筋肉，脂肪組織，線維芽細胞，培養腫瘍細胞に対するGHの典型的作用を仲介する。IGFを産生できない患者では，GH濃度が高いにもかかわらず成長の遅延がみられる。胎児では子宮内での成長にGHは必要でないが，胎盤やほかの胎児組織で産生されるIGFは関与していると考えられる。胎盤で産生されるGHの変異体はこれらの成長因子の産生を促進する可能性がある。IGF-2およびその受容体の遺伝子は胎児発達期の初期に発現する。

思春期ではGH分泌の増加が起こるため，これに相関して血漿IGF-1濃度が上昇し，また，このIGF-1濃度の増加に相関して思春期の成長が促進する。非常に身長が高い人ではGHRHに対するGH反応性が高いことから，GH分泌能力が最終身長の決定因子であることが示唆される。

絶食や蛋白質およびカロリーの摂取制限の場合，血漿IGF濃度は低下しており，この低下に相関して窒素平衡が負となる。このとき，GH濃度は上昇しているので，GH以外の因子がIGF産生を調節しているに違いない。また，このGH濃度の上昇は，IGF濃度の低下によるネガティブフィードバックを介して起きている可能性が高い（図44-8▼）。IGFの産生は，GH作用に拮抗するホルモンであるコルチゾルやエストロゲンによっても抑制される。

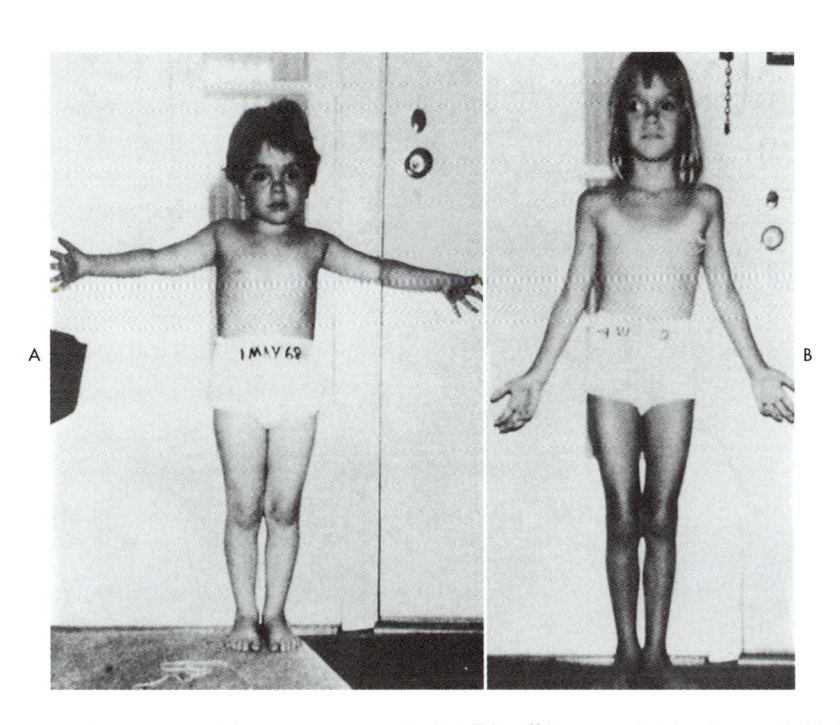

図44-9　6歳のGH欠乏症患者への，15カ月間のGH補充投与の効果。GHが身長を増加させ，脂肪組織を減少させることに注意。

インスリン様成長因子は同化過程を促進する

> GHはIGFを介して同化反応を全身的に促進するホルモンである（第41章参照）。GH欠乏症の小児や成人にGHを投与すると，それまで酸化によって分解されていたアミノ酸が蛋白質合成に使われるようになるため，血漿アミノ酸濃度や尿素産生が減少する。総窒素平衡は，これと関係する細胞内電解質であるカリウムやリン酸の平衡と同様にポジティブになる。これに伴い，除脂肪体重は増加し，脂肪量は減少し，また骨形成は促進される。基礎代謝率や運動能力も亢進し，体調も良くなる。このようなGH投与による変化は，GHが成人においても健康を最適に維持するために必須であることを示唆している。逆に，加齢に伴うGHの減少は老化に関係しているかもしれない。

多くのGHの標的組織および作用が図44-10▼に示されている。GHの最も著明な特異的効果は，長管骨の骨端軟骨の増殖部分に作用して（第43章），身長を伸ばすことである（図44-9▼）。軟骨を形成する細胞である軟骨細胞の代謝に関するすべての点を，GHは促進する。これには，ともに弾力性のある軟骨の細胞外基質を形成するコラーゲンおよびプロテオグリカンコンドロイチンの産生促進のほかに，軟骨細胞の蛋白質，RNA，DNAの合成および細胞増殖の促進がある。GHはアミノ酸の細胞内取り込みを促進することによっても蛋白質合成を高める。

GHに対する同化反応は多くの組織でみられる。骨の幅が，また，小児では骨の長さが増加する。内臓臓器（肝臓，腎臓，膵臓，小腸），内分泌腺（副腎，上皮小体，膵島），骨格筋，心臓，皮膚，結合組織もすべて肥大する。このような肥大は，これらの臓器の機能亢進を反映している。

成長ホルモンはインスリン作用に拮抗する

GHは炭水化物および脂質代謝に影響を及ぼす。GHはインスリン遺伝子の発現を促進するが，同時にインスリン作用に対する抵抗性を引き起こす。筋肉および脂肪細胞のグルコース取り込みを抑制し，血糖値を高める。この結果，代償的に高インスリン血症が起こる。さらに，GHは脂肪分解を促進し，インスリンによる脂肪合成に拮抗するので，血漿遊離脂肪酸およびケト酸の濃度が上昇し，脂肪組織が減少する。これらの代謝に対する作用から，GHは糖尿病誘発性ホルモンと考えられる。

> 緩徐に成長するGH分泌細胞の腫瘍によって起こる持続的なGH分泌過剰症は，**先端肥大症 acromegaly** とよばれる。GHのすべての作用を反映した特徴的な症状を呈する。成人では過剰な軟組織の蓄積と骨幅の増加によって粗野な顔貌になり（図44-11▼），指がスコップ状になる。皮膚の肥厚，舌のような筋肉の肥大，皮下脂肪の減少がみられ，糸球体濾過率や心拍出量は増加する。一部の患者では耐糖能の低下や明らかな糖尿病が現れる。動脈硬化によって寿命は短くなる。先端肥大症の診断は，血漿GHおよびIGF濃度の上昇を確認することによって確定できる。外科手術が効果がない場合は，ソマトスタチン誘導体の投与による治療が有効である。

成長ホルモンとインスリンは協調して作用する

GHとインスリンの分泌および作用は，代謝の調節のために統合されている。

1. 蛋白質とエネルギー摂取が十分なときには，アミノ酸は蛋白質合成および成長に利用される。蛋白質摂取はGHおよびインスリンの両方の分泌を促進し，この両方の作用によってIGF産生が亢進し，このIGFは除脂肪体重を増加させる。蛋白質摂取が炭水化物摂取を伴わない場合には，インスリンの過剰分泌によって起こるであろう低血糖をGHのインスリン拮抗作用が防ぐ。
2. 炭水化物だけが摂取されたときには，インスリン分泌は増加するが，GH分泌は抑制される。アミノ酸がない状態ではIGFの産生促進も，

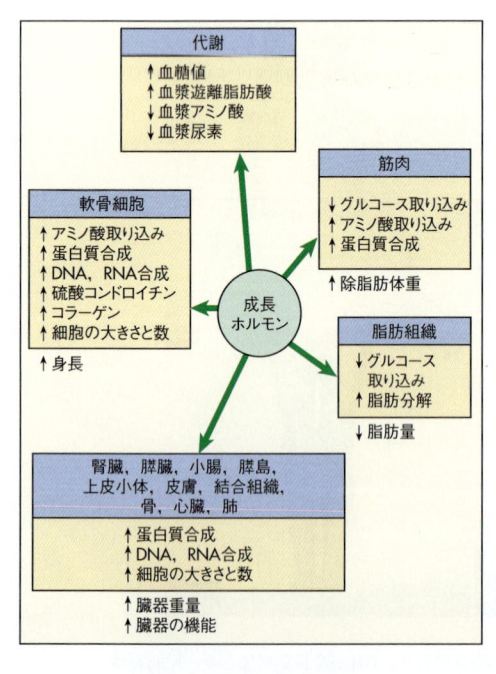

図44-10　GHの作用の概要。

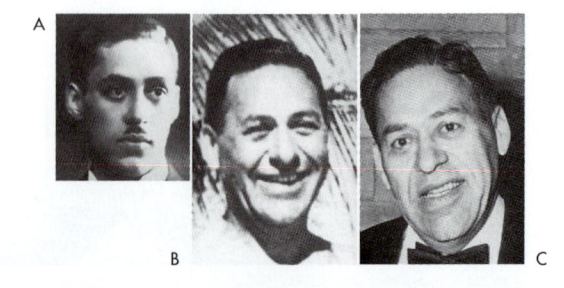

図44-11　GH分泌亢進症（先端肥大症）を発症した患者の顔貌の変化。A：24歳．B：50歳．C：58歳．

GHのインスリン拮抗作用も必要がない。一方，インスリン作用だけが発現されることによって余分な炭水化物のカロリーは効率良く貯蔵される。
3. 絶食時には，インスリン分泌は低下し，GH分泌は亢進するが，IGF濃度は依然低い。蛋白質の異化が必須で同化が抑制されなければならない状況では，これらの変化は適切である（第41章参照）。GHの分泌増加は脂肪分解を起こし，また末梢組織での糖利用を抑制するので都合が良い。GHは酸化のための遊離脂肪酸の動員を助け，グルコースを中枢神経系へ供給するのにも役立つことになる。

プロラクチン

プロラクチンprolactin（**PRL**）は，女性において乳腺の発達と乳汁の産生を促進することに主に関係する蛋白質性ホルモンである。さらに，男性，女性において，生殖機能の調節にも関与しているかもしれない。**PRL分泌細胞**mammotrophは下垂体の中で2番目に多い細胞である（図44-7▼）。PRL分泌細胞は妊娠期および授乳期に細胞数が増加する。

妊娠はプロラクチンの産生と分泌を調節する

PRLは3個のジスルフィド結合をもつ198個のアミノ酸からなる単純蛋白質である。構造がGHに類似していることから，GHとPRL遺伝子は共通の祖先から分子進化したと考えられる。GHと同様に，PRLはプレホルモンから産生される。一部のホルモンはN糖鎖が付加された状態で持続的に分泌されている。**プロラクチン成長ホルモン分泌細胞**mammosomatotrophとよばれる一部の下垂体細胞は，PRLとGHの両方を分泌する。PRL遺伝子の転写はPRL分泌を調節している因子と同じ因子によって調節されている。

妊娠，血中エストロゲン濃度上昇および授乳といった一連の変化が，PRL分泌に最も重要な影響を与える（図44-12▼）。授乳の準備段階として，妊娠期ではPRL分泌は一定して増加し，血漿PRL濃度は20倍に達する。この増加は妊娠期に多量に分泌されるエストロゲンによるものであり，このエストロゲンはPRL分泌細胞の過形成とPRL遺伝子の転写も促進する。エストロゲンはPRL分泌を直接には促進しないが，ほかの刺激によるPRL分泌を増強する。母親が乳児に授乳しないと，血漿PRL濃度は分娩6週間後までに非妊娠女性のレベルにまで低下する。一方，授乳すると高いPRL濃度が8〜12週間維持される。PRL分泌は夜間や大きなストレスによって増加するが，このような増加の機能的な意義は不明である。

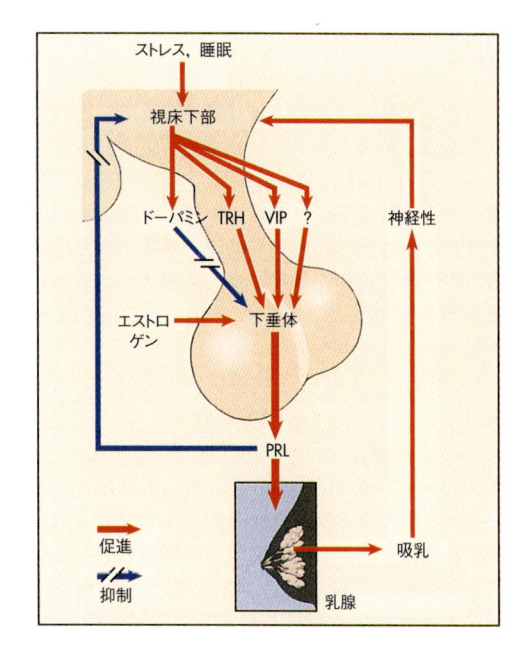

図44-12 PRLの分泌調節。主な視床下部の作用は，正常ではドーパミンを介する抑制である。妊娠，高い血中エストロゲン濃度，および授乳(吸乳)が主な生理的分泌刺激である。VIP：血管作動性腸管ペプチド。

視床下部によるプロラクチン分泌の調節は，促進および抑制の両方である

他の下垂体前葉ホルモンとは異なり，PRLの分泌は視床下部性因子によって抑制性の調節を主に受けている（図44-12▼）。そのため，視床下部と下垂体の間を切断すると，ほかのすべての下垂体前葉ホルモンの分泌は低下するのに対して，PRL分泌は著しく増加する。PRLの産生および分泌を抑制する主な視床下部性抑制因子は，正中隆起から門脈に分泌される**ドーパミン**dopamineである。ドーパミン以外のPRL抑制因子としては，視床下部ペプチドである性腺刺激ホルモン放出ホルモンとともに産生されるペプチドが考えられる。PRLが視床下部のドーパミンの産生および分泌を促進することによってPRL自身の分泌を抑制することから，PRLの分泌調節にはネガティブな短いループのフィードバックが働いている（図44-12▼）。

視床下部は同時にPRL放出因子も産生している。TSH放出ホルモン（TRH）はPRL分泌細胞にある受容体に作用して強力にPRLの産生と分泌を促進する。しかし，おそらくTRHは授乳によるPRLの分泌にはあまり関与していない。血管作動性腸管ペプチド（VIP）のような，ほかの多くの視床下部ペプチドがPRLの分泌を促進するが，これらのペプチドの役割は不明である。

プロラクチンの作用

PRLは乳腺組織の本来の分化と妊娠期における成長に促進的に関与し，また，乳汁産生を起こす主なホルモンである．エストロゲンは，プロゲステロン，コルチゾル，GH，PRLとともに乳腺の導管の伸長と分枝を促進する．妊娠期にはPRL，エストロゲン，プロゲステロンが，授乳期において乳汁が産生される腺組織である腺房の発達を引き起こす．分娩後，乳汁の産生にはコルチゾルおよびインスリンとともにPRLが必要である．

GHと同様に，PRLは細胞膜受容体に結合したのち，細胞質のチロシンキナーゼを活性化する．その結果，乳汁蛋白質（カゼイン，ラクトアルブミン，β-ラクトグロブリン）のRNA転写が急速に起こるとともに，乳汁中の主な糖であるラクトースの産生に必要な，ガラクトシル基転移酵素といった多くの酵素の転写も促進される．これらPRLの乳汁産生に関する作用は，エストロゲンやプロゲステロンによって拮抗される．

PRLの第2の作用は生殖機能に関するものである．PRLの過剰は性腺刺激ホルモン放出ホルモンの産生と分泌を抑制し，その結果，性腺刺激ホルモンの分泌が低下する．PRLは免疫修飾作用ももっている．

> ヒトの正常な生殖におけるPRLの役割は正確には不明であるが，下垂体腫瘍によるPRLの過剰分泌は重大な結果を招く．性腺刺激ホルモンの分泌が抑制されるので，女性では排卵や月経が，男性では精子形成が障害を受ける．非妊娠女性でも乳汁分泌がみられ，男性では乳房が大きくなる．これらの症状は腫瘍の外科切除やドーパミン作動薬の投与によって消失する．

まとめ

- 視床下部-下垂体系は水代謝，成長，乳汁産生および甲状腺，副腎，性腺の機能を調節している．
- 一部の視床下部神経細胞で産生されたペプチドホルモンは軸索に沿って輸送され，下垂体後葉に貯蔵されたのち，ここから循環血液中へ分泌される．他の視床下部ペプチドホルモンは軸索に沿って正中隆起まで輸送され，ここから下垂体門脈血液中へ分泌され，下垂体門脈を介して下垂体前葉にまで輸送されたのち，前葉からの標的ホルモンの分泌を促進あるいは抑制する．
- 視床下部放出ホルモンおよび放出抑制ホルモンはパルス状に分泌され，Ca^{2+}，サイクリックAMP，ホスファチジルイノシトール産物のセカンドメッセンジャーを介して効果を現す．これらの視床下部ホルモンは下垂体前葉の標的ホルモンの転写，翻訳および分泌を促進あるいは抑制する．
- 下垂体前葉は，甲状腺刺激ホルモン分泌細胞，副腎皮質刺激ホルモン分泌細胞，性腺刺激ホルモン分泌細胞，成長ホルモン分泌細胞，プロラクチン分泌細胞といった5種類の，機能が異なる細胞型を含んでいる．
- ADHは視床下部で産生される小さいペプチドで，血漿浸透圧の増加や血漿量，血圧の減少によって下垂体後葉から分泌される．
- ADHはセカンドメッセンジャーのサイクリックAMPを介して腎尿細管細胞に作用し，自由水の再吸収，最終的には尿浸透圧を上昇させる．
- OCTは構造がADHに類似するが，乳腺に特異的に作用して乳汁の射出を起こす．これは吸乳によって分泌される．
- GHは同化作用をもつ蛋白質性ホルモンである．肝臓やほかの多くの標的細胞で産生されるペプチド（IGFあるいはソマトメジン）を介して，軟骨の発達，骨の成長，除脂肪体重の増加を促進する．
- GH分泌はGHRHによって促進，ソマトスタチンによって抑制される．グルコース，遊離脂肪酸および末梢の仲介物質であるIGFはGH分泌を抑制する．
- GHの過剰は先端肥大症という病態を起こす．小児期のGHの欠乏は，短身長と成熟遅延を起こす．
- PRLは構造がGHと類似するが，特異的に乳腺の成長と乳汁の産生を促進する．正常ではPRL分泌は，視床下部から分泌されるドーパミンによって緊張性に抑制されている．

第45章
甲状腺

到達目標
- 甲状腺ホルモンの合成と，甲状腺におけるヨウ素の独特の働きについて説明できる。
- 視床下部－下垂体前葉系による甲状腺ホルモン分泌の調節の仕組みと，この系における甲状腺ホルモンのネガティブフィードバックについて説明できる。
- 甲状腺ホルモンの血清蛋白質との結合と代謝が，組織に対するホルモンの作用にいかに重要な決定因子であるか説明できる。
- 全般的な代謝過程における甲状腺ホルモンの重要な役割を説明できる。
- 甲状腺ホルモンがヒトの身体的・精神的発達に与える重要な影響を明確に説明できる。

甲状腺は内分泌腺としてはじめて認識された器官である。甲状腺の欠損や肥大と身体の他の部位の生物学的変化との関連が認められ，このことから，甲状腺が血流に乗って標的組織に達する何らかの物質を産生している手がかりが得られた。甲状腺の抽出物が，欠損による病態を著しく改善することも示された。甲状腺は2種類のホルモン，**サイロキシン** thyroxine（T_4），**トリヨードサイロニン** triiodothyronine（T_3）を，どちらかというと一定の速度で産生している。このホルモンはO_2の基礎消費率と代謝率を上昇させ，結果として熱産生率を上げて，エネルギーの必要量，カロリーの供給量，環境の温度の変化に対応する。甲状腺ホルモンは標的器官での代謝率を維持するために，循環器系と呼吸器系による基質とO_2の運搬を調整する。甲状腺ホルモンの作用は，胎児や小児の正常な成長と成熟に不可欠である。実際に，前に述べた生体内のすべての器官系が甲状腺ホルモンの影響を受けている。

機能的解剖学

甲状腺は咽頭器官の内胚葉から発達する。左右の気管に隣接した前頸部に下がってくる。通常，触知することができる（図45-1 A▼）。また，たとえば超音波撮影法などの画像技術を使えば視覚的に捉えることもできる。ヒトでは胎生12週までに，甲状腺は胎児の視床下部と下垂体からの刺激を受けて，甲状腺ホルモンを合成し分泌するようになる。母体の甲状腺ホルモンと甲状腺刺激ホルモンは最初の3カ月間を過ぎると，胎児にとって十分な量が胎盤を通過できなくなるため，この系は子宮内で次に起こる中枢神経系あるいは骨格系の発育に必要不可欠である。

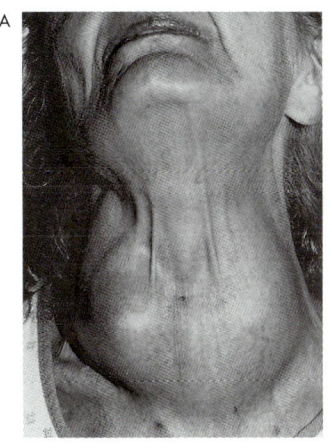

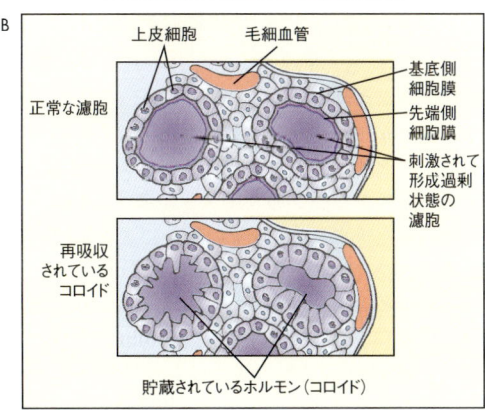

図45-1 A：前頸部に位置する甲状腺は，肥大したり甲状腺腫をきたしたりすると視覚的に捉えられるようになり，また触知することも可能になる。B：甲状腺の基本構造単位。濾胞は中央部にコロイド物質を含み，その周囲は単層の立方細胞に囲まれる。甲状腺刺激ホルモンの刺激を受けると，この細胞は引き伸ばされ，中央部のコロイドは再吸収されて縁取りされたようにみえる。

甲状腺は成人で約20gである。その組織学的な構造が図45-1 B▼に模式的に示してある。基底膜によって囲まれた立方体の内分泌細胞が，単層の円状の濾胞を形成している。**濾胞 follicle**の内腔には**コロイド colloid**の形で貯蔵された甲状腺ホルモンが含まれる。刺激を受けると内分泌細胞は大きさを増し，核を基底において円柱状になる。内腔のコロイドは再吸収されるので，縁取りされたようにみえる。また，甲状腺内には傍濾胞細胞またはC細胞とよばれるカルシトニンを分泌する細胞も散在している（第43章参照）。

甲状腺ホルモンの合成と分泌は，ヨウ素を必要とする段階状の過程からなる

甲状腺ホルモンは，無機物のヨウ素を，アミノ酸のチロシン2分子からなる有機物の中に組み入れるという点で独特である。甲状腺の分泌物は**ヨードサイロニン iodothyronine**として知られている。主な産生物質は**3,5,3',5'-テトラヨードサイロニン**で，**サイロキシン thyroxine**または**T_4**とよばれる。この分子は主に体内を循環するホルモンの前駆物質（プロホルモン）として機能する。**3,5,3'-トリヨードサイロニン**（単にトリヨードサイロニン triiodothyronine ともよばれる）は**T_3**ともよばれ，ごくわずかしか産生されない。この分子は，ほとんどが体内を循環中のプロホルモンT_4からさまざまな組織で産生され，標的細胞での甲状腺ホルモンの活性はほとんどT_3の働きによる。わずかに**3,3',5'-トリヨードサイロニン**も産生されるが，これはホルモン活性をもっていない。この物質は，T_3に結合する3つのヨウ素原子のうち結合部位が1カ所異なるだけなので，**リバースT_3 reverse T_3 (rT_3)**ともよばれる。このリバースT_3は甲状腺ホルモンの活性が必要とされていないときに，プロホルモンT_4の代わりに産生される。T_4，T_3，rT_3のそれぞれの構造は，図45-2▼に示されている。

甲状腺ホルモンの合成には大きく3つの段階が含まれる。①甲状腺内へのヨウ素の取り込みと濃縮，②ヨウ素の酸化とチロシンのフェノール環への結合，③ヨード化されたチロシン2分子の結合によるT_4またはT_3の形成，という3段階である（図45-3▼）。

ヨード化との結合に先立って，チロシン分子はまず最初に**サイログロブリン thyroglobulin**とよばれる蛋白質に，通常のペプチド結合によって組み込まれる。実際には，サイログロブリンの立体構造により近接して結合できるサイログロブリン上のチロシンがヨード化される。甲状腺ホルモンはこの状態でサイログロブリン上でペプチド結合しており，体内循環中に放出されるためには，ペプチド結合が蛋白質分解で切断される必要がある。

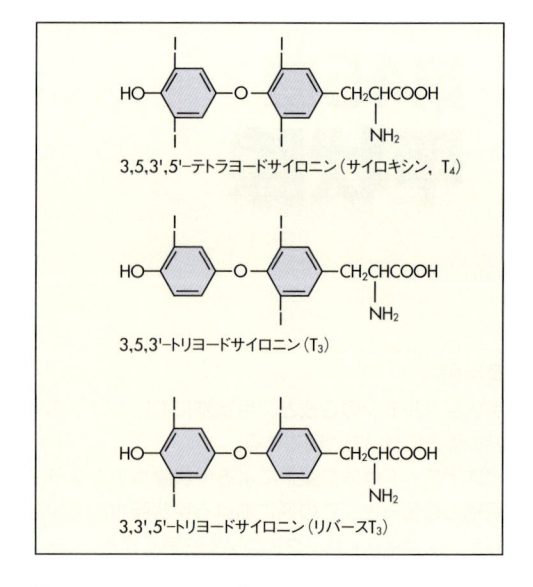

図45-2 T_4，T_3，rT_3の構造。T_3とrT_3の違いは，T_4からはずされる1つのヨウ素原子の位置のみであることに注意。

ステップ1：ヨウ素代謝は甲状腺ホルモン合成の本質的な要素である

ヨウ素は甲状腺機能のために，必要不可欠な食餌中の成分である。甲状腺ホルモンの合成のために1日に最低限必要とされるヨウ素の量は75μgである。アメリカでは1日の平均摂取量は300～400μgであり，これとほぼ同量が尿中に排泄される。1日に約80μg（甲状腺外のヨウ素量の20％）が甲状腺内に取り込まれる。ヨウ素が不足すると甲状腺外のヨウ素量は減少するが，甲状腺内への取り込み率は80～90％にまで上昇させるので，ホルモン合成に十分なヨウ素量を得ることができる。

尿中へのヨウ素の排泄を減少させたり，T_4よりT_3を優先的に産生することで体内のヨウ素量を維持することができる。健常な状態では，1日約80μgのヨウ素の90％はT_4の形態で甲状腺から放出される。甲状腺のヨウ素含有量は，ホルモン産生のために1日に必要とされる量の100倍にものぼる。このヨウ素はすべてヨード化サイログロブリンとして貯蔵されているので，ヒトはおよそ2カ月間はヨウ素の欠乏した状態でも生存できる。

ヨウ素は細胞の基底膜に存在するNa^+-I^-共輸送機構を介して化学的・電気的勾配に逆らって甲状腺内に活発に運搬される（第36章参照）。**ヨードトラップ iodide trap**とよばれるこの過程によって，甲状腺内の遊離のヨウ素濃度は血漿中の濃度より高く維持される。このトラップは酸化的リン酸化によるエネルギー産生を必要とし，またNa^+,K^+-ATPアーゼと共役している。チオシアン酸塩（CNS^-），過塩素酸塩（ClO_4^-），

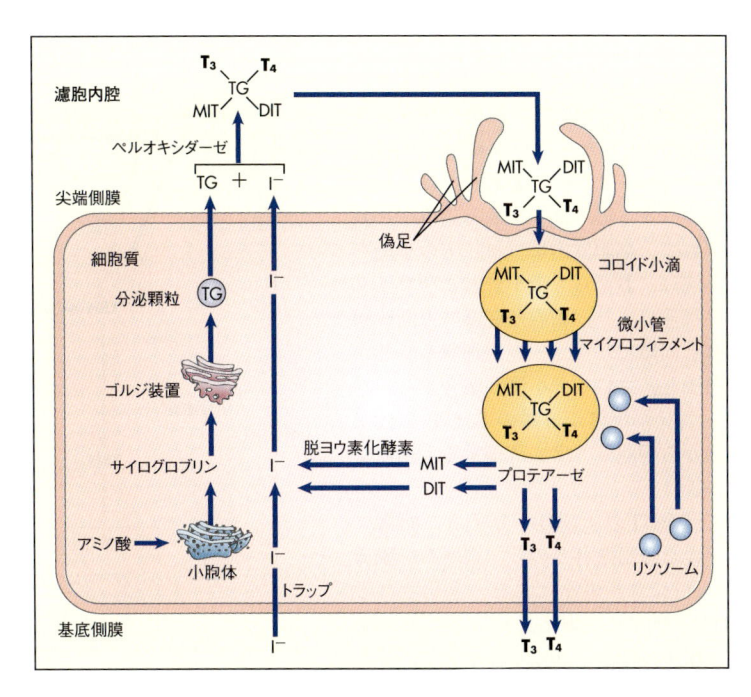

図45-3 甲状腺ホルモンの合成と放出。T_4およびT_3の合成は細胞質と濾胞内腔の境界部で，蛋白質分子であるサイログロブリン(TG)上で行われる。貯蔵ホルモンの回収はコロイドのエンドサイトーシスに始まり，続いて細胞質内でリソソームによる蛋白質分解が起こる。前駆物質であるモノヨードチロシン(MIT)およびジヨードチロシン(DIT)のヨウ素は，脱ヨウ素酵素の活性によって再利用される。

過テクネシウム酸塩(TcO_4^-)などのさまざまな陰イオンがヨウ素輸送を競合的に阻害する。

食餌からのヨウ素摂取量が少し増加すると，甲状腺ホルモンの合成率も増加する。しかし1日のヨウ素投与量が2000μgを超えると，甲状腺内の遊離ヨウ素濃度あるいはヨード化物質がヨードトラップや生合成系を抑制するようになり，ホルモンの産生は元の正常状態にまで低下する。また，食餌中のヨウ素が著しく欠乏すると(世界のある地域では風土病である)，ヨードトラップが最大限に働いても最終的には甲状腺ホルモンの欠乏状態に陥る。

ステップ2：チロシンはサイログロブリンとよばれる貯蔵蛋白質上でヨード化される

サイログロブリンは，2つの別々のペプチド単位から合成される巨大な糖蛋白質である。この2つが結合し，その後ゴルジ器官に輸送される間に糖鎖の付加を受ける。完成した蛋白質は小胞内に入って内腔側の細胞膜付近まで移動し，そこから濾胞の内腔に入る(図45-3▼)。

濾胞内腔に入るとすぐ，サイログロブリン上の特定の部位に位置する特定のチロシン基にヨウ素が組み込まれる。**甲状腺ペルオキシダーゼ**thyroid peroxidaseとよばれる酵素群が，内腔側の細胞膜を横断する形で結合しており，このヘモ蛋白質酵素はヨウ素を酸化し，また同時にチロシンのベンゼン環の水素をこのヨウ素によって置換する。ヨウ素を直接酸化するのは過酸化水素(H_2O_2)である。これはおそらく還元型ニコチンアミドアデノシンジヌクレオチドリン酸(NADPH)と，フラビン蛋白質によるO_2の還元によって産生される。このヨード化の結果，モノヨードチロシン(MIT)およびジヨードチロシン(DIT)が産生される。

ステップ3：ヨード化されたチロシン2分子が縮合してヨードサイロニン1分子を形成する

ヨード化されたチロシン2分子の縮合も，同じ過酸化酵素によってサイログロブリン上で行われる。DIT1分子がもう1つのDIT分子と近接して縮合すればT_4を，MIT分子と近接して縮合すればT_3を形成する。サイログロブリンの3次元構造のために，このように2分子が近接することができる。甲状腺内の通常のT_4とT_3の比率は10：1である。ヨウ素の供給量が制限されたり，甲状腺が過度の刺激を受けている際には，T_3の形成が増えて，より活性の高いホルモンが供給される。

ステップ4：甲状腺ホルモンの放出には濾胞から貯蔵物質を再吸収しなければならない

サイログロブリンはいったんヨード化されると**コロイド**colloidとして濾胞に貯蔵される。ペプチド結合

しているT₄およびT₃が，血中に放出されるためには，まず最初にサイログロブリンを**マイクロピノサイトーシス** micropinocytosis あるいは**エンドサイトーシス** endocytosis により濾胞内腔から内分泌細胞中へ移動しなければならない（図45-3▼）。この過程では，細胞膜が偽足を出してコロイドの一部分を飲み込み，これが細胞膜からちぎれて，細胞質内にコロイドの小滴を形成する。この小滴は，おそらく微小管およびマイクロフィラメントの機能により，細胞基底部の方向へ移動する。またこれと同時にリソソームが細胞基底部から内腔方向へと移動し，コロイド小滴と融合する。リソソーム内の蛋白質分解酵素が遊離のT₄とT₃を放出し，これは基底膜から細胞外へ出て隣接する毛細血管内へと入る（図45-3▼）。

縮合されなかったMITおよびDIT分子も，同様にサイログロブリンから放出されたのち，細胞内で**脱ヨウ素酵素** deiodinase により迅速に脱ヨード化される（図45-3▼）。MITとDITは代謝活性をもっておらず，仮に分泌されると尿中に排泄されてしまうので，これを脱ヨウ素化してヨウ素量を維持しホルモン合成に再利用するためである。通常では微量のサイログロブリンそのものも細胞外に放出される。

ヨードトラップからサイログロブリンの蛋白質分解に至る過程のどの段階にも，先天的な生合成障害による欠陥が生じうる。この欠陥は結果的に甲状腺ホルモンの欠如となって現れる。**チオウラシル** thiouracil とよばれる一群の薬剤は，過酸化酵素を阻害し甲状腺機能亢進状態の治療に非常に有効である。過剰のヨウ素，ヨウ素の競合薬である陰イオンの過塩素酸塩，またリチウム（躁うつ病の治療に広く用いられている）はT₄の合成を阻害する。**甲状腺機能亢進症** hyperthyroidism に対する根治的な治療が始まるまでの短期間，ヨウ素が用いられることがある。

甲状腺の活性は，視床下部と下垂体前葉によって調整されている

甲状腺は，視床下部−下垂体前葉−末梢の内分泌腺系という古典的経路における効果器である（図45-4▼）（第44章参照）。甲状腺ホルモン分泌の刺激は，主に脳下垂体前葉から分泌される**甲状腺刺激ホルモン** thyroid stimulating hormone（**TSH**）（または**サイロトロピン** thyrotropin）によって与えられる。さらにTSHの分泌は，直接視床下部からの**甲状腺刺激ホルモン放出ホルモン** thyrotropine-releasing hormone（**TRH**）の刺激を受ける。一方，甲状腺ホルモンT₃，T₄はネガティブフィードバックを介して，下垂体でのTSHの合成と放出，視床下部でのTRHの合成と放出を抑制する。

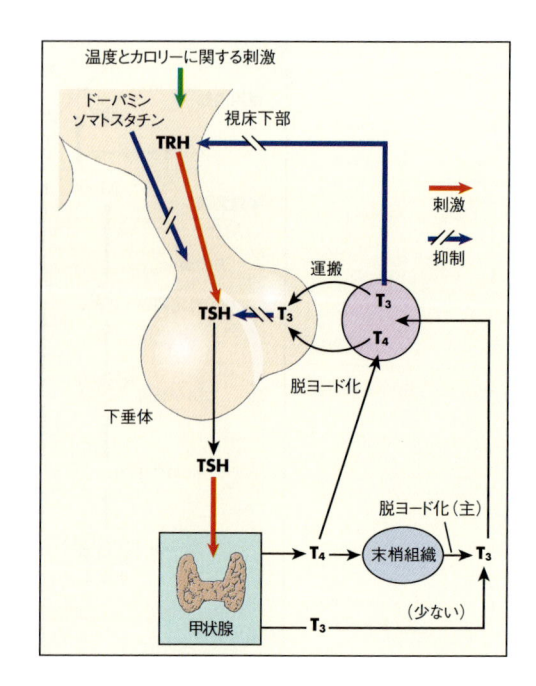

図45-4 視床下部−下垂体−甲状腺系。甲状腺刺激ホルモン放出ホルモン（TRH）は，下垂体からの甲状腺刺激ホルモン（TSH）の放出を促す。甲状腺刺激ホルモンは甲状腺におけるT₄分泌を刺激し，また少ないながらT₃分泌も促す。末梢組織または下垂体自体においてT₄から産生されたT₃は，ネガティブフィードバックによって甲状腺刺激ホルモン放出ホルモンの作用を阻害し，甲状腺刺激ホルモンの放出を抑制する。またドーパミンやソマトスタチンも甲状腺刺激ホルモンの放出を持続的に抑制する。

甲状腺刺激ホルモン放出ホルモンは，甲状腺刺激ホルモンの合成と放出を促進する

TRHはピログルタミン−ヒスチジン−プロリンアミドのトリペプチドである。TRH遺伝子はグルタミン−ヒスチジン−プロリン−グリシンの小さなテトラペプチドを含む，大きな前駆分子をコードしている。翻訳後，グルタミン酸は環状化を受け，終末のグリシンはアミノ基によって置換される。TRHは視床下部の正中隆起に貯蔵され（第44章参照），下垂体門脈系を介して標的細胞に達する。細胞膜上の受容体に結合したTRHはセカンドメッセンジャーであるカルシウムとホスファチジルイノシトールを増加させ，TSHをエクソサイトーシスにより放出する。またTRHによる持続的な刺激はTSHの合成を促進し，糖付加を介して生化学的活性を高める。TRHは最終的にはTRH自身の受容体を減少させ，作用を低下させる。

甲状腺刺激ホルモンは，甲状腺の発達や分泌活性に関するさまざまな過程を促進する

TSHは分子量28,000の糖蛋白質ホルモンである。それぞれ異なる染色体上に存在する別の遺伝子によっ

てコードされている2つのペプチドのサブユニットから構成される。このうちαサブユニットは"非特異的"で、他の下垂体ホルモン（黄体形成ホルモン、卵胞刺激ホルモン）と胎盤から分泌される絨毛性ゴナドトロピンなど生殖機能に関するホルモンと共通の構成部分である。対照的に、TSHのβサブユニットは完全に異なっていて、このホルモンに特異的な生物学的活性を有する部位を含んでいる。しかしβサブユニットはαサブユニットと非共有結合の力で結合し、TSHの形になってはじめて甲状腺の細胞を刺激することができる。

TSHの血中濃度は約10^{-11} Mである。通常は技術的な理由により、生物学的活性の単位で報告される。正常の範囲はおよそ$0.4 \sim 5.5 \mu U/ml$である。αサブユニットも血液中に循環している。

TSHは甲状腺の濾胞細胞上で図45-5▼に示すようなさまざまな作用をもたらす。ヨードトラップあるいは$T_4 \cdot T_3$合成の各過程、コロイドのエンドサイトーシス、蛋白質分解を介する$T_4 \cdot T_3$分泌などはすべてTSHの刺激によって迅速に刺激される。TSHによる刺激が持続すると、濾胞細胞の過形成や肥大をきたし（図45-1 B▼）、その結果、小胞体やリボソームが増加し、ゴルジ器官が巨大化、複雑化したり、DNA合成が活発になったりする。逆にTSHが欠損すると、甲状腺は萎縮するが、甲状腺ホルモンの基礎分泌は低レベルで維持される。甲状腺におけるTSHの栄養作用は、おそらくIGF-1、IGF-2のような局所で産生される成長因子により仲介されていると思われる（第44章参照）。細胞膜上の受容体に結合したTSHは、G蛋白質を介してアデニル酸シクラーゼを活性化する（第5章参照）。そしてサイクリックAMPが細胞内へのヨウ素の取り込みの増加を仲介する。ホスファチジルイノシトール系もサイクリックAMPとともに、続いて起こる甲状腺ホルモン合成過程のペルオキシダーゼが触媒する段階を急速に促進するであろう。また同時にTSHはグルコースの酸化を促進し、ペルオキシダーゼ反応に必要なNADPHを供給する。またこの数時間後には、TSHの成長促進作用の基礎となる核酸、蛋白質、リン脂質の合成が増加する。

> TSHの栄養作用は病態生理学的によくみられる。遺伝的な生合成系の欠損、炎症あるいは薬剤による後天的な甲状腺ホルモン合成障害、ヨウ素不足などは、すべてネガティブフィードバックによりTSHの分泌を増加させる。TSHの過剰分泌により甲状腺が慢性的に刺激を受け続けると、甲状腺は著しく肥大して、甲状腺腫goiterとよばれる（図45-1 A▼）。

甲状腺ホルモンの放出はフィードバックによる微妙な制御を受けている

血清中のT_3あるいはT_4の濃度は、ネガティブフィードバックによって比較的一定のレベルに保たれている。甲状腺ホルモンがわずか10〜30%増減するだけで、TSHやTRHの量が逆の方向に変化する。ネガティブフィードバックは主として下垂体のレベルに作用する（図45-4▼）。

> 甲状腺の疾患により長期に甲状腺ホルモンが不足している患者では、血漿TSH値は高値を示し、下垂体は肥大して、内部には増加した甲状腺刺激ホルモン産生細胞と多量のTSHが含まれる。逆に、甲状腺ホルモンが病的に増加すると、血漿TSH値を著しく低下させ、甲状腺刺激ホルモン産生細胞を萎縮させる。

ネガティブフィードバックに作用する分子は、血漿から甲状腺刺激ホルモン分泌細胞内に入ることができるT_3である。しかし、より重要なのは、血漿から取り込まれたT_4を、下垂体内で脱ヨード化して産生したT_3である（図45-4▼）。T_3はTSHの放出、TSH遺伝子の発現を抑制し、TRH受容体の数を減少させる。

またTSH分泌は視床下部からのドーパミンあるいはソマトスタチンによっても持続的に抑制される。またコルチゾルや成長ホルモンもTSH分泌を低下させるが、後者はおそらくソマトスタチン放出を刺激するためと考えられる（第44章参照）。

視床下部－下垂体－甲状腺系の作用により血漿TSH値はわずかに拍動性を示し、血漿T_4、T_3値は一定に維持される。代謝に対する作用が緩やかに増減する、このホルモンの作用に適している。TSH（これに伴ってT_4とT_3）レベルを変動させる生理的条件は、エネ

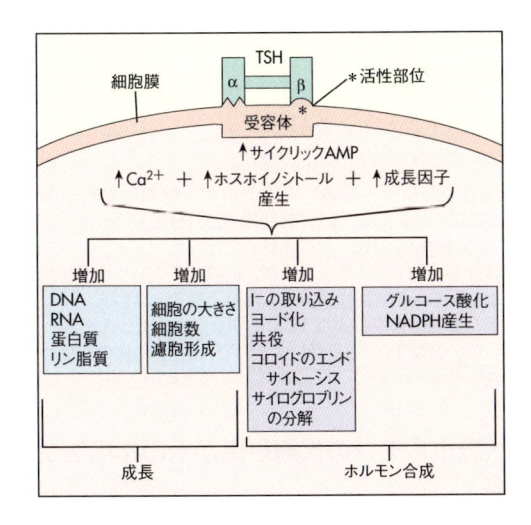

図45-5 甲状腺細胞におけるTSHの作用。TSHが受容体に結合するとサイクリックAMP、Ca^{2+}、またホスホイノシトール産物が産生されセカンドメッセンジャーとして作用する。甲状腺ホルモンの産生のすべての段階だけでなく、甲状腺細胞の代謝あるいは成長もTSHによる刺激を受ける。α：αサブユニット、β：βサブユニット。

ギー消費や熱産生に対する甲状腺ホルモンの作用に一致している。完全な絶食の状況下では，TRHの刺激に対するTSHの反応は低下し，またTRH放出そのものも減少する。T_3値も低下する。このことは安静時の代謝率を減少させるという有利な適応である（第41章参照）。対照的に，過剰なカロリー摂取，特に炭水化物はT_3を増加させる傾向がある。また動物では寒冷暴露によりTSH，甲状腺ホルモン分泌が増加する。ヒトではこの反応は生後短期間，すなわち母体内から外界への温度変化に伴って血清TSH，T_4値が急激に上昇する際に認められる。T_4値は数週間成人より高濃度に維持される。

甲状腺ホルモンの代謝はホルモン作用に貢献する

T_4は主としてT_3のプロホルモンであるが，T_4固有の細胞内活性もある。T_4の平均1日分泌量は90 μgである。血漿T_4が循環しながら貯蔵されていることは，その貯蔵容量の大きさと長い半減期（6日）に関わっている。対照的に，T_3の大部分（35 μg/day）と実質的にすべてのrT_3は，循環中のT_4の脱ヨード化によって産生される。T_3の貯蔵量はずっと小さく，また半減期も短い（1日）。

平均血漿濃度は以下のとおりである。

T_4	8 μg/dl
T_3	0.12 μg/dl
rT_3	0.04 μg/dl

> 欠乏患者に対する甲状腺ホルモンの補充は，ほとんどの場合プロホルモンT_4によって行われ，より代謝活性の強いT_3を使うことは少ない。これは生理的な状況を模倣して行われている。生化学的な目標はT_4を正常レベルに戻し，上昇したTSH値を（ネガティブフィードバックを介して）正常値まで低下させることである。

甲状腺ホルモンの蛋白質結合が組織での有効量を決定する

T_4とT_3はほとんどすべて蛋白質と結合して体内を循環している。結合蛋白質の主要なものは肝臓で合成される**サイロキシン結合グロブリン** thyroxine-binding globulin（**TBG**）とよばれる糖蛋白質である。TBG 1分子はT_4 1分子と結合する。約70％のT_4とT_3がTBGと結合している。残りは**トランスサイレチン** transthyretin（サイロキシン結合プレアルブミン）あるいはアルブミンと結合している。トランスサイレチンはT_4との親和性がTBGより低く，ホルモンを解離してより容易に標的細胞に運ぶ。TBGとトランスサイレチンは，T_4を血液循環内に留まらせることで，甲状腺機能が急激に変化しないようにする緩衝作用を担ってい

る。甲状腺からの1日の分泌量が一度に血漿中に加えられたとしても，循環T_4濃度は10％しか上昇しない。また甲状腺を摘出しても，血漿T_4濃度が50％まで下降するには1週間近く必要とする。

遊離の状態で存在するのは総T_4量の0.03％，総T_3量の0.3％のみである。しかし，これが生化学的に活性をもつ重要な分画である。遊離のT_4とT_3は甲状腺ホルモンとして標的細胞に作用するだけでなく，下垂体へのフィードバック作用も有する。T_4とTBG間の化学平衡が遊離T_4とTBG結合T_4の分配の平衡を決定する。

$$T_4 + TBG \leftrightarrow T_4 \cdot TBG \qquad 45-1$$

$$Keq = \frac{[T_4 \cdot TBG]}{[T_4][TBG]} \qquad 45-2$$

$$\frac{遊離T_4}{結合T_4} = \frac{[T_4]}{[T_4 \cdot TBG]}$$
$$= 1/Keq[TBG] \qquad 45-3$$

ここでKeqは平衡定数である。

甲状腺分泌量の低下による遊離T_4の一時的減少は，結合T_4の解離により即座に改善される（式45-1参照）。同様に，遊離T_4の一時的増加は，過剰なT_4をTBGの空いている結合部位に付加することにより，即座に補正される。しかし，甲状腺疾患によりT_4の1日供給量が慢性的に減少または増加している場合には，最終的に結合T_4，遊離T_4量のどちらにも持続的な変化が起こる。

TBG濃度の変化は遊離T_4対結合T_4の割合を変動させる（式45-3参照）。このような状況では，遊離T_4の絶対量を正常レベルに戻すまで，正常な甲状腺がホルモン分泌率を増加または減少させて新しい平衡状態をつくり出すことが必要となる。

> 急性の肝疾患，妊娠，エストロゲン治療により，血漿TBG値は上昇する。また慢性の肝疾患（肝硬変 cirrhosisなど），腎疾患（ネフローゼ症候群 nephroic syndromeなど）では血漿TBG値は低下するが，これはTBGの合成が減少したり尿中への排泄が増加するためである。ネガティブフィードバックの作用によりTSHと甲状腺ホルモンの分泌が変化して，遊離T_4値を正常に戻すので，遊離T_4値の変化は一過性である。

甲状腺ホルモンの代謝結果がその作用を決定する

甲状腺ホルモンは，主として肝臓，腎臓，骨格筋において分解される。T_4の排泄速度は血漿中の遊離T_4濃度に比例する。

T_4のホルモン活性はT_3の25％にすぎないため，T_4を活性型代謝産物のT_3に転化させる（外側のベンゼン環

の脱ヨード化。図45-2▼)か，不活性型代謝産物であるrT$_3$に転換(内側のベンゼン環の脱ヨード化)させるかの最初の段階は，組織において甲状腺ホルモンの活性を調節する重要な手段である。T$_3$とrT$_3$の割合は通常等しい。寒冷曝露のように生理学的により強い甲状腺ホルモン作用が必要な際には，T$_3$がrT$_3$よりも多く産生される。逆にrT$_3$がT$_3$よりも多く産生されるのは，一般に重篤な疾患で悪い予後の前兆となる。T$_4$からT$_3$への転換を触媒する酵素**5'-モノ脱ヨウ素酵素** 5'-monodeiodinaseの活性が，この割合を調節する重要な因子である。この酵素の働きには微量元素であるセレニウムを必要とする。

甲状腺ホルモンの細胞内作用は核の受容体と遺伝子発現の変化が仲介する

T$_4$とT$_3$は担体によりエネルギー依存性に標的細胞内へ入り，その後T$_4$の大部分が脱ヨード化を受けてT$_3$に変化する(図45-6▼)。T$_4$とT$_3$はともに核へと運搬され，そこでT$_4$よりT$_3$に高い親和性を有する核の受容体にT$_3$が結合する。それぞれの組織に特異的な形で2種類の別個のT$_3$受容体が発現している。T$_3$受容体複合体はDNAに作用して，多くのメッセンジャーRNAへの転写を促進あるいは抑制する。メッセンジャーRNAはそれぞれの組織に特異的な多くの蛋白質の合成を増加あるいは減少させる。たとえば，酵素，成長ホルモン，ミオシン鎖，TSH，T$_3$受容体などがあげられる。

> T$_3$受容体の重要性は，甲状腺ホルモンの抵抗性から甲状腺機能低下症をきたした患者により臨床的に示される。この患者ではホルモンのシグナルをうまく変換できない変異型の受容体，あるいはT$_3$が結合できない変異型受容体の対立遺伝子をもっている。

T$_3$に対する組織の反応の程度は，核の受容体の含有量とT$_3$に占有されている受容体の割合によく相関する(第40章参照)。通常，発現している受容体の約半分がT$_3$と結合している。T$_3$は遺伝子の転写段階に作用するため，生体内でその効果が現れるまでに12～48時間を要する。また欠乏状態のすべての症状を正常に戻すには，数週間ホルモン投与を続けなければならない。

甲状腺ホルモンの最大の作用はO$_2$消費と基質消費の促進である(図45-6▼)。これには数多くの機構が関与しているであろう。T$_3$はミトコンドリアの数や大きさ，また膜面積を増加させ，ある重要な呼吸酵素の濃度を上昇させる。またT$_3$は細胞膜の陽イオン輸送を行うNa$^+$,K$^+$-ATPアーゼポンプの活性を上昇させる(第1章参照)。Na$^+$,K$^+$-ATPアーゼによって多くのATPが消費された結果，ADPが大量に生じる。過剰

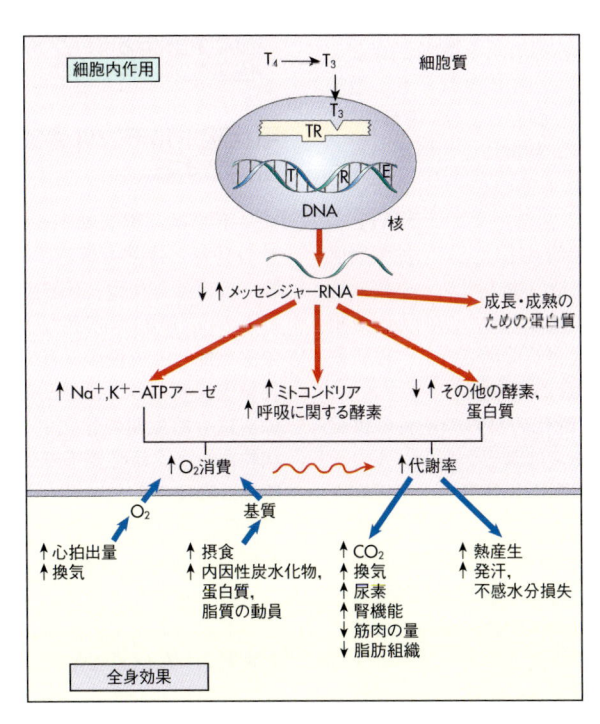

図45-6 甲状腺ホルモンの作用。上図：T$_3$が核の受容体(TR)に結合して起こる細胞内作用を示す。TRは標的DNA分子上の甲状腺調節因子(TRE)に結合する。下図：生体全体での甲状腺ホルモンのさまざまな作用がO$_2$消費量の増加を起こし，過剰のCO$_2$，熱，代謝産物の排泄をもたらす。

のADPは甲状腺ホルモンがミトコンドリアのO_2消費を促進するための1つの"メッセンジャー"となる。また，甲状腺ホルモンが脂肪酸やグルコースの合成と酸化を促進し，エネルギーを消費し熱産生を行う無駄なサイクルを刺激している可能性もある。脳組織では，T_3はO_2消費を促進しないが，特異的な構成蛋白質あるいは機能蛋白質の合成を促進する。

甲状腺ホルモンは生体全体に作用し，O_2消費を促進する

ヒトでは安静時のO_2消費量は約225〜250 ml/minである（第41章参照）。甲状腺ホルモンがないと，これが約150 ml/minに下がり，逆に過剰になると400 ml/minまで上昇しうる。熱産生と体温は，必然的にO_2消費に付随して増減する。しかし体温の変化は甲状腺ホルモンの働きにより皮膚血流量，発汗，換気を調節して熱損失を増減させることで緩和されている。

甲状腺ホルモンは組織へのO_2供給が増加しない限り，O_2消費を持続的に促進をすることはできない（図45-6▼）。このように甲状腺ホルモンが安静時の換気率を十分に増やすので，O_2消費量が増加しても通常の動脈血酸素分圧を維持し，またCO_2産生量が増加しても二酸化炭素分圧を維持することができる。さらに，赤血球のわずかな増加により血液の酸素運搬能は高まる。

甲状腺ホルモンのもう1つの重要な作用は，組織へ十分にO_2を運べるように，心拍出量を増加させることである。安静時の心拍数，1回拍出量はともに増加し，心筋収縮はより速く，より強くなる（第19章参照）。この作用の一部はアドレナリン刺激による間接的なものである。甲状腺ホルモンは心筋のCa^{2+}の取り込み，アデニル酸シクラーゼ活性，活性型ミオシンATPアーゼを直接増加させる。収縮期血圧は上昇し拡張期血圧は下降するが，これは1回拍出量の増加と末梢血管抵抗の減少の協同の効果を反映したものである。末梢血管抵抗の減少は，組織の代謝が促進されて，血管が拡張することにより起こる（第23章参照）。

またO_2消費の促進には，酸化のための基質の供給も必要である。甲状腺ホルモンは腸管からのグルコース吸収，糖新生，脂質分解，ケトン体生成，不安定な蛋白質の分解を促進する他のホルモンの作用を増強する。このため，甲状腺ホルモンのもつ代謝作用全体としては，飢餓に対する代謝反応の促進といわれてきた。

甲状腺ホルモンはまた，コレステロールの生合成と酸化，胆汁酸への転化，胆汁分泌を促進する。正味の効果は，生体内のコレステロールの蓄積量と血漿濃度を下げることである。ステロイドホルモン，ビタミンB，投与された薬剤の代謝率は上昇する。このため甲状腺ホルモンが増加している状況で，このような物質の有効血漿濃度を維持するには，内因性の産生を増加させるか，外因性の投与量を増加しなければならない。

甲状腺ホルモンは交感神経系と相互作用する

甲状腺ホルモンの作用の中には，主として交感神経系を介するものがある。交感神経系の活動は甲状腺ホルモンによって低下する。これは神経伝達物質であるノルアドレナリンの血漿濃度の低下と，尿中への排泄量の減少により証明される。しかしアドレナリンあるいはノルアドレナリンの熱産生作用，脂質分解作用，糖分解作用，糖新生作用に対する組織の反応性はいずれも高くなる。甲状腺ホルモンはβ-アドレナリン受容体の数を増やし，これをアデニル酸シクラーゼと共役させて，サイクリックAMP濃度を上げることによって，カテコールアミンホルモンに対する心血管系の反応性を適度に高めている。同様に，T_3は脂肪組織においてノルアドレナリンによる脱共役蛋白質の誘導（第41章参照）を増強する。

> 甲状腺機能亢進症 hyperthyroidism では上述の作用からわかるように，際立った臨床像を呈する。代謝率が亢進するため体重減少をきたすが，摂食量は増加するのが特徴的である。また熱産生が過剰となり高い環境温度で苦痛を感じ，これが深刻化すると発熱，脱水症状，過換気をきたす。蛋白質分解が亢進して筋力の低下，萎縮，さらには骨粗鬆症も起こりうる。β-アドレナリン作用に対する反応性の亢進から，振戦，神経過敏，不眠，不安凝視 anxious stare をきたす。心拍は速く，心房細動が起こり，ひどい場合には高心拍出量性の心不全になる。β-アドレナリン拮抗薬の使用は，交感神経系の症状を改善させる。

甲状腺ホルモンは骨成長と中枢神経系の発達を調節する

ヒトでは，甲状腺ホルモンは骨の長軸方向の成長，骨の発育と成熟を促進する。T_3の骨成長板の軟骨細胞への直接作用は，IGF産生増加と活性化によるものであろう（第11章参照）。T_3はまた，成長ホルモンの分泌を促して成長を促進する。甲状腺ホルモンが骨の長軸成長のために必要となるのは生後であるが，それ以前にも胎生期の骨化中心 growth center の成熟に甲状腺ホルモンは必要不可欠である。歯の正常な発育と萌出，表皮や毛包の再生周期は甲状腺ホルモン依存性である。甲状腺ホルモンは骨格系と外皮系の分解過程を促進するため，高濃度で存在すると骨の再吸収をきたし，これはヒドロキシプロリンの尿中濃度の上昇やピリジニウム架橋 pyridinium cross-bridge の増加として現れる（第43章参照）。また細胞間基質を形成するムコ多糖類の合成は，甲状腺ホルモンによって抑制される。

正常の骨格筋の機能にも甲状腺ホルモンが必要である。これには骨格筋でのエネルギー産生と貯蔵の調節

が関係していると考えられる。筋のクレアチンリン酸の含有量は，過剰な甲状腺ホルモンにより減少する。

また甲状腺ホルモンは，中枢神経系の発育に重大な影響を及ぼす。子宮内で甲状腺ホルモンが欠損すると，大脳や小脳皮質の発育，軸索の増殖，樹状突起の分岐，ミエリン形成はすべて障害を受ける。生後すぐに甲状腺ホルモン欠損を発見し治療しなければ，不可逆的な脳の障害が起こる。この解剖学的障害は生化学的な異常に対応している。甲状腺ホルモンがないと，脳のさまざまな領域において，RNAと蛋白質含有量の減少，蛋白質合成の低下，DNA合成に必要な酵素濃度の低下，ミエリン中の蛋白質と脂質含有量の減少，神経伝達物質に対する受容体の減少，神経伝達物質合成の低下が起こる。小児と成人で，甲状腺ホルモンは反射の速度と大きさ，覚醒度，機敏さ，さまざまな刺激に対する反応性，空腹感覚，記憶，学習能力を高める。正常な感情状態も適切な甲状腺ホルモン濃度により保たれる。

> 甲状腺機能低下症（図45-7▼）の臨床像は特に新生児で深刻で，この状態は**クレチン病** cretinism として知られている。中枢神経系の症状としては精神遅滞，座る，立つ，歩くなどの発育指標の遅延が出現する。また無気力，発育遅延，骨格の未発達，学業の低下が起きる。小児と成人で，代謝率の低下により寒冷刺激に弱くなり，発汗量の低下，乾燥肌，心拍出量の減少，体重の増加がみられる。体重増加は脂肪組織の増加と，ムコ多糖類に伴って蓄積した浮腫の液体に起因する（図45-7▼）。このような異常はすべて甲状腺ホルモンの補充により消失する（ただし，不可逆的な中枢神経系の障害から生じる徴候は除く）。

甲状腺ホルモンは男性，女性ともにその生殖機能の調節に関与する。精子形成の過程，濾胞の形成，発育，排卵などの卵巣周期，正常な妊娠維持は，すべて甲状腺ホルモン濃度が正常から大きくはずれると異常をきたす。この一部は性ステロイドホルモンの代謝が変化したことによって起こると考えられている。

まとめ

■ 甲状腺の内分泌腺としての基本単位は，単層の上皮細胞により取り囲まれた内腔内に甲状腺ホルモン（コロイド）を貯蔵する濾胞である。このホルモンはテトラヨードサイロニン（サイロキシンあるいはT_4）とトリヨードサイロニン（T_3）である。

■ T_4とT_3は，酵素複合体であるペルオキシダーゼによりチロシンとヨウ素から合成される。チロシンはペプチド結合により蛋白質であるサイログロブリン内に組み込まれる。ヨード化を受けたのち，2分子のヨード化チロシンが結合してヨードサイロニンを生じる。

■ 貯蔵T_4，T_3を分泌するにはエンドサイトーシスによって，濾胞内腔からサイログロブリンを回収しなければならない。ホルモンを合成するために，ヨウ素は活発に甲状腺に取り込まれる。

■ 甲状腺刺激ホルモン（TSH）は主にサイクリックAMPを介して甲状腺に作用し，ホルモン合成の全過程を促進

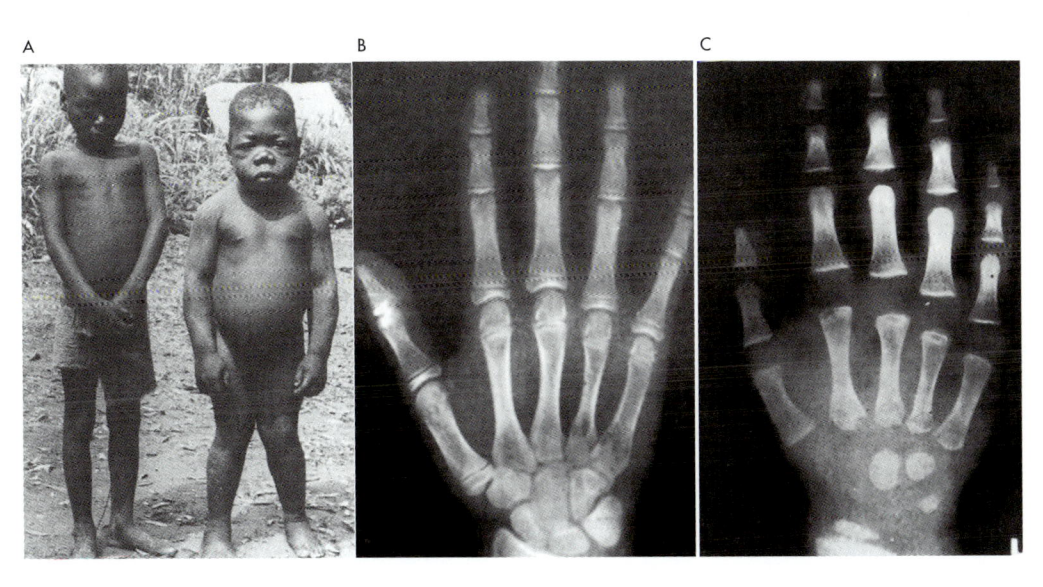

図45-7 クレチン病を風土病とする地域の，同じ村出身の正常な6歳の小児（左）と先天的甲状腺機能低下症の17歳の小児（右）(A)。精神遅延の甲状腺機能低下症小児の低身長，肥満，脚の奇形，無表情に注意。他に腹部の突出，平たく広がった鼻，発育不全の下顎骨，乾燥した鱗状表皮，思春期の遅延，虚弱な筋肉などが特徴的。正常な13歳の小児(B)と13歳の甲状腺機能低下症の小児(C)の手のX線写真。甲状腺機能低下症の患者では，手の小骨の発育と指骨の両端の骨化中心，あるいは橈骨の遠位端の骨化中心の発達に著明な遅延が認められる。

するとともに，上皮細胞の成長を促進する。下垂体前葉からのTSH分泌は，視床下部からの甲状腺刺激ホルモン放出ホルモンにより促進され，T_4とT_3により抑制される。

■ 99.5％以上のT_4，T_3はさまざまな蛋白質と結合して体内を循環している。遊離のT_4，T_3のみが生物学的活性を有する。

■ T_4は主にプロホルモンとして機能する。末梢において外側のベンゼン環からヨウ素1分子を脱ヨード化することで大部分がT_3となり，これが主要な活性型のホルモンである。

■ 甲状腺ホルモンは基礎代謝率を上昇させる。核のT_3受容体複合体が多くの標的DNA分子と相互作用して，さまざまな酵素やその他の蛋白質の合成を誘導したり抑制したりする。この結果，さまざまな機構によりO_2消費と熱産生が増加する。

■ 加えて，甲状腺ホルモンの重要な作用には，心拍数，心拍出量，換気を増やし，末梢血管抵抗を低下させることがある。これによって組織のO_2の需要の増大にこたえる。

■ このほか，甲状腺ホルモンは中枢神経系や骨格系の正常な成長と発育に必要不可欠である。甲状腺ホルモンが欠損すると，脳の発育が遅延しクレチン病をきたす。また骨の長軸方向の成長が妨げられ，正常に成熟できない。

第46章
副腎皮質

到達目標

- すべての副腎皮質ステロイドホルモンの生合成経路に関する全体像について説明できる。
- 視床下部-下垂体-副腎皮質系による副腎皮質機能の複雑な調節を説明できる。
- 組織に対するコルチゾルの広範な作用が生命にとって非常に重要であることを説明できる。
- コルチゾル分泌と比較しながら，アルドステロン分泌の特異的調節機構を説明できる。
- アルドステロンが腎臓機能と血圧にどのように影響を与えるかを説明できる。

異なる部位から分泌される副腎ホルモンは，多くの必須な生理的過程を調節する

　副腎はさまざまなホルモンを分泌する多機能な内分泌腺である。多くの実験的および臨床的な根拠から，副腎が生命にとって必須であることは明らかである。副腎から分泌されるホルモンは，多彩な生理的機能をもっている。これには血糖調節，蛋白質代謝，脂質代謝，ナトリウム，カリウム，カルシウムの電解質平衡，心血管の緊張性の維持，損傷や感染に対する組織反応の調節があり，そして最も重要なことは，ストレスに抗して生存することである。これらの作用が現れるためには，別の章で述べられている他の器官システムの働きが必要である。

　副腎は腎臓の直上に存在し（図46-1▼），左右合わせた重量は6〜10 gである。副腎は2種類の異なる機能系によって構成される（図46-2▼）。外層の**皮質** cortexは副腎重量の80〜90％を占め，残りの部分が内層の**髄質** medullaである。皮質は中胚葉性の組織に由来し，副腎皮質ステロイドホルモンを分泌する。髄質は交感神経節の神経外胚葉性細胞に由来し，カテコールアミンホルモンを分泌する。皮質の髄質側の細胞と，これと隣接する髄質の細胞の間に傍分泌（パラクリン）作用が存在する可能性がある。副腎は組織重量あたりの血流量が最も多い組織の1つである。皮質の表層から入った動脈血は毛細血管を介して静脈血として髄質へ流出するため，皮質の深層の細胞や髄質の細胞は，皮質表層で分泌された高濃度のステロイドホルモンに曝露されることになる。

　副腎皮質の最外層の**球状層** zona glomerulosaでは数層の細胞がみられるだけであるが，中間層の**束状層** zona fasciculataは最も厚く，円柱細胞が長く索状に並んでいる（図46-2▼）。最内層の**網状層** zona reticularisでは細胞が互いに網状に結合している。典型的なステロイド産生細胞は脂肪滴に富み，膜内に顆粒をもつ大型ミトコンドリアを多数含む。

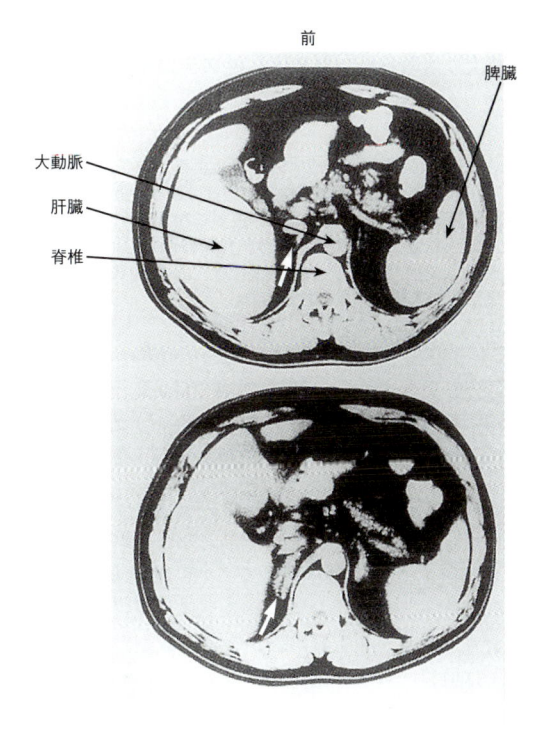

図46-1　コンピュータ断層撮影法による腹部の像。上図：他の臓器と比較して，正常左副腎（白色矢印）は小さい。下図：過剰の内因性副腎皮質刺激ホルモンによる刺激を受けた1週間後に認められた左副腎の著明な過形成（白色矢印）。この写真でははっきりとはみられないが，右副腎も過剰の副腎皮質刺激ホルモンによって肥大している。(Mastorakos, G. et al.: *J Clin Endocrinol Metab* 77 : 1690, 1993より引用)

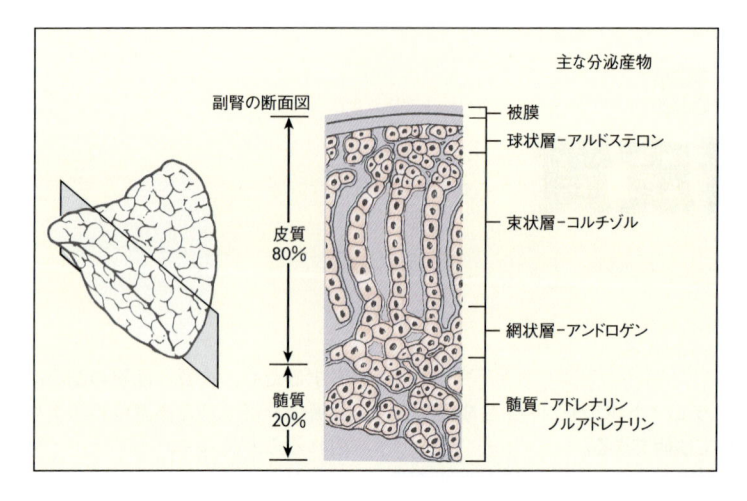

図46-2 副腎の構造と主な分泌産物。

皮質の主なホルモンは，①炭水化物および蛋白質代謝において，またストレスに対する適応において重要な役割を果たす**糖質コルチコイド** glucocorticoid である**コルチゾル** cortisol，②細胞外液量およびカリウム濃度を正常に維持するのに必要な**電解質コルチコイド** mineralocorticoid である**アルドステロン** aldosterone，③第2次性徴の維持に関与する**性ステロイドホルモン前駆体** sex steroid precursor である．

> コルチゾルの発見と合成は医学史上画期的なことであった．コルチゾルは副腎が破壊された患者にとって命の綱であり，全身衰弱を劇的に改善させることができるようになった．コルチゾルは強力な抗炎症および抗免疫作用ももっており，自己免疫が原因で起こる疾患を治療したり，移植臓器の拒否反応を抑制するのに使用されている．

副腎皮質ステロイドの産生はコレステロールから始まり，ミトコンドリアおよびミクロソームのP-450酵素によって触媒される

　低密度リポ蛋白質（LDL）の特異的細胞膜受容体を介して血漿から取り込まれたコレステロールが，すべての副腎皮質ホルモンの材料となる（第41章参照）．細胞内に取り込まれたのち，コレステロールの大部分はエステル化され，細胞質内の小胞に貯蔵される．基礎状態では血漿から取り込まれたコレステロールがすぐにホルモン産生に使われるが，ホルモン産生が促進されているときには，この貯蔵されていたコレステロールが速やかに動員され，産生の第1段階反応のためにミトコンドリアに輸送される．

　副腎皮質ステロイドの産生反応の大部分は，**チトクロムP-450酵素** cytochrome P-450 enzyme によって触媒される（図46-3▼）．これらの酵素の遺伝子にはかなりの類似性がみられる．皮質層のどこに局在するかによって，また基質が存在するかによって，P-450酵素の1つが複数の反応を触媒することがある．これらの酵素はステロイド核の水酸化を触媒する（図46-3▼）．反応には酸素分子，NADPH，フラボ蛋白質酵素および**アドレノキシン** adrenoxin とよばれる鉄含有蛋白質が必要である．

コルチゾル産生にはステロイド分子の11位の水酸化が必要である

　ヒトの主な糖質コルチコイドであるコルチゾル（図46-3▼）は，大部分が束状層で産生される．コレステロールが**プレグネノロン** pregnenolone へ変換される第1段階反応がコルチゾル産生の律速反応であり，ミトコンドリアの側鎖切断酵素複合体であるP-450scc（20,22-デスモラーゼともよばれる）によって触媒される．プレグネノロンは次に**プロゲステロン** progesterone に変換され，このプロゲステロンは17位および21位に順次水酸化を受ける．これらの反応は小胞体内で行われる．この結果，産生された11-デオキシコルチゾルは再びミトコンドリアに移行し，最後の重要な11位の水酸化によってコルチゾルに変換される．

　最終産物であるコルチゾルやその中間産物は副腎皮質細胞内に貯蔵されることはない．このため，コルチゾル分泌が急激に増加するためには，貯蔵コレステロールの側鎖切断の第1段階反応が速やかに活性化される必要がある．

アルドステロン産生にはステロイド分子の18位の酸化が必要である

　電解質コルチコイドであるアルドステロン（図46-3▼）は球状層だけで産生される．束状層と同じようにコレステロールから**コルチコステロン** corticosterone（電解質コルチコイドの1つ）への反応が行われたのち，

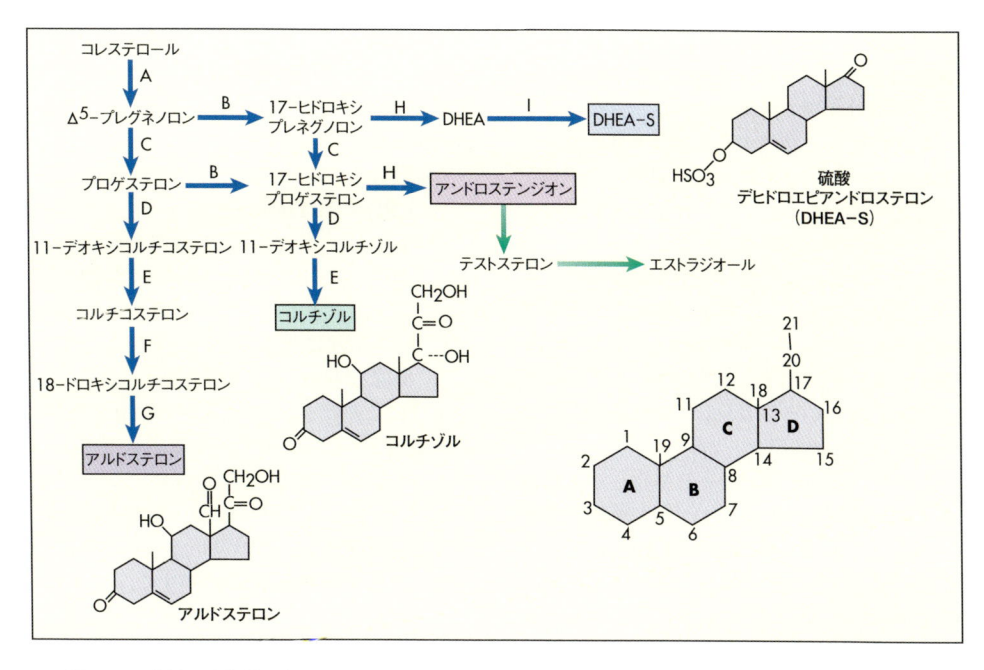

図46-3 共通の前駆体であるコレステロールからの副腎皮質ステロイドホルモン産生の反応経路。段階Aはすべての反応の律速段階。段階Eは糖質コルチコイド産生に重要。段階Gは電解質コルチコイド産生に重要。段階Bは性ステロイド前駆体産生に必須。DHEA：デヒドロエピアンドロステン，OH：水酸基，A：20,22-デスモラーゼ（P-450scc），B：17-ヒドロキシラーゼ（P-450c17），C：3β-ol-デヒドロゲナーゼ，$\Delta^{4,5}$-イソメラーゼ，D：21-ヒドロキシラーゼ（P-450c21），E：11-ヒドロキシラーゼ（P-450c11），F：18-ヒドロキシラーゼ，G：18-OH-デヒドロゲナーゼ，H：17,20-デスモラーゼ（P-450c17），I：スルフォトランスフェラーゼ。

このコルチコステロンの18位のメチル基が酸化されてアルドステロンが生成される。この最終反応を触媒する酵素は11位水酸化を触媒するミトコンドリアの酵素と同一のものか，あるいは非常に類似したものである。**11-デオキシコルチコステロン 11-deoxycorticosterone**および18-ヒドロキシデオキシコルチコステロンも電解質コルチコイド活性をもっており，束状層で少量産生される。

アンドロゲンおよびエストロゲンの前駆体は17位の水酸化を受けたステロイド分子である

性ステロイドは大部分が網状層で産生される。強力なアンドロゲンである**テストステロン testosterone**と強力なエストロゲンである**エストラジオール estradiol**は正常の副腎皮質からは微量しか分泌されない。しかし，弱いアンドロゲン活性をもっている前駆体ステロイドが副腎皮質から分泌されており，これらのステロイドは末梢組織においてテストステロンとエストラジオールに変換される。**アンドロステンジオン androstenedione，デヒドロエピアンドロステロン dehydroepiandrosterone（DHEA），硫酸デヒドロエピアンドロステロン dehydroepiandrosterone sulfate（DHEA-S）**といったこれらの前駆体は，図46-3▼に，また詳細には図48-1▼に示されているように，それぞれ17-ヒドロキシプロゲステロン，17-ヒドロキシプレグネノロンから産生される。これらの副腎皮質の前駆体は女性ではアンドロゲン量の50％を占めるが，男性では精巣がテストステロンを産生するために重要ではない。

> コルチゾル生合成の酵素の遺伝的欠損は幼児に重大な結果をもたらし，欠損する酵素によって異なる症状が現れる。21-あるいは11-ヒドロキシラーゼ（図46-3▼の反応DあるいはE）の遺伝子欠損では17-ヒドロキシプロゲステロンおよび17-ヒドロキシプレグネノロンが蓄積されることから，アンドロゲン活性をもつステロイドが過剰になる。この結果，子宮内の女性胎児の男性化がみられ，また，男性幼児や少年に第2次性徴が早く現れる。重症な21-ヒドロキシラーゼ欠損では，糖質コルチコイドのコルチゾルと電解質コルチコイドのアルドステロンの欠乏症状も現れることがある。11-ヒドロキシラーゼの欠損では電解質コルチコイドである11-デオキシコルチコステロン（図46-3▼）の産生が過剰になり，高血圧や低カリウム血症が起こる。

皮質ステロイドホルモンは蛋白質に結合した状態で血清中に存在し，尿中排泄代謝産物に変換される

血漿コルチゾルの基礎濃度は，朝は5〜20 μg/dlで

あるが，夜は低下し，5 μg/dl以下になることがある。コルチゾルの大部分は，**トランスコルチン**transcortinとよばれる特異的コルチコステロイド結合グロブリンに結合した状態で血中に存在する。トランスコルチン濃度と血漿総コルチゾル濃度は，妊娠期やエストロゲン投与時に増加する。しかし，遊離コルチゾルだけが生物学的活性をもっているため，トランスコルチン濃度の変化が与える生理的な効果は，甲状腺ホルモン結合グロブリン濃度の変化による効果に関する場合と同様の原理によって決まる（第45章参照）。遊離コルチゾルは腎臓で濾過されるので，1日のコルチゾル尿中排泄量（10〜100 μgという少量）はコルチゾル分泌のよい指標となる（第40章参照）。

11β-ヒドロキシデヒドロゲナーゼを介して，コルチゾルは生物学的活性をもたない11-ケト類似体である**コルチゾン**cortisoneとのあいだに平衡状態を保っている。この酵素は体内に広く存在するため，投与されたコルチゾンはコルチゾルに変換されることによって効果を現す。腎臓におけるコルチゾルからコルチゾンへの変換は，アルドステロン受容体へ結合することによって電解質コルチコイド活性を現すことができるコルチゾルが減少するという点で重要である（後述）。ほとんどすべてのコルチゾルとコルチゾンは肝臓で代謝，抱合化されたのち，グルクロン酸化合物として尿中へ排泄される。一般的には**17-ヒドロキシコルチコイド**17-hydoxycorticoidとして知られるこれら尿中代謝産物の濃度もコルチゾル分泌の指標となる。

アルドステロンはトランスコルチンやアルブミンだけではなく，特異的アルドステロン結合グロブリンにも結合した状態で血中に存在する。アルドステロンおよび肝臓で産生されるその代謝産物はグルクロン酸抱合体として尿中へ排泄される。

副腎のアンドロゲン前駆体も肝臓で代謝され，**17-ケトステロイド**17-ketosteroidとして尿中に排泄されるが，17-ケトステロイドは性腺のアンドロゲンにも由来するので，副腎に特異的なものではない。

副腎皮質のコルチゾル分泌は，基本的には視床下部および下垂体へのフィードバックを介して調節される

コルチゾルの分泌パターンは非常に複雑である（図46-4▼）。コルチゾル分泌を直接刺激するのは下垂体前葉からの**副腎皮質刺激ホルモン**adrenocorticotropin（**ACTH**）である。さらに，このACTHの分泌を直接刺激する最も重要なものは視床下部の**副腎皮質刺激ホルモン放出ホルモン**corticotropin-releasing hormone（**CRH**）である。このような階層的調節系として視床下部-下垂体前葉-副腎皮質系が存在し，古典的なネガティブフィードバック環を形成する（図46-4▼）。コルチゾル（および合成糖質コルチコイド類似体，たとえば**デキサメサゾン**dexamethasoneや**プレドニゾン**prednisone）は

1. 数分以内に長環フィードバック作用を及ぼし，CRHのACTH分泌細胞への促進性作用を阻止することによってACTH分泌を抑制する。
2. 数時間以内にフィードバック作用を及ぼし，転写を阻止することでACTH産生を抑制する。
3. 視床下部にフィードバック作用を及ぼし，CRH分泌を阻止する。

ACTHは短環フィードバック作用を介してCRH分泌を抑制する（図46-4▼）。ストレス下では，抗利尿ホルモン（ADH，アルギニンバゾプレッシン [AVP]，第44章参照）もACTH分泌を，またそのためにコルチゾル分泌も促進し，このコルチゾルはフィードバック作用を介してADH分泌を抑制する。

> 合成糖質コルチコイドは多量に長期間投与されたときには，CRH神経細胞，ACTH分泌細胞，またその結果として副腎皮質束状層および網状層の細胞の機能を著明に抑制する。このためACTHに依存する副腎皮質は萎縮している。このような合成糖質コルチコイド投与を中止したのち，抑制された視床下部-下垂体前葉-副腎皮質系が完全に回復するまでには1年も要する。この間，患者はストレスに対する反応が低下しているためコルチゾルの補充療法を必要とする。

副腎皮質刺激ホルモン放出ホルモンはACTHの産生と分泌を促進する

CRHはプレプロCRHから産生される41個のアミノ酸からなるペプチドである。CRHは下垂体門脈に分泌され，ACTH分泌細胞へと輸送される（図44-1▼参照）。細胞膜受容体に結合したのち，CRHはセカンドメッセンジャーとしてカルシウムとサイクリックAMPを介してACTHの分泌を，また産生を促進する。CRHは下垂体に対してだけではなく，中枢神経系に対しても多くの作用を及ぼす。CRHは交感神経系活動を促進する一方，体温，摂食，生殖機能，性行動，成長ホルモン分泌を抑制し，行動に影響を与える。末梢血漿CRH濃度は非常に低いにもかかわらず，コルチゾル欠乏時には上昇し，糖質コルチコイド投与時には低下することから，ネガティブフィードバックによるCRH分泌を反映している。

副腎皮質刺激ホルモンは副腎皮質細胞の過形成を誘起し，副腎皮質ステロイドホルモンの産生および分泌を促進する

39個のアミノ酸からなるペプチドであるACTHは，コルチゾル，副腎由来アンドロゲンとその前駆体，およびアルドステロンの産生と速やかな分泌を増加させ

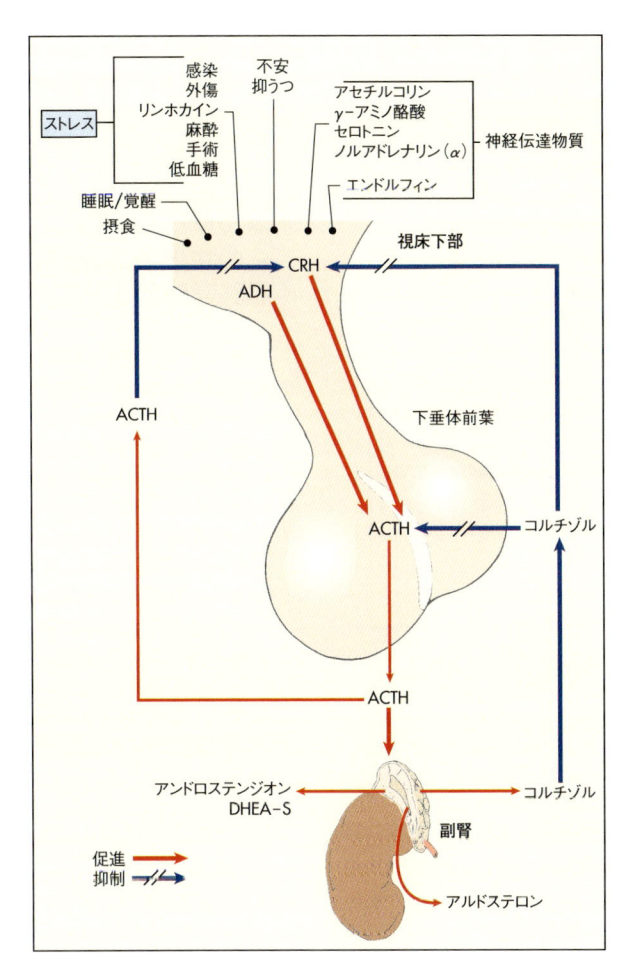

図46-4 視床下部-下垂体前葉-副腎皮質系によるコルチゾル分泌の調節。視床下部に入る多彩な刺激は、副腎皮質刺激ホルモン放出ホルモン（CRH）の分泌を起こし、さらに副腎皮質刺激ホルモン（ACTH）の分泌を増加させ、最終的にコルチゾルの分泌を促進する。抗利尿ホルモン（ADH）は、ACTH分泌を補助的に促進する作用をもつ。コルチゾルは視床下部と下垂体の両方のレベルにネガティブフィードバック作用を及ぼす。

る。しかし、すでに述べたように、コルチゾルだけがネガティブフィードバック作用を及ぼす。ACTHは**プレプロオピオメラノコルチン** preproopiomelanocortinとよばれる大分子の前駆体から産生され、このとき**β-エンドルフィン** β-endorphinや皮膚の色素沈着を促進する**メラニン細胞刺激ホルモン** melanocyte stimulating hormone（MSH）といった多くの物質も同時に産生される。ACTHは副腎皮質細胞の細胞膜受容体に結合したのち、サイクリックAMPの産生を促進する。このサイクリックAMPがACTHの作用を伝達する主なセカンドメッセンジャーとして働き（図46-5▼）、最終的にはプロテインキナーゼAおよびCによって触媒される酵素リン酸化のカスケードの結果、蛋白質産物が生じる。この蛋白質産物には酵素活性化物質、転写因子、増殖因子などがある。ACTHは急性的には細胞内へのコレステロールの取り込み、コレステロールエステルの加水分解、ミトコンドリアへのコレステロールの輸送、律速酵素であるP-450scc デスモラーゼの活性、コルチゾル産生において重要な11位水酸化を促進する。ACTHは副腎皮質細胞の細胞骨格に働くことによって、また、コレステロール小胞をミトコンドリアに接着させることによって細胞の形も変える。ACTHの持続投与は副腎皮質の過形成を起こす（図46-1▼）。

コルチゾル分泌はパルス状に行われ、日内変動を示し、ストレスによって促進される

CRHのパルス状の分泌によって引き起こされるACTHのパルス状分泌がコルチゾルをパルス状に分泌させる。血漿ACTHおよびコルチゾル濃度のピークは起床2時間後にみられ、一方底値は入眠直後にみられる。このコルチゾルの朝のピークは総分泌量の50％

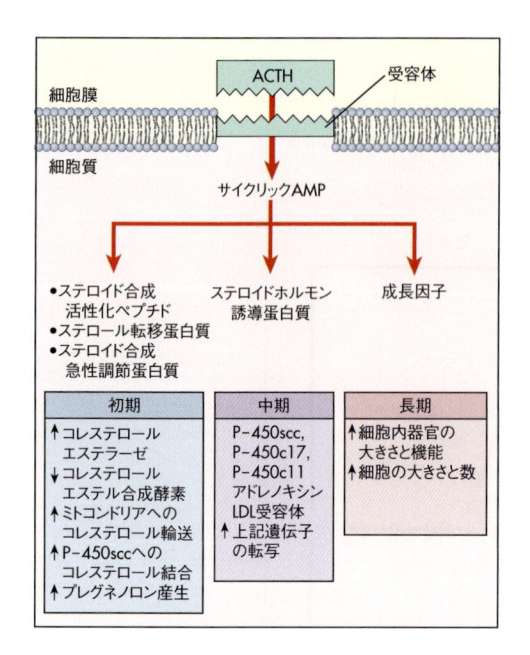

図46-5 ACTHの標的副腎皮質細胞に対する作用。セカンドメッセンジャーとしてサイクリックAMPを介して，ACTHはステロイド合成酵素を活性化および誘導し，副腎皮質細胞の成長を促進する。詳細は本文参照。LDL：低密度リポ蛋白質。

を占める。このピークの時刻は睡眠覚醒サイクルの移動によって変えることが可能で，これは国際航空便の乗務員のような場合に重要である。コルチゾル分泌の概日リズムは内因性であり，視床下部，おそらくは視交叉上核によってつくられる。ネガティブフィードバックはこの中枢による調節に影響を与える。早朝のACTHのピークを外因性の糖質コルチコイドは抑制し，コルチゾル欠乏は増強する。意識喪失や連続的な光照明，連続的な闇もこの概日リズムを減弱させる。

コルチゾルはストレスに曝露されている生物が生存するためには必要である。重度の疼痛や持続的な運動もコルチゾルを分泌させ，逆にエンドルフィン（内因性オピエート）による無痛状態はコルチゾル分泌を阻止する。ストレスは日内変動にもフィードバックの抑制作用にも打ち勝ってコルチゾル分泌を増加させる。いくつかの神経伝達物質が，ストレスによるCRH（さらにAVP）分泌を伝達する（図46-4▼）。

> 重症疾患（たとえば敗血症sepsis）および大骨折の患者や，手術や電気痙攣療法を受けている患者，あるいは低血糖を経験した患者では，コルチゾルが過剰に分泌される。集中治療室の患者では血漿コルチゾル濃度は2〜5倍上昇し，このコルチゾル濃度が高値を示す患者では死亡率も高い。

細胞性免疫の活動もACTHおよびコルチゾル分泌を亢進させる。インターロイキンのようなリンホカインはACTH分泌を促進する（図47-4▼参照）。感染や組織損傷は細胞性の免疫反応を伴い，また，これらの反応にコルチゾルは大きな影響を及ぼすことから（以下の記述を参照），免疫系と内分泌系の間には重要なフィードバック機構が存在する。

コルチゾル（糖質コルチコイド）は，多くの生理的過程を正常レベルに維持する許容作用をもつ

コルチゾルは蛋白質からのグルコース産生や血管反応性を維持するのに必要である。さらに，コルチゾルは中枢神経系，造血系，筋肉および腎臓の機能や骨代謝，免疫反応にも影響を及ぼす。**許容的**permissiveという用語がコルチゾルの作用を述べるときに使われるが，これはコルチゾルが重要な過程を直接には促進しないことを意味する。たとえば，コルチゾル自身はグリコーゲン分解を直接促進することはないが，コルチゾルが存在することによってグルカゴンのグリコーゲン分解作用が増強される。

コルチゾルの作用の細胞内機構は，細胞質内核内受容体を介して遺伝子発現を変えることである

コルチゾルのほとんどすべての作用は転写機構を介して現れる（図40-8▼参照）。コルチゾルは促通拡散によって標的細胞内に入り，細胞質あるいは核内の1型あるいは2型受容体に結合する。ホルモン−受容体複合体は細胞質内において活性化されることによって，はじめて核への移行と標的DNA分子への結合が可能となる。最終的には遺伝子からの特異的mRNAの転写が促進あるいは抑制される。他のステロイドホルモンがコルチゾル受容体に結合したり，他のステロイドホルモン受容体が同じDNA分子上の似た調節エレメントに結合したりすることは可能であるが，コルチゾルの特異的作用が発現するためには，コルチゾル，コルチゾル受容体，標的DNA分子の3つの組み合わせが必要である。

代謝に対する効果

コルチゾルは蛋白質をグルコースに転換し，窒素平衡を負にする

コルチゾルの全体的な作用の中で最も重要なものは，蛋白質をグルコースへ変換させ，このグルコースをグリコーゲンとして貯蔵させることであり，このためにコルチゾルは**糖質コルチコイド** glucocorticoidとよばれる（図46-6▼）。このような作用を伝達するのは糖質コルチコイド受容体とよばれる2型受容体である。この過程のすべての段階が，つまり筋肉に貯蔵されている蛋白質の動員，放出されたアミノ酸の肝糖新生経路

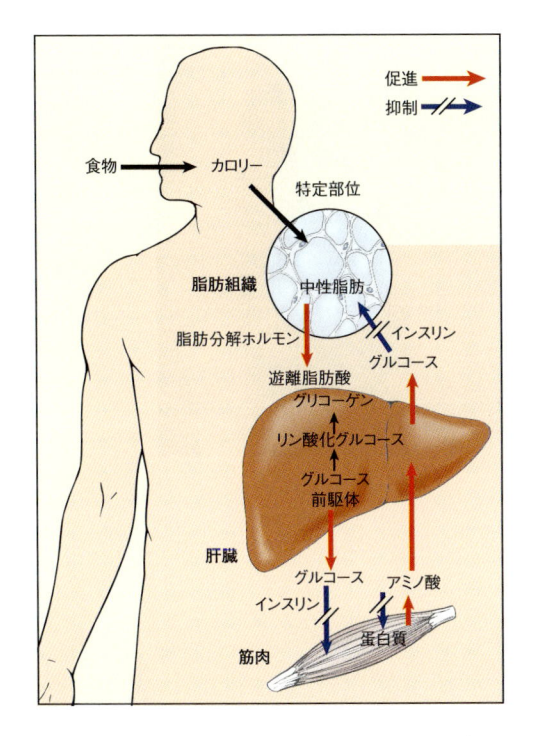

図46-6 エネルギー産生基質に対するコルチゾルの作用。コルチゾルはアミノ酸の動員と、アミノ酸からグルコースへの変換を促進する。このグルコースはすべてというわけではないが、多くはグリコーゲンとして貯蔵される。コルチゾルはインスリンによる末梢組織のグルコース取り込みを抑制する。特定部位の脂肪組織への脂肪の沈着だけでなく、遊離脂肪酸の放出も促進する。

への取り込み，ピルビン酸からグリコーゲンへの変換，アミノ酸代謝の結果，生じたアンモニアの処理が増強される。これらの段階のそれぞれに関与する酵素の活性を，コルチゾルは増加させる。ある場合にはコルチゾルは酵素の基質を誘導することにより許容的に働いたり，またある場合にはコルチゾルは標的酵素遺伝子の転写を直接増加させたりする。

これらの作用をもつ糖質コルチコイドの過剰分泌が長引くと，体内の蛋白質が持続的に分解されることによって筋肉，骨，結合組織，皮膚の重量が減少し，重大な障害が現れる。これは，コルチゾルがコラーゲンのような身体を構成する蛋白質の産生を抑制することによってさらに増悪する。

> コルチゾルの過剰持続分泌（クッシング症候群 Cushing's Syndrome）によって窒素平衡が負になると，著明な臨床症状が現れる（図46-7▼）。結合組織が失われるため皮膚は非常に薄くなり，その結果，毛細血管が透けてみえ，また血管壁が脆弱になっているため破裂して内出血が起こる。筋力の低下と筋肉の萎縮も目立つ。骨粗鬆症のため，非外傷性骨折や骨壊死がみられる。

コルチゾルは血糖値の維持と絶食持続時の生存のために必須である。このホルモンがないと，グリコーゲンの貯蔵がなくなったときには低血糖で死ぬことがある。しかし，コルチゾル濃度が絶食前に正常であれば，絶食時にコルチゾル分泌がわずかしか増加しなくてもアミノ酸の初期の動員と糖新生は可能である。一方，血漿コルチゾル濃度は急性の低血糖に対して急激に上昇するが，この場合，コルチゾルはグルカゴンとエピネフリンのグリコーゲン分解作用を増強し，同時にこれらのホルモンと共同して肝臓のグリコーゲン貯蔵を促進する。

コルチゾルはインスリンの重要な作用に拮抗する

コルチゾルは低血糖を防ぐ働きをもつため，強くインスリンと拮抗する（図46-6▼）。インスリンは筋肉および脂肪組織へのグルコース取り込みを促進し，また，肝臓からのグルコースの放出を抑制する作用をもっているが，これらのインスリンの作用をコルチゾルは阻止する。コルチゾルとインスリンのあいだには複雑な相互作用が存在する。両者はグリコーゲン合成酵素の活性を増加させることによって肝臓のグリコーゲン貯蔵を促すが（図41-3▼参照），糖新生の酵素であるホスホエノールピルビン酸カルボキシキナーゼやグルコース放出酵素であるグルコース-6-ホスファターゼの遺伝子発現に対しては反対の作用をもつ。このように肝臓でのグルコースの産生と放出をコルチゾルは促進し，インスリンは抑制する。コルチゾルが過剰になると実質的には血糖値が上昇し，この結果，代償的に血漿インスリン濃度が増加する。このインスリン濃度の増加が十分でないと，糖尿病が発症したり，すでに糖尿病であれば著明に増悪したりする。

コルチゾルは脂質代謝に関しても複雑な役割を果たしている（図46-7▼）。絶食時に成長ホルモン，エピネフリンや他の脂肪分解促進物質による脂肪酸の動員が最大に促進されるように，コルチゾルが許容的に働く。しかし，同時にコルチゾルは食欲を著明に亢進させ，特定部位の脂肪組織の脂肪産生も促進する。このため，クッシング症候群ではコルチゾル過剰によって脂肪が蓄積されるが，脂肪が頸部や軀幹に多く分布し，四肢にはみられないという特徴をもった肥満になる（図46-7▼）。

このように，コルチゾルは異化，抗同化，糖尿病誘発性ホルモンである。ストレス下ではコルチゾルは他のホルモンの作用による高血糖を促進し，体の蛋白質量を著明に減少させる。これらの作用はインスリン分泌を伴わないときには増強される。

コルチゾルは多くの組織および器官に働く

コルチゾルは筋肉，骨，血管系，腎臓および中枢神経系に働き（図46-8▼），さらに胎児においてはいろい

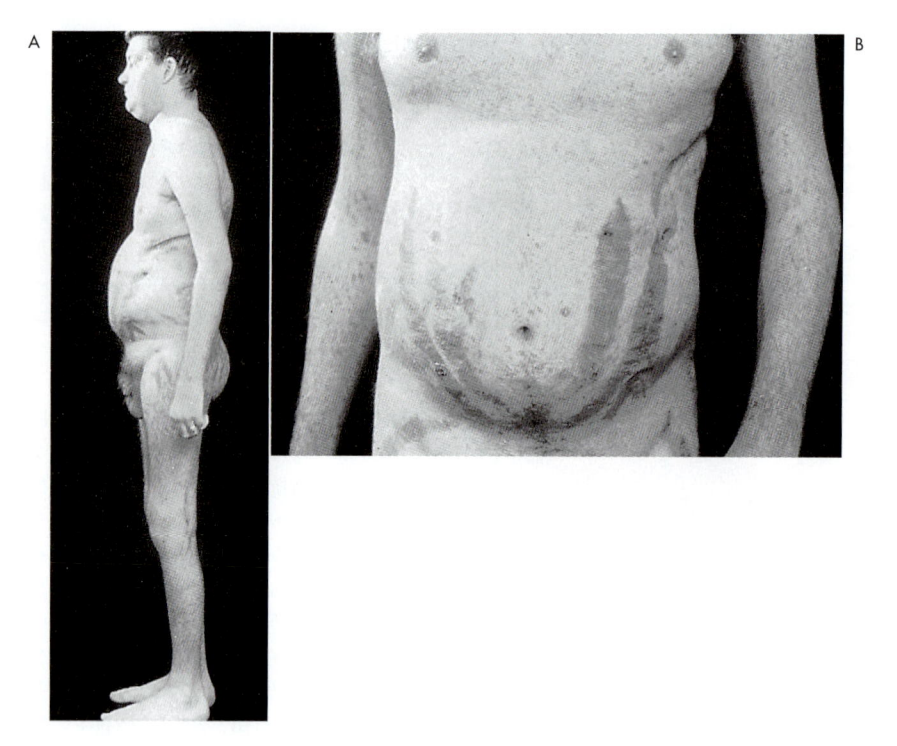

図46-7 コルチゾル過剰症であるクッシング症候群の患者。A：腹部への脂肪の選択的沈着と四肢の筋肉の喪失に注意。B：皮膚の厚さが極端に薄くなったため、皮下にある血管中の血流がみられる。

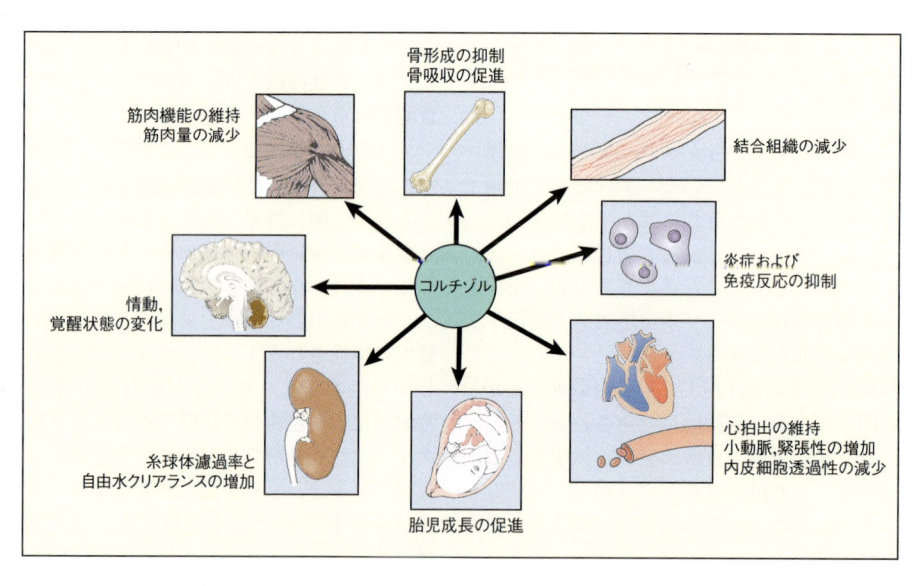

図46-8 いろいろな組織および臓器に対するコルチゾルの作用。

ろな機能系や器官の発達にも影響を与える。

筋肉

骨格筋および心筋の正常な収縮性の維持と最大の機能の発現にはコルチゾルの基礎分泌が必要である。これに対して、過剰のコルチゾルは蛋白質を減少させることによって筋肉の萎縮と収縮力の低下を引き起こす。

骨

骨に対するコルチゾルの主な作用は骨形成の抑制であり、また、あまり顕著ではないが、骨吸収の促進である。過剰のコルチゾルによって実質的には骨量が著明に減少し、小児では同時に骨の縦方向の成長が抑えられるが、これは次のようなコルチゾルの作用によって起こる。第1にコルチゾルは1,25-ヒドロキシビタ

ミンDの産生とその作用を抑制するため，消化管からのカルシウム吸収が減少する（第43章参照）。第2に尿中へのカルシウム排泄が増加する。このため骨の骨化に必要なカルシウムが足りなくなる。さらに，コルチゾルは間葉系の前駆細胞から骨芽細胞への分化と，これらの細胞によるコラーゲンの産生も抑制する。

血管系

コルチゾルは正常血圧の維持に必要である。コルチゾルはアドレナリン作動性の刺激に対する小動脈の収縮反応性を増強し，また心筋の機能を最適化する。また，血管内皮の透過性を減少させることによって血管容積を維持するのに役立つ。クッシング症候群では高血圧症が頻発する。

腎臓

コルチゾルは糸球体濾過率を増加させる。コルチゾルはADHの分泌とその集合管への作用の両方を抑制するので，負荷された水を速やかに尿中へ排泄するために必要である（第44章参照）。臨床的にはコルチゾルの欠乏は体内への水貯留と，その結果として低ナトリウム血症を起こすことがある。

中枢神経系

脳内には1型受容体（電解質コルチコイド受容体と同じもの）が存在し，特に海馬，網様体賦活系，脳幹の自律神経核に高濃度にみられる。コルチゾルは知覚および情動機能に影響を及ぼす。コルチゾルの欠乏によって聴覚，嗅覚および味覚が過敏になる。起床直前にCRHのパルス状の分泌増加とコルチゾル濃度が増加することは，正常な覚醒と昼間の活動開始に重要である。臨床的にはコルチゾルの過剰によって不眠症と多幸感あるいはうつ状態が現れる。

胎児

コルチゾルは肺，消化管，中枢神経系，網膜および皮膚の子宮内での発達を促進する。肺胞の発達速度が亢進し，上皮細胞が扁平になり，肺中隔が薄くなる。最も重要なことは，肺胞の表面張力の維持に必要なリン脂質である界面活性剤の産生を増加させる。これらの作用によって誕生直後の呼吸が正常に行われることが可能になる。コルチゾルは腸管粘膜の酵素を胎児型から成熟型へ変化させる作用も有する。この作用によって，新生児が乳汁中の二糖類を消化することができるようになる。

コルチゾルは炎症および免疫反応を抑制する

コルチゾルは外傷，化学的刺激物質，生体外蛋白質，あるいは感染によって引き起こされる一連の複雑な反応に大きな影響を及ぼす。主な作用は組織損傷に対する多くの重要な反応を抑制することである。

組織は有害な物質や侵入物を速やかに排除したり，これらのものが体内の他の部位へ波及するのを阻止したりするが，コルチゾルはこれらの組織の働きを抑制する。このため薬理学的量の糖質コルチコイドを長期間投与することによって，日和見感染が起きやすくなり，感染が広がりやすくなり，さらに感染が潜在化する。損傷後の正常な創傷治癒も妨げられることがある。

これらの炎症，免疫反応をコルチゾルが抑制する機構として，次のものがあげられる。

1. コルチゾルは，ホスホリパーゼA_2を抑制する**リポコルチン** lipocortinとよばれるリン酸化蛋白質を誘導する。このホスホリパーゼA_2はアラキドン酸を産生する酵素である。アラキドン酸は炎症反応を伝達するプロスタグランジンやその関連物質の前駆体であるため，コルチゾルによってこれらの物質の産生が減少する。**一酸化窒素** nitric oxideや**血小板活性化因子** platelet activating factorの産生も減少する。

2. コルチゾルは**インターロイキン-1** interleukin-1，**インターロイキン-2** interleukin-2，**インターロイキン-6** interleukin-6，および**腫瘍壊死因子** tumor necrosis factorの産生を減少させる。これによって発熱だけではなく細胞性免疫のカスケード全体を抑制する。

3. コルチゾルはリソソームを安定化することによって，異物を分解する酵素の放出を減少させる。

4. コルチゾルは，好中球が走化性ペプチドと結合するのを抑制することによって好中球の動員を阻止する。促進性の**ロイコトリエン** leukotrieneの産生を抑制することによって，好中球の食作用および抗菌作用を障害する。

5. コルチゾルは線維芽細胞の増殖と組織線維の産生，沈着を減少させることによって侵入物の被包化を阻止する。

糖質コルチコイドを治療に用いることは両刃の剣である。生体機能を損なったり生命を脅かしたりするほど炎症反応が激しい場合には（たとえば重症の喘息発作），あるいは移植臓器に対する拒否反応を抑える必要がある場合には，糖質コルチコイドの投与は非常に有益である。しかし，重篤な感染症や糖尿病，骨粗鬆症，精神疾患を併発しやすいという悪い面を考えると，糖質コルチコイドの処方は注意深く，また他に安全な治療方法がない場合に限って行われるべきである。

しかし，この原則は副腎皮質機能が障害されている患者（アジソン病 Addison disease）へのコルチゾル補充療法に対してはあてはまらない。この疾患では，コルチゾル不足によって食欲不振，体重減少，疲労感，ストレス耐性の低下，発熱，低血糖，そして女性では陰毛の脱毛が起こる。コルチゾルによるネガティブフィードバック作用がなくなるため，ACTH分泌の亢進と，ACTHのメラニン細胞刺激活性によ

る皮膚の色素沈着が起こる。適切なコルチゾル補充療法によって副作用を伴うことなく，このような症状を改善することができる。

アルドステロン分泌は主にナトリウムと細胞外液量の変化によって調節される

球状層の主な産物であるアルドステロンは2つの重要な機能をもつ。①ナトリウムを体内に保持することによって細胞外液量を維持する，②カリウムを尿中へ排泄することによってカリウムの体内貯留を防ぐ（第37, 38章参照）。このためアルドステロンは主に循環血液量の減少および血漿カリウム濃度の増加に反応して分泌される（図46-9▼）。

ナトリウム濃度が低下すると，細胞外液量および血漿量の低下によって動脈血圧および腎血流量が減少する。これに反応して腎臓の傍糸球体細胞が血中へレニンreninという酵素を分泌する（第37章参照）。レニンは基質であるアンギオテンシノーゲンangiotensinogenに作用し，アンギオテンシンⅠ angiotensin Ⅰを産生する。アンギオテンシンⅠはさらにアンギオテンシン変換酵素angiotensin-converting enzymeによって切断さ

れて，強力な血管収縮物質である**アンギオテンシンⅡ** angiotensin Ⅱおよび**アンギオテンシンⅢ** angiotensin Ⅲになる。アンギオテンシンⅡは球状層の受容体に結合し，アルドステロンの産生（図46-3▼）と分泌（図46-9▼）に関する重要な酵素反応を促進する。この間の伝達はカルシウムとホスファチジルイノシトール伝達系によって行われる。

血漿アルドステロンの基礎濃度は5〜15 μg/dlである。このアルドステロン濃度は，血液量減少が出血や急性利尿によって急激に起きた場合や，慢性的ナトリウム欠乏によって緩徐に起きた場合に著明に増加する。逆に，過剰のナトリウムが摂取されたり，細胞外液量が増加したときにはレニンおよびアルドステロン分泌は抑制される。このように，腎臓の傍糸球体細胞と副腎の球状層は細胞外液量を維持するための生理的なフィードバック系を形成している（第36, 37章参照）。

> この生理的なフィードバック系は，腎臓への有効血液量が減少するような疾患では重要な役割を果たしている。このような疾患には，心不全，肝不全，腎動脈狭窄および血漿スペースからの水分漏出を伴う低アルブミン血症がある。いずれの疾患においてもアルドステロン分泌は亢進し，ナトリウムは体内に貯留される。これは浮腫を誘発，増悪する。

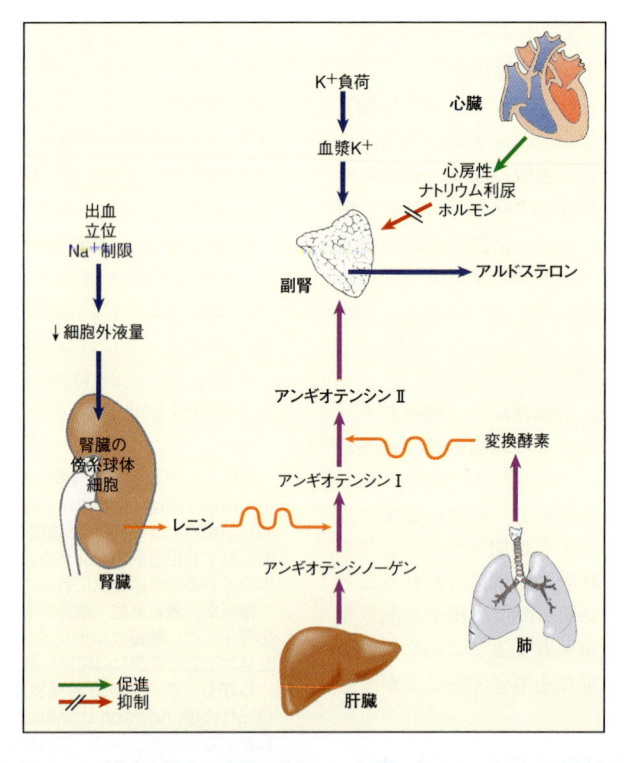

図46-9 アルドステロンの分泌調節。血液量減少によるレニン－アンギオテンシン系の賦活化がアルドステロン産生の主な刺激である。直接の分泌刺激であるアンギオテンシンⅡの産生には腎臓，肝臓および肺が必要である。血漿カリウム濃度の上昇もアルドステロン分泌のもう1つの主な刺激である。心房性ナトリウム利尿ホルモンはアルドステロン分泌を抑制する。

心房性ナトリウム利尿ペプチドホルモンは血管体積の増加によって心房筋細胞から分泌されるが，このホルモンが球状層に作用することによって直接的に，またレニン分泌を低下させることによって間接的にアルドステロン分泌を減少させる（第37章参照）．

カリウム過剰はアルドステロン分泌を促進する

アルドステロンはカリウム平衡のフィードバック調節にも関与している（図46-9▼）．アルドステロンは細胞外液からのカリウムクリアランスを増加させること，カリウムは重要なアルドステロンの分泌刺激であること，この両者によってフィードバック調節が行われる．ヒトでは血漿カリウム濃度がわずか0.5 mEq/l 上昇しただけでも，アルドステロン分泌が促進される．逆にカリウムの欠乏はアルドステロン分泌を低下させる．カリウムは球状層の細胞を脱分極させることによって，カルシウムの流入を引き起こし，アルドステロンの産生を促進する．

レニン分泌やアンギオテンシンⅡ産生に影響を与える他の因子が，2次的にアルドステロン分泌を変えることがある．血液量の減少によって腎臓がβ-アドレナリン作動性の刺激を受けると，レニン分泌が増加し，この結果アルドステロン分泌も増加する．腎臓内で産生されるある種のプロスタグランジンもレニン分泌を増加させる．逆に，アンギオテンシン変換酵素の阻害薬はアルドステロン分泌を低下させる．

> このため，高血圧や狭心症の治療に使われるβ-アドレナリン遮断薬(たとえばプロプラノロール propranolol)，炎症の治療に使われるプロスタグランジン阻害薬(たとえばインドメタシン indomethacin)，高血圧やうっ血性心不全の治療に使われるアンギオテンシン変換酵素阻害薬(たとえばカプトプリル captopril)はすべてアルドステロン分泌を抑制し，血漿カリウム濃度を高める(次項参照)．

アルドステロン分泌はACTHによっても促進される．しかし，アルドステロン分泌促進によってナトリウムが体内保持され，細胞外液量が増加し，レニン，アンギオテンシンの濃度が低下し，心房性ナトリウム利尿ホルモン濃度が上昇するため，このACTHの作用は数日後には弱くなる．これらの反応はアルドステロン分泌を元のレベルに戻すことになる．ACTHが欠乏すると，ナトリウム不足によるアルドステロン分泌の促進はわずかに減弱する．

アルドステロン（電解質コルチコイド）は腎臓のナトリウム保持とカリウム排泄を起こす

腎臓は電解質コルチコイドの主な作用部位である．腎臓の尿細管細胞では，アルドステロンは，コルチゾル1型受容体ともよばれる電解質コルチコイド受容体に結合する．その結果，誘導されるmRNAおよび蛋白質がアルドステロンの作用を伝達するが，作用発現までに時間を要する．アルドステロンは遠位尿細管内の尿からのナトリウムの能動的再吸収を促進する．このナトリウムは尿細管細胞内を輸送されて毛細血管に入る（図46-10▼，第36章参照）．このように実質的なナトリウム排泄は減少し，重要な細胞外の陽イオンであるナトリウムが保持される．このナトリウムとともに水が受動的に再吸収されるため，血漿ナトリウム濃度はわずかしか上昇せず，細胞外液量は等張性に増加する．アルドステロンによって調節を受けるナトリウムの再吸収量は腎臓によるナトリウム再吸収量全体からみればわずかなものであるが，アルドステロンの欠乏によってナトリウム平衡は大きく負に傾く．このとき，ナトリウムと水が多量に摂取されないと，血液量の減少と血圧低下が起こる．

アルドステロンは腎臓遠位尿細管および集合管の細胞内のいろいろな部位に作用する

アルドステロンは，①管腔側に作用して，ナトリウムが電気化学的勾配に沿って細胞内に入るための膜チャネルの数を増加させる，②基底側に作用して，ナトリウムを間質液および血漿へ汲み出すNa^+, K^+-ATPアーゼを活性化する，③ミトコンドリアに作用して，ナトリウムポンプが働くために必要なエネルギーを産生するクレブスKrebs回路を促進する（第37章参照）．

アルドステロンは，ナトリウムの再吸収を促進すると同時に，尿細管細胞から尿中へのカリウムの能動的分泌も促進する（図46-7▼）．尿中へのカリウム輸送は，ナトリウムの再吸収によって尿細管中の電位平衡が負になることによってさらに促進される．このため，アルドステロンによるカリウム分泌の促進は，遠位尿細管の管腔中のナトリウム濃度に大きく依存する．ナト

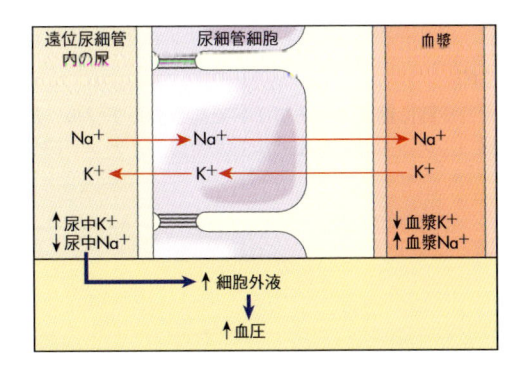

図46-10 腎臓尿細管に対するアルドステロンの作用．アルドステロンは，尿細管中の尿からのナトリウム再吸収を促進する．このナトリウムの輸送によって電位勾配が負に傾くため，尿細管中の尿へのカリウム分泌が同時に増加する．このため，実質的には細胞外液の増加とカリウム排泄の増加が起こる．

リウム欠乏患者ではアルドステロンはカリウム分泌を有意に促進できないし，一方，ナトリウムを多く摂取すると，アルドステロンによる尿中へのカリウム排泄量が増加する。再吸収によるナトリウムの輸送と異なり，分泌によるカリウムの輸送は水の移動を伴わない。このため，アルドステロン欠乏やアルドステロンの作用を阻止する薬物によるカリウムの体内貯留は，血漿カリウム濃度を危険なレベルにまで上昇させることがある。アルドステロンはナトリウムの再吸収を促進すると同時に，尿細管細胞からのH^+分泌も促進する。

アルドステロンの持続投与によってある程度のナトリウム貯留がみられるが，やがてこれも消失する。この逸脱は細胞外液量の増加によって，また一部は，心房性ナトリウム利尿ホルモンによって起こる。これに対して，遠位尿細管の管腔中のナトリウム濃度が維持されているため，アルドステロンによるカリウム喪失は持続する。

> 原発性高アルドステロン血症 primary hyperaldosteronism の実質的な臨床症状は体液貯留であるが，わずかであるため浮腫を認めることはむずかしい。**高血圧，低カリウム血症** hypokalemia および代謝性アルカローシスが主な症状である。この状態はアルドステロン拮抗薬（たとえば**スピロノラクトン** spironolactone）の投与によって改善される。これに対して，**アルドステロン欠乏症** aldosterone deficiency ではナトリウム利尿，脱水，低血圧，**高カリウム血症** hyperkalemia，低ナトリウム血症および高クロライド性アシドーシスがみられる。これらの所見は，副腎皮質の破壊によって起こるアジソン病においてもみられる。

アルドステロンは筋肉におけるナトリウムとカリウムの交換に大きな影響を及ぼす。実質的には細胞内カリウム濃度を上昇させ，これによってもアルドステロンは高カリウム血症を防ぐ。アルドステロンは消化管からのナトリウムの再吸収もわずかながら促進し，また糞便中へのカリウム分泌を促す。

まとめ

- 副腎皮質は糖質コルチコイドであるコルチゾル，電解質コルチコイドであるアルドステロン，アンドロゲン前駆体であるデヒドロエピアンドロステロンの，主に3種類のステロイドホルモンを分泌する。
- 副腎は血管に富み，コルチゾルを分泌するため生存にとって必須の臓器である。
- すべての副腎皮質ステロイドホルモンは，コレステロールを材料として，ステロイド分子の側鎖切断と水酸化からなる連続的な酵素反応によって産生される。コルチゾルは11位水酸基を，アルドステロンは18位水酸基を，またアンドロゲンは17位水酸基をそれぞれの活性発現のために特異的に必要とする。
- コルチゾルとアンドロゲンの分泌は，下垂体から分泌される副腎皮質刺激ホルモン(ACTH)によって促進される。このACTH分泌は視床下部から分泌されるCRHによって促進される。コルチゾルはネガティブにフィードバックし，ACTHとCRHの両方の分泌を抑制する。
- ACTHは，セカンドメッセンジャーのサイクリックAMPを介して，コレステロールの細胞内への取り込みと，貯蔵小胞からミトコンドリアへの移動と，それに続くコルチゾル産生のすべての反応段階を促進する。
- コルチゾルは核内受容体を介して作用し，多くの酵素や蛋白質の遺伝子発現を変化させる。コルチゾルは筋肉での蛋白質分解，肝臓でのアミノ酸からグルコースへの変換，グルコースのグリコーゲンとしての貯蔵を増加させる。コルチゾルは，筋肉でのインスリンによるグルコース取り込みも抑制する。
- コルチゾルはカロリー摂取と特定部位への脂肪の沈着を促進する。コラーゲン産生を抑制することによって骨形成を低下させ，皮膚や血管壁の厚さを薄くする。
- コルチゾルは炎症過程の全体を強力に抑制する。これには，好中球の動員と機能の抑制，炎症反応の伝達物質であるプロスタグランジンやロイコトリエンの放出の抑制がある。コルチゾルは免疫系も抑制し，胸腺由来のリンパ球の増殖とリンホカインの産生を低下させる。
- アルドステロンはナトリウム，カリウム，体液のバランスの主な調節因子である。アルドステロンは核内受容体を介して腎臓の尿細管に作用する。ナトリウム再吸収は増加し，細胞外液量の増加を伴う。同時にカリウム排泄も増加し，血漿カリウム濃度は低下する。
- アルドステロン分泌は主にレニン-アンギオテンシン系によって調節される。

第47章
副腎髄質

到達目標
- カテコールアミンの神経性機能と内分泌性機能のあいだの関係を説明できる。
- カテコールアミン産生の生化学的過程と細胞内部位を説明できる。
- 副腎髄質のアドレナリンおよびノルアドレナリン分泌を調節する因子を説明できる。
- アドレナリンおよびノルアドレナリンの広範な作用をあげることができる。
- ストレス反応の概念と，ストレスに対する副腎皮質ホルモンと副腎髄質ホルモンの統合された分泌調節を説明できる。

副腎髄質は交感神経系の神経節として，また内分泌腺としても機能する

　副腎髄質は副腎内部の中心部分を形成している（図46-2▼参照）。この髄質がホルモンとして血液へ分泌するカテコールアミンは，**アドレナリン**adrenalineと，他の多くの組織では神経伝達物質として働いている**ノルアドレナリン**noradrenalineである。これらカテコールアミンホルモンは，特に急性ストレス下においてグルコースと遊離脂肪酸の両方の放出を増加させるので，すばやいエネルギー動員に重要な役割を果たしている。また，心血管系を促進し，呼吸器系，消化管系，泌尿器系の平滑筋の収縮あるいは弛緩を起こす。

　副腎髄質は本質的には交感神経節が特殊化した組織である（図10-2▼参照）。しかし，副腎髄質では神経節を構成する神経細胞は軸索を失い，代わりに生成物を直接血中へ分泌するので，むしろ髄質は内分泌腺として機能している。副腎髄質は自律神経系の交感神経によって賦活され，この交感神経と協調して"闘争か逃走"fight-or-flight反応に関与する。ノルアドレナリンの神経伝達物質作用の一部は，循環血液を介して同じ標的組織に働くアドレナリンのホルモン作用によって増強される。しかし，アドレナリンはこのほかにもアドレナリン本来の作用をもっている。

　胎児発生において，副腎髄質は末梢の交感神経系と並行して形成される。妊娠第7週ころに神経外胚葉性細胞が副腎皮質へ侵入し，髄質へと発達する。髄質の発達とホルモン産生の誘導は，神経成長因子によって促進される。

　成人の副腎髄質は重量約1gで，**クロム親和性細胞** chromaffin cellで構成される。この細胞は副腎皮質からくる静脈と接して索状に並んでいる。クロム親和性細胞は交感神経系のコリン作動性節前線維を受けている。細胞内には，交感神経節後細胞の軸索終末でみられる顆粒と似たものが多く存在する。これらの顆粒はカテコールアミン，ATP，プロオピオメラノコルチン産生物（第46章参照）や他の神経ペプチドを含む。クロム親和性顆粒の約85％がアドレナリンを，15％がノルアドレナリンを貯蔵している。

カテコールアミンホルモンは，副腎髄質細胞の細胞質と分泌顆粒の間を往復しながら産生される

　カテコールアミンは図47-1▼に示される一連の酵素反応によって産生され，この過程において中間産物は細胞質と分泌顆粒の間を行き来する。チロシンがジヒドロキシフェニルアラニン（DOPA）へ変換される最初の反応は，カテコールアミン産生の律速段階である。この反応は細胞質で行われ，酸素分子，テトラヒドロプテリジン，NADPHを必要とする。細胞質内で続いて起こるDOPAからドーパミンへの脱カルボキシル化にはピリドキサルリン酸が補酵素として使われる。このドーパミンはクロム親和性顆粒に取り込まれ，ここで次の酵素であるドーパミン-β-ヒドロキシラーゼによって，酸素分子と水素供与体とともにノルアドレナリンに変換される。一部の顆粒では合成反応はここで終わり，産生されたノルアドレナリンが貯蔵される。

　多くの顆粒では，ノルアドレナリンは細胞質へ戻り，ここでメチル基供与体である*S*-アデノシルメチオニンとともにノルアドレナリンは*N*-メチル化を受けてアドレナリンになる。このアドレナリンは貯蔵のために再びクロム親和性顆粒に取り込まれる。カテコールアミンの顆粒への取り込みと高濃度の貯蔵には，ATP

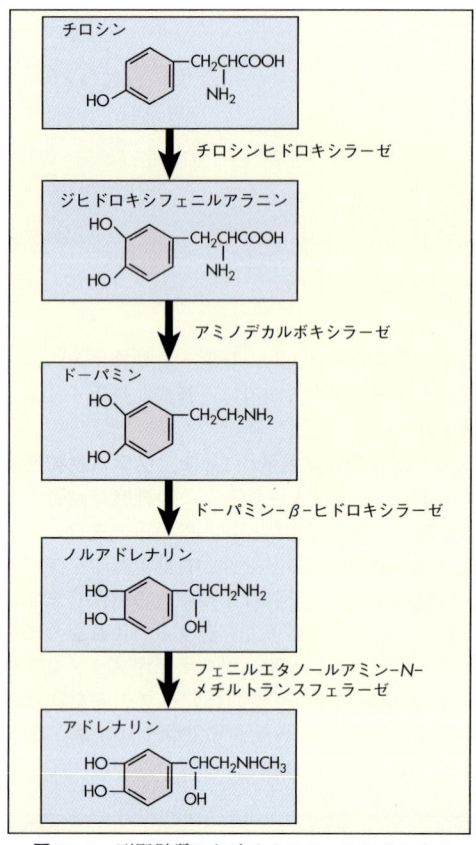

図47-1 副腎髄質におけるカテコールアミンホルモンの産生経路。

が必要である。ATP 1 molはカテコールアミンホルモン 4 molと**クロモグラニン** chromograninとして知られる蛋白質とともに複合体を形成する。

カテコールアミンホルモンの産生と分泌は，交感神経情報とコルチゾルによって調節される

　アドレナリンとノルアドレナリンの産生はいくつかの因子によって調節されている。副腎髄質が急性的に交感神経系の刺激を受けると，第1段階の律速反応に関与するチロシンヒドロキシラーゼが活性化される。慢性的に刺激を受けると，この酵素が誘導されることによってカテコールアミンの分泌が維持され，持続的必要性にこたえることができる。サイクリックAMPはこの両方の効果を伝達する。コルチゾルは最終反応段階に関与する酵素である N-メチルトランスフェラーゼを特異的に誘導することによって，アドレナリンの産生を選択的に促進する。この誘導は，コルチゾルを多量に含む皮質からの血液が髄質に流れ込むことによって可能になる。

　副腎髄質ホルモンの放出を起こす求心性経路は，内臓神経に含まれるコリン作動性節前神経線維によって構成される。神経刺激によって軸索終末より放出された**アセチルコリン** acetylcholineは，ナトリウム透過性の増加を介してクロム親和性細胞を脱分極させる。この脱分極はカルシウムの流入を起こすことによってクロム親和性顆粒を凝集させる。この結果，エクソサイトーシスが起きて，アドレナリン，ノルアドレナリン，ATP，ドーパミン-β-ヒドロキシラーゼ，神経ペプチドおよびクロモグラニンが分泌される。

一連の反応過程によって，カテコールアミンホルモンは尿中排泄産物へ代謝される

　循環血中のアドレナリンはすべて副腎髄質から分泌されたものである。血漿アドレナリンの基礎濃度は $25 \sim 50$ pg/mlである。これに対して，循環血中のノルアドレナリンのほとんどすべては交感神経終末および脳に由来するものである。これらはシナプス間隙での局所的な再取り込みから逃れたノルアドレナリンである。血漿ノルアドレナリンの基礎濃度は $100 \sim 350$ pg/mlである。両方のカテコールアミンの血漿中での半減期は約2分であるため，これらのホルモンの著明な効果が速やかに消失することが可能となる。カテコールアミンのわずか2〜3％が，代謝を受けずそのままの形で尿中へ排泄されるが，その大部分はノルアドレナリンである。

　アドレナリンとノルアドレナリンは，主に肝臓と腎臓において，O-メチル化および酸化的脱アミノ化を受けて代謝される。主な最終産物である**バニリルマンデル酸** vanillylmandelic acidと**メタネフリン** metanephrineが尿中へ排泄される。これらの尿中の代謝産物は交感神経系の活動の指標として，また副腎髄質の腫瘍である**褐色細胞腫** pheochromocytomaからのカテコールアミンの病的分泌亢進症の指標として役立つ。

副腎髄質の分泌はストレスに関係する多くの因子によって促進される

　すでに述べたように，副腎髄質からのホルモン分泌は"闘争か逃走"反応の一部をなしている（図46-2▼）。危険，恐怖，興奮，外傷，疼痛，血液量減少，低血圧，無酸素，低体温，低血糖，激しい運動などが認識されると，あるいは予想されるだけでも，アドレナリンとノルアドレナリンがすばやく分泌される（第26章参照）。これらの分泌刺激は交感神経系のいろいろなレベルで認識され，これに対する反応が視床下部や脳幹で始まる（第10章参照）。ノルアドレナリン分泌に比べてアドレナリン分泌のほうが，より強力な刺激による交感神経系の活動を必要とすることがある。しかし，交感神経系の活動が一定に維持されていても，あるいは減少しても，アドレナリン分泌は軽度の低血糖や低酸素，

絶食に対して特異的に反応して増加する。

軽度の低血糖は血漿アドレナリン濃度を5〜10倍に増加させるが、ノルアドレナリン濃度には変化を与えない。このアドレナリン濃度の増加は代償性の血糖値上昇を引き起こすが、ノルアドレナリンにはこのような作用はない。また、立位によって起こる中心静脈圧の低下は（第24章参照）、血漿アドレナリンおよびノルアドレナリン濃度の両方を2倍に増加させるが、アドレナリン濃度の増加だけが心拍数や血圧を増加させることができる。このようにアドレナリンはまさにホルモンとして機能するが、副腎髄質から分泌されるノルアドレナリンにはホルモンとしての働きは認められない。しかし、交感神経から分泌されるノルアドレナリンは、効果器における局所的濃度としては作用発現に十分な濃度であるため、血液量減少やより重症な低血糖に対する代償性の反応に神経伝達物質として関与する（図47-2▼）。糖尿病性ケトーシスのような重症な代謝性障害の状態では、循環血中の濃度は両方のカテコールアミンとも反応を引き起こすのに十分なレベルにまで増加する。

カテコールアミンホルモンは、複数の細胞膜受容体およびセカンドメッセンジャーを介して働く

アドレナリンおよびノルアドレナリンは、β_1、β_2、β_3、α_1、α_2と命名された複数の細胞膜受容体を介して多くの効果を引き起こす。β_1、β_2およびβ_3受容体は構造が似た糖蛋白質である。これらの受容体は細胞膜を7回横断するので、複数の受容体領域がホルモン結合のため細胞外に、また情報伝達のため細胞内に位置する（図5-5▼参照）。β_1およびβ_2受容体は促進性G蛋白質を介してアデニル酸シクラーゼと共役しており、ホルモンと結合するとサイクリックAMPを増加させる。これに対して、α_2受容体は抑制性G蛋白質を介してアデニル酸シクラーゼと共役しており、ホルモンが結合するとサイクリックAMPは減少する。したがってカテコールアミンホルモンは、プロテインキナーゼAによる蛋白質リン酸化のカスケードを促進（β_1、β_2受容体）あるいは抑制（α_2受容体）する。α_1受容体は構造が他のものと異なり、セカンドメッセンジャーであるカルシウムおよびホスファチジルイノシトール産物と共役している。

カテコールアミンへの持続的曝露は最終的には受容体の数を減少させることによって、ホルモンに対する反応性を一部低下させる。これとは異なる現象として、カテコールアミンの急性投与はその後の投与の効果を減少させる。このカテコールアミンによる急性の脱感作は、ホルモンによってプロテインキナーゼAおよびCが活性化され、その結果、受容体分子自身がリン酸化されることによって起こる。この脱感作の過程は、ホルモン作用を即座に制限することが可能な細胞内のネガティブフィードバックを構成する。

カテコールアミンホルモンはエネルギー産生の基質を動員し、エネルギー消費を増加させる

カテコールアミンの代謝に対する主な効果はエネルギーの動員である（図47-3▼）。アドレナリンはサイクリックAMPを介してホスホリラーゼを活性化することにより肝臓でのグリコーゲン分解を促進し、血中へグルコースを放出させる。1型糖尿病に機能的グルカゴン欠乏が重なる場合では、このアドレナリンの作用はインスリンによる低血糖から回復するために重要である（第42章参照）。同様に筋肉におけるグリコーゲン分解も促進され、このため筋肉へのグルコースの供給および分解が増加する。このとき乳酸も筋肉から放出され、肝臓での糖新生の基質となる。さらに、肝臓での糖新生は直接カテコールアミンによってα_1受容

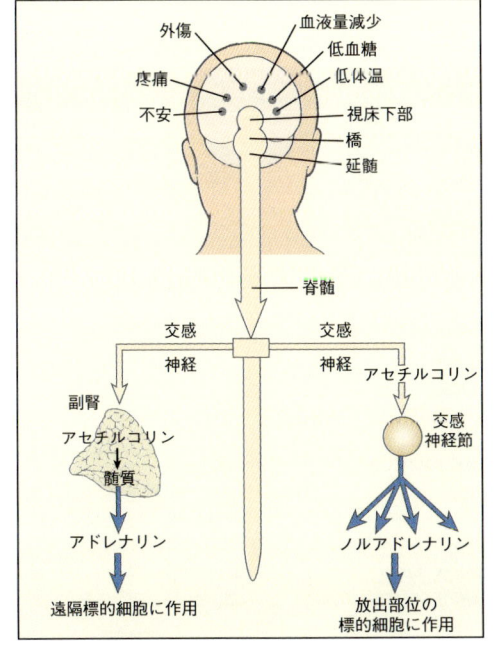

図47-2 交感神経系および副腎髄質を介したカテコールアミンの効果発現。副腎髄質は交感神経節と相同の組織であるが、交感神経線維はカテコールアミンをシナプス間隙に放出するのに対して、副腎髄質は血中に分泌する。

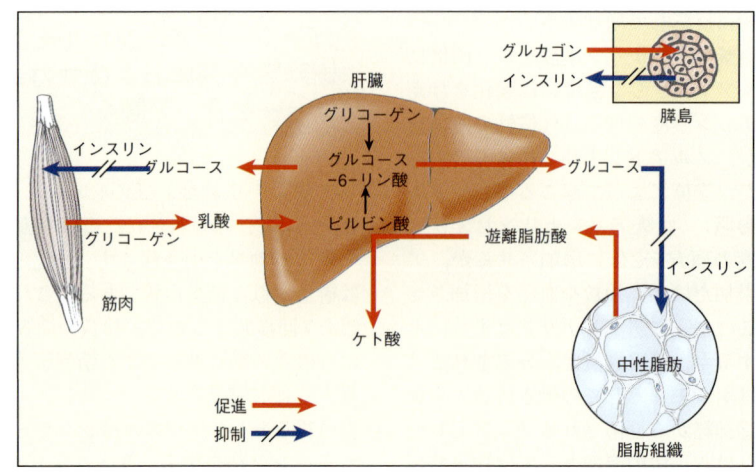

図47-3 アドレナリンの代謝に対する効果。アドレナリンはグルコース産生を促進し，グルコース取り込みを抑制する。脂肪分解およびケト酸生成は促進される。この結果，グルコース，遊離脂肪酸，ケト酸の血漿濃度が増加する。

体を介して促進される。カテコールアミンはインスリン分泌およびインスリンによる筋肉のグルコース取り込みを抑制することによっても，血糖値を増加させる。脂肪組織のリパーゼを活性化することによって脂肪分解を促進し，この結果生じる遊離脂肪酸は肝臓において酸化され，またケト酸へ変換される。

> このようにカテコールアミンは糖尿病誘発性ホルモンである。糖尿病性ケトーシスにおいて，特にストレスを伴うときには，カテコールアミンは高血糖およびケトン血症の発症に大きく関与する。

カテコールアミンは，体温調節性あるいは非ふるえ産熱を促進することによって基礎代謝率を増加させる（第41章参照）。この作用は寒冷曝露に対する生体反応の中で重要な部分である。脂肪組織ではカテコールアミンは，アンカップリングプロテイン遺伝子の転写を引き起こすことによって，エネルギー消費および熱産生を促進する（図41-6▼参照）。カテコールアミンは食餌性熱産生も増加させる。

交感神経系の活動は絶食時に減少し，摂食後に増加する。これによってノルアドレナリンは総エネルギー消費量をエネルギー供給量に適応させ，両者の間の平衡を維持するのを助ける。これに対して，アドレナリン分泌は，血糖値が低下している持続的な絶食時や食事4～5時間後にやや増加する。この反応は，中枢神経系に必要なグルコースの産生を維持するという別の目的をもつ。

> 交感神経系の活動は，肥満患者では低下する傾向にある。このため食餌のカロリーが多いときには余分なエネルギーは脂肪として貯蔵される。

アドレナリンおよびノルアドレナリンは心血管系を亢進させる

アドレナリンの心血管系および内臓臓器に対する効果は，その代謝に対する効果と協調している（表47-1▼）。たとえば，運動中アドレナリンは心収縮力および心拍数を増すことによって心拍出量を増加させる（第19，26章参照）。同時に筋肉の小動脈は拡張し，一方，腎臓，内臓，皮膚の小動脈は収縮する。収縮期

表47-1　カテコールアミンホルモンの作用

β	α
代謝性	
↑グリコーゲン分解	↑糖新生（α_1）
↑グルコース利用	
↑脂肪分解およびケトシース（β_1）	
↑熱産生（β_1）	
↑インスリン分泌（β_2）	↓インスリン分泌（α_2）
↑グルカゴン分泌（β_2）	
↑筋肉内カリウム取り込み（β_2）	
心血管性	
↑心収縮性（β_1）	
↑心拍数（β_1）	
↑伝導速度（β_1）	
↑細動脈拡張（β_2）	↑細動脈収縮（α_1）
（筋肉）	（内臓，腎臓，皮膚，泌尿生殖器）
↓血圧	↑血圧
内臓性	
↑筋弛緩（β_2）	↑括約筋収縮（α_1）
消化管，泌尿器，気管支	消化管，泌尿器
その他	
	発汗（アドレナリン作動性）
	散瞳
	血小板凝集（α_2）

↑増加，↓減少

血圧は上昇する。この実質的な効果は心臓や脳への血流を変えず，他の組織への血液を筋肉運動のために振り向けることである（第26章参照）。この作用によって，危険な状況や全身運動のときに酸素とエネルギー産生の基質を重要な組織へ運搬することが可能になる。

> 重症あるいは持続的なショック状態では，カテコールアミンの代償性過剰分泌は，最終的には致命的な腎虚血，肝不全や乳酸性アシドーシスを招くことになる（第26章参照）。運動に対するカテコールアミンの反応も，冠動脈疾患をもつ患者や心筋の血流を適切に増やすことができない患者では不利になることがある。このような場合，β-アドレナリン拮抗薬が有効な治療薬として使われる。この薬物は心拍数，心収縮力および収縮期血圧を低下させることによって，心筋の仕事量と酸素供給のあいだの不均衡を是正し，狭心症 angina pectoris（胸痛）を防ぐ。

カテコールアミンホルモンは交感神経系と同じ効果をもつ

寒冷曝露時に皮膚血管の収縮は体温保持に役立ち，アドレナリンの熱産生作用を増強する。生体にとって有利なその他の作用として，①肺胞におけるガス交換を亢進させる細気管支の弛緩，②遠方視力を向上させる瞳孔の散大，③必要としないときに消化管および泌尿器の運動活動を抑制する。

> 急性の喘息発作時には，細気管支の収縮によって気道抵抗が増加し（第28章参照），喘鳴と低酸素が起こる。合成β-アドレナリン作動薬の肺吸入は細気管支を弛緩させ，患者を呼吸困難から救うことができる。

カテコールアミンは電解質代謝に対しても重要な作用をもつ。腎尿細管におけるナトリウム輸送を促進することによって，またレニン分泌を促進し，その結果アルドステロン分泌を促進することによって，腎臓でのナトリウム再吸収を増加させる。β_2受容体を介して筋肉内へのカリウム流入も促進し，高カリウム血症を防ぐのに役立つ。

> クロム親和性細胞の腫瘍（褐色細胞腫 pheochromocytoma）からのアドレナリンおよびノルアドレナリンの病的な過剰分泌は，明らかに危険な症候群を引き起こす。カテコールアミンの一過性の多量分泌によって頻脈，切迫死の感覚を伴う大きな不安，冷汗，血管収縮による皮膚蒼白，視力低下，頭痛，胸痛が突然に起こる。血圧は大きく上昇し，脳卒中や心不全が起こることもある。このような急性症状のほかに，慢性的なカテコールアミンの分泌過剰によって体重減少（代謝率増加の結果）や高血糖が起こる。速やかに腫瘍を外科切除する必要がある。

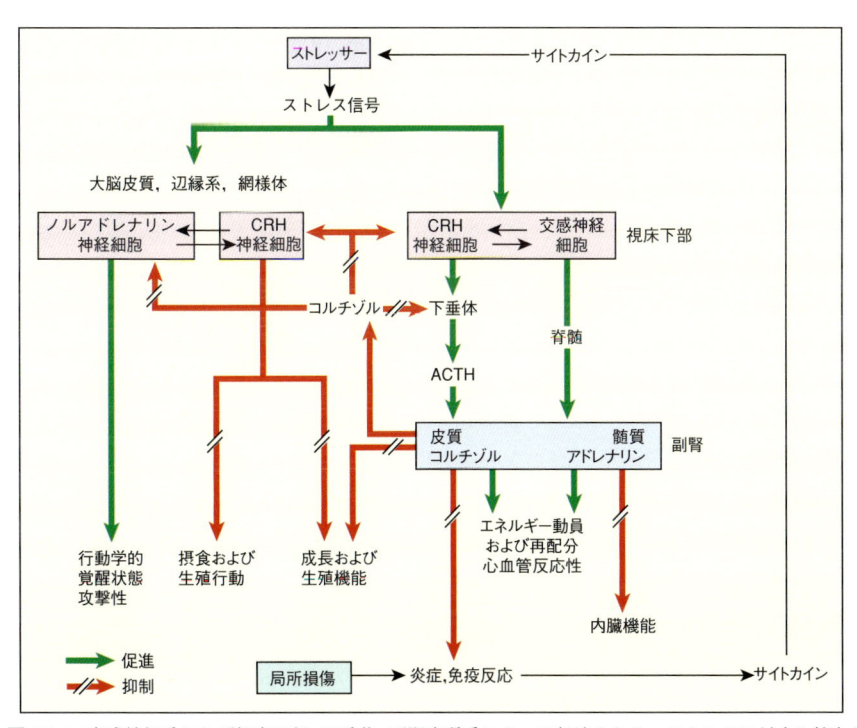

図47-4 交感神経系および視床下部-下垂体-副腎皮質系によって伝達される，ストレスに対する統合された反応。反応の一部は中枢および末梢の両方のレベルで局所的に強化される。コルチゾルによるネガティブフィードバックは，生体にとって有害となる可能性がある過剰反応も制限する。

視床下部−下垂体−副腎皮質系と副腎髄質と交感神経系はともに統合的に働き，ストレスに対して反応する

　副腎髄質と皮質は両方ともストレスに対する適応に深く関与している。髄質と皮質が解剖学的に近接している事実は，交感神経系と副腎皮質刺激ホルモン放出ホルモン（CRH）−副腎皮質刺激ホルモン−コルチゾル系のあいだに基本的な機能的な関係があることを示している（図47-4▼）。ストレスは大脳皮質から脳幹に至る脳の多くの領域で認識される。激しいストレスは，視床下部に存在するCRHおよびADH産生神経細胞とアドレナリン作動性神経細胞をほとんど同時に賦活する。ノルアドレナリンはCRH放出を増加させ，また，CRHはノルアドレナリン放出を増加させるため，この賦活化は局所的に強化される（図47-4▼）。CRH放出（さらにADH分泌）は血中コルチゾル濃度を上昇させ，ノルアドレナリン放出は血中カテコールアミン濃度を上昇させる。これらのホルモンはともにグルコース産生を増やし，主なグルコース消費を末梢組織から中枢神経系へと移行させる。アドレナリンは脂肪分解作用によって心臓や筋肉への遊離脂肪酸の供給も速やかに増強し，一方，コルチゾルはこの脂肪分解を促進する。両方のホルモンは血圧と心拍出量を増やし，生体の即時型防御に重要な組織へのエネルギー基質の輸送を高める。もしストレスが組織の外傷や微生物の侵入を伴うものであれば，高濃度のコルチゾルは最終的に初期の炎症，免疫反応を抑制し，これらの反応が治癒不可能な障害を与えないように働く。

　ノルアドレナリンとCRHはストレスに対して他の適応反応も引き起こす。防御上有利な行動である警戒，覚醒状態が現れたり，ふさわしい攻撃性がみられるのも，ノルアドレナリンがこれらに関係のある脳の中枢を刺激するためである。同時に，他の視床下部神経細胞へCRHが神経伝達物質として働いて，食欲，生殖行動，成長ホルモンと性腺刺激ホルモンの分泌などを抑制する。これは，成長や排卵も抑制するコルチゾルの過剰分泌によって強化される。このようにストレスに対する適応は，神経系と内分泌系のあいだでみられる統合的反応の代表例である。

まとめ

■ 副腎髄質は交感神経節が特殊化した組織であり，チロシンからアドレナリンとノルアドレナリンを産生し，分泌顆粒内に貯蔵する。

■ カテコールアミンは，低血糖，血液量減少，低血圧，運動あるいはストレスによって賦活された交感神経系の節前コリン作動性線維の活動に応じて，髄質から分泌される。

■ 血中アドレナリンは，グリコーゲン分解および脂肪分解を促進することによって，また筋肉のグルコース取り込みを抑制することによって，グルコース，遊離脂肪酸，ケト酸の血漿濃度を増加させる。代謝率も上昇する。サイクリックAMPとカルシウムがセカンドメッセンジャーである。

■ カテコールアミンは心拍数および心収縮力を増加させ，血管によって異なる作用を及ぼす。

■ 血中ノルアドレナリンも上記の効果に関与するが，同時に賦活される交感神経系から神経伝達物質として放出されるノルアドレナリンが，アドレナリンの効果を増強することがある。

第48章
生殖内分泌概論

到達目標
- 性ステロイドホルモンであるアンドロゲン(男性ホルモンの総称)とエストロゲン(卵胞ホルモンの総称)の合成経路を理解する。
- 男性と女性の視床下部−下垂体系について理解する。
- 男性と女性の思春期や老化に関わるホルモンについて理解する。
- 遺伝的性,性腺型性,表現型(生殖器型)の性の違いについて知る。

　内分泌腺はヒトの生命の維持に重要な役割を果たしている。生殖腺の内分泌機能は種の保存にも関わっている。ヒトの生殖機能は視床下部−下垂体−性腺系を中心とした複雑な神経内分泌機構によって維持されており,原始生殖細胞から配偶子である**卵子** ovum または**精子** spermatozoon が形成され,それらが合体することにより(**受精** fertilization),最終的には母親の体内で胎児が成長する。性ホルモンはまた,他の多くの機能や構造にも関わっている(たとえば肝機能−骨格系)。男性と女性の一般的な生殖機能には異なる部分があるが,重要な概念や機能には類似している部分がある。一般的な生殖機能をまず理解すれば,それぞれの性についての理解が容易になると思われる。

生殖腺は機能の異なるさまざまな種類の細胞を含んでいる

　卵巣や精巣など生殖腺は,解剖学的・機能的に異なる2つの部分から成り立っている。第1は胚細胞を含む部分であり,特別な細胞膜や細胞質をもち,胚細胞が血漿や間質液のさまざまな成分に曝されることを防いでいる。胚細胞は,卵巣では**卵胞** follicle に,精巣では**精細管** spermatogenic (seminiferous) tubule に含まれている。第2は,性ステロイドホルモン,蛋白質ホルモン,胚細胞の発達に必要な物質を放出する内分泌細胞からなる部分である。最も重要な性ステロイドホルモンは女性では**エストラジオール** estradiol と**プロゲステロン** progesterone であり,男性では**テストステロン** testosterone である。生殖腺で合成される蛋白質ホルモンには**インヒビン** inhibin,**アクチビン** activin,**ホリスタチン** follistatin,**抗ミュラー管ホルモン** anti-müllerian hormone(AMH),**卵母細胞減数分裂抑制因子** oocyte meiosis inhibitor,プロピオメラノコルチンに由来するさまざまな分子も見出される(第46章参照)。

　性ホルモンは傍分泌(パラクリン)や自己分泌(オートクリン)により,胚細胞から卵子,精子の形成を促進する。性ホルモンには次のような働きがある。①卵子や精子を受精する場所まで輸送する生殖器官の発達や機能を促進する,②生殖機能に重要な視床下部−下垂体ホルモンの分泌を制御する,③男女それぞれの形態的,生理学的な機能を調節する,④女性では妊娠初期の段階で胎児の維持に関わる。

　生殖腺には2つの異なる内分泌細胞が存在している。胚細胞のまわりを取り囲んでいる細胞は,卵巣では**顆粒膜細胞** granulosa cell,精巣では**セルトリ細胞** Sertoli cell である。胚細胞とのあいだには,卵巣では**莢膜細胞** theca cell または**間質細胞** interstitial cell,精巣では**ライディッヒ細胞** Leydig cell があることにより隔てられている。顆粒膜細胞とセルトリ細胞は主にエストロゲンを分泌し,莢膜細胞とライディッヒ細胞はアンドロゲンを分泌する。女性では顆粒膜細胞と莢膜細胞が変化した**黄体細胞** luteal cell よりプロゲステロンが分泌される。顆粒膜細胞とセルトリ細胞はいくつかの蛋白質分子を合成する。

性ステロイドホルモンの合成経路

生殖腺は副腎皮質と同様の生合成経路によりアンドロゲンとエストロゲンを合成する

　性ステロイドホルモンの生合成経路は,男性でも女性でも共通である(図48-1▼)。酵素やその細胞内の分布,補酵素の必要性については副腎皮質と同様である(第46章参照)。さらに生殖腺に存在する酵素は副腎の酵素と同様であり,同じ遺伝子から合成される。

　ステロイドホルモンはコレステロールより産生されるが,コレステロールは体内ではアセチルCoAを原料として生合成されたり,血漿中の低密度リポ蛋白質(LDL)より得られる。P-450 scc(20,22-デスモラーゼ,

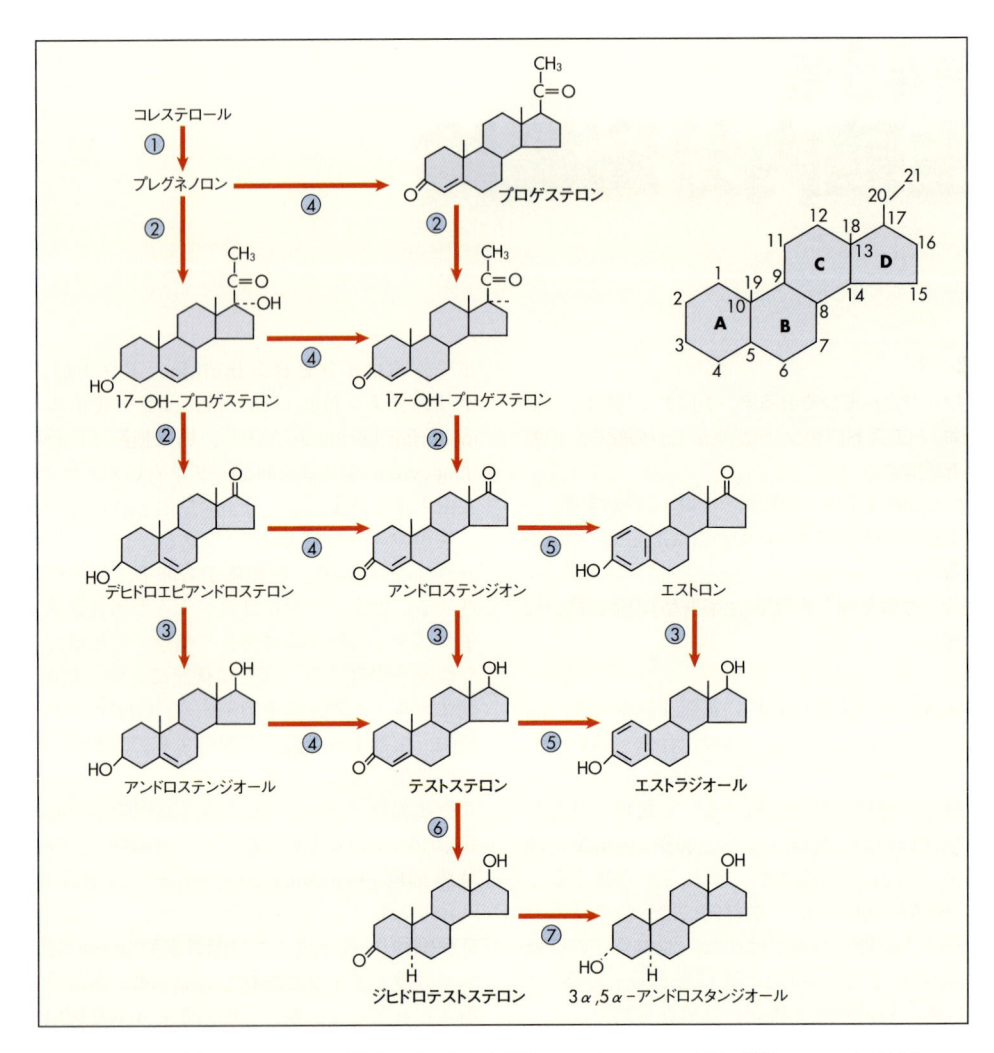

図48-1 生殖腺におけるステロイドホルモンの合成経路。テストステロンは主に精巣で，エストラジオールとプロゲステロンは主に卵巣で合成される。酵素：①20,22-デスモラーゼ（P-450 scc），②17β-ヒドロキシラーゼ/17,20-デスモラーゼ，③17β-ヒドロキシステロイド デヒドロゲナーゼ，④3β-ol-デヒドロゲナーゼ，Δ4,5-イソメラーゼ，⑤アロマターゼ，⑥5α-還元酵素，⑦3α-還元酵素。

側鎖切断酵素）がコレステロールの側鎖を切断し，プロゲステロン，アンドロゲン，エストロゲンの合成の律速酵素である。精巣では少量のテストステロンが還元され，より強力なアンドロゲンである**5α-ジヒドロテストステロン**5α-dihydrotestosterone（DHT）となる。より大量で重要なテストステロンからDHTへの変換は標的器官で5α-還元酵素によって起こる。エストラジオールやエストロンは**P-450アロマターゼ**aromatase（芳香化酵素）により，それぞれ異なったアンドロゲンを前駆体として合成される。この酵素はメチル基の水酸化と酸化により，C1とC2の間に二重結合を生じ，次いでC19を脱炭酸化して，エストロゲン類に特有のベンゼン環を形成する。

性ステロイドホルモン放出の制御機構

視床下部放出ホルモンと2つの下垂体性腺刺激ホルモンが，性ホルモンの合成と放出を制御している

甲状腺や副腎の制御について学んだのと同じように，視床下部-下垂体前葉-性腺系が生殖腺の制御の基本的要素である（図48-2▼）。性ホルモンの放出は**ゴナドトロピン放出ホルモン**gonadotropin-releasing hormone（GnRH）と2つの下垂体性ゴナドトロピン，**黄体形成ホルモン**luteinizing hormone,（LH）と**卵胞刺激ホルモン**follicle-stimulating hormone,（FSH）により制御されている。下垂体細胞はLH，FSH両方を産生

第48章　生殖内分泌概論　499

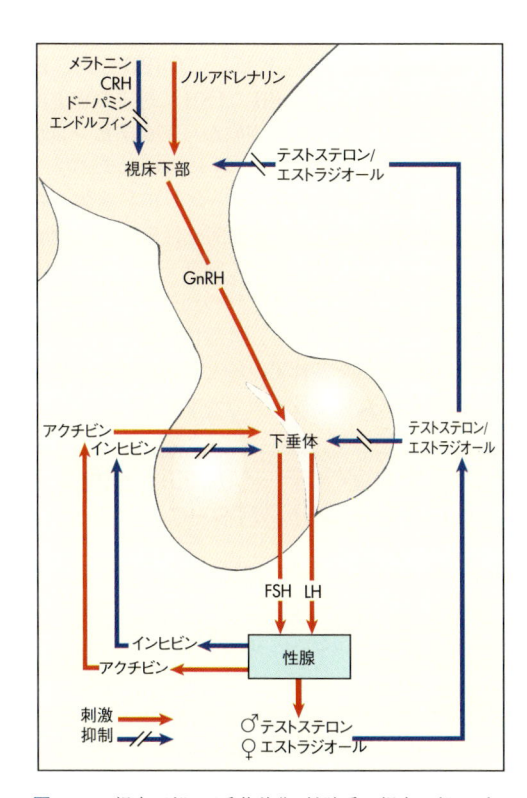

図48-2　視床下部-下垂体前葉-性腺系。視床下部ペプチドであるゴナドトロピン放出ホルモン（GnRH）は2つのゴナドトロピン、黄体形成ホルモン（LH）と卵胞刺激ホルモン（FSH）の下垂体からの放出を促進する。ゴナドトロピンは性腺に作用し、男性ではテストステロン、女性ではエストラジオールの分泌を促す。テストステロン、エストラジオールは下垂体、視床下部へのネガティブフィードバックによりLH、FSHの放出を抑制する。FSHはFSHの放出を抑制する性腺からのインヒビンの分泌を促進し、その結果、ネガティブフィードバック作用を及ぼす。それに対して、LHはエストラジオールやアクチビンのポジティブフィードバックにより下垂体からの分泌が促進される。

するものが一般的であるが、どちらか一方のみを産生する細胞も存在する。

ゴナドトロピン放出ホルモン

　GnRHは**黄体形成ホルモン放出ホルモン** luteinizing hormone-releasing hormone（LHRH）という名でも知られており、LHとFSHの分泌を促進するが、LH分泌への作用のほうが大きい。GnRHは大きな前駆体ホルモンより合成されるデカペプチドであり、視床下部の弓状核や視索前野に存在するニューロンにより分泌される。ホルモンは軸索を通って輸送され、正中隆起に到達する。視床下部は脳の他の部位からの神経入力（第44章参照）、たとえば、明暗周期（おそらくメラトニンを介している）、コルチコトロピン放出ホルモン（CRH）のようなストレスホルモン、あるいは**フェロモン** pheromoneとよばれる揮発性分子による嗅覚系

の刺激などにより影響を受ける。ドーパミンやエンドルフィン作動性ニューロンは、視床下部、正中隆起でGnRH放出を抑制する（図48-2▼）。GnRHはパルスジェネレーターにより下垂体門脈にパルス状に分泌される。男性では8〜10パルス/dayであり、女性では性周期によりパルスの頻度や周期が異なる。思春期前の子供ではパルス状の分泌は抑えられている。

GnRHのパルス状分泌がLH，FSHの放出を制御している

　GnRHが下垂体ゴナドトローフ細胞gonadotroph cellの細胞膜にあるGnRH受容体に結合すると、細胞外から細胞内にCaが流入する。Caはカルモジュリンと結合し、セカンドメッセンジャーとして働く（図5-9▼参照）、ホスファチジルイノシトールからの誘導体も補助的な役割をする。GnRHは下垂体細胞からのLHとFSHの放出を同時に促進するが、GnRHのパルス頻度が減少しているときはLHよりFSHの放出が促進される。GnRHはLHとFSHの遺伝子からの転写、ホルモン前駆体からのプロセッシングを促進する。GnRHの持続投与はLH放出に対して2相性の効果をもつ。

> 持続的なGnRHの刺激により、GnRH受容体がダウンレギュレーションされ、ゴナドトローフ細胞にGnRHに対する脱感作が起こるため、LH，FSHの放出が強く抑制される。治療の際、作用時間の長いGnRHのスーパー作動薬は、LH，FSH、生殖腺からのアンドロゲン、エストロゲンの分泌を抑制する目的で広く使用される。男性の前立腺癌や女性の子宮内膜症endometriasisの治療に用いられる。また、体外受精を行う際に、外部からLH，FSHを投与することにより決まった時間に採卵することを可能にするために、内因性LH，FSHの放出を抑制する目的にも用いられる。

性ホルモン分泌を刺激するために，性腺においてLHとFSHは，異なる一義的な標的細胞でcAMPを介して作用する

　LHとFSHは甲状腺刺激ホルモン様の糖蛋白質である。3つすべてのホルモンで、αサブユニットは共通要素である。ところが、それぞれのβサブユニットは異なっており、独自の遺伝子から合成される。それぞれの性腺刺激ホルモンにおけるα，βサブユニットは性腺の受容体に結合することを必要とし、βサブユニットの完全な生物学的作用を発揮するために、特有のC末端構造を必要とする。

　LHは主に女性の卵胞細胞と男性のライディッヒ細胞を刺激し、アンドロゲンやエストロゲンの合成分泌を促進する。LHはまたその受容体をもつ顆粒膜細胞にも作用する。サイクリックAMPはLH作用に関する主要なセカンドメッセンジャーであり、持続的なLHによる刺激はその受容体の発現をダウンレギュレ

ートし，ホルモンに対する反応性を減弱させる。

ACTHの誘導物質やLHはコレステロールのミトコンドリアへの移動を促進し，プレグネノロンの合成を促進する。続いて**アロマターゼ**aromataseやアドレノキシンの濃度はそれらの遺伝子の転写促進のため上昇する。最も重要なことは，LHはアンドロゲン合成において必要不可欠なステップである17-ヒドロキシラーゼ/17,20-デスモラーゼレベルを上昇させることである（図48-1▼）。

FSHは**顆粒膜細胞**や**セルトリ細胞**を刺激して，エストロゲンの分泌を促進する。細胞膜上の受容体を介し，サイクリックAMPをセカンドメッセンジャーとして，FSHはエストロゲン合成特異的な酵素であるアロマターゼ遺伝子の転写を促進する。そのほかのFSHの重要な機能はLH受容体の数を増加させ，その結果LHに対する反応性を増加させることにある。FSHはまた，**インヒビン**inhivinの分泌や顆粒膜細胞やセルトリ細胞の他の蛋白質の産生を促進する（図48-2▼）。

性ステロイドホルモンや性腺で産生される蛋白質は，GnRH分泌や性腺刺激ホルモンの分泌を制御するフィードバック作用をもつ

性腺刺激ホルモンや性ステロイドホルモン産生の制御や性腺機能の他の要因はいくつかの機構が複合した結果であり，これらの要因はそれぞれの性にとって特有の要因である（後述）。しかしいくつかの共通の原理が存在する（図48-2▼）。男性のテストステロンと女性のエストラジオールはLHやFSH分泌を抑制する。この基本的なネガティブフィードバックループにおいて，両ステロイドホルモンは下垂体レベルでGnRHの性腺刺激ホルモン合成分泌作用をブロックすることによって作用している。両ステロイドホルモンはまた，エンドルフィンニューロンを介してGnRHレベルの減少を引き起こすことで視床下部レベルにも作用する。LHおよびFSHのパルスの頻度，高さともに減少する。

> ネガティブフィードバックは，女性の最近の避妊薬の基礎となっている。少量のエストロゲンと合成プロゲステロン様物質を経口投与することで，下垂体性腺刺激ホルモン分泌を抑制し，成熟した卵子形成に必要なレベル以下にする。経口避妊薬を飲むのをやめることによって，一般に排卵が誘発される。避妊薬としてのアンドロゲンのアナログ投与は安全性やその効果が定かでないため，まだ行われていない。

女性ではエストラジオールのLH分泌に対する特異的なポジティブフィードバック作用が基本的な構成として存在する（第50章参照）。この効果はエストラジオールの濃度，作用するタイミング，作用持続時間に依存している。

他のネガティブフィードバック作用として，FSH分泌に対する顆粒膜細胞やセルトリ細胞からのインヒビンの作用がある。インヒビンはGnRH分泌，FSH βサブユニット合成，GnRHのFSHに対する促進的効果を減弱する。一方で同じ細胞から**アクチビン**activinが合成分泌され，FSH分泌に対してポジティブフィードバック作用を有している。つまり下垂体からのLHおよびFSH分泌は，視床下部や性腺由来の物質の相互作用によって精妙で異なる制御を受けている。さまざまな状況に応じてそれぞれの部位からの基本的な影響がある。この意味でも，性腺は副腎皮質や甲状腺に比べ自己制御がなされていると思われる。後述するように，これは女性で最も明らかである。

生涯の異なるステージにおける性ステロイドホルモン分泌パターン

視床下部-下垂体-性腺（HPG）軸は生涯を通して著しく変化する。男性と女性でそのパターンは異なるが，共通の面も強調される（図48-3▼）。

胎児および子供

ヒトではGnRHは妊娠4週で視床下部に存在し，LHとFSHは妊娠10～12週で下垂体に存在している。胎児期における性腺刺激ホルモン濃度のピークは，妊娠中期に観察される。この濃度は出産までに減少し，出生後2カ月で一過性の上昇をみる（女性は延長傾向にある）。幼児期は，LHおよびFSHはとても低い値で維持されている。この変化は，男性の血中テストステロン，女性の血中エストラジオールの変動に反映されている。

思春期

非生殖期から生殖期への移行は，視床下部-下垂体-性腺軸全体の性的成熟を必要とする。10歳ころまでの子供では，血中の性ホルモンが非常に低い濃度であるにもかかわらず，LHやFSHの濃度は低い。これは，ネガティブフィードバックシステムが作用していないか，あるいは視床下部や下垂体は，テストステロン，エストロゲン，インヒビンに対して著しく敏感なためと考えられる。つまり思春期発動における1つの要因は，視床下部ニューロンの漸進的な成熟であるともいえる。また，この過程は増加したGnRHの合成と放出を誘導する。この過程は次の2つの生物学的要因から開始すると考えられる。①一定の時期における骨の完成と，②部分的な脂肪組織の増加，である。血中デヒドロエピアンドロステロン硫酸の増加として表される副腎由来のアンドロゲンの分泌は，十分な骨の発達を促す。脂肪組織の蓄積にともなう血中レプチン濃度の増加はGnRHニューロンに信号を送る。

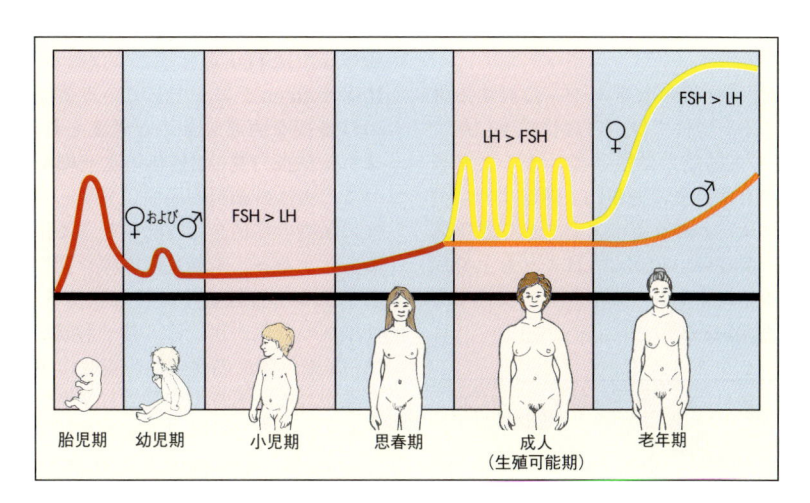

図48-3 ヒトの生涯を通しての性ホルモン分泌パターン。胎児期と乳児期に一過性のピークがあり，その後，幼児期では低濃度を維持する。続いて女性ではその後，月に1度FSHを上回る血中LH濃度の周期的なバーストをみるようになるが，男性にはそのパターンはみられない。男女とも50歳を超えるころLHを上回る血中FSH濃度がみられる。

　生殖機能の成熟過程は9〜17歳の間に生じる。その時期は家族性のパターンが明確に出るので，遺伝的プログラムが背景にあると考えられる。思春期が近づくにつれ，LHやFSHのパルス状の分泌がみられるようになる。血中のLHとFSHの割合は，パルス頻度の上昇として増加する。さらに思春期の初期や中期のあいだ（それ以降は一般的でないが），LH分泌は夜間にピークがみられる（図48-4▼）。証明はされていないが，夜間にみられるメラトニン分泌の減少と一致している。

性腺がなくともGnRHや性腺刺激ホルモンにおけるこれらの変化は起こる。
　思春期の初期の間，GnRHに対する下垂体の反応性はFSH分泌よりもLH分泌が大きくなるように変化する。のちのGnRH受容体の維持に都合が良いため，このことはGnRHのパルス状の分泌に対するLH合成と蓄積が増加する結果であると思われる。幼児期の性腺もLHに対する反応性を有するが，その反応性は思春期に増大する。つまり女性の血中エストロゲン濃度，男性の血中テストステロン濃度，そして両性のインヒビンがこの時期に鋭敏に上昇するのである。つまり思春期初期から中期には視床下部から下垂体，性腺へと段階的に成熟していく経路が考えられる。

> 臨床的な内分泌試験ではしばしば，思春期発動の遅い場合とLHやFSH分泌上昇が妨げられる視床下部性の障害を区別できない。13〜14歳まで（第49，50章参照）に思春期発動の生理学的徴候がみられないことは，子供にとって精神的な悩みであるので，十分量のテストステロンやエストラジオールを投与することで，このような（思春期の）変化や成長が認められるかもしれない。通常の思春期発動が最終的に始まったかどうかを決定するのに適当な時期のあと，このようなホルモン投与は終了させることができる。

　いったん性腺刺激ホルモン分泌の成熟パターンが形成されると，LHとFSHの血中基底レベルは男女で差がない（約10^{-11} M）。両性での重要な違いは，女性における（第50章参照）月1回の周期で訪れる劇的な性腺刺激ホルモンサイクル，FSH大量分泌を大きく超えるLH大量分泌が一過性に起こる時期だけである（図48-3▼）。

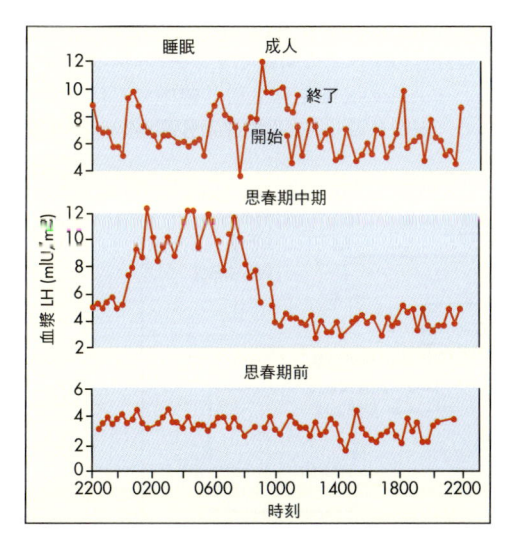

図48-4 それぞれの成熟段階におけるLH分泌の日周変化。思春期では，LHのパルス状の分泌が顕著になる。さらに，思春期では夜間にピークが現れ，思春期が終わるとそれは消失する。男性も女性もこういったパターンをとる。(Bayar, R.M. et al.: *N Engl J Med*, **287**: 582, 1972より改変)

更年期

男女とも50歳前後で性腺刺激ホルモンに対する性腺の反応性が失われる。男性では，これは徐々に起こり，90歳になっても生殖能力は残っていることが多い。女性では生殖能力は完全に失われ，閉経する。両性ともネガティブフィードバックによって血中性腺刺激ホルモン濃度は上昇する。FSHはLHよりも上昇度合が高く，性腺刺激ホルモンレベルの上昇は女性ではっきりしている（図48-3▼）。

男女は通常，遺伝子，性腺そして外部生殖器によって区別される

男女の最も基本的で明らかな違いは，解剖学的な違いとその生殖生理学的な違いにある。しかしながら妊娠5週目までは，男女とも性腺は区別されず，外部生殖器も形づくられていない。"違いのない性腺"のこの時期から，男女おのおのの性腺形成の時期までは性差発現の時期にあたる（図48-5▼，48-6▼）。最終的な男女の決定は遺伝子，性腺，外部生殖器の差異でなされるのがよい。

男らしさ女らしさはY染色体が決める

正常な男性は44の常染色体に加えて2つの性染色体XとYをもつ。Y染色体がなければ（あるいは，Y染色体のDNAの一部のX染色体への転座なくしては）精巣の発達，性管系と外部生殖器の男性型化のいずれも起こらない。未分化な性腺が男性の精細管になるのは，Y染色体上にあって**精巣決定因子**testis determining factor（TDF遺伝子）をコードしている14 kbの塩基配列からなる**性決定領域**sex-determining region of the Y-chromosome（SRY遺伝子）の作用である。この遺伝子はY染色体の短腕上にある（図48-5▼，48-6 B▼）。SRY領域またはTDF遺伝子とよばれる配列は，**H-Y抗原**H-Y antigenをコードしている遺伝子と同じか，あるいは密接な関連をもつと考えられる。H-Y抗原とよばれる糖蛋白質は2倍体の生殖細胞を例外として，すべての男性の細胞の表面に発現しており，男性から女性に組織の移植を行う際に起こる拒絶反応の一因となることがある。未分化の性腺や発生初期の卵巣組織に由来する培養組織片にH-Y抗原を作用させると，男性型への分化が起こる。精子形成が正常に進むためには，Y染色体上のその他の複数の領域が必要とされると思われる。男性型の発達にY染色体の存在は不可欠であるが，これだけで十分な条件を満たしているわけではない。X染色体上には**アンドロゲン受容体**androgen receptorをコードしている遺伝子があり，この受容体が性管系と外部生殖器に発現することで，それぞれテストステロンとDHTの男性化作用が発揮される。常染色体上の遺伝子も，未分化の原基が生殖機能をもつ性腺に発達する分化の方向づけに関与する可能性がある。

女性型の分化は男性型の分化の場合とは異なり，1個のX染色体の積極的な関与に加えて，Y染色体が存在しないという消極的な機構で起こる。正常な女性の染色体構成は，44の常染色体と2個の性染色体XXである。2つのX染色体は初期胚ではともに活性化しており，正常な卵巣の発達に不可欠である（図48-5▼，48-6A▼）。しかしながら，女性型の性管系と外部生殖器の発達には，2つのX染色体をもっている細胞内で，どちらか一方が不活化され転写が起こらないようになる必要がある。正常なXX女性では，一方のX染色体が性腺以外のすべての組織でランダムに不活化されている。どちらのX染色体も同じ確率で不活化される。そこで，**減数分裂**meiosisや**有糸分裂**mitosisの初期の

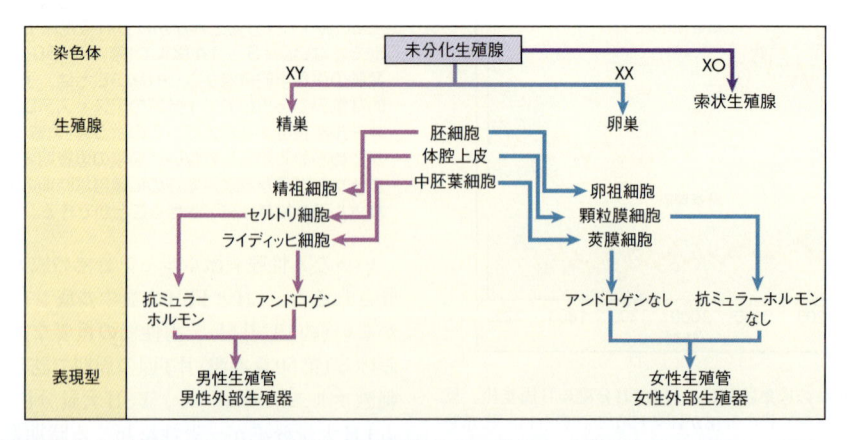

図48-5　同じ起源をもつ卵巣および精巣における細胞分化の模式図。精巣由来のアンドロゲンやAMHは外部生殖器の雄性分化を担う。生殖管と外部生殖器の分化を決める重大な時期に，卵巣からこれらのホルモン分泌がないと雌性パターンを示す。

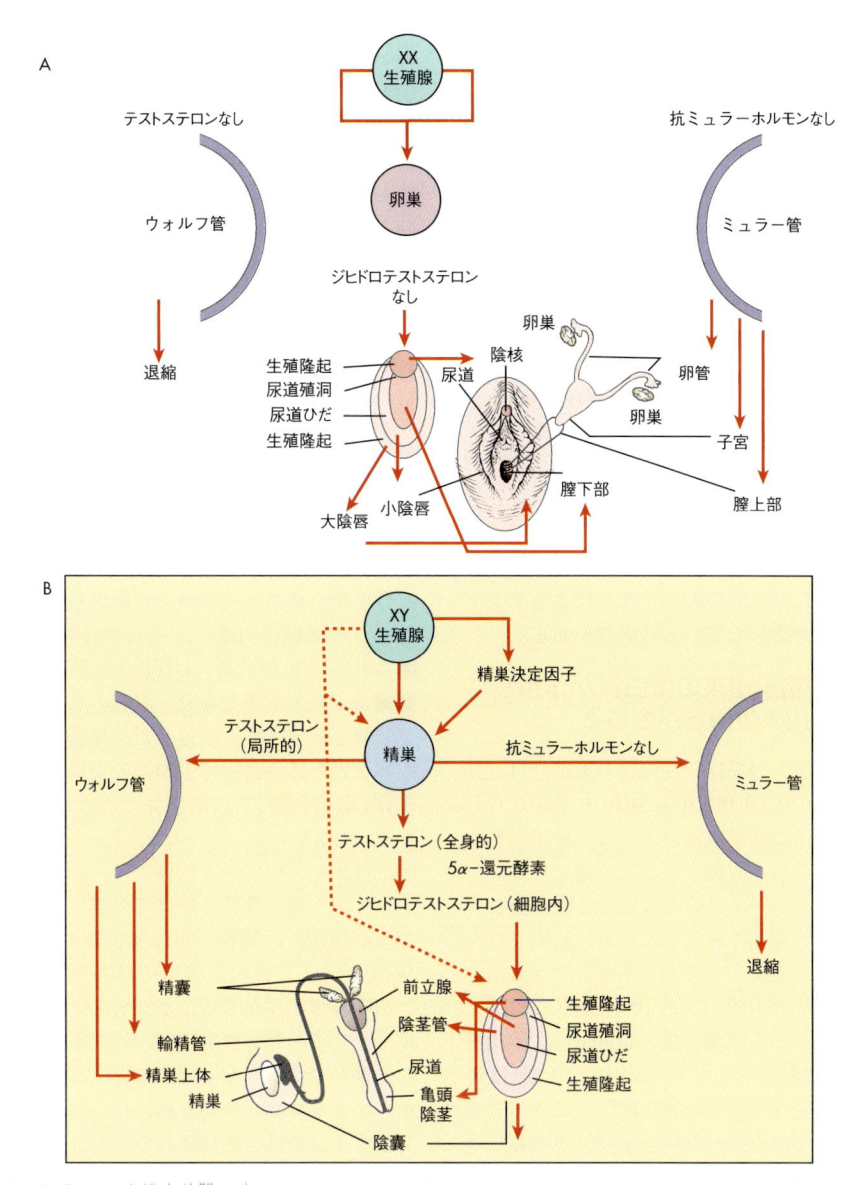

図48-6 A：女性生殖器の発生。この過程には卵巣由来のホルモンは何ら必要とされない。したがって，性腺が欠損する場合には，女性型の生殖器が生じる。B：男性生殖器の発生。男性型の生殖器が完成するにはテストステロンの分泌と局所作用がウォルフ管を発達させ，テストステロンの還元により生じるDHTが外部生殖器原基に作用すると同時に，AMHによるミュラー管の発達抑制が必要である。

段階での異常によって，X染色体を1個だけしかもたない個体は，性腺が発達せず卵巣としての機能をもたないが，女性型の性管系と外部生殖器をもつようになる（図48-5▼）。

形態的に著しく異なる男女の性腺には共通の機能もある

5週齢の胎児では，由来の異なった複数の細胞群からなる中腎隆起の原基が未分化性腺として認められる。①顆粒膜細胞（女性）またはセルトリ細胞（男性）の原基である腹腔上皮細胞，②莢膜細胞またはライディッヒ細胞の原基である中胚葉性の間質細胞，③羊膜内皮から中腎隆起に移動してきた配偶子細胞の原基 germ cell（図48-5▼）。未分化の性腺では外側の皮質と内側の髄質を区別することができる。

正常な男性胎児では6週齢で精細管の形成が始まり，7週齢でセルトリ細胞，次いで8〜9週齢でライディッヒ細胞が分化する。この時期になると精巣としての構造が認められるようになり，テストステロンの分泌も始まる。配偶子細胞の原基は髄質にとどまり，皮

質は退化する．未分化性腺が精巣に分化するこの過程には，ホルモン作用は不要と考えられている．

正常な女性胎児では，未分化性腺の卵巣への分化は9週齢まで始まらない．この時期には，配偶子細胞の原基で2つのX染色体がともに活性をもっていることが必要である．まず，配偶子原細胞から有糸分裂により生じた**卵原細胞**oogoniaとよばれる娘細胞が増殖する．次いで一部の卵原細胞で減数分裂が始まる．1個1個の卵原細胞が分化の途上の顆粒膜細胞と莢膜細胞の原基に取り囲まれ，**卵胞**follicleが形成される．この時期の配偶子原基を1次卵母細胞primary oocyteとよび，減数分裂の第1の段階，**分裂前期**prophaseの状態で，以後長期にわたってとどまることになる．男性における精巣の構築とは異なり，女性の卵巣では卵胞が分布する皮質が発達し，髄質が退化する．分化途上の卵巣では，これらの構造の分化と時期を同じくしてエストロゲン作用をもつホルモンの合成が始まる．卵巣の分化の完成に，これらのホルモンによるアンドロゲン作用の阻止が寄与している可能性がある．

アンドロゲンや精巣由来の蛋白質が作用しなければ女性型の内外生殖器が生じる

この時期までの胎児の発達と性分化の大部分は，知られているホルモンの作用なしに進行する．ただし，性管系と外部生殖器は精巣由来のホルモン分子が働くと男性型となり，作用が欠如すると女性型となる．

性差が存在しない3～7週齢の時期に2種の異なった性管系がそれぞれ左右1対生じる．男性胎児ではだいたい9～10週齢にかけて，2つの性管系のうち両側のウォルフWolff管（中腎管）の発達が始まる．12週になると，**ウォルフ管**から**精巣上体**epididymis, **輸精管** vas deferens, **精嚢**seminal vesicleおよび**射精管** ejaculatory ductが分化する（図48-6 B▼）．この一連の構造により，精巣で形成された精子が女性生殖器に送り届けられることになる．男性胎児における左右のウォルフ管の発達と分化は，身体の**左右の精巣** ipsilateral testisが分泌するテストステロンの局所的な作用で起こる．外部生殖器とは異なり，ウォルフ管の発達はテストステロンの直接作用であって，DHTへの代謝を必要としない．女性胎児ではテストステロンの欠如のために，10～11週齢でウォルフ管は目立たなくなる．

ウォルフ管に平行して左右1対のミュラーMüller管が生じる．男性胎児では，精巣にセルトリ細胞が分化する7～8週齢の時期にミュラー管の退縮が始まる．セルトリ細胞が産生する糖蛋白質，AMHがミュラー管の萎縮を起こすためである．AMHは類似の遺伝子によってコードされている一群の成長因子スーパーファミリーに属しており，トランスフォーミング成長因子（TGF-α，β），上皮細胞成長因子（EGF）やインヒビンなどに近縁である．精巣の鼠径部への降下もAMHの作用で始まる．AMHの分泌が男性胎児で早い時期に起こり，ミュラー管の退縮を起こすのは，SRY遺伝子に由来する蛋白質がAMHの産生を促進するためと考えられている．女性胎児の卵巣でもセルトリ細胞と起源を同じくする顆粒膜細胞がAMHを分泌する能力をもつが，分泌が実際に始まるのはミュラー管が十分に発達した遅い時期なので，退縮の原因とならない．そこで女性胎児ではミュラー管が発達して上端は1対の卵管となり，下端では左右が融合して単一の子宮，子宮頸部，膣円蓋部となる（図48-6 A▼）．ミュラー管の分化の過程には卵巣ホルモンは関与しない．

男女両性の外部生殖器の分化は9～10週齢で始まる．外部生殖器は両性で共通の原基である生殖結節，生殖堤，尿道（生殖）ひだ，泌尿生殖洞に由来する（図48-6 A▼）．男性型の外部生殖器の分化のためには，精巣が分泌するテストステロンが胎児の全身循環を介してこれらの組織に到達し，それぞれの組織でDHTに代謝される必要がある．DHTの作用により生殖結節は発達して陰茎亀頭となり，左右の生殖堤が発達融合して陰嚢を形成する．尿道ひだは発達して陰茎尿道と海綿体を包み込み，泌尿生殖洞の上皮から前立腺が生じる（図48-6 B▼）．

正常なXX女性，単一のX染色体しかもたないXO女性，性腺を欠いている個体では，いずれの場合もアンドロゲン作用を受けないので外部生殖器の原基のそれぞれが陰核，大陰唇，小陰唇と膣下部に分化する（図48-6 A▼）．女性の泌尿生殖器系の細胞にもアンドロゲン受容体が存在することからも，アンドロゲンのホルモン分子の存在が男性型の外部生殖器の分化に決定的に重要であることが理解できよう．女性では副腎由来のアンドロゲンによる男性化作用をエストロゲンが防止する可能性も指摘されている．

発生初期には絨毛性ゴナドトロピンが，次いで胎児の下垂体由来のゴナドトロピンが性分化に必要なアンドロゲンの分泌を起こす

男性型の性分化を開始するアンドロゲンの分泌は，胎児下垂体のゴナドトロピンによるものではない．胎盤由来のLH類似のホルモン，**絨毛性ゴナドトロピン** chorionic gonadotropinが精巣のライディッヒ細胞によるテストステロン分泌を促進する．一方，妊娠が進み6カ月間にわたり生殖器が発達する時期には，下垂体由来のLHが必要となる．同様に女性胎児における生殖器の発達にも，下垂体のゴナドトロピンにより分泌される卵巣のエストロゲンが関与する可能性がある．

生殖器以外にみられる表現型の性差は，出生後長い時間を経てはじめて目立つようになる．たとえば男性

では性腺刺激ホルモン分泌は恒常的で，日々の変化がないが，女性では周期的分泌が毎月反復される．乳房の発達の程度や自己の性のアイデンティティーの自覚などが性の表現型となる．どのような因子あるいは機序がヒトにおいてこれらの性差を決定するかは確定していない．ネズミなどの研究からは，血中のアンドロゲンが胎児の視床下部に作用して，思春期発動以後の雄におけるゴナドトロピンの恒常的分泌パターンを決定する（逆説的なことに，テストステロンは標的である神経細胞中でエストロゲンに転化してこのような作用を起こすらしい）．アンドロゲンの作用がなければ，雌型の周期的なゴナドトロピン分泌パターンが成立する．この現象も雌型のパターンが個体発生の過程では自然であって，雄型の分化がY染色体に由来する何らかの作用の結果であることを示すものである．

乳腺の発達は，齧歯類の胎児ではアンドロゲンによる調節を受けている．アンドロゲンが存在しなければ雌型の乳腺が発達するが，このホルモンが存在すると乳管の分化発達が抑制される．ヒトでは思春期まで乳房の発達に目立った性差はみられない．思春期になると女性ではエストロゲンの作用によって乳腺組織の分化と発達が起こる．男性ではアンドロゲンの作用でこの過程が抑制される．

心理的な性の同一性の認識が，ホルモンによる調節や生殖器の表現型から独立していることを示すいくつかの証拠がある．自己の性の同一性の確立は，生育の途上で，両親による子供の性の判別を含め，社会的な手がかりにより起こる現象と考えられる．他方で，先天的にDHTが不足したため外部生殖器の性別が判然とせず，女性として育てられてきた何人かのXY染色体組み合わせをもつ症例で，思春期以降急速に陰茎の発育が起こり，自己の性の認識が女性から男性に転換することも確認されている．もちろん，これらの個体に対して思春期以降になって周囲の人々の認識が変化するためだという解釈も除外することはできない．

まとめ

- 性腺の構造と機能には，男性と女性に共通の特徴が少なくない．いずれの性においても配偶子は外界から切り離され，至適なホルモン環境のもとで発達する．女性では顆粒膜細胞（エストロゲン）と莢膜細胞（アンドロゲン）が，男性ではセルトリ細胞（エストロゲン）とライディッヒ細胞（アンドロゲン）がホルモン環境を維持する．
- 性ステロイドは副腎皮質ステロイドと共通の酵素を用いた反応回路により，コレステロールから合成される．女性ではエストラジオールが，男性ではテストステロンが代表的な性ステロイドである．性腺の産生する重要な蛋白質ホルモンにインヒビンがある．
- 下垂体前葉のゴナドトローフ細胞の分泌するLHがテストステロン分泌を促進し，FSHがエストラジオールとインヒビンの分泌を促す．
- 視床下部からのGnRHのパルス状の分泌がLHとFSHの分泌を起こす．
- エストラジオールとテストステロンは視床下部と下垂体前葉に対するネガティブフィードバックにより，LHとFSHの分泌を抑制する．インヒビンはFSH分泌に対してネガティブフィードバック作用をもつ．
- ゴナドトロピンと性ステロイドホルモンの分泌は胎児期に高く幼児期には低いが，思春期を迎えると成人のレベルになる．加齢に伴って性ステロイドの血中濃度は低下するが，ネガティブフィードバックによってゴナドトロピン濃度は上昇する．
- 生殖機能にみられる性差は個体発生の過程における性分化の結果である．未分化性腺が精巣となり精子形成を行うためには，Y染色体の作用が必要である．卵巣の分化と卵細胞の形成には2個のX染色体が必要とされる．
- テストステロンの分泌と作用が正常であれば，核型とは関係なく内部性管系と外部生殖器が男性型に分化し，精子の形成と輸送が可能となる．精巣由来のAMHの作用により，女性型の生殖器官の発達が抑制される．
- 精巣由来のこれらのホルモンが存在しなければ，内部性管系は精子を受け取り受精卵の保持と発育を可能にする女性型の器官に分化し，外部生殖器も女性型となる．

第49章
男性生殖機能

到達目標
- 精巣の生殖機能を担う組織構造を説明できる。
- 精子形成過程と，そのホルモンによる調節について説明できる。
- テストステロン分泌パターンと，その代謝について説明できる。
- 男性ホルモンのさまざまな作用を説明できる。

精巣は雄性生殖細胞である精子が，テストステロンに代表される特別なホルモン環境で形成・成熟する場所である。この強力な男性ホルモンは，他の章で記述されている骨格の発達，肝での蛋白質の合成，赤血球の産生，腎尿細管の機能など，多くの過程に影響を与えている。

内分泌，傍分泌，自己分泌調節下での生殖細胞成熟可能な状態を作出する精巣の解剖学

精巣は陰嚢内に位置し，精子形成活性化のために，深部体温より1～2℃低い状態が保たれている。それぞれの成熟した精巣の重量は40gで，長径は4.5cmほどである。精巣の80％は**精子形成管**spermatogenic tubule（**精細管**seminiferous tubule）によって成り立っており，残りの20％は**ライディッヒ細胞**Lydig cellを含む結合組織で構成されている。精子形成管は精子成熟と貯蔵の場である**精巣上体**epididymisに連絡している。そこから精子は**精管**vas deferensと**射精管**ejaculatory ductによって陰茎に運ばれ，射精に至る。

精子形成管の構造を図49-1に示した。それぞれの管は基底膜や**筋肉様細胞**peritubular(myoid) cellによって境界され，ライディッヒ細胞や他の管と分けられている。この膜の直下にあるのが**セルトリ細胞**Sertoli cellと，未成熟な生殖細胞である**精祖細胞**spermatogoniaである。精祖細胞は管腔内で分裂・発達するので，成熟過程の生殖細胞が，精祖細胞の管腔側へ縦列することになる。この縦列は基底膜から管腔側へ達し，精子となる。それぞれの縦列は基底膜から管腔に達する2つの隣り合うセルトリ細胞にはさまれている（図49-1）。隣接するセルトリ細胞はタイト結合によって結合しており，これにより基底膜－管腔間

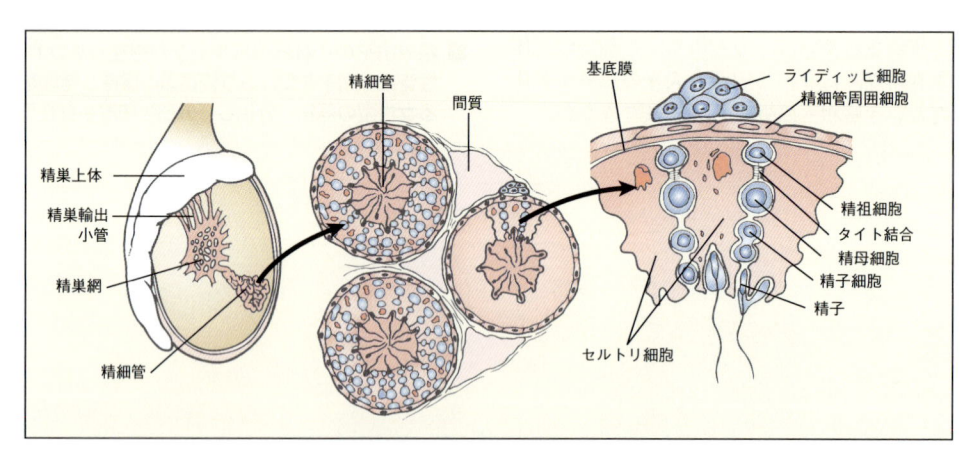

図49-1 精巣の構造。ライディッヒ細胞と筋肉様細胞は精子形成管から分けられている。管内で生殖細胞は周囲のセルトリ細胞によって完全に囲まれている。さらに隣接するセルトリ細胞間のタイト結合によって精祖細胞とその精母細胞，精子細胞および精子が分けられている。つまり血液精巣関門は血漿を濾過し，セルトリ細胞から発達中の生殖細胞へ，必要な物質のみ届くことができるのである。（Skinner, M. K.: *Endocr Rev*, **12**：45, 1991より改変）

での仕切られた細胞間隙がつくられている。精祖細胞は精細管の基部に存在しており，発達に従って管腔側へ移動していく。

生殖細胞間の細胞間隙の区画には2つの機能がある

　基底膜とセルトリ細胞がつくる血液精巣関門には2つの重要な役割がある。この関門は，発達過程の生殖細胞や精子を血中の有害物質から保護している。逆に精子形成時に生ずる抗原生産物が血中に入り，自己免疫反応を起こすのを防いでいる。さらに，この関門はセルトリ細胞から分泌される物質や，ライディッヒ細胞から分泌されるテストステロンの拡散を防ぎ，高濃度のテストステロンを生殖細胞に供給することを可能にする。局所的にテストステロンが高濃度に存在することが精子形成に不可欠である。

精子形成の生物学

精子は精祖細胞発達過程の結果である

　精子は男性の生涯を通じて産生され続ける。ピーク時には1日に1～2億の精子が産生される。このように精子を多数産生するため，精祖細胞は細胞分裂により持続的に更新される。これは生まれたときに生殖細胞の数が決まっており，一生を通じて減少し続ける女性の場合と異なる。

　精祖細胞は精細管内を管腔側へ移動しながら，特殊な変態を経て，精子に分化する。この分化の過程は，隣接するセルトリ細胞の機能によるところが大きい。精細管の基部（図49-1▼）で精祖細胞は2回，細胞分裂し，3つの**1次精母細胞** primary spermatocyte（図49-2▼）へ分化していくB型精祖細胞と，次世代の精祖細胞となる1つの休止状態の細胞になる。1次精母細胞は20日後に最初の減数分裂を開始する。

　管腔に近い部位で娘細胞である**2次精母細胞** secondary spermatocyteは22の常染色体とXまたはYいずれか1つの性染色体をもつ**精子細胞** spermatidに分裂する。精子細胞は精細管腔近くに存在し，隣接するセルトリ細胞に付着しており，精母細胞と細胞質橋によってつながっている。精子細胞は核濃縮，細胞質縮小，**先体** acrosome形成，精子尾部の発達が起こり，精子となる（図49-2▼）。最終的に1つの精祖細胞から64個の精子ができる。精子は細胞質のほとんどがセルトリ細胞に埋まった状態で管腔内へ突き出されている。成熟した精子は筋肉様の管腔細胞がつくりだす流れによって，精細管腔内へと移動する。

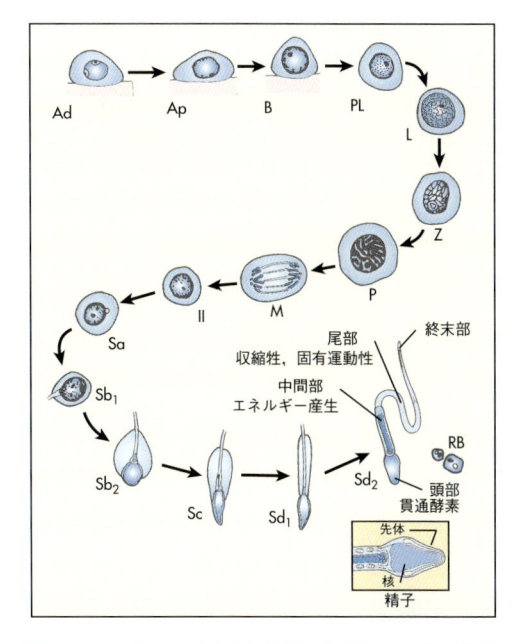

図49-2　ヒトにおける精祖細胞から精子への発達過程。成熟した精子はほとんどの細胞質を失っている。II：2次精母細胞，AdおよびAp：A型精祖細胞darkおよびpale，B：B型精祖細胞，L：精母細胞leptotene，M：減数分裂，P：精母細胞pachytene，PL：1次精母細胞preleptotene，RB，residual body，Sa，Sb，Sc，Sd：さまざまな段階の精子細胞，Z：精母細胞sygotene。(De Kretser, D. M. et al.: *Endocrinology* [DeGroot, L. J. ed], ed.3, vol.3, WB Saunders, Philadelphia, 1995 より改変)

精子の構成要素は受精能力を担う頭部，エネルギー産生を担う中間部，運動能力を担う尾部に分類できる

　成熟した精子はいくつかの構成要素をもった線状構造をしている（図49-2▼）。頭部は核と卵子への陥入を可能にする酵素を含む先体帽からなる。中間部はミトコンドリアを多く含み，精子運動のためのエネルギーを産生している。尾部の主要な部分はATPを含み，収縮性の微小管をもっている。微小管には腕とよばれる突起があり，微小管のあいだで滑り込む動きのために必要なエネルギーを供給するATPアーゼである**ダイニン** dyneinを含み，精子運動を可能としている。Ca^{2+}とサイクリックATPの両方が精子の運動を促進している。

精子形成は同期して起こる

　精子成熟までには60～70日間を要する。精祖細胞からの精子形成は同期して起こる。隣接した精祖細胞集団は16日ごとに1つの"世代"を構成する発達過程を始める。1次精母細胞が減数分裂の直前になると同時に，次の精祖細胞の発達過程が活性化される。3番

目の周期は最初の世代が精子細胞に分化したときに始まる。これらの精子細胞が完全に成熟した精子に分化したとき，4番目の周期が始まる。あるB型精祖細胞由来のそれぞれの精子細胞は，精細管腔近くで完全には区別することができない。細胞質の連続性や細胞間連絡の可能性がある。これらのことや，精細管内での隣り合う精子形成周期間での関係などを考えると，ある精子形成周期の生殖細胞は，他の周期にある生殖細胞に影響を与えているかもしれない。

精子は2～4週間かけて精巣上体を通り抜けるが，この間，精子の細胞質は減り，運動性が増す。精巣上体は管状の構造をしており，精子の発達に適した化学的浸透圧的環境を準備できる特殊な上皮をもっている。これらの上皮は精子に結合する蛋白質を産生し，精子運動性や受精能を上昇させている。精管に到達すると，精子は数カ月間生存しているとされている。

精子の運搬

陰茎の勃起と精液の射精は自律神経調節のもとにある

生殖のために精子が輸精管から陰茎尿道を経て，女性の膣内に到達する現象を射精とよぶ。陰茎の勃起は，副交感神経の作用で輸入小動脈の弛緩と輸出静脈の収縮が同時に起こる結果，静脈洞に血液が充満することで起こる。血管の緊張は一酸化窒素(NO)，サイクリックGMP，プロスタグランジンを介して変化し勃起が起こる。次いで交感神経性の興奮により射精が起こる。射精の際には輸精管の内容に先立って，膣の酸性分泌液を中和するアルカリ性の**前立腺**prostate分泌液が駆出される。最後に射精されるのは**精嚢**seminal vesicleの分泌液で，精子の好気性代謝の基質として重要なフルクトースとプロスタグランジンを含んでいる。精液の液体成分である精漿にはこのほか，カルシウム，亜鉛，黄体形成ホルモン(LH)，卵胞刺激ホルモン(FSH)，プロラクチン，テストステロン，エストラジオール，インヒビン，オキシトシン，エンドルフィン類，さまざまな酵素などが存在する。これらの物質の産生部位や受精における役割はわかっていない。

通常1回の射精で2～4億の精子を含む3～4 mlの精液が放出される。膣内に放出された精子の寿命はおよそ2日で，ただちに卵管をさかのぼり始める。おそらく精液に含まれるプロスタグランジンの作用で，卵管の平滑筋が収縮し，この運動により精子の卵子への到達が促進される。

精子が受精を起こす能力を獲得するためには，卵管の分泌液に曝露される必要がある。卵管内で数時間すごすことで，ヒト精子に受胎能が生じる。この過程をキャパシテーション(妊孕能の獲得)capacitationとよぶ。試験管内では射精された精子を洗浄し精漿を除去するだけでキャパシテーションが起こる。このことから精漿は受精を抑制する物質を含んでいると考えられる。キャパシテーションの過程には不明な点が多いが，これにより精子の運動能と卵子に侵入する能力が増大する。卵子への進入には，精子の頭部を覆う細胞小器官である先体の膜と精子の外層の膜が融合する**先体反応**acrosomal reactionにより，先体の中に含まれる蛋白質融解酵素が放出されて卵子周囲の保護層を消化する必要がある。

男性のアンドロゲン分泌と生殖能力は思春期に完成する

男児では思春期は10～11歳ころに始まり，15～17歳で完了する。精巣が発達して成人の大きさと機能をもつようになり，付属性器官の発達と男性型の肉付きによる第2次性徴が完成する。この時期には直線的な成長加速がみられ，成人の身長に達すると骨端軟骨(第43章)が閉鎖する。これらの変化は図49-3▼にまとめてある。

思春期にみられる最初の身体的変化は精巣の体積の

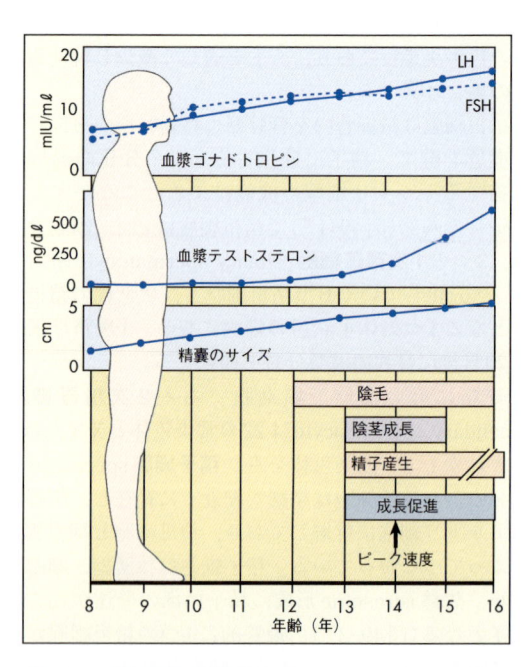

図49-3 男性の思春期に起こるホルモン分泌やその他の生物学的変化の平均的な経過。FSHとLHそれぞれの作用で，精巣は大きくなりテストステロン分泌が始まる。テストステロンの作用により身長が増加し，骨格が完成するとともに，生殖器官が完成する。(Marshall, W. A., Tanner, J. M.: *Arch Dis Child*, 45:13, 1970; Winter, J. S. D. et al.: *Pediatr Res*, 6 : 126, 1972による)

増大である。これは主に精管組織の肥大増殖によるもので，これに先行して血中FSHがわずかに増加している。ライディッヒ細胞が出現し，血中LHの増加に反応してテストステロンを分泌するようになる。血中のテストステロン濃度は2年ほどの期間に急速に上昇し，この間に陰毛と腋下の発毛，陰茎の発達，全身筋肉量の増加などとともに直線上の身長増加が達成される（図49-3▼）。精液の産生は13歳ころに始まる。血中テストステロン濃度が成人のレベルに達したのち1～2年経つと成長は終わる。およそ1/3の男児では，おそらくエストラジオール分泌の増加を反映して，一過性に乳房の成長をみることがある。テストステロン分泌が優位になるにつれて，乳房の発達は消褪する。

精子形成の内分泌調節

卵子の形成における調節とは対照的に，精子形成の内分泌調節については不明な点が多い。これにはいくつかの理由があり，精子形成に多数のホルモンやホルモンによって誘導される物質が関わることや，またライディッヒ細胞，精管細胞，セルトリ細胞，精原細胞などそれぞれにおいて傍分泌（パラクリン）調節，自己分泌（オートクリン）調節が起こることがあげられる。

性腺刺激ホルモン放出ホルモンから黄体形成ホルモンと卵胞刺激ホルモンを経てテストステロン分泌に至る系が，正常に働かないと精子形成は起こらない

精子形成が正常に行われるためには，性腺刺激ホルモン放出ホルモン（GnRH）がパルス状に分泌され，下垂体の黄体形成ホルモンと卵胞刺激ホルモンがそれぞれの標的細胞に働いて血中テストステロン濃度を高く維持することが必要である。正常な成人男性で，下垂体向ゴナドトローフ細胞を抑制して，一過性にFSHとLHの分泌を低下させると精子形成はほとんど完全に停止する。FSHあるいはLHどちらか一方の補充により精子形成は再開するが，正常な機能の発現には2つのホルモンがともに欠かせない。GnRHニューロンを欠く成人男性でも，1日数回適当な間隔でGnRHのパルス状投与を反復すると，精子形成が起こることがある。思春期のある時期にFSHが作用することも精子形成に不可欠とされているが，成人ではLHまたは高い濃度のテストステロンが血中に存在するだけで精子形成が維持される下垂体機能低下症の症例も知られている。

FSH，LH，テストステロンは，精巣で局所的に産生されるエストラジオールや他のステロール類，インヒビンとアクチビン，さらには下垂体のプロラクチンと成長ホルモンなどの分泌を調節することで，2次的に精子形成に影響を与えている可能性がある。たとえば，成長ホルモン分泌低下症では，おそらく精巣におけるインスリン様の成長因子（ソマトメジン）の合成が減少するため，生殖成熟の完成が遅れることが知られている（第44章参照）。

男性の胎児では胎児性性腺刺激ホルモンの多量分泌（図48-3▼，49-4▼）に反応して合成されるテストステロンの存在が，未分化の生殖細胞から休止状態の精原細胞への分化に必要とされるらしい。この時期から思春期まで，性腺刺激ホルモンが分泌されず精巣内でのテストステロンの濃度も低いため，精原細胞は一貫して休止状態にある。思春期になって分泌が始まるFSHは，精原細胞に存在すると考えられるFSH受容体を介して，この細胞を活性化する。FSHに続いて血中のLHとテストステロンの濃度が上昇する。テストステロンの分泌はLHがライディッヒ細胞に作用するために起こるので，精巣内でのテストステロンの濃度は血中よりはるかに高くなる。この現象はLHが欠損した症例で，テストステロン投与により血中濃度を正常値に補正しても精子形成が起こらないことからも理解できよう。プロラクチンはライディッヒ細胞のLH受容体発現を通じて，LHによるテストステロン分泌をさらに促進している可能性がある。テストステロンが精巣内で，どの程度がジヒドロテストステロン（DHT）あるいはときにはエストラジオールに代謝されて，作用を発揮しているかは不明である。また，テストステロンあるいはその代謝産物が精母細胞や精子細胞に直接作用するか否かも，これらの生殖細胞が古典的なステロイドホルモン受容体を発現していないので不明である。セルトリ細胞に対してテストステロン

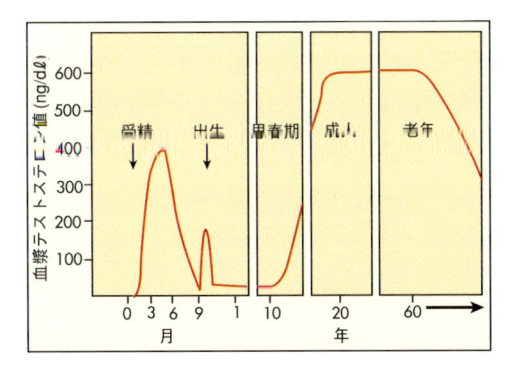

図49-4 正常な男性における生涯の血中テストステロンの変化。胎児の外生殖器の男性化の完了に一致して，子宮内で上昇がみられる。思春期のあいだに急激に上昇し，成人になると一定になる。老年期には緩やかに減少し，アンドロゲンの効果が失われていなければ，わずかに存在する。（Griffin, J. E. et al.: *Metabolic control and disease* [Bondy, P. K., Rosenberg, L. E. ed.], WB Saunders, Philadelphia, 1980 ; Winter, J. S. D. et al.: *J Clin Endocrinol Metab*, **42** : 679, 1976のデータによる）

が刺激作用を発揮することは明らかで，この機構が主になって未分化の生殖細胞の精母細胞への分化成熟が起こる可能性が考えられる．

さまざまな機能をもつセルトリ細胞が卵胞刺激ホルモンとテストステロンの調節のもとに精子は重要な役割を果たす

　胎児期のミュラーMüller管退縮ホルモンの分泌が，思春期以前にセルトリ細胞の機能として知られている唯一の例である．思春期以降，セルトリ細胞はそれぞれの形質膜に生じた細胞質外層への陥入によってさまざまな発達段階にある生殖細胞を抱え込み，接触している．精子形成は段階を追って起こり，それぞれに対応してセルトリ細胞も周期的に，①細胞代謝，②核と細胞質突起の形態，③細胞質内の油滴とグリコーゲン含量，④ミトコンドリアの活動，⑤酵素の含量などの変化を示す．このようなセルトリ細胞の機能変化と細胞分裂はFSHにより刺激される．セルトリ細胞の細胞質は，生殖細胞が精管の基底から管中心部に移動する際の通路となる．そこで，隣り合っているセルトリ細胞の間に存在するタイト結合は，1次精母細胞の移動を可能にするために，順次開いていく必要が起こる．精母細胞の通過後，タイト結合は再び閉鎖され，血液精巣関門が維持される（図49-1▼）．

　FSHに刺激されて，セルトリ細胞は精原細胞の受容体に作用する**幹細胞因子**stem cell factorを産生する．この因子により，精原細胞の有糸分裂が促進され，**アポトーシス**apoptosisが抑制されるので，精原細胞が増加する．セルトリ細胞が産生するもう1つの物質であるアクチビンはフォリスタチンと結合して精原細胞が減数分裂を始め，1次精母細胞となるときのミトコンドリアの変化を調節する（図49-2▼）．このように，FSHのセルトリ細胞への作用により，精子形成初期の段階が促進される．ライディッヒ細胞と精管辺縁細胞の産生する上皮細胞成長因子には精原細胞の増殖を抑制し，分化を促進する作用がある．

　セルトリ細胞はFSHの作用のもとに，ライディッヒ細胞由来のテストステロンを代謝し，エストラジオールを産生する．テストステロン，ジヒドロテストステロン，エストロゲンに結合する**アンドロゲン結合蛋白質**androgen-binding protein（ABP）もセルトリ細胞の産物で，FSHにより合成の促進が起こる．この蛋白質によりセルトリ細胞に性ステロイドホルモンが蓄積され，精子形成の適当な段階で放出利用されるために貯蔵されると考えられる．生殖細胞は古典的なアンドロゲン受容体を欠いているが，テストステロンやその他の性ステロイドホルモンはABPに結合した形でエンドサイトーシスによって細胞内に入り，効果を発揮する可能性も指摘されている．ABPは精管液中にも分泌され，精巣上体などで起こる性ステロイドの再吸収を抑制して，輸送途上の精子が必要とするホルモンを確保している．テストステロンは精子形成の後半の段階でも，FSHと共同でセルトリ細胞にアンドロゲン受容体の発現を促し，またABPの産生を促進することで大きな役割を果たしている．テストステロンには精母細胞と，未熟な円形の精子細胞の変成を防止する作用がある．テストステロンにより合成が促進される**N-カドヘリン**N-cadherinの作用で，円形の精子細胞のセルトリ細胞への接着が促進される．円形の精子細胞が細胞質を減じ，成熟する際にもテストステロンが必要である（図49-2▼）．

　鉄，銅，ビタミンAを結合する蛋白質の合成もFSHにより促進される．これらの蛋白質の作用により，精子形成に必要な物質の血漿からの移行が起こる．FSHはこのほかにもセルトリ細胞に働いて，生殖細胞のエネルギー源となる乳酸の生成を促進したり，精子細胞を精管内腔に移動させる物質の合成を起こす．

　セルトリ細胞，ライディッヒ細胞，精管の辺縁細胞のそれぞれの間には局所的なフィードバック調節が働いている．FSHはインヒビンBとエストラジオールの合成を促進するが，インヒビンはエストラジオール合成に欠かせないアロマターゼの作用を抑制する．ライディッヒ細胞由来のテストステロンがセルトリ細胞によるインヒビン産生を促進するのに対し，セルトリ細胞はアクチビンとエストラジオールを分泌してライディッヒ細胞のテストステロン合成にネガティブフィードバック作用を及ぼす．テストステロンは精管辺縁細胞の分化増殖を起こす．セリトリ細胞と精管辺縁細胞は互いに蛋白質性産物により調節を行っている．これら多彩な物質が，それぞれ適当な時期に働くことにより，精子形成を維持する環境をつくり上げると考えられる．

> 他にこれといった異常のない男性のほぼ10％に，解剖学的な欠陥（たとえば**精索静脈瘤** varicocele），精子形成の異常，あるいは女性の配偶者の膣分泌液や卵子との不適合を起因とする絶対的あるいは相対的な不妊症がみられる．このような症例では射精された精液に，①まったく精子を含まない（**無精子症** azoospermia），②精子の数の不足（1000万/m*l*以下，**乏精子症** oligospermia），③運動能の低下した精子が多い，あるいは ④未熟な精子や形態的に異常な精子が多い，などの所見がある．無精子症ではインヒビン合成の低下により，この物質によるネガティブフィードバック作用が欠けて高FSH血症となる．これ以外の病態では，血中性腺刺激ホルモンやテストステロンの基礎値やGnRH投与に対する反応はしばしば正常である．それにもかかわらず，精巣の生検では精原細胞から精母細胞に至るさまざまな段階で精子形成が滞っており，精子細胞がほとんどみられないこともある．精巣生検では，生殖細胞の成熟に対応して本来起こるべきタイト結合の機能に異常があることを示す所見が得られることもある．この異常の原因がホルモン作用（たとえば時期，作用の間隔，あるいはFSHとLHのパルス状分泌

の大きさや比率の異常），局所的な傍分泌，自己分泌因子の生産の異常，さらには精子形成に関わるY染色体上の遺伝情報の変異によるかは不明である．精子の数や形態が正常な場合でも，他の原因により男性不妊となる可能性は除外できない．精子が受精に必要とされる蛋白質（先体の酵素や卵子との結合を可能にする蛋白質）の欠損，前立腺や精囊分泌液の組成異常，女性が正常・異常を問わず精子の表面蛋白質に対する抗体をもつ場合などがこの例に該当する．

男性ホルモン（アンドロゲン）

分泌と代謝

テストステロンの一部は代謝プロホルモンである

テストステロンは主要な男性ホルモン（アンドロゲン）であり，第48章で示した経路により合成される．成人では，血中テストステロン濃度にはLHパルスと一致する小さなパルス変動が1日を通じて認められる．アンドロゲン作用の大部分は，標的組織においてテストステロンがDHTに還元されることにより発現される．テストステロンやアンドロステンジオンはまた，エストラジオールやエストロンの主要な基質である．エストロゲンは脂肪組織や肝臓で芳香化により合成される．一部のテストステロン作用は，エストラジオールに代謝されてから発揮される．血中ではわずか1～2％のテストステロンが遊離して存在しており，テストステロンやDHTの大部分はセルトリ細胞由来のABPとアミノ酸配列が同一の性ステロイド結合グロブリン sex steroid-binding globulin（SSBG）に結合して代謝している．残りのテストステロンはアルブミンに結合している．SSBGに結合したアンドロゲンは甲状腺ホルモンやコルチゾルと同様に，生理活性作用が存在せず，遊離アンドロゲンの減少により放出されるリザーブとなっている．SSBGの濃度はアンドロゲンにより減少し，エストロゲンにより増加する．このようにアンドロゲンの生理活性はSSBGに結合される割合によっても調節を受ける．大部分のテストステロンは17位を酸化され（第48章参照），尿中に排出される．これらの物質の30％は17-ケトステロイドからなる（第46章参照）．

血中テストステロン濃度は生涯を通して変化する．図49-4▼に示したように，血中テストステロン濃度は胎児で，血中ゴナドトロピンと同時期に成人と同じレベルに上昇し（図48-3▼参照），外陰部の生殖器が分化する．しかしながら，出生時，テストステロンの濃度は急激に減少する．出生後，短い期間，上昇した後，血中テストステロン（およびLH）濃度は子供の間，低い濃度に保たれ，ライディッヒ細胞は精巣中で同定することができない．11歳になるとライディッヒ細胞が再び出現し，血中テストステロン濃度は約17歳でおよそ600 ng/dlまで急激に上昇し始める（図49-4▼）．この上昇は約50年間持続する．生涯の後半の数十年，血中テストステロン濃度は徐々に減少するが，これはライディッヒ細胞がLHの刺激に対して反応しなくなるためである．ネガティブフィードバックのために，血中LH濃度はゆっくりと上昇する．性衝動や精子生産の減少にもかかわらず，たいていの80歳代でも精子形成が起こっている．

精巣から分泌されたアンドロゲンは生殖器官に作用し，2次的な性特有の身体の成長や成熟を刺激し，代謝に影響を与える

テストステロンは通常，標的細胞でDHTに還元される．アンドロゲン受容体はテストステロンよりDHTに高い親和力で結合する．アンドロゲンと結合した受容体はおそらく核付属蛋白質に補助され，DNAに作用する（図40-8参照▼）．この結果，特定の蛋白質の合成が誘導または抑制される．RNAやDNAポリメラーゼの量が上昇する．アンドロゲンは精巣上体や男性の副生殖器官の成長や分化を促進する．これらの効果は前立腺などの標的器官の上皮細胞，間質細胞，血管の肥大や過形成として現れる．

主要なアンドロゲンの効果は図49-5▼に示されるように，効果を示す分子により分けられる．DHTは特に胎児の陰茎，陰囊，尿道，前立腺の分化に必要である（図48-6▼参照）．DHTは思春期に再び，陰囊と前立腺の成長，前立腺からの分泌のために必要となる．DHTは毛包を刺激し，男性の典型的なひげの成長，ダイヤモンド型の陰毛，毛髪の生え際の後退を促す．皮脂腺の成長や皮脂の産生もまたDHTの作用である．テストステロンは胎児において，精巣上体，精管，精囊の分化を促進する（図48-6▼参照）．テストステロンとDHTは，思春期の間，陰茎と精囊を大きくし，精囊からの分泌を刺激する．精子は5α-還元酵素の欠損のため，テストステロンは分泌するが，DHTを分泌できない成人でも産生することができる．しかしながら，このことは通常DHTが精子産生に関与していないということではない．

テストステロンは思春期の間，最初は骨の急速な成長を促進するが，最終的には成長の中心である骨端の閉鎖により直線方向の成長を休止させる（第43章参照）．エストラジオールもまた，男性において，この作用を促す．骨端が閉鎖しないと，身長は高いが，性的に未成熟な成人になる（**類宦官症** cunuchoidal habitus）．テストステロンは成長ホルモンを分泌させ，また骨芽細胞のトランスフォーミング成長因子の局所産生を刺激することにより，成長ホルモンと共同して働く．テストステロンは思春期の間，筋線維を大きくすることにより男性の筋肉を増大させる．咽頭を大きく，声帯を

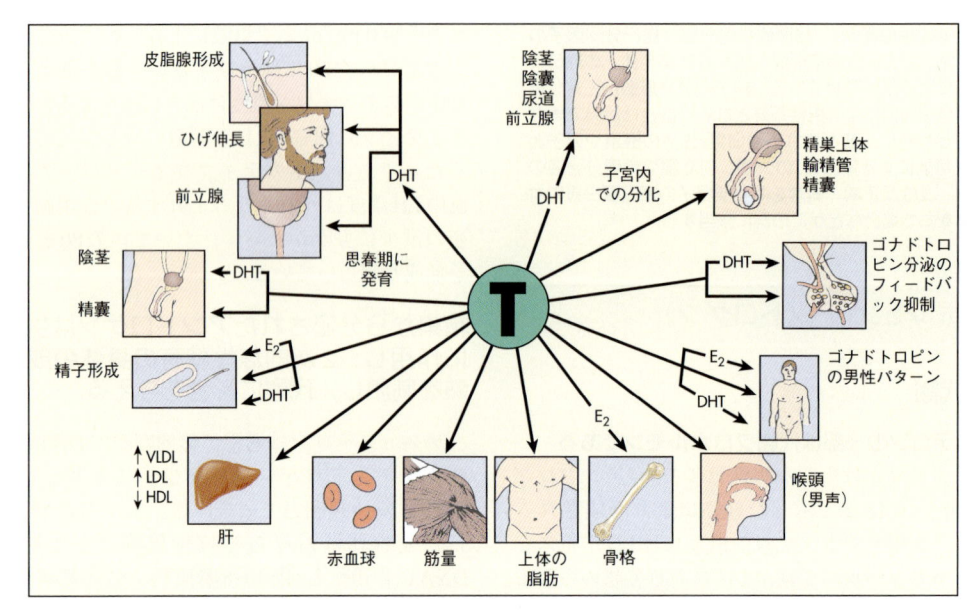

図49-5 アンドロゲンの効果。すべての場合で、最終的な、また、最も重要な効果のある分子はわかっていない。筋肉を増大させたりするような効果はテストステロン自身の効果による。前立腺の成長や分化などの効果はDHTによる。精巣でテストステロンから産生されるエストラジオールの役割はわかっていないが、骨格の作用を修飾していると考えられている。HDL：高比重リポ蛋白質，LDL：低比重リポ蛋白質，VLDL：超低比重リポ蛋白質。

厚くすることにより、声を低くする。成人になってからテストステロンを投与すると、男女において、窒素を保持して蛋白質を同化させる。

ゴナドトロピン放出のフィードバック抑制は、視床下部ではDHTが産生されないため、主にテストステロンの効果による。視床下部において、テストステロンより合成される代謝DHTやエストラジオールもまた、ある程度ネガティブフィードバックを行う。性欲、十分な時間持続する勃起、攻撃行動はアンドロゲンによって促進されるようである。しかし、これらの働きはテストステロンが不足したのち、部分的に維持する他の因子によってもまた影響を受ける。

アンドロゲンはまたエリスロポエチンの合成を促進することにより（第16章参照）、赤血球の前駆体の成熟を直接刺激することにより、赤血球を肥大させる。アンドロゲンは多くの肝臓の蛋白質の合成を制御している。特に、すべてのホルモンに結合するグロブリンを減少させる。より重要なのは、アンドロゲンの作用は低比重リポ蛋白質（LDL）の血中レベルを増加させるが、高比重リポ蛋白質（HDL）の血中レベルを減少させる。このことは、男性において冠動脈の疾患の危険性を高めている。一方、アンドロゲンは女性よりも男性において骨を増大させる。よって、骨粗鬆症の発症を妨げる。

まとめ

- 精巣では血液精巣関門とよばれる解剖学的構造が存在し、精細管の局所の環境が維持されて精子形成が進行する。
- セルトリ細胞はFSHにより刺激され、精子の成長、維持、輸送のために必要なABP、成長因子、インヒビン、ミネラルやビタミン結合蛋白質、酵素を合成する。
- 精巣間質のライディッヒ細胞はLHにより刺激され、テストステロンを合成分泌する。局所的に高濃度に維持されたテストステロンが精子形成を促す。
- テストステロンとDHTにより思春期における身体の男性化が起こる。
- テストステロンは筋肉量や身長の直線的な増加を通じて成長を加速するが、性成熟に伴って骨端線の閉鎖を起こし、身長や手足の長さの増加を停止する。

第50章
女性生殖機能

到達目標
- 卵胞の発達の過程を説明できる。
- 卵子形成のホルモン調節を理解できる。
- 生殖器官や他の器官に対するエストロゲンの作用を概説することができる。
- 胎盤の機能を理解できる。
- 妊娠に伴う母体の代謝の変化を説明できる。
- 分娩とはどのような現象か理解できる。

　女性の配偶子である卵子の形成と成熟には，卵巣がつくる保護・支持環境が欠かせない。本書でこれまでに述べてきたように，卵巣の分泌するエストロゲンは全身のさまざまな臓器や組織にも作用し，循環系，腎，骨格系や肝における蛋白質の合成に影響を及ぼす。

　卵巣は卵管や子宮とともに骨盤内に位置する。成人では1個の卵巣は15 gほどで，3層からなっている。最も目立つ層が**生殖上皮** germinal epitheliumで覆われた**皮質** cortexで，すべての**卵母細胞** oocyteは1つずつ**卵胞** follicleに取り囲まれてここに存在する。卵胞を構成する細胞には，ステロイドホルモン産生能をもつものがある。発育や退行のさまざまな段階にある卵胞が皮質全体に分布する。**間質細胞** interstitial cellと結合組織からなる実質が卵胞を取り囲んでいる。卵巣の残る2層は**髄質** medullaと**卵門** hilumとよばれる。これらの層にもステロイド産生細胞が散在しているが，生理学的な意義はわかっていない。卵巣や卵胞の発達の度合は，超音波造影により観察できる。

　卵胞を構成する**顆粒膜細胞** granulosa cellと**莢膜細胞** theca cellは卵子の発育や卵胞からの放出（排卵）を局所的に調節するホルモンなどの物質を産生している。卵巣のホルモンは血中にも分泌され，卵管，子宮，腟，乳房，視床下部，下垂体，脂肪組織，肝，腎，骨，血管などに作用する。これらの内分泌作用は生殖機能を増進する。卵巣の生殖機能を代表する基本的な単位は，1個の卵母細胞とそれを取り巻く顆粒膜細胞と莢膜細胞から構成される卵胞ということができる。完成した卵胞は，①卵子を維持し，栄養を補い，成熟させ，適当な時期に放出する，②胎盤が完成して役割を引き継ぐまで胎児が必要とするホルモンを供給する。

卵子形成の生物学

胚細胞から生じた卵母細胞は減数分裂初期で休止する

　原始胚細胞から生じた卵原細胞は，個体発生の5〜6週の時期に生殖堤に移動する。発育中の卵巣内で有糸分裂し，20〜24週齢の時期には，700万個に及ぶ卵原細胞が存在する。一方，8週齢から生後6カ月にかけて，卵原細胞は減数分裂初期段階に入り，1次卵母細胞となる。減数分裂が始まる時期の卵母細胞は10〜25 μmで，成熟すると50〜120 μmとなる。抑制ホルモンの作用により，減数分裂は個体が性的に成熟するまで，あるいは一部の1次卵母細胞は閉経に至るまで，初期段階で休止している。つまり，1次卵母細胞は50年以上の寿命をもつことになる。

卵母細胞の数の減少

　卵子形成の最初の時期から，卵母細胞の数の減少が並行して起こる。このため，出生時には200万個の卵母細胞が存在するだけになり，さらに思春期発動の時期には40万個にまで減少する。卵原細胞の新生は起こらないので，この数が女性の生殖可能年齢を通じて使用できる卵子の最大の数となる。生殖可能年齢の間も卵母細胞の数は減少するので，閉経期を迎え生殖能力が失われるころには，卵母細胞はほとんど残っていない。この点が，精原細胞の新生が一生続く男性との大きな相違である（第49章参照）。

卵胞の発達

卵母細胞が周囲の間質から卵胞を誘導する

　卵胞の発達には複数の段階が区別できる（図50–1▼）。第1の段階は減数分裂初期と一致しており，きわめて長い時間経過をたどる。この時期は在胎中に始まり，生殖可能年齢のどの時点までも続くことになる。卵母細胞の減数分裂の進行につれて，周囲の間質から紡錘形の細胞が分化し，単層の細胞層を形成して卵母細胞を完全に取り囲む。これらの細胞の細胞質突起は卵母細胞の形質膜に結合する。卵母細胞を取り囲む紡錘形の細胞の外側には**基底膜** basal laminaが生じる。基底膜により周囲の間質から隔てられるようになったこ

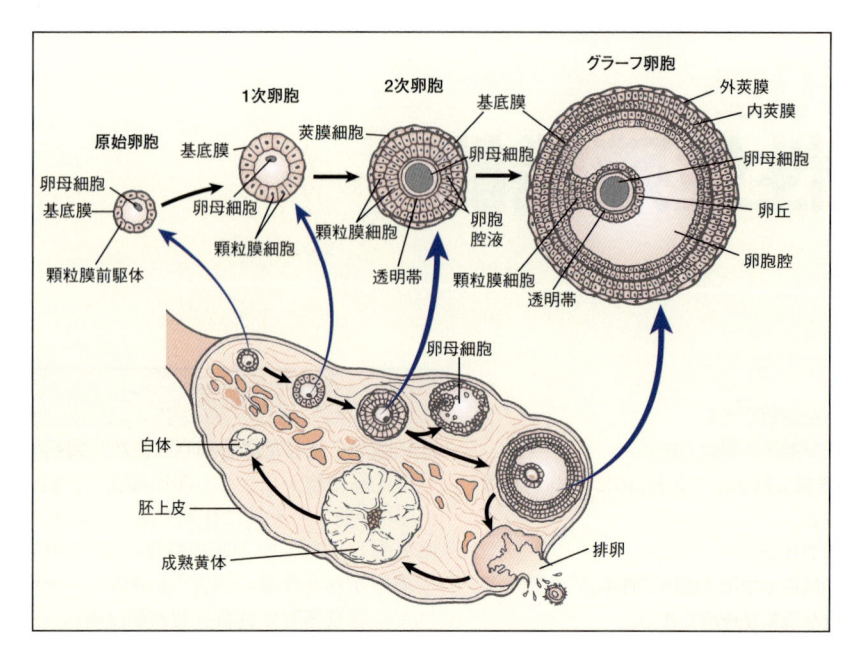

図50-1 卵巣の構造の概略(縮尺は一定でない)。異なった発達段階にある卵胞と，卵胞の遺残物から生じる黄体を示した。卵母細胞は卵胞の基底膜と顆粒膜細胞に守られて，血漿や間質液中の物質の影響を受けないよう遮断されている。(Ham, A. W., Lesson, T. S.: *Histology*, ed. 4, JB Lippincott, Philadelphia, 1968による)

の段階の卵胞の直径は25 μm内外で，**原始卵胞** primordial follicleとよばれる(図50-1▼)。

月齢5〜6カ月の胎児期に，一部の原始卵胞の紡錘形の細胞が立方形の**顆粒膜細胞**に変化し，**1次卵胞** primary follicleが形成される。この顆粒膜細胞が分裂し，複数の層をなして卵母細胞を取り囲むようになったのが**2次卵胞** secondary follicleである。顆粒膜細胞が分泌するムコ多糖類は卵母細胞のまわりを取り囲んで，**透明帯** zona pellucidaとよばれる光輝状の構造を呈する(図50-1▼)。顆粒膜細胞は細胞突起により透明体を貫き，取り囲んだ1次卵母細胞の成熟に必要な栄養の補給とホルモン情報の伝達を行う。同時に，顆粒膜細胞の細胞質は血液中の物質が配偶子細胞へ輸送される際のフィルターとして働く(図49-1▼のセルトリ細胞と精母細胞の関連を比較すること)。

2次卵胞は直径約150 μmまで大きくなる。卵母細胞もこの時期に最大となり，直径80 μmとなる。同時に卵巣実質に由来する細胞が卵胞の基底膜の周囲に集まり，**内莢膜** theca internaが形成される。顆粒膜細胞はこの時期に漿液の分泌を始める。思春期以前の卵巣に通常みられる最も発達した卵胞はこの段階にあり，卵胞発達の第1期，または前濾胞期はここで終わる。

限られた少数の卵胞が思春期以降大きく発達し，機能をもつようになる

月経周期の開始後，ようやく卵胞発達の第2期が始まる。この段階は70〜85日を要するので，完了までに3回の月経周期を経ることになる。それぞれの周期の半ばを過ぎたころに，限られた少数の2次卵胞が発達を続ける。これらの卵胞では卵胞液が集まって**卵胞腔** antrum(図50-1▼)とよばれる濾胞を形成する。濾胞の漿液中には顆粒膜細胞，莢膜細胞の分泌物と，血液から顆粒膜細胞の細胞質を経て運び込まれたさまざまな物質が存在している。これらの物質にはムコ多糖類，血漿蛋白質，電解質，ステロイド合成酵素，ステロイドホルモン，卵胞刺激ホルモン(FSH)，黄体形成ホルモン(LH)，インヒビン，オキシトシン，アルギニン-バゾプレッシン，プロオピオメラノコルチン由来のペプチドなどがある。濾胞液中のステロイドホルモンには顆粒膜細胞から直接分泌されたものと，莢膜細胞から拡散によって濾胞液に達したものの双方がある。卵母細胞の減数分裂を抑制する非ステロイド性物質(おそらくミュラーMüller管退縮ホルモン)も濾胞液中に分泌されている。

顆粒膜細胞は増殖して電解質や化学物質が自由に行き来する合胞体をつくる。卵母細胞は顆粒膜細胞がつくる柄によって卵胞の中心ではなく，偏った位置に固定され，**卵丘** cumulus oophorusとよばれる2, 3層の細胞で取り囲まれた特異な構造の中で成熟する(図50-1▼)。内莢膜の細胞も増殖分化して，立方形のステロイド産生細胞となる。間質に由来する紡錘形の細胞が，卵胞の最外層に血管が豊富に分布する**外莢膜**

theca externaをつくる。これらの血管を流れる血液により，FSHやLHなどが卵胞に到達する。全体の直径が2～5 mmとなったこの時期の卵胞を，**排卵前卵胞 preovulatory follicle**あるいは**グラーフ卵胞 graafian follicle**とよぶ。

優位卵胞の選別と排卵

月経周期第5～7日になると2次卵胞の中から1つだけが**優位卵胞 dominant follicle**として選別され，最終的に発達をとげる。細胞の増殖と濾胞液の分泌により，優位卵胞は急速に大きくなる。ムコ多糖類の分解により，濾胞液のコロイド浸透圧が上昇し，16～20 mmHgに達する。顆粒膜細胞層は押し広げられて菲薄になり，卵丘の結合も弱くなり，莢膜層での血流が急速に増大する。卵胞の発達の最後の48時間には，優位卵胞は指数関数的に大きくなり10～20 mmとなって，月経周期のちょうど中間期に**排卵 ovulation**（卵子の放出）が起こる。この時期には，卵巣表面直下の基底膜が蛋白質分解酵素によって消化される。卵胞はゆっくりと破裂し，卵母細胞は卵丘の細胞とともに腹腔に放出される。卵母細胞の第1次減数分裂はこのときにようやく終了する。放出された**2次卵母細胞 secondary oocyte**は卵管に吸い込まれる。減数分裂により生じるもう1つの娘細胞である**1次極体 first polar body**は，細胞質はほとんど細胞質をもたず，捨てられてしまう。卵管内で精子が進入すると，第2次減数分裂が完了し，半数性の（23個の染色体をもつ）**卵子 ovum**と2次極体が生じる。この周期中に卵巣に生じた非優位卵胞や未成熟卵胞は**閉鎖 atresia**卵胞となる（図50-1▼，後述）。

黄体形成

受精ののち，接合子（受精卵）は破裂した卵胞に由来する新たな組織により維持される

破裂した優位卵胞の残存部分は**黄体 corpus luteum**とよばれる新たな内分泌組織となる。黄体は受精卵の着床と発育に必要なステロイドホルモンのバランスを，胎盤が肩代わりするまでの間維持する機能をもつ。黄体は主に顆粒膜細胞に由来する。これらの細胞は肥大して密に並び，細胞質内に多数の脂肪滴が出現する。**黄体化 luteinization**とよばれるこの過程は排卵の直前に始まり，卵胞から卵母細胞が放出されると加速的に進行する。莢膜細胞も黄体化して，黄体の外表面をひだ状に取り囲む。次いで卵胞の基底膜が消失し，多数の血管が進入して直接顆粒膜細胞を栄養するようになる。

排卵後に受精が起こらなければ，黄体は14日の寿命で退縮する。この過程を**黄体退縮 luteolysis**とよぶ。顆粒膜細胞と莢膜細胞は壊死脱落し，白血球やマクロファージ，線維芽細胞が進入して黄体は血管支配のない痕跡となる（図50-1▼）。

卵胞閉鎖

未成熟卵胞はアポトーシスにより消失する

女性の生殖可能な年齢を通じて，平均して400～500個の卵母細胞が（通常1カ月に1個ずつ），上に述べた過程を経て順次成熟し，排卵される。残る数百万個の卵母細胞は**卵胞閉鎖 atresia of follicle**とよばれる過程を経て消失する。卵胞閉鎖は原始卵胞の形成の時期にすでに観察される**アポトーシス apoptosis**とよばれる現象である。1次卵胞では卵母細胞の壊死により顆粒膜細胞が退化する。卵母細胞のほとんどはこのようにして消失する。2次卵胞では卵胞の外縁で卵母細胞から最も離れたところに位置する顆粒膜細胞が壊死に陥ると，これが刺激となって1次極体の放出の段階まで卵母細胞の減数分裂が進行すると考えられる。卵丘の顆粒膜細胞もこのときに脱落するため，支持組織を失った卵母細胞も変性し，結局，卵胞の基底膜の内側の組織はすべて崩壊して痕跡になる。莢膜細胞は脱分化して間質に戻る。

月経周期経過中のホルモン分泌パターン

月経周期は生理学的には月々の優勢な卵胞の発達を反映する3つの時期に分けることができる（図50-2▼）。**卵胞期 folliclar phase**は月経出血の開始に始まり，平均して15日（変動幅は9～23日）続く。引き続き1～3日間の短い**排卵期 ovulatory phase**があり，最後に13～14日続き月経出血の開始で終わる**黄体期 luteal phase**が続く。正常の月経周期は21～35日と変動するが，これは主に卵胞期の長さに依存している。

下垂体性腺刺激ホルモンと卵巣ステロイドの血中濃度は月経周期の経過中，互いに依存した一定のパターンで変化する

正常な生殖機能が発揮されるためには，視床下部の性腺刺激ホルモン放出ホルモン（GnRH）のパルス状の分泌，下垂体からの周期的なLHとFSHの分泌を反映する卵巣ステロイドホルモンとインヒビンの周期的な分泌が前提となる。いずれの物質も互いのネガティブ・アクティブフィードバック調節により，複雑な分泌パターンを示すようになる。

卵巣周期の調節に必須の制御因子がLHとFSHである。FSHとLHの血中濃度は卵胞期の開始に先立って最も低くなり，LH/FSHの比率は1より大きくなる（図50-2▼）。FSH濃度は月経出血の開始に1日先立って上昇を開始し，卵胞期の前半を通じてこの傾向を維持する。LH濃度の増加はやや遅れて起こる。

卵胞期の後半になるとFSH濃度は低下するが，LH濃度の上昇が続き，LH/FSHの比率がおよそ2となる。卵胞期初期の6～8日間，上昇したFSHの作用で血中

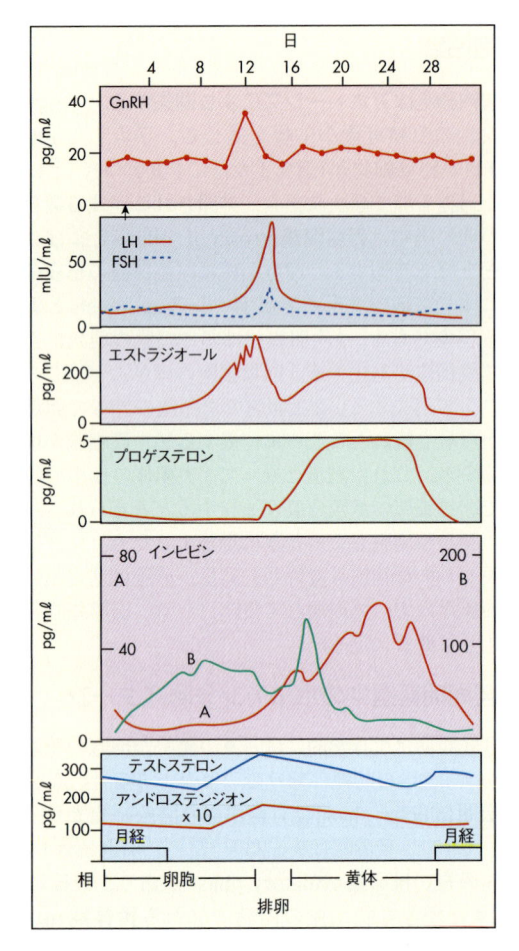

図50-2 月経周期中にみられる血中ホルモン濃度の消長。優位卵胞からの分泌により、エストラジオール濃度が卵胞期後半に上昇する。血中エストラジオールと性腺刺激ホルモン放出ホルモン（GnRH）の濃度上昇に引き続いて、LHとFSHの排卵性大量分泌が起こる。黄体から分泌されるプロゲステロンとエストラジオールにより、これらのホルモンの血中濃度は黄体期にプラトーとなる。月経周期前半にみられるインヒビンBの増加は卵胞に、後半期のインヒビンAは黄体にそれぞれ由来する。

エストラジオールも徐々に増加する。卵胞期の後半では、エストラジオール濃度は急速に増加し、排卵期の直前にピークを示す（図50-2▼）。エストラジオールは優位卵胞の顆粒膜細胞が分泌したものである。卵胞期の後半では、血中の高いエストラジオールと顆粒膜細胞の分泌するインヒビンBのフィードバック作用によりFSH濃度は低下する。血中LH濃度は少しずつ増加し続け、またこの時期アンドロゲン濃度も増加する。

引き続いて起こる排卵期に特徴的なことは、きわめて大きな一過性の血中LH濃度のスパイク状の上昇である。FSHもより小さいがスパイク状の分泌増加を示す。性腺刺激ホルモンの"サージ"とよばれるこの現象に先立って、卵胞期末期には血中エストラジオール濃度が鋸歯状の分泌増加パターンを示し、GnRHのパルスも大きくなる（図50-2▼）。この時期には血中プロゲステロンもわずかながら増加する。各種の物質の分泌パターンは、LHとFSHの排卵性サージは卵巣と視床下部の双方が関わる現象であることを示すものである。

排卵後の月経周期後半では、黄体がホルモン分泌パターンを決める

排卵後に生じた黄体の及ぼすネガティブフィードバック作用によりLHとFSHの濃度は黄体期を通じて一貫して低下し、この時期の終わりには最低となる（図50-2▼）。GnRHのパルス状分泌頻度も低下する。黄体期の最も著しい特徴は、黄体に由来するプロゲステロンの血中濃度が卵胞期の10倍にも達することである。黄体が分泌するエストラジオールとともに、インヒビンAの濃度も上昇する。妊娠が成立せず、黄体が退縮すると黄体期末期にはプロゲステロン、エストラジオール、インヒビンAの血中濃度が劇的に低下し、月経出血が始まるとともにFSHの分泌が増加して次の周期が始まる。

ホルモンによる卵子形成の調節

卵胞の初期発達はホルモンに依存しない

原始卵胞の初期発達は、卵母細胞が産生する何らかの顆粒膜細胞刺激物質に依存した局所的な現象で、性腺刺激ホルモンを必要としない。反応した顆粒膜細胞の作用で莢膜細胞層が形成され、卵母細胞は直径約80 μmに達した段階で発達を休止する。原始卵胞から1次卵胞が形成されるこの過程は、月経周期とは独立に月経閉止期まで起こっているようである。ただし、在胎期の半ばにみられるFSHとLHの大量分泌や、幼弱期のごく低濃度の性腺刺激ホルモンの分泌も、その後の一生を通じての卵胞の発達の維持に不可欠であって、FSH βサブユニットの遺伝子の変異やFSH受容体遺伝子に突然変異を生じると不妊となる。

発達を休止している卵胞がどのように選別され、卵巣皮質から実質に進入し髄質で1次卵胞として発達するようになるかの機構については不明である。少なくとも優位卵胞として成熟に至る卵胞は、月経周期の排卵期に先立って性腺刺激ホルモンに反応して内莢膜細胞層が発達し、豊富な血管支配により卵胞閉鎖が防止されるようになったものと思われる。

卵胞の発達

卵胞の成熟には高い濃度のエストラジオールが必要である

卵胞の発達の第2段階はそれぞれの月経周期の黄体

期初期に始まり，2周期後の黄体期末期まで継続する．FSHとLHに対する受容体が発現した限られた数の卵胞がこの時期にゆっくりと発達し，大きくなる．こうして形成された直径2〜4 mmの卵胞20個のうち1個が，通常一側の卵巣で選択され，引き続く卵胞期の第5〜7日に優位卵胞として成長する．卵胞期の初期には，特定の卵胞で血中FSH値の上昇による減数分裂の促進と顆粒膜細胞の増殖が起こる．FSHは細胞周期G_1期における時計物質であるサイクリンD_2の遺伝子活性化を起こす．FSHはまた，重要な酵素であるアロマターゼ(芳香化酵素)の活性を増強して優位卵胞におけるアンドロゲンからエストラジオールの合成を促進する(図50-3▼)．局所的に増加したエストラジオールの作用で，エストロゲン受容体とFSH受容体がともに増加する．受容体の増加によりこれらのホルモンに対する顆粒膜細胞の感受性がさらに増加して，多量のエストラジオールが分泌される．局所的に産生されるインスリン様成長因子(IGF-1とIGF-2)や形質転換成長因子，上皮細胞成長因子(第44章参照)も顆粒膜細胞の肥大増殖作用をもつ．このように第2期の卵胞の発達はひとたび始まると，下垂体と卵巣の微妙な調節下にある内分泌，自己分泌(オートクリン)，傍分泌(パラクリン)の関与により，どんどん進行し，卵胞は指数関数的に大きくなる．

3つの機構により，卵胞の発達がさらに進行する．
1. FSHとエストラジオールの作用により顆粒膜細胞にLH受容体が発現する．
2. 血中エストラジオールが徐々に上昇することにより，GnRHによる性腺刺激ホルモン分泌調節に変化が起こり，FSH分泌の抑制とLH分泌の維持という解離が起こる．下垂体内のLH含量が増加し，排卵期のサージに必要なLHが確保される．このようなエストラジオールの作用は，一部は下垂体のゴナドトローフ細胞に，一部はGnRH分泌を抑制しているドーパミン作動性あるいはエンドルフィン作動性の神経機構を介するものである．
3. エストラジオールにより莢膜細胞にもLH受容体が発現する．

莢膜細胞と顆粒膜細胞が共同してエストラジオールの合成を増し，黄体形成ホルモンの排卵性サージを起こす

LHは卵胞期の後半に莢膜細胞を刺激してアンドロステンジオンとテストステロンの分泌を起こす．これらのアンドロゲンは卵胞の基底膜を横断して拡散し，顆粒膜細胞に到達してエストラジオール合成の主要な前駆体となる(図48-1▼，50-1▼参照)．LHはさらに

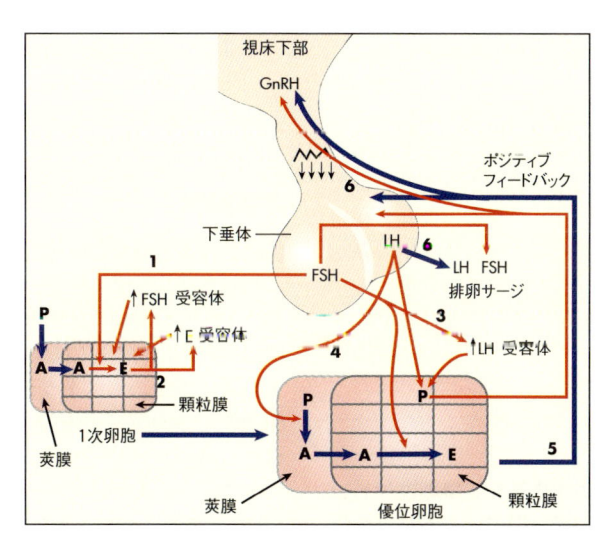

図50-3 卵胞の発達に関わるホルモン．1：FSHが一群の1次卵胞に作用して顆粒膜細胞の成長を促し，エストラジオール(E)合成を促す．2：エストラジオールの局所作用により，エストロゲン受容体とFSH受容体が増加し，これらのホルモンの作用を増幅する．作用はポジティブフィードバックによりさらに増強される．3：FSHはさらにLH受容体の増加を起こし，顆粒膜細胞にLH感受性が生じる．4：LHの作用により莢膜細胞が発達し，アンドロゲン(A)分泌が始まる．アンドロゲンは顆粒膜細胞でエストラジオールに変換される．LHは顆粒膜細胞ではプロゲステロン(P)産生を促すとともに，サイクリックAMP合成の促進によりFSHの作用を増強する．5：莢膜細胞と顆粒膜細胞の相互作用により1次卵胞の中から優位卵胞が成立し，大量のエストラジオールの分泌源となる．6：エストラジオールの大量分泌と，多少遅れて続くプロゲステロンの分泌増加が下垂体前葉と視床下部にポジティブフィードバック作用を発揮し，LHとFSHの排卵性大量放出の引き金を引く．

顆粒膜細胞によるプロゲステロンの産生を促す．優位卵胞の成熟には，その卵胞を構成する莢膜細胞と顆粒膜細胞の複雑な相互作用が必要とされる（図50-3▼）．排卵の引き金を引くのに必要な多量のエストラジオールの分泌は，この相互作用の結果である．LHの調節のもとにある莢膜細胞からアンドロゲンの補給を受けて，顆粒膜細胞はFSHの作用によりエストラジオールを産生する．この反応を触媒するアロマターゼはFSHにより活性化されるサイクリックAMP（cAMP）によりアップレギュレーションを受けている．顆粒膜細胞でもLH受容体がFSHにより誘導され，cAMPの増加を介してエストラジオールの合成を直接，促進する．顆粒膜細胞がFSHに刺激されて産生するもう1つの物質であるインヒビンBも，莢膜細胞におけるアンドロゲン合成を促進する．アンドロゲンは顆粒膜細胞でのインヒビン合成を促進する．このような局所的ポジティブフィードバック機構と，そこで産生されるインスリン様成長因子の傍分泌作用が総合的に働いて，優位卵胞のめざましい発達とエストラジオールの合成が可能になる．

FSHはまた，発達した顆粒膜細胞に働いて希少金属やビタミンを結合する蛋白質の合成を促進し，卵母細胞のエネルギー源を補給する．排卵期の直前になると，プラスミノーゲンアクチベーターやサイトカインなど排卵に直接関連する物質の量がFSHによって上昇する．

卵巣に作用するFSHとLHには左右差がないので，1周期に単一の優位卵胞しか生じないのはその卵胞がより多くのFSH受容体を発現し，高いアロマターゼ活性を示していたためと考えられる．このような条件を備えることで，この卵胞は早い時期から大量のエストラジオールを産生できる．逆に，発育が遅れて結局閉鎖してしまう他の2次卵胞では，優位卵胞から分泌されるエストラジオールとインヒビンBの作用によりFSH分泌が抑制され，FSHの不足から濾胞液中のアンドロゲンに対するエストラジオールの比が優位卵胞より低くなると考えられる．

排卵

黄体形成ホルモンと卵胞刺激ホルモンの排卵性サージは，エストラジオールのポジティブフィードバック作用によって起こる

血中エストラジオール濃度が200 pg/mlを超えて，少なくとも2日間維持されると排卵が起こる（図50-2▼，50-3▼）．排卵直前にみられるプロゲステロンのわずかな増加もエストラジオールによる性腺刺激ホルモンの分泌を増加させ，持続時間を延長する．このポジティブフィードバック現象は，下垂体と視床下部両方のレベルで起こる現象である．エストラジオールとプロゲステロンは共同して視床下部のGnRHのパルス状の分泌を促進する．下垂体はこれらの卵巣ステロイドホルモンの作用により，GnRHパルスに対する反応を著しく増強する．また，このような条件下では，LHも強い作用を発揮する．

ホルモンによる炎症様の反応が卵胞の破裂と卵子の放出を起こす

視床下部-下垂体系は卵巣ステロイドに反応して，主にLHからなる性腺刺激ホルモンの多量一過性分泌を起こし，優位卵胞を刺激する．刺激されてから約12時間後に次のような複数の機序により排卵が起こる．

1. LHは卵母細胞成熟抑制因子とよばれるペプチドの作用を抑制する．濾胞液中の4,4-ジメチルザイモステロールとよばれるステロールとともに，減数分裂を促進する．これらの物質により減数分裂が完了し，顆粒膜細胞の増殖も停止する．
2. LHによるプロゲステロン分泌の促進が起こる．プロゲステロンは蛋白質分解酵素の活性を増し，卵胞壁の結合を弱めて菲薄化する．
3. 引き続いて炎症様の反応が起こる．この反応は局所におけるプロスタグランジン，ロイコトリエンやトロンボキサンの産生の結果で，一部は卵胞の破裂に関係する．
4. FSHの作用でグリコサミノグリカンが合成され，濾胞液を粘性にし，卵丘の細胞の分散を起こす．FSHも蛋白質分解酵素を誘導し，卵胞壁の最終的な破壊を起こす．
5. 排卵直後に急速に減少するエストラジオールも卵胞の崩壊に寄与する．

黄体機能

黄体の発達と機能はホルモンにより調節される

排卵を誘発するLHサージは顆粒膜細胞の黄体化を起こす．この時期に低頻度のパルスとして分泌されるLHが黄体に作用する結果，黄体期のプロゲステロンとかなりの量のエストラジオールの分泌が起こる（図50-2▼）．黄体が十分な量のLH受容体を発現するためには，排卵に先立つ卵胞期に適度なFSHの刺激を受けることが必要である．黄体の内部への血管の進入も，LHとプロゲステロン産生のためのコレステロールの取り込みのために重要である．FSHとLHの血中濃度が黄体期に低くなることが，優位卵胞と時期を同じくして発達した他の卵胞の閉鎖を促進する．

妊娠初期に胎盤の分泌するホルモンが黄体を維持する

妊娠成立のごく初期から，LHの作用をもつ胎盤からヒト絨毛性ゴナドトロピンhuman chorionic gonadotropin（HCG）の分泌が始まる．妊娠が成立しない場合

は，黄体期末期に低下する血中LHがHCGにより補われないため，排卵後8日ころから黄体の退縮が始まり，14日後にはプロゲステロン，エストラジオールともにまったく分泌されなくなる。この時期になると，黄体からのホルモン分泌が低下してエストラジオールとインヒビンAによる下垂体のフィードバック抑制が消失し，FSH分泌が増して次の周期が始まることになる。黄体退縮の一部の過程にはプロスタグランジンが関与する。

女性の視床下部−下垂体−卵巣系のさまざまな構成要素が互いに精緻な調節を行うことが排卵と受胎の達成には必要である。さまざまな原因による調節の失敗により，この系が正常に機能しないと不妊になる。GnRHの分泌不全や下垂体の反応欠如により，優位卵胞の形成に必要なFSHの分泌が不足すると完全な無月経amenorrheaとなる。優位卵胞が生じてエストロゲン依存の消退性出血（後述）がみられても，月経周期中間期における十分なLHサージが起こらなければその周期は無排卵性周期anovulatory cycleとなる。一方，卵胞期にLH対FSHの比率が高いと，莢膜細胞から多量のアンドロゲンの分泌が起こり，卵巣に多数の嚢胞性卵胞や閉鎖卵胞を生じる多嚢胞性卵巣症候群polycystic ovary syndoromeとなる。仮に排卵が起こっても，プロゲステロン分泌が不足したり短期間で終わってしまう黄体機能不全症inadequate luteal phaseでは，受精と着床に必要とされる女性生殖器の準備が整わない。

男性不妊の場合とは異なり，女性の不妊症には医学的にさまざまな対応が可能である。たとえば，クロミフェンclomipheneとよばれる薬物は視床下部でエストロゲン受容体に対する拮抗薬として働くので，エストロゲン欠乏状態を人工的につくってネガティブフィードバックを解除することでGnRHと性腺刺激ホルモンの分泌を高めるので，視床下部性不妊女性の治療に用いることができる。あるいは，持続の長いGnRHの合成スーパー作用薬の投与により本来の下垂体機能を抑制したうえで，FSHとLHを適当なタイミングで投与することで排卵を誘発することも可能である。

月経周期は卵巣でつくられている

ヒトではLH/FSHの大量放出やその結果として引き起こされる排卵は，中枢神経系に備わっているリズムによるよりも，むしろ，卵巣自身により引き起こされるリズムによるという考えを支持する多くの証拠がある。機能している卵巣がなければ，LH，FSHの周期的な分泌は認められない。ゴナドトロピンの大量放出は，数日かかって卵胞が排卵前の段階まで達したときに起こる。エストラジオールを適切に投与するとLHの大量放出を引き起こすことができる。さらに，霊長類の下垂体を視床下部から実験的に切断しても，外部からGnRHパルスを適切な間隔と振幅の一定のパターンで与えると，排卵前のLHの大量放出を引き起こし，排卵させることができる。

1個の卵胞の放出と，それを引き起こす排卵シグナルの密接な関係から，ヒトでは複数の子供を妊娠することはあまりない。たとえば，二卵性双生児dizygotic twinが生まれる自然発生率は1％以下である。卵胞が発達し，排卵する時期に，人工的に外部からFSHとLHを与えると，複数の卵子を排卵する確率は高くなる（15％）。不妊症の女性に，月経周期の5日目にクロミフェンを投与することにより内因性のFSHとLHを放出させたときもまた，複数の子供を妊娠する確率は高くなる（5％）。

排卵を引き起こす卵巣からの信号は他からの影響を受ける。周期的なゴナドトロピン放出の消失は，カロリー欠乏，習慣的な激しい運動，ストレス，落ち込みなどの感情の乱れにより起こる。GnRHやLHとFSHの分泌への抑制的な影響は，エンドルフィン，ドーパミン，コルチコトロピン放出ホルモン（CRH）によって，または3つすべてが協調して，またある場合では，コルチゾル，アンドロゲン，甲状腺ホルモンのレベルを変えることによって調節されている。

女性の神経性食欲不振anorexia nervosaを伴う無排卵や完全な無月経は，バレエダンサーやマラソンランナーでよくみられる。卵巣の機能障害は，エストロゲンを欠乏させ，骨粗鬆症osteoporosisを引き起こす。

卵巣ホルモン放出の周期的な変化は，受精に関わるすべての生殖組織に影響する

卵管

受精は一般的に卵管で起こる。卵管は，卵巣の近くで，指のような形をした卵管采fimbriaeで終わっている。卵管は分泌細胞と子宮まで線毛運動をする線毛細胞を含む上皮に囲まれた筋層からなる。月経周期の卵胞期には，エストラジオールが線毛の数を増加させ，線毛運動を促進する。排卵時には，卵管采は卵管内に卵を取り込む運動を示し，卵管の収縮により卵を精子に近づける。黄体期には，プロゲステロンがこの線毛運動を活発化し，それにより受精卵が子宮に輸送される。エストラジオールとプロゲステロンは卵管からのムコイド液，イオン，卵や精子の輸送，受精卵を維持するための物質の放出を制御している。

子宮

子宮は受精卵を維持し，育て，そして最終的には成熟した胎児を排出する。この筋組織を主体とした臓器は，子宮内膜endometriumとよばれる粘性の膜に囲まれた空洞を含んでいる。月経周期の開始時には，子宮内膜は薄く，子宮腺はまばらで真っ直ぐであり，管腔はせまい（図50-4▼）。子宮内膜では増殖はあまりみられず，まだ受精卵を受け入れることができない。月

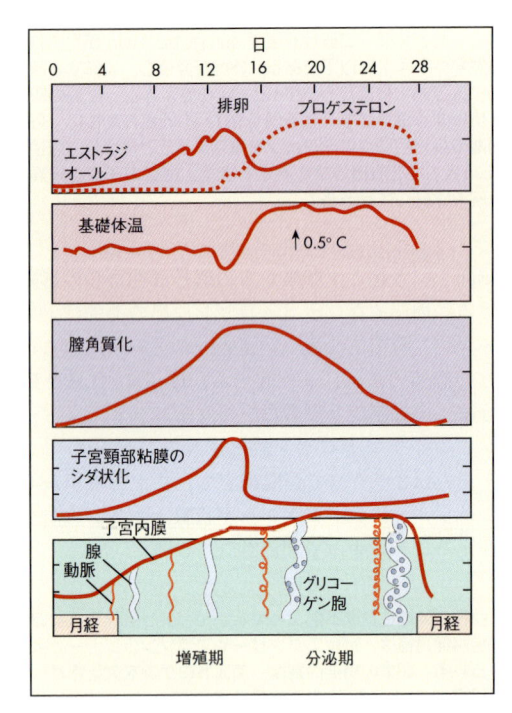

図50-4 血中エストラジオールとプロゲステロン濃度の消長に対応する体温，膣上皮組織像，子宮内膜の形態と機能的変化.（Odell, W. D., DeGroot, L. J. et al. ed.: *Endocrinology*, vol.3, Grune & Stratton, New York, 1989による）

経が終わると，卵胞期の間，血中エストラジオール濃度が上昇し，子宮内膜の厚さを3～5倍増加させる．子宮腺や間質では分裂が起こり，子宮腺は曲がりくねり，らせん動脈は子宮内膜を引き伸ばす．これは増殖期の子宮内膜で特徴的に認められる．エストラジオールは子宮頸部（子宮の入口）で分泌される粘液を，わずかとても粘性のあるものから，多量の水のような，しなやかな物質に変化させる．この粘液は長く伸び，細糸状になり，乾くと特徴的なシダのようなパターンをつくることができる．このような子宮頸部の粘液は精子の子宮への進入を促進する通路をつくっている．

女性が排卵した直後，血中プロゲステロンが上昇し，急激に子宮内膜を変化させ，特徴的な**分泌期 secretory phase**が現れる（図50-4▼）．子宮内膜の急激な成長と増殖活性が抑制される．子宮腺はさらに曲がりくねり，グリコーゲンを蓄積する．月経周期の黄体期が進むと，グリコーゲン小胞は基底から管腔へ移動し，子宮腺は分泌を増加させる．子宮内膜の基質は浮腫様になる．らせん動脈はさらに伸び，コイル状になる．これらの変化により，子宮内膜は受精卵を受け入れ，着床させ，育てることができる．同時に，プロゲステロンは子宮頸部の粘液の量を減少させ，厚く，弾力性のない，シダ状にならない元の状態に戻す．受精しなかった場合には，黄体からのプロゲステロンとエストロゲン分泌

の急激な減少により，らせん動脈の不規則な痙攣が起きる．この痙攣はプロスタグランジンとロイコトリエンのレベルの上昇により調節されている．その結果，虚血が起こり，子宮内膜は壊死し，表面の上皮細胞が凝固した血液とともに排出される．これが**月経血 menstrual flow**である．

膣

膣にはエストラジオールにとても感受性の高い鱗状に層をなした上皮細胞が並んでいる．エストラジオールが存在しない場合，基底細胞のみが存在する．卵胞期のあいだエストラジオールのレベルが上昇すると，上皮細胞層が形成され，グリコーゲンを蓄積した膣細胞に成熟する．膣細胞は大きくなり，**角化 cornified**して，核が縮小したり，消失する．そのような細胞の割合はエストロゲン活性の定量的な指標になる（図50-4▼）．黄体期には，プロゲステロンが角化した細胞の割合を減少させる．受精を促進させる膣からの分泌物もエストラジオールにより増加する．

生殖機能

精子を受け入れて輸送するにはいくつかの過程がある．排卵前の女性の性欲亢進は性周期半ばの血中アンドロゲンの上昇によるともいわれる（図50-2▼）．性的な刺激により，勃起性組織である陰核が副交感神経により活性化される．これにより，異性との性交の間，陰茎のまわりの膣壁は締められる．同時に，陰唇の下と膣の入口の腺から，多量の粘液が分泌される．この分泌液は膣を滑らかにし，陰茎の挿入を助ける．これらの腺はエストロゲンの効果により維持されている．**オーガズム**は男性の射精と同様に脊髄反射により起こる．オーガズムは会陰の骨格筋，膣，子宮，卵管の筋肉，直腸の括約筋の律動的な収縮を引き起こす．

膣内にとどまった多数の精子は数時間で死滅する．残りは子宮頸部に到達し，複雑に巻き込んだ粘膜上皮と粘液が形成する小窩に納まる．精子は24～48時間かけて子宮内腔と卵管に移動する．この移動の過程で先体表面の糖蛋白質が除かれ，精子は受精能を得る．最終的に卵子まで到達する精子は50～100個にすぎないが，受精の成立にはこれだけの数で十分である．

乳房

乳腺は乳汁を分泌する上皮が並んだ乳管からなる．乳管は大きな乳汁輸送管で乳頭に収束している．乳腺は脂肪と結合組織からなる．思春前は，乳腺は発達していない．思春期の乳腺の発達は，エストラジオールによるが，プロゲステロン，インスリン，成長ホルモン（GH），IGF-1，コルチゾル，上皮成長因子，プロラクチンも協調的に働く．思春期後は，エストラジ

オールは乳頭のまわりの乳管を発達させる。エストラジオールはまた，脂肪組織を選択的に増加させ，乳房を特徴的な女性の形にする。プロゲステロンは乳管に乳汁を放出できる多くの胞を形成する。月経周期の間，エストラジオールとプロゲステロンのレベルの変動により，乳腺に変化が起こる。

他の組織に対する性ステロイドの効果

　女性では，エストラジオールが男性におけるテストステロンと同じく思春期におけるさまざまな変化を起こす。エストラジオールはほとんどすべての身体変化を引き起こし，成人の女性の体形にする。生殖器官や乳腺の発達の刺激に加えて，エストロゲンは大陰唇，小陰唇を発達させる。直線方向の身体の成長はエストラジオールにより促進される。しかしながら，骨端成長の中枢はテストステロンよりも，エストラジオールに感受性があり，骨端はすぐに閉鎖する。このため，女性の平均身長は男性より低い。臀部が大きくなり，骨盤が大きくなり，将来的には妊娠により，さらに骨盤は大きくなる。テストステロンよりエストラジオールが優位なために，女性の脂肪組織の重さは男性の2倍あり，一方，筋肉や骨は2/3しかない。

　成人の骨，腎臓，肝臓はエストロゲンの標的器官である。エストラジオールは骨吸収を抑制するが，この作用がなくなると，骨密度が減少し，骨折しやすい状態になる。エストラジオールは尿細管からのナトリウムの再吸収を促進し，これは月経前の体液保持に関与している。

　エストラジオールは，甲状腺ホルモン，ステロイドホルモン結合蛋白質，レニンの基質であるアンギオテンシン，凝固因子，低密度リポ蛋白質の肝臓での合成を増加させる。後半の作用は，エストロゲンを投与された女性に，高血圧，静脈血栓，高脂血症を引き起こす。
　エストラジオールの血管へ作用は，血管拡張と抗血管収縮である。エストラジオールは一酸化窒素，プロスタグランジンE_2，プロスタサイクリンのような血管拡張因子を増加させ，局所血管収縮因子のエンドセリン-1の産生，活性を減少させる。黄体期の終わりのエストラジオール放出の顕著な減少は，血管拡張から血管収縮へ子宮内膜のバランスを変化させ，子宮内膜の局所的な壊死に役立つ。エストラジオールの血管拡張効果は，更年期前までは，女性を冠動脈血栓閉塞，心筋梗塞から守っている。
　プロゲステロンは排卵直後にみられる0.5℃内外の体温上昇の原因となる（図50-4▼）。中枢神経系への作用により，プロゲステロンは食欲を増進し，睡眠量を増加させる。また，呼吸中枢に作用して二酸化炭素への感受性を高めると思われる。

エストロゲンとプロゲステロンは遺伝子の発現を調節する

　エストロゲンとプロゲステロンは細胞内に自由に入り，第40章で述べたスーパーファミリーを形成している細胞質/核内受容体に結合する。エストロゲン受容体にはいくつかのサブタイプが存在する。エストラジオールと受容体の複合体は核内に入り，標的DNA分子へ結合する。受容体はまた，cAMPに依存したプロテインキナーゼによりリン酸化される。エストロゲンは2量体を形成し，標的DNA分子のエストロゲン応答配列への結合効率を増加させる。特定のDNAの転写を誘導または抑制し，エストラジオールは生殖機能に関わる多くの蛋白質の合成を増加または減少させる。エストラジオールの早い効果には最初期遺伝子転写因子，C-junやC-fosの活性化を介するものがある（第46章参照）。

　受容体は通常，過剰に発現していないので，さまざまな組織の卵巣ホルモンに対する感受性は受容体分子の数に依存する。エストラジオールとプロゲステロンは，受容体の発現を介して，互いの作用を増強したり，抑制したりする。子宮内膜の増殖期の後半，エストラジオールは子宮のエストロゲン受容体とプロゲステロン受容体の数を増加させる。逆に，プロゲステロンはエストロゲン受容体数を減少させる。それゆえ，分泌期のエストロゲンの子宮内膜への作用は減少する。

エストラジオールとプロゲステロンは蛋白質と結合して代謝される

　エストラジオールとエストロンは性ステロイド結合グロブリンと結合するが，その結合力はテストステロンより低い。エストラジオールとエストロンはアルブミンとも結合するが，結合していないステロイドと同様に活性をもっている。更年期前の女性では，代謝されるエストロゲンのほとんどは卵巣からのエストラジオールである。脳内にはベンゼン環の水酸化により，抗エストロゲン作用をもつ，**カテコールエストロゲン** catechol estrogensに代謝される経路もある。プロゲステロンはアルブミンに結合して代謝される。

女性の思春期

　思春期の開始の一般的な過程は第48章で述べた。生殖機能はゴナドトロピンが幼時期の低レベルの状態から増加することにより始まる（図50-5▼）。乳腺の発育は思春期の最初の身体変化であり，それは血中エストロゲン濃度の上昇と一致する。月経の始まりは，それから約2年後の11～15歳のときであり，LHレベルの急激な上昇がみられるようになってからである。

　エストラジオールのゴナドトロピン放出のポジティブフィードバックが起きるのは，視床下部-下垂体系の成熟の最後の段階である。それゆえ，最初の月経周

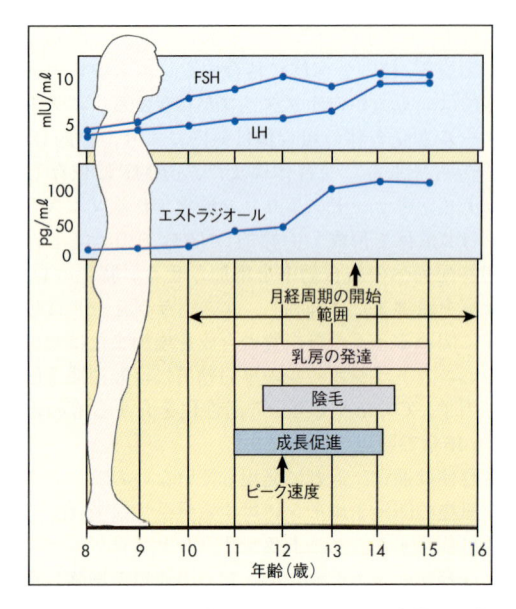

図50-5 女性の思春期におけるホルモンと身体の変化。成長速度は男性より女性で速く，短い。

期の数回では排卵は起こらない。この間の出血は，グラーフ卵胞の閉鎖によるエストロゲン放出の消失により起こる（消退性出血）ため，性周期の間隔は不規則である。

身長の増加の加速（成長スパート）とそのピークは男性より女性のほうが早い時期にみられる。身長の伸びは月経開始から1〜2年後に止まる。月経に先立ち，血中副腎デヒドロエピアンドロステロン硫酸（DHEA-S）濃度の上昇と一致して陰毛が発育する。女性の思春期開始は，人種，遺伝，また肥満の程度に影響を受け，熱帯地域では早く起こる。

エストロゲンの減少が閉経の特徴である

女性の生殖能力は一般的に50代になると衰え，月経は平均50歳で停止する。その数年前から，排卵の頻度は減少する。エストラジオールの不規則な上昇と黄体期プロゲステロンの不十分な分泌により，月経が不規則に起こり，月経量が少なくなる。ほとんどすべての卵胞の消失に伴い，卵巣からのエストラジオールの放出はほとんど完全に消失し，莢膜でつくられるエストロンと副腎性アンドロゲンが主要なエストロゲンになる。

閉経が近づくと，ゴナドトロピン刺激に対する卵胞の感受性が減少し，血中FSH，LHレベルがしだいに上昇する。閉経が起こると，エストラジオールとインヒビンのネガティブフィードバックがなくなり，血中ゴナドトロピンが卵胞期の4〜10倍に上昇し，血中FSHレベルはLHレベルを超える（図48-3参照▼）。ゴナドトロピンの周期的な分泌は消失するが，律動的分泌は続く。

> 卵巣機能不全，特にエストラジオールの欠乏は女性の一生の各段階で現れる。**子宮内エストラジオール欠乏** intrauterine estradiol deficiencyは基本的な女性身体の表現型には影響しない（第48章参照）。思春期に，エストロゲンが不足すると乳腺の発達と月経の開始がみられない。子宮と卵巣は生殖能力のない大きさのままである。
> 病的原因により卵巣機能が早く停止した場合と同様に，閉経後の女性では，エストロゲンの欠乏により，膣上皮が菲薄化し分泌が減少して性交が困難になる。乳腺が小さくなり，皮膚も薄くなる。循環機能が低下したり，感情が不安定になる。最も重要なのは，**冠動脈疾患** coronary artery diseaseの発現の増加である。若い時期にカルシウムの摂取不足などの他の理由により，骨密度が低いと，エストロゲン欠乏による骨密度減少が促進され，**骨粗鬆症** osteoporosisを発症し手首，背骨，腰椎に骨折が起きやすくなる。なかでも腰椎の圧迫骨折は80歳以上で多くなる。

妊娠の内分泌的側面

1つの精子が卵子と受精するには複雑な相互作用がある

卵子は卵管基部（膨大部）に入ったのち，卵管峡部に輸送される。そこで，卵子は12〜24時間以内に精子に出会うと，受精が起こる。精子は膣内に入ってから48時間以内に卵子に到着しなければならない。精子と卵子の接触は卵管の運動により促進される。精子が卵子に近づくと**先体反応** acrosomal reactionが起こる。精子が卵子と接触すると卵丘顆粒膜細胞の消失が起こる（図50-1▼）。この消失は精子の先体に含まれる**ヒアルロニダーゼ** hyaluronidaseなどの酵素の作用である（図49-2▼参照）。卵子の透明層には精子の種特異的受容体を含んでいる（図50-1▼）。1つの精子が蛋白質分解酵素**アクロシン** acrosinを放出して，透明層を貫通する。精子が到達すると卵子でCa^{2+}の上昇が起こり，顆粒膜細胞に含まれる物質が放出される。これらの物質は他の精子の侵入を防ぎ，相同染色体を2セット以上含む**倍数性** polyploidyの細胞の発生を防いでいる。卵子は第2減数分裂の結果，極体を放出し，23本の染色体を含む雌性前核ができる。精子が卵子の細胞膜に融合すると，精子の先体にあるDNAは卵子に囲まれ，23本の染色体を含む雄性前核を形成する。2つの前核は染色体を並べ紡錘糸を形成し，46本の染色体を含む受精卵ができる。

受精卵が子宮内膜に着床するには複雑な相互作用がある

受精卵は約3日間卵管を移動し，有糸分裂により胞

胚blastcystになる。その後，2，3日の間に，子宮への着床が始まる。着床は接着，浸食，浸潤という3つの連続的な過程からなる。透明層の溶解は胚盤胞の収縮と膨張と子宮から放出される溶解物質の作用により開始する。これらや他の母体側の着床に必要な因子は，母体の適当なプロゲステロンレベルと受精卵の初期の傍分泌作用に依存している。初期の細胞から**栄養外胚葉細胞層**trophoblastが分かれる。これらの細胞の微小絨毛は子宮内膜細胞と互いに噛み合い，細胞膜の間に結合ができる。接触は**ラミニン**lamininや**フィブロネクチン**fibronectinなど子宮内膜で産生される分子に助けられる。接着が完了すると，栄養外胚葉細胞は，細胞内基質（マトリックス）をさまざまな酵素で溶解したり，死んだ子宮内膜細胞の貪食や消化によって，子宮内膜細胞の間や下層に入り込む。

栄養層の浸食の深さは，子宮内膜の変化により制限される。黄体期の後半では，子宮間質細胞はプロゲステロンにより刺激されて拡大し，グリコーゲンや脂質を蓄積している。**脱落膜細胞**decidual cellは妊娠が持続し，黄体が維持されなければ消失する。この場合，持続したプロゲステロンとエストロゲンの刺激が，間質細胞を脱落膜細胞へ変化させる。この**脱落膜**deciduaの機能は初期の段階では，栄養層の浸潤が完成し，胎児と母体の血管が結合するまでは，胚の栄養源である。その後，脱落膜は，さらなる子宮壁への浸潤を防ぐ物理的・免疫的な壁になる。脱落膜はプロラクチン，リラキシン，プロスタグランジン，子宮筋，胎児の膜（**絨毛膜**chorionや**羊膜**amnion）に傍分泌作用する他の分子を分泌する。

> 受精卵や着床の過程に何らかの問題があると，受精卵の着床は成功しない。すべての受精卵の約70％が流産miscarriageすると考えられている。その大半は14日以内に起こり，やや月経が遅れている女性には気づかれない。最初の3カ月間の流産は，母体-胎児の着床の不完全や，胎児の異常により起こる。

胎盤は内分泌器官であり，その産物は母親と胎児に作用する

妊娠により**胎盤**placentaという限られた時期のみの特別な器官が発達する。この器官は，①栄養分を供給する胎児の消化管，②O_2とCO_2を交換する胎児の肺，③体液量の制御，不要な代謝物の処理をする胎児の腎臓として機能する。加えて，胎盤は母体や胎児の代謝に作用するさまざまな蛋白質やステロイドホルモンを合成・分泌できる非常に多機能な内分泌器官でもある。これらのホルモンは胎児血中や羊水中にみられ，母体血中では特徴的な濃度変化を示す（図50-6▼）。

栄養外胚葉細胞は融合して，内側は**栄養膜細胞層**cytotrophoblast，外側は**合胞体栄養細胞**syncytiocytotrophoblastを形成する。内側の栄養膜細胞層はCRHのような視床下部様の促進性や抑制性のペプチドを分泌し，外側の合胞体栄養細胞からの副腎皮質刺激ホルモン（ACTH）のような下垂体様ペプチドの放出を，傍分泌作用により制御している。合胞体栄養細胞は妊娠の過程で，性ステロイドホルモンを大量に分泌する。

ヒト絨毛性ゴナドトロピンは黄体形成ホルモンに代わって黄体機能を維持する

ヒト絨毛性ゴナドトロピン（HCG）は妊娠の初期に最初に分泌されるホルモンである。胎盤の合胞体栄養細胞は近隣の栄養膜細胞層からのGnRHによって刺激されHCGを分泌する。このゴナドトロピンは受精9日内に母体の血中と尿に認められ，妊娠検査に用いられる。HCGは2つのサブユニットからなる糖蛋白質である。αサブユニットは甲状腺刺激ホルモン（TSH），FSH，LHのαサブユニットと同じである。βサブユニットはLHのβサブユニットと相同性が高く，この2つのホルモンの作用は同じである。母体血中HCG濃度は指数関数的に増加し，妊娠9～12週でピークに達し，その後減少し，安定したプラトー状態を示す。

HCGは黄体の機能を維持する。黄体は妊娠が成立しなければ退化する。HCGはLHと同様のメカニズム

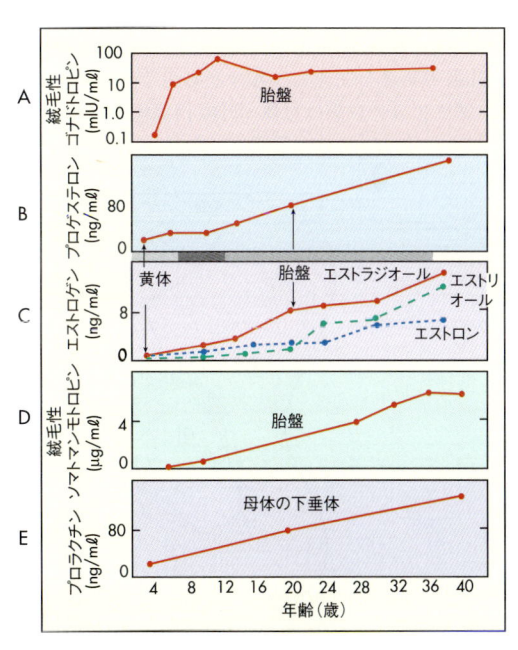

図50-6　ヒトの妊娠中の母体血中ホルモン変化。A：縦軸が対数目盛りであることに注意。B，C：6～12週間の間にエストロゲンとプロゲステロンは黄体由来から胎盤由来に変化する。D：胎盤はヒト絨毛性ソマトトロピンを大量に分泌する。E：母体の下垂体はプロラクチンを大量に分泌する。

で，黄体からのプロゲステロンとエストラジオールの放出を刺激する．のちに，胎盤自身がこれらのステロイドを十分量合成できるようになると，HCGの放出は減少し，黄体は退化する．HCGは胎児の副腎からのDHEA-Sの産生を刺激する．男性では，HCGはライディッヒ細胞からのテストステロンの初期の分泌を刺激し，そのテストステロンの作用は性器を男性型に分化させる（第48章参照）．非常に高いHCGレベルはTSHと構造的に重複し，妊娠初期に母体の甲状腺機能を活性化させる．

プロゲステロンは着床とその維持，胎児の長期間の維持に必要である

プロゲステロンは，子宮内膜から初期の受精卵への栄養分の分泌を促進する．プロゲステロンは子宮の脱落膜を維持し，脱落膜からはプロラクチンが合成される．それにより，父親由来の胎児抗原に対する母親の免疫反応が抑制され，免疫学的寛容が生じて胎児を拒絶しなくなる．胎児に輸送されるプロゲステロンは胎児の副腎皮質でのコルチゾルとアルドステロン合成の基質になる（図50-7▼）．胎児は3β-ol-デヒドロゲナーゼ，$\Delta^{4,5}$-イソメラーゼ活性がないため，プレグネノロンからプロゲステロンを合成することができない（図46-3▼，48-1▼参照）．

プロゲステロンはプロスタグランジン産生とオキシトシンへの反応を抑制させることにより子宮筋の活性を抑制する（第44章参照）．これにより，早産を抑制する．乳腺の発達を促進し，乳汁分泌能力を高める．さらに，プロゲステロンは母体の呼吸換気率を高め，代謝によりつくられるCO_2が過剰に胎児に流れるのを防ぐ．

胎盤は妊娠約6週にプロゲステロンを合成し始め，12週には黄体からの分泌にとって代わる（図50-6▼）．母体血中からのコレステロールは胎盤プロゲステロンの主要な前駆体になる．合成経路は副腎や卵巣と同じである．妊娠の終わりには，胎盤プロゲステロン産生は黄体からの産生の10倍になる．

陣痛，分娩，泌乳，保育における母体組織に対するエストロゲンの作用

エストラジオール，エストロン，エストリオールは，妊娠期間中を通して徐々に増加し続ける．こうしたエストロゲン刺激は分娩期に子宮筋が発達し続けるために必須で，骨盤靱帯や骨盤骨の結合の弛緩や軟化を助長する．ゆえに，こうしたことは，拡張する子宮にとってより好都合である．さらに，エストロゲンは，泌乳に備えて乳管系の発達を増大させる．

エストロゲンは，最初に黄体で産生され，次に胎盤がこの役割を引き継ぐ．しかしながら，胎盤では17-ヒドロキシラーゼ/17,20-デスモラーゼ活性が欠如しているため，前駆物質であるアンドロゲンを産生することができない（図48-1▼参照）．そのために，胎盤は，母体と胎児からアンドロゲンの基質の供給をうける必要がある（図50-7▼）．これは，母体-胎盤-胎児の調和のとれた相互作用の良い例である．このように胎盤は母胎および胎児の副腎由来のDHAE-Sを脱硫酸化し，アンドロゲンをエストラジオールやエストロンに変換する．エストリオールestriolの場合は，胎盤でこのアンドロゲンの前駆物質に作用する前に，まず胎

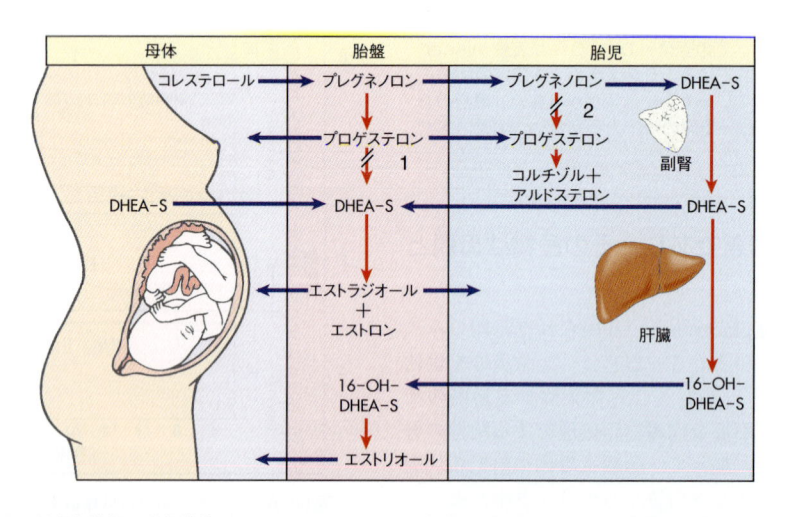

図50-7 母親と胎児・胎盤単位でのステロイドホルモン合成．プロゲステロンは胎盤で母体コレステロールから合成される．プロゲステロンは母体に作用したり，胎児副腎コルチゾルとアルドステロンの合成の前駆体となる．エストラジオールとエストロンは母体と胎児副腎DHEA-Sから，エストリオールは胎児肝臓で合成される16α-ヒドロキシデヒドロエピアンドロステロン硫酸（16-OH-DHEA-S）から合成される．1：17-ヒドロキシラーゼ/17,20-デスモラーゼ，2：3β-ol-デヒドロゲナーゼ，$\Delta^{4,5}$-イソメラーゼ．

の肝臓で16-OH-DHAE-Sを水酸化しなければならない（図50-7▼）。

ヒト絨毛性ソマトマンモトロピン

ヒト絨毛性ソマトマンモトロピンhuman chorionic samatomammotoropin（HCS）は妊娠期に特有の蛋白質ホルモンで，**ヒト胎盤性ラクトーゲンhuman placental lactogen**（乳腺刺激ホルモン）ともよばれ，成長ホルモンファミリーに共通の遺伝子と構造をもっている。

胎盤の栄養膜でのHCS合成は，異なる栄養膜細胞が分泌する成長ホルモン放出ホルモンとソマトスタチンによって，妊娠4週間以内に始まる。母体の血中HCS濃度は，妊娠の全期間を通して上昇し続け，そのピークは他のどのヒト蛋白質ホルモンよりもはるかに高くなる。しかしながら，HCSの胎児成長促進作用は限定的で，GHと比較してごくわずかでしかなく，妊娠中の高い血中HCSはむしろ母体の同化作用を促進する点で意味がある。HCSは脂肪分解を促進すると同時にインスリンの作用を阻害する。つまりHCSは母体の遊離脂肪酸とグルコースレベルを上昇させることになる。後述のように，HCSの主な作用は母体の代謝を調節し，胎児にエネルギー源を供給することにあるといえる。

他の胎盤由来ホルモン

胎盤はGnRH，TRH，CRH，GHRH，ソマトスタチン，ACTH，TSHなどの視床下部および下垂体ペプチドを産生している。特に血中CRH濃度は著しく高くなり，分娩時にピークを迎える。加えて胎盤由来のGH変異体が合成され，母体の主たるGHとなっていく。胎盤由来のACTHやTSHは母体の副腎や甲状腺機能を活性化するかもしれない。胎盤はまた1,25-ヒドロキシビタミンDを合成し，カルシウムの恒常性維持や胎児の骨格形成の調節を助けている（第43章参照）。胎盤由来のインヒビンAは黄体由来のインヒビンにとって代わり，母体のFSH分泌を抑制し，妊娠中の卵胞発育を阻止している。

その他のホルモンの妊娠中の動態

プロラクチンは授乳中の母親の母乳産生を維持し，排卵を抑制している

母体下垂体から分泌されるプロラクチンは，妊娠中のエストロゲン濃度が高いために非常に増加する（図50-6▼）。糖付加のないプロラクチンが活性型で乳腺刺激機構を刺激する（第44章参照）。しかし妊娠中は，血中のエストロゲンとプロゲステロンによって泌乳が抑制されている。分娩後は急激なステロイドホルモンレベルの下降によって，乳汁分泌が活性化される。その後はプロラクチンによって乳汁分泌が維持され，イ

ンスリンとコルチゾルによって乳汁分泌が促進される。分娩後8週までに血中プロラクチン濃度は徐々に減少するが，乳児の吸入刺激に応じて一過性に上昇し，乳汁分泌の維持に役立っている。

プロラクチンは泌乳期間中の生殖機能も抑制する。分娩後7〜10日間は，FSHとLH濃度は低いままである。やがてFSH濃度が上昇するが，思春期到来直前時のようにLH濃度は上昇しない。泌乳中はプロラクチンのGnRH分泌抑制効果によってこの状態が維持される。泌乳中止による血中プロラクチンの減少はLH分泌促進の引き金となり，月経周期が再開する。

リラキシンは構造的にプロインスリンに類似したペプチドホルモンである

リラキシンrelaxinはHCGの刺激により黄体，子宮脱落膜，胎盤より産生される。妊娠中，血中リラキシン濃度は上昇し，妊娠3カ月でピークを迎えるが，その後はわずかに減少する。このホルモンは母親の骨盤下口を緩め，コラゲナーゼ活性を高め，組織のコラーゲン含量を減らすことで，子宮頸管を柔らかくする。リラキシンはまた，ミオシンキナーゼ活性を減少させることで，子宮筋収縮力を減少させる。つまりリラキシンは子宮の活動性を抑え早産を防ぐが，分娩時には胎児を産道から娩出しやすいように働いている。

妊娠はすべての内分泌腺の機能を変化させる

妊娠3カ月では，食餌や血糖値の変化に対して，インスリン分泌が増加する。次の3カ月間で，HCSや胎盤由来のGHやコルチゾルはインスリン抵抗性を補正するように働く。

エストロゲンを原因とするレニンとアンギオテンシノーゲンの増加によって，アルドステロン分泌が増加する。高濃度アンギオテンシンIIはアルドステロン分泌を増加させ，副腎球状細胞帯を刺激する（第46章参照）。このことは，妊婦の血漿量を維持するために，また，胎児の体液になるために必要なNa$^+$平衡を整える働きがある。その他のミネラルコルチコステロンであるデオキシコルチコステロン（第46章参照）は，妊娠期間中，腎で合成され，Na$^+$を維持する働きがある。エストロゲンによりそれぞれの結合グロブリンが増加することによって，血中のチロキシンとコルチゾルは高濃度になる。妊娠3カ月までに血中の遊離チロキシンとトリヨードチロニンが増加し，胎児に移行すると考えられる。血中の遊離コルチゾルも少し増加し，このことによって，脂肪組織の増加や乳腺の発達を促していると考えられる。

副甲状腺ホルモンの分泌も増加する。このホルモンは，食餌性のカルシウム吸収を促進する1,25-ヒドロキシビタミンDの血中濃度を上げる働きがある。こ

の作用は，胎児の骨を成長させるためのカルシウム供給を増加させる（第43章参照）．

FSHやLH分泌は，高い濃度のエストロゲン，プロゲステロン，プロラクチン，さらに黄体や胎盤から分泌されるインヒビンAによって抑制される．同様に，HSCや胎盤におけるGHの作用などがネガティブフィードバックして，下垂体からのGH分泌を減少させる．

> 糖尿病 gestational diabetes が発症する．高血糖は妊娠24〜28週に現れ，胎児に対して重大な影響を及ぼす．母体の高血糖は胎児にも伝達され，胎児の高インスリン血症を引き起こし，胎児の体重が増加しすぎて分娩困難になるだけでなく，新生児高血糖を起こしやすくなる．肺胞の表面活性物質（レシチンやリポ蛋白質など）を欠いた未成熟な肺は呼吸困難を引き起こし，心筋の異常による突然死が子宮内で起こる可能性もある．

母体−胎児ユニット

妊娠中の代謝は母体と胎児の要求の変化に応じている

妊娠期間中，妊婦の体重増加は平均11 kgであり，その半分は母体組織，残りは胎児と胎盤に由来する．妊婦は胎児の成長，妊娠維持のために必要なエネルギーや組織増殖のために，1日に300 kcal，蛋白質30 gを余分に摂取しなければならない．

妊娠期間前半は，母体の同化作用が優位の時期である．この時期はインスリンに対する感受性が変化していないか，わずかに上昇している．妊婦の血中グルコース，遊離脂肪酸，グリセロールおよびアミノ酸レベルは，通常と同じかわずかな減少で維持されている．食餌性の炭水化物や蛋白質はただちに使用される．妊婦の脂質生成は活性化され，グリコーゲン貯蔵は増大し，蛋白質合成が促進する．これらの作用は乳房と子宮の早期成長を担い，食間の胎児成長を維持する代謝産物の要求にこたえる準備に相当する．

妊娠期間後半，妊婦は**飢餓加速状態 accelerated starvation** とよばれる異化作用優位の時期になる（第41章参照）．インスリン感受性はインスリン耐性によって減少し，食餌により炭水化物や蛋白質を摂取すると，血中グルコースやアミノ酸濃度が大きく上昇するようになる．その結果，胎盤を経て胎児へのグルコースの拡散とアミノ酸の運搬が増加する．胎児は絶えず栄養素を吸収しているので，食間の血中グルコースとアミノ酸レベルは妊娠していない女性よりも急速に減少する．脂質の代謝産物である遊離脂肪酸も胎盤を通過するので，母体だけでなく，胎児のエネルギー源として利用されるために，母体の脂質代謝は非常に活性化される．HCSは母体のインスリン耐性と食間の脂質動員に対する反応に関して鍵を握るホルモンである．エストロゲン，プロゲステロンおよびコルチゾルレベルもまた，母体のインスリン作用を阻害する．エストロゲンは肝臓における超低密度リポ蛋白質の産生を刺激する（第41章参照）．過剰なトリグリセリドは，分娩後の泌乳のために乳房に貯蔵される．

> 妊娠時のインスリン耐性の出現により，妊婦の4％に妊娠

分娩

妊娠の維持がホルモンに依存しているのと同様に，分娩も特別なホルモン濃度の変化に依存して起こる

ヒトの分娩のメカニズムには，まだ詳細が解明されていない点もある．コルチゾル，エストロゲン，プロゲステロン，CRH，プロスタグランジン，オキシトシン，カテコールアミン，炎症性サイトカインなどすべてが互いに関係を保つことで，分娩の開始から娩出までを遂行していると思われる．動物種差は無視できないので，動物実験の結果をそのままヒトにあてはめるのは問題がある．図50-8▼に分娩に関する内分泌調節機構について，最近の知見をまとめた．

妊娠中，子宮平滑筋には持続性の弱い**妊娠陣痛 contracture** が認められる．**ブラクストン・ヒックス収縮 Braxton Hicks contraction** とよばれるこの間歇的収縮は，少なくとも分娩1カ月前に妊婦が知覚し始めるが，散発的で娩出に至ることはない．プロゲステロンが子宮平滑筋の興奮性を抑制し，収縮を抑制している．

自然分娩の開始には日周リズムがあり，夜中0時から午前5時にピークを迎える．この時間は，プロゲステロンやオキシトシンに対する平滑筋の感受性が高く，母胎からのオキシトシン分泌がピークを迎えるときである．胎児由来のいくつかのシグナルも，おそらく子宮収縮の引き金になっているであろう．ヒツジでは胎仔のコルチゾルがシグナルとして強力に関わっていることが知られている．胎児が視床下部−下垂体−副腎系を欠いていると分娩が長引くが，分娩に先立つ胎児由来のコルチゾル大量分泌に関する証明はされていない（図50-8▼）．

胎盤により分泌されるCRHは，胎児下垂体からのACTH分泌を促し，これによって胎児コルチゾルおよびDHEA（デヒドロエピアンドロステロン）産生が上昇する．過剰なDHEAが，コルチゾルと同様に，胎盤からのエストロゲン分泌を促している（図50-7▼）．普段はみられないポジティブフィードバック機構によって，胎児コルチゾルもまた（抑制よりむしろ）胎盤CRH合成を増強する（第46章参照）．この現象によって指数関数的に両因子が上昇している．急激なCRH

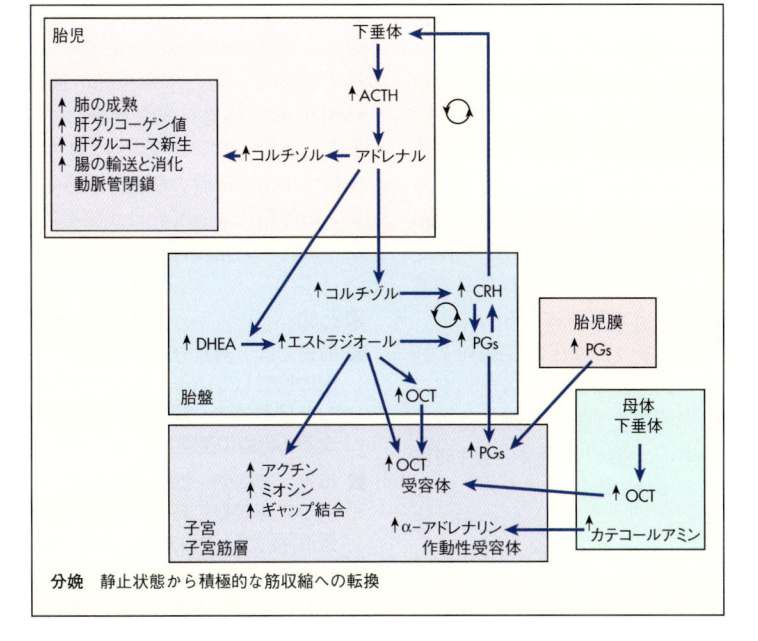

図50-8 分娩の内分泌調節。コルチゾルと胎盤性CRH間でのポジティブフィードバックループは分娩開始のために起こる。胎児副腎はエストロゲン産生を増大するデヒドロエピアンドロステロン（DHEA）を供給する。これは子宮収縮を刺激するプロスタグランジンレベルを上昇させる。オキシトシンは局所的に胎盤で産生され，平滑筋オキシトシン受容体の上昇などが分娩に寄与するが，不可欠ではない。しかしながらオキシトシンは，娩出後の子宮収縮を促し，母体の出血を最小限にしている。母体のカテコールアミンも収縮を促進する経路に含まれるかもしれない。コルチゾルは新生児自身が外界で生存するための準備をも担っている。

産生増加は母体血中CRH上昇に反映される。

分娩開始におけるCRHの中心的な役割についてはいくつかの証明がなされている。CRH受容体は子宮平滑筋に存在し，オキシトシンやプロスタグランジンに対する収縮性の反応を増強している。もう一方のポジティブフィードバック機構として，CRHとプロスタグランジンは，互いにその産生を刺激し合っている。さらに，妊娠初期のCRH濃度と妊娠期間との間は正反対の関係にある。妊娠初期のCRH濃度が高いと妊娠期間は短縮する。つまりCRHを産生する胎盤固有の能力に左右される妊娠期間は，妊娠初期に決定されているとも考えられる。子宮におけるホルモン環境が整っていれば，胎児由来のコルチゾルによって，分娩開始のシグナルとしてのCRH分泌を引き起こしているのだろう。胎児由来のコルチゾルの上昇は，胎児が外界で生存するために必要な肺の発達，肝グリコーゲンの貯蔵，腸管の運動機能の発達，消化酵素産生能，血管系の整備を引き起こしている（図50-8▼）。

妊娠後期における胎児由来のエストロゲン分泌上昇は，収縮蛋白質であるミオシンやアクチン含有量や筋線維間のギャップ結合の増加によって，子宮平滑筋収縮の準備をしている。オキシトシン受容体やプロスタグランジンもまた，エストロゲンによって増加する。

これらのことが起こるために，子宮におけるプロゲステロン濃度の低下が必須かどうかについてはまだ疑問の余地があるが，少なくともプロゲステロン濃度の低下はエストロゲンおよびCRH濃度上昇の一助となるであろう。プロゲステロン拮抗薬である**ミフェプリストン** mifepristone（RU-486）は強力に流産を引き起こす。

プロスタグランジンの局所的な上昇は子宮平滑筋の細胞内Ca^{2+}濃度を上昇させ，筋収縮を起こす。プロスタグランジンは子宮（脱落膜）と，分娩前に羊水中プロスタグランジンの上昇が観察されることから，絨毛膜や羊膜で産生されている。プロスタグランジンもまた流産を引き起こす。

もう1つの主たる子宮平滑筋収縮の刺激物質は**オキシトシン** oxytocinである。分娩前に母体血中オキシトシン濃度は上昇しないが，オキシトシンのパルス状の分泌頻度が上昇する。さらに脱落膜や胎児側間充織でオキシトシンが局所的に合成されるこの時期に，平滑筋でのオキシトシン受容体発現が劇的に増加する。つまりこの時期のオキシトシンは子宮収縮を増強し，分娩後ただちに収縮力を最大にして，母体からの出血量を最小限にするのに役立っているのだろう。子宮収縮はカテコールアミンによる調節も受けており，α受容体を介して促進的，β受容体を介して抑制的に働いて

いる．エストロゲンとプロスタグランジンの両者は平滑筋のα受容体を増加させている．

子宮収縮に加えて，胎盤や子宮頸部で起こる急激な変化も分娩にとって重要な因子である．この時期，IL-6やIL-8のような炎症性サイトカイン濃度が羊水中で著明に増加する．これらのサイトカインはおそらく，ホルモンの傍分泌作用によって，子宮脱落膜や胎児側間充織で産生される．これらのサイトカインは好中球を活性化し，コラゲナーゼを分泌させる．この酵素は母胎間の結合を緩め，娩出を容易にする．

いったん分娩が始まると，3つの臨床的な過程を経て胎児が娩出される．数時間かかる最初のステージでは，子宮収縮によって胎児頭部を子宮頸へ押し進める．この圧力で産道は広げられ，子宮口が開く．1時間以内で経過する次のステージでは，胎児は子宮から押し出され，娩出される．最後のステージは，胎盤が子宮脱落膜層から分離し，排出される過程で，10分以内で終了する．このステージの間，子宮の血管を収縮させ，過度の出血を防ぐために，子宮平滑筋は収縮し続ける．胎盤が排出されると，すべてのホルモン環境が妊娠前の状態に戻っていく．一般に娩出後48～72時間で，ホルモン濃度は妊娠前のレベルになる．

授乳

母親から新生児への栄養供給は，出産後48時間以内に始まる．まず最初に供給されるのは，ラクトースと蛋白質を含み，脂質をほとんど含まない**初乳** colostrumとよばれる水っぽい液で，ごく少量が分泌される．まもなく本来の母乳産生に変わり，その成分には，主としてカゼイン，ラクトアルブミンおよびラクトグロブリンなどの蛋白質が1％含まれている．さらに，70 kcal/100 ml程度に相当する7％の乳糖と3.5％の脂肪が含まれている．1週間で550 ml/dayの泌乳がされるようになり，その後，最大2000 ml/dayにまで増量する．乳児に必要な大量のカルシウムとリンも乳中に含まれる．さらに，感染から防御するための免疫グロブリンも含まれている．母乳には，多くのペプチドホルモンや成長因子を含む160を超える成分が存在し，それらは乳房で合成されたり，または母体の血中から乳中へ積極的に移動する．これらの物質は直接，乳児の胃腸に作用したり，吸収されたのち，全身に作用していると思われる．一般的には，乳児は6～12カ月間授乳される．

乳腺細胞では，蛋白質，ラクトース，カルシウム，リンなどは分泌小胞に，脂肪は脂肪滴として貯えられている．プロラクチンはこういった過程に必須の物質である（第44章参照）．小胞中の膜受容体と結合した免疫グロブリンは，細胞内に進入する．これらすべての産生物質は腺房へと分泌される．吸引刺激や乳児が泣く様子でさえ，中枢神経の**孤束核** nucleus tractus soritariusや感覚神経系を介して，オキシトシンが分泌される．オキシトシンは，腺房周辺の筋上皮細胞や乳管の平滑筋細胞の収縮を引き起こす．このオキシトシンの作用によって乳汁が腺房腔へ押し出され，乳頭から母乳を胎児が得られるようになる．

まとめ

- 卵巣では，減数分裂初期で休止していた卵子は原始卵胞で待機している．これらの卵胞はゆっくりとホルモン非依存的に，周囲を取り囲む顆粒膜細胞の作用で1次卵母細胞に発達していく．

- 毎月，卵胞の一群は発達を進めるためにFSHやLHによって連続して刺激される．それぞれの群から1つの優位卵胞が1カ月おきに現れ，急激に発達する．

- 必要十分なエストロゲンとその一群の卵胞を抑制するインヒビンを産生している優位卵胞は，受精のために生殖器官の準備をし，排卵を引き起こすLHとFSHの一過性の大量分泌を供給するために，視床下部と下垂体の状態を整備している．

- 卵胞の顆粒膜細胞からのエストロゲン産生は，隣接する莢膜細胞より分泌されるアンドロゲン基質に依存している．

- 排卵周期は主に卵巣で決定される．LHやFSHのサージ状の分泌は，優位卵胞が適切な時間経過で十分なエストロゲンを分泌することで起こる．

- 排卵後，顆粒膜細胞および莢膜細胞は黄体を形成する．黄体は，生殖器官が受精卵を受け入れる体制をつくるのに十分なプロゲステロンやエストロゲンを分泌している．

- エストロゲンとプロゲステロンは協調して，膣，子宮内膜および卵管の形態や分泌機能の周期的変化を引き起こしている．

- エストロゲンはまた，骨再形成，肝蛋白質合成，その他さまざまな標的期間に対し重要な作用をもっている．

- 受精後胎盤は，黄体維持に役立つHCGを分泌する胎児栄養膜細胞層から形成される．そして胎盤自体，エストロゲンやプロゲステロン，視床下部－下垂体ホルモンに類似したペプチドや蛋白質など，妊娠維持に重要なホルモンを分泌するようになる．

- 妊娠初期の母体は，生殖器官細胞の増殖やエネルギー貯蔵を活性化する同化優位状態にあるが，妊娠後期には母体のインスリン耐性が増加し，胎児の成長に必要な基質を補給するようになる．

- 分娩の内分泌機序は，まだ明確にわかっていない．子宮でのエストロゲンおよびプロゲステロンの比の上昇が，主な子宮収縮刺激物質であるプロスタグランジン産生を増加させる．

ケーススタディ
（解答は554ページより）

1-1 38歳男性がときどき胸痛をおぼえるという主訴で内科医を訪れた。患者には両側アキレス腱および手背の腱のいくつかに黄色腫（脂肪腫）があり，黄色板（眼瞼の脂肪腫）と角膜環（角膜縁付近の不透明な輪）もみられる。職場の健康診断で血清全コレステロール値が高いことを指摘された（この年齢の白人の平均値200 mg/dℓ に対して 425 mg/dℓ）。医師は追加検査をオーダーし，血清コレステロールの上昇が低密度リポプロテイン（LDL）コレステロールの上昇であることがわかった（平均値 132 mg/dℓ に対して 380 mg/dℓ）。暫定的に家族性高コレステロール血症のヘテロ型と診断された。この障害は，LDL 受容体の変異で，細胞が受容体介在性エンドサイトーシスによって細胞外液から LDL を取り込むのを妨げる。

1. どの記述が正しいか？
A. 患者の血清 LDL 高値はコレステロールの取り込みと代謝ができないことのみによる
B. 肝細胞のコレステロール合成の増大が血清 LDL 高値に寄与する
C. 患者の黄色腫は，基本的には血清トリグリセリドの増加による
D. この障害はきわめてまれである
E. 患者はアテローム性動脈硬化症をもつことはありえない

2. 患者の線維芽細胞を培養し，血清を 24 時間加えない条件で調べると何が観察されるだろうか？
A. 患者の線維芽細胞の細胞膜に対する LDL の高親和性結合は，正常の場合の約 50% でありうる
B. 患者の線維芽細胞の細胞膜に対する LDL の高親和性結合は，家族性高コレステロール血症ホモ型の場合よりはるかに大きいであろう
C. 患者の線維芽細胞の細胞膜に対する LDL の高親和性結合は，正常の場合とほぼ同じでありうる
D. 患者の線維芽細胞による LDL の分解速度は正常より小さいであろう
E. 上記のすべて

3. どの記述が正しいか？
A. 患者が脂肪摂取を強度に制限すれば，LDL 値は正常に近づく可能性がある
B. 脂肪摂取を強度に制限すれば，心臓発作のリスクは同年代の平均に近づくであろう
C. 肝細胞のコレステロール合成を抑える薬物の投与は，この状態の治療として有用でないと思われる
D. 肝移植をすれば患者の LDL 値は正常化するであろう
E. 脂肪摂取制限とコレステロール合成抑制薬投与の併合療法がこの患者に勧められる

1-2 生後 3 週間の乳児が脱水，アシドーシス，低カリウム血症で入院した。これらの症状は持続性の下痢によると考えられた。水分と電解質を改善するため輸液がなされ，さらにいろいろな糖を含む人工ミルクが飲まされた。ラクトース，スクロース，あるいはグルコースを飲ませたとき下痢が起こった。糖分がフラクトースのみのミルクを飲ませると下痢は止まった（二糖類やより大きな糖は小腸で吸収されず，単糖類だけが吸収される。吸収される単糖類はグルコース，ガラクトース，フラクトースである。グルコースとガラクトースは SGLT1 という Na^+ 駆動性促進輸送体によって，フラクトースは別の促進輸送体によって吸収される［第 34 章参照］。1 つの過程のみが障害されていると仮定せよ）。

1. どの記述が正しいか？
A. マルトースを飲ませれば下痢は止まるであろう
B. 植物デンプンを飲ませれば下痢は止まるであろう
C. 患者の障害の原因は，小腸上皮細胞の刷子縁でラクトースをグルコースとガラクトースに分解する酵素であるラクターゼの先天性欠乏による可能性がある
D. 患者の障害の原因は，小腸上皮細胞の刷子縁でグルコースの直鎖を加水分解するグルコアミラーゼの欠乏による可能性がある
E. 上記のどれでもない

2. どの記述が正しいか？
A. この乳児の唯一の障害は，小腸でグルコースのみに対する吸収ができないことである
B. 障害は，デンプンの側鎖をとりはらう α-デキストリナーゼ（イソマルターゼともよばれる）が刷子縁で欠損していることである
C. この乳児の小腸はどの単糖類も吸収できないと考えられる
D. この乳児の小腸はグルコースとガラクトースを吸収できないと考えられる
E. 上記のどれでもない

3. どの記述が正しいか？
A. グルコースとガラクトースの吸収障害は，NaCl をミルクに加えて単糖類の吸収を駆動する Na^+ 勾配を促進させることによって改善するであろう
B. ミルクが血漿中の 3 倍の濃度の NaCl を含んでいれば，症状は起こらないであろう
C. ミルクにガラクトースを含んでいれば，下痢は休止するであろう
D. 小腸の生検を得て Na^+ 駆動性グルコース−ガラクトース輸送体に対する抗体で免疫染色したとき，この蛋白質は欠損しているであろう
E. 上記のどれでもない

2-1 20歳女性。貧血があり，しばしば黄疸が突発的に起こる。カルテによると，最近 10 年間にわたり発熱後に中程度ないし重

度の貧血になる。脾臓は著明に肥大している。血液スメア（塗抹標本）で小型の球状赤血球（正常に比べ球形でやや小さい）がみられる。赤血球の浸透圧に対する脆弱性（低浸透圧液に入れて調べる）は正常に比べ非常に高い。赤血球は正常のNa^+, K^+含有量を示すが、細胞膜のNa^+, K^+透過性およびNa^+, K^+-ATPアーゼレベルは正常の約3倍である。赤血球の平均寿命は正常に比べ有意に短い。患者の赤血球を標識して少量を健常者に静注すると、患者の赤血球の生存期間が著明に短縮しているのがわかった。健常者の赤血球を標識して患者に静注すると、生存期間は健常者から健常者への輸血と同等であった。脾臓摘出術後、貧血はほとんどなくなった。この患者は遺伝性球状赤血球症と診断された。

1. どの理由でこの患者の赤血球は浸透圧に対して高い脆弱性をもっているのか？
   A. 赤血球が正常より小型であること
   B. 球形であること
   C. Na^+透過性が高いこと
   D. Na^+, K^+-ATPアーゼレベルが高いこと
   E. イオンポンプのATP利用能力が低いこと

2. 患者の貧血についてどの記述が正しいか？
   A. 赤血球の生成率が低いことによる
   B. 脾臓が異常であることによる
   C. 赤血球のNa^+, K^+-ATPアーゼレベルが高いことによる
   D. 赤血球のNa^+透過性が高いことによる
   E. 発熱は脾臓の赤血球破壊率を高めるので、発熱後に貧血が増悪する

3. 次のどの記述が正しいか？
   A. 十分なATPレベルであっても、患者のNa^+, K^+-ATPアーゼ活性は増強したNa^+, K^+透過性に抗しきれない
   B. 患者赤血球の変形能低下が脾臓での赤血球破壊の一因である
   C. 患者赤血球を健常者に輸血した場合、その寿命は正常と同じである
   D. 脾臓の摘出は造血能を増強させる
   E. 増強したK^+透過性はグルコースおよびATP欠乏下で溶血増強に寄与する

2-2 10歳男児。筋麻痺の発作が散発的に起こる。発作の開始は筋の拘縮を伴う疼痛で特徴づけられる。その後筋は麻痺し、弛緩する。しばしば疼痛と拘縮があってその後の麻痺を伴わないことがある。発作中の血液検査では高カリウム血症がある。血漿中のK^+は発作がないときは正常範囲である。筋生検では細胞内K^+濃度が有意に低下していた。組織のNa^+, K^+-ATPアーゼ活性は正常範囲である。麻痺発作はK^+排出増加をもって利尿を伴う。麻痺発作中に生検した筋を微小電極を用いて調べると、静止膜電位の大きさが減少していた。筋電図では発作の初期には自発性活動電位を伴う筋拘縮が観察された。その後の麻痺期には筋は電気的興奮性を失っていた。麻痺はインスリンを注射すると回復させることができる。β_2-作動薬であるalbuterolを長期投与すると、拘縮とそれに続く麻痺の発生を劇的に減少させた。診断は原発性高カリウム性周期性麻痺である。

1. どの記述が正しいか？
   A. 発作時に運動神経を刺激しても筋は収縮しないので、神経筋接合部での欠陥が含まれている
   B. インスリンはグルコース代謝を促進することで症状を改善する
   C. albuterolは筋で脂肪酸からのATP産生を促進することで症状を改善する。
   D. 静止時のK^+コンダクタンスの減少が静止膜電位の減少（脱分極）の原因でありうる。
   E. 上記のどれでもない。

3-1 30歳女性が救急で運ばれた。レストランで夕食をとった直後に、次のような症状が起こった。第1に、口・唇にひりひりする痺れを感じ、顔・首に広がった。さらに腕・足・指・つま先に広がった。問診の際、患者は痺れを感じた部位の感覚鈍麻と協調性歩行の困難を訴えた。患者によれば、前菜としてシュリンプカクテル、次にサラダ、ベイクドポテトとグリーンピースつきのステーキ、デザートとしてアップルパイとコーヒーを食べた。甲殻類に対するアレルギーはないとのこと。患者の表層反射はほとんど消失しており、深部反射は著明に減弱している。患者の尺骨神経に細胞外電極をあて、小指の手掌側の表面を医師の爪で痛みを感ずるくらいにひっかいた。患者はこの刺激を感知できず、刺激に対する尺骨神経の活動電位は検出できなかった。尺骨神経の感覚線維に細胞内電極を刺入すると、静止膜電位は－70 mV（正常）であった。小指の皮膚に上記の刺激を強く繰り返し与えると、活動電位は正常に比べ緩徐に立ち上がり、振幅も小さかった。診断は麻痺性甲殻類中毒 paralytic shellfish poisoningである。

1. 麻痺性甲殻類中毒は渦べん毛藻によって産生され、これを食べた甲殻動物の組織に濃縮されたサキシトキシンによる。次のうちこの毒素によって起こるのはどれか？
   A. 神経・筋の静止時K^+コンダクタンスの減少
   B. 脱分極に対するK^+チャネルの開口の阻害
   C. Na^+チャネルの開口の阻害
   D. Na^+チャネルの膜電位依存性不活性化の緩徐化
   E. 活動電位発生時のK^+チャネルの閉口の緩徐化

2. 患者の症状は次のどれからなるか？
   A. 皮膚感覚神経のみの機能不全
   B. 運動系のみの機能不全
   C. 皮膚感覚神経と運動系の機能不全
   D. 筋ではなくニューロンの機能不全
   E. 上記のどれでもない

3. どの記述が正しいか？
   A. この女性はサキシトキシンに対して異常な感受性をもっていたようにみえる
   B. この患者を病院にひきとめておく理由はない
   C. 患者の回復は、サキシトキシンの尿への排泄によるものであり、Na^+チャネルからのサキシトキシンの解離が遅いことに依存する
   D. この患者には今後エビを食べないように忠告すべきである
   E. 患者は1週間ぐらいしてから口や唇にひりひりした痺れを感

じる

3-2 14歳男児。疼痛を伴わない筋のこわばりを訴える。医師と握手をしたあと、患者は握った手を弛緩させるのに数秒を要した。筋はよく発達しており、萎縮はない。筋を叩くと、筋腹のくぼみが数秒間観察された。筋電図では、針電極を装着したときに自発性、反復性の活動電位を示し、また筋を叩いたときに反復性の活動電位が記録された。随意収縮をさせたあと、自発性活動電位が数秒間持続するのが観察された。外肋間筋の生検では、筋のNa^+、K^+、Cl^-濃度は正常と有意に変わっていなかった。静止膜電位は正常と差はなかったが、膜の電気抵抗は正常の2倍であった。診断は先天性筋硬直症 myotonia congenita である。

1. 膜抵抗の増加は1種あるいは多種のイオンのコンダクタンスの低下を意味する。どの記述が正しいか？
A. Na^+に対する細胞膜のコンダクタンスが低下した
B. K^+に対する細胞膜のコンダクタンスが低下した
C. Cl^-に対する細胞膜のコンダクタンスが低下した
D. Ca^{2+}に対する細胞膜のコンダクタンスが低下した
E. 上記のどれでもない

2. 研究の進歩により、先天性筋硬直症はCl^-チャネルの変異であり、Cl^-コンダクタンスの著明な低下をもたらすことがわかった。どの記述が正しいか？
A. 活動電位の持続時間は変わらないはずである
B. 筋を電気刺激すると閾電流は大きいはずである
C. Cl^-コンダクタンスが低下しているために反復性活動電位を誘発できない
D. Cl^-コンダクタンスの低下は、筋の機械的刺激による興奮を増強するとは考えられない
E. 上記のどれでもない

3. Cl^-チャネルは同種四量体である（訳者註：4つのサブユニットからなる）ことが知られている。優性と劣性の先天性筋硬直症が記載されており、両者ともCl^-チャネルの変異がある。両者ともCl^-コンダクタンスは正常値の約10％に減少する。以下のどの記述が正しいか？
A. 優性型では、1つの四量体において1つの変異サブユニットがあっても、Cl^-コンダクタンスを著明に減少させるのに十分であると考えられる
B. 劣性型では、1つの四量体において1つの変異サブユニットがあっても、Cl^-コンダクタンスを著明に減少させるのに十分であると考えられる
C. 優性型では、Cl^-コンダクタンスを著明に減少させるのには、1つの四量体において3つあるいはそれ以上の変異サブユニットがあることが必要であると考えられる
D. 劣性型では、Cl^-コンダクタンスを著明に減少させるのには、1つの四量体において3つあるいはそれ以上の変異サブユニットがあることが必要であると考えられる
E. 上記のどれでもない

4-1 43歳男性が下肢の脱力をおぼえた。階段を上るのが困難であることと持続的な口渇を訴えている。患者の伸張反射が減弱している。できる限りの運動をしたあとに一過性に筋力の上昇がみられた。筋電図では筋の複合活動電位の振幅が減少している。神経の興奮伝導速度は正常である。激しく運動させたあとで筋の複合活動電位の振幅が著明に増大した（200％以上）。単一筋線維活動電位は有意にブロックされた（運動神経の活動電位が筋の活動電位を誘発できなかった回数が増加）。この患者のイムノグロブリンGを精製してマウスに静注したところ、マウスは患者の症状に類似した症状を示した。診断はイートン−ランバー症候群 Eaton−Lambert syndrome である。

1. どの記述が正しいか？
A. 患者の口渇は他の症状とは無関係である
B. 最大運動後の筋力の増加は神経筋接合部での促通によるであろう
C. 複合活動電位の振幅の減少は、運動神経軸索の活動電位の伝導に問題があることを示唆する
D. 単一筋線維活動電位のブロックは、終板電位（EPP）が減少することと一致する
E. 上記のどれでもない

2. もし患者がイートン−ランバー症候群であるとすると、次の記述のどれが正しいか？
A. 微小終板電位（MEPP）の発生頻度が減少しているはずである
B. 生検した患者の筋をカルシウムイオノホアで処理しても、MEPPの発生頻度は変わらないはずである
C. 患者のEPPの振幅が減少しているはずである
D. 細胞外K^+レベルを上昇させると、患者の筋のMEPPの発生頻度は健常者の筋と同じくらいまで増加するはずである
E. 上記のどれでもない

4-2 28歳男性。脱力を訴える。診察時に患者は眼瞼下垂を示していた。患者は前腕で20ポンドの重さを持ち上げることができるが、2〜3秒間しか筋を収縮させることができない。エドロフォニウム（テンシロン：即効性だが短時間効果の抗コリンエステラーゼ）を投与すると、1分後に眼瞼下垂は改善し、20ポンドの重さを20秒間持ち上げることができた。診断は重症筋無力症 myasthenia gravis であり、血清中の抗ニコチン性アセチルコリン受容体抗体によって特徴づけられる。

1. どの記述が正しいか？
A. 患者の抗アセチルコリン受容体抗体は電気魚 Torpedo のアセチルコリン受容体と交叉反応しないであろう
B. 患者の抗アセチルコリン受容体抗体と他の重症筋無力症の患者の抗体とは、受容体蛋白質の同一の領域に結合するであろう
C. 患者血清の抗アセチルコリン受容体抗体の活性度はこの疾患の重度のよい指標になるであろう
D. 抗アセチルコリン受容体抗体が検出されなければ重症筋無力症の診断を除外できる
E. 上記のどれでもない

2. どの記述が正しいか？
A. 筋電図では、筋複合活動電位の振幅は減少しているが、継続的に変わらないことを示すであろう

B. この患者では神経伝導時間がわずかに増加しているであろう
C. 外肋間筋の生検でアセチルコリン受容体は正常レベルであろう
D. 筋電図では，持続的に収縮させようとしても，筋複合活動電位の振幅が減少することを示すであろう
E. 上記のどれでもない

3. どの記述が正しいか？
A. 患者は胸腺肥大を呈していることはないであろう
B. 胸腺摘出は患者の状態を改善しないであろう
C. プレドニソロン（副腎皮質ホルモン剤）を用いた治療は患者の状態を改善しないであろう
D. 長期有効抗コリンエステラーゼであるアザチオプリン azathioprine 投与により患者の状態を改善するであろう
E. 上記のどれでもない

5-1 ベリーズでマヤ遺跡を研究している考古学者。原住民の村の下流の小川の水を飲んだ。彼女はひどい下痢に陥り，市販の薬剤で改善せず。非常に衰弱し，ベリーズ市の病院に送られ，そこでコレラの診断をうけた。等張の生理食塩水数リットルを点滴され，それから経口的に NaCl，グルコース，KCl，NaHCO₃ を含む溶液で再水和（訳者注：脱水状態に水分を補給すること）を開始した。便の培養でコレラの病原菌である *Vibrio cholerae* の存在が確認された。経口治療開始3日後に下痢は弱まり，退院できるまでに回復した。

1. どの記述が正しいか？
A. コレラを発症させる毒素は *Salmonella typhimurium* の一種によって産生される
B. コレラ毒素は ADP リボースをアデニル酸シクラーゼに結合させて，アデニル酸シクラーゼを活性化する
C. cAMP レベルの上昇が，リーベルキューン陰窩の細胞からの塩分および水の排出を促進する
D. cAMP レベルの上昇は，小腸上皮細胞の微絨毛付近から塩分および水の排出を促進する
E. コレラ毒素によって，抑制性の G 蛋白質である G_i の活性が減少する

2. どの記述が正しいか？
A. 患者の衰弱の直接の原因は細菌感染である
B. 病院で投与された抗生物質は下痢の持続を著明に短縮したであろう
C. 脱水が患者の衰弱の直接的な原因である
D. 経口水分補給だけでは治癒できないであろう
E. 電解質異常はこの症例ではないであろう

3. どの記述が正しいか？
A. 経口水分補給は小腸上皮細胞での塩分と水の吸収を刺激する
B. 十分に水分が補給されれば，下痢は約1週間で治まるであろう
C. 経口的に G_i を投与すれば，アデニル酸シクラーゼを抑制するよい治療になるかもしれない
D. 下痢がおさまった後の抗生物質治療がこの病気の再発予防に必要である
E. 小腸の蠕動を減少させる薬剤がコレラの治療に特に有用である

5-2 5歳の男児。虚弱，倦怠と皮膚のパッチ状の色素沈着で入院。体重が少なく，その年齢の5％分布に入る。生化学検査では，血中グルコースが低く，血漿中のコルチゾール（第46章参照）が非常に低く，副腎皮質刺激ホルモン（ACTH）は高値である（ACTH は脳下垂体前葉から分泌されるホルモンで，副腎皮質ホルモン分泌の主要な刺激となる）。コルチゾールを投与すると，血漿中の ACTH を低下させた。ACTH を投与しても血漿中のコルチゾールを増加させることはできなかった。患者は ACTH 抗性症候群と診断された。コルチゾールを数年にわたって規則的に投与すると体重が増加し，年齢の正常値になった。筋力・活力も十分に改善され，皮膚の色素沈着も消失した。

1. どの記述が正しいか？
A. ACTH レベルの上昇が虚弱，倦怠の直接の原因である
B. 患者の脳下垂体は不適当な量の ACTH を分泌しているかもしれない
C. コルチゾールの投与は ACTH のレベルを減少させないであろう
D. ACTH 投与は患者の症状を軽減したかもしれない
E. 患者の虚弱，倦怠，低成長はコルチゾールのレベルが低いことによる

2. どの記述が正しいか？
A. この患者の異常として，コルチゾールを産生・分泌する副腎細胞の細胞膜の ACTH 受容体の数が減少したということは考えられない
B. 異常は ACTH 受容体の ACTH に対する親和性の著明な低下であると考えうる
C. 異常として，ACTH 受容体結合がアデニル酸シクラーゼを活性化する能力が減少したということは考えられない
D. コルチゾールの産生過程に含まれる1つの酵素が欠損しているとは考えられない
E. 異常の原因が ACTH 受容体の ACTH に対する親和性の低下であるなら，高濃度の ACTH の投与は血漿中のコルチゾールの増加をもたらすはずである

3. この患者から採取した白血球の DNA で，ACTH 受容体をコードしている遺伝子をポリメラーゼチェイン反応（PCR）で増幅した。どの記述が正しいか？
A. もし患者が1つの正常な ACTH 受容体遺伝子と1つの変異した ACTH 受容体遺伝子をもっていると，臨床症状と一致する
B. もし患者が2つの正常な ACTH 受容体遺伝子をもっていたとしても，ACTH 受容体を含む欠陥が最も考えられる異常である
C. もし患者が2つの変異 ACTH 受容体遺伝子をもっていたら，臨床症状を説明できる
D. もし患者が2つの変異 ACTH 受容体遺伝子をもっていたら，片親は同じ異常をきたしているはずである
E. 1つの正常な ACTH 受容体遺伝子と1つの変異した ACTH 受容

体遺伝子をもっているヒトは，この患者と共通の症状は示さないであろう

6-1 59歳の男性。事業に失敗し，数年間抑圧状態が続いている。判断の混乱や記憶障害があった。家族はアルツハイマー病を心配している。進行性の歩行障害がある。検査すると，日時がわからず，暗算をすることが難しかった。歩行は不安定で，よく転んだ。随意運動の神経経路遮断の兆候があった。血液の化学検査の結果は正常。しかし，脳脊髄液蛋白量が増加し，白血球数が増加していた。しかしグルコースは正常。磁気共鳴イメージング（MRI）は脳室の拡大が強かった。微生物検査の結果は脳脊髄液中のクリプトコッカスが存在した。

1. 精神状態と運動障害の変化の理由として最も可能性のあるものはどれか？
   A. アルツハイマー病
   B. 脳腫瘍
   C. 脳炎
   D. 水頭症
   E. 低血糖症

2. すべての脳室が拡大しているとすれば，閉塞の場所として最も可能性のある部位はどれか？
   A. クモ膜絨毛
   B. 中脳水道
   C. 室間洞
   D. 第4脳室の天井
   E. 第3脳室

6-2 18歳の女性。3年前までは健康であった。3年前に急に右目の視力がなくなった。視力はそれから徐々に回復した。2年前に右耳の聴力障害が起こり，3週間続いた。1カ月後に右足に感覚鈍麻とチクチクした異常感覚が起こったが，2週間で回復した。神経学的検査では異常はみつからなかった。しかし，2カ月後に視野がぼけ，検査の結果，右眼の内転が弱く，眼振がみられた。約6カ月前に左足に力が入らなくなった。現在，眼球運動は正常。左側の筋力が弱く，左側の軽い顔面麻痺，左側の上腕と下肢の伸張反射が痙性で過剰。バビンスキー反射が左側にみられた。血液検査，脳脊髄液検査の結果は正常。

1. どのような神経系の細胞が損傷を受けている可能性が高いか？
   A. アストロサイト
   B. 運動ニューロン
   C. オリゴデンドログリア（星状細胞）
   D. 錐体細胞
   E. シュワン細胞

2. この細胞の機能障害によって起こされた基礎的な障害は何か？
   A. 軸索輸送の障害
   B. 軸索の伝導遮断，あるいは伝導速度の低下
   C. 染色質溶融
   D. シナプス伝達の障害
   E. ワーラー変性

7-1 74歳の女性。眼が覚めたとき左半身の感覚鈍麻を感じた。また，左の手足の運動が難しかった。医師の検査で，眼を閉じると左手に硬貨を置いてもクリップを置いても区別できなかった。皮膚の2点を同時に刺激して2点識別閾を測ると右側よりも左側でずっと悪かった。左の手首あるいは足首に音叉を置いても振動がわからなかった。針で軽く刺しても左側の感じ方は鈍かった。最初の発作の数週間あとで，左側に灼熱痛が起こった。そして，左腕や左下肢の皮膚に物がちょっと触っても痛みが起こった。

1. この患者の症候をもたらした障害部位はどこか？
   A. 右延髄の中央部
   B. 右中心溝のまわりの大脳皮質
   C. 左腕および左足の末梢神経
   D. 右側の後部視床およびその周辺の内包
   E. C5より上の脊髄の右半分

2. ピンで軽くつついても感じないという症状はなくなったが，なぜ患者は痛みと異痛症を感じるのだろうか。
   A. 内側視床へと上行する脳幹網様体が障害されたため
   B. 痛みの症候は幻想的であり，神経系の障害は反映しない
   C. 脊髄視床路からのVPL核への入力が大きく障害されたが，脱神経化された大脳皮質が可塑的な変化をしたため
   D. 侵害1次求心性線維が末梢神経で障害を受けたが，機械受容性の1次求心性線維が侵害性の性質を帯びたため
   E. 脊髄視床路のような脊髄侵害受容性ニューロンが本来の侵害刺激を伝えることができなくなったが，それでも自発的な活動をしたり，触刺激に対して活動したりして，その結果が痛覚として感じられるため

7-2 48歳の男性であるが，下行結腸の癌が進行している。病気が悪くなるにつれて，激しい腹痛が出てきた。痛みの治療のためモルヒネを全身投与した。しかし意識が混濁するほどの大量投与をしないと痛みが軽減しなかった。この患者では，他の方法で疼痛管理をすることが必要である。脊髄の腰仙髄の硬膜上腔にカテーテルを経由してモルヒネをモルヒネポンプで注入する方法が選ばれた。

1. この方法が成功しそうな理由は何か？
   A. モルヒネが中脳水道を通って脳脊髄液に運ばれ，中脳水道囲灰白質に到達するから
   B. 脊髄後角にオピエイト受容体があり，この受容体が活性化されると侵害受容の伝達が減少するから
   C. モルヒネが骨盤領域の癌細胞に効いて，癌細胞が痛みを誘発することを防ぐから
   D. 髄膜の侵害受容器が痛みの原因であり，モルヒネがこれらの受容器の活動を遮断するから
   E. モルヒネが脊髄に到達して後角の侵害受容器の終末からのサブスタンスPの放出を起こすから

2. この例で，モルヒネは局所麻酔よりも効果があると考えられる理由は何か？
   A. モルヒネは呼吸抑制を起こしにくいから

B. 局所麻酔薬の浸透がかゆみの感覚を起こすから
C. 局所麻酔には耐性が生ずるから
D. モルヒネはすべての種類の感覚を遮断するから
E. モルヒネは選択的に痛みを遮断するから

8-1　67歳の女性。眼が覚めたときに視覚の障害に気づいた。検査の結果，両眼の右側半視野で物をよくみることができなかった。視野の中心部分では視力が残っていたが，上方，下方視野ともに視野が欠損していた。

1. この型の視野障害は何とよぶか？
A. 両側耳側半盲（異名半盲）
B. 中心暗点
C. 黄斑回避を伴った同名半盲
D. 下部同名四分盲 quandrantanopsia
E. 上部同名四分盲

2. どの動脈が関与したか？
A. 前大脳動脈
B. 前脈絡動脈
C. 内頸動脈
D. 中大脳動脈
E. 後大脳動脈

3. 視覚伝導路のうちで，どこが障害を受けたか？
A. 外側膝状体（LGN）
B. 後頭葉
C. 視交叉部
D. 視索
E. 網膜

8-2　16歳の男性。学校で英語の教師が言っていることが理解できなくなった。成績優秀であったが，成績がだんだん落ちてきた。内科医の診察により，患者が大音響のロック音楽に凝っていたことがわかった。ウエーバー検査の結果は，どちらの耳にも音が局在しなかった。リンネ検査では両側ともに骨伝導よりも空気伝導のほうがよいことがわかった。聴力測定では 2500 Hz よりも高い周波数で 40～60 dB の聴覚損失がみられた。

1. この難聴の種類は？
A. 両側伝音性難聴
B. 完全な難聴
C. 左側の伝音性難聴
D. 両側の感音性難聴
E. 右側の感音性難聴

2. 障害部はどこと考えられるか？
A. 大脳側頭葉
B. 蝸牛神経
C. 蝸牛の有毛細胞
D. 耳小骨連鎖
E. 鼓膜

9-1　74歳の男性。急に左の腕と下肢を動かせなくなった。救急外来での検査では，左腕と下肢，特に遠位部の筋力が弱っていることがわかった。さらに患者の顔の下部が動きにくく，左側の舌が右ほど動かなかった。バビンスキー反射は左側で陽性だった。1カ月後の検査では筋力の低下の分布は変化なかったが，前よりも程度は軽くなっていた。左側の上腕二頭筋，三頭筋，膝蓋，踝の腱反射は顕著に増加していた。左側の踝のクローヌスがみられた。患者の触覚と振動覚は顔と体の左側で減弱し，左の上下肢で自己受容性感覚が障害されていた。

1. 神経系のどの部分の傷害か？
A. 右側の大脳基底核
B. 左側の小脳
C. 右側の内包
D. 右側の中心前回と中心後回
E. 左側の脊髄

2. 麻痺が痙性かどうかを示す証拠は次のどれによって得られるか？
A. バビンスキー反射
B. クローヌスと過敏な相動性伸張反射
C. 体性感覚の障害
D. 舌の麻痺
E. 腕と下肢の筋力低下

9-2　56歳の女性。腕の運動が遅くなり，安静時に手がふるえることに気がついた。この変化はここ数年にわたってだんだんとひどくなった。主治医は安静時に薬を丸めるような手の振戦があること，運動の開始に時間がかかり，運動も遅いことを発見した。顔には表情がなかった。関節を受動的に曲げると，動きに対する抵抗があったが，抵抗は動かしている間一定ではなく，強くなったり弱くなったりした。相動性の伸展反射は正常で，筋力も正常であった。

1. 最も可能性のある傷害部は中枢神経系のどこか？
A. 大脳基底核と黒質
B. 脳幹網様体
C. 小脳核
D. 1次運動野
E. 補足運動野

2. 症状のうちいくつかは薬物療法でよくなりそうである。どれがよいか？
A. ドーパミン
B. アドレナリン
C. γ-アミノ酪酸（GABA）
D. グルタミン酸
E. サブスタンス P

10-1　自動車事故で救出された24歳の男性。医療補助者によって頸部を固定された後に救急部に連れて来られた。画像診断でC5頸椎に骨折があり，脊髄の損傷が疑われた。呼吸は正常にできるが，腕と脚を動かすことができなかった。伸張反射は四肢全体で欠落しており，肩以下の皮膚刺激を感じなかった。バビンスキー反射は両側でみられた。体循環の動脈血圧は 117/76 mmHg

であった．数週間後の検査では，四肢全体で伸張反射が亢進し，足間代（クローヌス）が両側でみられた．血圧は正常より低く，血漿中のノルアドレナリンとアドレナリンの濃度は正常値以下であった．しかしながら，下腹壁を刺激して膀胱を空にしないと，血圧は周期的に上昇した．

1. 膀胱が膨らむと血圧は上昇した．理由は次のいずれか？
A. 膀胱からの内臓求心信号によって視床下部脊髄路の活動が増した
B. 膀胱壁の緊張が低いので膀胱が過度に膨らみ疼痛性になった
C. 膀胱の感染のためバクテリアの産生物が増して血管を収縮させた
D. 除神経が起こり，α-アドレナリン受容体が増えて血漿中のカテコールアミンに対する反応が大きくなった
E. 脊髄自律神経反射が脊髄ショックから回復した

2. この患者を冷環境あるいは温環境におくと，次のどれが起こるか？
A. 体温調節ができないので低体温または高体温になる
B. 温環境では過度の血管拡張が起こり低体温になる
C. 冷環境ではふるえが強調され，その結果，高体温になる
D. 末梢および中枢の温度受容器が過活動の状態になり体温調節を促進する
E. 視床下部による発汗およびふるえに対する制御が欠落しているが，両方の欠落がつりあっているので体温調節には問題がない

11-1 78歳の男性．右側の半麻痺が急に起こった．この患者は言語を傷害され，悪態しかつけない状態だったので，満足に病歴を述べることができなかった．しかし，質問に対して適切に頭を振ってうなずくことはできた．

1. この患者の言語障害は脳のどの部分の傷害によるか？
A. 脳梁
B. 左の下前頭回
C. 右の下前頭回
D. 左の上側頭回上部
E. 右の上側頭回上部

2. この患者で起こっていそうな他の神経学的障害は何か？
A. 書字困難
B. 右の企図振戦
C. 左の同名半盲
D. 左耳の難聴
E. 左側のバビンスキー反射

12-1 体力テストで被験者が右足で段を上がり，左足を軸にして重力に抗して降りる動作を頻回に繰り返した．テスト後数時間で筋痛を覚えた．筋痛は1～2日後にピークに達し，1週間ほど持続した．被験者の血清中には筋に特有な蛋白質が出現して，筋の傷害が疑われた．筋のバイオプシーにより構造が傷害されていることが明らかになった．

1. どの場合が筋に過剰な負荷がかかり傷害を起こすか？
A. 短縮が起こらない等尺性収縮
B. 不動筋の過伸展
C. 収縮筋の過短縮
D. 活動中の筋に重力または他の負荷がかかり収縮筋が伸張されたとき
E. 低負荷時の速い短縮

2. なぜATPの枯渇は遅発性筋痛に関係がないか？
A. ATPの枯渇は硬直（回転していないクロスブリッジの形成）をもたらす
B. 代謝性の効果は早期に現れる
C. ATPの消費は，速く短縮してあまり大きくない力を出す筋で最も高い
D. 短時間の収縮で血流の障害がなかったこのテストでは，ATP産生の障害はなかった
E. 上記のすべて

3. もし傷害が筋痛の発生に関係しているなら，どの筋に最も影響が大きかったか？
A. 両脚のすべての筋
B. テスト中に収縮したすべての筋
C. 左足の収縮した筋
D. 実際に短縮した右足の筋
E. 受動的に伸張された弛緩筋

13-1 小児科医がある少年の筋の発達が遅いことに気づいた．その少年が5歳になるまでに進行性の筋力低下を認めた．臨床検査により，骨格筋に特有な可溶性蛋白質が血清中に高濃度検出された．筋生検により，速筋および遅筋の壊死および貪食像がみられた．DNA検査で，ジストロフィン dystrophinとよばれる細胞骨格蛋白質の遺伝子に変異があることが明らかになった．これによりデュシェンヌ型の筋ジストロフィー症 Duchenne's muscular dystrophyと診断された．

1. 血清中に検出された筋蛋白質の意義は何か？
A. それがあれば筋ジストロフィー症と診断される
B. 検査結果は骨格筋の傷害あるいは壊死を疑わせる
C. そのような蛋白質が検出されたことは，これらの蛋白質が過剰に産生され，正常な血清蛋白質とともに血管内に分泌されたことを示している
D. これは運動後にもみられる正常なことである
E. 筋細胞の萎縮の結果である

2. なぜ女児にはデュシェンヌ型の筋ジストロフィー症が発症しないのか？
A. 変異遺伝子は劣性，伴性遺伝子で，通常，思春期までに死亡する
B. ジストロフィンの発現にはテストステロンが必要である
C. ジストロフィンの細胞骨格としての役割は，女児では他の蛋白質により代用される
D. 女児では胎生初期に遺伝子の変異により死亡する
E. 女児ではジストロフィン遺伝子は常にヘテロである

3. この患者の最良の治療法はどれか？

A. ジストロフィンの補助食品を摂取する
B. 骨格筋にジストロフィン遺伝子の機能的対立遺伝子を入れる
C. 罹患骨格筋の拡大を化学療法で防ぐ
D. 運動と理学的療法
E. ジストロフィンの静脈注射

13-2 手術前に患者は筋弛緩薬(運動神経終末におけるアセチルコリン受容体を遮断する)と,全身麻酔薬(細胞膜に作用する)の投与を受ける。予想外に,全身的な自発収縮に続いて,筋や関節の硬直を起こすような持続的な拘縮が起こった。心拍数と呼吸数は増加し,血圧は上昇した。体温は44℃まで上がった。悪性高体温症と診断された。筋小胞体からのCa^{2+}放出を抑制するダントロレン dantroleneの投与により危機を脱した。その後の検査で,同様なことが家族的に起こっており,Ca^{2+}放出チャネルの遺伝子変異が明らかになった。

1. このような全身的な収縮の原因は何か?
A. 運動神経系の過剰興奮により,全身の筋肉に持続的な活動電位が発生した
B. アセチルコリンエステラーゼの抑制
C. 透過性の高い筋形質膜を介して,筋細胞内Ca^{2+}濃度が異常に上昇した
D. 筋小胞体Ca^{2+}放出チャネルの透過性が上がって細胞質Ca^{2+}濃度が持続的に上昇した
E. 運動ニューロンに対する抑制性シナプスの遮断

2. 体温上昇の原因は何か?
A. クロスブリッジ回転とATPの加水分解による熱発生
B. 筋小胞体のCa^{2+}ポンプによるATP加水分解に伴う熱発生
C. 体からの熱放散の減少
D. 代謝速度の亢進
E. 筋小胞体Ca^{2+}ポンプの遺伝子変異による

13-3 宇宙飛行は微小重力環境をもたらすので,宇宙飛行士の骨格筋,腱,および骨には地上でかかっている負荷がかからない。有人飛行時間が延びるのに従って,微小重力の効果に関する知識が必要になっている。得られている情報では,筋肉重量,筋力および持久力が減少する。腱にかかる力は減少し,骨吸収が起こり,カルシウムバランスは負になって骨塩量は減る。細胞レベルでの原因は筋の萎縮である。特に,しばしば動員される収縮が遅く酸化的代謝が盛んな運動単位で萎縮が起こる。また,収縮が遅く酸化的代謝が盛んな運動単位が,速い収縮を行う解糖系が盛んな運動単位へと変換する。

1. 長期宇宙飛行で宇宙飛行士が対処できない問題は何か?
A. 宇宙における任務遂行ができない
B. 地球の重力環境に戻ってきたときに起こる傷害発生の危険性
C. スペースシャトルを着陸させる能力
D. 飛行後に持続する筋力低下
E. 飛行後の筋骨格系傷害の起こりやすさ

2. 微小重力による変化で,次に列挙する項目を引き起こす原因と異なるものはどれか?
A. 麻痺のときの廃用性萎縮
B. 特にお年寄りの臥床安静による筋力低下
C. 神経損傷後,収縮は遅く酸化的能力が高い線維が,大きな非興奮性運動ニューロンにより再支配される
D. 高い強度の筋力トレーニングプログラムの停止
E. デュシェンヌ型の筋ジストロフィー症罹患者の筋力低下

3. 長期宇宙飛行を可能にし,飛行士を防備するための方策で有効でないものはどれか?
A. 微小重力環境で廃用性萎縮を受けやすい筋の活動能力を増加させるための運動処方の開発
B. 宇宙における齧歯類の筋・骨格系変化に関する研究の施行
C. 宇宙船の自動着陸装置の開発
D. 運動神経を刺激して運動単位を動員するための装置の開発
E. 有人作業から無人作業への移行

14-1 19歳の女性が重篤な呼吸困難と強い不安,チアノーゼ,発汗,そして喘鳴を訴えている。心拍数は120拍/min。救急室の医師は酸素とアドレナリンを与えた。患者の症状は落ち着いたが,喘鳴と湿性ラ音が聴診できた。患者は強い疲労を訴えた。

1. 呼吸困難をもたらした原因は何か?
A. 呼吸に関する随意筋の疲労
B. 浮腫による気道の閉塞
C. 平滑筋の収縮による気道閉塞(過敏)
D. 気道平滑筋代謝の障害
E. 気管への食物誤飲

2. 喘息発作にはどのような筋が関係しているか?
A. 心筋,骨格筋,平滑筋
B. 心筋と骨格筋
C. 心筋と平滑筋
D. 随意筋
E. 不随意筋

3. 以下のうちで気道平滑筋の生理的機能でないものはどれか?
A. 気道抵抗を減少させるための弛緩
B. 気道抵抗を増すための相性収縮
C. 気道径を維持するための持続性収縮
D. 気流を増すための律動性収縮
E. 気流を肺内の異なる部位に移動させるための収縮・弛緩

14-2 38歳の女性が主治医に,寒冷で手が蒼白となり,続いて拍動性の疼痛を伴ってチアノーゼと発赤が現れ,しだいに消失していくことをしばしば繰り返していると訴えた。診断はレイノー氏病で,約6人中1人の割合で女性にみられる。

1. この症状は以下のどれにより起こるのか?
A. 血流中の酸素含有量の減少
B. 酸化的再生容量を超えた手の骨格筋のATP消費
C. 不適切な血流を伴った動脈平滑筋の一過性局所性収縮
D. 血栓による手への血流遮断
E. ヘモグロビンの酸素結合容量を低下させる低温

2. 手の発赤は次のどれによりもたらされるか?

A. 血管収縮後の正常な血流再開
B. 低酸素の間における血管拡張物質の蓄積
C. 酸素欠乏によりヘモグロビン，シトクローム，ミオグロビンが赤くなるため
D. 血管支配交感神経活動の亢進
E. 静脈還流量の増加

3. 患者の手を冷水中につけたときに発作の持続により，レイノー病と診断される．これは何を示唆するか？
A. 痛みは直接低温によりもたらされる
B. 冷却は末梢血管収縮のトリガーとなるが，かならずしも動脈平滑筋に対する直接効果ではない
C. 体内核心温度の低下が四肢への血流を遮断する
D. 寒冷による代謝の低下が血管収縮を起こす
E. レイノー病は代謝産物の蓄積による

15-1 男性が鼠径部をナイフで刺傷した後に回腸動脈と静脈の間に大きな動静脈シャントができた．
1. このヒトの体循環の特徴でふさわしくないのは次のどれか？
A. 指の爪床の毛細血管血流は拍動性である
B. 循環時間（前肘静脈から舌まで）は増加した
C. 動脈の脈圧（収縮期血圧－拡張期血圧）は増加した
D. 血流速度が最も速いのは大動脈の血流である
E. 右心房の血圧は下大静脈の血圧より低い

16-1 30歳男性が長い間，心窩部痛を訴えている．その痛みは食事をしたり，牛乳を飲んだり，制酸薬を服用したりすると消失する．彼は3週間前から倦怠感と運動時の息切れが徐々に出現したために主治医を受診した．診察では極度の蒼白と頻脈だけがみられた．便は黒色でグアヤック試験が陽性（便中に血液の存在を示す）であった．
1. 末梢血液検査結果はどれか？
A. 赤血球の大きさは均一
B. ヘマトクリットは45％
C. 赤血球数は500万 cells/mm^3
D. 血液のヘモグロビンは6g/dℓ
E. 正常のヘモグロビン/赤血球比

16-2 既婚の女性が家庭内の喧嘩で大腿部を撃たれ，弾丸は大腿動脈を貫通した．彼女の配偶者が止血を施し，病院へ急いだが，すでに大量の失血があった．病院では数単位の輸血（訳注：1単位は200 mℓ）を受けた．患者の血液型はO型でRh陽性であった．
1. 彼女に安全に輸血できる血液型はどれか？
A. A型のRh陽性
B. AB型のRh陽性
C. AB型のRh陰性
D. O型のRh陰性
E. B型のRh陰性

17-1 63歳男性が突然，胸骨下の胸がつぶれるような痛みを感じた．全身から力がぬけ，大量の汗が出始め，心臓が速く拍動しているのを自覚した．彼は医師に電話したところ，医師は心筋梗塞と診断した．病院での検査により患者に心臓発作が起こり，左心室の主要な冠動脈が突然に閉塞したとの医師の予想が確認された．心電図では頻脈の源は洞房結節であることを示していた．入院2時間後，患者は突然，さらに虚弱になった．彼の動脈の脈拍はおよそ40拍/minとなった．そのときの心電図では，心房の調律は約90拍/minであったが，房室結節の伝導は完全にブロックされていた．疑いもなく梗塞により房室伝導系が障害されていた．人工ペースメーカーの電極が患者の右心室に挿入され，心室は75拍/minの頻度でペーシングされた．患者はほとんどただちに活力と快適感を感じた．

1. 冠動脈が閉塞した後すぐに，血流が途絶した領域の間質液のK$^+$濃度はかなり上昇した．この領域の高い細胞外K$^+$濃度は何を意味しているか？
A. それは心筋活動電位の伝播速度を増加させる
B. それは心筋細胞の再分極後の不応期を減少させる
C. それは静止時（4相）の細胞内膜電位を陰性度が小さな値になるように増加させる
D. それは心筋細胞の自動能を減少させる
E. それはリエントリー不整脈の可能性を減少させる

2. 冠動脈閉塞の早い段階に洞房結節が発生した速い頻度のインパルスの発生機序はどれか？
A. 自動細胞の活動電位の立ち上がり（0相）の勾配の増加
B. 自動細胞の緩徐拡張期脱分極の勾配の増加
C. 自動細胞の発火閾値の増加
D. 緩徐拡張期脱分極の最初の部分の陰性度の増加（過分極）
E. 自動細胞の活動電位の振幅の増加

3. 房室結節を通るインパルスの伝導が，ブロックされた後に患者の動脈の脈拍が約40拍/minとなった最も可能性のある発生機序はどれか？
A. 房室迂回路を介した心室の興奮
B. 心室心筋細胞の自動性細胞への変換
C. 洞房結節細胞と同じ電気生理学的特性をもった心室の異所性細胞の発火
D. 心室の特殊伝導系の自動細胞（プルキンエ線維）の発火
E. 心臓を神経支配する自律神経細胞の律動的活動による心室細胞の興奮

4. 心臓が人工ペーシングされていたときに，心臓専門医は患者の心臓の状態を調べるために周期的に心室ペーシングを中断した．ペーシングを中止してからおよそ5～10秒まで心室は自発的には拍動を開始しなかった．その理由として，ペーシングをしていた時期に次のいずれの事態が生じたと心臓専門医は考えたか？
A. 心室の自動細胞のオーバードライブ抑制
B. 心臓交感神経からのノルアドレナリンの放出
C. 心臓交感神経からのニューロペプチドYの放出
D. 心室心筋細胞の疲弊
E. 心臓副交感神経からのアセチルコリンの放出

18-1　60歳女性が息切れ，倦怠感，踝と下肢の浮腫を訴えて病院に入院した。これらの症状は約3年前からあったが，増悪するまで治療を拒んでいた。小児期にリウマチ熱に罹患し，心雑音が出現，僧帽弁狭窄症と診断されていた。診察時には呼吸困難を訴え，軽度のチアノーゼ，踝と下腿の浮腫，頸静脈の怒張，圧痛を伴う肝腫大，ならびに腹水を認め，肺基部にラ音を聴取した。心電図は心房細動と右軸偏位を示していた。胸部X線写真では心拡大と肺水腫に一致する陰影を肺基部に認めた。心臓検査では低心拍出量が明らかとなった。うっ血性心不全として1週間の治療ののち，症状は和らぎ，彼女は内服薬を処方されて自宅へ転送された。

1. 心臓の聴診所見はどれか？
A. 粗い収縮期雑音が，心尖部に最もよく聴かれた
B. 粗い収縮期雑音が，第2肋間胸骨左縁に最もよく聴かれた
C. やわらかな高調性の拡張期雑音が，第2肋間胸骨左縁に最もよく聴かれた
D. ランブルと低調性の拡張期雑音が，心尖部に最もよく聴かれた
E. 高ピッチの収縮期雑音が，第2肋間胸骨右縁に最もよく聴かれた

2. 心房細動のときにみられないものはどれか？
A. 不規則な心拍動
B. 前胸部の聴診により測定した心拍数のほうが，橈骨動脈の触診から測定した心拍数より多い
C. 非常に速い規則的な脈
D. 手首の触診で得られる脈の強さは一定ではない
E. 心電図でP波が欠如

3. 患者に有益な治療法はどれか？
A. 不整脈の治療のためにペースメーカーを挿入する
B. しゃ血（末梢静脈から脱血）
C. 前負荷と，そして心拍出量を増加させるために生理食塩水の静注
D. 正常の心調律を回復するためにアデノシンの静注内投与
E. ジルチアゼムのようなCa^{2+}取り込み阻害薬の投与

4. 次の所見で患者にみられるのはどれか？
A. 血清アルブミン濃度の上昇
B. 肺動脈楔入圧（末梢静脈からカテーテルを肺動脈の枝にできる限り深く挿入して得られる）の上昇
C. Na$^+$排泄の増加
D. 末梢抵抗の低下
E. 脈圧の増加

5. 患者に処方してはならない内服薬は次のうちどれか？
A. ジクマロール dicumarol（訳注：肝臓中のプロトロンビン生成を阻害する抗凝血薬）
B. ジゴキシン digoxin
C. プロカインアミド procainamide（訳注：心臓に対してキニジン様作用があり，心筋の感応性を抑制する。心室性不整脈の際に用いる）
D. ヒドロクロロチアジド hydrochlorothiazide（訳注：クロロチアジド系の強力な経口利尿・抗高血圧薬）
E. ニトログリセリン nitroglycerin（訳注：特に狭心症の血管拡張薬として用いる）

6. 患者の全身の酸素消費量は300 mℓ/minであり，肺動脈と腕頭動脈の酸素含量はそれぞれ8 mℓ/dℓと18 mℓ/dℓである。患者の心拍出量はどれか？
A. 2.0 ℓ/min
B. 4.8 ℓ/min
C. 3.0 ℓ/min
D. 1.3 ℓ/min
E. 1.2 ℓ/min

19-1　48歳の女性。ふだん，短いめまいをときどき感じることがある。このめまいがあるときには心拍が非常に速くなり，そして心拍数が正常に戻るとめまいも消失するという。彼女の主治医の診察では異常を認めなかった。そこで24時間持続心電図記録検査を行った。患者の心拍数が安静時の毎分約75回から突然，毎分約145回に増加し，その定常状態が7分間持続する記録がみられた。心悸亢進が7分間続いた末，心拍数は突然減少し，1分以内に再び安静時の毎分約75回に戻った。この病態は心拍数が突然，著明に増加する発作性上室性頻拍症と診断された。通常この疾患は房室結節でのリエントリー回路により生じる。次回，医師を受診した際に発作性頻脈が偶然に出現した。医師は頸動脈マッサージ（患者の頸部で総頸動脈の分岐部にあたる下顎角の直下のマッサージ）によりただちにその頻脈を消失させることができた。内科医は患者の血圧が頻脈中には95/75 mmHgであり，頻脈が消失すると130/85 mmHg（患者の通常の安静時の血圧）に回復することを知った。

1. 発作性頻脈時に患者の平均血圧が下がるとどうなるか？
A. 反射性に心筋収縮力が低下する
B. 反射的に心周期の時間が増加する
C. 反射的に房室伝導速度が減少する
D. 心臓交感神経からのノルアドレナリンの放出が反射的に増加する
E. 活動電位のプラトー相において心筋細胞のカルシウムコンダクタンスが反射的に減少する

2. 遠心性迷走神経活動が突然大きく増加する（たとえば頸動脈洞マッサージにより誘発される）とどうなるか？
A. 心房筋細胞の収縮性が増大する
B. 同時にみられる交感神経活動の刺激作用が増大する
C. 心室のプルキンエ線維のインパルスの伝導速度が増加する
D. 1～2心拍以内に心拍数が減少する
E. 房室伝導時間が短縮する

3. 正常の洞調律の患者にムスカリン性コリン作動性受容体拮抗薬を投与するとどうなるか？
A. 呼吸周期に伴う心拍の動揺が消失するか減弱する
B. 心房筋細胞の収縮が弱くなる
C. 房室伝導が遅れる

D. 心房筋の活動電位の持続時間が減少する
E. 心房筋が活動電位の静止期(4相)に過分極になる

4. もし，患者に発作性頻脈がなく，呼吸性の洞性不整脈が著明のとき，どのような機能的変化が生じているか？
A. 吸気時に遠心性迷走神経活動が減少する
B. 吸気時に遠心性心臓交感神経活動が減少する
C. 洞房細胞の拡張期の緩徐脱分極の勾配が吸気時に減少する
D. 呼吸性洞性不整脈が出血に反応して増強される
E. プロプラノロールは呼吸性洞性不整脈を消失させる

5. 迷走神経活動が突然停止したとき，なぜ迷走神経活動に対する心拍の反応は急速に消失するのか？
A. 心筋細胞は徐々にアセチルコリンに対して反応しやすくなる
B. 迷走神経終末は速やかに放出されたアセチルコリンを取り込む
C. 心筋細胞は速やかに放出されたアセチルコリンを取り込む
D. 神経終末のアセチルコリンは速やかに枯渇する
E. 豊富にあるアセチルコリンエステラーゼは速やかに放出されたアセチルコリンを分解する
(訳者注：原著では迷走神経活動が増加する"原因"を質問しているが，答えは逆で"結果"を記載している)

20-1 70歳男性が速く歩いたときに右脚に強い痛み感じ，その痛みは歩くのをやめたらただちに消失すると主治医に訴えた。主治医は彼を血管外科医に紹介し，いくつかの血行動態的な検査が行われた。血管造影検査で患者の右大腿動脈の基部から3cmほど末梢部に大きな動脈硬化性の粥状斑を認めた。左大腿動脈は正常にみえた。患者の安静時の左大腿動脈の平均動脈圧は100 mmHgで，この動脈の血流量は500 mℓ/minであった。患者の安静時の右大腿動脈の粥状斑より中枢の平均動脈圧は100 mmHgであり，粥状斑より末梢では80 mmHgであった。この動脈の血流量は300 mℓ/minであった。左右の大腿静脈の平均静脈圧は両者ともに10 mmHgであった。

1. 右大腿動脈によって灌流されている血管床の血流に対する抵抗はどれか？
A. 0.03 mmHg/mℓ/min
B. 0.30 mmHg/mℓ/min
C. 3.00 mmHg/mℓ/min
D. 3.33 mmHg/mℓ/min
E. 33.3 mmHg/mℓ/min

2. 左右の大腿動脈によって灌流されるそれぞれの血管床を1つに合わせたときの血流に対する抵抗(R_t)はどれか？
A. 0.48 mmHg/mℓ/min
B. 0.84 mmHg/mℓ/min
C. 1.10 mmHg/mℓ/min
D. 0.11 mmHg/mℓ/min
E. 11.1 mmHg/mℓ/min

3. 右大腿動脈の動脈硬化性粥状斑による血流に対する抵抗はどれか？

A. 0.066 mmHg/mℓ/min
B. 0.660 mmHg/mℓ/min
C. 0.15 mmHg/mℓ/min
D. 1.50 mmHg/mℓ/min
E. 15.0 mmHg/mℓ/min

21-1 23歳の男性が診察時に胸痛を訴えた。彼は心臓専門医に紹介され，血行動態の情報を得るために左心と右心の心臓カテーテル検査，ならびに冠動脈の状態を画像化するために冠動脈血管造影検査などのいくつかの検査を受けた。これらの検査データのうち，患者の肺動脈圧と大動脈圧の所見を以下に示す。

	肺動脈 (mmHg)	大動脈圧 (mmHg)
収縮期	30	120
拡張期	15	80
脈圧	15	40
平均	20	93

血行学的ならびに血管造影の検査では大きな異常はみられなかった。患者の担当医は生活習慣と食事の改善を勧めた。そして患者も約20年間は快適に過ごした。その後，患者の収縮期血圧は190/100 mmHgとなり，平均動脈圧は130 mmHgと推定された。この所見と他の所見から患者の担当医は本態性高血圧と診断した。

1. はじめの検査のときに，なぜ患者の平均動脈圧(93 mmHg)は平均肺動脈圧(20 mmHg)に比べて非常に高かったのか？
A. 患者の体循環抵抗が肺循環抵抗に比べて非常に大きい
B. 患者の大動脈コンプライアンスが肺動脈のコンプライアンスに比べて非常に大きい
C. 患者の左心室の1回拍出量が右心室の1回拍出量に比べて非常に大きい
D. 患者の肺毛細血管床の総断面積が体循環の毛細血管床の総断面積に比べて非常に大きい
E. 左心室の急速駆出期の期間が右心室の急速駆出期の期間を上回っている

2. 患者が高血圧になったときの動脈の脈圧(90 mmHg)は，なぜ高血圧になる前の脈圧(40 mmHg)に比べて上昇したか？
A. 患者の体循環抵抗は高血圧になる前に比べて小さい
B. 左心室の緩徐駆出期の長さが動脈圧が上昇するに従って減少する
C. 患者の動脈コンプライアンスが一部は高血圧それ自体のために，また一部は加齢の影響のために減少した
D. 体循環の毛細血管床の総断面積は高血圧患者ではかなり増加している
E. 患者の大動脈コンプライアンスは肺動脈のコンプライアンスよりも大きくなった

22-1 長期間のアルコール飲酒歴(ウイスキーを1日平均1ℓ)のある45歳の男性が吐血し，失神して病院に救急入院した。最近の2，3カ月間，食欲不振，全身倦怠，黄疸，全身の掻痒感，腹部膨隆に気づき，それらが漸次強くなっていた。診察時に半昏睡の状態であり，蒼白，黄疸，腹水を認めた。血圧90/40 mmHg，心拍数毎分100回，ヘマトクリット35%であった。肝機能は重

症の肝障害を示し，進行した肝硬変症と診断された。ただちに血液を3単位輸血した（訳注：1単位は200 mℓ）。輸血前の血圧を以下に示す。

小腸の毛細血管の静水圧（推定）	44 mmHg
血漿膠質浸透圧	23 mmHg
腹腔内圧	8 mmHg
腹水の膠質浸透圧	2 mmHg

1. 腹水の原因となる毛細血管を介する圧力はどれか？
   A. 11 mmHg
   B. 21 mmHg
   C. 8 mmHg
   D. 15 mmHg
   E. 13 mmHg

2. 失血が輸血により置換された後，この患者はどのような治療を受けたか？
   A. 透析
   B. 高脂肪食
   C. 門脈－下大静脈シャント
   D. 胆嚢摘除
   E. エリスロマイシン（訳注：抗生物質）

3. 患者の血漿膠質浸透圧は主として次のどの物質に起因しているか？
   A. Na^+
   B. アルブミン
   C. Cl^-
   D. グロブリン
   E. K^+

22-2 25歳の男性が自宅の火事のために上半身に全身の3/4に相当する3度の火傷を負った。彼は3，4時間後に入院した。入院時はショックのような状態であった。心拍数は毎分110回，血圧90/70 mmHg，ヘマトクリット55％であった。血液検査の結果はNa^+ 145 mEq/ℓ，K^+ 4 mEq/ℓ，Cl^- 105 mEq/ℓ，アルブミン3.5 g/dℓであった。

1. 次のどの輸液を静脈内投与するのが最も効果的な治療となるか？
   A. 生理食塩水
   B. 全血液
   C. 5％ブドウ糖液
   D. デキストラン
   E. 血漿

2. 広範囲の人工皮膚移植治療の数カ月後，患者は歩行可能となり，ほとんど正常の生活ができるように回復した。しかし，長い時間立っていると，踝のところに軽度の浮腫が出現した。しかし，足には斑状出血はみられなかった。患者が立ったとき，足の毛細血管はなぜ破裂しなかったのか？
   A. 細動脈が反射的に収縮し，毛細血管の圧が高くならないようにしている
   B. 組織圧が上昇し，毛細管圧の上昇に拮抗する

   C. 毛細血管の総断面積が非常に大きいので圧が分配され，そのために高い毛細血管内圧を代償している
   D. 毛細血管の内径が小さいために毛細血管の壁張力が低い
   E. 毛細血管が筋原性機序により収縮する

23-1 40歳男性が中等度の距離を歩いたときに両側下腿に痛みを訴えて主治医を受診した。痛みは特に坂や階段を上がったりしたときに感じた。痛みの始まりは潜在性であったが，しだいにその頻度と程度が増した。他の症状はなかった。彼はふつうの食事をとり，夕食前にはカクテルを2杯飲み，過去22年間，1日2箱のタバコを吸う。診察結果では足背動脈と後脛骨動脈に拍動がない以外は正常であった。血管造影では両側の脚下部の大きな動脈の狭窄が明らかになった。彼は重度の進行性の大きな動脈の閉塞性疾患である閉塞性血栓性血管炎 thromboangiitis obliterans と診断された。

1. 安静時における下腿の細動脈の状態はいずれか？
   A. 筋原性収縮
   B. 代謝性拡張
   C. 自己調節
   D. 筋原性拡張
   E. 代謝性収縮

2. 主治医はおそらくどのようなことを勧めるだろうか？
   A. 禁煙
   B. 血管拡張剤の内服
   C. 両側下肢の交感神経切除術
   D. 1日3〜4回，下肢に温熱を加える
   E. 血管収縮剤の内服

23-2 72歳男性が短時間の意識消失を繰り返すために病院に入院した。

1. 診断で除外できるのはどれか？
   A. 頸動脈洞の過剰反応性
   B. 完全心ブロック
   C. 起立性低血圧
   D. 心房性頻脈あるいは心室性頻脈
   E. 糖尿病性昏睡

2. 心電図は上室性（心房性）頻脈（SVT）を示し，失神はSVTの合併症としてはまれであるが，失神の原因と考えられた。この不整脈の治療として適当でないものはどれか？
   A. アデノシンの静脈内投与
   B. ヴァサルヴァ試験
   C. ジギタリス
   D. 頸動脈洞マッサージ
   E. 心房性異所性始点の電気的切除

24-1 重篤な冠動脈疾患がある44歳女性が，病状が悪化したため心臓移植を受けた。患者は良好に回復し，術後1カ月には心臓が除神経されているにもかかわらず心血管機能は正常であった。術後約3カ月，十二指腸潰瘍にかかり，突然出血し始めた。患者は1時間におよそ600 mℓの血液を失ったと推定された。主治医

は食事療法と投薬により治療し，潰瘍はおよそ2週間で治癒した．患者はその後およそ3年間は健康にみえた．しかし，その後，徐々に体力と元気が失われていった．主治医は移植心臓がゆっくりと拒絶されているものと判断した．主治医は心筋収縮力を特別にかつ著明に増加させる新しい投薬療法を開始した．患者は心拍数がおよそ毎分250にもなる短時間の頻脈発作を，ときどき経験するようになった．心電図から，房室接合部から発生する頻脈であることがわかった．

1. 十二指腸潰瘍からの急激な失血は患者にどのような影響を与えたか？
A. 中心静脈圧の低下と心拍出量の増加
B. 中心静脈圧の増加と動脈圧の低下
C. 中心静脈圧の低下と心拍出量の減少
D. 動脈圧の上昇と心拍出量の減少
E. 中心静脈圧の低下と動脈の脈圧の増加

2. 心収縮力を特別に改善させる薬の投薬により，どのようになるか？
A. 中心静脈圧の低下と心拍出量の増加
B. 中心静脈圧の増加と動脈圧の低下
C. 中心静脈圧の上昇と動脈の脈圧の増加
D. 中心静脈圧の低下と心拍出量の低下
E. 中心静脈圧の上昇と動脈コンプライアンスの増加

3. 患者を傾斜台に固定して，垂直面上で頭部が挙上されるように傾斜させたときにどうなるか？
A. 足部の静脈圧の上昇と中心静脈圧の上昇
B. 足部の静脈圧の低下と心拍出量の減少
C. 中心静脈圧の低下と動脈圧の上昇
D. 足部の静脈圧の低下と動脈の脈圧の低下
E. 足部の静脈圧の上昇と心拍出量の低下

4. 患者が頻脈のときに血行動態的にどのようなことが予想されるか？
A. 動脈圧の上昇と中心静脈圧の上昇
B. 1回拍出量の減少と心拍出量の減少
C. 1回拍出量の増加と動脈コンプライアンスの増加
D. 中心静脈圧の上昇と心拍出量の増加
E. 中心静脈圧の低下と動脈の脈圧の上昇

25-1 70歳男性は長い間，冠動脈疾患の既往があり，いままでニトログリセリンでうまく治療されていたが，短時間のめまいとときどき意識を消失するために入院した．身体検査では脈拍が毎分35回である以外には特に異常はなかった．血圧は130/50 mmHgであった．心電図では心房調律は毎分72回，心室調律は毎分35回で，P波とR波が完全に解離していた．胸部X線写真では，中等度の心陰影の拡大がみられた．完全房室ブロック（3度）を伴う冠動脈疾患と診断された．心臓ペースメーカーが挿入されて，患者は退院した．

1. 著明な徐脈のためにどのようなことが起こったか？
A. 冠状血管の筋原性収縮
B. 冠状血管の代謝性拡張
C. 冠状血管の反射性拡張
D. 冠血管抵抗の増加と減少
E. 心内膜血流の心外膜血流に対する比率の逆転

2. 病院を退院後2，3カ月以内に患者はより頻繁に，またより強い狭心症の発作を経験するようになり，検査入院した．血管造影検査から3つの主要冠動脈はほとんど完全に閉塞され，重症の冠動脈疾患であることがわかった．そして，彼は冠動脈バイパス手術を受けることになった．手術中，外科医は左右の星状神経節を電気刺激した．この電気刺激によりどのようになったか？
A. 冠血流量は変化しなかった
B. 心室の拍動数は増加し，心房の拍動数は減少した
C. 心室の拍動数は減少し，心房の拍動数は増加した
D. 部分的に閉塞していた冠血管の1つが持続的に拡張した
E. 部分的に閉塞していた冠血管の1つが持続的に収縮した

3. バイパス手術直後に患者の冠状血管の反応性を調べるために冠動脈内に数種類の血管収縮物質が投与された（カテーテルを介して）．次のどの物質が冠血管抵抗を増加させたか？
A. ニトログリセリン
B. エンドセリン
C. プロスタサイクリン
D. アデノシン
E. アセチルコリン

4. 冠血管のバイパス外科手術にもかかわらず，患者の心機能は徐々に悪化した．息切れ（呼吸困難）がひどくなり難治性の心不全となった．適合するドナーがみつかり，心臓移植を受けた．心臓移植後において，どの記述が正しいか？
A. 迷走神経刺激により冠血流量が増加する
B. 交感神経刺激により冠血流量が減少する
C. 吸気時に心拍数が増加する
D. 吸気時に心拍数が減少する
E. 運動により1回拍出量が増加する

25-2 53歳男性は過去30年間にわたって大量の酒を飲んできた．最近の2，3年間で彼のベルトのサイズは徐々に大きくなり，腹部が膨満してきたことに気づくようになった．主治医が患者の腹部の一部を叩くと，腹部を伝わる体液の波動を発生させることができた（訳注：腹水の検出法）．主治医は肝臓の広範な線維化を伴う肝硬変と診断した．

1. 患者の腹部に大量の体液が貯留した理由はどれか？
A. 腹部内臓の毛細血管の静水圧が異常に高い
B. 肝動脈の静水圧が異常に高い
C. 肝静脈の静水圧が門脈の静水圧より高い
D. 肝静脈の静水圧が脾静脈の静水圧より高い
E. 肝静脈抵抗は正常より低い

26-1 23歳男性の有名な短距離走者は，ボストンマラソンに出場しようと決心した．マラソンに登録するまで，彼は10 kmまでの短距離しか走ったことがない．24.1 km地点で彼はレースを

引っぱり先頭にいた。しかし、すぐに競走相手の1人に抜かれた。これに発奮して先頭になろうと大いに努力したが、スピードを上げることができなかった。32.2 km地点で彼はめまいを感じ、次の1.6 kmの間に胸がむかつき、少し失見当識状態になった。そしてついに遅れて1人だけとなり、地面に倒れ、極度に疲労した。

1. この走者が27.4 km地点のときにどのような理由で先頭を取り戻せなかったか？
A. 彼の足の筋肉はそれ以上の酸素を消費できなかった
B. 彼の呼吸器系が動脈血を酸素で飽和できなかった
C. 彼の腹腔領域や活動していない筋肉の血管収縮が不十分であった
D. 彼の1回拍出量が不十分になった
E. 彼の動静脈酸素較差が減少した

2. 彼が虚脱したとき、起こらなかったものは次のうちどれか？
A. 体温が低下した
B. 心拍数が最大レベルに達していた
C. 皮膚血管が収縮していた
D. 血液のpHが低下していた
E. 血圧が低下していた

26-2 47歳女性は急激な、激しい腹痛を覚え、突然、血性の吐物を大量に嘔吐した。患者の夫は病院に患者を搬送するために救急車をよんだ。救急部の医師が患者が過去6ヵ月間に頻回の激しい上腹部痛のエピソードがあったことを知った。診察時には彼女の皮膚は非常に蒼白で冷たかった。心拍数は毎分110回で、血圧は85/65 mmHgであった。血液検査ではヘマトクリット比（すなわち、赤血球容積の全血液容積に占める比率）は40％であった。医師は出血性消化性潰瘍と初期診断した。

1. なぜ患者の皮膚は蒼白で冷たかったか？
A. 動脈圧受容器が反射性に皮膚を支配する副交感神経からアセチルコリンを放出させた
B. 動脈化学受容器が反射性に皮膚を支配する副交感神経から血管活性腸管ペプチドを放出させた
C. 動脈化学受容器が反射性に皮膚を支配する副交感神経から神経ペプチドYを放出させた
D. 動脈圧受容器が反射性に皮膚を支配する交感神経から一酸化窒素を放出させた
E. 動脈圧受容器が反射性に皮膚を支配する交感神経からノルアドレナリンを放出させた

2. 患者の動脈圧が85/65 mmHgであったのは、何を示しているか？
A. 患者の左心室が発生している心拍出量と1回拍出量は異常に少ない
B. 患者の左心室は右心室に比べてより多くの血液を拍出している
C. 患者の左心室が発生している心拍出量は異常に少ないが、1回拍出量は正常である
D. 患者の左心室が発生している心拍出量は正常であるが、1回拍出量は異常に少ない
E. 患者の左心室は右心室に比べてより少ない血液を拍出している

る

3. もし患者の出血が病院に到着する前に止まったら、患者が病院に到着して1時間後の血液の変化で予想されるのは次のどれか？
A. 個々の赤血球が正常より大きい
B. ヘマトクリット比が低下している
C. リンパ球数が異常に高い
D. 血漿アルブミン濃度が増加する
E. 血漿グロブリン濃度が増加する

27-1 75歳男性が、過去10年間続く息切れのために来院した。彼は50年間、1日2箱のたばこを吸い続けてきた。理学検査では、樽状胸郭を認め、補助呼吸筋の収縮が観察される。聴診では呼吸音が両側性に著明に減弱している。胸部X線では、肺の拡大（過伸展）と横隔膜の平低化が認められる。肺機能検査では、呼気流量の減少（1秒間の努力性呼気流量、1秒率が基準値の35％）、肺気量の増大（全肺気量が予測値の140％）と残気量の増加（予測値の150％）が認められる。

1. 動脈血ガス分析（動脈血を採取してPao_2と$Paco_2$などを測定）が実施された。この患者はおそらく肺気腫である。どのような検査結果が得られるか？
A. Pao_2が減少する
B. $Paco_2$が増加する
C. $Paco_2$が減少する
D. pHが減少する
E. 動脈血ガスには、はっきりとした変化がない

2. 肺気量の増加（肺の過伸展）の影響としてあてはまらないのはどれか？
A. 肺気量増加のため、胸部X線像で横隔膜が平低化する
B. 最大吸気圧が増加する
C. 横隔膜の筋の長さ－張力関係は最適ではない
D. この患者の主要な吸気筋は横隔膜である
E. 斜角筋および胸鎖乳突筋が補助吸気筋として働く

27-2 アルコール中毒の既往をもつ50歳男性が救急外来に搬送され、ほとんどよびかけに応えない。彼は胃からの嘔吐物を肺に誤嚥している。理学検査では右上肺野の呼吸音が減弱、しかし、心雑音は聴取されない。胸部X線像では、右上肺野に肺炎の所見がある。血液ガス分析では次のデータが得られている。

pH	7.46
Pao_2	50 mmHg
$Paco_2$	34 mmHg
ヘモグロビン	15 g/dℓ

1. この患者の低酸素血症（Pao_2の低下）の説明として最も可能性の低いものはどれか？
A. 換気/血流の不均衡
B. 右左シャント
C. 拡散障害
D. 低換気
E. 気管支閉塞

2. この患者の低酸素血症をさらに評価するために，肺胞気−動脈血O_2較差を計算した。肺のガス交換に関して誤っているものはどれか？
A. 肺胞気−動脈血CO_2較差は通常ゼロである
B. 肺胞気−動脈血O_2較差は通常15 mmHg以下である
C. 肺胞気−動脈血O_2較差によって，この患者の低酸素血症が誤嚥性肺炎（拡散障害）かアルコール中毒（低換気）であるかを鑑別できる
D. 肺胞気−動脈血CO較差は通常50 mmHg以上である
E. 肺胞気O_2濃度を計算するためには，大気圧を知る必要がある

28-1 不安の強い30歳女性が，息切れと胸痛の検査のために入院してきた。彼女は平地（海面レベルでPB = 760 mmHg）におり，室内空気（21％ O_2）を呼吸している。理学検査では，呼吸数は30回/minで，1回換気量（Vt）は600 mlで，解剖学的死腔は200 mlである。血液ガス分析結果は以下のとおり。

pH	7.47
Pao_2	60 mmHg
酸素飽和度	90％
$PaCO_2$	30 mmHg

1. この患者の肺胞換気量（$\dot{V}a$）はいくらか？
A. 4 l/min
B. 6 l/min
C. 8 l/min
D. 10 l/min
E. 12 l/min

2. この患者の$\dot{V}co_2$はいくらと予測されるか（比例常数[K]は0.863 mmHg×l/ml）。
A. 180 ml/min
B. 310 ml/min
C. 900 ml/min
D. 1520 ml/min
E. 2300 ml/min

3. 患者は肺動脈の枝に血栓（肺塞栓症）が疑われている。医師は，患者が低酸素血症であるかを評価するために，$P_{AO_2} - P_{aO_2}$較差が計算された。正しい結果はどれか？
A. 54 mmHg
B. 22 mmHg
C. 42 mmHg
D. 4 mmHg
E. 15 mmHg

28-2 60歳男性が，肺気腫の増悪に基づく呼吸困難を訴えて，ICUに入院した。彼は40年間，1日2箱の喫煙歴がある。呼吸数は40回/minで，呼吸補助筋の活動が認められる。担当医は，患者を一時的に機械的人工呼吸に乗せ，筋弛緩剤を投与した。人工呼吸の設定は，呼吸数が12回/minで，1回換気量（Vt）は1000 mlとされた。吸気終末時の気道内圧は25 cmH_2Oと表示されている。呼気は受動的に行われ，大気圧のゼロに戻る。
1. この患者の呼吸系のコンプライアンスはいくらか？

A. 5 ml/cmH_2O
B. 100 ml/cmH_2O
C. 20 ml/cmH_2O
D. 40 ml/cmH_2O
E. 55 ml/cmH_2O

2. さらなる検査で，担当医は患者の両肺野に喘鳴を聴取した。患者の気道抵抗（RAW）が計測された。気道内圧のピーク値は35 cmH_2Oで，気流速度は1 l/secであった。吸気終末時に気道を閉塞すると，気道内圧は25 cmH_2Oであった。この患者の全RAW（気管チューブを含めた気道抵抗）はいくらか？
A. 2 cmH_2O/l/sec
B. 5 cmH_2O/l/sec
C. 8 cmH_2O/l/sec
D. 20 cmH_2O/l/sec
E. 25 cmH_2O/l/sec

29-1 ヘビースモーカーである65歳男性が，血痰，咳，体重減少および息切れを訴えて来院。胸部X線写真にて左肺に大きな陰影を発見。そのため左肺葉の全摘手術を受けた。患者は回復し，術後検査を受けている。
1. 心拍出量が不変であるならば，どのような結果が得られるだろうか？
A. 肺毛細血管床の減少のために，$\bar{P}pa$（肺動脈圧）の有意な上昇を示す
B. 肺毛細血管床の減少と手術の影響で，肺動脈圧と肺血管抵抗（PVR）の有意な上昇を示す
C. 術後のある一定期間，$\bar{P}pa$とPVRの一過性の増加を示すが，それらはしだいに正常に復帰する
D. 反射性の肺血管収縮によって誘発される肺高血圧症と低酸素血症を示す
E. 低換気のために，低酸素血症と高炭酸ガス血症を示す

2. この患者の換気/血流はどのようになっているか？ 正しいものを選べ。
A. 左肺の換気がないにもかかわらず，血流が継続して存在するために，換気/血流は低い
B. 右肺では換気も血流も同じ程度に増加するので，換気/血流のバランスはほとんど影響を受けない
C. 肺毛細血管床の減少のために，動脈血の酸素化に減少傾向が認められるが，動脈血のCO_2レベルには変化がない
D. 右肺の換気量が増加するが，肺血流量の増加がほとんど起こらないために，換気/血流は高くなる
E. 右肺において，血流量の増加のために，低い換気/血流が出現する

29-2 30歳女性が坂を駆け上がっているときに失神した。患者はそれ以外には異常を訴えていない。理学検査で，大きな肺動脈弁閉鎖音（Ⅱ音）が聴取された。このため，肺動脈のカテーテル検査が行われ，以下の所見が得られた。

$\bar{P}pa$	74/29 mmHg（平均：45 mmHg）
右心房圧	19/18 mmHg（平均：16 mmHg）

右心室圧	74/13 mmHg（平均：17 mmHg）	
肺動脈閉鎖圧	15 mmHg	
心拍出量	3.0 ℓ/min	

肺血管造影では肺血栓症の所見は認められなかった。

1. この患者の肺血管抵抗（PVR）はいくらか？
A. 10 mmHg/ℓ×min
B. 6 mmHg/ℓ×min
C. 16 mmHg/ℓ×min
D. 20 mmHg/ℓ×min
E. 25 mmHg/ℓ×min

2. 化学物質に対する反応で正しくないものはどれか？
A. NOの吸入は肺血管拡張を誘発する
B. 100％O_2の吸入は低酸素性の肺血管収縮を改善させる
C. カルシウムチャネル阻害薬の投与は$\bar{P}pa$と心拍出量を減少させる
D. プロスタグランジンI_2の投与は肺血管拡張を誘発する
E. ロイコトリエンD_4の投与は、肺血管拡張と気管支拡張を誘発する

30-1 20歳男性が火事場から救助され、救急外来に搬送された。患者のバイタルサイン（心拍数、血圧、呼吸数）は安定しており、煙を吸入した証拠が認められる。100％O_2を吸入しているときに得られた動脈血液ガス分析結果は以下のとおりであった。

動脈血 Pao_2	190 mmHg
動脈血 $Paco_2$	36 mmHg
pH	7.47
Sao_2	60％
COHb	40％
大気圧	738 mmHg

1. この患者のO_2運搬に関して、煙を吸い込んだ結果として、以下の記述のうち正しいものはどれか？
A. Pao_2が正常なので、O_2運搬には影響がない
B. HbO_2平衡曲線は下方および左方にシフトする
C. O_2飽和度が減少しているので、COHbが組織へのO_2運搬を一部担う
D. pHの上昇は、HbO_2平衡曲線を右方にシフトさせる
E. Pao_2が190 mmHgあるので、O_2含量は正常かそれ以上である

2. 100％O_2を吸入しているとき、肺胞気-動脈血O_2較差はいくらか？
A. 500 mmHg
B. 300 mmHg
C. 200 mmHg
D. 100 mmHg
E. 10 mmHg

30-2 慢性貧血の既往をもつ70歳女性が、尿路感染症が全身血液に広がってショック状態となり、ICUに転送された。患者は人工呼吸（吸気O_2濃度は60％）され、肺動脈カテーテルが挿入されている。理学所見では発熱（39℃）と低血圧（90/60 mmHg）が認められた。以下の所見が得られている。

動脈血 Pao_2	60 mmHg
動脈血 $Paco_2$	35 mmHg
pH	7.27
Sao_2	92％
Hb	7 g/dℓ
心拍出量	8 ℓ/min
混合静脈血 PO_2	40 mmHg
肺動脈圧	40/20 mmHg
$S\bar{v}o_2$	73％

1. 動脈血O_2含量はいくらか？
A. 150 mℓ/ℓ
B. 127 mℓ/ℓ
C. 53 mℓ/ℓ
D. 88 mℓ/ℓ
E. 208 mℓ/ℓ

2. O_2消費量はいくらか？
A. 144 mℓ/min
B. 320 mℓ/min
C. 40 mℓ/min
D. 660 mℓ/min
E. 200 mℓ/min

3. O_2運搬に最も有効な処置はどれか？
A. 3単位の赤血球細胞の輸血（Hbを10 g/dℓまで増加させる）
B. 心臓の変力作用薬によって、心拍出量を10 ℓ/minにまで増加させる
C. 吸気O_2濃度を100％にする
D. 静脈環流を増加させるために、下肢圧迫帯を装着する
E. 敗血症を治療するために、抗生物質を投与する

31-1 生来健康な若年成人が交通事故にあい、頸椎を損傷して、C2レベルで脊髄が切断された。病院にきたときには、患者の意識はあり、応答性にも異常がなかった。理学所見では血圧は90/60 mmHgであった。呼吸数は26回/minであったが、呼吸パターンは異常で、奇異性呼吸であった。

1. この障害で影響を受けた呼吸制御系の構造は次のうちどれか？
A. 橋
B. 延髄
C. 脳幹網様体賦活系
D. 横隔神経
E. 背側呼吸性ニューロン群（DRG）

2. この患者に出現する呼吸の変動のうち、あてはまらないものはどれか？
A. 睡眠時に出現する間歇性の無呼吸
B. 肺活量の減少
C. 軽度の高炭酸ガス血症と低酸素血症
D. 横隔膜運動の消失
E. 最大吸気圧の減少によって判明する吸気筋力の減弱

31-2 56歳，肥満女性が疲労感，眠気，早朝時の頭痛を主訴に来院した．彼女は睡眠障害を訴え，夫は患者が大きないびきをかくと訴える．彼女は車の運転でハンドルを握ると眠気が襲うので，長距離ドライブは無理であるという．さらにこの数カ月間，下肢のむくみに気がついている．体重は139.4 kgで，身長は160 cmである．呼吸数は22回/minで規則的である．口腔咽頭は狭窄しており，口蓋垂は肥大している．その他の所見としては下肢に軽度の浮腫がある以外，正常である．室内空気を呼吸しているときの動脈血液ガス分析はPaO_2は58 mmHg，$PaCO_2$は67 mmHg，pHは7.35，動脈血O_2飽和度86％，ヘモグロビン濃度14 g/dℓである．

1. 担当医は閉塞性睡眠時無呼吸を疑い，終夜睡眠モニターをオーダーした．以下の所見のうち，終夜睡眠モニターで認められるもので，正しくないのはどれか？
A. 60秒以上続く無呼吸とO_2飽和度の低下
B. 腹壁および胸郭の呼吸性の動きがあるにもかかわらず，60秒以上続く気流の停止
C. 腹壁と胸郭の筋収縮が停止し，覚醒が誘発される
D. O_2飽和度の低下を伴った気流の減少
E. 腹壁および胸郭の呼吸性運動を伴った気流の減少

2. 終夜睡眠モニターを実施するまでの間に，息切れを訴えて救急部に転送された．患者は高濃度O_2吸入（6R/min）と気管支拡張剤の吸入療法を施され，約1時間，経過観察された．患者はやや眠気を感じ，そのときの動脈血ガス分析は以下のとおりである．PaO_2は88mmHg，$PaCO_2$は71mmHg，pHは7.33，動脈血O_2飽和度が92％であった．この動脈血ガス分析結果からどのような病態が考えられるか．
A. 気管支拡張剤の吸入療法によって，死腔でのガス交換が改善された
B. CO_2レベルの増加はO_2換気反応曲線を下方にシフトさせ，O_2感受性を増大させて，PaO_2の増加をもたらした
C. O_2レベルの増加は主に末梢化学受容器を刺激した
D. アシドーシスの発生が，CO_2換気反応曲線を右方にシフトさせ，CO_2に対する感受性を減少させた
E. O_2レベルの増加がCO_2換気反応曲線を右方にシフトさせ，CO_2に対する感受性を減少させて，高炭酸ガス血症を悪化させた

32-1 42歳の女性．固形食の場合に嚥下困難を訴える．液体では嚥下困難は少ない．食後に胸痛があり，たびたび吐き戻す．バリウムを飲んで横臥でX線透視を行ったところ，下部食道が正常と比べて若干拡張していたが，上部食道は正常の太さであった．さらに嚥下させると，バリウムは食道からゆっくりと消失した．アミール亜硝酸を投与するとバリウムは迅速に消失した．下食道括約部の静止圧を測定すると約60 mmHg，嚥下後に45 mmHgに低下した．空気圧で拡張する器具を用いて下食道括約部を強制的に拡張する処置を行った．この拡張術の後，固形食の嚥下は劇的に改善された．拡張後15カ月に再び嚥下が困難になったため，今回来院した．

1. この患者について正しい記述はどれか？
A. 下食道括約部の静止圧は正常に近い
B. 下食道括約部の圧は弛緩状態で正常より高い
C. この患者の嚥下では，食道の正常な蠕動圧波が期待される
D. 食道からのバリウム消失が遅いことは下食道括約部圧で説明できない
E. 上記のどれでもない

2. この患者について正しい記述はどれか？
A. アミール亜硝酸の効果は下食道括約部の筋肉には異常がないことを示す
B. 下食道括約部の神経支配は機能的に正常である
C. 下食道括約部に過形成があると思われる
D. この患者にはび漫性の食道痙攣がある
E. 上記のどれでもない

3. この患者について正しい記述はどれか？
A. 拡張術の後15カ月で問題が再発することは予期されていなかった
B. 薬理学的な治療は患者にとって助けになりそうにない
C. 外科的処置で症状を軽減できる
D. 下食道括約部拡張の繰り返しでは症状解消の助けにならない
E. 上記のどれでもない

32-2 生後5週間の男児の腹部膨隆．両親によれば，腸の運動が少なく（平均して日に1回），たびたび嘔吐する．患児の直腸を指診すると，直腸膨大部が空虚であることがわかった．指を抜くと糞便の噴出がわずかに起こった．バリウム浣腸後にX線検査を行うと，直腸の遠位7 cmで内腔が狭くなっており，狭窄部より上部の結腸の大部分は拡大していた．直腸をバルーンで拡張すると内肛門括約筋は正常でみられるような一時的弛緩を起こすことができなかった．とりあえずヒルシュスプルング Hirschsprung 病と診断した．

1. この患者について正しい記述はどれか？
A. 腸が伸展したとき内肛門括約筋が弛緩できないことは，ヒルシュスプルング病の診断を確かなものにする
B. 次のステップとして直腸全層の生検をする必要がある
C. 粘膜の吸引生検では有用な情報は追加されないであろう
D. 粘膜の中に太くなった神経幹が存在していれば確定診断の助けになるであろう
E. 上記のどれでもない

2. この患者について正しい記述はどれか？
A. 男児がヒルシュスプルング病をもつ確率は0.25である
B. 子供が成長し成熟するとともに疾病は深刻でなくなってくる
C. 結腸の筋肉を弛緩させる薬物で疾病を管理できる
D. 推奨される処置は外科的なものである
E. 上記のどれでもない

3. ヒルシュスプルング病の外科的処置で推奨されるのは何か？
A. 結腸で神経節が欠けている部分の輪走筋に切れ目を入れて弱体化する
B. 結腸の大部分を除去する
C. 永久的な結腸孔をあける

D. 結腸の無神経節部分だけを切除する
E. 上記のどれでもない

33-1 25歳の女性で下痢，脂肪便，腹痛が続いている．上部消化管の放射線検査で，十二指腸潰瘍が示唆されている．潰瘍の存在は内視鏡で確認されている．胃でのHClの基礎分泌は約12 mmol/時であった（正常値は1から5 mmol/時）．血清ガストリン値は上昇していた（1145 pg/ml）．正常値は50から150 pg/ml．試験食の後，血清ガストリン値は有意には上昇していなかった．診断はゾーリンガー－エリソン症候群 Zollinger-Ellison's syndromeで，異所性の細胞が高レベルのガストリンを分泌する異常である．

1. どの記述が正しいか？
A. この患者は高レベルのペプシノーゲンを分泌していると思われる
B. 十二指腸潰瘍の一部には十二指腸のペプシンレベルとH^+濃度の上昇が関与する
C. 脂肪便は十二指腸でのpHが低い結果である
D. ムスカリン拮抗薬が症状を軽減すると思われる
E. 上記のすべて

2. どの記述が正しいか？
A. ガストリン濃度が上がっている患者ではすべてHCl分泌も多い
B. 診断が正しければ，この患者の血清ガストリン値は食後に上昇する
C. 患者の胃底部における腺の数が増えている
D. 患者では胃潰瘍の確率が高い
E. 上記のどれでもない

3. どの記述が正しいか？
A. この障害はHCl分泌を抑える薬物によってのみ管理できる
B. H_2受容体遮断薬は健常者と同様，この患者で非常に効果的である
C. 胃底部と体部への迷走神経枝を切断しても効果はない
D. この患者で，オメプラゾールはHCl分泌を効果的に遮断する
E. 上記のどれでもない

33-2 38歳の女性で右上腹部痛がある．充実した重い食事や脂肪分の多いスナックを摂ったあとに痛みが起こる．痛みは一定の強さになる傾向があり，約1時間続き，嘔気を伴った．患者に6gのカルシウムイポデート（胆嚢で濃縮する放射線造影剤）を経口で12時間前に与えて，胆嚢，胆嚢胆管，総胆管のX線検査を行った．いくつかの放射線透過性結石（直径が5～10 mm）が胆嚢の中にみつかったが，胆嚢胆管や総胆管にはみられなかった．診断名は胆嚢に胆石があるために発症した胆嚢炎 cholecystitis である．

1. どの記述が正しいか？
A. 患者がもっているのはコレステロール胆石である可能性が最も高い
B. 石が放射線透過性であるのは胆石の石灰化が十分でないことを示す
C. 超音波検査によって胆嚢に石があることを確認できる
D. 石灰化がないので，この患者には結石溶解術を適用できる
E. 上記のすべて

2. どの記述が正しいか？
A. コレステロール過剰分泌が，大部分のコレステロール胆嚢結石の形成に関係する
B. 胆嚢運動の異常はコレステロール胆嚢結石の形成に普通は影響しない
C. 胆嚢上皮細胞の粘液分泌はコレステロール胆嚢結石の形成を予防する
D. 非ステロイド性の抗炎症薬を用いてもコレステロール胆嚢結石の形成速度に影響しない
E. 上記のすべて

3. どの記述が正しいか？
A. この患者をフェノデオキシコール酸やウルソデオキシコール酸で処置すると，石はほぼ数週間で溶解すると思われる
B. この患者は結石溶解術の適応例ではない
C. この患者はHMG-CoA還元酵素阻害薬で処置しても，効果はないと思われる
D. この患者の結石が溶かされると，ほかに石ができることはないと思われる
E. 上記のどれでもない

34-1 12歳の男児で，ペラグラを思わせる皮膚発疹がある．発疹は時々起こり，日光に曝されると悪化すると報告されている．患者の食餌には十分なナイアシンとカロリーが含まれているが，蛋白質が比較的少ないと判断された．患者は栄養不良の状態ではない．尿には中性アミノ酸の大部分が正常尿の5から20倍のレベルで含まれている．アミノ酸を混ぜて与えると，尿中に多い中性アミノ酸の血漿レベルがごくわずか（健常者に比べて）だけ上昇した．診断名はハルトナップ Hartnup 病である．

1. どの記述が正しいか？
A. ハルトナップ病の患者の多くは栄養不良である
B. 患者に経口でナイアシンを多量に与えると効果がある
C. 患者の中性アミノ酸の血漿レベルが低い
D. ハルトナップ病では尿中の中性アミノ酸レベルは高くならない
E. 上記のどれでもない

2. どの記述が正しいか？
A. この患者には蛋白質を多量に含む食餌を与えるとよい
B. 患者に20種類のアミノ酸を混ぜて与えると，多くの中性アミノ酸の血漿レベルは健常者ほどには上昇しない
C. 患者に複数の兄弟姉妹がいると，その中には同じ障害をもつものがいる
D. この患者がペラグラであるというのは正しくない
E. 上記のすべて

3. どの記述が正しいか？
A. 患者の尿中に高濃度あるアミノ酸を食餌で与えると効果的で

あろう
B. すべての中性アミノ酸濃度は，患者の尿中では高いと予想される
C. 患者の両親の一方がハルトナップ病であるとはいえない
D. 患者に一部加水分解した蛋白質を与えた後，中性アミノ酸の血漿レベルの上昇は健常者と比べてずっと少ない
E. 上記のどれでもない

34-2 3カ月の女児。成長が正常よりも遅れているようにみえ，便の量が多く，異臭をもち，グリース様であるという理由で診療所に連れて来られた。糞便の塗抹標本検査では多数の明るい脂肪小滴がみられた。出生時の体重は正常であったが，3カ月後には体重が正常より10％ほど低くなった。発汗Cl試験では汗に含まれるNaClレベルは正常の倍であった。診断は嚢胞性線維症である。

1. どの記述が正しいか？
A. 消化障害は嚢胞性線維症では予想されない
B. 嚢胞性線維症はまれな疾患である
C. 膵臓のリパーゼよりもプロテアーゼが不足している可能性は少ない
D. ただちに低脂肪食を与える必要がある
E. 上記のどれでもない

2. どの記述が正しいか？
A. 膵臓酵素を小粒で，耐酸性になるようにコートして，しかもpHが5.5〜6の間で酵素を放出できるようにして食事ごとに与えるとよい
B. 胃酸分泌阻害薬を与えるとよい
C. 脂溶性ビタミンを水溶性の型にして与えるとよい
D. 中くらいの長さのトリグリセリドを多く処方すると効果があるであろう
E. 上記のすべて

3. どの記述が正しくないか？
A. 膵臓内分泌部異常の危険率はこの患者では大きくない
B. 刷子縁における炭水化物−消化酵素レベルの低下がありそうである
C. 血清トリプシノーゲンは高レベルである可能性がある
D. 浮腫の可能性はなさそうである
E. 上記のどれでもない

35-1 75歳，女性(体重60 kg)。2日前に自宅で倒れ，集中治療室へ入院。入院後最初の4日間の排泄尿量は，ほぼ400 mℓ/日であった。身体検査上では，血圧の体位性変動(立位で血圧低下)，頻脈，皮膚の緊張度低下があった。血清クレアチニン濃度は入院時の1.0 mg/dℓから急激に増加し，第4病日には5.9 mg/dℓとなった。集中治療室で2週間を過ごした後，病棟に移ったが，排泄尿量はほぼ1 ℓ/dayで，血清クレアチニン濃度は1.0 mg/dℓと安定していた。患者はまた心拍出量の減少を伴う，うっ血性心不全の徴候を示していた。数カ所，肋骨骨折があり，鎮痛剤を所望した。非ステロイド系抗炎症沈痛薬が処方された。翌朝までに肋骨痛は軽減した。患者はうっ血性心不全に伴い浮腫が発生するので，利尿薬の治療を受けた。利尿薬に対する反応はよく，浮腫は消失した。血清クレアチニン濃度は1.0 mg/dℓで安定していた。糸球体濾過率を測定するため，24時間尿を採取した。

尿中クレアチニン濃度　64.8 mg/dℓ
尿量　　　　　　　　　1 ℓ
血清クレアチニン濃度　1.0 mg/dℓ

1. 患者の血清クレアチニン濃度が，入院後最初の4日間，増加したのはなぜか？
A. 腎血流量が減少した
B. 尿排泄量が少ない
C. クレアチニン代謝が低下している
D. 糸球体濾過率が減少している
E. 血液量が減少している

2. 非ステロイド系抗炎症鎮痛剤は，プロスタグランジン合成を阻害する。この鎮痛剤の腎機能に対する副作用はどのようなものか？
A. 腎血流量を増大させる
B. 糸球体濾過率を減少させる
C. 尿排泄量を増加させる
D. 尿蛋白質排泄量を増加させる
E. クレアチン分泌を増加させる

35-2 13歳の少年。溶連菌性咽頭炎発症後，数週間で尿が暗褐色に変化した。糸球体腎炎(糸球体毛細血管の炎症)と診断された。尿が暗褐色なのは血尿だからである。

1. 患者の尿中に高濃度で存在するものは，次に述べる物質のどれか？（ヒント：糸球体濾過バリアについて考慮せよ）
A. Na^+
B. K^+
C. 血清アルブミン
D. クレアチニン
E. 尿素

36-1 45歳，肺癌の女性。新化学療法の有効性を評価する臨床治験トライアルに登録されている。患者はほかには何も医学的な問題点を抱えていない。第2クール目のその新薬の投与を受けた後，患者は立ち上がる際，頭がボーっとする感じをもった。仰向けから立ち上がる姿勢をとると，血圧は145/80〜110/70 Hgに低下していた(体位性低血圧)。さらに，通常の検査から尿中に多量のグルコース，HCO_3，アミノ酸，リン酸，有機陰イオン物質を含んでいることがわかった。

1. 尿検査の結果から，医師は化学療法に用いた薬剤が腎障害を引き起こしていると疑った。ネフロンのどの部位が傷害を受けたらしいと考えるか？
A. 糸球体
B. 近位尿細管
C. ヘンレ係蹄の太い上行脚
D. 遠位尿細管
E. 集合管

**2. 医師は，患者の体位性低血圧の原因を，腎におけるNa^+排泄

量が増し，2次的に細胞外液量が減少したためと考えている．細胞外液量の減少に反応して，次に述べるどの因子が増加して，ネフロンにおけるNaClと水の再吸収を調節しているか？
A. アルドステロン
B. ANP
C. ウロジラチン（Na利尿ペプチド）
D. ドーパミン
E. P_c

36-2 新しい抗利尿薬が開発され，その健常者に対する影響について評価された．この新薬を1回投与すると尿量が3倍に増加し，Na^+排泄クリアランスは1〜20％に増加，K^+，Ca^+排泄も増加するが，尿中にはグルコースやアミノ酸は検出されなかった．

1. 尿所見の結果から，新薬の作用部位はネフロンのどの部位か？
A. 糸球体
B. 近位尿細管
C. ヘンレ係蹄の太い上行脚
D. 遠位尿細管
E. 集合管

2. 以下の膜輸送体蛋白質のうち，この新薬により抑制を受けるのはどれか？
A. Na^+-グルコース共輸送体
B. Na^+-H^+対向輸送体
C. $1Na^+$-$1K^+$-$2Cl^-$共輸送体
D. $1Na^+$-$1K^+$-$2Cl^-$共輸送体
E. Na^+チャネル

37-1 以前は健康であった45歳の男性が肺炎で入院．血圧，140/75 mmHg，血漿Na^+，142 mEq/ℓで正常域である．抗生物質の経静脈投与と水の補給の治療を受ける．入院3日目では血圧，変動なし．血漿Na^+濃度が130 mEq/ℓ．尿の浸透圧が450 mOsm/kgH$_2$O．浮腫はなく，血圧の体位性変化も認められない．

1. 本症例で低Na^+血症になった原因として，最も可能性のあるのは次のどれか？
A. NaClの摂取不足
B. 腎からのNaClの排泄増加
C. 水平衡の陽性転化
D. 水の細胞内から細胞外への転移
E. Na^+の細胞内から細胞外への転移

2. 血漿Na^+濃度を正常値に戻す最も適当な方法はどれか？
A. ADHの投与
B. 水摂取の制限
C. 水摂取の増加
D. NaCl摂取の制限
E. NaCl摂取の増加

37-2 うっ血性心不全の既往をもつ56歳女性．心拍出量低下により，疲れやすく，足とくるぶし部位の腫脹を伴う全身性浮腫となる．血漿Na^+濃度は正常域の145〜130 mEq/ℓに減少している．治療の一部としてアンギオテンシン転換酵素を阻害する薬剤の投与を受ける．

1. この患者のNaClと水の摂取に関して最も適当な変化の組み合わせは，次のうちどれか？

	水摂取	NaCl摂取
A.	制限	制限
B.	増加	制限
C.	制限	増加
D.	増加	増加
E.	変化なし	変化なし

2. アンギオテンシン変換酵素阻害薬の投与により，循環血液中のレニン，アルドステロン，ブラジキニン濃度にどのような影響を与えるか，次の選択枝の中から選べ．

	レニン	アルドステロン	ブラジキニン
A.	減少	減少	減少
B.	減少	減少	増加
C.	増加	増加	減少
D.	増加	減少	増加
E.	増加	増加	増加

38-1 インスリン依存性糖尿病の18歳男性が救急部に入院．不快で食餌を摂らないことから，24時間前からインスリンの投与を受けていない．虚脱感，悪心，口渇あり，頻尿．身体検査時，深く急速な呼吸（クスマール呼吸）をしていた．以下の検査結果が得られている．

血漿Na^+濃度	135 mEq/ℓ
血清Cl^-濃度	99 mEq/ℓ
血漿K^+濃度	8.0 mEq/ℓ
血漿HCO_3^-濃度	7.0 mEq/ℓ
血液pH	6.99
動脈血CO_2分圧	30 mmHg
血漿グルコース濃度	1200 mg/dℓ
尿	グルコース-ケトン体含有

糖尿病性ケトアシドーシスの診断で入院．インスリン投与後，血漿K^+濃度は減少．

1. この患者の高K^+血症の原因はどれか？
A. 頻尿
B. ケトアシドーシス
C. 血漿グルコース濃度の上昇
D. 尿中へのグルコース-ケトン体の排出
E. 代謝性アルカローシス

2. インスリン投与後に血漿K^+濃度が減少した理由はどれか？
A. 細胞内へのK^+取り込み促進
B. H^+と交換してK^+を細胞内に取り込むことによるケトアシドーシスの是正
C. 尿中へのK^+の排泄量を増大させる多尿の抑制
D. 細胞内グルコースの取り込み促進，それによる血漿浸透圧の増加，細胞内K^+取り込みの増加
E. インスリンのNa^+,K^+-ATPアーゼ抑制と，それによる細胞内へのK^+取り込み増加

38-2 55歳，女性。右尿管に存在する腎結石による激しい腹痛により救急部へ入院。検査結果から腎結石は，骨の無機質減少と血清中の副甲状腺ホルモン上昇により形成されることが判明した。副甲状腺に良性副甲状腺ホルモン分泌腺腫が検出された。

1. この患者では，血清 Ca^{2+}，リン酸濃度はどのようになるか？
A. 血清 Ca^{2+} 濃度，上昇，血清リン酸濃度，減少
B. 血清 Ca^{2+} 濃度，上昇，血清リン酸濃度，上昇
C. 血清 Ca^{2+} 濃度，変化なし，血清リン酸濃度，変化なし
D. 血清 Ca^{2+} 濃度，減少，血清リン酸濃度，減少
E. 血清 Ca^{2+} 濃度，減少，血清リン酸濃度，上昇

2. この患者の血清副甲状腺ホルモン高値は，ネフロンのどの分節からの Ca^{2+} 吸収増大によると予想されるか？
A. 糸球体
B. 近位尿細管
C. ヘンレ係蹄の太い上行脚
D. 遠位尿細管
E. 集合管

3. この患者の血清副甲状腺ホルモン高値は，ネフロンのどの分節からのリン酸吸収が減少したためと予想されるか？
A. 糸球体
B. 近位尿細管
C. ヘンレ係蹄の太い上行脚
D. 遠位尿細管
E. 集合管

39-1 22歳男性。インスリン依存性糖尿病で救急部へ入院。数日前までインフルエンザに罹患していた。不快で食餌を摂らないことから，24時間前からインスリンの投与を受けていない。救急部へ入るまでに頭痛のためアスピリン2錠を服用した。検査時，速く深い呼吸をしていた。以下の検査所見を得ている。

pH	7.32	（正常値：7.40）
Po_2	100 mmHg	（正常値：100 mmHg）
Pco_2	30 mmHg	（正常値：40 mmHg）
HCO_3^- 濃度	15 mEq/ℓ	（正常値：24 mEq/ℓ）

1. この患者はどのタイプの酸塩基障害をきたしているか？
A. 代謝性アシドーシス
B. 代謝性アルカローシス
C. 呼吸器性アシドーシス
D. 呼吸器性アルカローシス
E. 混合性（代謝性アシドーシス＋呼吸器性アルカローシス）

2. この患者はなぜ速く深い呼吸をしているのか？
A. Pco_2 の増大
B. 低酸素に対する反応
C. 酸塩基障害に対する正常呼吸反応
D. 肺感染症による肺ガス交換不全
E. アスピリンによる呼吸中枢刺激

3. この患者において，腎の酸塩基障害に対する代償性反応のうち最も重要な要素はどれか？

A. 糸球体濾過液中の HCO_3^- 量の増加
B. 近位尿細管における H^+ 分泌の減少
C. NH_4^+ の産生，分泌の亢進
D. 集合管での H^+ 分泌の減少
E. 集合管からの HCO_3^- 分泌の増加

39-2 50歳の女性。十二指腸潰瘍の既往症があり，数日間，悪心嘔吐があり救急室へ運ばれる。入院し，胃内容物を除去するため経鼻胃チューブを導入した。24時間後，循環血液量減少症状を示した。以下の検査値を得ている。

pH	7.50	（正常値：7.40）
Po_2	100 mmHg	（正常値：100 mmHg）
Pco_2	47 mmHg	（正常値：40 mmHg）
HCO_3^- 濃度	35 mEq/ℓ	（正常値：24 mEq/ℓ）
尿 pH	6.0	

1. この患者はどのタイプの酸塩基障害を示しているか？
A. 代謝性アシドーシス
B. 代謝性アルカローシス
C. 呼吸器性アシドーシス
D. 呼吸器性アルカローシス
E. 混合性（代謝性アルカローシス＋呼吸器性アシドーシス）

2. この患者の尿はなぜ酸性か？
A. 集合管からの H^+ 分泌がアルドステロン刺激により亢進したため。
B. 近位尿細管からの H^+ 分泌が障害されたため（近位尿細管アシドーシス）
C. 糸球体濾過液中の HCO_3^- 濃度が増加したため
D. NH_4^+ の産生，排泄が増大したため
E. 滴定酸排泄が増大したため

40-1 蛋白質ホルモンXの欠乏を示唆する症状で，内科を受診した。ところが，血漿のホルモンXの濃度を測定すると，正常より高い。ホルモンXを患者に投与すると，正常な生物学的な最大反応が誘発されるが，正常より多い量を投与しなければならない。

1. この患者の症状を説明できないと思われるのはどれか？
A. ホルモンXの受容体の変異
B. ホルモンXの受容体の50％減少
C. ホルモンXの拮抗物質の過剰分泌
D. ホルモンXの作用に関与する主要なセカンドメッセンジャーを合成する酵素が95％減少
E. ホルモンXの変異体の分泌

2. この患者のホルモン抵抗性を引き起こしうる以下の原因のうち，どれに対してホルモンXの阻害物質の投与が有効か？
A. ホルモンXの受容体の変異
B. ホルモンXの受容体の50％減少
C. ホルモンXの拮抗物質の過剰分泌
D. ホルモンXの作用に関与する主要なセカンドメッセンジャーを合成する酵素が95％減少
E. ホルモンXの変異体の分泌

41-1 25歳の男性。体重は70 kgで健康状態はよく，冬に1人で山に登った。彼は雪崩で両足を骨折した。動けなくなって，15日間カロリーの摂取はなく，雪解け水を飲んで生き延びた。その後救助されたが，診察のとき，彼の体温は34℃だった。

1. 救助されたとき次のうちどれがみられたか？
A. 血漿アラニンレベルの減少
B. 尿の窒素濃度の上昇
C. 血漿遊離脂肪酸の減少
D. 血漿ケト酸濃度の減少
E. 血漿グルコースの増加

2. およそどれほどの脂肪組織の脂肪が失われたか？
A. 2250 g
B. 1550 g
C. 1450 g
D. 3500 g
E. 5750 g

41-2 28歳の女性，幼児のころからの肥満で，内科を受診した。10人の兄弟のうち，2人が肥満である。両親は肥満ではないが，祖父母のうち，それぞれ1人は肥満である。この患者の身長は157.5 cmで，体重は109.9 kgである。彼女のBMIは109.9/1.58² ＝44.0である。家族歴は常染色体劣性の遺伝性の肥満を示唆している。

1. この症状を起こす候補となる遺伝子はどれか？
A. ニューロペプチドYを不活性化する変異遺伝子
B. 脂肪組織のβ-アドレナリン受容体を不活性化する変異遺伝子
C. レプチン受容体を過剰に活性化する変異遺伝子
D. UCPを過剰に活性化する変異遺伝子
E. リポプロテインリパーゼを不活性化する変異遺伝子

2. 大変な努力の結果，この患者は低カロリー食と定期的な運動により6カ月で22.7 kg減量した。しかし，徐々に元のように好きなように食べるようになり，運動をしなくなっていった。3年間彼女の体重は113.5 kgで一定している。以下のどの記述が正しいか？
A. 彼女は異常な食欲をもっている
B. 彼女のレプチン分泌の設定値は異常に低い
C. 彼女のエネルギー消費の設定値は異常に低い
D. 彼女のUCP産生の設定値は異常に低い
E. 彼女のエネルギー消費の設定値は異常である

42-1 25歳で1型糖尿病の女性が，口渇，頻尿，体の衰弱を訴えて，救急部を訪れた。起立すると，頭がくらくらすると感じる。前日レストランで，食事後に悪心と嘔吐があったので，その後食べ物を食べておらず，インスリンも注射していない。診察の結果，脱水と低血圧があった。呼吸は速く，深かった。

1. 次のうち正常より低いのはどれか？
A. 尿の窒素レベル
B. 血漿グルカゴンレベル
C. 血漿遊離脂肪酸レベル
D. 血液の炭酸ガス分圧
E. 血漿アセト酢酸レベル

2. 次のうちインスリン投与後に上昇するのはどれか？
A. 血漿トリグリセリドレベル
B. 血漿カリウムレベル
C. リポプロテインリパーゼの活性
D. 脂肪組織リパーゼの活性
E. 血漿リン酸レベル

42-2 40歳の女性がボストンマラソンで新記録で優勝した。

1. 次のうち彼女がゴールしたときのホルモン状態はどれか？
A. インスリンが高く，グルカゴンも高い
B. インスリンが高く，グルカゴンは低い
C. インスリンが低く，グルカゴンも低い
D. インスリンが低く，グルカゴンは高い
E. インスリンとグルカゴンが同じレベル

2. 次の分子のうち彼女の肝臓で濃度か活性が減少しているのはどれか？
A. フルクトース-6-リン酸
B. ホスホエノールピルビン酸カルボキシラーゼ
C. フルクトース-2,6-二リン酸
D. グルコース-6-リン酸
E. ホスホリラーゼ

43-1 50歳のストレスの多いビジネスマンで，たびたび起こる胸焼けを水酸化アルミニウムを毎日多量に飲んで治療している。水酸化アルミニウムは消化管内でリン酸と結合し，患者に重症のリン酸欠乏をもたらす。

1. 以下のうち増加するのはどれか？
A. 血漿PTH濃度
B. 尿中リン酸濃度
C. 血漿24,25-(OH)$_2$-D濃度
D. 血漿1,25-(OH)$_2$-D濃度
E. 骨形成

2. 以下のうち低下するのはどれか？
A. 消化管でのカルシウムの吸収
B. 血漿PTH濃度
C. 尿中ハイドロキシプロリン濃度
D. 尿中カルシウム濃度
E. 血漿カルシトニン濃度

43-2 栄養は十分で健康な35歳の女性で，18カ月前から3つの腎結石をもっていた。この患者の血漿カルシウム濃度は13 mg/dlと高く，副甲状腺機能亢進症であることがわかった。X線フイルムで骨吸収がみられる。

1. 以下のうち減少するのはどれか？
A. 尿中サイクリックAMP濃度
B. 尿中リン酸濃度
C. 破骨細胞の数

D. 骨形成
E. 血漿リン酸濃度

2. 大きな副甲状腺の腫瘍を摘出した後，以下のうちすぐに増加するのはどれか？
A. 尿中リン酸濃度
B. 神経の興奮性
C. 尿中カルシウム濃度
D. 心拍数
E. 血漿 Ca^{2+} 濃度

44-1 頭痛，長年履き続けた靴による靴ズレ（「私の足は大きくなっているのでしょうか」と訴える），顔貌の変化を主訴とする49歳の男性。歯医者はしばしば彼の入れ歯を作り直さなければならなかった。患者の顔貌は粗野にみえ，手は大きく，指はスコップ状である。先端肥大症の検査は，非常に高い血漿 GH 濃度と核磁気共鳴画像上，非常に大きい下垂体腫瘍を示している。

1. 次のうち，この状態を引き起こしたのはどの遺伝子異常か？
A. IGF 遺伝子の高活性型変異体
B. IGF 受容体遺伝子の高活性型変異体
C. IGF 遺伝子の不活性型変異体
D. GHRH 受容体遺伝子の高活性型変異体
E. IGF 受容体遺伝子の不活性型変異体

2. 下垂体に単一クローン自発性 GH 分泌腫瘍があると考えた場合，次のうち起きているのはどれか？
A. GHRH の分泌増加と IGF の分泌増加
B. GHRH の分泌減少と IGF の分泌減少
C. GHRH の分泌減少と IGF の分泌増加
D. GHRH の分泌増加と IGF の分泌減少
E. GHRH と IGF の分泌に変化なし

3. 患者が一定量のカロリー，蛋白質含有食を摂った場合，次のうち，どの代謝変化が起こるか？
A. IGF 結合蛋白質濃度の減少
B. 尿中尿素濃度の減少
C. 経口グルコース負荷後の血糖値の減少
D. 経口グルコース負荷後の血漿インスリン濃度の減少
E. 経口グルコース負荷後の血漿 GH 濃度の減少

44-2 オートバイ事故による重症頭部損傷のため3日間昏睡状態にあり，5%グルコースの輸液を必要とする17歳の女性。1日8ℓにも及ぶ急激な尿量増加が2日目からみられた。簡便検査では尿中にグルコースは認められなかった。

1. 次のうち起きているのはどれか？
A. 血漿浸透圧の低下
B. 血清ナトリウム濃度の減少
C. 血中尿素窒素濃度の減少
D. 血漿心房性ナトリウム利尿ペプチド濃度の増加
E. 尿浸透圧の低下

2. 患者は ADH 静脈内持続投与を受けている。これによって次のうち起こるのはどれか？
A. 尿中サイクリック AMP 濃度の減少
B. 血圧の上昇
C. 血漿浸透圧の増加
D. 血清カリウム濃度の減少
E. 血漿コルチゾル濃度の減少

45-1 45歳男性で薬剤師である。最近離婚し，体型は肥満している。心拍が速く，2カ月間で体重が9.1 kg 減少し，暑さに耐えられないと訴えている。脈拍は安静時で 110 回/min。血清 T_4 レベルは上昇しており，甲状腺機能亢進症の臨床症状が確認できる。さらに問診を続けて，体重を減らして再婚に有利になるように，大量の T_4 錠剤を服用することを最終的に承諾した。

1. 次のうち減少していると思われるものはどれか？
A. 血漿 T_3 濃度
B. 血漿 rT_3 濃度
C. 血漿 TSH 濃度
D. 血漿遊離 T_4 濃度
E. 血漿遊離 T_3 濃度

2. 循環器系因子のうち増加していると考えられるものはどれか？
A. 心臓の β-アドレナリン受容体
B. 筋のクレアチンリン酸濃度
C. 血漿ノルアドレナリン濃度
D. 全身血管抵抗
E. 拡張期血圧

3. 甲状腺で最初に増加すると考えられるのはどれか？
A. ヨウ素取り込み活性
B. コロイド含有量
C. ペルオキシダーゼ活性
D. 甲状腺上皮細胞の高さ
E. サイログロブリン合成

45-2 16カ月女児で発育が通常より遅れている。表情に乏しいことから，小児科医は甲状腺機能低下症を疑っている。甲状腺は著明に肥大しており，血清 T_4 レベルは低く血清 TSH レベルは高い。

1. この症例にあてはまらないのはどれか？
A. ヨウ素欠損により甲状腺機能低下症をきたした
B. 不活性の変異型ペルオキシダーゼにより甲状腺機能低下症をきたした
C. 22カ月の小児に相当する骨格の成熟がみられる
D. 体液が過剰である
E. 歩行しようとしない

2. T_4 による治療の結果，起こりうるのは次のうちどれか？
A. 心拍数の減少
B. 収縮期血圧の低下
C. 身長は変化なし
D. 体重は変化なし

E. 呼吸数の上昇

46-1 最近，咳で喫煙歴40年の56歳女性。この6カ月の間に，顔と腹部を中心とした脂肪沈着と9 kgの体重増加があり，患者は顔面の発毛に気づいた。血圧は160/108 mmHg。両側の足には浮腫を認める。胸部X線写真では右肺に大きな塊が存在した。担当医は異所性にACTHを産生する肺癌を疑っている。

1. 増加しているのはどれか？
A. 血清カリウム濃度
B. 皮膚色素沈着
C. 下垂体のACTH分泌
D. 視床下部のCRH分泌
E. 血清レニン濃度

2. 患者は腫瘍摘出手術を受け，術後1日で，高熱，低血圧，極度の食欲不振，低ナトリウム血症を示した。この状態の診断は次のうちどれか？
A. 副腎束状層の萎縮による急性コルチゾル欠乏症
B. 下垂体ACTH分泌細胞の萎縮による急性ACTH欠乏症
C. 急性ADH欠乏症
D. 副腎球状層の萎縮による急性アルドステロン欠乏症
E. 副腎網状層の萎縮によるDHEA欠乏症

46-2 突然高血圧を発症した重症アテローム性動脈硬化症の65歳男性。血圧は220/122 mmHg。右腎臓部に粗い雑音（血流の閉塞部通過音）が聴取される。血清カリウム濃度は低値。腎動脈の部分的閉塞の診断が放射線検査で確認された。

1. 次のうち，減少しているのはどれか？
A. 血清カリウム濃度
B. 血清アルドステロン濃度
C. 血清アンギオテンシン濃度
D. 血清レニン濃度
E. 血清心房性ナトリウム利尿ホルモン濃度

2. 患者の高血圧の発症と関係ないのはどれか？
A. カルシウム
B. アンギオテンシン変換酵素
C. プロテインキナーゼC
D. Na^+,K^+-ATPアーゼ
E. サイクリックAMP

47-1 動悸，不安，冷汗を伴う突発性の重篤な頭痛をもつ25歳の女性。このような急性症状時に救急部で検査を受けたところ，血圧260/140 mmHg，心拍数56回/min，血清カリウム3.4 mEq/lであった。

1. どのホルモンの過剰が最も考えられる原因か？
A. コルチゾル
B. アドレナリン
C. ノルアドレナリン
D. アルドステロン
E. 11-デオキシコルチコステロン

2. 収縮期および拡張期血圧の危険な上昇を速やかに低下させるのはどの薬物か？
A. $α_1$-アドレナリン受容体阻害薬
B. $β_1$-アドレナリン受容体阻害薬
C. $β_2$-アドレナリン受容体阻害薬
D. $α_2$-アドレナリン受容体阻害薬
E. アルドステロン拮抗薬

47-2 1型糖尿病を30年間患っている40歳男性。交感神経系の末梢部分に重篤な高血糖性障害を示している。

1. この神経障害によって最も影響を受けるのはどのホルモンの分泌か？
A. Cペプチド
B. グルカゴン
C. アドレナリン
D. コルチゾル
E. 成長ホルモン（GH）

2. アドレナリンが低血糖によって分泌されない場合，次のうち，血糖値を速やかに上昇させるために重要なのはどのホルモンか？
A. 成長ホルモン（GH）
B. グルカゴン
C. コルチゾル
D. インスリン
E. ソマトスタチン

48-1 初潮をみていない22歳女性。それ以外の自覚症状はない。身長168 cm，体重59 kg。身体所見では乳房はよく発達し成熟している。陰毛および腋下の発毛を認めない。外部生殖器は女性型である。膣は短縮しており，子宮頸部を認めず盲端に終わる。子宮，卵巣を触知せず，超音波造影でも存在が認められない。左右の鼠径部に小さな実質性の腫瘤を触知する。

1. どのホルモンの生物学的作用が欠けているか？
A. エストロゲン
B. アンドロゲン
C. AMH
D. FSH
E. インスリン様成長因子-1（IGF-1）

2. 女性としては異常に高値の血中テストステロン濃度を検出した。次の所見のうちどれが見られるか？
A. 患者の性染色体の核型はXXである
B. 鼠径部の腫瘤は卵巣である
C. 患者の血中LH濃度は低い
D. この女性は突然変異によるアンドロゲン受容体不感症を呈している
E. この女性は突然変異によるエストロゲン受容体不感症を呈している

48-2 アパラチアの助産婦のもとで産まれた15歳の男児。腸炎の診断で6カ月にわたり大量のグルココルチコイドの投与を受け

た．最近2カ月，尿道に隣接する開口部から1カ月間隔でそれぞれ数日にわたり2回の出血があり，患者と両親はひどく驚いている．身体所見では患者の発声は男性成人型で，あごひげが生え始めており，陰毛の発毛パターンは男性型である．外陰部の精査により，尿道下裂が発見され，陰茎と思われていたものは肥大したクリトリスであることが判明した．陰嚢の左右融合も不完全で，強い色素沈着を認めた．泌尿生殖洞が残存しており，膣と思われる構造に達する小開口が存在する．精巣を触知せず，性染色体の核型はXXであった．

1. 次の臓器，組織のうち患者に認められないのはどれか？
A. 輸精管(精索)
B. 卵巣
C. 子宮
D. 卵管
E. 副腎皮質網状層

2. 陰嚢と思われていた組織への色素沈着の原因となった物質はどれか？
A. デヒドロエピアンドロステロン
B. テストステロン
C. 17-ハイドロキシプロゲステロン
D. 黄体形成ホルモン
E. 副腎皮質刺激ホルモン

49-1 32歳のXY型の男性は，胎児期にGnRHニューロンが正中隆起に神経線維を投射することができなかったため，先天的にGnRHが欠損している．
1. 次のうち起こりうる異常はどれか？
A. 短い腕と脚
B. 女性型の外部生殖器
C. 前立腺肥大
D. 小さい精巣
E. 精細胞の段階での精子形成停止

2. この男性を生殖可能にするための適切な処置はどれか？
A. テストステロンの投与
B. FSHの投与
C. LHの投与
D. 長く作用するGnRH作動薬を毎日投与する
E. GnRHをポンプにより，毎日パルス状に投与する

49-2 FSH受容体に対する自己抗体を産生してしまうため，FSHの効果を抑制してしまう多自己免疫疾患の46歳の男性．
1. 次のうち血中レベルが正常より高値を示すものはどれか？
A. インヒビン
B. 抗ミュラー管ホルモン
C. LH
D. FSH
E. テストステロン

2. 次のうち血中レベルが正常より低値を示すものはどれか？
A. 血中テストステロン濃度
B. 血中低比重リポプロテイン濃度
C. 精子数
D. 赤血球数
E. 骨密度

50-1 12歳から月経周期を回帰している健康な28歳の女性は，湖に転落したバスの乗客だった．彼女は溺死を逃れた4人のうちの1人で，外傷はなかった．しばしば事故の悪夢をみていた1年間，彼女の月経は完全に起こらなかった．
1. 無月経を引き起こしている理由は次のうちどれか？
A. CRH分泌の上昇
B. プロラクチン分泌の減少
C. ドーパミン分泌の減少
D. エンドルフィン分泌の減少
E. ノルアドレナリン濃度の上昇

2. このエストロゲンが不足している患者において起こりうる症状は，次のうちどれか？
A. 子宮内膜の肥厚
B. 膣上皮の角化
C. 子宮頸粘液の大量分泌
D. 性的衝動の減少
E. 胸囲の減少

50-2 不妊を医師に相談している30歳の既婚女性．彼女は月経周期を正常に回帰している．毎日の尿中LH測定ではLHサージが観察され，受精に適当な時期に性交渉がある．夫の精子の数や状態は正常で，彼女の健康状態も良好である．
1. 不妊の原因は次のうちどれか？
A. プロゲステロンの過剰
B. A型インヒビンの過剰
C. 機能黄体形成不全
D. 成熟卵胞の発達不全
E. エストロゲン不足

2. 診断確定のための指標は次のうちどれか？
A. 月経周期28日目の低い血中エストロゲン
B. 周期1日目の低い血中エストロン
C. 周期14日目の高い血中プロラクチン
D. 周期21日目の低い血中プロゲステロン
E. 周期7日目の低い血中プロゲステロン

解 答

1-1

1. Aは誤り。この疾患の肝細胞でのコレステロール合成レベルも上昇している。肝細胞内コレステロールレベルが低く，細胞内レステロールによるコレステロール合成の抑制が正常に比べて悪いため，コレステロールを過剰に合成する。
Bは正しい。Aで説明したように，コレステロール合成の亢進が関与する。
Cは誤り。黄色腫は，主にコレステロールの沈着による。
Dは誤り。500人に1人はこの疾患のヘテロ遺伝子を保有している。
Eは誤り。LDLコレステロール高値は動脈硬化を起こしやすく，心臓発作を起こしやすい。

2. Aは正しい。LDL受容体ヘテロ遺伝子を保有する患者の細胞は，正常のLDL結合能の約50％でありうる。
Bは正しい。ホモ遺伝子保有者の細胞はLDL結合能をまったくもたないことがありうる。
Cは正しい。家族性高コレステロール血症のケースによっては，変異LDL受容体がLDLを正常に結合するが，受容体を介するLDLのエンドサイトーシスが行われないという場合がある。
Dは正しい。どのような疾患タイプでも，細胞へのLDL取り込みに欠陥があり，LDLの分解は減少する。
Eは正しい。AからDまですべて正しいので。

3. Aは誤り。脂肪摂取制限によって血漿コレステロールはたかだか10〜15％しか下がらない。
Bは誤り。食事制限だけでは心臓発作を減らすほど十分なコレステロール値減少をもたらさない。
Cは誤り。肝細胞でのコレステロール合成亢進が一因であるので，その阻害薬は有効である。
Dは誤り。移植された肝臓は正常であっても，一般の細胞のコレステロール取り込みが障害されているので役立たない。
Eは正しい。両者の併用が有効で，奨励されている。

1-2

1. Aは誤り。マルトースはグルコース2つの二糖類であるので下痢が起こるはずである。
Bは誤り。植物デンプンはグルコースの多糖類なので下痢が起こるはずである。
Cは誤り。スクロースでも下痢が起こったので，ラクターゼ欠乏によるのではない。
Dは誤り。ラクトースでも下痢が起こったので，グルコアミラーゼ欠乏によるのではない。
Eが正しい。AからDのいずれも誤り。この症例ではグルコースを含む糖がどれも下痢を起こしている。最も考えられるのは，小腸上皮細胞におけるNa^+駆動性グルコース-ガラクトース輸送体の欠陥である。これはきわめてまれな障害であり，家族性グルコース-ガラクトース吸収異常症候群とよばれる。

2. Aは誤り。グルコースとガラクトースが同一の輸送体で輸送されるので，グルコースのみとは言えない。
Bは誤り。もしそうであればグルコースで下痢が起こるのはおかしい。
Cは誤り。フラクトースは吸収されている。
Dは正しい。グルコース-ガラクトース輸送体SGLT1の欠陥と考えられる。
Eは誤り。Dが正しい。

3. Aは誤り。小腸のNaCl濃度は血漿濃度と類似している。NaClを飲ませても小腸NaCl濃度は実際上変わらない。
Bは誤り。高張NaClを飲ませると浸透圧で小腸内に水が移動してかえって下痢を悪化させる。
Cは誤り。この場合はガラクトースも吸収されない。
Dは正しい。2のDに同じ。
Eは誤り。Dが正しい。

2-1

1. Aは誤り。小型であることは浸透圧による溶血に対してむしろ抵抗性の増強に寄与する。
Bは正しい。正常の赤血球が溶解する場合，まずほぼ球形に膨大する。どのような方法でも細胞容積をこの点を超えて増加させると溶血する。
Cは誤り。Na^+透過性の上昇は患者赤血球の脾臓での破壊には寄与するが，低張溶液での脆弱性には関与しない。
Dは誤り。Na^+, K^+-ATPアーゼレベルの上昇は浸透圧に抵抗性を与える。また脆弱性に寄与しない。
Eは誤り。患者の新鮮赤血球のNa^+, K^+レベルは正常である。

2. Aは誤り。患者の赤血球生成率は正常か上昇している。
Bは誤り。患者の脾臓は正常である。正常提供者の赤血球は患者の体内で正常生存率を維持しているという所見から。
Cは誤り。1のDと同様。
Dは正しい。Na^+透過性の上昇は患者赤血球の脾臓での破壊には寄与する。
Eは誤り。発熱後の貧血は発熱による赤血球産生低下に起因する。

3. Aは誤り。患者の新鮮赤血球のNa^+, K^+レベルは正常である。
Bは正しい。赤血球の変形能低下は，脾臓でとらえられやすく破壊が起こりやすくなる。
Cは誤り。患者赤血球を健常者に輸血しても寿命が短いと設問に記述されている。
Dは誤り。脾臓の摘出は赤血球の破壊を抑えるのに有効である。
Eは誤り。K^+は細胞外へ拡散するので浸透圧性溶血には寄与しない。

2-2
1. Aは誤り。神経筋接合部の障害はない。
Bは誤り。インスリンはK^+の細胞内への取り込みとNa^+のくみ出しを改善する。
Cは誤り。albuterolは筋細胞の活性型Na^+, K^+ ATPアーゼを持続的に増加させることで症状を改善する。
Dは誤り。K^+コンダクタンスの低下そのものは脱分極を起こすが、細胞内K^+濃度の低下を説明できない。
Eが正しい。AからDまですべて誤り。

3-1
1. Aは誤り。もしK^+コンダクタンスが減少すれば、静止電位は(マイナスが)小さくなっているはずである。
Bは誤り。活動電位の持続時間は正常である。
Cは正しい。サキシトキシンはテトロドトキシンと同様にNa^+チャネルに結合し、チャネルが脱分極によって開口するのを妨げる。
Dは誤り。活動電位の時間経過は正常である。
Eは誤り。活動電位の時間経過は正常である。

2. Aは誤り。運動系の機能不全も含まれている。
Bは誤り。皮膚感覚系の機能不全も含まれている。
Cは正しい。
Dは誤り。症状も検査も神経系の障害を示している。筋の活動電位が正常であるかは不明。
Eは誤り。Cが正しい。

3. Aは誤り。サキシトキシンは健常者に作用を及ぼす。
Bは誤り。この患者は呼吸障害に陥る可能性があり、補助呼吸を必要とする。
Cは正しい。
Dは誤り。一般の人よりも中毒になりやすいということはない。
Eは誤り。サキシトキシンの排出には約24時間を要する。大部分が排出されれば症状はなくなる。

3-2
1. Aは誤り。Na^+コンダクタンスは静止時の全体のコンダクタンスに占める割合は小さく、減少してもあまり影響しない。もし影響があれば静止電位を大きくする。
Bは誤り。K^+コンダクタンスの減少は静止膜電位を小さくする。
Cは正しい。Cl^-は骨格筋で最も透過性が高く、Cl^-コンダクタンスの減少は膜抵抗を増加させる。Cl^-は静止膜電位で平衡に達しているため、Cl^-コンダクタンスの減少は静止膜電位に影響しない。
Dは誤り。Ca^{2+}コンダクタンスは小さく、膜抵抗に影響しない。
Eは誤り。Cが正しい。

2. Aは誤り。Cl^-は活動電位の最中に平衡状態になく、膜電位を−90 mVのほうへ引き戻すように働く。Cl^-コンダクタンスが減少すればCl^-電流は小さく、再分極時間が伸びる。
Bは誤り。膜抵抗が高いと膜電位を閾値にもっていく電流は小さくてすむ($\Delta V = IR$)。

Cは誤り。反復性活動電位はCl^-コンダクタンス減少で説明はできる。活動電位の最中に細胞外に流出したK^+は、T管に蓄積してそこで脱分極を起こす。正常の場合は高いCl^-コンダクタンスがこの脱分極に抗して膜電位を−90 mVに固定するように働くが、Cl^-コンダクタンスが低いと脱分極に抗しきれずに自発的な活動電位が発生してしまう。
Dは誤り。Bで説明したように、少しの電流で膜電位が閾値に達し、興奮を起こしうる。
Eは正しい。AからDまですべて誤り。

3. 単純化するために、優性変異では正常Cl^-チャネル(変異Cl^-チャネルの確立が1:3であり、劣性で発現した場合は1:1である)と考える。
Aは正しい。もし四量体のうちの1つの変異サブユニットの存在でCl^-コンダクタンスを著明に減少させるとすれば、正常なチャネルの確率は1/16(約6%)である。これはCl^-コンダクタンスが90%減少という値にだいたい一致する。
Bは誤り。四量体のうちの1つの変異サブユニットの存在でCl^-コンダクタンスを著明に減少させるのに十分であれば、これは優性遺伝の形をとる。
Cは誤り。大多数のチャネルで2つ以下の変異サブユニットであり、もし3〜4つの変異サブユニットでコンダクタンスがゼロになると考えるとすると、Cl^-コンダクタンスを90%も減少させるはずない。
Dは誤り。1〜2個の変異サブユニットをもつチャネルのほうが、3〜4個の変異サブユニットをもつチャネルより多い。もしコンダクタンスがゼロになるチャネルは3〜4個の変異サブユニットをもつと考えるとすると、Cl^-コンダクタンスを10%に減少させるはずがない。
Eは誤り。Aが正しい。

4-1
1. Aは誤り。唾液分泌がアセチルコリン作動性の神経支配を受けている。神経終末でアセチルコリンの放出がないと唾液分泌は減少する。
Bは誤り。促通は1秒以内の現象である。筋力の回復は反復刺激後、増強による可能性はある。
Cは誤り。神経の興奮伝導速度には異常がない。
Dは正しい。終板電位が小さいと神経筋接合部での興奮伝達の不成功率が増加することが予想される。
Eは誤り。Dが正しい。

2. Aは誤り。MEPPはCa^{2+}チャネルに依存しない。頻度は正常と変わらない。
Bは誤り。カルシウムイオノホアで処理すると運動神経終末内Ca^{2+}濃度が高まり、MEPPの頻度が増加する。
Cは正しい。患者の運動神経終末における膜電位依存性正常Ca^{2+}チャネルが少ないのでアセチルコリン放出が少なく、EPPは小さい。
Dは誤り。細胞外K^+レベルを上げると神経終末が脱分極するが、患者では正常に比べMEPPの頻度の増加は小さい。
Eは誤り。Cが正しい。

4-2

1. Aは誤り。アセチルコリン受容体，特にαサブユニットは種を通して非常によく保存されている。重症筋無力症患者の多くはαサブユニットに対する抗体をもっている。
Bは誤り。抗体の認識部位はさまざまである。
Cは誤り。抗アセチルコリン受容体抗体の抗体価は症状の程度と必ずしも相関しない。同一の患者での抗体価の変化は参考になる。
Dは誤り。血清中に抗体が検出できない例もある。
Eは正しい。AからDまですべて誤り。

2. Aは誤り。筋の複合活動電位は運動をすると減少してくる。
Bは誤り。伝導速度は変わらない。
Cは誤り。アセチルコリン受容体は減少している。
Dは正しい。運動中に神経筋接合部の興奮伝達の不成功率が高まる。
Eは誤り。Dが正しい。

3. Aは誤り。胸腺肥大を起こしやすい。
Bは誤り。40歳前に発症した患者では胸腺摘出は有効である。
Cは誤り。プレドニソロンによって免疫抑制を行うと症状が改善される。
Dは正しい。有効である。
Eは誤り。Dが正しい。

5-1

1. Aは誤り。*Vibrio cholerae*によって産生される。
Bは誤り。アデニル酸シクラーゼがADPリボシル化で活性化されるのではない。
Cは正しい。cAMPレベルの上昇は，クリプト細胞の管腔側細胞膜のCl$^-$チャネルの開口時間を増加させ，NaClと水の排出を起こす。
Dは誤り。小腸上皮細胞絨毛でのNaClと水の吸収を減少させるが，全体としてはやはり吸収を行っている（第40章参照）。
Eは誤り。G_iはコレラ毒素の影響を受けない。

2. Aは誤り。衰弱の主な原因は脱水である。
Bは誤り。下痢そのものはコレラ菌を腸から洗い出す役割を果たす。
Cは正しい。
Dは誤り。適切な摂水と電解質バランスをとればそれ以上の処置がなくても回復する。
Eは誤り。下痢によりK$^+$とHCO$_3^-$を失い，アシドーシスと低K$^+$血症を起こす（第38章参照）。

3. Aは正しい。Na$^+$とグルコースを経口投与するとNaClと水の吸収が刺激される。
Bは誤り。小腸上皮細胞は3〜4日で新生されるので，下痢は3〜4日で止まる。
Cは誤り。G_iを経口投与すると，蛋白質なので分解されてしまう。活性型のG_iが上皮細胞に入っていかない（第34章参照）。
Dは誤り。下痢によるコレラ菌洗浄作用で十分である。
Eは誤り。蠕動が弱まると下痢によるコレラ菌洗浄作用がなくなり，かえって回復が遅れる。

5-2

1. Aは誤り。色素沈着がACTHによる。
Bは誤り。CRHレベルが不適当でなければACTHレベルの上昇はないであろう。
Cは誤り。コルチゾールの投与はACTHレベルを低下させる。
Dは誤り。この患者ではすでにACTHレベルは高く，ACTHを投与してもコルチゾールレベルを上昇させないことがわかっている。
Eは正しい。症状はコルチゾール欠乏に随伴している（第46章参照）。

2. Aは誤り。ACTH受容体の減少の可能性が考えられる。
Bは正しい。ACTHレベルが高いにもかかわらずコルチゾールレベルが低いので，受容体の親和性が低いと考えられる。
Cは誤り。ACTH受容体結合がG_sを活性化できないと，アデニル酸シクラーゼを活性化できず，この障害を起こしうる。
Dは誤り。合成経路の欠陥でもこの障害を起こしうる。
Eは誤り。親和性が非常に低いと高濃度のACTHにも反応しない。

3. Aは誤り。1つの正常ACTH受容体遺伝子を保有していれば，ACTH受容体の約半数は正常であり，ACTH投与の際に多少ともコルチゾールレベルの上昇がみられるはずである。
Bは誤り。2つの正常ACTH受容体があれば，この症状はACTH受容体以外の原因がある可能性が高い。
Cは正しい。2つの変異ACTH受容体を保有していれば，ACTHに対する無反応性を説明できる。
Dは誤り。この疾患が劣性遺伝で両親がヘテロ遺伝子を保有していれば，無症状か軽度の症状である。
Eは誤り。この場合でも正常なコルチゾールレベル上昇反応を起こすのに高濃度のACTHが必要でありうる。

6-1

1. Aは誤り。この病気では，運動障害は特徴的ではないからである。
Bは誤り。脳腫瘍では磁気共鳴イメージング（MRI）での脳室拡大は少なく，脳脊髄液に微生物はみつからない。
Cは誤り。脳炎はふつう，著しい脳室拡大は伴わない。また，経過がもっと急性である。
Dは正しい。水頭症はクリプトコッカス髄膜炎の結果として脳室が閉塞したため起こった。
Eは誤り。血液化学検査の結果，グルコースが正常であった。

2. Aは誤り。クモ膜絨毛が責任部位ならば，MRI所見がクモ膜下腔の拡張を示し，クリプトコッカス髄膜炎はもっと脳底部が冒されるはずである。
Bは誤り。中脳水道が閉塞されたならば，側脳室と第3脳室のみが拡張するはずである。
Cは誤り。もし室間洞の片側が遮断されたならば，一方の側脳室のみが拡張するはずである。
Dは正しい。第4脳室の天井は脳底部の髄膜炎で閉塞されうるから。

Eは誤り。第3脳室の閉塞は側脳室と室間洞の拡張を招く。

6-2

1. Aは誤り。アストロサイトは神経スパイク活動に間接的にしか影響しない。
Bは誤り。患者は感覚遮断（視覚と聴覚）および運動障害を示し，随意運動経路と伸張反射の遮断を含む運動障害は一側で増強した。一方，運動ニューロン障害は伸張反射の減弱を起こす。
Cは正しい。オリゴデンドログリアは中枢神経系の軸索にミエリン鞘をつくる。オリゴデンドログリアを冒す脱髄疾患は，神経伝導を遅くしたり遮断したりして神経活動を阻害する。
Dは誤り。錐体細胞の機能は，錐体路線維にミエリン鞘を備えるためのオリゴデンドログリアの障害によって2次的に障害される。
Eは誤り。シュワン細胞は末梢神経を有髄化するが，この患者の疾患は中枢神経の疾患である。

2. Aは誤り。限局的で状態の変動するような軸索輸送の障害を起こすような疾病は知られていない。
Bは正しい。この疾患，すなわち多発性硬化症はオリゴデンドログリアを限局的に侵し，特定の部位の軸索の脱髄を起こし，そのために特定の機能が障害される。オリゴデンドログリアが回復し再び軸索を髄鞘で巻くことが往々にしてあるので，緩解がしばしば起こる。
Cは誤り。軸索切断で起こる染色質溶融は，2～3週間程度の短い時間で回復するような疾患ではみられない。中枢神経系のニューロンは再生能力がきわめて限られているから，中枢神経系の中では軸索の切断はふつう，永続的な障害になる。
Dは誤り。シナプス伝達の障害が限局性で，かつ異なる部位の間で移動することはない。
Eは誤り。理由はCと同じ。

7-1

1. Aは誤り。右延髄中央部の障害は内側毛帯と錐体（第9章参照）を切断し，ここに述べられている症状の一部を起こすかもしれないが，脊髄視床路は障害しないので，慢性疼痛は起こらないであろう。
Bは誤り。大脳の腕と顔の領域は異なる脳血管により支配されているから，この両方の大脳領域に起こる皮質障害は考えにくい。
Cは誤り。末梢神経障害は対称性であり，一側に限局することはない。
Dは正しい。体性感覚の喪失は一側のVPL核が侵された結果により生ずる。運動障害は損傷が内包（第9章参照）に伸びることによって起こりうる。視床痛はVPL核の障害によって起こりうる。
Eは誤り。C5より上位の右側脊髄の半切は，右側の精細な触覚の喪失と左側の温痛覚の喪失を招く。

2. Aは誤り。網様体の上行性投射の切断により，患者は昏睡状態になるであろう（第11章参照）。
Bは誤り。視床痛はきわめて激しく，患者が自殺をすることがある。
Cは正しい。VPL核への脊髄視床路はほとんど切断されるが，除神経された大脳皮質回路の適応性変化が起こる。

Dは誤り。機械受容器を支配する神経は侵害受容器は支配しないが，機械受容器の活動は中枢神経系のダイナミックレンジの広い侵害受容器の活動の契機となる。
Eは誤り。侵害受容ニューロンは皮膚がピンで突かれると応答を続けるが，これらのニューロンは神経系の障害後に自発活動がより強くなり，触覚刺激に強く応じるようになる。

7-2

1. Aは誤り。モルヒネは中脳水道へ達するとは思われない。
Bは正しい。脊髄後角にはモルヒネ受容体があり，これらの受容体が活性化されると侵害受容の伝達を減弱する。
Cは誤り。モルヒネは骨盤領域の癌細胞に働き，痛みが生ずるのを防ぐ。
Dは誤り。転移が脊髄に到達しない限り，髄膜の侵害受容器は痛みに応答するとは考えにくい。転移が脊髄に達すれば，モルヒネは局所麻酔と異なり，侵害受容器を遮断することはないであろう。
Eは誤り。モルヒネが脊髄に達したとき，モルヒネは後角の侵害受容器からのサブスタンスPの放出を減少させるだろう。

2. Aは誤り。延髄に達すると，モルヒネは呼吸抑制を起こす。
Bは誤り。モルヒネの局所注入は掻痒感を生ずるであろう。
Cは誤り。なぜなら，モルヒネ耐性が生ずるであろう。
Dは誤り。モルヒネは痛みの一部を遮断するだけである。
Eは正しい。モルヒネは痛みのみを遮断し，局所麻酔薬はすべての体性・内臓感覚を遮断する。

8-1

1. Aは誤り。この視野欠損には両眼の耳側半視野の視覚障害が含まれる。
Bは誤り。暗点は一側の目の視野内での視覚喪失領域を意味する。
Cは正しい。同名という語は両眼の互いに対応する領域（すなわち，両眼の右側あるいは左側）の視覚喪失を意味する。半盲という語は，「半分が盲目」，したがって視野の半分の欠損を意味する。黄斑回避という語は，視野の中心部分の視覚が比較的保たれることを意味する。
Dは誤り。下部同名四分盲は両眼の下4分の1の視覚喪失をいう。同名という語は両眼の対応する4分の1（つまり，両眼の右4分の1，あるいは両眼の左4分の1）を意味する。
Eは誤り。これは両眼の右上，あるいは両眼の左上の視覚喪失である。

2. Aは誤り。この動脈は前頭葉と頭頂葉の内側部に血流を供給し，1次視覚とは関係しない。
Bは誤り。この動脈は視索に血流を供給するが，視索の障害は黄斑回避なしで同名半盲を起こす。そのうえ，この動脈はこの症例で侵されていない運動系にも血液を供給する。
Cは誤り。内頸動脈の枝の1つが網膜に血液を供給する眼動脈である。眼動脈の血流が止まると一側の失明となる。
Dは誤り。左側の中大脳動脈の血流がなくなると，視放線の遮断により黄斑回避なしの同名半盲が起こるであろうが，また一方で，運動障害や体性感覚障害，それに言語障害を起こすであろう。
Eは正しい。後大脳動脈は1次視覚野に血流を供給するから。黄

斑回避は動脈に側枝がたくさんあれば起こる。

3. Aは誤り。外側膝状体が壊れると，黄斑回避がない同名半盲が起こる。
Bは正しい。黄斑回避は後頭葉後極の近くの大脳皮質では黄斑部からの線維が広がっているから起こる。また，中大脳動脈の側枝が多く，循環が完全には止まりにくいためでもある。
Cは誤り。視交叉部の障害では鼻側網膜からの神経線維だけが障害された場合にのみ，両側耳側の半盲が起こる。しかし，こういう状態は循環障害では起こらず，下垂体腫瘍の場合に起こる。
Dは誤り。視索の障害は黄斑回避なしの同名半盲を起こしやすい。
Eは誤り。網膜の障害は暗点を生ずる。

8-2

1. Aは誤り。伝音性難聴では，リンネ検査によって骨伝導が空気伝導よりもよいことが示されるであろう。
Bは誤り。聴覚は障害されているが，聞くことはできる。
Cは誤り。一側の伝音性難聴では，ウエーバー検査を行うと，音は障害側に限局され，障害側で骨伝導が空気伝導よりもよいはずである。
Dは正しい。なぜなら，ウエーバー検査は決定的ではなく，聴覚障害は対称性である。リンネ検査は空気伝導の骨伝導に対する関係は正常なことを示す。聴力測定により重い聴覚障害が示され，この聴覚障害は話し言葉の理解に重要な領域を含む。
Eは誤り。右側の感音性難聴の場合は，ウエーバー検査では音は左側に限局される。

2. Aは誤り。言語障害が大脳皮質障害に伴って起こることはあるが，難聴は一般的には，大脳皮質障害に伴って起こることはない。
Bは誤り。両側の蝸牛神経障害はこの症例と同様の感音性難聴を起こすことがあるが，大きな音の音楽に凝っていたという病歴から別の原因が疑われる。
Cは正しい。大きな音の音楽は，この症例で聴覚損失がみられたのと同じ周波数領域に対応する蝸牛領域で基底膜の過度の振動を起こして有毛細胞の障害を起こすことが明らかである。
Dは誤り。耳小骨連鎖の障害は音の伝導障害を招く。
Eは誤り。鼓膜障害は伝音性難聴を起こす。

9-1

1. Aは誤り。大脳基底核障害は伸張反射の減弱や増強は起こさない。
Bは誤り。小脳障害は筋緊張を減少させ，伸張反射も減弱する。
Cは正しい。皮質脊髄路，皮質延髄路，皮質網様体脊髄路ならびに体性感覚を中継する視床からの視覚皮質投射経路が遮断されるから。
Dは誤り。大脳の下肢領域と顔・上肢領域は血流を供給する大脳動脈が異なる。だから，この症例のように脳梗塞が比較的軽く，患者が比較的に元気な場合には，中心前回や中心後回の顔・上腕・下肢領域が全部侵されることはないであろう。
Eは誤り。上部頸髄の障害では腕や足の痙性麻痺や，後柱での体性感覚遮断が起こるが，頭部の感覚喪失は起こらない。

2. Aは誤り。バビンスキー反射は，外側皮質脊髄路が遮断されたことを示す。しかし，この反射は麻痺が痙性であってもなくても起こる。
Bは正しい。痙性の特徴は伸張反射の過敏である。
Cは誤り。感覚喪失は痙性の有無にかかわらず起こる。
Dは誤り。舌の麻痺は皮質延髄路の遮断でも舌下神経や舌下神経核の障害でも起こる。
Eは誤り。筋力低下は痙性の有無にかかわらず起こる。

9-2

1. Aは正しい。パーキンソン病の患者は黒質のドーパミンニューロンの多くを失っている。そのため，線状体のドーパミンレベルが減少している。
Bは誤り。皮質網様体脊髄路の抑制経路の障害が，痙性の出現に寄与する。
Cは誤り。小脳核の障害は小脳失行症のような小脳症状を起こす。
Dは誤り。1次運動野の障害は麻痺と，そしておそらく，バビンスキー反射を生ずる。
Eは誤り。補足運動野の障害は運動遂行の障害を起こすが，パーキンソン症候は起こさない。

2. Aは正しい。黒質のドーパミン細胞の数の減少が本態である。ドーパミンの代わりにl-DOPAを投与することは，少なくともパーキンソン病の初期には有効な療法である。ドーパミンは脳血液関門は通らないが，l-DOPAは脳血液関門を通るからである。
Bは誤り。アドレナリンは脳血液関門を通らない。
Cは誤り。GABAは大脳基底核での抑制性シナプス伝達物質であるが，これは脳血液関門を通らない。
Dは誤り。グルタミン酸は大脳基底核を含んだ多くの両領域での興奮性シナプス伝達物質であるから，もし脳血液関門を通ったにしても，症状を広げるだけである。
Eは誤り。サブスタンスPは血液中で分解され，脳の中には入っていかない。

10-1

1. Aは誤り。視床下部脊髄路などの脊髄下行路は切断される。
Bは誤り。脊髄損傷による脊髄ショック期では膀胱は過度に伸展しているが，慢性期になると膀胱は緊張性になる。どちらの時期も痛みはない。
Cは誤り。バクテリア感染が主として関係するのは，緊張低下のときと，バクテリア産生物が全身循環に入りショックが起こったときである。
Dは誤り。標的器管を支配する交感神経節後ニューロンは除神経されていないので，標的器官にある受容体は変化しない。
Eは正しい。脊髄切断後に自律神経反射と体性神経反射はともに強くなる。

2. Aは正しい。この患者では，視床下部は脊髄自律中枢と連絡していない。
Bは誤り。中枢からの自律神経の指令は失われているので血管はやや拡張している。しかし，この患者では温環境に反応して血管拡張や発汗などで熱を放散させることはできない。

Cは誤り。この患者では効果的にふるえを起こすことができない。
Dは誤り。温熱刺激に対して温度受容器は正常に反応すると考えられるが，温熱調整に関わる視床下部シグナルは正常には作動しない。
Eは誤り。視床下部による調節は，両方とも脊髄切断によって妨げられる。

11-1

1. Aは誤り。脳梁の切断は言語障害以外に多くの症状を起こす。
Bは正しい。ブローカ野は障害されると運動性の失語症になる。
Cは誤り。多くの人ではブローカ野は左側半球にある。
Dは誤り。上側頭回上部はウェルニッケ野の一部であり，この部分の障害は感覚性の失語症を起こす。
Eは誤り。この部分は言語機能に関係しない。

2. Aは正しい。会話のみでなく，すべての型の言語機能が侵されると考えられる。
Bは誤り。企図振戦は小脳障害によって起こる。
Cは誤り。左の同名半盲は右の半球の障害で起こる。
Dは誤り。一側性の難聴は普通，蝸牛，蝸牛神経，蝸牛神経核を含む伝音障害あるいは感音障害で起こり，脳幹障害や大脳皮質障害では起こらない。
Eは誤り。運動障害は右側に起こるはずである。もし，下肢領域からの投射が内包で切断されれば，患者は右側のバビンスキー反射を示す。

12-1

1. Aは誤り。筋は等尺性収縮で最適筋長では約 $3 \times 10^5 N/m^2$ の力を発生するが，これは最大筋力ではない。
Bは誤り。弛緩筋の張力は結合組織，あるいは細胞骨格の伸展による。
Cは誤り。至適筋長より短くなると筋が発生する力は減少する。
Dは正しい。収縮筋はその筋が発生しうる最大筋力の60％の外的負荷に耐えられる。
Eは誤り。短縮する細胞の力は弱い。

2. Aは正しい。筋は硬直状態ではないので，この説明は不適切である。
Bは正しい。代謝因子が筋痛に直接関係しているとは考えられない。
Cは正しい。ATP消費率が最も高い細胞で構造的傷害が起こるとは考えにくい。
Dは正しい。持続収縮が起こっていない筋で，血流の減少が生じることは考えにくい。
Eは正しい。最も完全に近い最適な答えである。

3. Aは誤り。すべての足の筋が体力テストの対象になっているわけではない。
Bは誤り。足によって使われる筋は異なる。
Cは正しい。左脚の筋は体と収縮している運動単位に加わる重力を減じるように働くために，傷害や筋痛が生じる。
Dは誤り。これらの運動単位は短縮しているので，傷害を起こす負荷にはならない。
Eは誤り。非刺激筋は伸展に対しほとんど抵抗とならない。

13-1

1. Aは誤り。傷害や疾病によって筋漿内蛋白質の血清濃度が上昇する。
Bは正しい。筋形質膜の障壁がなくならないと蛋白質は流出しない。
Cは誤り。対象となっている蛋白質は骨格筋にのみ発現していて分泌されない。
Dは誤り。運動による傷害によって血清中に増加する筋漿内蛋白質の増加はわずかであり，また短期間である。
Eは誤り。萎縮は筋蛋白質の合成が低下するためである。

2. Aは正しい。女児は父母からX染色体をもらい受ける。父からのジストロフィン遺伝子は正常であるか，男児であれば思春期前に死亡する。
Bは誤り。テストステロンは筋蛋白質の合成を促進するが，ジストロフィンは両性に発現する。
Cは誤り。ジストロフィンはすべての骨格筋の構造維持に不可欠である。女児は父親から正常なジストロフィン遺伝子1つを受け継ぐので，対立遺伝子の劣性欠損をもたらすホモ接合体の異常はありえない。
Dは誤り。胎児期，新生児期では筋蛋白質のアイソフォームの発現パターンが成人とは異なる。これらのアイソフォームは欠損しているジストロフィン遺伝子を補完するある蛋白質と関係しているので，筋ジストロフィーは小児後期に発病する。
Eは誤り。多くの女児は正常なジストロフィン遺伝子を両X染色体上にもっているので，その息子はデュシェンヌ型筋ジストロフィーになる危険性はない。

3. Aは誤り。摂取蛋白質は血液に入る前に，小さいペプチドやアミノ酸に分解される。
Bは誤り。遺伝子治療は現段階ではできない。
Cは誤り。細胞の増殖は不可能。筋ジストロフィー症の進行を遅延させるのには再生が重要である。
Dは正しい。運動処方は筋ジストロフィーを最小限に留めるのに有効である。治療法はない。筋の活動は再生を促し，ジストロフィーでない協同筋の適応肥大を誘発する。
Eは誤り。注射した蛋白質は毛細血管を透過できないので筋には取り込まれない。

13-2

1. Aは誤り。筋弛緩薬は運動神経系が過剰に興奮していても神経・筋接合部の伝達を抑制する。
Bは誤り。アセチルコリンの持続による拘縮は筋弛緩薬で抑制される。
Cは誤り。筋形質膜の Ca^{2+} イオン流入は Ca^{2+} チャネルブロッカーによってのみ抑制される。
Dは正しい。筋小胞体からの Ca^{2+} 放出を抑制する薬が有効であったことは，この症候の適切な説明である。
Eは誤り。筋弛緩薬は神経筋伝達を抑制する。

2. Aは誤り。クロスブリッジの回転速度は関与している可能性はあるが，等尺性収縮している筋の硬直状態では回転は遅い。
Bは正しい。患者の筋小胞体Ca^{2+}放出チャネルは麻酔薬により開口固定され，取り込まれたCa^{2+}は再び筋小胞体から流出する。
Cは誤り。熱は汗による蒸発，呼吸数の増加，筋肉から熱の伝達に関係している組織への血流増加により放散される。これらの機構はすべてといっていいほど最大近く機能している。
Dは誤り。代謝の活性化はATP加水分解の結果であり，温度上昇の原因ではない。
Eは誤り。変異遺伝子は高体温の原因ではない。欠損遺伝子がこれをもたらしている可能性はある。

13-3

1. Aは正しい。微小重力下では多くの仕事は容易にできる。
Bは誤り。減速によって通常よりも大きな負荷が体にかかる。
Cは誤り。帰還は筋に対し重力と減速負荷をかけるので，筋力低下が起こる。これは収縮が速く解糖系が発達している運動単位の特徴であるが，疲労に早く陥る。
Dは誤り。筋活動に対する正常な適応が起こるときにみられるように，回復には骨形成，筋や腱の蛋白質合成が必要である。また，筋活動を支えている心筋や呼吸筋も関与している。
Eは誤り。正常な重力負荷は弱った骨や筋に対して負荷となる。

2. Aは誤り。筋重量の減少は活動の低下を表している。
Bは誤り。筋力低下は運動不足による。
Dは誤り。筋重量の減少は運動の不足によって起こる。
Cは誤り。微少重力と不活動運動神経の再神経支配の両者が，動員が起こりにくい結果として，速い運動単位に変換される。
Eは正しい。細胞骨格蛋白質ジストロフィンの欠損はこの遺伝病に関係している。

3. Aは誤り。適度な運動は良い効果をもたらす。
Bは誤り。情報は得られるが宇宙飛行士には適用できない。加えて，微小重力の効果は小温血動物では数倍早く起こるが，これは小動物の代謝速度が速いことと蛋白質の回転速度が速いためである。宇宙におけるヒトではより長期間にわたる効果を効率的にモデル化することができる。
Cは誤り。自動操縦はシャトルの操縦士の身体的ストレスを軽減する。
Dは正しい。骨格筋は随意筋である。また，効果的な運動プログラムでトレーニングすることで動員される。この方法はみかけ上のメリットはない。
Eは誤り。乗組員のリスクを避ける唯一の方法である。

14-1

1. Aは誤り。酸素の供給が障害されて起こる横隔膜や他の呼吸筋の疲労は，原因ではなくこの結果である。
Bは誤り。浮腫は治療によって軽減しない。
Cは正しい。気道平滑筋を弛緩させるアドレナリンの反応から推察可能。
Dは誤り。気道の酸素含有量は低下しない。
Eはアドレナリンに対する反応から誤り。

2. Aは正しい。横隔膜とその他の呼吸に関する骨格筋，心筋，気道および他の平滑筋は活動している。
Bは誤り。気道平滑筋は収縮して呼吸が困難になる。
Cは誤り。呼吸筋は骨格筋であり，換気量を増すように働くために疲労に陥る。
Dは誤り。気道平滑筋は不随意筋である。
Eは誤り。骨格筋も関係しており，これは随意筋である。

3. Aは誤り。弛緩は運動中に肺の換気量の増加に対する生理的反応である。
Bは誤り。咳嗽反射では相性収縮は気流速度が速くなったことに対する生理的応答である。
Cは誤り。気道径を維持することは重要な生理学的役割である。
Dは正しい。骨格筋は気流のための圧勾配をつくっている。
Eは誤り。局所の気流の調節は重要である。

14-2

1. Aは誤り。無酸素によるチアノーゼは酸素の抜き取りが亢進しているためであり，酸素化が不十分な血液が供給されるためではない。酸素化が十分でない血液だと全身の組織に影響する。
Bは誤り。症候は手の運動でなく，寒冷により誘発されている。
Cは正しい。末梢血管収縮は血流量を減少させ，この症候すべてを説明する。
Dは誤り。血管の遮断では両手に影響が出たり，あるいは寒冷が誘発されることはない。
Eは誤り。末梢でヘモグロビンの酸素結合を減少させる要因は酸素の供給をむしろ増加させる。

2. Aは誤り。正常血流が戻ると色調だけが回復する。
Bは正しい。代謝産物や他の血管拡張物質の蓄積は血流増加をもたらす（反応性充血といわれる）。
Cは誤り。初期にみられる青色あるいはチアノーゼはこれらの色素の脱酸素化による。
Dは誤り。交感神経活動は血管平滑筋を収縮させる。
Eは誤り。これは手に対する酸素供給を顕著に変化させない。

3. Aは誤り。痛みは血流量の極端な低下によってもたらされる。
Bは正しい。血管攣縮を誘発しているメカニズムは不明である。
Cは誤り。手からの血流がなくても核心温度は低下しない。
Dは誤り。血流は正常温度を維持するためにも調節されている。
Eは誤り。冷却は代謝産物を増加させない。また，多くの代謝産物は血管拡張物質である。

15-1

1. Aは誤り。大きな脈圧は爪床の血流を拍動性にする。
Bは正しい。シャント（短い回路）を通る血液があるために循環時間は短縮する。
Cは誤り。末梢血管抵抗の減少により脈圧は増加する。
Dは誤り。血流速度はやはり血管の総断面積が最小である大動脈で最大である。
Eは誤り。右心房圧は大静脈圧より小さい。そうでなければ，血液が心臓に戻ることができない。

16-1

1. A は誤り。 慢性の失血による貧血では赤血球の大きさにかなりのばらつきがみられ，それが小球性貧血の特徴である。
B は誤り。 ヘマトクリットは正常の 45% より大きく低下する。
C は誤り。 赤血球数は正常の 500 万 cells/$\mu \ell$ 以下になる。
D は正しい。 正常の血液のヘモグロビン濃度は 15g/dℓ であり，6g/dℓ は重症の貧血を示唆する。
E は誤り。 ヘモグロビン/赤血球比は低下する。個々の赤血球のヘモグロビン量は正常より少ない。

16-2

1. A は誤り。 彼女は A 型の血液に強い反応をする。彼女は Rh 陽性であるため Rh 陰性あるいは Rh 陽性のいずれの血液も輸血できる。
B は誤り。 彼女は AB 型の血液に強い反応をする。彼女は Rh 陽性であるため Rh 陰性あるいは Rh 陽性のいずれの血液も輸血できる。
C は誤り。 彼女は AB 型の血液に強い反応をする。彼女は Rh 陽性であるため Rh 陰性あるいは Rh 陽性のいずれの血液も輸血できる。
D は正しい。 患者は O 型の血液しか輸血されえない。
E は誤り。 彼女は B 型の血液に強い反応をする。彼女は Rh 陽性であるため Rh 陰性あるいは Rh 陽性のいずれの血液も輸血できる。

17-1

1. A は誤り。 細胞内膜電位(V_m)の陰性度が小さくなると，速い Na^+ チャネルが不活化するために伝播速度が低下する。
B は誤り。 心室心筋細胞は急速応答線維であるために再分極後の不応期はない。
C は正しい。 細胞外 K^+ 濃度が増加するとネルンストの式から細胞内膜電位はより負になる。
D は誤り。 ふつうの心筋細胞には自動能の性質がない。
E は誤り。 リエントリーは伝播が遅くなったときに起こりやすい。

2. A は誤り。 自動細胞の活動電位の立ち上がりの勾配は発火頻度には大きな影響を及ぼさない。
B は正しい。 緩徐拡張期脱分極の勾配が増加すると，自動細胞は発火閾値により速く達する。
C は誤り。 発火閾値の増加そのものは実際，自動細胞の発火頻度を減少させる。
D は誤り。 負電位の最大値が増加すると細胞内電位が閾値に達するまでの時間が長くなる。
E は誤り。 自動細胞の活動電位の立ち上がりの振幅の増加は発火頻度にはそれほど影響を及ぼさない。

3. A は誤り。 もし迂回路が存在していれば心室は心房と同じ頻度 (90 拍/min) で収縮する。
B は誤り。 ふつうの心室心筋細胞は，非常に異常な状態のときにだけ自動性細胞になることができる。
C は誤り。 もしそのような心室細胞が存在すれば，それらは洞房結節細胞の発火頻度で発火する。

D は正しい。 プルキンエ線維は自動性細胞であり，それらが高頻度の歩調取り細胞が発生する活動電位によって脱分極されないときには，それらは低頻度で活動電位を発生させる。
E は誤り。 骨格筋にみられるような筋神経接合部（神経と筋細胞の間の）は心筋には存在しない。

4. A は正しい。 心筋細胞を心室歩調取り細胞（プルキンエ細胞）の内因性の本来の発火頻度よりかなり速い頻度でペーシングすると，自動細胞を含む心筋細胞へ過剰の Na^+ の流入が生じる。これがオーバードライブ抑制を引き起こすことになる。
B は誤り。 オーバードライブ抑制は完全に除神経された摘出心筋組織において容易に誘発される。
C は誤り。 オーバードライブ抑制は完全に除神経された摘出心筋組織において容易に誘発される。
D は誤り。 オーバードライブ抑制は自動性の心筋細胞の特徴であって，ふつうの心筋細胞にはみられない。
E は誤り。 オーバードライブ抑制は完全に除神経された摘出心筋組織において容易に誘発される。

18-1

1. A は誤り。 患者の心雑音は収縮期雑音ではなく，拡張期雑音である。
B は誤り。 A と同じ理由。
C は誤り。 この雑音の特徴（やわらかく，高ピッチ）とその部位は僧帽弁狭窄症ではなく，大動脈弁閉鎖不全症に適合する。
D は正しい。 心雑音は僧帽弁狭窄症の特徴である。
E は誤り。 A と同じ理由。

2. A は誤り。 心房細動では心臓のリズムは不規則である。
B は誤り。 弱い心拍動のなかには手首では触れないが，前胸部上では聴かれるものもある。
C は正しい。 脈拍は全く不規則である。
D は誤り。 心室の充満が不十分の後の拍動は，十分な心室充満の後の拍動よりも弱い。
E は誤り。 心電図では P 波の代わりに F 波がある。

3. A は誤り。 ペースメーカーでは心房細動のリズムの肩代わりはできない。
B は正しい。 しゃ血は過剰な前負荷を軽減し，心室がより効率的に収縮できるようにする。
C は誤り。 生理食塩水の静注は高い前負荷をさらに増加させ，うっ血性心不全を増悪させる。
D は誤り。 アデノシンは心房細動に対してなんら影響を及ぼさない。
E は誤り。 心臓は細胞内 Ca^{2+} をより少なくではなく，より多く必要とする。

4. A は誤り。 血清アルブミン濃度は上昇せず，むしろ低下すると考えられる。
B は正しい。 左心房圧の上昇は肺動脈に楔入したカテーテル（肺動脈楔入圧）に逆方向に伝えられる。
C は誤り。 うっ血性心不全の患者では Na^+ 排泄は減少している。

Dは誤り。低心拍出量の心不全患者では末梢抵抗は増加している。
Eは誤り。低心拍出量の患者では脈圧は正常か低下する。

5. Aは誤り。ジクマロールは心房細動の心房内での血餅の形成を阻止し、そのため心房からの塞栓の放出を防ぐ。
Bは誤り。ジゴキシンは細胞内Ca^{2+}濃度を上昇させて心筋の収縮を増強する。
Cは誤り。プロカインアミドは心房細動を停止させることがある。
Dは誤り。利尿薬であるヒドロクロロチアジドは腎臓からのNaClと水の排泄を促進させ、血液量と心臓の前負荷を減少させる。
Eは正しい。ニトログリセリンは心筋虚血による狭心症に処方され、うっ血性心不全には投与しない。

6. Aは誤り。
Bは誤り。
Cは正しい。$\frac{300}{0.18 - 0.08} = \frac{300}{0.10} = 3000$ ml/min = 3 ℓ/min
Dは誤り。
Eは誤り。

19-1

1. Aは誤り。動脈圧の低下は反射的に交感神経活動を亢進させ、迷走神経活動を減少させる。両者はともに心筋収縮性を増加させる。
Bは誤り。動脈圧の低下は反射的に交感神経活動を亢進させ、迷走神経活動を減少させる。両者はともに心周期を短縮させる。
Cは誤り。動脈圧の低下は反射的に交感神経活動を亢進させ、迷走神経活動を減少させる。両者はともに房室伝導を促進させる。
Dは正しい。動脈圧の低下は反射的に交感神経活動を亢進させ、迷走神経活動を減少させる。両者はともに神経性のノルアドレナリンの放出を増加させる。
Eは誤り。動脈圧の低下は神経性のノルアドレナリンの放出を増加させ、そのためカルシウムコンダクタンスを増加させる。

2. Aは誤り。迷走神経から放出されるアセチルコリン(ACh)は心房の活動電位を著しく短縮させる。それは心筋細胞内へのCa^{2+}の流入を減少させ、その結果、収縮を弱める。
Bは誤り。迷走神経の終末から放出されたAChは、近傍の交感神経終末からのノルアドレナリンの放出を抑制する。
Cは誤り。これらの組織では迷走神経とコリン作動性受容体の分布は疎である。
Dは正しい。迷走神経から放出されたAChは洞房結節の自動性細胞のムスカリン受容体に作用する。そして、これらの受容体は特殊なK^+チャネルにセカンドメッセンジャー伝達物質を介さないで、非常に急速に作用する。
Eは誤り。神経性に放出されたAChは伝導線維を過分極させることにより伝導を遅らせる。

3. Aは正しい。迷走神経刺激に対する心臓の反応の発現と消失は速やかであるが、交感神経刺激に対する反応の発現と消失は非常に遅い。呼吸性不整脈はほとんどすべて迷走神経を介しており、そのためにこの不整脈は強力なムスカリン拮抗物質により消失する。
Bは誤り。迷走神経を介して放出されるAChは心房筋細胞の収縮を弱める。ムスカリン拮抗物質はこの作用を阻止する。
Cは誤り。迷走神経を介して放出されるAChは房室伝導を遅くする。ムスカリン拮抗物質はこの作用を阻止する。
Dは誤り。迷走神経を介して放出されるAChは心房心筋細胞の活動電位の持続期間を減少させる。ムスカリン拮抗物質はこの作用を阻止する。
Eは誤り。迷走神経を介して放出されるAChは4相で心房心筋細胞を過分極にする。ムスカリン拮抗物質はこの作用を阻止する。

4. Aは正しい。この不整脈では、吸気時に心拍数は増加する。この増加は主に迷走神経活動の減少による。
Bは誤り。交感神経活動の減少は吸気時に心拍数を減少させる方向に働く。
Cは誤り。緩徐脱分極の勾配の減少は吸気時に心拍数を減少させる。
Dは誤り。出血は迷走神経活動を減少させ、それによって不整脈を少なくする。
Eは誤り。プロプラノロールは心臓に対する交感神経の作用を減弱させるが、そのような効果は呼吸性不整脈にはほとんど影響を及ぼさない。

5. Aは誤り。心臓の自動細胞の反応性が高まると、心拍数の反応が消失するのは遅くなる。
Bは誤り。AChは迷走神経終末への取り込みによってではなく、水解によって心臓の間質から除去される。
Cは誤り。AChは心筋細胞による取り込みによってではなく、水解によって心臓の間質から除去される。
Dは誤り。神経終末での合成機構はたいてい、AChを放出するのと同じ速さで新たなAChを合成する。
Eは正しい。アセチルコリンエステラーゼは心房組織、特に洞房結節と房室結節に豊富にある。

20-1

1. Aは誤り。
Bは正しい。
$\frac{(Pa - Pv)}{Q} = \frac{(100 - 10)}{300} = 0.3$ mmHg/ml/min
Cは誤り。
Dは誤り。
Eは誤り。

2. Aは誤り。
Bは誤り。
Cは誤り。
Dは正しい。左[(100 − 10)/500]と右[(100 − 10)/300]の血管抵抗はそれぞれ0.18と0.30であり、それらの抵抗の逆数はそれぞれ5.56と3.33 ml/min/mmHgである。そのため、これらの逆数の和(8.89 ml/min/mmHg)の逆数は0.11 mmHg/ml/minに等しい。
Eは誤り。

3. Aは正しい。

$$\text{血流に対する抵抗} = \frac{\text{粥状斑の前後の圧較差}}{\text{粥状斑を通る血流量}}$$

$$= \frac{100 - 80 \text{ mmHg}}{300 \text{ m}\ell/\text{min}}$$

$$= 0.066 \text{ mmHg/m}\ell/\text{min}$$

Bは誤り。
Cは誤り。
Dは誤り。
Eは誤り。

21-1
1. Aは正しい。体循環と肺循環の血管床の平均動脈圧は左室と右室の拍出量と体循環と肺循環の血管抵抗に依存している。ある程度の長い時間間隔では，左右両心室の拍出量は等しいが，体循環血管抵抗は肺循環血管抵抗をはるかに上回る。
Bは誤り。平均動脈圧は動脈コンプライアンスの影響は受けない。
Cは誤り。ある程度の長い時間間隔では，左右両心室の拍出量は等しくなければならない。
Dは誤り。体循環の毛細血管床の総断面積は肺毛細血管床の総断面積に比べて非常に大きい。
Eは誤り。左心室と右心室の急速駆出期の期間は同じである。

2. Aは誤り。高血圧症の患者の体循環抵抗はかなり増大している。
Bは誤り。左心室の緩徐駆出期の長さは動脈の脈圧に対して無視しうるわずかな影響しか及ぼさない。
Cは正しい。動脈は血圧が上昇すると伸展性が低下する(風船と同じように)。また，加齢とともに動脈のコンプライアンスは低下する。
Dは誤り。高血圧患者では体循環の毛細血管床の総断面積はそれほど変化しない。
Eは誤り。もし大動脈コンプライアンスが増加すると動脈の脈圧は減少するようになる。

22-1
1. Aは誤り。
Bは誤り。
Cは誤り。
Dは正しい。(44+2)-(23+8) = 15。
Eは誤り。

2. Aは誤り。透析は意味がない。それは腎不全の患者に対して正常の腎臓によって取り除かれる老廃物質を除去するのに使用される。
Bは誤り。高脂肪食は硬変肝にさらに負荷をかけることになるので禁忌である。
Cは正しい。門脈-下大静脈シャント(門脈から大静脈への)は腸管の血流を血管抵抗の高い肝臓をバイパスさせて腸管の高い静脈圧を低下させることができる。これは腹水を除去するのに役立つ。
Dは誤り。胆嚢摘除は意味がない。
Eは誤り。エリスロマイシンは抗生物質であり，アルコール性肝硬変は感染症ではないので適応にはならない。

3. Aは誤り。毛細血管の内外でナトリウムや塩素やカリウムは同じように分布しており，そのため血管内と血管外の間で浸透圧は生じない。
Bは正しい。アルブミンは小さい(低分子量)ので，血漿の中で浸透圧を発生させる主要な物質であり，また血管内に留まれるほどに大きい。
Cは誤り。毛細血管の内外でナトリウムや塩素やカリウムは同じように分布しており，そのため血管内と血管外の間で浸透圧は生じない。
Dは誤り。グロブリンは大きい(高分子量)ので，小さな浸透圧しか発生しない。
Eは誤り。毛細血管の内外でナトリウムや塩素やカリウムは同じように分布しており，そのため血管内と血管外の間で浸透圧は生じない。

22-2
1. Aは誤り。生理食塩水は血液量を回復させることはできるが，火傷部の皮膚表面から速やかに失われる。
Bは誤り。全血液は血液量を回復させることはできるが，最も効果的な治療法ではない。患者のヘマトクリット比は高く，それは血液中の赤血球が高濃度であることを示している。そのため，赤血球は必要ではなく，全血液の輸血は血液の濃縮を改善しない。
Cは誤り。等張性のブドウ糖は一時的にしか血液量を回復させない。そして，生理食塩水と同じように，水は火傷部の皮膚表面から速やかに失われる。
Dは誤り。デキストランは血液量と浸透圧を回復させることはできるが，血中のアルブミン濃度は正常に戻せない。
Eは正しい。患者の火傷部の組織からアルブミンが失われるために血液のアルブミン濃度は低い。この結果，血漿の膠質浸透圧は低下する。これに傷害された微小血管からの体液の喪失が相まって，血液量の減少と赤血球濃度の上昇を引き起こす。そのために赤血球を含まない生理食塩水とアルブミンを供給することとなる血漿の輸血が，最も効果的な治療法である。

2. Aは誤り。足の細動脈の反射性収縮は立位の結果としては生じない。
Bは誤り。組織圧は正常では大気圧に近く，それは極度の皮下の浮腫が起きなければ高いレベルには到達しない。たとえそのようなときでも，立位の足の血管内圧には等しくならない。
Cは誤り。毛細血管の総断面積は関与していない。圧は足の毛細血管のすべてで高く，等しい。
Dは正しい。ラプラスの法則(T[壁張力] = P[圧] × r[毛細血管の半径])に従って，毛細血管の直径(あるいは半径)が小さいことが毛細血管の壁張力が低い理由である。壁張力が小さいことが毛細血管を破裂から守っている。
Eは誤り。毛細血管は収縮しない。それらは血管内圧の変化に反応して受動的に変化する。

23-1
1. Aは誤り。細動脈の血管内圧は増加するのではなく低下する。細動脈は局所で放出される代謝産物によって最大限に拡張している。

Bは正しい。細動脈は，局所での血管拡張性の代謝産物の放出を引き起こす不十分な血流によって最大限に拡張している。
Cは誤り。最大限に拡張した血管には自己調節はみられない。
Dは誤り。局所の代謝産物は筋原性の反応をしのぐ。
Eは誤り。代謝性収縮は代謝産物が洗い流されたときにだけ生じ，それ自体は存在しない。

2. Aは正しい。喫煙は閉塞性血栓性血管炎の原因と増悪に貢献する因子と信じられている。
Bは誤り。血管拡張剤の内服は意味がない。抵抗血管はすでに最大に拡張している。
Cは誤り。細動脈は神経支配を遮断しても，それ以上拡張できない。
Dは誤り。熱は虚血組織の代謝速度を促進し，そのため病状を悪化させる。
Eは誤り。血管収縮剤は下肢への血流を減少させ，症状を増悪させる。

23-2

1. Aは誤り。頸動脈洞の圧上昇により，特にきついカラーによって，失神は起こりうる。
Bは誤り。心ブロックは心室の拍動数が非常に低いレベルに低下したり，血圧が低下したときに失神を引き起こすことがある(ストークス–アダムス Stokes–Adams 症候群)。
Cは誤り。臥位から立位に体位変換したときに著明な低血圧を経験するヒトがいる。それはちょうど宇宙飛行士が地球に帰還するときに通常みられるような状況である。
Dは誤り。極度の頻脈は心室充満を障害し，血圧低下と失神を引き起こす。
Eは正しい。繰り返す短時間の意識消失発作は糖尿病性昏睡の特徴ではない。

2. Aは誤り。アデノシンの静脈内投与は上室性頻脈(SVT)の治療の選択薬の1つである。
Bは誤り。ヴァサルヴァ試験は心臓迷走神経活動を亢進させることによって，房室伝導を抑制してSVTを終わらせる。
Cは正しい。ジギタリスは心筋機能が障害されていなければSVTには処方されない。
Dは誤り。頸動脈洞マッサージはヴァサルヴァ試験と同じ機序によってSVTを終わらせることができる。
Eは誤り。SVTが重症で長引く症例では異所性始点に心臓カテーテルの先端をもっていき，電流を心内カテーテルに通電して焼灼，切除する。

24-1

1. Aは誤り。失血は中心静脈圧を低下させるが，この心臓の前負荷の減少は心拍出量を減少させる。
Bは誤り。失血は中心静脈圧を低下させる。
Cは正しい。失血は中心静脈圧を低下させる。そして，この心臓の前負荷の減少は心拍出量を減少させる。
Dは誤り。前負荷の減少は心拍出量を減少させ，そのため平均動脈圧が低下する。

Eは誤り。中心静脈圧(前負荷)の低下は1回拍出量を減少させ，そのため大動脈の脈圧が減少する。

2. Aは正しい。心臓の収縮性を改善する薬は心拍出量を増加させ，それは動脈の血液量を増加させるように働く。そのため，もし全血液量が一定であれば，静脈血液量は減少する。その結果，中心静脈圧は低下する。
Bは誤り。心臓の収縮性を改善する薬は心拍出量を増加させる。その結果，平均動脈圧は上昇する。
Cは誤り。心臓の収縮性を改善する薬は心拍出量を増加させる。その結果，心拍出量の増加により動脈血液量が増加し，静脈の血液量が減少するように血液量の再分配を引き起こす。そのために中心静脈圧は低下する。
Dは誤り。心臓の収縮性を改善する薬は，その定義にしたがって心臓の収縮性蛋白質の効率を亢進させ，それによって心拍出量を増加させる。
Eは誤り。心臓の収縮性を改善する薬は心拍出量を改善させ，そのため中心静脈圧を低下させる。

3. Aは誤り。重力は血液が伸展性のある，下方の静脈にたまるように働く。そのため中心静脈の血液量は減少し，中心静脈圧は低下する。
Bは誤り。重力は血液が伸展性のある，下方の静脈にたまるように働く。そのため足の静脈圧は上昇する。
Cは誤り。重力は血液が伸展性のある，下方の静脈にたまるように働く。そのため中心静脈の血液量と血圧は低下する。その結果，減少した前負荷は心拍出量を減少させ，そのため平均動脈圧を低下させる。
Dは誤り。重力は血液が伸展性のある，下方の静脈にたまるように働く。そのため足の静脈圧は上昇する。
Eは正しい。重力は血液が伸展性のある，下方の静脈にたまるように働く。そのため足の静脈圧は上昇する。静脈の血液量の再分配は中心静脈の血液量と圧を減少させる。その結果，減少した前負荷は心拍出量を減少させる。

4. Aは誤り。心拍数が異常に速くなると(250拍/min)，心拍出量はかなり減少し，そのため平均動脈圧は低下する。
Bは正しい。心拍数が異常に速くなると心臓の充満が不十分となり，そのため1回拍出量と心拍出量が減少する。
Cは誤り。心臓の充満が不十分となり，そのため1回拍出量が減少する。
Dは誤り。心臓の充満が不十分となり，そのため心拍出量が減少する。
Eは誤り。心臓の充満が不十分となり，そのため1回拍出量が減少する。1回拍出量の減少は動脈の脈圧を低下させる。

25-1

1. Aは誤り。極度の徐脈では血圧が低くなり，したがって冠血管灌流圧が低くなる。そして，この壁内外圧差の低下は筋原性収縮ではなく，筋原性拡張を引き起こす。
Bは誤り。心筋の代謝活動は低下し，血管収縮が生じる。
Cは誤り。局所因子が神経因子よりも優位となる。また反射性の

反応が生じる理由はない。
Dは正しい。徐脈では2つの因子が作動する。ゆっくりした収縮頻度では拡張期にかかる時間が多くなり，それは冠血管の抵抗を減少させる(血管外の圧迫がより少ない)。しかし，ゆっくりした収縮頻度では心臓の消費する酸素は少なく，代謝性の血管拡張物質の存在も少なく，それによって基礎緊張が大きくなる(冠血管収縮)。結果はこれらの相反する2つの因子の数学的和によって決まる。
Eは誤り。心外膜側の血流速度/心内膜側の血流速度の比は徐脈では有意な影響を受けない。

2. Aは正しい。心筋細胞への不十分な酸素供給の結果による血管拡張性代謝産物の蓄積の結果，冠血管は最大に拡張している。もし，血管収縮が生じたとしても，一過性である。
Bは誤り。心室と心房の両方の拍動数は増加する。
Cは誤り。心室と心房の両方の拍動数は増加する。
Dは誤り。冠抵抗血管はすでに最大に拡張している。
Eは誤り。蓄積した血管拡張性代謝産物による血管拡張作用は，神経性の血管収縮反応をしのいでいる。

3. Aは誤り。ニトログリセリンは血管拡張物質である。
Bは正しい。エンドセリンは強力な血管収縮物質である。
Cは誤り。プロスタサイクリンは血管拡張物質である。
Dは誤り。アデノシンは血管拡張物質である。
Eは誤り。アセチルコリンは血管拡張物質である。

4. Aは誤り。移植心臓は除神経されている。
Bは誤り。移植心臓は除神経されている。
Cは誤り。移植心臓は除神経されており，心拍数に対する呼吸の影響は心臓神経を介している。
Dは誤り。移植心臓は除神経されており，心拍数に対する呼吸の影響は心臓神経を介している。
Eは正しい。除神経された心臓は，運動時に，心拍数よりも1回拍出量をより増加させて心拍出量を需要に見合うように増大させる。心拍数の増加は副腎髄質からのアドレナリンとノルアドレナリンの放出によらねばならない。

25-2
1. Aは正しい。肝線維症は肝血管抵抗を増加させる。そのため，肝臓より下流の血管の圧は上昇する。その結果，腹部内臓の毛細血管のスターリング力のバランスは毛細血管外への体液の移動が優勢となり，腹腔内に体液が漏出する。
Bは誤り。肝動脈圧は大動脈圧と同じで，それは肝硬変では大きな影響を受けない。
Cは誤り。門脈と肝静脈の間の抵抗血管のために血液が門脈から肝静脈へ流れるときに圧が降下する。
Dは誤り。脾静脈は門脈の支流であるから脾静脈の圧は門脈の圧と実質的に等しい。そのため，脾静脈と肝静脈の間の抵抗血管によって解答Cで説明したように圧の降下がみられる。
Eは誤り。肝血管抵抗は増加する。

26-1
1. Aは誤り。活動している筋肉は，もし循環系がより多くの酸素を供給できれば，その多くの酸素を消費することができる。
Bは誤り。肺を通る血流速度は速いにもかかわらず，動脈血は十分に飽和される。
Cは誤り。彼の腹腔領域や活動していない筋肉の血管が収縮していないと疑う理由はない。
Dは正しい。彼の心臓は1回拍出量の減少の結果，そしてそのために心拍出量が減少した結果，単位時間に十分な血液を拍出できなかった。
Eは誤り。動静脈酸素較差は最大であった。

2. Aは正しい。活動筋での熱産生が増加するにもかかわらず，皮膚からの放熱が不十分(血圧低下に引き続く血管収縮)なために，彼の体温は危険なほど高くなった。
Bは誤り。心拍数は倒れる前に最大レベルに達した。
Cは誤り。皮膚血管は血圧の低下に反応して収縮した。
Dは誤り。血液のpHは活動筋からの乳酸の放出により低下した。
Eは誤り。1回拍出量の低下により血圧は低下した。

26-2
1. Aは誤り。皮膚には副交感神経が非常に少なく，また放出されたアセチルコリンは皮下血管を収縮させるのではなく拡張させる。
Bは誤り。皮膚には副交感神経が非常に少なく，また，放出された血管活性腸管ペプチドは皮下血管を収縮させるのではなく，拡張させる。
Cは誤り。皮膚には副交感神経が非常に少なく，また，それらは神経ペプチドYを放出しない。
Dは誤り。皮膚を支配する交感神経は一酸化窒素を大量に放出しない。そして，一酸化窒素は皮下血管を収縮させるのではなく，拡張させる。
Eは正しい。低血圧は動脈圧受容器を介して皮膚を支配する交感神経を賦活させる。その結果，放出されたノルアドレナリンが皮下の細動脈を収縮させ，皮膚温度は低下した。

2. Aは正しい。異常に低い平均動脈圧(72 mmHg)は異常に少ない心拍出量を表す。平均動脈圧が低いことは細動脈の拡張によるものではない。というのは，そのような低圧に対する圧受容器反射の反応は血管拡張ではなく血管収縮である。小さな脈圧(20 mmHg)は異常に少ない1回拍出量を表す。
Bは誤り。ある十分な時間の間は，左右の両心室の心拍出量は等しくなければならない。
Cは誤り。小さな脈圧(20 mmHg)は少ない1回拍出量を示している(動脈のコンプライアンスが異常に大きいと考える理由はない)。
Dは誤り。失血は反射性の血管収縮を引き起こす。心拍出量が正常で，もし全身性の血管収縮が生じていれば，平均動脈圧は正常より高くなる。
Eは誤り。ある十分な時間の間は，左右の両心室の心拍出量は等しくなければならない。

3. Aは誤り。急激な赤血球容積の変化は，血漿浸透圧の変化によ

って最も生じやすい。失血では細胞外液(すなわち血漿)の浸透圧は急激には大きく変化しない。
Bは正しい。毛細血管の静水圧の低下は間質液を引き出し，血漿分画へ流入させる。それによって全血の赤血球成分を希釈する。
Cは誤り。出血の白血球に対する直接の影響はないが，間質液の血漿分画への流入による希釈効果は全血の白血球分画を希釈する方向に働く。
Dは誤り。間質液の血漿分画への流入による希釈効果は，血漿のアルブミン濃度を減少させる方向に働く。
Eは誤り。間質液の血漿分画への流入による希釈効果は，血漿のグロブリン濃度を減少させる方向に働く。

27-1

1. Aは誤り。この症例の患者は呼気流量の減少が認められ，おそらく肺気腫である。肺気腫は換気/血流不均衡により，P_{aO_2}を減少させる場合がある。しかし肺疾患の重篤さのために，このことは予測不可能である。
Bは誤り。重篤な肺気腫患者はP_{aCO_2}の維持が困難である。肺気腫患者では解剖学的死腔が増大し，分時換気量が減少し，その結果としてP_{aCO_2}が増加する場合がある(第28章参照)。しかし肺疾患の重篤さのために，このことは予測不可能である。
Cは誤り。P_{aCO_2}は減少する場合も増大する場合もある。
Dは誤り。P_{aCO_2}レベルが急激に上昇する際には，動脈血のpHは減少する。しかし予測不可能である。
Eは正しい。この患者の重篤な肺疾患がガス交換に及ぼす効果は予測不可能である。

2. Aは誤り。肺気腫の患者では肺が過伸展する。横隔膜が平低下し，胸部X線像で確認できる(第28章参照)。
Bは正しい。最大吸気圧は個人が最大限に吸入できる圧である。横隔膜は吸気筋であり，最大吸気圧は横隔膜の機能を反映する。この症例の患者では，肺気腫に伴い横隔膜が平低下し，最大吸気圧は減少もしくは変化しない。
Cは誤り。平低下した横隔膜の筋は，最適な長さ-張力関係ではない。このため横隔膜の動きあるいは収縮性は減少する。
Dは誤り。肺気腫の患者においても，主要な吸気筋は横隔膜である。
Eは誤り。呼吸障害において，斜角筋および胸鎖乳突筋は吸気筋として働く。

27-2

1. Aは誤り。換気/血流不均衡は低酸素血症の主要な原因である。この患者では誤嚥による肺炎が，肺で不適切な換気を起こしている(低いV/Q)。
Bは正しい。この患者が心室中隔欠損症である可能性は低い。心雑音が聴取されないこともその可能性を低くしている。
Cは誤り。拡散障害は肺炎でしばしばみられる所見である。肺胞の充満あるいは肺胞毛細血管間隙の消失に起因する。
Dは誤り。薬物(アルコールなど)による中枢性の呼吸ドライブの抑制の結果生じる低換気は，低酸素血症につながる場合がある。
Eは誤り。誤嚥した胃からの嘔吐物は気管支閉塞の原因となりうる。

2. Aは誤り。CO_2は自由に肺胞気-毛細血管の間隙を通過し，CO_2較差は生じない。
Bは誤り。肺胞気-動脈血O_2較差は通常5～15 mmHgである。P_{AO_2}とP_{aO_2}で大きく数値が異なる場合には，肺胞から肺循環にO_2を取り込むのに何らかの欠陥が指摘される。
Cは誤り。肺胞ガス均衡により肺胞気-動脈血O_2較差を求めることが可能である(式28-3参照)。較差が正常で低酸素血症の場合，誤嚥性肺炎でみられるようなO_2を取り込む障害はない。
Dは正しい。一酸化炭素は自由に肺胞気-毛細血管の間隙を通過し，較差は生じない。
Eは誤り。肺胞ガス均衡では，P_{AO_2}を計算するために，大気圧を知る必要がある。

28-1

1. Aは誤り。
Bは誤り。
Cは誤り。
Dは誤り。
Eは正しい。胚胞換気量は，1回換気量から解剖学的死腔量を引いて，それに呼吸数を掛けることによって求められる。(600 mℓ − 200 mℓ) × 30 吸気/min = 12,000 mℓ/min = 12 ℓ/min。

2. Aは誤り。
Bは正しい。$\dot{V}_A$ (ℓ/min) × P_{aCO_2} (mmHg) = $\dot{V}_{CO_2}$ (mℓ/min) × K より
12 ℓ/min × 30 mmHg = 360 mℓ/min × 0.863 = 310 mℓ/min
Cは誤り。
Dは誤り。
Eは誤り。

3. Aは正しい。
$$P_{AO_2} = P_{IO_2} - P_{aCO_2}\left(\frac{1-F_{IO_2}}{R}\right)$$
$$P_{IO_2} = (P_B - 47)F_{IO_2} = (760-47)0.21 = 149.7 \text{ mmHg}$$
$$P_{aCO_2}\left[F_{IO_2} + \left(\frac{1-F_{IO_2}}{R}\right)\right] = 30\left[0.21\left(\frac{1-0.21}{0.8}\right)\right] = 35.9$$
P_{AO_2} = 149.7 − 35.9 = 113.8
P_{aO_2} − P_{AO_2} = 114 − 60 = 54
Bは誤り。
Cは誤り。
Dは誤り。
Eは誤り。

28-2

1. Aは誤り。
Bは誤り。
Cは誤り。
Dは正しい。コンプライアンスは構造(肺，胸壁)の伸びやすさ(硬さ)に相当する指標である。
$$\frac{1000 \text{ m}\ell}{25 \text{ cmH}_2\text{O} - 0 \text{ cmH}_2\text{O}} = 40 \text{ m}\ell/\text{cmH}_2\text{O}$$
Eは誤り。

2. Aは誤り。
Bは誤り。
Cは誤り。
Dは正しい。気道抵抗(RAW)は気流によって変化する圧に等しい。気道抵抗は，圧変化を気道速度で割ったものである。この場合，圧変化は口腔内圧と肺胞内圧の差である。肺胞内圧は気道を閉鎖したときの気道内圧である。

$$RAW = \frac{35 \text{ cmH}_2\text{O} - 15 \text{ cmH}_2\text{O}}{1 \text{ L/sec}}$$
$$= 20 \text{ cmH}_2\text{O/L/sec}$$

Eは誤り。

29-1

1. Aは誤り。肺動脈圧の上昇は一過性である。
Bは誤り。肺動脈圧と肺血管抵抗の上昇は一過性である。
Cは正しい。肺葉の全摘手術の場合，術後に一過性に肺動脈圧と肺血管抵抗が上昇する。残ったほうの肺の循環が回復すると，肺動脈圧と肺血管抵抗は正常に戻る。術後に肺動脈圧を低下させるために，NOを吸入する場合もある。
Dは誤り。患者は低酸素血症ではない。
Eは誤り。患者は低酸素血症でも高炭酸ガス血症でもない。

2. Aは誤り。肺の全摘手術後，左側の肺へは循環しない。肺の切除に伴い，肺動脈循環も消失する。
Bは正しい。術後，残ったほうの肺は換気/血流が2倍に増加するので，換気/血流比はほとんど影響を受けない。
Cは誤り。換気/血流比が有意に変化しないので，動脈血のO$_2$，CO$_2$レベルは変化しない。
Dは誤り。右肺では血流も増加し，換気/血流比は変化しない。
Eは誤り。右肺では換気も血流も等分に増加する。

29-2

1. Aは正しい。

$$PVR = \frac{\overline{P}pa - \overline{P}la}{\dot{Q}} = \frac{45 - 15}{3} = 10 \text{ mmHg/}\ell \cdot \text{min}$$

Bは誤り。
Cは誤り。
Dは誤り。
Eは誤り。

2. Aは誤り。内皮細胞由来の弛緩因子とよばれた一酸化窒素(NO)を吸入すると，急性あるいは慢性の肺高血圧患者において，肺血管系が選択的に拡張される。
Bは誤り。100% O$_2$の吸入は，肺高血圧症など，低酸素性の肺血管収縮を改善させる。
Cは誤り。ニフェジピンのようなCaチャネル遮断薬を使用すると，肺血管系が拡張する。また，末梢の循環系に及ぼす拡張効果のために心拍出量を減少させる。
Dは誤り。プロスタサイクリン(エポプロステノール)は強力な肺血管拡張剤であるが，循環系における半減期が短いために持続的に静脈に注入する必要がある。
Eは正しい。ロイコトリエンD$_4$は肺循環系を拡張しない。吸入した場合には気管支の収縮を起こすと考えられている。

30-1

1. Aは誤り。O$_2$運搬は一酸化炭素のヘモグロビンへの結合により影響を受ける。
Bは正しい。HbO$_2$平衡曲線は下方および左方にシフトする。一酸化炭素はO$_2$に比べて200倍もヘモグロビンに親和性をもち，肺胞毛細血管レベルでヘモグロビンからO$_2$を解離させる。その結果，曲線は下方にシフトし，既存のPao$_2$に対し，O$_2$飽和度が低下する。一酸化炭素の効果とpHの上昇により曲線は左方にシフトする。左方シフトは肺毛細血管でヘモグロビンがより多くのO$_2$を取り込むことを意味するが，この場合には左方シフトよりも下方シフトの効果が大きい。このため一酸化炭素中毒においてSao$_2$は通常低下する。左方シフトは毛細血管へのO$_2$の解離を阻害するため，有害である。
Cは誤り。組織へのO$_2$の解離を阻害する。
Dは誤り。pHの上昇は曲線を左方にシフトさせる。
Eは誤り。O$_2$の解離は基本的にO$_2$とヘモグロビンの結合に依存し，Pao$_2$によるものではない。

2. Aは正しい。

$$P_{AO_2} = 100\%(738 - 47) - 36\left[1 + \left(\frac{1 - 1.0}{8}\right)\right]$$
$$= 691 - 36 = 655$$
$$655 - 155 = 500$$

Bは誤り。
Cは誤り。
Dは誤り。
Eは誤り。

30-2

1. A，B，C，Eは誤り。
Dは正しい。この症例の患者では慢性貧血の結果，動脈血O$_2$含量(Cao$_2$)が著明に低下している。動脈血O$_2$含量はHbに結合したO$_2$と拡散しているO$_2$の総和である。
$$Cao_2 = (Sao_2 \times Hb \text{ [g/d}\ell\text{]}) \times 1.34 \text{ m}\ell O_2/gHb)$$
$$+ (0.003 \text{ mg } O_2/\text{mmHgPao}_2/d\ell \times Pao_2)$$
したがって，
$$Cao_2 = (92\% \times 7.0\text{g/d}\ell \times 1.34) + (0.003 \times 60)$$
$$= 8.6 \text{ m}\ell O_2/d\ell + 0.18 \text{ m}\ell O_2$$
$$= 8.8 \text{ m}\ell O_2/d\ell \text{ or } 88 \text{ m}\ell/\ell$$

2. Aは正しい。O$_2$消費量は吸気ガスと呼気ガスを直接測定して求められる。またはフィックの式から計算される。
$$\dot{V}O_2 = \dot{Q}(Cao_2 - C\bar{v}o_2)$$
$\dot{Q}$=心拍出量(ℓ/min)，Cao$_2$=動脈血O$_2$含量，C$\bar{v}$o$_2$=混合静脈血O$_2$含量
Cao$_2$はすでに求められているので，C$\bar{v}$o$_2$のみ計算する必要がある。
$$C\bar{v}o_2 = (S\bar{v}_2o \times Hb \text{ [g/d}\ell\text{]} \times 1.34 \text{ m}\ell O_2/gHb) +$$
$$(0.003 \text{ mgO}_2/\text{mmHgPa}\bar{v}_2/d\ell \times Pa\bar{v}_2)$$
したがって，

$$C\bar{v}_{O_2} = (73\% \times 7.0 \text{ mg/d}\ell \times 1.34) + (0.003 \times 40)$$
$$= 6.85 \text{ m}\ell O_2/\text{d}\ell + 0.12 \text{ m}\ell O_2$$
$$= 6.97 \text{ m}\ell O_2/\text{d}\ell = 70 \text{ m}\ell/\ell$$
$$\dot{V}_{O_2} = 8(88 - 70) = 144 \text{ m}\ell/\text{min}$$

B，C，D，Eは誤り。

3. Aは正しい。ヘモグロビンレベルが7から10 g/dℓに上昇すると，ヘモグロビンのO_2結合能は43％上昇し，結果的にO_2の解離を促進する。
Bは誤り。心拍出量の増大は動脈血O_2含量に影響せず，O_2の解離を約20％増大させるだけである。
Cは誤り。O_2濃度を20％増加しても，P_{ao_2}とS_{ao_2}の上昇はほんのわずかである。
Dは誤り。静脈環流を増加しても酸素化に影響しない。
Eは誤り。抗生物質の投与はO_2の解離に影響しない。

31-1

1. Aは誤り。切断された部位は脳幹の下部であり，障害を受けるのは横隔神経のみである。橋で切断された場合には迷走神経は障害されず，呼吸頻度のみが低下する。
Bは誤り。切断された部位は脳幹の下部である。
Cは誤り。切断された部位は脳幹の下部である。脳幹網様体賦活系は障害されないはずである。
Dは正しい。横隔神経はC3-5から出て，これは本症例の障害部位の下部に相当する。
Eは誤り。背側呼吸性ニューロン群は延髄に含まれ，C2の損傷より上位である。

2. Aは正しい。間歇性の無呼吸は脳幹網様体賦活系の障害によりのみ出現する。
Bは誤り。肺活量の減少はC2の障害により発生する。この場合，横隔神経は横隔膜に刺激を送れなくなる。
Cは誤り。軽度の高炭酸ガス血症と低酸素血症は，横隔膜の機能不全により発症する。軽度の高炭酸ガス血症は肺胞換気の低下に起因する。軽度の低酸素血症は不適切な換気のために生じた無気肺に起因し，換気/血流不均衡になる(第30章参照)。
Dは誤り。横隔膜運動の減少は横隔神経の障害により起こる。
Eは誤り。最大吸気圧の減少は吸気筋の力を判明するのに有意義である。横隔膜が麻痺しているので，吸気時の筋力の減少が予測される。

31-2

1. Aは誤り。担当医は閉塞性睡眠時無呼吸を疑っており，無呼吸とO_2飽和度の減少は認めうる所見である。
Bは誤り。閉塞性睡眠時無呼吸では腹壁および胸郭の動きは予測される。上気道の閉塞に対抗するためである。
Cは正しい。腹壁および胸郭の動きは停止しない。この所見は中枢性の睡眠時無呼吸にみられる特徴で，しばしば覚醒を伴う。
Dは誤り。閉塞性睡眠時無呼吸では気流の減少が予測され，その結果O_2飽和度は減少する。
Eは誤り。閉塞性睡眠時無呼吸では気流および腹壁と胸郭の動きの減少が予測される。

2. Aは誤り。P_{aco_2}は上昇しているので(肺胞換気の低下)，死腔でのガス交換は悪化している(第28章参照)。
Bは誤り。CO_2レベルの増加はO_2換気反応曲線を上方にシフトさせる(図31-7参照)。
Cは誤り。O_2レベルの増加は末梢化学受容器を刺激しない。
Dは誤り。アシドーシスの発生はCO_2換気反応曲線を左方にシフトさせ，CO_2に対する感受性を増加させる。
Eは正しい。O_2レベルの増加はCO_2換気反応曲線を右方にシフトさせ，CO_2に対する感受性を減少させる。このことが高炭酸ガス(二酸化炭素)血症を悪化させ，患者を眠くさせる(CO_2ナルコーシス)。

32-1

1. Aは誤り。下食道括約部の静止圧は正常で約25 mmHgである。
Bは正しい。弛緩した状態で正常な下食道括約部の圧は0に近い。
Cは誤り。嚥下時に下食道括約部は弛緩できないので，上部食道の収縮によって起こされる圧上昇はただちに食道全体に伝わる。
Dは誤り。バリウムが正常な速度で食道から消失しないことは，患者が嚥下しているときに下食道括約部が適切に弛緩できないことによって説明できる。
Eは誤り。Bが正しい。

2. Aは誤り。アミール亜硝酸反応では下食道括約部の過形成を除外できない。
Bは誤り。下食道括約部の神経支配では，括約部弛緩を起こす適切なシグナルとはならない。
Cは正しい。この患者の障害の原因はアカラシアである可能性が最も高い。
Dは誤り。び漫性の食道痙攣では下食道括約部の圧上昇が特徴ではない。
Eは誤り。Cが正しい。

3. Aは誤り。拡張すると下食道括約部の平滑筋細胞を引き裂き，治癒後，嚥下時の障害が起こりやすい。
Bは誤り。Ca^{2+}チャネル遮断薬を食事前に与えると症状を軽減できる。
Cは正しい。この障害に対する一般的な処置は，下食道括約部の筋層を十分に深く切り込んで括約部を弱くすることである。
Dは誤り。拡張を繰り返しても最初に拡張したときと同様に効果がある。
Eは誤り。Cが正しい。

32-2

1. Aは誤り。正常な反射性弛緩は，かなりの数の乳児で欠如している。
Bは誤り。次のステップは，麻酔の必要がない粘膜の吸引生検である。
Cは誤り。粘膜下神経叢に節細胞が欠如すること，および，粘膜内に肥大した神経束があることは，確定診断に有力な助けになる。
Dは正しい。結腸患部の粘膜下では粘膜下神経叢節細胞がないこと，および，肥大した神経線維が存在することが示される。
Eは誤り。Dが正しい。

2. Aは誤り。この疾患は明らかに家族性であるが、兄弟姉妹でのリスクは5〜10％で、性とは無関係である。
Bは誤り。加齢によって障害が改善することはない。
Cは誤り。現在のところ効果的な薬理学的治療法はない。
Dは正しい。結腸の罹患部を切除することが唯一の効果的な治療法である。
Eは誤り。Dが正しい。

3. Aは誤り。このような処置を行うと、その後に同一部位で破裂を起こす恐れがある。
Bは誤り。結腸の神経節が欠如している部分だけ切除すべきである。
Cは誤り。ほとんどの場合、罹患していない結腸部分を肛門括約筋に近いところで直腸と吻合することが効果的である。
Dは正しい。結腸の正常な部分を切除する理由はない。
Eは誤り。Dが正しい。

33-1
1. Aは正しい。HClとガストリンはともに効果的なペプシノーゲン分泌誘発物質である。
Bは正しい。十二指腸粘膜は酸やペプシンに対する防御態勢が貧弱である。
Cは正しい。膵液リパーゼはpHが低いと不活性で、脂肪便を起こす。
Dは正しい。壁細胞とECL細胞へのガストリン作用はアセチルコリンで強化される。
Eが正しい。AからDまですべて正しい。

2. Aは誤り。HCl分泌が少ないと、H^+によるガストリン分泌への負帰還がなくなるのでガストリン濃度が上がる。
Bは誤り。もし診断が正しいなら、患者がもっているのは、胃や十二指腸の中のアミノ酸やペプチドに反応しない異所性のガストリン分泌腫瘍である。
Cは正しい。ガストリンは栄養因子的に作用し、胃底腺の数を増し、また、腺にある壁細胞の数も増やす。
Dは誤り。HCl分泌増加はきわめてまれに胃潰瘍を伴う。
Eは誤り。Cが正しい。

3. Aは誤り。多くの異所性のガストリン分泌腫瘍は悪性である。したがって腫瘍をみつけて切除・摘出することが重要である。
Bは誤り。H_2受容体遮断薬はHClの分泌を減少させるが、その効果は健常者と同一とは限らない。
Cは誤り。胃底、体部の迷走神経枝を切断するとHCl分泌は実質的に減少する。
Dは正しい。オメプラゾールはH^+,K^+-ATPアーゼを直接抑制し、たとえガストリンレベルが上昇してもHCl分泌を強力に抑える。
Eは誤り。Dが正しい。

33-2
1. Aは正しい。アメリカでの胆石の70％はコレステロール胆石である。
Bは正しい。胆石がカルシウム塩を含んでいると放射線透過性である。
Cは正しい。超音波検査は胆石を検出するには有効である。
Dは正しい。石灰化した胆石は結石溶解術によって効果的に砕かれることはない。
Eが正しい。AからDまですべて正しい。

2. Aは正しい。胆汁中へのコレステロール分泌が、胆汁の胆汁酸やリン脂質の量に比べて多いと、コレステロール胆石を形成しやすい。
Bは誤り。胆嚢の運動低下は胆嚢結石の形成にしばしば関与する。
Cは誤り。粘液分泌は胆嚢結石の形成を促進する。
Dは誤り。非ステロイド性の抗炎症薬は胆嚢で粘液分泌を抑えて胆嚢結石形成の可能性を低くする。
Eは誤り。Aが正しい。

3. Aは誤り。ここであげられたもので処置すると、コレステロール胆石を融解できるが、胆石が直径5〜10 mmの場合は、何カ月も何年もかかる。
Bは誤り。胆石の大きさと石灰化がないことを考慮すると、この患者は結石溶解術の適応例である。
Cは誤り。HMG-CoA還元酵素阻害薬を使うと胆汁中へのコレステロール分泌速度が遅くなる。他の治療法と組み合わせると、この阻害薬は有用である。
Dは誤り。胆石を除去された患者の約50％で、再び胆石ができる。
Eが正しい。AからDが誤り。

34-1
1. Aは誤り。良好な栄養摂取を維持するには、ジペプチドやトリペプチドからの中性アミノ酸吸収で通常は十分である。
Bは正しい。食餌で摂るナイアシンが1日の最少必要量より多くても、患者ではトリプトファンから合成されるナイアシンのうちいくぶんか不足している。1 mgのナイアシンをつくるには60 mgのトリプトファンが必要であるので、患者は1日の必要最少量よりもずっと多くのナイアシンを摂ることが必要である。
Cは誤り。ジペプチドやトリペプチドに含まれる中性アミノ酸を吸収した結果、血漿中の中性アミノ酸レベルが著しく低下することはない。
Dは誤り。中性アミノ酸の尿中レベルが高いのはハルトナップ病の特徴である。
Eは誤り。Bが正しい。

2. Aは正しい。蛋白質の豊富な食餌は患者の蛋白質栄養摂取を改善し、多くのトリプトファンを供給するとナイアシン欠乏の治療に助けになる。
Bは正しい。ハルトナップ病では、空腸で中性アミノ酸の大部分を吸収する役を担っている腎・腸輸送体を欠いている。
Cは正しい。障害は劣性遺伝であるので、両親とも保因者である可能性が高い。
Dは正しい。ペラグラは、厳密にいえば、食餌中のナイアシンが欠乏することにより起こる疾患である。この患者では、ナイアシンは不足しているが1日の最少必要量を超えてナイアシンを摂取

している。
Eは正しい。AからDまですべて正しい。

3. Aは誤り。空腸や近位尿細管で刷子縁膜を通してこれらのアミノ酸を輸送するアミノ酸輸送体が欠損している。
Bは誤り。ハルトナップ病で欠損していない輸送体によって，グリシン，メチオニンおよびシスチンは腎近位尿細管で再吸収される（第35章参照）。
Cは正しい。ハルトナップ病はきわめてまれで，両親とも保因者である可能性は非常に高い。
Dは誤り。ジペプチドやトリペプチドを吸収する能力はなくなってない。
Eは誤り。Cが正しい。

34-2
1. Aは誤り。嚢胞性線維症では，膵臓の機能不全はきわめて一般的である。
Bは誤り。嚢胞性線維症は最も一般的な常染色体劣性遺伝によるもので，出生児約2000人に1人の割合で起こる。
Cは誤り。患児では，膵臓プロテアーゼをリパーゼと同様に欠く可能性が高い。
Dは誤り。低脂肪食によって栄養不良はさらに悪化する。
Eは正しい。AからDまですべて誤り。

2. Aは正しい。このようにすると脂質，炭水化物および蛋白質の消化を改善するであろう。
Bは正しい。胃酸分泌を減少させると膵酵素の酸不活化を減弱する。なぜなら，患児では膵液からの重炭酸塩が減少している。
Cは正しい。脂溶性ビタミンの吸収が不十分である可能性がある。
Dは正しい。中くらいの長さのトリグリセリドは，長鎖トリグリセリドと比べていっそう完全に消化・吸収される。
Eは正しい。AからDまですべて正しい。

3. Aは誤り。子供が成長するに従って膵臓組織の破壊と線維化が起こり，ランゲルハンス島が破壊されて糖尿病になる可能性が増す。
Bは誤り。嚢胞性線維症と関連する刷子縁酵素の欠落はない。
Cは正しい。腺房細胞の破壊が進行するとトリプシノーゲンが遊離する。その後，膵臓外分泌部が実質的に消失し，血清トリプシノーゲンは正常値以下になる。
Dは誤り。蛋白質栄養不良の結果，患児の血漿蛋白質の値は低下する。
Eは誤り。Cが正しい。

35-1
1. Aは誤り。血清クレアチニン濃度は腎血液流量の変化に依存しない。
Bは誤り。血清クレアチニン濃度は尿量に依存しない。
Cは誤り。クレアチニン代謝は例外的な条件下以外はほとんど変化しない。
Dは正しい。血清クレアチニン濃度は糸球体濾過率と負の相関がある。
Eは誤り。血清クレアチニン濃度は血液量と相関しない。

2. Aは誤り。プロスタグランジンなどの非ステロイド系抗炎症薬は血管拡張を引き起こし，腎血流量を増大させる。プロスタグランジンの減少は交感神経に作用し，腎血管収縮を引き起こし，腎血流量を減少させる。
Bは正しい。プロスタグランジンレベルの減少は輸入・輸出動脈を収縮させ，総体的に糸球体濾過率を減少させる。
Cは誤り。プロスタグランジンレベルの減少は糸球体濾過量や尿量を減少させる。
Dは誤り。プロスタグランジンレベルの減少は蛋白質分泌排泄には影響しない。なぜなら，プロスタグランジンは近位尿細管における原尿の蛋白質量，蛋白質再吸収には影響しない。
Eは誤り。プロスタグランジンは定常状態ではクレアチニン排泄に何ら影響しない。

35-2
1. Aは誤り。Na^+の濾過率は透過バリアの完全性とは無関係（すなわち自由に濾過する）で，尿中のNa^+量はネフロンにおける再吸収率により決定される。
Bは誤り。K^+の濾過率も透過バリアの完全性とは無関係（Na^+と同様に自由に濾過する）で，尿中量もNa^+同様にネフロンにおける再吸収率により決定される。
Cは正しい。血清アルブミンは正常時には尿中に検出されない。糸球体濾過バリアが傷害されるとアルブミンの濾過量が増大し，近位尿細管の再吸収能を超えてしまう。そしてアルブミンが尿中に出現する。
Dは誤り。クレアチニンの透過率も濾過バリアの完全性とは無関係（自由に透過しうる）で，尿中のクレアチニン量はネフロンでの再吸収率により決定される。
Eは誤り。尿素の濾過率も濾過バリアの完全性と関係なく，自由に透過でき，尿中のクレアチニン量もまた，ネフロンでの再吸収率により決定する。

36-1
1. Aは誤り。糸球体傷害は蛋白質を除く有機分子の排泄を増量させる。グルコースやアミノ酸は正常では，糸球体を自由に透過し，ネフロンで再吸収される。
Bは正しい。近位尿細管は糸球体を通過し，尿細管へ流入する有機分子の再吸収に関与している。
Cは誤り。ヘンレ係蹄の太い上行脚の傷害により，有機分子の排泄量は増大しない。近位尿細管で再吸収されるからである。
Dは誤り。遠位尿細管の傷害も同様に，有機分子の排泄量増大をもたらさない。近位尿細管で再吸収されるからである。
Eは誤り。集合管の傷害も同様に，有機分子の排泄量増大をきたさない。

2. Aは正しい。細胞外液量の減少によりレニン・アンギオテンシン・アルドステロン系が活性化される（第37章参照）。アルドステロンは集合管に作用し，Na^+の再吸収を増加させ，適正な適応反応を引き起こす。
Bは誤り。ANPは細胞外液量の増加に反応して分泌される。同

様に，ANPは集合管におけるNa$^+$再吸収を阻害する。
Cは誤り。ウロジラチンは細胞外液量の増大に反応して腎で産生される。同様に，ウロジラチンは近位尿細管によるNa$^+$吸収を阻害する。
Dは誤り。ドーパミンは細胞外液量の増大に反応して放出される。同様に，ドーパミンは近位尿細管におけるNa$^+$再吸収を阻害する。
Eは誤り。尿細管周囲の毛細血管静水圧は，細胞外液量減少の状態では低下している。

36-2

1. Aは誤り。Na$^+$-グルコース共輸送体は近位尿細管に存在し，尿中には正常ではグルコースは検出されない。
Bは誤り。Na$^+$-H$^+$対向輸送体の抑制は近位尿細管に作用して利尿状態の際にみられる。同様にこの輸送体の抑制の結果，大量の重炭酸イオンが排泄される。
Cは正しい。1Na$^+$-1K$^+$-2Cl$^-$共輸送体がヘンレ係蹄上行脚におけるNaCl再吸収に対応していて，利尿作用部位として働いている。
Dは誤り。Na$^+$-Cl$^-$共輸送体は遠位尿細管に局在している。
Eは誤り。Na$^+$チャネルは集合管に局在している。

2. Aは誤り。Na$^+$-グルコース共輸送体は近位尿細管に認められ，尿中にグルコースは存在しない。
Bは誤り。Na$^+$-H$^+$対向輸送体の抑制は近位尿細管に作用する利尿の場合に認められる。また，この輸送体の抑制は結果として多量のHCO$_3^-$の排泄をもたらす。
Cは正しい。1Na$^+$-1K$^+$-2Cl$^-$共輸送体は，利尿作用部位であるヘンレ係蹄の太い上行脚におけるNaCl再吸収に関わっている。
Dは誤り。Na$^+$-Cl$^-$共輸送体は遠位尿細管に局在している。
Eは誤り。Na$^+$チャネルは集合管に局在している。

37-1

1. Aは誤り。Na$^+$平衡が変化すると通常は細胞外液量の変化をもたらすが，[Na$^+$]は変化しない。低ナトリウム血症は水平衡に異常があることを示唆し，Na$^+$平衡の異常ではない。
Bは誤り。既述のように，この患者は水平衡に問題があり，Na$^+$平衡の問題ではない。
Cは正しい。低ナトリウム血症は水平衡に問題がある。この患者では腎から排泄される水の量は摂取される量以下である。また，この患者の腎では，濃縮尿となっているが，これは抗利尿ホルモンレベルが亢進していることを示している。それに引き続き，腎からの水の排泄が抑制される。抗利尿ホルモンレベルの亢進は予想しなかったが，その理由は，体液浸透圧が減少し（2×[Na$^+$]＝260 mOsm/kgH$_2$O），細胞外液量は正常にみえるからである。患者は，おそらく肺感染症により，不適当な抗利尿ホルモン分泌をしていたと思われる。
Dは誤り。細胞内液から細胞外液へ水が転移すると[Na$^+$]は減少する。
Eは誤り。細胞内液と細胞外液間のNa$^+$の分配はNa$^+$,K$^+$-ATPアーゼにより維持されている。この患者におけるこの酵素活性は変化がないので，細胞外から細胞内へのNa$^+$の流入は予想されない。

2. Aは誤り。この例の抗利尿ホルモンレベルはすでに亢進しているので，水の排泄量は減少している。抗利尿ホルモンの投与は，この状況を悪化させるだけであろう。
Bは正しい。この例は水平衡が陽性に傾いた例で，腎の水排泄能は損なわれていて，抗利尿ホルモンレベルが不適当に亢進した状態になっている。水平衡を再設定するためには患者の水摂取を減じなければならない。
Cは誤り。既述のように，この例では水摂取を制限しなければならない。水摂取量を増やすことは低ナトリウム血症を悪化させるであろう。
Dは誤り。患者ではNa$^+$平衡を維持しようとしている。NaClの摂取量を変化させることは不適正なこととなる。
Eは誤り。Dと同様。

37-2

1. Aは正しい。この女性はNa$^+$平衡が陽性（浮腫の存在），水平衡も陽性（低ナトリウム血症）に傾いている。心不全があることから，容量感受機構が腎にシグナルを送り，NaClと水双方の排泄を減少させようとする。そのため，NaClと水摂取は制限され，腎の排泄能の減少に見合うようになる。
Bは誤り。NaClの摂取制限は細胞外液量増加に対する処置としては有効であるので，水摂取量を増やすことは低ナトリウム血症を亢進させることになる。
Cは誤り。水摂取の制限は低ナトリウム血症に対する有効な対処となるので，NaClの摂取増加は細胞外液量をさらに増加させ，浮腫を悪化させることになる。
Dは誤り。既述のように，Na$^+$と水の摂取制限をして，増量しないようにしなければならない。
Eは誤り。この女性では，腎からのNaClと水の排泄が減少した結果，Na$^+$と水の平衡が陽性に傾いている。平衡を元に戻すためには，現在のNaClと水の摂取レベルを減少させる必要がある。

2. Aは誤り。
Bは誤り。
Cは誤り。
Dは正しい。アンギオテンシン転換酵素阻害薬はアンギオテンシンIをアンギオテンシンIIに転換することを阻害する。結果として，アンギオテンシンII濃度は低下する。アンギオテンシンIIはレニン分泌を抑制（陰性フィードバック）するので，アンギオテンシン転換酵素阻害薬の投与後は，レニン濃度は増加する。同様に，アンギオテンシン転換酵素は血管拡張作用をもつブラジキニンを分解する。アンギオテンシン転換酵素阻害薬の投与後はブラジキニン濃度を増加させる。
Eは誤り。

38-1

1. Aは誤り。頻尿（尿排出率の増加）は尿へのK$^+$排泄を増量させがちであり，低カリウム血症をきたしやすい。
Bは誤り。ケトアシドーシスは血漿K$^+$濃度に影響をもたらさない。ケトアシドーシスがK$^+$を細胞内へ移行させることはない。

Cは正しい。血漿グルコース濃度の上昇は血漿浸透圧を増大させる。血漿浸透圧の増大はK^+の細胞外への放出を促し，それにより血漿K^+濃度が増加する。
Dは誤り。尿中にグルコース-ケトン体が存在することは血漿K^+濃度に影響を与えない。
Eは誤り。患者は代謝性アルカローシスの状態ではない。

2. Aは正しい。インスリンは細胞内へのK^+取り込みを促進する。
Bは誤り。インスリンはケトアシドーシスを是正するが，ケトアシドーシスの是正につれて，K^+がH^+と交換して細胞内に取り込まれることはない。ケト酸は有機酸であり，細胞膜を介して，K^+とH^+を交換させる作用はない。
Cは誤り。インスリンは多尿を是正するが，この場合における尿流量の減少は尿中へのK^+排泄量，血漿K^+濃度にはほとんど影響しない。
Dは誤り。インスリンは細胞のグルコース取り込みを促進するが，血漿浸透圧を減少させ，その結果K^+を細胞内へ取り込む作用をもつ。
Eは誤り。インスリンはNa^+,K^+-ATPアーゼを刺激し，それによりK^+の細胞内取り込みを亢進させる。

38-2

1. Aは正しい。PTHの増加により血清Ca^{2+}濃度の増加と血清Pi濃度の減少が生じるからである。
Bは誤り。
Cは誤り。
Dは誤り。
Eは誤り。

2. Aは誤り。
Bは誤り。
Cは誤り。
Dは正しい。PTHは遠位尿細管におけるCa^{2+}再吸収を亢進させる。
Eは誤り。

3. Aは誤り。
Bは正しい。PTHは近位尿細管におけるPiの再吸収を減少させる。
Cは誤り。
Dは誤り。
Eは誤り。

39-1

1. Aは正しい。この症例はインスリン欠乏による糖尿病性ケトアシドーシスの1例である。血液ガス所見から，代謝性アシドーシスであることを示し，インスリンレベルが不十分なときに生じるケトアシドーシスが二次的に生じ，呼吸器性代償性反応を伴っている。
Bは誤り。患者はアシドーシスであり，アルカローシスではない。
Cは誤り。呼吸性アシドーシスの場合，炭酸ガス(二酸化炭素)分圧(Pco_2)は増加する。検査成績では炭酸ガス分圧は減少し，代謝性アシドーシスに対する呼吸器性代償作用があることと一致している。
Dは誤り。患者はアシドーシスであり，アルカローシスではない。
Eは誤り。代謝性アシドーシスと呼吸器性アルカローシスの混合型は[HCO_3^-]，Pco_2の減少を示しうるが，既往歴，検査所見からは適当な呼吸器性代償を伴う，単純な代謝性アシドーシスが，よりあてはまる。

2. Aは誤り。炭酸ガス分圧の増加は換気率を増大させるが，患者の炭酸ガス分圧は減少している。
Bは誤り。低酸素血症は換気を刺激するが，患者の炭酸ガス分圧は減少している。
Cは正しい。代謝性アシドーシスに対する正常の呼吸器性反応は換気率の増大(速く深い呼吸)であり，炭酸ガス分圧を減少させる。この呼吸器性代償反応はアシドーシスに対する呼吸中枢反応を介している。
Dは誤り。この患者はインフルエンザだと述べているが，肺感染症を示す根拠はない。もしガス交換障害をもたらす感染症に罹患しているなら，おそらく低酸素血症となっているであろう。
Eは誤り。アスピリンは呼吸中枢を刺激しうるが，頭痛に服用した2錠をはるかに超えた量の場合である。そのうえアスピリンの過剰投与では，混合型の酸塩基平衡障害をきたすことが多いであろう。

3. Aは誤り。ケトアシドーシスにより引き起こされる血漿[HCO_3^-]の減少は，尿細管濾過液中のHCO_3^-量の減少をもたらす。
Bは誤り。近位尿細管によるH^+分泌は，全身性アシドーシスのこの症例では，増加していて，減少はしていない。
Cは正しい。腎臓系は総酸分泌量を増加させることにより代謝性アシドーシスの代償反応を行っている。一次的にはNH_4^+を産生，排泄することにより，この反応が生じている。そのうえグルタミン代謝に関わっている近位尿細管酵素の発現とその活性は，アシドーシスにより亢進している。
Dは誤り。集合管におけるH^+分泌は，全身性アシドーシスにより，この症例では亢進している。
Eは誤り。集合管におけるHCO_3^-の分泌はアルカローシスでは亢進するが，アシドーシスではそうならない。

39-2

1. Aは誤り。患者はアルカローシスで，アシドーシスではない。
Bは正しい。嘔吐と鼻胃チューブ吸引により胃液成分を喪失する結果，代謝性アルカローシスに発展している。動脈血液ガス検査の結果もまた，代謝性アルカローシスの存在を確証している。
Cは誤り。患者はアルカローシスで，アシドーシスではない。
Dは誤り。呼吸器性アルカローシスでは，炭酸ガス分圧は減少している。検査データからすると，炭酸ガス分圧の増加は代謝性アルカローシスに対する呼吸器性代償反応に相当する。
Eは誤り。代謝性アルカローシスと呼吸器性アシドーシスからなる混合型では，[HCO_3^-]の増加と炭酸ガス分圧の増加を示す。患者の既往および検査値からは，適正な呼吸器性代償反応を伴う単純な代謝性アルカローシスの状態と，多くの点で一致している。

2. Aは正しい。胃液の喪失の結果，体液容量欠乏となっている。結果として，腎がNa⁺を保持している。この反応の重要な伝達物質はレニン-アギオテンシン-アルドステロン系（第37章参照）である。近位尿細管でのNa⁺再吸収はH⁺の分泌と対になっているし，Na⁺再吸収が亢進しているから，尿細管を流れる濾過液中のHCO₃⁻の全量は再吸収される。アルドステロンレベルの亢進は集合管におけるNa⁺再吸収だけでなく，介在細胞のH⁺分泌も刺激する。その結果として，HCO₃⁻分泌は減少し，集合管からのH⁺分泌は亢進し，尿のpHは酸性となる。この状態は，代謝性アルカローシスが存在しているにもかかわらず生じる。

Bは誤り。前述したように近位尿細管によるH⁺分泌は，このネフロン分節がNa⁺の再吸収量を増加させる必要性から，亢進している。

Cは誤り。血漿[HCO₃⁻]は増加しているが，糸球体濾過率は体液容量減少のため減少している。そのため，濾液中のHCO₃⁻はおそらく減少していて，増加はしていない。そのうえ濾液中のHCO₃⁻の増加は，この女性にみられるように，よりアルカリ性の尿となり，酸性とはならない。

Dは誤り。NH₄⁺の産生と排泄は，代謝性アルカローシスに準じて減少する。

Eは誤り。最も多量の尿中の緩衝薬はリン酸である。リン酸は近位尿細管でNa⁺とともに再吸収されるので，体液容量減少の場合は，より少量のリン酸が排泄されることになる。

40-1

1. Aは誤り。ホルモンXに対する親和性が低い変異受容体，あるいは受容体の濃度の減少は，この患者の場合のように，ホルモンの濃度が増加して，代償されてしまうからである。[XR（受容体に結合したホルモンの量）]が，まずホルモンの生物学的効果を決めるが，[X（ホルモン濃度）]が増加して[XR]を増加させうるので，K（親和性）や[R（受容体濃度）]の減少を代償しうる（式39-5を参照せよ）。

Bは誤り。Aと同じ理由で。

Cは誤り。競合的な拮抗物質(A)（たとえば，同じ受容体に結合するが，情報を伝えない別のホルモン）が過剰に存在しても，ホルモンXの濃度を増加させて，代償しうるからである。[XR]が増加して，活性をもたない[AR]は減少する。

Dは正しい。必要な酵素が極度に欠乏しているためにホルモンXがその信号を伝えられないことが，この患者の問題であるならば，ホルモンXの量がいくらあっても正常な反応は期待できない。この患者にはこのホルモンは効きにくく，最大反応も低下している。

Eは誤り。ホルモンXの変異体の構造が，受容体には結合できるが信号を発生できないように変化していたら，Cの競合的拮抗物質と同じように作用するからである。

（訳注：A～C，Eの場合には，患者はホルモンXに対する反応性が減少しているので，インスリン抵抗性の例を考えればよい。すべての解答で，正常なホルモン作用が欠乏している場合には，分泌源の腺にネガティブフィードバックが働いて[抑制されて]ホルモンXの分泌と血漿濃度の増加が生じる[イムノアッセイで測定できる]）。

2. Aは誤り。この患者が必要なのは，そのホルモンに対する親和性が低下した変異受容体に結合するホルモンXそのものであり，分泌の阻害物質は逆効果をもたらす。

Bは誤り。受容体が少ない場合には，より高濃度のホルモンが，ホルモン-受容体複合体の濃度を増加させるからである。

Cは誤り。競合的な拮抗物質の作用は，ホルモン量の増加によって代償されてしまう。

Dは誤り。ホルモンが少なければ，セカンドメッセンジャーの発生が少なすぎるという問題を大きくさせてしまう。

Eは正しい。変異したホルモンXのレベルが減少すれば，正常なホルモンXが受容体の結合部位へ結合しやすくなり，治療に必要なホルモンXの量は少なくてすむ。

41-1

1. Aは正しい。この糖新生に使われる重要なアミノ酸が肝臓で強力に摂取され，グルコースに変換される量は，蓄積されている蛋白質から放出される量を上回る。

Bは誤り。蛋白質の分解が増加していることを反映して，尿中の窒素レベルは，最初の2～3日は増加する。しかし，10～12日後には，代謝は長く続く絶食に適応して，蛋白質の分解を減らして体の構造と機能を保持し，尿中の窒素レベルは一定の低値まで低下する。

Cは誤り。蓄積されたトリグリセリドの分解が著明に増加すると，血漿の遊離脂肪酸のレベルは増加する。

Dは誤り。遊離脂肪酸のβ酸化が著明に増加すると，血中のケト酸のレベルも増加する。

Eは誤り。血漿のグルコースレベルは減少する。炭水化物が摂取できなくても脳はグルコースを消費し続け，肝臓による糖新生の増加もはじめはグルコースの消費に追いつかない。

2. Aは誤り。通常2300 kcal/dayを消費していたとすれば，2550 gは必要かもしれないが，彼は動けないのでこの可能性はとても低い。

Bは誤り。基礎代謝率が1400 kcal/dayで一定であったとしたら，1550 gが必要であろう。

Cは正しい。休息状態で代謝率は約20 kcal/kg体重，つまり1400 kcal/dayである。3日間の絶食，低体温の後，基礎代謝率は減少したであろう。基礎代謝質の低下を約10％の1260 kcalと仮定すると，(3×1400)+(7×1260)=13,020 kcalが絶食していた10日間に消費された。脂肪は9 kcal/gであるから，1450 gの脂肪によって供給された。

Dは誤り。Cの計算の最後の段階で4 kcal/gが使われている。

Eは誤り。計算の最後の段階で4 kcal/gが使われ，Aと同じように2300 kcal/dayが使われている。

41-2

1. Aは誤り。ニューロペプチドYは食欲を刺激する。不活性型の変異が起きると，食欲が減少して，肥満にはならない。

Bは正しい。β-アドレナリン受容体の不活性型の変異が起きると，正常な交感神経によって脂肪組織で不可避的に生じる熱産生が起きなくなり，カロリーの摂取量が多すぎる場合にも，エネルギー消費が亢進しないからである。そのために肥満になる。

Cは誤り。レプチン受容体が過剰に刺激されると，脂肪組織が過

剰に存在するという間違った信号が伝わるからである。そのために，脂肪組織の量を増やすのではなくて，減らすように働く機構が刺激される。
Dは誤り。UCPが過剰に活性化されると，熱産生が増加して脂肪組織量は減少する。
Eは誤り。リポプロテインリパーゼは血中のトリグリセリドから遊離脂肪酸を脂肪組織に移行させ，グリセロールと再びエステル化して，貯蔵されるために必要だからである。

2. Aは誤り。理論的に食欲の異常なセットポイントは体重減少をより困難にし，熱産生によってエネルギー消費を増加させて，少なくとも部分的にはその異常は代償される。
Bは誤り。正常より少ない脂肪組織によって分泌されるレプチンは正常より少ない体重をもたらし，肥満にはならない。
Cは誤り。理論的にエネルギー消費の異常なセットポイントは，少なくとも部分的には食欲の減少によって代償される。
Dは誤り。正常より少ない脂肪組織でUCPの産生が刺激されると，正常より少ない体重をもたらし，肥満にはならない。
Eは正しい。体重が減少してほぼ本来の体重に戻ったことは，エネルギー貯蔵（つまり脂肪組織の量）のセットポイントの異常を示唆している。

42-1

1. Aは誤り。食餌からの蛋白質の摂取量が減少しているにもかかわらず，インスリンの蛋白質分解作用が少ないために，体内の蛋白質の分解が過剰だからである。過剰なアミノ酸の炭素骨格は，亢進している糖新生に使われ，アミノ基は尿素に組み込まれて尿中に排泄される。
Bは誤り。インスリンのグルカゴン分泌抑制作用がないために，血漿グルカゴンのレベルは高い。
CとEは誤り。インスリンの脂肪分解とケトン体産生の抑制作用が失われているので，遊離脂肪酸とアセト酢酸のレベルはともに高い。
Dは正しい。患者はほぼ確実にインスリンの不足による糖尿病性ケトアシドーシスだからである。この代謝性アシドーシスを代償するために，$NaHCO_3$から発生する過剰のCO_2を排泄するように過呼吸をし，肝臓で産生される多量の強力なケト酸を緩衝するために$NaHCO_3$が使われる。それゆえ，Pco_2は低下する。

2. Aは誤り。リポプロテインリパーゼの活性は低下し，血漿からのVLDLトリグリセリドのクリアランスを高めている。
Bは誤り。インスリンはK^+を細胞内へ戻す作用がある。
Cは正しい。インスリンによってリポプロテインリパーゼの活性は刺激される。それゆえ，血漿トリグリセリドのレベルは低下し，Aは誤りということになる。
Dは誤り。インスリンのレベルが回復すると，脂肪組織でのcAMPレベルが低下することもあって，脂肪組織のリパーゼ活性が低下する。
Eは誤り。インスリンはリン酸の細胞への取り込みを促進する。インスリンはグルコースの取り込みも促進する。

42-2

1. Aは誤り。このインスリンとグルカゴンの割合は，Dの場合のように脂肪組織での脂肪の分解，肝臓での糖新生を促進しない。
Bは誤り。Aと同じ理由で。
Cは誤り。Aと同じ理由で。
Dは正しい。長期間の有酸素運動を可能にするために，この女性は体内の基質（すなわち，遊離脂肪酸，グルコース）を最大限に動員する必要があったからである。脂肪組織での脂肪の分解と肝臓での糖新生を促進するためには，インスリンレベルは低下し，グルカゴン濃度は上昇する必要がある。
Eは誤り。Aと同じ理由で。

2. Aは誤り。フルクトース-6-リン酸の生成（糖新生）がフルクトース-1,6-二リン酸の生成（糖分解）より好ましい。
Bは誤り。この糖新生に重要な酵素の活性は上昇する。
Cは正しい。インスリンレベルが不足して，グルカゴンレベルが過剰であると，フルクトース-2,6-二リン酸の生成は低下する。その結果，フルクトース-1,6-二リン酸の活性がホスホフルクトキナーゼの活性を上回り，糖新生が糖分解より優性になる。
Dは誤り。グルコース-6-リン酸の活性は高く，肝臓からグルコースの放出を触媒する。
Eは誤り。ホスホリラーゼの活性は高く，グリコーゲンの分解が生成を上回り，活動する筋肉へグルコースを運ぶために，グルコースが貯蔵されるのを防ぐ。

43-1

1. Aは誤り。1,25-$(OH)_2$-Dが増加すると，血漿カルシウムレベルはわずかに上昇する。両者はネガティブフィードバックの働きでPTHの濃度を低下させる。
Bは誤り。PTHの濃度が低下すると，腎尿細管でリン酸の再吸収が増加して，尿へのリン酸の排泄が減少する。
Cは誤り。1,25-$(OH)_2$-Dとカルシウム濃度が増加すると，1,24-$(OH)_2$-Dの生成が減少する。
Dは正しい。リン酸の不足は血漿および腎皮質のリン酸濃度を減少させる。これが1,25-$(OH)_2$-Dの合成を増加させる。
Eは誤り。化骨化に必要なリン酸が不足するので，骨形成は低下する。

2. Aは誤り。1,25-$(OH)_2$-Dの増加は消化管でのカルシウムの吸収を促進する。
Bは正しい。1,25-$(OH)_2$-D濃度は，リン酸の不足の結果，二次的に増加する。これによって血漿カルシウムレベルは増加し，これと1,25-$(OH)_2$-D値の増加とがPTH濃度を減少させる。
Cは誤り。1,25-$(OH)_2$-Dの上昇が骨の吸収を増加させる範囲では，この作用によって水酸化プロリンの排泄が増加する。
Dは誤り。PTH濃度の減少が原因の1つで，尿へのカルシウムの排泄は増加する。
Eは誤り。血漿カルシウム濃度の増加は，カルシトニンの分泌を増加させる。

43-2

1. Aは誤り。尿のサイクリックAMPの濃度は，過剰なPTHの腎

尿細管細胞への作用で増加する。
Bは誤り。尿のリン酸の濃度は，過剰なPTHの腎尿細管細胞への作用で増加する。
Cは誤り。過剰なPTHは破骨細胞の前駆体を活性型の破骨細胞に分化させ，その数を増やす。
Dは誤り。過剰なPTHの分泌は骨の再吸収を刺激するが，骨形成は二次的に増加するからである。
Eは正しい。過剰なPTHの腎臓への作用は，血漿のリン酸レベルを低下させる。

2. Aは誤り。過剰なPTHによって刺激されていた骨の再吸収が突然なくなると，骨形成の過剰に傾くからである。この作用は血漿中のリン酸を骨へ引っ張り込み，血漿リン酸濃度は低下する。
Bは正しい。今まで高カルシウム血症によって抑制されていた神経の興奮性が急に高まるからである。CからEに述べる理由によって，血漿カルシウム濃度は正常値より低下し，患者はテタニーになるかもしれない。
Cは誤り。自由な骨形成は血漿からカルシウムを引っぱり込み，血漿カルシウム濃度を低下させ，腎でのカルシウムの濾過量を減少させ，尿のカルシウム濃度を低下させる（尿細管によるカルシウムの再吸収は減少しているにもかかわらず）。
Dは誤り。PTHもCaも直接心拍数に影響することはない。
Eは誤り。PTHが失われると血漿カルシウム濃度は低下する。さらに，PTHはイオン化したカルシウムと，蛋白質に結合したカルシウム濃度の平衡状態には直接影響しない。しかし，過剰なPTHを除去すると，このホルモンによる腎尿細管における重炭酸の再吸収の抑制作用がなくなる。そのため，血漿のpHは上昇する傾向を示し，その結果イオン化したカルシウム成分が減少する。

44-1
1. Aは誤り。ソマトスタチンがGH分泌を抑制する。
Bは誤り。ソマトスタチンがGH分泌を抑制する。
Cは誤り。IGFおよびその受容体が組織成長に対するGH作用の多くを仲介している。Eの場合，代償性にIGF-1濃度が増加し，このためネガティブフィードバックを介してGH分泌は抑制されるであろう。
Dは正しい。GHRH受容体の活性増加は下垂体のGH産生細胞においてサイクリックAMPを過剰に産生させ，GH産生細胞の過形成，GH分泌過剰，その結果として組織過剰成長を起こす。
Eは誤り（C参照）。

2. Aは誤り。ネガティブフィードバックを介してGHRH分泌は減少する。
Bは誤り。ネガティブフィードバックを介してソマトスタチン分泌は増加する。
Cは正しい。GHとその末梢性仲介物質であるIGFの濃度が高いためネガティブフィードバックを介してGHRH神経細胞は抑制され，またソマトスタチン神経細胞は促進される。この両方の作用はGH過剰分泌を減少させるように働く。
Dは誤り。A，Bと同じ理由で。
Eは誤り。GHによる調節系を考慮していないため。

3. Aは誤り。GHがIGF-1結合蛋白質の産生を促進する。
Bは正しい。高濃度のGHが蛋白質合成を促進し，窒素平衡を正にする結果，尿素産生および排泄は低下する。
Cは誤り。GHがインスリン作用に対して拮抗作用をもつ。このため，血糖値は減少するのではなく，増加するであろう。
Dは誤り。GHがインスリン作用に対して拮抗作用をもつ。このため，代償性に血漿インスリン濃度は減少するのではなく，増加するであろう。
Eは誤り。グルコースは通常GH分泌を抑制するが，GHが腫瘍によって自動性に分泌されているときにはこの作用がみられない。血漿GH濃度はグルコース負荷後，逆説的に増加することもある。

44-2
1. Aは誤り。水喪失が血清ナトリウム濃度の増加を起こし，これによって血漿浸透圧も増加する。
Bは誤り。水喪失が血清ナトリウム濃度の増加を起こす。
Cは誤り。多量の水欠乏が循環血液量とGFRを減少させることによって血中尿素濃度を増加させる。
Dは誤り。循環血液量の減少が心房の拡張を抑え，ANP産生を減少させる。
Eは正しい。このような重症な多尿の突然発症は外傷性視床下部障害によるADH分泌欠乏を示唆している。ADH欠乏によって腎臓は水を保持できず，尿は極端に希釈される（つまり尿浸透圧低下）。

2. Aは誤り。サイクリックAMPは腎尿細管へのADH作用のセカンドメッセンジャーであり，その尿中濃度はADHによって増加する。
Bは正しい。ADHはV_1受容体を介する血管収縮作用をもつ。
Cは誤り。ADHによる水保持が血漿浸透圧を減少させる。
Dは誤り。ADHはカリウム代謝には効果を及ぼさない。
Eは誤り。ADHはACTHとそれによるコルチゾル分泌を促進する。

45-1
1. Aは誤り。T_3はT_4からつくられ，そのT_4は過剰に存在する。rT_3に比べるとT_3の過剰の程度は低く，活性型T_3の組織への効果の減少を代償している。
Bは誤り。rT_3はT_4からつくられ，そのT_4は過剰に存在する。rT_3に比べるとT_3の過剰の程度は低く，活性型T_3の組織への効果の減少を代償している。
Cは正しい。投与されたT_3は視床下部－下垂体系にネガティブにフィードバックして，TRHとTSHの分泌を減少させる。
Dは誤り。全T_4の濃度が高いと，甲状腺ホルモン結合グロブリンが増加しない限り，遊離のT_4も増加する。むしろこのグロブリンは，実際には少し減少する。
Eは誤り。全T_3の濃度が高いと，甲状腺ホルモン結合グロブリンが増加しない限り，遊離のT_3も増加する。むしろこのグロブリンは，実際には少し減少する。

2. Aは正しい。頻脈が起きる主な理由である。
Bは誤り。甲状腺機能亢進症ではATPの産生がうまくいかず，

クレアチンリン酸の貯蔵も減少する。
Cは誤り。過剰な甲状腺ホルモンによって，交感神経系の活動は低下し，これは血漿のノルアドレナリン濃度に反映される。
Dは誤り。甲状腺ホルモンは，組織での酸素の消費と二酸化炭素の産生を増やし，それが血管を拡張させて，全身の血管抵抗を下げる。
Eは誤り。Dで述べた血管の拡張は，拡張期血圧を減少させる。

3. Aは誤り。TSH濃度が低いと（前の質問をみよ），ヨードの取り込みの活性が低下する。
Bは正しい。TSHの刺激が少ないと（前の質問をみよ）チログロブリンの蛋白質分解，T_4の放出が減少し，コロイドがはじめは蓄積してくる。
Cは誤り。ペルオキシダーゼの活性はTSHの作用に依存しているので，TSHの濃度が低いままだと，ペルオキシダーゼ，甲状腺上皮細胞の高さ，チログロブリンの合成はすべて低下する。
Dは誤り。Cと同じ理由で。
Eは誤り。Cと同じ理由で。

45-2

1. Aは誤り。ヨウ素の欠乏は甲状腺機能低下症をまねき，TSHが上昇するので二次的に甲状腺が肥大する。この患者の甲状腺による放射性ヨウ素の取り込みは増加する。
Bは誤り。ペルオキシダーゼの不活性型の変異は甲状腺機能低下症をまねき，TSHが上昇するので二次的に甲状腺が肥大する。ヨウ素がチロシンに組み込まれないので，甲状腺による取り込みは低下する。
Cは正しい。チロキシンの不足のために，この患者の筋肉の発達は促進するのでなく，遅れる。
Dは誤り。増加した基質によって，水が保持されるので組織に水が蓄積する。
Eは誤り。甲状腺機能低下症では，中枢神経系の発達は遅滞する。

2. Aは誤り。アドレナリン性の刺激に対する反応性は高まるので，心拍数，心筋の収縮力，収縮期血圧は増加する。
Bは誤り。Aと同じ理由で。
Cは誤り。長骨の骨端部における長軸方向の成長は増加し，その結果身長は伸びる。
Dは誤り。過剰の間質液による利尿が起こり，脂肪分解が促進して脂肪組織が減少する。両方の作用がはじめの体重減少に寄与する。
Eは正しい。酸素の消費と二酸化炭素の産生が増加するので，換気を増やす必要がある。

46-1

1. Aは誤り。高濃度のコルチゾルが腎尿細管の1型糖質コルチコイド（電解質コルチコイド）受容体に結合してカリウム分泌を促進し，その結果，血清カリウム濃度を減少させる。
Bは正しい。共通の前駆体であるプロオピオメラノコルチンからメラニン細胞刺激活性をもつ分子がACTHとともに分泌され，このため，ACTH遺伝子の発現レベルが高いと皮膚色素沈着が促進される。
Cは誤り。腫瘍からのACTHは副腎皮質を刺激して過剰のコルチゾルを分泌させ，このコルチゾルが負のフィードバックを介して視床下部からのCRHおよび下垂体からのACTH分泌を抑制する。
Dは誤り。Cと同じ理由で。
Eは誤り。コルチゾルの電解質コルチコイド活性が細胞外液量を増加させ，この効果によってレニン分泌を抑制する。

2. Aは誤り。腫瘍からのACTHの刺激を受けて束状層は萎縮ではなく過形成の状態である。
Bは正しい。腫瘍からACTHによって分泌される過剰量のコルチゾルが下垂体のACTH産生細胞へのCRHの作用を阻止することによって，ACTH分泌を抑制し，CRHの刺激作用も消失するためACTH産生細胞が萎縮する。このとき，肺外科手術による大きなストレスに応じた十分量のACTHが即座に分泌されることはない。患者の低血圧，発熱，食欲不振は急性のコルチゾル欠乏によるものであり，低ナトリウム血症は輸液によって投与された水が保持されたためである。
Cは誤り。ADH欠乏は低ナトリウム血症ではなく高ナトリウム血症を起こし，発熱や食欲不振は起こさない。
Dは誤り。球状層は腫瘍からのACTHによる刺激を受けて過形成状態である。しかし，レニンおよびアンギオテンシン濃度は細胞外液量増加のため減少している。
Eは誤り。網状層も腫瘍からのACTHによる刺激を受けて過形成状態である。DHEAは過剰に分泌されているかもしれない。DHEAは主にアンドロゲン前駆体なので，過剰な発毛の原因になりえる。

46-2

1. Aは正しい。この患者は右腎動脈の血流低下によって腎臓傍糸球体装置からのレニン分泌およびアンギオテンシン濃度が増加しているアルドステロン分泌亢進症である。
Bは誤り。Aで述べた理由のために，血清アルドステロン濃度は増加する。血清アンギオテンシン濃度の増加は血圧の急激な上昇を起こし，また，血清アルドステロン濃度の増加はカリウム排泄の増加による低カリウム血症を起こす。
Cは誤り。Aで述べた理由のために血清アンギオテンシン濃度は増加する。血清アンギオテンシン濃度の増加は血圧の急激な上昇を起こし，また，血清アルドステロン濃度の増加はカリウム排泄の増加による低カリウム血症を起こす。
Dは誤り。Aで述べた理由のために血清レニン濃度は増加する。血清アンギオテンシン濃度の増加は血圧の急激な上昇を起こし，また，血清アルドステロン濃度の増加はカリウム排泄の増加による低カリウム血症を起こす。
Eは誤り。高濃度のアルドステロンがナトリウム保持と細胞外液量増加を起こし，この結果，心房筋細胞への圧力増加が心房性ナトリウム利尿ホルモンの分泌を増加させる。

2. Aは誤り。増加したアンギオテンシンが球状層に作用して高アルドステロン血症を誘起するのに関与している。
Bは誤り。Aと同じ理由で。
Cは誤り。Aと同じ理由で。
Dは誤り。Aと同じ理由で。

Eは正しい。アンギオテンシンの作用のセカンドメッセンジャーはサイクリックAMPではない。

47-1

1. Aは誤り。コルチゾルの作用は遺伝子の転写を介するものであるため突発性の高血圧を起こすことはない。
Bは誤り。アドレナリンは頻脈を起こし徐脈を起こす典型的な要素ではない。
Cは正しい。このような重症の高血圧はカテコールアミンホルモンの突然の分泌を示唆しており，ノルアドレナリンが著明な血管収縮と，それによる血圧上昇が圧受容器を刺激して反射性の徐脈を引き起こすためである。軽度の低カリウム血症は筋肉へのK$^+$取り込みの促進によるものと考えられる。
Dは誤り。Aと同じ理由で。
Eは誤り。Aと同じ理由で。
（訳注：A，D，Eの3つのステロイドホルモンすべては，腎からのカリウム分泌を促進することによって低カリウム血症を起こす。）

2. Aは正しい。腎，内臓，皮膚の血管の収縮を急速にゆるめて血圧を低下させる。
Bは誤り。心臓周期の2/3を占める拡張期血圧は心臓収縮力の低下では減少しない。
Cは誤り。β_2受容体の阻害は低い心拍数をさらに低下させ，またβ_2受容体による血管拡張がなくなりα_1受容体の作用だけが残るので，血圧は上昇するかもしれない。
Dは誤り。α_2受容体は血管ではなく主に血小板や消化管細胞に存在する。
Eは誤り。この高血圧はアルドステロンの過剰分泌によって起きているのではない。仮にそうであっても，アルドステロン拮抗薬に対する反応が現れるには時間がかかるであろう。

47-2

1. Aは誤り。Cペプチドは低血糖ではなく，高血糖に応じてインスリンとともに分泌される。さらに，30年間の1型糖尿病によって機能的なβ-細胞は残っていないであろう。
Bは誤り。膵島のα-細胞が交感神経系の支配を受けるが，これらの細胞は低血糖に直接反応してグルカゴンを放出する。
Cは正しい。交感系内臓神経から放出される節前神経伝達物質であるアセチルコリンによる刺激を副腎髄質のアドレナリン分泌が必要とする。
Dは誤り。コルチゾル分泌は交感神経刺激ではなくACTHに依存している。
Eは誤り。GH分泌は交感神経系による負（βアドレナリン受容体）および正（αアドレナリン受容体）の両方の修飾を受けるが，これは末梢レベルではない。低血糖はGH分泌抑制因子であるソマトスタチンの分泌抑制によってGH分泌を引き起こす。

2. Aは誤り。GHは直接グリコーゲン分解を促進しない。
Bは正しい。グルカゴンが肝臓でのグリコーゲン分解を速やかに促進し，グリコーゲンの放出を起こす。
Cは誤り。コルチゾルは直接グリコーゲン分解を促進しない。コルチゾルは血糖値の持続的増加に必要な糖新生を促進する。
Dは誤り。インスリンは血糖値を低下させる。
Eは誤り。ソマトスタチンがグルカゴンとGHの分泌を抑制することによって低血糖に対する反応を抑える。

48-1

1. Aは誤り。この症例はエストロゲン作用による乳房の発達が良好である。
Bは正しい。アンドロゲン作用による外部生殖器の男性型化や陰毛，腋下の性毛の発達がみられない。
Cは誤り。この症例は子宮と膣天蓋部を欠く。すなわち，ミュラー管が女性性管系に分化することを妨げる抗ミュラー管ホルモンが分泌されていたはずである。
Dは誤り。生殖器の性分化に対するFSHの直接作用は知られていない。乳房にはエストロゲンが生理学的作用を発揮することから，FSHは卵巣の顆粒膜細胞またはそれに対応する精巣の細胞の刺激を介したと考えるべきである。
Eは誤り。IGF-1が生殖器の性分化に関与する証拠はない。さらに，この症例では身長が正常で，成長ホルモンとIGF-1作用は正常と判断できる。

2. Aは誤り。Y染色体を欠く症例で血中テストステロンが高濃度に存在し，抗ミュラー管ホルモン分泌が起こるとは考えにくい。
Bは誤り。Y染色体は卵巣ではなく精巣の発生を誘導する。
Cは誤り。下垂体のアンドロゲン受容体機能の障害は，ネガティブフィードバックの欠如を通じてLH分泌の増加を起こすはずである。
Dは正しい。この解釈により高濃度のテストステロンの存在にもかかわらずアンドロゲン作用がみられないことが説明できる。下垂体ゴナドトロフのアンドロゲン受容体が作用しないため，ネガティブフィードバックが欠如し，血中テストステロン濃度が高くなっているのである。
Eは誤り。乳房が良好に発達していることは，この症例ではエストロゲン受容体が正常であることを示す。

48-2

1. Aは正しい。ウォルフ管の輸精管への分化はアンドロゲンに依存するが，この作用は同側の精巣が分泌するテストステロンの局所作用である。しかしながら，この症例では核型がX染色体2個ということで，精巣の存在は除外できる。残る可能性として，本症例はステロイド21-ヒドロキシラーゼ欠損症（先天性副腎過形成）であって，15歳の時点でグルココルチコイド投与による不適切な治療を受けた結果，著しく亢進していたACTHの分泌が抑制され，それまでLHとFSHの分泌を抑制していた高濃度の副腎アンドロゲン分泌も低下した。アンドロゲン作用の減少により，それまで抑制されていたこの女性の視床下部-下垂体-卵巣系の機能が始動し，月経出血が起こったと解釈できる。
Bは誤り。X染色体2個をもつ個体では卵巣が生じるはずで，精巣がなければ抗ミュラー管ホルモン分泌は起こらず，ミュラー管由来の子宮と卵管が生じるはずである。
Cは誤り。Bと同じ理由で。
Dは誤り。Bと同じ理由で。

Eは誤り。X染色体2個をもつこの症例は出生時に外生殖器が男性型形態を呈していたため男児と判定され，そのまま育てられた。精巣が欠如していることから，原因となったアンドロゲンは副腎皮質網状層に由来したと考えるべきである（Aを参照）。

2. Aは誤り。直接の作用で，皮膚に色素沈着を起こすステロイドホルモンは存在しない。
Bは誤り。Aと同じ理由で。
Cは誤り。Aと同じ理由で。
Dは誤り。LHはMSH作用をもたない。
Eは正しい。ACTHはMSH活性をもつ。

49-1
1. Aは誤り。思春期にGnRHとLHの作用で起こる血中テストステロン濃度の上昇が欠如すると，骨端線（成長点）の閉鎖が起こらず，正常なら成長が止まる15〜18歳の時期を過ぎても長骨の伸長がゆっくりと持続するため，身長に比べて腕や脚が長くなる。
Bは誤り。性分化が起こる時期は，GnRHにより下垂体からLHが分泌され，ライディヒ細胞を調節する機構が胎児期に完成するのに先行する。外部生殖器の男性型化を起こすテストステロンは胎盤由来の絨毛性ゴナドトロピン（性腺刺激ホルモン）による精巣の刺激で分泌される。
Cは誤り。思春期にテストステロンとその代謝物であるDHTが欠如すれば，前立腺が正常の大きさまで発達する可能性すら存在しない。
Dは正しい。精子形成の開始に必要とされるFSHが欠ければ無精子症となり，精巣体積の80％を占める精細管が萎縮し精巣も小さくなる。
Eは誤り。FSHの作用なしに精子形成の過程が最終的な精子の段階に達することは考えられない。

2. Aは誤り。精子形成過程の開始と維持には，LHの作用により精巣から産生される高濃度のテストステロンがFSHとともに働くことが前提となる。
Bは誤り。LHもFSHも単独では精子形成を維持できない。ただし，このような症例の一部では，2つの性腺刺激ホルモンを適量，適当な間隔で投与することで精子が形成されることもある。
Cは誤り。Bと同じ理由で。
Dは誤り。GnRHの持続投与はダウンレギュレーションにより下垂体ゴナドトローフのGnRH受容体を減少させて，血中LHとFSHの不足を起こす。
Eは正しい。下垂体を間欠的に刺激することで，性腺刺激ホルモンのパルス状分泌も増し，精巣が刺激されるので，精子形成の開始と維持に必要な精巣内のホルモン環境を整えることができる。

49-2
1. Aは誤り。インヒビンの産生はFSHの作用に依存している。
Bは誤り。現在のところ抗ミュラー管ホルモンの分泌にFSHが影響を及ぼすことを支持する所見は存在しない。
Cは誤り。インヒビンのネガティブフィードバック作用はLHよりもFSHの分泌に大きな効果をもつ。
Dは正しい。この症例ではセルトリ細胞のFSH反応性の低下で，血中インヒビン濃度が低下していると考えられる。下垂体ゴナドトローフに対するインヒビンのネガティブフィードバック作用の欠如により，血中FSH濃度が上昇したと考えられる。
Eは誤り。FSHは精巣のテストステロン分泌を直接調節する作用をもっていない。

2. Aは誤り。FSHの作用だけが選択的に失われても，LHの作用により血中テストステロン濃度は維持されるはずである。
Bは誤り。LDHはテストステロンの作用で増加するので，テストステロンが維持された状態では正常値を示すと考えられる。
Cは正しい。FSHがなければ精子形成は低下し，精子数が減少する。
Dは誤り。テストステロンが造血（赤血球の産生）を促進することは事実であるが，この症例にテストステロンの不足はみられない。
Eは誤り。テストステロンが骨密度を増加させることは事実であるが，この症例にテストステロンの不足はみられない。

50-1
1. **Aは正しい。この症例は古典的なストレスにより発症した無月経で，CRHの過剰産生によりGnRH分泌が抑制されたことに病因がある。**
Bは誤り。プロラクチンはGnRHの放出を抑制する。
Cは誤り。ドーパミンはGnRHの放出を抑制する。
Dは誤り。エンドルフィンはGnRHの放出を抑制する。
Eは誤り。α-アドレナリン作用によりGnRHの放出は促進される。

2. Aは誤り。エストロゲンは子宮内膜の増殖を起こす。
Bは誤り。エストロゲンは膣上皮の角化を起こす。
Cは誤り。エストロゲンは子宮頸管における粘稠性の高い分泌液の産生を促す。
Dは誤り。現在のところエストロゲン類が性的衝動を高めるという直接の証拠はない。アンドロゲン類が性的衝動を亢進させることは明らかである。この症例では長期にわたるCRH分泌の過剰が性的衝動減少の原因となった可能性も考えられよう。
Eは正しい。エストロゲン感受性の乳腺導管組織がある程度萎縮すると予測される。

50-2
1. Aは誤り。LHサージの発来と胎児の維持にはプロゲステロンが必要である。
Bは誤り。この女性では，黄体の分泌するインヒビンAがおそらく不足していると考えられる。
Cは正しい。この症例ではLHサージがみられることから排卵は正常に起こっているが，おそらく受精成立後の接合子の着床に問題がある。黄体からのプロゲステロン分泌の異常により，子宮内膜が受精卵の維持に適当な状態となっていないことに起因していると考えられよう。
Dは誤り。正常に機能している優性卵胞が存在しなければLHサージは起こらない。
Eは誤り。卵胞期末期に起こる血中エストラジオール濃度の上昇なくしてLHサージは起こらない。

2. Aは誤り。この所見は月経周期28日目という，黄体機能が正常に終了し，いまだ優性卵胞の成立に至っていない時期にみられる正常なものである。
Bは誤り。この所見は月経周期1日目という，黄体機能が正常に終了し，いまだ優性卵胞の成立に至っていない時期にみられる正常なものである。
Cは誤り。プロラクチンの分泌は月経周期を通じて大きな変化を示さない。また，プロラクチンはLH受容体の増加を通じて黄体機能を促進する。
Dは正しい。月経周期21日目には黄体の正常な機能により血中プロゲステロン濃度が著しく増加していると考えられる。
Eは誤り。月経周期7日目には血中プロゲステロン濃度が比較的低い値を示すはずである。

文　献 Bibliography

第1章

Carruthers A: Facilitated diffusion of glucose, *Physiol Rev* 70:1135, 1990.
Christensen HN: Role of amino acid transport and countertransport in nutrition and metabolism, *Physiol Rev* 70:43, 1990.
Griffith JK: Membrane transport proteins: implications of sequence comparisons, *Curr Opin Cell Biol* 4:684, 1992.
Henderson PJF: The 12-transmembrane helix transporters, *Curr Opin Cell Biol* 5:708, 1993.
Kaplan JH, De Weer P, eds: *The sodium pump: structure, mechanism, and regulation—Symposium of the Society of General Physiologists,* New York, 1990, Rockefeller Press.
Lauger P: *Electrogenic ion pumps,* Sunderland, Mass, 1991, Sinauer Associates.
Mercer RW: Structure of the Na,K-ATPase, *Int Rev Cytol* 137C:139, 1993.
Sachs G, Munson K: Mammalian phosphorylating ion-motive ATPases, *Curr Opin Cell Biol* 3:685, 1991.
Schultz SG et al, eds: *Molecular biology of membrane disorders,* New York, 1996, Plenum.
Stein WH: *Channels, carriers, and pumps: an introduction to membrane transport,* San Diego, 1990, Academic.
Wright EM, Hager KM, Turk E: Sodium co-transport proteins, *Curr Opin Cell Biol* 4:696, 1992.

第2章

Aidley DJ: *The physiology of excitable cells,* ed 3, Cambridge, 1990, Cambridge University Press.
Hille B: *Ion channels of excitable membranes,* ed 2, Sunderland, Mass, 1992, Sinauer Associates.
Hodgkin AL: *The conduction of the nervous impulse,* Springfield, Ill, 1964, Charles C Thomas.
Kandel ER, Schwartz JH, Jessell TM: *Principles of neural science,* ed 3, New York, 1992, Elsevier Science.
Katz B: *Nerve, muscle, and synapse,* New York, 1966, McGraw-Hill.
Keynes RD, Aidley DJ: *Nerve and muscle,* ed 2, New York, 1991, Cambridge University Press.
Laüger P: *Electrogenic ion pumps,* Sunderland, Mass, 1991, Sinauer Associates.
Levitan IB, Kaczmarek LK: *The neuron: cell and molecular biology,* ed 2, New York, 1997, Oxford University Press.
Nicholls JG, Martin AR, Wallace BG: *From neuron to brain,* ed 3, Sunderland, Mass, 1992, Sinauer Associates.
Shepherd GM: *Neurobiology,* ed 3, New York, 1994, Oxford University Press.

第3章

Aidley DJ: *The physiology of excitable cells,* ed 3, Cambridge, 1990, Cambridge University Press.
Armstrong C, Hille B: Voltage-gated ion channels and electrical excitability, *Neuron* 20:371, 1998.
Catterall WA: Structure and function of voltage-gated ion channels, *Annu Rev Biochem* 64:493, 1995.
Hille B: *Ionic channels of excitable membranes,* ed 2, Sunderland, Mass, 1992, Sinauer Associates.
Hodgkin AL: *The conduction of the nervous impulse,* Springfield, Ill, 1964, Charles C Thomas.
Hoffman F, Biel M, Flockerzi V: Molecular basis for Ca^{2+} channel diversity, *Annu Rev Neurosci* 17:399, 1994.
Jan LY, Jan YN: Structural elements involved in specific K^+ channel functions, *Annu Rev Physiol* 54:537, 1992.
Katz B: *Nerve, muscle, and synapse,* New York, 1966, McGraw-Hill.
Levitan IB, Kaczmarek LK: *The neuron: cell and molecular biology,* ed 2, New York, 1997, Oxford University Press.
Neher E, Sakmann B: The patch clamp technique, *Sci Am* 266(3):28, 1992.

第4章

Amara SG, Kuhar MJ: Neurotransmitter transporters: recent progress, *Annu Rev Neurosci* 16:73, 1993.
Barnard EA: Receptor classes and the transmitter-gated ion channels, *Trends Biochem Sci* 17:368, 1992.
Bennett MK, Scheller RH: A molecular description of synaptic vesicle membrane trafficking, *Annu Rev Biochem* 63:63, 1994.
Bredt DS, Snyder SH: Nitric oxide: a physiologic messenger molecule, *Annu Rev Biochem* 63:175, 1994.
Froehner SC: Regulation of ion channel distribution at synapses, *Annu Rev Neurosci* 16:347, 1993.
Gingrich JA, Caron MG: Recent advances in the molecular biology of dopamine receptors, *Annu Rev Neurosci* 16:299, 1993.
Hökfelt T: Neuropeptides in perspective: the last ten years, *Neuron* 7:867, 1991.
Jahn R, Sudhof TC: Synaptic vesicles and exocytosis, *Annu Rev Neurosci* 17:219, 1994.
Jessel TM, Kandel ER: Synaptic transmission: a bi-directional and self-modifiable form of cell-cell communication, *Cell* 72(suppl):1, 1993.
Levitan IB, Kaczmarek LK: *The neuron: cell and molecular biology,* ed 2, New York, 1997, Oxford University Press.
Nakanishi S, Masu M: Molecular diversity and functions of glutamate receptors, *Annu Rev Biophys Biomolec Struct* 23:319, 1994.
Sakmann B: Elementary steps in synaptic transmission revealed by currents through single ion channels, *Science* 256:28, 1992.
Schuman EM, Madison DV: Nitric oxide and synaptic function, *Annu Rev Neurosci* 17:153, 1994.
Stevens CF: Quantal release of neurotransmitter and long-term potentiation, *Cell* 72(suppl):55, 1993.

第5章

Berridge MJ: Elementary and global aspects of calcium signalling, *J Physiol (London)* 449(Pt 2):290, 1997.
Bourne HR: How receptors talk to trimeric G proteins, *Curr Opinion Cell Biol* 9:134, 1997.
Braun AP, Shulman H: The multifunctional calcium/calmodulin-dependent protein kinase: from form to function, *Annu Rev Physiol* 57:417, 1995.
Duhe RJ, Farrar WL: Structural and mechanistic aspects of Janus kinases: how the two-faced god wields a double-edged sword, *J Interferon Cytokine Res* 18:1, 1998.

Gilman AG: Nobel lecture: G proteins and regulation of adenylyl cyclase, *Biosci Reports* 15:65, 1995.

Gutkind JS: The pathways connecting G protein-coupled receptors to the nucleus through divergent mitogen-activated protein kinase cascades, *J Biol Chem* 273:1839, 1998.

Hall A: Rho GTPases and the actin cytoskeleton, *Science* 279:509, 1998.

Hamm HE: The many faces of G protein signaling, *J Biol Chem* 273:669, 1998.

Hancock JT: *Cell signalling*, Harlow, England, 1997, Longman.

McCormick F, Wittinghofer A: Interactions between Ras proteins and their effectors, *Curr Opinion Biotech* 7:449, 1996.

Michell RH: The multiplying roles of inositol lipids and phosphates in cell control processes, *Essays Biochem* 32:31, 1997.

Schulman H: Nitric oxide: a spatial second messenger, *Mol Psychiatry* 2:296, 1997.

Spiegel AM, ed: *G proteins, receptors, and disease*, Towata, NJ, 1998, Humana.

Tonks NK: Protein tyrosine phosphatases and the control of cellular signaling responses, *Adv Pharmacol* 36:91, 1996.

Vaughan M: Signaling by heterotrimeric G proteins, *J Biol Chem* 273:667, 1998.

第6章

Brodal P: *The central nervous system: structure and function*, New York, 1992, Oxford University Press.

Cajal SR: *Degeneration and regeneration of the nervous system*, New York, 1959, Hafner.

Cajal SR: *Histology of the nervous system*, New York, 1995, Oxford University Press.

Gehrmann J, Matsumoto Y, Kreutzberg GW: Microglia: intrinsic immuneffector cell of the brain, *Brain Res Rev* 20:269, 1995.

Graham DI, Lantos PL, eds: *Greenfield's neuropathology*, London, 1997, Arnold.

Ip NY, Yancopoulos GD: The neurotrophins and CNTF: two families of collaborative neurotrophic factors, *Annu Rev Neurosci* 19:491, 1996.

Kettenmann H, Ranson BR, eds: *Neuroglia*, New York, 1995, Oxford University Press.

Nicholls JG, Martin AR, Wallace BG: *From neuron to brain*, ed 3, Sunderland, Mass, 1992, Sinauer Associates.

Peters A, Palay SL, Webster H deF: *The fine structure of the nervous system*, ed 3, New York, 1991, Oxford University Press.

Willis WD Jr, Grossman RG, *Medical neurobiology: neuroanatomical and neurophysiological principles basic to clinical neuroscience*, ed 3, St Louis, 1981, Mosby.

第7章

Belmonte C, Cervero F: *Neurobiology of nociceptors*, Oxford, 1996, Oxford University Press.

Boivie J, Hansson P, Lindblom U, eds: *Touch, temperature, and pain in health and disease*, Seattle, 1994, IASP.

Fields HL, Besson JM, eds: *Pain modulation*, vol 77, *Progress in brain research*, Amsterdam, 1988, Elsevier.

Gebhart GF, ed: *Visceral pain*, Seattle, 1995, IASP.

Johnson KO, Hsiao SS: Neural mechanisms of tactual form and texture perception, *Annu Rev Neurosci* 15:227, 1992.

Mountcastle VB: Central nervous mechanisms in mechanoreceptive sensibility. In Brookhart JM, Mountcastle VB, section eds: *Handbook of physiology: the nervous system III*, Bethesda, Md, 1984, American Physiological Society.

Penfield W, Jasper H: *Epilepsy and the functional anatomy of the human brain*, Boston, 1954, Little, Brown.

Steriade M, Jones EG, McCormick DSA: *Thalamus*, vol 1, *Organization and function*, Amsterdam, 1997, Elsevier.

Steriade M, Jones EG, McCormick DSA: *Thalamus*, vol 2, *Experimental and clinical aspects*, Amsterdam, 1997, Elsevier.

Willis WD, Coggeshall RE: *Sensory mechanisms of the spinal cord*, New York, 1991, Plenum.

第8章

Ehret G, Romand R: *The central auditory system*, New York, 1997, Oxford University Press.

Faurion A: Physiology of the sweet taste, *Progr Sensory Physiol* 8:130, 1987.

Merigan WH, Maunsell JHR: How parallel are the primate visual pathways? *Annu Rev Neurosci* 16:369, 1993.

Nicholls JG, Martin AR, Wallace BG: *From neuron to brain*, ed 3, Sunderland, Mass, 1992, Sinauer.

Shepherd GM: *The synaptic organization of the brain*, ed 3, New York, 1990, Oxford University Press.

Wässle H, Boycott BB: Functional architecture of the mammalian retina, *Physiol Rev* 71:447, 1991.

Wilson VJ, Jones GM: *Mammalian vestibular physiology*, New York, 1979, Plenum.

第9章

Binder MD, Mendell LM: *The segmental motor system*, New York, 1990, Oxford University Press.

Brooks VB: *The neural basis of motor control*, New York, 1986, Oxford University Press.

Donoghue JP, Sanes JN: Motor areas of the cerebral cortex, *J Clin Neurophysiol* 11:382, 1994.

Gilman S, Bloedel JR, Lechtenberg R: *Disorders of the cerebellum*, Philadelphia, 1981, FA Davis.

Hunt CC: Mammalian muscle spindle: peripheral mechanisms, *Physiol Rev* 70:643, 1990.

Jami L: Golgi tendon organs in mammalian skeletal muscle: functional properties and central actions, *Physiol Rev* 72:623, 1992.

Lüscher HR, Clamann HP: Relation between structure and function in information transfer in spinal monosynaptic reflex, *Physiol Rev* 72:71, 1992.

Moschovakis AK, Highstein SM: The anatomy and physiology of primate neurons that control rapid eye movements, *Annu Rev Neurosci* 17:465, 1994.

Thach WT, Goodkin HP, Keating JG: The cerebellum and the adaptive coordination of movement, *Annu Rev Neurosci* 15:403, 1992.

Wilson VJ, Jones GM: *Mammalian vestibular physiology*, New York, 1979, Plenum.

第10章

Bannister R: *Autonomic failure: a textbook of clinical disorders of the autonomic nervous system*, New York, 1983, Oxford University Press.

Blessing WW: *The lower brainstem and bodily homeostasis*, New York, 1997, Oxford University Press.

Dampney RAL: Functional organization of central pathways regulating the cardiovascular system, *Physiol Rev* 74:323, 1994.

Davis M: The role of the amygdala in fear and anxiety, *Annu Rev Neurosci* 15:353, 1992.

Elfin LG, Lindh B, Hökfelt T: The chemical neuroanatomy of sympathetic ganglia, *Annu Rev Neurosci* 16:471, 1993.

Loewy AD, Spyer KM: *Central regulation of autonomic functions*, New York, 1990, Oxford University Press.

Lopes da Silva FH et al: Anatomic organization and physiology of the limbic cortex, *Physiol Rev* 66:235, 1990.

第11章

Baudry M, Davis JL, eds: *Long-term potentiation,* Cambridge, Mass, 1991, MIT Press.

Thompson RF, Krupa DJ: Organization of memory traces in the mammalian brain, *Annu Rev Neurosci* 17:519, 1994.

Werker JF, Tees RC: The organization and reorganization of human speech, *Annu Rev Neurosci* 15:547, 1993.

Zola-Morgan S, Squire LR: Neuroanatomy of memory, *Annu Rev Neurosci* 16:547, 1993.

第12章

Cooke R: Actomyosin interaction in striated muscle, *Physiol Rev* 77:671, 1997.

Eisenberg E, Hill TL: Muscle contraction and free energy transduction in biological systems, *Science* 227:999, 1985.

Gordon AM, Huxley AF, Julian FJ: The variation in isometric tension with sarcomere length in vertebrate muscle fibres, *J Physiol* 184:170, 1966.

Hochachka PW: *Muscles as molecular and metabolic machines,* Boca Raton, Fla, 1994, CRC.

Ishijima A et al: Simultaneous observation of individual ATPase and mechanical events by a single myosin molecule during interaction with actin, *Cell* 92:161, 1998.

Josephson RK: Contraction dynamics and power output of skeletal muscle, *Annu Rev Physiol* 55:527, 1993.

Millman BM: The filament lattice of striated muscle, *Physiol Rev* 78:359, 1998.

Obinata T: Contractile proteins and myofibrillogenesis, *Int Rev Cytol* 143:153, 1993.

Peachey LD, Adrian RH, eds: *Handbook of physiology,* section 10, *Skeletal muscle,* Bethesda, Md, 1983, American Physiological Society.

Rayment I, Smith C, Yount RG: The active site of myosin, *Ann Rev Physiol* 58:671, 1996.

Ruppel KM, Spudich JA: Structure-function analysis of the motor domain of myosin, *Ann Rev Cell Dev Biol* 12:543, 1996.

Trinick J: Titin and nebulin: protein rulers in muscle, *Trends Biochem Sci* 19:405, 1994.

第13章

Block BA: Thermogenesis in muscle, *Annu Rev Physiol* 56:535, 1994.

Buckingham M: Skeletal muscle development and the role of the myogenic regulatory factors, *Biochem Soc Trans* 24:506, 1996.

Cope TC, Pinter MJ: The size principle: still working after all these years, *News Physiol Sci* 10:280, 1995.

Fitts RH: Cellular mechanisms of muscle fatigue, *Physiol Rev* 74:49, 1994.

Franzini-Armstrong C, Protasi F: Ryanodine receptors of striated muscles: a complex channel capable of multiple interactions, *Physiol Rev* 77:699, 1997.

Hochachka PW: *Muscles as molecular and metabolic machines,* Boca Raton, Fla, 1994, CRC.

Holmes KC: The actomyosin interaction and its control by tropomyosin, *Biophys J* 68:2S, 1995.

Josephson RK: Contraction dynamics and power output of skeletal muscle, *Annu Rev Physiol* 55:527, 1993.

Lieber RL: *Skeletal muscle structure and function: implications for rehabilitation and sports medicine,* Baltimore, 1992, Williams & Wilkins.

Mintz E, Guillain F: Ca^{2+} transport by the sarcoplasmic reticulum ATPase, *Biochim Biophys Acta* 1318:52, 1997.

Netter FH: Musculoskeletal system. In Dingle RV, ed: *The CIBA collection of medical illustrations,* vol 8, Summit, NJ, 1987, Ciba-Geigy.

Rome LC, Lindstedt SL: Mechanical and metabolic design of the muscular system in vertebrates. In Dantzler WH, ed: *Handbook of physiology,* Section 13, New York, 1997, Oxford University Press.

Rüegg JC: *Calcium in muscle contraction,* ed 2, Berlin, 1992, Springer-Verlag.

Schiaffino S, Reggiani C: Molecular diversity of myofibrillar proteins: gene regulation and functional significance, *Physiol Rev* 76:371, 1996.

第14章

Arner A, Pfitzer G: Regulation of cross-bridge cycling by Ca^{2+} in smooth muscle, *Rev Physiol Biochem Pharmacol* 134:63, 1998.

Bárány M, ed: *Biochemistry of smooth muscle contraction,* San Diego, 1996, Academic.

Frank GB, Bianchi CP, ter Keurs HEDJ, eds: *Excitation-contraction coupling in skeletal, cardiac and smooth muscle,* New York, 1992, Plenum.

Horowitz A et al: Mechanisms of smooth muscle contraction, *Physiol Rev* 76:967, 1996.

Kao CY, Carsten ME, eds: *Cellular aspects of smooth muscle function,* Cambridge, 1997, Cambridge University Press.

Karaki H et al: Calcium movements, distribution, and functions in smooth muscle, *Pharmacol Rev* 49:157, 1997.

Kotlikoff MI et al: Calcium permeant ion channels in smooth muscle, *Rev Physiol Biochem Pharmacol* 134:147, 1998.

Kuriyama H et al: Physiological features of visceral smooth muscle cells, with special reference to receptors and ion channels, *Physiol Rev* 78:811, 1998.

McDonald TF et al: Regulation and modulation of calcium channels in cardiac, skeletal, and smooth muscle cells, *Physiol Rev* 74:365, 1994.

Motta PM, ed: *Ultrastructure of smooth muscle,* Norwell, Mass, 1990, Kluwer Academic.

Murphy RA: What is special about smooth muscle? The significance of covalent cross-bridge regulation, *FASEB J* 8:311, 1994.

Owens GK: Regulation of differentiation of vascular smooth muscle cells, *Physiol Rev* 75:487, 1995.

Quayle JM, Nelson MT, Standen NB: ATP-sensitive and inwardly rectifying potassium channels in smooth muscle, *Physiol Rev* 77:1165, 1997.

Szurszewski JH: A 100-year perspective on gastrointestinal motility, *Am J Physiol* 274:G447, 1998.

第16章

Jackson CM, Nemerson Y: Blood coagulation, *Annu Rev Biochem* 49:765, 1980.

Le DT et al: Hemostatic factors in rabbit limb lymph: relationship to mechanisms regulating extravascular coagulation, *Am J Physiol* 274:H769, 1998.

Ogston D: *The physiology of hemostasis,* Cambridge, Mass, 1983, Harvard University Press.

Ratnoff OD, Forbes CE, eds: *Disorders of hemostasis,* Orlando, Fla, 1984, Grune & Stratton.

Shattil SJ, Bennett JS: Platelets and their membranes in hemostasis: physiology and pathophysiology, *Ann Intern Med* 94:108, 1981.

第17章

Armour JA, Ardell JL: *Neurocardiology,* New York, 1994, Oxford University Press.

Armstrong CM: Voltage-dependent ion channels and their gating, *Physiol Rev* 72:S5, 1992.

Delmar M: Role of potassium currents on cell excitability in

cardiac ventricular myocytes, *J Cardiovasc Electrophys* 3:474, 1992.
DiFrancesco D, Zaza A: The cardiac pacemaker current i_f, *J Cardiovasc Electrophys* 3:334, 1992.
Irisawa H, Brown HF, Giles W: Cardiac pacemaking in the sinoatrial node, *Physiol Rev* 73:197, 1993.
Levy MN, Schwartz PJ: *Vagal control of the heart: experimental basis and clinical implications,* Mt Kisco, NY, 1994, Futura.
Levy MN, Yang T, Wallick DW: Assessment of beat-by-beat control of heart rate by the autonomic nervous system: molecular biology techniques are necessary, but not sufficient, *J Cardiovasc Electrophysiol* 4:183, 1993.
Liu D-W, Gintant GA, Antzelevitch C: Ionic bases for electrophysiological distinctions among epicardial, midmyocardial, and endocardial myocytes from the free wall of the canine left ventricle, *Circ Res* 72:671, 1993.
Mazgalev T, Dreifus LS, Michelson EL: *Electrophysiology of the sinoatrial and atrioventricular nodes,* New York, 1988, Alan R Liss.
Pallotta BS, Wagoner PK: Voltage-dependent potassium channels since Hodgkin and Huxley, *Physiol Rev* 72:S49, 1992.
Rosen MR, Janse MJ, Wit AL: *Cardiac electrophysiology: a textbook,* Mt Kisco, NY, 1990, Futura.
Sicoura S, Antzelevitch C: Electrophysiological characteristics of M cells in the canine left ventricular free wall, *J Cardiovasc Electrophysiol* 6:591, 1995.
Spach MS, Josephson ME: Initiating reentry: role of nonuniform anisotropy in small circuits, *J Cardiovasc Electrophysiol* 5:182, 1994.
Sperelakis N: *Physiology and pathophysiology of the heart,* ed 3, Boston, 1995, Kluwer Academic.
Zipes DP, Jalife J: *Cardiac electrophysiology: from cell to bedside,* ed 2, Philadelphia, 1995, WB Saunders.

第18章

Bers DM, Lederer WJ, Berlin JR: Intracellular Ca transients in rat cardiac myocytes: role of Na-Ca exchange in excitation-contraction coupling, *Am J Physiol* 258:C944, 1990.
Brady AJ: Mechanical properties of isolated cardiac myocytes, *Physiol Rev* 71:413, 1991.
Carafoli E: Calcium pump of the plasma membrane, *Physiol Rev* 71:129, 1991.
Elzinga G, Westerhof N: Matching between ventricle and arterial load, *Circ Res* 68:1495, 1991.
Gibbons WR, Zygmunt AC: Excitation-contraction coupling in the heart. In Fozzard HA et al, eds: *The heart and cardiovascular system,* ed 2, New York, 1991, Raven.
Katz AM: Interplay between inotropic and lusitropic effects of cyclic adenosine monophosphate on the myocardial cell, *Circulation* 82:I-7, 1990.
Lakatta EG: Length modulation of muscle performance: Frank-Starling law of the heart. In Fozzard HA et al, eds: *The heart and cardiovascular system,* ed 2, New York, 1991, Raven.
Lorenz JN, Kranias EG: Regulatory effects of phospholamban on cardiac function in intact mice, *Am J Physiol* 273:H2826, 1997.
Luo W et al: Targeted ablation of the phospholamban gene is associated with markedly enhanced myocardial contractility and loss of β-agonist stimulation, *Circ Res* 75:401, 1994.
Lytton J, MacLennan DH: Sarcoplasmic reticulum. In Fozzard HA et al, eds: *The heart and cardiovascular system,* ed 2, New York, 1991, Raven.
Sheu SS, Blaustein MP: Sodium/calcium exchange and control of cell calcium and contractility in cardiac muscle and vascular smooth muscle. In Fozzard HA et al, eds: *The heart and cardiovascular system,* New York, 1991, Raven.
Smith JS, Rousseau E, Meissner G: Single sarcoplasmic reticulum Ca^{2+}-release channels from calmodulin modulation of cardiac and skeletal muscle, *Circ Res* 64:352, 1989.
Todaka K et al: Effect of ventricular stretch on contractile strength, calcium transient, and cAMP in intact canine hearts, *Am J Physiol* 274:H990, 1998.

第19章

Armour JA, Ardell JL, eds: *Neurocardiology,* New York, 1994, Oxford University Press.
Dampney RAL: Functional organization of central pathways regulating the cardiovascular system, *Physiol Rev* 74:323, 1994.
Fozzard HA et al, eds: *Heart and cardiovascular system: scientific foundations,* ed 2, New York, 1991, Raven.
Garfein OB, ed: *Current concepts in cardiovascular physiology,* San Diego, 1990, Academic.
Hainsworth R: Reflexes from the heart, *Physiol Rev* 71:617, 1991.
Hartzell HC: Regulation of cardiac ion channels by catecholamines, acetylcholine, and second messenger systems, *Prog Biophys Mol Biol* 52:165, 1988.
Levy MN: Autonomic interactions in cardiac control, *Ann NY Acad Sci* 601:209, 1990.
Levy MN, Schwartz PJ, eds: *Vagal control of the heart: experimental basis and clinical implications,* Armonk, NY, 1993, Futura.
Marshall JM: Peripheral chemoreceptors and cardiovascular regulation, *Physiol Rev* 74:543, 1994.
Polikar R: Thyroid and the heart, *Circulation* 87:1435, 1993.
Shepherd JT, Vatner SF, eds: *Nervous control of the heart,* Amsterdam, 1996, Harwood Academic.
Sperelakis N, ed: *Physiology and pathophysiology of the heart,* ed 2, Boston, 1995, Kluwer Academic.
Spyer KM: Central nervous mechanisms contributing to cardiovascular control, *J Physiol (Lond)* 474:1, 1994.
Walley KR, Ford LE, Wood LDH: Effects of hypoxia and hypercapnia on the force-velocity relation of rabbit myocardium, *Circ Res* 69:1616, 1991.
Zucker IH, Gilmore JP: *Reflex control of the circulation,* Boca Raton, Fla, 1990, CRC.

第20章

Alonso C et al: Transient rheological behavior of blood in low-shear tube flow: velocity profiles and effective viscosity, *Am J Physiol* 268:H25, 1995.
Badeer HS, Hicks JW: Hemodynamics of vascular "waterfall": is the analogy justified? *Resp Physiol* 87:205, 1992.
Cokelet GR, Goldsmith HL: Decreased hydrodynamic resistance in the two-phase flow of blood through small vertical tubes at low flow rates, *Circ Res* 68:1, 1991.
Hoeks APG et al: Noninvasive determination of shear-rate distribution across the arterial wall, *Hypertension* 26:26, 1995.
Jonsson V et al: Significance of plasma skimming and plasma volume expansion, *J Appl Physiol* 72:2047, 1992.
Klanchar M, Tarbell JM, Wang DM: In vitro study of the influence of radial wall motion on wall shear stress in an elastic tube model of the aorta, *Circ Res* 66:1624, 1990.
Lee RT, Kamm RD: Vascular mechanics for the cardiologist, *J Am Coll Cardiol* 23:1289, 1994.
Lowe GDO: *Clinical blood rheology,* vol 1, Boca Raton, Fla, 1988, CRC.
Maeda N, Shiga T: Velocity of O_2 transfer and erythrocyte rheology, *News Physiol Sci* 9:22, 1994.
Pries AR, Secomb TW, Gaetgens P: Design principles of vascular beds, *Circ Res* 77:1017, 1995.
Pries AR et al: Resistance to blood flow in microvessels in vivo, *Circ Res* 75:904, 1994.
Reinhart WH et al: Influence of endothelial surface on flow velocity in vitro, *Am J Physiol* 265:H523, 1993.
Secomb TW: Flow-dependent rheological properties of blood in capillaries, *Microvasc Res* 34:46, 1987.

Sutera SP et al: Vascular flow resistance in rabbit hearts: "apparent viscosity" of RBC suspensions, *Microvasc Res* 36:305, 1988.

White KC et al: Hemodynamics and wall shear rate in the abdominal aorta of dogs: effects of vasoactive agents, *Circ Res* 75:637, 1994.

第21章

Armentano RL et al: Arterial wall mechanics in conscious dogs, *Circ Res* 76:468, 1995.

Burattini R, Campbell KB: Effective distributed compliance of the canine descending aorta estimated by modified T-tube model, *Am J Physiol* 264:H1997, 1993.

Folkow B, Svanborg A: Physiology of cardiovascular aging, *Physiol Rev* 73:725, 1993.

Frasch HF, Kresh JY, Noordergraaf A: Two-port analysis of microcirculation: an extension of Windkessel, *Am J Physiol* 270:H376, 1996.

Fung YC: *Biodynamics: circulation,* Heidelberg, Germany, 1984, Springer-Verlag.

Kelly RP, Tunin R, Kass DA: Effects of reduced aortic compliance on cardiac efficiency and contractile function of in situ canine left ventricle, *Circ Res* 71:490, 1992.

Laskey WK et al: Estimation of total systemic arterial compliance in humans, *J Appl Physiol* 69:112, 1990.

Lee RT, Kamm RD: Vascular mechanics for the cardiologist, *J Am Coll Cardiol* 23:1289, 1994.

Mulvany MJ, Aalkjaer C: Structure and function of small arteries, *Physiol Rev* 70:921, 1990.

O'Rourke M, Kelly R, Avolio A: *Arterial pulse,* Baltimore, 1992, Williams & Wilkins.

Piene H: Pulmonary arterial impedance and right ventricular function, *Physiol Rev* 66:606, 1986.

Stergiopolis N, Meister J-J, Westerhof N: Determinants of stroke volume and systolic and diastolic aortic pressure, *Am J Physiol* 270:H2050, 1996.

Van Gorp AD et al: Technique to assess aortic distensibility and compliance in anesthetized and awake rats, *Am J Physiol* 270:H780, 1996.

第22章

Aukland K: Why don't our feet swell in upright position? *News Physiol Sci* 9:214, 1994.

Aukland K, Reed RK: Interstitial-lymphatic mechanisms in the control of extracellular fluid volume, *Physiol Rev* 73:1, 1993.

Bert JL, Pearce RH: The interstitium and microvascular exchange. In Renkin EM, Michel CC, eds: *Handbook of physiology,* section 2, *The cardiovascular system,* vol 4, parts 1 and 2, *Microcirculation,* Bethesda, Md, 1984, American Physiological Society.

Crone C, Levitt DG: Capillary permeability to small solutes. In Renkin EM, Michel CC, eds: *Handbook of physiology,* section 2, *The cardiovascular system,* vol 4, parts 1 and 2, *Microcirculation,* Bethesda, Md, 1984, American Physiological Society.

Curry FRE: Regulation of water and solute exchange in microvessel endothelium: studies in single perfused capillaries, *Microcirculation* 1:11, 1994.

Feng Q, Hedner T: Endothelium-derived relaxing factor (EDRF) and nitric oxide. II. Physiology, pharmacology, and pathophysiological implications, *Clin Physiol* 10:503, 1990.

Luscher TF, Vanhoutte PM: *The endothelium: modulator of cardiovascular function,* Boca Raton, Fla, 1990, CRC.

Michel CC: Fluid movements through capillary walls In Renkin EM, Michel CC, eds: *Handbook of physiology,* section 2, *The cardiovascular system,* vol 4, parts 1 and 2, *Microcirculation,* Bethesda, Md, 1984, American Physiological Society.

Pries AR et al: Resistance to blood flow in microvessels in vivo, *Circ Res* 75:904, 1994.

Renkin EM: Control of microcirculation and blood-tissue exchange. In Renkin EM, Michel CC, eds: *Handbook of physiology,* section 2, *The cardiovascular system,* vol 4, parts 1 and 2, *Microcirculation,* Bethesda, Md, 1984, American Physiological Society.

Rippe B, Haraldsson B: Transport of macromolecules across microvascular walls: the two-pore theory, *Physiol Rev* 74:163, 1994.

Rosell S: Neuronal control of microvessels, *Ann Rev Physiol* 42:359, 1980.

Welsh DG, Segal SS: Endothelial and smooth muscle cell conduction in arterioles controlling blood flow, *Am J Physiol* 274:H178, 1998.

Xia J, Duling BR: Patterns of excitation-contraction coupling in arterioles: dependence on time and concentration, *Am J Physiol* 274:H323, 1998.

第23章

Berg BR, Cohen KD, Sarelius IH: Direct coupling between blood flow and metabolism at the capillary level in striated muscle, *Am J Physiol* 272:H2693, 1997.

Cowley AW Jr: Long-term control of blood pressure, *Physiol Rev* 72:231, 1992.

Doyle MP, Duling BR: Acetylcholine induces conducted vasodilation by nitric oxide–dependent and –independent mechanisms, *Am J Physiol* 272:H1364, 1997.

Hainsworth R: Reflexes from the heart, *Physiol Rev* 71:617, 1991.

Hickner RC et al: Role of nitric oxide in skeletal muscle blood flow at rest and during dynamic exercise in humans, *Am J Physiol* 273:H405, 1997.

Kuo L, Davis JJ, Chilian WM: Endothelium-dependent flow-induced dilation of isolated coronary arterioles, *Am J Physiol* 259:H1063, 1990.

Marshall JM: Peripheral chemoreceptors and cardiovascular regulation, *Physiol Rev* 74:543, 1994.

Persson PB: Modulation of cardiovascular control mechanisms and their interaction, *Physiol Rev* 76:193, 1996.

Persson PB, Kirchheim HR, eds: *Baroreceptor reflexes,* Berlin, 1991, Springer-Verlag.

Porter VA et al: Frequency modulation of Ca^{2+} sparks is involved in regulation of arterial diameter by cyclic nucleotides, *Am J Physiol* 274:C1346, 1998.

Shepard JT: Cardiac mechanoreceptors. In Fozzard HA et al, eds: *The heart and cardiovascular system: scientific foundations,* ed 2, Philadelphia, 1991, Raven.

Shoemaker JK et al: Contributions of acetylcholine and nitric oxide to forearm blood flow at exercise onset and recovery, *Am J Physiol* 273:H2388, 1997.

Zucker IH, Gilmore JP, eds: *Reflex control of the circulation,* Boca Raton, Fla, 1991, CRC.

第24章

Aukland K: Why don't our feet swell in the upright position? *News Physiol Sci* 9:214, 1994.

Geddes LA, Wessale JL: Cardiac output, stroke volume, and pacing rate: a review of the literature and a proposed technique for selection of the optimum pacing rate for an exercise responsive pacemaker, *J Cardiovasc Electrophysiol* 2:408, 1991.

Hainsworth R: The importance of vascular capacitance in cardiovascular control, *News Physiol Sci* 5:250, 1990.

Lacolley PJ et al: Microgravity and orthostatic intolerance: carotid hemodynamics and peripheral responses, *Am J Physiol* 264:H588, 1993.

Rothe CF: Mean circulatory filling pressure: its meaning and

measurement, *J Appl Physiol* 74:499, 1993.
Rothe CF, Gaddis ML: Autoregulation of cardiac output by passive elastic characteristics of the vascular capacitance system, *Circulation* 81:360, 1990.
Sagawa K et al: *Cardiac contraction and the pressure-volume relationship*, New York, 1988, Oxford University Press.
Seymour RS, Hargens AR, Pedley TJ: The heart works against gravity, *Am J Physiol* 265:R715, 1993.
Sheriff DD et al: Dependence of cardiac filling pressure on cardiac output during rest and dynamic exercise in dogs, *Am J Physiol* 265:H316, 1993.
Smith JJ, ed: *Circulatory response to the upright posture*, Boca Raton, Fla, 1990, CRC.
Stick, C, Jaeger H, Witzleb E: Measurements of volume changes and venous pressure in the human lower leg during walking and running, *J Appl Physiol* 72:2063, 1992.
Tyberg JV: Venous modulation of ventricular preload, *Am Heart J* 123:1098, 1992.
Yin FCP, ed: *Ventricular/vascular coupling*, New York, 1987, Springer-Verlag.

第25章

Belardinelli L, Linden J, Berne RM: The cardiac effects of adenosine, *Prog Cardiovasc Dis* 32:73, 1989.
Faber JJ, Thornburg KL: *Placental physiology*, New York, 1983, Raven.
Faraci FM, Heistad DD: Regulation of the cerebral circulation: role of endothelium and potassium channels, *Physiol Rev* 78:53, 1998.
Fozzard HA et al, eds: *The heart and cardiovascular system*, ed 2, New York, 1991, Raven.
Greenway CV, Lautt WW: Hepatic circulation. In Schultz SG, ed: *Handbook of physiology*, section 6, *The gastrointestinal system*, vol 1, *Motility and circulation*, Bethesda, 1989, American Physiological Society.
Guissani DA et al: Dynamics of cardiovascular responses to repeated partial umbilical cord compression in late-gestation sheep fetus, *Am J Physiol* 273(5 Pt 2):H2351, 1997.
Hudetz AG, Shen H, Kampine JP: Nitric oxide from neuronal NOS plays critical role in cerebral capillary flow response to hypoxia, *Am J Physiol* 274:H982, 1998.
Ishibashi Y et al: ATP-sensitive K^+ channels, adenosine, and nitric oxide–mediated mechanisms account for coronary vasodilation during exercise, *Circ Res* 82:346, 1998.
Lautt WW, Legare DJ: Passive autoregulation of portal venous pressure: distensible hepatic resistance, *Am J Physiol* 263:G702, 1992.
Miller FJ, Dellsperger KC, Gutterman DD: Myogenic constriction of human coronary arterioles, *Am J Physiol* 273:H257, 1997.
Olsson RA, Bunger R, Spaan JAE: Coronary circulation. In Fozzard HA et al, eds: *The heart and cardiovascular system*, ed 2, New York, 1991, Raven.
Phillis JW, ed: *The regulation of cerebral blood flow*, Boca Raton, Fla, 1993, CRC.
Rådegran G, Saltin B: Muscle flow at onset of dynamic exercise in humans, *Am J Physiol* 274:H314, 1998.
Schaper W et al: Collateral circulation. In Fozzard HA et al, eds: *The heart and cardiovascular system*, ed 2, New York, 1991, Raven.

第26章

Astiz ME, Rackow EC, Weil MH: Pathophysiology and treatment of circulatory shock, *Crit Care Clin* 9:183, 1993.
Blomqvist CG, Saltin B: Cardiovascular adaptations to physical training, *Ann Rev Physiol* 15:169, 1983.
Cameron JD, Dart AM: Exercise training increases total systemic arterial compliance in humans, *Am J Physiol* 266:H693, 1994.
Cheng K-P, Igarashi Y, Little WC: Mechanism of augmented rate of left ventricular filling during exercise, *Circ Res* 70:9, 1992.
Collins HL, DiCarlo SE: Daily exercise attenuates the sympathetic component of the atrial baroreflex control of heart rate, *Am J Physiol* 273:H2613, 1997.
Geerdes BP, Frederick KL, Brunner MJ: Carotid baroreflex control during hemorrhage in conscious and anesthetized dogs, *Am J Physiol* 265:R195, 1993.
Herbertson MJ, Werner HA, Walley KR: Nitric oxide synthase inhibition partially prevents decreased LV contractility during endotoxemia, *Am J Physiol* 270:H1979, 1996.
Iellamo F et al: Baroreflex control of sinus node during dynamic exercise in humans: effects of central command and muscle reflexes, *Am J Physiol* 272:H1157, 1997.
Rowell LB: *Human cardiovascular control*, New York, 1993, Oxford University Press.
Schadt JC, Ludbrook J: Hemodynamic and neurohumoral responses to acute hypovolemia in conscious mammals, *Am J Physiol* 260:H305, 1991.
Sheriff DD et al: Dependence of cardiac filling pressure on cardiac output during rest and dynamic exercise in dogs, *Am J Physiol* 265:H316, 1993.
Szabo C: Alterations in nitric oxide production in various forms of circulatory shock, *New Horizons* 3:2, 1995.
Vissing SF, Scherrer U, Victor RG: Stimulation of skin sympathetic nerve discharge by central command: differential control of sympathetic outflow to skin and skeletal muscle during static exercise, *Circ Res* 69:229, 1991.
Yao Y-M et al: Significance of NO in hemorrhage-induced hemodynamic alterations, organ injury, and mortality in rats, *Am J Physiol* 270:H1616, 1996.

第27章

Konig MF, Lucocq JM, Weibel ER: Demonstration of pulmonary vascular perfusion by electron and light microscopy, *J Appl Physiol* 75:1877, 1993.
Staub NC, Albertine KH: The structure of the lung relative to its principal function. In Murray JF, Nadel JA, eds: *Textbook of respiratory medicine*, ed 2, Philadelphia, 1994, WB Saunders.
Taylor CR et al: Matching structures and functions in the respiratory system. In Wood SC, ed: *Comparative pulmonary physiology: current contents*, New York, 1989, Marcel Dekker.
Tyler WS, Julian MD: Gross and subgross anatomy of lungs, pleura, connective tissue septa, distal airways and structural units. In Parent RA, ed: *Comparative biology of the normal lung*, Boca Raton, Fla, 1991, CRC.

第28章

Altose MD: Pulmonary mechanics. In Fishman AP et al, eds: *Pulmonary diseases and disorders*, ed 3, New York, 1998, McGraw-Hill.
Bates DV, Macklem PT, Christie RV: *Respiratory function in disease*, ed 2, Philadelphia, 1971, WB Saunders.
Crystal RG, West JB: *The lung: scientific foundations*, 1991, Raven.
D'Angelo E, Agostoni E: Statics of the chest wall. In Roussos C, ed: *The thorax*, ed 2, New York, 1995, Marcel Dekker.
Derenne JPH, Macklem PT, Roussos CH: The respiratory muscles. I. Mechanics, control and pathophysiology, *Am Rev Respir Dis* 118:581, 1978.
DeTroyer A, Farkas G: Linkage between parasternals and external intercostals during resting breathing, *J Appl Physiol* 69:509, 1990.
Fishman AP et al: *Handbook of physiology*, Baltimore, 1986, Williams & Wilkins.
Similowski T et al: Contractile properties of the human diaphragm during chronic hyperinflation, *N Engl J Med* 325:917,

1991.
Van Gould IMG, Tatenberg JJ, Robertson B: The pulmonary surfactant system: biochemical aspects and functional significance, *Physiol Rev* 68:374, 1988.
Ward ME, Ward JW, Macklem PT: Analysis of chest wall motion using a two compartment rib cage model, *J Appl Physiol* 72:1338, 1992.

第29章

Deffebach ME, Widdicombe J: The bronchial circulation. In Crystal RG et al, eds: *The lung: scientific foundations,* vol 1, New York, 1991, Raven.
Glenny RW et al: Gravity is minor determinant of pulmonary blood flow distribution, *J Appl Physiol* 71:620, 1991.
Hakim TS, Dean GW, Lisbona R: Effect of body posture on spatial distribution of pulmonary blood flow, *J Appl Physiol* 64:1160, 1988.
Pearl RG: The pulmonary circulation, *Curr Opin Anesthesiol* 5:848, 1992.
Wagner PD: Ventilation/perfusion matching during exercise, *Chest* 101:192S, 1992.
Wagner PD: Ventilation, pulmonary blood flow, and ventilation/perfusion relationships. In Fishman AP et al, eds: *Pulmonary diseases and disorders,* ed 3, New York, 1998, McGraw-Hill.
West JB: *Ventilation/blood flow and gas exchange,* Oxford, England, 1990, Blackwell Scientific.

第30章

Bidami A: Analysis of abnormalities of capillary CO_2 exchange in vivo, *J Appl Physiol* 70:1686, 1991.
Fencl V, Leith DE: Stewart's quantitative acid-base chemistry: applications in biology and medicine, *Respir Physiol* 91:1, 1993.
Heidelberger E, Reeves RB: O_2 transfer kinetics in a whole blood unicellular thin layer, *J Appl Physiol* 68:1854, 1990.
Hlastala MP, Swenson ER: Blood-gas transport. In Fishman AP et al, eds: *Pulmonary diseases and disorders,* ed 3, New York, 1998, McGraw-Hill.
Jennings DB: The physiochemistry of $[H^+]$ and respiratory control: roles of P_{CO_2}, strong ions, and their hormonal regulators, *Can J Physiol Pharmacol* 72:1499, 1994.
Reeves RB, Park HK: CO uptake kinetics of red cells and CO diffusing capacity, *Respir Physiol* 88:1, 1992.
Rose B: *Clinical physiology of acid-base and electrolyte disorders,* ed 4, New York, 1994, McGraw-Hill.
Swenson ER et al: In vivo quantification of carbonic anhydrase and band 3 protein contributions to pulmonary gas exchange, *J Appl Physiol* 74:838, 1993.
Wasserman K et al: *Principles of exercise testing and interpretation,* ed 2, Philadelphia, 1994, Lea & Febiger.
Weibel ER et al: Morphometric model for pulmonary diffusing capacity. I. Membrane diffusing capacity, *Respir Physiol* 93:125, 1993.

第31章

Berger AJ: Control of breathing. In Murray J, Nadel J, eds: *Textbook of respiratory medicine,* ed 2, Philadelphia, 1994, WB Saunders.
Coleridge JCG, Coleridge HMG: Afferent vagal C fibre innervation of the lung and airways and its functional significance, *Rev Physiol Biochem Pharmacol* 99:1, 1984.
Lydic R: State-dependent aspects of regulatory physiology, *FASEB J* 1:6, 1987.
Phillipson EA: Sleep disorders. In Murray J, Nadel J, eds: *Textbook of respiratory medicine,* ed 2, Philadelphia, 1994, WB Saunders.
Schiaefke ME: Central chemosensitivity: a respiratory drive, *Rev Physiol Biochem Pharmacol* 90:171, 1981.
von Euler C: On the central pattern generator for the basic breathing rhythmicity, *J Appl Physiol* 55:1647, 1983.
von Euler C, Lagercrantz H, eds: *Neurobiology of the control of breathing,* New York, 1987, Raven.

第32章

Abell TL, Werkman RF: Gastrointestinal motility disorders, *Am Fam Physic* 53:895, 1996.
Diamant NE: Neuromuscular mechanisms of primary peristalsis, *Am J Med* 103(5A):40S, 1997.
Furness JB et al: Roles of peptides in the enteric nervous system, *Trends Neurosci* 15:66, 1992.
Goyal R, Hirano I: The enteric nervous system, *New Engl J Med* 334:1106, 1996.
Jannsens J, ed: *Progress in understanding and management of gastrointestinal motility disorders,* Belgium, 1993, University of Leuven.
Lang IM: Digestive tract motor correlates of vomiting and nausea, *Can J Physiol Pharmacol* 68:242, 1990.
MacDonald IA: Physiological regulation of gastric emptying and glucose absorption, *Diabetic Med* 13(suppl 5):S11, 1996.
Makhlouf GM: Neuromuscular function of the small intestine. In Johnson RL, ed: *Physiology of the gastrointestinal tract,* ed 3, New York, 1994, Raven.
Plant RL: Anatomy and physiology of swallowing, *Otolaryngol Clin North Am* 31:477, 1998.
Pope CE II: The esophagus for the nonesophagologist, *Am J Med* 103(5A):19S, 1997.
Quigley EM: Gastric and small intestinal motility in health and disease, *Gastroenterol Clin North Am* 25:113, 1996.
Sanders KM: Ionic mechanisms of electrical rhythmicity in gastrointestinal smooth muscles, *Annu Rev Physiol* 54:439, 1992.
Sanders KM: A case for interstitial cells of Cajal as pacemakers and mediators of neurotransmission in the gastrointestinal tract, *Gastroenterology* 112:492, 1996.
Smith TK, Bornstein JC, Furness JB: Interactions between reflexes evoked by distention and mucosal stimulation: electrophysiological studies of guinea-pig ileum, *J Autonom Nerv Syst* 34:69, 1991.
Walsh JH, Dockray GJ, eds: *Gut peptides: biochemistry and physiology,* ed 3, New York, 1994, Raven.

第33章

Arias IM et al: *The liver: biology and pathobiology,* ed 3, New York, 1994, Raven.
Blaser MJ: The bacteria behind ulcers, *Sci Am* 274.104, 1996.
Chew CS: Intracellular mechanisms in control of acid secretion. *Curr Opin Gastroenterol* 7:856, 1991.
El-Omer EM et al: *Helicobacter pylori* infection and abnormalities of gastric secretion in patients with duodenal ulcer disease, *Gastroenterology* 109:681, 1995.
Gerber JG, Payne NA: The role of gastric secretagogues in regulating gastric histamine release *in vivo, Gastroenterology* 102:403, 1992.
Go VLW et al, eds: *The pancreas: biology, pathobiology, and disease,* ed 2, New York, 1993, Raven.
Johnson LR, ed: *Physiology of the gastrointestinal tract,* ed 3, New York, 1994, Raven.
Rabon EC, Reuben MA: The mechanism and structure of the gastric H,K-ATPase, *Annu Rev Physiol* 52:321, 1990.
Raeder M: The origin and subcellular mechanisms causing pancreatic bicarbonate secretion, *Gastroenterology* 103:1674, 1992.
Raufman J-P: Gastric chief cells: receptors and signal transduction mechanisms, *Gastroenterology* 102:699, 1992.
Shamburek RD, Schubert ML: Control of gastric acid secretion, *Gastroenterol Clin North Am* 21:527, 1992.

Siegers C-P, Watkins JB III, eds: *Biliary excretion of drugs and other chemicals,* New York, 1991, Gustav Fischer Verlag.

Sleisenger M, Fordtran JS, eds: *Gastrointestinal diseases,* ed 5, Philadelphia, 1993, WB Saunders.

Tavoloni N, Berk PD, eds: *Hepatic transport and bile secretion,* New York, 1993, Raven.

第 34 章

Caspary WF: Physiology and pathophysiology of intestinal absorption, *Am J Clin Nutr* 55:S299, 1992.

Cheeseman CI: Molecular mechanisms involved in regulation of amino acid transport, *Progr Biophys Mol Biol* 55:71, 1991.

Cooke HJ: Neuroimmune signaling in regulation of intestinal transport, *Am J Physiol* 266:G167, 1994.

Eastwoood MA: The physiological effect of dietary fiber: an update, *Annu Rev Nutr* 12:19, 1992.

Field M, ed: *Diarrheal diseases,* New York, 1991, Elsevier.

Field M, Frizzell RA, eds: *Handbook of physiology,* section 6, vol 4, Bethesda, Md, 1991, The American Physiological Society.

Gray GM: Starch digestion and absorption in nonruminants, *J Nutr* 122:172, 1992.

Johnson LR, ed: *Physiology of the gastrointestinal tract,* ed 3, New York, 1994, Raven.

Johnson LR, ed: *Gastrointestinal physiology,* ed 5, St Louis, 1996, Mosby.

Matthews DM: *Protein absorption: development and present state of the subject,* New York, 1991, Wiley-Liss.

Sleisenger MH, Fordtran JS, eds: *Gastrointestinal disease,* ed 5, Philadelphia, 1993, WB Saunders.

Thurnhofer H, Hauser H: Uptake of cholesterol by small intestinal brush border membrane is protein mediated, *Biochemistry* 29:2142, 1990.

Turk E et al: Glucose/galactose malabsorption caused by a defect in the Na/glucose cotransporter, *Nature* 350:354, 1991.

Wasserman RH et al: Intestinal calcium transport and calcium extrusion processes at the basolateral membrane, *J Nutr* 122:662, 1992.

Yamada T, ed: *Textbook of gastroenterology,* ed 2, Philadelphia, 1995, JB Lippincott.

第 35 章

Arendshorst WJ, Navar LG: Renal circulation and glomerular hemodynamics. In Schrier RW, Gottschalk CW, eds: *Diseases of the kidney,* ed 5, Boston, 1993, Little, Brown.

Carlson JA, Harrington JT: Laboratory evaluation of renal function. In Schrier RW, Gottschalk CW, eds: *Diseases of the kidney,* ed 5, Boston, 1993, Little, Brown.

Dworkin LD, Brenner BM: Biophysical basis of glomerular filtration. In Seldin DW, Giebisch G, eds: *The kidney: physiology and pathophysiology,* ed 2, New York, 1992, Raven.

Dworkin LD, Brenner BM: The renal circulation. In Brenner BM, ed: *Brenner and Rector's the kidney,* ed 5, Philadelphia, 1996, WB Saunders.

Kriz W, Kaissling B: Structural organization of the mammalian kidney. In Seldin DW, Giebisch G, eds: *The kidney: physiology and pathophysiology,* ed 2, New York, 1992, Raven.

Maddox DA, Brenner BM: Glomerular ultrafiltration. In Brenner BM, ed: *Brenner and Rector's the kidney,* ed 5, Philadelphia, 1996, WB Saunders.

Navar LG, Inscho EW, Majid SA, Imig JD, Harrison-Bernard LM, Mitchell KD: Paracrine regulation of the renal microcirculation, *Physiol Rev* 76(2):425, 1996.

Raji L, Bayliss C: Glomerular actions of nitric oxide, *Kidney Int* 48:20, 1995.

Rose BD: *Clinical physiology of acid-base and electrolyte disorders,* ed 4, New York, 1994, McGraw-Hill.

Steers, WD: Physiology and pharmacology of the bladder and urethra. In Walsh PC et al, eds: *Campbell's urology,* ed 7, Philadelphia, 1998, WB Saunders.

Tanagho EA: Anatomy of the genitourinary tract. In Tanagho EA, McAnich JW, eds: *Smith's general urology,* ed 14, Norwalk, Conn, 1995, Appleton & Lange.

Tisher CC, Madsen KM: Anatomy of the kidney. In Brenner BM, ed: *Brenner and Rector's the kidney,* ed 5, Philadelphia, 1996, WB Saunders.

Tucker MS, Stafford SJ: Disorders of micturition. In Schrier RW, Gottschalk CW, eds: *Diseases of the kidney,* ed 5, Boston, 1993, Little, Brown.

Ulfendahl HR, Wolgast M: Renal circulation and lymphatics. In Seldin DW, Giebisch G, eds: *The kidney: physiology and pathophysiology,* ed 2, New York, 1992, Raven.

Umans JG, Levi R: Nitric oxide in the regulation of blood flow and arterial pressure, *Annu Rev Physiol* 57:771, 1995.

第 36 章

Aronson PS: 1994 Homer W. Smith Award: from flies to physiology—accidental findings along the trail of renal NaCl transport, *J Am Soc Nephrol* 12:2001, 1995.

Benos DJ et al: Diversity and regulation of amiloride-sensitive Na^+ channels, *Kidney Int* 49:1632, 1996.

Berry CA, Ives HE, Rector FC Jr: Renal transport of glucose, amino acids, sodium, chloride and water. In Brenner BM, ed: *The kidney,* ed 5, Philadelphia, 1996, WB Saunders.

Canessa CM et al: Amiloride-sensitive epithelial Na^+ channel is made of three homologous subunits, *Nature* 367:463, 1994.

Forssmann W-G: Urodilatin: a renal natriuretic peptide, *Nephron* 69:211, 1995.

Hansson JH et al: Hypertension caused by a truncated epithelial sodium channel γ subunit: genetic heterogeneity of Liddle syndrome, *Nature Genet* 11:76, 1995.

Kershaw D, Wiggins RC: Proteinuria. In Shayman JA, ed: *Lippincott's pathophysiology series: renal pathophysiology,* Philadelphia, 1995, JB Lippincott.

Koeppen BK, Stanton BA: Sodium chloride transport: distal nephron. In Seldin DW, Giebisch G, eds: *The kidney: physiology and pathophysiology,* New York, 1992, Raven.

Murer H, Biber J: Renal sodium-phosphate cotransport, *Curr Opin Nephrol Hypertens* 3(5):504, 1994.

Prichard JB, Miller DS: Proximal tubular transport of organic anions and cations. In Seldin DW, Giebisch G, eds: *The kidney: physiology and pathophysiology,* ed 2, New York, 1992, Raven.

Pritchard JB, Miller DS: Mechanisms mediating renal secretion of organic anions and cations, *Physiol Rev* 73(4):765, 1993.

Silbernagel S: Tubular transport of amino acids and small peptides. In Windhager EE, ed: *Handbook of physiology,* section 8: *Renal physiology,* vol 2, New York, 1992, American Physiological Society/Oxford University Press.

Strautnieks SS et al: A novel splice-site mutation in the γ subunit of the epithelial sodium channel gene in three pseudohypoaldosteronism type 1 families, *Nature Genet* 13:248, 1996.

Warnock DG, Bubien JK: Liddle syndrome: clinical and cellular abnormalities, *Hosp Pract* 29(7):95, 1994.

第 37 章

Bichet DG: Vasopressin receptors in health and disease, *Kidney Int* 49:1706, 1996.

Gunning ME et al: Vasoactive peptides and the kidney. In Brenner BM, ed: *The kidney,* ed 5, Philadelphia, 1996, WB Saunders.

Harris HW Jr, Zeidel ML: Cell biology of vasopressin. In Brenner BM, ed: *The kidney,* ed 5, Philadelphia, 1996, WB Saunders.

Knepper MA: Molecular physiology of urinary concentrating mechanism: regulation of aquaporin water channels by vaso-

pressin, *Am J Physiol Renal Physiol* 272:F3, 1997.
Knepper MA, Gottschalk CW: Regulation of water balance: urine concentration and dilution. In Schrier RW, Gottschalk CW, eds: *Diseases of the kidney*, ed 6, Boston, 1997, Little, Brown.
Knepper MA, Rector FC Jr: Urine concentration and dilution. In Brenner BM, ed: *The kidney*, ed 5, Philadelphia, 1996, WB Saunders.
Knepper MA et al: Renal aquaporins, *Kidney Int* 49:1712, 1996.
Levin ER et al: Mechanisms of disease: natriuretic peptides, *New Engl J Med* 339:321, 1998.
Matsusaka T, Ichikawa I: Biological functions of angiotensin and its receptors, *Annu Rev Physiol* 59:395, 1997.
Miller JA et al: Control of extracellular fluid volume and the pathophysiology of edema. In Brenner BM, ed: *The kidney*, ed 5, Philadelphia, 1996, WB Saunders.
Robertson GL, Berl T: Pathophysiology of water metabolism. In Brenner BM, ed: *The kidney*, ed 5, Philadelphia, 1996, WB Saunders.
Sands JM et al: Urea transporters in kidney and erythrocytes, *Am J Physiol Renal Physiol* 273:F321, 1997.
Teitelbaum I et al: Diabetes insipidus and the syndrome of inappropriate antidiuretic hormone secretion. In Brenner BM, ed: *The kidney*, ed 5, Philadelphia, 1996, WB Saunders.
Wagner C, Kurtz A: Regulation of renal renin release, *Curr Opin Nephrol Hyperten* 7:437, 1998.

第38章

Berndt TJ, Knox FG: Renal regulation of phosphate excretion. In Seldin DW, Giebisch G, eds: *The kidney: physiology and pathophysiology*, ed 2, New York, 1992, Raven.
Friedman PA, Gesek FA: Cellular calcium transport in renal epithelia: measurement, mechanisms, and regulation, *Physiol Rev* 75(3):429, 1995.
Giebisch G, Malnic G, Berliner RW: Control of renal potassium excretion. In Brenner BM, ed: *The kidney*, ed 5, Philadelphia, 1996, WB Saunders.
Hebert SC: An ATP-regulated, inwardly rectifying potassium channel from rat kidney (ROMK), *Kidney Int* 48(4):1010, 1995.
Knochel JP, Agarwal R: Hypophosphatemia and hyperphosphatemia. In Brenner BM, ed: *The kidney*, ed 5, Philadelphia, 1996, WB Saunders.
Murer H, Biber J: Renal sodium-phosphate cotransport, *Curr Opin Nephrol Hypertens* 3(5):504, 1994.
Rose BD, Rennke HG: Disorders of potassium balance. In Rose BD, Rennke HG, eds: *Renal pathophysiology: the essentials*, Baltimore, 1994, Williams & Wilkins.
Seldin DW, Giebisch G, eds: *The regulation of potassium balance*, New York, 1989, Raven.
Stanton BA, Giebisch G: Renal potassium transport. In Windhager EE, ed: *Handbook of physiology*, section 8, *Renal physiology*, vol 2, New York, 1992, American Physiological Society/Oxford University Press.
Suki WN, Rouse D: Renal transport of calcium, magnesium and phosphate. In Brenner BM, ed: *The kidney*, ed 5, Philadelphia, 1996, WB Saunders.
Sutton RAL, Dirks JH: Disturbances of calcium and magnesium metabolism. In Brenner BM, ed: *The kidney*, ed 5, Philadelphia, 1996, WB Saunders.
Wright FS, Giebisch G: Regulation of potassium excretion. In Seldin DW, Giebisch G, eds: *The kidney: physiology and pathophysiology*, ed 2, New York, 1992, Raven.

第39章

Alpern RJ, Preisig PA: Renal acid-base transport. In Schrier RW, Gottschalk CW, eds: *Diseases of the kidney*, ed 6, Boston, 1997, Little, Brown.

Alpern RJ, Rector FC Jr: Renal acidification mechanisms. In Brenner BM, ed: *The kidney*, ed 5, Philadelphia, 1996, WB Saunders.
Bianchini L, Pouyssegur J: Na^+/H^+ exchangers: structure, function, and regulation. In Schlondorf D, Bonventre JV, eds: *Molecular nephrology*, New York, 1995, Marcel Dekker.
DuBose TD Jr et al: Acid-base disorders. In Brenner BM, ed: *The kidney*, ed 5, Philadelphia, 1996, WB Saunders.
Gamble JL Jr: Moving more closely to acid-base relationships in the body as a whole, *Perspect Biol Med* 39:593, 1996.
Gluck SL et al: Renal plasma membrane vacuolar H^+ ATPases: properties and function in acid-base homeostasis, In Schlondorf D, Bonventre JV, eds: *Molecular nephrology*, New York, 1995, Marcel Dekker.
Gluck SL et al: Distal urinary acidification from Homer Smith to the present, *Kidney Int* 49:1660, 1996.
Gluck SL et al: Physiology and biochemistry of the kidney vacuolar H^+-ATPase, *Annu Rev Physiol* 58:427, 1996.
Moe OW: Sodium-hydrogen exchange in renal epithelia: mechanisms of acute regulation, *Curr Opin Nephrol Hyperten* 6:440, 1997.
Wakabayashi S et al: Molecular physiology of vertebrate Na^+/H^+ exchangers, *Physiol Rev* 77:51, 1997.
Wingo CS, Smolka AJ: Function and structure of H-K-ATPase in the kidney, *Am J Physiol Renal Fluid Electrolyte Physiol* 269:F1, 1995.

第40章

Birnbaumer L et al: Molecular basis of regulation of ionic channel by G proteins, *Rec Prog Horm Res* 45:121, 1989.
Carson-Jurica MA et al: Steroid receptor family: structure and function, *Endocr Rev* 11:201, 1990.
Combarnous Y: Molecular basis of the specificity of binding of glycoprotein hormones to their receptors, *Endocr Rev* 13:670, 1992.
Freedman LP: Anatomy of the steroid receptor zinc finger region, *Endocr Rev* 13:129, 1992.
Glass CK: Differential recognition of target genes by nuclear receptor monomers, dimers, and heterodimers, *Endocr Rev* 15:391, 1994.
Habener JF: Genetic control of hormone formation. In Wilson JD, Foster DF, eds: *Textbook of endocrinology*, ed 9, Philadelphia, 1998, WB Saunders.
Kahn CR, Smith RJ, Chin WW: Mechanism of action of hormones that act at the cell surface. In Wilson JD, Foster DF, eds: *Textbook of endocrinology*, ed 9, Philadelphia, 1998, WB Saunders.
Lacy PE: Beta cell secretion: from the standpoint of a pathobiologist, *Diabetes* 19:895, 1970.
Schuchard M et al: Steroid hormone regulation of nuclear proto-oncogenes, *Endocr Rev* 14:659, 1993.
Spaulding SW: The ways in which hormones change cyclic adenosine 3'-5'-monophosphate–dependent protein kinase subunits, and how such changes affect cell behavior, *Endocr Rev* 14:632, 1993.
Spiegel AM, Shenker A, Weinstein LS: Receptor-effector coupling by G proteins: implications for normal and abnormal signal transduction, *Endocr Rev* 13:536, 1992.

第41章

Bouchard C, Despres JP, Mauriege P: Genetic and nongenetic determinants of regional fat distribution, *Endocr Rev* 14:72, 1993.
Cahill GF: Starvation in man, *N Engl J Med* 282:668, 1970.
Considine RV et al: Serum immunoreactive-leptin concentrations in normal-weight and obese humans, *N Engl J Med* 334:292, 1996.
Ferrannini E et al: The disposal of an oral glucose load in healthy

subjects: a quantitative study, *Diabetes* 34:580, 1985.
Harris RBS: Role of set-point theory in regulation of body weight, *FASEB J* 4:3310, 1990.
Kimball SR et al: Protein metabolism. In Rifkin H, Porte D, eds: *Diabetes mellitus,* ed 4, New York, 1990, Elsevier.
Leibel RL, Rosenbaum M, Hirsch J: Changes in energy expenditure resulting from altered body weight, *N Engl J Med* 332:621, 1995.
Leibowitz SF: Brain neurotransmitters and hormones in relation to eating behavior and its disorders. In Bjorntorp P, Brodoff BN, eds: *Obesity,* Philadelphia, 1992, JB Lippincott.
McGarry JD, Foster DW: Ketogenesis. In Porte D Jr, Sherwin RS, eds: *Ellenberg & Rifkin's diabetes mellitus,* ed 5, Stamford, Conn, 1997, Appleton & Lange.
Ravussin E et al: Determinants of 24-hour energy expenditure in man: methods and results using a respiratory chamber, *J Clin Invest* 78:1568, 1986.
Roberts SB et al: Dietary energy requirements of young adult men, determined by using the doubly labeled water method, *Am J Clin Nutr* 54:499, 1991.
Rohner-Jeanrenaud F, Jeanrenaud B: Obesity, leptin, and the brain, *N Engl J Med* 334:324, 1996.
Seifter S, Englard S: Carbohydrate metabolism. In Rifkin H, Porte D, eds: *Diabetes mellitus,* ed 4, New York, 1990, Elsevier.
Shulman GI, Barrett EJ, Sherwin RS: Integrated fuel metabolism. In Porte D Jr, Sherwin RS, eds: *Ellenberg & Rifkin's diabetes mellitus,* ed 5, Stamford, Conn, 1997, Appleton & Lange.
Sims EAH, Danforth E Jr: Expenditure and storage of energy in man, *J Clin Invest* 79:1019, 1987.
Tall AR: Plasma high density lipoproteins. *J Clin Invest* 86:379, 1990.
Wolfe BM et al: Effect of elevated free fatty acids on glucose oxidation in normal humans, *Metabolism* 37:323, 1988.
Woods SC et al: Food intake and energy balance. In Porte D Jr, Sherwin RS, eds: *Ellenberg & Rifkin's diabetes mellitus,* ed 5, Stamford, Conn, 1997, Appleton & Lange.

第42章

Cheatham B, Kahr CR: Insulin action and the insulin signaling network, *Endocr Rev* 16:117, 1995.
Cook DL, Taborsky GJ: β-Cell function and insulin secretion. In Rifkin H, Porte D, eds: *Diabetes mellitus,* ed 5, New York, 1997, Elsevier Scientific.
Fehmann H-C, Göke R, Göke B: Cell and molecular biology of the incretin hormones glucagon-like peptide-I and glucose-dependent insulin releasing polypeptide, *Endocr Rev* 16:390, 1995.
Flakoll P, Carlson MG, Cherrington A: Physiologic action of insulin. In LeRoith D, Taylor SI, Olefsky JM, eds: *Diabetes mellitus,* Philadelphia, 1996, Lippincott-Raven.
Kahn SE: Regulation of β-cell function in vivo, *Diabetes Metab Rev* 4:372, 1996.
Kimball SR, Vary TC, Jefferson LS: Regulation of protein synthesis by insulin, *Annu Rev Physiol* 56:321, 1994.
Matschinsky FM, Sweet IR: Annotated questions and answers about glucose metabolism and insulin secretion of β-cells, *Diabetes Metab Rev* 4:130, 1996.
O'Brien RM, Granner DK: Insulin action: gene regulation. In LeRoith D, Taylor SI, Olefsky JM, eds: *Diabetes mellitus,* Philadelphia, 1996, Lippincott-Raven.
Philippe J: Structure and pancreatic expression of the insulin and glucagon genes, *Endocr Rev* 12:252, 1991.
Polonsky KS, O'Meara NM: Secretion and metabolism of insulin, proinsulin and C peptide. In DeGroot LJ, ed: *Endocrinology,* ed 3, Philadelphia, 1995, WB Saunders.
Polonsky KS, Given BD, Van Cauter E: Twenty-four-hour profiles and pulsatile patterns of insulin secretion in normal and obese subjects, *J Clin Invest* 81:442, 1988.
Saad MF et al: Physiological insulinemia acutely modulates plasma leptin, *Diabetes* 47:544, 1998.
Schwartz MW et al: Insulin in the brain: a hormonal regulator of energy balance, *Endocr Rev* 13:387, 1992.
Steiner DF et al: Chemistry and biosynthesis of the islet hormones: insulin, islet amyloid polypeptide (amylin), glucagon, somatostatin and pancreatic polypeptide. In DeGroot LJ, ed: *Endocrinology,* ed 3, Philadelphia, 1995, WB Saunders.
Unger RH, Orci L: Glucagon. In Rifkin H, Porte D, eds: *Diabetes mellitus,* ed 5, New York, 1997, Elsevier Scientific.
Weir GC, Bonner-Weir S: Islets of Langerhans: the puzzle of intraislet interactions and their relevance to diabetes, *J Clin Invest* 85:983, 1990.

第43章

Bell NH: Vitamin D metabolism, aging, and bone loss, *J Clin Endocrinol Metab* 80:1051, 1995 (editorial).
Bouillon R, Okamura WH, Norman AW: Structure-function relationships in the vitamin D endocrine system, *Endocr Rev* 16:200, 1995.
Brent GA et al: Relationship between the concentration and rate of change of calcium and serum intact parathyroid hormone levels in normal humans, *J Clin Endocrinol Metab* 67:944, 1988.
Bringhurst FR: Calcium and phosphate distribution, turnover, and metabolic actions. In DeGroot LJ, ed: *Endocrinology,* ed 3, Philadelphia, 1995, WB Saunders.
Chattopadhyay N, Mithal A, Brown EM: The calcium-sensing receptor: a window into the physiology and pathophysiology of mineral ion metabolism, *Endocr Rev* 17:289, 1996.
Coleman DT, Fitzpatrick LA, Bilezikian J: Biochemical mechanisms of parathyroid hormone action. In Bilezikian J, ed: *The parathyroids: basic and clinical concepts,* New York, 1994, Raven.
Holick MF: Skin: site of the synthesis of vitamin D and a target tissue for the active form, 1,25-dihydroxyvitamin D_3, *Ann NY Acad Sci* 548:14, 1988.
Martin TJ, Moseley JM: Parathyroid hormone–related protein. In DeGroot LJ, ed: *Endocrinology,* ed 3, Philadelphia, 1995, WB Saunders.
Potts JT Jr et al: Parathyroid hormone: physiology, chemistry, biosynthesis, secretion, metabolism, and mode of action. In DeGroot LJ, ed: *Endocrinology,* ed 3, Philadelphia, 1995, WB Saunders.
Roodman GD: Advances in bone biology: the osteoclast, *Endocr Rev* 17:308, 1996.
Ross TK, Darwish HM, Deluca HF: Molecular biology of vitamin D action, *Vitam Horm* 49:281, 1994.
Schmid C: IGFs: function and clinical importance to the regulation of osteoblast function by hormones and cytokines with special reference to insulin-like growth factors and their binding proteins, *J Intern Med* 234:535, 1993.
Stern PH: Vitamin D and bone, *Kidney Int* 29:S17, 1990.

第44章

Amato G et al: Body composition, bone metabolism, and heart structure and function in growth hormone (GH) deficient adults before and after GH replacement therapy at low doses, *J Clin Endocrinol Metab* 77:1671, 1993.
Brixen K et al: A short course of recombinant human growth hormone treatment stimulates osteoblasts and activates bone remodeling in normal human volunteers, *J Bone Miner Res* 5:609, 1990.
Corpas E, Harman SM, Blackman MR: Human growth hormone and human aging, *Endocr Rev* 14:20, 1993.

Daughaday WH, Rotwein P: Insulin-like growth factors I and II: peptide, messenger ribonucleic acid and gene structures, serum, and tissue concentrations, *Endocrinol Rev* 10:68, 1989.

Horseman ND, Yu-Lee L-Y: Transcriptional regulation by the helix bundle peptide hormones: growth hormone, prolactin, and hematopoietic cytokines, *Endocr Rev* 15:627, 1994.

Kelly PA et al: The prolactin/growth hormone receptor family, *Endocr Rev* 12:235, 1991.

Kerrigan JR, Rogol AD: The impact of gonadal steroid hormone action on growth hormone secretion during childhood and adolescence, *Endocr Rev* 13:281, 1992.

Knepper MA: Molecular physiology of urinary concentrating mechanism: regulation of aquaporin water channels by vasopressin, *Am J Physiol* 272:F3, 1997.

Lamberts SW, Macleod RM: Regulation of prolactin secretion at the level of the lactotroph, *Physiol Rev* 70:279, 1990.

Müller EE: Role of neurotransmitters and neuromodulators in the control of anterior pituitary hormone secretion. In DeGroot LJ, ed, *Endocrinology*, ed 3, Philadelphia, 1995, WB Saunders.

Reeves WB, Bichet DB, Anderoli TE: The posterior pituitary and water metabolism. In Foster D, Wilson J, eds: *Williams textbook of endocrinology*, ed 9, Philadelphia, 1998, WB Saunders.

Riskind PN, Martin JB: Functional anatomy of the hypothalamic-anterior pituitary complex. In Degroot LJ, ed: *Endocrinology*, ed 3, Philadelphia, 1995, WB Saunders.

Theill LE, Karin M: Transcriptional control of growth hormone expression and anterior pituitary development, *Endocr Rev* 14:670, 1993.

Thissen JP, Ketelslegers JM, Underwood LE: Nutritional regulation of the insulin-like growth factors, *Endocr Rev* 15:80, 1994.

Thompson CJ, Selby P, Baylis PH: Reproducibility of osmotic and nonosmotic tests of vasopressin secretion in men, *Am J Physiol* 260:R533, 1991.

Thorner MO et al: The anterior pituitary. In Foster D, Wilson J, eds: *Williams textbook of endocrinology*, ed 9, Philadelphia, 1998, WB Saunders.

第45章

Brent GA: Mechanisms of disease: the molecular basis of thyroid hormone action, *N Engl J Med* 331:847, 1994.

Brown D et al: Amphibian metamorphosis: a complex program of gene expression changes controlled by the thyroid hormone, *Recent Prog Horm Res* 50:309, 1995.

Chin WW: Hormonal regulation of thyrotropin and gonadotropin gene expression, *Clin Res* 36:484, 1988.

Dunn AD: Release and secretion of thyroid hormone. In Braverman LE, Utiger RD, eds: *Werner and Ingbar's the thyroid*, ed 7, Philadelphia, 1996, Lippincott-Raven.

Kohn LD et al: The thyrotropin receptor, *Vitam Horm* 50:287, 1995.

Larsen PR, Silva JE, Kaplan MM: Relationships between circulating and intracellular thyroid hormones: physiological and clinical implications, *Endocr Rev* 2:87, 1981.

Lazar MA: Thyroid hormone receptors: multiple forms, multiple possibilities, *Endocr Rev* 14:184, 1993.

Mariotti S et al: The aging thyroid, *Endocr Rev* 16:686, 1995.

Oppenheimer JH, Schwartz HL, Strait KA: The molecular basis of thyroid hormone actions. In Braverman LE, Utiger RD, eds: *Werner and Ingbar's the thyroid*, ed 7, Philadelphia, 1996, Lippincott-Raven.

Polikar R et al: The thyroid and the heart, *Circulation* 87:1435, 1993.

Porterfield SP, Hendrich CE: The role of thyroid hormones in prenatal and neonatal neurological development: current perspectives, *Endocr Rev* 14:94, 1993.

Scanlon MF, Toft AD: Regulation of thyrotropin secretion. In Braverman LE, Utiger RD, eds: *Werner and Ingbar's the thyroid*, ed 7, Philadelphia, 1996, Lippincott-Raven.

Taurog A: Hormone synthesis: thyroid iodine metabolism. In Ingbar SH, Braverman LE, eds: *Werner and Ingbar's the thyroid*, Philadelphia, 1996, JB Lippincott.

第46章

Chrousos GP: The hypothalamic-pituitary-adrenal axis and immune-mediated inflammation, *N Engl J Med* 332:1351, 1995.

Chrousos GP, Gold PW: The concepts of stress and stress system disorders, *JAMA* 267:1244, 1992.

Darmaun D, Matthews DE, Bier DM: Physiological hypercortisolemia increases proteolysis, glutamine, and alanine production, *Am J Physiol* 255:E366, 1988.

Gustafsson J et al: Biochemistry, molecular biology and physiology of the glucocorticoid receptor, *Endocr Rev* 8:185, 1987.

Horrocks PM et al: Patterns of ACTH and cortisol pulsatility over twenty-four hours in normal males and females, *Clin Endocrinol (Oxf)* 32:127, 1990.

Keith LD, Kendall JW: Regulation of ACTH secretion. In Imura H: *The pituitary gland*, New York, 1985, Raven.

Mastorakos G, Chrousos GP, Weber JS: Recombinant interleukin-6 activates the hypothalamic-pituitary-adrenal axis in humans, *J Clin Endocrinol Metab* 77:1690, 1993.

Meikle AW: Secretion and metabolism of the corticosteroids and adrenal function and testing. In DeGroot LJ, ed: *Endocrinology*, ed 3, Philadelphia, 1995, WB Saunders.

Miller WL: Molecular biology of steroid hormone synthesis, *Endocr Rev* 9:295, 1988.

Mortensen RM, Williams GH: Aldosterone action: physiology. In DeGroot LJ, ed: *Endocrinology*, ed 3, Philadelphia, 1995, WB Saunders.

Munck A, Náray-Fejes-Tóth A: Glucocorticoid action: physiology. In DeGroot LJ, ed: *Endocrinology*, ed 3, Philadelphia, 1995, WB Saunders.

Numa S, Imura H: ACTH and related peptides: gene structure and biosynthesis. In Imura H: *The pituitary gland*, New York, 1985, Raven.

Orth DN, Kovacs WJ, Debold CR: The adrenal cortex. In Wilson JD, Foster DW, eds: *Williams textbook of endocrinology*, Philadelphia, 1992, WB Saunders.

Stocco DM, Clark BJ: Regulation of the acute production of steroids in steroidogenic cells, *Endocr Rev* 17:221, 1996.

Wick G et al: Immunoendocrine communication via the hypothalamus-pituitary-adrenal axis in autoimmune diseases, *Endocr Rev* 14:539, 1993.

第47章

Clutter WE et al: Epinephrine plasma metabolic clearance rates and physiologic thresholds for metabolic and hemodynamic actions in man, *J Clin Invest* 66:94, 1980.

Cryer PE: Physiology and pathophysiology of the human sympathoadrenal neuroendocrine system, *N Engl J Med* 303:436, 1980.

Landsberg L, Young JB: The role of the sympathetic nervous system and catecholamines in the regulation of energy metabolism, *Am J Clin Nutr* 36:1018, 1983.

Landsberg L, Young JB: Catecholamines and the adrenal medulla. In Wilson JD, Foster DW, eds: *Williams textbook of endocrinology*, ed 9, Philadelphia, 1998, WB Saunders.

Lefkowitz RJ, Caron MG: Adrenergic receptors: molecular mechanisms of clinically relevant recognition, *Clin Res* 33:395, 1985.

Matthews DE, Pesola G, Campbell RG: Effect of epinephrine on

amino acid and energy metabolism in humans, *Am J Physiol* 258:E948, 1990.
Santiago JV et al: Epinephrine, norepinephrine, glucagon, and growth hormone release in association with physiological decrements in the plasma glucose concentration in normal and diabetic man, *J Clin Endocrinol Metab* 51:877, 1980.
Silverberg A et al: Norepinephrine: hormone and neurotransmitter in man, *Am J Physiol* 234:E252, 1978.
Wortsman J, Frank S, Cryer PE: Adrenomedullary response to maximal stress in humans, *Am J Med* 77:779, 1984.

第48章

Brzezinski A: Mechanisms of disease: melatonin in humans, *N Engl J Med* 336:186, 1997.
Friedman RC, Downey J: Neurobiology and sexual orientation: current relationships, *J Neuropsychiatr Clin Neurosci* 5:131, 1993.
Hawkins JR: The SRY gene, *Trends Endocrinol Metab* 4:328, 1993.
Josso N: Anatomy and endocrinology of fetal sex differentiation. In DeGroot LJ, ed: *Endocrinology*, ed 3, Philadelphia, 1995, WB Saunders.
Lee MM, Donahoe PK: Müllerian inhibiting substance: a gonadal hormone with multiple functions, *Endocr Rev* 14:152, 1993.
Lindzey J et al: Molecular mechanisms of androgen action, *Vitam Horm* 49:383, 1994.
Müller U, Lattermann U: H-Y antigens, testis differentiation, and spermatogenesis, *Exp Clin Immunogenet* 5:176, 1988.
Odell WD: Endocrinology of sexual maturation. In DeGroot LJ, ed: *Endocrinology*, ed 3, Philadelphia, 1995, WB Saunders.
Odell WD: Genetic basis of sexual differentiation. In DeGroot LJ, ed: *Endocrinology*, ed 3, Philadelphia, 1995, WB Saunders.
Reichlin S: Neuroendocrinology. In Foster D, Wilson J, eds: *Williams textbook of endocrinology*, ed 9, Philadelphia, 1998, WB Saunders.
Southworth MB et al: The importance of signal pattern in the transmission of endocrine information: pituitary gonadotropin responses to continuous and pulsatile gonadotropin-releasing hormone, *J Clin Endocrinol Metab* 72:1286, 1991.
Veldhuis JD: The hypothalamic pulse generator: the reproductive core, *Clin Obstet Gynecol* 33:538, 1990.
Wu FCW et al: Ontogeny of pulsatile gonadotropin releasing hormone secretion from midchildhood, through puberty, to adulthood in the human male: a study using deconvolution analysis and an ultrasensitive immunofluorometric assay, *J Clin Endocrinol Metab* 81:1798, 1996.
Yen SSC: Neuroendocrinology of reproduction. In Yen SSC, Jaffe RB, eds: *Reproductive endocrinology*, Philadelphia, 1999, WB Saunders.

第49章

Andersson K-E, Wagner G: Physiology of penile erection, *Physiol Rev* 75:191, 1995.
De Kretser DM, Risbridger GP, Kerr JB: Basic endocrinology of the testis. In DeGroot LJ, ed: *Endocrinology*, ed 3, Philadelphia, 1995, WB Saunders.
De Kretser DM et al: Spermatogenesis, *Hum Reprod* 13:1, 1998.
Fawcett DW: Ultrastructure and function of the Sertoli cell. In Hamilton DW, Greep RO, eds: *Handbook of physiology* section 7, vol 5, Bethesda, Md, 1975, American Physiological Society.
Johnson MD: Genes related to spermatogenesis: molecular and clinical aspects, *Semin Reprod Endocrinol* 9:72, 1991.
Joseph DR: Structure, function, and regulation of androgen-binding protein/sex hormone–binding globulin, *Vitam Horm* 49:197, 1994.

Kierszenbaum AL: Mammalian spermatogenesis in vivo and in vitro: a partnership of spermatogenic and somatic cell lineages, *Endocr Rev* 15:116, 1994.
Lindzey J et al: Molecular mechanisms of androgen action, *Vitam Horm* 49:383, 1994.
McLachlan RI et al: The endocrine regulation of spermatogenesis: independent roles for testosterone and FSH, *J Endocrinol* 148:1, 1996.
Saez JM: Leydig cells: endocrine, paracrine, and autocrine regulation, *Endocr Rev* 15:574, 1994.
Skinner MK: Cell-cell interactions in the testis, *Endocr Rev* 12:45, 1991.
Spiteri-Grech J, Nieschlag E: The role of growth hormone and insulin-like growth factor I in the regulation of male reproductive function, *Horm Res* 38(suppl 1):22, 1992.
Steinberger E, Steinberger A: Hormonal control of spermatogenesis. In DeGroot LJ et al, eds: *Endocrinology*, vol 3, Philadelphia, 1995, WB Saunders.
Tapanainen JS, Aittomäki K, Huhtaniemi IT: New insights into the role of follicle-stimulating hormone in reproduction, *Ann Med* 29:265, 1997.
Yamamoto M, Turner TT: Epididymis, sperm maturation, and capacitation. In Lipshultz LI, Howards SS, eds: *Infertility in the male*, St Louis, 1991, Mosby.

第50章

Apter D et al: Gonadotropin-releasing hormone pulse generator activity during pubertal transition in girls: pulsatile and diurnal patterns of circulating gonadotropins, *J Clin Endocrinol Metab* 76:940, 1993.
Crisp TH: Organization of the ovarian follicle and events in its biology: oogenesis, ovulation or atresia, *Mutat Res* 296:89, 1992.
Gougeon A: Regulation of ovarian follicular development in primates: facts and hypotheses, *Endocr Rev* 17:121, 1996.
Hillier SG: Current concepts of the roles of follicle stimulating hormone and luteinizing hormone in folliculogenesis, *Human Reprod* 9:188, 1994.
Hillier SG, Whitelaw PF, Smyth CD: Follicular oestrogen synthesis: the "two-cell, two-gonadotrophin" model revisited, *Mol Cell Endocrinol* 100:51, 1994.
Hsueh AJW, Billig H, Tsafriri A: Ovarian follicle atresia: a hormonally controlled apoptotic process, *Endocr Rev* 15:707, 1994.
Kelly RW: Pregnancy maintenance and parturition: the role of prostaglandin in manipulating the immune and inflammatory response, *Endocr Rev* 15:684, 1994.
McLean M et al: A placental clock controlling the length of human pregnancy, *Nat Med* 1:460, 1995.
Olson DM, Mijovic JE, Sadowsky DW: Control of human parturition, *Semin Perinatol* 19:52, 1995.
Rories C, Spelsberg TG: Ovarian steroid action on gene expression: mechanisms and models, *Annu Rev Physiol* 51:653, 1989.
Rossmanith WG: Contemporary insights into the control of the corpus luteum function, *Horm Metab Res* 15:192, 1993.
Turner RT, Riggs BL, Spelsberg TC: Skeletal effects of estrogen, *Endocr Rev* 15:275, 1994.
White MM et al: Estrogen, progesterone, and vascular reactivity: potential cellular mechanisms, *Endocr Rev* 16:739, 1995.
Yeh J, Adashi EY: The ovarian cycle. In Yen SSC, Jaffe RB, eds: *Reproductive endocrinology*, Philadelphia, 1999, WB Saunders.
Yen SSC: The human menstrual cycle: neuroendocrine regulation. In Yen SSC, Jaffe RB, eds: *Reproductive endocrinology*, Philadelphia, 1999, WB Saunders.

和文索引

【あ】

α波　120
アウエルバッハ筋層間神経叢　115
アウエルバッハ神経叢　300
アカラシア　306
アクアポリン　8,371,462
悪性貧血　337
アクチビン　497,500
アクチン　127
アジソン病　388,396,487
アシドーシス　251,398,405
アストロサイト　55
アスパラギン酸　38
アセチルCoA　422
アセチルコエンザイムA　422
アセチルコリン　32,37,116,166,492
アセチルコリンエステラーゼ　32
アセチルコリン受容体　32,116
アセト酢酸　422
圧受容器　184,220
圧受容器反射　249
圧受容体　370,377
圧-量曲線　265
アテトーゼ　111
アデニル酸シクラーゼ　46,190,371,493
アデノシン　168,356
アデノシン三リン酸　421
アドレナリン　38,276,387,413,491
β-アドレナリン作動性受容体阻害薬　182
α, β-アドレナリン受容体　116
アトロピン　182
アポ蛋白質　426
アミノ酸輸送体　13
アミノ酸輸送蛋白質　331
γ-アミノ酪酸　38
α-アミラーゼ　322,329
アミロリド　363
アミン　38
アラキドン酸　45
アルカローシス　398,405
アルギニンバゾプレッシン　456
アルツハイマー病　118
アルドステロン　333,364,382,387,390,480
アルドステロン分泌　379
アロマターゼ　500
アンギオテンシノーゲン　250,379,488
アンギオテンシン　250,461
アンギオテンシンI　379,488
アンギオテンシンII　355,364,378,379,382,488
アンギオテンシンIII　488
アンギオテンシン変換酵素　357,488
アンギオテンシン変換酵素阻害薬　364
安静時代謝率　420
アンドロゲン結合蛋白質　510
アンドロゲン受容体　502
アンドロステンジオン　481
アンモニウム　399
アンモニウムイオン　402

【い】

1,25-$(OH)_2$D　447
1回換気量　262
1回仕事量　190,238
1回拍出量　177,182
1次求心性ニューロン　68
1方向性ブロック　169
胃液　317
イオン輸送過程　334
胃-回腸反射　310
胃からの排出　308
閾値　23
閾値刺激　66
閾値電位　162
胃-結腸反射　312
胃酸細胞　316
胃酸分泌　319
萎縮　138
異所性歩調取り　164
異痛症　75
一過性外向き電流　161
一酸化炭素(CO)　283
一酸化窒素　38,51,144,210,356,417
遺伝子発現　417
胃粘膜バリア　318
イノシトール1,4,5-三リン酸　42,146,417
イノシトールリン脂質　44
胃抑制ペプチド　308,320
陰イオンギャップ　405
インスリン　12,191,387,399,413,433,485
インスリンの作用　436
インスリン分泌の調節　435
インスリン様成長因子　464
インターロイキン-1　487
インターロイキン-2　487
インターロイキン-6　487
インピーダンス整合機構　85
インヒビン　497,500

【う】

ウイルス動脈輪　239
ウェルニッケ野　123
ウォルフ管　504
受け入れ弛緩　306
右心房　152
内向き整流性K^+電流　159
うっ血性心不全　206,275
ウロジラチン　364
運動　388,429
運動時　244
運動終板　32
運動神経終末　133
運動前野　109
運動単位　93,133,137

α運動ニューロン　94,95
γ運動ニューロン　99
運動ニューロンプール　94
運動変換困難症　111

【え】

栄養外胚葉細胞層　523
エクソサイトーシス　7
エストラジオール　497,521
エストロゲン　397,524
エネルギー産生　421
エネルギー需要　172,239
エネルギー代謝　420
エネルギー貯蔵　430
エリスロポイエチン　282,295,345
遠位尿細管　363,400,489
鉛管様固縮　111
嚥下　304,314
嚥下中枢　305
嚥下反射　304
エンケファリン　39,76
遠視　79
炎症　487
炎症介在物質　300
延髄呼吸中枢　289
エンドサイトーシス　6
エンドセリン　356
エンドトキシン　252
エンドルフィン　39
β-エンドルフィン　77,483
エンブデン-マイエルホフ経路　422

【お】

横隔神経　264
横隔膜　257,264
横行小管　133
横行小管系　172
嘔吐　309
嘔吐中枢　309
黄斑回避　82
横紋筋　127
横紋筋融解　388
オキシトシン　456,527
オキシミオグロビン　283
オステオカルシン　446
オステオン　446
オッジの括約筋　326
オートクリン作用　411
オピエート受容体　77
オピオイド　39,251
オペラント条件づけ　122
オリゴデンドログリア　56
温覚　66
音源定位　87
温度受容器　68,117

【か】

外莢膜　514
外節　79
外側括約筋　349
外側膝状体　82
階段現象　189
外転神経核　107
解糖　136,422
解糖反応　424
概日リズム　484
解剖学的死腔量　263
解放現象　105
回盲括約部　311
外肋間筋　264
カウンターパルセーション　237
下オリーブ核　110
化学受容器　64,186,249,257,302
化学走性物質　154
化学的シナプス　31
化学力学エネルギー変換　127
過換気　264
鉤発作　91
蝸牛　84
蝸牛マイクロホン電位　86
核間介在ニューロン　108
拡散　7,256
拡散係数　8
拡張期　151
拡張期血圧　203
拡張末期容量　175,176
角膜　78
過剰換気　406
下食道括約部無力症　305
下垂体後葉　456
下垂体性尿崩症　371
下垂体前葉　456
ガス拡散　284
ガス交換　256
ガストリン　307,309,316,323
褐色細胞腫　492
褐色脂肪組織　430
滑走説　127
滑動性眼球運動　107
活動電位　22,55,158
カップリング因子　224
括約筋　140
カテコールアミン　38,161,491
カテコールアミンホルモン　414
N-カドヘリン　510
過分極　22
鎌状赤血球貧血　154,199
カリウム　488
顆粒球　154
顆粒膜細胞　497,513,517
カルシウム　443
カルシウム受容体　450
カルシトニン　393,394,443,453
カルシトリオール　345,392〜394,396,397
カルバミノヘモグロビン　286
カルビンジン　335,448
カルボキシヘモグロビン　283
カルモジュリン　146
カルモジュリン依存性プロテインキナーゼ　47
感音性難聴　88
感覚受容器　59,64
感覚チャネル　66

感覚伝導路　67
感覚モダリティ　66
換気　186
換気運動　255
換気/血流　256
換気/血流の均衡　260
換気/血流の不均衡　277,279
換気/血流比　277
換気の不均等　278
換気率　404
管血管抵抗　237
肝硬変　241
感作　122
間在細胞　363
幹細胞因子　510
間質液　367,374
間質細胞　302,312
患者自主管理鎮痛　77
感受性　418
冠循環　237
緩徐応答活動電位　159
緩徐駆出期　179
関節炎　70
完全心ブロック　180
完全房室ブロック　231
杆体　78
眼優位円柱　82
灌流圧　378
寒冷　495
関連痛　76

【き】

記憶　118,122
機械受容器　64,68,257,302
機械的異痛症　75
気管支　257
気管支動脈　258,272,276
気胸　267
希釈尿　372
基礎代謝率　420
拮抗筋　133
偽低アルドステロン症タイプ1　363
基底膜　84,348
起電性Cl⁻チャネル　323,335
起電性Na⁺-K⁺ポンプ　145
気道　257
気道抵抗　269
起動電位　65,86
気道平滑筋　260,269
企図振戦　111
機能的残気量　257,262
揮発性酸　398
ギブス-ドナン平衡　17
逆蠕動　309,312
逆行性活動　96,97
ギャップ結合　143,174,303
キャパシテーション(妊孕能の獲得)　508
嗅覚脱失　91
球ガストロン　320
吸気　257
吸気O₂分圧　264
吸気筋　264
吸気時間　269
吸気性ニューロン群　288
嗅球　91
球形嚢　89
吸収　329

球状赤血球症　18
球状層　479
旧小脳　111
嗅上皮　91
急性灰白髄炎　98,138　→ポリオ
急性出血　248
急速応答活動電位　158
急速駆出期　179
胸郭　264
胸腔内圧　257
橋呼吸中枢　289
胸鎖乳突筋　265
共収縮　102
強縮　97,135
狭心症　76
強心配糖体　20
強制把握　109　→把握反応
胸壁コンプライアンス　266
胸膜腔　265
莢膜細胞　497,513,517
共役性　107
協力筋　132
巨核球　155
局所応答　23
局所電位　60
局所電流　27
許容的　484
ギラン-バレー症候群　59
キロミクロン　340,427
キロミクロン残余物　324
キロミクロンレムナント　427
筋萎縮性側索硬化症　98
近位尿細管　358,400
筋形質膜　133
筋原線維　127,133
近見反応　108
筋原反応　353
近視　79
筋漿　128
筋上皮細胞　462
筋小胞体　133,144
筋節　127
筋層間神経叢　300,301
筋層電位振動　312
緊張　140,217
緊張性頸反射　106
緊張性収縮　140　→持続性収縮
筋の硬さ　102
筋フィラメント　127
筋紡錘　69,98

【く】

グアニル酸シクラーゼ　51
空間的加重　35,95
クエン酸回路　422
駆出期　179
駆出率　177
屈曲反射　102
屈曲反射求心性線維　103
屈筋　133
クッシング現象　240
クッシング症候群　485
屈折力　79
クラスリン　6
グラーフ卵胞　515
クラーレ　33
グリア細胞　55

グリコーゲン　324,423,425
グリコーゲン分解　423,493
グリシン　38
クリューヴァー-ビューシー症候群　118
グルカゴン　191,413,433,440
グルカゴンの作用　440
グルコース　425,435,464
グルコース輸送体　13,439
グルココルチコイド　334,356,391,396
グルタミン酸　38
グルテン性腸症　300
クル病　336
クレアチニン　350
クレアチニンクリアランス　350
クレアチンキナーゼ　136
クレアチンリン酸　136
クレチン病　477
クレブス回路　422
クロスブリッジ　127,129,135,146
クローヌス　105,110
グロビン　154
クロム親和性細胞　491
クロモグラニン　492

【け】
経口再水和療法　332
形質細胞　155
痙縮　105
痙性麻痺　109
頸動脈小体　290
頸動脈洞　220
経肺圧　273
経皮的通電神経刺激法　75
痙攣　133
血圧　495
血圧計　207
血圧の調節　221
血液ガス　191
血液増加量　205
血液脳関門　57,211
血液量過多症　227
血液量減少症　227
血管外圧迫　237
血管作用性小腸ペプチド　39
血管収縮　155
血管抵抗　151
血漿　367
血漿K⁺濃度　390
血漿浸透圧　368,388
楔状束　71
血小板　155
血小板凝集　155
血小板減少性紫斑病　156
血清　155
結節状構造　142
結腸-結腸反射　312
血餅収縮　156
血流速度　152
血流の自己調節　217,237
ケトン体　324
限外濾過　247,347,351,358
腱索　177
原尿　360
原発性高アルドステロン血症　490
原発性高カリウム性周期性麻痺　21,26
健忘症　118

【こ】
高アルドステロン症　380
後外側腹側核　71
後角　70
口渇感　372
後過分極　97
高カリウム血症　386,388,389,390,490
高カルシウム血症　392,393
交感神経　166,189,275,349,382,491
交感神経幹　114
交感神経系　113
交感神経脊椎傍神経節　113
交感神経節後線維　301
口腔乾燥症　314
抗原　155
後根　70
後索　70
後索核　71
交叉伸展反射　103
好酸性細胞　450
高山病　295
高次自律神経中枢　116
膠質浸透圧　213
恒常性維持機構（腎臓）　345
恒常性の維持機能（循環系）　151
甲状腺機能亢進症　476
甲状腺機能低下症　477
甲状腺刺激ホルモン　459,463,472
甲状腺刺激ホルモン放出ホルモン　459,472
甲状腺ペルオキシダーゼ　471
甲状腺ホルモン　191,414
甲状腺ホルモンの細胞内作用　475
高浸透圧　10
酵素前駆体　331
酵素前駆体型　322
高体温　118
黄体期　515
黄体形成ホルモン　463,498,517
黄体形成ホルモン放出ホルモン　499
黄体細胞　497
高炭酸ガス（二酸化炭素）血症　222
後柱・内側毛帯路　64,68
高張　10
後内側腹側核　72
後負荷　175,187,224
興奮収縮連関　134,146,161
興奮性　59
興奮性アミノ酸受容体　38,10
興奮性シナプス後電位　31
興奮伝導　27
高密度リポ蛋白質　427
抗ミュラー管ホルモン　497
抗利尿作用　369,373
抗利尿ホルモン　363,365,369,370,371,382,391,412,456
抗利尿ホルモン分泌異常症候群　371
呼気　257
呼気性ニューロン群　288
呼吸器性酸塩基障害　404
呼吸系コンプライアンス　266
呼吸商　264,285,423
呼吸性アシドーシス　287,406
呼吸性アルカローシス　287,406
呼吸性運動ニューロン　289
呼吸性細気管支　258
呼吸性代償　406

呼吸切迫症候群　265,269
呼吸調節　288
呼吸不全　287,292
呼吸流量計　262
黒質　111
古小脳　110
孤束核　90,220,292
骨格筋　132
骨芽細胞　445
骨吸収　444,446
骨形成　444
骨細胞　445
骨成長　476
骨粗鬆症　392,445
骨単位　446
骨端成長板　445
骨迷路　84
骨量　445
古典的条件づけ　122
ゴナドトロフ細胞　499
ゴナドトロピン放出ホルモン　498,499
コネクソン　30
コリパーゼ　339
コリン作動性経路　37
コリン作動性受容体　166
ゴルジ腱器官　69,98,99
ゴルジ装置　58
コルチ器官　84
コルチコステロン　480
コルチゾル　413,480
コルチゾン　482
コレシストキニン　308,320
コレステロール　5,325,426
コレステロール胆石　326
コレラ　46
コレラ毒素　5,46
コロイド浸透圧　213
コロトコフ音　207
混合ミセル　325
混在型酸塩基障害　407
コンダクタンス　20,159
コンプライアンス　265,278

【さ】
3次ニューロン　68
サイアザイド系利尿薬　363,394
細気管支　257,258
再吸収　358,361
サイクリックAMP　42,414,417,493
サイクリックGMP　42,417
最終共通路　94
サイズの法則　97
最大dP/dt　176
最大呼気流量　271
細動脈　151
催吐剤　309
再分極　158
再分極後不応性　163
細胞横断経路　14
細胞外液　367,376
細胞学的死腔　257
細胞間経路　14
細胞間輸送　360
細胞経由輸送　333
細胞骨格　127
細胞質ペプチダーゼ　331
細胞体　34,58

細胞内 Ca^{2+} 濃度　　144,148
細胞内液　　367
細胞内電極　　22
細胞内輸送　　360
細胞融解　　388
細胞容積調節　　18
サイロキシン　　469
サイロキシン結合グロブリン　　474
サイログロブリン　　470
サイロトロピン　　472
雑音　　198
サッカード眼球運動　　107
刷子縁　　330,334,339
刷子縁ペプチダーゼ　　331
サーファクタント　　267
サブスタンス P　　39,77
サーモゲニン　　430
サラセミア　　154
酸塩基障害　　403,406
酸塩基平衡　　345,388,391,398
酸化的リン酸化　　148
酸化ヘモグロビン　　154
残気量　　262
三叉神経　　70
三叉神経核　　75
三叉神経視床路　　64,72
酸素化ヘモグロビン　　262
酸素消費量　　284
酸排泄総量　　399
残余容量　　179

【し】

C ペプチド　　433
G 蛋白質　　418
ジアシルグリセロール　　44,417
第 1 次視覚野　　82
時間的加重　　35,95
色覚　　83
ジギタリス　　168,175
色盲　　80
子宮収縮　　460
糸球体外メサンギウム細胞　　348
糸球体尿細管平衡　　365,381
糸球体毛細血管　　346
糸球体濾過液　　360
糸球体濾過率　　350,351,353,382
子宮内膜　　519
軸索　　34,58
軸索反応　　62
軸索輸送　　39,61
時系列　　60
刺激強度　　67
刺激持続時間　　67
刺激受容器　　292
刺激頻度　　67
視交叉上核　　484
死後硬直　　129
自己受容性感覚　　73
自己調節　　351
仕事　　132
自己分泌作用　　411
自己免疫疾患　　416
視細胞　　78
脂質　　338
脂質吸収　　340
脂質代謝　　324
脂質二重層　　3

四肢麻痺　　105
視床下核　　111
視床下部　　117,456
視床下部-下垂体路　　117
視床下部放出ホルモン　　457
耳小骨連鎖　　84
視神経乳頭　　80
ジストニー　　111
姿勢保持　　93
耳石器　　88
持続性吸息呼吸　　289
持続性収縮　　140　→緊張性収縮
失語（失語症）　　123
失調性歩行　　111
至適筋長　　130
自動能　　159,164
シナプス　　30
シナプス小胞　　31,32
シナプス前抑制　　35
シナプス遅延　　32
シナプス伝達　　60
ジヒドロキシフェニルアラニン　　491
5α-ジヒドロテストステロン　　498
ジフテリア　　59
脂肪酸結合性細胞質蛋白質　　340
脂肪酸輸送蛋白質　　339
脂肪分解　　494
斜角筋　　265
視野欠損　　82
射精管　　504,506
集合管　　363,365,381,382
収縮　　127
収縮期　　151,179
収縮期血圧　　203
収縮性　　224,229
収縮速度　　130
重症筋無力症　　32,134
縦走筋　　140
重炭酸イオン　　256
重炭酸塩　　286
重炭酸ナトリウム　　286
十二指腸腺　　327
周波数再現地図　　88
終板電位　　32
皺襞　　349
終末分化細胞　　61
絨毛性ゴナドトロピン　　504
絨毛膜　　523
重力　　278
主細胞　　316,363,450
樹状突起　　34,58
出血　　188
出血性ショック　　244,248,250
受動輸送　　3
授乳　　467
腫瘍壊死因子　　487
受容器電位　　64,86
受容体　　42
受容体活性型 Ca^{2+} チャネル　　145
受容野　　81
腫瘍融解症候群　　388
シュレム管　　79
シュワン細胞　　58
循環血液量　　154
循環ショック　　156
順向性活動　　97
順向性興奮　　96

順応　　65
上衣細胞　　56
消化　　329
消化潰瘍性疾患　　321
消化管平滑筋　　302
消化管ホルモン　　300,308
消化管免疫系　　300
消化器系　　299
小管小胞系　　317
上丘　　83
上室性頻脈　　231
脂溶性ビタミン　　341
脂溶性分子　　212,339
正中隆起　　456
焦点調節　　79
静肺コンプライアンス　　270
小発作　　122
静脈管　　241
静脈還流　　232
静脈混合　　274,276,277
静脈貯留　　231
静脈弁　　232
静脈瘤　　232
触圧覚　　66,73
食作用　　154
食餌性熱産生　　421
食道内圧　　266
植物性デンプン　　329
食物繊維　　329
除細動　　169
除神経過敏　　4
除脳固縮　　105
徐波　　145
徐脈　　231
自律神経系　　113
自律反射　　113,116
ジルチアゼム　　161
腎盂　　346
心エコー図法　　177
心音　　178
心音図　　178
侵害受容器　　68
心機能曲線　　224,228
伸筋　　133
心筋　　148
心筋細胞　　158
神経インパルス　　60
神経活性ペプチド　　38
神経筋接合部　　32,133
神経原性尿崩症　　371
神経修飾物質　　31,37,303
神経性下垂体　　456
神経節細胞　　81
神経伝達物質　　37,144
神経伝達物質受容体　　40
神経内分泌細胞　　117
神経分泌　　300,456
神経分泌作用　　412
腎結石症　　349
腎血流量　　353
人口呼吸　　272
進行性腎疾患　　389
信号伝達　　42
心雑音　　179,198
心室機能曲線　　190
心室固有歩調取り　　164
心室細動　　169

心室性頻脈　231
心収縮　159
新小脳　111
腎小杯　346
腎錐体　345
腎性尿崩症　462
心臓　151
腎臓への影響　451
心臓弁　177
身体位置感覚　66
伸張受容器　98
心電図　170
浸透　9
浸透圧　9,213,374,460
浸透圧受容体　370
振動覚　66,72
浸透性下剤　333
腎動脈狭窄　354
腎尿細管　462
腎尿細管性アシドーシス　403,405
腎杯　346
心拍出量　182,224
心拍数　182,224
心肥大　188
心不全　176
心房細動　169,180
心房収縮　179
心房性ナトリウム(Na)利尿ペプチド
　185,356,364,377,380,382,461
心房性ナトリウム利尿ペプチド受容体
　51
心房性ナトリウム利尿ペプチドホルモン
　489

【す】
随意運動　93
随意性呼吸　288
膵液　321
髄液　56
膵液分泌　323
髄質近傍ネフロン　347
推尺異常　111
髄鞘　28
膵アミラーゼ　322
膵臓酵素　322
膵臓プロテアーゼ　331
膵臓リパーゼ　339
錐体　78
錐体外路　103
錐体路　103
垂直注視中枢　107
水頭症　58
水平衡　369
水平細胞　81
水平注視中枢　107
睡眠　464
スターリングの法則　187,214
スターリング力　352,365
ステロイドホルモン　414
ステロール結合性蛋白質　340
ストレス　496
ストレス性潰瘍　319
ストレプトキナーゼ　157
ずり速度　199
ずれ揺変　199

【せ】
正円窓　84
精管　506
性決定領域　502
精細管　497,506
精子形成管　506
精子細胞　507
静止振戦　111
静止電位　22
静止膜電位　19,158
正常容量　377
生殖上皮　513
精神運動発作　122
静水圧　213
性ステロイド結合グロブリン　511
性ステロイドホルモン前駆体　480
精巣決定因子　502
精巣上体　504,506
精祖細胞　506
成長因子受容体　49
成長ホルモン　396,463
成長ホルモン放出ホルモン　464
精嚢　504,508
生物学的振動子　106
1次精母細胞　507
2次精母細胞　507
生理学的死腔　263
生理食塩水　10
セカンドメッセンジャー　42,417
赤核脊髄路　103
赤筋　137
脊髄　56
脊髄視床路　64,68,74
脊髄ショック　105
脊髄神経節細胞　70
脊髄前側索切断術　75
脊柱後彎症　266
脊椎前神経節　113
セクレチン　308,320,323
赤血球　154
赤血球生成　154
節後ニューロン　113
絶食　428
節前性副交感神経線維　301
節前,節後の副交感神経ニューロン　114
節前ニューロン　113
設定ポイント　370
セリアック病　300
セリン-スレオニンキナーゼ　48
セリン-スレオニンプロテインホスファターゼ　50
セルトリ細胞　497,506
セロトニン　38,77
前角　70
全か無かの反応　23,172
前根　70
前索　70
前十二指腸性リパーゼ　338
線条体　111
染色質溶融　62
全身水分量　367
全身性浮腫　377
前心房間線維束　167
腺性下垂体　456
喘息　146,269
先体　507
先体反応　522

先端肥大症　466
前庭器官　88
前庭小脳　111
前庭動眼反射　106
先天性巨大結腸症　313
蠕動　309
前頭眼野　108
蠕動波　305,307
全肺気量　262
前負荷　175,187,224
腺房　315
腺房細胞　315,321
全末梢血管抵抗　203
前立腺　508

【そ】
双極細胞　79
相性収縮　140
総蠕動　311　→大蠕動
臓側胸膜　265
相対不応期　163
相反性支配　101
僧帽弁　177
層流　194
速筋　137
側索　70
束状層　479
促進輸送　12
足突起　348
咀嚼　304
ソマトスタチン　459,464
ソマトメジン　464
粗面小胞体　58
ゾーリンガー-エリソン症候群　321

【た】
体液量の調節　221
対向流交換　213,236
対向流交換系　375
対向流増幅作用　373
胎児循環　241
代謝型受容体　40
代謝クリアランス率　415
代謝性アシドーシス　287,405
代謝性アルカローシス　287,406
代謝性酸塩基障害　404
代償性反応　403
苔状線維　110
体節　70
大蠕動　311
対側空間無視症候群　109
対側同名半盲　82
大動脈弓　220
大動脈小体　290
大動脈弁閉鎖不全症　206
タイト結合　326,333
ダイノルフィン　39
胎盤　523
体部位再現地図　73
大発作　122
唾液　314
唾液アミラーゼ　314,329
多血球血症　154,295
タコ足細胞　348
立ち直り反射　106
脱共役蛋白質　430
脱髄疾患　28

脱分極　22,158
脱ヨウ素酵素　472
脱リン酸化　146,147
脱リン酸化酵素　42
多尿　371
タム-ホースフォール糖蛋白質　361
短環フィードバック　460
単球　154
炭酸　256,286
炭酸脱水酵素　286,359,403
胆汁　324
胆汁塩　325
胆汁酸　325,327,338,340
胆汁色素　326
胆汁色素結石　327
単収縮　135
胆汁分泌物質　327
単純スパイク応答　110
炭水化物代謝　324
弾性収縮力　257
淡蒼球　111
胆嚢収縮促進薬　326
蛋白質介在性輸送　11
蛋白質代謝　324
蛋白質チロシンホスファターゼ　417
蛋白質ホルモン　413
蛋白尿　352,361
蛋白リン酸化酵素　42
ダンピング症候群　306
単量体G蛋白質　47

【ち】
チェーン-ストークス呼吸　294
遅延整流性K$^+$電流　159
遅筋　137
致死的リズム異常　163
窒息　222
窒素平衡状態　426
チトクロムP-450酵素　480
緻密斑　346,349,379
中間フィラメント　143
中腎管　504
中心静脈圧　224
中枢化学受容器　290
中枢からの指令　244
中枢神経系　56
中枢神経系の発達　476
中枢性睡眠時無呼吸　293
中脳水道周囲灰白質　76
虫部　111
稠密体　142
中密度リポ蛋白質　427
腸肝循環　325
長環フィードバック　460
腸管平滑筋　302
長期増強　36
長期抑圧　36
腸神経系　115,300
超短環フィードバック　460
腸-腸反射　310
超低密度リポ蛋白質　427
腸の法則　310
腸反射　310
跳躍伝導　28
聴力測定　88
直血管　347,375
チロシンキナーゼ　49,417

チロシンキナーゼ受容体　438
チロシンヒドロキシラーゼ　492

【つ】
痛覚　66

【て】
低O_2換気反応曲線　291
低アルドステロン症　380
低カリウム血症　333,386,389,390
低カルシウム血症　392
低カルシウム性テタニー　392,393
低血圧　246,492
低血糖　412,492
抵抗　195
抵抗血管　217
定在勾配浸透　333
定在浸透勾配機構　326
低酸素血症　285
低酸素性血管収縮　279
低酸素性肺血管収縮　276
定常流　151,194
低浸透圧　10
低体温　118,492
低張　10
低分子量G蛋白質　47
低密度リポ蛋白質　428
適応　26
デキサメサゾン　482
テストステロン　138,497
テタニー　392
鉄吸収　336
テトラエチルアンモニウム　24
テトロドトキシン　24
デヒドロエピアンドロステロン　481,500
7-デヒドロコレストロール　447
電位依存性Ca^{2+}チャネル　145
電位感受性Ca^{2+}チャネル　135
伝音性難聴　88
電解質コルチコイド　480
てんかん　122
電気化学平衡　16
電気化学ポテンシャル　15
電気活動　158
点状出血　156
伝導速度　27

【と】
透過スリット　348
透過性　5,11
同化ホルモン　436
糖吸収能力　330
瞳孔　78
糖質コルチコイド　480
等尺性収縮　129
動静脈吻合　234
糖新生　324,423,493
等浸透圧　10
糖蛋白質　5
等張性収縮　129
糖尿病　324
1型糖尿病　433
糖尿病性ケトアシドーシス　405,438
動肺コンプライアンス　270
洞不全症候群　166,231
動物性デンプン　329
洞房結節　159,162,164

動脈管　241
動脈硬化　196,201,207
動脈コンプライアンス　202,206
透明帯　514
等容性収縮　179
α-トキシン　33
特殊伝導系　168
特徴周波数　86
登上線維　110
ドーパミン　38,356,467,491
トラウベ-ヘーリング波　219
トランスコバラミンII　338
トランスデューシン　46
トランスフェリン　336
トリグリセリド　423
トリプシン阻害因子　322
努力性呼気1秒量　271
努力性肺活量　271
トリヨードサイロニン　469
トロポニン　127,135
トロポミオシン　127
トロンボキサンA$_2$　276

【な】
内因性因子　318,337
内莢膜　514
内在性オピオイド　76
内節　79
内臓痛　73
内側括約筋　349
内側毛帯　71
内皮細胞由来弛緩因子　210,218,356
内分泌　300,456
内肋間筋　264
長さ-力関係　102
長さ定数　23,27
ナトリウム　462,488
ナトリウム利尿　377
慣れ　122
ナロキソン　77

【に】
2,3-DPG　282,295
2次ニューロン　68
ニコチン性アセチルコリン受容体　40
ニコチン様受容体　116
ニッスル小体　58
乳酸　424
乳汁蛋白質　468
乳汁放出　460
乳濁液化　338
乳頭　346
ニュートン流体　194,195
乳糜管　340
ニューロフィジン　460
ニューロフィラメント　58
ニューロン　55
尿管　346,349
尿細管糸球体フィードバック　353,379
尿細管の流量　391
尿浸透圧　462
尿素　375
尿道　349
尿崩症　371,461
妊娠糖尿病　526

【ぬ】
ヌクレオシド　38

【ね】
ネオスチグミン　134
ネガティブフィードバック　414
ネガティブフィードバック機構　248
熱産生，熱保持中枢　118
熱放散中枢　118
ネフロン　345,346,393,401
ネルンストの式　16
ネルンスト平衡電位　159
粘液　318
粘膜下神経叢　300,301
粘膜下層　299
粘膜筋板　311

【の】
脳　56
脳幹　288
脳幹網様体賦活系　288
濃縮尿　373
嚢腫線維性骨炎　395
濃淡電池　19
能動輸送　12
1次性能動輸送　12
2次性能動輸送　12
脳波　120
嚢胞性線維症　323,335
ノルアドレナリン　38,166,491
ノンレム睡眠　121,293

【は】
把握反応　109
肺活量　262
肺気腫　266
肺機能検査　262
肺血管床　275
肺血管抵抗　273,276
肺血栓症　278
肺血流量　256
肺高血圧症　275
肺コンプライアンス　266
杯細胞　327
肺伸展受容器　292
肺水腫　275,377
肺尖部　274
背側呼吸性ニューロン群　289
背側脊髄経路　72
背側脊髄小脳路　72
肺底部　274
肺動脈　260
肺動脈圧　274
排尿筋　349
排尿反射　117,350
排便　313
排便反射　312,313
肺胞　258
肺胞外血管　273
肺胞換気式　264
肺胞換気量　263
肺胞気-動脈血O_2較差　277
肺胞血管　273
肺胞死腔　263
（II型）肺胞上皮細胞　268
肺胞道　258
肺毛細血管　261

肺ユニット　261
排卵　515
排卵期　515
パーキンソン病　111
薄束　71
歯車様固縮　111
破骨細胞　445,452
破傷風菌　133
バースト細胞　107
バゾプレッシン　185,250,369
バックマン束　167
白血球　154
パッチクランプ法　25
パッチーニ小体　68
発熱　118
発熱物質　118
ハートナップ病　331
バニリルマンデル酸　492
バビンスキー反射　105,110
パラクリン　300,456　→傍分泌
バリスム　111
バルサルバ洞　178
半月弁　178
バルビツレート類　40
パワー　132
反回性抑制　96,100
半規管　88
半月弁　178
反射　93,100
反射弓　101
反射係数　11
ハンチントン舞踏病　111
反応性充血　218
反復刺激後増強　36
半麻痺　109

【ひ】
ビオー呼吸　294
被殻　111
非揮発性酸　398,399
非コリン性迷走神経　306
皮質延髄路　108
皮質脊髄路　108
尾状核　111
微小管　58
微小終板電位　33
ヒスタミン　319,356
皮節　70
ビタミンB_{12}　337
ビタミンD　330,443,447
ビタミン類　324
左→右シャント　275
必須アミノ酸　425
必須脂肪酸　426
ヒト絨毛性ゴナドトロピン　518,523
ヒト絨毛性ソマトマンモトロピン　525
ヒドロキシアパタイト　445
17-ヒドロキシコルチコイド　482
1,25-ヒドロキシビタミンD_3　447
β-ヒドロキシ酪酸　422
非ニュートン流体　195
被覆小胞　32
被覆ピット　6
皮膚受容器　68
皮膚循環　234
非ふるえ熱産生　421,494
肥満　432
表層型ネフロン　347

表面張力　268
ビリルビン　326
ヒルシュスプルング病　313
疲労　138
頻脈　176

【ふ】
ファンコニー症候群　361,403
ファントホッフの法則　9
フィックの原理　180
フィックの第1法則　8
フェニレフリン　168
フェリチン　337
不応期　26
不感蒸泄　368
副交感神経　183,190,260,275
副交感神経系　114
副甲状腺の機能　449
副甲状腺ホルモン　393,394,401,443,448
複雑スパイク　110
複視　107
副腎髄質　491
副腎皮質　479
副腎皮質刺激ホルモン　463,482
副腎皮質刺激ホルモン放出ホルモン　482
腹水　241
輻輳　107
腹側呼吸性ニューロン群　289
不随意筋　140　→平滑筋
舞踏病運動　111
不動毛　85
ブラウン-セカール症候群　105
ブラクストン・ヒックス収縮　526
ブラジキニン　356
プラスミノゲン　157
プラスミン　157
プラトー相　161
フランク-スターリングの法則　173
フリーラジカル　155
プリンヌクレオチド　38
ふるえ　117
プルキンエ細胞　110
プルキンエ線維　159
プレグネノロン　480
プレドニゾン　482
プレプロオピオメラノコルチン　483
プロインスリン　433
ブローカ野　123
プロゲステロン　480,497,521,524
プロスタグランジン　356,424
フロセミド　362
プロテアーゼ　322,331
プロテインキナーゼ　42,47
プロテインキナーゼC　49
プロテイン-チロシン-ホスファターゼ　51
プロテインホスファターゼ　50
プロプラノロール　182
フロー-ボリューム曲線　270
プロラクチン　467,525
プロラクチン成長ホルモン分泌細胞　467
分時換気量　256,262,269
分節　309
分泌細管　317
分泌終末部　315
分泌性下痢疾患　335
分泌促進物質　314,319
分泌排泄　358

分裂音　179

【へ】
β細胞　434
β酸化　422
平滑筋　140,141　→不随意筋
平行線維　110
平衡点　102
平衡斑　89
閉鎖卵胞　515
閉塞性睡眠時無呼吸　293
閉塞性肺疾患　264
ベインブリッジ反射　184
壁細胞　316
壁側胸膜　265
壁内神経叢　300
ペースメーカー細胞　145
ベッツの細胞　109
ヘテロ3量体G蛋白質　45
ヘパリン　157
ペプシノーゲン群　318
ペプシン　331
ペプシン群　318
ペプチダーゼ　331
ペプチド　413
ヘマトクリット比　198
ヘム　154,336
ヘム鉄　336
ヘモグロビン　256,281
ヘモグロビン酸素(HbO$_2$)平衡曲線　281
ヘリコバクター・ピロリ　321
ヘーリング-ブロイエル反射　292
便意　313
辺縁系　118
ベンゾジアゼピン類　40
片葉小節小葉　111
ヘンレ係蹄　346,362,372

【ほ】
ボア効果　282
ポアズイユの法則　194
方位円柱　83
膨起収縮　312
膀胱　349
芳香化酵素　498
傍細胞間隙輸送　333
傍糸球体装置　348,349,378
房室結節　159,162
房室接合部　167
房室弁　177
放出抑制ホルモン　457
縫線核　76
胞胚　522
傍分泌　300,456
傍分泌(パラクリン)作用　411
傍分泌物質　300
傍濾胞細胞　453
歩行パターン発生器　105
ポジティブフィードバック機構　250
ポーズニューロン　108
ホスファチジルイノシトール　146
ホスホリパーゼA$_2$　45
ホスホリパーゼC　44,146
補足運動野　109
ボツリヌス菌　133
ボディマスインデックス　431
骨のリモデリング　445

骨への影響　452
ボーマン腔　348
ボーマン嚢　346
ホムンクルス　73
ホメオスタシス　113,411
ポリオ　98　→急性灰白髄炎
ホリスタチン　497
ホールデン効果　286
ホルネル症候群　114
ホルモン　411
ホルモン調節要素　417
ホルモンのターンオーバー　415
本態性高血圧　188,207

【ま】
マイケル・ジャクソン徴候　75
マイスネル小体　68
マイスネル神経叢　300
マイスネル粘膜下神経叢　115
膜蛋白質　4
膜電位　22
膜迷路　84
末梢化学受容器　290
末梢神経系　56
慢性腎不全　395
慢性副甲状腺機能亢進症　395

【み】
ミオグロビン　137
ミオシンキナーゼ　146,147
ミオシンホスファターゼ　146,147
水吸収　332,333
水チャネル　371
水利尿　369,372
ミセル　338,339
脈圧　205
ミュラー管　504
ミュラー管退縮ホルモン　510
味蕾　90

【む】
むかつき　309
無髄神経線維　28
ムスカリン受容体阻害薬　182
ムスカリン性アセチルコリン受容体　40
ムスカリン様受容体　116
ムチン　314
無動症　111

【め】
迷走神経　168,269,292
迷走性運動神経　289
メサンギウム　348
メタ細動脈　209
メタネフリン　492
メトヘモグロビン血症　283
メーヤー波　219
メラニン細胞刺激ホルモン　457,483
メルケル小体　68
免疫反応　487
免疫複合体型腎炎　348

【も】
毛細血管　152,209
毛細血管床　152
網状層　479
盲斑　80

網膜　78
網膜部位再現地図　82
モビルフェリン　336
モルヒネポンプ　77
門脈　457
門脈系　117

【や】
薬物力学連関　146

【ゆ】
優位半球　123
優位卵胞　515
有効不応期　163
有髄神経線維　28
誘発電位　121
有毛細胞　85
幽門括約部　308
遊離脂肪酸　464,494
輸出動脈　346
輸精管　504
輸入動脈　346

【よ】
溶質遊離　375
陽性変力作用　176
ヨウ素　470
腰椎槽　57
羊膜　523
容量拡大　377
容量縮小　377
容量受容器　377,381
抑制性シナプス後電位　31
ヨード化　471
ヨードトラップ　470

【ら】
ライディッヒ細胞　497,506
ラクトース不耐症　330
ラプラスの法則　211
卵円窓　84
卵管采　519
卵丘　514
卵形嚢　89
ランゲルハンス島　321
卵原細胞　504
ランビエ絞輪　28,58
卵胞　513
卵胞期　515
卵胞刺激ホルモン　463,498,518
卵母細胞　513
卵母細胞減数分裂抑制因子　497
乱流　198

【り】
リウマチ熱　179
リエントリー　170
リソソーム　154
立体視　83
律動運動　93
律動性　164
リドル症候群　363
リバースT$_3$　469
リパーゼ　322,338
リポ蛋白質リパーゼ　427
流速　193
流動モザイクモデル　3

流量　193
流量-容積曲線　270
両側耳側半盲　82
両方向性ブロック　169
緑内障　79
リラキシン　525
臨界閉鎖圧　209
臨界ミセル濃度　325,339
リン酸　394,443,444
リン酸化　146,147
リン脂質　5
輪層筋　140
リンパ球　155

【る】
類宦官症　512
ルフィーニ小体　68

【れ】
冷覚　66
レイノー氏病　236
レイノルズ数　198
レシチン　325
裂孔ヘルニア　306
レニン　250,345,349,378,382,461,488
レニン-アンギオテンシン-アルドステロン系　378,379
レニン分泌　378,379

レプチン　431,500
レム睡眠　121,293
攣縮　97
レンショウ細胞　95

【ろ】
ロイコトリエン　487
濾過率　365
肋間筋　257
ロドプシン　79
濾胞　469

【わ】
ワーラー変性　62

欧文索引

【A】

abducens nucleus 107
ABO式血液型 155
ABP 510
absorption 329
accommodation 26,79
ACE 357
ACE inhibitor 364
acetoacetic acid 422
acetyl coenzyme A 422
acetylcholine 32,116,166,492
acetylcholine receptor 116
acetylcholinesterase 32
achalasia 306
acidosis 398
acini 315
acromegaly 466
acrosomal reaction 522
acrosome 507
ACTH 463,482
actin 127
action potential 22,55,158
active transport 12
activin 497,500
adaptation 65
Addison desease 388,487
adenohypophysis 456
adenosine 168
adenosine triphosphate 421
adenylyl cyclase 190,371
ADH 391,412,456
adiadochokinesis 111
adrenalin 38
adrenaline 413,491
adrenocorticotropin 482
adrenocorticotropin hormone 463
afferent arteriole 346
after load 175,187
afterhyperpolarization 97
akinesia 111
aldosterone 364,480
alkalosis 398
allodynia 75
all-or-none response 23,172
ALS 98
alveolar dead space 263
alveolar duct 258
alveolar gas equation 264
alveolar ventilation 263
alveolar ventilation equation 264
Alzheimer's disease 118
AMH 497,504
amiloride 363
aminion 523
ammonium 399
amnesia 118
AMPA受容体 40

amyotrophic lateral sclerosis 98
anatomical dead space 257,263
androgen receptor 502
androgen-binding protein 510
androstenedione 481
angina pectoris 76
angio tensinogen 250
angiotensin 250,461
angiotensin I 379,488
angiotensin II 488
angiotensin III 488
angiotensin-converting enzyme 357,488
angiotensin-converting enzyme inhibitor 364
angiotensinogen 379,488
anion gap 405
anosmia 91
ANP 356,377,383
antagonist 133
anterior interatrial band 167
anterolateral cordotomy 75
antidiuresis 369,373
antidiuretic hormone 369,412,456
antidromic activation 97
antigen 155
anti-müllerian hormone 497
aortic arch 220
aortic body 290
aortic valve regurgitation 206
aphasia 123
apneustic breathing 289
apoprotein 426
aquaporin 8,371,462
arachidonic acid 45
archicerebellum 110
arginine vasopressin 456
aromatase 498,500
arterial compliance 202
arterial pulse pressure 205
arteriosclerosis 196,201,207
arthritis 70
ascites 241
aspartate 38
asphyxia 222
asthma 146,269
astrocyte 55
ataxic gait 111
athetosis 111
ATP 129,421
atresia 515
atrial fibrillation 169,180
atrial natriuretic peptide 185,356,364,377,461
atrial systole 179
atrioventricular node 159
atrioventricular valve 177
atropine 182

audiometry 88
Auerbach plexus 300
Auerbach's myenteric plexus 115
autocrine function 411
autoimmune disease 416
automaticity 159,164
autonomic reflex 113
autoregulation 351
autoregulation of blood flow 217
AV junction 167
AV node 159
AVP 456
axon 58
axonal reaction 62
axonal transport 39,61

【B】

B細胞 155
B_{12} 324
Babinski's sign 105
Bachmann's bundle 167
Bainbridge reflex 184
ballism 111
barbiturate 40
baroreceptor 184,220,370,377
basal metabolic rate 420
basement membrane 348
BAT 430
benzodiazepine 40
Betz 109
bidirectional block 169
bile 324
bile pigment gallstone 327
bile salt 325
bilirubin 326
biological oscillator 106
Biot's breathing 294
bipolar cell 79
bitemporal hemianopsia 82
blastcyst 523
blind spot 80
blood-brain barrier 57,211
BMI 432
BMR 420
body mass index 431
bony labyrinth 84
Bowman's capsule 346
Bowman's space 348
bradycardia 231
bradykinin 356
brain 56
Braxton Hicks contraction 526
Broca's area 123
bronchi 257
bronchial artery 258
bronchiole 257
brown adipose tissue 430

欧文索引 | 603

Brown-Sequard syndrome　105
bulbogasterone　320
burst cell　107

【C】
C細胞　453
C線維　260,292
Cペプチド　433
Cポリモーダル侵害受容器　69
CA　359,403
C_a　202
Ca^{2+}　42,417
Ca^{2+}-ATPアーゼ　13,335
Ca^{2+}吸収　335
Ca^{2+}結合膜蛋白質　335
Ca^{2+}チャネル　145
Ca^{2+}動員　134,143,144
Ca^{2+}トランジェント　135
Ca^{2+}濃度　145
Ca^{2+}の恒常性維持　393
Ca^{2+}放出　146
Ca^{2+}ポンプ　145,146
CaBP　335
calbindin　335,448
calcitonin　443,453
calcitriol　345,392
calcium receptor　450
caldiac glycoside　20
calmodulin　146
cAMP　42,46,414
cAMP依存性プロテインキナーゼ　47
capacitation　508
capillary　209
carbonic anhydrase　359,400,403
cardiac function curve　224,228
cardiac murmur　198
cardiac output　182
cardiac valve　177
carotid body　290
carotid sinus　220
catecholamine　38,161
catecholamine hormone　414
caudate nucleus　111
CCK　320,323,325,326
celiac disease　300
cell lysis　388
central chemoreceptor　290
central command　244
central venous pressure　224
cerebrospinal fluid　56
cGMP　42,46
characteristic frequency　86
chemomechanical transduction　127
chemoreceptor　257,302
chemotactic substance　154
Cheyne-Stokes respiration　294
chief cell　450
cholecystagogue　326
cholecystokinin　308,320
cholera　46
cholera toxin　46
choleretics　327
cholesterol　426
cholesterol gallstone　326
cholinergic receptor (muscarinic type)　166
chordae tendineae　177

chorea　111
chorion　523
chorionic gonadotropin　504
choroids plexus　57
chromaffin cell　491
chromatolysis　62
chromogranin　492
chronic renal failure　395
chylomicron　340,427
chylomicron remnant　324,427
circle of Willis　239
Cl^-シフト　286
classic conditioning　122
clathrin　6
climbing fiber　110
clonus　105
Clostridium tetani　133
clot retraction　156
cnief cell　316
CO中毒　283
CO_2運搬　256,285
CO_2換気応答曲線　291
co-activation　109
co-contraction　102
CO poisoning　283
coated pit　6
coated vesicle　32
cochlea　84
cochlear microphonic potential　86
cog-wheel rigidity　111
colinergic pathway　37
colipase　339
colloid osmotic pressure　213
colonocolonic reflex　312
color blindness　80
color vision　83
compensatory response　403
complete atrioventricular block　231
complete heart block　180
complex spike　110
compliance　265
concentration cell　19
conduction deafness　88
cone　78
congenital megacolon　313
congestive heart failure　206,275
conjugate　107
connexon　30
contractility　229
contralateral homonymous hemianopsia　82
convergent　107
corboxy-hemoglobin　283
cornea　78
corticobulbar tract　108
corticospinal tract　108
corticosterone　480
corticotropin-releasing hormone　482
cortisol　413,480
cortisone　482
countercurrent　236
countercurrent multiplication　373
countercurrent exchange　213
counterpulsation　237
coupling factor curve　224
creatinine　350
cretinism　477

CRH　482
critical closing pressure　209
critical micelle concentration　325
cross-bridge　127
crossed extensor reflex　103
CSF　56
CT　443,453
cumulus oophorus　514
cunuchoidal habitus　512
curare　33
Cushing syndrome　485
Cushing's phenomenon　240
cutaneous circulation　234
cutaneous receptor　68
cystic fibrosis　323,335
cytochrome P-450 enzyme　480
cytoplasmic fatty acidbinding protein　340
cytoskeleton　127

【D】
decerbrate rigidity　105
defecation reflex　312
defibrillation　169
dehydroepiandrosterone　481
deiodinase　472
delayed rectifier K^+ current　159
demyelinating disorder　28
dendrite　58
denervation supersensitivity　4
dense body　142
depolarization　22,158
dermatome　70
detrusor muscle　349
dexamethasone　482
DHEA　481
DHT　498
diabetes insipidus　371,461
diabetes mellitus　324
diabetic ketoacidosis　405,438
diacylglycerol　44
diastole　151
diastolic pressure　203
dietary fiber　329
diet-induced thermogenesis　421
diffusion coefficient　8
diffusive gas exchange　256
digestion　329
digitalis　168,175
diltiazem　161
diphtheria　59
diplopia　107
dominant follicle　515
DOPA　491
dopamine　38,356,467
dorsal column-medial lemniscus pathway　64,68
dorsal funiculus　70
dorsal horn　70
dorsal respiratory group　289
dorsal root ganglion cell　70
dorsal spinocerebellar tract　72
dry mouth　314
ductus arteriosus　241
ductus venosus　241
dumping syndrome　306
dynamic lung compliance　270
dynorphin　39

【E】

dysmetria 111
dystonia 111

EAA receptor 38
ECF 367,376
echocardiography 177
EDRF 210,356
EEG 120
effective refractory period 163
efferent arteriole 346
ejaculatory duct 504,506
ejection fraction 177
electrocardiograph 170
electrochemical equilibrium 16
electrochemical potential 15
electroencephalogram 120
electrogenic Cl^- channel 335
Embden-Meyerhof 422
emetics 309
emphysema 266
end-diastolic volume 175,176
endocrine 300,456
endocytosis 6
endogenous opioid 76
endometrium 519
endorphin 39
endothelin 356
endothelium-derived relaxing factor 210,218,356
endotoxin 252
endplate potential 32
enkephalin 39,76
enteric nervous system 115,300
enterohepatic circulation 325
ependymal cell 56
epididymis 504,506
epilepsy 122
epiphyseal growth plate 445
EPP 32
EPSP 31
equilibrium point 102
erythrocyte 154
erythropoiesis 154
erythropoietin 282
essential amino acid 427
essential hypertension 188,207
estradiol 497
estrogen 397
euvolemia 377
evoked potential 121
excitability 59
excitation-contraction coupling 134,145,161
excitatory amino acid receptor 38
excitatory postsynaptic potential 31
exocytosis 7
expiration 257
extensor 133
external intercostal 264
external sphincter 349
extracellular fluid 367,376
extraglomerular mesangial cell 348
extrapyramidal tract 103
extravascular compression 237

【F】

facilitated diffusion 12
facilitated transport 11
Fanconi's syndrome 361,403
fasciculus cuneatus 71
fasciculus gracilis 71
fast fiber 137
fast Na^+ channel 160
fast-response action potential 158
fatty acid transport protein 339
fever 118
Fick principle 180
filtration fraction 351,365
filtration slit 348
fimbriae 519
final common pathway 94
first-order neuron 68
flexion reflex afferent fiber 103
flexor 133
flocculonodular lobule 111
flow 193
flow-volume curve 270
fluid mosaic model 3
flutter-vibration 66,72
folliclar phase 515
follicle 469,513
follicle-stimulating hormone 463,498
follistatin 497
forced expiratory volume in 1 second 271
forced vital capacity 271
FRA 103
Frank-Starling relationship 173
FRC 262
free radicals 155
frontal eye field 108
FSH 463,498
functional residual capacity 257,262
furosemide 362

【G】

G 細胞 316
G 蛋白質 43,45,414,493
G 蛋白質結合型膜受容体 45
GABA 38
ganglion cell 81
gap junction 143
gastric inhibitory peptide 308,320
gastric juice 317
gastrin 307,316
gastrocolonic reflex 312
gastrointestinal immune system 300
generalized edema 377
generator potential 65,86
germinal epithelium 513
gestational diabetes 526
GFR 350,353
GH 463
GHRH 464
Gibbs-Donnan equilibrium 17
glaucoma 79
globin 154
globus pallidus 111
glomerular capillary 346
glomerular filtration rate 350
glomerulotubular (G-T) balance 365,381
glucagon 191,413,433
glucocorticoid 356,480
gluconeogenesis 324,423
GLUT4 439
glutamate 38
gluten enteropathy 300
glycine 38
glycogen 423
glycogenolysis 423
glycolysis 136,422
GnRH 498
Golgi apparatus 58
Golgi tendon organ 69,98,99
gonadotroph cell 499
gonadotropin-releasing hormone 498
graafian follicle 515
grand mal seizure 122
granulosa cell 497,513
grasp response 109
growth hormone 463
growth hormone-releasing hormone 464
Gt 46
GTP 結合蛋白質 414 → G 蛋白質
GTP-binding protein 414
Guillain-Barré syndrome 59

【H】

H^+ 490
H^+, K^+-ATP アーゼ 334
H^+緩衝系 287
H^+ポンプ 318
habituation 122
hair cell 85
Haldane effect 286
Hartnup disease 331
haustral contraction 312
HCG 518,523
HCO_3^- 286
HCS 525
HDL 427
heart failure 176
heart rate 182
heat loss center 118
heat-production 118
Helicobacter pylori (H. pylori) 321
hematocrit ratio 198
heme 154
hemiplegia 109
hemorrhage 188
hemorrhagic shock 248
hepatic cirrhosis 241
hereditary spherocytosis 18
Hering-Breuer reflex 292
hiatal hernia 306
high-densitylipoprotein 427
Hirschsprung's disease 313
Hodgkin 24
homeostasis 113,411
homunculus 73
horizontal cell 81
hormone 411
hormone regulatry element 417
Horner's syndrome 114
human chorionic gonadotropin 518
human chorionic samatomammotoropin 525
Huntington's chorea 111
Huxley 24
H-Y antigen 502

hydrocephalus 58
hydroxyapatite 445
hyper volemia 227
hyperaldosteronism 380
hypercalcemia 392
hypercapnia 222
hyperkalemia 386,490
hypermetropia 79
hyperosmotic 10
hyperpolarization 22
hyperthermia 118
hyperthyroidism 476
hypertonic 10
hypertrophy 188
hyperventilation 264
hypoaldosteronism 380
hypocalcemia 392
hypocalcemic tetany 393
hypoglycemia 412
hypokalemia 333,386
hypoosmotic 10
hypotension 246
hypothalamohypophysial tract 117
hypothermia 118
hypotonic 10
hypovolemia 227
H-Y抗原 502

【I】
idioventricular pacemaker 164
ICF 367
IDL 427
IF 337
IGF 464
ileocecal sphincter 311
impedance matching device 85
incompetence of the lower esophageal sphincter 305
inferior olivary nucleus 110
inflammatory mediator 300
inhibin 497
inhibiting hormone 457
inhibitory postsynaptic potential 31
inhivin 500
inner segment 79
inositol 1, 4, 5-trist phosphate 146
insensible water loss 368
inspiration 257
insulin 12,191,413,433
insuline
insulin-like growth factor 464
intention tremor 111
intercalated cell 363
interleukin-1 487
interleukin-2 487
interleukin-6 487
intermediate filament 143
intermediate-density lipoprotein 427
internal intercostal 264
internal sphincter 349
internuclear interneuron 108
interstitial cell 302
interstitial fluid 367
intestinal membrane Ca^{2+}-binding protein 335
intestinointestinal reflex 310
intracellular fluid 367

intracellular pathway 360
intramural plexus 300
intrinsic factor 318,337
inwardly rectified K^+ current 159
iodide trap 470
IP_3 42,44,146
IPSP 31
irritant receptor 292
islet of Langerhans 321
isometric 129
isosmotic 10
isotonic 129
isotonic saline 10
isovolumic contraction 179

【J】
juxtaglomerular apparatus 378
juxtamedullary nephron 347

【K】
K^+チャネル 24
K^+透過性 390
K^+の恒常性維持 386,389
K^+排泄 391
K^+分泌 390
ketone body 324
Klüver-Bucy syndrome 118
Korotkoff sound 207
kyphoscoliosis 266

【L】
labeled-line sensory channel 66
lactose intorelance 330
laminar flow 194
lateral funiculus 70
lateral geniculate nucleus 82
law of the intestine 310
LDL 428
lead-pipe rigidity 111
length constant 23
length-force relationship 102
leptin 431
leukocyte 154
leukotriene 487
Leydig cell 497
LH 463,498
LHRH 499
Liddle's syndrome 363
lipase 322
lipid bilayer 3
lipoprotein lipase 427
local circuit current 27
local potential 60
local response 23
locomotor pattern generator 105
long-loop feedback 460
long-range intestinal reflex 310
long-term depression 36
long-term potentiation 36
loop of Henle 346
low-density lipoprotein 428
low-molecular-weight G protein 47
lumbar cistern 57
lung compliance 266
luteal cell 497
luteal phase 515
luteinizing hormone 463,498

luteinizing hormone-releasing hormone 499
Lydig cell 506
lymphocyte 155
lysosome 154

【M】
macula densa 346,379
major calix 346
mammosomatotroph 467
mammotroph 467
MAPキナーゼ 50
mass movement 311
maximal expiratory flow 271
maximum dP/dt 176
Mayer wave 219
MCR 415
mechanical allodynia 75
mechanoreceptor 68,257,302
medial leminiscus 71
median eminence 456
medullary respiratory area 289
megakaryocyte 155
Meissner plexus 300
Meissner's corpuscle 68
Meissner's submucosal plexus 115
melanocyte stimulating hormone 457,483
membrane protein 4
membranous labyrinth 84
memory 122
MEPP 33
Merkel cell endings 68
mesangium 348
metabolic acid-bace disorder 404
metabolic acidosis 287
metabolic alkalosis 287
metabolic clearance rate 415
metanephrine 492
metarteriole 209
methemoglobinemia 283
micelle 338
microtubule 58
micturition reflex 117,350
mineralocorticoid 480
miniature endplate potential 33
minor calix 346
minute ventilation 262
mitral valve 177
mixed acid-base disorder 407
mixed micelle 325
MMC 307,311
mobilferrin 336
morphine pump 77
mossy fiber 110
motor endplate 32,133
motor neuron pool 94
motor unit 93,133
mountain sickness 295
MSH 457,483
mucus 318
murmur 179,198
muscarine 116
muscarinic receptor 116
muscarinic receptor antagonist 182
muscarinic type 166
muscle spindle 69,98
myasthenia gravis 32,134

myelin 28
myenteric potential oscillation 312
myenteric plexus 300
myofibril 127,133
myofilament 127
myopia 79
myoplasm 128
myosin kinase 146
myosin phosphatase 146

【N】
Na^+ 334
Na^+-Ca^{2+}交換 145,146
Na^+/Ca^{2+}交換体 336
Na^+/Ca^{2+}交換輸送体 13
Na^+-Cl^-共輸送体 363
Na^+/H^+交換体 334
Na^+-H^+対向輸送体 359,362
Na^+, K^+-ATPアーゼ
　12,19,166,332,334,359,362,387,390
Na^+-K^+ポンプ 20,145
Na^+吸収 332
Na^+再吸収 381
Na^+チャネル 24
速いNa^+チャネル 160
Na^+平衡 376,401
NaCl排泄 376,382
NAE 399
naloxone 77
natriuresis 377
near response 108
negative feedback 414
negative-feedback mechanism 248
neglect syndrome 109
neocerebellum 111
neostigmine 134
nephrogenic diabetes insipidus 462
nephrolithiasis 349
Nernst equilibrium potential 159
Nernst exuation 16
nerve impulse 60
net acid excretion 399
neuroactive peptide 38
neurocrine 300,456
neurocrine function 412
neuroendocrine cell 117
neurofilament 58
neurogenic diabetes insipidus 371
neuroglia 55
neurohypophysis 456
neuromodulator 31
neuromuscular junction 32,133
neuron 55
neurophysin 460
newtonian 195
newtonian fluid 194
nicotinic receptor 116
Nissl body 58
nitorogen balance 426
nitric oxide 51,210,353
NMDA受容体 40
NO 38,51,353
node of Ranvier 28
nonnewtonian 195
non-REM sleep 121
nonshirering thermogenesis 421
nonvolatile acid 398

noradrenalin 38
noradrenaline 491
NTS 220
nucleus of the solitary tract 90
nucleus of the tractus solitarius 220

【O】
O_2運搬 281
O_2含量 281
O_2結合能 281
O_2消費 475
O_2消費量 256
O_2ヘモグロビン平衡曲線 256
O_2飽和度 281
obstructive airway disease 264
obstructive sleep apnea 293
ocular dominance column 82
olfactory bulb 91
olfactory mucosa 91
oligodendroglia 56
oncotic pressure 213
oocyte 513
oocyte meiosis inhibitor 497
oogonia 504
operant conditioning 122
opiate receptor 77
opioid 39,251
oral rehydration therapy 332
organ of Corti 84
orientation column 83
orthodromic activation 97
osmoreceptor 370
osmosis 09
osmotic laxative 333
osmotic pressure 9
osteitis fibrosa cystica 395
osteoblast 445
osteocalcin 446
osteoclast 445
osteocyte 445
osteoporosis 392,445
outer segment 79
oval window 84
ovulation 515
ovulatory phase 515
oxyhemoglobin 154
oxyhemoglobin equilibrium curve 256,281
oxymyoglobin 283
oxyntic cell 316
oxytocin 456,527

【P】
P-450アロマターゼ 498
P_{50} 282
P_d 203
P_s 203
pacinian corpuscle 68
paleocerebellum 111
pancreatic 339
pancreatic amylase 322
papilla 346
paracellular pathway 14
paracellular transport 333
paracrine 300,456
paracrine function 411
parallel fiber 110
parasympathetic nerves 275

parasympathetic nervous system 114
parathyroid hormone 443,448
paratollicular cell 453
parietal cell 316
parietal pleura 265
Parkinson's disease 111
partial pressure of inspired O_2 264
patient-controlled analgesia 77
pattern of nerve impulse 60
pause neuron 108
PCA 77
pelvis 346
pepsin 331
pepsinogens 318
peptide 413
perfusion 256
perfusion pressure 378
periaqueductal gray 76
peripheral chemoreceptor 290
peristalsis 309
peristaltic wave 305
permissive 484
pernicious anemia 337
petechiae 156
petit mal seizure 122
phagocytosis 154
pharmacomechanical coupling 146
phasic contraction 140
phenylephrine 168
pheochromocytoma 492
phonocardiogram 178
phospholipase C 44
photoreceptor 78
physiological dead space 263
pituitary diabetes inspidus 371
placenta 523
plasma 367
plasma cell 155
plasmin 157
plasminogen 157
platelet aggregation 155
pleural space 265
pneumotachograph 262
Pneumothorax 267
podocyte 348
Poiseuille's law 194
poliomyelitis 98
polycythemia 154,295
polyurea 371
pontine respiratory group 289
portal system 117
portal vein 457
position sense 66
positive inotropic effect 176
postganglionic neuron 113
postmitotic cell 61
postrepolarization refractoriness 163
posttetanic potentiation 36
posture 93
potential-dependendt Ca^{2+} Channel 145
PR間隔 167
prednisone 482
preduodenal lipase 338
preganglionic and postganglionic
　parasympathetic neuron 114
preganglionic neuron 113
pregnenolone 480

preload 175,187
premary spermatocyte 507
premotor 109
preproopimelanocortin 483
presynaptic inhibition 35
prevertebral ganglion 113
primary active transport 12
primary hyperaldosteronism 490
primary hyperkalemic periodic paralysis 21,26
primary visual cortex 82
principal cell 363
PRL 467
PRL分泌細胞 467
PRL放出因子 467
progesterone 480
proinsulin 433
prolactin 467
propranolol 182
proprioception 73
prostaglandin 424
prostate 508
protein hormone 413
protein kinase 42
protein phosphatase 42
protein-mediated transport 11
proteinuria 352,361
prtogesterone 497
pseudohypoaldosteronism type1 363
psychomotor seizure 122
PTH 393,394,396,401,443,448
pulmonary edema 275,377
pulse pressure 205
pupil 78
Purkinje cell 110
Purkinje fiber 159
putamen 111
pyramidal tract 103
pyrogen 118

[Q]
QRS群 170
QRS波 170
QT間隔 170
quadriplegia 105

[R]
R蛋白質 337
raphe nuclei 76
rapid ejection 179
rapid-eye movement sleep 121
Ras蛋白質 49
Raynoud's disease 236
RBF 353
RDS 269
reactive hyperemia 218
receptive field 81
receptive relaxation 306
receptor 42
receptor potential 64,86
reciprocal innervation 101
recurrent inhibition 100
red fiber 137
reduced ejection 179
referred pain 76
reflection coefficient 11
reflex 93,100

reflex arc 101
refractive power 79
refractory period 26
relative refractory period 163
relaxin 525
release phenomena 105
releasing hormone 457
REM sleep 121
remodeling 445
renal artery stenosis 354
renal pyramid 345
renal tubular acidosis 403
renin 250,349,461,488
Renshaw's cell 95
repolarization 158
residual volume 179,262
resistance 195
resistance vessel 217
resorption 358
respiratory acid-bace disorder 404
respiratory acidosis 287
respiratory alkalosis 287
respiratory bronchiole 258
respiratory distress syndrome 265
respiratory failure 292
respiratory insufficiency 287
respiratory quotient 423
resting membrane potential 158
resting metabolic rate 420
retching 309
reticular activating system 288
retina 78
retinotopic map 82
reverse T_3 469
reversed peristalsis 309
Reynold's number 198
Rh因子陽性 155
rhabdomyolysis 388
rhesus factor-positive 155
rheumatic fever 179
rhodopsin 79
rhythmic activity 93
rhythmicity 164
rickets 336
righting reflex 106
rigor mortis 129
RMR 420
rod 78
rough endoplas 58
round window 84
RQ 423
rT_3 469
RTA 403
rubrospinal tract 103
Ruffini's corpuscle 68
rugae 349
RV 262

[S]
SA node 159,164
saccade 107
saccular macula 89
saccule 89
salivery amylase 314,329
saltatory conduction 28
sarcolemma 133
sarcomere 127

sarcoplasmic reticulum 133
scalene 265
Schlemm's canal 79
Schwann cell 58
second messenger 42
secondary active transport 13
secondary spermatocyte 507
second-order neuron 68
secretagogue 314
secretin 308,320
secretion 358
secretory canaliculi 317
secretory diarrheal disease 335
secretory endpiece 315
segmentation 309
semilunar valve 178
seminal vesicle 504
seminiferous tubule 506
semional vesicle 508
sensitivity 418
sensitization 122
sensory modality 66
sensory pathway 67
sensory receptor 59
sensory-neural deafness 88
serotonin 38,77
serous acinar cell 315
Sertoli cell 497,506
serum 156
set point 370
sex steroid precursor 480
sex steroid-binding globulin 511
sex-determining region of the Y-chromosome 502
shear rate 199
shear thinning 199
shivering 117
short-loop feedback 460
SIADH 371
sick sinus syndrome 166
sickle cell anemia 154,199
signal-transduction 42
simple spike 110
sinoatrial node 159
sinus of Valsalva 178
size principle 97
sliding filament-cross-bridge mechanism 127
slow fiber 137
slow wave 302,307,309,312
smooth muscle 140
smooth pursuit movement 107
solute-free 375
soma 58
somatomedin 464
somatostatin 459,464
somatotopic map 73
somite 70
sound localization 87
spasm 133
spastic paralysis 109
spasticity 105
spatial summation 35,95
specialized conduction system 168
spermatid 507
spermatogenic (seminiferous) tubule 497,506

spermatogonia 506
sphincter of Oddi 326
sphygmomanometer 207
spinal cord 56
spinal shock 105
spinothalamic tract 64,68,74
split sound 179
SRY遺伝子 502
SSBG 511
ST間隔 170
staircase phenomenon 189
standing gradient osmosis 333
standing osmotic gradient mechanism 326
Starling's law of the heart 187
static lung compliance 270
steady flow 194
stem cell factor 510
stereocilia 85
stereopsis 83
sternocleidmastoid 265
steroid hormone 414
sterol-binding protein 340
stiffness 102
stimulus duration 67
stimulus frequency 67
stimulus intensity 67
streptokinase 157
stress ulcer 319
stretch receptor 98,292
striated muscle 127
striatum 111
stroke volume 177,182
stroke work 190,238
submucosa 299
submucosal plexus 300
substance P 39
substantia nigra 111
subthalamic nucleus 111
superficial nephron 347
superior colliculus 83
supplementary motor cortex 109
supraventricular tachycardia 231
swallowing center 305
sympathetic chain 114
sympathetic nerves 275
sympathetic nerve activity 378
sympathetic nervous system 113
sympathetic paravertebral ganglion 113
synapse 30
synaptic delay 32
synaptic vesicle 32
syndrome of inappropriate ADH secretion 371
synergist 132
systole 151
systolic pressure 203

【T】
T管系 172 →横行小管系
T細胞 155
T波 171
T_3 469
T_4 469
tachycardia 176
Tamm-Horsfall glycoprotein 361
taste bud 90
TBG 474

TDF遺伝子 502
temporal summation 35,95
TENS 75
testis determining factor 502
testosterone 138,497
tetanic contraction 97
tetanus 135
tetany 392
tetraethylammonium 24
tetrodotoxin 24
TGF 379
thalassemia 154
theca cell 497,513
theca externa 515
theca interna 514
thermogenin 430
thermoreceptor 68,117
thiazide diuretic 363
third-order neuron 68
threshold stimulus 66
threshold value 23
thrombocytopenic purpura 156
thromboxane A_2 276
thyroglobulin 470
thyroid hormone 191,414
thyroid peroxidase 471
thyroid-stimulating hormone 463,472
thyrotropin 459,472
thyrotropin-releasing hormone 459,472
thyroxine 469
thyroxine-binding globulin 474
tidal volume 262
tight junction 326
TLC 262
tone 140,217
tonic contraction 140
tonic neck reflex 106
tonotopic map 88
total body water 367
total lung capacity 262
total peripheral resistance 203
touch-pressure 66
touch-pressure sensation 73
transcellular pathway 14,360
transcellular transport 333
transcutaneous electrical nelve stimulation 75
transducin 46
transient 135
transient outward current 161
transocobalamin II 338
transverse-tubular 133
transverse-tubular system 172
Traube-Hering wave 219
tremor 111
TRH 472
trigeminothalamic tract 64,72
triiodothyronine 469
trophoblast 523
tropomyosin 127
troponin 127,135
trypsin inhibitor 322
TSH 463,472
T-tubular 133
T-tubular system 172
tubuloglomerular feedback 353,379
tubulovesicular system 317

tumor lysis syndrome 388
tumor necrosis factor 487
turbulent flow 198
twitch 97,135
type 1 diabetes mellitus 433

【U】
UCP 432
ultrafiltration 358
ultrashort-feedback 460
uncinate fit 91
uncoupling protein 432
unidirectional block 169
ureter 346
urodilatin 364
utricle 89

【V】
vanillylmandelic acid 492
van't Hoff's law 9
varicose vein 232
varicosity 142
vas deferens 504,506
vasa recta 347,375
vasoactive intestinal peptide 39
vasoconstriction 155
vasopressin 185,250,369
velocity 193
venous admixture 277
venous pooling 231
venous valve 232
ventilation 256
ventilation/perfusion matching 260
ventral funiculus 70
ventral horn 70
ventral posterolateral nucleus 72
ventral posteromedial nucleus 72
ventral respiratory group 289
ventral root 70
ventricular fibrillation 169
ventricular function curve 190
ventricular tachycardia 231
vermis 111
very-low-density lipoprotein 427
vestibular apparatus 88
vestibullocerebellum 111
vestibuloocular reflex 106
VIP 39
visceral pain 73
visceral pleura 265
vitamin D 443
VLDL 324,427
volatile acid 398
volume contraction 377
volume expansion 377
volume increment 205
volume receptor 377
voluntary movement 93
vomiting center 309

【W】
W細胞 82
wallerian degeneration 62
water channel 371
water diuresis 369
Wernicke's area 123
Wolff-Parkinson-white syndrome 170

WPW症候群　170

【X】
X細胞　82
xerostomia　314

【Y】
Y細胞　82

【Z】
Z帯　127
zona fasciculata　479
zona glomerulosa　479
zona pellucida　514
zona reticularis　479

監訳者略歴

板東武彦（ばんどう・たけひこ）

1940年生まれ
1966年　東京大学医学部卒業
1980年　山梨医科大学医学部助教授（生理学）
1987年　新潟大学医学部教授（生理学）
2002年　新潟大学副学長併任、現在に至る

小山省三（こやま・しょうぞう）

1947年生まれ
1972年　信州大学医学部卒業
1984年　香川医科大学助教授（生理学）
1986年　信州大学医学部助教授（生理学）
1988年　信州大学医学部教授（生理学），現在に至る

カラー 基本生理学

2003年5月30日初版第1刷発行
2009年8月17日初版第2刷発行

編　者　R. M. バーン，M. N. レヴィ
監　訳　板東武彦，小山省三

発行人　西村正徳
発行所　西村書店

東京支社（出版編集・営業部）〒102-0071 東京都千代田区富士見2-4-6
　　　　Tel. 03-3239-7671　Fax. 03-3239-7622
本　　社（医書販売・出版部）〒951-8122 新潟市中央区旭町通1-754-39
　　　　Tel. 025-223-2388　Fax. 025-224-7165
www.nishimurashoten.co.jp

印刷・製本　中央精版印刷株式会社

本書の内容を無断で複写・複製・転載すると著作権および出版権の侵害
となることがありますので，御注意下さい　　ISBN978-4-89013-306-2